扫码观看视频

# 创伤骨科手术学
## Surgical Treatment of Orthopaedic Trauma
（第2版）
(2nd Edition)

主 编 [美] 詹姆斯·P. 斯坦纳德（James P. Stannard）
Interim Dean
School of Medicine
J. Vernon Luck Sr. Distinguished Professor and Chairman
Department of Orthopaedic Surgery
University of Missouri School of Medicine
Columbia, Missouri

[美] 安德鲁·H. 施密特（Andrew H. Schmidt）
Professor
Department of Orthopaedics
University of Minnesota
Chief, Department of Orthopaedic Surgery
Hennepin County Medical Center
Minneapolis, Minnesota

助理主编 [美] 菲利普·J. 克雷格尔（Philip J. Kregor）

主 译 李旭

山东科学技术出版社
·济南·

Copyright © 2016 of the original English language edition by Thieme Medical Publishers, Inc., New York, USA. Original title: Surgical Treatment of Orthopaedic Trauma, 2/e by James P. Stannard/Andrew H. Schmidt Editorial assistance by Philip J. Kregor

Simplified Chinese translation edition © 2022 by Shandong Science and Technology Press Co., Ltd.

版权登记号：图字 15-2016-222

绘图：Andy Evansen，Anthony M. Pazos，Birck Cox

**图书在版编目（CIP）数据**

创伤骨科手术学：第 2 版 /（美）詹姆斯·P. 斯坦纳德（James P. Stannard），（美）安德鲁·H. 施密特（Andrew H. Schmidt）主编；李旭主译 . -- 济南：山东科学技术出版社，2022.9
　ISBN 978-7-5723-1240-3

Ⅰ . ①创… Ⅱ . ①詹… ②安… ③李… Ⅲ . ①骨科学–外科手术　Ⅳ . ① R68

中国版本图书馆 CIP 数据核字 (2022) 第 108746 号

**创伤骨科手术学（第 2 版）**
CHUANGSHANG GUKE SHOUSHUXUE (DI 2 BAN)

责任编辑：李志坚
装帧设计：孙小杰

| | |
|---|---|
| 主管单位： | 山东出版传媒股份有限公司 |
| 出 版 者： | 山东科学技术出版社 |
| | 地址：济南市市中区舜耕路 517 号 |
| | 邮编：250003　电话：（0531）82098088 |
| | 网址：www.lkj.com.cn |
| | 电子邮件：sdkj@sdcbcm.com |
| 发 行 者： | 山东科学技术出版社 |
| | 地址：济南市市中区舜耕路 517 号 |
| | 邮编：250003　电话：（0531）82098067 |
| 印 刷 者： | 山东临沂新华印刷物流集团有限责任公司 |
| | 地址：山东省临沂市高新技术产业开发区新华路东段 |
| | 邮编：276017　电话：（0539）2925659 |

规格：16 开（210 mm×285 mm）
印张：75.75　字数：1710 千
版次：2022 年 9 月第 1 版　印次：2022 年 9 月第 1 次印刷
定价：490.00 元

# 视频目录

## 第1章
视频 1.1　非扩髓髓内钉治疗多发伤患者的双侧股骨骨折。视频演示了采用非扩髓髓内钉治疗有肺部损伤的多发伤患者的双侧股骨骨折，回顾了对此例患者做出治疗决定的过程和相应的治疗步骤。

视频 1.2　对多发伤患者使用扩髓–冲洗–抽吸装置。视频演示了单通道扩髓–抽吸的新型扩髓铰刀的使用。动物模型和经食管超声心动图显示，采用此种新型铰刀可以有效减少肺栓塞的发生。

视频 1.3　跨踝关节外固定架的使用。视频演示了使用跨踝关节外固定架对胫骨远端骨折进行初步治疗。

视频 1.4　骨髓炎切除，使用钛制骨笼和切开复位内固定（ORIF）治疗胫骨远端骨缺损。视频演示了采用钛制骨笼、稳定内固定和骨移植治疗大的骨缺损。

## 第2章
视频 2.1　抗生素珠袋。视频演示了如何制造抗生素珠和珠袋来治疗感染或严重污染的伤口。

视频 2.2　刃厚皮植皮。视频演示了使用刃厚皮肤移植物覆盖伤口，并辅以真空辅助闭合（VAC）装置。

视频 2.3　腓肠肌皮瓣。视频演示了腓肠肌皮瓣的制备。这是一种简单的旋转皮瓣，可用于覆盖胫骨上三分之一的软组织缺损。

视频 2.4　比目鱼肌皮瓣。视频演示了比目鱼肌皮瓣的制备。这是一种简单的旋转皮瓣，可用于覆盖胫骨中间三分之一的缺陷。

视频 2.5　逆行腓肠动脉瓣。视频演示了逆行腓肠动脉皮瓣的制备，这是一种后足旋转皮瓣。

视频 2.6　使用Compass铰链膝松解膝关节屈曲挛缩。视频演示了膝关节严重屈曲挛缩的治疗方法，包括直接后路入路和关节囊松解，然后放置铰链式外固定架。

## 第3章
视频 3.1　下肢环形外固定架。视频演示了在胫骨近端骨折处放置环形外固定架，应用原则同感染后的畸形矫正重建。

视频 3.2　抗生素珠袋。视频演示了如何制作抗生素珠和珠袋来治疗感染或严重污染的伤口。

视频 3.3　膝关节融合术。视频演示了针对脓毒症导致的关节软骨和关节周围骨严重损伤，使用加压接骨板完成膝关节融合。使用为全膝关节置换术设计的切割夹具，以获得良好的对线和稳定的骨表面，来实现关节融合。

视频 3.4　膝上截肢。视频演示了通过膝上截肢治疗受伤的下肢，包括内收肌和腘绳肌的固定。

视频 3.5　采用骨笼和ORIF治疗骨髓炎和节段性骨缺损。视频演示了慢性骨髓炎的治疗，切除大块死骨，用骨笼和接骨板对缺损进行重建。

## 第4章
视频 4.1　下肢双切口筋膜切开术。视频演示了通过双切口筋膜切开术松解下肢的四个筋膜室。

视频 4.2　下肢单切口筋膜切开术。视频演示了通过单切口筋膜切开术松解下肢的四个筋膜室，随后使用 VAC 装置处理伤口。

## 第 5 章

视频 5.1　采用腕背侧跨越式接骨板对桡骨远端骨折进行 ORIF。视频演示了通过牵引和使用新型跨越式腕关节接骨板来治疗严重粉碎的桡骨远端骨折。

视频 5.2　锁定接骨板固定原则。视频总结了外科医生使用锁定接骨板时应遵循的原则，包括设计用于微创置入的肌下单皮质锁定接骨板，以及联合使用锁定和非锁定螺钉的组合接骨板系统，强调了正确的螺钉置入顺序。

视频 5.3　股骨远端微创经皮接骨板内固定（MIPPO）。视频演示了采用动力髁螺钉（Dynamic Condylar Screw, DCS; Synthes, Paoli, PA）、MIPPO 和桥接接骨板固定来治疗股骨远端骨折，包括成功使用 MIPPO 的技巧，如长度和旋转的判断。

视频 5.4　采用肌下锁定接骨板对假体周围骨折进行 ORIF。全膝关节置换术后股骨远端发生骨质疏松性骨折，采用微创稳定系统（LISS）对股骨远端骨折进行固定，强调了对骨折的最小显露和闭合复位技术。

视频 5.5　采用肌下锁定接骨板对 C2 型股骨远端骨折进行 ORIF。视频演示了采用肌下锁定接骨板治疗 32 岁男性患者的 C2 型股骨远端骨折，修复血管损伤后放置跨越式外固定架，延迟进行重建。

视频 5.6　采用锁定接骨板对胫骨平台粉碎性骨折进行 ORIF。视频演示了严重粉碎的双髁骨折的处理技术，强调了接骨板置于骨中心的重要性，并推荐螺钉靠近端放置。

视频 5.7　采用锁定接骨板对胫骨远端骨折进行 ORIF。视频演示了锁定接骨板固定和微创入路在胫骨远端骨折患者治疗中的应用。

视频 5.8　采用可变角度锁定接骨板治疗股骨远端假体周围骨折（单髁膝关节置换术）。视频演示了采用可变角度锁定接骨板治疗膝关节单髁置换术后假体周围骨折。

## 第 6 章

视频 6.1　采用加压接骨板治疗股骨不连。视频演示了使用钛制 LCDCP 对股骨不连进行加压固定，包括采用股骨外侧入路、骨不连处的清理以及对有活性骨折碎片的加压固定。

视频 6.2　钻孔 – 冲洗 – 吸引器的使用。视频演示了使用钻孔 – 冲洗 – 吸引器（Synthes, Paoli, PA）获取自体骨植骨块和生物活性物质的技术。

视频 6.3　内侧塌陷、畸形且未愈合的胫骨平台骨折的治疗。视频演示了对未愈合的内侧塌陷的胫骨平台双髁骨折的治疗，采用后方入路进行翻修和内固定。

## 第 7 章

视频 7.1　截骨矫正肱骨内翻畸形愈合。视频演示了根据术前计划，采用闭合楔形截骨和锁定接骨板矫正肱骨内翻畸形愈合。

视频 7.2　股骨远端截骨治疗膝关节外翻对线不良。视频演示了采用股骨远端截骨、锁定接骨板固定和磷酸钙楔形假体治疗膝关节外翻对线不良。

视频 7.3　胫骨高位截骨髓内接骨板固定。视频演示了进行胫骨高位截骨后，采用新型的聚醚醚酮（PEEK）髓内接骨板进行固定，适用于较瘦的患者。

## 第 9 章
视频 9.1　C1~C3 后路融合器械固定。视频演示了采用 C1~C3 后路融合固定和 C1 侧块螺钉固定治疗无法复位的 C1–C2 骨折-半脱位。

视频 9.2　齿（状）突骨折 ORIF。视频演示了采用 ORIF 和齿突前螺钉固定治疗 2 型齿突骨折。

## 第 10 章
视频 10.1　后路 C6–C7 切开复位，C6~T1 后路固定融合术。视频演示了对合并脊髓损伤的 C6–C7 双侧小关节脱位患者，先对脱位的小关节进行切开复位，然后行后路 C6~T1 的固定融合，于 T1 置入椎弓根螺钉。

## 第 11 章
视频 11.1　T4–T5 水平的后路开放复位，T2~T7 水平的后路内固定融合。视频演示了对 T4–T5 水平骨折、脱位和脊髓损伤的患者，通过 T2~T7 水平的后路切开复位椎弓根固定融合术进行治疗，横跨损伤节段上、下两个椎体节段进行固定。

## 第 12 章
视频 12.1　切开复位，T12 后外侧减压，T10~T2 后路融合器械固定。患者有 T12 屈曲分离型损伤，伴脊髓损伤。治疗包括骨折复位，T1~T12 融合器械固定和 T12 后外侧减压。

视频 12.2　L1 前路椎体切除，T12~L2 前路融合，可扩张骨笼和器械固定。患者有 L1 爆裂骨折，伴神经损伤。通过前路进行椎体切除，置入可扩张骨笼和器械进行固定。

## 第 13 章
视频 13.1　急性Ⅲ型胸锁关节分离的重建。视频演示了采用狗骨移植物和喙锁关节"钢绳"样固定对喙锁关节严重分离进行重建。

视频 13.2　采用后路和肌间窗对肩胛骨骨折行 ORIF。视频演示了对肩胛骨粉碎性骨折，通过 Judet 入路和肌间窗修复肩胛骨外侧缘。

视频 13.3　采用钩状接骨板对锁骨远端骨折行 ORIF。视频演示了对因肩胛骨骨折行 ORIF 的患者，采用钩状接骨板对锁骨远端和肩锁关节进行复位与固定。

视频 13.4　锁骨骨折畸形愈合的重建。视频演示了对锁骨骨折 6~8 周后出现畸形愈合，同时有明显移位，从事举手过头工作时有明显疼痛的患者，在去除骨痂和解剖复位后，采用拉力螺钉和接骨板进行固定。

## 第 14 章
视频 14.1　闭合复位与经皮骨针固定。视频演示了采用闭合复位与经皮骨针固定治疗不稳定的肱骨外科颈骨折。

**视频 14.2** 采用切开复位、非锁定关节周围接骨板治疗肩关节骨折 – 前脱位。此例患者有肱骨头前脱位和肱骨干近端斜形骨折。视频演示了使用关节周围接骨板对损伤进行修复的技术。

**视频 14.3** 采用切开复位、锁定接骨板固定治疗肱骨近端粉碎性骨折。视频演示了采用肱骨近端锁定接骨板治疗外翻嵌插型肱骨近端骨折（伴粉碎以及大、小结节的骨折与移位）。

**视频 14.4** 肱骨近端锁定髓内钉固定。视频演示了使用髓内钉对不稳定肱骨外科颈骨折进行固定，使用锁定螺钉对肱骨头进行固定。

**视频 14.5** 螺旋刀片交锁髓内钉治疗肱骨近端骨折。视频演示了采用螺旋刀片交锁髓内钉固定肱骨头，治疗不稳定的肱骨外科颈骨折的技术。

**视频 14.6** 半肩关节置换术治疗肱骨近端骨折。视频演示了采用半肩关节置换术治疗肱骨近端骨折的技术，重点是大、小结节的重建。

**视频 14.7** 肱骨近端内翻畸形愈合的截骨矫形。视频演示了使用闭合楔形截骨和锁定接骨板治疗肱骨近端内翻畸形愈合的技术。

### 第 15 章

**视频 15.1** 后方接骨板固定肱骨干骨折。视频演示了采用后方接骨板固定简单横形肱骨干骨折（该患者合并浮肘损伤）的技术。

**视频 15.2** 髓内钉固定肱骨干骨折。视频演示了采用空心髓内钉治疗肱骨干骨折。关键步骤包括进针点、肩袖的处理和骨折间隙的消除。

**视频 15.3** 肱骨骨折弹性髓内钉固定。视频演示了肱骨弹性髓内钉固定技术，包括合适的进针点、角度，以及固定的力学原理。

### 第 16 章

**视频 16.1** 全肘关节成形术。视频演示了采用全肘关节成形术治疗骨质疏松老年患者的肱骨远端粉碎性骨折。

**视频 16.2** 肱骨远端骨折 ORIF。视频演示了对多发伤患者的髁下／髁间骨折进行内固定，重点介绍了包括鹰嘴截骨在内的手术显露、骨折复位、临时固定，以及内、外侧柱的固定。

### 第 17 章

**视频 17.1** 经鹰嘴肘关节骨折 – 脱位的治疗。视频演示了经后方切口对伴有桡骨头／颈骨折的尺骨近端粉碎性骨折进行修复，强调了通过尺骨骨折修复桡骨冠突骨折碎片。

**视频 17.2** 肘部复杂损伤 ORIF。视频演示了鹰嘴骨折的 ORIF，可能代表了膺嘴骨折 – 脱位的自发复位。患者同时接受了桡骨骨折 ORIF 和桡月关节置针治疗。

**视频 17.3** 膺嘴张刀带钢丝固定。视频演示了对移位的鹰嘴骨折行张力带钢丝固定。翻修时将张力带钢丝自骨皮质拔出，用接骨板进行固定，同时行补救性重建。

## 第 18 章

**视频 18.1** 桡骨骨折的切开复位内固定。视频演示了采用 Henry 前入路对移位的桡骨骨折行加压接骨板固定,并在桡骨固定后评估下尺桡关节。

**视频 18.2** 前臂双骨折的切开复位内固定。视频演示了成人尺桡骨双骨折的接骨板固定,详细说明了 Henry 入路和适当的尺、桡骨固定顺序。

**视频 18.3** 桡骨骨折和下尺桡关节穿针固定(Galeazzi 骨折、复杂肘关节损伤 ORIF 的一部分)。视频演示了鹰嘴骨折以及大的冠突骨折的 ORIF。对桡骨骨折行 ORIF、下尺桡关节穿针固定。

## 第 19 章

**视频 19.1** 采用桡骨远端骨折掌侧接骨板行 ORIF。视频演示了经桡骨远端掌侧入路对桡骨远端骨折行 ORIF,用为桡骨远端设计的掌侧接骨板固定骨折,同时还用了桡骨茎突接骨板。

**视频 19.2** 采用腕背侧跨越式接骨板 ORIF 治疗桡骨远端骨折。患者有桡骨远端粉碎性骨折,背侧有大量小骨折块。采用跨越式接骨板、韧带整复和克氏针治疗。

**视频 19.3** 桡骨远端外固定支架和克氏针固定。对桡骨远端骨折行闭合复位,并用外固定支架结合经皮克氏针固定。

**视频 19.4** 桡骨远端骨折采用背侧髓内接骨板固定。视频演示了采用髓内固定和背侧接骨板固定治疗桡骨远端骨折。

## 第 20 章

**视频 20.1** 月骨周围脱位的修复。视频演示了对发生月骨周围脱位 5 周的患者进行手术修复。对此骨折必须采用掌侧和背侧两种入路进行准确复位,通过钢缆临时固定和舟月韧带重建进行稳定。

## 第 22 章

**视频 22.1** 耻骨联合 ORIF 并置入骶髂关节螺钉。视频演示了耻骨联合接骨板固定和经皮骶髂关节螺钉固定,强调了 Pfannenstiel 入路、耻骨联合复位技巧和接骨板固定。

**视频 22.2** 骨盆斜形骨折 ORIF。年轻女性的前骨盆骨折畸形愈合,造成性交困难。通过 Pfannenstiel 入路可以显示畸形愈合部位,通过截骨和 ORIF 进行治疗。

**视频 22.3** 骶髂关节拉力螺钉。视频回顾了骨盆后方的解剖结构,放置骶髂关节螺钉的风险,以及安全使用这项技术的技巧。

**视频 22.4** 左侧骶骨骨折 ORIF。视频演示了采用后路手术对明显移位的左侧骶骨 Denis Ⅱ 型骨折行 ORIF,以及骶髂关节螺钉的置入技巧。

## 第 23 章

**视频 23.1** 通过 Kocher–Langenbeck(KL)入路治疗髋臼后壁横形骨折。视频演示了使用特殊骨折床在俯卧位进行 KL 入路手术的详细步骤,通过牵引髋关节可以很方便地取出关节内的后壁骨块。视频中可见多个骨块的精细解剖复位。

**视频 23.2** 采用髂腹股沟入路治疗双柱骨折。视频显示了髂腹股沟入路的三个窗的显露。该入路用于对复杂损伤的阶梯重建。夹钳复位、螺钉固定，以及评估复位的质量是关键。

## 第 24 章

视频 24.1　对股骨头凹骨折行 ORIF。视频演示了对大的 Pipkin Ⅰ 型股骨头骨折用埋头螺钉行 ORIF。

视频 24.2　经 Smith-Peterson 入路对 Pipkin Ⅱ 型股骨头骨折行 ORIF。视频演示了通过 Smith-Peterson 入路对 Pipkin Ⅱ 型股骨头骨折行 ORIF，并讨论了入路的细节。

视频 24.3　股骨头新鲜同种异体骨植骨。视频演示了对股骨头软骨全层丧失的年轻患者用同种异体骨进行植骨。

## 第 25 章

视频 25.1　经 Watson-Jones 入路对股骨颈骨折行 ORFI。该入路可理想显露股骨颈骨折并进行固定，复位辅助工具的使用能确保解剖复位。

视频 25.2　经 Heuter 入路对股骨颈骨折行 ORIF。视频演示了采用 Heuter 入路治疗移位的股骨颈骨折。

视频 25.3　股骨颈骨折闭合复位穿针固定。视频演示了使用 7.3 mm 空心螺钉治疗股骨颈骨折，强调恰当地置入螺钉。

视频 25.4　对股骨颈和转子下骨折用股骨近段锁定接骨板行 ORIF。视频演示了采用 Watson-Jones 入路治疗复杂股骨颈/转子下股骨骨折 ORIF，演示复位和固定的步骤，以及使用固定角度股骨近端锁定接骨板固定骨折。

视频 25.5　移位的股骨颈骨折的半关节置换术。视频演示了使用 Kocher-Langenbeck 入路的半髋关节置换术，回顾了入路的细节。

## 第 26 章

视频 26.1　使用滑动髋螺钉和侧板治疗转子间骨折。视频演示了一名 49 岁男子因滑雪受伤导致股骨转子间高能量骨折，回顾了如何在股骨头和股骨颈上正确放置螺钉以避免切出，以及尖顶距的测量。

视频 26.2　不稳定股骨转子间骨折的髓内钉固定。视频演示了使用髓内钉治疗股骨转子间骨折，讨论了髓内钉固定的正确进钉点和适应证。

## 第 27 章

视频 27.1　非扩髓髓内钉治疗双侧股骨骨折。视频演示了对双侧股骨骨折的多发伤患者用非扩髓髓内钉进行固定，以最大限度地减少对患者肺部的损伤，评估患者在第一次入钉后的肺功能，以确定患者是否能够承受再次置钉。

视频 27.2　采用髓内钉治疗股骨转子下反斜形骨折。视频演示了用股骨转子钉（ITST, Zimmer, Warsaw, IN）固定股骨近端反斜形骨折，包括详细的定位、进钉点、骨折复位和置钉等。

视频 27.3　采用 95° 角接骨板治疗 Russell-Taylor ⅠA 型股骨近端骨折。视频演示了将 95° 角接骨板放置在股骨近端适当的位置并协助复位，角接骨板的放置及连接张紧装置的步骤。

视频 27.4　股骨近端锁定接骨板治疗骨质疏松性股骨转子下骨折。视频演示了肌下接骨板置入技术，优点包括避免外展肌无力，用接骨板进行复位以及骨质疏松骨折的满意固定。

视频 27.5　切开复位结合股骨近端锁定接骨板治疗股骨颈和转子下骨折。视频演示了通过 Watson-Jones 入路使用股骨近端锁定解剖接骨板治疗复杂股骨颈和转子下骨折。

## 第 28 章

视频 28.1　股骨髓内钉的操作。视频演示了顺行扩髓技术、体位的摆放、梨状窝的定位，以及如何在常规手术床上行髓内钉固定。

视频 28.2　经皮顺行髓内钉固定。视频演示了经梨状窝入路行顺行髓内钉固定的技术，以及转子区的局部解剖、相应皮肤切口的位置。

视频 28.3　股骨大转子入路顺行髓内钉固定。视频演示了经股骨大转子入路行顺行髓内钉固定的技术，强调了准确定位进钉点和正确复位。

视频 28.4　采用弹性髓内钉固定治疗儿童股骨骨折。视频演示了用钛合金弹性髓内钉固定治疗一例 8 岁的儿童股骨干横形骨折，2 枚髓内钉分别从内侧髁和外侧髁逆行置入。

视频 28.5　逆行髓内钉固定治疗 A 型股骨髁上骨折。视频演示了以髌骨内侧 2.5 cm 为进钉点固定 A 型股骨髁上骨折，强调了准确定位进钉点和正确复位。

视频 28.6　股骨逆行髓内钉固定。视频演示了劈开肌腱以逆行置入髓内钉固定股骨髁上骨折的技术和原则，强调了准确定位进钉点的重要性。

视频 28.7　股骨干和股骨颈骨折的 ORIF。视频演示了经 Wstson-Jones 入路对股骨颈骨折行 ORIF，并同时用髓内钉固定股骨干骨折。

视频 28.8　采用加压接骨板治疗股骨不连。视频演示了用钛合金有限接触动力加压接骨板（LCDCP）治疗股骨不连，强调了股外侧入路、骨不连处的清理以及断端的加压固定。

## 第 29 章

视频 29.1　采用逆行髓内钉治疗 A 型股骨髁上骨折。手术采用 2.5 cm 的髌旁内侧切口，重点描述了如何确定进钉点和骨折复位。

视频 29.2　股骨远端逆行髓内钉固定。视频演示了采用劈开髌腱入路置入逆行髓内钉治疗股骨髁上骨折的技术和原则，重点描述了如何正确确定进钉点。

视频 29.3　关节镜辅助下移除逆行髓内钉。视频演示了关节镜的使用和拆钉的技术，关节镜的使用大大方便了逆行髓内钉的拆取。

视频 29.4　切开复位结合肌下锁定接骨板治疗 C2 型股骨远端骨折。32 岁男性患者因枪伤导致 C2 型股骨远端骨折，使用肌下锁定接骨板固定。初次治疗时对血管损伤进行修复并用跨关节外固定架进行固定，后期行重建手术。

视频 29.5　C3 型股骨远端骨折合并 C3 型胫骨近端骨折的肌下锁定接骨板固定。视频演示了采用改良的外侧髌旁切口直接显露股骨远端和胫骨平台的关节面，重点介绍了肌下锁定板的置入技术。

视频 29.6　采用微创经皮接骨板接骨术（MIPPO）治疗股骨远端骨折。视频演示了 DCS 内固定治疗，以及 MIPPO 和桥接接骨板的使用技术，包括肢体长度和旋转的判断。

视频 29.7　对股骨远端关节假体周围骨折采用肌下锁定板行 ORIF。1 例骨质疏松患者发生股骨远端膝关节假体上方的骨折，用 LISS 接骨板进行固定，重点演示了小切口显露和闭合复位技术。

视频 29.8　采用可变角度锁定接骨板治疗股骨远端假体周围（单髁膝关节置换）骨折。视频演示了采用可变角度锁定接骨板治疗股骨远端假体周围骨折，在单髁膝关节内置物周围进行操作，实现稳定固定。

视频 29.9　股骨远端截骨治疗膝外翻畸形。视频演示了采用股骨远端截骨治疗膝外翻畸形，以及锁定接骨板和磷酸钙楔形块的使用。

视频 29.10　新鲜同种异体生物膝关节置换术。视频演示了对年轻患者严重的关节软骨丢失，可用新鲜同种异体移植物替换股骨远端、髌骨、滑车、半月板和胫骨平台。

## 第 30 章

视频 30.1　髌骨骨折的切开复位张力带钢丝+小螺钉固定。视频演示了对存在多个骨折块的髌骨骨折，应用拉力螺钉和张力带进行固定，强调了置入张力带结构的相关细节。

视频 30.2　采用网状锁定接骨板治疗髌骨远端骨折。新型的网状可变角度锁定接骨板可为骨量有限的髌骨远端骨折提供稳定的固定。

视频 30.3　髌骨不连的治疗。一位老年男性患者在髌骨骨折钢丝张力带固定术后摔倒致固定失败。视频演示了对该病例实施清创、钢丝张力带固定翻修术。

视频 30.4　新鲜同种异体伸膝装置移植。视频演示了采用新鲜的同种异体伸膝装置移植治疗慢性伸膝装置损伤，包括股四头肌腱、髌骨、髌腱和胫骨结节。

## 第 31 章

视频 31.1　双束嵌体后十字韧带（PCL）重建。视频演示了同种异体跟腱移植和双股骨隧道的 PCL 解剖学重建技术，还通过后内侧入路显示了胫骨镶嵌技术。

视频 31.2　使用悬吊固定的关节镜双束 PCL 重建。视频演示了一种新的 PCL 重建技术，结合了双束镶嵌技术的优势和全关节镜技术的优势。

视频 31.3　腘绳肌前交叉韧带（ACL）重建。视频演示了使用腘绳肌自体移植和股骨可吸收针重建 ACL 的技术。

视频 31.4　后外侧角重建。视频演示了使用胫骨前或胫骨后同种异体重建后尾角的改良双尾技术，以及确定股骨外侧髁等距点的方法。

视频 31.5　腓骨副韧带（侧副韧带）重建。视频演示了在运动员中采用同种异体移植进行腓骨副韧带（外侧副韧带）重建。

视频 31.6　使用半腱肌自体移植重建后内侧角。视频演示了使用半腱肌自体移植重建后内侧角，可同时重建深层 MCL 和后斜韧带。

视频 31.7　用同种异体移植重建后内侧角。视频演示了使用胫骨前或后同种异体骨，以及靠近鹅足和股骨内髁等距点的螺钉和垫圈重建后内侧复合体（PMC）。

视频 31.8　使用股骨悬吊固定和胫骨生物螺钉固定的同种异体 PMC 重建术。应用同种异体骨移植进行后内侧角解剖重建，重建浅层 MCL 和后斜韧带。

视频 31.9　使用悬吊固定和同种异体移植重建膝关节后内侧角。通过骨槽在胫骨和股骨中采用悬吊固定进行同种异体后内侧角重建，是最新的 PMC 重建技术。

视频 31.10　Compass 铰链膝的使用。视频分步介绍了如何使用 Compass 铰链膝，以及确定股骨等距点的技术。

视频 31.11　骨–髌腱–骨（BTB）重建前交叉韧带。视频演示了使用骨–髌腱–骨移植和生物可吸收螺钉固定重建前交叉韧带，优点包括移植物的垂直固定和生物可吸收钉固定，如果需要的话，可以很容易地进行翻修。

视频 31.12　双束 ACL 解剖重建。视频回顾了双束 ACL 重建技术的解剖学基础，并演示了一种使用胫骨前同种异体骨移植（Smith & Nephew Endoscopy, Memphis, TN）和生物可吸收螺钉的双束 ACL 重建技术。

视频 31.13　前交叉韧带后外侧束的重建。视频演示了对完全断裂的前交叉韧带后外侧束，用胫骨前移植物进行重建。

视频 31.14　保留骨骺的儿童前交叉韧带重建术。视频演示了保留骨骺的 ACL 重建技术，使用全软组织移植治疗一名骨发育不成熟的前交叉韧带撕裂患者。

视频 31.15　微骨折生物软骨移植修复膝关节软骨缺损。一位膝关节软骨全层缺失的患者接受了微骨折、PRP 和生物软骨植入的治疗。

视频 31.16　使用新鲜异体骨移植的膝关节置换术。对年轻患者的关节软骨严重缺损，采用新鲜同种异体骨移植替代股骨远端、髌骨、滑车、股骨髁和胫骨平台。

视频 31.17　使用燕尾技术进行同种异体半月板移植。视频演示了使用燕尾技术将同种异体半月板移植于胫骨的技术。

视频 31.18　采用改良的"大锁眼"技术进行半月板外侧移植。视频演示了一种新的半月板移植技术，将前角和后角处的大块骨用移植物连接固定装置固定于骨槽中。

视频 31.19　膝关节后方异位骨化切除。通过后入路切除活动严重受限的膝关节后部的异位骨化。

# 第 32 章

视频 32.1　锁定接骨板治疗胫骨平台内侧骨折–脱位。视频演示了对一例 Shatzker Ⅳ型胫骨平台骨折并伴有多发韧带损伤的患者，采用关节镜联合锁定接骨板技术治疗内侧胫骨平台骨折效果较好。

视频 32.2　使用微创内固定系统（LISS）治疗胫骨平台双髁骨折。视频演示了对胫骨平台双髁粉碎性骨折采用 LISS 进行微创内固定，强调了置入锁定螺钉前正确复位的重要性。

视频 32.3　采用后内侧手术入路治疗胫骨平台后柱骨折。视频演示了在俯卧位下通过后内侧入路治疗胫骨平台后柱骨折的方法。

视频 32.4　锁定接骨板的使用原则。视频总结了使用锁定接骨板技术应遵循的原则，包括微创设计的单皮质锁定接骨板系统，以及需要联合锁定和非锁定螺钉的动力接骨板系统，着重强调了螺钉的正确置入顺序。

视频 32.5　C3 型股骨远端骨折和 C3 型胫骨近端骨折的肌下锁定接骨板固定。视频演示了改良的髌旁外侧入路法可实现胫骨平台和股骨远端的复杂关节损伤可视化，肌下接骨板固定是重点。

视频 32.6　关节镜辅助 ORIF 治疗胫骨平台骨折。视频演示了关节镜辅助 ORIF 治疗胫骨平台骨折，强调了手术室配置、关节镜通道放置以及使用 ACL 导向器来减少胫骨平台骨折的移位。

视频 32.7　钢丝外固定技术。视频介绍了采用钢丝外固定技术治疗胫骨平台骨折的原理。

视频 32.8　Compass 铰链膝的使用。视频演示了 Compass 铰链膝的置入过程，以及股骨髁同轴点的确认。

视频 32.9　采用腓骨截骨的后外侧胫骨平台骨折的 ORIF。对于后外侧胫骨平台粉碎性骨折，腓骨截骨的外侧入路可以帮助充分暴露，进而实现解剖复位和固定。此类骨折治疗起来很困难。视频演示了采用腓骨截骨的外侧入路，以显露复杂的骨折并实现解剖复位和固定技术。

视频 32.10　不采用腓骨截骨的后外侧胫骨平台骨折的 ORIF。严重粉碎的后外侧胫骨平台骨折很难治疗。视频演示了不行腓骨截骨的外侧入路，以充分显露并实现解剖复位和固定。

视频 32.11　使用新鲜同种异体移植物进行膝关节生物置换。视频演示了存在严重关节软骨丢失时，对年轻患者使用新鲜同种异体移植物替代股骨远端、髌骨、滑车、半月板和胫骨平台。

视频 32.12　使用髓内接骨板行胫骨高位截骨。视频演示了 PEEK 材料制成的新型髓内接骨板（IBalance）用于胫骨高位截骨的稳定，对较瘦的患者效果很好。

视频 32.13　新鲜胫骨平台同种异体移植。视频演示了用新鲜的胫骨平台和半月板行同种异体骨移植治疗胫骨平台全层关节软骨丢失的技术。

视频 32.14　球囊加压复位胫骨平台压缩骨折。视频演示了使用微创球囊加压技术、骨水泥填充和有限内固定技术治疗胫骨平台压缩骨折。

视频 32.15　股骨外侧髁截骨 +ORIF 治疗复杂后外侧胫骨平台骨折。视频演示了通过股骨远端髁截骨显露后外侧胫骨平台骨折的技术。

视频 32.16　胫骨平台骨折伴内翻畸形的骨不连。视频演示了采用微创技术对胫骨平台骨折进行治疗，用球囊复位，骨水泥填充并行有限内固定。

## 第 33 章

视频 33.1　胫骨骨折的髓内钉治疗。视频演示了在背伸位插入髓内钉进行固定，强调了入钉点的位置。

视频 33.2　胫骨干远端螺旋形骨折前外侧经皮接骨板固定。视频显示对移位的胫骨干远端干骺端螺旋形骨折进行复位和经皮接骨板固定，强调了透视和经皮复位技术的应用。

视频 33.3　胫骨外固定支架。视频演示了应用单平面外固定架治疗一名 12 岁儿童的不稳定的胫骨骨折和筋膜室综合征，外固定架在筋膜切开和创面覆盖 VAC 后应用，并演示了框架置入的步骤和结构。

## 第 34 章

视频 34.1　使用关节周围非锁定接骨板对 Pilon 骨折行 ORIF。视频演示了通过微创切口用关节周围非锁定接骨板对 43B 型骨折进行治疗，同时回顾了治疗 Pilon 骨折的手术入路和合理的治疗原则。

视频 34.2　使用锁定接骨板治疗 Pilon 骨折。视频演示了使用锁定接骨板对 Pilon 骨折行 ORIF，回顾了同时稳定腓骨的重要性，讨论了如何计划手术切口才能同时满足上述需求。

视频 34.3　跨踝关节外固定架的使用。视频演示了使用跨关节外固定架对胫骨远端骨折进行初步治疗。

视频 34.4　对部分关节内 Pilon（B 型）骨折行 ORIF。视频演示了对以跨关节外固定架作为初始治疗的部分关节内胫骨平台骨折行延迟复位与固定，通过前内侧切口置入关节周围接骨板（ACE-DePuy，Warsaw，IN）并用经皮螺钉固定。

视频 34.5　通过后入路对 Pilon 骨折行 ORIF。视频演示了对有前部严重软组织损伤的 Pilon 骨折患者采用后内侧入路行 ORIF 以避免损伤软组织，同时讨论了可能的后入路和肌间隙。

## 第 35 章

视频 35.1　采用髓内钉对胫骨骨折行复位和内固定。视频演示了采用髓内钉对有严重并发症和发生感染风险的患者的有移位的胫骨骨折进行复位和固定的技术。

视频 35.2　对开放性踝关节骨折行 ORIF。视频演示了对伴有内踝开放性骨折的 Weber B 型踝部骨折行 ORIF，讨论了软组织处理、胫骨骨折向近端的延伸，以及内踝骨折的固定。

视频 35.3　用 Tightrop 内置物对韧带联合行 ORIF。视频演示了使用 Tightrop 内置物对韧带联合损伤进行稳定。

## 第 36 章

视频 36.1　对距骨骨折行 ORIF。视频演示了采用拉力螺钉和小接骨板行 ORIF，双切口技术使术者可在直视下对骨折进行复位。

视频 36.2　对跟骨骨折行 ORIF。视频演示了对跟骨关节内粉碎性骨折行 ORIF，并用 Norion 骨水泥进行加固。

视频 36.3　骰骨（外侧柱）骨折的闭合复位外固定。视频演示了对"坚果夹"样骰骨粉碎性骨折进行闭合复位外固定，以保持外侧柱的高度并促进骨折愈合。

视频 36.4　对 Lisfranc 骨折 – 脱位行 ORIF。视频演示了对 Lisfranc 骨折 – 脱位行 ORIF，注意第 2 跖骨基底部相对于中间和内侧楔骨的复位。

视频 36.5　对有移位的跟骨骨折行微创开放球囊复位和内固定。视频演示了采用微创技术对有移位的跟骨骨折进行复位和稳定，球囊用于复位，骨水泥用于稳定。

视频 36.6　用跨越式接骨板对足内侧柱骨折行 ORIF。视频演示了用跨越式接骨板进行固定，使足内侧柱粉碎性骨折保持正常长度。

## 主　编

**James P. Stannard, MD**
Interim Dean
School of Medicine
J. Vernon Luck Sr. Distinguished Professor and Chairman
Department of Orthopaedic Surgery
University of Missouri School of Medicine
Columbia, Missouri

**Andrew H. Schmidt, MD**
Professor
Department of Orthopaedics
University of Minnesota
Chief, Department of Orthopaedic Surgery
Hennepin County Medical Center
Minneapolis, Minnesota

## 编　者

**Mark R. Adams, MD**
Assistant Professor
Orthopaedic Trauma Service
Department of Orthopaedics
Rutgers-New Jersey Medical School
Newark, New Jersey

**David P. Barei, MD**
Professor
Program Director, Traumatology Fellowship
Department of Orthopaedics and Sports Medicine
University of Washington
Seattle, Washington

**Carlo Bellabarba, MD**
Professor, Department of Orthopaedics and Sports Medicine
Joint Professor, Department of Neurological Surgery
University of Washington School of Medicine
Acting Chief of Orthopaedics
Harborview Medical Center
Seattle, Washington

**Richard J. Bransford, MD**
Associate Professor
Director, University of Washington Spine Education
Department of Orthopaedics and Sports Medicine
Department of Neurological Surgery
Harborview Medical Center
University of Washington School of Medicine
Seattle, Washington

**J. Scott Broderick, MD**
Director of Orthopaedic Trauma
Medical Director, Perioperative Services
Spartanburg Regional Medical Center
Spartanburg, South Carolina

**Lance M. Brunton, MD**
Clinical Assistant Professor
Orthopaedic Surgery
University of Pittsburgh Medical Center
Excela Health Orthopedics and Sports Medicine
Latrobe, Pennsylvania

**Lisa K. Cannada, MD**
Associate Professor
Department of Orthopaedic Surgery
St. Louis University
St. Louis, Missouri

**John T. Capo, MD**
Professor
Hand Surgery, Orthopaedic Surgery
New York University Medical School
Hospital for Joint Diseases
New York, New York

**Theodore J. Choma, MD**
Vice-Chairman, Department of Orthopaedic Surgery
Chief, Spine Division
Associate Professor of Orthopaedic Surgery
University of Missouri Health System
Director, Missouri Spine Center
Columbia, Missouri

**Peter A. Cole, MD**
Professor, Orthopaedic Surgery
University of Minnesota
Regions Hospital
St. Paul, Minnesota

**Cory Collinge, MD**
Harris Methodist Hospital-Fort Worth
Orthopaedic Speciality Associates
Fort Worth, Texas

**Brett D. Crist, MD, FACS**
Associate Professor
Orthopaedic Surgery
Co-Chief, Orthopaedic Trauma Division
Associate Director
Joint Preservation Surgery
Co-Director, Trauma Orthopaedic Fellowship
University of Missouri School of Medicine
Columbia, Missouri

**Gregory J. Della Rocca, MD, PhD, FACS**
Associate Professor of Orthopaedic Surgery
Co-Director, Orthopaedic Trauma Services
University of Missouri
Columbia, Missouri

**Kyle F. Dickson, MD, MBA**
Professor
Department of Orthopaedics
Baylor College of Medicine
Southwest Orthopaedic Group
Houston, Texas

**Nikola Marko Dobrasevic, MD**
Fellow, Orthopaedic Trauma
University of Oklahoma
Orthopaedic Trauma Service of Oklahoma
Tulsa, Oklahoma

**Derek Dombroski, MD**
Orthopaedic Trauma Surgeon
Harris Methodist Hospital-Fort Worth
Orthopaedic Specialty Associates
Fort Worth, Texas

**Gregory Carl Fanelli, MD, FAAOS**
Orthopaedic Surgeon
Geisinger Medical Center
Danville, Pennsylvania

**John Charles France, MD**
Chief, Spine Service
Professor and Vice Chairman
Robert C. Byrd Health Sciences Center School of Medicine
West Virginia University
Morgantown, West Virginia

**Michael J. Gardner, MD**
Associate Professor
Department of Orthopaedic Surgery
Washington University School of Medicine
St. Louis, Missouri

**Gertraud Gradl, MD**
Department of Orthopaedic Trauma
University of Aachen Medical Center
Aachen, Germany

**Thomas J. Graham, MD**
Chairman
Cleveland Clinic Innovations
Vice Chair
Orthopaedic Surgery
Cleveland Clinic
Cleveland, Ohio

**Matt L. Graves, MD**
Hansjörg Wyss AO Medical Foundation Chair of Orthopaedic Trauma
Associate Professor and Residency Program Director
Division of Trauma, Department of Orthopedic Surgery
University of Mississippi Medical Center
Jackson, Mississippi

**Neil G. Harness, MD**
Hand Surgery
Kaiser Permanente Orange County
Department of Orthopaedic Surgery
Associate Clinical Professor of Orthopaedic Surgery
University of California Irvine School of Medicine
Anaheim, California

**Keith Heier, MD**
Foot and Ankle Surgeon
OrthoTexas
Carrollton, Texas

**James P. Higgins, MD**
Plastic and Hand Surgery
Greater Chesapeake Hand Specialists
Chief, Curtis National Hand Center
Union Memorial Hospital of Baltimore
Lutherville, Maryland

**Harry A. Hoyen, MD**
Associate Professor
Case Western Reserve University School of Medicine
Metrohealth Medical Center
Orthopaedics Department
Middleburg Heights, Ohio

**Aaron R. Jacobson, DC**
Postdoctoral Research Fellowship
University of Minnesota
Regions Hospital
St. Paul, Minnesota

**Stephen L. Kates, MD**
Director
Geriatric Fracture Center
Professor
Orthopaedics and Rehabilitation
Chief
Oncology, Metabolic Bone and Geriatric Division
University of Rochester Medical Center
Evarts Joint Center at Highland Hospital
Rochester, New York

**Philip J. Kregor, MD**
Orthopaedic Surgeon
Hip and Fracture Institute Nashville
Nashville, Tennessee

**Craig A. Kuhns, MD**
Founder
Austin Spine
Lakeway, Texas

**William D. Lack, MD**
Instructor
Department of Orthopaedic Surgery and Rehabilitation
Loyola University Medical Center
Maywood, Illinois

**Ari D. Levine, MD**
Assistant Professor
Orthopaedic Surgeon
Case Western Reserve University
University Hospitals Case Medical Center
Cleveland, Ohio

**Frank A. Liporace, MD**
Associate Professor
Department of Orthopaedic Surgery
New York University Langone Medical Center
New York, New York

**Jonathan B. Macknin, MD**
Resident, Department of Orthopaedics
University Hospitals Case Medical Center
Cleveland, Ohio

**Meir Marmor, MD**
Assistant Clinical Professor
University of California-San Francisco
San Francisco, California

**Steven L. Martin, MD**
Adjunct Professor
Department of Bioengineering
Clemson University
Orthopedic Surgery
Blue Ridge Surgery Center
Seneca, South Carolina

**Amir Matityahu, MD**
Associate Clinical Professor
Trauma and Problem Fracture
Orthopaedic Trauma Institute
University of California-San Francisco
San Francisco General Hospital
San Francisco, California

**Samir Mehta, MD**
Chief, Division of Orthopaedic Trauma
Assistant Professor
Orthopaedic Surgery
Hospital of the University of Pennsylvania
Philadelphia, Pennsylvania

**Erika J. Mitchell, MD**
Assistant Professor
Division of Trauma
Loyola University-Chicago
Chicago, Illinois

**Sean E. Nork, MD**
Associate Professor
Trauma Section Chief
Orthopaedics and Sports Medicine
University of Washington
Seattle, Washington

**Brent L. Norris, MD**
Clinical Assistant Professor
University of Oklahoma
School of Community Medicine
Tulsa, Oklahoma

**Mark C. Reilly, MD**
Chief, Orthopaedic Trauma Service
Associate Professor
Department of Orthopaedics
Rutgers-New Jersey Medical School
Newark, New Jersey

**David Ring, MD, PhD**
Chief and Director of Research
Hand and Upper Extremity Service
Massachusetts General Hospital
Associate Professor
Department of Orthopaedic Surgery
Harvard Medical School
Boston, Massachusetts

**Thomas A. Russell, MD**
Professor
Department of Orthopaedic Surgery
Campbell Clinic/University of Tennessee
Department of Orthopaedics
University of Tennessee Center for the Health Sciences
Eads, Tennessee

**David W. Sanders, MD, MSc, FRCSC**
Associate Professor
Department of Orthopedic Surgery
University of Western Ontario
Head, Orthopedic Trauma
Victoria Hospital, London Health Science Centre
London, Ontario, Canada

**Andrew H. Schmidt, MD**
Professor
Department of Orthopaedics
University of Minnesota
Chief, Department of Orthopaedic Surgery
Hennepin County Medical Center
Minneapolis, Minnesota

**Stephen Andrew Sems, MD**
Chair, Division of Orthopaedic Trauma Surgery
Mayo Clinic
Rochester, Minnesota

**Ben Shamian, MD**
Department of Medicine
New York University Woodhull Medical Center
Brooklyn, New York

**Stephen H. Sims, MD**
Department of Orthopaedic Surgery
Carolinas Medical Center
Charlotte, North Carolina

**Richard Southgate, MD**
Research Fellow
Orthopaedics and Rehabilitation
University of Rochester Medical Center
Rochester, New York

**James P. Stannard, MD**
Interim Dean
School of Medicine
J. Vernon Luck Sr. Distinguished Professor and Chairman
Department of Orthopaedic Surgery
University of Missouri School of Medicine
Columbia, Missouri

**Jared Joseph Stefanko, MS, DO**
Orthopaedic Surgeon
Spectrum Orthopaedics
North Canton, Ohio

**David Stephen, MD, FRCSC**
Affiliate Scientist
Sunnybrook Health Sciences Center
Toronto, Ontario, Canada

**Michael D. Stover, MD**
Professor
Orthopaedic Surgery
Northwestern University Feinberg School of Medicine
Chicago, Illinois

**Steven M. Theiss, MD**
Associate Professor
Department of Orthopaedic Surgery
University of Alabama School of Medicine
Tuscaloosa, Alabama

**David A. Volgas, MD**
Associate Professor
Department of Orthopaedic Surgery
University of Missouri Health System
School of Medicine
Columbia, Missouri

**J. Tracy Watson, MD**
Professor
Department of Orthopaedic Traumatology
St. Louis University School of Medicine
St. Louis, Missouri

**Jeffry Todd Watson, MD**
Head and Upper Extremity
Colorado Springs Orthopaedic Group
Colorado Springs, Colorado

**Timothy G. Weber, MD**
OrthoIndy Northwest
Indianapolis, Indiana

**Richard S. Yoon, MD**
Executive Chief Resident
Orthopaedic Surgery
New York University Hospital for Joint Diseases
New York University Langone Medical Center
New York, New York

**Michael P. Zlowodzki, MD**
Assistant Professor
Department of Orthopaedic Surgery
Indiana University
Indianapolis, Indiana

# 视频提供

**Jeffrey O. Anglen, MD**
Professor of Orthopaedics
Indiana University School of Medicine
Indianapolis, Indiana

**Peter A. Cole, MD**
Professor
University of Minnesota
Chief, Orthopaedic Surgery
Regions Hospital
St. Paul, Minnesota

**Thomas R. Hunt III, MD, DSc**
Professor and Chairman
The Joseph Barnhart Department of Orthopedic Surgery
Baylor College of Medicine
Baylor College of Medicine Medical Center
Houston, Texas

**Mauricio Kfuri Junior, MD, PhD**
Associate Professor of Orthopedics
School of Medicine of Ribeirão Preto
University of São Paulo
São Paulo, Brazil

**Philip J. Kregor, MD**
Orthopaedic Surgeon
Hip and Fracture Institute Nashville
Nashville, Tennessee

**Christian Krettek, MD**
Professor and Chairman
Orthopaedic Trauma Department
Hannover Medical School (MHH)
Hannover, Germany

**Peter J. Nowatarski, MD**
Chief, Division of Orthopaedic Trauma Surgery
Program Director, Orthopaedic Trauma Fellowship
The University of Tennessee Health Science Center
Erlanger Medical Center and T. C. Thompson Children's Hospital
Chattanooga, Tennessee

**Andrew H. Schmidt, MD**
Professor
Department of Orthopaedics
University of Minnesota
Chief, Department of Orthopaedic Surgery
Hennepin County Medical Center
Minneapolis, Minnesota

**Patrick A. Smith, MD**
Clinical Associate Professor of Orthopaedic Surgery
University of Missouri
Columbia, Missouri

**James P. Stannard, MD**
Interim Dean
School of Medicine
J. Vernon Luck Sr. Distinguished Professor and Chairman
Department of Orthopaedic Surgery
University of Missouri School of Medicine
Columbia, Missouri

**Steven M. Theiss, MD**
Associate Professor
Department of Orthopaedic Surgery
University of Alabama School of Medicine
Birmingham, Alabama

**James L. Thomas, DPM**
The Orthopaedic Clinic
East Alabama Medical Center
Opelika, Alabama

**Dan Tunmire Jr, RN, CNOR, CRNFA**
Department of Orthopaedic Surgery
University of Alabama School of Medicine
Birmingham, Alabama

**David A. Volgas, MD**
Associate Professor
Department of Orthopaedic Surgery
University of Missouri Health System
School of Medicine
Columbia, Missouri

**J. Tracy Watson, MD**
Professor
Department of Orthopaedic Surgery
St. Louis University School of Medicine
St. Louis, Missouri

**Jeffrey T. Watson, MD**
Head and Upper Extremity
Colorado Springs Orthopaedic Group
Colorado Springs, Colorado

**Kirkham B. Wood, MD**
Associate Professor
Department of Orthopaedic Surgery
Harvard Medical School
Program Director
The Spine Surgery Fellowship Program
Massachusetts General Hospital
Boston, Massachusetts

**Michael Zlowodzki, MD, PhD**
Assistant Professor
Department of Orthopaedic Surgery
Indiana University
Indianapolis, Indiana

**主　译**　李　旭　汕头大学广州华新骨科医院

**副主译**　李明东　海南省人民医院（海南医学院附属海南医院）

　　　　　相大勇　南方医科大学南方医院

　　　　　任义军　武汉大学人民医院

　　　　　胡东才　浙江大学医学院附属第二医院

　　　　　张中礼　天津医院

**译　者**（排名不分先后）

　　　　　王　亮　南方医科大学第三附属医院

　　　　　王春晓　滨州医学院烟台附属医院

　　　　　毛彦杰　上海市第六人民医院骨科

　　　　　方　志　广东医科大学顺德妇女儿童医院（佛山市顺德区妇幼保健院）

　　　　　吐尔孙塔依·吐尔汗　新疆伊犁州新华医院

　　　　　任义军　武汉大学人民医院

　　　　　刘万军　上海市第六人民医院骨科

　　　　　刘海清　汕头大学广州华新骨科医院

　　　　　江达瀚　景德镇市中医院

　　　　　李绪文　青岛大学附属医院

　　　　　宋宏凯　滨州医学院烟台附属医院

　　　　　张　弓　遵义医科大学第五附属（珠海）医院

　　　　　张　弛　慈溪市中西医结合医疗健康集团（慈溪市中医医院）

　　　　　张　垚　滨州医学院烟台附属医院

　　　　　张中礼　天津医院

　　　　　张晓强　南方医科大学深圳医院

　　　　　陈　述　汕头大学广州华新骨科医院

武轩宇　汕头大学广州华新骨科医院

郑水长　郑州大学第二附属医院

赵志钢　陆军第八十集团军医院

胡　超　遂宁市中心医院

胡东才　浙江大学医学院附属第二医院

相大勇　南方医科大学南方医院

莫国枢　汕头大学广州华新骨科医院

唐晓杰　滨州医学院烟台附属医院

陶春杰　咸宁市中心医院

曹明德　中山大学第五附属医院

扈延龄　青岛大学附属医院

曾浪清　珠海市人民医院

蔡喜雨　中山大学第五附属医院

谭江威　滨州医学院烟台附属医院

潘　奇　深圳大学附属华南医院

燕　华　汕头大学广州华新骨科医院

# 前　言

创伤骨科的主要内容就是处理骨科创伤。40多年来，高能量复杂创伤逐渐增多，人们对治疗效果的期望却越来越高，欧洲和北美的医学中心逐渐意识到骨科创伤或骨折需要更具针对性的治疗。研究显示，在创伤背景下更好地理解骨折发生、愈合的机制，以及创伤和外科固定对软组织的影响，才能更好地处理骨科创伤。同时，医生关于创伤的知识和处理骨折的选择也逐渐增加。Stannard 和 Schmidt 主编的《创伤骨科手术学》为肌肉骨骼损伤患者的治疗提供了全面的指导。

面对骨科创伤时，全面了解创伤的各个方面是十分重要的。因此，本书最初的几章比较详细地介绍了骨科创伤相关的生理学知识，以及从全面护理到创伤控制等早期处理措施。在详细介绍各种骨折前，还通过专门的章节介绍了创伤骨科中的软组织处理、感染、筋膜室综合征以及骨折愈合等重要内容。最后，则深入讨论了骨折不愈合、畸形愈合以及儿童骨折等特殊情况，有助于骨科医生在面对这些情况时采取合理的治疗措施。

本书的重点放在了对各种骨折的手术治疗的深入讨论。针对每种骨折，介绍了有助于理解目前治疗措施与原则的生理学和生物力学知识，以及目前已得到广泛应用的各种手术技术；展示了如何通过安全、有效的手术对骨折进行处理，才能在促进骨折愈合的基础上实现更好的疗效。这些章节介绍的技术要么是经典的、已在临床得到广泛应用的，要么是创新性的、革命性的。正是因为有了这些技术，目前通过手术治疗近乎所有的骨折已成为常态。另外，在这一部分还有专门章节对脊柱创伤及其手术治疗进行了相对简要的介绍，方便创伤骨科医师了解脊柱创伤的处理原则与策略。

读者可以采用各种方法使用本书。世界著名创伤骨科专家们根据自己的丰富经验提供各种推荐，并以要点与技巧的形式给出，读者可以对这些内容着重理解。为了使每一部分内容更加生动、形象，针对每种骨折都提供了大量的示意图、影像资料和相关手术视频。阅读专家提供的文字并观看相关手术视频，是创伤骨科医师学习创伤骨科相关知识与技术的最佳途径。

阅读本书时，读者最好具有一定的创伤骨科诊疗经验。本书将几十位世界著名创伤骨科专家近40年的创伤骨科诊疗经验无私地奉献给创伤骨科医师，相信他们一定会感兴趣，也一定会觉得有用。高级创伤骨科医师也会发现本书十分有用，尤其是在面对急诊或复杂病例时。住院医师使用本书有一定难度，但他们也会发现本书在接受专科训练和临床实际接诊方面会很有帮助。

我在此对 Stannard 和 Schmidt 医生完成《创伤骨科手术学》（第 2 版）的出版表示祝贺。本书有60 余位创伤骨科专家参加编写，近 20 位专家提供了手术视频，同时每一章节的作者又被要求对其所编写内容提供丰富且有深度的回顾，以分享其丰富的临床实践经验，稿件编校和视频制作等工作费时、费力且困难重重。主编和全体作者克服上述困难，最终为全世界的创伤骨科医师奉上了一本充满专家经验与智慧的现代创伤骨科专业巨著。对此，我代表所有读者对主编 Stannard 和 Schmidt，以及本书的所有作者表示衷心感谢！

**James F. Kellam B.Sc., M.D., F.R.C.S.(C), F.A.C.S.,F.R.C.S.(I) Hon.**

**Visiting Professor**

**Department of Orthopaedic Surgery**

**The University of Texas Health Science Center**

**Houston Medical School**

**Houston, Texas**

# 序

当我们在 2007 年推出《创伤骨科手术学》时，并没有想到一本创伤骨科专著会卖得这么好，还获了国际大奖。这更加坚定了我们的理念，就是创伤骨科医师需要一本专门介绍骨科创伤手术治疗的专著。此后，创伤骨科领域又有了巨大的发展，为了紧跟时代步伐，我们有了推出本书第 2 版的想法。

在第 2 版中，我们保留了原来受欢迎的部分，并增加了新的内容。除了"要点与技巧"（Tips and Tricks）、"结果"（Outcomes）和"经验"（Pearls）之外，我们又增加了一个新的内容——"急诊处理"（Surviving the Night），以帮助读者合理处理骨科创伤急症患者，使他们随后能平安地接受手术治疗。住院医师应充分重视这一部分，因为这与他们的日常临床工作息息相关。对于听班的非创伤骨科专业医师，本书也是重要的参考资料。希望新增的这部分内容能有助于创伤骨科医师合理处理创伤骨科急症患者。

我们还注意到很多创伤骨科医生对通过观看实际病例的手术视频进行学习很感兴趣，所以我们不仅保留了上一版的手术视频，而且增加了 32 个视频。新视频主要介绍了复杂重建技术和新内置物的应用。所有这些视频都是高清的，在此对 Erwin 兄弟电影公司表示衷心感谢，他们以远低于市场行情的价格帮助我们制作了这些视频，并且是在他们的电影《伍德劳恩》（Woodlawn）进入最终制作阶段时，展现的是真正的友情和对我们工作的认可。尤其要感谢 Erwin 和 Blake Benton，最终能将这些专业化的视频奉献给广大读者，离不开 John 的指导和资源支持，也离不开 Blake 的辛勤制作。

上一版的主编 Philip Kregor 因职业有所变化，无法全身心投入本书第 2 版的创作中来，但是他克服种种困难，为本书第 2 版的编写做出了重要贡献，所以我们在封面写上了他的名字以示感谢。

《创伤骨科手术学》（第 2 版）的编写队伍集中了一大批才华横溢的创伤骨科专家，为读者提供了宝贵的临床实践经验，希望这一版能比上一版更有价值、更实用。很多第三世界国家、偏远地区的住院医师告诉我们，这本书是他们的临床实践宝典。我们衷心希望本书能有助于创伤骨科医师为骨科创伤患者提供更优良的医疗服务。

James P. Stannard, MD

Andrew H. Schmidt, MD

# 目 录

1 多发性创伤 ··············································································· 1
2 软组织的修复与保护 ································································· 27
3 创伤性肌肉骨骼感染 ································································· 51
4 急性筋膜室综合征 ···································································· 88
5 接骨板固定理念的演变 ···························································· 107
6 骨不连的治疗 ········································································ 123
7 骨折畸形愈合的治疗策略 ························································· 139
8 老年患者骨折的治疗 ······························································· 163
9 颅颈结合部损伤 ····································································· 191
10 下颈椎损伤 ·········································································· 235
11 胸椎损伤 ············································································· 259
12 胸腰椎和腰椎损伤 ································································· 276
13 肩胛带损伤 ·········································································· 305
14 肱骨近端骨折和肩关节脱位 ····················································· 353
15 肱骨干骨折 ·········································································· 390
16 肱骨远端骨折 ······································································· 421
17 肘关节损伤 ·········································································· 445
18 前臂骨折 ············································································· 486
19 桡骨远端骨折 ······································································· 516
20 腕部骨折与脱位 ···································································· 546

| 21 | 手部骨折和脱位 | 576 |
| 22 | 骨盆环骨折 | 609 |
| 23 | 髋臼骨折 | 642 |
| 24 | 髋关节脱位与股骨头骨折 | 703 |
| 25 | 股骨颈骨折 | 719 |
| 26 | 髋部转子间骨折 | 759 |
| 27 | 股骨转子下骨折 | 802 |
| 28 | 股骨干骨折 | 831 |
| 29 | 股骨远端骨折 | 864 |
| 30 | 髌骨骨折与伸膝装置损伤 | 899 |
| 31 | 膝关节脱位与韧带损伤 | 927 |
| 32 | 胫骨平台骨折 | 954 |
| 33 | 胫骨干骨折 | 989 |
| 34 | 胫骨远端骨折 | 1028 |
| 35 | 踝关节骨折与脱位 | 1054 |
| 36 | 足部骨折 | 1082 |

索引 ················ 1126

# 1 多发性创伤

著者：Erika J. Mitchell，Philip J. Kregor
译者：江达瀚 李旭

多发性创伤（多发伤）对于骨科医生而言是一个重大挑战，治疗需要多种医学手段的协调与合作，可能会影响手术时间或手术方式的选择。创伤的系统性炎症反应的诊疗也是一个两难的问题，涉及特定创伤的累积效应和治疗的顺序。损伤控制是一个术语，常使用于临时治疗，目的是使创伤对系统性炎症的影响最小化，直到患者足够稳定并且准备好接受最终治疗。骨科医生在多发伤患者治疗中的作用是：①确定手术干预的适当时机；②尽量避免手术造成进一步的全身损害或使其减轻；③尽量降低发生并发症的风险，如感染、畸形愈合和肺栓塞。多发伤患者骨折的初始处理对其整体康复和预后有深远的影响，合理的处理可降低严重并发症的发生率，如成人呼吸窘迫综合征、多器官衰竭、脂肪栓塞和血栓栓塞疾病等。本章总结了目前我们对创伤生理反应的理解，描述了肌肉骨骼创伤的系统性影响，通过这些信息来描述对多发伤患者的合理处理，并通过多个实际案例来说明这些观点。

## 多发伤患者的评估

在紧急情况下，多发伤患者的护理和治疗需要团队合作和对细节的关注，通常涉及多种处理，包括骨科、血管外科、神经外科和麻醉科。这些处理的努力和要求必须协调一致，为患者提供最有效的处理[1]。

对多发伤患者的评估始于先进创伤生命支持®（ATLS; American College of Surgeons, Chicago, IL）。对患者的全面评估包括了解患者的病史和导致其受伤的事件。有关创伤机制的信息可以提示医疗团队寻找在初次或二次探查时不明显的特定类型的创伤。施救时间过长可能会使患者出现体温过低，以及导致软组织挤压伤的风险，即使骨折检查结果为阴性。对于这些患者以及那些高能量创伤骨折或需要大量输血的患者，应对筋膜室综合征保持高度警惕。除了院内输血记录外，到达医院之前的输血要求可能表明在紧急手术前或手术期间需要输注血小板或血浆。

对骨折患者的皮肤完整性和软组织创伤应进行仔细评估。闭合性创伤与严重的软组织创伤或闭合性脱套伤（Morel-Lavallée 创伤）相关。对错位或不稳定的骨盆环创伤，需要检查直肠和阴道是否存在开放性创伤。对于开放性创伤，应给予适当的抗生素，此时病史采集很重要：被土壤污染的伤口应给予青霉素，必要时给予破伤风免疫球蛋白；暴露于水的伤口，可能需要用环丙沙星，以防止通过水传播的细菌。

对所有的骨折和脱位患者，均应评估神经血管异常。一旦发现，应在手术前进行适当的研究和讨论。血管创伤可通过临床检查或诊断措施来确定，如踝肱指数（ABI）小于 $0.9$ [2, 3]。CT 血管造影可用于进一步评估血管干预的需要。针对手术时机和切口与血管外科医生进行沟通是非常重要的。一般来说，在血管重建前应对骨折进行固定，以使血管外科医生能够评估所需修复血管的长度，并防止血管修复处受压。存在危及肢体的创伤时，骨折的固定可以通过外固定快速完成；如果热缺血时间短，则可以通过最佳的固定完成。如果手术是合作进行的，通常以一种不妨碍合作的任何一方的方式来做切口。存在长时间缺血时，应考虑切开筋膜，以防止继发于再灌注的筋膜室综合征。另外，如果需要进一步的手术，应当对切口位置进行规划以保证足够的手术空间。

如果骨盆创伤患者需要在24小时内输入超过4个单位的红细胞（PRBCs），或在48小时内输入超过6个单位的PRBCs，应考虑进行血管造影，即使有临时的稳定措施或夹板固定[4]。在腹腔灌洗阴性的情况下，若其他来源（如双侧股骨骨折）已被排除，持续的血流动力学不稳定提示腹膜后出血的可能，此时血管造影和骨盆出血动脉栓塞可能对患者有益。另外，如果腹膜后出血的风险很高，可以进行剖腹探查和盆腔填塞。

虽然手术的重点是处理骨折，但也需要注意身体其他系统的创伤，以正确地计划手术入路和患者体位。需要紧急剖腹手术的腹腔内创伤患者，如果有相关的骨盆环创伤，需要特别考虑。处理骨盆环创伤需要前入路手术，此时可能会影响剖腹手术的切口。同样，在膀胱或尿道破裂患者置入耻骨上导尿管时应在相关治疗手段间进行协调，以防止未来在切口区域或盆腔血肿区域诱发患者感染。长时间的腹腔或胸腔手术也可能导致体温过低和凝血功能异常，可能需要推迟骨科干预并考虑损伤控制技术[5]。

脊柱创伤也会影响骨科治疗的顺序。不稳定创伤可能需要在治疗其他骨折前进行支撑或手术。在规划手术入路和患者体位时，也需要将这些创伤考虑在内。

对患者的评估不能停留在创伤处理室。在患者的整个住院期间，应当对患者进行持续观察，以明确是否存在漏诊的创伤、筋膜室综合征的演变、感染的早期迹象和其他并发症。研究显示，多发伤患者入院前24小时内创伤的漏诊发生率高达12%[6,7]；接受插管和镇静治疗的患者风险特别高，必须保持警惕[7]。

# 创伤的生理反应

无论简单还是复杂的创伤，都会引起疼痛、出血和系统性炎症反应的激活。虽然炎症长期以来被认为是愈合的第一阶段，但我们对创伤后发生的各种代谢、生理和免疫变化还知之甚少。例如，许多研究人员记录了创伤后血液中促炎细胞因子和抗炎细胞因子水平的变化[8-17]。这些生化环境的改变引起广泛的继发性器官功能改变，涉及免疫、心血管、肺和胃肠系统等[8,9]。骨性创伤，尤其是长骨骨折，已被证明是造成这些问题的主要原因[13]。在小鼠模型中，闭合性股骨骨折可引起免疫抑制和胃肠道通透性改变[18]。

目前，根据对创伤病理生理学的理解，将创伤及其影响分为所谓的初次创伤和二次创伤。初次创伤指最初的创伤及其直接影响，包括器官、骨、软组织创伤，低血压、血氧不足等。二次创伤指随后出现的并发症或干预行为，导致对创伤的最初反应重新激活或扩大，进而导致发病率和死亡率增高[19]。二次创伤的例子有筋膜室综合征、败血症、低血压和侵入性手术。置入股骨钉是二次创伤的最典型例子之一[12,13]。避免系统性炎症反应的医源性加重是"骨科损伤控制"（DCO）概念的重点，本章稍后将对此进行讨论。

## 系统性炎症反应综合征

严重创伤和大手术（包括骨科手术）都会导致大量细胞因子、花生四烯酸代谢物、补体、急性期反应物质和激素等的释放，这些变化代表了系统性炎症反应。这些改变的临床表现多样，包括发热、心动过速、过度换气和白细胞增多等。

虽然这些变化以可预测的方式发生，但对特定创伤的反应程度又是可变的，这可能是由基因决定的[20]。与此同时，机体也会产生抗炎介质，这就是所谓的代偿性抗炎反应综合征（CARS）[10]。全身炎症反应和抗炎反应间的失衡，可能导致多器官功能障碍综合征（MODS）、急性呼吸窘迫综合征（ARDS）和败血症等[10]。

1991年，一场讨论会议确立了系统性炎症反应综合征（SIRS，见信息框）的具体诊断标准[21]。

### SIRS 和 SIRS 评分的定义

- SIRS 的定义：根据美国胸科医师学会/重症监护医学学会（ACCP/SCCM）的共识，诊断 SIRS 必须至少符合下列4项临床标准中的2项：
  - 心率 >90/min
  - 白细胞 <4 000/mm³、>12 000/mm³，或中性粒细胞 >10%
  - 呼吸频率 >20/min，$PaCO_2$<32 mmHg
  - 温度 <36℃或 >38℃
- SIRS 评分：使用4种临床标准，评分为0（不存在）或1（存在），最后得出总分（0~4）。在没有全身性脓毒症的情况下，SIRS 评分≥2是全身性炎症反应的判断依据。标准如下：
  - 脉搏大于90次/min
  - 白细胞数 >12 000/mm² 或 <4 000/mm²
  - 呼吸频率达20次/min以上（或 $PaCO_2$<33 mmHg）
  - 核心温度 <34℃或 >38℃

SIRS 的存在可以很容易地通过 SIRS 评分进行量化[17]，并且可以预测多种并发症的发生情况，包括 ARDS、弥漫性血管内凝血、急性肾功能衰竭和休克等[14]。

系统性炎症反应是由创伤组织、缺氧和低灌注的组织或末端器官释放的大量细胞因子所介导的。细胞因子是一种以自分泌或旁分泌方式诱导细胞功能改变的多肽。促炎细胞因子数量众多，包括肿瘤坏死因子-α（TNF-α）、白细胞介素-1β（IL-1β）、白细胞介素-6（IL-6）和白细胞介素-8［IL-8，也称为中性粒细胞活化肽（NAP）］等。在有系统性炎症迹象的患者以及胸外伤或 ARDS 患者的支气管肺泡灌洗液中，可以发现这些细胞因子的血清水平升高[9]。血清 IL-6 水平与整体软组织创伤和胸部创伤[16]、创伤严重程度评分（ISS）、MODS、ARDS 和败血症等相关[8]。

高水平的循环促炎细胞因子可引起许多生理变化。多形核白细胞（PMNs）被募集到创伤部位并刺激蛋白酶和氧自由基的释放。凝血和补体级联反应以及激肽释放酶-激肽系统被激活。肝脏受刺激释放急性期反应物，如 C-反应蛋白（CRP）、$α_1$-抗胰蛋白酶、$α_2$-巨球蛋白、铜蓝蛋白、脂多糖（LPS）结合蛋白（LBP）、纤维蛋白原和凝血酶原等。更多关于这个主题的内容见参考文献[10, 22]。

如前所述，创伤部位 PMNs 的积累和刺激是机体对创伤的初始反应之一。尽管创伤部位 PMNs 的招募和激活对杀死和吞噬细菌以及清除死亡组织至关重要，但这种早期反应也会对局部和系统产生有害影响。存在促炎细胞因子和毒素（如 LPS）时，活化的 PMNs 上调黏附分子（黏附素）的水平并使其黏附于内皮组织。在创伤患者中可以检测到黏附素水平的增加，这是发生并发症的前兆[11]。

活化的 PMNs 在创伤部位的累积，被认为是导致继发性组织创伤的主要原因之一[23]。当活化的 PMNs 的和巨噬细胞受刺激时，会释放弹性蛋白酶和金属蛋白酶等并产生活性氧[23, 24]。这些酶可降解细胞外基质中的大多数蛋白质以及重要的血浆蛋白。此外，中性粒细胞弹性蛋白酶诱导促炎细胞因子的进一步释放，可能使问题更严重。此外，在创伤患者中可检测到弹性蛋白酶和弹性蛋白酶 $-\alpha_1$ 蛋白酶抑制剂复合物水平增高，取决于创伤的严重程度和创伤后的处理过程[15]。

## 多器官功能障碍综合征

多发伤患者偶尔会发生机体防御机制的进行性衰竭，表现为败血症和脑、心脑血管、肺、肝、胃肠、肾和循环的进行性功能障碍和衰竭[25]。这种临床现象有多种名称，包括 MODS 和多器官衰竭。虽然最初认为 MODS 是脓毒症的最终结果，但现在知道它在非脓毒症患者中也会发生（尽管脓毒症可能会在后续发展）。目前的观点是将延迟发病的 MODS 归因于促炎机制和抗炎机制的失衡[17, 26]。关于 MODS 的病因学说有很多。在最基本的细胞水平上，多种失常现象作为 MODS 的一部分发生，包括内皮细胞损伤、血管通透性增加伴毛细血管渗漏、微循环衰竭伴细胞缺氧和实质细胞凋亡等[25]，几乎所有的主要器官系统都可能单独或联合受影响（表 1.1）。MODS 患者即使在重症监护措施的支持下也常会死亡。

## 骨折护理和系统性炎症反应：二次打击

肌肉骨骼创伤的治疗可影响 SIRS 和 MODS 的发展。对于许多创伤患者来说，适当的复苏可以恢复体内平衡，虽然 SIRS 评分很低，但患者可以从早期骨折护理中获益，防止与长期固定有关的并发症的发生（图 1.1）。然而，尤其是长骨骨折的固定被证明是对患者的二次打击，可能会加剧系统性炎症反应，并加速 SIRS 和 MODS 的发展（图 1.2）[12, 13, 19]。Giannoudis 等[19]研究了采用扩髓和不扩髓髓内钉治疗股骨干骨折时炎症标志物 IL-6 和弹性蛋白酶的水平。结果发现，与对照组相比，两项指标在入院时均有所升高。使用髓内钉导致两项指标水平进一步增高，表明髓内钉固定可引发系统性炎症反应。虽然采用扩髓髓内钉的患者有更大的反应趋势，但差异没有统计学意义。对于"临界"患者，目前推荐避免进行大范围的手术[5]。

目前的工作正致力于描述界定边缘型（临界）患者的生化和生理参数，这样可使治疗会更个体化，并且与患者的生理承受能力相匹配（见信息框）。

表 1.1 多器官功能障碍综合征（MODS）涉及的器官和系统

| 器官系统 | 在 MODS 中的功能障碍 |
| --- | --- |
| 脑 | 脑水肿 |
| 心血管 | 低血压、休克 |
| 肺 | 急性肺创伤或急性呼吸窘迫综合征（ARDS） |
| 肝 | 急性期反应物和细胞因子合成异常，肝细胞功能下降/黄疸 |
| 胃肠 | 黏膜通透性增加，细菌移位 |
| 肾 | 肾小管坏死，急性肾功能衰竭 |
| 血液 | 弥散性血管内凝血 |

### 用于定义临界患者的参数

- 多发伤（ISS>20）和胸部创伤[胸部创伤评分（AIS）>2]
- 多发伤包括腹部/盆腔创伤和休克[初始血压（BP）<90 mmHg]
- 严重多发伤（ISS>40），无胸部外伤
- 双肺挫伤
- 初始平均肺动脉压 > 24 mmHg
- 置入股骨钉时肺动脉压力升高 >6 mmHg

引自 Pape HC, Tscherne H. Early definitive fracture fixation with polytrauma: advantages versus systemic/pulmonary consequences. In: Baue AE, Faist E, Fry M, eds. Multiple Organ Failure. New York: Springer-Verlag; 2000:279–290.

1 多发性创伤

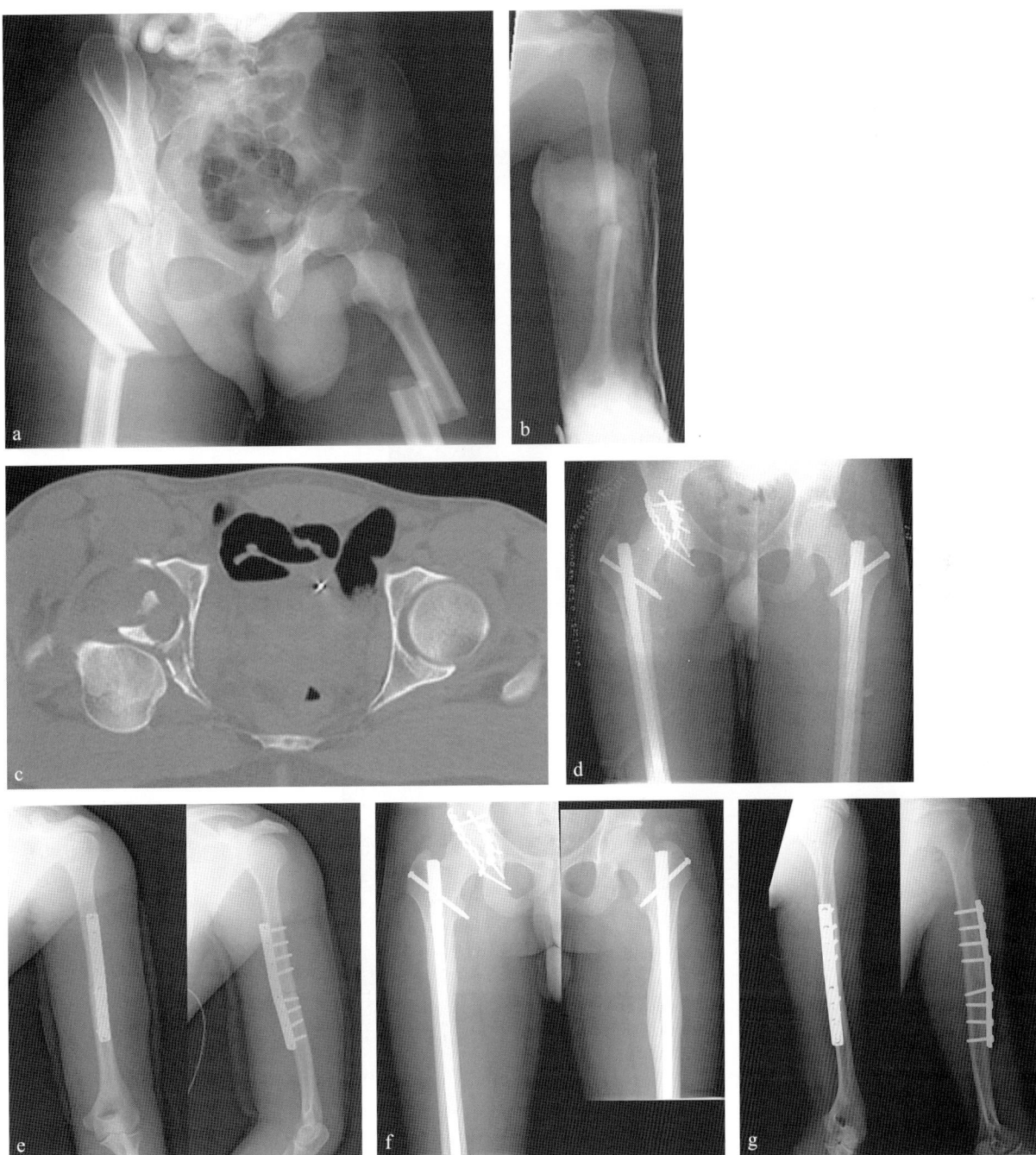

图 1.1 多发骨折患者，所有骨折立即固定，无并发症。a. 骨盆正位（AP）影像显示右侧髋关节脱位伴髋臼横形和后壁骨折，以及双侧股骨干骨折。b. 左肱骨 AP 位影像显示横形骨折。CT 扫描显示右髋关节骨折 – 脱位。患者年轻，无头部、胸部、脊柱、胸部或腹部外伤。c. 患者接受紧急手术，行切开复位，双侧股骨骨折用髓内针固定，对右侧髋关节骨折进行修复。d. 骨盆和股骨骨折修复后的下肢 X 线影像。e. 对肱骨骨折延迟进行固定后的 X 线影像。f. 1 年后，患者的骨盆和下肢的 X 线影像显示骨折愈合良好，髋部没有骨坏死或关节炎的迹象。g. 最终的肱骨 X 线影像

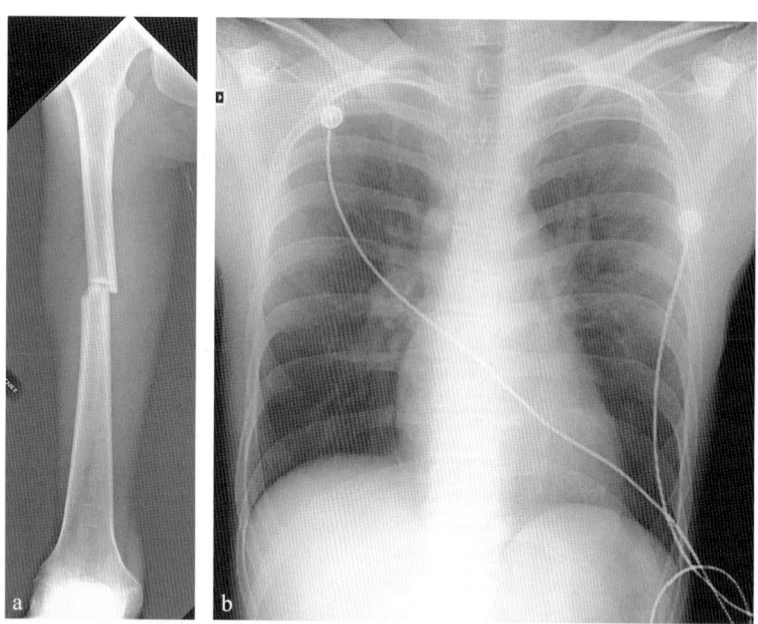
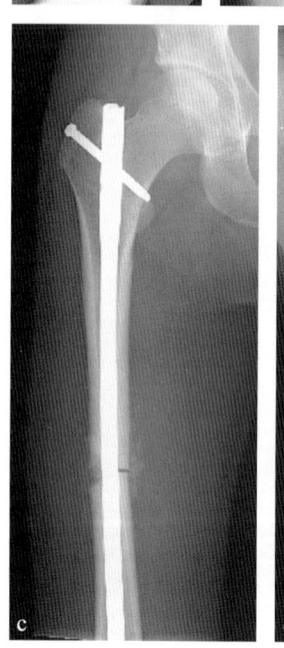
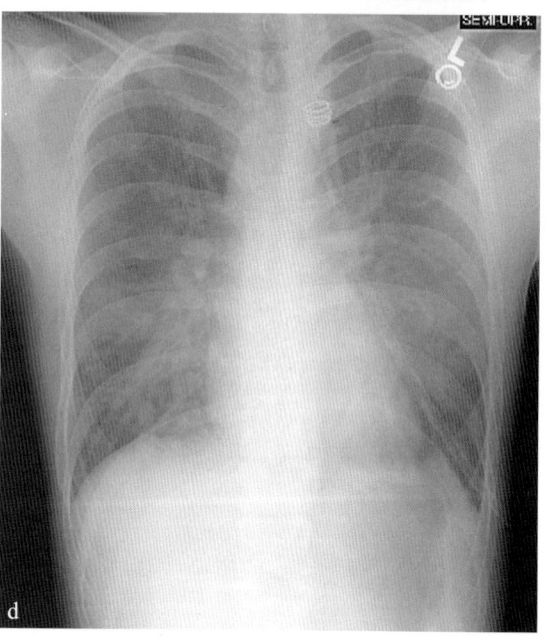

图1.2 单纯股骨骨折患者在接受无并发症的初始扩髓髓内钉固定后发生肺浸润。尽管患者最终完全康复，但仍需要长时间的呼吸机支持。a. 单纯右侧股骨骨折的X线影像。b. 入院胸片正常。c. 术后X线影像，显示患者接受了股骨髓内钉治疗。术后患者出现进行性呼吸困难，需要进入重症监护室。d. 后续胸片显示双侧肺浸润

例如，Hans-Christoph Pape 等[13]观察了有多发伤但临床稳定的股骨骨折患者，根据对股骨骨折的处理将其分为三组：初始股骨髓内钉、初始外固定和延迟股骨髓内钉。对临床参数和血清IL-1、IL-6和IL-8水平进行随诊。研究发现，与初始外固定或二次（延迟）髓内钉治疗相比，初始股骨髓内钉治疗后IL-6和IL-8的水平更高，但差异没有统计学意义。在该研究中心随后针对类似患者群体的另一项研究中[27]，以SIRS评分和Marshall多器官功能障碍评分[28]作为结果参数，对接受即时股骨髓内钉治疗的患者与接受初始外固定并随后转用股骨髓内钉治疗的患者进行了比较。结果发现，尽管创伤严重程度评分较低，但与外固定组相比，初始股骨髓内钉组术后12~72小时的平均SIRS评分显著升高；当初始接受外固定的患者随后进行

髓内钉治疗时，SIRS 评分仍然低于初始股骨髓内钉组[28]。这些研究提供了强有力的证据，表明在针对多发伤患者股骨骨折的治疗中所做的选择，可能会影响 SIRS 和 MODS 的风险。

# 创伤治疗的顺序

在 20 世纪 70 年代，由于人们普遍认为多发伤患者"病情太严重，不适合手术"，所以很少对此类患者的骨折进行急诊治疗，通常对这些骨折进行较长时间的牵引，延迟进行最终的固定（如果进行了固定）。在 20 世纪 80 年代末，随着临床护理和监测技术的进步，许多临床医生决定开始对此类骨折进行紧急处理，认为这样可以降低脂肪栓塞综合征的发生率，并允许患者早期活动。早期的回顾性研究证明了这种方法的好处，显示了 ARDS 和肺炎发生率的降低，住院时间的缩短[29]。Bone 等[30]进行了一项前瞻性随机研究，对股骨骨干骨折的延迟（>48 小时）与早期（<24 小时）固定进行了比较，发现早期固定可降低 ARDS 发生率，缩短辅助通气时间和住院时间。

随着早期髓内钉的应用越来越多，人们发现部分多发伤患者股骨干骨折通过早期置入髓内钉进行治疗后并发症发生率较高[31]，这在术前有肺创伤证据的患者中尤其值得关注。在这些患者中，即时的股骨钉治疗可能与术后 ARDS 的出现和发展有关[31]。虽然股骨髓内钉对肺生理有明显的影响[32]，但其他研究表明，ARDS 和其他肺部并发症的发生率更可能与胸部创伤的严重程度而不是骨折固定方法有关[33]。

此外，如前所述（见"创伤的生理反应"），我们现在对严重创伤的炎症反应有了更好的理解，并且最新证据表明，骨折的临时紧急稳定与延迟最终固定可能改善患者的预后。这种方法被称为骨科损伤控制（DCO）。

## 手术干预时机

长时间的急症手术治疗会导致体温过低和凝血障碍。核心体温低于 34℃ 与死亡率的增加、血小板活性降低和纤维蛋白溶解的改变有关。创伤患者常接受大剂量的环境温度的静脉输液，然后可能经历腹部或胸部手术，使其容易出现体温过低。需要输血的患者会耗尽血小板、凝血因子 V 和 Ⅷ。这些因素加重了最初创伤事件的全身应激反应，需要在确定手术治疗时机时加以考虑。

在多发伤患者的治疗中，骨科医生的一个关键作用是评估肌肉创伤并决定哪些创伤需要紧急治疗（如 1~2 小时内）、迫切治疗（6~12 小时内）、权宜治疗（24 小时内）、半选择性治疗（1~7 天内）和可选择性治疗（1~4 周内）。因此，我们概述了创伤患者的骨科创伤治疗安排（见信息框）。显然，这种安排并不是需要严格执行的命令，因为治疗创伤的确切时间应由创伤本身的特征、患者的稳定性以及适当外科团队的可用性来决定。

## 骨科损伤控制

视频 1.1 非扩髓髓内钉治疗多发伤患者的双侧股骨骨折

骨科损伤控制（DCO）包括对需要复苏的多发伤患者的骨折进行分期治疗。第一阶段是

> **急诊处理**
>
> 充分复苏对多发伤患者的早期处理至关重要。在多肢体创伤的情况下，中心静脉置管可以提供适当的通路而不侵犯手术部位。
>
> 骨盆环创伤可引起大出血。如果有任何问题，更应当选择置入盆腔固定夹。

### 创伤患者手术干预时机指南

- 紧急治疗（不超过1~2小时）
  - 筋膜室综合征
  - 脱位或骨折-脱位的闭合或开放复位，因脱位或骨折导致肢体血供、皮肤的血供/完整性，或神经受损（如不能复位的距下关节外侧脱位，患者足跖部麻木，踝关节内侧皮肤泛白；跟骨舌型骨折，跟腱区域皮肤泛白）
  - 血管损伤相关骨折的固定治疗
  - 关节脱位性闭合（如髋关节、膝关节）复位
  - 血流动力学不稳定患者的不稳定性骨盆损伤的机械固定
- 迫切治疗（不超过6~12小时）
  - 多发伤患者的长骨（如股骨、胫骨）骨折固定
  - 青壮年股骨颈骨折的ORIF
  - 距骨颈移位骨折的ORIF
  - 开放性骨折的清创和固定
  - 伴神经功能障碍的不稳定性脊柱损伤的复位和固定
- 权宜治疗（不超过24小时）
  - 非多发伤患者（即孤立性损伤）股骨骨折的固定
  - 轴向不稳定关节损伤（如胫骨平台和Pilon骨折）的固定（如外固定）
  - 髋关节骨折（如高能股骨转子间骨折）
- 半选择性治疗（1~7天）
  - 足踝骨折，不包括Pilon和跟骨骨折
  - 髋臼骨折
  - 不稳定性骨盆环损伤的最终处理
  - 闭合性上肢创伤（如髁上髁间肱骨远端骨折、双侧前臂骨折）
  - 完全性神经功能障碍或无神经缺损的不稳定性脊柱损伤的复位和固定
- 可选择性治疗（1~4周）
  - 下肢关节骨折，软组织状况影响手术时机（如跟骨、Pilon、胫骨平台骨折）

临时固定，包括控制出血、开放性伤口的清创和外固定等。对于处于危急状态的患者，这些手术可能在创伤诊疗室或重症监护室（ICU）进行。第二阶段是复苏，在此期间患者需要回到ICU进行密切观察，补充血液制品，进一步稳定血流动力学。第三阶段包括进行最佳的骨科干预后对骨折进行最终固定。

DCO的目标是提供足够的骨折稳定性，使患者能够活动，并减少可能导致系统性改变的局部炎症，同时避免在初始创伤后可对患者造成所谓的二次打击的大手术。虽然外固定是控制创伤的主要方法，但非扩髓髓内钉也可能属于这一类，因为研究表明，其手术负担可能比扩髓髓内钉更小[19]，发生肺栓塞的风险更低，尽管对此尚存争议[34]。此外，至少对部分已经在手术室的患者来说，非扩髓髓内钉固定可以迅速进行。

Pape等[35]将多发伤患者分为4类：稳定型、临界型、不稳定型和病危型。稳定型患者血流动力学稳定，体温正常，乳酸测量值小于2.0 mmol/L，无呼吸困难或凝血障碍（表1.2）。对于此类患者，可以在早期（<24小时）对创伤进行最终的处理，但不是必需的。临界型患者在进入手术室前需要复苏，可在早期对骨科创伤进行最终的处理，但仍有快速恶化的高风险。这些患者被定义为ISS大于40，或者如果有相关的胸部创伤时大于20；低温（低于35℃）；多发型创伤伴严重腹部/骨盆创伤，收缩压低于90 mmHg；有肺挫伤的证据；双侧股骨骨折；中度/重度头部创伤。这些患者处于"灰色区域"，可以考虑进行早期全面护理；如果患者在第一次手术干预期间病情恶化或不稳定，则应谨慎，并且降低转换为DCO的标准。不稳定型患者应接受损伤控制稳定和进一步的复苏。危重型患者是

表1.2 最终骨折固定的标准

| 因素 | 标准 |
| --- | --- |
| 收缩压 | >90 mmHg |
| 核心体温 | >34℃ |
| 尿量 | >150 mL/h |
| 脑灌注压 | >70 mmHg |
| SIRS 评分 | <2 |
| $PaO_2/FiO_2$ 比率 | >280 |
| 乳酸 | <2.5 |
| 血小板计数 | >100 000/μL |
| C 反应蛋白 | <11 mg/dL |
| 白介素 -6 | <500 pg/dL |

SIRS，系统性炎症反应综合征

指复苏措施失败的患者，可能需要在 ICU 的床边放置外固定架[35, 36]。

尽管监测血清 IL-6 水平有助于评估患者是否可以接受手术，但这并不是标准，并且实际应用存在困难。相比之下，血清乳酸水平监测因为简单和快速更常用。血清乳酸水平可提示组织灌注情况。血清乳酸水平正常值为 0.8~2.0 mmol/L。发生创伤后，缺氧、失血或心源性休克可导致血清乳酸水平增高。研究显示，血清乳酸水平增高的程度和高于正常水平的时间与多器官功能障碍的发生有关[37, 38]。其他指标包括血小板计数大于 100 000/L、CRP 小于 11 mg/dL，以及 $PaO_2/FiO_2$ 大于 280[39]。SIRS 评分有助于预测病死率和发生感染的风险，也可用于确认患者是否充分复苏，从而能接受手术（表 1.2）[40~42]。

**骨科损伤控制技术**

视频 1.2 对多发伤患者使用扩髓 – 冲洗 – 抽吸装置

DCO 的主要干预措施包括开放性伤口的冲洗和清创、脱位的复位以及下肢和/或骨盆的外固定。外固定器可应用于单块骨，如胫骨或股骨，也可应用于关节，如膝或踝。这一概念与第 32 章讨论的胫骨平台骨折和第 33 章讨论的胫骨下端踝穴骨折非常相似。外固定可快速进行，偶可与其他紧急手术一起进行。在一项研究中，外固定的平均手术时间为 35 min，而作为辅助手术的髓内钉固定的平均手术时间为 135 min[43]。

如果要对临界型患者或有长骨骨折的多发伤患者进行髓内钉固定，也可以采用可降低髓内压力的新的扩髓技术，包括使用专用的扩髓器，在整个扩髓过程中对髓腔进行冲洗和抽吸等。动物模型研究表明，使用该技术可明显降低髓内压，减少脂肪栓塞的发生[44, 45]。尽管相关临床研究仍在进行中，但这可能会减少脂肪栓塞的发生，有助于预防肺部并发症的发生。

## 技术：跨骨折外固定

视频 1.3 跨踝关节外固定架的使用

患者通常仰卧于可透射 X 线的手术台上（视频 1.2），包裹伤肢。根据临床情况判断是否使用止血带：它不仅可用于外固定，任何开放手术都可使用。通常使用 5.0 mm 的 Schanz 钉，于预先钻孔处手动插入。固定钉的置入很重要，必须考虑钉的位置会被污染，因此其位置应远离潜在的切口或以后可能进行内固定的区域。置入固定钉后应检查皮肤，如果局部张力过高（如帐篷状），应对其进行松解。

对于跨膝关节外固定器，为避免损伤股四头肌，近端钉应于前外侧置入。对于胫骨，钉通常置于胫骨嵴或内侧皮下，每块骨置入 2 枚钉就足够了。2 枚股骨钉和 2 枚胫骨钉通常用一根杆连接。由于胫骨和股骨的杆通常位于不同的平面，因此这两个杆可能需要与第三根杆连接（图 1.3a）。偶尔有小腿骨折或软组织创伤可能需要跨越踝关节（图 1.3b）。

对于跨踝关节外固定器，通常需要使用3枚钉（图1.4）：2枚位于胫骨前嵴近端内侧，高于后期内固定的预期范围；在跟骨粗隆处置入1枚中心螺钉。该钉从足后内侧置入，以保证神经血管束的安全。如有需要，可以行透视，但在使用固定器之前，应对足踝部进行X线检查，避免意外将钉插入骨折的跟骨。2枚近端钉通过短杆连接在一起，将2根较长的杆连接于跟骨钉。需要注意的是，这会在踝关节上施加一个向后的力，如果存在踝关节向后半脱位，可能会使其加剧。此时，可以使用矩形外固定架。

## 外固定向髓内钉的转变

只要患者的生理和临床情况允许，就可以将临时外固定转换为最终的髓内钉固定。2周后的延迟转换引起了人们的关注，因为钉孔部位污染导致感染的风险增加。据报告，感染发生率为1.7%~3%；如果固定延迟超过2周，感染发生率会增加[43, 46, 47]。

## 头部外伤患者的特殊注意事项

尽管尚未获得关于有头部外伤的多发伤患者骨折固定时机的确凿证据，但这一主题值得讨论。手术可能导致低血压和缺氧，并伴有手术失血和全身麻醉。手术中通常也会给予大量液体。这些因素结合起来可导致脑灌注的显著改变，可能会影响脑创伤患者的长期认知功能。

研究表明，多发伤患者头部CT检查结果阴性或不明显不能排除在住院期间发生进展或出现新病变的可能[48, 49]。Stein等[48]发现，48%的有头部外伤的多发伤患者通过连续CT扫描发现头部有新的或进行性病变。在这些患者中，55%有凝血异常，而在病变稳定患者中这一比例仅为9%。Stein等认为，如果至少有一个凝血参数异常，则出现进行性或继发性头部创伤的风险为85%。

对于头部创伤患者，早期固定和延迟固定各有多篇文献支持。多项研究显示，在24小时内进行固定，神经系统预后无差异。Kalb等[50]回顾了123例伴头部创伤的股骨干骨折患者，

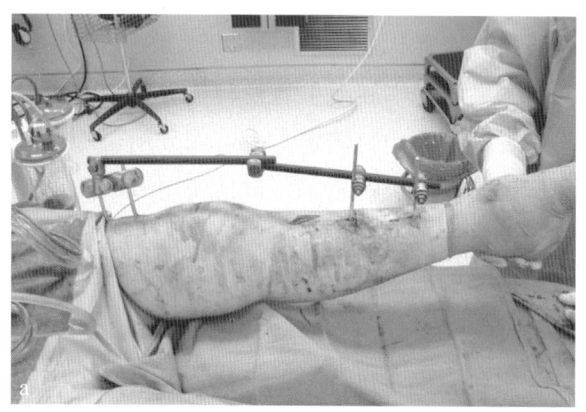

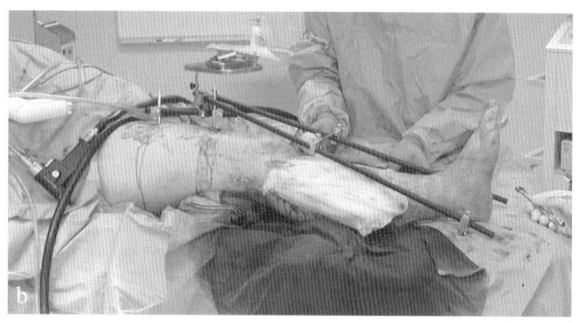

图1.3 跨膝关节外固定器。a.胫骨平台骨折患者使用跨膝关节外固定器。注意C臂和关节复位。b.左侧股骨骨折、右侧胫骨平台骨折和右侧胫骨远端Pilon骨折患者的股骨-跟骨外固定器。在该病例中，该外固定器跨越了胫骨近端和远端的骨折

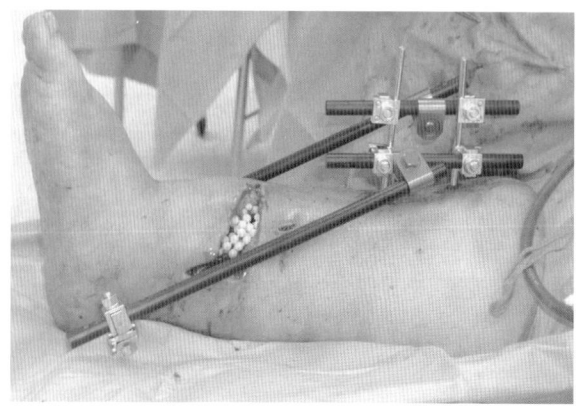

图1.4 跨踝关节外固定器

84 例患者在 24 小时内接受了治疗。在早期复苏期间，两组输液量没有显著差异，但早期治疗患者的术中失血量和输液量显著增加。尽管如此，术后神经或非神经并发症的发生情况并没有差异。早期治疗组术中的脑灌注压实际上高于晚期治疗组，提示术中液体和血制品的增加足以弥补更大的损失。Brundage 等[51]也发现，不同时间接受治疗的患者的术后格拉斯哥昏迷评分（GCS）没有显著差异。然而，在这项研究中，作者注意到早期治疗组的患者在手术干预前完全复苏，该组仅占总队列的 65%。Poole 等[52]也证明，如果收缩压保持在 90 mmHg 以上，并且氧饱和度保持在 90% 以上，避免缺氧，则早期对股骨干骨折进行固定不会对神经系统造成不良影响。然而，无论何时，肺部并发症都与头部创伤有关。不幸的是，多数研究的神经结果的衡量标准是 GCS，而后者并不是认知功能的良好预测指标[49]。

Townsend 等[53]发现，接受股骨髓内钉治疗的头部创伤患者的低血压与固定时间相关：在前 2 小时内接受治疗的患者中，有 68.2% 出现术中低血压；而在 24 小时后接受手术的患者中，8.3% 出现低血压。尽管如此，作者仍无法揭示术中低血压与神经系统预后的关系。Jaicks 等[54]发现，接受股骨骨折早期固定治疗的严重闭合性头部创伤患者的神经并发症发生率与晚期固定组相似，但出院时 GCS 评分较低。

在维持脑灌注的同时避免缺氧和低温是至关重要的，这是一个共识。与神经外科和麻醉团队协调，适当的术前复苏和逆转凝血功能异常是避免骨折固定后不良神经结果的关键。

## 结　果

大量研究评估了各种因素，如扩髓、胸部创伤、髓内钉的置入时机和损伤控制技术等，对于肺部并发症、ICU 住院时间和总住院时间以及死亡率的影响。此外，许多评分系统已被开发来帮助预测多发伤患者的结局。

Bone 等[30]针对 ISS>18 的多发伤患者进行了一项早期与延迟股骨髓内钉治疗的前瞻性随机试验。研究发现，在 24 小时内或 24 小时后对孤立性股骨骨折进行最终的固定，在肺部并发症发生方面没有差异；延迟固定组患者 ARDS 的发生率明显较高，早期固定组需要的呼吸支持天数较少（1.4 d : 9.9 d）。Seibel 等[29]发现了类似结果，在 24 小时内接受最终固定治疗的患者需要 3.4 天的呼吸支持，而晚期组需要 9.4 天；早期接受最终固定治疗患者的 ICU 住院时间（7.5 d : 15 d）、总住院时间（23 d : 45 d）均较短。Johnson 等[55]发现，与 24 小时内接受最终固定的患者相比，延迟固定且 ISS>18 的患者的 ARDS 风险增加 5 倍。如果 ISS>40，则在延迟固定患者中有 75% 出现 ARDS，而在早期固定患者中仅为 17%。

使用股骨扩髓髓内钉被认为易于导致肺部并发症，尤其是有肺部挫伤的患者。扩髓导致肺功能障碍的机制是多因素的：首先，通过产生和传播能被肺循环困住的脂肪栓塞，扩髓直接影响心肺功能；其次，通过进一步刺激系统性炎症反应（二次打击），扩髓作为 SIRS/MODS 的一部分，促进急性肺创伤的发展[12, 13, 19]。绵羊模型研究显示，存在肺挫伤时，使用扩髓髓内钉可导致肺毛细血管通透性增加和多形核淋巴细胞的激活，提示扩髓的炎症反应促进了 ARDS 的发生[32]。Pape 等[31]的一项大型回顾性研究调查了有/无胸部创伤患者的早期髓内钉治疗。结果发现，无肺创伤的患者受益于早期固定，ICU 住院时间缩短，需要呼吸支持的天数减少；然而，有严重胸部创伤（AIS>2）的患者的 ARDS 发病率（33% : 7.7%）和死亡率（21% : 4%）均较高。

相比之下，多项研究表明，有胸部创伤的稳定患者早期（<24 小时）接受股骨干骨折髓内

钉治疗不会增加发生 ARDS 的风险。Bosse 等[33]发现，胸部创伤患者在最初 24 小时内接受髓内钉和接骨板固定，两者在发生 ARDS 的风险、住院时间、需要呼吸机支持的天数以及肺炎或 MODS 的发生率方面没有显著差异，提示在该患者群体中，扩髓不是股骨内固定术中发生肺部损害的原因[33]。Handolin 等[56]在对伤后 24 小时内使用股骨扩髓髓内钉治疗的肺挫伤患者的回顾性研究中也有类似发现。加拿大骨科创伤学会的一项研究分析了 7 个 I 级创伤中心的数据，发现使用扩髓髓内钉与非扩髓髓内钉的患者在 ARDS 发病率方面没有显著差异，胸部 AIS ≥ 2 和 ISS ≥ 18 不能预测患者 ARDS 的发生[57]。

对多发伤患者长骨骨折的髓内钉治疗可能产生累加效应，增加发生肺部并发症的风险，尤其是在有胸部创伤的患者中。Zalavras 等[58]对单侧和双侧股骨骨折患者进行了前瞻性研究，发现多次髓内钉治疗和胸部创伤是发生肺部并发症的独立危险因素。在这些情况下，使用具有冲洗和抽吸能力的专用扩髓器有助于减少肺栓塞的发生。在动物模型研究中，与传统扩髓相比，肺的通透性、多形核淋巴细胞活化以及脂肪栓塞体积均降低[44, 45, 59]。

Pape 等[60]分析了采用不同方案治疗多发伤患者股骨干骨折的数据，包括早期全面护理组（24 小时内髓内钉固定）、中间治疗组（高危患者转向外固定）和骨科损伤控制组（24 小时内接受外固定，延迟接受最终固定）。与早期接受髓内钉固定的患者相比，接受早期外固定的患者的多器官功能衰竭和 ARDS 的发生率显著降低。作者认为，不同的时间段整体重症监护管理的同步变化可能会造成数据混淆。然而，与早期接受髓内钉固定的患者相比，损伤控制组与早期外固定组在并发症方面没有显著差异，尽管前者的 ISS 较高。

这一发现与同一作者的一项前瞻性研究相关，该研究评估了炎症标记物的水平和为控制损伤而暂时稳定并随后行二次手术的时机，发现第 2~4 天接受最终固定的患者的 MODS 和 ARDS 的发生率，高于第 5~8 天接受二次手术的患者；入院时 IL-6 水平高于 500 pg/dL 并在第 2~4 天进行最终治疗与 MODS 密切相关[61]。Brundage 等[51]研究发现，在接受早期髓内钉固定的股骨干骨折患者中，第 2~5 天接受最终治疗的患者的 ARDS 发生率最高，与上述发现相似。

目前，已开发了多种评分系统来帮助预测多发伤患者的结局。ISS 已成为衡量结局的标准工具，但在某些情况下已被新的损伤严重程度评分（NISS）所取代，后者被证明对 MODS、败血症、ICU 住院时间和总住院时间的预测价值更高[62-64]。在不考虑身体部位的情况下，NISS 会取三个最差的 AIS 分数，这可以更准确地反映受伤的严重程度。NISS=20 与 ISS=16 相关，后者定义为轻度创伤，中度创伤定义为 NISS=30（ISS=25），重度创伤定义为 NISS=55（ISS=50）[62]。Kilgo 等[65]描述了 $AIS_{max}$，即用最差的 AIS 分数作为预测指标，发现与 ISS 或 NISS 相比，这一指标对多发伤患者的死亡率的预测价值更高[65]。Harwood 等[62]也分析了 $AIS_{max}$，发现它仅在穿透性创伤中是更好的死亡预测指标。本章前面描述的 SIRS 评分也可以作为创伤患者预后的预测指标。Napolitano 等[41]证明 SIRS 评分 ≥ 2 与较高的死亡率（6.9%：1.1%）和较长的住院时间相关。

总之，多发伤患者的预后取决于多种因素。在该患者群体中，最大限度地获得良好结局的关键是了解胸部创伤和颅内创伤中局部和系统性炎症的复杂相互作用，以及骨科手术干预等医源性创伤的潜在影响。外科医生应据此确定最佳的干预时间和类型。

## 特殊问题

### 连枷胸

胸部创伤对患者的发病率和死亡率有明显影响。钝性胸部创伤导致的连枷胸的死亡率高达33%[66]。插管和通气时间延长与肺炎及住院时间延长有关。最新的研究表明，肋骨固定可改善连枷胸创伤患者的预后。

20世纪50年代后，用于固定连枷节段的接骨板和髓内技术已经出现。然而，随着正压通气技术的出现，手术选择一直被忽视，直到最近[67]。一些制造商生产用于肋骨骨折固定的解剖轮廓锁定接骨板和髓内支柱。研究表明，在接受手术固定治疗的连续4处或4处以上肋骨骨折患者中，必须使用呼吸机的天数、ICU住院时间以及胸部感染的发生率均有所下降[66~68]。最近的一项荟萃分析回顾了9项共538例患者的对照研究，得出结论认为连枷胸肋骨骨折固定可减少呼吸机天数（-4.52 d）、ICU住院天数（-3.40 d）、总住院天数（-3.82 d）、死亡率和肺炎发生率[69]，并发症发生率更低，置入失败不常见。然而，需要进行更大规模的前瞻性随机研究，以充分评估该方法的实用性。

### 肥胖

肥胖在许多国家是一种常见病，体重指数（BMI）>30的病理性肥胖患者对外科医生来说是一个巨大挑战。这些患者有较高的共病情况，可影响其住院过程，如心脏病、糖尿病和高血压等。在对创伤外科注册协会的5 766例患者的回顾性研究中，BMI>30的患者的并发症发生率约为体重不足患者的2倍。ICU住院时间和机械通气持续时间也与BMI增加直接相关[70]。在另一项研究中，病理性肥胖的创伤患者的并发症发生率相似，但死亡率高出2倍，特别是由于多器官系统功能衰竭[71]。在病理性肥胖患者中，手术时间可能会增加，手术部位感染也会增多，可能导致住院期间的并发症增加和住院时间的延长[72, 73]。

### 老年创伤患者

老年人单纯低能量创伤的治疗是个挑战，而在老年多发伤、高能量创伤患者中，这一挑战变得更加复杂。关于老年人的年龄标准一直存在争论，通常的标准为65岁。然而，研究表明，创伤患者的死亡率在56岁以后开始增高，且独立于ISS和合并症[74, 75]。在对ISS和共病情况进行控制的回顾性研究中，Perdue等[76]发现老年患者（>65岁）因急性创伤入院24小时内死亡的可能性增加了2.5倍。此外，老年患者在最初24小时内死亡的可能性是年轻患者的4.6倍。

## 临床病例

### 病例1

21岁男子在凌晨3:00遭遇车祸，急诊室内的初步评估显示以下创伤：小的硬膜下血肿，复杂的面部骨折，闭合性左股骨转子下骨折，复杂的左胫骨/距骨体/跟骨骨折，足跖面有6 cm长的星状开放性骨折伤口，以及右侧Ⅱ型（4 cm）胫骨开放性骨折（图1.5a~d）。患者接受了积极的复苏，包括加温静脉输液、加温毯、插管和镇静。实验室检查表明，患者存在凝血功能紊乱、复苏不足（表1.3）。

由于其胫骨骨折移位伴有软组织（肌肉、肌腱、神经）损伤，以及胫骨关节面暴露、足底软组织损伤等，其左下肢的创伤被评估为严重创伤。

根据患者左下肢的创伤严重程度，患者被

表 1.3 病例 1：随时间变化的实验室检查值

| 时间 | 血细胞比容（%）（42~50） | 血小板（10⁻⁶/L）（135~370） | 凝血酶原时间（秒）（13~15） | 部分凝血活酶时间（秒）（25~34） | 钙（mg/dL）（8.5~10.5） | pH（7.35~7.45） | 乳酸（mEq/L）（0.5~2.2） |
|---|---|---|---|---|---|---|---|
| 3:00 AM | 36 | 233 | | | | | |
| 5:00 AM | 27 | 144 | | | | 7.2 | 2.8 |
| 7:00 AM | 23 | 121 | 21.5 | 35 | 5.0 | 7.25 | 2.1 |
| 11:40 AM | 30 | 91 | 16.7 | 30.3 | 7.6 | 7.28 | 3.4 |

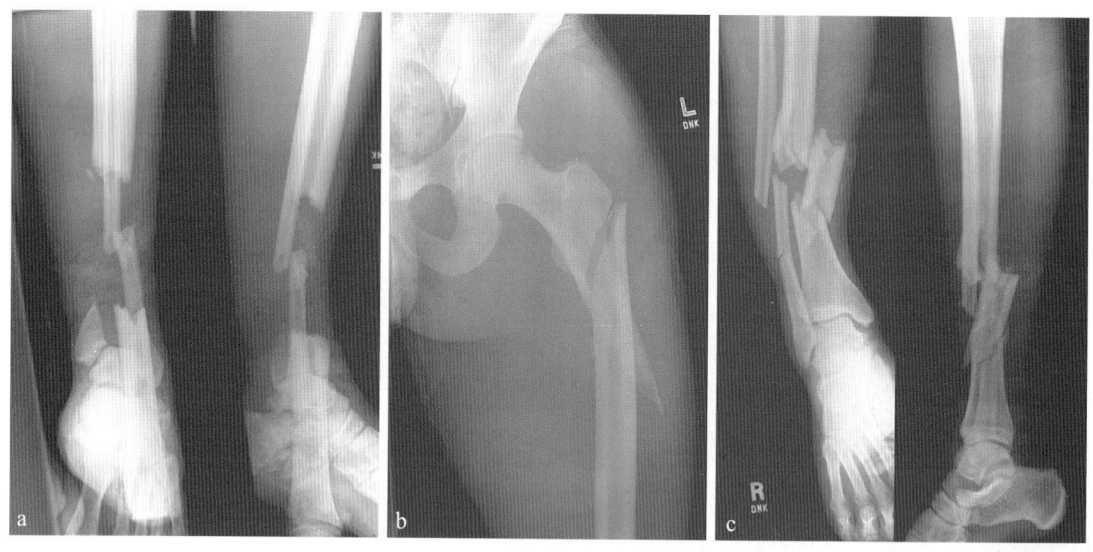

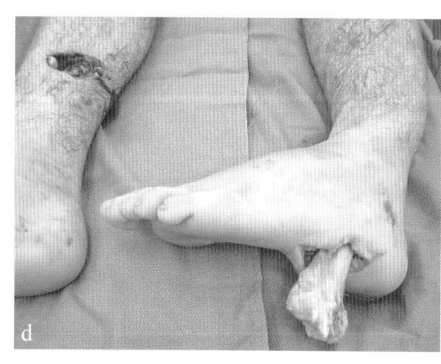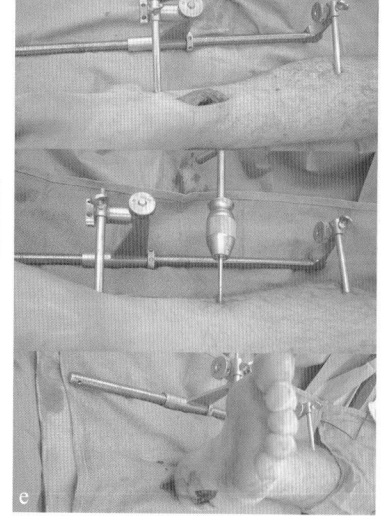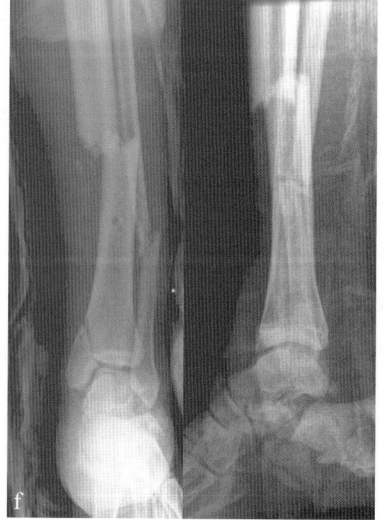

图 1.5 病例 1：多发伤患者的复杂骨科创伤。文中给出的时间安排（见信息框：创伤患者手术干预时机指南）对患者的管理是有帮助的，但并不总是能严格遵循。a. 左下肢正、侧位影像。b. 左髋正位影像。c. 右侧胫骨 AP 位、侧位影像。d. 患者双侧下肢创伤照片。e. 左侧胫骨干骨折的术中复位照片，该胫骨干已经踝关节联合、距骨和跟骨穿出。这并不是一个简单的手术。在完整的内侧距骨体和胫骨近端使用股骨牵引器，在胫骨远端使用 Shanz 钉来帮助复位。此外，在踝关节的前内侧做切口，以帮助恢复对线。f. 胫骨干复位和夹板固定后左下肢正、侧位影像

归类为需要紧急/迫切治疗的患者，计划在接下来的几个小时内进行初步清创和固定。创伤骨科医生与普通外科医生和麻醉团队保持密切沟通，讨论了创伤的严重程度。计划进行短时间手术干预，目的是对开放性伤口进行清创，可能的右侧胫骨髓内钉固定，以及左侧胫骨干骨折的复位。意识到患者没有得到很好的复苏，不计划在初次手术中处理左侧股骨近端骨折，而是在接下来的 24 小时内返回手术室，对其左侧股骨近端骨折和可能的左侧胫骨骨折进行最终修复。此外，如果患者在手术室内情况明显恶化，准备通过外固定进行 DCO。最初的手术干预从早上 7:30 开始，持续了 2 个小时，在此期间完成了以下内容：①右侧胫骨伤口冲洗清创；②右侧胫骨骨折的髓内钉固定治疗；③左足底伤口的冲洗清创；④左侧胫骨干骨折移位的切开复位；⑤左下肢骨折的夹板固定（图 1.5e~g）。两个手术小组同时对左下肢和右下肢进行手术。未对其左侧股骨近端骨折进行干预，考虑对该创伤进行外固定（骨盆至股骨近端）。此外，也考虑了左下肢的外固定（而不是夹板固定），但由于存在跟骨和距骨骨折而很难实现。患者在手术室干预期间接受持续复苏，如液体复苏，包括新鲜冰冻血浆、红细胞、血小板等。术后

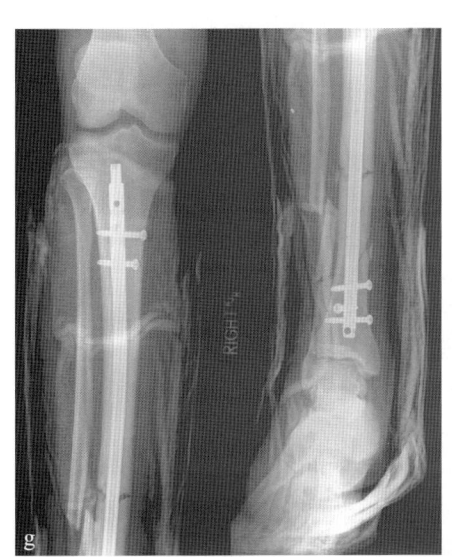
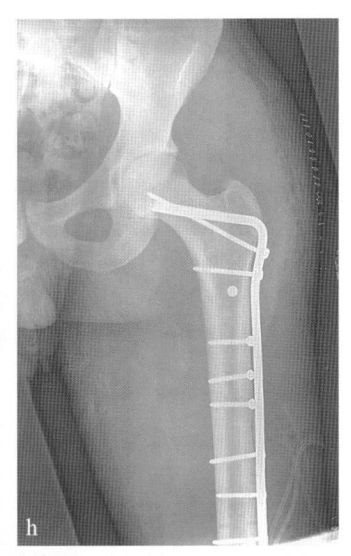
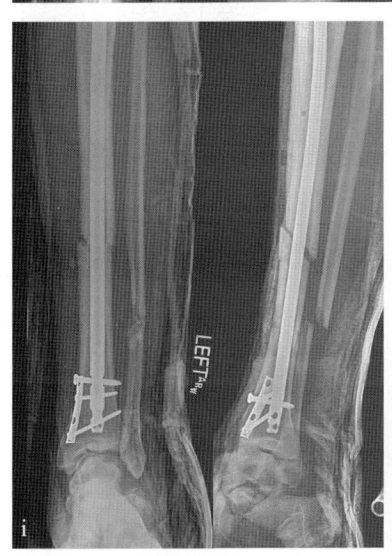
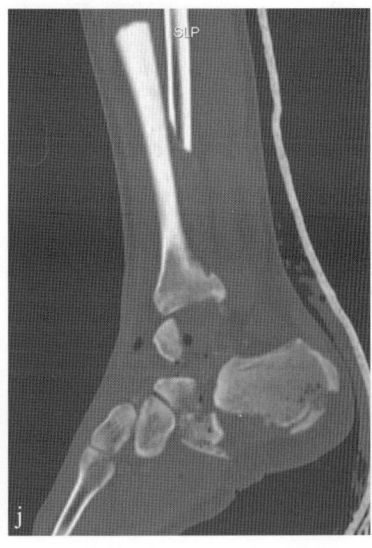

图 1.5（续） g.髓内钉固定后右侧胫骨正、侧位影像。h.左侧股骨近端骨折 ORIF 后左髋正位影像。i.髓内钉固定和内踝临时固定后左侧胫骨的正、侧位影像，踝关节保持一定的稳定性。j.跟距骨骨折 CT 扫描重建影像。考虑到这些损伤的复杂性、软组织肿胀和患者最初的不稳定，重建推荐在 1.5~2 周后进行

实验室检查结果提示需要进一步复苏，但患者情况并未恶化，我们也实现了最初的紧急骨科创伤目标。如果患者术中病情恶化，立即进行左侧膝下截肢是合理的。

在接下来的 18 小时内，患者病情稳定，凝血功能障碍和酸中毒情况有所改善。因此，他在受伤后第 1 天被带回手术室，进行：①重复冲洗和清创，闭合左足底伤口；②左侧股骨转子下骨折的 ORIF；③踝内侧骨折临时固定，以获得踝关节稳定性；④夹板固定左下肢骨折（图 1.5h，i）。

在接下来的 3 天里，患者情况逐渐稳定。他的面部骨折在受伤后第 7 天接受了固定。踝关节、距骨和跟骨骨折的最终固定推迟到受伤后第 15 天（图 1.5j）。延迟固定是为了让他有时间从最初的创伤中恢复，并减轻下肢肿胀。

## 病例 2

34 岁男性，在摩托车事故后出现双侧股骨干骨折，无其他损伤。既往身体健康，有累及右骨盆和右股骨的纤维性发育不良病史。在儿童时期曾接受过右侧股骨髓内钉治疗，手术细节不详。患者神志清醒，有方向感，一开始自述完全健康。查体发现有响亮的心脏杂音，然后患者回忆说他有室间隔缺损（VSD），最近被告知应该进行手术修补。

查体显示患者神志清醒，生命体征稳定；右侧大腿稳定但畸形，有固定的向后成角（图 1.6a）；左侧股骨畸形且不稳定。X 线片显示双侧股骨骨折，右侧股骨和右半骨盆明显异常，右侧股骨髓内钉弯曲（图 1.6b，c）。

在手术过程中，若由于肺部脂肪栓塞导致

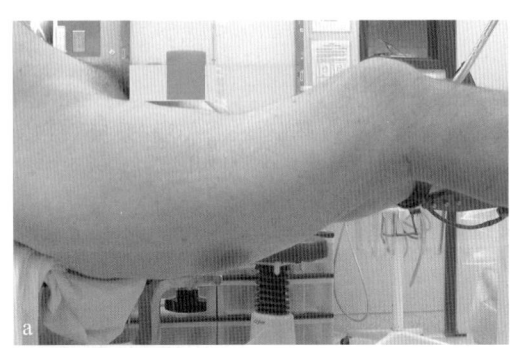
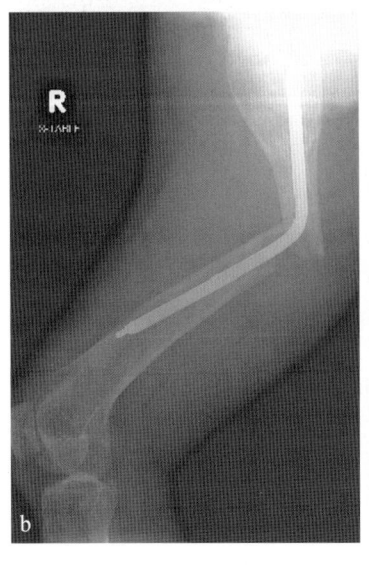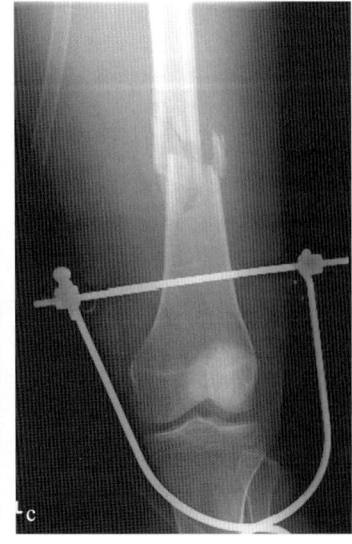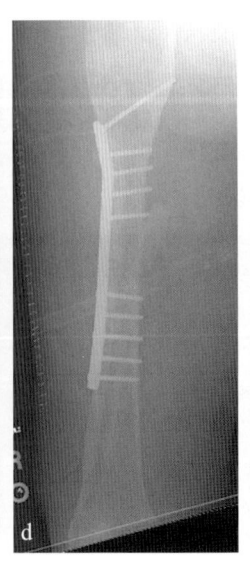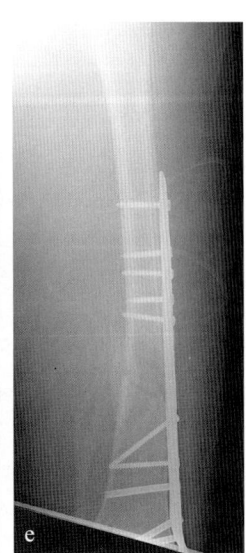

图 1.6　病例 2。a. 患者右侧大腿临床照片，畸形稳定。b. 右侧股骨侧位 X 线影像，显示髓内钉弯曲和与纤维发育不良一致的异常骨质。c. 左侧股骨反向牵引位 X 线影像。d，e. 接骨板固定后右侧股骨和左侧股骨的 X 线影像

肺动脉压力短暂升高，并出现自左至右的分流，则有发生脑内脂肪栓塞的风险。因此，任何一侧的股骨髓内固定都被认为太危险了，因其很可能导致肺栓塞。患者接受了双侧股骨接骨板固定，弯曲的股骨髓内钉被切断后取出（**图 1.6d，e**）。随后，患者接受了选择性 VSD 闭合术。

## 病例 3

本病例展示了患者的整体稳定性如何影响骨科医生对下肢损伤的截肢/保肢的决定。患者为一名完全健康的 21 岁男性，在滑水事故中，右侧大腿和小腿被螺旋桨划伤（**图 1.7a，b**）。

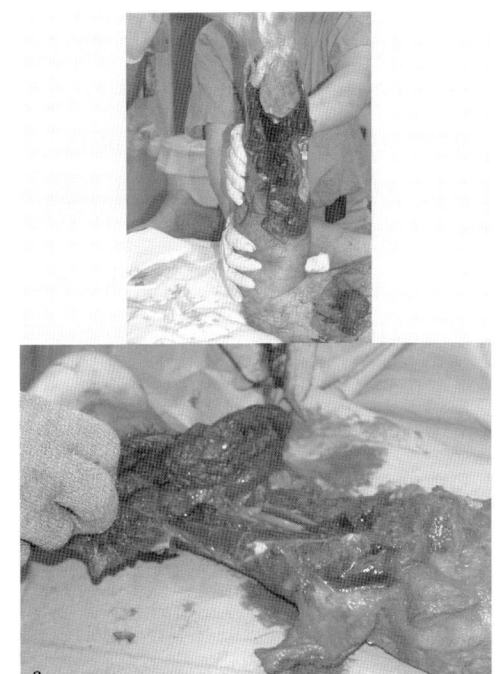
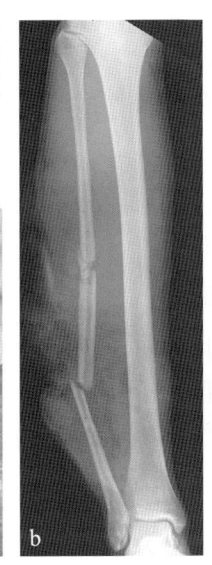
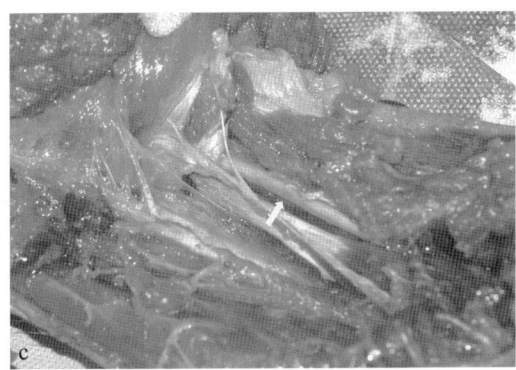
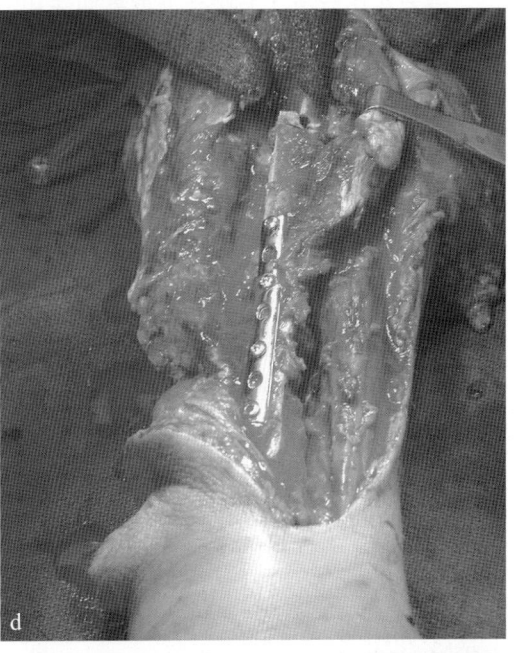
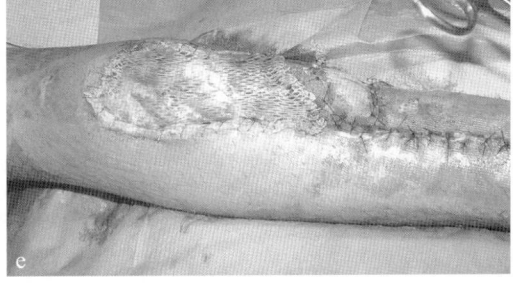

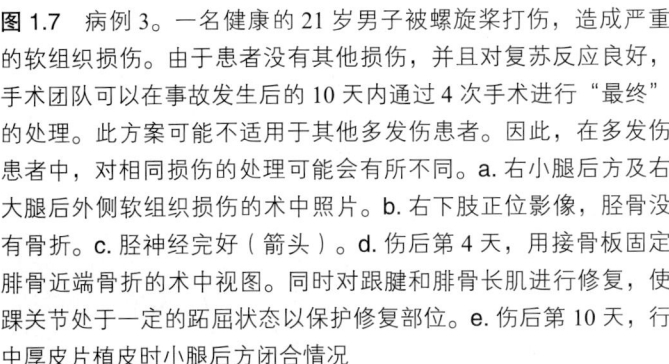

图 1.7 病例 3。一名健康的 21 岁男子被螺旋桨打伤，造成严重的软组织损伤。由于患者没有其他损伤，并且对复苏反应良好，手术团队可以在事故发生后的 10 天内通过 4 次手术进行"最终"的处理。此方案可能不适用于其他多发伤患者。因此，在多发伤患者中，对相同损伤的处理可能会有所不同。a. 右小腿后方及右大腿后外侧软组织损伤的术中照片。b. 右下肢正位影像，胫骨没有骨折。c. 胫神经完好（箭头）。d. 伤后第 4 天，用接骨板固定腓骨近端骨折的术中视图。同时对跟腱和腓骨长肌进行修复，使踝关节处于一定的跖屈状态以保护修复部位。e. 伤后第 10 天，行中厚皮片植皮时小腿后方闭合情况

现场发现患者大量失血，转运到急诊室后立即对其进行了评估，在他的腿上放置了临时止血带，通过温热的静脉输液和温热的毯子对患者进行了持续的复苏。实验室检查结果：血细胞比容为25%（正常范围为42%~50%），凝血酶原时间为22.7 s（正常范围为13~15 s），乳酸为0.7 mEq/L（正常范围为0.5~2.2 mEq/L）。因为实验室检查结果提示凝血功能障碍，所以为患者输注了新鲜的冷冻血浆。除此之外，患者情况稳定，没有其他损伤，血压为110/70 mmHg。

患者被紧急送至手术室，对下肢伤口进行冲洗和清创，发现腓总动脉损伤是造成失血的主要原因，对其进行结扎。胫神经完好无损（图1.7c）。跟腱有90%的横断，腓肠肌腱100%横断，两者都被认为是可以修复的。手术团队由骨科医生和整形外科医生组成，普外科主治医生指导复苏。临时缝合患者的皮下伤口并用夹板固定。患者在伤后第2天接受了重复冲洗和清创，并在伤后第4天再次接受冲洗和清创，此时用接骨板固定腓骨骨折（图1.7d）。大腿伤口被关闭，小腿伤口在可能的情况下最终被关闭，并在开放区域应用负压伤口治疗装置，后续需要皮肤移植。总体功能结果合理但并非完美（图1.7e）。本病例的关键是，如果患者处于极端状态并有其他损伤，那么考虑到患者的大局，截肢是可取的。然而，在此病例中，患者病情稳定，没有其他损伤，所以可以在最初的几天里承受多次手术来挽救他的腿。

## 病例4

一名戴头盔的26岁男子发生了高速车祸，被直升机送到医院。患者神志清醒，GCS评分为14分，病史除吸烟外无特别之处。双下肢有明显的严重畸形，左、右大腿有开放性伤口；生命体征稳定。实验室检查提示溶血。因为无法建立静脉注射（IV）通道，护理人员难

以重复进行血液检查。头部、胸部、脊柱、腹部和骨盆的CT检查未发现腹腔或胸腔内损伤。X线片显示右侧股骨颈骨折、右侧股骨干骨折、左侧股骨髁上骨折、右侧锁骨移位性骨折和左侧桡骨远端骨折（图1.8a~e）。对开放性伤口用敷料进行包扎，对桡骨远端骨折在创伤室进行了夹板固定。

普外科医生对患者进行了评估，认为患者可以接受手术治疗。经过努力后，终于再次建立静脉通道并进行补液。患者虽因双侧股骨骨折大量失血，但血流动力学保持稳定，决定进行手术治疗，计划对双侧大腿伤口进行冲洗和清创，并可能对右侧股骨颈骨折进行ORIF，对双侧股骨骨折行逆行髓内钉固定，对上肢损伤的治疗可能需要延迟进行。

麻醉人员在术前等待区获取了新的实验室标本。大家一致认为，对该患者初次做多少手术取决于血液检查的结果。

麻醉诱导时，患者出现低血压，血氧饱和度下降，对小剂量的血管升压药反应良好。此时实验室检查发现血清$K^+$浓度为7.0 mmol/L。考虑到低血压、高血钾和状况不明的复苏，决定转换为DCO，放置右股外固定架，然后再放置一个跨左侧股骨的外固定架（图1.8f，g）。随后进行完整的实验室检查，结果显示乳酸为4.7，血细胞比容为32。

患者被送回创伤ICU。术中停用血管加压药，回到创伤ICU后行整夜复苏。晨间血清乳酸为1.4。患者夜间血流动力学稳定。如果患者能耐受首次手术，决定用逆行髓内钉固定双侧股骨骨折。患者顺利地接受了股骨颈骨折ORIF，生命体征及实验室检查正常，乳酸为0.8，血细胞比容为40。使用专用扩髓器行双侧股骨逆行髓内钉固定，在扩髓过程中对髓腔进行冲洗和抽吸，以降低发生脂肪栓塞的风险。尽管患者在整个手术过程中保持稳定，但决定择日修复左侧桡骨远端骨折和右侧锁骨骨折，以使患者在

1 多发性创伤

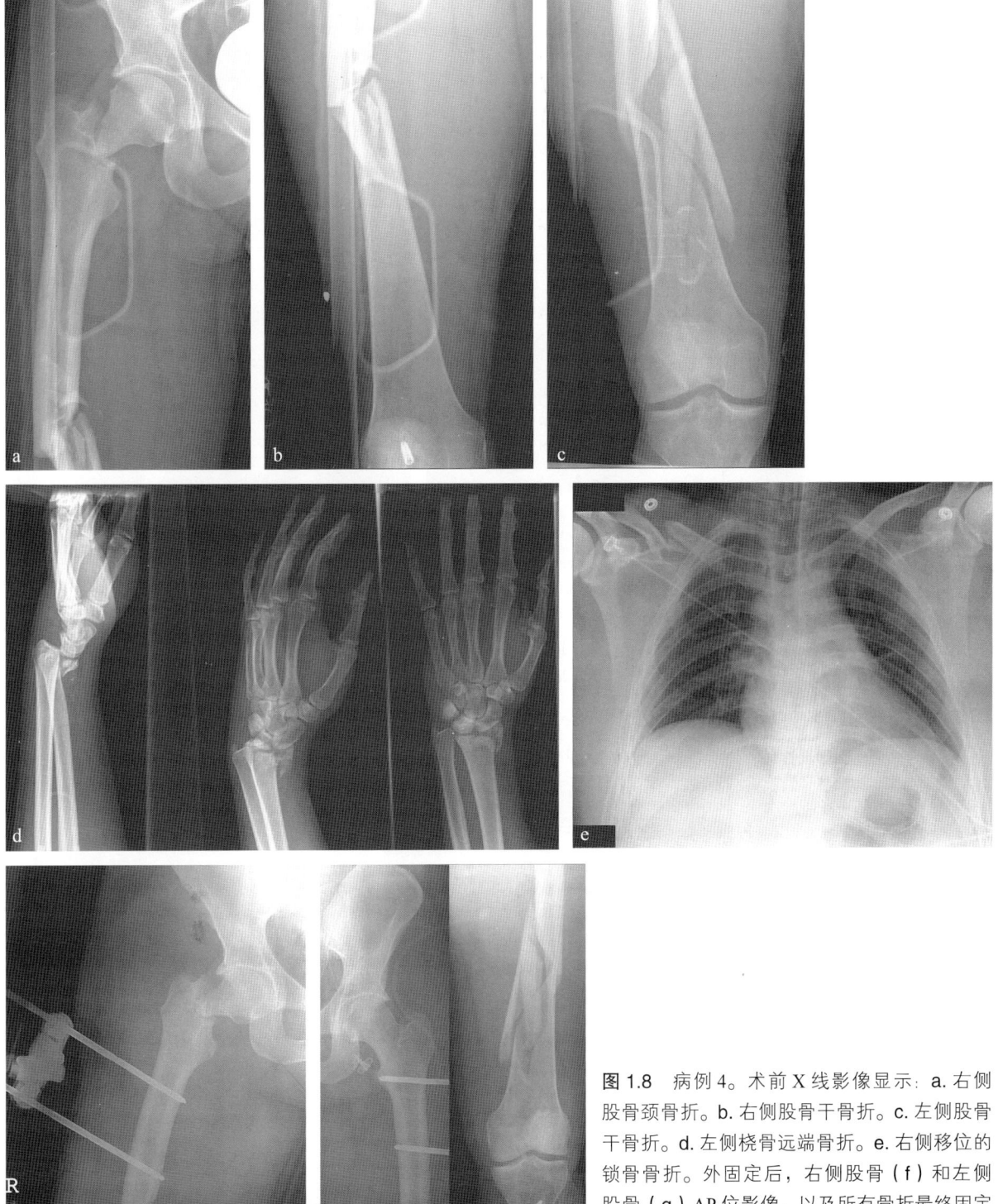

图 1.8 病例 4。术前 X 线影像显示：a. 右侧股骨颈骨折。b. 右侧股骨干骨折。c. 左侧股骨干骨折。d. 左侧桡骨远端骨折。e. 右侧移位的锁骨骨折。外固定后，右侧股骨（f）和左侧股骨（g）AP 位影像，以及所有骨折最终固定后的影像

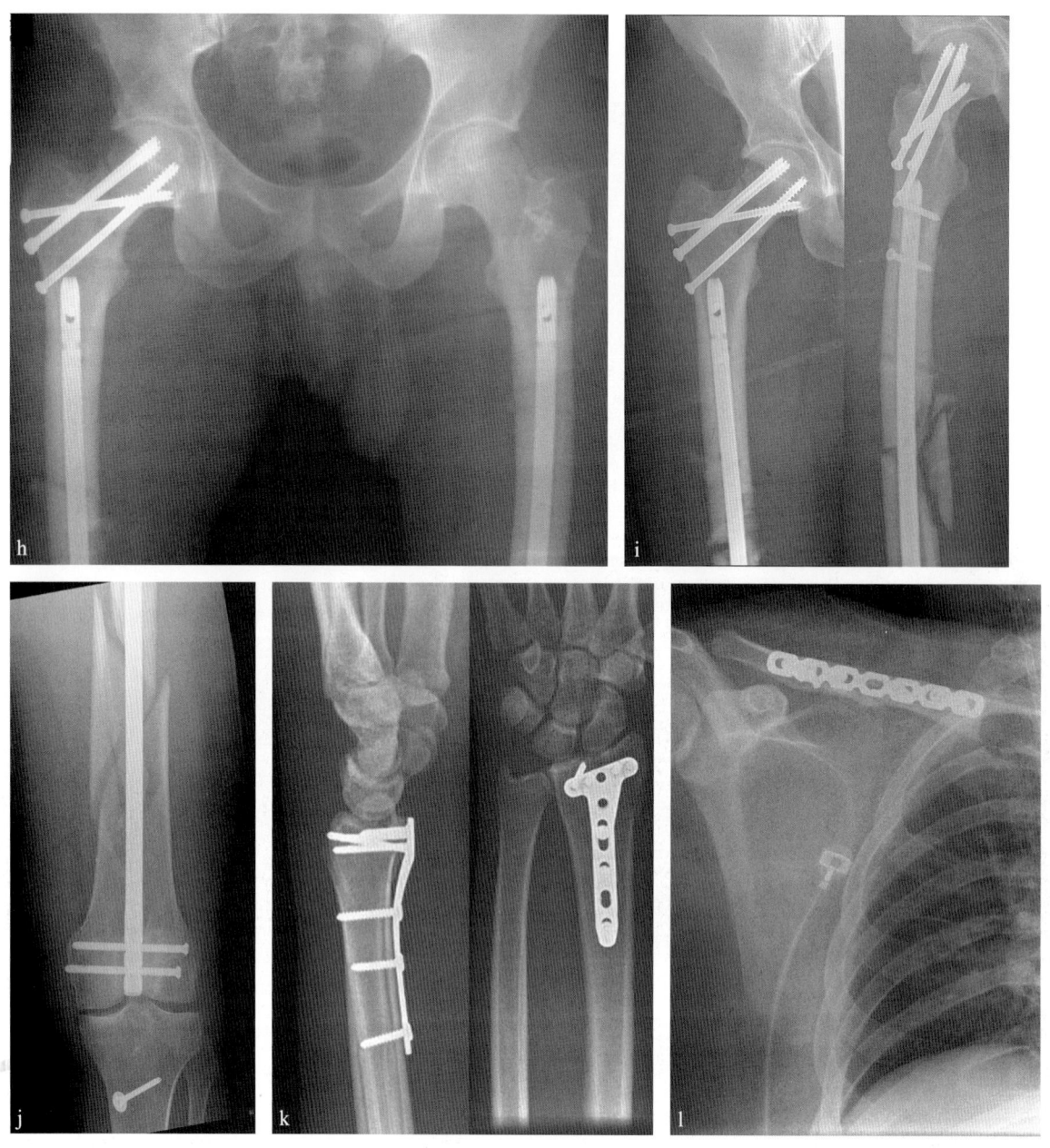

**图 1.8（续）** h. 骨盆 AP 位影像显示右侧股骨颈骨折的螺钉固定。i. 右侧股骨正侧位影像。j. 左侧股骨正位影像。k. 右腕正侧位影像。l. 右侧锁骨正位影像

二次手术前能够进一步复苏（**图 1.8i**）。

患者在二次手术后没有任何后遗症，被送返手术室同时固定右侧锁骨骨折和左侧桡骨远端骨折。他在最后一次手术后的第二天拔管。虽然在进入手术室前没有得到合适的术前实验室检查数值，但在进行手术时，治疗团队充分认识到该患者因双侧股骨骨折而失血过多，而且由于在创伤室里有一段时间因不能建立静脉通道而无法进行输液治疗，所以很可能复苏不足。在手术开始时就准备好了外固定，没有造成 DCO 转换的延误。

## 病例 5

31岁女性司机在翻车事故中受伤。患者无明显病史，入院时未服用任何药物。她被送到创伤室时神志清醒，GCS 评分为 15 分。双侧下肢明显畸形，右膝和右胫骨上方有大的开放性伤口，左侧股骨上方有较小（2 cm）的伤口。她的生命体征稳定，血压 130/80 mmHg，心率 110~120 次/分，$PaO_2$ 为 99%。实验室结果显示血细胞比容较低，数值为 19，血小板计数为 171；凝血筛检正常；乳酸浓度为 1.5。

除右侧股骨颈骨折外，头部、胸部、脊柱、腹部和骨盆的 CT 扫描均为阴性。摄取相关体位的 X 线片，评估显示右侧股骨颈移位性骨折、右侧股骨干骨折、右侧胫骨骨干骨折和左侧股骨干骨折（图 1.9a~c）。在与普外科医生讨论后，开始使用血液制品，准备对开放性骨折进行冲洗和清创，然后根据术中情况再决定对骨折进行临时固定还是最终固定。

手术计划包括对右侧伤口进行冲洗和清

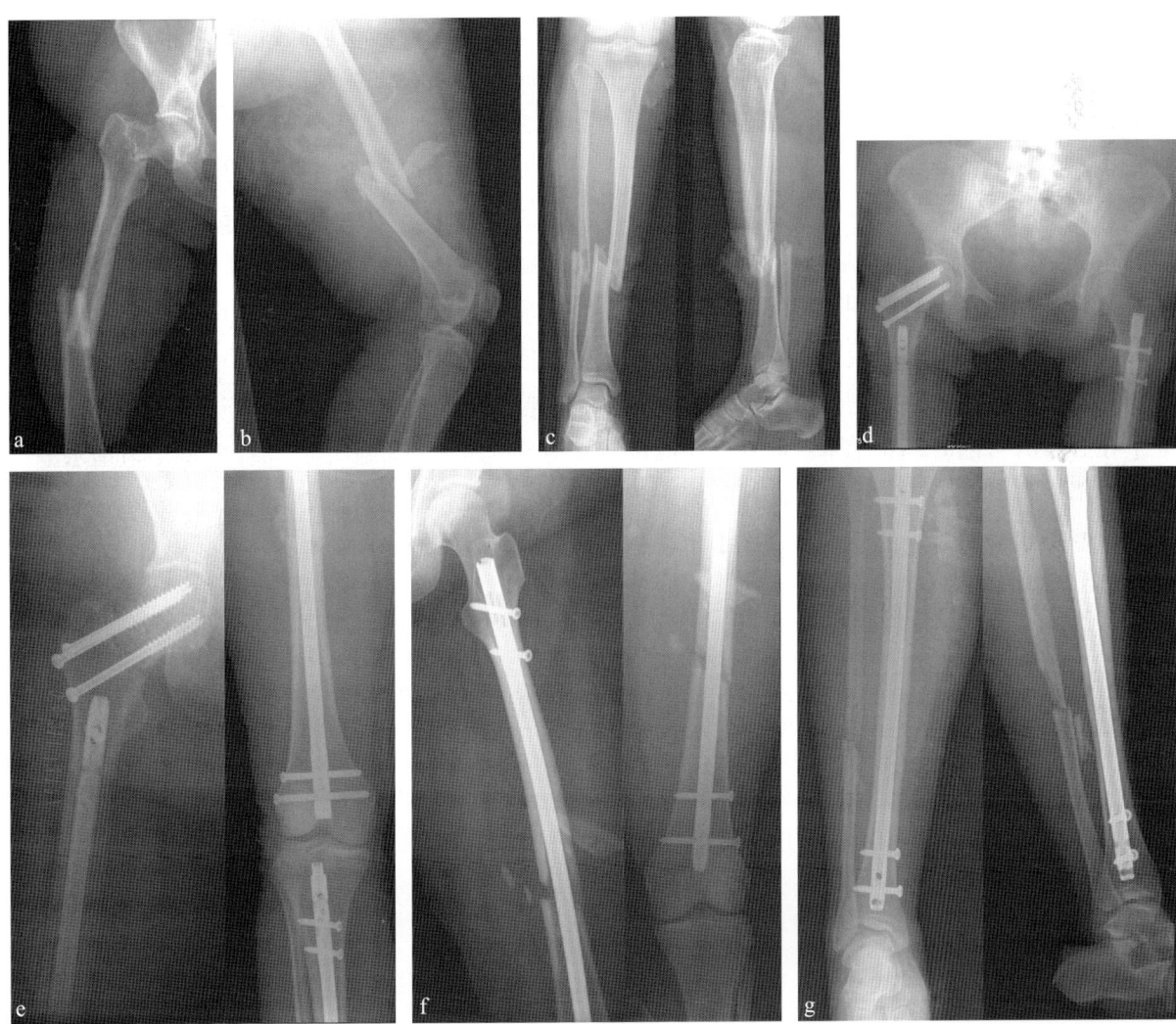

图 1.9 病例 5。双下肢损伤的术前 X 线片。右侧胫骨、右侧膝关节和左侧股骨均为开放性损伤。a. 右侧股骨 AP 位影像显示股骨颈和同侧股骨干骨折。b. 左侧股骨 X 线影像显示 2 型开放性股骨干骨折。c. 右侧胫骨 3A 型开放性骨折的 AP 位、侧位影像。d. 骨盆 AP 位影像显示股骨颈骨折的 ORIF。e，f. 逆行髓内钉固定后左右侧股骨 AP 位、侧位影像。g. 髓内钉固定后右侧胫骨 AP、侧位影像

创，然后用髓内钉固定右侧胫骨骨折，对股骨颈骨折进行牵引复位。股骨颈骨折切开复位后，置入右侧股骨行逆行髓内钉作为右侧手术的最后一步。对左侧股骨骨折行冲洗和清创，然后用顺行髓内钉固定。术前与麻醉人员进行了讨论，告知他们应经常进行实验室检查（每隔30~60分钟），如果有任何失代偿的迹象，可以采取损伤控制技术。

患者行全身麻醉诱导，没有出现任何并发症。在术前和术中输血后，她的血细胞比容在每个时间点均保持在28~31之间。她的生命体征很稳定。在每一个阶段结束时，术者都会与麻醉人员进行讨论，以决定是否应该继续。在所有骨科手术结束时，患者的生理状况仍然良好，血管手术继续进行，置入下腔静脉（IVC）过滤器（图1.9d~g）。

由于手术时间长且术中输液量大，患者术后仍需插管。术后她立即清醒，24小时后拔管，并能无困难地耐受。患者于术后第5天出院。

该病例治疗的关键包括与麻醉团队就治疗计划和实验室检查的频率进行持续沟通，并保证了在必要时可随时终止手术。此外，还应该认识到，这名患者年轻和受伤前良好的健康状况使她能够耐受长时间的手术和多次手术。手术室的所有工作人员也被告知在必要时转换为DCO的可能性，并且在手术室内准备了外固定器械。

### 新技术

视频1.4 骨髓炎切除，使用钛制骨笼和切开复位内固定（ORIF）治疗胫骨远端骨缺损

## 小 结

对于高ISS、胸部创伤、头部损伤和明显需要复苏的患者，需要根据具体情况评估骨折固定时机。患者的年龄和医学合并症也应考虑在内。**表1.2**列出了需要考虑的参数。尽管骨折的早期全面护理已被证明可以缩短总住院时间和ICU住院时间，并使患者能够更早地活动，但在最初24小时内较长时间的手术会使多发伤患者容易出现缺氧和低灌注，从而导致多器官系统功能障碍。对于接受早期手术的临界型患者应谨慎，尤其要注意术中监测复苏需求；如有需要，应连续监测血细胞比容、凝血指标、乳酸水平、核心体温和颅内压（ICP）。

---

**经 验**

- 血管损伤可以通过单独的临床检查或诊断措施来确定，如ABI小于0.9。
- 如果骨盆创伤患者需要在24小时内输入超过4个单位的红细胞（PRBCs），或在48小时内输入超过6个单位的PRBCs，应考虑进行血管造影，即使有临时的稳定措施或夹板。
- 多发伤患者在入院的最初24小时内的漏诊发生率高达12%。
- 血清IL-6水平与整体软组织创伤和胸部创伤的数量相关。IL-6是与急性炎症反应相关的特征性细胞因子之一。
- 对于骨科多发伤患者，NISS对预后的预测价值可能比ISS的更高。
- SIRS评分2分与较高的死亡率（6.9%）相关。

> 视 频
>
> **视频 1.1　非扩髓髓内钉治疗多发伤患者的双侧股骨骨折**
> 视频演示了采用非扩髓髓内钉治疗有肺部损伤的多发伤患者的双侧股骨骨折，回顾了对此例患者做出治疗决定的过程和相应的治疗步骤。
>
> **视频 1.2　对多发伤患者使用扩髓－冲洗－抽吸装置**
> 视频演示了单通道扩髓-抽吸的新型扩髓铰刀的使用。动物模型和经食管超声心动图显示，采用此种新型铰刀可以有效减少肺栓塞的发生。
>
> **视频 1.3　跨踝关节外固定架的使用**
> 视频演示了使用跨踝关节外固定架对胫骨远端骨折进行初步治疗。
>
> **视频 1.4　骨髓炎切除，使用钛制骨笼和切开复位内固定（ORIF）治疗胫骨远端骨缺损**
> 视频演示了采用钛制骨笼、稳定内固定和骨移植治疗大的骨缺损。

# 参考文献

1. Dutton RP, Cooper C, Jones A, Leone S, Kramer ME, Scalea TM. Daily multidisciplinary rounds shorten length of stay for trauma patients. J Trauma 2003;55:913-919
2. Mills WJ, Barei DP, McNair P. The value of the ankle-brachial index for diagnosing arterial injury after knee dislocation: a prospective study. J Trauma 2004;56:1261-1265
3. Miranda FE, Dennis JW, Veldenz HC, Dovgan PS, Frykberg ER. Confirmation of the safety and accuracy of physical examination in the evaluation of knee dislocation for injury of the popliteal artery: a prospective study. J Trauma 2002;52:247-251, discussion 251-252
4. Giannoudis PV, Pape HC. Damage control orthopaedics in unstable pelvic ring injuries. Injury 2004;35:671-677
5. Pape H, Stalp M, Dahlweid M, Regel G, Tscherne H. [Optimal duration of primary surgery with regards to a "borderline"-situation in polytrauma patients. Arbeitsgemeinschaft "Polytrauma" der Deutschen Gesellschaft für Unfallchirurgie). Unfallchirurg 1999;102:861-869
6. Chan RN, Ainscow D, Sikorski JM. Diagnostic failures in the multiple injured. J Trauma 1980;20:684-687
7. Buduhan G, McRitchie DI. Missed injuries in patients with multiple trauma. J Trauma 2000;49:600-605
8. Bhatia M, Moochhala S. Role of inflammatory mediators in the pathophysiology of acute respiratory distress syndrome. J Pathol 2004;202:145-156
9. Donnelly TJ, Meade P, Jagels M, et al. Cytokine, complement, and endotoxin profiles associated with the development of the adult respiratory distress syndrome after severe injury. Crit Care Med 1994;22:768-776
10. Keel M, Trentz O. Pathophysiology of polytrauma. Injury 2005;36:691-709
11. Law MM, Cryer HG, Abraham E. Elevated levels of soluble ICAM-1 correlate with the development of multiple organ failure in severely injured trauma patients. J Trauma 1994;37:100-109, dis-cussion 109-110
12. Pape HC, Schmidt RE, Rice J, et al. Biochemical changes after trauma and skeletal surgery of the lower extremity: quantification of the operative burden. Crit Care Med 2000;28:3441-3448
13. Pape HC, Grimme K, Van Griensven M, et al; EPOFF Study Group. Impact of intramedullary instrumentation versus damage control for femoral fractures on immunoinflammatory parameters: prospective randomized analysis by the EPOFF Study Group. J Trauma 2003;55:7-13
14. Rangel-Frausto MS, Pittet D, Costigan M, Hwang T, Davis CS, Wenzel RP. The natural history of the systemic inflammatory response syndrome (SIRS). A prospective study. JAMA 1995;273:117-123
15. Roumen RM, Redl H, Schlag G, et al. Inflammatory mediators in relation to the development of multiple organ failure in patients after severe blunt trauma. Crit Care Med 1995;23:474-480
16. Strecker W, Gebhard F, Perl M, et al. Biochemical characterization of individual injury pattern and injury severity. Injury 2003;34:879-887
17. Talmor M, Hydo L, Barie PS. Relationship of systemic

inflammatory response syndrome to organ dysfunction, length of stay, and mortality in critical surgical illness: effect of intensive care unit resuscitation. Arch Surg 1999;134:81-87

18. Napolitano LM, Koruda MJ, Meyer AA, Baker CC. The impact of femur fracture with associated soft tissue injury on immune function and intestinal permeability. Shock 1996;5:202-207

19. Giannoudis PV, Smith RM, Bellamy MC, Morrison JF, Dickson RA, Guillou PJ. Stimulation of the inflammatory system by reamed and unreamed nailing of femoral fractures. An analysis of the second hit. J Bone Joint Surg Br 1999;81:356-361

20. Hildebrand F, Pape HC, van Griensven M, et al. Genetic predisposition for a compromised immune system after multiple trauma. Shock 2005;24:518-522

21. American College of Chest Physicians/Society of Critical Care Medicine Consensus Conference: definitions for sepsis and organ failure and guidelines for the use of innovative therapies in sepsis. Crit Care Med 1992;20:864-874

22. Giannoudis PV. Current concepts of the inflammatory response after major trauma: an update. Injury 2003;34:397-404

23. Fujishima S, Aikawa N. Neutrophil-mediated tissue injury and its modulation. Intensive Care Med 1995;21:277-285

24. Smith JA. Neutrophils, host defense, and inflammation: a double-edged sword. J Leukoc Biol 1994;56:672-686

25. Rensing H, Bauer M. [Multiple organ failure. Mechanisms, clinical manifestations and treatment strategies]. Anaesthesist 2001;50:819-841

26. Singer M, De Santis V, Vitale D, Jeffcoate W. Multiorgan failure is an adaptive, endocrine-mediated, metabolic response to overwhelming systemic inflammation. Lancet 2004;364:545-548

27. Harwood PJ, Giannoudis PV, van Griensven M, Krettek C, Pape HC. Alterations in the systemic inflammatory response after early total care and damage control procedures for femoral shaft fracture in severely injured patients. J Trauma 2005;58:446-452, discussion 452-454

28. Marshall JC, Cook DJ, Christou NV, Bernard GR, Sprung CL, Sibbald WJ. Multiple organ dysfunction score: a reliable descriptor of a complex clinical outcome. Crit Care Med 1995;23:1638-1652

29. Seibel R, LaDuca J, Hassett JM, et al. Blunt multiple trauma (ISS 36), femur traction, and the pulmonary failure-septic state. Ann Surg 1985;202:283-295

30. Bone LB, Johnson KD, Weigelt J, Scheinberg R. Early versus delayed stabilization of femoral fractures. A prospective randomized study. J Bone Joint Surg Am 1989;71:336-340

31. Pape HC, Auf'm'Kolk M, Paffrath T, Regel G, Sturm JA, Tscherne H. Primary intramedullary femur fixation in multiple trauma patients with associated lung contusion—a cause of posttraumatic ARDS? J Trauma 1993;34:540-547, discussion 547-548

32. Hildebrand F, Giannoudis P, van Griensven M, et al. Secondary effects of femoral instrumentation on pulmonary physiology in a standardised sheep model: what is the effect of lung contusion and reaming? Injury 2005;36:544-555

33. Bosse MJ, MacKenzie EJ, Riemer BL, et al. Adult respiratory distress syndrome, pneumonia, and mortality following thoracic injury and a femoral fracture treated either with intramedullary nailing with reaming or with a plate. A comparative study. J Bone Joint Surg Am 1997;79:799-809

34. Wolinsky PR, Banit D, Parker RE, et al. Reamed intramedullary femoral nailing after induction of an "ARDS-like" state in sheep: effect on clinically applicable markers of pulmonary function. J Orthop Trauma 1998;12:169-175, discussion 175-176

35. Pape HC, Giannoudis P, Krettek C. The timing of fracture treatment in polytrauma patients: relevance of damage control orthopedic surgery. Am J Surg 2002;183:622-629

36. Hildebrand F, Giannoudis P, Kretteck C, Pape HC. Damage control: extremities. Injury 2004;35:678-689

37. Cerović O, Golubović V, Spec-Marn A, Kremzar B, Vidmar G. Relationship between injury severity and lactate levels in severely injured patients. Intensive Care Med 2003;29:1300-1305

38. Manikis P, Jankowski S, Zhang H, Kahn RJ, Vincent JL. Correlation of serial blood lactate levels to organ failure and mortality after trauma. Am J Emerg Med 1995;13:619-622

39. Waydhas C, Nast-Kolb D, Jochum M, et al. Inflammatory mediators, infection, sepsis, and multiple organ failure after severe trauma. Arch Surg 1992;127:460-467

40. Malone DL, Kuhls D, Napolitano LM, McCarter R, Scalea T. Back to basics: validation of the admission systemic inflammatory response syndrome score in predicting outcome in trauma. J Trauma 2001;51:458-

463

41. Napolitano LM, Ferrer T, McCarter RJ Jr, Scalea TM. Systemic inflammatory response syndrome score at admission independently predicts mortality and length of stay in trauma patients. J Trauma 2000;49:647-652, discussion 652-653

42. Bochicchio GV, Napolitano LM, Joshi M, McCarter RJ Jr, Scalea TM. Systemic inflammatory response syndrome score at admission independently predicts infection in blunt trauma patients. J Trauma 2001;50:817-820

43. Scalea TM, Boswell SA, Scott JD, Mitchell KA, Kramer ME, Pollak AN. External fixation as a bridge to intramedullary nailing for patients with multiple injuries and with femur fractures: damage control orthopedics. J Trauma 2000;48:613-621, discussion 621-623

44. Joist A, Schult M, Ortmann C, et al. Rinsing-suction reamer attenuates intramedullary pressure increase and fat intravasation in a sheep model. J Trauma 2004;57:146-151

45. Schult M, Küchle R, Hofmann A, et al. Pathophysiological advantages of rinsing-suction-reaming (RSR) in a pig model for intramedullary nailing. J Orthop Res 2006;24:1186-1192

46. Nowotarski PJ, Turen CH, Brumback RJ, Scarboro JM. Conversion of external fixation to intramedullary nailing for fractures of the shaft of the femur in multiply injured patients. J Bone Joint Surg Am 2000;82:781-788

47. Harwood PJ, Giannoudis PV, Probst C, Krettek C, Pape HC. The risk of local infective complications after damage control procedures for femoral shaft fracture. J Orthop Trauma 2006;20:181-189

48. Stein SC, Young GS, Talucci RC, Greenbaum BH, Ross SE. Delayed brain injury after head trauma: significance of coagulopathy. Neurosurgery 1992;30:160-165

49. Zafonte RD, Hammond FM, Mann NR, Wood DL, Black KL, Millis SR. Relationship between Glasgow coma scale and functional outcome. Am J Phys Med Rehabil 1996;75:364-369

50. Kalb DC, Ney AL, Rodriguez JL, et al. Assessment of the relationship between timing of fixation of the fracture and secondary brain injury in patients with multiple trauma. Surgery 1998;124:739-744, discussion 744-745

51. Brundage SI, McGhan R, Jurkovich GJ, Mack CD, Maier RV. Timing of femur fracture fixation: effect on outcome in patients with thoracic and head injuries. J Trauma 2002;52:299-307

52. Poole GV, Miller JD, Agnew SG, Griswold JA. Lower extremity fracture fixation in head-injured patients. J Trauma 1992;32:654-659

53. Townsend RN, Lheureau T, Protech J, Riemer B, Simon D. Timing fracture repair in patients with severe brain injury (Glasgow Coma Scale score <9). J Trauma 1998;44:977-982, discussion 982-983

54. Jaicks RR, Cohn SM, Moller BA. Early fracture fixation may be deleterious after head injury. J Trauma 1997;42:1-5, discussion 5-6

55. Johnson KD, Cadambi A, Seibert GB. Incidence of adult respiratory distress syndrome in patients with multiple musculoskeletal injuries: effect of early operative stabilization of fractures. J Trauma 1985;25:375-384

56. Handolin L, Pajarinen J, Lassus J, Tulikoura I. Early intramedullary nailing of lower extremity fracture and respiratory function in polytraumatized patients with a chest injury: a retrospective study of 61 patients. Acta Orthop Scand 2004;75:477-480

57. Canadian Orthopaedic Trauma Society. Reamed versus unreamed intramedullary nailing of the femur: comparison of the rate of ARDS in multiple injured patients. J Orthop Trauma 2006;20:384-387

58. Zalavras C, Velmahos GC, Chan L, Demetriades D, Patzakis MJ. Risk factors for respiratory failure following femoral fractures: the role of multiple intramedullary nailing. Injury 2005;36:751-757

59. Pape HC, Zelle BA, Hildebrand F, Giannoudis PV, Krettek C, van Griensven M. Reamed femoral nailing in sheep: does irrigation and aspiration of intramedullary contents alter the systemic response? J Bone Joint Surg Am 2005;87:2515-2522

60. Pape HC, Hildebrand F, Pertschy S, et al. Changes in the management of femoral shaft fractures in polytrauma patients: from early total care to damage control orthopedic surgery. J Trauma 2002;53:452-461, discussion 461-462

61. Pape HC, van Griensven M, Rice J, et al. Major secondary surgery in blut trauma patients and perioperative cytokine liberation: determination of the clinical relevance of biochemical markers. J Trauma 2001;50:989-1000

62. Harwood PJ, Giannoudis PV, Probst C, Van Griensven M, Krettek C, Pape HC; Polytrauma Study Group of the German Trauma Society. Which AIS based scoring system is the best predictor of outcome in orthopaedic blunt trauma patients? J Trauma 2006;60:334-340

63. Balogh ZJ, Varga E, Tomka J, Süveges G, Tóth L, Simonka JA. The new injury severity score is a better predictor of extended hospitalization and intensive care unit admission than the injury severity score in patients with multiple orthopaedic injuries. J Orthop Trauma 2003;17:508-512

64. Osler T, Baker SP, Long W. A modification of the injury severity score that both improves accuracy and simplifies scoring. J Trauma 1997;43:922-925, discussion 925-926

65. Kilgo PD, Osler TM, Meredith W. The worst injury predicts mortality outcome the best: rethinking the role of multiple injuries in trauma outcome scoring. J Trauma 2003;55:599-606, discussion 606-607

66. Lafferty PM, Anavian J, Will RE, Cole PA. Operative treatment of chest wall injuries: indications, technique, and outcomes. J Bone Joint Surg Am 2011;93:97-110

67. Fitzpatrick DC, Denard PJ, Phelan D, Long WB, Madey SM, Bottlang M. Operative stabilization of flail chest injuries: review of literature and fixation options. Eur J Trauma Emerg Surg 2010;36:427-433

68. Althausen PL, Shannon S, Watts C, et al. Early surgical stabilization of flail chest with locked plate fixation. J Orthop Trauma 2011;25:641-647

69. Leinicke JA, Elmore L, Freeman BD, Colditz GA. Operative management of rib fractures in the setting of flail chest: a systematic review and meta-analysis. Ann Surg 2013;258:914-921

70. Hoffmann M, Lefering R, Gruber-Rathmann M, Rueger JM, Lehmann W; Trauma Registry of the German Society for Trauma Surgery. The impact of BMI on polytrauma outcome. Injury 2012;43:184-188

71. Neville AL, Brown CVR, WengJ, Demetriades D, Velmahos GC. Obesity is an independent risk factor of mortality in severely injured blunt trauma patients. Arch Surg 2004;139:983-987

72. Porter SE, Russell GV, Dews RC, Qin Z, Woodall JJr, Graves ML. Complications of acetabular fracture surgery in morbidly obese patients. J Orthop Trauma 2008;22:589-594

73. Karunakar MA, Shah SN, Jerabek S. Body mass index as a predictor of complications after operative treatment of acetabular fractures. J Bone Joint Surg Am 2005;87:1498-1502

74. Kuhne CA, Ruchholtz S, Kaiser GM, Nast-Kolb D;Working Group on Multiple Trauma of the German Society of Trauma. Mortality in severely injured elderly trauma patients—when does age become a risk factor? World J Surg 2005;29:1476-1482

75. Goodmanson NW, Rosengart MR, Barnato AE, Sperry JL, Peitzman AB, Marshall GT. Defining geriatric trauma: when does age make a difference? Surgery 2012;152:668-674, discussion 674-675

76. Perdue PW, Watts DD, Kaufmann CR, Trask AL. Differences in mortality between elderly and younger adult trauma patients: geriatric status increases risk of delayed death. J Trauma1998;45:805-810

# 2 软组织的修复与保护

著者：David A. Volgas
译者：任义军 李旭

软组织的护理和处理是骨折治疗的重要内容之一。在 20 世纪五六十年代，当外科医生采用骨折解剖复位、稳定固定和早期运动的原则时，对软组织覆盖的关注仅次于解剖复位和刚性固定。尽管在许多骨折中软组织处理得到了重视，但仍有较高的相关并发症发生率，包括伤口裂开和感染等。随后有更多的具有良好生物相容性的内置物和手术技术，如微创经皮接骨板接骨术（MIPPO）[1-4] 被开发并应用于临床，使得患者预后得到改善并减少了并发症。

许多困扰外科医生和患者的并发症都与软组织损伤相关。事实上，发生伤口问题和深部感染的患者数量远远超过发生骨不连的患者数量。此外，由于在软组织处理方面的经验不足，骨科医生常觉得无法正确地解决这些问题。本章讨论了皮肤、软组织和骨的解剖，并演示了相关处理技术，通过有效覆盖软组织创面，以避免潜在的并发症。

## 解 剖

皮肤通过界限明确的血供区（angiosomes）[5] 来获得血供，类似周围神经在皮肤的体节分布。血供区描述了基于动脉的皮肤血管区域。对这些血供区的了解，构成了用于覆盖软组织缺陷的皮瓣的基础[6-13]，可以指导外科医生设计手术入路、创面清创或二次手术。

常见的上肢和下肢的血供区如图 2.1、图 2.2 所示。为皮肤供血的血管来自深层穿支血管，这些穿支血管通过肌肉或肌间隔到达供区的筋膜和皮肤（图 2.3）。这些穿支血管到达深筋膜后，沿筋膜轴向分布，并向皮肤的真皮下神经丛发出分支。在筋膜和皮下层，有纵向的血管网络连接邻近穿支血管的血供区。在血供区相互连接的区域有口径较小的吻合血管，称为微循环吻合，用于调节血供区间的血流。当邻近的血供区血流减少时，这些微循环吻合可能会扩张，从而使血流向周围供区。

> **要点与技巧**
> 
> - 学好基础知识，正确使用器械，了解皮肤的血供，认识筋膜的重要性，严格遵守清创原则，有助于避免许多问题。

血管供区的概念解释了一个临床共识，即踝关节、膝关节和胫前的伤口比其他解剖区域的伤口有更高的并发症发生率。在这些区域，相邻的血供区之间的连接处有分水岭区，该区域血供较差。在这些分水岭区，软组织的血供主要依赖筋膜和真皮下丛。这些分水岭区域通常见于直接覆盖肌腱、骨或关节的组织，穿支血管在这些区域并不常见。

在临床上，这些区域的血管解剖具有重要意义。首先，在解剖这些分水岭区域的深层结构时，重要的是要将皮肤和浅筋膜作为整体进行保护，避免破坏皮肤，仔细的解剖能很好地保存皮肤边缘的血供。其次，在设计切口或决定显露深度时，注意覆盖组织的穿支血管的位置进行保护很重要。在创伤和二次手术中，必

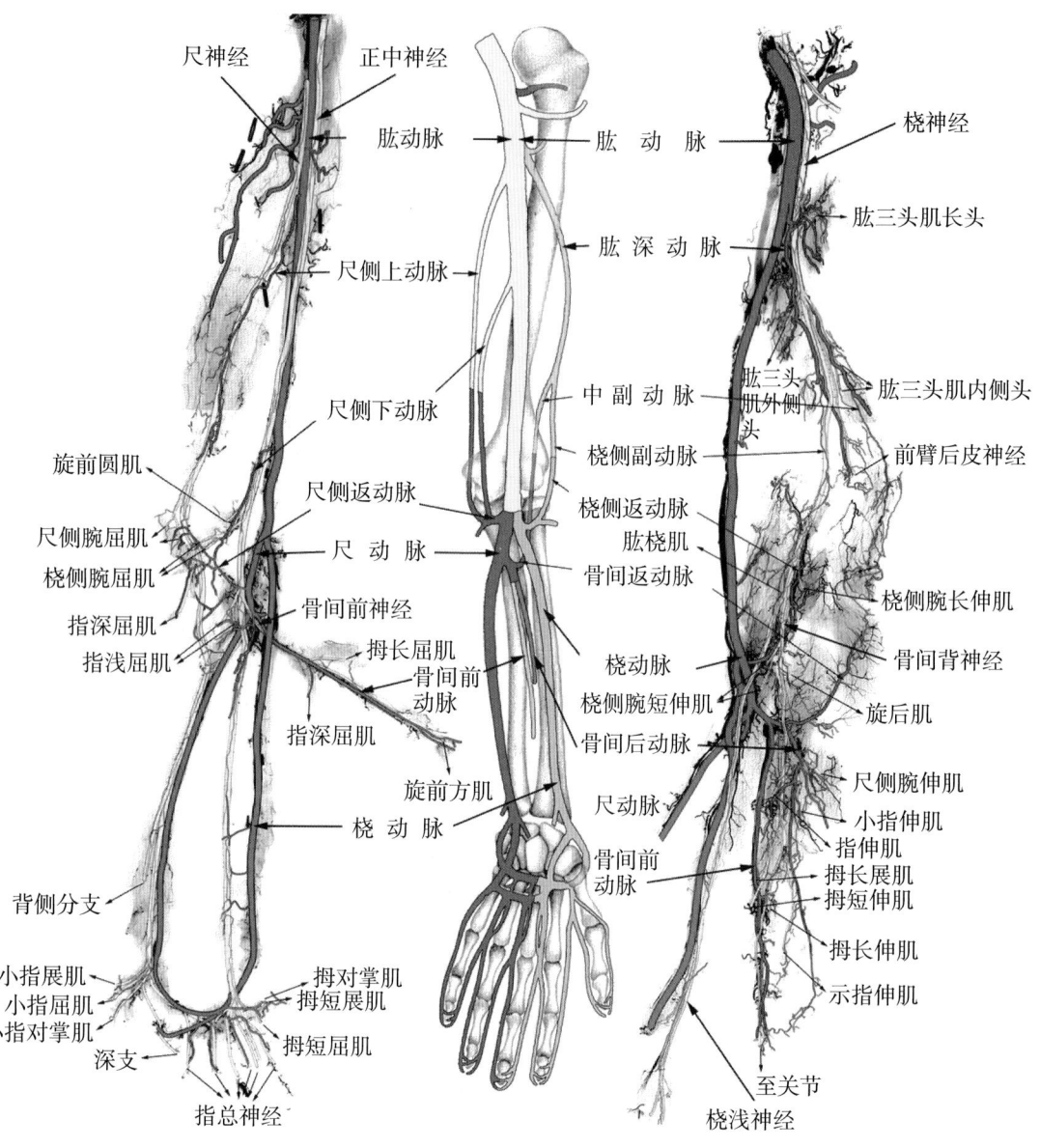

图 2.1　上肢血管供区（引自 Hong MK-H, Hong MK-Y, Taylor GI. Angiosome territories of the nerves of the upper limbs. Plast Reconstr Surg 2006;118:148–160.）

须评估穿支血管的情况，因为这些血管可能已受损或之前被结扎。仔细对软组织进行处理、熟悉血管解剖，对于成功设计骨科患者手术显露和局部皮瓣是至关重要的。

## 评估与分类

对伤口的初步评估多在急诊室进行，而更全面的评估则在手术室进行。在急诊室，外科医生应该首先评估患者的整体状况。需要仔细注意患者的生理状况，如复苏状态、基础疾病、急诊手术安排以及吸烟史等。

在有条件的教学医院，应由一名临床医生直接检查伤口（如骨科住院医生），因为多名临床医生反复检查与较高的感染发生率相关。拍摄数码照片并将其传给不在场的高级外科医

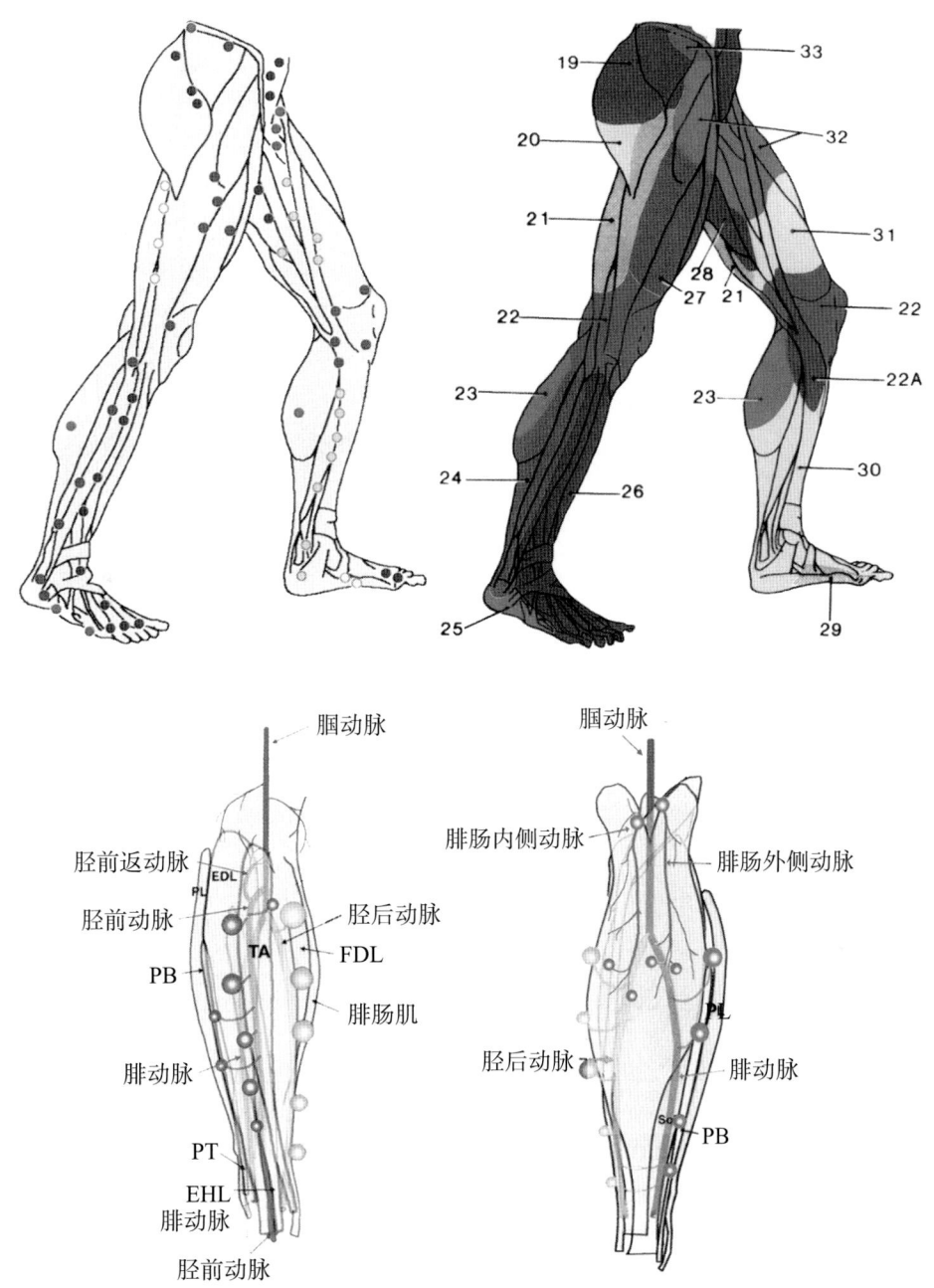

**图 2.2** 下肢血供。EDL，趾长伸肌；EHL，跨长伸肌；FDL，趾长屈肌；PB，腓骨短肌；PT，胫骨后肌；TA，胫骨前肌（引自 Taylor GI, Pan WR. Angiosomes of the leg: anatomic study and clinical implications. Plast Reconstr Surg 1998; 102:599–616, discussion 617–618.）

生，使其可以准确了解伤情。应评估伤口污染的程度和类型，时间也是一个关键因素。例如，伤口长时间地暴露在污水中或时间长达 12 小时，与 2 小时前机动车事故造成的伤口是不同的，外科医师由此可推测不同的病原微生物。

有两种分类系统被用于描述软组织损伤。闭合骨折的 Tscherne 分类是在 1982 年提出的（**表 2.1**）[14]，基于对软组织的观察、损伤机制和骨折严重程度的相对主观的描述进行分类。这一分类系统只适用于闭合骨折，具有主观性，

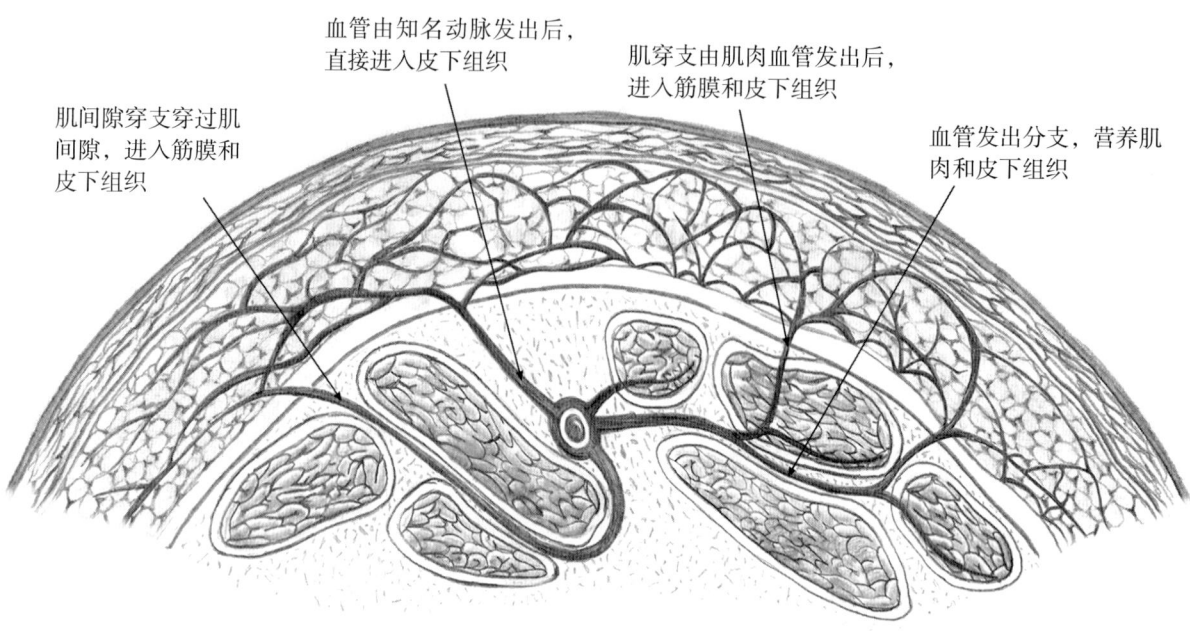

图 2.3 不同皮肤血供模式示意图。筋膜水平上的血管呈轴向排列

表 2.1　Tscherne 分级（闭合性骨折）

| 0 级 | I 级 | II 级 | III 级 |
|---|---|---|---|
| 软组织损伤无或轻微 | 表皮擦伤或挫伤 | 严重污染的伤口或深度挫伤；潜在的筋膜室综合征 | 广泛的软组织挫伤、擦伤、肌肉损伤、Morel-Lavallée 病变、筋膜室综合征、血管损伤 |
| 间接骨折，简单骨折 | 骨折压迫皮肤 简单或中等能量骨折 | 中、重度的骨折 | 严重粉碎，高能损伤机制 |

引自 Tscherne H, Gotzen L. Pathophysiology and classification of soft tissues associated with fractures. In Fractures with Soft Tissue Injuries. Berlin: Springer-Verlag; 1984.

不同观察者会存在差异，但应用广泛。

AO 分类在 Tscherne 基础上提出了一种更客观的软组织损伤分类方法。在这个系统中，根据皮肤、肌肉和肌腱以及神经血管组织的损伤程度对伤口进行分类（**表 2.2**）。此分类系统非常复杂，在实践中很难使用，但它确实鼓励外科医生系统地思考软组织损伤。

在软组织损伤患者的处理中，相对于仔细的软组织检查和适当的手术规划，伤口的严格分类并不是非常重要。外科医生应该考虑软组织各部分的损伤以及这种损伤对骨折愈合的影响。

开放性骨折采用 Gustio-Anderson 分级。I 型损伤的皮肤创面小于 1 cm，骨膜剥离极少，骨折碎块很少，提示低能量创伤。II 型损伤骨膜剥离较多，皮肤创伤较大（1~10 cm）。III 型损伤与较大的皮肤创伤、广泛的骨膜剥离和更高能量的骨折类型有关，可进一步分为：III a 型，具有 III 型以上特点；III b 型，需要皮瓣覆盖才能闭合；III c 型，需要血管修复。该分类系统的目的是强调软组织的损伤程度和伤口的污染程度，而不是严格按伤口的大小进行区分。因此，某些伤害，如高能武器、猎枪、农场或战场的

表 2.2　AO 软组织分类

| 闭合性损伤（IC） | 开放性损伤（IO） | 肌肉 / 肌腱损伤（MT） | 神经与血管损伤（NV） |
| --- | --- | --- | --- |
| IC1 皮肤无损伤 | IO 1 皮肤由内向外破损 | MT 1 无肌肉损伤 | NV 1 无神经血管损伤 |
| IC 2 皮肤无撕裂伤，有挫伤 | IO 2 皮肤由外向内破损，< 5 cm，边缘有挫伤 | MT2 局部肌肉损伤，累及 1 个筋膜室 | NV 2 单纯神经损伤 |
| IC 3 局限性脱套伤 | IO 3 皮肤由外向内破裂，> 5 cm，挫伤加重，边缘失去活力 | MT 3 肌肉损伤，累及 2 个筋膜室 | NV 3 局部血管损伤 |
| IC 4 广泛性闭合脱套伤 | IO 4 广泛皮肤全层挫裂伤，大面积脱套伤，皮肤缺损 | MT 4 肌肉缺损，肌腱撕裂，大面积肌肉挫伤 | NV 4 广泛节段性血管损伤 |
| IC 5 挫伤、坏死 | | MT 5 筋膜室综合征 / 挤压综合征，损伤范围广 | NV 5 合并神经血管损伤，包括完全或不完全损伤 |

引自 Südkamp NP. Soft tissue injuries of the tibia. In Thomas P. Ruedi, Richard E. Buckley, Christopher G. Moran, Eds. AO Principles of Fracture Management. Stuttgart: Thieme; 2007.

---

**开放性骨折 OTA 分类（第 2 版）**

皮肤
1. 创口边缘规整
2. 创口边缘不规整
3. 皮肤开放伤伴有脱套伤

肌肉
1. 无明显的肌肉坏死；部分肌肉损伤，肌肉功能完整
2. 部分肌肉缺损，但功能良好；损伤区域内部分坏死肌肉需要切除，肌肉 - 肌腱单元功能未受损
3. 肌肉坏死；肌肉功能丧失；需要部分或全筋膜室组织切除；肌腱完全断裂；肌肉缺损不能修复

动脉
1. 无主要血管损伤
2. 血管损伤，远端无缺血
3. 血管损伤，远端缺血

污染
1. 无或轻微污染
2. 浅表污染（无土壤进入）
3. 嵌入骨、深层软组织，或高危环境（谷仓、粪便、脏水等）中的污染物

骨缺损
1. 无
2. 骨缺损或无血运游离骨块，但骨折远近端尚连接
3. 大段骨缺损

引自：Orthopaedic Trauma Association: Open Fracture Study Group. A new classification scheme for open fractures. J Orthop Trauma 2010;24:457－464.

---

伤害，由于潜在的污染和广泛的软组织损伤，被自动归为Ⅲ类。虽然文献显示这一分类系统得到了普遍了解和报道，但有作者认为不同评估者的一致性较差[15, 16]。

骨科创伤协会开发了一种新的分类方法，来解决评分者之间的可靠性问题。该系统包括对骨折相关的各种组织（如皮肤、肌肉和动脉）以及骨丢失和伤口污染程度的更客观的评估。骨折的每个方面都根据三层评估进行分级。

这种分类评估的一致性较 Gustilo-Anderson 分类有所提高[18]，但尚未得到广泛应用。

> **急诊处理**
>
> 对有软组织缺损的伤口应采用负压治疗，除非疑有高感染指数（长期接触水或污染）或无骨膜的骨质外露。这些情况下，抗生素珠链可能更适合。
> - 用外固定架或适当的固定来稳定骨折，可以保护软组织免受进一步的损伤。
> - 在获得培养结果前应尽快使用抗生素，包括注射破伤风抗毒素。
> - 在手术室中对严重污染的伤口进行早期清创是必要的，轻度污染的伤口可以等到第二天早晨再处理。

> **要点与技巧**
> - 许多骨科医生在软组织管理方面没有得到充分的培训，学习良好的软组织处理和覆盖技术是他们的权利和责任。

## 软组织处理

许多外科医生，特别是低年资外科医生，不了解仔细处理软组织能在多大程度上提高创面的生存能力。医生无法改变受伤时的软组织损伤，但可以通过良好的软组织处理技术来避免使其加重。

正确的软组织处理是一门艺术，要么通过从多年临床认真的自我检查和纠正，要么通过认真观察学习大师的操作来获得。不幸的是，在一本书里教授全部软组织技术是很困难的。然而，有一些基本原则是可以通过教学来传授的。本节提供了一些指南，对有经验的和新手外科医生可能都有用。

## 切 口

术前切口的规划应考虑到可能需要扩大切口或做额外切口的情况。典型的例子如三踝骨折，在设计外侧入路时，必须考虑后踝骨折是否会从外侧、后外侧或内侧进行复位和修复。同时，记住小切口并不等同于微创手术。过度牵拉的小切口造成比张力较小的大切口的伤害更大。

## 器械使用

使用手术刀时，一个常见的错误是用刀片剥离软组织。刀片应始终垂直于皮肤进行解剖，以避免使皮肤失去活力。当用剪刀向下切开筋膜时，剪刀应保持在切口的平面内，避免皮下剥离（图2.4）。血管钳用于牵拉组织而不是钳夹损伤组织。永远不要挤压受伤的组织；如果可能的话，选择筋膜而不是皮肤。在血供差的区域，牵开器应在显露深筋膜后使用，并应置于筋膜下，在不需要显露时应放松。自动牵开器尤其危险，因为它们不够"聪明"，不知道什么时候该放松。

## 止血带

使用止血带取决于外科医生的偏好，但有理由考虑不使用它[19]。伤后存活的组织可能因使用止血带引起的缺血而再次受损，导致组织进一步的缺血、坏死。此外，再灌注引起的水肿可能进一步危及肢体静脉和淋巴引流。使用止血带可能会导致止血不彻底和残留皮下血肿。

## 止 血

仔细操作以确保充分止血，但不应盲目止血。电灼必须精确使用，选择性地灼烧出血处而不是烧灼整个切口表面。在手术伤口附近的皮肤上施加轻微的压力，可以将手术伤口内的出血堵住，从而实现精确的视觉定位。轻柔按

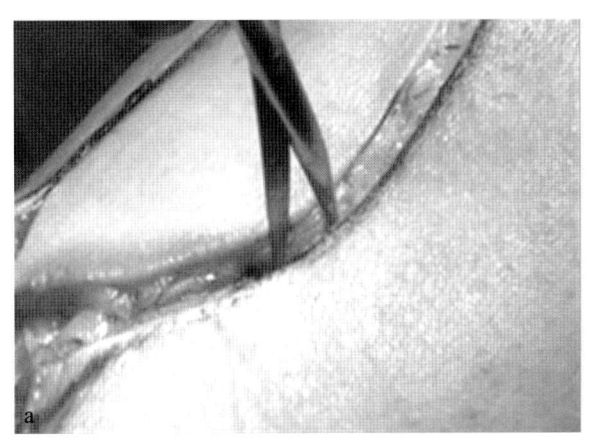
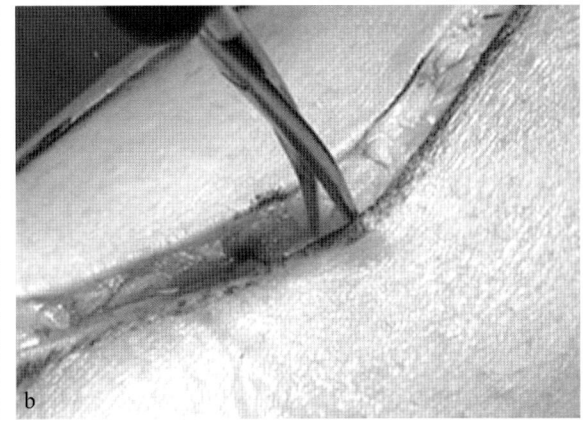

图 2.4　a. 沿切口线垂直分离。b. 避免将皮肤与浅筋膜分离的水平剥离

压几秒钟或用牵开器拉伸，多数小的皮肤出血会凝固而不用灼烧。

### 骨折内复位

关节周围骨折可以从骨折内部复位。**图 2.5**展示了一种显露关节骨折中央凹陷的方法，可以在最少的软组织剥离的情况下进行固定和植骨。通过在骨折线上设计皮肤切口，以实现对压缩性骨折的显露。用椎板扩张器撑开皮质骨片，行干骺端植骨，被压缩的塌陷关节面得以还原。然后用经皮螺钉或经皮置入的接骨板对骨皮质碎片实现复位和稳定。

### 非接触技术

非接触技术已广泛应用于跟骨骨折的治疗。外科医生通过侧方入路显露跟骨，然后在腓骨和距骨颈部放置克氏针作为牵开器，便于复位和固定（**图 2.6**）。该技术通过保持软组织皮瓣恒定、牢固的牵拉来减少皮瓣的损伤。同样的技术也可用于其他部位，如胫骨远端。

### 伤口处理

伤口处理是指采用努力提高伤口成功愈合的可能性的措施进行诊疗，包括努力减轻肿胀，改善血运，减少细菌定植，为伤口提供临时覆盖，或防止皮肤边缘的收缩。

### 消　肿

气动压缩装置如 PlexiPulse 装置（NuTech, San Antonio, TX）已被证明可缩短下肢骨折肿胀的持续时间[20]，似乎是通过刺激下肢静脉回流来发挥作用的。然而，根据我们的经验，尽管水肿减轻了，但由于疼痛以及设备的充放气相关的持续噪音，患者对设备的耐受性并不好，也不适合在门诊使用。严格的受伤肢体抬高仍然是控制急性水肿的有效手段。肿胀通常在受伤后的第 4~5 天达到高峰，并在接下来的 7~10 天逐渐消退。

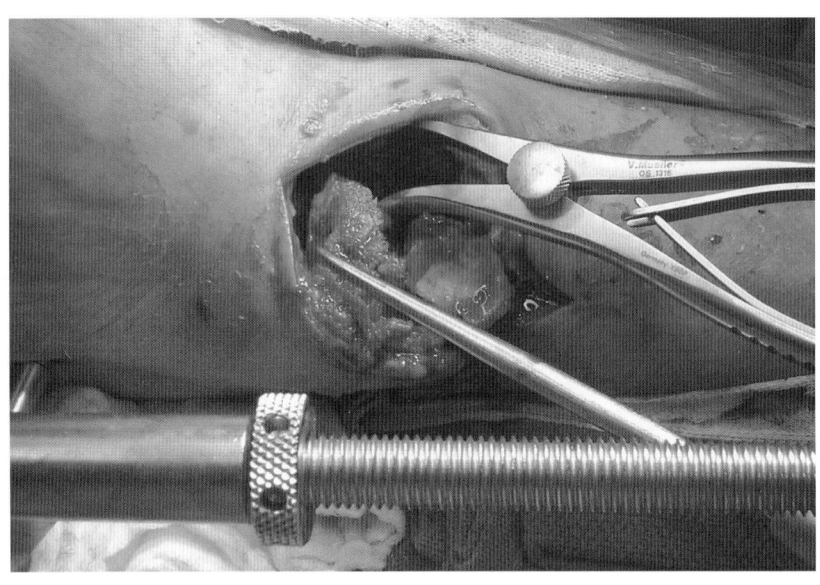

图 2.5 利用椎板扩张器牵开骨折部位，复位胫骨远端中央压缩性骨折

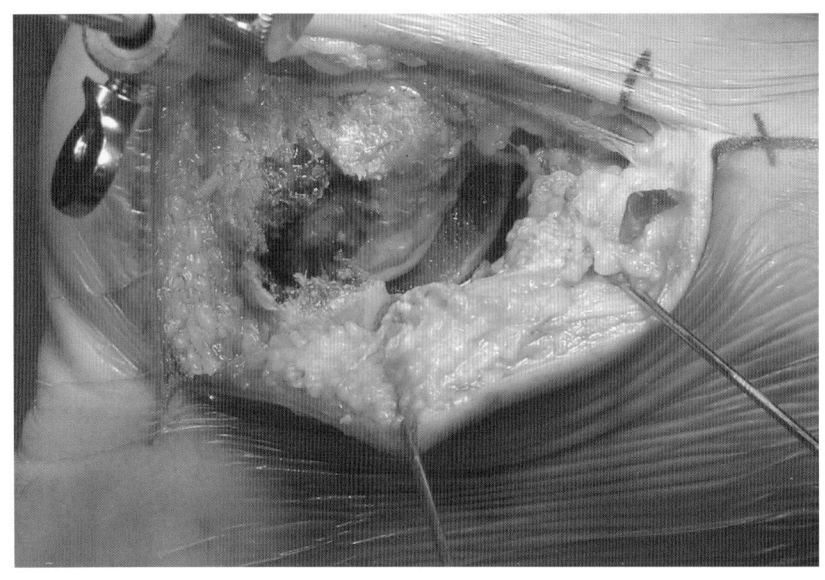

图 2.6 用克氏针牵开皮瓣，显露跟骨后部骨折

## 皮肤牵张

新的术中闭合创面方法是采用血管襻和皮肤钉（vessel loops and staples）的缝合技术，适用于软组织肿胀导致伤口无法闭合的情况，这在切开筋膜进行减压时是比较常见的[21]，也可用于其他因软组织肿胀导致无法闭合伤口的情况，但无法用于皮肤软组织缺损的创面。使用这种技术，血管襻被缝合到靠近伤口边缘的伤口顶点（图2.7），然后以类似穿鞋带的方式，血管襻和皮钉在伤口上来回交替。这种技术对皮肤边缘产生恒定的压力，随着肿胀的减轻，皮缘可能会再次充分接近，允许二期缝合。这种技术也可用于在等待最终植皮时希望避免创缘回缩。

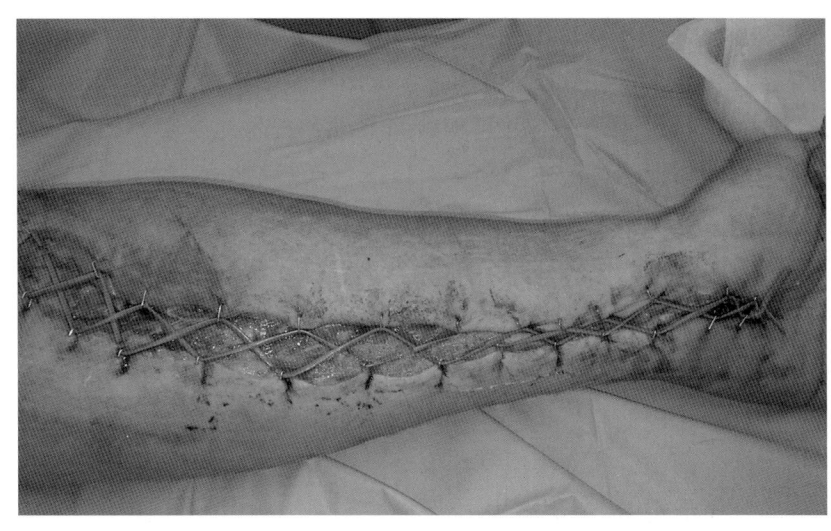

图 2.7 应用血管襻和皮钉缝合 72 小时，即将去除缝合钉的创面

## 创面负压治疗

负压伤口治疗（NPWT）是一种使用收集伤口渗出液的网状泡沫海绵和持续负压吸引的治疗方法。NPWT 通过三种不同机制发挥作用：促进血管生成；减少间质水肿；软组织的机械拉伸使组织再生[22]。在临床上，NPWT 可以在很短的时间内产生大量的肉芽组织。根据我们的经验，依靠邻近组织的生长，它还可以在骨外露约 2 cm 的缺损处产生肉芽组织。然而，当它应用于大面积暴露的骨时，效果就不那么好了，因为它可能会使骨的血管变干，并损害骨的血管分布。有动物实验证据表明 NPWT 可以减少伤口的细菌计数，但尚无临床研究证实这些发现[23~26]。NPWT 已被广泛应用于各种临床环境，从骨科手术到腹部创伤、烧伤。

Herscovici 等[27]发表了一项使用真空辅助闭合（VAC，Kinetic Concepts Inc., San Antonio, TX）装置为骨科创伤患者提供 NPWT 的连续非随机研究。他们的结论是，VAC 的应用显著减少了需要皮瓣覆盖伤口的患者数量。也有使用 NPWT 辅助治疗感染的全膝关节置换[28]，以及获得暴露接骨板和肌腱的伤口闭合的病例报道[29]。在一项 I 级研究中，Stannard 等[30]证明与对照组相比，接受 NPWT 的患者的开放性骨折的感染率有显著差异。在另一项 I 级研究中[31]，同样的作者报道了在高危手术伤口如 Pilon 骨折和跟骨骨折后使用 NPWT，伤口并发症包括伤口裂开和感染也减少。

## 抗生素珠袋

视频 2.1 抗生素珠袋

抗生素珠袋通常用于开放性污染伤口，并广泛用于无法或不想立即关闭的开放性骨折创面[23, 30]。抗生素珠由聚甲基丙烯酸甲酯（PMMA，骨水泥）和热稳定性抗生素组成，后者如万古霉素或妥布霉素。例如，对严重污染的伤口，2 克万古霉素和 2.4 克妥布霉素与一包骨水泥混合使用。在骨水泥变硬之前，外科医生会制作直径为 5~10 mm 的珠，然后把这些珠像珠子一样串联在结实的缝线上，通常是 5 号不可吸收缝线。一旦抗生素珠变硬，就把它们放在伤口组织床上，然后在伤口边缘涂抹二苯乙醇酮，将随后出现的大量渗出液保留于伤口内。然后在整个伤口覆盖一层不透水的膜，密封伤口边缘，并保留伤口内充满抗生素的渗出物。接下来的几天里会产生大量的渗液，其中的抗生素浓度极高,并在局部组织上涂上一层富含抗生素的溶液,其浓度比静脉注射抗生素高许多[32]。这种抗生素膜可以持续存在7天,直至二次手术修复创面。如果将抗生素珠袋放置超过几天,会有浸渍邻近皮肤的危险。另一种选择是抗生素载体可以置于骨缺损处并封闭在皮肤下,这可能会保留6周或更长时间。

## 张力性水疱

骨折水疱代表真皮与表皮的分离,血疱意味着更深的组织损伤。Giordano等[33]研究了骨折水疱的组织学,发现浆液性水疱的组织学与血水疱的组织学几乎没有区别,除了在透明水疱中有更多的上皮细胞。此外,在这两种水疱中,水疱基底部或周围组织似乎没有任何真皮损伤。虽然许多外科医生都有自己的处理骨折水疱的方法,但 Giordano 和 Kovan[34] 在一项前瞻性研究中报告,剥除水疱并使用西伐地尼与简单地保持水疱完好无损,在感染率和伤口愈合方面没有差异。

# 重 建

## 手术时机

多数研究认为,开放性创面应在3~5天内修复[35-44]。NPWT 对创伤软组织床的临时处理是有效的,但并不会替代早期创面修复。由于手术资源不足,许多中心无法在3~5天内完成手术。

## 重建阶梯

重建阶梯是一个概念,表明一个伤口应该用最简单的手术来覆盖,这样才有可能获得成功的结果。例如,如果皮肤移植能覆盖伤口,自由皮瓣将是不合适的。重建阶梯的一个版本如图2.8所示。重建阶梯更多的是概念而不是教条,并且随着新技术和技术的发展经历了多次修正[45, 46]。

重建阶梯是非常有用的软组织管理策略,但不是一本"食谱"。诸如患者体质、吸烟、外科医生水平以及伤口的具体情况等因素,可能会导致不同的重建阶梯建议。然而,重建阶梯的作用是鼓励外科医生按照技术难度的升序考虑所有选项。

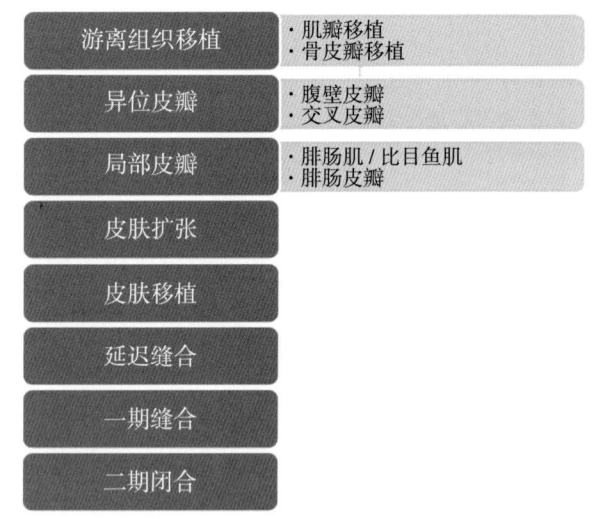

图2.8 一个版本的阶梯重建。底部的处理方法最简单,执行该阶梯所需的手术难度,自梯子底部向顶部增加。正确的方法是尽可能采用简单方法获得最好的效果

## 刃厚皮移植

视频2.2 刃厚皮植皮

刃厚皮移植是软组织覆盖的主要方法,相对来说比较容易掌握,花时间去学习关于刃厚皮移植的收获和应用的细节是非常值得的。

### 适应证

任何软组织缺损,如果肌肉或肉芽组织基底部血运良好,就可以进行刃厚皮移植。覆有

腱膜的肌腱也可以行刃厚皮植皮，但可能影响肌腱滑动。

禁忌证

骨骼、接骨板或无腱膜的肌腱外露等伤口，不适合刃厚皮移植。

手术技巧

彻底清理伤口。如有肉芽组织存在，应用刮铲轻轻刮擦，以刺激出血。更重要的是清除表面的细菌定植，可以用冲洗来清洗伤口。

股部是最常见的供皮部位。取皮前应先对该部位备皮。移植物优先取自股外侧，但也可取自股后部或前部。供体部位应无磨损，根据缺损大小手术前标记取皮面积。

皮片厚度设置为0.001 5英寸（1英寸约2.54 cm），其深度以可在刀片与导向器之间通过15号手术刀片来确认。叶片防护的宽度根据皮缺损的宽度来选择，一般情况下，刀片护罩的宽度会略小于缺陷的宽度。

取皮时在供区涂抹矿物油润滑，于远、近端分别放置压舌板拉紧皮肤，或取皮时由助手用毛巾拉紧皮肤。用取皮刀在皮肤上进刀，以轻柔的扫动将刀片引导到特定厚度。向前运动时，应施加恒定的向下压力。可以使用镊子将皮肤移植物从皮孔处牵拉取出，以防缠结。

取皮后，刃厚皮被置于模具打孔以实现网格化。通常刃厚皮会以1∶1.5的比例加宽，意味着10 cm×5 cm的皮肤缺陷可由约11 cm×3 cm的刃厚皮修复，长度的轻微损失可以使宽度增加约1.5倍。打孔后，将表皮端向上覆盖创面，只需简单地将植皮边缘与皮肤边缘缝合，或者用缝线将移植物边缘固定于皮肤，多余的皮肤移植物可以用剪刀剪掉。

植皮后皮片加压非常重要，通过敷料加压以消灭皮下死腔，同时使皮下渗液得到吸收，这可以通过棉垫或NPWT装置来实现[47, 48]。NPWT装置已被认为是皮肤移植物的很好的"助手"，其在消除死腔和增加移植物的百分比方面比棉垫或其他技术更有效。可在泡沫敷料下面放置非黏附性纱布敷料，如凡士林油纱等。对于不规则表面，NPWT尤其有效，因为不规则表面下方的肌肉运动容易导致在移植物下方形成剪切力。

另外，也可以使用棉垫加压，特别是在创面基底部较规则、死角很少的情况下。在这种技术中，在皮片上面应用非封闭敷料并在边缘缝合。用浸过矿物油的棉垫覆盖于皮肤移植物上方的敷料上，然后将其打包，在一定的张力下缝合。棉垫起支撑作用，轻柔均匀地压迫移植物。与其他方法相比，NPWT更简单和容易操作，可作为首选。

取皮后的供皮部位可以多种方式包扎，利多卡因或布比卡因浸泡的肾上腺素细网纱在控制出血和缓解初期疼痛方面非常有效；或者在供区创面直接应用Xeroform油纱，上面覆盖4×4（即4in×4in，约10 cm×10 cm）无菌辅料和Ace膜。

术后护理

通常情况下，受区皮片早期敷料加压包扎可保留5天，而用NPWT处理的移植皮肤只需要3天。供体部位可以在2天后去除敷料，患者可以每天使用灯烤或吹风机吹来干燥伤口。当皮肤再生形成上皮时，可将干燥的Xeroform油纱或敷料逐渐剥离。

## 腓肠肌皮瓣

**视频 2.3 腓肠肌皮瓣**

### 适应证

腓肠肌皮瓣可用于覆盖胫骨近端内侧、外侧和前部的软组织缺损。从内侧取下时，该皮瓣可覆盖髌骨上缘至胫骨结节远端约 2 cm 处。当从外侧取下时，所提供的覆盖范围要小一些，因为皮瓣必须围绕腓骨转动。腓肠肌的肌肉长度存在个体差异，有些患者的肉腱连接处可能比较高。通常情况下，外科医生可以触诊小腿的肌肉与肌腱连接，判断修复创面是否足够长。

### 禁忌证

腓肠肌皮瓣不适用于严重粉碎性胫骨骨折、电烧伤、腘窝或小腿大面积软组织损伤。

### 血供

腓肠肌血供来自腓肠动脉，其在膝关节近端进入腓肠肌内、外侧头。

### 手术技巧（内侧腓肠肌）

患者取仰卧位。首先进行创面清创，在皮瓣覆盖之前清除所有坏死和脓性物质。如感染或严重污染，可将抗生素珠链置于皮瓣下。手术应在使用止血带的情况下进行。

从膝关节近端 2 cm 处到跟腱的肉腱连接处做纵切口（图 2.9），切口位于小腿后面，胫、腓骨之间。用组织剪刀分离皮下组织，保留隐静脉和神经。识别并切开肌筋膜，比目鱼肌和腓肠肌之间的平面很容易辨认。钝性分离腓肠肌与比目鱼肌间隙，将腓肠肌分离出来。穿支动脉穿过比目鱼肌为腓肠肌供血，这些血管标志着腓肠肌内侧半和外侧半的血运相对独立，应予以保留。腓肠肌和比目鱼肌之间的平面延伸到跟腱，于此处用刀横向切断腓肠肌内侧半部分（图 2.10）。可以继续沿腓肠肌纤维方向钝性剥离腓肠肌，向近端分离应尽可能靠近膝关节。分离出伴随腓肠动脉进入近端肌肉的神经，以降低术后肌肉痉挛的发生率和严重程度。在手术切口与创面处行皮下游离，以腓肠肌近端为蒂由皮下隧道潜行旋转覆盖创面，用可吸收缝线将其缝合覆盖创面，供区的切口放置引流管直接闭合。肌肉瓣刃厚皮植皮，移植皮瓣安装 NPWT 装置。

从外侧取腓肠肌皮瓣时，也使用类似的技术，但必须特别小心，以免损伤腓总神经。另外，皮瓣必须绕过腓骨头。这些因素在一定程度上限制了腓肠肌外侧皮瓣的应用。该皮瓣可通过腓神经深层以增加其延伸程度；但如果皮瓣过大，则可能造成神经麻痹。

### 术后护理

患者多在旋转皮瓣后出现肌肉痉挛，通常在最初 2~3 天使用肌肉松弛药，如安定。NPWT 装置可以在 3 天后拆除，使用干敷料包扎。6 周后，皮瓣可能会隆起，注意保护肌肉蒂，必要时可以去除抗生素珠链或移植物。1 年后，皮瓣的侧支循环建立，可为皮瓣提供营养和血运，蒂部的血管也同样起到营养和供血的作用。

## 比目鱼肌皮瓣

**视频 2.4 比目鱼肌皮瓣**

### 适应证

比目鱼肌皮瓣可用来覆盖胫骨中三分之一处的软组织缺损。

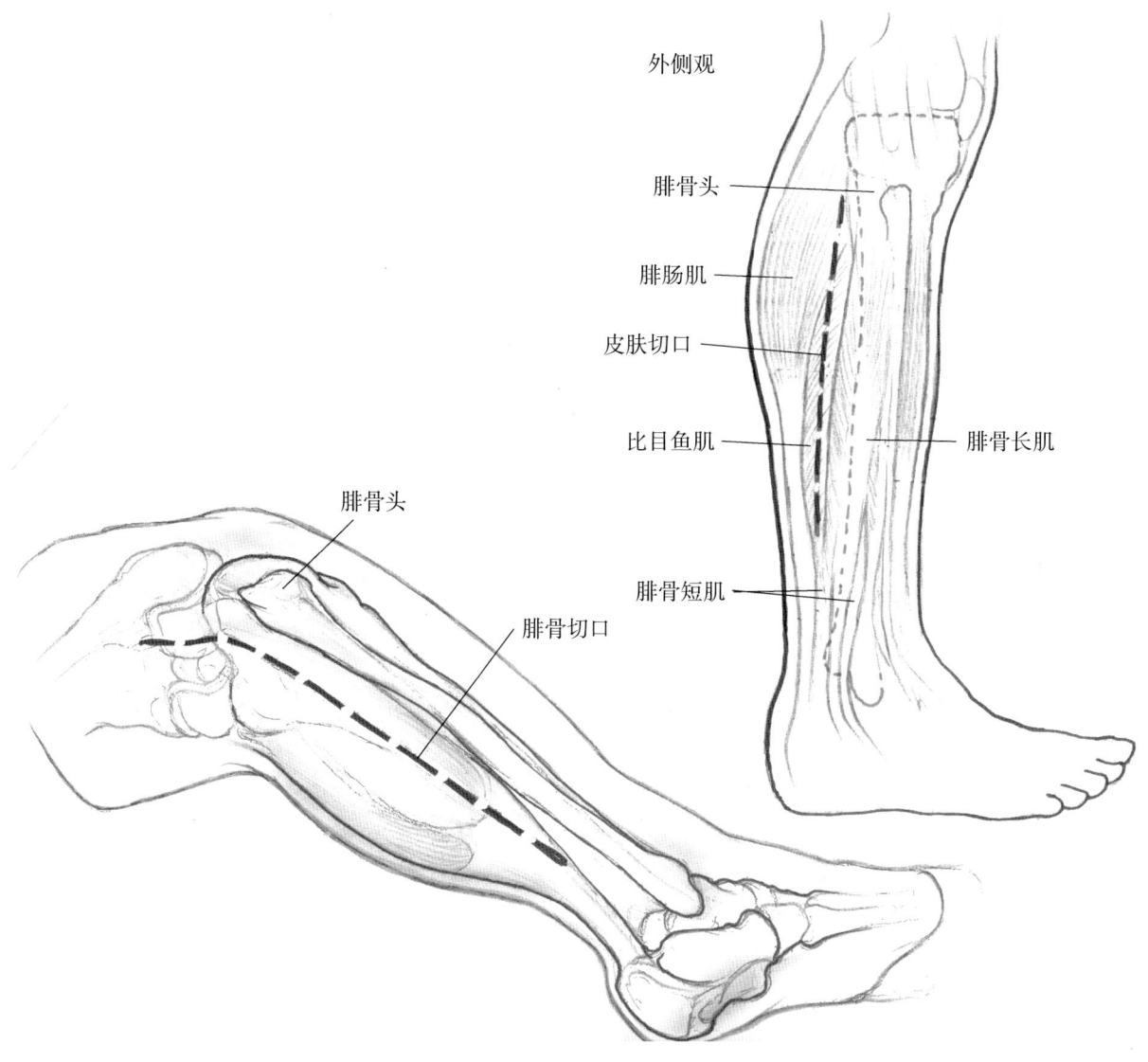

图 2.9　腓肠肌皮瓣手术切口

## 禁忌证

比目鱼肌皮瓣不适用于严重粉碎性胫骨骨折或电烧伤。

## 血　供

比目鱼肌由胫骨后动脉和腓总动脉的近端分支以及更远处的小穿支供血，肌瓣需要保持近端分支完整。

## 手术技巧

驱血后止血带充气止血。从膝关节以远 2 cm 处到跟腱肌肉与肌腱连接处做纵切口，切口位于小腿后，胫、腓骨之间（图 2.11）。用组织剪分离皮下组织，保留隐静脉和神经。切开肌筋膜，识别比目鱼肌和腓肠肌之间的平面，通过钝性分离把比目鱼肌从腓肠肌中分离出来。穿支动脉贯穿比目鱼肌，这些血管标志着比目鱼肌内侧和外侧半的血供，应予以保留。继续

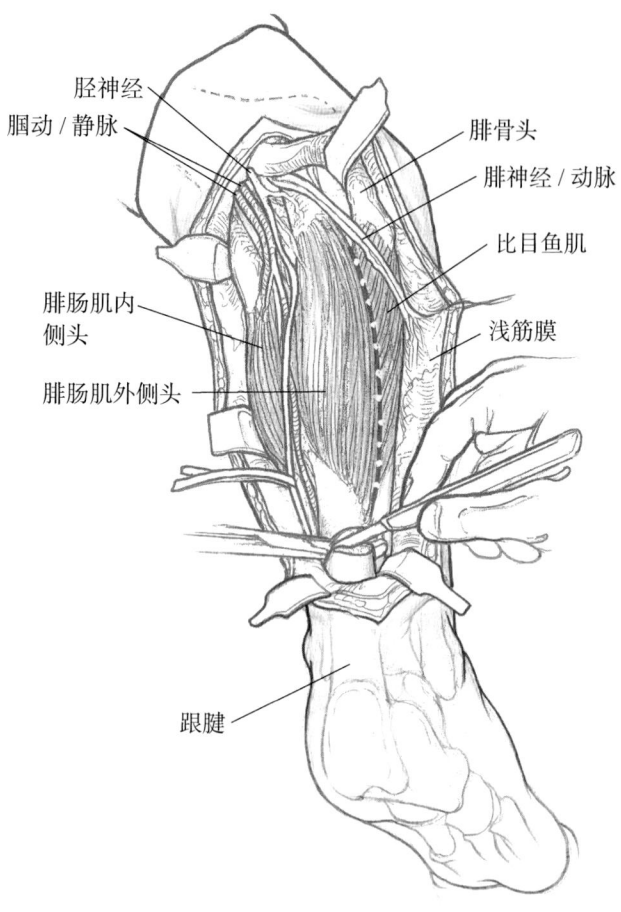

图2.10　腓肠皮瓣神经血管束显露

向远端游离比目鱼肌和腓肠肌，直至跟腱（图2.12）。用Kelly钳劈开比目鱼肌并用手指向远端钝性分离，在远端用刀横断比目鱼肌内侧半部分，沿比目鱼肌用手指向近端分离至肌肉止点处，旋转游离的比目鱼肌皮瓣覆盖创面并用可吸收线缝合固定。放置引流管，肌肉上刃厚皮植皮修复创面。

## 术后护理

注意预防皮瓣蒂部和远端压迫。在旋转皮瓣后患者常会出现肌肉痉挛，通常在最初2~3天使用安定等肌肉松弛药。

## 轴型或随机型筋膜皮瓣

### 适应证

此皮瓣适用于处理骨、内置物或肌腱外露不足3 cm的软组织缺损。

### 禁忌证

该皮瓣不适用于周围组织有损伤或供区皮下组织有剥脱的创面。

### 手术技巧

创面彻底清创，根据创面缺损的几何形状设计皮瓣，使用模板勾勒与创面缺损相邻的宽度相同的皮瓣，长度可以是宽度的3倍。该皮瓣应与伤口相邻，并向远端轻微延伸（图2.13）。可用无菌手套包裹的敷料制成模板，用于确定皮瓣远端延伸，皮瓣的旋转点在皮瓣纵轴近端。打开深筋膜并在筋膜下锐性分离，皮瓣血运来自深筋膜，因此分离时要仔细。皮瓣被旋转到缺损处覆盖创面并缝合，供区刃厚皮植皮，用NPWT装置覆盖。

### 术后护理

放置NPWT装置3天，敷料包扎，2周后拆线。

## 双蒂皮瓣

### 适应证

该皮瓣适用于骨干部位的骨质或接骨板外露的较大软组织缺损。

## 2 软组织的修复与保护

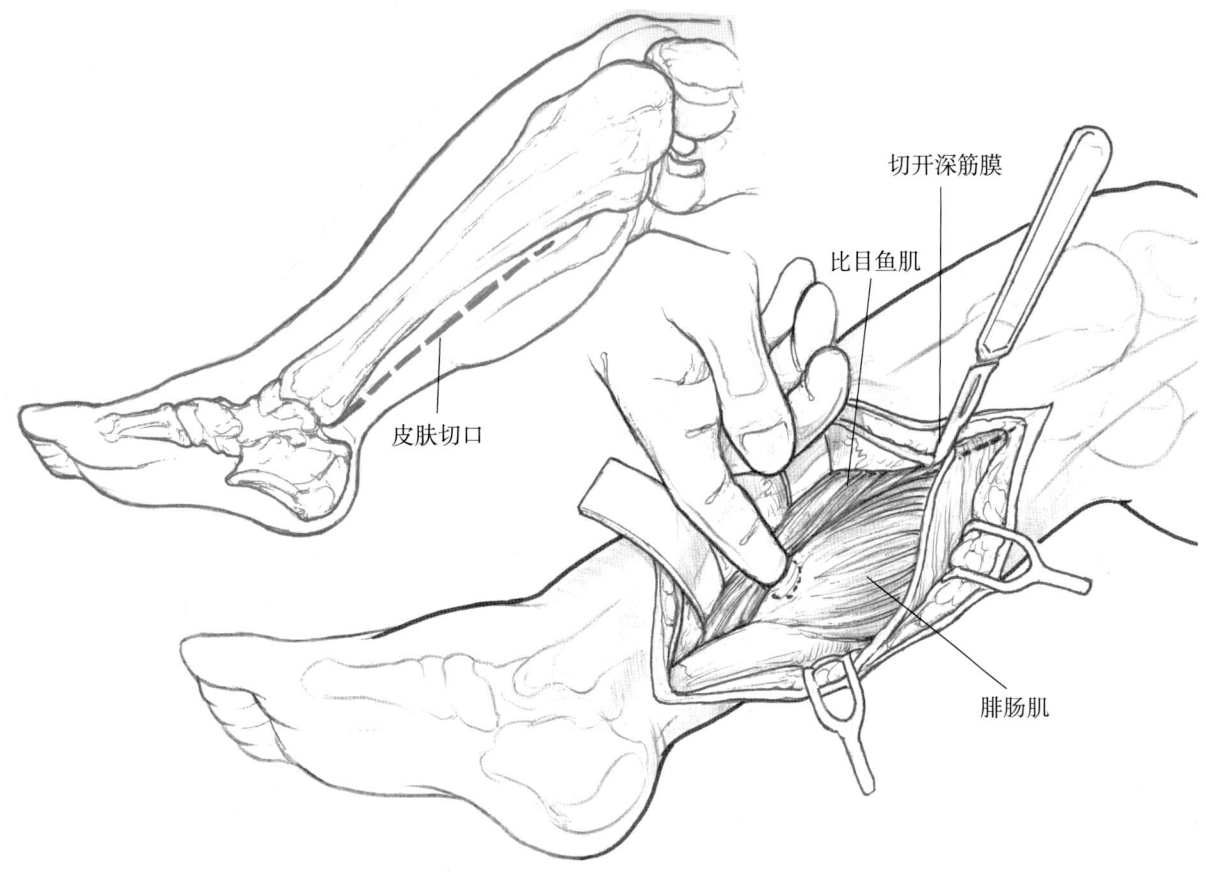

图 2.11 比目鱼肌皮瓣的切口与显露

### 禁忌证

该皮瓣不适用于有周围皮肤损伤或皮下组织剥脱伤的创面。此外，关节周围创面也不适用该皮瓣。

### 手术技巧

与前面所描述的轴型皮瓣非常相似，通过分离皮下组织和深筋膜间隙形成皮桥，通过水平移动来修复创面。沿肢体纵轴在创面前或后缘 3~5 cm 处做切口（图 2.14），需要注意的是皮瓣旋转后产生的创面血供要丰富，以保证植皮成活。切口以创面为中心并且要足够长，至少是伤口边缘到切口距离的 3 倍。锐性分离切口深筋膜与皮下组织，避免皮瓣张力过大。将皮瓣轻轻旋转到位，用尼龙线固定以覆盖缺损。手术切口刃厚皮植皮，并安装 NPWT 装置。

### 术后护理

放置 NPWT 装置 3 天，创面换药敷料包扎，2 周后拆线。

### 腓肠动脉逆行皮瓣

视频 2.5 逆行腓肠动脉瓣

### 适应证

该皮瓣适用于小腿中、下三分之一最大为

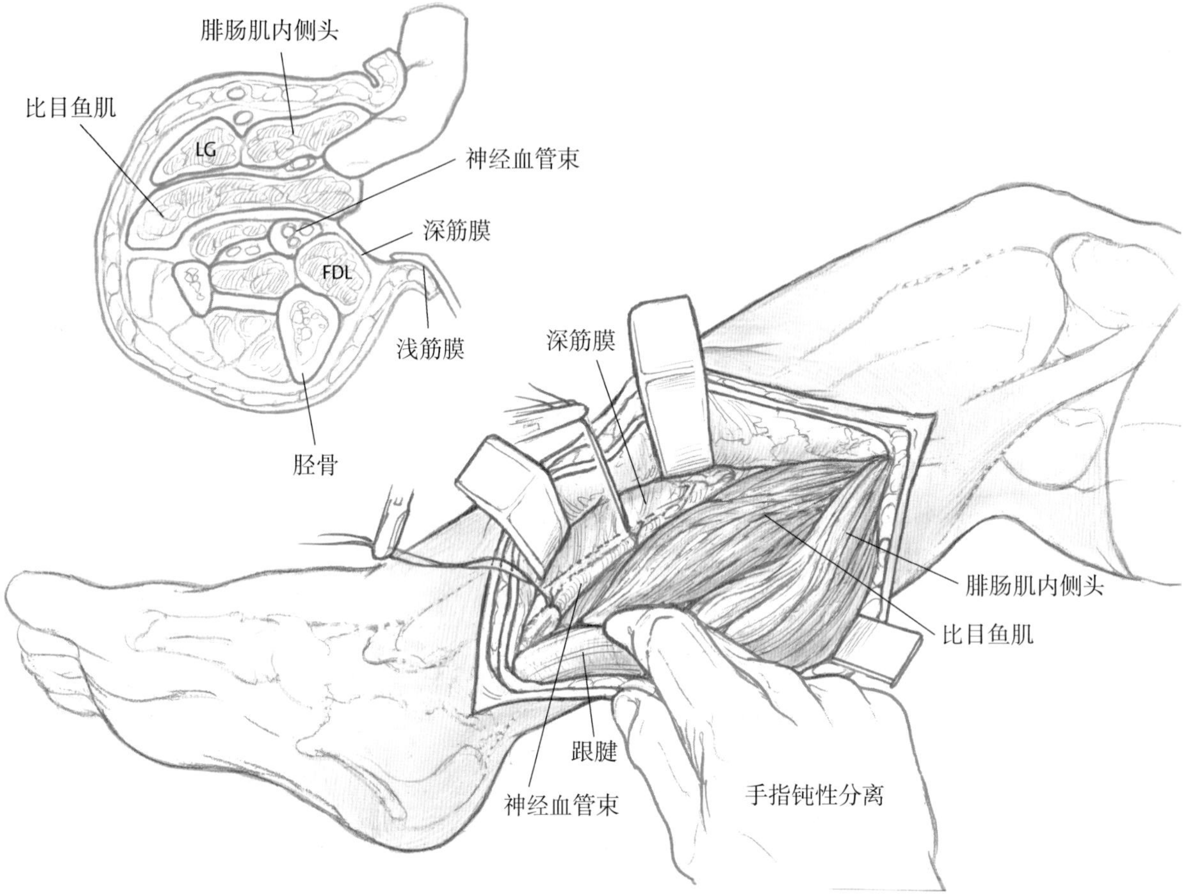

图 2.12 比目鱼肌和腓肠肌之间的平面

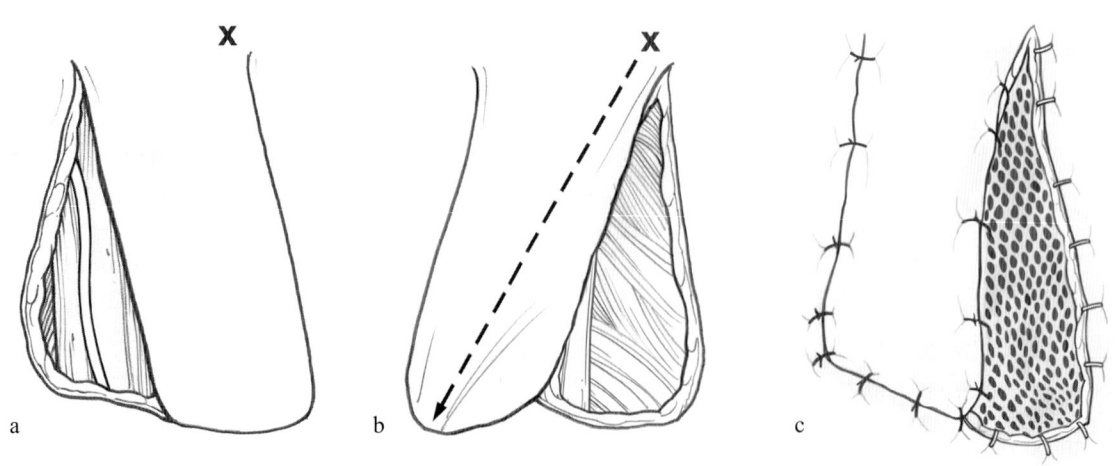

图 2.13 轴型皮瓣。a. 旋转点。b. 创面覆盖。c. 皮瓣的形状

10 cm ×15 cm 的软组织创面，可用来覆盖远至跖骨的缺损。

## 禁忌证

根据多普勒超声评估，此皮瓣不适用于腓肠动脉缺失的病例。

> **要点与技巧**
>
> · 不要害怕清除明显不能存活的组织，即使这样做会留下无法闭合的缺陷。在适当的初始清创后，可以请求显微外科医生的帮助。许多情况下，生物敷料是导致感染的主要原因。

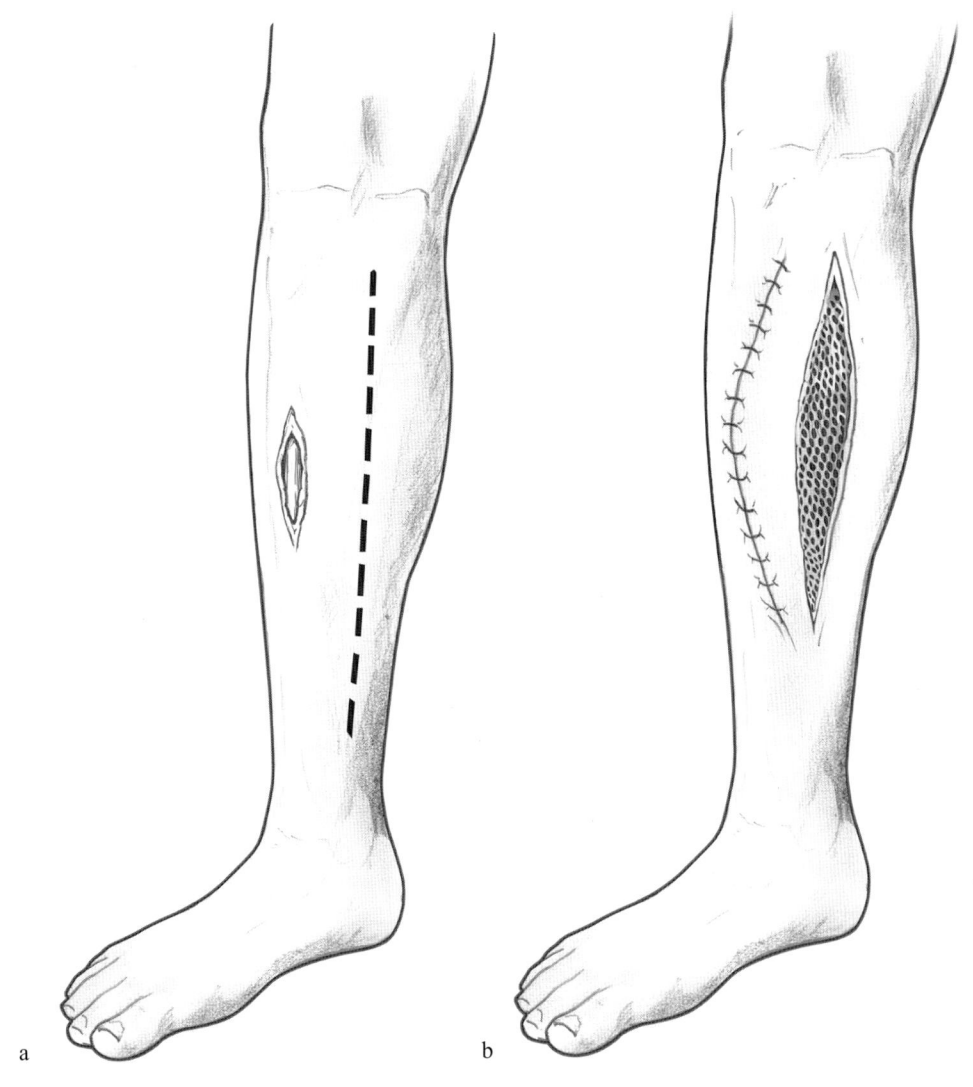

图 2.14 双蒂皮瓣。注意缺损和切口（a）与肢体长轴（b）平行

## 手术技巧

患者取俯卧位，以确保正确的定位，避免伤害软组织。彻底清创去除不能存活的组织和脓液。

可用多普勒超声探头识别腓肠动脉的穿支动脉。最远处的穿支是皮瓣的旋转点，其位置恒定，位于外踝上方 4 cm 后方 1~2 cm 处。近端穿支血管一般间隔 3~4 cm，多普勒超声探测穿支血管有助于定位腓肠动脉。于体表标记腓肠动脉，以最远端穿支的近端 2 cm 为旋转轴点，测量距离创面距离；以腓肠动脉为轴设计皮瓣，皮瓣面积要比缺损面积大 25%，预防皮瓣缝合后收缩形成张力。

患肢驱血后止血带充气止血，切开蒂部皮肤，用组织剪小心分离皮下组织，显露皮下组织和跟腱之间筋膜内的神经血管束（图 2.15）。整个过程中必须仔细保护蒂部血管，用组织剪分离蒂部血管并保留两侧 2 cm 筋膜组织（图 2.16）。然后，用弯血管钳于筋膜下平面分离并切开，使蒂部筋膜与神经血管束平行，避免损伤蒂部血管袢。沿筋膜向近端分离直至皮瓣下筋膜，沿途可能有 3~4 支来自深部的穿支血管，可结扎；最远端蒂部穿支需仔细保护。

沿皮瓣周围设计线切开皮肤至深筋膜，通常在皮瓣周缘有 1~2 条大的静脉与腓肠血管交通，必要时可结扎。如有可能，也可保留隐静脉及其与腓肠系统的连接。术中应避免造成皮瓣与筋膜分离。用组织剪切开深筋膜，神经血管束近端应位于皮瓣的中心。有时腓肠神经与腓肠动脉分离，这种解剖变异不影响皮瓣的切取。

皮瓣游离后，沿轴点旋转覆盖受区创面。锐性切开创面与供区轴点的皮肤至深筋膜，并向两侧分离纤维间隔，预防皮肤压迫蒂部，蒂部不要皮下潜行覆盖受区。皮瓣远端蒂部需仔细分离穿支血管，保持蒂部皮肤张力松弛，避免血管受压。

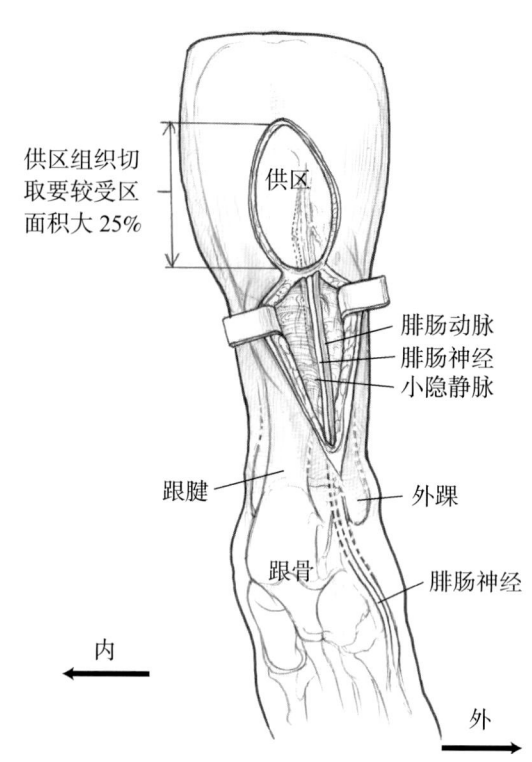

图 2.15 显露腓肠肌皮瓣神经血管束

> **要点与技巧**
>
> - 负压伤口治疗便于软组织的管理，但不能代替早期创面修复。

可用 3-0 单丝缝线将皮瓣筋膜缝合到需覆盖的缺损处。通常皮瓣厚度与受区缺损部位皮肤厚度不匹配，因此皮肤边缘多不直接缝合。仅缝合深筋膜覆盖创面也会起到很好的密闭创面的作用。如果采用皮肤对合缝合，会产生局部皮肤张力，造成皮缘坏死。最后使用 2-0 Vicryl 缝线和皮肤缝线缝合蒂部切口，皮瓣供区刃厚皮植皮并包扎。

该皮瓣的重点是避免对血管蒂的压迫，可以通过如下方法来实现：①蒂部创面可以植皮或用生物敷料覆盖，如 Adaptic；②可以用 Xeroform 敷料覆盖蒂部切口；③皮肤移植加 Adaptic 和

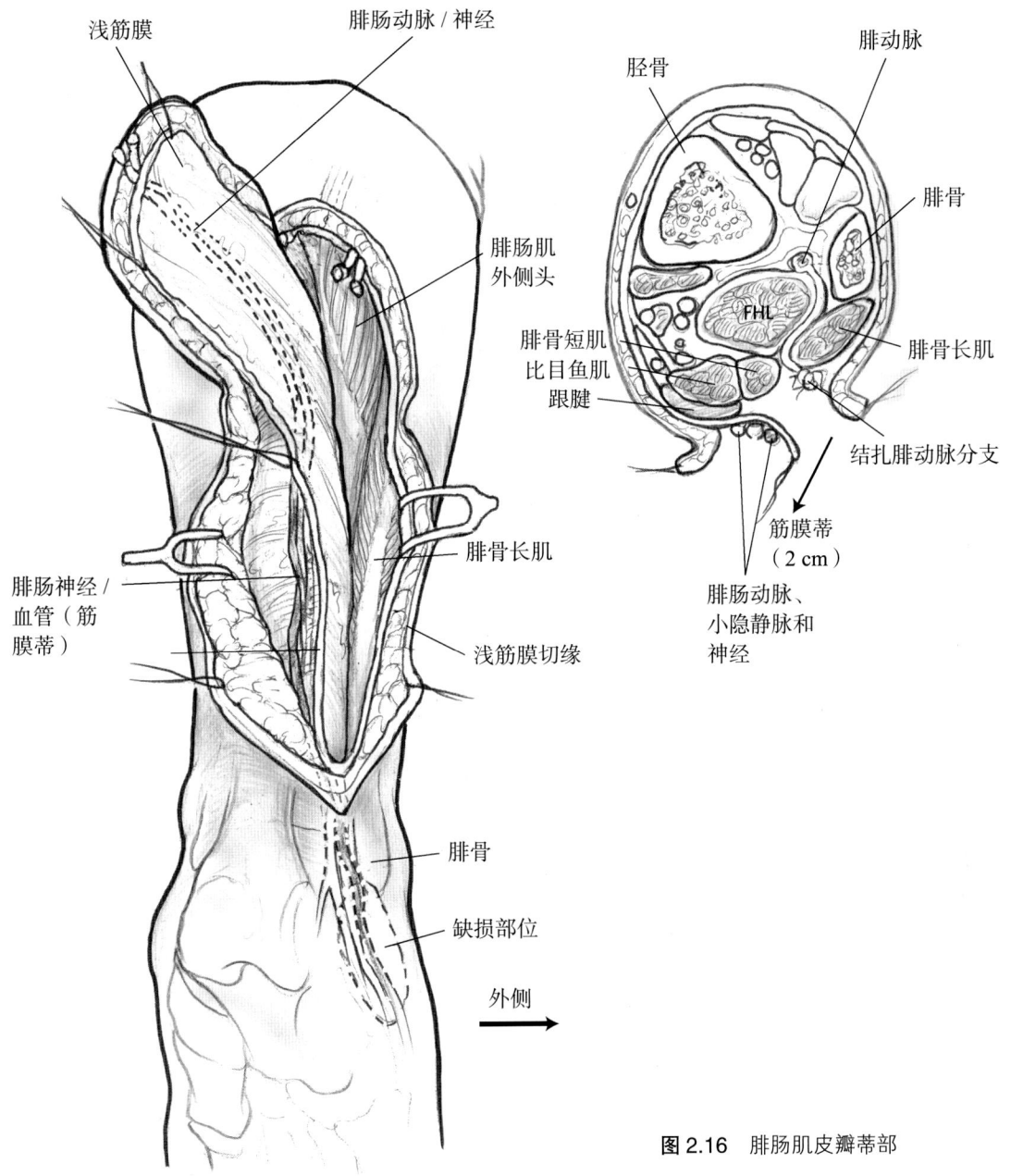

图 2.16 腓肠肌皮瓣蒂部

VAC 敷料或用支撑物覆盖。应使用 ABD 敷料和 4×4 敷料在蒂部和皮瓣周围形成一个环形，以避免蒂部受压。创面覆盖片状敷料，外面以厚敷料包扎，然后用下肢石膏夹板固定；或者采用创面敷料包扎，然后用外固定架将足完全抬离地面，避免压迫皮瓣。

另一种替代腓肠皮瓣的方法是切取腓肠动脉的筋膜瓣。切取时保留供区皮肤，只切取带有腓肠动脉的筋膜皮瓣，用筋膜皮瓣覆盖受区创面。可在筋膜上放置 VAC 装置，以促进肉芽组织生长，二期取皮片植皮。该方法同样需保护蒂部避免受压。

术后护理

术后患肢抬高 2 周，避免负重。术后因静脉回流受阻，常会导致皮瓣充血水肿。随着微循环的重建，皮瓣肿胀会逐渐消退。术后随访时，应注意皮瓣的边缘是否密封，是否有引流液流出。未闭合创面可采用二期植皮，或者换药 2~3 个月通过创面上皮形成自行愈合。术后负重时避免鞋子磨损。随着时间推移，皮瓣的厚度、宽度和长度会缩小约 50% 并自我塑形、变薄，与足部和脚踝周围皮肤相适应。

### 其他方案

其他创面修复选择包括游离组织移植和各种岛状皮瓣、带蒂皮瓣，有许多文献提供了这些技术的细节。进行游离组织移植需要进行显微外科训练。一般骨科医生通过常见创面修复方案，可处理 80%~90% 的伤口。当病例不适用本章中描述的简单技术时，显微外科医生可以提供帮助。有条件的医院，外科医生很容易在理想的 3~5 天的窗口期内修复创面。

## 创面修复进展

### 负压伤口治疗

已有数百项临床研究证实了 NPWT 装置在多个临床专业中的有效性，但关于 NPWT 装置的作用机制的基础科学研究仍然很少。Webb 和 Pape[49] 回顾了 NPWT 的基础研究，认为观察到的血管生成机制似乎与微应变有关，微应变刺激有丝分裂、血管生成和生长因子的聚集。最近，Baldwin 等[50] 证明使用 NPWT 装置可刺激内皮细胞进入增殖和迁移阶段而不是静态表型，对成纤维细胞的影响似乎很小。Labler 等[51] 在使用 NPWT 装置处理的伤口中发现局部白细胞介素 -8（IL-8）和血管内皮生长因子（VEGF）水平升高。在 VAC 制造商进行的一项研究中，McNulty 等[52] 证明与纱布敷料相比，泡沫敷料能显著减少细胞凋亡，促进细胞增殖和迁移。Scherer 等[46] 的研究表明，细胞的增殖似乎与负压有关，而血管的变化仅用聚氨酯泡沫就可以替代。有趣的是，Kairinos 等[53] 的证明自相矛盾，当把 NPWT 装置放在肉类表面时，肌肉内 1 cm 处压力也增加。

在爆炸伤中，NPWT 装置的作用值得怀疑。Warner 等[23] 在一项回顾性系列研究中发现，使用 NPWT 装置的成本更高，返回手术室的比例也更高，而且耐甲氧西林金黄色葡萄球菌（MRSA）感染的发病率也高于抗生素珠链。在一项更大的系列研究中，Pollak 等[54] 提示接受航空医疗后送患者的并发症发生率为 19%。

NPWT 装置的新应用已经开发出来，包括使用浸银海绵[55]和允许抗生素循环的系统[56-58]，这些技术的有效性和适应证仍需临床验证。

### 局部皮瓣

基于对皮肤血管分布的全面了解，新的皮瓣技术正在不断发展[59-64]。外科医生能够利用血管知识设计皮瓣，对显微外科专业知识的需求减少（血管吻合减少），并可能加快伤口的覆盖。不幸的是，矫形外科医生的教育并没有把重点放在这些技术上，因此，由于缺乏整形外科医生，许多伤口在理想的时间范围内没有得到覆盖。也许在将来，骨科创伤的培训需要教授简单的修复方法。

## 结　果

### 软组织修复

在过去的 10 年里进行了数百项采用不同类型皮瓣覆盖的系列病例研究，几乎每个系列都报道了急性伤口软组织覆盖的成功率较高。不幸的是，多数使用筋膜皮瓣、旋转皮瓣或游离皮瓣的研究都未能报告骨折愈合所需的时间、患者恢复工作所需的时间，以及患者生活质量。相反，他们只是简单地报告皮瓣覆盖获得成功。尽管这些技术非常受欢迎，而且通常也取得了良好的效果，但是很少有研究对这一人群的骨折愈合、重返工作岗位或其他功能结果情况进行探讨。例如，在踝关节处使用一个相对较大的游离皮瓣对患者穿鞋能力有明显影响。然而，这些皮瓣可能比筋膜皮瓣更耐用。很少有研究能指导外科医生做出这样的决定。

Rodriguez 等[65]发现，接受游离肌瓣的患者与接受游离股前外侧皮瓣的患者在肌肉骨骼功能评估评分上没有差异。Harry 等[66]发现，尽管观察到筋膜皮瓣的血管密度高于肌肉皮瓣，但被肌肉覆盖的骨折愈合更快，这可能与血供充足以外的因素有关。

尽管整形外科医生在骨科创伤中有许多选择，但很少有研究显示一种方法优于另一种方法。需要更多的研究来确定各种治疗方案在创伤护理中的作用。

### 开放性骨折的清创和抗生素应用

传统的开放性骨折清创和冲洗的 6 小时窗口期已经受到许多研究的质疑[67~72]。动物研究表明，在 24 小时后进行清创的伤口感染率有明显上升的趋势[73]。多数作者一致认为，给药时间对预防感染很重要，但是从受伤到清创的时间就不是那么重要了。然而，等效性的证明要比差异性的证明困难得多，多数作者仍然主张对开放性骨折需要紧急治疗，不应局限于 6 小时窗口期。

## 新技术

视频 2.6　使用 Compass 铰链膝松解膝关节屈曲挛缩

> **注意事项**
>
> - 全面评估软组织伤口，制订最终治疗方案。如果可能的话，仔细规划清创术，甚至手术切口。
> - 首次清创时需要评估哪些组织需要替换，哪些不需要。例如，注意所有断裂的肌腱、肌肉以及暴露的骨。
> - 皮下脂肪或肌腹处的血肿，提示血管损伤和组织失活。
> - 避免多次查看伤口，这只会增加感染的风险。在急诊科检查，然后到手术室再检查。

---

### 视 频

**视频 2.1　抗生素珠袋**
视频演示了如何制造抗生素珠和珠袋来治疗感染或严重污染的伤口。

**视频 2.2　刃厚皮植皮**
视频演示了使用刃厚皮肤移植物覆盖伤口，并辅以真空辅助闭合（VAC）装置。

**视频 2.3　腓肠肌皮瓣**
视频演示了腓肠肌皮瓣的制备。这是一种简单的旋转皮瓣，可用于覆盖胫骨上三分之一的软组织缺损。

**视频 2.4　比目鱼肌皮瓣**
视频演示了比目鱼肌皮瓣的制备。这是一种简单的旋转皮瓣，可用于覆盖胫骨中间三分之一的缺陷。

**视频 2.5　逆行腓肠动脉瓣**
视频演示了逆行腓肠动脉皮瓣的制备，这是一种后足旋转皮瓣。

**视频 2.6　使用 Compass 铰链膝松解膝关节屈曲挛缩**
视频演示了膝关节严重屈曲挛缩的治疗方法，包括直接后路入路和关节囊松解，然后放置铰链式外固定架。

## 参考文献

1. Kregor PJ, Stannard J, Zlowodzki M, Cole PA, Alonso J. Distal femoral fracture fixation utilizing the Less Invasive Stabilization System (L.I.S.S.): the technique and early results. Injury 2001;32(Suppl 3): SC32–SC47
2. Kregor PJ, Stannard JA, Zlowodzki M, Cole PA. Treatment of distal femur fractures using the less invasive stabilization system: surgical experience and early clinical results in 103 fractures. J Orthop Trauma 2004;18:509–520
3. Krettek C, Gerich T, Miclau T. A minimally invasive medial approach for proximal tibial fractures. Injury 2001;32(Suppl 1): SA4–SA13
4. Farouk O, Krettek C, Miclau T, Schandelmaier P, Guy P, Tscherne H. Minimally invasive plate osteosynthesis: does percutaneous plating disrupt femoral blood supply less than the traditional technique? J Orthop Trauma 1999;13:401–406
5. Taylor GI, Palmer JH. The vascular territories (angiosomes) of the body: experimental study and clinical applications. Br J Plast Surg1987;40:113–141
6. Hong MK–H, Hong MK–Y, Taylor GI. Angiosome territories of the nerves of the upper limbs. Plast Reconstr Surg 2006;118:148–16
7. Rozen WM, Grinsell D, Koshima I, Ashton MW. Dominance between angiosome and perforator territories: a new anatomical model for the design of perforator flaps. J Reconstr Microsurg 2010; 26:539–545
8. Taylor GI, Pan WR. Angiosomes of the leg: anatomic study and clinical implications. Plast Reconstr Surg 1998; 102:599–616, discussion 617–618
9. Attinger CE, Evans KK, Bulan E, Blume P, Cooper P. Angiosomes of the foot and ankle and clinical implications for limb salvage: reconstruction, incisions, and revascularization. Plast Reconstr Surg 2006;117(7, Suppl) 261S–293S
10. Clemens MW, Attinger CE. Angiosomes and wound care in the diabetic foot. Foot Ankle Clin 2010;15:439–464
11. Taylor GI, Corlett RJ, Dhar SC, Ashton MW. The anatomical (angiosome) and clinical territories of cutaneous perforating arteries:development of the concept and designing safe flaps. Plast Reconstr Surg 2011;127:1447–1459
12. Taylor GI, Caddy CM, Watterson PA, Crock JG. The venous territories (venosomes) of the human body: experimental study and clinical implications. Plast Reconstr Surg 1990; 86:185–213
13. Morris SF, Taylor GI. Predicting the survival of experimental skin flaps with a knowledge of the vascular architecture. Plast Reconstr Surg 1993;92:1352–1361
14. Tscherne H, Gotzen L. Pathophysiology and classification of soft tissue injuries associated with fractures. In Fractures with Soft Tissue Injuries. Berlin: Springer–Verlag; 1984.
15. Horn BD, Rettig ME. Interobserver reliability in the Gustilo and Anderson classification of open fractures. J Orthop Trauma 1993;7:357–360
16. Brumback RJ, Jones AL. Interobserver agreement in the classification of open fractures of the tibia. The results of a survey of two hundred and forty–five orthopaedic surgeons. J Bone Joint Surg Am 1994;76:1162–1166
17. Orthopaedic Trauma Association: Open Fracture Study Group. A new classification scheme for open fractures. J Orthop Trauma 2010;24:457–464
18. Agel J, Evans AR, Marsh JL, et al. The OTA open fracture classification: a study of reliability and agreement. J Orthop Trauma 2013;27:379–384, discussion 384–385
19. Estebe J–P, Davies JM, Richebe P. The pneumatic tourniquet: mechanical, ischaemia–reperfusion and systemic effects. Eur J Anaesthesiol 2011;28:404–411
20. Caschman J, Blagg S, Bishay M. The efficacy of the A–V Impulse system in the treatment of posttraumatic swelling following ankle fracture: a prospective randomized controlled study. J Orthop Trauma 2004; 18: 596–601
21. Berman SS, Schilling JD, McIntyre KE, Hunter GC, Bernhard VM. Shoelace technique for delayed primary closure of fasciotomies. Am J Surg 1994;167:435–436
22. Webb LX. New techniques in wound management: vacuum–assisted wound closure. J Am Acad Orthop Surg 2002;10:303–311
23. Morykwas MJ, Argenta LC, Shelton–Brown EI, McGuirt W. Vacuumassisted closure: a new method for wound control and treatment: animal studies and basic foundation. Ann Plast Surg 1997;38:553–562
24. Warner M, Henderson C, Kadrmas W, Mitchell DT. Comparison of vacuum–assisted closure to the antibiotic bead pouch for the treatment of blast injury of the extremity. Orthopedics 2010;33:77–82
25. Weed T, Ratliff C, Drake DB. Quantifying bacterial bioburden during negative pressure wound therapy: does

the wound VAC enhance bacterial clearance? Ann Plast Surg 2004;52:276–279, discussion 279–280

26. Wongworawat MD, Schnall SB, Holtom PD, Moon C, Schiller F. Negative pressure dressings as an alternative technique for the treatment of infected wounds. Clin Orthop Relat Res 2003;414:45–48

27. Herscovici D, Sanders RW, Scaduto JM, Infante A, DiPasquale T. Vacuum-assisted wound closure (VAC therapy) for the management of patients with high-energy soft tissue injuries. J Orthop Trauma 2003; 17: 683–688

28. Patella V, Speciale D, Patella S, Moretti B, Pesce V, Spinarelli A. Wound necrosis after total knee arthroplasty. Orthopedics 2008;31:807

29. DeFranzo AJ, Argenta LC, Marks MW, et al. The use of vacuumassisted closure therapy for the treatment of lower-extremity wounds with exposed bone. Plast Reconstr Surg 2001;108:1184–1191

30. Stannard JP, Volgas DA, McGwin G III, et al. Incisional negative pressure wound therapy after high-risk lower extremity fractures. J Orthop Trauma 2012;26:37–42

31. Attinger C, Cooper P. Soft tissue reconstruction for calcaneal fractures or osteomyelitis. Orthop Clin North Am 2001; 32:135–170

32. Mader JT, Calhoun J, Cobos J. In vitro evaluation of antibiotic diffusion from antibiotic-impregnated biodegradable beads and polymethylmethacrylate beads. Antimicrob Agents Chemother 1997;41: 415–418

33. Giordano CP, Koval KJ, Zuckerman JD, Desai P. Fracture blisters. Clin Orthop Relat Res 1994;307:214–221

34. Giordano CP, Koval KJ. Treatment of fracture blisters: a prospective study of 53 cases. J Orthop Trauma 1995; 9:171–176

35. Breugem CC, Strackee SD. Is there evidence-based guidance for timing of soft tissue coverage of grade III B tibia fractures? Int J Low Extrem Wounds 2006;5:261–270

36. Choudry U, Moran S, Karacor Z. Soft-tissue coverage and outcome of Gustilo grade IIIB midshaft tibia fractures: a 15-year experience. Plast Reconstr Surg 2008;122:479–485

37. Levin LS. Early versus delayed closure of open fractures. Injury 2007;38:896–899

38. Wood T, Sameem M, Avram R, Bhandari M, Petrisor B. A systematic review of early versus delayed wound closure in patients with open fractures requiring flap coverage. J Trauma Acure Care Surg 2012;72:1078–1085

39. Lenarz CJ, Watson JT, Moed BR, Israel H, Mullen JD, Macdonald JB. Timing of wound closure in open fractures based on cultures obtained after debridement. J Bone Joint Surg Am 2010;92:1921–1926

40. Karanas YL, Nigriny J, Chang J. The timing of microsurgical reconstruction in lower extremity trauma. Microsurgery 2008;28:632–634

41. Weitz-Marshall AD, Bosse MJ. Timing of closure of open fractures. J Am Acad Orthop Surg 2002;10:379–384

42. Liu DSH, Sofiadellis F, Ashton M, MacGill K, Webb A. Early soft tissue coverage and negative pressure wound therapy optimises patient outcomes in lower limb trauma. Injury 2012;43:772–778

43. Hertel R, Lambert SM, Müller S, Ballmer FT, Ganz R. On the timing of soft-tissue reconstruction for open fractures of the lower leg. Arch Orthop Trauma Surg 1999;119:7–12

44. Baechler MF, Groth AT, Nesti LJ, Martin BD. Soft tissue management of war wounds to the foot and ankle. Foot Ankle Clin 2010;15:113–138

45. Giordano V, Napoli S, Quercioli F, Mori A, Dini M. The solar system model for the reconstructive ladder. Plast Reconstr Surg 2011;128:336–337, author reply 337–338

46. Janis JE, Kwon RK, Attinger CE. The new reconstructive ladder: modifications to the traditional model. Plast Reconstr Surg 2011;127(Suppl 1):205S–212S

47. Scherer LA, Shiver S, Chang M, Meredith JW, Owings JT. The vacuum assisted closure device: a method of securing skin grafts and improving graft survival. Arch Surg 2002;137:930–933; discussion 933–934

48. Genecov DG, Schneider AM, Morykwas MJ, Parker D, White WL, Argenta LC. A controlled subatmospheric pressure dressing increases the rate of skin graft donor site reepithelialization. Ann Plast Surg 1998;40:219–225

49. Webb LX, Pape H-C. Current thought regarding the mechanism of action of negative pressure wound therapy with reticulated open cell foam. J Orthop Trauma 2008; 22(10, Suppl):135–177

50. Baldwin C, Potter M, Clayton E, Irvine L, Dye J. Topical negative pressure stimulates endothelial migration and proliferation: a suggested mechanism for improved integration of Integra. Ann Plast Surg 2009;62:92–96

51. Labler L, Rancan M, Mica L, Härter L, Mihic-Probst D, Keel M. Vacuum-assisted closure therapy

increases local interleukin-8 and vascular endothelial growth factor levels in traumatic wounds. J Trauma 2009;66:749–757
52. McNulty AK, Schmidt M, Feeley T, Kieswetter K. Effects of negative pressure wound therapy on fibroblast viability, chemotactic signaling, and proliferation in a provisional wound (fibrin) matrix. Wound Repair Regen 2007;15:838–846
53. Kairinos N, Solomons M, Hudson DA. Negative-pressure wound therapy I: the paradox of negative-pressure wound therapy. Plast Reconstr Surg 2009;123:589–598, discussion 599–600
54. Pollak AN, Powell ET, Fang R, Cooper EO, Ficke JR, Flaherty SF. Use of negative pressure wound therapy during aeromedical evacuation of patients with combat-related blast injuries. J Surg Orthop Adv 2010;19:44–48
55. Gerry R, Kwei S, Bayer L, Breuing KH. Silver-impregnated vacuum-assisted closure in the treatment of recalcitrant venous stasis ulcers. Ann Plast Surg 2007;59:58–62
56. Raad W, Lantis JC II, Tyrie L, Gendics C, Todd G. Vacuum-assisted closure instill as a method of sterilizing massive venous stasis wounds prior to split thickness skin graft placement. Int Wound J 2010;7:81–85
57. D'Hondt M, D'Haeninck A, Dedrye L, Penninckx F, Aerts R. Can vacuum-assisted closure and instillation therapy (VAC-Instill therapy) play a role in the treatment of the infected open abdomen? Tech Coloproctol 2011; 15:75–77
58. Jerome D. Advances in negative pressure wound therapy: the VAC instill. J Wound Ostomy Continence Nurs 2007; 34:191–194
59. Levin LS. New developments in flap techniques. J Am Acad Orthop Surg 2006;14(10 Spec No):S90–93
60. Pignatti M, Pasqualini M, Governa M, Bruti M, Rigotti G. Propeller flaps for leg reconstruction. J Plast Reconstr Aesthet Surg 2008;61:777–783
61. Sano K, Hallock GG, Hamazaki M, Daicyo Y. The perforator-based conjoint (chimeric) medial sural (medial gastrocnemius) free flap. Ann Plast Surg 2004; 53:588–592
62. Schmidt AB, Giessler GA. The muscular and the new osteomuscular composite peroneus brevis flap: experiences from 109 cases. Plast Reconstr Surg 2010; 126:924–932
63. Vergara-Amador E. Anatomical study of the ulnar dorsal artery and design of a new retrograde ulnar dorsal flap. Plast Reconstr Surg 2008;121:1716–1724
64. Yao SQ, Zhang FQ, Pan JS, Zhang YZ. Modified distally based sural nerve flaps in acute traumatic forefeet reconstructions. Ann Plast Surg 2009;63:77–80
65. Rodriguez ED, Bluebond-Langner R, Copeland C, Grim TN, Singh NK, Scalea T. Functional outcomes of posttraumatic lower limb salvage: a pilot study of anterolateral thigh perforator flaps versus muscle flaps. J Trauma 2009;66:1311–1314
66. Harry LE, Sandison A, Pearse MF, Paleolog EM, Nanchahal J. Comparison of the vascularity of fasciocutaneous tissue and muscle for coverage of open tibial fractures. Plast Reconstr Surg 2009;124:1211–1219
67. Penn-Barwell JG, Murray CK, Wenke JC. Early antibiotics and debridement independently reduce infection in an open fracture model. J Bone Joint Surg Br 2012;94:107–112
68. Al-Arabi YB, Nader M, Hamidian-Jahromi AR, Woods DA. The effect of the timing of antibiotics and surgical treatment on infection rates in open long-bone fractures: a 9-year prospective study from a district general hospital. Injury 2007;38:900–905
69. Skaggs DL, Friend L, Alman B, et al. The effect of surgical delay on acute infection following 554 open fractures in children. J Bone Joint Surg Am 2005;87:8–12
70. Spencer J, Smith A, Woods D. The effect of time delay on infection in open long-bone fractures: a 5-year prospective audit from a district general hospital. Ann R Coll Surg Engl 2004;86:108–112
71. Pollak AN, Jones AL, Castillo RC, Bosse MJ, MacKenzie EJ; LEAP Study Group. The relationship between time to surgical debridement and incidence of infection after open high-energy lower extremity trauma. J Bone Joint Surg Am 2010;92:7–15
72. Kamat AS. Infection rates in open fractures of the tibia: is the 6-hour rule fact or fiction? Adv Orthop 2011; 2011: 943495.
73. Brown KV, Walker JA, Cortez DS, Murray CK, Wenke JC. Earlier debridement and antibiotic administration decrease infection. J Surg Orthop Adv 2010;19:18–22

# 3 创伤性肌肉骨骼感染

著者：J. Tracy Watson
译者：任义军 李旭

感染是肌肉骨骼损伤的一种可怕的并发症，常发生在开放性骨折，但据报道有多达 5% 的病例见于闭合性骨折手术治疗后。在开放性骨折中，报道的 Gustilo Ⅰ 型开放性骨折的发生率为 10/1 000（0.1%），而 Gustilo Ⅲ 型开放性骨折的发生率为 25%~50%。发生感染时，治疗会变得困难和漫长，管理选择受限，患者的预后相对不良。如果感染使长骨骨折的治疗复杂化，每例患者的护理费用平均增加 20.5%，住院时间平均增加 36.2%。由于感染翻修手术的数量不断增加，对（美国）全国住院患者样本的分析表明，尽管 2000 年每项手术的平均医院成本保持相对稳定，但感染翻修手术的经济负担更大。与肌肉骨骼感染相关的管理费用差异很大，但高于与之前干预措施相关的费用，如选择性关节成形术或骨折治疗[1]。

据估计，美国用于治疗受感染的初次关节置换手术的医疗总费用从 2001 年的约 3.65 亿美元增加到 2011 年的约 7.71 亿美元；2015 年，这一数字超过 11 亿美元。预计到 2020 年，美国医院在此方面的花费将超过 16.3 亿美元（CI，15.7 亿~16.9 亿美元）。除了治疗感染性骨折的费用之外，相关的治疗费用也同样昂贵。例如，与骨折相关的坏死性筋膜炎的治疗可能特别昂贵，费用从 2 万美元到 86.6 万美元不等，总死亡率约为 10%[2]。

## 预防感染

由于肌肉骨骼感染的治疗难度较大，因此预防其发生至关重要，应采取措施增强机体的防御能力。应对营养状况进行评估，营养不良常见于受伤或住院的骨科患者，会导致机体免疫功能受损[3,4]，对体液免疫和细胞免疫机制都有不良影响。从病史或体检中收集的关于营养不良的信息可以通过实验室检测来评估，如血清白蛋白和总淋巴细胞计数，应分别高于 3.5 mg/mL 和 1 500 个 /mL。对于有明显营养不良表现或符合实验室诊断标准的病例，应给予营养支持。吸烟可导致伤口愈合失败，从而导致感染。应积极治疗损害免疫功能的疾病。合并多种疾病的患者，包括糖尿病、结缔组织疾病、外周血管疾病或任何可能损害患者免疫系统功能的疾病，术后尤其容易发生伤口感染。

本章将讨论开放性骨折感染的预防。至少部分导致开放性骨折感染的因素是可控的，其中最重要的是：①初始彻底清创和充分冲洗；②抗生素治疗。最初的清创手术必须是彻底的、仔细的、系统的。应纵向延长切口以充分显露。在高能量开放性骨折中，应暴露并检查骨端。识别所有异物和明显去血管化的组织并通过锐性解剖去除。尽量少用止血带，因为组织出血是其生存能力的最佳指标之一。创缘组织不应遭受额外的缺血，应系统、逐层地进行探查和清创。皮肤血运较差，在必要的区域（如手、足、胫骨前区域）应尽可能保留。每隔 24~48 小时重复清创，直到获得清洁、有血运的伤口。

应使用大量液体（8~10 L）冲洗创面。增大冲洗压力可以提高污染物去除的效果，但动物研究表明会导致骨愈合延迟。此外，高压冲洗实际上可能会使污染物进入创面深层，同时会向组织中注入空气和液体，可能会抑制身体清除感染的能力。因此，高压冲洗在理论上存在有利和不利的因素。研究者应用动物模型来演示哪些方面更具有临床相关性，以平衡更彻底的机械清洗与更大的生物破坏的关系。在一项研究中，在污染的生物发光伤口模型中使用不同的冲洗溶液对脉冲冲洗与简单的球囊注射器冲洗进行了对比。脉冲冲洗在冲洗量为3 L、6 L和9 L时，相对发光体的数量分别减少了52%、64%和70%；球囊注射器冲洗在相同的时间点上分别减少了33%、44%和51%[5]。然而，伤口评估是在常规时间间隔内进行的，48小时后脉冲灌洗组的细菌计数已恢复至灌洗前水平的94%。与之相比，使用球囊注射器组仅为48%[6]。

没有证据显示在开放性骨折处理中应用抗生素溶液进行冲洗有效，应该避免使用消毒剂，如碘伏、过氧化氢和洗必泰，因为它们对宿主的防御有潜在的危害[7]。在实验室研究中，清洁剂的使用显示了一定前景[8]。使用相同的生物发光动物骨折模型对冲洗液的有效性进行了评估[6]，包括生理盐水、杆菌肽、肥皂、苯扎氯铵，冲洗后对细菌计数进行了分析。细菌计数减少最多的是香皂，其次是苯扎氯铵、杆菌肽和生理盐水。肥皂组的增殖最高，可达预处理细菌水平的120%；生理盐水增殖率最低(68%)。同一作者的一项类似研究指出，饮用水也能有效降低细菌负荷，而且增殖率相对较低，仅为71%[9]。

目前，许多常用的方法如冲洗（盐水溶液除外）或高压冲洗设备，可能不会产生最佳的临床效果。一种较新的高压水刀技术，利用生理盐水形成的高压水线切除失活或坏死组织，然后通过抽吸装置将其从伤口中吸除。临床研究评估了这种低组织损伤技术，除了节省时间、无须大量冲洗，最重要的是减少了伤口闭合所需的烦琐程序[10,11]。将其用于治疗慢性下肢淤血性溃疡时，Caputo等[12]注意到清创时间比标准清创技术缩短了39%，脉冲灌洗和生理盐水的使用显著减少（$P<0.001$）。使用水刀处理的伤口闭合时间为71天，而传统治疗的伤口闭合时间为77天（$P=0.733$）。由于较短的清创时间和关闭时间，可明确节约成本。

显然，手术清创是伤口早期处理和避免术后伤口感染的最重要因素。在彻底清创与早期伤口闭合或覆盖之间，伤口应该避免外露、坏死，可使用适当的创面保护技术（如抗生素珠袋[13]）或伤口负压治疗（NPWT）如真空辅助闭合（VAC）系统（Kinetic Concepts Inc, San Antonio, TX）[14]。NPWT已被证明是治疗开放性骨折的有效方法，可在每次清创之间和最终伤口闭合前作为临时敷料使用。与使用细网纱布治疗的相似组相比，两组总感染发生率有显著性差异，接受NPWT治疗的患者发生感染的可能性仅为随机对照组患者的五分之一[15]。

对于开放性骨折，全身性抗生素治疗被认为是标准治疗，尽管药物的选择和使用时间也是有争议的。使用第一代头孢菌素2~3天对简单开放性骨折来说是足够的；而对复杂的开放性骨折（如Ⅲ级），应联合应用氨基糖苷类抗生素，并延长抗生素使用时间（5天）。特定环境的损伤，如发生在农田或水中的损伤，可能需要特定的抗生素。伤口有土壤污染时应加用青霉素以覆盖厌氧微生物。研究表明，无论清创的时间如何，尽早清创会使感染的发生率明显降低[16]。

骨折的稳定是预防感染的关键。对于不稳定性骨折，可以采用内固定或外固定来处理。在开放性骨折中，伤口充分清洁和冲洗后可行内固定[17]。使用微创技术，避免损伤骨或软组织的血供至关重要。

手术治疗闭合骨折的感染预防原则与其他骨科手术相同，不同的是这些手术应被视为高风险手术，因为存在置入了金属内置物以及创伤带来的免疫损害。严格遵守无菌技术已被证明可明显降低感染发生率[3]，包括限制手术室（OR）通道的使用，在术中（而不是术前）去除受影响的区域，用杀菌剂仔细和彻底备皮，轻柔地处理软组织，以及参与手术的每个人对无菌技术的严格掌握。在一项前瞻性随机双盲和安慰剂对照试验中，术前使用抗生素被证明可降低闭合性骨折手术感染的发生率[18]。预防性抗生素应在切皮前2小时内给予，至少应在止血带充气前10分钟给予[18]。术后持续使用抗生素超过24小时无明显益处。一项研究显示术前使用单剂量头孢曲松可成功预防感染的发生[17]。头孢唑林之所以被广泛使用，是因为它能对抗最常见的病原体（革兰阳性皮肤菌群），同时覆盖最常见的革兰阴性需氧菌，并且峰值浓度高、半衰期长以及在血肿中的浓度高[19]。

开放性骨折创面的闭合时机高度依赖主观判断，何时二期闭合创面没有明确的指导方针。DeLong 和 Borns 等[20]对开放性骨折进行了回顾性研究，发现有经验的骨科医生在进行彻底清创后立即闭合伤口，似乎不会明显增加感染或需要二次手术的概率。在这项研究中，骨折主要是低能量损伤；而对于那些高能量损伤，早期闭合创面可能加重组织失活和污染。

一项大型回顾性研究对冲洗和清创后的组织进行了细菌培养，用来评估整体伤口健康情况，在开放性骨折治疗中帮助确定伤口闭合时机[21]。如果冲洗和清创后培养在48小时内为阴性，则可以在下一次手术时成功闭合创面。然而，如果最初的清创后培养是阳性的，患者需要二次清创和清创后培养。这一过程应重复进行，直到培养呈阴性。一项研究使用该方案治疗600多例开放性骨折，结果显示开放性骨折的总感染率为4.3%；特别是 Gustilo Ⅲ B 型骨折，感染率只有4.2%。要在严重开放性骨折实现低的感染率，要求严格遵守清创和培养流程。作者发现对于高能量骨折的闭合不需要额外的时间，即使其在最终闭合前平均需要清创5次。作者认为在这些严重损伤中，为了避免感染，在伤口闭合前标记损伤区域、多次清创是非常有必要的。

在创伤手术中避免感染的一个关键，是在治疗闭合性骨折时选择合适的手术时机。许多闭合性骨折周围的软组织都有明显损伤，这些受损的软组织损害了皮肤的愈合能力或防御功能。在这种情况下，外科医生必须等到软组织愈合后才能进行最终的骨折手术。与之前的观点相反，目前认为没有一个安全的早期窗口允许对受损组织进行手术。一个常用的、可行的皮肤指标是：用两根手指轻轻地把皮肤捏在一起，如果它是柔软的、可移动的，并可形成正常的皱纹，则它能够忍受手术切口（图3.1）。在等待水疱、瘀斑和肿胀消退的同时，外科医生可以使用临时外固定装置来保持肢体的长度和力线，并为组织的愈合提供一定的稳定性，这种技术被称为"可活动的牵引"，可以跨越关节放置而没有不良影响[22]（图3.2）。这种技术通过悬挂支架和气动装置（如脚踏泵）使肢体抬高来帮助解决肿胀等问题。软组织的愈合可能需要几周。若干研究表明，与急性骨折切开复位内固定（ORIF）相比，这种复杂损伤的分阶段治疗策略可降低感染的发生率[23]。

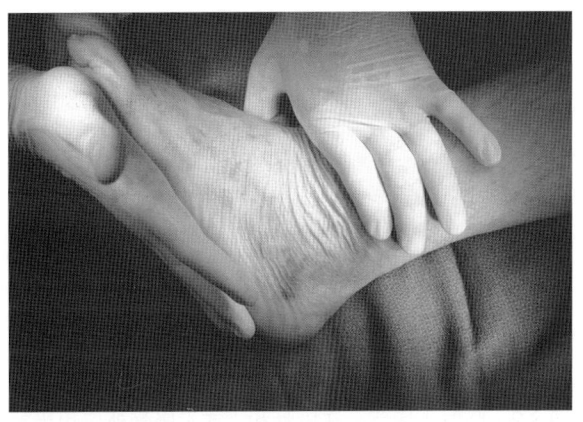

图3.1 皮肤褶皱。皮肤应该是柔软的、可移动的，很容易形成皱纹并被提起（跟骨术前准备）

在更换为最终固定时，在维持术中稳定性的情况下可部分拆卸外固定支架。用无菌敷料覆盖外固定支架，显露手术区域，外固定维持复位以便放置内固定[24]。据报道[25]，外固定针道感染可明显增加髓内钉感染的发生率，但外固定时间短且针道清洁时，这种并发症似乎不那么常见。虽然在2周内进行髓内固定是最好的，但是我们在使用了4周的临时外固定的情况下进行髓内固定也没有任何问题。

## 诊　断

创伤后骨髓炎常表现为疼痛、不稳定、慢性皮肤改变和瘘管内脓性引流（图3.3）。出现这种情况时，诊断很容易，但治疗可能比较困难。手术部位的局部感染，如果在内固定后14天内出现，通常仅局限于软组织[26]。传统的疼痛、发热，以及局部的肿胀、压痛、发热和红斑也可能是由受伤或手术治疗引起的。然而，出现典型的临床症状和伤口感染的迹象则很难解释为手术因素。最初的评估经常低估了骨折附近软组织包膜的损伤[27]。边缘皮肤坏死或浅表伤口破裂伴红斑或少量浆液性引流可能不代表细菌感染，而是一个与软组织损伤本身相关的过程。

患者如果是在手术2周后出现典型的感染症状，则超出了手术范围，而且可能会恶化而不是改善[26, 28~31]。患者可能有低毒性或慢性感染，临床症状或体征不明显或不易察觉。在整个骨折治疗过程中，外科医生应该对感染保持高度警惕，特别是在遇到骨折延迟愈合或骨不连时。

### 实验室检查

疑有术后早期感染时，应进行的初步检查通常包括白细胞计数（WBC）、血沉（ESR）和C反应蛋白（CRP）。急性感染时WBC计数增高，但慢性骨髓炎通常正常。ESR是一种敏感但非特异性的炎症测量方法，90%的严重骨科感染患者ESR升高。它会受许多因素的影响，如年龄、体液平衡、营养状况、吸烟状况和激素变化等。在主要的外科干预或广泛的创伤后，ESR通常会上升到较高水平，但应在6个月内恢复正常。由于灵敏度高，ESR多用于筛选。由于缺乏特异性，在解释ESR持续升高时必须谨慎，应将其作为一个独立的临床发现。ESR

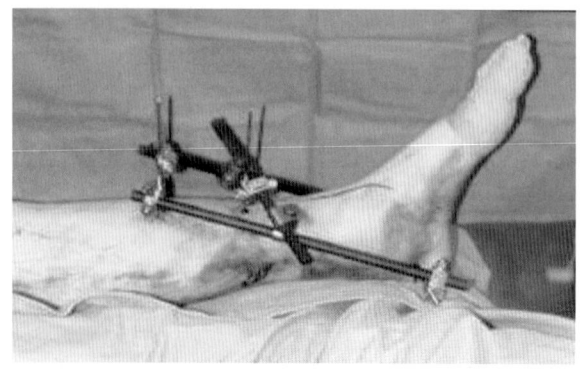

图3.2　临时外固定。在股骨和（或）胫骨处应用半针和跟骨穿针形成跨踝关节的外固定架，可以抬高下肢体并保持长度和力线。固定器通过牵张韧带使主要骨折块最大限度复位

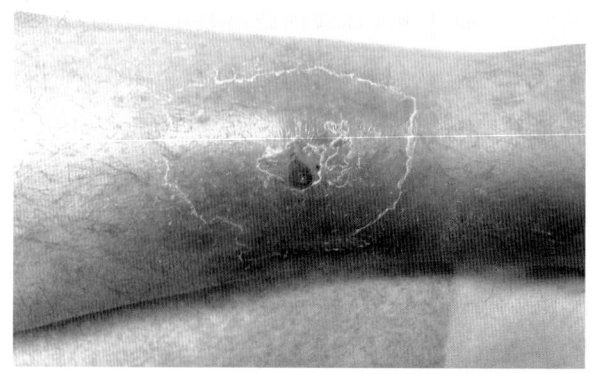

图3.3　胫骨开放性骨折6周后出现局部疼痛、肿胀、红斑、发热、压痛及皮肤改变。注意引流口周围皮肤边缘破损比较常见

结合患者的年龄和免疫状态可预测抗生素治疗成功与否；然而，ESR 本身并不能明确预测成功。

C 反应蛋白是一种急性期反应物，是组织对炎症或损伤的反应。在触发感染性炎症刺激后 6 小时内，血中 CRP 浓度增高数百倍。CRP 从血液中清除的速率恒定，半衰期为 24~28 小时。CRP 水平恢复到基线表明治疗有效。然而，如果 CRP 持续保持在高水平或出现第二次高峰，提示新的炎性过程或先前炎症、感染恶化[32]。在简单骨折手术后 CRP 会短暂升高，约在 2 天达到峰值，并在接下来的几天内迅速下降，在简单手术 3 周后达到基线水平。在感染性骨折则呈快速上升趋势，除非进行特殊治疗，否则不能恢复正常。

检测开放性骨折和骨不连患者的系列 CRP 水平，可能有助于预测手术后感染的发展。Wright 和 Khan[33] 检测了 52 例在开放性骨折和慢性感染以及对下肢骨不连进行软组织重建的患者，其中 41 例患者在最后一次手术后的 4 天内 CRP 达到了峰值，手术 4 天后 C 反应蛋白达峰值水平提示感染（$P<0.01$）。急性组和慢性组在第 2 天出现平均 CRP 峰值，伤口感染患者在第 7 天（$P=0.05$）和第 8 天（$P<0.001$）的 CRP 水平明显高于无感染患者。在整个治疗过程中，骨不连或深部感染患者的 CRP 水平持续升高。作者发现，CRP 在软组织覆盖后的第 2 天达到峰值，然后下降，第 4 天后出现的高峰提示感染或需要进一步的手术。慢性创伤患者的 CRP 下降较慢。术后 C 反应蛋白持续升高与感染有关[33]。

另一项研究也证实了系列 CRP 和白细胞介素 -6（IL-6）水平在预测骨折手术后感染方面的价值[34]。术前和术后第 2、4 天分别测定血清 CRP 和 IL-6 浓度。对于多数患者，CRP 水平在术后第 2 天高于术前；术后第 4 天，没有感染的患者 CRP 水平急剧下降（平均 8 g/mL），但随后出现感染的患者会持续升高。在发生感染的患者中，IL-6 浓度在第 2 天升高（平均 689 pg/mL），在第 4 天逐渐降低（平均 175 pg/mL）。作者认为，感染与 CRP 和 IL-6 水平相关，连续测量 IL-6 和 CRP 的血清水平有助于开放性骨折感染的早期诊断[34]。

在感染得到控制后，CRP 恢复正常的速度很快，在实施有效治疗后 8 小时内即可见 CRP 水平下降。ESR 和 CRP 的测量有助于鉴别感染和内固定的机械性松动，检测并发症，监测治疗效果。在这些方面，CRP 比 ESR 更敏感[35]。

## 影像学检查

### 放射影像学

在亚急性或慢性感染的诊断中，仍然推荐以常规 X 线片作为最初的影像学检查。深部感染患者可出现典型的 X 线表现，如骨膜抬高、骨内膜反应、内固定失败或松动、内置物周围伪影以及骨膜反应（图 3.4）。这些影像学改变发生在感染过程的后期，通常发生了骨质破坏或反应性改变。外伤后的变化和内固定会使 X 线影像模糊不清，诊断变得困难，从而导致较低的敏感度（<20%）。

### CT

CT 可以用于检测骨破坏和死骨、异物或气体的存在。CT 对骨髓炎诊断的敏感性和特异性为 65%~75%[36]。然而，在早期骨改变的检测中，CT 通常不如其他方法敏感。CT 扫描在确定骨连续性方面有价值，可以获得关于骨丢失或骨缺损区域的三维结构等有价值的信息，对计划根除感染并进行必要的重建是至关重要的[37,38]。

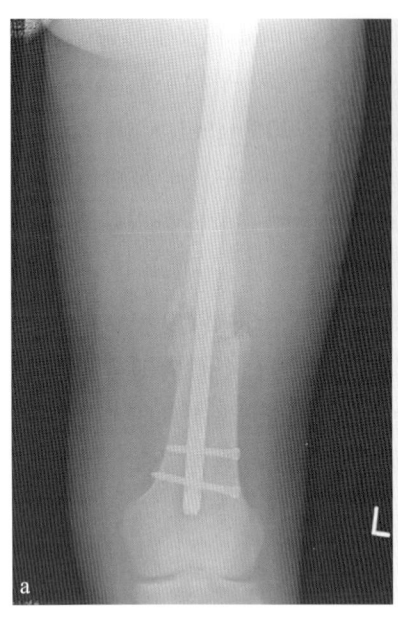
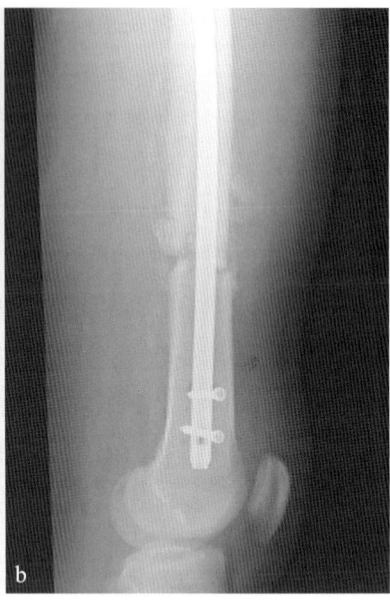

图 3.4 感染的 X 线征象。股骨开放性骨折髓内钉治疗 4 周后，患者出现局部疼痛、肿胀、发热，以及红细胞沉降率 >70。正（a）、侧位（b）X 线影像显示急性感染的特征：骨内膜反应、髓内钉和锁钉周围透亮区、骨膜抬高和反应性骨形成

## 核医学

骨显像比传统的 X 线片要灵敏得多。各种放射性药物可用于骨闪烁成像。传统的骨扫描使用聚磷酸锝（$^{99m}Tc$），在反应性新骨形成和骨血流量增加的区域会出现浓聚。然而，不能仅凭局部放射性物质摄取增加诊断为骨髓炎[37]，它对创伤后感染的特异性可能低于 20%[39]。为了克服这一限制，$^{99m}Tc$ 扫描常与其他类型的扫描相结合，如 $^{67}Ga$ 或 $^{111}In$ 标记的白细胞扫描。

使用 $^{111}In$ 标记的白细胞进行扫描提高了感染诊断的特异性。这项技术包括通过静脉穿刺取血，在体外对白细胞进行放射标记后将其重新注入患者体内，并延迟（16~24 小时）进行扫描。$^{111}In$ 标记的白细胞扫描在检测慢性感染方面的灵敏度要低得多。免疫闪烁成像技术，即用在体内结合白细胞的放射性标记单克隆抗体，可以更迅速地获得类似的信息，同时具有成像效果更佳、准确性和特异性更高的特点，而且不需要处理患者的血液[40]。

$^{99m}Tc$ 和 $^{111}In$ 标记白细胞的联合应用，对合并骨折的感染诊断的敏感性和特异性达 80% 以上。在骨创伤、外科手术和骨髓炎治疗后，放射性标记白细胞定位比 MRI 会更快恢复正常，因此假阳性结果的发生率明显降低[41]。

## MRI

MRI 可更准确地提供肌肉骨骼感染患者软组织局部受累程度信息。与核素成像相比，其解剖分辨率更高，有助于区分骨和软组织感染及其程度。MRI 已成为描述多种类型的肌肉骨骼感染不可或缺的工具，特别是对软组织感染的评估，包括蜂窝织炎、肌炎、筋膜炎、脓肿和感染性关节炎。在几项比较研究中，MRI 在检测骨髓炎的存在和确定骨髓炎的程度方面优于闪烁成像、CT 和常规 X 线检查。骨髓的 MRI 可视化有助于对早期骨髓炎的高灵敏度检测，尽管诊断的特异性得到了其他发现的帮助，如皮质破坏，这可能在 CT 中显示最清楚。MRI 对骨感染的总体敏感性近 100%，特异性为 60%~75%[39, 42]。使用钆剂可提高 MRI 区分脓

肿与蜂窝织炎或肌炎的能力。MRI 有助于鉴别急、慢性骨髓炎，检测在存在慢性炎症或其他创伤后损伤时陈旧感染的重激活[43]。

一项回顾性 MRI 研究发现，如果将 T2WI 的骨髓信号强度增高作为诊断骨感染的附加标准，其诊断骨受累的总体特异性可提高至 80% 以上，并且敏感性无明显降低。目前，骨髓炎的 MRI 诊断证据包括在 T2WI、T1WI 上的骨髓异常高信号，在 T2WI 和短 T1 反转恢复序列上骨髓的异常低信号（图 3.5）[37]。如果 MRI 表现模糊，则基本可排除慢性骨髓炎[44]。

多项前瞻性研究对 MRI 与三相骨扫描和 $^{111}$In 标记的白细胞（$^{111}$In-WBC）用于急性感染诊断的结果进行了比较，在三种检查的结果都出来后进行评估，以活检作为金标准计算三种诊断方法的敏感性。MRI 的灵敏度为 90% 或更高，而骨扫描的灵敏度为 70%，$^{111}$In 标记白细胞扫描的灵敏度为 45%。因此，MRI 应用于骨显像阳性患者，可以提高骨髓炎诊断的特异性和准确性[45]；同时，可对化脓性关节炎或蜂窝织炎与骨髓炎进行区别。

## 正电子发射断层成像

正电子发射断层成像（PET）结合 $^{18}$F 标记的氟脱氧葡萄糖（FDG），在感染诊断中的应用越来越广泛。它具有很高的敏感性和特异性，但应用并不广泛。目前已发现，FDG-PET 在感染和炎症部位会出现非特异性积聚。研究表明，PET 在评估慢性骨髓炎和假体周围感染方面特别有价值。然而，是否可将其用于骨折手术后的急性感染的诊断还尚未明确[36]。

## 细菌培养

特异性细菌学诊断需要从活检材料中培养出阳性病原体。皮肤瘘管或开放性伤口的引流拭子并不充分，穿刺活检也不能确保获得标本[46]。手术时应采集来自不同部位和组织的多份标本，送往实验室分别进行需氧和厌氧培养。对于某些特定患者，如免疫功能低下者，应行真菌或分枝杆菌标本培养。获得培养物的即时革兰染色是有用的，既可用于早期治疗，也可确保标

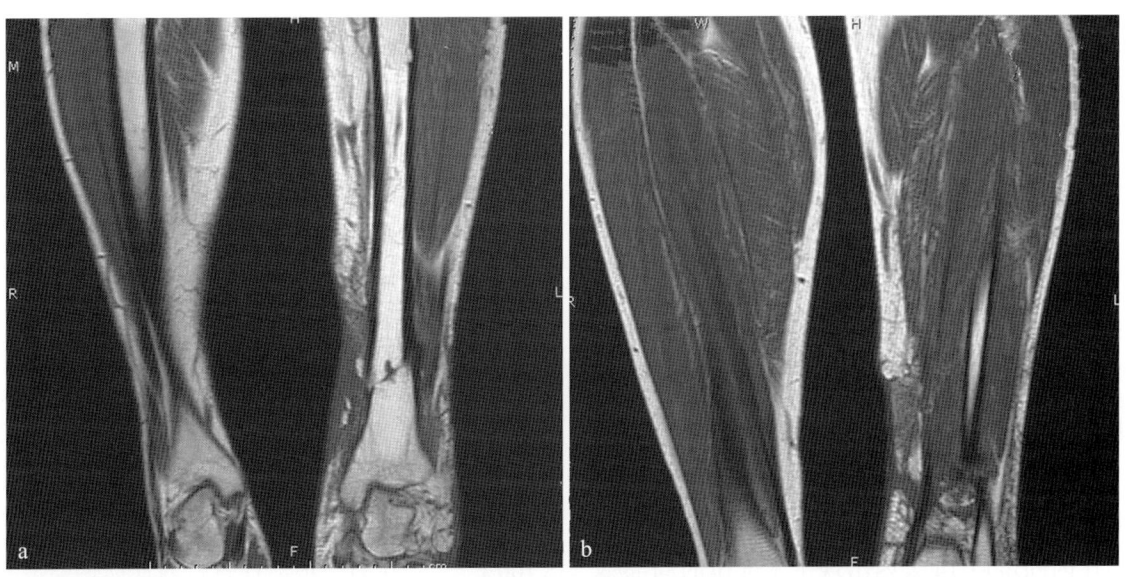

图 3.5 骨感染的 MRI 表现。患者有开放性胫骨骨折，采用冲洗、清创、延迟关闭和石膏固定来处理。在最初的随访中，移除石膏后发现肢体肿胀和柔软。a. T1WI 显示骨折部位中部信号强度降低。b. T2WI 显示骨折部位下方图像信号增强，骨髓强化，软组织水肿

本的快速处理,从而更好地促进机体恢复。

## 分期与分类

Cierny 等[47]根据骨受累的解剖结构和宿主的生理状态,对慢性骨髓炎的分期进行了分类:
- 1 型为髓内型,主要为骨内膜病变,表明感染局限于髓腔。
- 2 型是一种只涉及骨皮质外部的表面感染,多见于有持续感染病灶的骨质暴露时。
- 3 型为局限性骨髓炎,累及皮质全层至髓腔,兼有Ⅰ型和Ⅱ型特征。
- 4 型骨髓炎为弥漫性骨髓炎,病灶呈浸润性并有广泛的髓腔内破坏,常累及整块骨。所有感染性骨折和骨不连被认为是Ⅳ型骨髓炎。

宿主生理分类如下:
- A 型,宿主免疫系统功能强,生理代谢正常,血供良好。
- B 型,宿主存在局部或系统破坏,或者两者兼而有之,如服用糖皮质激素和周围血管疾病患者。
- C 型,宿主治疗无效。

骨髓炎的临床分期是由病变的解剖"类型"与宿主的生理状况决定的。多数创伤后骨髓炎患者被归为 Cierny 3 型或 4 型。慢性伤口感染可导致Ⅱ型骨髓炎。存在感染的髓内钉且胫骨完整、愈合、稳定的患者为 1 型。

许多其他特征可用于对创伤后的肌肉骨骼感染进行分类,以便做出治疗决定或进行预后评估。骨折愈合与骨不连的治疗选择非常重要。如果患者接受了内固定,内固定结构可能是稳定的或不稳定的。从手术干预到症状发展的时间,有助于确定感染的病因和严重程度。感染可被描述为急性(2~3周内)、亚急性或慢性。如果在内固定后14天内出现手术部位的局部感染,通常局限于软组织[27, 30]。

## 治 疗

### 抗生素治疗应用原则

在获得培养结果前,可根据经验选用广谱抗生素如头孢唑林,开始经验性治疗。培养结果应用于指导最终的抗生素治疗。尽管表皮葡萄球菌和革兰阴性菌所致的感染不断增加,而金黄色葡萄球菌(金葡菌)仍是最常见的致病菌[48]。金葡菌对青霉素的耐药性(如甲氧西林、奥拉西林)较为普遍并呈增高趋势。已有葡萄球菌对万古霉素耐药的报道,但到目前为止还很少见。为保持万古霉素的疗效,其应用仅限于确诊的耐甲氧西林感染病例,可考虑联合用药以提高疗效。利福平是一种常用的辅助药物,可以口服,但单独使用时可迅速导致耐药[48, 49]。口服喹诺酮类抗生素常用于治疗革兰阴性肠道菌引起的成人骨髓炎,用于治疗由铜绿假单胞菌或金黄色葡萄球菌引起的感染则会失败[48]。对于与骨科内置物相关的金黄色葡萄球菌感染,联合口服利福平是有益的[50]。大鼠模型实验证据显示,氟喹诺酮类特别是环丙沙星,可抑制骨愈合[51]。对于不寻常的、多重耐药的微生物感染,可能需要医院感染控制的介入。

传统肌肉骨骼感染的抗生素治疗时间为4~6周,抗生素的静脉给药可以在门诊或家庭通过经中心导管给药。一个简化替代方案被推荐用于治疗成人骨髓炎:抗生素静脉给药2周,然后口服4~6周,可获得相同的疗效[52]。

通过冲洗-引流并应用抗生素来治疗稳定的内固定术后感染的成功率很高。一项研究对20例骨髓炎患者进行了治疗,分别使用替考拉宁和口服环丙沙星或利福平,随后口服抗生素治疗,平均治疗28周(范围为12~64周),成功率为100%[53]。在另一项治疗骨科内置物感染(关节置换和骨折固定)的研究中,仅口服利福平和氧氟沙星，47 例患者中的 74% 获得了成功[50]。

## 钉（针）道感染

与外固定物使用相关的最常见的并发症是针道感染。针道感染的病因是多因素的，包括软组织侵犯或阻挡、置钉技术不当、针道护理不充分和固定物松动等。多项研究已经证明了固定针松动和针道感染之间的关系，稳定针-骨界面可以减少固定针相关并发症的发生。松质骨内的固定针常随时间推移而松动，而皮质骨内的固定针可长时间保持稳定和不受感染。为了使外固定架保持稳定，应该持续对每枚固定针都评估这些潜在的问题[54, 55]。

针道松动的放射学证据包括骨皮层疏松和透明，通常最初发生在钉道入口处皮质骨处（图3.6）。羟基磷灰石涂层或钛针的使用减少了固定针松动的发生。与不锈钢针相比，钛针的把持力（去除时的扭矩）显著提高[55]。对多份针道标本进行组织学检查发现，固定牢固的针道特征是无明显骨重建，而周围疏松的针道则以广泛的骨吸收和炎性浸润为特征。应该注意的是，即使没有机械性的固定针松动，也可能发生针道感染。

穿针技术对于提高固定针的阻力矩和减少松动非常重要。正确的技术首先是在穿针处直接做一个较大的皮肤切口，然后切开骨膜并钝性剥离。用小的 Penfield 剥离器轻轻剥离骨膜，避免了外部软组织的嵌入和坏死。插入钻套，先钻一个导向孔，用手将固定针插入正确的深度。如有软组织阻滞，应在插入后用小手术刀松解。

与预钻置钉技术相比，自钻自攻固定钉的把持力较低。通常情况下，使用自钻固定钉会有增加插入深度的趋势，以实现相对充分的把持力，但这可能会导致更多的软组织损伤[54]。取/置钉过程中，过多的热量会导致骨坏死（环形死骨）和早期松动。在插入自攻螺钉时，局部温度可能超过 55℃。证据显示，随着骨吸收增加、拉出强度降低和插入扭矩增加，双皮质微骨折有所增加[56, 57]。

Dahl 等[58]对钉道和针道并发症进行了分级：0 级，固定针位置正确，只需要每周进行针道护理。1 级感染表现为针道边缘炎症，但没有明显的渗液，治疗需要更频繁的针道护理，包括每天用温和的肥皂水或过氧化氢、生理盐水

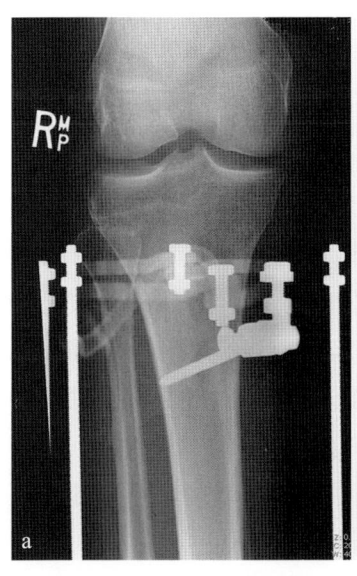
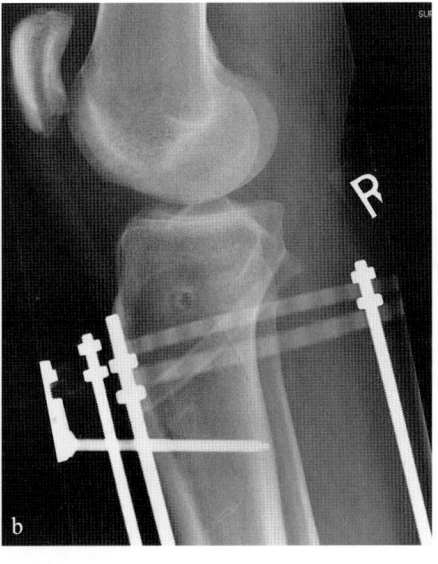

图 3.6 钉道感染的影像学征象。a. Schanz 钉道，入口处骨皮质周围呈透明状，提示存在一定程度的潜在固定钉松动。固定钉远端骨皮质完好无损，因此应密切监测此钉是否有感染迹象。b. 同一枚 Schanz 钉道的侧面影像。胫骨近端以往移除Schanz 钉残留的钉道，在钉道深处有死骨。请注意透明区域的放射密度。在去除 Schanz 钉时，应用刮匙搔刮钉道，以清除死骨

冲洗（图 3.7）。2 级针道感染包括置针部位发炎并有浆液流出。3 级针道感染包括置针部位发炎并有脓性分泌物。2 级和 3 级针道感染都需要口服抗生素和持续的针道护理。4 级针道感染包括局部浆液性或浆液性脓性引流，同时伴有红斑、炎症，X 线影像可见近、远端皮质骨溶解。一旦骨溶解可见，则提示双皮质受累，应立即移除固定针；如果需要保持外固定架稳定，则应在另一个位置重新置针。可用过氧化氢或其他收敛性冲洗剂对针道进行局部清创。只要在骨溶解处的 X 线影像上没有明显的放射性密度，就没有必要进行手术治疗。5 级针道感染包括局部炎症、脓性引流、骨溶解，以及髓腔内可见死骨或 Brodie 脓肿。此时存在深部感染，需要进行规范的冲洗、清创和分泌物培养，选择敏感抗生素；同时更换外固定针并进行针道清创（图 3.6）[59, 60]。

关于针道护理和感染预防，文献中没有一致意见。最近进行了一项前瞻性随机对照试验，比较每日行针道护理和无针道护理的效果，参数包括软组织界面完整性、针的稳定性、扭矩仪测定的扭转稳定性、置针部位骨溶解和疼痛[61]。研究显示，在肉芽组织和针道分泌物（36% 与 35%）、针道稳定（松动：20 针与 25 针）、骨质疏松（7 针与 6 针）、扭矩测量（平均 0.75 Nm 和最大 3.05 Nm，平均 0.60 Nm 和最大 3.55 Nm）等方面，两组（有针道护理与无针道护理）在统计学上无明显差异。研究建议，只要保证日常清洁和体质正常，没有必要常规进行针道护理[61]。然而，"什么都不做"可能不是对这些问题进行全面管理的最佳建议，特别对治疗依从性差的患者。

因此，针道护理的通用标准尚未明确，针道护理通常基于临床医师的偏好而不是严格的研究结果。理想情况下，针道护理方案应基于针道感染的病理生理过程[62]。需要注意的是，正确的置针技术可以消除大部分导致针道感染和继发性固定针松动的因素[21, 61-65]。如果使用适当的置针技术，每枚固定针周围的针道将完全愈合。一旦愈合，简单的淋浴而不进行任何其他针道清洁也是可以的[24, 67]。偶尔使用稀释的过氧化氢和生理盐水去除针周围的浆液性外痂可能是必要的[62, 64, 68-72]。

一般来说，建议配合使用生理盐水和稀释的过氧化氢溶液[62, 64, 71, 72]。对 Cochrane 数据库用"最有效的针道护理"进行检索，有随机对照试验（RCT）比较了不同的清洁或包扎方式对感染和其他并发症发生率的影响：3 项试验比较了清洁与不清洁，2 项试验比较了清洁溶液，1 项试验比较了每天或每周进行相同的针位护理，4 项试验比较了敷料。其中一项试验报道，与其他方案相比，使用半强度过氧化氢溶液清洗和使用干式敷料的方案感染率较低（9%）[73, 74]。

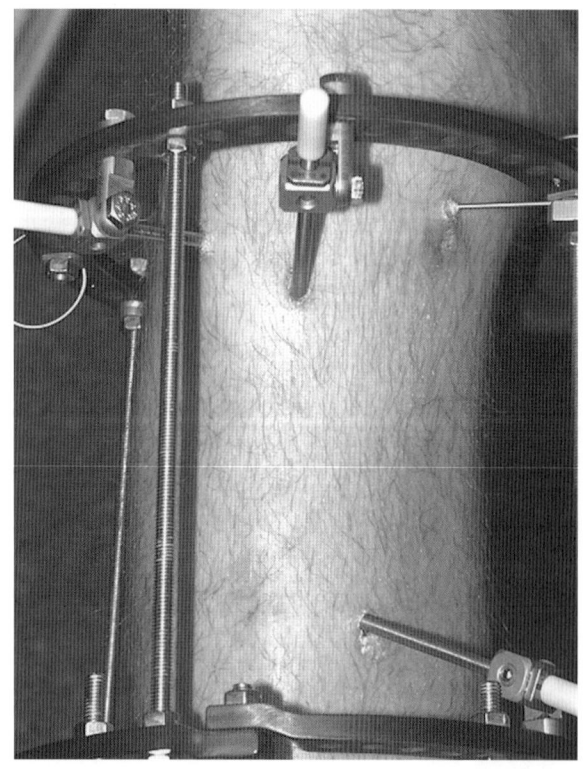

图 3.7 多个钉道出现轻微的红肿并有少量分泌物。周围皮肤已完全愈合，针 – 皮肤界面稳定，这些是 1 级和 2 级针道典型表现。因无感染和脓性分泌物迹象，故给予持续的针道清洁，无须使用抗生素

> **要点与技巧**
> - 使用外固定时，采用正确的置针技术是至关重要的，尽量避免随后发生针道感染，包括预钻针道，手动置钉，适当松解皮肤，针道周围皮肤加压。
> - 置入固定针后，先用敷料加压针道周围皮肤，避免使用油性药膏，不要用力清洗。简单的淋浴是最好的。如果外痂开始形成，尽量将其去除。

其他研究建议使用聚六亚甲基双胍、磺胺嘧啶银或10%聚乙烯吡咯烷酮碘（聚乳酸）浸渍的纱布包裹物，与浸泡在生理盐水中的纱布包裹物相比，可以降低发生针道感染的风险[65, 75, 76]。没有研究能提供足够的证据来证明单一某种针位护理策略可以将感染发生率降到最低[73, 76~79]。

清洗后的护理应避免使用油膏，因为油膏会抑制皮肤正常菌群，从而可能导致重复感染或针位定植[73, 80]。重要的是去除结痂物质，因为结痂物质会使针-皮肤界面变硬，增加针-骨界面的剪切力。术后应立即将加压敷料敷于针位，以稳定针-皮肤界面，减少针-皮肤的运动，从而减少坏死碎片的产生。通过"训练"皮肤，使固定针处保持稳定[64, 68, 77]，这样可以使固定针周围皮肤不受影响地愈合。一旦针道周围皮肤愈合，可在10天至2周内拆除加压敷料。如果需行针道引流，则应每天进行3次针道护理。换药时重新更换敷料并加压包扎，以尽量减少针-皮肤的异常运动[64, 77]。

## 内固定稳定的急性或亚急性感染

处理骨科内置物相关感染时，非手术医生的下意识建议通常是移除所有的内置物，获得深层培养物并全身使用抗生素。这只能说部分是正确的。培养是有益的，使用抗生素是必要的，但在急性感染骨折的情况下，应该坚决抵制在内置物稳定、功能正常的情况下将其去除。虽然一般认为无生命物质表面的存在增加了感染的风险，降低了导致感染的阈值，也使治疗获得成功的概率降低，但长期临床试验告诉我们，骨折的稳定会降低感染的发生率[17, 81]。动物研究结果证实了这一结论[82, 83]。不稳定性促进感染的机制尚不清楚，可能与损伤组织的血管重建、持续的组织损伤或增加的微坏死腔隙有关。虽然不稳定似乎会影响感染的处理，但感染的存在并不一定会阻碍骨愈合。合理的策略是保留稳定的内固定，这将会促进愈合；如果愈合后感染仍在继续，则可计划随后移除内固定（图3.8）。

关于急性感染型骨折的治疗，Berkes等[84]在采用标准化的手术清创方案、保留稳定的内固定以及根据培养结果选择静脉应用特定抗生素的情况下，骨折愈合率和感染的治愈率为75%。预测治疗失败的因素包括开放性骨折（$P=0.03$）、髓内钉的存在（$P=0.01$）、吸烟（与治疗失败高度相关），以及任何与假单胞菌或其他革兰阴性生物有关的感染。

其他作者也发现了有助于急性感染性骨折治疗获得成功的因素，包括内固定稳定、术后感染时间少于2周等。

与感染控制的另一个相关因素是彻底清创。如果在内置物周围、皮瓣下或切口处有脓液聚集，必须彻底清除。感染切口在冲洗和清创后应尽量不关闭，同时应尽量避免直接暴露接骨板、骨、肌腱或神经血管结构。如果不可避免地会使上述结构暴露，则应考虑用皮瓣覆盖。实现有效的伤口闭合的能力是治疗成功的另一个预测因素，可以在创面等待最终覆盖时使用VAC敷料（Kinefic concent Inc.）（图3.9）。

Rightmire等[85]治疗了一组在骨折手术后3周内出现急性感染的患者，在闭合前平均做了2次手术清创。被判定治疗失败的病例是那些固

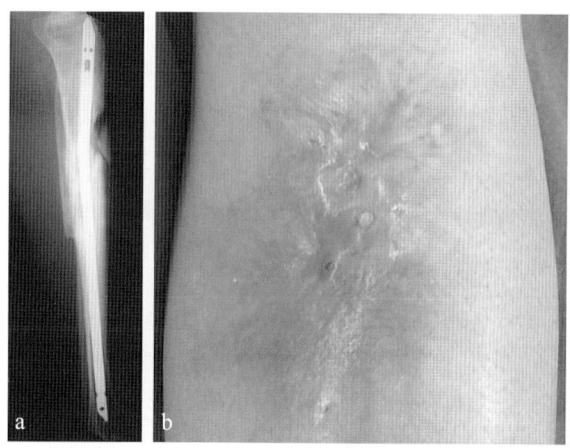
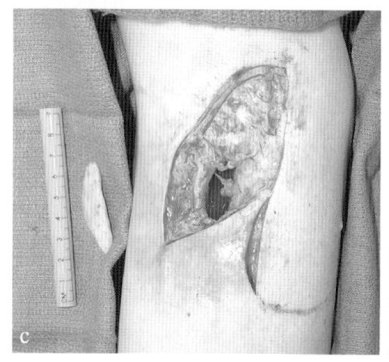
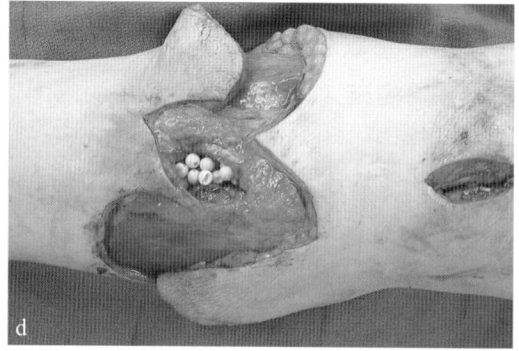
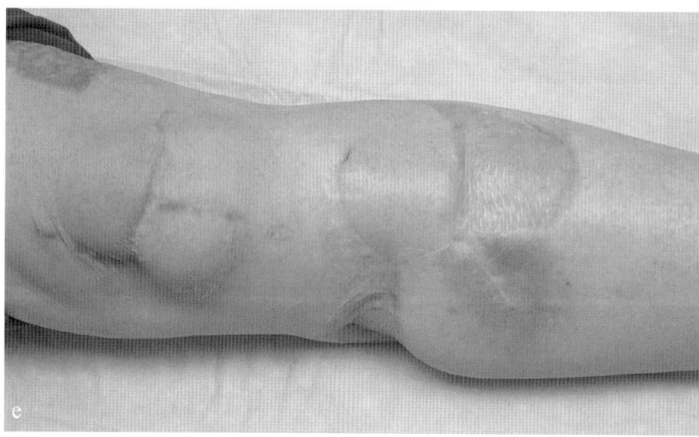
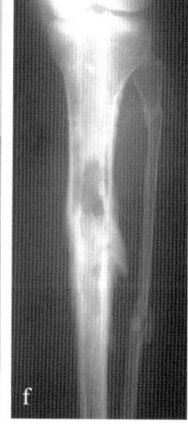

图 3.8 采用稳定内固定治疗感染。对开放性胫骨骨折，在冲洗、清创和扩髓后行髓内固定。术后 8 周，开放创面出现肿胀、红斑和渗出。行冲洗、清创和组织活检培养，采用伤口护理和抗生素进行治疗。a. 髓内钉提供持续的稳定性，直至骨愈合。b. 骨折愈合，胫前创面持续存在并有渗出。切除手术周围软组织瘢痕，去除髓内钉，行髓内清创并置入可吸收抗生素珠链。c. 清创，切除死骨。d. 放置抗生素珠链，旋转皮瓣覆盖创面。e, f. 临床表现及前后位 X 线影像显示愈合后 1 年无感染复发

定失败，或采用除清创术和抑制抗生素以外的其他治疗方法的病例（如最初使用湿性，随后改为干性敷料）。多数清创失败和保留内固定并行抗生素治疗的感染性骨折病例在初次手术后 3 个月内失败，吸烟者失败的风险明显高于不吸烟者。这项研究证实了其他研究者在治疗急性骨折感染时的发现，即吸烟是治疗失败的独立预测因素。据估计，在这些研究中，吸烟者失败的风险至少是不吸烟者的 3~4 倍。

## 内固定不稳定的术后急性或亚急性感染

### 清 创

过度运动的存在、X 线影像上的内固定移位，或螺钉/棒/内固定周围的透亮影，都表示存在不稳定。这种不稳定性损害了机体控制感染和使骨折愈合的能力。附着在金属内固定物或死骨等表面的细菌，通过形成具有保护作用

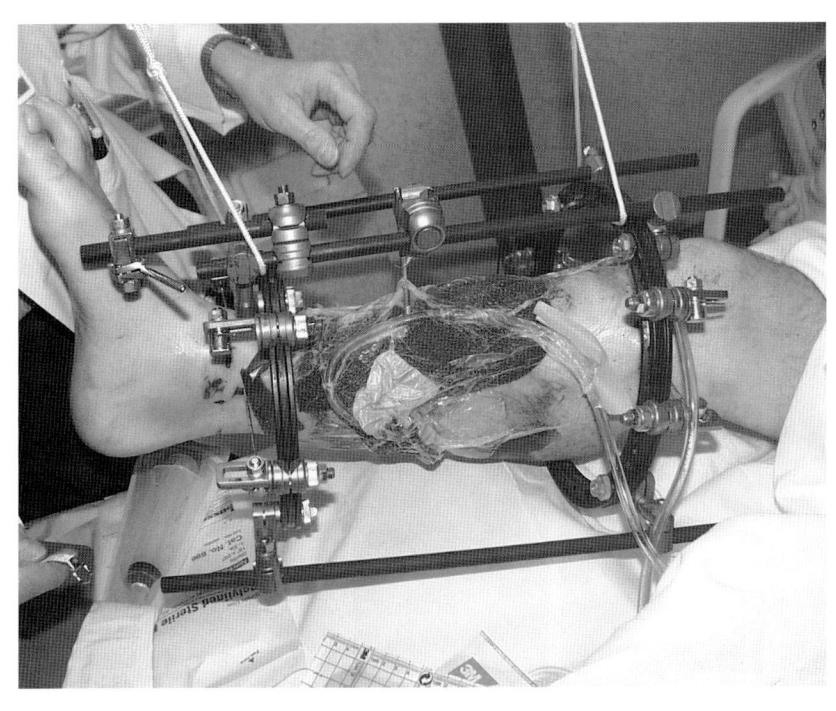

图 3.9 对开放性胫骨骨折创面进行清创和外固定架固定后,采用真空辅助闭合(VAC)敷料覆盖

的生物膜对抗生素产生耐药性。在内固定不稳定或骨折对线不佳的情况下,应移除内固定(**图 3.10**)。

感染性骨折的动物模型研究证明,骨折的不稳定不利于控制感染[82]。术后 2 周内,内固定稳定的骨折的感染率低于固定针松动的不稳定性骨折。骨折处的稳定降低了金黄色葡萄球菌和其他革兰阳性菌导致感染的概率。但内固定组革兰阴性菌感染更严重,只有去除内固定物才能根除感染。

Friedrich 和 Klaue[86]在评估感染性骨折时也在内固定表面注意到了类似的发现。45% 的不稳定性骨折发生感染,但内固定稳定的骨折未发生感染。采用牢固的内固定,感染性骨折与非感染性骨折的愈合时间无明显差异。

显然,必须在初始清创时确定骨折固定后的稳定性。骨折部位的游离骨碎片,可以是在最初的清创手术中遗留下来的,也可以是在内固定过程中形成的。多数情况下,这种死骨不能被排出,抗生素也不能穿透它(**图 3.8c**)。除非将碎片切除,否则感染将无法根除[47, 59, 87]。

切除窦道周围瘢痕以及无血运的软组织,感染骨周围的纤维瘢痕组织也应去掉,但注意避免剥离活骨的骨膜(**图 3.8b,c**)。在清创过程中应仔细观察以发现点状出血,提示有足够的血供。这种"红辣椒"信号是活骨的特征,有助于确定清创的界限[87]。使用高速磨钻与止血带轻轻去除皮质骨,有助于术者发现这种迹象。用冲洗的方法降低温度,避免对骨造成烧灼损伤。

局限于髓腔的感染可通过扩髓充分清除。在取出感染的髓内钉后,使用直径比髓内钉大 1~2 mm 的弹性髓内铰刀扩髓,可以清除髓内钉道的无血运组织。如果采用这种技术,术者在采用扩髓时应避免剥离骨外膜,以防皮质骨失活。这种情况容易发生在拆除不稳定接骨板改为髓内固定时,可造成大段死骨。间隔 6 周进行手术可以降低风险[87, 88]。为了减少扩髓的潜在热效应,不应使用充气止血带。扩髓应缓慢进行,并用生理盐水冲洗来降温。打开远

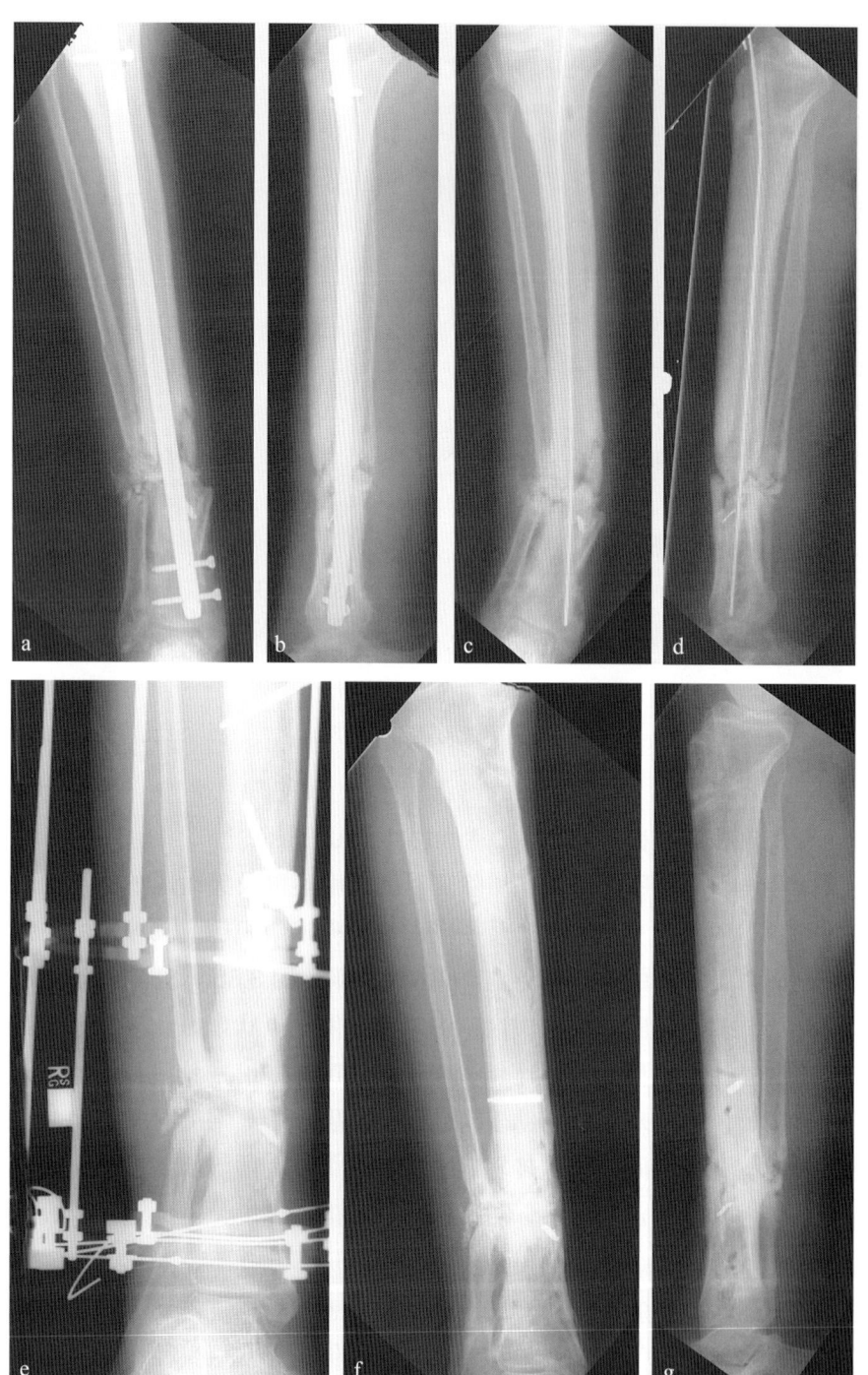

图 3.10 a，b. 开放性胫骨干骨折髓内钉固定术后出现急性感染。在 X 线影像中可见髓内钉和锁定螺钉周围存在透亮影，胫骨对线不良。c，d. 去除内固定物并行髓内清创后，用含抗生素的骨水泥处理髓内死腔。e，f. 在适当的抗生素治疗 6 周后，取出内固定物，用环形固定器逐渐矫正多种畸形，包括角度、长度和旋转。g. 闭合牵张实现骨再生，无须额外的骨移植。治疗 15 周后，胫骨干骨折愈合，无感染

端胫骨髓腔，以提供有效的髓腔灌洗，创建持续对口引流[88, 89]。多需要2次以上的清创才能达到细菌培养阴性[47, 90]。

## 骨缺损的处理

去除内固定和死骨会形成死腔，而死腔需要活组织填充。消除死腔和提供持久的软组织覆盖，对控制感染至关重要。在急性或亚急性切口感染，虽然创面闭合有益，但伤口必须保持开放。采用游离皮瓣或转移皮瓣进行覆盖是必要的。骨缺损处暂时用局部抗生素珠链填充。在开放性骨折治疗的初始阶段，使用抗生素珠链可以有效降低感染的发生率。对于2型开放性骨折，使用抗生素珠链可将感染率从15%~20%降至3%~4%；同样，用于3型骨折时，可使感染率从20%~44%降至4%左右[13, 29]。

NPWT结合抗生素珠链，被认为是处理死腔的有效措施。最近的肌肉骨骼损伤动物模型研究，比较了单独使用抗生素珠链和抗生素珠链联合NPWT的有效性[91]。NPWT加抗生素珠链组比单独使用抗生素珠链组伤口中的细菌浓度高6倍，NPWT引流液中有高浓度的抗生素持续存在，这从本质上证明了负压装置会将大部分残留的抗生素从伤口中移除。作者认为，虽然NPWT加抗生素珠链是一个很有吸引力的选择，但它降低了局部抗生素珠链的整体有效性，因此不应联合应用[91]。

## 外固定

### 视频 3.1　下肢环形外固定架

发生感染后，通常会移除内固定改为外固定。一旦达到稳定，骨折会愈合，而感染会明显减轻。外固定架的类型取决于伤口的位置和骨折的复杂程度。不太稳定的骨折需要复杂的框架来控制骨折端的移位。由于外固定架能够实现对骨折块的加压，对于粉碎性骨折的骨折间隙和部分骨丢失可以通过加压予以闭合。骨折愈合后，继发于骨对线不良的骨折间隙得到了纠正。这些可通过环形外固定架和部分可三维可调节的单边外固定架来完成。

可允许部分负重，因为间歇性负重可以防止额外的骨流失和失用性萎缩。如有关节周围感染，跨关节外固定可为骨和软组织提供充分的稳定性，有利于清创和二期重建，因为钉道可置于软组织重建区外的关节的任何一侧（图 3.11）。

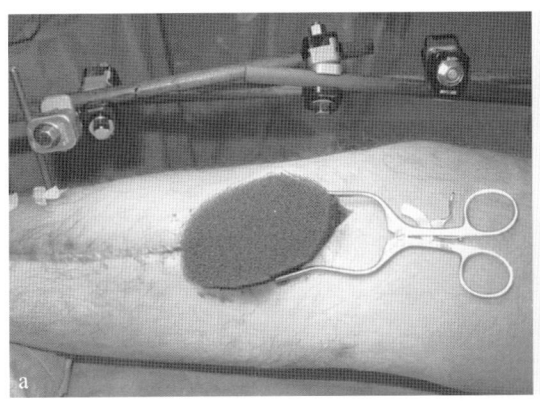 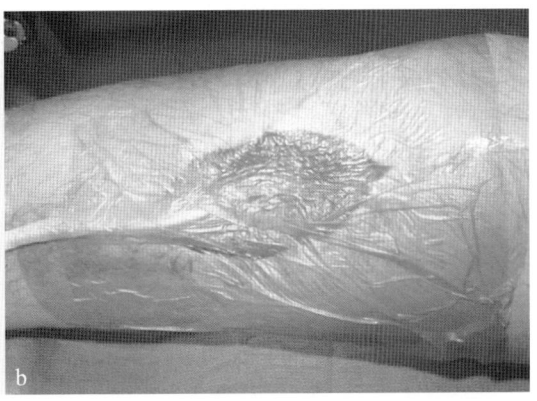

图 3.11　胫骨平台骨折切开复位内固定术后5周发生亚急性感染，并发筋膜室综合征。去除内固定，用跨膝关节外固定架提供临时固定，期间多次清创和并用抗生素珠链填充创面。在根除感染和软组织恢复后（需要旋转皮瓣），行植骨内固定以重建胫骨平台。a. 在使用跨关节外固定架（股骨和胫骨）的清创术后，使用 VAC 装置封闭创面。b. 持续负压吸引

在关节周围可使用 Ilizarov 环形外固定架（Smith & Nephew，Memphis，TN），因为它允许负重和矫正畸形或错位（图 3.12）。此外，它可以在骨不愈合部位实现加压或牵开。Ilizarov 外固定技术可用于节段性骨缺损和难治愈的感染性骨折的处理[58,92~94]。

随着外固定装置和技术变得越来越复杂，通过一个简单的装置在固定的同时矫正复杂骨折畸形变得越来越有吸引力。Taylor 空间支架（TSF，Smith & Nephew）被设计用于在 6 个轴向上同时进行矫正，即冠状面成角与平移、矢状面成角、平移与旋转，以及表现为下肢不等长的轴位对线。六足框架（hexapod-type）可在骨折端任何方向上安装环架，多在骨折部位上方。应用复杂的环形固定器对技术要求很高，"六轴""六足"概念大大简化了这项技术。

## 慢性骨髓炎

### 清创

创伤后慢性骨感染很常见，仅用抗生素治疗很少能成功。如果骨折愈合后感染仍然存在，则必须清除内固定以及失活的骨和软组织。一般情况下通过原来的切口清除所有坏死的软组织。对于功能重要但能否存活有疑问的结构如肌腱和韧带，可以分阶段处理。注意不要从骨上剥离可存活的骨膜。瘢痕或游离的骨块应该移除，直到剩下的骨看起来健康并且血运良好。如前所述，使用高速磨钻去除骨质的损伤较小。

### 局部应用抗生素

#### 视频 3.2 抗生素珠袋

清创后的创面需二期移植或修复，通常在清创后放置抗生素浸渍的聚甲基丙烯酸甲酯（PMMA）珠、棒或块，抗生素通过表面扩散释出 PMMA，以在局部提供高浓度的抗生素，同时防止出现抗生素的全身毒性。尽管多数药物在最初的 24 小时内就被代谢，但在某些情况下，药物在局部的浓度保持在治疗水平以可长达 90 天，组织中的药物浓度可能比洗脱实验中观察到的更高，持续时间也更长。含庆大霉素的骨水泥珠链在局部所形成的浓度可达全身给药的 200 倍[95]，血清和尿液中的浓度至少比组织浓度低 5~10 倍，在许多研究中甚至无法检测到。

动物研究表明，用含抗生素的聚甲基丙烯酸甲酯（PMMA）微球治疗骨髓炎与全身应用抗生素治疗效果一样，甚至更好[96,97]。与单独

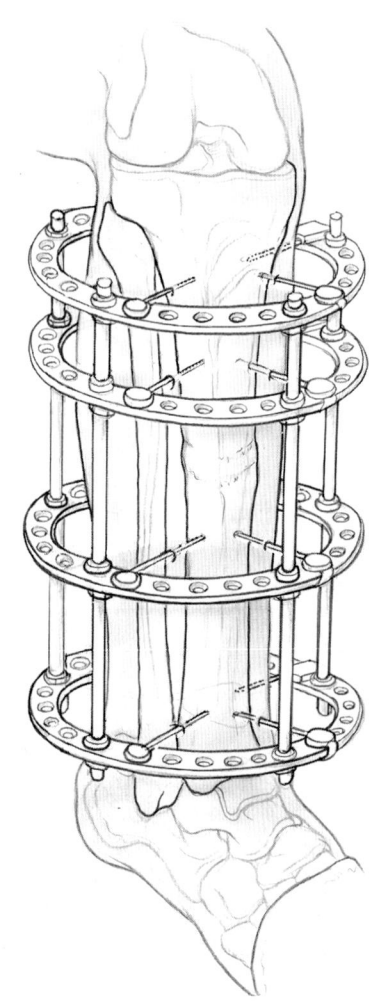

图 3.12 用于畸形矫正和牵张成骨的 Ilizarov 外固定架，可以使用绷紧的细针或半针

使用抗生素珠链相比，使用抗生素珠链联合全身性应用抗生素可显著减少有污染、坏死骨的兔的伤口感染[98]。全身性应用抗生素对坏死骨无效，但局部用抗生素珠链可在死骨处形成较高的抗生素浓度。

慢性骨髓炎的研究结果显示，联合使用抗生素珠链与全身性抗生素可使疗效得到改善。虽然许多外科医生认为用于治疗骨髓炎的抗生素珠链应该被移除，但有回顾性研究表明，将抗生素珠链留在原位效果更好[99]。

许多抗生素可用于制作抗生素珠链。此处选择的抗生素必须具有以下特征：水溶性，广谱，耐受性好，耐热，低浓度杀菌，粉末状。抗生素可以混合使用，临床应用中常见的例子是妥布霉素加万古霉素。据报道，Palacos骨水泥（Biomet Orthopedic Inc, War saw, IN）比其他类型的骨水泥能更好地释放抗生素。我们通常将2.4 g（两小瓶）妥布霉素粉加入40 g PMMA中。可以添加更多的抗生素，但24 mL抗生素与120 mL Palacos骨水泥的体积比是硬化成功的极限。这种混合物可以用市面上买到的模具制成珠子，也可以手工卷成珠子，以金属丝或缝线串起来（图3.13）。抗生素珠链可以在室温下在无菌容器中储存很长一段时间。使用抗生素珠链进行治疗时，伤口应封闭，包括用组织瓣或半透膜覆盖（抗生素珠袋技术）（图3.14）。

取出髓内钉后，放置抗生素珠链并不能提供机械性支持。髓内的抗生素珠链必须在10~14天内取出，否则移除可能非常困难[29, 87, 89]。抗生素骨水泥杆可以用模具制备[94]。以取出的髓内钉作为模板来确定模具的内径，以及所制备的抗生素骨水泥杆的长度。一根预弯的3 mm导丝提前置于模具的中心，以在抗生素骨水泥杆成形过程中控制成形轮廓和尺寸。将液体骨水泥-抗生素混合物倒入骨水泥枪中，并沿模具注入导丝周围。骨水泥固化后，沿纵轴切开模具，完好剥离骨水泥棒。对髓腔进行彻底清创后，将抗生素骨水泥杆插入髓腔，可以提供一定程度的稳定（图3.10）。如果需要进行额外的清创，可更换抗生素骨水泥杆。在最终关闭时，将抗生素骨水泥杆保留于髓腔内，直接关闭切口即可。6~8周后可出现骨重建。

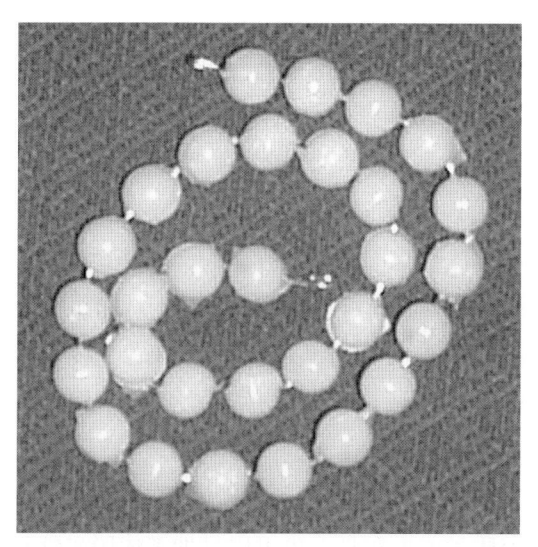

图3.13 用模具制作的聚甲基丙烯酸甲酯抗生素珠链

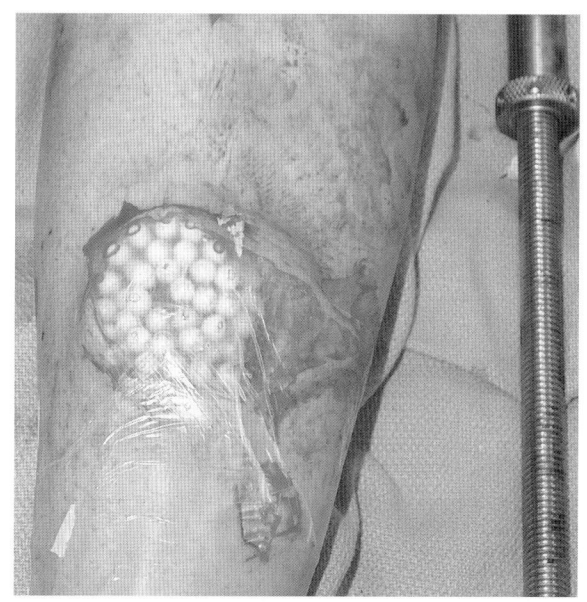

图3.14 初始清创后覆盖开放性胫骨骨折创面的抗生素珠袋

已对各种可在局部形成较高的抗生素浓度且无须移除的可吸收载体进行了研究，包括脱矿骨基质、骨移植物[100]、冻干人纤维蛋白、聚乙醇酸（PGA）[101]和聚己内酯[102]等。临床应用最多的材料是硫酸钙珠。该物质具有骨传导性，也可作为骨移植的替代物。因为人体会吸收它，硫酸钙珠可以释放其中全部的抗生素，而PMMA只会释放约20%的浸渍药物。在一项对25例创伤后发生感染的长骨缺损患者的研究中，使用抗生素浸渍的硫酸钙珠进行治疗，23例（92%）感染消失，治愈了16例骨不连中的14例（9例需要植骨）[103]。值得注意的是，有些患者的引流系统是无菌的，当硫酸钙被吸收后，引流系统就会自动失效。

## 软组织覆盖

用软组织覆盖缺损处改善其血供，并为其提供了一个完整的保护屏障。用软组织覆盖可以早期关闭创面，但往往需要采用某些类型的软组织皮瓣，包括局部旋转皮瓣或远处游离皮瓣。多数肌瓣血供丰富，覆盖缺损区域后可通过增加该区域的血供来提供细胞和体液免疫成分以及全身性抗生素，从而提高局部抗感染能力[104, 105]。首次手术时，应提前计划好软组织覆盖的方法和时机，详见第2章。皮瓣覆盖抗生素占位器并行延迟植骨[89]，也可同时进行[106]。游离皮瓣在术后6~8周后才能完全成熟。适当的清创与即刻的肌皮瓣覆盖相结合时，静脉应用抗生素的疗程可缩短至2周，在27例下肢骨髓炎患者中，成功率高达89%[107]。游离组织移植技术要求很高，供体部位并发症的发生率和皮瓣失败的风险都很高。有节段性缺陷和不稳定性的患者，尽管覆盖成功，但复发率更高，提示骨稳定性对控制感染很重要[105]。

## 愈合：清创后的骨缺损重建

视频3.3 膝关节融合术
视频3.4 膝上截肢

充分清创后残留的组织部分偶有成骨潜能，但过度运动阻止了骨愈合。骨折端之间的纤维软骨组织具有成骨潜能，消除扭转和轴向不稳定性后，可充分发挥其成骨潜能。存在于骨折部位的多能干细胞将在耦合稳定和血管分布的环境中选择性地分化为成骨细胞[92]。在这种情况下，可以通过各种翻修手术来实现骨折愈合。稳定的髓内钉固定和局部抗生素治疗已被证明效果良好。在干骺端感染中，完成软组织重建并控制了伤口后，选择接骨板固定通常效果较好（图3.15）。

清创通常会导致骨缺损，超出了骨的愈合能力。如果清创涉及关节表面承重部分，重建的选择有限。有时在切除感染的关节部分后可以用抗生素骨水泥填充并全身应用抗生素，最终行人工关节置换。然而，这通常需要关节融合、截骨、关节成形或截肢，特别是对功能严重受损或多种/耐药微生物感染的患者。当需要切除的骨主要位于骨干或干骺端时，有多种重建选择来恢复骨的完整性。

骨重建的方式很多，传统的技术包括开放自体骨移植、扩髓、带血管蒂的游离组织移植（肌肉和骨）和牵张成骨技术。其他可能提供生物学刺激的模式包括电刺激和超声。最近，在动物和人类骨不连的研究中，注射或植入骨生长因子和自体细胞移植物已被证明可促进骨愈合。新的复合植骨技术[108]与带血管蒂的软组织包膜、Masquelet技术[109, 110]以及钛段性骨置换技术[111]，已被证明可成功重建慢性节段性骨缺损。自体骨移植愈合最快、最可靠，但数量有限，并有发生供体部位并发症的风险。同种异体骨可以是松质骨或皮质骨，也可以是加工成脱矿骨基质

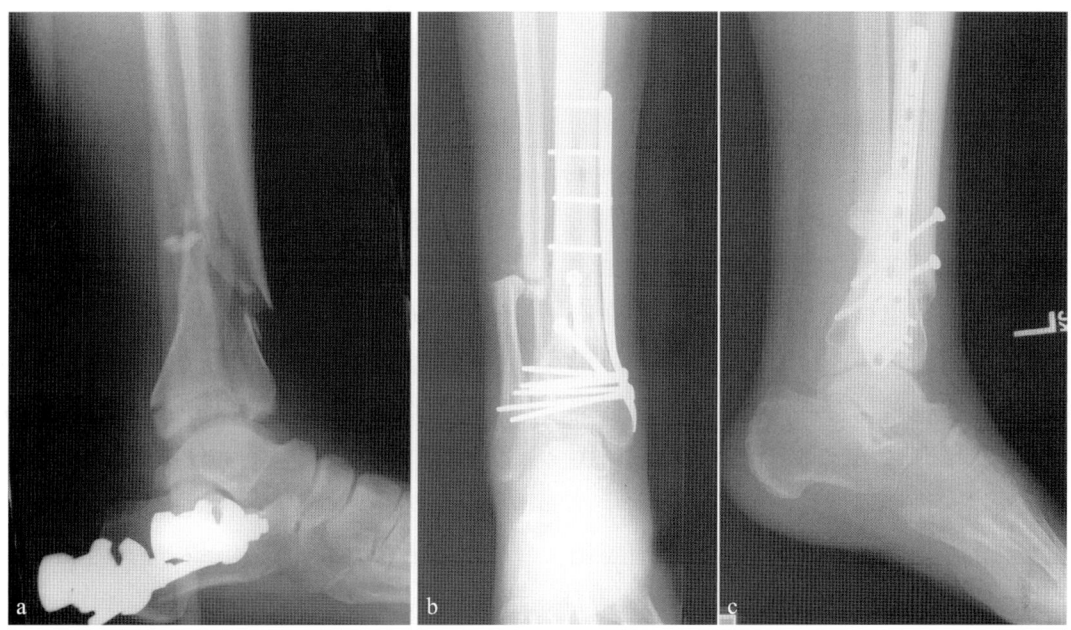

**图 3.15** 开放性胫骨远端骨折早期进行局部伤口护理和石膏固定，患者出现急性感染，软组织其他方面情况良好。a. 采用跨越式外固定架固定并进行冲洗和清创以根除感染。软组织愈合后，移除外固定器，以便在最终重建前使置针处愈合。b，c. 成功行干骺端骨移植修复，肢体无感染

等骨成分。牵张成骨是一种利用外固定技术在使骨折端间的间质组织处形成张力，从而形成新骨的技术。在某些情况下，其他方法如骨短缩术也是可以接受的。

骨移植有三种潜在的功能：成骨、骨传导和结构支持。成骨有两种方式。一种是表面成骨，成骨细胞可以通过扩散接受营养，在移植中成活并增殖形成更多的活性骨组织。松质骨移植具有更大的表面积，比皮质骨移植更具有潜力。另一种成骨方法是诱导成骨，即从宿主组织中募集和刺激成骨前体细胞（间充质细胞）。这一过程受移植物源性生长因子的刺激，如骨形态发生蛋白、转化生长因子 –b（TGF–b）、胰岛素样生长因子1和2、血小板源性生长因子等。

骨移植的第二个功能是骨传导，包括血管增生和毛细血管沿移植物的开放空间向内生长，接着是细胞分化以及骨的形成和重塑。

移植物的第三个功能是提供结构支持。在骨干中，这需要皮质骨移植。在用填充物充满干骺端空隙来支持关节面（如胫骨平台）的情况下，也可使用松质骨移植。

移植物的融合过程发生了宿主反应，每个阶段的持续时间取决于移植物的类型。最初的两个阶段是出血和炎症，可产生许多活跃的细胞因子，有助于启动随后的阶段。第三个阶段是血管增生和向内生长。长入的毛细血管的周围组织内有可以分化为骨祖细胞的间充质细胞。第四个阶段包括无血管骨片的破骨吸收和成骨细胞同时产生新的骨基质。在最后的阶段，新骨会根据宿主部位的机械环境进行重塑和再定向[112]。

移植物在自体松质骨中融合最快，在无血管皮质骨中融合最慢。在犬模型中，同种异体骨移植和自体骨移植的过程相同，但其速度只有同种异体骨移植的一半。在人类中，这一过程似乎比在狗还要慢，而无血管的皮质支撑同种异体骨移植可能需要数年时间才能缓慢地进行替代；在许多情况下，甚至不能完全替代。

松质骨移植

新鲜自体松质骨移植是最快速、最可靠的骨移植类型，其小梁结构有助于快速实现再血管化，5 mm 移植物可在 20~25 天内完全血管化。大的表面积可使更多的移植细胞存活。移植物处理对提高存活率也很重要，应将其保存在冷冻的盐水或血液中，获取后要避免干燥。一般松质骨移植不提供结构支持，除非涉及干骺端缺损，如胫骨平台骨折，固定牢固时可以对关节面进行支撑。这些移植物的存活依赖宿主血管的长入，在血管丰富的组织中表现最好（图 3.16）。

**手术入路：髂嵴植骨**

从髂嵴取松质骨时，先行髂骨手术（图 3.17）。于仰卧位或俯卧位下显露髂骨前、后嵴，沿可触及的髂嵴切开，以髂后上棘为定位点。锐性切开皮肤和软组织，用自持式牵开器牵开并固定。识别在髂嵴外侧肌肉附着形成的白线，用电刀于其在髂嵴的止点处切开股外展肌，保留止点纤维以待修复。骨膜下显露髂嵴外侧，于髂嵴尾侧用锐性髋臼铰刀从髂骨上获取松质骨，在髂骨内、外侧壁之间收集松质骨，完成后可移至新的取骨区。取出的松质骨应置于盐水湿纱布中保存，直到需要时才取出。髂骨缺损处用含有凝血酶、肾上腺素、布比卡因的明胶海绵填充。随后修复外展肌的止点，逐层缝合伤口，再次局部注射布比卡因。

供区并发症是与自体松质骨移植有关的一个问题，包括供应疼痛、神经血管损伤（股外侧皮肤、髂腹下、髂腹股沟、粗隆、臀上神经等）、骨折［包括髂前上棘（ASIS）撕脱］、感染、血肿、腹腔内容物突出、步态障碍、骶髂关节侵犯、输尿管损伤等[113]。由于可用骨质有限，部分外科医生主张将这项技术限制在 6 cm 以下的缺损。然而，一项研究报道了 8 例平均 10 cm 的胫骨大缺损，均成功用自体松质骨重建[114]。

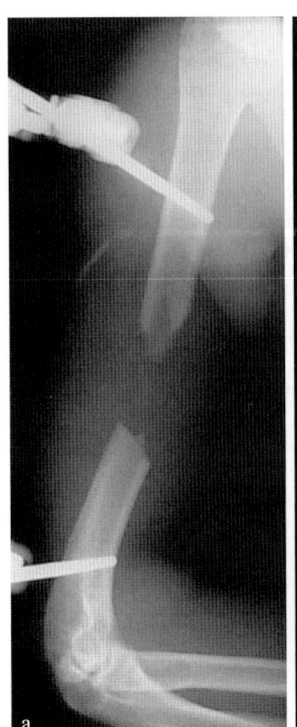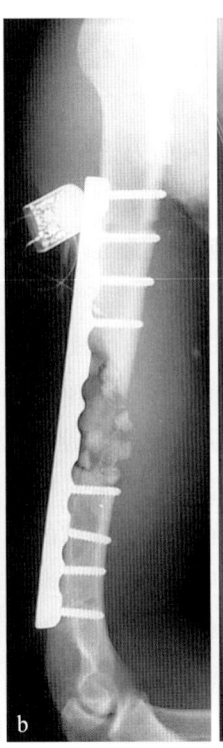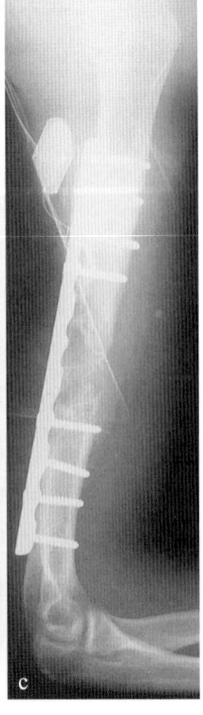

图 3.16 年轻男性，车祸导致肱骨开放性骨折并有节段性骨丢失。a. 冲洗清创后行外固定，肱骨干有大段骨缺损。b. 软组织创面愈合后，行接骨板固定和松质骨移植，并置入骨刺激器。c. 术后 5 个月，完全愈合

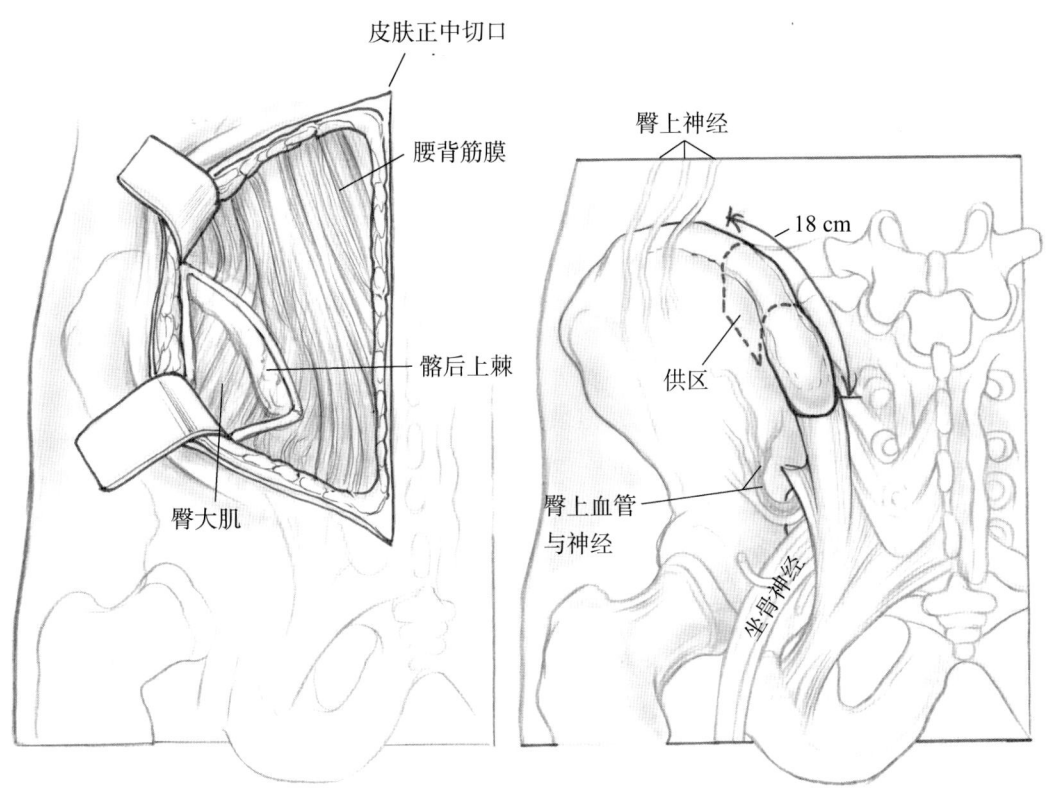

图 3.17　自体移植的髂骨后嵴手术入路

人体多个部位可提供自体移植骨，每个部位可获取的骨量有所不同（髂骨后嵴＞髂骨前嵴＞股骨远端＞胫骨近端＞胫骨远端）。近期文献显示，髂骨与胫骨骨移植在组织学上存在差异，提示髂骨在成骨和造血祖细胞含量方面具有优势[115]。研究表明，对于需要 20 mL 或 20 mL 以下自体移植物的亚临界大小（1~2 cm）缺陷，植骨成功率接近 100%。

应用含抗生素的自体松质骨移植物有助于消除感染，对移植物的成熟率和融合率没有影响[116]。人工骨可以添加到自体骨移植，以增加可用的体积。主要功能是骨传导，以及不可预测的骨诱导作用，包括含钙物质，如磷酸钙、羟基磷灰石、磷酸三钙和硫酸钙。牛胶原复合材料与磷酸钙（如胶原）和脱矿骨基质产品的效果相同。单独使用时，它们不能刺激形成足够的骨来填补骨缺损，但与自体移植物混合使用时可能会发挥作用。确切的适应证和疗效尚待证明。

松质骨移植物通常置于软组织覆盖的闭合空间，如胫骨不连的后外侧入路。然而，在一些感染性骨不连的病例中，可以使用开放或 Papineau 技术。在对软组织和骨进行充分清创后，患肢用外固定架固定，可以对旷置的骨缺损进行处理。术后更换敷料或使用 VAC 设备，直到腔内长满肉芽组织，然后用松质骨填充缺损，覆以用生理溶液保持湿润的敷料。肉芽在移植物周围生长缓慢。肉芽组织覆盖创口，创面行刃厚皮片移植。外固定架的平均使用时间为 7.5 个月。随着微血管和骨搬运技术的广泛应用，开放骨移植的应用越来越少。

获得大量自体移植材料的能力，在治疗严重骨缺损时优势明显。铰刀-冲洗-吸引器（RIA；Synthes®，Paoli，PA）的使用，使获取治疗较大的节段性骨缺损所需的大量的移植物成为可能。对股骨或胫骨进行扩髓，目的是收集髓内容物并将其用于骨移植[117, 118]。文献报道的使用移植物的量各不相同（30~90 mL），最近的一项对照研究包括髂骨前嵴取骨对照组（40 例患者）和股骨干 RIA 取骨研究组（41 例患者），记录到通过 RIA 技术获取的骨移植均为 25~75 mL[117]。作者报道了 RIA 骨移植（37/41 例）与髂骨前嵴骨移植组（AICBG）（32/40 例）的愈合率均较好，差异没有统计学意义。与 AICBG 组相比，RIA 组在术后 48 小时、48 小时以上至 3 个月和 3 个月以上的患者术后供区疼痛评分明显较低（$P=0.001$、0.001 和 0.004）。RIA 组发生供区并发症 2 例（1 例远端股骨皮质穿孔行保守治疗，1 例股骨颈过度铰孔采用空心螺钉固定），AICBG 组发生供区并发症 12 例（3 例感染，1 例血肿，8 例神经损伤）[117]。这项研究有一些局限性，包括多数病例同时使用了骨形态发生蛋白-2（BMP-2），在一定程度上影响了这项研究的结果[117]。

McCall 等[119] 报道了 RIA 骨移植治疗 20 例骨缺损，范围从 2~14.5 cm（平均 6.6 cm），20 例患者中有 18 例早期使用了 Masquelet 技术（如下所述）。使用 RIA 获得的平均移植物体积为 64 mL。20 例骨缺损中有 17 例最终愈合，尽管其中 7 例需要重复手术。作者报道了与骨移植物供区无关的并发症。

有文献报告 RIA 技术可导致医源性骨折，主要归因于技术方面的不当，如偏心扩孔。因此，外科医生必须意识到这一潜在并发症，避免偏心放置扩髓导丝。

若干研究已经证明 RIA 骨移植的生物学潜力，并且与 AICBG 相比，RIA 可使骨诱导生长因子和骨祖/内皮祖细胞增加。虽然关于 RIA 骨移植的早期证据令人鼓舞，但目前缺乏高水平证据。

> **要点与技巧**
>
> - 使用 RIA 技术时，应使用透视以避免偏心扩髓，因为偏心扩髓容易导致骨折、穿孔。如果发现明显的偏心扩髓，应考虑行预防性钢缆捆扎固定，这种可能性应在术前与患者讨论。

同种异体骨

冷冻或冻干同种异体骨移植可用于较大骨缺损的重建。这些移植物发挥作用的机制与自体移植物相同，但要慢得多。在人类，大的异体皮质骨移植可能永远不会完全被活的宿主骨所取代。由于在制备过程中没有骨细胞存活，所以此种骨移植物不能直接形成骨。移植物可能具有很弱的骨诱导作用。皮质-松质骨碎屑可用于支持和填充干骺端骨缺损。可以皮质块或皮质条作为结构单元，常需要补充自体松质骨移植物来促进愈合，并且几乎总是需要内固定来支持（**图 3.18**）。一项肿瘤切除后的同种异体骨移植的长期研究显示其成功率为 84%；在失败的 15 例患者中，有一半最终通过其他移植或手术得以挽救。31 例未能愈合，又经历总共 81 次手术才最终愈合[120]。

同种异体骨移植的优点是数量、大小不限，可包括关节表面。缺点包括存在不完全爬行替代、愈合问题、成本高，以及疾病传播的风险。同种异体移植传播病毒的风险是 60 万分之一。同种异体移植的最大风险是感染。因此，同种异体骨移植很少用于填补骨髓炎导致的骨缺损。在因肿瘤导致骨质流失的情况下，发生感染的风险为 5%~12%，而有感染史的人的风险可能更高。

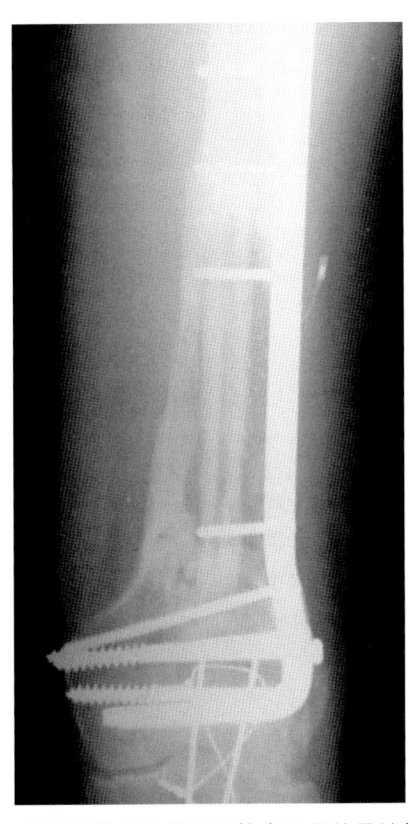

图3.18 开放性股骨骨折导致较大股骨的骨缺损，行创面护理、外固定、接骨板固定和同种异体腓骨支撑重建，术后8个月前后位影像。患者已完全恢复负重

6 cm的直段，骨皮质同化较慢，50%以上需要行松质骨移植。带血管蒂髂嵴骨移植供区的并发症发生率较高，包括腹腔内容物疝出。

游离腓骨移植是重建骨干缺损的主要方法，可提供长达20 cm的骨段，在某些情况下，生长的骨骺可以作为游离腓骨的一部分用于移植。供体部位并发症发生率较低。如果处理得当，移植物中高达90%的细胞可以存活[121,122]。带血管蒂的腓骨移植物最初用于修复胫骨缺损，后来由于其长度合适且供区并发症发生率低，逐渐成为最常用的治疗骨干缺损的游离骨瓣。许多作者认为它在存在大段骨缺损（>6 cm）时是首选治疗方法，特别是在血供较差的部位（图3.19）。移植腓骨的营养来自沿移植物生长的腓血管分支和骨膜血管。由于移植物有自己的血供，因此受移植部位的血供情况影响小。

此外，腓骨可与比目鱼肌和/或皮肤（骨外皮移植）一起行复合组织移植，可一次性对骨缺损和软组织缺损进行重建[121]。通过皮瓣可以监测移植物的血供情况。Jupiter等[123]报道在9例患者中使用该种移植重建节段性桡骨缺损，8例成功愈合。Heitmann等[124]报道了在8例节段性肱骨缺损中应用该种移植，有7例早期固定失败或植骨骨折，通过ORIF和松质骨移植治愈；1例感染需要再次游离腓骨移植[124]。

供体部位的问题通常比较轻微，包括前18个月的中度步态障碍（特别是走楼梯比较困难），之后的步态问题，小腿力量轻微下降和踝关节外翻，拇长屈肌（FHL）挛缩，腓神经感觉异常等[122]。

## 带血管蒂的骨移植

带血管蒂的骨移植包括皮质-松质骨段及其血管蒂，可以是带蒂移植（在旋转时血管保持完整）或带血管蒂的游离移植（通过血管吻合技术将血管重新连接到新位置），最常用的是腓骨移植。可供选择的其他方法包括保留旋髂深动脉的髂嵴骨移植，或保留肋间后血管的肋骨转移。某些情况下，皮肤和肌肉也可作为复合皮瓣同时转移。带血管蒂的骨移植可实现快速融合，与宿主床的血管分布和结构支持无关。随着时间的推移，它们会逐渐同化，以应对不断增加的负荷。由于供区的并发症发生率较高，因此很少使用肋骨。髂嵴骨移植限于5~

## Masquelet技术（骨膜直接成骨）

使用抗生素占位器来形成血管化良好的假膜，是较大骨缺损区行骨移植的前提条件。Masquelet[110]于2003年首次介绍了这种方法，描述了一种分两个阶段治疗长段骨缺损的技术：

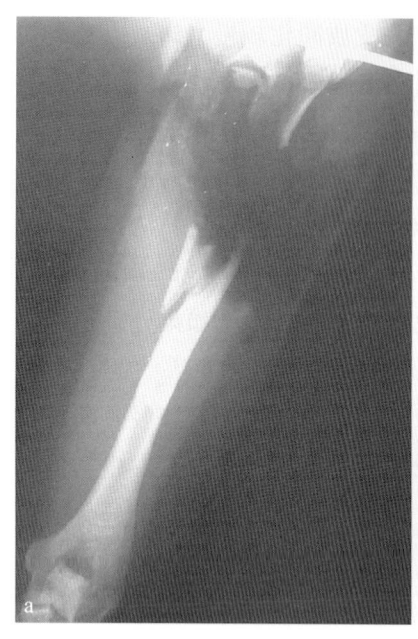
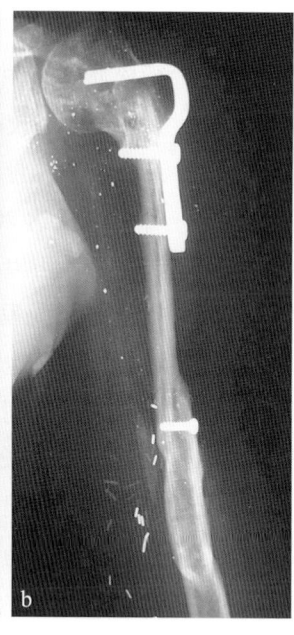

图 3.19 a. 枪伤导致巨大肱骨缺损，手神经功能完好。b. 游离腓骨重建 12 个月后，再次手术处理近端骨不连。患者最终稳定愈合并恢复正常的日常生活能力

第一个阶段包括在骨水泥占位器周围形成诱导膜，在第二个阶段移除填充物，用 AICBG 替换。他采用这一技术成功治疗了 35 例骨缺损达 5～25 cm 的患者。

Pelissier 等[109]应用这种双阶段治疗技术处理骨缺损的临床效果良好（图 3.20）。在形成健康、具有生物活性的创面后，将抗生素骨水泥占位器置于骨缺损处，闭合创面或用软组织瓣封闭，以在骨水泥占位器周围形成管状假膜。在伤口完全愈合后，小心地取出抗生素骨水泥占位器，保存和维持缺损腔和周围诱导膜。然后将传统的松质自体移植物直接置于管状膜内，骨缺损区便可获得重建。与大段骨缺损修复的数据相比，其骨化时间缩短，愈合率明显提高。其他作者也通过在这些膜上放置复合移植物，如脱矿骨基质（DBM）加 BMP、带血管蒂的游离腓骨移植物和 RIA 诱导骨移植来提高愈合率。在这些研究中，多项研究在骨水泥中添加特异性抗生素，以促进无感染的诱导膜直接成骨。移植效果的改善被认为是诱导膜能够分泌多种内源性生长因子，包括血管内皮生长因子（VEGF）、TGF-$\beta_1$ 和 BMP-2[109, 125~127]。研究证明，诱导膜有助于人类骨髓基质细胞分化为成骨细胞谱系。

组织工程骨与骨缺损

新型骨生物材料为治疗大的骨缺损带来了很大的希望。采用添加生长因子的生物材料治疗骨缺损，有利于早期骨愈合，是一种很有吸引力的替代治疗策略。为了获得更多的可用于自体骨移植的骨或避免自体骨移植，目前复合移植的概念在治疗临界（1~4 cm）或亚临界大小的缺损方面取得了良好的效果。

骨髓浓缩液（BMAC）含有大量的骨祖细胞，能够参与成骨[131, 132]。该材料与多种材料结合，作为骨传导载体来传递这些成骨骨髓。系列文献记载了各种有效的载体，包括 DBM、胶原蛋白海绵、钙陶瓷和钛笼等[108, 132~135]。

脱钙化骨基质是用酸萃取钙化的异体骨细胞外基质形成的。从理论上来说，非胶原蛋白，包括骨诱导蛋白如 BMPs，仍然存活。DBM 具有良好的骨传导特性、较大的表面积和三维结构，可作为细胞附着部位。

> **要点与技巧**
>
> - Masquelet 技术常见问题是无法形成连续的膜或足够大的膜来容纳二次骨移植,从而导致创面愈合问题。必要时可利用皮瓣覆盖创面。该问题可通过置入抗生素骨水泥占位器而不是抗生素珠链来解决。相对于用抗生素珠链作为间隔形成的膜,在骨水泥占位器在周围能可靠地形成诱导膜。抗生素骨水泥珠链所形成的膜有时会渗到珠内部并向周围生长,从而导致去除抗生素珠链时会破坏形成的诱导膜。
> - 骨水泥占位器填充应延伸至骨缺损两侧的骨端,使薄膜能够覆盖缺损,并在骨端提供至少 1~2 cm 的良好的局部环境,促进缺损愈合[108, 109, 124]。在这些病例中,骨缺损愈合不一致是翻修手术的主要原因之一。
> - 骨水泥占位器的直径不应小于被替换骨的直径,以提供放置骨移植物的潜在空间。去除骨水泥占位器后,周围的膜和软组织会收缩,所以最好使用较大的骨水泥占位器生成的诱导膜围成足够大的腔,以便在去除骨水泥占位器后能够置入足量的骨移植物。
> - 如果在伤口闭合时用皮瓣覆盖骨水泥占位器,皮瓣成熟时会收缩。移除较大的骨水泥占位器为皮瓣收缩提供了额外的空间,有利于皮瓣修复和关闭。
> - 移植的理想时机尚不明确。如果缺损需要用皮瓣进行覆盖,多数血管外科医生建议等待 6 周或更长时间,使蒂部血管完全愈合,并与周围组织重建微循环[127, 128]。作者在最近的一项研究中对植骨后不同时间点收集的占位器周围诱导膜标本进行了活检,并在第二次移除占位器和植骨时进行了活检[129]。对膜样本进行组织学评估,并与间充质基质细胞共培养,以确定诱导膜将细胞转化为成骨细胞谱系的能力。评估其组织学特征,分析生长因子和胶原的表达。作者认为这些诱导膜具有促进成骨的能力,但似乎随着时间的推移而减弱。作者认为,实施二期手术的最佳时间可能是置入占位器后 1 个月内。我们建议,在伤口愈合且无感染的情况下,植骨后 4~6 周行二期植骨。
> - 理想的植骨材料尚不明确。供区选择取决于要重建的缺损大小。目前研究报道的结果显示利用 RIA 移植重建较大的骨缺损是令人鼓舞的[118]。

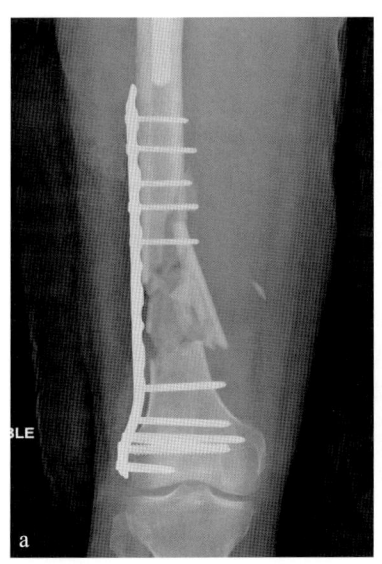
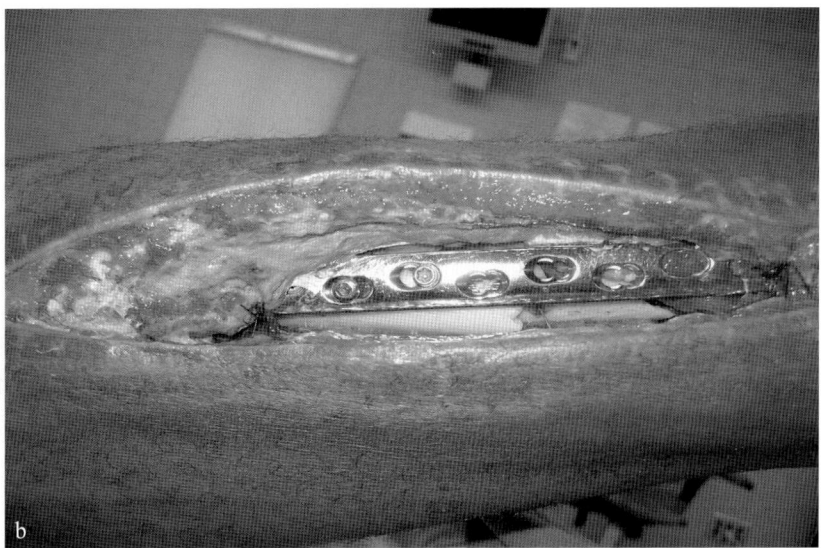

图 3.20　a. 开放性损伤后股骨感染性骨折的 X 线影像。b. 临床照片显示坏死的软组织和硬化的无血管骨碎片

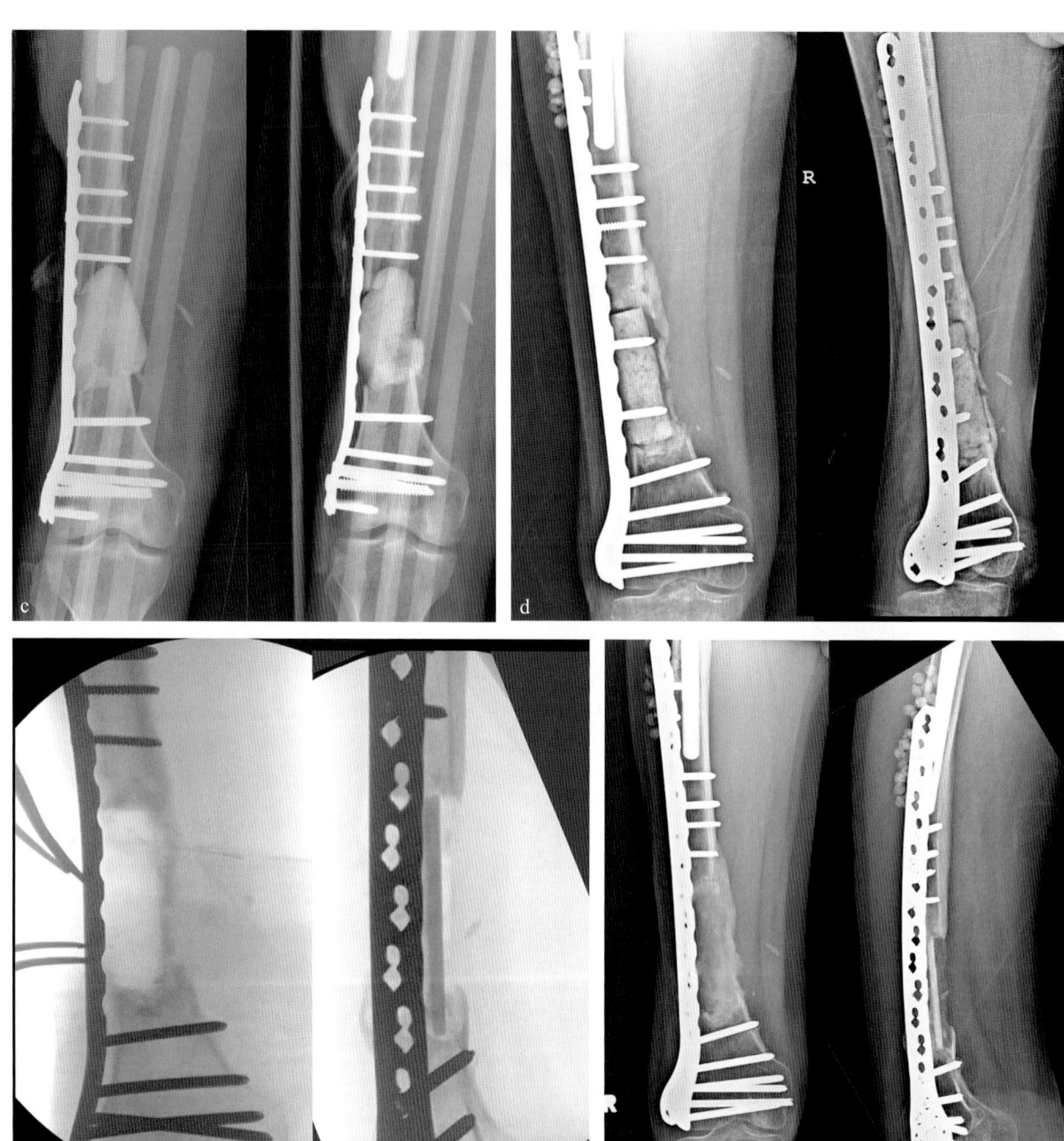

**图 3.20（续）** c. 患者经历多次清创，每次清创时置入新的抗生素骨水泥占位器，可见第一次填充（左）和第二次填充所用骨水泥占位器（右）。创面保持开放，应用 VAC 装置。d. 第三次置入骨水泥占位器，随着假膜的形成，可见新骨在填充区周围形成。e. 缺损区周围形成边界清楚的假膜，去除占位器时仍保留（左）。RIA 获取自体骨和同种异体骨支架被移植于大的缺损处（右）。f. 移植后 6 个月的 X 线影像，显示同种异体移植物和自体 RIA 移植物良好结合

在治疗亚临界大小的骨缺损时，脱钙骨基质联合 BMAC 与自体髂骨移植的效果相当。Tiedeman 等[136]报道了使用 DBM 联合 BMAC 治疗 39 例骨缺损。在骨愈合方面，总的成功率为 77%（30/39 例），但骨不连亚组的结果不理想（愈合率约 61%）。

在一项前瞻性临床试验中，使用 BMAC 与胶原蛋白海绵或多孔羟基磷灰石颗粒作为支架的复合移植的结果令人鼓舞[137]。作者报道用 BMAC/支架联合 AICBG 治疗 39 例骨缺损（0.54~151.2 cm³），36 例（92%）骨缺损在治疗后愈合，无明显并发症。混杂或偏倚因素是自体髂骨植骨加入了复合植骨。然而，基础科学研究已证明使用装载 BMAC 的同种异体移植物材料（CaPO₄）——多孔钙基导电基质的有效性[133]。Hernigou 等[131, 132]证明，髂骨抽吸浓缩液单独或联合 DBM 治疗 2~3 cm 大小的骨缺损，具有良好的愈合率。为了使这些亚临界大小的骨缺损愈合，复合移植物中的细胞集落必须达到细胞集落形成单位（CFU）的阈值以上，才能取得良好的结果。随着收集和浓缩自体细胞能力的提高，这项技术在未来有良好的应用前景。单纯应用抽吸液在非对照病例系列中的结果不一[138~140]。很明显，这些骨形成细胞的阈值浓度是关键[131, 132]。

研究人员正在开发一种多因素方法，联合骨笼与各种自体植骨、DBM 植骨以及同种异体植骨，以重建大段骨缺损。基本技术要求包括缺损可完全显露，其上方软组织活性良好，以及没有深部感染的证据[111]。这些骨缺损通常最初用外固定来稳定，直到创面达到要求。在第二阶段的手术中，通过在骨缺损处中放置钛笼来进行重建。骨笼中装有多种植骨材料，包括自体植骨、DBM 植骨和异体植骨，如上所述。随后以多种标准技术（最常用的是髓内钉）来稳定骨笼/植骨复合材料。

接骨板和外固定均可用于固定，在这些骨笼/植骨复合材料结合之前提供必要的机械稳定性。若干研究报告了治疗长段骨缺损，包括胫骨、肱骨和股骨大段骨缺损的骨愈合和肢体功能康复的效果良好，可治疗的骨缺损甚至可达 15 cm。

为了避免第二次手术和随后的移植手术，使用诱导蛋白在节段骨缺损的重建中的结果令人鼓舞。Jones[141]在一项前瞻性 RCT 研究中，用 BMP-2 联合同种异体骨移植和自体骨移植治疗 30 例胫骨骨干骨缺损患者的急性节段性骨缺损，骨缺损平均 4 cm（1~7 cm）。随访 12 个月，AICBG 组 80% 的患者（15 例中的 12 例）和移植 - 重组人 BMP-2（rhBMP-2）组 87% 的患者（15 例中的 13 例）在无须再次干预的情况下痊愈（$P=0.2$）。两组患者的并发症发生率和功能结果无显著差异。这项研究表明，rhBMP-2/同种异体骨移植在治疗有大面积外伤性骨干骨缺损的胫骨骨折时，与传统的自体骨移植一样安全有效[141]。

牵张成骨技术

20 世纪四五十年代，Ilizarov 发明了牵张成骨术，开拓了骨骼生物学的一个全新领域。Ilizarov 发现，使用外固定架缓慢地将两个血运良好的骨段牵开，可以诱导新骨形成。牵张成骨的概念能够动态矫正僵硬的轴向、旋转和平移畸形，同时也提供了处理肢体不等长或骨缺损的能力[92, 93]。使用环形固定架可消除扭转力和剪切力，牵张力可促进新骨形成和骨折部位的愈合。促进骨折部位纤维软骨组织转化为骨的一个关键因素是局部微环境保持稳定。在这些条件下，来自局部间充质多能干细胞优先沿成骨细胞 - 骨细胞线分裂。此过程包括局部新生血管形成和生物合成活性增强，从而在骨折端实现膜内成骨[142]。

首先安装外固定架。经典的 Ilizarov 固定架由张力贯通钢针、环与螺纹杆组成（图3.12）。也可以类似的方式使用半针单侧固定器。为了尽可能保留髓内和骨膜的血供，通常在干骺端行骨皮质切开术截骨术。切开骨皮质后，5~14天开始进行骨搬运术。一旦开始搬运，骨段以每0.25 mm/6 h的速度被缓慢牵开。牵张幅度过大（>1 mm/d）会抑制成骨。牵张速度太慢则截骨区容易过早愈合。任何产生剪切应力的不稳定都会抑制成骨。截骨延长区表面的组织形成双极纤维血管区，胶原纤维平行于拉力方向。成骨以膜内成骨为主，表现为整个骨切面的增宽，形成高度均匀、有序的直径约200 μm柱状或锥状结构，周围环绕丰富的微血管通道。矿化在靠近脉管的地方进行，骨沿牵引力方向平行生长[142]。

有两种牵张成骨策略可用来治疗骨缺损。第一种方法是在固定骨端保持稳定后，在骨折部位行急性缩短和加压，然后在干骺端单独进行骨皮质切开和延长。对于胫骨和肱骨3~4 cm的骨缺损，缩短可以安全地完成[128, 143, 144]。患者股骨短缩缺损5~7 cm是可以接受的，某些情况下可有效减少骨搬运距离和带架时间。缩短可缩小创缘间距，使软组织覆盖更容易。这种方法结合VAC装置可使伤口通过延迟的初次闭合、二次闭合或简单植皮愈合。

肢体急性短缩超过4 cm可导致血管扭曲，容易导致缺血、坏死等严重后果[68, 144, 145]。开放软组织创伤急性受压时，可出现褶皱和血管异常，导致组织水肿，并可能增加组织坏死和感染的发生率。股骨缩短4 cm左右可以安全地完成，但也有可能发生类似的问题。

外固定架可同时起到骨端加压和延长作用。这一策略包括通过应用外固定架使肢体处于正常的长度和位置，然后通过一个或两个部位的截骨延长来填补空隙，被称为骨搬运术。其优势在于在这个过程中，肢体可以发挥功能，甚至承重。

骨搬运术的成功率很高，许多系列报道90%以上的病例最终愈合并治愈感染[146, 147]。然而，多数报告都是小系列的，通常少于20例，没有对照组或空白组。由于所有的新骨都来自受伤肢体，因此没有与骨移植有关的供区并发症。此外，在治疗过程中，肢体还可以发挥功能并承重（图3.21）。然而，由于对接部位愈合延迟，常需要植骨，外固定架带架时间较长。部分研究显示，每延长1 cm需要2个月才能愈合。在某些系列病例中，多达一半的病例出现了对合端的愈合问题。外固定架使用时间过长导致并发症的发生率高，如针位感染、蜂窝织炎、挛缩和水肿。

牵张成骨技术可以同时采取多种策略，如双平面截骨搬运结合一期急性短缩技术。后期可采用髓内延长治疗大段骨缺损。

髓内钉固定也被用于胫骨和股骨缺损的治疗[148]。一种类似的方法是骨搬运结合微创桥接接骨板（MIPO），这样可以在骨搬运结束后用锁定接骨板来提供稳定，并早期移除外固定架[72]。使用少量Schanz钉的新框架结构降低了外固定架的复杂性，增加了患者的舒适度，并减少了与固定钉/针相关的并发症。

由于骨搬运时间较长，患者容易产生带架疲劳，最终导致患者放弃继续治疗，由此引起延长区骨生长停止而导致肢体短缩。

另外，受伤肢体通过一期短缩骨愈合稳定后，可二期行肢体延长术来重建肢体长度。肢体延长现在可以通过更新的技术来完成，如使用自动牵引装置的髓内钉快速延长，无须患者调整。患肢长度可快速恢复，缩短了外固定架的带架时间。这些设备也可以减少与传统延长技术相关的不适。髓内钉延长技术的结果类似。这些髓内装置通过肢体旋转或内置自动伺服装置行肢体延长，无须外置固定装置。

有3项研究对Ilizarov技术与常规传统技术进行了比较[59, 129, 149]，各自选用了不同的结果

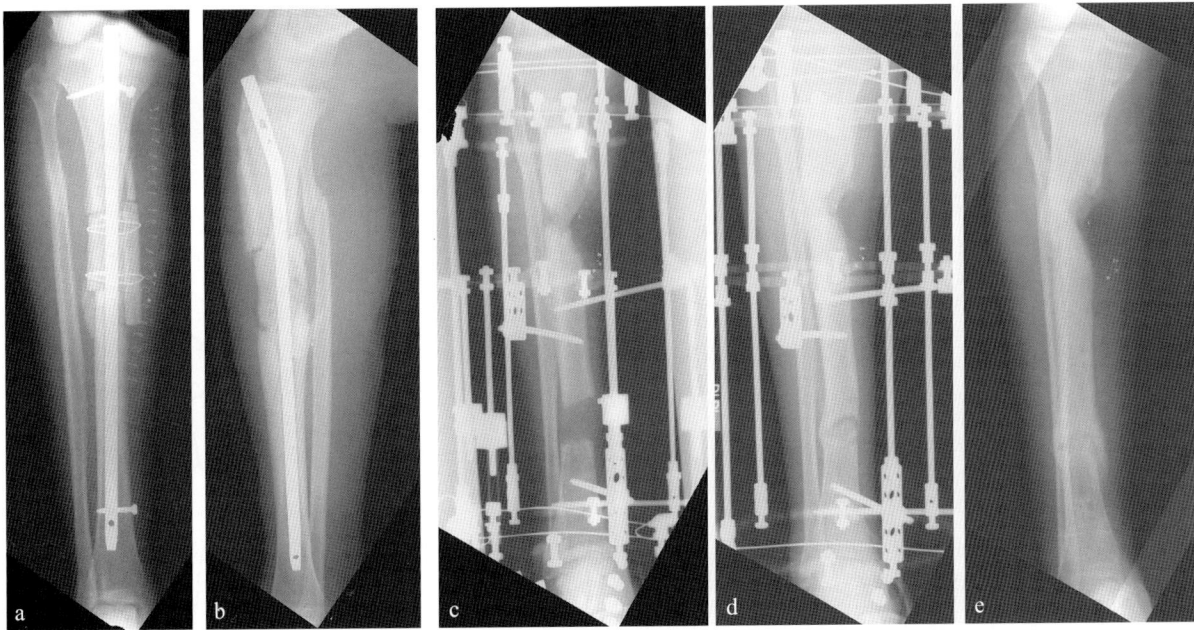

图 3.21 骨搬运治疗胫骨节段性骨缺损。a. 开放性胫骨骨折采用髓内钉固定，同种异体骨移植并钢丝捆扎，术后发生感染。b. 清除感染的骨和软组织，用抗生素骨水泥占位器填充。c. 采用环形外固定行远端截骨骨搬运术。d. 对接端需植骨。e. 患肢恢复长度，骨折愈合，无感染复发

处理方法，治疗结果分为成功和发生并发症。其中 2 项是回顾性研究，另外 1 项研究是将历史治疗记录和前瞻性治疗记录进行对比。没有研究对治疗患者和其他不同组进行随机对比。关于常规治疗方法的研究由 3 篇论文组成，其中 1 篇涉及 Papineau 移植[59]，1 篇涉及松质骨移植[149]，1 篇涉及松质骨移植或单纯腓骨移植[129]。3 项研究涉及患者总计 101 例，其中 48 例采用 Ilizarov 技术治疗，患者平均骨缺损长度为 5.2 cm；其他患者采用传统方法，骨缺损长度平均 5.7 cm。感染治愈成功率 71%~90%，与对照组无明显差异。传统治疗方法需要多次手术（35∶112）。研究显示传统治疗方法会导致更多的输血，手术时间和住院时间更长[129]。Marsh 等[149]发现，Ilizarov 治疗方法在控制肢体长度误差方面具有优势，但该组包括了采用传统技术人为短缩肢体患者。许多接受 Ilizarov 技术治疗的患者需通过骨移植治疗的骨不连，但作者发现，与常规治疗相比较，Ilizarov 治疗组需要进行骨移植患者以及骨移植的量都要少。

胫骨髓内钉与钛笼

视频 3.5 采用骨笼和 ORIF 治疗骨髓炎和节段性骨缺损

另一种重建骨干骨缺损的方法是联合使用髓内钉与骨笼松质骨植骨技术（图 3.22）。第一步需要切除所有坏死和游离的骨，选择适当高度的骨笼来重建缺损区，以恢复肢体长度。然后置入髓内钉并引导其穿过缺损区的钛笼，在远端进行锁定。最后是在骨笼周围（而不是中间）移植松质骨。目前还没有关于这项技术的公开数据，但早期的结果是很有希望的，主要优点是可早期稳定和承重。

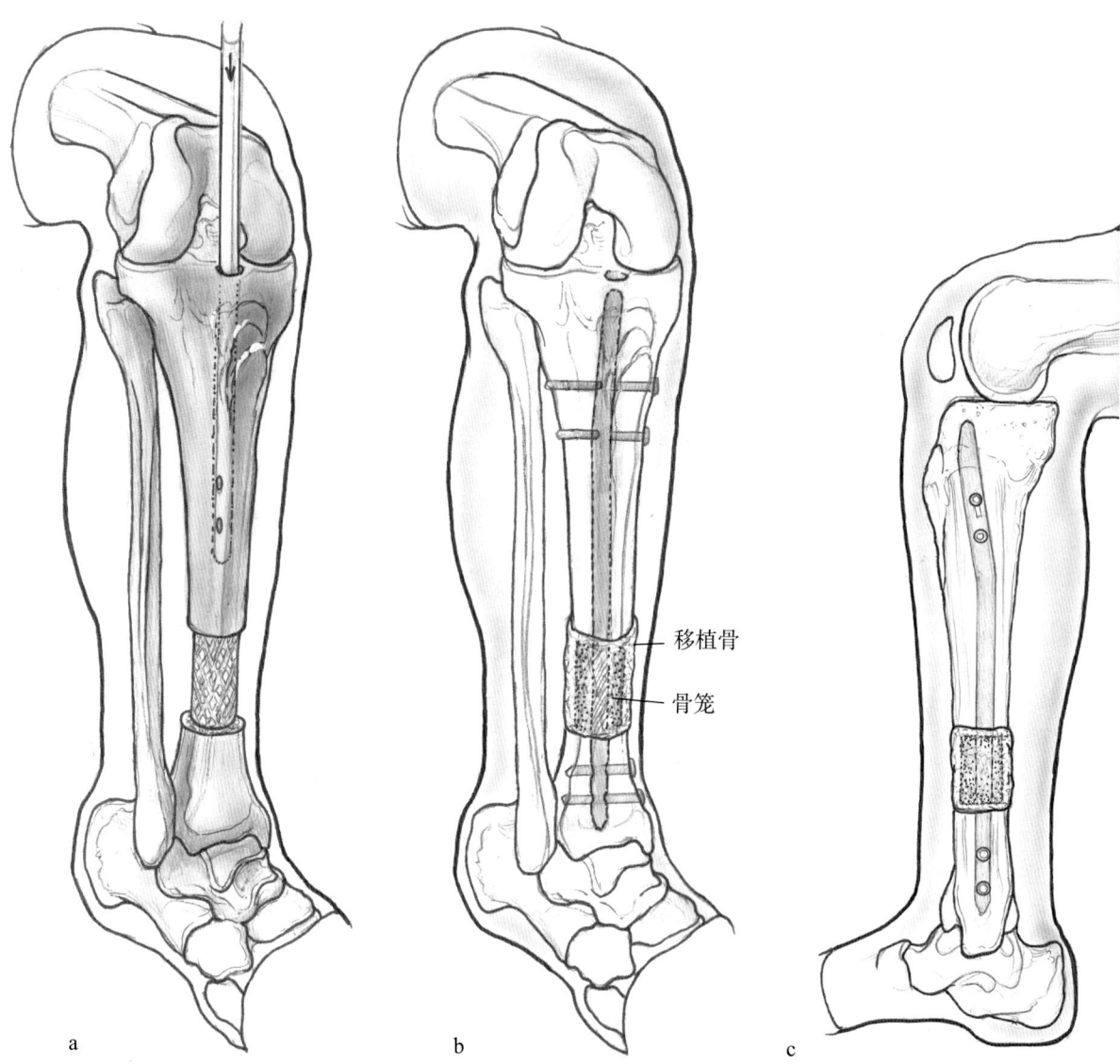

图 3.22 穿过骨笼的髓内钉。由于髓内钉和骨笼的稳定性,这种技术允许早期承重。骨移植物包裹在笼外,以填充骨干缺损。a. 插入胫骨髓内针,骨笼置于胫骨缺损处。b. 骨移植物包绕骨笼。c. 胫骨愈合

---

### 经 验

- 营养不良(血清白蛋白 <3.5 mg/mL)会增加发生感染风险(总淋巴细胞计数 <1 500 mL)。
- 治疗开放性骨折时应避免使用高压脉冲灌洗。没有证明任何添加剂对冲洗有益,使用普通生理盐水冲洗是最安全、最有效的方法。
- MRI 对骨感染的总体灵敏性 100%,特异性为 60%~75%。
- CRP 水平一般在术后第 2 天下降。CRP 升高是脓毒症的前兆。
- 在治疗感染性骨折时,保持骨的稳定是最重要的。稳定的内固定有利于控制感染。

> **视 频**
>
> **视频 3.1　下肢环形外固定架**
> 视频演示了在胫骨近端骨折处放置环形外固定架，应用原则同感染后的畸形矫正重建。
>
> **视频 3.2　抗生素珠袋**
> 视频演示了如何制作抗生素珠和珠袋来治疗感染或严重污染的伤口。
>
> **视频 3.3　膝关节融合术**
> 视频演示了针对脓毒症导致的关节软骨和关节周围骨严重损伤，使用加压接骨板完成膝关节融合。使用为全膝关节置换术设计的切割夹具，以获得良好的对线和稳定的骨表面，来实现关节融合。
>
> **视频 3.4　膝上截肢**
> 视频演示了通过膝上截肢治疗受伤的下肢，包括内收肌和腘绳肌的固定。
>
> **视频 3.5　采用骨笼和 ORIF 治疗骨髓炎和节段性骨缺损**
> 视频演示了慢性骨髓炎的治疗，切除大块死骨，用骨笼和接骨板对缺损进行重建。

## 参考文献

1. Kurtz SM, Ong KL, Lau E, Bozic KJ. Impact of the economic downturn on total joint replacement demand in the United States:Updated projections to 2021. J Bone Joint Surg Am 2014;96:624–630
2. Hackett DJ, Rothenberg AC, Chen AF, Gutowski C, et.al, The economic significance of orthopaedic infections. J Am Acad Orthop Surg. 2015;23 (Suppl):S1–7
3. Nelson CL. Prevention of infection. In: McCollister Evarts C, ed. Surgery of the Musculoskeletal System, 2nd ed. New York: Churchill Livingstone; 1990
4. Pratt WB, Veitch JM, McRoberts RL. Nutritional status of orthopedic patients with surgical complications. Clin Orthop Relat Res 1981;155:81–84
5. Svoboda SJ, Bice TG, Gooden HA, Brooks DE, Thomas DB, Wenke JC. Comparison of bulb syringe and pulsed lavage irrigation with use of a bioluminescent musculoskeletal wound model. J Bone Joint Surg Am 2006;88:2167–2174
6. Owens BD, White DW, Wenke JC. Comparison of irrigation solutions and devices in a contaminated musculoskeletal wound survival model. J Bone Joint Surg Am 2009;91:92–98
7. Penn-Barwell JG, Murray CK, Wenke JC. Comparison of the antimicrobial effect of chlorhexidine and saline for irrigating a contaminated open fracture model. J Orthop Trauma 2012;26:728–732
8. Anglen JO. Wound irrigation in musculoskeletal injury. J Am Acad Orthop Surg 2001;9:219–226
9. Svoboda SJ, Owens BD, Gooden HA, Melvin ML, Baer DG, Wenke JC. Irrigation with potable water versus normal saline in a contaminated musculoskeletal wound model. J Trauma 2008;64:1357–1359
10. Vanwijck R, Kaba L, Boland S, Gonzales y Azero M, Delange A, Tourbach S. Immediate skin grafting of sub-acute and chronic wounds debrided by hydrosurgery. J Plast Reconstr Aesthet Surg 2010;63:544–549
11. Soong M, Schmidt S. Acute contaminated open forearm fractures treated with VersaJet Hydrosurgical Débridement. J Orthop Trauma 2010;24:e66–e68
12. Caputo WJ, Beggs DJ, DeFede JL, Simm L, Dharma H. A prospective randomised controlled clinical trial comparing hydrosurgery debridement with conventional surgical debridement in lower extremity ulcers. Int Wound J 2008;5:288–294
13. Henry SL, Ostermann PA, Seligson D. The antibiotic bead pouch technique. The management of severe compound fractures. Clin Orthop Relat Res 1993; 295: 54–62
14. Webb LX. New techniques in wound management: vacuum-assisted wound closure. J Am Acad Orthop Surg 2002;10:303–311
15. Stannard JP, Volgas DA, Stewart R, McGwin G Jr, Alonso JE. Negative pressure wound therapy after severe open fractures: a prospective randomized study. J Orthop Trauma 2009;23:552–557
16. Patzakis MJ, Wilkins J. Factors influencing infection rate

in open fracture wounds. Clin Orthop Relat Res 1989; 243:36–40
17. Schmidt AH, Swiontkowski MF. Pathophysiology of infections after internal fixation of fractures. J Am Acad Orthop Surg 2000;8:285–291
18. Boxma H, Broekhuizen T, Patka P, Oosting H. Randomised controlled trial of single-dose antibiotic prophylaxis in surgical treatment of closed fractures: the Dutch Trauma Trial. Lancet 1996;347:1133–1137
19. Oishi CS, Carrion WV, Hoaglund FT. Use of parenteral prophylactic antibiotics in clean orthopaedic surgery. A review of the literature. Clin Orthop Relat Res 1993; 296:249–255
20. DeLong WG Jr, Born CT, Wei SY, Petrik ME, Ponzio R, Schwab CW. Aggressive treatment of 119 open fracture wounds. J Trauma 1999;46:1049–1054
21. Lenarz CJ, Watson JT, Moed BR, Israel H, Mullen JD, Macdonald JB. Timing of wound closure in open fractures based on cultures obtained after debridement. J Bone Joint Surg Am 2010;92:1921–1926
22. Anglen JO, Aleto T. Temporary transarticular external fixation of the knee and ankle. J Orthop Trauma 1998; 12:431–434
23. Haidukewych GJ. Temporary external fixation for the management of complex intra-and periarticular fractures of the lower extremity. J Orthop Trauma 2002; 16:678–685
24. Watson JT, Occhietti MJ, Moed BR, Karges DE, Cramer KE, Parmar VS. Perioperative external fixator management during secondary surgical procedures. Presented at the Orthopaedic Trauma Association annual meeting, Charlotte, NC, October 24, 1999. http://www.hwbf.org/ota/am/ota99/otapa/OTA99902.htm
25. Maurer DJ, Merkow RL, Gustilo RB. Infection after intramedullary nailing of severe open tibial fractures initially treated with external fixation. J Bone Joint Surg Am 1989;71:835–838
26. Hofmann GO, Bär T, Bühren V. [The osteosynthesis implant and early postoperative infection: healing with or without removal of the material?]. [in German] Chirurg 1997;68:1175–1180
27. Hoch RC, Rodriguez R, Manning T, et al. Effects of accidental trauma on cytokine and endotoxin production. Crit Care Med 1993;21: 839–845
28. Court-Brown CM, Keating JF, McQueen MM. Infection after intramedullary nailing of the tibia. Incidence and protocol for management. J Bone Joint Surg Br 1992; 74:770–774
29. Keating JF, Blachut PA, O'Brien PJ, Meek RN, Broekhuyse H. Reamed nailing of open tibial fractures: does the antibiotic bead pouch reduce the deep infection rate? J Orthop Trauma 1996;10:298–303
30. Leutenegger AF. [Acute infection following osteosynthesis]. Ther Umsch 1990;47:593–596
31. Zych GA, Hutson JJ Jr. Diagnosis and management of infection after tibial intramedullary nailing. Clin Orthop Relat Res 1995;315:153–162
32. Foglar C, Lindsey RW. C-reactive protein in orthopedics. Orthopedics 1998;21:687–691, quiz 692–693
33. Wright EH, Khan U. Serum complement-reactive protein (CRP) trends following local and free-tissue reconstructions for traumatic injuries or chronic wounds of the lower limb. J Plast Reconstr Aesthet Surg 2010; 63:1519–1522
34. Douraiswami B, Dilip PK, Harish BN, Jagdish M. C-reactive protein and interleukin-6 levels in the early detection of infection after open fractures. J Orthop Surg (Hong Kong) 2012;20:381–385
35. Unkila-Kallio L, Kallio MJ, Eskola J, Peltola H. Serum C-reactive protein, erythrocyte sedimentation rate, and white blood cell count in acute hematogenous osteomyelitis of children. Pediatrics 1994;93:59–62
36. El-Maghraby TA, Moustafa HM, Pauwels EK. Nuclear medicine methods for evaluation of skeletal infection among other diagnostic modalities. QJ Nucl Med Mol Imaging 2006;50:167–192
37. Santiago Restrepo C, Giménez CR, McCarthy K. Imaging of osteomyelitis and musculoskeletal soft tissue infections: current concepts. Rheum Dis Clin North Am 2003;29:89–109
38. Gross T, Kaim AH, Regazzoni P, Widmer AF. Current concepts in posttraumatic osteomyelitis: a diagnostic challenge with new imaging options. J Trauma 2002;52: 1210–1219
39. Kaim A, Ledermann HP, Bongartz G, Messmer P, Müller-Brand J, Steinbrich W. Chronic post-traumatic osteomyelitis of the lower extremity: comparison of magnetic resonance imaging and combined bone scintigraphy/immunoscintigraphy with radiolabelled monoclonal antigranulocyte antibodies. Skeletal Radiol 2000;29:378–386
40. Hakki S, Harwood SJ, Morrissey MA, Camblin JG, Laven DL, Webster WB Jr. Comparative study of monoclonal antibody scan in diagnosing orthopaedic

41. Seabold JE, Nepola JV. Imaging techniques for evaluation of postoperative orthopedic infections. QJ Nucl Med 1999;43:21–28
42. Erdman WA, Tamburro F, Jayson HT, Weatherall PT, Ferry KB, Peshock RM. Osteomyelitis: characteristics and pitfalls of diagnosis with MR imaging. Radiology 1991;180:533–539
43. Umans H, Haramati N, Flusser G. The diagnostic role of gadolinium enhanced MRI in distinguishing between acute medullary bone infarct and osteomyelitis. Magn Reson Imaging 2000;18:255–262
44. Hovi I, Valtonen M, Korhola O, Hekali P. Low-field MR imaging for the assessment of therapy response in musculoskeletal infections. Acta Radiol 1995;36:220–227
45. Williamson MR, Quenzer RW, Rosenberg RD, et al. Osteomyelitis: sensitivity of 0.064 T MRI, three-phase bone scanning and indium scanning with biopsy proof. Magn Reson Imaging 1991;9:945–948
46. Perry CR, Pearson RL, Miller GA. Accuracy of cultures of material from swabbing of the superficial aspect of the wound and needle biopsy in the preoperative assessment of osteomyelitis. J Bone Joint Surg Am 1991;73:745–749
47. Cierny G III, Mader JT, Penninck JJ. A clinical staging system for adult osteomyelitis. Clin Orthop Relat Res 2003;414:7–24
48. Lew DP, Waldvogel FA. Osteomyelitis. N Engl J Med 1997;336:999–1007
49. Norden CW, Bryant R, Palmer D, Montgomerie JZ, Wheat J. Chronic osteomyelitis caused by Staphylococcus aureus: controlled clinical trial of nafcillin therapy and nafcillin–rifampin therapy. South Med J 1986;79:947–951
50. Drancourt M, Stein A, Argenson JN, Zannier A, Curvale G, Raoult D. Oral rifampin plus ofloxacin for treatment of Staphylococcus infected orthopedic implants. Antimicrob Agents Chemother 1993;37:1214–1218
51. Huddleston PM, Steckelberg JM, Hanssen AD, Rouse MS, Bolander ME, Patel R. Ciprofloxacin inhibition of experimental fracture healing. J Bone Joint Surg Am 2000;82:161–173
52. Swiontkowski MF, Hanel DP, Vedder NB, Schwappach JR. A comparison of short- and long-term intravenous antibiotic therapy in the postoperative management of adult osteomyelitis. J Bone Joint Surg Br 1999;81:1046–1050
53. Pavoni GL, Falcone M, Baiocchi P, et al. Conservative medical therapy of infections following osteosynthesis: a retrospective analysis of a six-year experience. J Chemother 2002;14:378–383
54. Moroni A, Vannini F, Mosca M, Giannini S. State of the art review: techniques to avoid pin loosening and infection in external fixation. J Orthop Trauma 2002;16:189–195
55. Pommer A, Muhr G, Dávid A. Hydroxyapatite-coated Schanz pins in external fixators used for distraction osteogenesis: a randomized, controlled trial. J Bone Joint Surg Am 2002;84-A:1162–1166
56. Halsey D, Fleming B, Pope MH, Krag M, Kristiansen T. External fixator pin design. Clin Orthop Relat Res 1992;278:305–312
57. Seitz WH Jr, Froimson AI, Brooks DB, Postak P, Polando G, Greenwald AS. External fixator pin insertion techniques: biomechanical analysis and clinical relevance. J Hand Surg Am 1991;16:560–563
58. Dahl MT, Gulli B, Berg T. Complications of limb lengthening. A learning curve. Clin Orthop Relat Res 1994;301:10–18
59. Green SA. Skeletal defects. A comparison of bone grafting and bone transport for segmental skeletal defects. Clin Orthop Relat Res 1994;301:111–117
60. Seguin B, Harari J, Wood RD, Tillson DM. Bone fracture and sequestration as complications of external skeletal fixation. J Small Anim Pract 1997;38:81–84
61. Camathias C, Valderrabano V, Oberli H. Routine pin tract care in external fixation is unnecessary: a randomised, prospective, blinded controlled study. Injury 2012;43:1969–1973
62. Fischer DA. Skeletal stabilization with a multiplane external fixation device. Design rationale and preliminary clinical experience. Clin Orthop Relat Res 1983;180:50–62
63. Antoci V, Ono CM, Antoci V Jr, Raney EM. Pin-tract infection during limb lengthening using external fixation. Am J Orthop 2008;37: E150–E154
64. Gordon JE, Kelly-Hahn J, Carpenter CJ, Schoenecker PL. Pin site care during external fixation in children: results of a nihilistic approach. J Pediatr Orthop 2000;20:163–165
65. Lee CK, Chua YP, Saw A. Antimicrobial gauze as a dressing reduces pin site infection: a randomized controlled trial. Clin Orthop Relat Res 2012;470:610–

66. Oh JK, Hwang JH, Sahu D, Jun SH. Complication rate and pitfalls of temporary bridging external fixator in periarticular comminuted fractures. Clin Orthop Surg 2011;3:62–68
67. Roberts CS, Dodds JC, Perry K, Beck D, Seligson D, Voor MJ. Hybrid external fixation of the proximal tibia: strategies to improve frame stability. J Orthop Trauma 2003;17:415–420
68. Group ASAMI, Maiocchi AB, Aronson J, Eds. Operative Principles of Ilizarov: Fracture Treatment, Nonunion, Osteomyelitis, Lengthening, Deformity Correction. Baltimore: Williams & Wilkins; 1991
69. Barrett MO, Wade AM, Della Rocca GJ, Crist BD, Anglen JO. The safety of forefoot metatarsal pins in external fixation of the lower extremity. J Bone Joint Surg Am 2008;90:560–564
70. Brereton V. Pin-site care and the rate of local infection. J Wound Care 1998;7:42–44
71. El Hayek T, Daher AA, Meouchy W, Ley P, Chammas N, Griffet J. External fixators in the treatment of fractures in children. J Pediatr Orthop B 2004;13:103–109
72. Girard PJ, Kuhn KM, Bailey JR, Lynott JA, Mazurek MT. Bone transport combined with locking bridge plate fixation for the treatment of tibial segmental defects: a report of 2 cases. J Orthop Trauma 2013;27:e220–e226
73. Lethaby A, Temple J, Santy J. Pin site care for preventing infections associated with external bone fixators and pins. Cochrane Database Syst Rev 2008;8:CD004551
74. Parameswaran AD, Roberts CS, Seligson D, Voor M. Pin tract infection with contemporary external fixation: how much of a problem? J Orthop Trauma 2003;17:503–507
75. Yuenyongviwat V, Tangtrakulwanich B. Prevalence of pin-site infection: the comparison between silver sulfadiazine and dry dressing among open tibial fracture patients. J Med Assoc Thai 2011; 94:566–569
76. Cavusoglu AT, Er MS, Inal S, Ozsoy MH, Dincel VE, Sakaogullari A. Pin site care during circular external fixation using two different protocols. J Orthop Trauma 2009;23:724–730
77. Ilizarov GA. Transosseous osteosynthesis. In: Green S, ed. Theoretical and Clinical Aspects of the Regeneration and Growth of Tissue. Berlin: Springer-Verlag; 1992
78. Donaldson FE, Pankaj P, Simpson AH. Investigation of factors affecting loosening of Ilizarov ring–wire external fixator systems at the bone-wire interface. J Orthop Res 2012;30:726–732
79. Egol KA, Paksima N, Puopolo S, Klugman J, Hiebert R, Koval KJ. Treatment of external fixation pins about the wrist: a prospective, randomized trial. J Bone Joint Surg Am 2006;88:349–354
80. Green SA, Complications of External Skeletal Fixation: Causes Prevention, and Treatment. Springfield, IL: Charles C Thomas; 1981
81. McClinton MA, Helgemo SL Jr. Infection in the presence of skeletal fixation in the upper extremity. Hand Clin 1997;13:745–760
82. Merritt K, Dowd JD. Role of internal fixation in infection of open fractures: studies with Staphylococcus aureus and Proteus mirabilis. J Orthop Res 1987;5:23–28
83. Worlock P, Slack R, Harvey L, Mawhinney R. The prevention of infection in open fractures: an experimental study of the effect of fracture stability. Injury 1994;25:31–38
84. Berkes M, Obremskey WT, Scannell B, Ellington JK, Hymes RA, Bosse M; Southeast Fracture Consortium. Maintenance of hardware after early postoperative infection following fracture internal fixation. J Bone Joint Surg Am 2010;92:823–828
85. Rightmire E, Zurakowski D, Vrahas M. Acute infections after fracture repair: management with hardware in place. Clin Orthop Relat Res 2008;466:466–472
86. Friedrich B, Klaue P. Mechanical stability and post-traumatic osteitis: an experimental evaluation of the relation between infection of bone and internal fixation. Injury 1977;9:23–29
87. Mader JT, Cripps MW, Calhoun JH. Adult posttraumatic osteomyelitis of the tibia. Clin Orthop Relat Res 1999;360:14–21
88. Tetsworth K, Cierny G III. Osteomyelitis debridement techniques. Clin Orthop Relat Res 1999;360:87–96
89. Ueng SW, Wei FC, Shih CH. Management of femoral diaphyseal infected nonunion with antibiotic beads local therapy, external skeletal fixation, and staged bone grafting. J Trauma 1999;46:97–103
90. Patzakis MJ, Greene N, Holtom P, Shepherd L, Bravos P, Sherman R. Culture results in open wound treatment with muscle transfer for tibial osteomyelitis. Clin Orthop Relat Res 1999;360:66–70
91. Stinner DJ, Hsu JR, Wenke JC. Negative pressure wound therapy reduces the effectiveness of traditional local antibiotic depot in a large complex musculoskeletal wound animal model. J Orthop Trauma 2012;26:512–518

92. Catagni MA, Guerreschi F, Holman JA, Cattaneo R. Distraction osteogenesis in the treatment of stiff hypertrophic nonunions using the Ilizarov apparatus. Clin Orthop Relat Res 1994;301:159–163
93. Tetsworth KD, Paley D. Accuracy of correction of complex lowerextremity deformities by the Ilizarov method. Clin Orthop Relat Res 1994;301:102–110
94. Paley D, Herzenberg JE. Intramedullary infections treated with antibiotic cement rods: preliminary results in nine cases. J Orthop Trauma 2002;16:723–729
95. Wahlig H, Dingeldein E, Bergmann R, Reuss K. The release of gentamicin from polymethylmethacrylate beads. An experimental and pharmacokinetic study. J Bone Joint Surg Br 1978;60–B:270–275
96. Evans RP, Nelson CL. Gentamicin–impregnated PMMA beads compared with systemic antibiotic therapy in the treatment of chronic osteomyelitis. Clin Orthop Relat Res 1993;295:37–42
97. Seligson D, Mehta S, Voos K, Henry SL, Johnson JR. The use of antibiotic impregnated PMMA beads to prevent the evolution of localized infection. J Orthop Trauma 1992;6:401–406
98. Chen NT, Hong HZ, Hooper DC, May JW Jr. The effect of systemic antibiotic and antibiotic–impregnated PMMA beads on the bacterial clearance in wounds containing contaminated dead bone. Plast Reconstr Surg 1993;92:1305–1311
99. Henry SL, Hood GA, Seligson D. Long–term implantation of gentamicin–polymethylmethacrylate antibiotic beads. Clin Orthop Relat Res 1993;295:47–53
100. Miclau T, Dahners LE, Lindsey RW. In vitro pharmacokinetics of antibiotic release from locally implantable materials. J Orthop Res 1993;11:627–632
101. Galandiuk S, Wrightson WR, Young S, Myers S, Polk HC Jr. Absorbable, delayed-release antibiotic beads reduce surgical wound infection. Am Surg 1997; 63:831–835
102. Rutledge B, Huyette D, Day D, Anglen J. Treatment of osteomyelitis with local antibiotics delivered via bioabsorbable polymer. Clin Orthop Relat Res 2003; 411:280–287
103. McKee MD, Wild LM, Schemitsch EH, Waddell JP. The use of an antibiotic-impregnated, osteoconductive, bioabsorbable bone substitute in the treatment of infected long bone defects: early results of a prospective trial. J Orthop Trauma 2002;16:622–627
104. Russell RC, Graham DR, Feller AM, Zook EG, Mathur A. Experimental evaluation of the antibiotic carrying capacity of a muscle flap into a fibrotic cavity. Plast Reconstr Surg 1988;81:162–170
105. Weiland AJ, Moore JR, Daniel RK. The efficacy of free tissue transfer in the treatment of osteomyelitis. J Bone Joint Surg Am 1984; 66:181–193
106. Monsivais JJ. Effective management of osteomyelitis after grade III open fractures. J South Orthop Assoc 1996;5:30–36
107. Anthony JP, Mathes SJ, Alpert BS. The muscle flap in the treatment of chronic lower extremity osteomyelitis: results in patients over 5 years after treatment. Plast Reconstr Surg 1991;88: 311–318
108. Lindsey RW, Wood GW, Sadasivian KK, Stubbs HA, Block JE. Grafting long bone fractures with demineralized bone matrix putty enriched with bone marrow: pilot findings. Orthopedics 2006;29: 939–941
109. Pelissier P, Martin D, Baudet J, Lepreux S, Masquelet AC. Behaviour of cancellous bone graft placed in induced membranes. Br J Plast Surg 2002;55:596–598
110. Masquelet AC. Muscle reconstruction in reconstructive surgery: soft tissue repair and long bone reconstruction. Langenbecks Arch Surg 2003;388:344–346
111. Attias N, Lindsey RW. Case reports: management of large segmental tibial defects using a cylindrical mesh cage. Clin Orthop Relat Res 2006;450:259–266
112. Schemitsch EH, Bhandari M. Bone healing and grafting. In: Koval K, ed. Orthopedic Knowledge Update 7. Rosemont, IL: American Academy of Orthopaedic Surgeons; 2002:19–29
113. Ebraheim NA, Elgafy H, Xu R. Bone-graft harvesting from iliac and fibular donor sites: techniques and complications. J Am Acad Orthop Surg 2001;9:210–218
114. Christian EP, Bosse MJ, Robb G. Reconstruction of large diaphyseal defects, without free fibular transfer, in Grade-IIIB tibial fractures. J Bone Joint Surg Am 1989;71:994–1004
115. Chiodo CP, Hahne J, Wilson MG, Glowacki J. Histological differences in iliac and tibial bone graft. Foot Ankle Int 2010;31:418–422
116. Chan YS, Ueng SW, Wang CJ, Lee SS, Chen CY, Shin CH. Antibiotic-impregnated autogenic cancellous bone grafting is an effective and safe method for the management of small infected tibial defects: a comparison study. J Trauma 2000;48:246–255
117. Belthur MV, Conway JD, Jindal G, Ranade A,

Herzenberg JE. Bone graft harvest using a new intramedullary system. Clin Orthop Relat Res 2008; 466:2973–2980
118. Kobbe P, Tarkin IS, Frink M, Pape HC. [Voluminous bone graft harvesting of the femoral marrow cavity for autologous transplantation. An indication for the "reamer–irrigator–aspirator" (RIA-) technique]. Unfallchirurg 2008;111:469–472
119. McCall TA, Brokaw DS, Jelen BA, et al. Treatment of large segmental bone defects with reamer-irrigator-aspirator bone graft: technique and case series. Orthop Clin North Am 2010;41:63–73
120. Ortiz-Cruz E, Gebhardt MC, Jennings LC, Springfield DS, Mankin HJ. The results of transplantation of intercalary allografts after resection of tumors. A long-term follow-up study. J BoneJoint Surg Am 1997;79: 97–106
121. Yaremchuk MJ, Brumback RJ, Manson PN, Burgess AR, Poka A, Weiland AJ. Acute and definitive management of traumatic osteocutaneous defects of the lower extremity. Plast Reconstr Surg 1987;80:1–14
122. Minami A, Kasashima T, Iwasaki N, Kato H, Kaneda K. Vascularised fibular grafts. An experience of 102 patients. J Bone Joint Surg Br 2000;82:1022–1025
123. Jupiter JB, Gerhard HJ, Guerrero J, Nunley JA, Levin LS. Treatment of segmental defects of the radius with use of the vascularized osteoseptocutaneous fibular autogenous graft. J Bone Joint Surg Am 1997;79:542–550
124. Heitmann C, Erdmann D, Levin LS. Treatment of segmental defects of the humerus with an osteoseptocutaneous fibular transplant. J Bone Joint Surg Am 2002;84-A:2216–2223
125. Pelissier P, Masquelet AC, Bareille R, Pelissier SM, Amedee J. Induced membranes secrete growth factors including vascular and osteoinductive factors and could stimulate bone regeneration. J Orthop Res 2004;22:73–79
126. Viateau V, Guillemin G, Bousson V, et al. Long-bone critical-size defects treated with tissue-engineered grafts: a study on sheep. J Orthop Res 2007;25:741–749
127. Gruber HE, Riley FE, Hoelscher GL, et al. Osteogenic and chondrogenic potential of biomembrane cells from the PMMA-segmental defect rat model. J Orthop Res 2012;30:1198–1212
128. Lowenberg DW, Feibel RJ, Louie KW, Eshima I. Combined muscle flap and Ilizarov reconstruction for bone and soft tissue defects. Clin Orthop Relat Res 1996;332:37–51
129. Cierny G III, Zorn KE. Segmental tibial defects. Comparing conventional and Ilizarov methodologies. Clin Orthop Relat Res 1994;301:118–123
130. Aho OM, Lehenkari P, Ristiniemi J, Lehtonen S, Risteli J, Leskelä HV. The mechanism of action of induced membranes in bone repair. J Bone Joint Surg Am 2013;95:597–604
131. Hernigou P, Mathieu G, Poignard A, Manicom O, Beaujean F, Rouard H. Percutaneous autologous bone-marrow grafting for nonunions. Surgical technique. J Bone Joint Surg Am 2006;88 (Suppl 1 Pt 2):322–327
132. Hernigou P, Poignard A, Beaujean F, Rouard H. Percutaneous autologous bone-marrow grafting for nonunions. Influence of the number and concentration of progenitor cells. J Bone Joint Surg Am 2005;87:1430–1437
133. Guda T, Walker JA, Singleton BM, et al. Guided bone regeneration in long-bone defects with a structural hydroxyapatite graft and collagen membrane. Tissue Eng Part A 2013;19:1879–1888
134. Lindsey RW, Gugala Z, Milne E, Sun M, Gannon FH, Latta LL. The efficacy of cylindrical titanium mesh cage for the reconstruction of a critical-size canine segmental femoral diaphyseal defect. J Orthop Res 2006;24:1438–1453
135. Attias N, Lehman RE, Bodell LS, Lindsey RW. Surgical management of a long segmental defect of the humerus using a cylindrical titanium mesh cage and plates: a case report. J Orthop Trauma 2005;19:211–216
136. Tiedeman JJ, Garvin KL, Kile TA, Connolly JF. The role of a composite, demineralized bone matrix and bone marrow in the treatment of osseous defects. Orthopedics 1995;18:1153–1158
137. Jäger M, Herten M, Fochtmann U, et al. Bridging the gap: bone marrow aspiration concentrate reduces autologous bone grafting in osseous defects. J Orthop Res 2011;29:173–180
138. Connolly JF, Guse R, Tiedeman J, Dehne R. Autologous marrow injection for delayed unions of the tibia: a preliminary report. J Orthop Trauma 1989;3:276–282
139. Connolly JF, Guse R, Tiedeman J, Dehne R. Autologous marrow injection as a substitute for operative grafting of tibial nonunions. Clin Orthop Relat Res 1991;266:259–270

140. Watson JT, Quigley K, Mudd C. Iliac aspirates for the treatment of nonunions. Abstracts of the 22nd annual meeting of the Orthopaedic Trauma Association, Phoenix, AZ, October 3–7, 2006
141. Jones AL, Bucholz RW, Bosse MJ, et al; BMP-2 Evaluation in Surgery for Tibial Trauma-Allgraft (BESTT-ALL) Study Group. Recombinant human BMP-2 and allograft compared with autogenous bone graft for reconstruction of diaphyseal tibial fractures with cortical defects. A randomized, controlled trial. J Bone Joint Surg Am 2006;88:1431–1441
142. de Pablos J, Barrios C, Alfaro C, Cañadell J. Large experimental segmental bone defects treated by bone transportation with monolateral external distractors. Clin Orthop Relat Res 1994;298: 259–265
143. Mekhail AO, Abraham E, Gruber B, Gonzalez M. Bone transport in the management of posttraumatic bone defects in the lower extremity. J Trauma 2004;56:368–378
144. Robert Rozbruch S, Weitzman AM, Tracey Watson J, Freudigman P, Katz HV, Ilizarov S. Simultaneous treatment of tibial bone and soft-tissue defects with the Ilizarov method. J Orthop Trauma 2006;20:197–205
145. Mahaluxmivala J, Nadarajah R, Allen PW, Hill RA. Ilizarov external fixator: acute shortening and lengthening versus bone transport in the management of tibial non-unions. Injury 2005;36:662–668
146. Prokuski LJ, Marsh JL. Segmental bone deficiency after acute trauma. The role of bone transport. Orthop Clin North Am 1994;25:753–763
147. Dendrinos GK, Kontos S, Lyritsis E. Use of the Ilizarov technique for treatment of non-union of the tibia associated with infection. J Bone Joint Surg Am 1995; 77:835–846
148. Raschke MJ, Mann JW, Oedekoven G, Claudi BF. Segmental transport after unreamed intramedullary nailing. Preliminary report of a "Monorail" system. Clin Orthop Relat Res 1992;282:233–240
149. Marsh JL, Prokuski L, Biermann JS. Chronic infected tibial nonunions with bone loss. Conventional techniques versus bone transport. Clin Orthop Relat Res 1994;301:139–146

# 4 急性筋膜室综合征

著者：Andrew H. Schmidt, David W. Sanders
译者：胡超　武轩宇　李旭　赵志钢

筋膜室综合征指筋膜室压力增高导致的肌肉神经急性缺血，简单来说，即致密肌筋膜水肿或外部压力造成的压力超出其所能耐受的高限。有人认为，筋膜室内压力持续增高后，受累筋膜室内微循环功能丧失，从而导致筋膜室内的组织（如肌肉、神经）破坏。组织缺血造成进一步的组织水肿、肌肉兴奋和强直、细胞内肿胀，进一步导致压力增高，从而引发筋膜室综合征的恶性循环。随着组织缺血时间的延长，会发生不可逆的组织损伤。筋膜切开减压能够逆转损伤过程，使受损组织重新获得灌注，但是由于活化的白细胞以及坏死肌肉代谢产物的释放，可能会带来再灌注损伤。未经治疗的筋膜室综合征后遗症包括长期或永久的感觉异常、感觉迟钝、肢体挛缩、肌无力、横纹肌溶解或肌红蛋白尿引起的肾衰，以及心律失常、败血症、肢体坏疽、截肢，甚至死亡[1]。

对筋膜室综合征的病理生理学机制的理解仍在不断深入。组织缺血早期即有活性氧自由基出现，可以直接作用于肌肉和内皮细胞，并激活中性粒细胞介导的强烈的炎性反应[2-4]。随着炎性反应的增强，细胞毒性酶和活性氧自由基进一步释放，触发继发性炎性反应，导致额外的瀑布样爆发性细胞损伤[5, 6]。局部组织缺血和炎性反应两者的共同作用，是筋膜室综合征肌肉损伤的主要原因。

筋膜室综合征可见于多种情况，包括骨折、挤压伤、血管损伤、烧伤、过度负荷、低温、长时间肢体压迫以及挫伤等；与骨科相关的最常见的原因是开放性或闭合性胫骨骨折，但同样也会发生在其他骨折、软组织创伤、石膏外固定或使用医用抗休克裤进行外部压迫等情况。由于长时间压迫引起筋膜室内组织缺血，在修复血管损伤后，随后的再灌注会导致缺血后肿胀，也可见于截石体位手术后。筋膜室综合征最初仅包括四肢筋膜室，但目前已不仅限于此，如所谓的腹腔筋膜室综合征目前通常被认为是指由于腹腔内压力增高导致的腹腔脏器功能障碍，如小肠缺血、肾衰等[7]。最近描述的骨盆筋膜室综合征指的是创伤性骨盆血肿引起腹膜后间室压力增高从而导致双侧输尿管功能障碍[8]。筋膜室综合征几乎可见于机体各个部位，包括三角肌、上臂、前臂、手部、臀筋膜间室、大腿、小腿以及足部等。

## 诊　断

众所周知，处理筋膜室综合征最大的难点就是实施筋膜切开减压术的时机[9]。在北美，筋膜室综合征的误诊是导致医疗纠纷的常见原因之一[10]。一项1 993例医疗事故花费研究的结果表明，由筋膜室综合征的误诊导致的平均赔偿费用接近28万美元[10]。最近一项研究报道了19例已结案的针对筋膜室综合征的索赔案[11]，赔偿总金额为380万美元（平均20万美元）。其中，10例索赔案（53%）是在当事医师的努力下庭外和解的，平均花费时间为5.5年；3例索赔案走上法庭，当事医师被判刑；6件案例中医患关系较差，最终导致赔偿（$P>0.01$）。症状出现与筋膜切开减压之间的时间间隔，与赔偿金额呈线性相关（$P<0.05$）；与之相反，如果在症状出现8小时内行筋膜切开减压，一般都会辩护成功[11]。

及时诊断筋膜室综合征的关键是需要第一时间考虑其发生的可能。Hope和McQueen[12]分析了164例筋膜室综合征，发现与非骨折引起的筋膜室综合征相比，合并骨折的病例能够更早地被诊断，并且在行筋膜切开减压时坏死的组织更少[12]，表明合并骨折提高了医生对筋膜室综合征的警惕。最关键的是，即使未合并明显的骨性创伤，对于任何有肢体肿胀、疼痛的患者都要考虑筋膜室综合征的可能，因此必须要留意发生筋膜室综合征的可能。在一项胫骨骨折大样本病例研究中，筋膜室综合征的总发病率是很低的。McQueen等[13]报道了67例胫骨骨折患者的发病率为1.5%，并且发现在低能量和高能量损伤骨折、开放性和闭合性骨折以及治疗时间在受伤后24小时前后方面，筋膜室压力无明显的差别。同一机构最新的研究表明，年轻的胫骨干或前臂骨折患者更容易发生筋膜室综合征[14]。虽然筋膜室综合征多见于小腿（80%），但事实上包括上肢、下肢以及躯干在内的几乎人体所有部位都有报道发生过。表4.1显示了存在急性筋膜室综合征高危因素的特殊类型骨折。

筋膜室综合征的发生在儿童患者中也同样重要。最近有文献回顾了42例儿童急性筋膜室综合征[15]，83%的患儿在交通事故中合并胫腓骨骨折。尽管从受伤到行筋膜切开减压的时间间隔较长（平均为20小时），但是这些患儿没有出现感染性并发症且预后良好。仅有2例出现功能性后遗症，但都是在伤后超过80小时才行筋膜切开减压的。作者注意到儿童急性筋膜室综合征的临床表现出现得可能更晚，并且可能更难诊断，建议在急性肿胀期行筋膜切开减压。前臂骨折的患儿也可以发生筋膜室综合征。最近的一项研究表明，与闭合复位石膏外固定患者相比，髓内钉内固定患者的筋膜室综合征发病率更高[16]。最后，切记筋膜室综合征也可发生在开放性骨折中，报道的发病率为2.7%[17]~33.3%[18]。

诊断筋膜室综合征的经典表现为5P征，即受累部位的疼痛、苍白、无脉、感觉异常以及麻痹。这些诊断标准都是主观性的，表现不一致且很难评估，一旦出现往往提示已经出现了不可逆的损伤。急性筋膜室综合征最可信的征象是与损伤程度不成比例的疼痛，以及受累肌群的被动牵拉痛。对筋膜室综合征患者必须避免进行局部麻醉，甚至标准自控麻醉也能完全掩盖筋膜室综合征引起的疼痛加剧[19]。触诊会发现受累筋膜室张力较高。由于周围神经对缺血非常敏感，因此受累筋膜室内的特异性神经感觉迟钝是一个非常敏感的早期表现（表4.2）[20, 21]。整个肢体神经功能障碍表现为感觉完全丧失，是相对晚期的表现，提示更深程

表4.1 急性筋膜室综合征的高危因素

| 损伤类型 | 筋膜室综合征发生率 |
| --- | --- |
| 足球比赛中的胫骨骨折 | 55%[94] |
| 膝关节内侧骨折－脱位 | 53%[95] |
| 节段性胫骨骨折 | 48%[96] |
| 合并血管损伤 | 41.8%[97] |
| 胫骨平台内、外髁骨折 | 18%[95] |
| 胫腓骨近三分之一的枪伤 | 11.4%[98] |

表4.2 小腿筋膜室综合征累及特定周围神经时感觉迟钝的查体表现

| 筋膜室 | 受累神经 | 感觉迟钝区域 |
| --- | --- | --- |
| 前室 | 腓深神经 | 第一趾蹼区 |
| 外侧室 | 腓浅神经 | 足背 |
| 后浅室 | 腓肠神经 | 足外侧 |
| 后深室 | 胫神经 | 足底 |

度的病理改变。在如精神病患者的某些特殊患者[22]，或者使用了镇静麻醉药物、局部神经阻滞患者以及痛觉迟钝、中毒患者中，可能不会表现典型的筋膜室综合征疼痛。

由于临床表现的不一致和多样性，筋膜室综合征的诊断较为困难。尽管急性筋膜室综合征表现为筋膜室内压力增高，但是目前没有一项特异性的、可信的、可重复的检查能够确诊[23-32]。Ulmer[30]回顾了小腿下段筋膜室综合征的文献，发现根据临床表现诊断筋膜室综合征的敏感性很低（13%~19%），类似的临床诊断的阳性预测值仅仅为11%~15%，而特异性和阴性预测值则相反分别高达97%~98%。上述发现表明，小腿下段筋膜室综合征的临床表现可以用来排除诊断而不是确诊[30]。由于确诊筋膜室综合征存在种种问题，必须对高危患者给予足够的重视，外科医生必须对筋膜室综合征抱着一种"宁枉勿漏"的态度，认为必要时应立即行筋膜切开减压。对于急性筋膜室综合征的诊断，主观性和缺乏共识可能导致对是否需要立即实施筋膜切开减压术的判断有明显不同[33]。

## 肌内压力的测量

为了使筋膜室综合征的诊断主观性降低，同时将诊断与病理生理变化联系起来，多种测量肌内压力的技术应运而生并应用于临床[13,34-36]。已商业化的肌内压力测量装置（Stryker Quick Pressure Monitor, Stryker Surgical, Kala-mazoo, MI）以及一种静脉内测量压力泵（Alaris Medical Systems, San Diego, CA）都被证明能够精确测量并且提供可重复的测量值[34]。对支持筋膜室综合征诊断的压力标准目前仍然存在争论[27,37]，并且不同作者给出了需要行筋膜室切开减压的不同的临界组织压力水平，包括大于45 mmHg（1 mmHg=0.133 kPa）[38]、大于30 mmHg[39]，或者患者舒张压在30 mmHg以内[26,40,41]。尽管已经测出了肌内压力，但是特定患者的特定压力仍然不确定[38,42]。有证据表明，即使单个筋膜室内的压力仍然是多变的，在距压力最大处5 cm处的压力有统计学上的显著差异[43]。肌内压力已经被证明与邻近关节位置相关[44]。有必要多点、多次测量肌内压力，但是无法确定哪次测量值能最佳预测病理生理变化。Janzing和Broos[37]检验了基于肌内压力或者灌注压等的多种筋膜室综合征的定义，结果发现诊断筋膜室综合征一致的压力临界值似乎不存在。目前，压差（舒张压或平均动脉压减去筋膜室压）少于30~40 mmHg可用于诊断筋膜室综合征[41]，而将筋膜室压力超过30 mmHg作为补充。在一项针对筋膜切开减压患者的研究中，符合绝对筋膜室综合征诊断定义的发病率为29%[27]。这超出了预期，提示尽管使用这个定义可能不会漏诊筋膜室综合征患者，但该定义特异性不足。

由于筋膜室综合征的临床诊断存在种种问题，而且各种肌内压力测量技术应用起来都不是很方便，有部分研究者建议对肌内压力进行持续监测[13,40]。McQueen等[40]进行了一项针对胫骨骨折患者进行持续监测的队列研究，结果表明可使对筋膜室切开减压术的需求显著减少，没有漏诊；能在筋膜室综合征发生时更早地确诊，行持续监测的患者的预后更佳，并发症更少。Ulmer[30]等的最新研究表明，通过实时监测肌内压力来诊断筋膜室综合征并不完全可信。很多种可能的原因可以解释为什么即使监测肌内压力也可能导致筋膜室综合征的误诊。最重要的一点是肌内压力只是一种替代指标，并不能直接反映肌肉或神经的缺血程度。肌肉缺血的进展取决于肌内压力升高的程度和持续时间[45,46]。由于休克、代偿性高血压、血管耐受以及预先存在的肌肉损伤程度不同，不同患者的肌肉对缺血的耐受也不尽相同[25,47]。此外，由于压力测量系统及技术本身固有的不一致性、不精确性导致诊断的不确定，即使在同一筋膜室内测量的压力也各不相同[43]。

## 肌内压力测量的方法

肌内压力的测量方法有很多种，Whitesides[35]等最初发明了一种利用气针压力计和盐水注射进行测量的方法，但是非常烦琐，现在则已有了更好的选择。

目前有很多种专门用于测量肌内压力的商用装置（**图 4.1**）。这些装置都是手工操作的，有数码显示屏，利用侧孔针或者开槽导管来持续监测肌内压力。

下面以 Stryker 快速压力监测仪（Stryker Surgical）为例介绍测量步骤。根据制造商指南安装仪器。先将仪器连接到一支注满无菌生理盐水的注射器上，再将侧孔针连接到装置的另一端，然后用生理盐水冲洗装置并形成液柱。测针位于筋膜室测量位置并归零。将测针插入目标筋膜室内并注入 0.3 mL 液体，以足够造成肌内压力的暂时增加，随即在 30~60 秒内降到一个稳定的压力水平。在同一筋膜室或不同筋膜室内重复测量。于胫骨嵴前外侧 1 cm 处将测针插入小腿前筋膜室测量压力；于腓骨后缘 1 cm 处测量小腿外侧筋膜室压力；于胫骨后内侧缘 1 cm 处测量小腿后深筋膜室压力。在非创伤肢

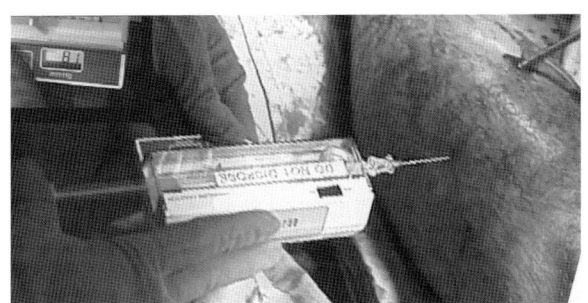

**图 4.1** 用来测量肌内压力的手持工具（Stryker Surgical，Kalamazoo，MI）。首先安装该装置，注满液体，在肢体水平位置将装置压力调零。图片左上角提示了压力值读数为 81 mmHg

体，触及骨性标志物与使用超声同样可以精确引导穿刺后方深部筋膜室[48]。

为了能够持续监测，需要采用一根开槽导管[13]，将其连接到上述相同的手持工具或者血压换能器上。

Heckman 等[43]发现，对于胫骨骨折患者而言，组织压力最高处位于骨折周围 5 cm 内。最好在筋膜室附近和远处多次测压，但是要求多次对患肢所有的筋膜室压力进行测量是不现实的。因为小腿前方室及前臂掌侧室是压力最高的筋膜室，通常筋膜室综合征发生时都会受累，可以被认为是"哨兵"筋膜室，应当需要严密监测。

### 影像学

传统的影像学检查在诊治筋膜室综合征方面作用不大，主要用来诊断原发伤和评估可能存在的骨折或脱位。最近有证据表明，MRI 可能在诊断筋膜室综合征方面有一定作用。Rominger 等[49]对 15 例筋膜室综合征患者（10 例确诊，5 例高度疑似）进行 MRI 检查，影像显示筋膜室肿胀，失去了正常的肌肉组织结构。静脉注射钆剂后，T2 加权快速自旋回波序列和磁传递成像则显示明亮的强化区域。在受损的筋膜室中，早期随访影像表现为强化，而晚期随访则表现为纤维化、囊腔化以及脂肪液化。上述学者由此得出结论，认为 MRI 有助于筋膜室综合征疑似病例的确诊，并可提示损伤部位，从而使外科医生能够有选择性地切开筋膜室。

目前，已对多种新的微创技术在诊断筋膜室综合征中的效果进行了评估，包括筋膜室表面张力测量[50]、经皮组织氧测量、机械阻力测量[51]、近红外光谱法[52]、钆应力试验[53]等。上述方法大多处于研究阶段，尚无证据证明在急性筋膜室综合征诊断中的有效性。在一项对照研究中，Dickson 等[54]发现与传统的侵入性

> **要点**
> 
> - 筋膜室综合征的诊断依赖对临床疑似病例的高度怀疑，并通过仔细、反复以及详细记录的临床检查来确诊。第一趾蹠感觉减退通常是小腿筋膜室综合征最早出现的表现，提示由于胫骨前室压力的升高导致腓深神经功能减退。由于镇静、兴奋或脑外伤患者很难评估疼痛程度，因此这些情况下需要行常规的压力监测。诊断筋膜室综合征患者最安全的阈值为渗透压，计算方式为 $\Delta P=$ 舒张压 – 肌间压。根据此定义，筋膜切开术的指征为 $\Delta P \leq 30$ mmHg。

> **急性筋膜室综合征的病理生理分类**
> 
> - 急性早期
>   - 危险损伤后早期可能发生筋膜室综合征
>   - 压力增高达到或低于临界阈值
> - 急性期：可逆期
>   - 压力增高时间少于 8 小时
>   - 及时切开筋膜，可逆转压力升高
> - 急性期：不可逆期
>   - 加压 8 小时或更长时间，持续性在某个水平，最终导致细胞死亡
>   - 筋膜切开术可能有效果，但出现不可逆的改变
> - 晚期
>   - 正常纤维组织再生前，组织改变已不可逆
>   - 压力持续升高超过 8 小时
> - Volkmann 缺血性肌挛缩
>   - 最终纤维组织代替肌肉，出现肌肉挛缩

检查相比，非侵入性的表面张力测量法诊断的特异性太低（分别为 0.82 和 0.96），不能用于筋膜室综合征的诊断。需要进一步改进技术来提高急性筋膜室综合征诊断的正确率。

## 分 型

传统上，筋膜室综合征可被分为急性或慢性，后者由于长时间的锻炼表现为肌内压力的可逆性增高并引起活动性疼痛，但一般不会遗留永久的后遗症。因为急性筋膜室综合征是一种逐渐发展的现象，Leversedge 等[55]最近推荐使用同时考虑压力和时间因素的更加全面的分型，来帮助指导患者的处理（见信息框）[55]。

## 非手术治疗

有多种非手术技术可用于治疗筋膜室综合征，但是没有一种方法可以保证成功，目前推荐的方法是行筋膜切开减压术。有学者报道使用响尾蛇毒素成功治疗筋膜室综合征，其特殊适应证是因各种原因需要首先考虑使用非手术治疗的筋膜室综合征确诊病例[56]。

具有代表性的非手术治疗策略是采取措施降低肌内压或减轻继发性炎症反应介导细胞破坏导致的组织损伤。可以通过静脉注射或肌肉注射高渗盐水，或者移除组织液达到降压的目的。Hutton 等[57]在实验犬身上实现了静脉应用高渗性甘露醇治疗 2 时后使筋膜室压力降到 0。Gershuni 等[58]在筋膜室综合征犬模型上通过肌肉注射透明质酸酶来降低筋膜室压力。Christenson 等[59]提出利尿剂似乎可以降低创伤后或手术后小腿前筋膜室压力，并建议对下肢创伤患者常规行利尿治疗。在高危患者中，足部充气加压袜已被证实在防止筋膜室综合征的发生方面具有一定的作用[60]。Odland 等[61]在动物模型中应用组织超滤法降低筋膜室压力，滤出的组织液中磷酸肌酸激酶及乳酸脱氢酶水平明显升高，提示肌酶测量可能有诊断意义。

在组织保护方面，高压氧治疗可通过恢复细胞三磷腺苷水平（ATP）[62]而在治疗筋膜室综合征中起到一定的作用。抗氧化剂如维生素 C

和 N- 乙酰半胱氨酸被证明可有效维持动物模型的肌肉活性[63, 64]。抗炎药物吲哚美辛也被指出可以减轻大鼠模型的肌肉损伤和维持血流灌注[65, 66]。上面所有的非手术治疗都为急性筋膜室综合征治疗的未来提供了一些希望，但都不能代替急诊筋膜切开的作用。

## 手术治疗指征

每当有充分的临床表现时，筋膜室综合征都可以通过立即行筋膜切开术来治疗（图 4.2）。令人担忧的临床症状出现越早，越需要及时进行手术治疗。持续监测压力时，灌注压力连续 2 小时维持在 30 mmHg 以下，即被认为需要进行手术治疗。灌注压力在 30 mmHg 或以上时，不进行手术治疗可能是安全的；但即使是在这种情况下，当临床表现充分时仍然应该进行筋膜切开，因为尽早切开筋膜会极大地影响临床结果。多数临床医生会在需要时积极进行筋膜切开。

> **急诊处理**
>
> 筋膜室综合征是一个进行性发展的病理生理过程——一旦发生，进展性肌肉损伤几乎无法阻止。由于早期手术治疗是获得一个良好结果最重要的决定因素[11, 26, 28, 40]，诊断明确时应立即行筋膜切开术，不应延误。事实上，在当前的骨科创伤实践中，筋膜室综合征一直是真正的骨科急诊之一。

## 手术治疗

一旦确诊，对筋膜室综合征需要立即行筋膜切开减压术（图 4.2）。沿受累肌肉全长做一纵切口，从而使肌肉组织从有限的筋膜室中释放出来，最终降低筋膜室压力。早期行筋膜切开减压术的预后是满意的[67]。部分学者建议筋膜切开减压术可作为筋膜室综合征普遍使用的预防措施[68]。但是，筋膜切开减压术有许多潜在的并发症。一旦实施筋膜室切开减压术，会遗留 1~2 条长 20~30 cm 的瘢痕，一方面延长了住院时间，需再次手术关闭伤口；另一方面又增加了感染概率，可能造成腓肠肌功能的重大损害，以及可能发生的慢性静脉功能不全[39, 69~71]。

> **要 点**
>
> - 对于早期或临界病例，筋膜切开减压术并没有明确的取舍指标。筋膜切开减压术必须充分切开皮肤，并对筋膜室行彻底减压。

尽量避免组织和神经损伤！筋膜切开减压术的成功与否，在很大程度上取决于恰当且及时的诊断。筋膜室综合征的早期诊断以及筋膜切开减压术的及时实施，已被证实能够促进胫骨骨折患者伤口愈合，改善患者的功能恢复[26, 40]。反之，如果延迟实施筋膜切开减压术，则对病情几乎没有帮助，甚至还能造成确切的损害[72]。

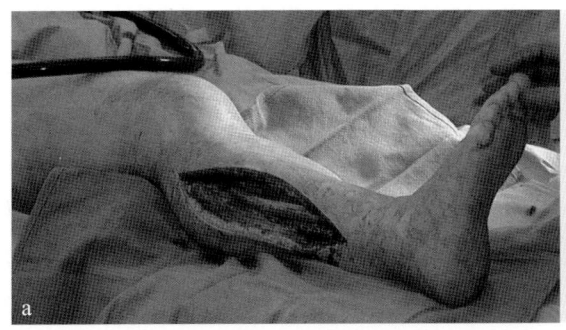 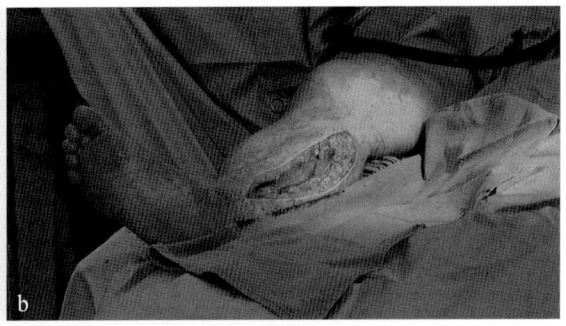

图 4.2　右小腿外侧（a）和内侧（b）筋膜切开术后

肌肉坏死后实施筋膜切开术可造成坏死组织的外露，引起潜在的细菌增殖，有导致感染的可能。Finkelstein等[72]回顾了5例筋膜室综合征，在受伤超过35小时后才实施筋膜切开术。回顾发现，这些患者的筋膜室综合征被漏诊，直到出现筋膜室综合征临床症状后很长时间才被送到当地医疗中心。这5例患者中，1例死于多脏器衰竭，其他4例均行患肢截肢术：3例由于局部伤口败血症，另外1例由于丧失足部的感觉和运动功能。

## 筋膜切开减压术

任何部位的筋膜切开减压术必须通过一条或多条大的皮肤切口来充分释放所有受压的组织，而一些特殊的切口以及需要减压的组织则主要取决于受累的肢体部位。对于急性筋膜室综合征来说，浅筋膜切开是不充分的[73]。由于筋膜室综合征必须迅速诊治，因此即使在诊断不明确的前提下也需要行筋膜切开减压术。尽管行筋膜切开减压术会带来一系列的并发症，但是外科医生仍要适当地选择实施筋膜切开减压术，即使有可能是不必要的，也不能因此而漏掉潜在的筋膜室综合征。

## 小腿双切口筋膜切开减压术

### 视频 4.1　下肢双切口筋膜切开术

小腿部位的筋膜切开术通常做内、外侧两个切口（图 4.2，图 4.3），双切口可以相对容易地从内侧对小腿后深筋膜室进行减压（图 4.4）。外侧切口用来减压前方和外侧筋膜室（图 4.5），后方浅筋膜室可以通过其中任何一个切口减压。双切口之一，尤其是外侧切口，必须跨越筋膜室全长以保证充分减压。不充分的皮肤切口可能导致筋膜室压力持续升高[74]。双切口筋膜切开术的两个切口间的皮桥可能会由于胫前动脉的损伤而发生坏死。如果在术前发现胫前动脉损伤，则单切口四筋膜室减压术也许更合适。

在胫骨前嵴前外侧2~3 cm做外侧切口（图 4.5），通过在前、后方锐性分离、掀起皮瓣来显露前方和外侧筋膜室，对腓骨肌群筋膜进行减压（图 4.6）。识别并分开外侧肌间隔和腓浅神经（图 4.7）。最后，对前方筋膜室进行充分减压（图 4.8）。也可以通过切开已减压的肌间隔来实现对相邻筋膜室的减压，但是这种方法发生医源性腓浅神经损伤的风险较高[42]。

其次，在胫骨后内侧缘后方1~2 cm处做内侧切口（图 4.4）。内侧切口位置太靠后，可能会损伤胫后动脉的重要穿支。需要识别隐神经和隐静脉，对腓肠肌-比目鱼肌复合体筋膜进行完全减压。在近端，有必要将部分比目鱼肌从胫骨剥离，以识别并减压趾长屈肌和胫骨后肌的近端部分。

## 小腿单切口筋膜切开减压术

### 视频 4.2　下肢单切口筋膜切开术

小腿筋膜切开减压术也可以通过单切口进行，切口从腓骨颈一直延伸到外踝（图 4.5）。过去推荐的腓骨周围筋膜切开术不是必要的[42]。前方和外侧筋膜室可以通过前述方法减压。包含腓肠肌-比目鱼肌复合体的后方浅筋膜室，可以通过向后方提起皮肤容易地减压。最后，通过腓骨旁入路（图 4.9）对小腿后深筋膜室进行减压。腓骨肌在前方收缩，腓肠肌外侧头和比目鱼肌在后方收缩，而切口位于腓骨后方，因此可以识别并减压分隔浅、深层筋膜室的肌间隔。如果后方深部筋膜室难以进入，则可以采用前述的内侧切口。

4 急性筋膜室综合征

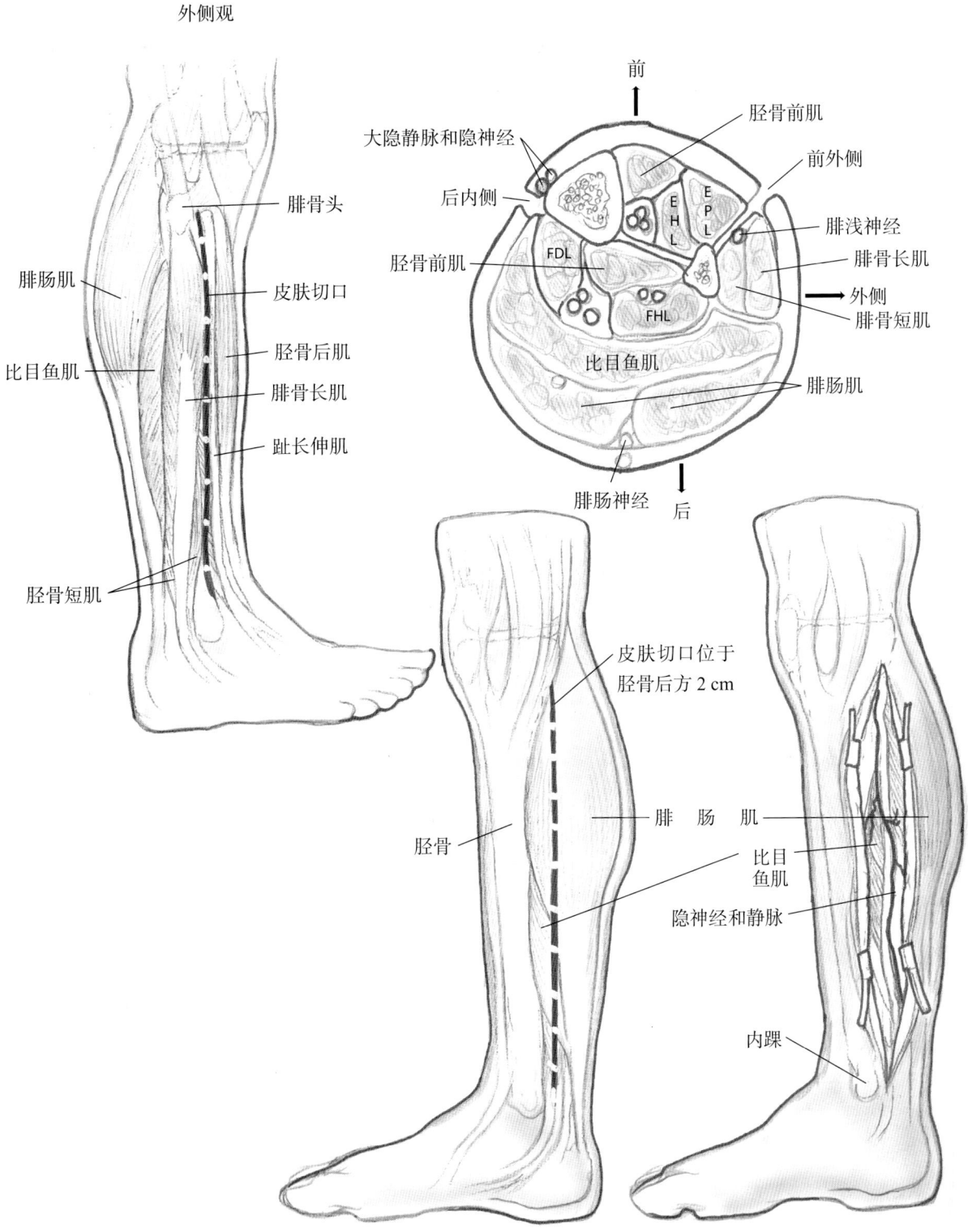

**图 4.3** 下肢筋膜室综合征的双切口筋膜切开减压术。需要做内、外双侧长切口，注意避免损伤神经血管结构。右上图显示小腿交叉切口可以分别减压 2 个筋膜室。通过外侧切口可以分别在肌间隔上减压前方和外侧筋膜室。通过内侧切口可以对后浅和后深 2 个筋膜室进行减压

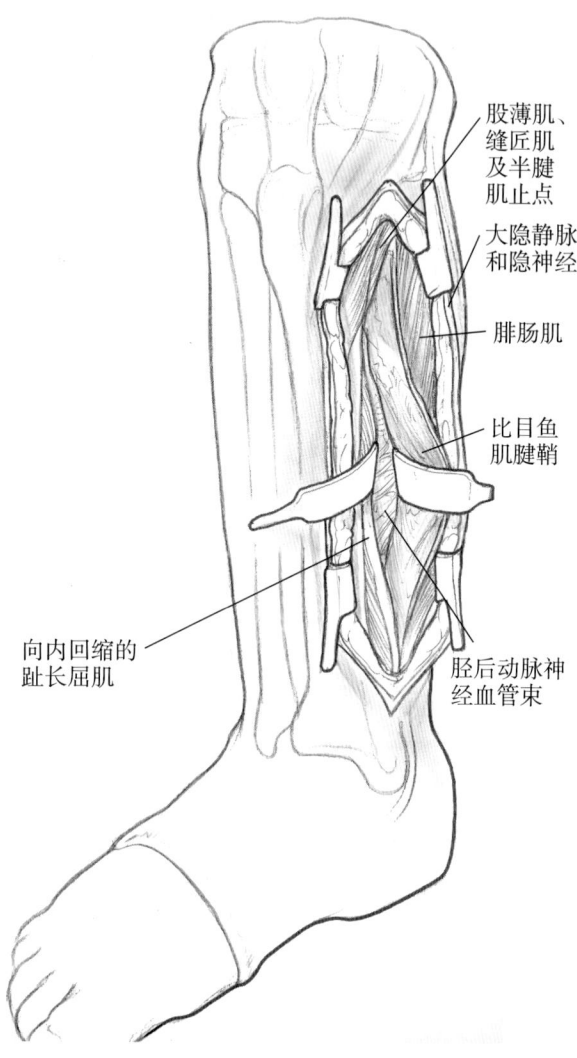

图 4.4　小腿内侧切口，松解后方深部筋膜室

标注：股薄肌、缝匠肌及半腱肌止点；大隐静脉和隐神经；腓肠肌；比目鱼肌腱鞘；胫后动脉神经血管束；向内回缩的趾长屈肌

### 要点与技巧

- 尽管单切口筋膜切开减压术可能比较困难，但在合并胫骨平台或胫骨远端骨折的筋膜室综合征中有特殊的价值。这些损伤通常合并典型的软组织损伤并且需要植骨。在这些情况下，避免做第二个切口对防止软组织的进一步损伤帮助非常大。最后，这类情况下的筋膜切开减压切口需要考虑后续的骨折固定需求。

## 股筋膜切开减压术

股外侧切口从大转子远端延伸到股骨外髁，分离皮下，显露并纵行分开髂胫束，识别股外侧肌及其表面的筋膜层。用 Cobb 剥离子从外侧肌间隔内分离出股外侧肌纤维，电凝可见的穿支血管。在外侧肌间隔上做 1~2 cm 的切口，再用 Metzenbaum 剪向近、远端延伸至皮肤切口长度，减压后方筋膜室（腘绳肌）。从外侧对前、后方筋膜室进行减压后，触诊或测量筋膜室（内收肌）的压力。如果压力升高，则做内侧切口对内收肌进行减压。

## 上肢筋膜切开术

上肢筋膜室综合征可以发生在上臂、前臂及手部，所有受累的筋膜室均需减压。行筋膜切开时，肱二头肌和肱肌前方减压可以延伸过肘，同时切开前臂掌侧筋膜。如有必要，前臂掌侧减压也可以延伸至手掌，以减压正中神经（腕管）和尺神经（Guyon 管）（图 4.10）。

上臂减压时需沿肱二头肌内侧做前方切口，很容易对肱二头肌及其下方的肱肌筋膜进行减压。肘部切口应呈"Z"形跨越肘部，以免后期发生挛缩。然后根据需要将切口向远端延伸至前臂掌侧。如果有必要的话，可以另做后方切口以减压肱三头肌。

为了充分地降低前臂压力，可能需要对多个部位进行减压，包括纤维束、肌筋膜以及屈肌支持带。切口应沿"移行带"直到腕部，使肱桡肌和桡侧腕伸肌组成的移行带得到减压，必要时可减压指伸肌、旋后肌及旋前方肌筋膜。如有需要，可以行背侧筋膜切开分离术。Ronel 等[75]在 10 具尸体上评估了 4 种前臂深层肌群减压切口，试图寻找一种对周围血管、神经和

4　急性筋膜室综合征

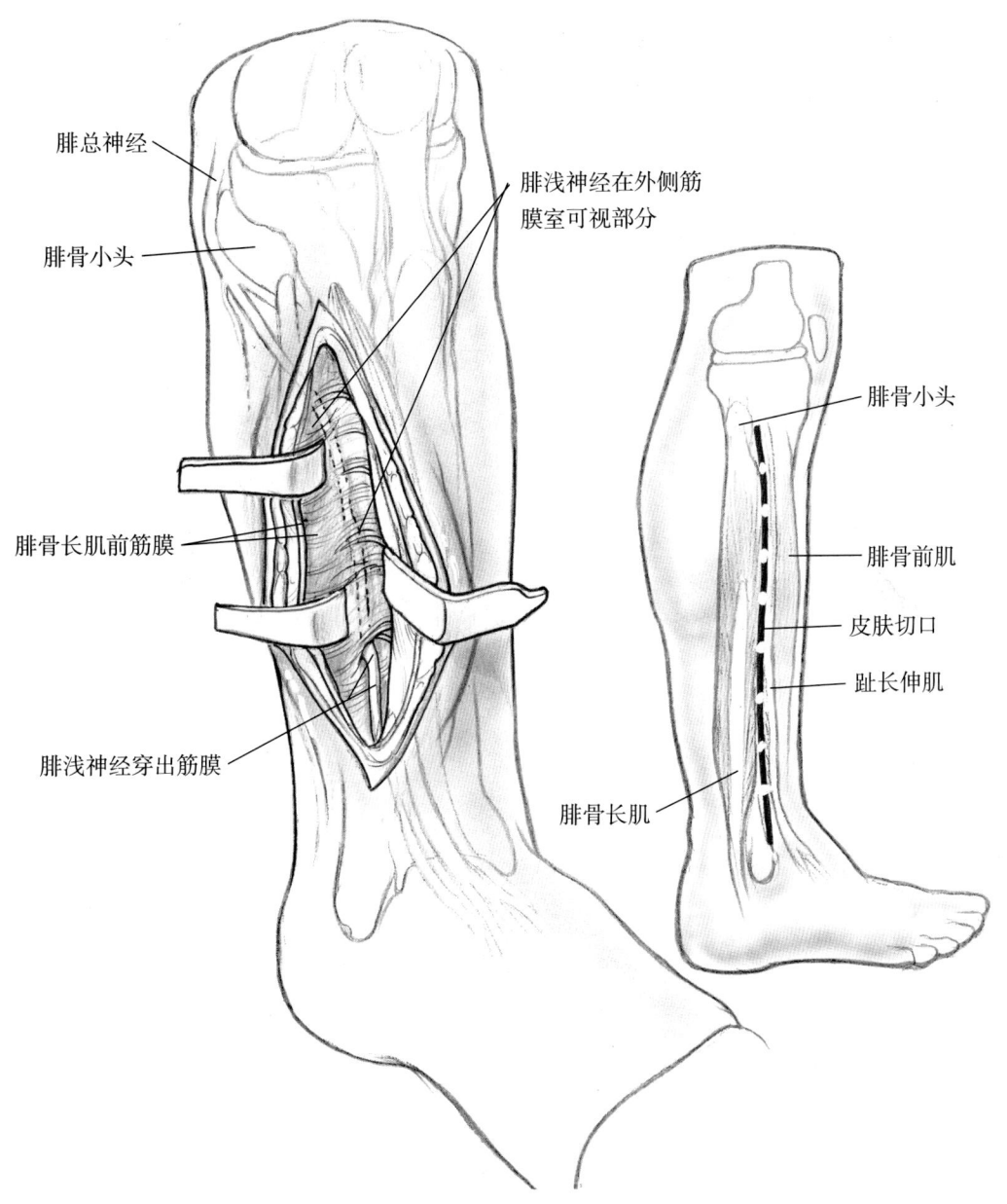

图 4.5　小腿外侧切口，松解前外侧筋膜室

肌肉组织损伤最小的减压入路。研究显示，前臂掌侧深部间隔尺侧入路是最容易的，引起的医源性损伤最少，并能充分进入前臂掌侧深部组织。分离平面位于尺侧腕屈肌和指浅屈肌之间。为显露旋前方肌，需要在指浅屈肌远端分开尺动脉的1~2条分支。在前臂中1/3处，将尺神经血管束同指浅屈肌提起，以显露指深屈肌和拇长屈肌。这种深部入路无须锐性分离。在前臂背侧，沿指伸总肌和桡侧腕短伸肌的中线入路是简单、安全的。

在腕部应行标准的腕管减压术。如果同时也需要前臂减压，则可以做Z字形切口通过腕部以防止发生挛缩。注意避免损伤正中神经掌浅支。

97

最后，手部大鱼际、小鱼际以及蚓状肌的减压需做小的短纵形切口。通过第2、3及第4、5掌骨间的两条手背切口可以有效地进行减压。

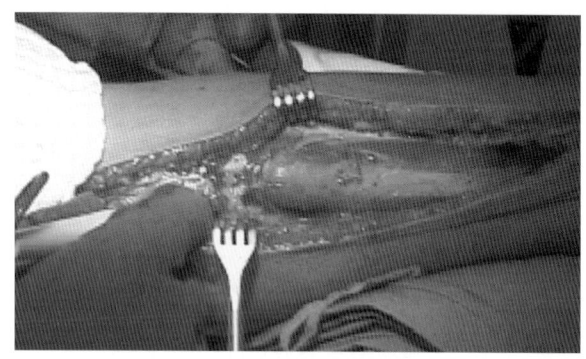

图 4.6　外侧筋膜室减压，切口从远端到近端。注意图中典型的肌肉肿胀外观

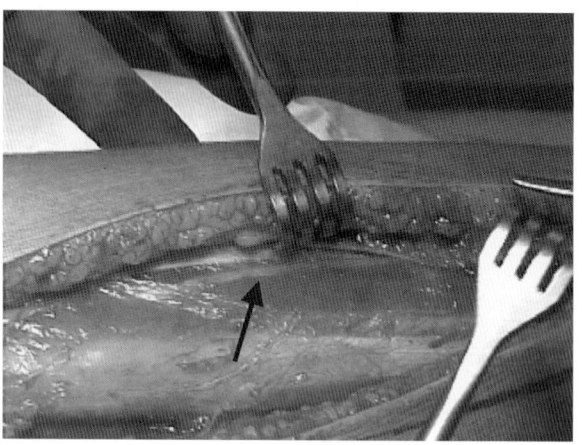

图 4.7　外侧筋膜室减压术中，应注意避免损伤腓浅神经（箭头）

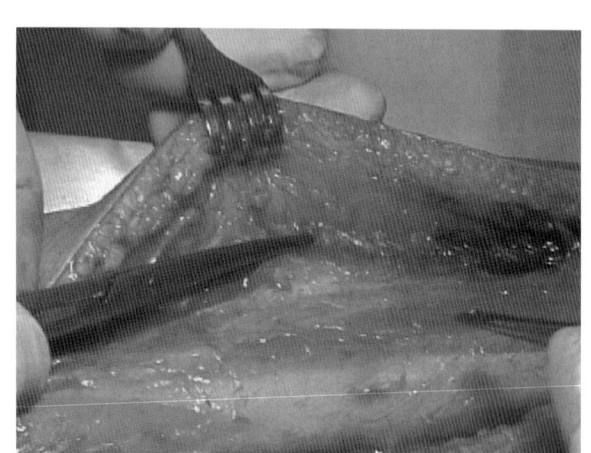

图 4.8　同一肢体前方筋膜室减压后，采用了从前方进入肌间隔的单切口减压术

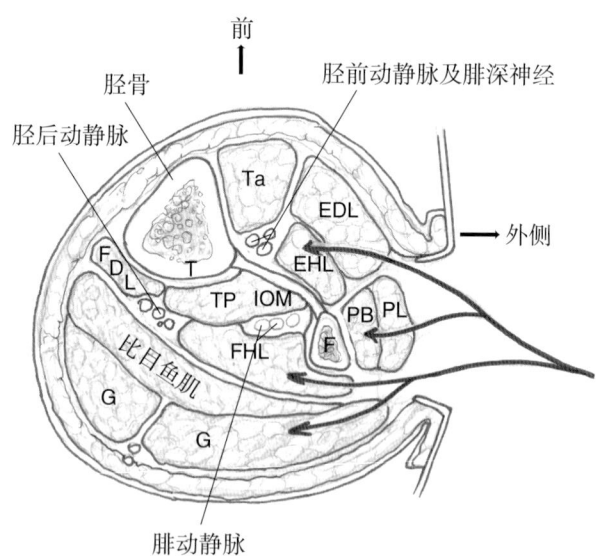

图 4.9　单切口腓骨旁入路的解剖结构，小腿的 4 个筋膜室获得减压

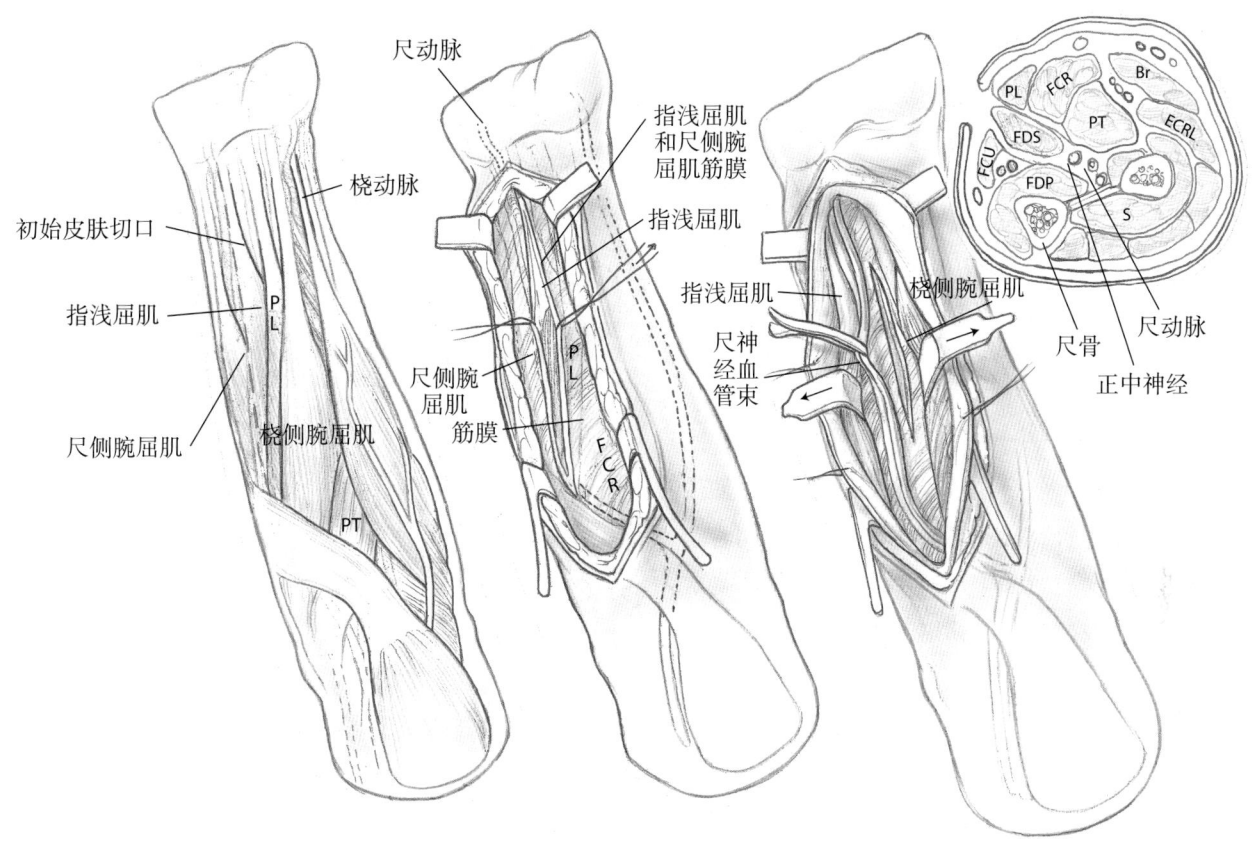

图 4.10　前臂掌侧的连续减压

## 足部筋膜切开减压术

目前,足部筋膜切开减压的必要性仍存在争论。有专家认为足部筋膜室综合征经常漏诊,而另有部分学者认为足部筋膜切开术的后遗症超过未治疗的足部筋膜室综合征,如"爪形趾"。

足部有很多功能性筋膜室,但是当诊断足部筋膜室综合征时,只有跨展肌、骨间肌及足底方肌(跟骨筋膜室)需要行筋膜切开术。同手部类似,骨间肌可以通过两条背侧纵形切口减压。跨展肌和足底方肌可以通过沿第一趾列内侧做切口来减压。

## 筋膜切开术的切口处理

筋膜切开术的切口可以通过很多方式进行处理。传统的方式是创面用无菌油纱覆盖直到二期可行延迟闭合或植皮为止(**图 4.11**)。不建议在筋膜切开术后 5 天内关闭创面,因为可能导致筋膜室综合征复发[76]。筋膜切开术后通过植皮关闭伤口的条件是相对于一期或延期闭合更少的创面并发症[77]。小血管袢皮肤牵引术、原位缝合或采用皮肤关闭器等都可用于延期闭合伤口,不需要再次手术,也不会使筋膜室综合征的复发率增高[70,78]。最新的筋膜切开术后伤口处理技术是负压辅助伤口闭合器(VAC

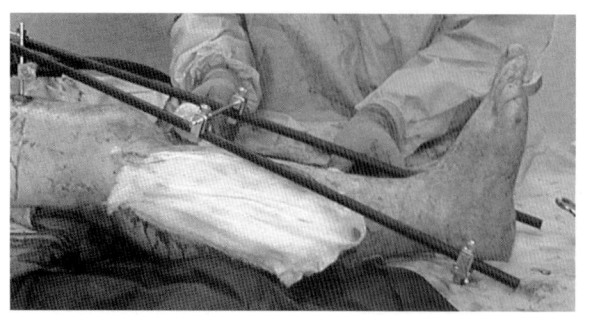

图 4.11 小腿筋膜室减压术后用无菌湿纱覆盖创面

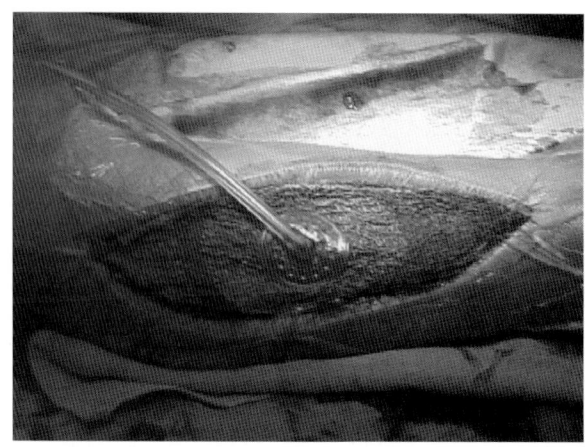

图 4.12 小腿筋膜室减压术后用 VAC 覆盖小腿创面

装置，**图 4.12**）。一项关于筋膜切口闭合技术的回顾性研究证实，与传统伤口换药相比，使用 VAC 负压吸引装置来闭合伤口的初次伤口闭合愈合率更高（79% : 50%），愈合时间更短（初次愈合 7.1 d : 9.6 d，皮肤移植 8.5 d : 11.5 d）[79]。

## 结 果

筋膜室综合征的预后很难评估，因为合并伤本身可能会导致不良后果[80]。关于筋膜切开术后患者预后的研究报道很少，报道的死亡率为 11%~15%，截肢率为 11%~21%[81]。研究显示，胫骨骨折患者的预后与筋膜切开术的时间相关[40,82,83]。在一项 25 例胫骨骨折患者研究中，一组患者进行持续监测压力，伤后平均 16 小时行切开减压术；相应的未行压力监测的患者切开时间为 32 小时。延迟组 11 例患者有 10 例随访发现肌无力和肌挛缩，同时骨折愈合并发症风险更高[40]。Mullett 等[82]回顾了 17 例合并胫骨干骨折的筋膜室综合征，平均随访时间为 24 个月。所有病例均行骨牵引后采用交锁髓内钉固定，术后平均 11 小时行筋膜切开。结果显示，11 例患者效果佳，4 例中等，其余 3 例较差。12 小时内减压的患者功能恢复较好，预后较差的患者都是在 24 小时后进行干预的。另外一组明显延迟行筋膜切开术（平均缺血时间为 56 小时）的 5 例患者最终预后都很差，1 例死亡，4 例截肢[72]。

Giannoudis 等[84]对 30 例胫骨干骨折合并筋膜间室综合征的患者进行了全面的预后分析，所有患者均完成了标准化预后评分（EuroQol，健康相关性生活质量评估）并至少随访至伤后 1 年，对患者年龄及性别相关性校正值进行比较，形成一项单纯闭合性胫骨干骨折患者的随机队列研究。研究显示，在健康相关性生活质量方面，受切口外形困扰的患者比其他患者生活质量明显更差，植皮患者比不植皮患者有更多的疼痛和不适感。与晚期闭合伤口患者相比，早期闭合伤口患者显示了更好的自我感觉健康状态。作者认为筋膜室综合征可能对健康相关性生活质量有长期影响[84]。

Heemskerk 和 Kitslaar[81]回顾了连续 40 例下肢筋膜切开术病例，死亡率约 15%。患者有严重的整体发病率，唯一可以提示预后不良的因素为年龄大于 50 岁。潜在的诊断并不会影响筋膜切开术的结果。在这组病例中，45% 的患者肢体功能良好；28% 的患者成功保肢，但功能减弱；12% 的患者行截肢术；15% 的患者死亡。

Reverte 等[85]通过回顾文献评估了在胫骨干骨折患者中，筋膜室综合征和筋膜切开减压对骨折愈合时间、骨折延迟愈合和不愈合的影响，发现愈合时间显著延长（接近5周），骨折延长愈合或不愈合率增加3倍。

## 并发症

筋膜室综合征的并发症是非常常见的，尤其对于迟诊、漏诊的患者[40, 82, 83]。一旦发生不可逆的肌肉神经损伤，患者会出现不同程度的永久性神经功能障碍和肌肉功能不全。根据受累肌肉的不同，预后也从轻度的功能减退到缺血性肌挛缩。爪形趾是小腿后深筋膜室综合征未及时诊治的最常见结果。如果发生缺血的肌肉较多，就会造成挤压综合征，临床表现为肌红蛋白尿、急性肾功能衰竭和休克等。在这种情况下，尿液碱化及使用甘露醇等可以有效地避免肾脏并发症的发生；罕见的受累肢体截肢可能会挽救生命。Hayakawa 等[83]报道了一篇关于已发表的关于筋膜切开减压术结果的系统性回顾，总结了过40多年中已发表的55篇文章并记述了1 920例手术，筋膜切开减压术延迟超过12小时组与延迟超过6小时组相比，截肢率（14%：3%）和死亡率（4%：2%）明显升高。

当闭合性损伤后筋膜室综合征延误诊断超过12~24小时，外科干预即为禁忌，除非内科治疗挤压综合征无效。外科治疗后可能发生的严重脓毒血症，后者是一种潜在危及生命和肢体的并发症，远比非手术治疗后引起的肌肉纤维化后果更严重[72]。

不幸的是，即使进行了恰当的筋膜切开术，筋膜室综合征患者也同样会有很多的并发症。部分患者在小腿筋膜切开术后出现了慢性静脉功能障碍[69]。筋膜切开术也会带来伤口愈合并发症、神经血管损伤以及感染等问题，有研究显示，神经损伤约占15%，过度出血约占35%，伤口感染约占25%[81]。另一项研究主要针对血管损伤修补后的筋膜切开术，其伤口愈合并发症的发生率约为29/73（40%）[77]。在术后动静脉栓塞的患者中，伤口并发症尤为常见[77]。

## 新技术

很多新技术有助于筋膜室综合征的快速诊断。由于对组织缺血病理生理学的认识的深入，新的治疗方法不断出现，可减少甚至防止筋膜室压力增高导致的组织损伤。最近，Kearns 等[63]在动物模型中发现，筋膜切开术前应用维生素 C 可以减少细胞黏附分子 -1 的表达，减少中性粒细胞的渗出，从而减轻组织水肿，保护肌肉功能。

如前所述，影像学检查在诊断筋膜室综合征方面目前没有实际应用，但不同的影像学方法可能在将来变得更加重要：MRI 能够在即将发生或已经发生筋膜室综合征患者中显示肌肉结构的异常改变[49]；利用表皮渗透探针实时测量微循环功能，能显示需要行筋膜切开术处理的异常改变[86]。

目前，诊断主要依赖于筋膜室压力测量的临床评估，有两种非侵入性方法能够对即将发生的组织损伤进行有效评估。首先，利用经皮近红外光谱法（NIRS）监测肌肉缺氧情况。一项小型临床系列研究显示，肌肉氧饱和度低的情况下需要行筋膜切开术[87]。然而，NIRS 的好处在临床系列研究中并不一致。Shuler 等[88]研究了14例急性筋膜室综合征，以健侧下肢为对照，发现不同肢体之间 NIRS 值的差异与筋膜室灌注梯度成正相关。然而，另有研究者研究了7例先后行筋膜切开患者的下肢的4个筋膜室，没有发现组织氧合与肌肉压力的关系[89]。因此，NIRS 在评估急性筋膜室综合征中的预测作用尚不明确。其次，一种超声装置利用脉冲式相位环（PPLL）来测量筋膜室壁的微小改变，可以测量筋膜室由于压力改变导致的直径变化，在尸体上最小能达到 1 mmHg[90]。相对于目前的诊断急性筋膜室综合征的方法，类似装置都有潜力成为便宜的、非侵入性、便携的选择。最后，无论是否随着时间的推移而进展，用小型组织超滤探头从组织液中直接取样获得的肌肉损伤生物标志物，可以直接评估肌肉损害的严重程度[91]。

目前，筋膜切开减压术仍是治疗筋膜室综合征唯一有效的方法。组织透析已经在动物模型和小规模人体临床试验中得到证实[61]，与筋膜切开减压术相比，可以侵入性更小的方式来降低筋膜室压力[91]。一种小容量高渗盐水复苏法在挤压综合征模型中改善了微循环的功能，减轻了炎症反应[92]。最后，在急性筋膜室综合征动物模型中，低温（降低到25℃）能够减轻组织损伤[93]。未来可以联合应用药物干预（维生素C，超氧化物歧化酶）、小容量复苏、组织透析、间断跖肌压迫等，治疗即将发生的或早期筋膜室综合征。不断改进的诊断方法可以让外科医生鉴别需要行急诊筋膜切开术，抑或是可以行非手术治疗的患者。

---

**视 频**

**视频 4.1 下肢双切口筋膜切开术**
视频演示了通过双切口筋膜切开术松解下肢的四个筋膜室。

**视频 4.2 下肢单切口筋膜切开术**
视频演示了通过单切口筋膜切开术松解下肢的四个筋膜室，随后使用VAC装置处理伤口。

---

## 参考文献

1. Hayden JW. Compartment syndromes. Early recognition and treatment. Postgrad Med 1983;74:191-202
2. Perler BA, Tohmeh AG, Bulkley GB. Inhibition of the compartment syndrome by the ablation of free radical-mediated reperfusion injury. Surgery 1990;108:40-47
3. Kurose I, Argenbright LW, Wolf R, Lianxi L, Granger DN. Ischemia/reperfusion-induced microvascular dysfunction: role of oxidants and lipid mediators. Am J Physiol 1997;272 (6 Pt 2):H2976-H2982
4. Ratych RE, Chuknyiska RS, Bulkley GB. The primary localization of free radical generation after anoxia/reoxygenation in isolated endothelial cells. Surgery 1987;102:122-131
5. Komatsu H, Koo A, Ghadishah E, et al. Neutrophil accumulation in ischemic reperfused rat liver: evidence for a role for superoxide free radicals. Am J Physiol 1992;262 (4 Pt 1):G669-G676
6. Linas SL, Shanley PF, Whittenburg D, Berger E, Repine JE. Neutrophils accentuate ischemia-reperfusion injury in isolated perfused rat kidneys. Am J Physiol 1988;255 (4 Pt 2):F728-F735
7. Burch JM, Moore EE, Moore FA, Franciose R. The abdominal compartment syndrome. Surg Clin North Am 1996;76:833-842
8. Ojike NI, Roberts CS, Giannoudis PV. Pelvic compartment syndrome: a systematic review. Acta Orthop Belg 2012;78:6-10
9. Field CK, Senkowsky J, Hollier LH, et al. Fasciotomy in vascular trauma: is it too much, too often? Am Surg 1994;60:409-411
10. Templeman D, Varecka T, Schmidt R. Economic costs of missed compartment syndromes. Paper 212, 60th annual meeting, American Academy of Orthopaedic Surgeons, San Francisco, February 1993
11. Bhattacharyya T, Vrahas MS. The medical-legal aspects of compartment syndrome. J Bone Joint Surg Am 2004;86-A:864-868
12. Hope MJ, McQueen MM. Acute compartment syndrome in the absence of fracture. J Orthop Trauma 2004;18:220-224

13. McQueen MM, Christie J, Court-Brown CM. Compartment pressures after intramedullary nailing of the tibia. J Bone Joint Surg Br 1990;72:395-397
14. McQueen MM, Gaston P, Court-Brown CM. Acute compartment syndrome. Who is at risk? J Bone Joint Surg Br 2000;82:200-203
15. Flynn JM, Bashyal RK, Yeger-McKeever M, Garner MR, Launay F, Sponseller PD. Acute traumatic compartment syndrome of the leg in children: diagnosis and outcome. J Bone Joint Surg Am 2011;93:937-941
16. Yuan PS, Pring ME, Gaynor TP, Mubarak SJ, Newton PO. Compartment syndrome following intramedullary fixation of pediatric forearm fractures. J Pediatr Orthop 2004;24:370-375
17. Bonatus T, Olson SA, Lee S, Chapman MW. Nonreamed locking intramedullary nailing for open fractures of the tibia. Clin Orthop Relat Res 1997;339:58-64
18. Moehring HD, Voigtlander JP. Compartment pressure monitoring during intramedullary fixation of tibial fractures. Orthopedics 1995;18:631-635, discussion 635-636
19. Richards H, Langston A, Kulkarni R, Downes EM. Does patient controlled analgesia delay the diagnosis of compartment syndrome following intramedullary nailing of the tibia? Injury 2004;35:296-298
20. Mubarak SJ, Hargens AR. Acute compartment syndromes. Surg Clin North Am 1983;63:539-565
21. Rorabeck CH. The treatment of compartment syndromes of the leg. J Bone Joint Surg Br 1984;66:93-97
22. Murthy BV, Narayan B, Nayagam S. Reduced perception of pain in schizophrenia: its relevance to the clinical diagnosis of compartment syndrome. Injury 2004;35:1192-1193
23. Hargens AR, Mubarak SJ. Current concepts in the pathophysiology, evaluation, and diagnosis of compartment syndrome. Hand Clin 1998;14:371-383
24. Heckman MM, Whitesides TE Jr, Grewe SR, Judd RL, Miller M, Lawrence JH III. Histologic determination of the ischemic threshold of muscle in the canine compartment syndrome model. J Orthop Trauma 1993;7:199-210
25. Mars M, Hadley GP. Raised intracompartmental pressure and compartment syndromes. Injury 1998;29:403-411
26. McQueen MM, Court-Brown CM. Compartment monitoring in tibial fractures. The pressure threshold for decompression. J Bone Joint Surg Br 1996;78:99-104
27. Ovre S, Hvaal K, Holm I, Strømsøe K, Nordsletten L, Skjeldal S. Compartment pressure in nailed tibial fractures. A threshold of 30 mmHg for decompression gives 29% fasciotomies. Arch Orthop Trauma Surg 1998;118:29-31
28. Pearse MF, Harry L, Nanchahal J. Acute compartment syndrome of the leg. BMJ 2002;325:557-558
29. SterkJ, Schierlinger M, Gerngross H, WillyC. Intrakompartimentelle druckmessung beimakuten kompartment syndrom. Ergebnissee inerum fragezuindikation, messtechnik und kritischemdruckwert. [Intracompartmental pressure measurement in acute compartment syndrome. Results of a survey of indications, measuring technique and critical pressure value]. Unfallchirurg 2001;104:119-126
30. Ulmer T. The clinical diagnosis of compartment syndrome of the lower leg: are clinical findings predictive of the disorder? J Orthop Trauma 2002;16:572-577
31. Williams PR, Russell ID, Mintowt-Czyz WJ. Compartment pressure monitoring-current UK orthopaedic practice. Injury 1998;29:229-232
32. Willy C, Sterk J, Volker HU, et al. Das akute kompartment syndrom. Ergebnissee inerklinisch-experimentellen studiezudruck- und zeitgrenzwertenfur dienotfallfasziotomie. [Acute compartment syndrome. Results of a clinico-experimental study of pressure and time limits for emergency fasciotomy]. Unfallchirurg 2001;104:381-391
33. O'Toole RV, Whitney A, Merchant N, et al. Variation in diagnosis of compartment syndrome by surgeons treating tibial shaft fractures. J Trauma 2009;67:735-741
34. Uliasz A, Ishida JT, Fleming JK, Yamamoto LG. Comparing the methods of measuring compartment pressures in acute compartment syndrome. Am J Emerg Med 2003;21:143-145
35. Whitesides TE, Haney TC, Morimoto K, Harada H. Tissue pressure measurements as a determinant for the need of fasciotomy. Clin Orthop Relat Res 1975;113:43-51
36. Wilson SC, Vrahas MS, Berson L, Paul EM. A simple method to measure compartment pressures using an intravenous catheter. Orthopedics 1997;20:403-406
37. Janzing HM, Broos PLO. Routine monitoring of compartment pressure in patients with tibial fractures: Beware of overtreatment! Injury 2001;32:415-421
38. Matsen FAIII, Winquist RA, Krugmire RB Jr. Diagnosis and management of compartmental syndromes. J Bone

Joint Surg Am 1980;62:286-291
39. Mubarak SJ, Owen CA. Double-incision fasciotomy of the leg for decompression in compartment syndromes. J Bone Joint Surg Am 1977;59:184-187
40. McQueen MM, Christie J, Court-Brown CM. Acute compartment syndrome in tibial diaphyseal fractures. J Bone Joint Surg Br 1996;78:95-98
41. White TO, Howell GED, Will EM, Court-Brown CM, McQueen MM. Elevated intramuscular compartment pressures do not influence outcome after tibial fracture. J Trauma 2003;55:1133-1138
42. Tornetta P III, Templeman D. Compartment syndrome associated with tibial fracture. J Bone Joint Surg Am 1996;78-A:1438-1444
43. Heckman MM, Whitesides TE Jr, Grewe SR, Rooks MD. Compartment pressure in association with closed tibial fractures. The relationship between tissue pressure, compartment, and the distance from the site of the fracture. J Bone Joint Surg Am 1994;76:1285-1292
44. Kumar P, Salil B, Bhaskara KG, Agrawal A. Compartment syndrome: effect of limb position on pressure measurement. Burns 2003;29:626
45. Heppenstall RB, Scott R, Sapega A. Comparative study of the study of the tolerance of skeletal muscle to ischemia. J Bone Joint Surg Am 1986;68-A:820-828
46. Gulli B, Templeman D. Compartment syndrome of the lower extremity. Orthop Clin North Am 1994;25:677-684
47. Meyer RS, White KK, Smith JM, Groppo ER, Mubarak SJ, Hargens AR. Intramuscular and blood pressures in legs positioned in the hemilithotomy position: clarification of risk factors for well-leg acute compartment syndrome. J Bone Joint Surg Am 2002;84-A):1829-1835
48. Peck E, Finnoff JT, Smith J, Curtiss H, Muir J, Hollman JH. Accuracy of palpation-guided and ultrasound-guided needle tip placement into the deep and superficial posterior leg compartments. Am J Sports Med 2011;39:1968-1974
49. Rominger MB, Lukosch CJ, Bachmann GF. MR imaging of compartment syndrome of the lower leg: a case control study. Eur Radiol 2004;14:1432-1439
50. Steinberg B, Riel R, Armitage M, Berrey H. Quantitative muscle hardness as a noninvasive means for detecting patients at risk of compartment syndromes. Physiol Meas 2011;32:433-444.
51. Winckler S, Reder U, Ruland O, Lunkenheimer PP. Die mechanische Impedanz:Eineneue, noninvasive Messmethode des Gewebs-drucksbeim Kompartment syndrom des Unterschenkels. Teil II. Ergebnisse der klinischen Messungenbei Patientenmit Unter-schenkeltraumen. [Mechanical impedance:a new noninvasive method for measuring tissue pressure in anterior compartment syndrome. II. Results of clinical measurements in patients with tibial trauma]. Unfallchirug 1991;94:28-32
52. Garr JL, Gentilello LM, Cole PA, Mock CN, Matsen FA III. Monitoring for compartmental syndrome using near-infrared spectroscopy: a noninvasive, continuous, transcutaneous monitoring technique. J Trauma 1999;46:613-616, discussion 617-618
53. Trease L, van Every B, Bennell K, et al. A prospective blinded evaluation of exercise thallium-201 SPET in patients with suspected chronic exertional compartment syndrome of the leg. Eur J Nucl Med 2001;28:688-695
54. Dickson KF, Sullivan MJ, Steinberg B, Myers L, Anderson ER III, Harris M. Noninvasive measurement of compartment syndrome. Orthopedics 2003;26:1215-1218
55. Leversedge FJ, Moore TJ, Peterson BC, Seiler JG III. Compartment syndrome of the upper extremity. J Hand Surg Am 2011;36:544-559, quiz 560
56. Gold BS, Barish RA, Dart RC, Silverman RP, Bochicchio GV. Resolution of compartment syndrome after rattlesnake envenomation utilizing non-invasive measures. J Emerg Med 2003;24:285-288
57. Hutton M, Rhodes RS, Chapman G. The lowering of postischemic compartment pressures with mannitol. J Surg Res 1982;32:239-242
58. Gershuni DH, Hargens AR, Lieber RL, O'Hara RC, Johansson CB, Akeson WH. Decompression of an experimental compartment syndrome in dogs with hyaluronidase. Clin Orthop Relat Res 1985;197:295-300
59. Christenson JT, Wulff K. Compartment pressure following leg injury: the effect of diuretic treatment. Injury 1985;16:591-594
60. Gardner AMN, Fox RH, Lawrence C, Bunker TD, Ling RS, MacEach-ern AG. Reduction of post-traumatic swelling and compartment pressure by impulse compression of the foot. J Bone Joint Surg Br 1990;72:810-815
61. Odland R, Schmidt AH, Hunter B, et al. Use of tissue ultrafiltration for treatment of compartment syndrome: a pilot study using porcine hindlimbs. J Orthop Trauma

2005;19:267-275

62. Kindwall EP, Gottlieb LJ, Larson DL. Hyperbaric oxygen therapy in plastic surgery: a review article. Plast Reconstr Surg 1991;88:898-908

63. Kearns SR, Daly AF, Sheehan K, Murray P, Kelly C, Bouchier-Hayes D. Oral vitamin C reduces the injury to skeletal muscle caused by compartment syndrome. J Bone Joint Surg Br 2004;86:906-911

64. Kearns SR, O'Briain DE, Sheehan KM, Kelly C, Bouchier-Hayes D. N-acetylcysteine protects striated muscle in a model of compartment syndrome. Clin Orthop Relat Res 2010;468:2251-2259

65. Manjoo A, Sanders D, Lawendy A, et al. Indomethacin reduces cell damage: shedding new light on compartment syndrome. J Orthop Trauma 2010;24:526-529

66. Lawendy AR, Sanders DW, Bihari A, Parry N, Gray D, Badhwar A. Compartment syndrome-induced microvascular dysfunction: an experimental rodent model. Can J Surg 2011;54:194-200

67. Lagerstrom CF, Reed RL II, Rowlands BJ, Fischer RP. Early fasciotomy for acute clinically evident posttraumatic compartment syndrome. Am J Surg 1989;158:36-39

68. Ernst CB. Fasciotomy-in perspective. J VascSurg 1989;9:829-830

69. Bermudez K, Knudson MM, Morabito D, Kessel O. Fasciotomy, chronic venous insufficiency, and the calf muscle pump. Arch Surg 1998;133:1356-1361

70. Janzing HM, Broos PL. Dermatotraction: an effective technique for the closure of fasciotomy wounds: a preliminary report of fifteen patients. J Orthop Trauma 2001;15:438-441

71. Mubarak SJ. Etiologies of compartment syndromes. In:Mubarak SJ, Hargens AR, Akeson WH, eds. Compartment Syndromes and Volkmann's Contracture, vol III, Saunders Monographs in Clinical Orthopedics. Philadelphia: WB Saunders;1981

72. Finkelstein JA, Hunter GA, Hu RW. Lower limb compartment syndrome: course after delayed fasciotomy. J Trauma 1996;40:342-344

73. Illig KA, Ouriel K, DeWeese JA, Shortell CK, Green RM. A condemnation of subcutaneous fasciotomy. Mil Med 1998;163:794-796

74. Cohen MS, Garfin SR, Hargens AR, Mubarak SJ. Acute compartment syndrome. Effect of dermotomy on fascial decompression in the leg. J Bone Joint Surg Br 1991;73:287-290

75. Ronel DN, Mtui E, Nolan WB III. Forearm compartment syndrome: anatomical analysis of surgical approaches to the deep space. PlastReconstrSurg 2004;114:697-705

76. Wiger P, Tkaczuk P, StyfJ. Secondary wound closure following fasciotomy for acute compartment syndrome increases intramuscular pressure. J Orthop Trauma 1998;12:117-121

77. Johnson SB, Weaver FA, Yellin AE, Kelly R, Bauer M. Clinical results of decompressive dermotomy-fasciotomy. Am J Surg 1992;164:286-290

78. Wiger P, Blomqvist G, Styf J. Wound closure by dermatotraction after fasciotomy for acute compartment syndrome. Scand J Plast Reconstr Surg Hand Surg 2000;34:315-320

79. Zannis J, Angobaldo J, Marks M, et al. Comparison of fasciotomy wound closures using traditional dressing changes and the vacuum-assisted closure device. Ann PlastSurg 2009;62:407-409

80. Ellis H. Disabilities after tibial shaft fractures; with special reference to Volkmann's ischaemic contracture. J Bone Joint Surg Br 1958;40-B:190-197

81. Heemskerk J, Kitslaar P. Acute compartment syndrome of the lower leg: retrospective study on prevalence, technique, and outcome of fasciotomies. World J Surg 2003;27:744-747

82. Mullett H, Al-Abed K, Prasad CVR, O'Sullivan M. Outcome of compartment syndrome following intramedullary nailing of tibial diaphyseal fractures. Injury 2001;32:411-413

83. Hayakawa H, Aldington DJ, Moore RA. Acute traumatic compartment syndrome: a systematic review of results of fasciotomy. Trauma 2009;11:5-35

84. Giannoudis PV, Nicolopoulos C, Dinopoulos H, Ng A, Adedapo S, Kind P. The impact of lower leg compartment syndrome on health related quality of life. Injury 2002;33:117-121

85. Reverte MM, Dimitriou R, Kanakaris NK, Giannoudis PV. What is the effect of compartment syndrome and fasciotomies on fracture healing in tibial fractures? Injury 2011;42:1402-1407

86. Zapletal Ch, Herzog L, Martin G, Klar E, Meeder PJ, Buchholz J. Thermodiffusion for the quantification of tissue perfusion in skeletal muscle-clinical evaluation in standardized traumatological procedures with tourniquet and potential application in the diagnosis of compartment syndrome. Microvasc Res 2003;66:164-172

87. Giannotti G, Cohn SM, Brown M, Varela JE, McKenney MG, Wiseberg JA. Utility of near-infrared spectroscopy in the diagnosis of lower extremity compartment syndrome. J Trauma 2000;48:396-399, discussion 399-401

88. Shuler MS, Reisman WM, Kinsey TL, et al. Correlation between muscle oxygenation and compartment pressures in acute compartment syndrome of the leg. J Bone Joint Surg Am 2010;92:863-870

89. Bariteau JT, Beutel BG, Kamal R, Hayda R, Born C. The use of near-infrared spectrometry for the diagnosis of lower-extremity compartment syndrome. Orthopedics 2011;34:178

90. Lynch JE, Heyman JS, Hargens AR. Ultrasonic device for the noninvasive diagnosis of compartment syndrome. Physiol Meas 2004;25:N1-N9

91. Odland RM, Schmidt AH. Compartment syndrome ultrafiltration catheters: report of a clinical pilot study of a novel method for managing patients at risk of compartment syndrome. J Orthop Trauma 2011;25:358-365

92. Mittlmeier T, Vollmar B, Menger MD, Schewior L, Raschke M, Schaser KD. Small volume hypertonic hydroxyethyl starch reduces acute microvascular dysfunction after closed soft-tissue trauma. J Bone Joint Surg Br 2003;85:126-132

93. Sanders DW, Chan G, Badhwar A. Hypothermia in compartment syndrome. J Bone Joint Surg Br 2011;93-B(Suppl III):280

94. Wind TC, Saunders SM, Barfield WR, Mooney JF III, Hartsock LA. Compartment syndrome after low-energy tibia fractures sustained during athletic competition. J Orthop Trauma 2012;26:33-36

95. Stark E, Stucken C, Trainer G, Tornetta P III. Compartment syndrome in Schatzker type VI plateau fractures and medial condylar fracture-dislocations treated with temporary external fixation. J Orthop Trauma 2009;23:502-506

96. Woll TS, Duwelius PJ. The segmental tibial fracture. Clin Orthop Relat Res 1992;281:204-207

97. Branco BC, Inaba K, Barmparas G, et al. Incidence and predictors for the need for fasciotomy after extremity trauma: a 10-year review in a mature level I trauma centre. Injury 2011;42:1157-1163

98. Meskey T, Hardcastle J, O'Toole RV. Are certain fractures at increased risk for compartment syndrome after civilian ballistic injury? J Trauma 2011;71:1385-1389

# 5 接骨板固定理念的演变

著者：Amir Matityahu, Meir Marmor
译者：胡东才

"假如没有训练有素的医生和助手，没有装备齐全的医院，手术是否就不应该做？否则很有可能导致灾难的发生，这是一个值得深思的问题。"——1928年，Aetna保险公司的一名医疗仲裁员在审阅（美国）加利福尼亚州的34 753例骨折理赔资料后说出了这些话[1]。

直到目前为止，接骨板固定仍然被认为是多数关节和干骺端骨折以及某些特定骨干骨折的治疗选择。本章节讨论何时以及如何应用传统加压、混合（译者注：混合是指在同一块接骨板上同时使用锁定和非锁定螺钉）或锁定接骨板来复位、固定骨折，达到最好的治疗效果。

## 接骨板的历史与演变

1956年，George Bagby首先介绍了动力加压接骨板（DCP），改良自Collison接骨板。这种接骨板有椭圆形螺孔，孔的远端有垂直槽，允许接骨板相对于锥形的螺钉头产生滑动[2]。1958年，内固定研究协会（Arbeitsgemeinschaft für Osteosynthesefragen/Association for the Study of Internal Fixation, AO/ASIF）促进了骨折成功固定的四项AO原则的发展和推广：解剖复位，坚强内固定，对软组织和骨采用非创伤性手术技术，术后第一个10天内早期无痛主动活动[3]。3年后，Müller介绍了一种接骨板外加压装置[4]：带圆孔的接骨板固定在骨折的一端，张力/加压装置固定在骨折的另一端勾在接骨板上；拧紧加压装置上的螺母可对骨折端产生加压作用（图5.1）。

自从AO/ASIF组织建立以来，为了促进骨折愈合，接骨板和接骨板固定技术取得显著的进步。1969年，动力加压接骨板（dynamic compression plate, DCP）被用于骨折的治疗，相对于Bagby接骨板进行了一些改进[5-7]。DCP采用了带有斜面的椭圆形孔设计，允许螺钉偏心置入，螺钉在拧入时螺钉头相对于接骨板产生1 mm的"滑动"，从而使骨折端产生加压作用。同一块接骨板可以作为张力带或中和/加压/支撑接骨板使用。其他技术如接骨板预弯、拉力螺钉固定，也被用于骨折端的加压和负荷接触分载。这些方法为坚强内固定，使骨折愈合通过直接的骨形成，在放射影像上很少产生骨痂形成。

Bagby和James[2]以及其他研究者[8]通过动物实验发现，骨折坚强固定时没有骨痂形成。当时，骨痂被认为是有害的，是不稳定、内置

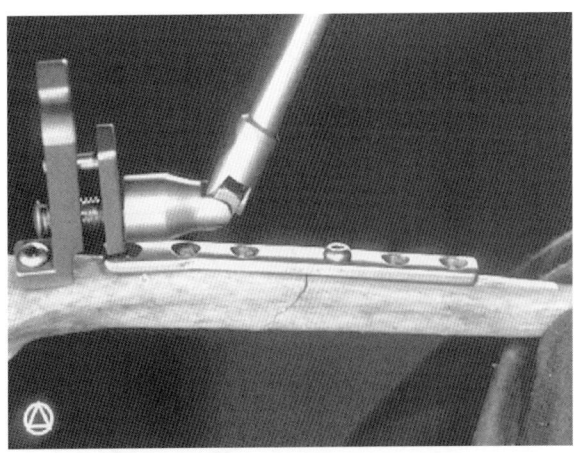

图5.1 使用张力/加压装置获得骨折端的加压（AO International Publishing 提供）

物过载、摩擦、腐蚀的直接征象[9]。为了遵循精确解剖复位和绝对稳定的原则，往往需要广泛的手术显露；为了骨折处的精确重建，经常需要将骨折块上的软组织剥离。另外，使用双皮质螺钉固定时，接骨板-骨折结构的稳定性取决于接骨板下表面与其下方相对应的皮质骨表面的摩擦力[10]。一个需要记住的重要理念是，骨量减少的患者用接骨板固定骨折时，摩擦力随着螺钉扭矩的增加而增加[11]。

在20世纪70年代早期，学者们开始研究加压接骨板固定时接骨板对骨所产生的压力[12]，他们发现接骨板平均产生7 000 N/cm² 的压力，可能导致影像学上可观察到的骨丢失、骨质疏松和接骨板下血管分布的减少[13]。

在此项工作之后，波兰人开发了 Zespol 系统，并由 Ramotowski 和 Granowski 进行了报道[14]。这种系统代表了用于固定长骨骨折的第一代内固定支架，其螺钉头锁定在接骨板上，接骨板不与骨接触。该系统既可以作为内固定支架，也可以用作外固定支架。接骨板对其下表面的骨组织不产生任何直接压力，因此保护了相应的血供，避免了压力性骨坏死。

在20世纪80年代早期，Brunner 和 Weber[15] 引入了波形接骨板（图5.2，图5.3），Heitemeyer 和 Hierholzer[16] 开发了桥接接骨板。这些接骨板被设计成跨越骨折端，而用接骨板固定骨折的近端和远端。目前，这类接骨板仍在使用。

1990年，Perren 等[17] 推出了有限接触动力加压接骨板（Limited Contact Dynamic Compression Plate, LC-DCP; Depuy Synthes, Paoli, PA），这种设计使接骨板与骨的接触面积少于50%（图5.4）。虽然减少接触可能更好地保护接骨板下方骨组织的血供，但是到目前为

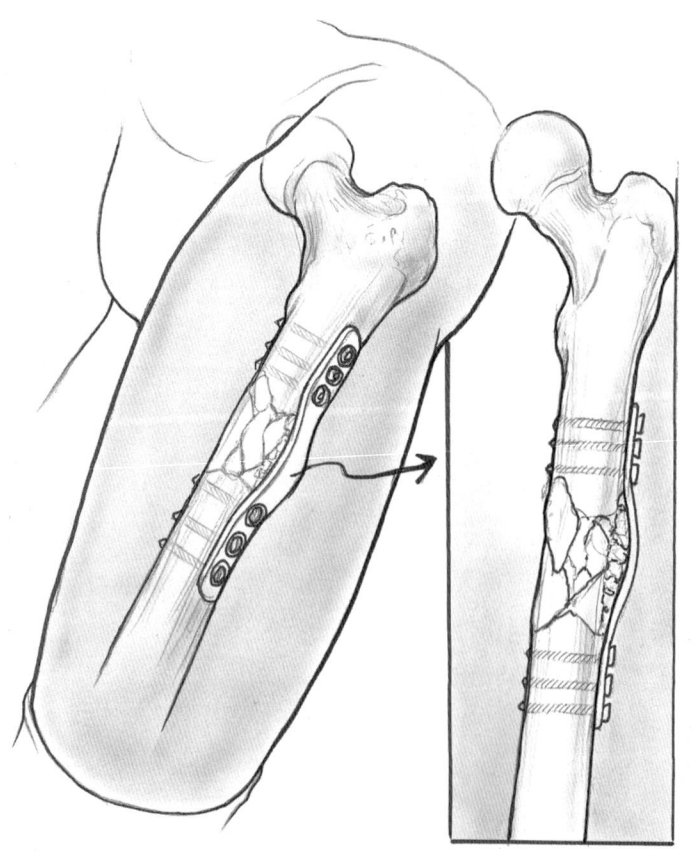

图5.2　波形接骨板跨越骨折部位，避免了骨损伤部位的血管破坏

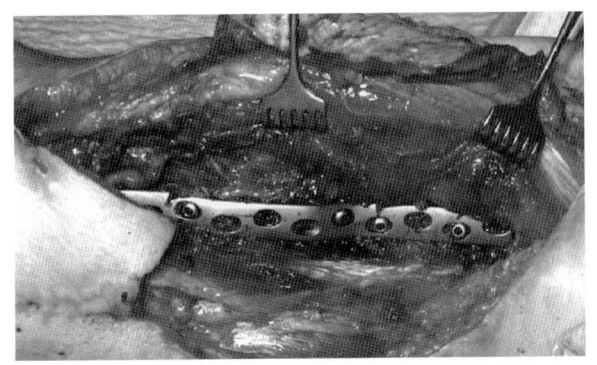

图 5.3 波形接骨板的应用

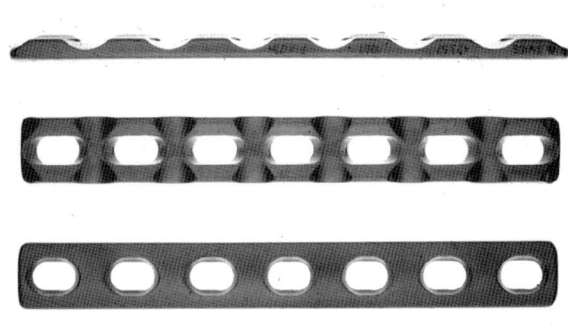

图 5.4 有限接触动力加压接骨板（LC-DCP）使接骨板与受损骨之间的接触面积小于 50%

止，还没有临床研究表明这可以提高骨折愈合率，减少骨移植的需要、感染和再骨折的发生率（图 5.5）。此后十多年来，接骨板固定的方法一直遵循"生物学固定"的原则[18]。点接触式内固定器（Point Contact Fixator, PC-Fix）（Depuy Synthes）采用锁定头螺钉设计，其下表面采用点状区域设计，与 LC-DCP 相比，接骨板与骨的接触面积显著减少[10, 19, 20]（图 5.6）。临床试验表明，PC-Fix 钛质接骨板的使用与感染率的降低有关[21~23]。与 DCP 相比，采用 PC-Fix 固定的绵羊胫骨骨折愈合更快，并且强度与 DCP 相似[20]。其他力学研究表明，在人尸体股骨上采用 PC-Fix（锁定螺钉-接骨板-骨结构）固定的强度比 DCP（非锁定传统螺钉-接骨板-骨结构）更高[24]。最新的稳定技术已经发展到提供更加生物友好的方法[18]。尽管关节内骨折需要解剖复位和稳定，但是关节外骨折仅需要恢复整个肢体的对线，以最大限度地恢复功能。伴有多个干骺端或骨干碎片时，如果广泛切开则增加了骨坏死的可能，应尽可能避免[25, 26]。骨折的成功愈合取决于受伤组织充足的血液供应。理想情况下，内置物设计应有助于骨骼的血运重建，手术技术应尽可能减少任何额外的损伤。

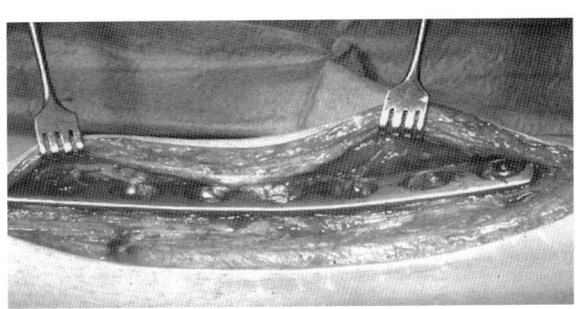

图 5.5 有限接触动力加压接骨板（LC-DCP）拆除术，可见骨健康、灌注良好（AO International Publishing 提供）

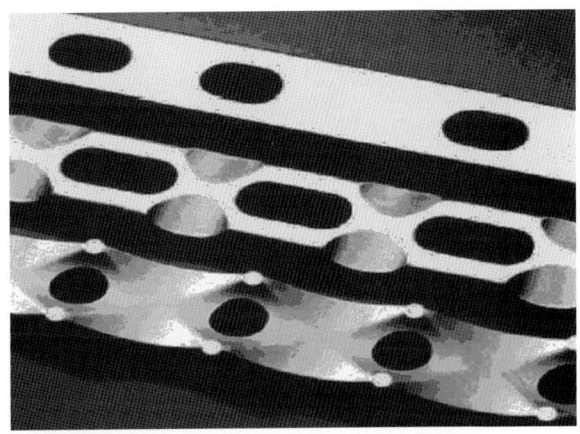

图 5.6 动力加压接骨板（DCP）、有限接触动力加压接骨板（LC-DCP）、点接触接骨板（PC-Fix）下表面的比较（引自 Perren SM. Evolution of the internal fixation of long bone fractures. The scientific basis of biological internal fixation: choosing a new balance between stability and biology. J Bone Joint Surg Br 2002; 84:1093–1110.）

## 螺钉设计的实际应用

螺钉具有不同的生物力学功能,取决于如何使用。小直径 3.5 mm 的"排筏"螺钉放置在关节面下,用于防止复位后软骨下骨的塌陷[27-29]。在 AO/ 骨科创伤协会(Orthopaedic Trauma Association, OTA)分型 B 型部分关节内骨折中,螺钉通常与支撑接骨板固定和磷酸钙骨水泥填塞联合使用;在这样的结构中,螺钉可以同时提供骨折碎片间的加压[30-32]。所谓的拉力螺钉的功能可以通过单独使用螺钉或与接骨板一起使用来实现。为了通过拉力螺钉实现骨折块间的加压,使用直径等于螺钉直径(螺纹外径)的钻头垂直于骨折部位钻穿近侧骨皮质;然后用直径较小的钻头钻穿远侧骨皮质,其直径等于螺钉的小(内芯)直径,即螺纹内径。拧入螺钉时,螺钉螺纹与远侧骨皮质相啮合,而在近侧骨皮质内滑动。因此,当螺钉头与接骨板或近侧骨皮质接触时,在螺钉头和远侧骨皮质之间骨骼被挤压,从而产生加压作用。

在 AO/OTA 分型 C 型完全关节内骨折中,由于缺乏角稳定性,为了恢复稳定性,螺钉必须与锁定接骨板或双髁接骨板一起使用,以避免角塌陷(图 5.7)。

## 加压接骨板:时机与技术

加压固定技术是指采用带有椭圆形孔的接骨板在骨折端产生加压作用。该技术依赖于接骨板 - 骨接触面的稳定性,因为螺钉头相对于接骨板不是角稳定性的。采用双皮质螺钉的传统接骨板的稳定性,依赖于接骨板与其下方的骨之间的摩擦力,螺钉头将接骨板压在骨上,摩擦力的大小与接骨板 - 骨之间的压力成正比。螺钉转动时,螺钉头和接骨板通过螺纹被压到骨上;当螺钉被拧紧时,就会产生沿螺钉轴线

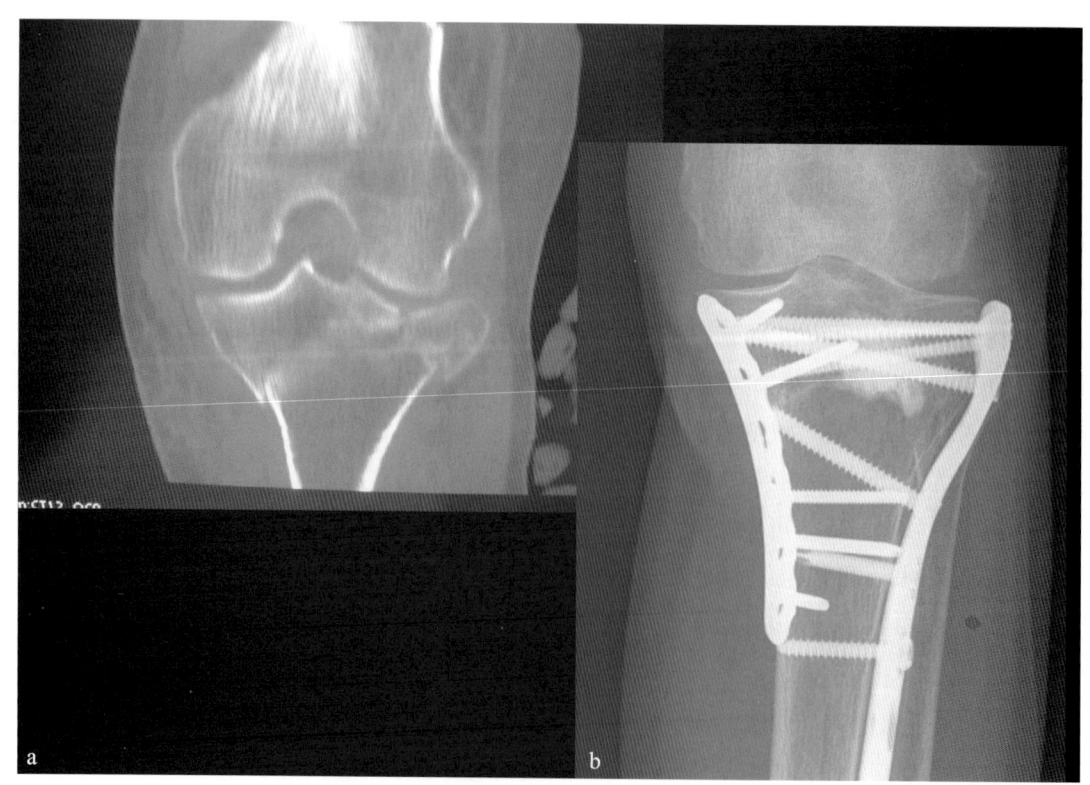

图 5.7　a. 不稳定的双髁胫骨平台骨折。b. 采用内、外侧双接骨板固定实现角稳定结构

的拉力，从而将接骨板压至骨。螺钉的拔出强度和拧入扭矩是传统接骨板固定的重要因素[11]。Thiele等[33]的研究发现，在骨质疏松性皮质骨中，总骨量、骨皮质厚度和骨密度最有可能影响螺钉的拔出强度。非锁定螺钉结构依赖于螺纹界面处骨骼的剪切强度，标准的加压接骨板在骨密度较低的骨质疏松骨中更容易发生失败，因为螺钉的拔出强度相对较低；而类似的结构在骨密度较高的骨中拔出强度更高。骨的几何形状也对固定的强度有影响。例如，3.5 mm 皮质骨螺钉的平均拔出强度在胫骨干为 1 710 N，在胫骨干骺端为 471 N，在跟骨为 238 N[34]。此外，给定的孔的螺钉拧入次数也会降低螺钉的拔出强度。例如，在胫骨干骺端，从第一次到第三次将螺钉拧入同一孔中，拔出强度从 471 N 显著下降到 382 N。因此，加压接骨板固定时，螺钉拧入时的手术技术对于骨折固定的成功是至关重要的。

当施加的机械负荷超过了加压接骨板结构的强度时，骨折部位就会发生角塌陷。这种塌陷是由于缺乏角稳定性和随之的接骨板与螺钉之间的活动（晃动）所造成的。传统接骨板单皮质螺钉的负荷承载能力明显低于双皮质螺钉[35]。

非粉碎性骨折部位的加压接骨板固定可以通过两种方式实现。一种方式是在骨折的一侧先用螺钉固定接骨板，在另一侧于接骨板椭圆孔内偏离中心并且远离骨折部位的位置钻孔、拧入螺钉。接骨板的椭圆孔内有一个斜坡，偏心放置的螺钉被拧紧时螺钉头会向骨折端移动，使骨随之移动，对骨折端加压。第二种方式也是在骨折的一侧先用螺钉固定接骨板，接着在另一侧通过单独的张力/加压装置或复位钳将接骨板拉离骨折部位，两者都是使用放置在离接骨板适当距离的推/拉螺钉实现的；然后在维持骨折端加压的情况下将螺钉经接骨板放置，使骨折稳定。这些技术在轴向稳定的短斜形和横形骨折中非常有效。

## 中和接骨板、桥接接骨板、支撑接骨板：使用接骨板作为复位工具

### 视频 5.1 采用腕背侧跨越式接骨板对桡骨远端骨折进行 ORIF

部分骨折，如螺旋形、斜形或带有蝶形骨块的骨折，复位后可采用单独的螺钉固定。尽管如此，单独使用螺钉固定在施加负荷时不足以中和平面外的力和扭转力，而且单独螺钉固定的强度不足以允许完全负重（多数情况下）。在这种情况下，使用所谓的中和接骨板跨越骨折区域可以有效地稳定固定结构。粉碎性骨折较严重时，可以使用桥接螺钉－接骨板结构来固定。在这种结构中，粉碎性骨折区域被"忽略"，采用强度足以承受局部弯曲力的接骨板坚强地固定在粉碎性骨折区域的近端和远端（通常每一侧为 6~8 层皮质）[36]。

骨折涉及剪切力时，可以采用支撑接骨板固定，以对抗剪切力，实现稳定固定。胫骨平台支撑接骨板就是支撑接骨板应用的一个例子。使用非锁定的外侧髁支撑接骨板为外侧髁骨块提供了足够的稳定性；尽管如此，仍需要额外的软骨下"排筏"螺钉来支撑复位后的关节骨块。非锁定的内侧髁支撑接骨板则可显著提高双髁胫骨平台固定结构的稳定性[37]。其他支撑接骨板的例子包括股骨远端[38]、肱骨近端[39]，股骨颈[40]、桡骨远端[41]支撑接骨板。

最后，接骨板预塑形可以作为骨折复位的辅助手段或缩短手术时间，接骨板可以是制造商预先制造的解剖型接骨板，也可以是外科医生根据塑料模型自制的，并在术前消毒备用[42]。直接骨板用作防滑接骨板时，也可以作为复位工具[43]。这种复位技术是通过将一个骨折块拉至接骨板，产生一个"腋部"，使第二个骨折块"落入"其中，然后通过铰接式张力装置或动力加压孔来实现对两个骨折块的加压[44]。

## 锁定螺钉 – 接骨板结构

### 视频 5.2 锁定接骨板固定原则

采用传统的加压接骨板与锁定螺钉 – 接骨板结构对骨折进行固定在生物力学上存在显著差异。如前所述，传统的双皮质螺钉的稳定性依赖于接骨板与其下方骨之间的压力，并沿螺钉轴产生张力，又以剪切应力的形式传递给骨。拧紧螺钉时，接骨板与骨之间的加压力增加，使两者之间产生摩擦力，并允许施加的力沿接骨板传导。紧密的摩擦界面对于负荷的成功传递是至关重要的，取决于足够的螺钉拔出强度和拧入扭矩；这种结构依赖螺纹界面处骨的剪切强度，骨密度高者比骨质疏松者能形成更大的力。当对患者施加的负荷超过结构的承受能力时，骨折部位就会发生塌陷，这种塌陷是由于缺乏角稳定性以及随之而来的接骨板与螺钉之间的活动造成的。

与传统的双皮质螺钉接骨板系统不同，锁定螺钉 – 接骨板系统具有角稳定性，提高了其承载能力（图 5.8）。角稳定性是通过将带有螺纹的螺钉头被锁定在带有螺纹的接骨板孔内，形成一个角度固定的结构来实现的，每个锁定螺钉在功能上就像一个微型角度接骨板。锁定螺钉 – 接骨板结构使负荷从螺钉传递到接骨板，稳定性取决于螺钉头的螺纹与接骨板螺钉孔的螺纹之间的摩擦力。虽然作用于传统接骨板和锁定接骨板上的负荷是相同的，但在传统接骨板和螺钉上，达到结构稳定所必需的预负荷必然更高。

力学研究表明，锁定接骨板与螺钉之间具有角稳定的优点[12, 13, 26, 38]。一项研究在绵羊尸体胫骨上比较了单皮质锁定螺钉与传统的双皮质接骨板的力学性能，发现这两种结构在抗扭转或抗弯曲强度上没有差异[20]。尽管如此，值得注意的是，骨折采用锁定接骨板固定时内固定的失效是整体结构的拔出，而在双皮质螺钉接骨板固定时是单个螺钉的拔出。锁定接骨板的另一个显著优点是接骨板 – 螺钉结构的固定强度受骨皮质密度的影响较小。Wallace 等[45]在肱骨近端骨折间隙模型中研究了骨皮质厚度与锁定螺钉结构拔出强度之间的关系，发现失效负荷、刚度、最大负荷和骨折间隙的闭合不随骨皮质厚度的变化而变化；同样，即使剥掉螺钉孔或在近端皮质和远端皮质都过度钻孔（此种情况下非锁定螺钉完全失效），锁定螺钉在耐久性、弯曲刚度和扭转刚度方面也有显著的优势[46]。

部分研究人员发现，锁定接骨板特定的构型可以增加结构的整体刚性。一项研究通过体外模型和有限元模型对螺钉构型进行了分析，发现外固定支架固定针近 – 近、远 – 远放置的概念也适用于锁定接骨板螺钉的放置，锁定接骨板通常也被称为内固定支架[47]。Stoffel 等[47]为了阐明内固定支架能够在多大程度上提供稳定性，采用带间隙的 12 孔锁定接骨板和标准化的均质

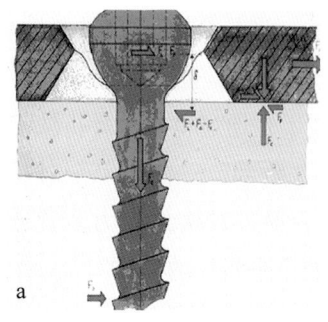 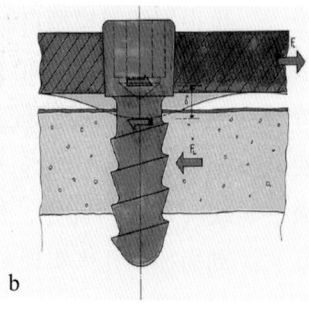

图 5.8 双皮质骨的传统螺钉（a）与单皮质骨的锁定螺钉（b）之间的区别。传统双皮质骨螺钉的稳定性取决于螺钉螺纹界面处骨的剪切强度，单皮质骨锁定螺钉的稳定性取决于螺钉头的螺纹与接骨板螺钉孔的螺纹之间的摩擦力（引自 Perren SM. Evolution of the internal fixation of long bone fractures. The scientific basis of biological internal fixation: choosing a new balance between stability and biology. J Bone Joint Surg Br 2002;84:1093–1110.）

复合材料柱对内置物的间隙大小、工作长度、螺钉数量和位置、接骨板长度以及材料性能进行了疲劳、轴向刚度和扭转刚度测试，发现12孔接骨板在骨折间隙两侧的第1、2、6孔位置使用锁定螺钉时刚性最显著；随着从接骨板到骨的距离减小、接骨板长度增加（工作距离增加），接骨板的稳定性越好。

随着连接杆与骨的距离越接近，外固定支架变得越坚强。锁定接骨板或内固定支架可以被视为一种非常靠近骨的外固定支架，因此在形成一种非常坚强的结构同时，不像加压接骨板那样损伤骨膜血供，也不受外固定支架感染并发症的影响。影响锁定接骨板结构刚度的其他参数包括接骨板的长度、截面积、接骨板的材料特性，以及插入螺钉的邻近性、密度、直径和皮质构型（单皮质和双皮质）[48]。

对锁定接骨板生物力学原理的误解可能导致固定失败。锁定接骨板对骨折的稳定依赖相对稳定和继发性骨愈合。在没有解剖复位和骨折块加压固定的情况下，内固定结构过于坚强可能会导致骨折不愈合。对于简单骨折，如果骨折端没有加压而仅将骨折端靠近并固定在带有锁定钉的接骨板上，锁定接骨板结构的刚度阻挡了骨接触，此时持续存在的骨折间隙处骨折端间的应变较高，抑制了骨形成。研究表明，骨折间隙应变必须维持在2%~10%才能实现最佳的二期愈合（软骨内骨化）和骨痂形成[49]。

股骨远端骨折通常被认为很容易发生骨折不愈合，使用锁定接骨板时其对固定刚度非常敏感。据报道，愈合相关的并发症发生率为0~32%，据报道，在股骨远端骨折不愈合病例中，高达20%的病例采用了锁定接骨板治疗[50]。粉碎性骨折在靠近骨折部位使用锁定螺钉尤其容易发生骨折不愈合[50]。与髓内钉相比，锁定接骨板治疗股骨远端骨折时骨痂形成更少[51]。一项研究纳入了连续64例用锁定接骨板治疗股骨远端骨折病例，发现股骨远端骨痂形成不对称，大部分骨痂位于内侧骨皮质[52]。在同一研究中，发现使用钛质接骨板比使用不锈钢接骨板更容易出现骨痂形成，而桥接长度（没有螺钉桥接在骨折区域的接骨板长度）对骨痂形成没有显著影响[52]。第29章详细描述了股骨远端骨折的手术技术。

辅助接骨板加强技术采用组合锁定孔填充物，螺纹不进入锁定孔，不增加接骨板的刚度，也不经常使用[53]。然而，有2项研究表明，锁定孔用锁定螺钉头或锁定螺钉填充，可提高锁定板的刚度和疲劳寿命[54]。

新型的"组合"接骨板螺钉系统使外科医生能够将锁定接骨板和加压接骨板合并在同一个内置物中。虽然这使外科医生能够利用两种固定策略的优势，但是如果使用不当，也有可能抵消每种策略的理论优势。使用组合接骨板时，首先用非锁定螺钉加压骨折端，或利用加压器将接骨板"拉"至骨折端来复位，最后拧入锁定螺钉以增加结构的刚度或角稳定性。一项研究表明，在使用组合接骨板时，为了最大限度地增加刚度和稳定性并防止松动，每一侧骨折端至少放置2枚锁定螺钉[55]。与全部锁定相比，结构中加入传统螺钉能显著提高抗弯曲强度。最外侧的锁定螺钉用传统螺钉替代，可以减少接骨板末端的应力集中，并有可能降低假体周围骨折的发生率[56]。

传统上，在使用锁定接骨板时，接骨板对侧的骨折间隙处活动增加，而接骨板同侧的活动减少。有初步证据表明，骨折间隙处的均匀运动可能是有益的。动态锁定螺钉（Depuy Synthes）降低了接骨板-螺钉的刚度，但增加了骨折部位的均匀微动[57]，但关于这种方法的临床益处目前还缺乏临床证据。另一种调控骨折部位此种活动的方法是在锁定接骨板结构中设计近端皮质槽（也称为"远端皮质锁定"）[58]。Gardner等[58]的初步研究证明，在循环负荷作用下，近端皮质槽降低了结构刚度，但并不牺牲固定；与动态锁定螺钉一样，这种简单的技术设备有助于调控骨折部位的刚度。

不幸的是，目前外科医生无法对给定骨折类型测量锁定接骨板结构的最佳刚度。尽管如此，现有文献表明，使用锁定接骨板时，刚度较低的结构可以更可靠地实现骨折愈合；实现这一目标的常用方法是增加接骨板长度，降低螺钉密度[59]。影响固定刚度的因素有接骨板的长度，螺钉的密度，螺钉至骨折端的距离等。建议在对简单骨折进行固定时，锁定接骨板长度应为骨折长度的8~10倍；而对于粉碎性骨折，锁定接骨板长度应为骨折长度的3倍左右。接骨板的长度还可以根据骨干上需要的螺钉数目来选择。通常，骨干上靠近骨折端的位置至少放置4枚螺钉。较长的接骨板是有益的，因为接骨板最靠近骨折端的螺钉离骨折端越远，接骨板的内部应力会越小。如果一个骨折块需要固定而不是桥接，那么至少要在这个骨折块上置入2枚螺钉，所有孔都用双皮质螺钉。螺钉与孔的比例小于0.5限制了最近端和最远端螺钉承受的弯矩，在骨折部位应留2~3个开放的螺钉孔（不置入螺钉），以帮助限制相邻螺钉-骨界面的应力集中。结构刚度也可根据骨干锁定螺钉的位置进行调控。如果需要刚性结构，则选择近-近、远-远的螺钉位置，即2枚螺钉离骨折端较近，2枚螺钉离骨折端较远。如果干骺端粉碎性骨折要求结构更具弹性，螺钉可以离骨折端更远。只要其他位置的固定足够，最靠近骨折端的螺钉可以是单皮质固定的。

## 微创接骨板

### 视频5.3 股骨远端微创经皮接骨板内固定（MIPPO）

观察发现，如果骨折块血供良好并维持在解剖位置，骨折就能成功愈合，因此产生了间接复位的理念。避免对骨折部位进行手术操作，并最大限度地减少对局部软组织的损伤，则可以更好地保留骨的血供（图5.9）[60]。最初，间接复位和生物学接骨板固定的目标是实现对骨折端的加压[61]；随后，发展为不加压，仅将内置物简单作为夹板[16]，从绝对稳定转变为其他治疗的形式，得到了观察结果的支持。观察发现，这样的"夹板"可以实现快速、成功、简单的骨折愈合，这在髓内钉治疗中很常见。

随后，外科医生开始设计通过更有限的入路来接骨板固定骨折，特别是股骨骨折[62,63]。Krettek等[64,65]描述了几种手术入路和微创接骨板固定技术，通过在肌肉下放置接骨板治疗股骨近端和远端骨折；这些技术被称为经关节逆行接骨板内固定（TARPO）[64]和微创经皮接骨板内固定（MIPPO）[65]（图5.10）。从那时起，各种微创入路开始应于用于骨折治疗，包括胫骨近端和远端骨折[66,67]。这些方法是为了经有限手术入路引入传统的双皮质接骨板（动力加压接骨板、动力髁接骨板、髁支撑接骨板）

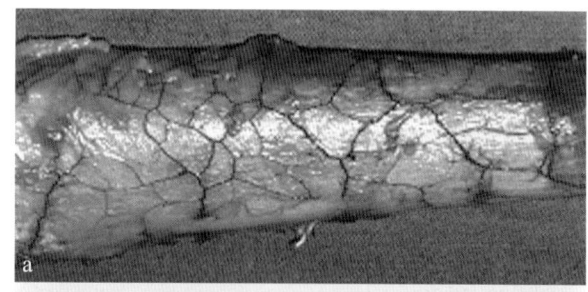
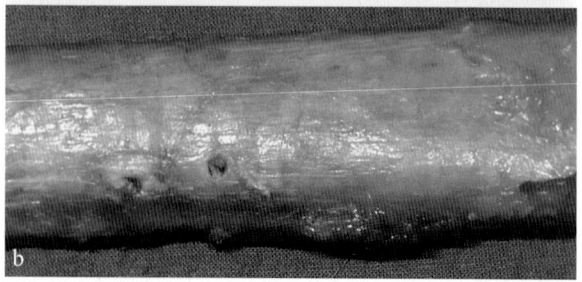

图5.9 尸体注射研究，经皮微创接骨板内固定术（a）与传统外侧接骨板技术（b）的血供比较［引自 Farouk O, Krettek C, Miclau T, Schandelmaier P, Guy P, Tscherne H. Minimally invasive plate osteosynthesis and vascularity: preliminary results of a cadaver injection study. Injury 1997;28 (Suppl 1):S-A7–S-A12.］

而设计的。因为最初的器械是为通过大切口置入内置物而设计的，想要在微创下置入，这些器械使得手术变得更具挑战性。锁定接骨板是微创手术的理想选择，最早被引入。因为锁定接骨板结构不需要接骨板直接和完全地与骨接触，所以接骨板可以通过小切口插入，并简单置于接近骨的位置。此外，由于采用锁定接骨板技术的骨折愈合不依赖骨折端的加压，因此可以采用固定的螺钉轨迹，从而可以通过接骨板专用模具，经小切口置入螺钉。目前的系统提供连接到接骨板的定制模具，有组合孔和可变角度锁定的选择。有了这项技术，锁定接骨板和加压接骨板可以轻松地采用微创技术。

随着锁定螺钉和角稳定的接骨板系统的出现，内置物可以置于股骨或胫骨的单侧，而为对侧（未显露的一侧）提供足够的稳定性。更重要的是，目前已普遍采用接骨板、螺钉和设备的集成系统，也很方便使用这些锁定内置物。

## 锁定接骨板和接骨板固定系统

可用的接骨板固定系统有多种类型，从传统的动力加压接骨板到关节周围锁定接骨板。因为已经介绍了传统的双皮质接骨板，此处将重点介绍最新引入的锁定接骨板，包括经皮插入模具辅助置入关节周围接骨板治疗股骨远端和胫骨近端骨折，以及用于治疗肱骨近端、桡骨远端和胫骨远端的锁定接骨板。

### 锁定接骨板固定的适应证

视频 5.4　采用肌下锁定接骨板对假体周围骨折进行 ORIF

视频 5.5　采用肌下锁定接骨板对 C2 型股骨远端骨折进行 ORIF

视频 5.6　采用锁定接骨板对胫骨平台粉碎性骨折进行 ORIF

视频 5.7　采用锁定接骨板对胫骨远端骨折进行 ORIF

锁定接骨板的适应证在不断发展。对于需要支撑的简单干骺端骨折、骨折块对位良好的干骺端骨折/截骨以及关节骨折，双皮质螺钉固定的标准接骨板可提供良好的固定和可靠的愈合。锁定接骨板的适应证包括伴有双柱畸形和角不稳定的复杂关节周围骨折、部分粉碎的干骺端或骨干骨折、假体周围骨折和骨质量差的骨折。锁定接骨板也可用于需要传统双接骨板固定的股骨远端髁间和髁上骨折、双髁胫骨平台骨折和 Pilon 骨折（图 5.11）。锁定接骨板系统的其他适应证还包括长骨干骺端骨折，如果

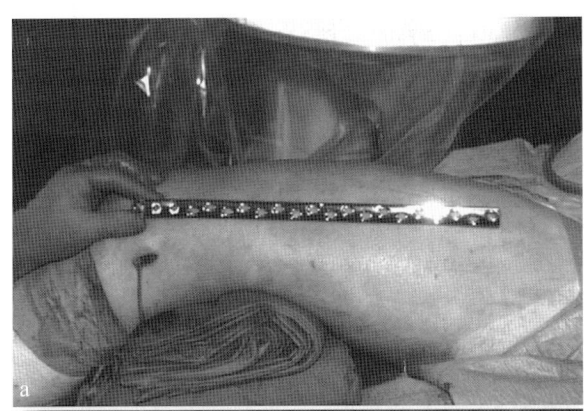

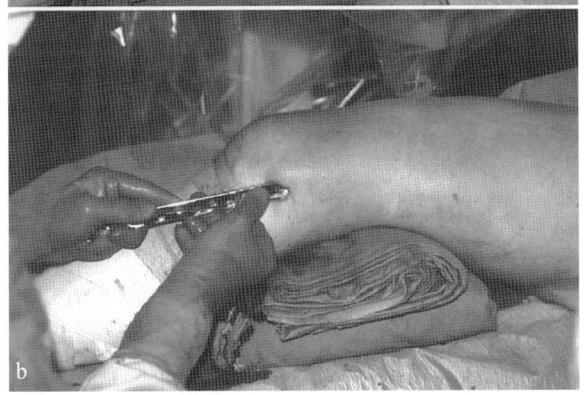

图 5.10　a. 微创接骨板固定术，经皮微创置入接骨板。b. 经小切口插入肌下接骨板［引自 Krettek C, Schandelmaier P, Miclau T, Tscherne H. Minimally invasive percutaneous plate osteosynthesis (MIPPO) using the DCS in proximal and distal femoral fractures. Injury 1997;28 (Suppl 1):S-A20–S-A30.］

用髓内钉固定导致对位不良和固定不良的可能性大；以及截骨矫形术后的固定[68]。

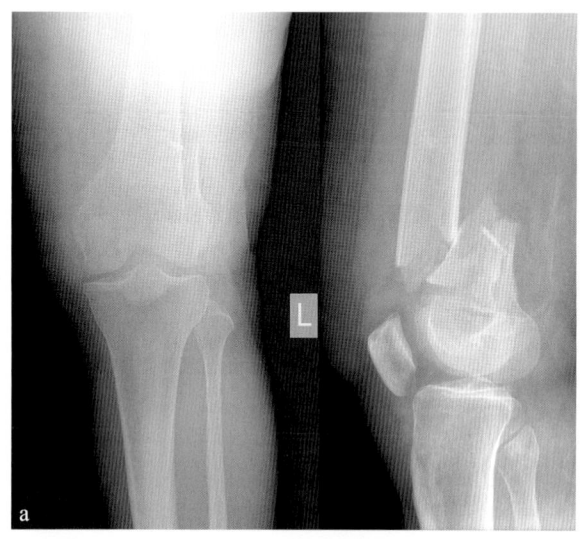

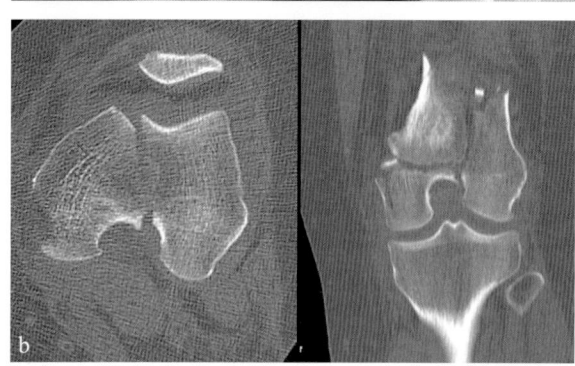

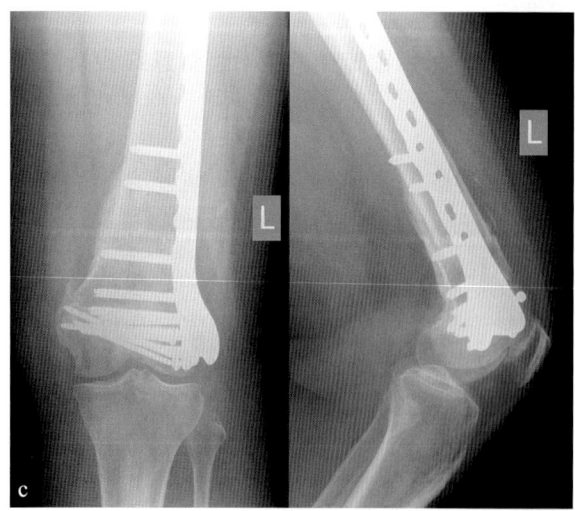

图 5.11 股骨髁上关节内骨折术前 X 线片（a）和 CT（b）。c. 用外侧肌肉下锁定接骨板修复骨折，注意接骨板是螺钉密度较低

## 锁定接骨板的并发症

锁定接骨板虽然取得了成功，但并非没有问题。已报道的锁定接骨板的失败形式有：接骨板弯曲、松动、拔出、断裂，螺钉拔出，在螺钉与接骨板交叉处螺钉断裂[68]等。用锁定螺钉固定肱骨头骨折时，如果螺钉置入太靠近软骨下骨，会穿出肱骨头，或钻头意外穿透皮质骨。在一项回顾性研究中，51 例肱骨近端骨折患者采用锁定接骨板治疗，其中 16% 的患者螺钉穿透了肱骨头[69]。一项前瞻性多中心研究显示，使用锁定接骨板的并发症发生率为 35%（尤其是原发性和继发性螺钉穿入盂肱关节）[70]。锁定接骨板可能引起骨折复位不良，经验丰富的外科医生采用微创稳定系统（Less Invasive Stabilization System, LISS; Depuy Synthes）治疗股骨远端骨折，发现有外翻对线不良[71]。使用锁定接骨板技术也可能发生复位丢失。用外侧单块锁定接骨板固定治疗 69 例高能量双髁胫骨平台骨折，13% 的骨折发生复位丢失[72]。随后的研究表明，在内侧增加一块非锁定的支撑接骨板，其稳定性显著优于外侧单块锁定接骨板[73]。此外，治疗低能量胫骨平台单髁骨折（Schatzker Ⅰ 型、Ⅱ 型、Ⅲ 型和许多 Ⅳ 型损伤）时，外侧锁定接骨板优势很小或几乎没有。生物力学研究显示，治疗全髋关节置换术后稳定的股骨侧假体周围骨折时，与锁定接骨板相比，使用非锁定接骨板联合同种异体骨板的刚度更高[74, 75]。

## 锁定接骨板固定的复位技巧

锁定螺钉存在一个明显的缺点：螺钉不能把接骨板往下推至骨（或者反过来，把骨拉至接骨板），即接骨板不能用作复位工具。尽管如此，有一些简单的方法可以实现使用接骨板复位，在使用任何锁定螺钉前先拧入非锁定螺钉实现复位，外科医生对接骨板位置和骨折复位满意后再拧入锁定螺钉。此外，许多锁定接骨板系统包含一些牵拉复位装置，可发挥相同的功能，将骨折块拉至接骨板，并在螺钉置入前调整内／外翻对线（图 5.12）。这种装置也可以用来防止在锁定螺钉置入过程中骨折块被推离接骨板。一旦拧入锁定螺钉，则只能对结构进行细微调整，比较大的调整则需要拆除整个内置物。

处理复杂骨折时加用小口径接骨板作为临时固定，是已经成功应用 10 多年的技术[76,77]。在难以处理的复杂关节周围或骨干骨折时，对粉碎的骨折块需要实现解剖学稳定，拉力螺钉或克氏针可能无法把持和维持复位直至最终稳定。加压或支撑接骨板固定时附加直径 1.5~2.7 mm 的螺钉－接骨板作为临时固定是一种有用的技术。尽管如此，应尽可能避免骨折块失活。临时接骨板也被用于辅助胫骨髓内钉的复位，效果好，并发症少[78~80]。

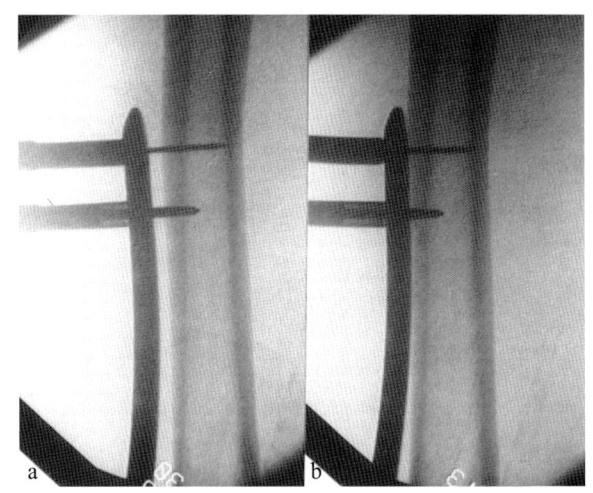

图 5.12 a. 锁定接骨板固定时使用临时复位工具。b. 将骨复位至接骨板［引自 Schandelmaier P, Blauth M, Krettek C. Osteosynthese distaler femurfrakturen mit dem Less Invasive Stabilizing System (LISS) Perative Orthopädie und Traumatologie 2001;13: 178–197.］

---

### 要点与技巧

锁定接骨板的性能不同于传统的双皮质接骨板，外科医生必须注意这些差别并熟悉内置物的特点。特别困难的是闭合复位和锁定接骨板固定的入路，这些技术要求骨折复位和内置物的放置必须依赖透视评估，而不是切开直视。

- 遵循微创手术的四个步骤：①关节重建，②肌肉下插入接骨板，③关节骨块的接骨板固定，④经皮置入邻近骨干部的螺钉。
- 每个主要骨块的第 1 枚螺钉决定了对线情况，在所有平面的复位都达到满意前，不要经接骨板置入锁定螺钉。
- 使用两种类型的螺钉时，多数情况下，拉力螺钉应在锁定螺钉之前使用。
- 锁定螺钉不能将骨折块复位至接骨板。可使用一个提拉装置（或用 2 个，1 个在近端，1 个在远端）复位骨折和／或将骨折复位至接骨板。该装置还可以防止螺钉将骨折块从接骨板上推离。复位钳也有助于将骨拉至 LISS 接骨板。
- 避免螺钉偏心放置（或螺钉完全在骨的外面），否则会使锁定结构近端抗拔出强度减弱。保证锁定接骨板近端和远端对线良好是必需的。
- 改变内置物与骨之间的距离可以改善对线；但是，如果这个距离过大，就会妨碍关节的活动。
- 密切注意细节，特别是术中影像学分析，以确保骨折对线良好和内置物位置合适。通过术中成像，确保适当的肢体长度和冠状面、矢状面旋转对线。
- 置入锁定螺钉后，微调可以通过拧松锁定螺钉实现，较大的调整需要拆除内置物。
- 如果不熟悉内置物和技术，可以从创伤较小的入路开始，逐步发展为微创技术。

# 结　果

经皮接骨板固定技术（已逐渐演变为包括使用锁定接骨板）是为了尽量减少对受伤组织的手术创伤。通过更好地保留骨折周围的软组织和血供，可能还包括骨折端的血肿，外科医生希望能促进骨折愈合，减少并发症。Krettek等[81]回顾了15例股骨远端关节内骨折采用经皮置入接骨板治疗的早期经验，并与112例传统切开接骨板固定病例进行了对比。他们报道，在平均愈合时间（12周±3周与22周±14周）、一期植骨（13%与54%）、二期植骨（0与21%）、再骨折（0与3%）、假关节形成（0与6%）和翻修（0与11%）等方面均有改善。他们认为，微创技术对促进骨折愈合有生物学优势。

已有关于髁锁定加压接骨板早期报道发表[7,82]。Sommer和Gautier[82]报道了一项前瞻性多中心研究，该研究治疗了169例骨折（144例患者），其中胫骨57例、股骨18例、肱骨45例、桡骨19例和多例身体其他部位的骨折。在随访的151例骨折中，有130例骨折愈合无并发症（86%），27例（19例患者）出现了意外并发症，其中13例患者进行了18次翻修手术（5例接骨板失效、1例骨折不愈合、2例感染、5例内置物周围骨折）[83]。

锁定接骨板治疗肱骨近端骨折、桡骨远端骨折和跟骨骨折的临床优势尚未得到证实[71]。桡骨远端骨折术后臂、肩、手功能障碍评分（Disabilities of the Arm, Shoulder and Handscores, DASH）结果表明，与外固定支架和桡骨柱接骨板固定相比，术后3个月时锁定接骨板固定效果更好；而在术后6个月和1年后，结果是相同的[84]。一项荟萃分析比较了在桡骨远端骨、肱骨近端骨折或胫骨平台骨折的治疗中使用锁定结构和非锁定结构的效果，结果和并发症方面无统计学差异[85]。

## 新技术

视频5.8　采用可变角度锁定接骨板治疗股骨远端假体周围骨折（单髁膝关节置换术）

> **经　验**
> - 微创入路的四个主要步骤是：①关节重建，②肌肉下插入接骨板，③关节骨块的接骨板固定，④经皮置入邻近骨干部的螺钉。
> - 锁定接骨板适用于骨干或干骺端的粉碎性骨折，以及因骨质疏松或创伤导致骨质量差的患者。传统的双皮质螺钉接骨板可用于简单的干骺端骨折需要支撑固定、对位良好的简单干骺端骨折或截骨，以及关节骨折。
> - 锁定螺钉接骨板结构失效是作为一个单元的整体失效；相反，双皮质螺钉接骨板结构失效是个别螺钉的拔出。
> - 在一块接骨板上同进时使用拉力螺钉和双皮质螺钉时，必须在置入锁定螺钉前先置入拉力螺钉，才能达到预期的效果。

> **视 频**
>
> **视频 5.1 采用腕背侧跨越式接骨板对桡骨远端骨折进行 ORIF**
> 视频演示了通过牵引和使用新型跨越式腕关节接骨板来治疗严重粉碎的桡骨远端骨折。
>
> **视频 5.2 锁定接骨板固定原则**
> 视频总结了外科医生使用锁定接骨板时应遵循的原则，包括设计用于微创置入的肌下单皮质锁定接骨板，以及联合使用锁定和非锁定螺钉的组合接骨板系统，强调了正确的螺钉置入顺序。
>
> **视频 5.3 股骨远端微创经皮接骨板内固定（MIPPO）**
> 视频演示了采用动力髁螺钉（Dynamic Condylar Screw, DCS; Synthes, Paoli, PA）、MIPPO 和桥接接骨板固定来治疗股骨远端骨折，包括成功使用 MIPPO 的技巧，如长度和旋转的判断。
>
> **视频 5.4 采用肌下锁定接骨板对假体周围骨折进行 ORIF**
> 全膝关节置换术后股骨远端发生骨质疏松性骨折，采用微创稳定系统（LISS）对股骨远端骨折进行固定，强调了对骨折的最小显露和闭合复位技术。
>
> **视频 5.5 采用肌下锁定接骨板对 C2 型股骨远端骨折进行 ORIF**
> 视频演示了采用肌下锁定接骨板治疗 32 岁男性患者的 C2 型股骨远端骨折，修复血管损伤后放置跨越式外固定架，延迟进行重建。
>
> **视频 5.6 采用锁定接骨板对胫骨平台粉碎性骨折进行 ORIF**
> 视频演示了严重粉碎的双髁骨折的处理技术，强调了接骨板置于骨中心的重要性，并推荐螺钉靠近端放置。
>
> **视频 5.7 采用锁定接骨板对胫骨远端骨折进行 ORIF**
> 视频演示了锁定接骨板固定和微创入路在胫骨远端骨折患者治疗中的应用。
>
> **视频 5.8 采用可变角度锁定接骨板治疗股骨远端假体周围骨折（单髁膝关节置换术）**
> 视频演示了采用可变角度锁定接骨板治疗膝关节单髁置换术后假体周围骨折。

# 参考文献

1. Gray RN. Disability and cost of industrial fractures. J Bone joint Surg 1928;10:27–38
2. Bagby GW, Janes JM. The effect of compression on the rate of fracture healing using a special plate. Am J Surg 1958;95:761–771
3. Müller M, Allgower M, Willenegger H. Manual of Internal Fixation, 3rd ed. Berlin:Springer–Verlag;1991
4. Müller ME. Principes d'osteosynthese. Helv Chir Acta 1961;28:196–206
5. Perren SM, Russenberger M, Steinemann S, Müller ME, Allgöwer M. A dynamic compression plate. Acta Orthop Scand Suppl 1969;125:31–41
6. Allgower M, Ehrsam R, Ganz R, Matter P, Perren SM. Clinical experience would add new compression plate 'DCP'. Acta Orthop Scand 1969;S125:45–61
7. Wagner M. General principles for the clinical use of the LCP. Injury 2003;34 (Suppl 2):B31–B42
8. Eggers GW, Shindler TO, Pomerat CM. The influence of the contactcompression factor on osteogenesis in surgical fractures. J Bone Joint Surg Am 1949;31A:693–716
9. Perren SM. The concept of biological plating using the limited contact–dynamic compression plate (LC–DCP). Scientific background, design and application. Injury 1991;22 (Suppl1):1–41
10. Teptic S, Perren SM. The biomechanics of the PC-Fix internal fixator. Injury 1995;26 (Suppl2):5–10
11. Ricci WM, Tornetta P III, Petteys T,et al. A comparison of screw insertion torque and pullout strength. J Orthop Trauma 2010;24:374–378
12. Granowski R, Ramotowski W, Kamiński E, Pilawski K. ["Zespol"–a new type of osteosynthesis. I. An internal self–compressing stabilizer of bone fragments]. Chir Narzadow Ruchu Ortop Pol 1984;49:301–305
13. Perren SM, Cordey J, Rahn BA, Gautier E, Schneider E. Early temporary porosis of bone induced by internal fixation implants. A reaction to necrosis, not to stress protection? Clin Orthop Relat Res 1988;232:139–151
14. Ramotowski W, Granowski R. Zespol. An original

method of stable osteosynthesis. Clin Orthop Relat Res 1991:272:67-75
15. Brunner C, Weber B. Besondere Osteosynthese techniken. Berlin: Springer;1981
16. Heitemeyer U, Hierholzer G. Die uberbruckende Osteosynthese beigeschlossennen Stuckfrakturen des Femurschftes. Akta Traumotol. 1985;15:205-209
17. Perren SM, Klaue K, Pohler O, Predieri M, Steinemann S, Gautier E. The limited contact dynamic compression plate (LC-DCP). Arch Orthop Trauma Surg 1990;109:304-310
18. Perren SM. Evolution of the internal fixation of long bone fractures. The scientific basis of biological internal fixation: choosing a new balance between stability and biology. J Bone Joint Surg Br 2002;84:1093-1110
19. Tepic S, Remiger AR, Morikawa K, Predieri M, Perren SM. Strength recovery in fractured sheep tibia treated with a plate or an internal fixator: an experimental study with a two-year follow-up. J Orthop Trauma 1997;11:14-23
20. Miclau T, Remiger A, Tepic S, Lindsey R, Mclff T. A mechanical comparison of the dynamic compression plate, limited contactdynamic compression plate, and point contact fixator. J Orthop Trauma 1995:9:17-22
21. Eijer H, Haukce C, Arens S, Printzen G, Schlegel U, Perren SM. PC-Fix and local infection resistance- influence of implant design on postoperative infection development, clinical and experimental results. Injury 2001;32 (Suppl 2):B38-B43
22. Fernandez Dell'Oca AA, Masliah Galante R. Osteosynthesis of diaphyseal fractures of the radius and ulna using an internal fixator (PC-Fix). A prospective study. Injury 2001;32 (Suppl 2):B44-BS0
23. Johansson A, Lindgren JU, Nord CE, Svensson O. Material and design in haematogenous implant- associated infections in a rabbit model. Injury 1999; 30):651-657
24. Borgeaud M, Cordey J. Leyvraz PE, Perren SM. Mechanical analysis of the bone to plate interface of the LC-DCP and of the PC-FIX on humnan femora. Injury 2000;31 (Suppl 3):C29-C36
25. Farouk O, Krettek C, Miclau T, Schandelmaier P, Tscherne H. The topography of the perforating vessels of the decp femoral artery. Clin Orthop Relat Res 1999;368:255-259
26. Farouk O, Krettek C, Miclau T, Schandelmaier P. Guy P. Tscherne H. Minimally invasive plate osteosynthesis: does percutaneous plating disrupt femoral blood supply less than the traditional technique? J Orthop Trauma 1999;13:401-406
27. Dirschl DR, Dahners LE Current treatment of tibial plateau fractures. J South Orthop Assoc 1997;6:54-61
28. Karunakar MA, Egol KA, Peindl R, Harrow ME, Bosse MJ, Kellam JF. Split depression tibial plateau fractures: a biomechanical study. J Orthop Trauma 2002;16:172-177
29. Patil S, Mahon A. Green S, McMurtry I, Port A. A biomechanical study comparing a raft of 3.5 mm cortical screws with 6.5 mm cancellous screws in depressed tibial plateau fractures. Knee 2006;13:231-235
30. McDonald E, Chu T, Tufaga M, et al. Tibial plateau fracture repairs augmented with calcium phosphate cement have higher in situ fatigue strength than those with autograft. J Orthop Trauma 2011;25:90-95
31. Keating JF, Hajducka CL, Harper J. Minimal internal fixation and calcium-phosphate cement in the treatment of fractures of the tibial plateau. A pilot study. J Bone Joint Surg Br 2003;85:68-73
32. Yetkinler DN, MoClellan RT, Reindel ES, Carter D, Poser RD. Biomechanical comparison of conventional open reduction and internal fixation versus calcium phosphate cement fixation of a central depressed tibial plateau fracture. J Orthop Trauma 2001;15:197-206
33. Thiele OC, Eckhardt C. Linke B, Schneider E, Lill CA. Factors affecting the stability of screws in human cortical osteoporotic bone: a cadaver study. J Bone Joint Surg Br 2007:89:701-705
34. Mattityahu A, Hurschler C, Badenhop M, et al. Reduction of pullout strength caused by reinsertion of 3.5-mm cortical screws. J Orthop Trauma 2012;Apr:24
35. Davenport SR, Lindsey RW, Leggon R, Miciau T, Panjabi M. Dynamic compression plate fixation: a biomechanical comparison of unicortical vs bicortical distal screw fixation. J Orthop Trauma 1988;2:146-150
36. Gordon MJ, Budoff JE, Yeh ML, Luo ZP, Noble PC. Comminuted olecranon fractures: a comparison of plating methods. J Shoulder Elbow Surg 2006;15:94-99
37. Higgins TF, Klatt J. Bachus KN. Biomechanical analysis of bicondylar tibial plateau fixation: how does lateral locking plate fixation compare to dual plate fixation? J Orthop Trauma 2007:21:301-306
38. Koval KJ, Hoehl JI. Kummer FJ. Simon JA. Distal femoral fixation: a biomechanical comparison of the standard condylar buttress plate, a locked buttress

plate, and the 95-degree blade plate. J Orthop Trauma 1997:11:521-524

39. Gardner MJ, Lorich DG, Werner CM, Helfet DL Second-generation concepts for locked plating of proximal humerus fractures. Am J Orthop 2007:36:460-465

40. Molnar RB, Routt ML Jr. Open reduction of intracapsular hip fractures using a modified Smith-Petersen surgical exposure. J Orthop Trauma 2007;21:490-494

41. Nana AD, Joshi A, Lichtman DM, Plating of the distal radius. J Am Acad Orthop Surg 2005;13:159-171

42. Tile M. Fractures of the Pelvis and Acetabulum, 2nd ed. Baltimore: Williams&Wilkins;1995

43. Brunner CF, Weber BG. Special Techniques in Internal Fixation. Berlin; New York: Springer-Verlag;1982

44. Mast J, Jakob R, Ganz R. Planning and Reduction Technique in Fracture Surgery. Berlin; New York: Springer-Verlag:1989

45. Wallace MJ, Bledsoe G, Moed BR. Israel HA, Kaar SG. Relationship of cortical thickness of the proximal humerus and pullout strength of a lacked plate and screw construct. J Orthop Trauma 2012;26:222-225

46. Sutherland GB, Creekmore T, Mukherjee DP, Ogden AL, Anissian L, Marymont JV. Biomechanics of humerus fracture fixation by locking, cortical, and hybrid plating systems in a cadaver madel. Orthopedics 2010:33

47. Stoffel K, Dieter U, Stachowiak G, Gächter A, Kuster MS. Biomechanical testing of the LCP-how can stability in locked internal fixators be controlled? Injury 2003:34(Suppl 2):B11-B19

48. Gautier E, Perren SM, Cordey J. Effect of plate position relative to bending direction on the rigidity of a plate osteosynthesis. A theoretical analysis. Injury 2000;31 (Suppl 3):C14-C20

49. Egol KA, Kubiak EN, Fulkerson E, Kummer Fl, Koval KJ. Biomechanics of locked plates and screws. J Orthop Trauma 2004;18:488-493

50. Henderson CE, Kuhl LL, Fitzpatrick DC, MarshJL. Locking plates for distal femur fractures: is there a problem with fracture healing? J Orthop Trauma 2011: 25 (Suppl 1):S8-S14

51. Henderson CE, Lujan T, Bottlang M, Fitzpatrick DC, Madey SM, Marsh JL. Stabilization of distal femur fractures with intramedullary nails and locking plates: differences in callus formation. Iowa Orthop J 2010:30:61-68

52. Lujan TJ, Henderson CE, Madey SM, Fitzpatrick DC, Marsh JL, Bottlang M. Locked plating of distal femur fractures leads to inconsistent and asymmetric callus formation. J Orthop Trauma 2010;24;156-162

53. Firoozabadi R, McDonald E, Nguyen TO, Buckley JM, Kandemir U. Does plugging unused combination screw holes improve the fatigue life of fixation with locking plates in comminuted supracondylar fractures of the femur? J Bone Joint Surg Br 2012;94:241-248

54. Bellapianta J, Dow K, Pallotta NA.Hospodar PP, Uhl RL, Ledet EH. Threaded screw head inserts improwe locking plate biomechanical properties. J Orthop Trauma 2011:25:65-71

55. Tornetta PSA, Freeman A, Bechtold JW. Fleming M. Ricci WM. How much does the addition of locked screws add to the stability of "hybrid" fixation? Paper presented at the American Academy of Orthopaedic Surgeons annual meeting, 2009, Las Vegas

56. Bottlang M, Doornink J, Byrd GD, Fitzpatrick DC, Madey SM. A non-locking end screw can decrease fracture risk caused by locked plating in the osteoporotic diaphysis. J Bone Joint Surg Am 2009;91:620-627

57. Döbele S, Horn C, Eichhorn S, et al. The dynamic locking screw (DLS) can increase interfragmentary motion on the near cortex of locked plating constructs by reducing the axial stiffness. Langenbecks Arch Surg 2010;395:421-428

58. Gardner MJ, Nork SE, Huber P, Krieg JC. Stiffness modulation of locking plate constructs using near cortical slotted holes: a preliminary study. J Orthop Trauma 2009;23:281-287

59. Gautier E, Sommer C. Guidelines for the clinical application of the LCP. Injury 2003;34 (Suppl2): B63-B76

60. Farouk O, Krettek C, Miclau T, Schandelmaier P, Tscherne H. Effects of percutaneous and conventional plating techniques on the blood supply to the femur. Arch Orthop Trauma Surg 1998;117:438-441

61. Gerber C, Mast JW, Ganz R. Biological internal fixation of fractures. Arch Orthop Trauma Surg 1990;109:295-303

62. Bolhofner BR, Carmen B. Clifford P. The results of open reduction and internal fixation of distal femur fractures using a biologic (indirect) reduction technique. J Orthop Trauma 1996;10:372-377

63. Ostrum RF, Geel C. Indirect reduction and internal fixation of supracondylar femur fractures without bone graft. J Orthop Trauma 1995;9:278-284

64. Krettek C, Schandelmaier P, Miclau T, Bertram R, Holmes W, Tscherne H. Transarticular joint reconstruction and indirect plate osteosynthesis for complex distal supracondylar femoral fractures. Injury 1997;28 (Suppl 1):A31–A41

65. Krettek C, Schandelmaier P, Miclau T, Tscherne H. Minimally invasive percutaneous plate osteosynthesis (MIPPO) using the DCS in proximal and distal femoral fractures. Injury 1997;28 (Suppl 1):A20–A30

66. Krettek C, Gerich T, Miclau T. A minimally invasive medial approach for proximal tibial fractures. Injury 2001;32 (Suppl 1):SA4–SA13

67. Helfet DL, Shonnard PY, Levine D, Borrelli JJr. Minimally invasive plate osteosynthesis of distal fractures of the tibia. Injury 1997;28 (Suppl 1):A42–A47, discussion A47–A48

68. Strauss EJ, Schwarzkopf R, Kummer F, Egol KA. The current status of locked plating: the good, the bad, and the ugly. J Orthop Trauma 2008;22:479–486

69. Egol KA, Ong CC, Walsh M, Jazrawi LM, Tejwani NC, Zuckerman JD. Early complications in proximal humerus fractures (OTA Types 11) treated with locked plates. J Orthop Trauma 2008;22:159–164

70. Brunner F, Sommer C, Bahrs C, et al. Open reduction and internal fixation of proximal humerus fractures using a proximal humeral locked plate: a prospective multicenter analysis. J Orthop Trauma 2009;23:163–172

71. Haidukewych GJ, Ricci W, Locked plating in orthopaedic trauma: a clinical update. J Am Acad Orthop Surg 2008;16:347–355

72. Gosling T, Schandelmaier P, Muller M, Hankemeier S, Wagner M, Krettek C. Single lateral locked screw plating of bicondylar tibial plateau fractures. Clin Orthop Relat Res 2005:439:207–214

73. Ratcliff JR, Werner FW, Green JK, Harley BJ. Medial buttress versus lateral locked plating in a cadaver medial tibial plateau fracture model. J Orthop Trauma 2007;21:444–448

74. Zdero R, Walker R, Waddell JP, Schemitsch EH. Biomechanical evaluation of periprosthetic femoral fracture fixation. J Bone Joint Surg Am 2008;90:1068–1077

75. Buttaro MA, Farfalli G, Paredes Núñez M, Comba F, Piccaluga F. Locking compression plate fixation of Vancouver type-B1 periprosthetic femoral fractures. J Bone Joint Surg Am 2007:89:1964–1969

76. Oh JK, Sahu D, Park JW, Oh CW, Hwang JH. Use of 2.0 mini plate system as reduction plate, Arch Orthop Trauma Surg 2010;130:1239–1242

77. Archdeacon MT, Wyrick JD. Reduction plating for provisional fracture fixation. J Orthop Trauma 2006; 20:206–211

78. Oh CW, Song HR, Jeon IH, Min WK, Park BC. Nail-assisted percutaneous plating of pediatric femoral fractures. Clin Orthop Relat Res 2007:456:176–181

79. Kim KC, LeeJK, Hwang DS, YangJY, Kim YM. Provisional unicortical plating with reamed intramedullary nailing in segmental tibial fractures involving the high proximal metaphysis. Orthopedics 2007;30:189–192

80. Dunbar RP, Nork SE, Barei DP, Mills WJ. Provisional plating of type III open tibia fractures prior to intramedullary nailing. J Orthop Trauma 2005:19:412–414

81. Krettek C, Schandelmaier P, Richter M, Tscherne H. [Distal femoral fractures]. Swiss Surg 1998;6:263–278

82. Sommer Ch, Gautier E. [Relevance and advantages of new angular stable screw-plate systems for diaphyseal fractures (locking compression plate versus intramedullary nail]. Ther Umsch 2003;60:751–756

83. Sommer C, Gautier E, Müller M, Helfet DL, Wagner M. First clinical results of the Locking Compression Plate (LCP). Injury 2003;34 (Suppl2):B43–B54

84. Wei DH, Raizman NM, Bottino CI, Jobin CM, Strauch RJ, Rosenwasser MP. Unstable distal radial fractures treated with external fixation, a radial column plate, or a volar plate. A prospective randomized trial. J Bone Joint Surg Am 2009;91:1568–1577

85. Anglen J, Kyle RF, Marsh JL, et al. Locking plates for extremity fractures. JAm Acad Orthop Surg 2009;17:465–472

# 6 骨不连的治疗

著者：David Stephen
译者：吐尔孙塔依

骨不连是指"骨生长过程的停止和骨折断端没有出现连接"[1]。在定期复查的连续放射学影像上愈合过程没有出现进展也可以定义为骨不连，一般为6~8周。放射学不愈合是指在放射学影像未能见连接骨折断端的骨痂。从生物力学角度来说，骨折区出现骨皮质连续性的恢复是抗扭转的最佳预测指标，骨痂的量则不是很重要[2]。

一般来说，在特定的时间段内骨折没有出现连接就叫骨不连（一般3~6个月）。这一时间存在差异提示个体差异和危险因素的不同导致骨折愈合的时间也不同。这些风险因素包括创伤有关的因素，如高能量损伤、骨折和软组织损伤的情况（部位、移位的程度、粉碎的程度、骨缺如、软组织和血管的损伤程度）[3~8]；患者有关的因素，如年龄、营养状况、是否合并内分泌疾病（甲状腺功能减退症等）、尼古丁的摄入[9,10]、糖尿病[9,11]、饮酒[9]、血管病变[12]、药物（类固醇、非甾体消炎药、抗癫痫药、抗生素、抗凝药）[13~19]。除此之外，感染是顽固性骨不连重要的因素。

## 分　型

骨不连一般分为肥大性和萎缩性（缺血）（图6.1）[20]。肥大性骨不连指的是有较多的骨痂形成但骨折断端没有完全连接的情况，多是由生物力学的原因导致的，一般骨折断端有足够的血运但稳定性不佳。相比来说，萎缩性骨不连在骨折断端间没有骨痂。导致萎缩性骨不连的主要原因是缺血，同时也有可能骨折断端没有足够的稳定性。肥大性骨不连和萎缩性骨不连还可以细分为多种类型，但所有的肥大性骨不连的特点都是骨折断端间有骨痂但不愈合，而萎缩性骨不连的特点就是骨折断端缺血和缺少骨痂（或出现没有血运的骨块）[21]。

## 评　估

为了明确骨不连的病因，在临床上应对患者进行详细的评估，包括体格检查、影像学检查、血液学检查等。骨折部位的局部情况也应详细评估，包括软组织条件、局部及整个肢体的血运情况等。基本的血液学检查包括血常规（CBC）、红细胞沉降率（ESR）、C反应蛋白（CRP）等。值得注意的是，上述血液学指标在慢性感染时有可能是正常的，无法完全排除慢性感染。营养不良也会影响骨折愈合，所以也应详细评估患者的营养状况，包括钙、维生素D、甲状腺激素水平，男性有时还需要检查睾酮水平。

对骨不连进行放射学评估时需要拍正位、侧位、斜位片。虽然放射学骨愈合指的是在放射学影像上可见骨折断端桥接骨痂形成并且骨皮质连续性的恢复，但这种影像学评估的可靠性较差[22]。胫骨骨折评分系统，也就是胫骨骨折放射学愈合评分（RUST），在正、侧位片上评估桥接骨痂以及4层皮质连续性的恢复情况[23]。RUST的分级者间可信度优于术者的主观评价和骨痂桥接骨皮质的数量。CT也可以用于评估骨不连，以及各种细微的改变，包括死骨和没有活力的骨片。MRI，尤其是联合静脉用钆造影剂时，可准确评估骨和软组织的相关病理过程。另外，体内有金属内置物时 MRI 的使用受限；同时，MRI 在鉴别水肿、感染、炎症和术后改变方面存在困难。

诊断感染比较困难。慢性感染病例很少出现红、肿、热、痛等急性感染的临床表现，在软组织缺损或有窦道的部位取标本行细菌学检查也很难找到病原菌。无菌穿刺的成功率也不相同。诊断感染的最可靠的方法是在骨不连处取多份标本行病理学检查。核医学检查可以用于判断骨不连处是否存在急性或慢性感染。目前有多篇关于放射性核素方面的报道，各有特点和观点。[111]In 标记的白细胞闪烁扫描法、[99m]Tc 免疫闪烁法和 [99m]Tc 标记的纳米胶体法都曾应用于感染的诊断。有些作者建议若疑有感染，对低度感染用 [111]In 标记的白细胞闪烁扫描法可以得到很好的评估，因其可以追踪 48 小时内细胞的变化。最近，Stucken[24] 评估了实验指标和闪烁扫描法在骨不连患者感染诊断中的意义，在 95 例明确诊断为骨不连的患者中，ESR 和 CRP 是预测感染的可靠且独立的指标，并且阳性结果越多越倾向于感染。额外加做胶体扫描意义不大且成本高。

## 手术适应证

当骨不连并发感染、出现疼痛或影响患肢功能时，需要进行手术干预。无症状性骨不连多见于上肢，不需要手术治疗。

## 手术治疗

骨不连的治疗原则和初次骨折治疗相同，那就是创造骨愈合所需的环境。换句话说，治疗需要确保存活骨骨膜内间充质细胞有活力、有刺激其分化的骨生长因子、充足的血液供应和骨折块的足够稳定。术前评价应该判断这些条件是否达到，是否需要处理，其他与患者相关的因素是否需要治疗。对感染性骨不连患者，术前、术中及术后充分控制感染是骨愈合的必需条件。

肥大性骨不连是没有足够的生物力学稳定性的结果。采用骨折块间加压稳定固定、不进一步损伤血液供应可促进骨愈合，是治疗肥大性骨不连的有效方法（**图 6.1**）。

萎缩性骨不连是局部血供不足的结果。同时，也可由以下原因引起：严重的骨折移位，开放性骨折导致的骨缺损，高能量损伤引起的

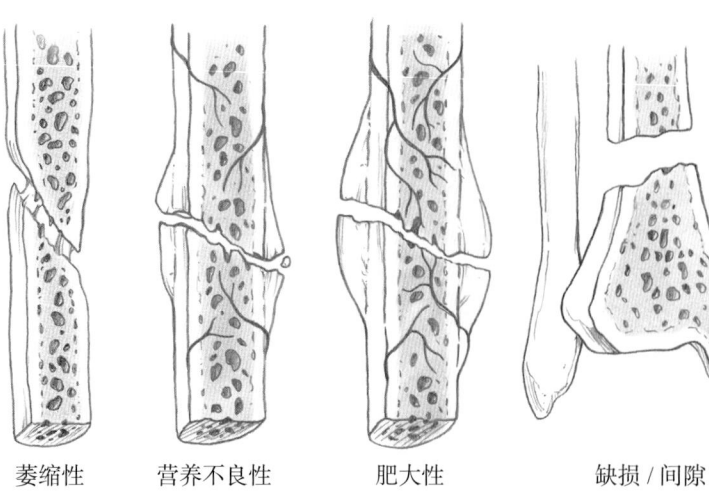

萎缩性　营养不良性　肥大性　缺损/间隙

**图 6.1** 各种类型的骨不连。萎缩性骨不连表现为缺乏生物学反应，未见骨痂形成。肥大性骨不连表现为生物学反应过度但不成功，通常由骨折处稳定性差（活动过多）引起。对特定骨不连，准确确定其类型对治疗来说是很重要的

软组织损伤以及术中局部血供破坏、感染等。遇到这些情况时，应切除无血供骨至骨断面渗血，骨折块间进行加压，然后行植骨诱导骨愈合。若周围软组织缺乏足够的血供（特别是胫骨远端骨不连），有时需要行软组织转移覆盖。如何固定取决于多种因素，包括软组织条件、骨不连的部位、术者的喜好等。只要条件允许，要加压固定以加强稳定性。

骨丢失会导致骨缺损，无论是创伤导致的骨缺损或手术治疗导致的骨缺损，都会导致萎缩性骨不连。治疗有几种方法，包括植骨（自体骨、同种异体骨、替代物、混合植骨等）、骨移植（几乎所有需要植骨的部位）（图 6.2）或带血管的腓骨移植等。下面描述各部位骨不连的处理。

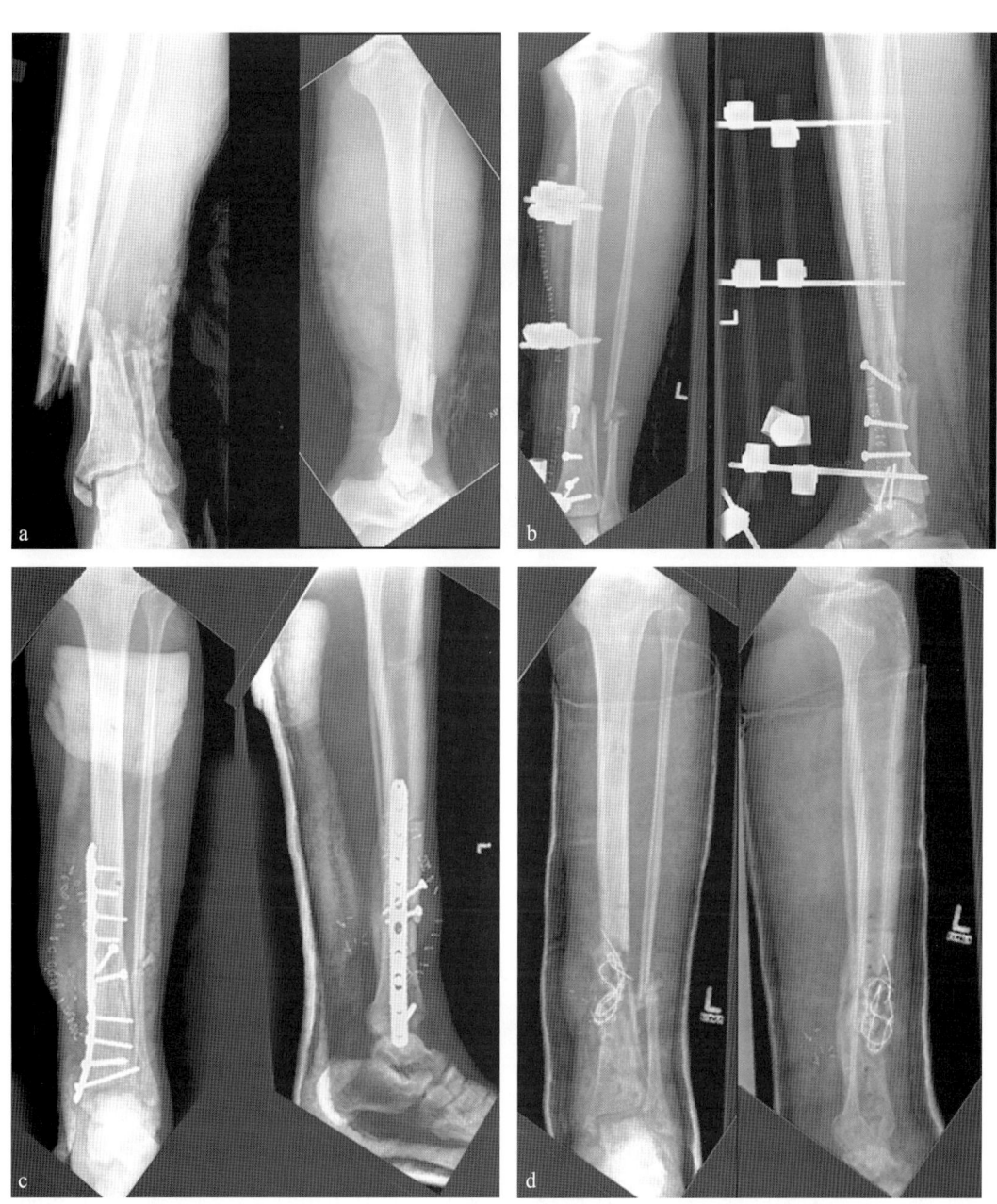

**图 6.2** a. 男，32 岁，胫骨 Ⅲ B 型严重开放性粉碎性骨折，移位明显。b. 急诊行清创、切开复位，仅用拉力螺钉临时内固定并行双杆外固定。c. 在胫骨内侧用接骨板对骨折进行固定，随后行内侧皮瓣移植术。d. 6 个月后，出现感染性骨不连。取出内固定装置，置入抗生素珠链

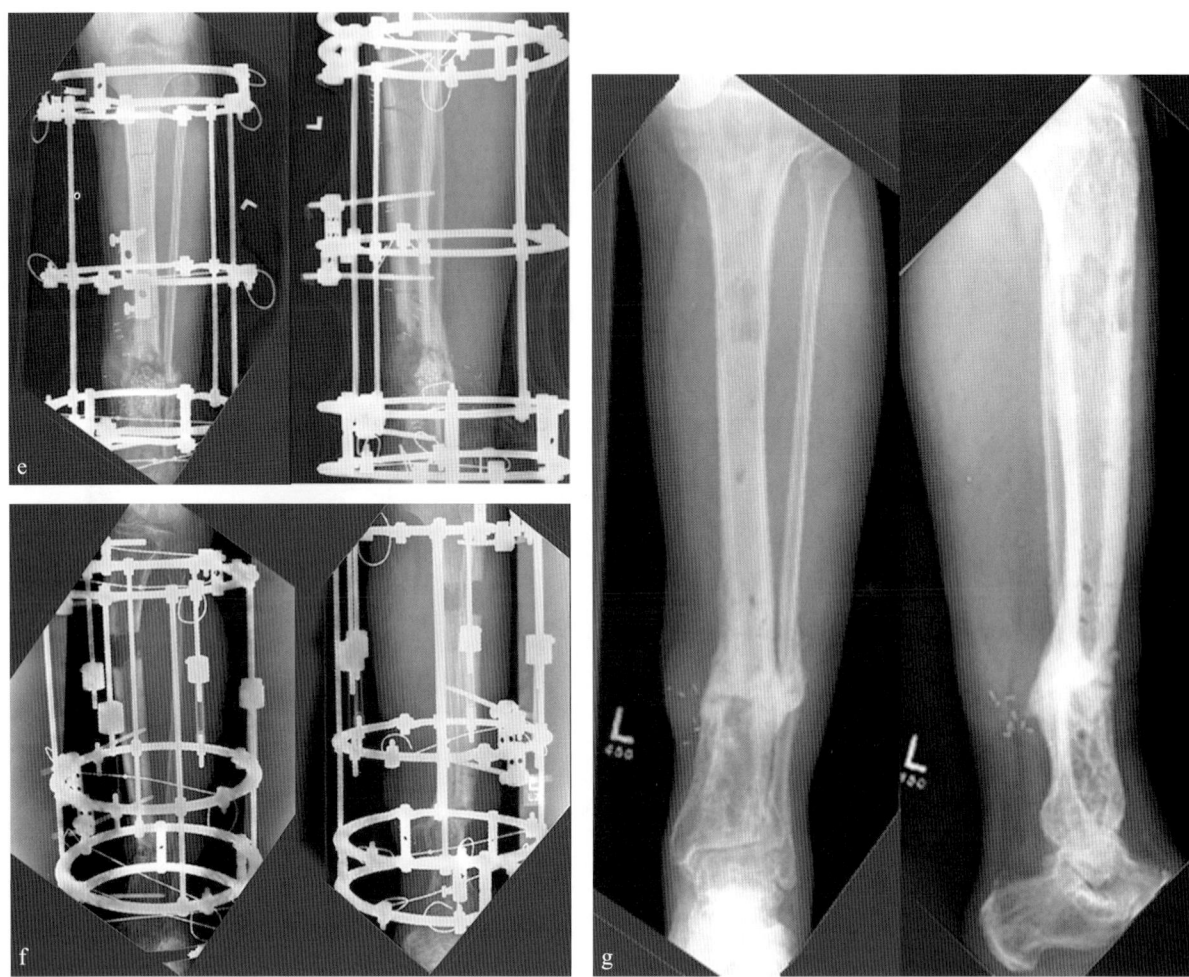

图 6.2（续） e.感染控制后，用环形外固定架行骨搬运术，截断胫骨近端的骨皮质。f.骨搬运术后 X 线片。g. 2 年后骨折愈合

## 锁骨不连

锁骨骨折不愈合在对移位较大的骨折行保守治疗时较常见。骨折断端不稳定会导致肥大性骨不连，营养不良、高龄等会导致萎缩性骨不连。萎缩性骨不连常见于手术治疗患者，因术中固定失败或太多的软组织剥离导致。

对最初采用保守治疗后出现的骨不连的病例，可选择平行于锁骨的切口（与新鲜骨折的治疗一样），部分学者推荐保护锁骨上区域的感觉神经。除了在骨不连区域，所有操作应尽量在骨膜外进行。显露骨不愈合处，新鲜化创面至出血。骨不连处多呈斜面，允许置入 1 或 2 枚拉力螺钉；可选用 2.7 mm 或 3.5 mm 的皮质螺钉，具体根据锁骨的粗细来决定。由于骨不连的存在，锁骨往往会短缩，可以先用小的外固定架（或牵开器）来恢复并维持锁骨的长度。用接骨板的选择取决于术者偏好，如锁定接骨板还是非锁定接骨板，解剖型接骨板还是人工塑形的接骨板，2.7 mm 的接骨板还是 3.5 mm 的接骨板，动力加压接骨板还是重建接骨板等。目的是达到稳定固定并可以早期进行功能锻炼。治疗萎缩性骨不连时一般需要自体骨移植。治疗肥大性骨不连时，有时需要切除多余的骨痂，如需要可将这些骨痂植于断端[25]。

## 肱骨干骨不连

与髓内针相比，用接骨板固定治疗肱骨不连的愈合率更高[26]。手术入路的选择取决于多种因素，包括骨不连发生的部位、内固定的位置、软组织条件等。对于近端的骨不连，一般选择前方入路（三角肌胸大肌入路的延伸）；对于远端的骨不连，一般选择后方入路（肱三头肌劈开入路）；对于中间区域的骨不连，既可以选择前方入路也可以选择后方入路。

骨折断端加压固定是治疗骨不连最重要的原则。保持骨不连处的生物学活性也非常重要，骨不连区域以外的操作应在骨膜外进行。显露骨不连断端并新鲜化创面至断端出血，有时候需要去除部分骨组织（上肢允许一定程度短缩）。一般选择10~12孔接骨板，骨折两端各用3~4枚螺钉固定（6~8层皮质）（图6.3）。根据断端的血运、患者相关的因素以及术者的偏好来决定是否需要植骨。

## 股骨颈骨折不愈合

若干因素和股骨颈骨折不愈合有关：因骨折断端角度大导致过度的应力集中在骨折断端，骨折断端血运的破坏，复位质量欠佳，内侧皮质骨缺损，固定失败等[27]。虽然手术技术在不断改进，但股骨颈骨折骨不愈合的发生率仍达10%~20%[28]。

股骨颈骨折的分型可用于预测发生骨折不愈合的风险。Pauwels Ⅲ型（在髋关节正位片上股骨颈骨折与水平面所成角度大于70°）和Garden Ⅲ或Ⅳ型骨折发生不愈合的风险比其他类型要高[29]。大部分股骨颈骨折不愈合属于萎缩性骨不连。

做出治疗决定前需要详细评估患者术前的功能和并发症。股骨头缺血性坏死不是保髋治疗的禁忌证[30]。

治疗股骨颈骨折不愈合最常用的手术是角接骨板转子间外翻截骨术（图6.4）[29]。术前仔细分析临床和影像学的病理改变，认真做好术前准备[31]。根据对侧正常的髋关节的各种参数来决定截骨矫形的量。总的来说，手术的目的是通过转子间外翻截骨使骨折线与水平面成30°~40°角[29-31]。术前计划中应包括截骨的角度（楔形骨块的位置和厚度）和所应用的接骨板（一般是角刃接骨板）。采用哪一种接骨板取决于术者的偏好，可以是95°或120°的角刃接骨板或成人（或青少年）截骨板[29-31]。如果健侧的颈干角（CCD）为130°，患侧股骨颈在颈干角在100°位不愈合，则从外侧切除30°的楔形骨块即可。治疗股骨颈骨折不愈合时极少切开，如果切开会破坏血供，对于治疗没有帮助。转子间截骨术是非常成功的治疗方式，治愈率超过80%[30]。

## 股骨转子下骨折骨不连

因内固定物失败导致股骨转子间骨折骨不连比较常见，这是股骨转子下区存在较高的内部压力，使得在此区域内的接骨板等内固定器承受较大的弯曲应力，在骨折愈合前即会导致内固定失败。同时，手术会破坏了局部血运导致骨折愈合的延迟，从而使内置物发生疲劳失败。接骨板或髓内钉都会出现内固定失败。最新研究发现，长期应用二磷酸盐会增加骨不连和内固定失败的发生率（图6.5）[32, 33]。

股骨转子下骨折骨不连的治疗存在争议，有人建议用髓内钉，有人建议用角接骨板或锁定接骨板。用髓内钉治疗时，推荐用扩髓股骨髓内钉（2代重建髓内钉）。最重要的目标包括使发生移位的主要骨折块复位，同时充分保护骨不连区的血运（有限的软组织分离），骨不连断端加压固定。

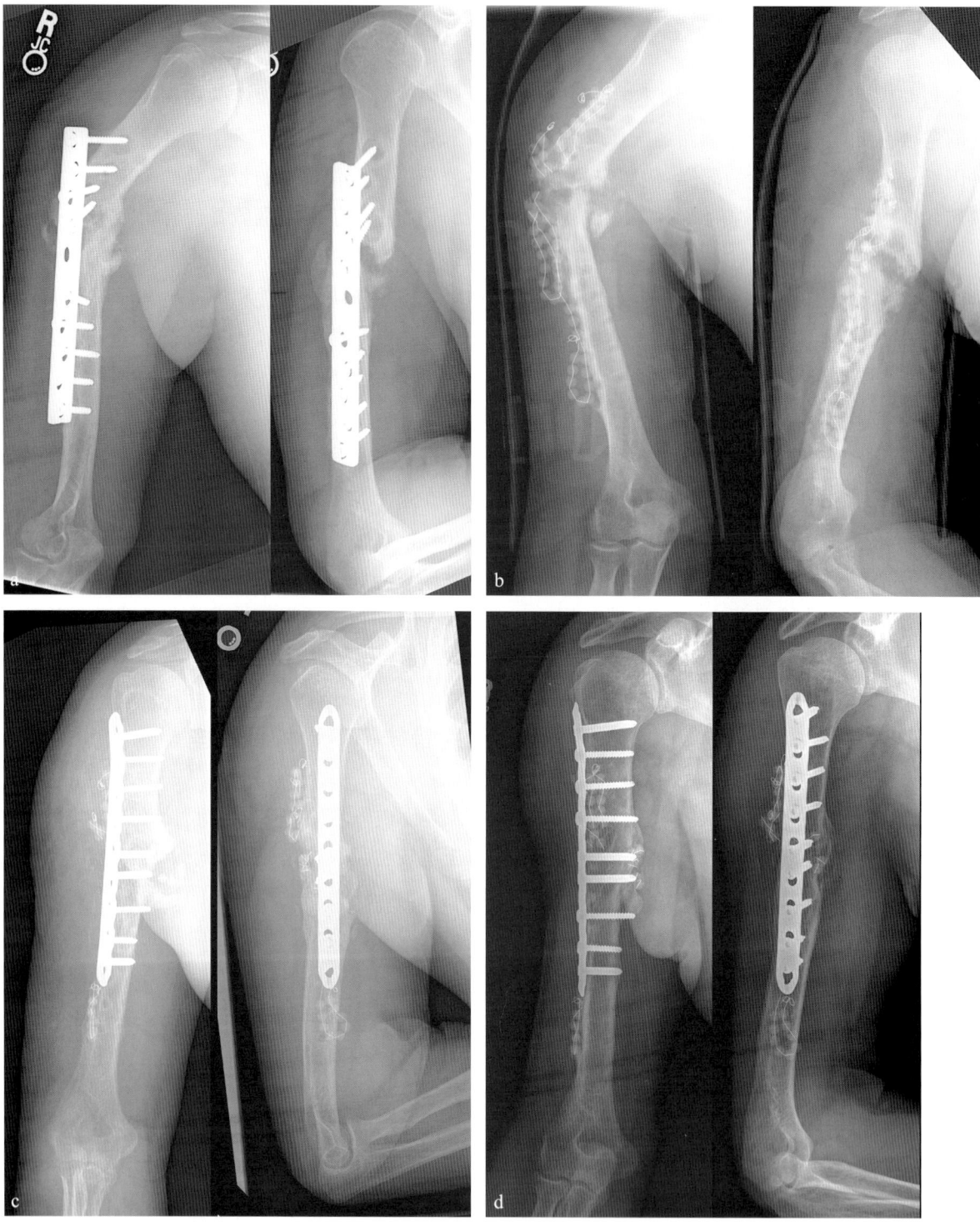

**图 6.3** a. 肱骨骨折后发生感染性骨不连、内固定失败，出现骨髓炎的溶骨性表现。b. 取出松动的内固定，对骨不连进行清理并置入妥布霉素抗生素珠链。c. 内固定物取出 3 个月后再行内固定术。用混合型接骨板：先用普通螺钉在骨折断端加压后，在骨折断端按"远–近"的方式用 2 枚锁定螺钉固定。d. 2 年后随访 X 线片，骨折已愈合

6 骨不连的治疗

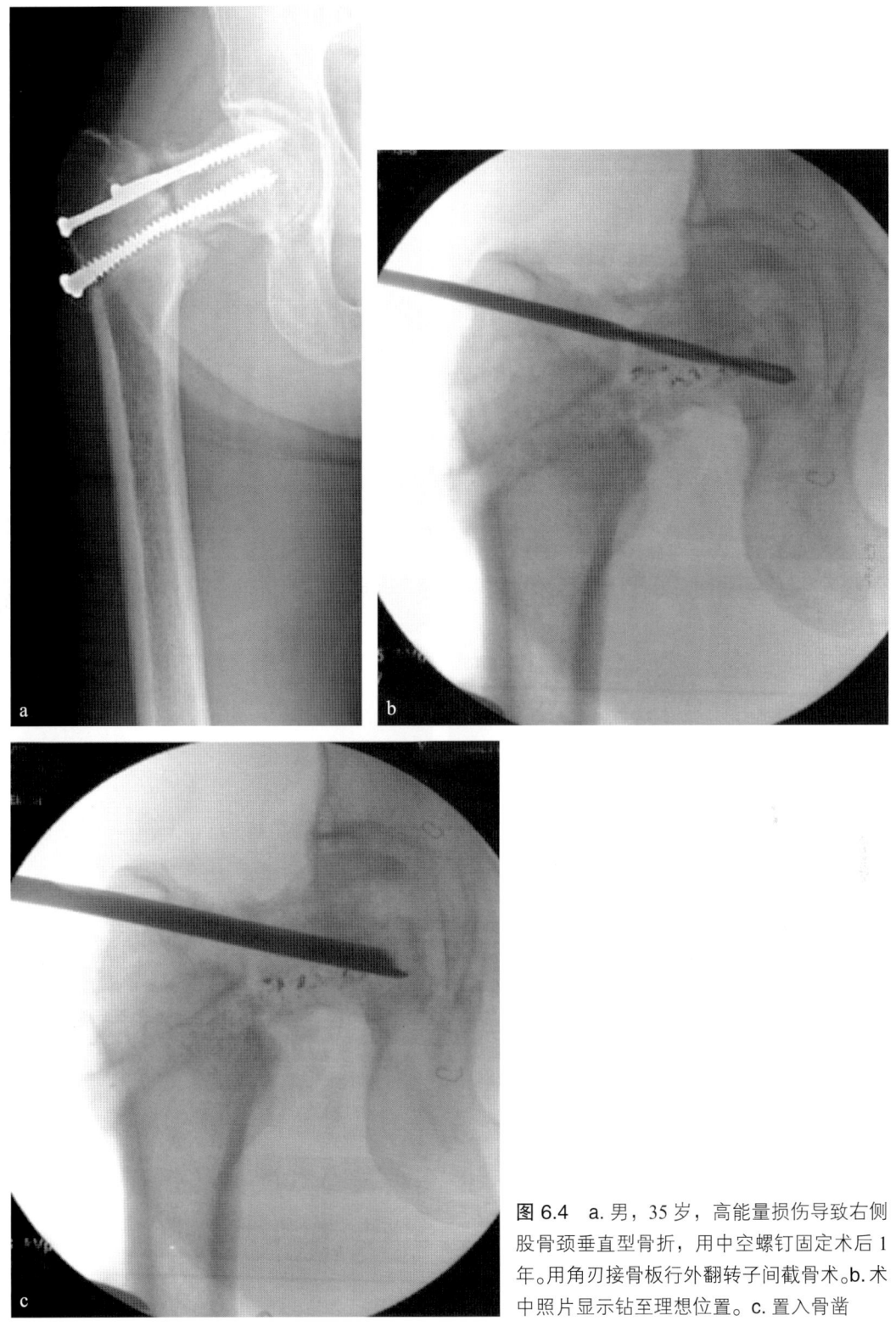

图 6.4 a. 男，35 岁，高能量损伤导致右侧股骨颈垂直型骨折，用中空螺钉固定术后 1 年。用角刃接骨板行外翻转子间截骨术。b. 术中照片显示钻至理想位置。c. 置入骨凿

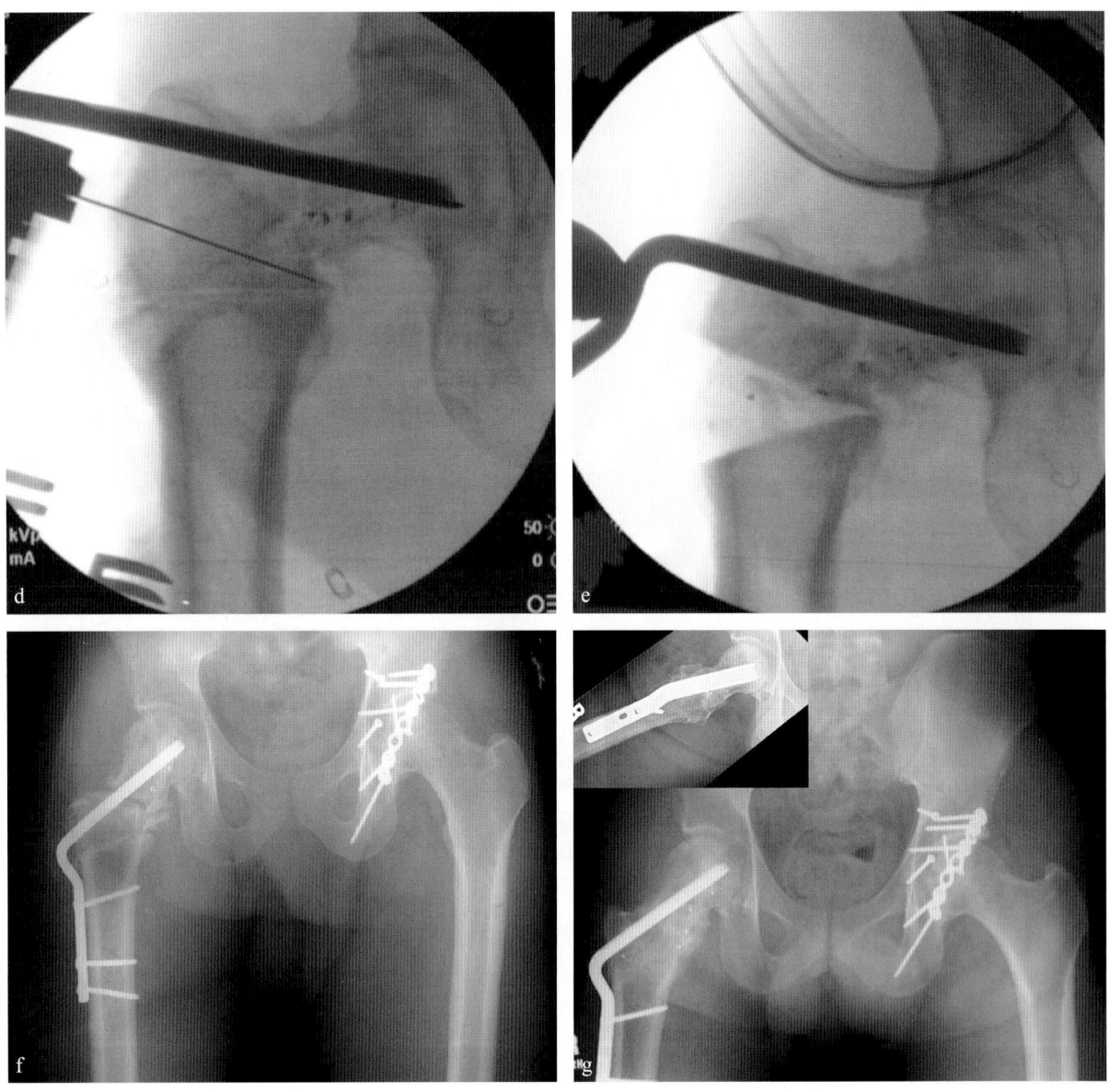

**图 6.4（续）** d. 钻入克氏针确定楔形截骨的方向和角度，用摆锯行闭合楔形截骨。e. 闭合楔形截骨后置入角刃接骨板。f. 骨盆正位片显示最后的固定。g. 术后 8 个月随访时骨折愈合

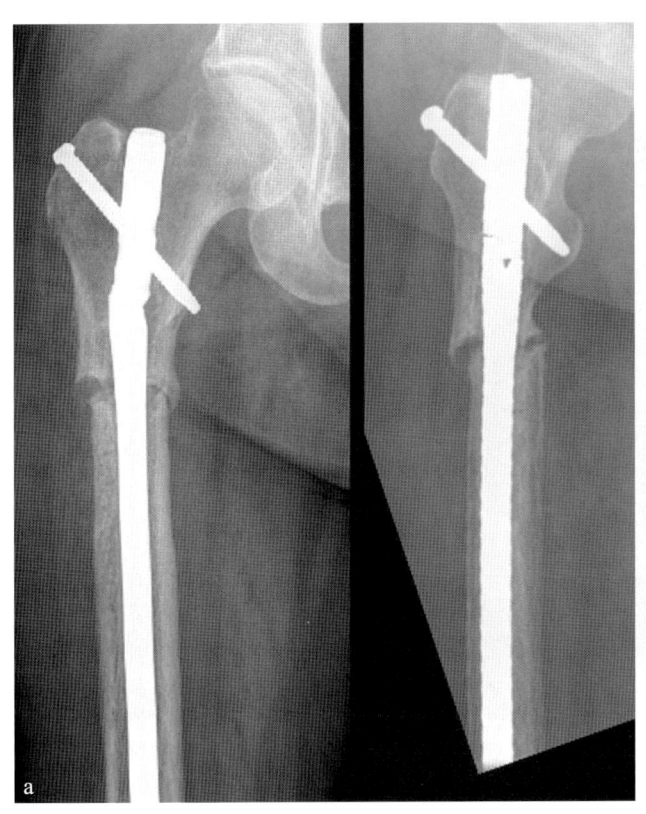
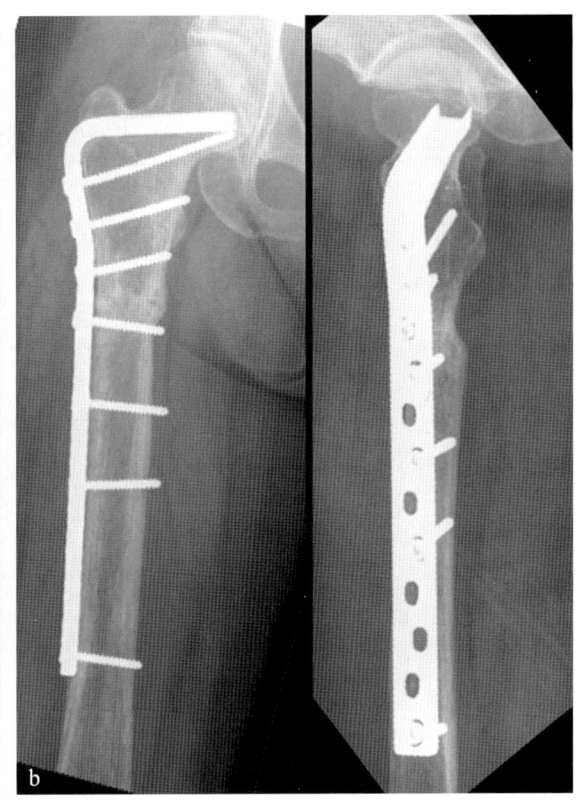

图 6.5 女性，40 岁，长期使用双磷酸盐。1 年前因股骨骨折行髓内钉固定。6 个月前出现髋关节和下肢渐进性疼痛，疼痛急性发作时无法负重。a. 放射学影像显示髓内钉固定失败并有营养不良性骨不连。治疗包括：通过髋关节成形"钩"出断裂的髓内钉，置入角刃接骨板，用铰链式张力调整器进行加压。由于认为不稳定是导致骨不连的主要原因，故未行植骨。b. 6 个月后放射学影像证实骨折愈合

## 股骨干骨不连

视频 6.1 采用加压接骨板治疗股骨不连
视频 6.2 钻孔 – 冲洗 – 吸引器的使用

股骨中段骨折用髓内钉治疗的成功率高达 99%[34,35]。相对而言，非扩髓髓内钉固定治疗股骨中段骨折发生骨不连的可能性会高一些[36]。

更换髓内钉是大部分股骨干骨折的治疗方法，成功率达 80%，特别是没有感染的肥大性骨不连（**图 6.6**）[37]。但干骺端骨不连的治疗成功率没有那么高，多数作者建议用接骨板固定并加压、植骨[38,39]。有些病例，特别是远端干骺端肥大性骨不连，应用外侧接骨板（保留髓内钉）提供足够的稳定性至骨不连愈合。

## 股骨远端骨不连

在粉碎性股骨远端骨折行切开复位导致骨缺损或软组织过度剥离的闭合性骨折中，股骨远端骨不连较常见。骨不连与使用内固定造成的刚度增加有关，特别是使用关节周围锁定接骨板和多枚锁定螺钉（见第 19 章）时（**图 6.7**）。从生物力学角度来说，适当的压力/应力可促进骨折愈合，骨折部位的压力/应力受骨折类型和固定装置的影响很大。固定刚性过高（如短板多螺钉）会造成应力过小，有时可能需要弹性更大的固定，这可以通过长接骨板桥接固定来实现。对于股骨远端粉碎性骨折，初始治疗时尽量少破坏软组织，会有效降低骨不连的发生

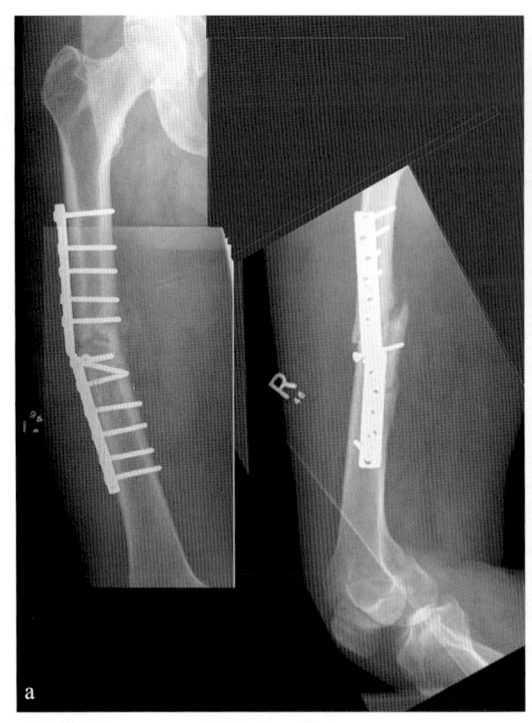
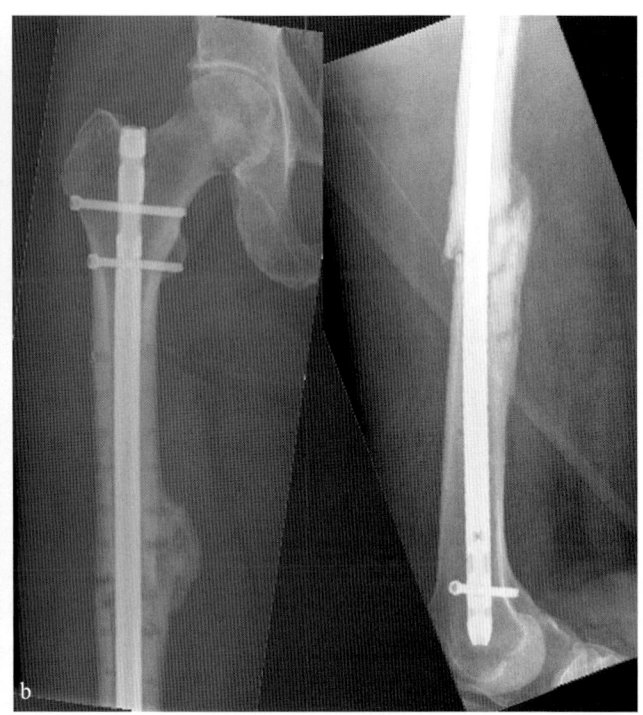

**图 6.6** a. 男性，70 岁，右股骨干骨折接骨板固定术后 2 年出现疼痛。股骨正侧位 X 线片示接骨板断裂、营养不良性骨不连。考虑因骨折断端不稳定导致骨不连。治疗采用取出接骨板、螺钉，用扩髓髓内钉进行固定。b. 术后 12 周的 X 线片示大量骨痂形成，骨折愈合的进展满意

率。股骨远端骨不连的治疗目标是通过角度固定装置牢固固定并加压，在干骺端骨缺损处植骨（图 6.7）。对于开放性粉碎性股骨远端骨折，清创处理后干骺端可能会出现较大的骨缺损，可使用骨水泥占位器填充治疗。内置物稳定后（约 6 周后），可以取出骨水泥占位器并植骨。

## 胫骨不连的治疗

### 视频 6.3　内侧塌陷、畸形且未愈合的胫骨平台骨折的治疗

无论有无骨缺损，胫骨不连常继发于开放性骨折，也见于有前面提到的危险因素者。

初始治疗和骨不连的类型都会影响治疗方案的选择。对于保守治疗后的胫骨干肥大性骨不连，可以采用切开复位、加压接骨板或髓内钉固定。如果髓腔闭塞，软组织条件良好，尤其是存在畸形时，可以行切开复位加压、接骨板固定（图 6.8）。但是，如果髓腔是通的且畸形较小，或初始治疗时采用髓内钉固定，可以更换为髓内钉。

对于萎缩性骨不连，使用切开复位接骨板固定加植骨还是髓内钉固定（植骨或不植骨）受多个因素影响，包括初次手术方式（和肥大性骨不连相同）、软组织条件、骨缺损的程度等，骨缺损较大时可能需要植骨。植骨的时机也取决于多种因素，包括初次的创伤（开放性骨折）有必要延期 6 周来控制炎症反应。

Wu 等[40]报道了 25 例胫骨干骺端骨折不愈合的病例，通过更换髓内钉后成功治疗 24 例，1 例行松质骨植骨后愈合。

对节段性骨缺损或感染性骨缺损病例，可以应用"骨膜下诱导"或 Masquelet 技术进行治疗（图 6.9）。另一个治疗的选择是骨搬运技术，尤其是伴有软组织缺损的病例（或感染），初次手术时可能进行了骨短缩（图 6.2）。

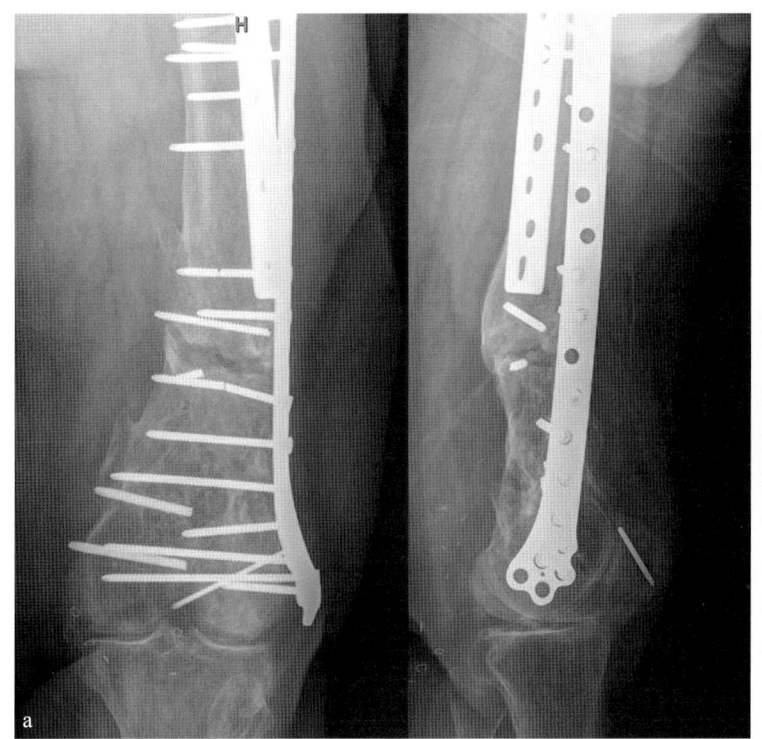
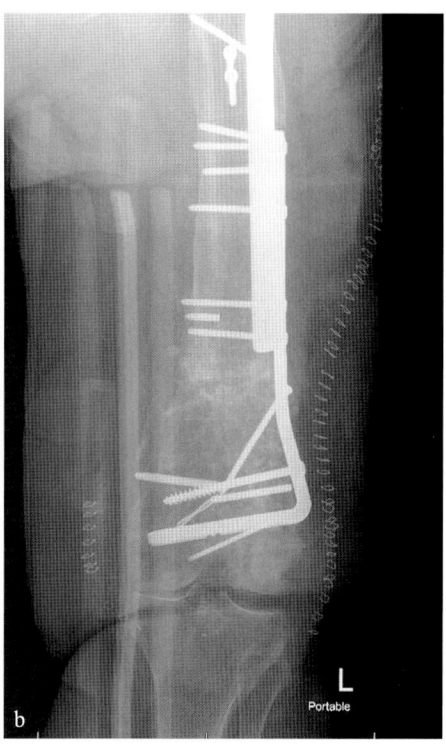
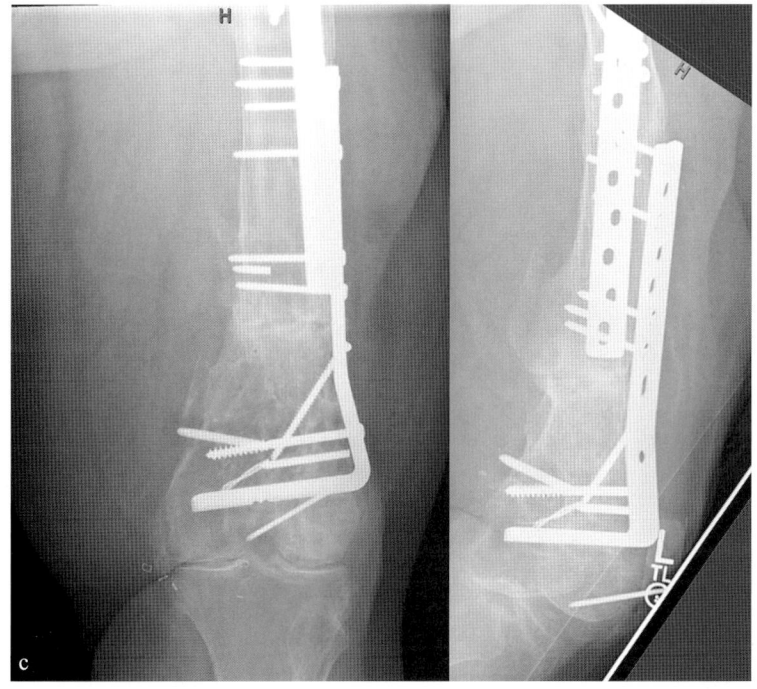

图 6.7 a. 股骨干中段骨折行接骨板固定后出现股骨远端干骺端骨折，用锁定接骨板固定后出现骨不连。b. 取出锁定接骨板，置入 95°角刃接骨板，骨折断端用股骨牵开器加压后再拧入骨干部的螺钉。c. 术后 2 年的 X 线片示骨折愈合

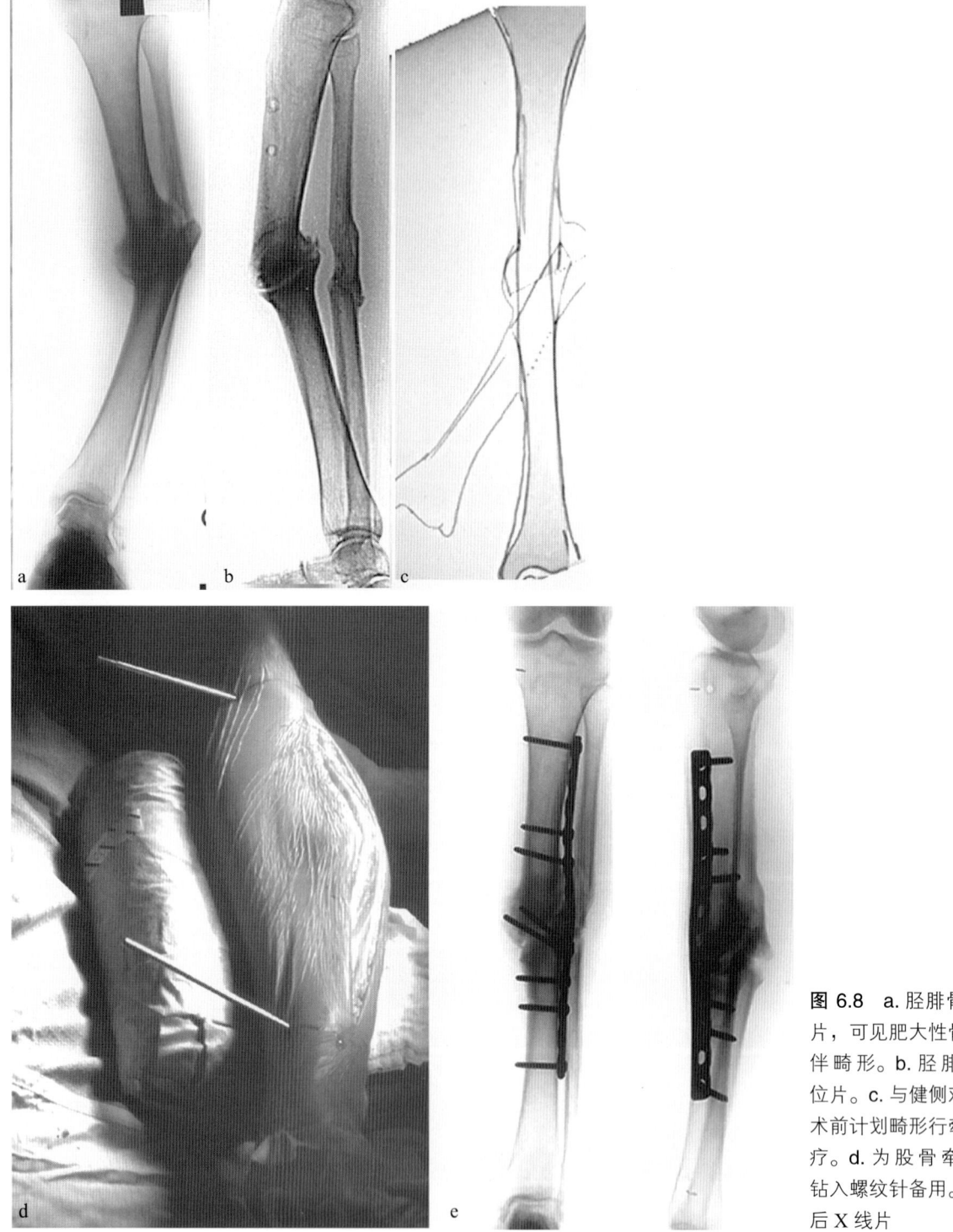

图 6.8 a. 胫腓骨正位片，可见肥大性骨不连伴畸形。b. 胫腓骨侧位片。c. 与健侧对比，术前计划畸形行牵引治疗。d. 为股骨牵开器钻入螺纹针备用。e. 术后 X 线片

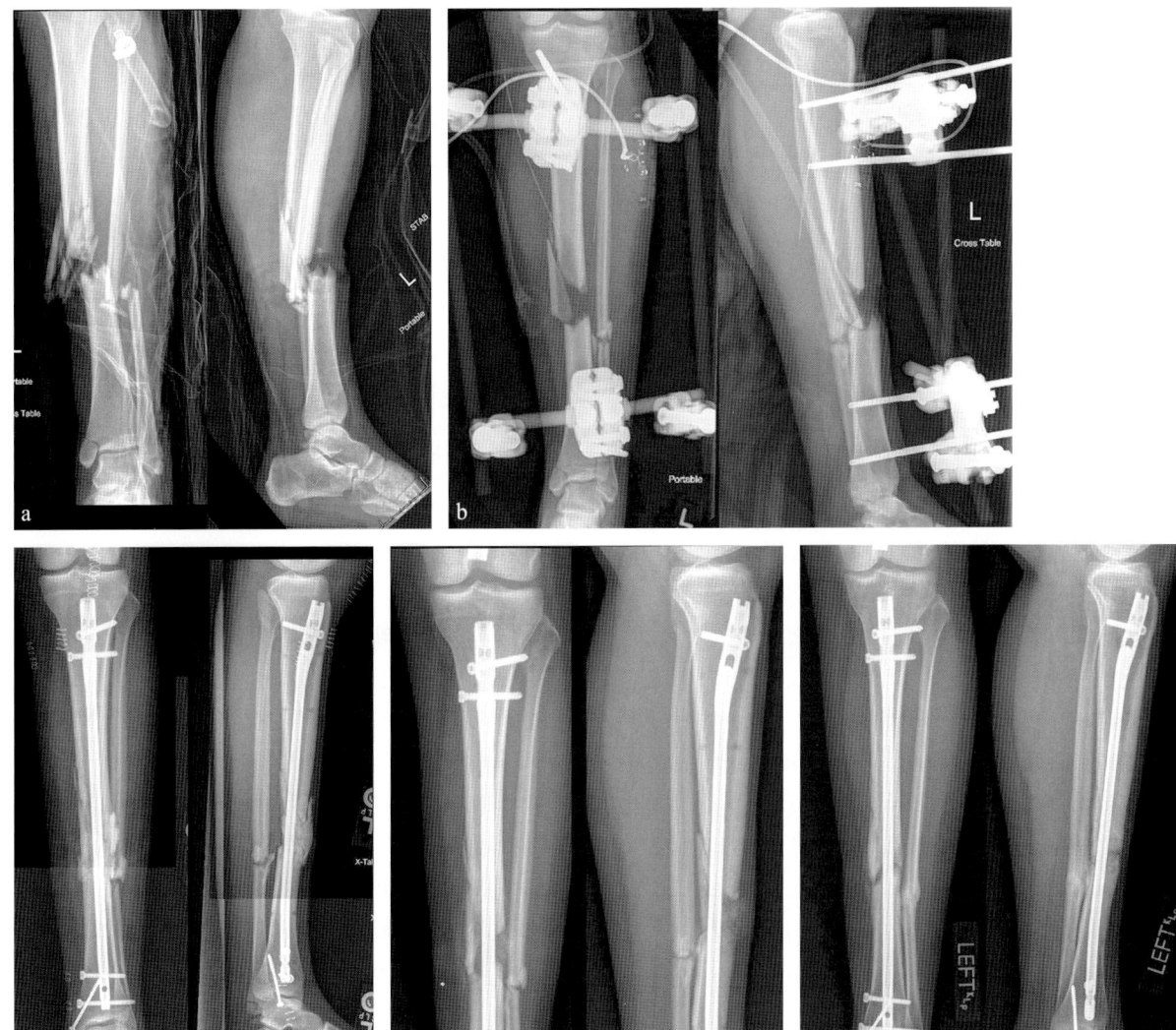

**图 6.9** Masquelet 技术。a. 胫腓骨正、侧位片示：胫腓骨干ⅢA型开放性骨折，并有骨缺损。b. 清创、临时外固定架固定后的X线片。c. 用胫骨髓内钉最终固定后，用骨水泥占位器填充骨缺损，包裹骨末端。d. 8周后取出骨水泥占位器，保留骨膜。骨缺损处用同种异体骨屑和BMP-2填充（Medtromic Inc，Minneapolis，MN）。e. 1年后，骨折临床愈合，放射学影像上可见骨痂已桥接骨折断端

# 结　果

Ring 等[41]报道了14例四肢长骨不连的患者，病程至少10年（平均16年），这些患者平均接受了3次手术。所有的患者最终都愈合并且重获功能。但有3例出现双下肢不等长，5例出现相邻的单关节或双关节僵硬。作者总结认为，慢性骨不连在供血良好的环境下通过稳定固定和植骨可获得愈合。

Amorosa 等[42]回顾性分析了87例"接受一期治疗的推测无感染的骨干骨不连"患者，发现28.7%的术中标本是阳性的，这些患者的再手术率为28%，而那些培养为阴性的患者再手术率为6.4%。这一发现充分证明骨不连患者行术前评估的重要性。

Hak 等[43]发现尼古丁的摄入对更换扩髓髓内钉治疗股骨不连有不利影响。作者发现不抽烟者愈合的概率为100%，而抽烟者为66.7%。

Tay 等[44]对股骨和胫骨干骨折顺利愈合与延迟愈合/不愈合患者的健康状况（SF-12 问卷以及疼痛和工作情况）进行了分析，发现在愈合组虽然有72%的患者在1年内返回工作岗位，但54%的患者有不同程度的疼痛。延迟愈合/不愈合组的情况更差。

### 要点与技巧

- 骨折断端加压是骨不连的治疗获得成功的关键。
- 除了偏心置钉技术外，有两种方式可以获得骨折端的加压：接合加压装置（Synthes, Paoli, PA）和股骨牵张器（Synthes）。如果需要探查骨折断端或恢复骨的长度，这两者都可用于牵开断端，但会在骨折断端处形成空隙，需要植骨。接合加压装置上不同颜色的导向孔会提示加压的大小。
- 推荐应用长接骨板（骨长度的80%）。
- 只要有可能，对干骺端骨不连应使用刃接骨板或锁定螺钉。
- 自体骨移植是治疗萎缩性骨不连的最佳选择。

### 经验

- 美国每年约有60万例患者发生骨折延迟愈合。
- 美国每年约有10万例患者发生骨不连。
- 骨不连的危险因素包括初次骨折移位、高能量损伤、手术对骨折（生物）环境的破坏、吸烟、药物（乙醇、毒品及麻醉药品、非甾体消炎药）、某些疾病（糖尿病等）、感染等。
- 骨皮质连续性是骨折能否承受扭转力的最佳评测指标。
- 骨痂大小和部位对判断能否稳定愈合价值不大。
- 肥大性骨不连与骨折固定的稳定性不足有关。因此，对此类骨不连的治疗方法是骨折断端的牢固固定。
- 萎缩性骨不连与骨折断端生物学方面的缺陷有关（有足够的稳定性也重要）。因此，对这种骨不连的治疗包括稳定骨折断端，同时需要提供生物学刺激（通常需要植骨）。

## 并发症

骨不连手术常见并发症包括不愈合（0~20%）、伤口问题（0~15%）和感染（0~5%）[45-48]等。植骨在治疗骨不连手术时非常常用，不应视为治疗失败或并发症，它是治疗骨不连过程的一部分。对骨不连患者，在治疗前多次与患者及其家属进行深入沟通是有必要的。面对复杂的病例时，寻求同事的意见或与同事进行讨论，会提高治疗的成功率。

### 视 频

**视频 6.1 采用加压接骨板治疗股骨不连**
视频演示了使用钛制 LCDCP 对股骨不连进行加压固定，包括采用股骨外侧入路、骨不连处的清理以及对有活性骨折碎片的加压固定。

**视频 6.2 钻孔 – 冲洗 – 吸引器的使用**
视频演示了使用钻孔 – 冲洗 – 吸引器（Synthes, Paoli, PA）获取自体骨植骨块和生物活性物质的技术。

**视频 6.3 内侧塌陷、畸形且未愈合的胫骨平台骨折的治疗**
视频演示了对未愈合的内侧塌陷的胫骨平台双髁骨折的治疗，采用后方入路进行翻修和内固定。

## 参考文献

1. Einhorn TA. Breakout session. 1: Definitions of fracture repair. Clin Orthop Relat Res 1998;355 (Suppl) :S353

2. Panjabi MM, Walter SD, Karuda M, White AA, Lawson JP. Correlations of radiographic analysis of healing fractures with strength: a statistical analysis of experimental osteotomies. J Orthop Res 1985;3:212–218

3. Oni OO, Dunning J, Mobbs RI, Gregg PJ. Clinical factors and the size of the external callus in tibial shaft fractures. Clin Orthop Relat Res 1991;273:278–283

4. Sarmiento A, Sharpe FE, Ebramzadeh E, Normand P, Shankwiler J. Factors influencing the outcome of closed tibial fractures treated with functional bracing. Clin

Orthop Relat Res 1995;315:8–24
5. Tytherleigh-Strong GM, Keating JF, Court-Brown CM. Extraarticular fractures of the proximal tibial diaphysis: their epidemiology, management and outcome. J R Coll Surg Edinb 1997;42:334–338
6. Sarmiento A. On the behavior of closed tibial fractures: clinical/radiological correlations. J Orthop Trauma 2000;14:199–205
7. Gaston P, Will E, Elton RA, McQueen MM, Court-Brown CM. Fractures of the tibia. Can their outcome be predicted? J Bone Joint Surg Br 1999;81:71–76
8. Templeman DC, Gulli B, Tsukayama DT, Gustilo RB. Update on the management of open fractures of the tibial shaft. Clin Orthop Relat Res 1998;350:18–25
9. Nyquist F, Berglund M, Nilsson BE, Obrant KJ. Nature and healing of tibial shaft fractures in alcohol abusers. Alcohol Alcohol 1997;32:91–95
10. Schmitz MA, Finnegan M, Natarajan R, Champine J. Effect of smoking on tibial shaft fracture healing. Clin Orthop Relat Res 1999;365:184–200
11. Funk JR, Hale JE, Carmines D, Gooch HL, Hurwitz SR. Biomechanical evaluation of early fracture healing in normal and diabetic rats. J Orthop Res 2000;18:126–132
12. Dickson KF, Katzman S, Paiement G. The importance of the blood supply in the healing of tibial fractures. Contemp Orthop 1995;30:489–493
13. Høgevold HE, Grøgaard B, Reikerås O. Effects of short-term treatment with corticosteroids and indomethacin on bone healing. A mechanical study of osteotomies in rats. Acta Orthop Scand 1992;63:607–611
14. Altman RD, Latta LL, Keer R, Renfree K, Hornicek FJ, Banovac K. Effect of nonsteroidal antiinflammatory drugs on fracture healing: a laboratory study in rats. J Orthop Trauma 1995;9:392–400
15. Engesaeter LB, Sudmann B, Sudmann E. Fracture healing in rats inhibited by locally administered indomethacin. Acta Orthop Scand 1992;63):330–333
16. Frymoyer JW. Fracture healing in rats treated with diphenylhydantoin (Dilantin). J Trauma 1976;16:368–370
17. Huddleston PM, Steckelberg JM, Hanssen AD, Rouse MS, Bolander ME, Patel R. Ciprofloxacin inhibition of experimental fracture healing. J Bone Joint Surg Am 2000;82:161–173
18. Dodds RA, Catterall A, Bitensky L, Chayen J. Effects on fracture healing of an antagonist of the vitamin K cycle. Calcif Tissue Int 1984;36:233–238
19. Stinchfield FE, Sankaran B, Samilson R. The effect of anticoagulant therapy on bone repair. J Bone Joint Surg Am 1956;38-A:270–282
20. Ebraheim NA, Skie MC, Heck BE, Jackson WT. Metaphyseal nonunion: a diagnostic dilemma. J Trauma 1995;38:261–268
21. Weber BG, Cech O. Pseudarthrosis. New York: Grune and Stratton;1976
22. Whelan DB, Bhandari M, McKee MD, et al. Interobserver and intraobserver variation in the assessment of the healing of tibial fractures after intramedullary fixation. J Bone Joint Surg Br 2002;84:15–18
23. Whelan DB, Bhandari M, Stephen D, et al. Development of the radiographic union score for tibial fractures for the assessment of tibial fracture healing after intramedullary fixation. J Trauma 2010;68:629–632
24. Stucken C, Olszewski DC, Creevy WR, Murakami AM, Tornetta P III. Preoperative diagnosis of infection in patients with nonunions. J Bone Joint Surg Am 2013;95:1409–1412
25. Jupiter JB. Midshaft clavicular nonunion. In: Marti RK, Kloen P, eds. Concepts and Cases in Nonunion Treatment. New York: Thieme;2011:167–172
26. McKee MD, Miranda MA, Riemer BL, et al. Management of humeral nonunion after the failure of locking intramedullary nails. J Orthop Trauma 1996;10:492–499
27. Lu-Yao GL, Keller RB, Littenberg B, Wennberg JE. Outcomes after displaced fractures of the femoral neck. A meta—analysis of one hundred and six published reports. J Bone Joint Surg Am 1994;76:15–25
28. Mathews V, Cabanela ME. Femoral neck nonunion treatment. Clin Orthop Relat Res 2004;419:57–64
29. Pauwels F. Boimechanical principles of varus/valgus intertrochanteric osteotomy. In: Schatzker J, ed. The Intertrochanteric Osteotomy. New York: Springer-Verlag;1984:3–24
30. Raaymakers EL, Marti RK. Nonunion of the femoral neck: possibilities and limitations of the various treatment modalities. Indian J Orthop 2008;42:13–21
31. Mast JW, Teitge RA, Gowda M. Preoperative planning for the treatment of nonunions and the correction of malunions of the long bones. Orthop Clin North Am 1990;21:693–714
32. Della Rocca GJ, Crist BD, Murtha YM. Parathyroid hormone: is there a role in fracture healing? J Orthop Trauma 2010;24 (24, Suppl 1):S31–S35

33. Russell RG, Rogers MJ. Bisphosphonates: from the laboratory to the clinic and back again. Bone 1999;25:97–106
34. Winquist RA, Hansen ST Jr, Clawson DK. Closed intramedullary nailing of femoral fractures. A report of five hundred and twenty cases. J Bone Joint Surg Am 1984;66:529–539
35. Wolinsky PR, McCarty E, Shyr Y, Johnson K. Reamed intramedullary nailing of the femur: 551 cases. J Trauma 1999;46:392–399
36. Canadian Orthopaedic Trauma Society. Nonunion following intramedullary nailing of the femur with and without reaming. Results of a multicenter randomized clinical trial. J Bone Joint Surg Am 2003;85–A:2093–2096
37. Shroeder JE, Mosheiff R, Khoury A, Liebergall M, Weil YA. The outcome of closed, intramedullary exchange nailing with reamed insertion in the treatment of femoral shaft nonunions. J Orthop Trauma 2009;23:653–657
38. Weresh MJ, Hakanson R, Stover MD, et al. Failure of exchange nails for ununited femoral shaft fractures. J Orthop Trauma 2000;14:335–338
39. Bellabarba C, Ricci WM, Bolhofner BR. Results of indirect reduction and plating of femoral shaft nonunions after intramedullary nailing. J Orthop Trauma 2001;15:254–263
40. Wu CC, Shih CH, Chen WJ, Tai CL. High success rate with exchange nailing to treat a tibial shaft aseptic nonunion. J Orthop Trauma 1999;13:33–38
41. Ring D, Barrick WT, Jupiter JB. Recalcitrant nonunion. Clin Orthop Relat Res 1997;340:181–189
42. Amorosa LF, Buirs LD, Bexkens R, et al. A single-stage treatment protocol for presumptive aseptic diaphyseal nonunions: a review of outcomes. J Orthop Trauma 2013;27:582–586
43. Hak DJ, Lee SS, Goulet JA. Success of exchange reamed intramedullary nailing for femoral shaft nonunion or delayed union. J Orthop Trauma 2000;14:178–182
44. Tay WH, de Steiger R, Richardson M, Gruen R, Balogh ZJ. Health outcomes of delayed union and nonunion of femoral and tibial shaft fractures. Injury 2014;45:1653–1658
45. Tiedeman JJ, Connolly JF, Strates BS, Lippiello L. Treatment of nonunion by percutaneous injection of bone marrow and demineralized bone matrix. An experimental study in dogs. Clin Orthop Relat Res 1991;268:294–302
46. Werntz JR, Lane JM, Burstein AH, Justin R, Klein R, Tomin E. Qualitative and quantitative analysis of orthotopic bone regeneration by marrow. J Orthop Res 1996;14:85–93
47. Brav EA. The use of intramedullary nailing for nonunion of the femur. Clin Orthop Relat Res 1968;60:69–75
48. Finkemeier CG. Bone-grafting and bone-graft substitutes. J Bone Joint Surg Am 2002; 84–A:454–464

# 7 骨折畸形愈合的治疗策略

著者：Matt L. Graves
译者：郑水长

骨折的治疗始终是骨折愈合和骨结构重建失败间的竞争，失败的结果之一便是畸形愈合。畸形愈合是指骨折在非解剖部位愈合[1]。根据这一定义，确定何时出现畸形愈合并不困难；相反，何时手术干预畸形愈合更具有挑战性。手术矫正方案的选择必须考虑患者的目标/期望、并发症、功能缺陷、非解剖负荷的预期结果、主诉和外观效果等[2]。一旦决定手术，制定手术策略需要清楚地了解病因、畸形、手术入路选择、截骨选择、复位计划和固定方法。本章综述了畸形愈合的治疗原则和基本步骤，全书写作目的也基于此，所以确定合理的期望是很重要的[3~5]。畸形可发生在任何部位，但下肢长骨将是解释这些原则和治疗策略的模型。一旦理解了基本概念，就可以将其应用于其他部位，并根据实际需要进行相应调整。学习了这一章之后，你应该能够完成**表 7.1**所列的学习目标。

## 病因探索（失败原因分析）

### 基本原则的回顾

畸形重建需要大量的工作和资源。预防畸形愈合比矫正畸形要容易得多，理解这一点很重要。严格遵守骨折治疗的基本原则可以防止畸形愈合的发生[6]。从逻辑上来说，处理畸形愈合时，回顾骨折治疗原则可以找出失败发生的原因。

骨折固定装置是由内置物和骨组成的结构，该装置的稳定性被定义为当它承受生理负荷时所发生的运动[6]。结构稳定性是相关的，因为骨折治疗始终是骨折愈合和骨结构重建失败间的竞争，骨折治疗的目标是赢得这场比赛，方法包括尽可能改善骨折愈合的环境和减少结构失败的可能性。改善骨折愈合环境需要使用无创外科技术和处理并发症，包括骨代谢问题。减少骨结构重建失败需要优化结构的稳定性和控制患者的负荷。结构稳定性包括骨质量（内置物接触部位和分散负荷的能力）、原发的骨折类型（简单或复杂）、手术技术（复位质量和骨骼的负荷）和选择的内置物（接骨板、髓内针、外固定架）。不幸的是，外科医生并不能控制所有这些因素。有一个或多个结构稳定性不利因素时，必须对其他给予更多的关注。例如，当骨折类型复杂和骨质量较差时，手术技术和内置物选择显得尤为重要。

定向负荷也会造成骨折治疗的差异。当评估损伤和失败的固定时，必须考虑生物力学原理。结构遵循自然规律，因此，外科医生的手术选择必须符合基本的物理规律。内、外负荷作用于所有骨折固定结构。任何固定装置在失效前的载荷循环次数都是有限的。通过考虑这些内、外负荷，将固定装置失败的可能性最小化。力的不平衡会造成位移和继发畸形，明确这些力，并制订相应的治疗计划去对抗这些力。当治疗计划不明确时，力量会失衡，就导致畸形愈合的X线片通常看起来像内置物或内置物-骨连接失败的原发性骨折的X线片。

表 7.1　本章主要教育目标

**态度**
1. 高质量的骨折治疗是一个坚持基本原则的过程。
2. 不严格遵守/偏离骨折治疗的基本原则，会导致畸形愈合和不愈合。
3. 任何对解剖学和放射学有基本了解的人都可以对畸形进行系统的描述。
4. 忽略了骨代谢，最好的技术手段也会导致不良的结果。
5. 畸形愈合重建最好由有复杂骨折治疗经验和对畸形愈合模式有敏锐洞察力的外科医生来完成。

**技巧**
1. 你应当能够系统地描述复杂的下肢畸形。
2. 根据基本的机械原理和初始位移特征，你应当能够主动预防部分预料之中的畸形愈合模式。

**知识**
1. 力的不平衡造成了初始移位和继发畸形。要识别这些力并且制订对抗这些力的矫正计划。根据移位矢量（方向和程度），畸形矫正应尽可能无创。
2. 畸形愈合和不愈合的 X 线片表现和骨折初诊的 X 线片类似，只是多了失败的内置物。
3. 虽然外力并不局限于我们所定义的平面，但为了系统地描述畸形，我们需要在三个平面评估（水平面、冠状面、矢状面）移位，并对这些平面上的平移和成角进行区分（**图 7.2**）。
4. 评估特定患者是否正常的最佳方法是将对侧非损伤肢体作为参照。
5. 为了对畸形有清晰的认识，应该对整个肢体进行评估。冠状面机械轴的确定需要以髌骨为中心的髋-踝 X 线片。矢状面机械轴的确定需要髋-踝 X 线片与冠状面成 90°角。
6. 成功的畸形矫形与重建需要在术前明确医生和患者的目标/期望是一致的。
7. 常见的截骨类型包括开放楔形截骨、闭合楔形截骨、中间楔形截骨、单平面/斜三角/数字定向截骨、弧形/新月形截骨、蛤壳式截骨，各有优缺点（**图 7.3**）。
8. 考虑到神经血管问题，完全的即时矫正并不一定可行，有的时候需要逐步矫正。
9. 即使即时矫正是可能的，潜在的挛缩也可能会发生，应在术前与患者讨论，尤其是计划行肢体延长时。
10. 畸形矫正的并发症包括但不限于骨不连、畸形愈合（矫正不足或矫正过度）、神经麻痹、感染、伤口愈合问题和急性筋膜间室综合征。

## 原因分类

为了系统的评估失败原因，可将其分为不同的类别，如创伤原因、患者原因和医生原因[1]。

创伤原因超出了外科医生的控制范围。所有这些因素都是导致骨折的能量来源。根据能量守恒定律，系统的能量保持不变，但可以改变形式。了解能量转化原理有助于评估骨折。将牛顿定律应用于骨科创伤的诊疗有助于解释这一过程。牛顿第一定律指出，除非受到不平衡力的作用，否则运动中的物体将保持运动状态。牛顿第二定律指出，当力作用在一个物体上时，它会产生一个加速度，这个加速度是可以根据力的大小、方向和物体的质量来预测的。牛顿第三定律指出，每一个作用力都有一个相等的反作用力；但是，有时质量较小的物体可能无法承受相互作用产生的较大加速度，能量就会转化为另一种形式。由此可知，汽车撞到加固的砖墙上将停止前进，车内的人将吸收多余的能量，超出骨和软组织的极限强度。这种不同形式的能量可通过骨折类型的复杂程度和初始移位的严重程度在放射学影像上识别出来，临床上可根据软组织损伤的严重程度、骨折的开放性或闭合性以及周围神经血管损伤来判断。所有这些都是碎骨片失活、延迟愈合或愈合环境受损的标志。

回顾性评估这些导致畸形愈合的创伤因素的时候，应从初诊的影像学检查、手术记录或与首诊外科医生的讨论中收集信息，否则就不可能对畸形愈合的原因有清晰的理解。更重要的是，外科医生缺乏对致畸不平衡力的理解，就无法将它们纠正，也就不可能成功重建畸形愈合。

外科医生能够控制部分患者因素，有些因素尽管不能及时得到优化，但仍应加以重视/考虑，如肥胖、创伤性脑损伤，骨质量不佳、免疫功能低下、系统性血管疾病，肝、肾功能衰竭，使用影响骨和软组织质量的药物/治疗（糖皮质激素、免疫调制剂、抗凝血剂、抗生素、放射治疗）等[7~13]。对能够优化的其他因素也应该尽量优化，以使手术成功，如精神疾病、内分泌/代谢性骨骼疾病、吸烟、营养不良、视觉和平衡异常、晕厥、保护性上肢力量受限、细菌携带状态、依从性差、家庭支持/居住状况等[14~18]。发现这些因素需要完整的历史记录，可以借助不愈合/畸形愈合类型的详细清单（表7.2）更有效地完成。如果不花时间去发现和处理这些相关的问题，外科医生在将来进行重建时会很被动。

医生因素包括原术者在治疗骨折时施加的额外能量，以及违反骨折治疗的基本原则。骨折的治疗即使对最有经验的创伤医生来说也是一个挑战。作为一名骨科医生，即使是最好的术前计划术中也不见得能有效实现，认识到这一点是重要的。手术是一种可控制的创伤形式，每一个必需的步骤都有可能让已受损组织的情况雪上加霜。所施加的能量遵循能量守恒定律，但更难于识别和量化。过度创伤性手术的放射学特征包括异常的内置物安装、残留的碎片、多平面置入内置物等。在多个平面置入内置物的标志包括周围软组织剥离严重以及过高的螺钉密度[19]。

其他常见的违反基本原则的影像学表现包括：治疗骨折时错误选择需要的稳定固定（如对高度复杂的关节外骨折选择绝对稳定固定），初始复位不良（图7.1，7.2），不恰当的内置物类型（图7.3），不恰当的内置物尺寸，不平衡的结构，不恰当的接骨板跨度，不规则的作用长度（图7.4），螺钉穿过复位不良的骨折端，忽视定向加载（如选择在原始骨折移位模式下通常会失败的内置物），未锁定的髓内针（图7.5）等。潜在的手术欠佳/不良的临床表现包括不规范或不规则的手术瘢痕，失神经支配导致的肌萎缩，以及在最初的病史和体格检查中没有发现的不对称的血管。为了发现这些与外科医生相关的因素，需要对初次诊疗记录和X线片以及早期术后影像进行详细研究，通常可以通过与初诊外科医生的沟通得到确认。

## 处理方法

分析失败原因的经验是不可替代的。经验丰富的创伤外科医生在遇到急性骨折和骨不连/畸形愈合重建时，常会进行前瞻性失败原因分析，术前就要明确治疗的目标。外科医生应该非常了解既往的各种失败原因，知道如何纠正，理解常见移位的特殊类型，以及特定的内置物通常是如何失败的。对于外科医生来说，取得成功最可靠的方法是对问题有广泛而深刻的理解。良好的判断通常来自经验，尤其是过去不良判断的经验。为了优化治疗，这些学习曲线不应该也不能重复以往的错误。通过清晰地研究失败，咨询更有经验的外科医生，以及学习专家们的经验成果，可以在不伤害患者的情况下获得良好的判断能力。

## 畸形特征

对于畸形的理解，需要对临床体格检查和影像学以及二者之间的关系有清晰的认识。高质量的影像能清晰描述骨的解剖结构，体格检查的结果与影像学相吻合。如果二者不相符，就应该仔细探究软组织和精神因素的影响。在骨解剖结构正常的情况下，挛缩、萎缩、习得行为，甚至心身原因都可能导致畸形。

**表 7.2** 畸形愈合 / 不愈合诊断注意事项清单

1. 你是否有以下这些情况？如果有请圈出。

| 问题 | 症状或解释 |
| --- | --- |
| 吸收不良（包括减肥手术） | 浅色、柔软、量大的粪便；头发干燥或脱发；水肿；胃肠胀气；"爆炸"性腹泻 |
| 甲状旁腺功能 | 频繁骨折，肾结石，排尿过多，腹痛，恶心，容易疲劳，抑郁，健忘 |
| 甲状腺功能 | 疲劳，冷或热敏感性增加，便秘或排便过度频繁，皮肤干燥，不明原因的体重增加或减少，头发稀疏或变脆，抑郁或躁狂，肌肉无力和疼痛，出汗过多 |
| 维生素 D 缺乏 | |
| 睾丸素不足 | 性欲减退，抑郁，注意力不集中，勃起功能障碍 |
| 糖尿病 | 尿频、口渴、易饥饿、冷漠、注意力不集中、视力模糊 |
| 肾病 | 排尿改变、水肿、疲劳、皮疹、金属味觉、恶心 |
| 药物滥用 | 不顾有害后果的强迫寻求和使用 |
| 吸烟 | 不顾后果的过度使用 |
| 治疗癫痫的药物 | 苯巴比妥，苯妥英钠，卡马西平，普利酮，丙戊酸钠 |
| 精神病 | 抑郁，躁郁，进食障碍，边缘型人格障碍 |
| 晕厥 | 暂时的部分或完全失去知觉（如昏厥或昏倒） |
| 视觉异常或其他平衡问题导致跌倒 | |

2. 你最初受伤是什么时候？
3. 你最初在哪里接受治疗？
4. 做了多少次手术？
5. 你能提供这些手术的操作记录吗？
6. 您在治疗期间是否有感染记录？
   a. 您的手术切口引流超过 1 周吗？
   b. 您是否曾在 24 小时内接受过抗生素治疗？
   c. 你知道在你的手术过程中是否取过培养物？
   d. 你咨询过传染科医生吗？
   e. 你咨询过矫形外科医生吗？
   f. 你是否有长期的静脉导管（如中央静脉置管）？
   g. 你是否被告知你有带菌状态（如耐甲氧西林金黄色葡萄球菌，耐万古霉素肠球菌）？
   h. 你是否接受了去菌群治疗（如穿洗必泰浸泡过的隔离衣、鼻用百多邦药膏，目的是防治 MRSA 和 VRE）？
7. 你咨询过内分泌医生、风湿病医生或营养师吗？
8. 在您的护理过程中是否有术后的负重预防措施？你遵守了吗？

7 骨折畸形愈合的治疗策略

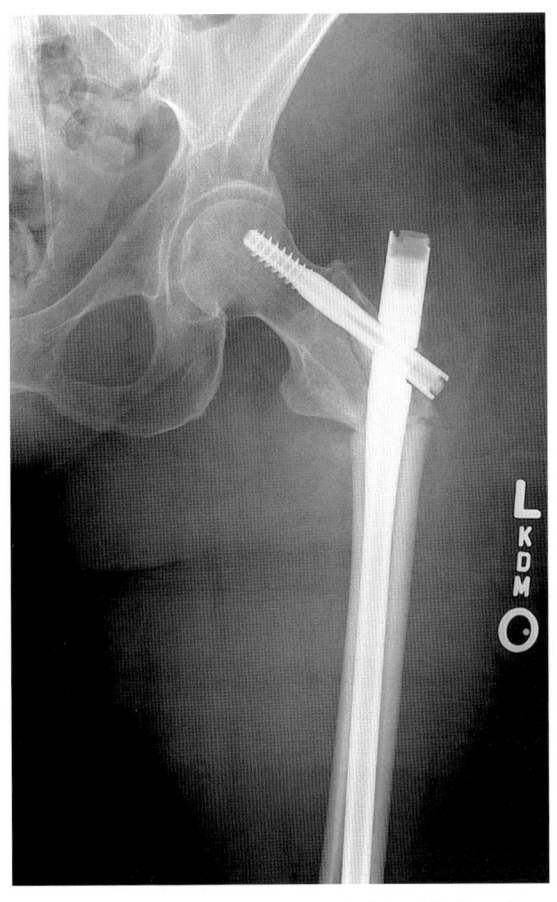

图 7.1 股骨转子下骨折置入髓内钉后复位不良

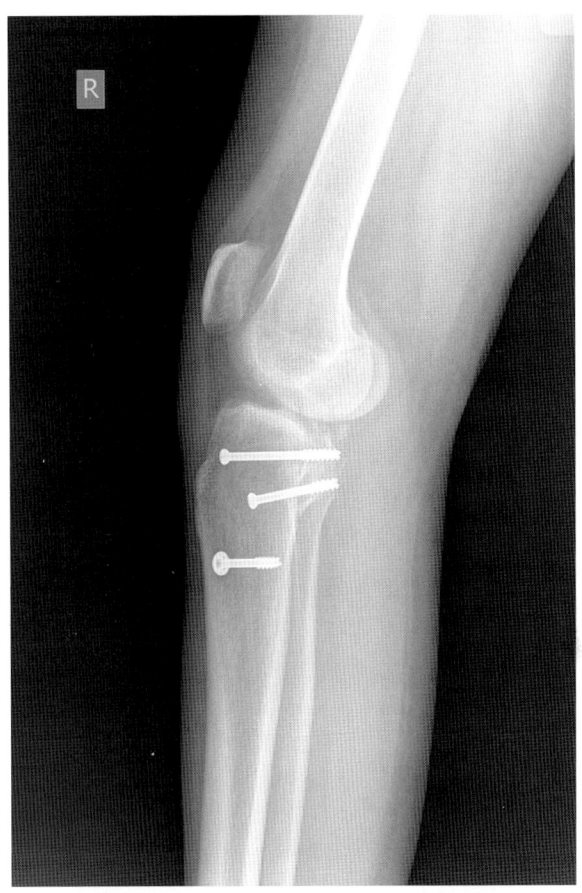

图 7.2 侧位片显示胫骨平台骨折伴膝关节半脱位未复位

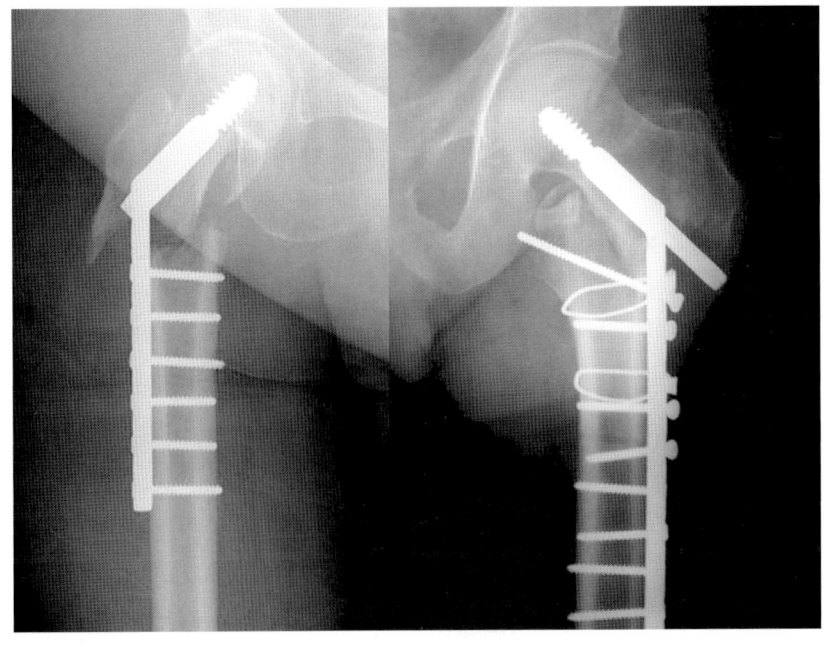

图 7.3 股骨粗隆下骨折，内置物的选择不正确，未考虑定向加载，导致滑动接骨板过度塌陷，严重畸形

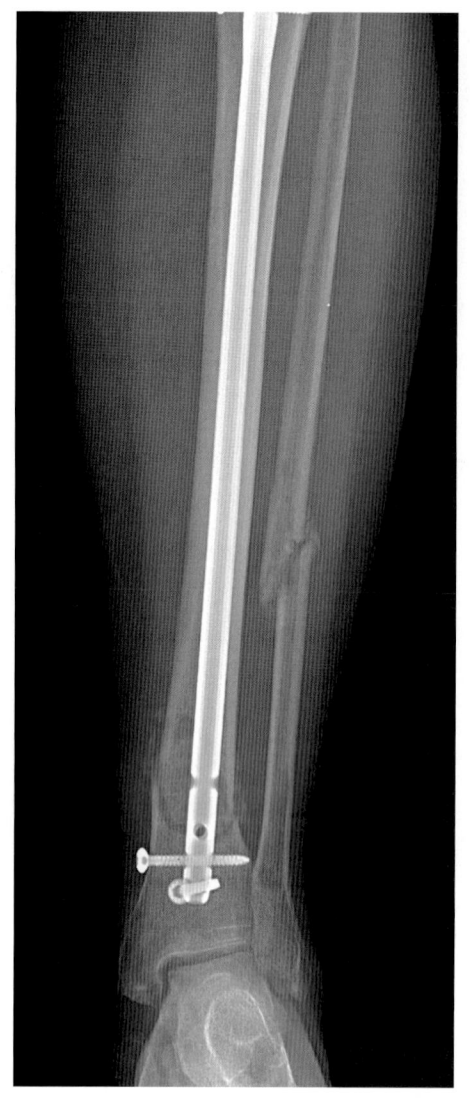

图 7.4　远端胫骨钉工作长度有限的不平衡结构

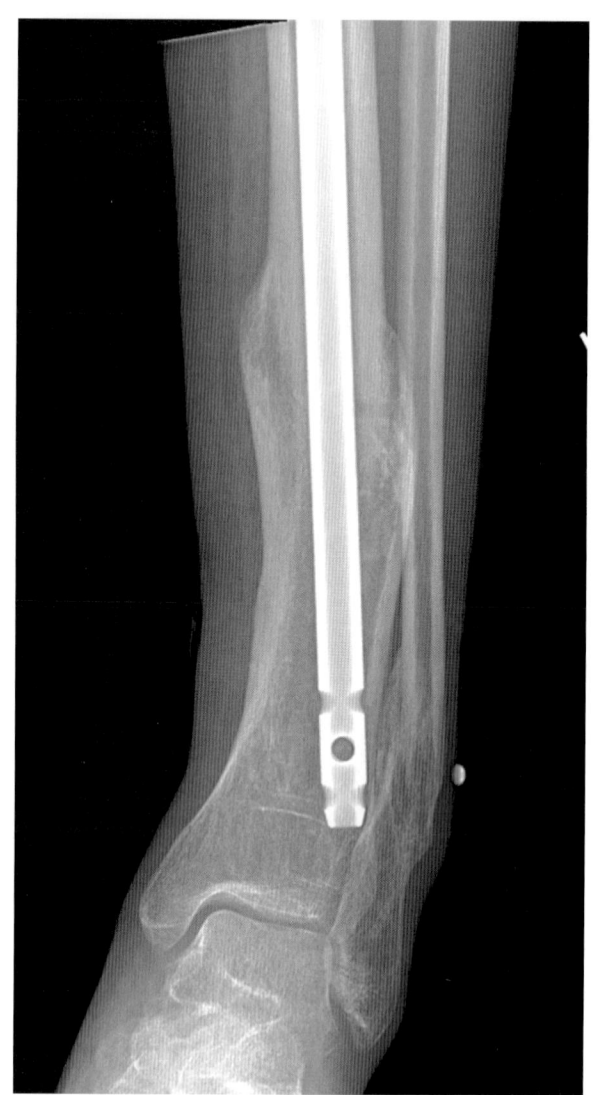

图 7.5　胫骨钉脱位

　　X线片是二维的，但是三维结构的体现。X线影像解释的一个基本原理是：当位移与图像平面垂直（90°）时，最容易观察到。如果两个平面上都有畸形（正侧位片），则实际畸形比在任何一个平面上看到的都大。最大的畸形平面可通过放射学法（通过获得多个倾斜方向的X线片，直到找到显示最大畸形的那个）或数学法（通过基本几何规则）发现。最大畸形平面有一个与之垂直的正常平面。在正常平面上观察X线片时，骨是直的。发现最大畸形平面和正常平面，对于某一类型的矫正具有实用价值。

　　虽然力和畸形并不局限于我们所定义的平面，为了系统地描述畸形，我们评估了三个平面（水平、冠状、矢状）的位移，并区分了这些平面上的平移和成角（图 7.6）[20]。多数情况下，我们根据标准的成像平面来描述畸形。前后位（AP）影像提供了对冠状面畸形的了解，侧位（LAT）影像提供了对矢状面畸形的了解。为了了解轴位/水平面的畸形情况，主要是旋转畸形和肢体长度，通常需要结合物理检查和特殊的成像技术（见下）。在这些平面内，可以发生两种类型的位移：平移和成角。平移定义为一个线段的移动，使得线段上的每个点在相同的方向上移动相同的距离。成角移位则不同，在成角移位中，线段的一部分不移动（旋转中心），而线段的其余部分围绕固定部分旋转（图7.7）。学习这些平面和位移的知识，不仅能改善交流，还能帮助外科医生根据向量移位更精确选择复位技术。如前所述，物理思维（力，向量，三维空间）和无创解剖是预防和治疗骨畸形愈合的关键。

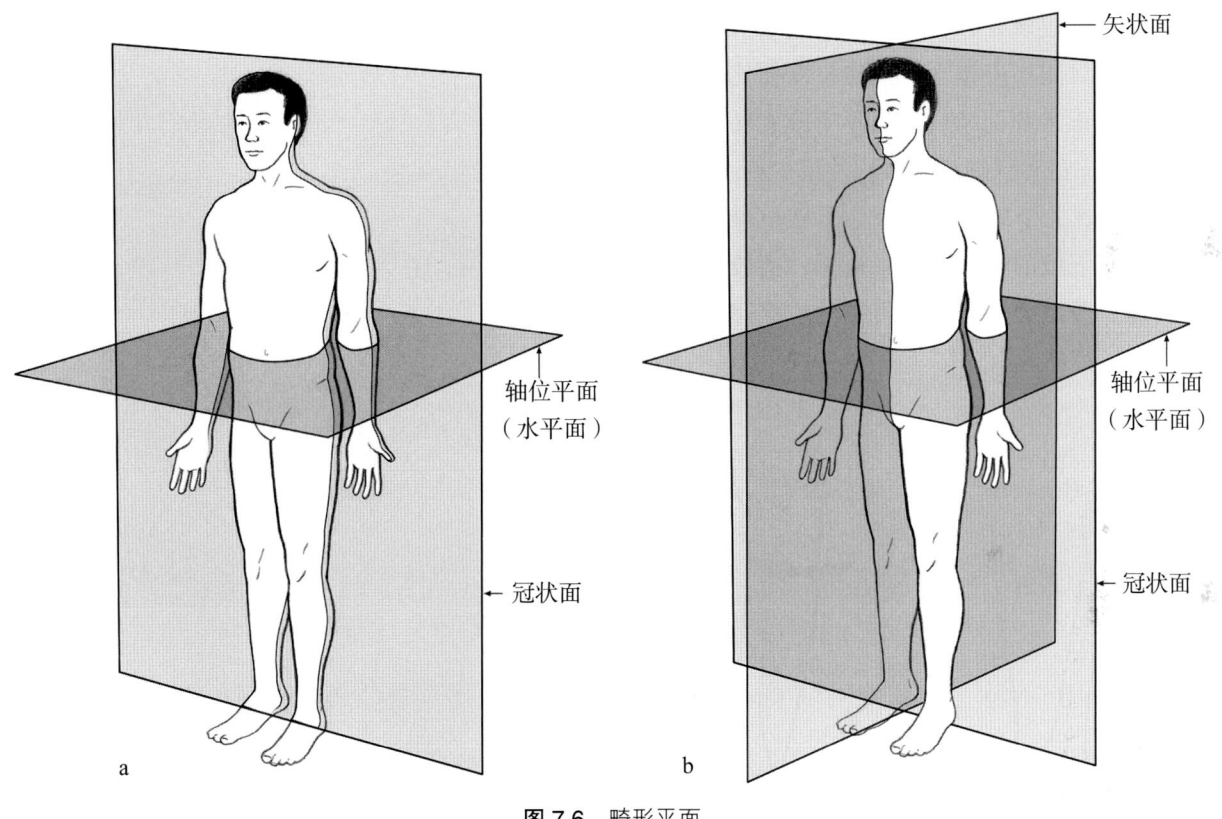

图 7.6 畸形平面

| | 冠状面 | 矢状面 | 水平面 |
|---|---|---|---|
| 平移 | 内<br>外 | 前<br>后 | 缩短<br>延长 |
| 成角 | 内翻<br>外翻 | 顶点朝前（屈曲，前弓）<br>顶点朝后（过伸，后弓） | 内旋<br>外旋 |

图 7.7 平移和成角畸形对比。在平移中，线段的每一点在相同的方向上移动相同的距离。在成角的情况下，线段的一部分不动（旋转中心），其余部分围绕着不动的部分旋转

## 冠状面

冠状面与髌前位相对应，但也有少数例外（如髌股力学改变，滑车发育不良或静态髌骨半脱位）[21]。这意味着要充分评估这一平面，良好的居中的髌前位 X 线片是有必要的，不论足的位置如何（图 7.8）。这需要资深的 X 线成像技师或手术医生的协助。为了确保图像是理想的，髌骨应该处在所评估侧滑车中央。理想情况下，双侧均应置于髌前位，以便比较和确定患者的正常解剖结构。由于下肢旋转畸形或关节僵硬，这种双侧对比 X 线片很少见。

髋-踝关节站立片是评估下肢机械轴的理想方法。下肢的机械轴是承重轴，指股骨头中心到踝关节中心的连线。机械轴应穿过膝关节中心（内侧距膝关节中心约 8 mm ± 7 mm）[21]。如果机械轴比上述偏外，则存在横向机械轴偏差，应注意寻找外翻发生的部位（图 7.9）。如果机械轴比上述偏内侧，则为肢体内翻，应注意寻找出内翻的部位。对于创伤后畸形，内/外翻畸形可能发生在之前骨折的部位，但是这并不意味着其他位置就不需要画出角度进行评估，并对对侧或者平均值进行对比。下面通过一个

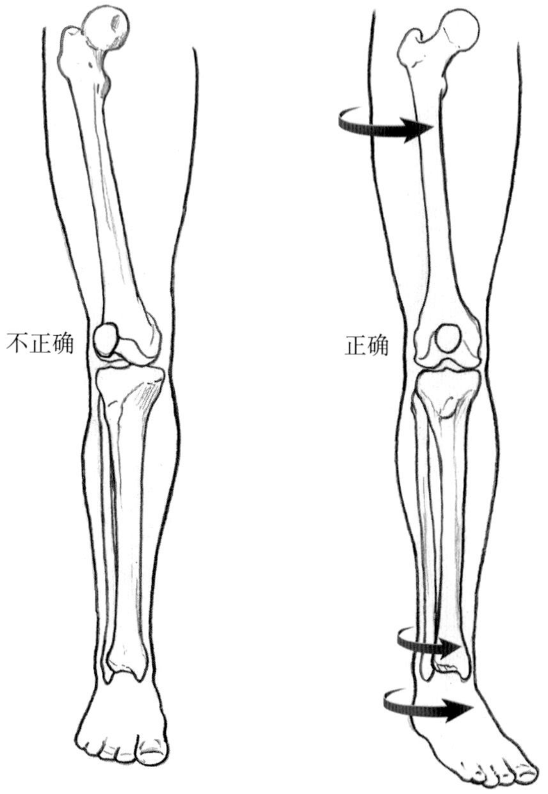

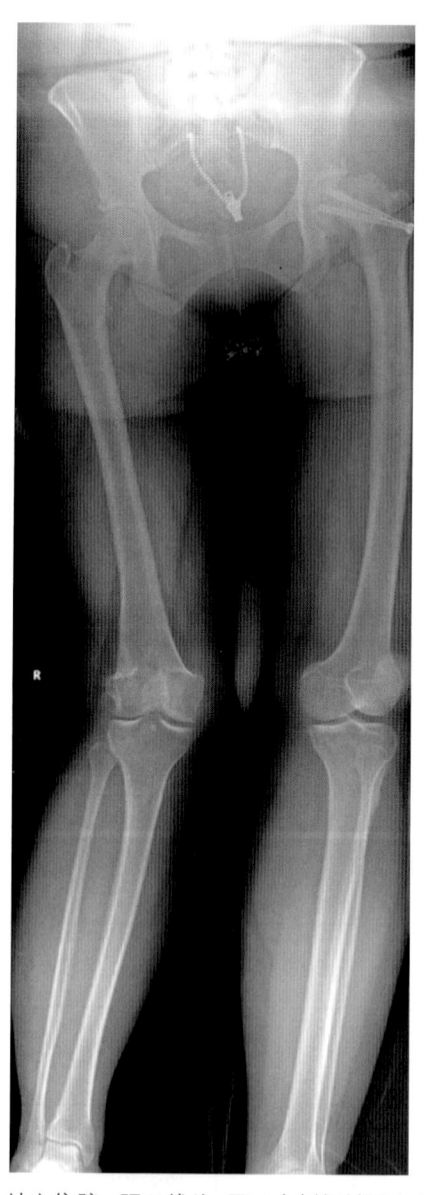

图 7.8 无论足的位置如何，评估冠状面/额骨面需要髌骨前位 X 线片（引自 Paley D, Herzenberg JE. Principles of Deformity Correction. New York: Springer-Verlag; 2003.）

图 7.9 站立位髋-踝 X 线片，显示右侧机械轴向外偏移，继发于外翻畸形，主要发生在股骨远端。注意左侧不能进行评估，因为 X 线片没有显示出确定的额状面髌骨中心位置

例子进行说明。胫骨平台双髁骨折在外侧行锁定接骨板固定后，骨折可能愈合于内翻位，从而形成畸形。即使是在良好复位的情况下，这可能在一开始就已经确立，继发于股骨远端内翻，是由先前存在的机械轴向内侧偏移造成机械不合理造成的。尽管额外的畸形可能不会被纠正，与患者讨论这些先前存在的畸形，有助于建立符合实际的期望并解释失败的来源。

在对侧肢体受伤的情况下，了解正常标准的基线是非常有帮助的（图 7.10）。应该牢记标准基线或者把它放在触手可及的地方以便在急性骨折治疗时翻阅。这些标准基线是根据机械轴线和解剖轴线来定义的（解剖轴线是通过连接管状骨的多个中心位置绘制的）。由于透视机视野有限，术中矫正时解剖轴线尤其有用。

用放射学方法确定畸形角度的一种常用方法是画出各段畸形骨的解剖轴线，然后测量这些轴线形成的角度。如果这些线在畸形处没有在骨内相交，表明成角的同时还伴有水平移位（图 7.11）。没有长节段（如干骺端畸形）畸形或畸形涉及范围大（弓形/钝角畸形，不是锐角）时，很难画出解剖轴线。在这些情况下，应考虑用其他方法来确定畸形。另一种用影像学定义成角畸形的方法是把对侧影像叠加到患侧。如果所在单位有影像打印机，可以打印出来通过描摹实现。这是一种非常有用的学习锻炼，需要把精力同时集中于正常解剖和畸形。通过平均尺寸、轮廓和阴影的改变，对畸形有了一个全方位的了解[22]。

冠状面成角或位移的临床评估是通过观察患者肢体来完成的，最好是在患者取仰卧位和站立位时进行。站立的姿势可以通过提供动态负荷来增强韧带松弛和肌肉萎缩的影响，仅观察处于仰卧位的非负重肢体可能会低估畸形造成的功能缺陷。临床表现和影像学应当是一致的（例如，如果患者出现弓形腿，则预期在站立的髌前位 X 线片有一个或多个位置发现机械轴内侧偏移和内翻）。当 X 线片与体格检查结果明显不相符时，必须注意评估其他畸形来源（如软组织挛缩、韧带缺陷、精神因素导致的假性畸形）。

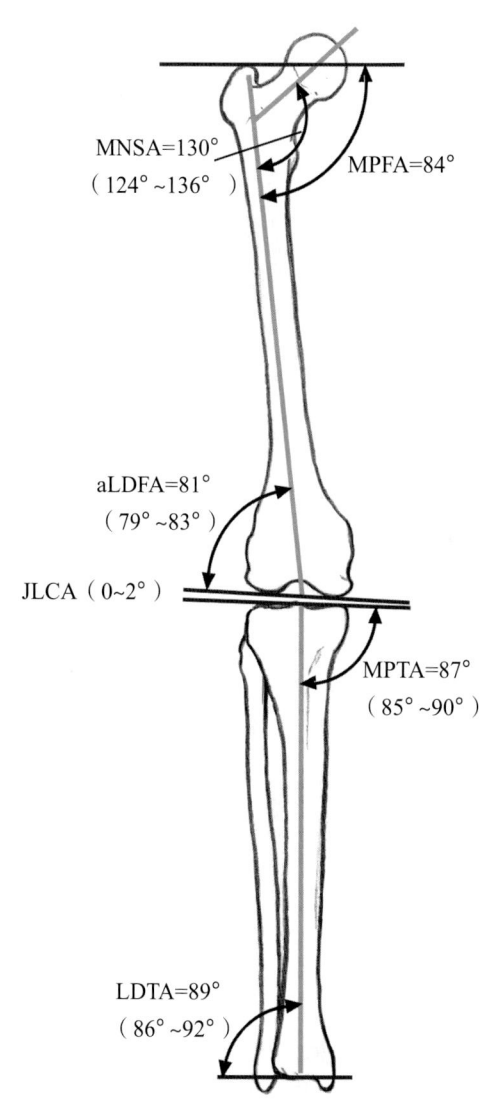

图 7.10 正常冠状面标准。JLCA, 关节线会聚角；MPTA, 胫骨近端内侧角；LDTA, 胫骨远端外侧角；MNSA, 颈干角；MPFA, 股骨近端内侧角；aLDFA, 解剖轴相关的股骨远端外侧角（引自 Paley D, Herzenberg JE. Principles of Deformity Correction. New York: Springer-Verlag; 2003.）

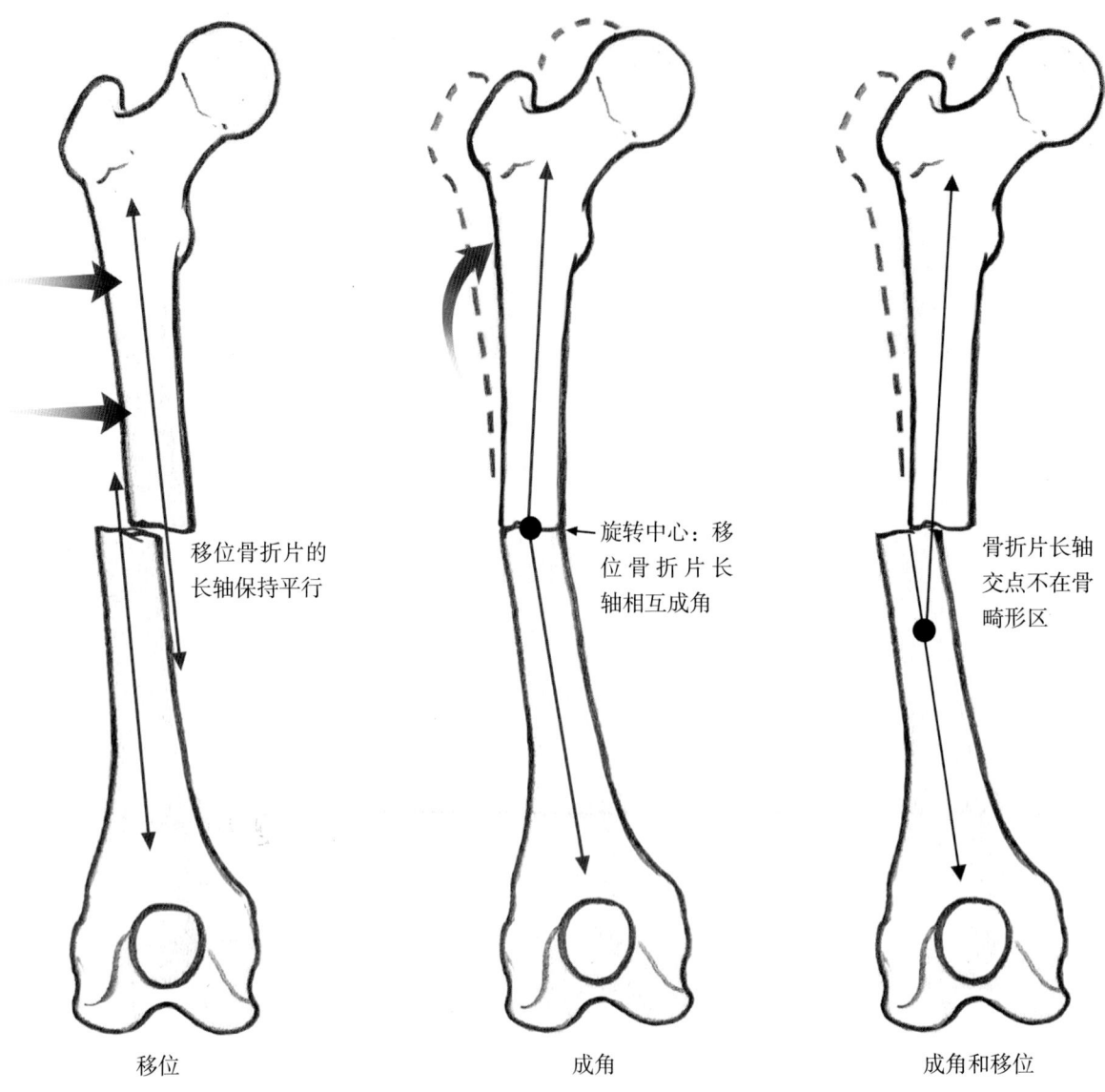

图 7.11 当畸形骨的不同节段的解剖轴线在畸形部位不相交时，提示发生平移

## 矢状面

矢状面与髌前位成 90°角，意味着要充分评估这一平面，就有必要获得与髌前位垂直的 X 线片，而不论足的位置如何。矢状面机械轴可通过髋-踝侧位的角度来确定[21]。

再次绘制解剖轴线，并与对侧侧位影像或正常标准比较（图 7.12）。应注意测量角度和平移。通过一个顶点确定成角。因为命名法在文献中有所不同，所以识别其他常用术语是很有用的。顶点向前成角称屈曲或前弓畸形，向后成角称过伸或反弓畸形。在冠状面，远端的位置决定是否存在平移。如果存在矢状面平移畸形，可以将其量化为前平移畸形或后平移畸形。用相同的方法，在冠状面上区分成角和平移（图 7.13）。

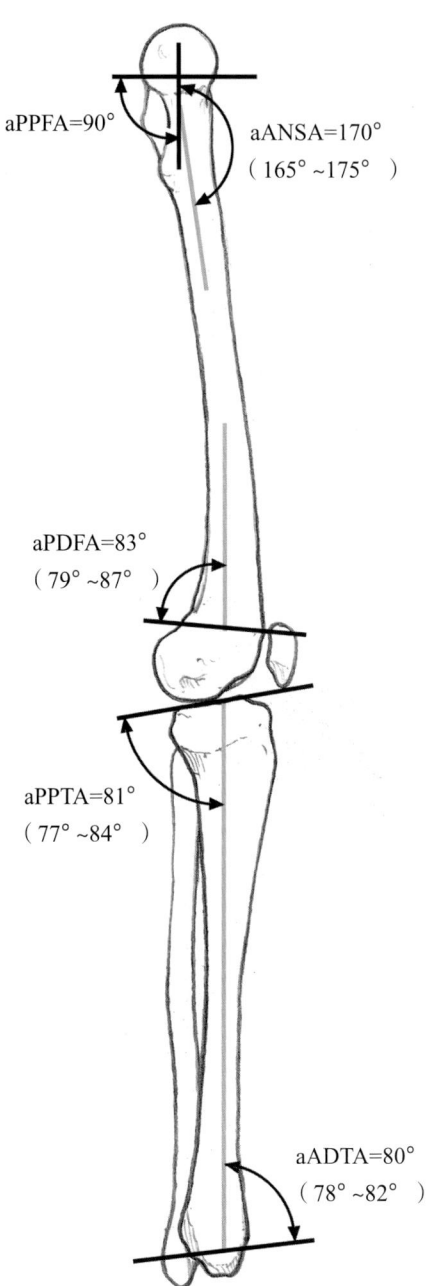

图 7.12 正常矢状面标准。aPPFA,股骨近端外侧角;aANSA,股骨颈前倾角;aPDFA,股骨远端外侧角;aPPTA,胫骨近端后角;aADTA,胫骨远端前角(引自 Paley D, Herzenberg JE. Principles of Deformity Correction. New York: Springer-Verlag; 2003.)

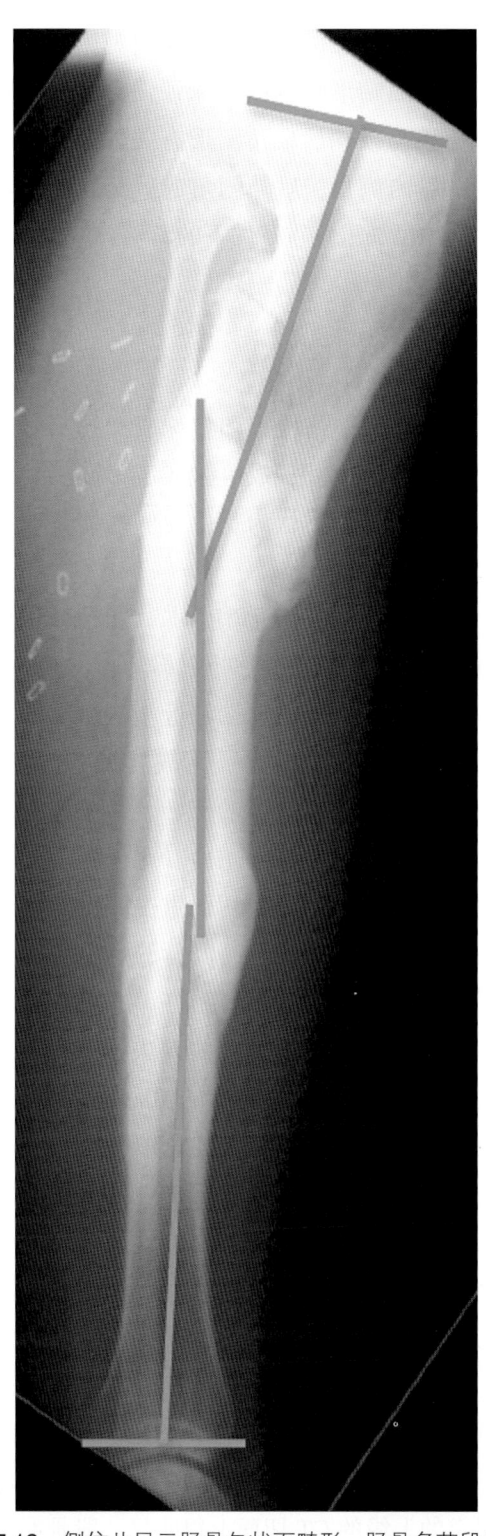

图 7.13 侧位片显示胫骨矢状面畸形。胫骨多节段骨折形成复杂畸形愈合,近端畸形同时存在平移和成角。这是由于解剖轴线(中央节段)和机械轴线(近端短干骺端节段)在畸形愈合处没有交汇

最好在仰卧位和站立位侧面观察肢体，完成对矢状面畸形患者的临床评估。后膝关节型畸形应该与顶端后成角畸形有关。后方关节囊薄弱，后内侧角、后外侧角或后交叉韧带功能缺陷，均可加重负重条件下的畸形。

## 轴位/水平面

需要结合体格检查和特殊成像技术理解轴位/水平面。轴位平面成角称内旋和外旋[23,24]。轴向平面平移通常认为是由一侧的缩短或加长引起的肢体不等长。

测量下肢的水平面角度时，CT前倾成像技术有助于解释股骨和胫骨旋转畸形。这种技术的基本原理是在骨的远端和近端各提供一个单一的CT切面并使之重叠，形成类似"枪眼"的视角，从而可以确定骨的旋转。对于股骨，股骨颈切面与股骨头切面重叠。对于胫骨，胫骨平台切面与下胫腓联合切面重叠。目前已有许多不同的方法尝试去提高测量的可靠性和重复性，主要区别在于选择特定CT切片的方式，以及在所选切片中绘制轴线的方法。为了合理进行比较，在每一侧选择相应的切面是很重要的。已发表的股骨和胫骨旋转的总体平均值各不相同且标准差较大，使得与对侧的比较尤其重要。

最近发表的一篇论文比较了多种不同方法在观察者间和观察者内的可信度[25]，可信度最高的方法是测量股骨前倾的Hernandez法和测量胫骨旋转的双踝法。在Hernandez法中，股骨颈的轴线指由通过股骨头中心、股骨颈中点的直线，而组成这条线的点在股骨头、股骨颈峡部、大粗隆的上缘的CT切面上很明显。股骨髁轴线由股骨髁前、后缘切线夹角的平分线确定。股骨颈轴线与股骨髁轴线之间形成的角度为股骨旋转角（图7.14）[26]。Goutallier等[27]描述了双踝法测量胫骨旋转。在这种方法中，以股胫间隙远端第一切面作为胫骨平台切面，将其和胫骨远端关节面第一个切面重叠，而在这个位置是看不到后踝的。这两条线的夹角度即为胫骨旋转角（图7.15）。

在进行下肢体格检查并测量水平旋转成角时，应注意评估股骨和胫骨测试方法的不同。常用的测量股骨旋转差异的方法有股骨转子突出角试验（TPAT）[28]和比较双侧髋关节旋转范围。尽管用任何一种方法都很难确定股骨旋前的确切程度，但通常可以发现其与标准值的差异和同一患者两侧的差异。某例患者股骨旋前的差异通常小于10°[29,30]，成年人旋前15°~20°是正常的，正常的双侧旋转范围差异小于15°[31]，内旋和外旋的总范围通常是80°~90°。这个范围在双侧旋转之间变化，外旋弧度通常大于内旋弧度。患者双侧总的旋转范围和单个旋转范围应该对称。例如，如果患者左、右侧髋关节的总旋转范围相等，但右髋关节内旋30°，左髋关节内旋转仅10°，则可能存在旋转异常（图7.16）。骨盆的可视化对确定内、外旋转的终点是必要的。已发表的研究数据是在患者俯卧、伸髋、屈膝90°时测量所得，这种体位有助于稳定骨盆，更容易使垂直平面标准化；在旋转终点（骨盆倾斜）清楚可见的情况下，无论是俯卧位或仰卧位都可以评估旋转范围。一旦骨盆开始倾斜，移动的终点就到了。重要的是要记住软组织挛缩和关节炎在检查中的潜在作用。

常用的测量胫骨旋转的方法包括观察股-足轴线和双踝轴[32]。患者取俯卧位，距下关节锁定于中立位，很容易评估。股-足轴线应该双侧基本对称。胫骨旋转范围/角度在整个儿童期是不断变化的，成年后达到稳定[33]。其平均值因不同类型的研究（如尸体直接测量、体格检查结果、放射学评估）而有所差异[32-37]。胫骨的平均旋转角度一般为30°左右，在每个方向上为10°~15°，标准差为5°~8°。两侧的差异通常很小（如小于5°）。必须注意使后足的位置标准化，在双侧比较时考虑足部畸形的影响。

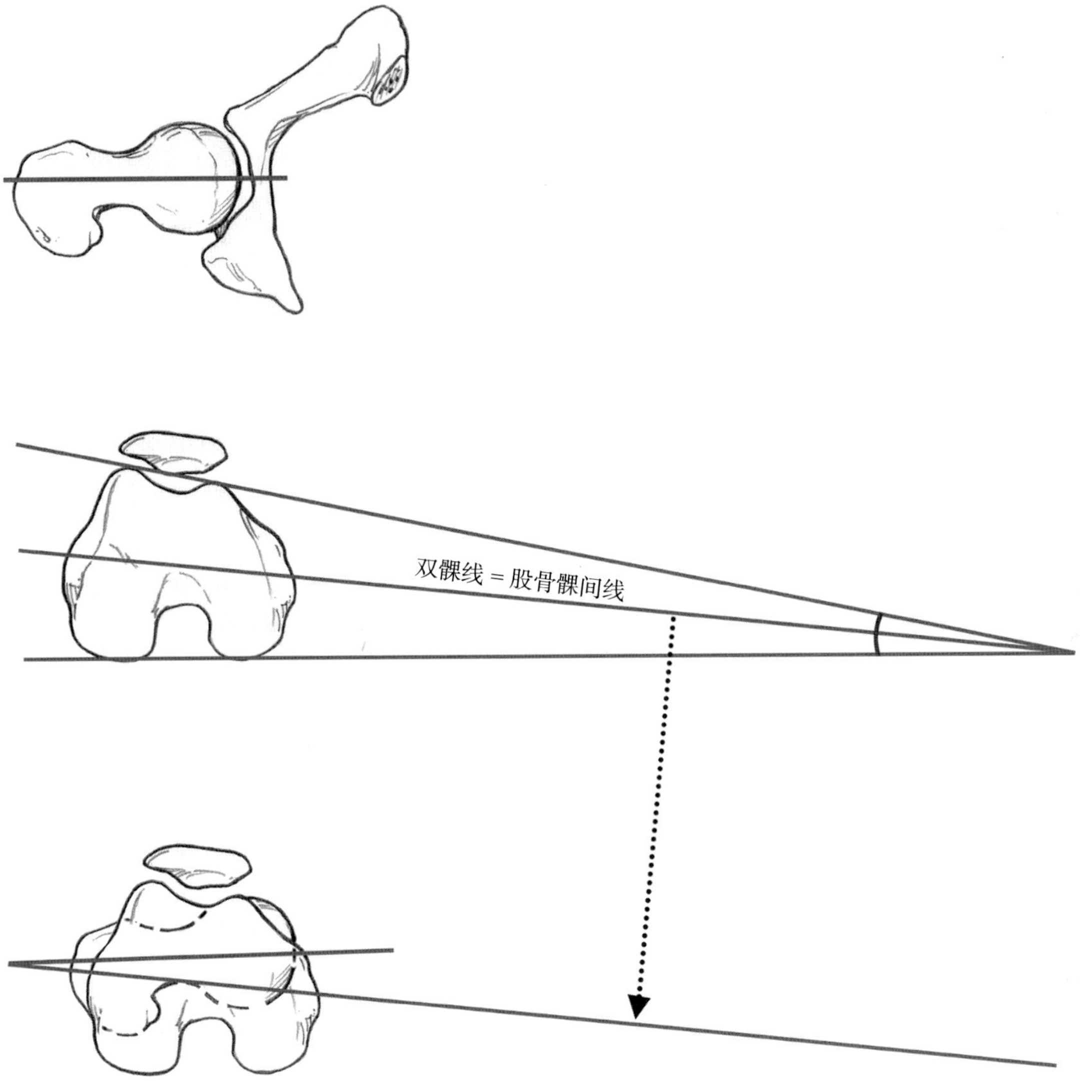

图 7.14 Hernandez 测定股骨扭转角的方法（引自 Hernandez RJ, Tachdjian MO, Poznanski AK, Dias LS. CT determination of femoral torsion. AJR Am J Roentgenol 1981;137: 97-101.）

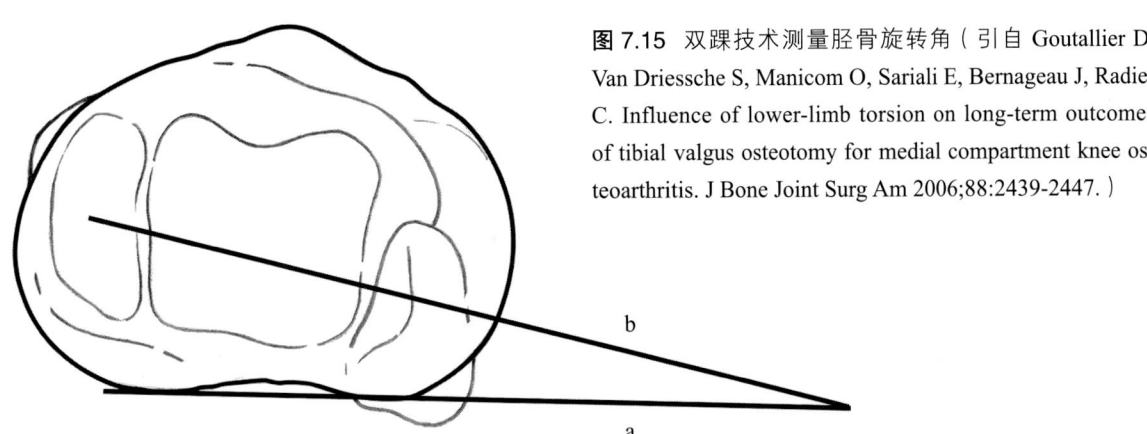

图 7.15 双踝技术测量胫骨旋转角（引自 Goutallier D, Van Driessche S, Manicom O, Sariali E, Bernageau J, Radier C. Influence of lower-limb torsion on long-term outcomes of tibial valgus osteotomy for medial compartment knee osteoarthritis. J Bone Joint Surg Am 2006;88:2439-2447.）

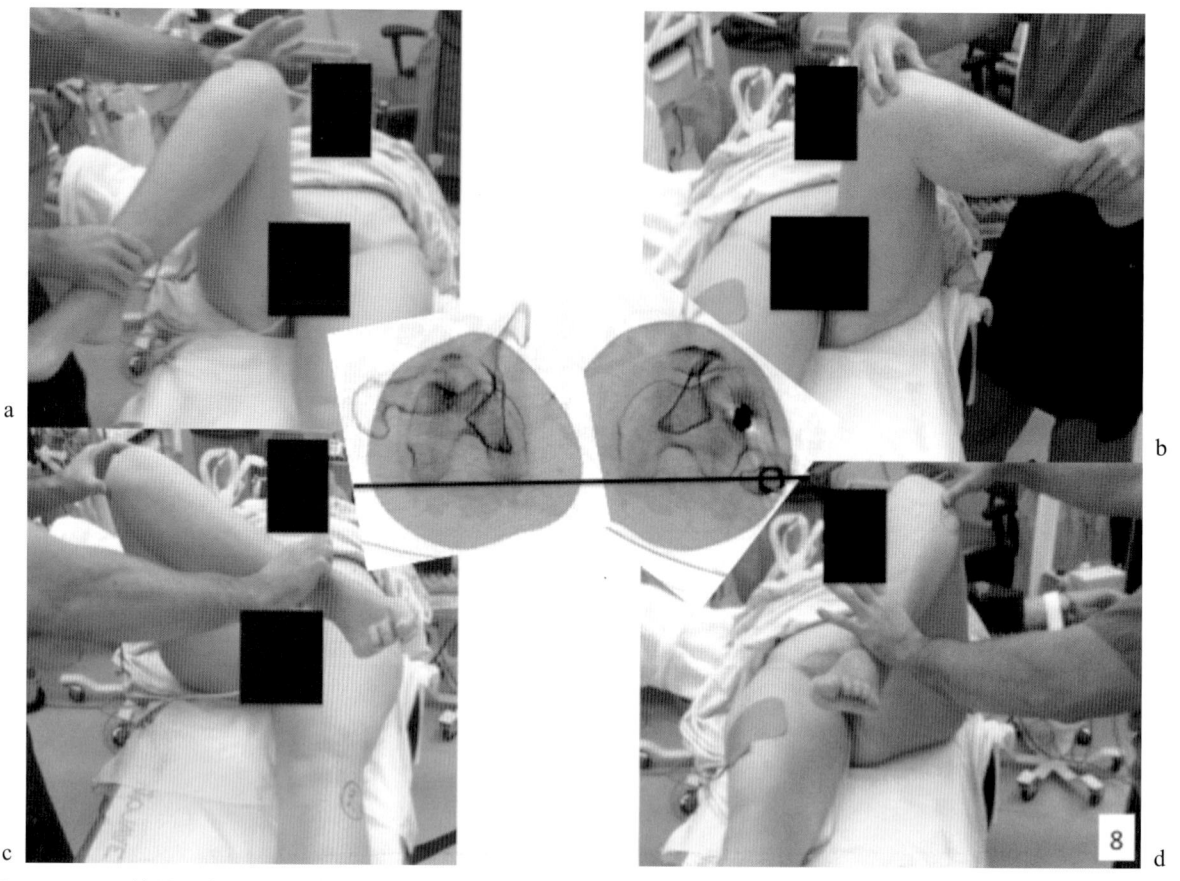

图 7.16 股骨旋转异常的髋关节旋转不对称。该患者因转子下骨折已经行髓内针固定，术后有明显的旋转畸形，需要进行矫正。患者行走困难，仰卧位的休息姿势有明显不同。检查手术记录后，将左侧下肢于牵引下在骨折顶部内旋以使骨折复位，考虑粗隆下骨折的正常旋转移位。术后 CT 扫描可见前倾。注意股骨前倾成像中左、右侧旋转剖面的差异。未受伤的右侧正常前倾约 10°。a, c. 臀部旋转的轮廓在这一侧是相对的正常，左侧固定在大于 70° 前倾。b, d. 髋部旋转的侧面像显示更多的内旋和更少的外旋

步态分析也可评估旋转失调。在简单的办公室步态分析中，正常的评估参数是足部前进角度（在行进过程中足部旋转角度有变化），其与胫骨旋转的关系比与股骨旋转的关系更密切[38]。步态模式的适应性变化可能掩盖或混淆旋转异常，因此可以进行简单的步态分析，但对结果应持怀疑态度。更复杂的 3D 仪器步态分析是可能的，但不作为常规术前检查。

当对轴向平面平移量化时（即肢体长度不等），X 线检查和体格检查都是有帮助的。肢体不等长的定义具有临床意义还没共识，通常认为肢体长度差异 ≥ 2 cm 有临床意义[39]。在放射学影像上，髋-踝影像可以与射线标尺结合使用，或者全长 CT 扫描影像结合标准的成像测量软件。CT 扫描可以与 CT 前倾成像一起进行，从而能够同时测量旋转和长度异常。必须注意评估整个肢体长度不等，并将其与股骨长度和胫骨长度的比较联系起来，以确定造成不等长的部位。体格检查工具包括校准骨盆的校准块和测量局部解剖点（如髂前上棘到外踝）。这些测量有助于确定总的肢体不等长度。为了区分股骨和胫骨长度的差异，检查时患者应取俯卧位，屈膝 90°。足底高度的差异有助于确定由胫骨差异引起的肢体不等长度，其余部分归

因于股骨的差异。应该注意区分真实的和不真实的肢体不等长,特别是脊柱侧凸和固定的骨盆畸形,会在实际肢体等长的情况下表现出肢体不等长。区分真、假肢体不等长一个常用的方法,是比较胶片上肢体测量值与从四肢从躯干上的一个固定点(通常是脐部)到踝周某个固定点(通常是踝)测量值的差异。除了上述这些因素之外,脊柱异常和外展肌或内收肌挛缩也应考虑到。外展肌挛缩表现为挛缩侧的短缩;内收肌挛缩则表现相反,痉挛侧变长。

## 处 理

需要将冠状面、矢状面和水平面的临床表现和影像学表现结合起来对畸形进行描述。使用畸形模型有助于对角度和平移畸形进行统一、准确的量化,高质量的成像是必要的。在体格检查和影像学检查时,肢体位置的标准化是至关重要的。了解平均放射学参数是可行的,也是很重要的,但这并不能替代每个特定患者的"正常"情况。在没有双侧畸形的情况下,对侧对比提供了宝贵的信息。肢体的临床评估结果应符合放射学表现。完全了解畸形需要在所有层面进行评估,并要考虑骨和软组织的情况。

### 矫形术前计划

术前规划是治疗骨畸形愈合成功所必需的。正如前面所定义的,畸形愈合是指骨折愈合于任何非解剖位置。根据这一定义,确定何时存在畸形愈合并不困难;相比之下,确定什么时候需要手术干预可能更具挑战性[2]。手术适应证必须考虑患者的目标/期望、并发症、目前的功能缺陷、非解剖负荷的预期结果、主诉和外观效果。决定行手术治疗后,矫正前要清楚了解病因、畸形、手术入路选择、截骨选择、复位计划和固定方法[40]。

## 非手术治疗

不能满足手术适应证时,非手术治疗的目的是改善症状。可能的治疗取决于症状,在下肢通常包括考虑器械矫形、口服抗炎药和两者结合。矫形从软的、舒适的鞋衬垫到更坚硬的支撑。目的是限制特定范围的运动轨迹或重新分配体重的负载,可以通过直接加压来调整承重轴(功能性去负荷支撑)或通过在下肢近端放置更大比例的重量(髌腱支撑型支撑)来实现。

## 手术适应证

处理畸形愈合成功的关键是确保患者和医生的期望是一致的。由于手术治疗的适应证并不总是明确的,因此与患者进行多次充分讨论是有帮助的。不同的患者所期望的可能有所不同,但是有一些基本的指导方针是通用的。下文以下肢为模型,讨论畸形愈合的治疗原则,但畸形可发生在身体的任何部位。一旦掌握了基本原则,就可以根据局部需要对治疗策略有针对性地进行调整。一个基本的指导方针是根据部位的不同做出相应的功能性改善。例如,在上肢畸形愈合的治疗中,手术治疗的目标是患者能够把手放在合适的位置来完成日常活动。

旧版下肢畸形愈合矫正适应证包括功能缺陷、非解剖负荷的预期后果、主诉和外观效果[2]。功能缺陷在类似畸形中各不相同。明显的冠状面成角畸形可能通过韧带造成膝、踝关节不稳定,明显的旋转畸形愈合有可能使正常的步态发生改变,将过多的压力转移到邻近区域,如髋股关节。严重的成角畸形造成非解剖负荷,从而导致关节炎,这一直是有争议的。很明显,点载荷和剪切力源自关节台阶样偏移和角度失调[41-46]。靠近关节的成角畸形(如干骺端水平)更严重地损害了最接近畸形的关节的负荷模式[43,45]。尽管长期的随访研究似乎表明胫骨

10°成角畸形对患者影响微不足道[47]，关节接触应力研究似乎表明其潜在的预后不良。距下运动受限已被证明加剧了这些后果，表明在评估畸形时对邻近关节进行体格检查的重要性[48]。在确定畸形对肢体长度和机械轴变化的影响时，必须考虑畸形的部位[49]。患者主诉也不尽相同。通过恢复正常解剖结构，可以合理地纠正因机械轴改变而引起的关节受压侧过度承重所导致的疼痛。这是选择截骨术而非关节成形术来治疗畸形的主要基础，因为仍有部分残余软骨和患者的年龄使关节成形术不是理想选择。患者常出现与机械轴过载/过度承重相反的张力侧疼痛，重新矫正会缓解这种张力侧疼痛。关于这一方面的研究较少，所以外科医生应该就合理的预期与患者进行坦率的交流。对外观的诉求甚至更具挑战性，因为重新复位的过程必然会导致新的瘢痕，必须事先说明。内置物和手术相关的疼痛也必须考虑，特别是手术目的仅仅是为了改善外观的时候。

> **确定畸形愈合手术入路的基本原则**
>
> - 尽可能避免对血管的进一步损伤，如果之前的瘢痕可以合理地用于处理畸形而不造成进一步的血管损伤，那就利用它。
> - 畸形重建意味着复位。如果间接复位技术不能达到复位目的，则需要直接复位。
> - 理想的手术入路可提供到达畸形部位的通道，截骨术可以在这个水平上操作。
> - 同样的手术入路不一定同时用于截骨和内置物放置，但如果存在这种选择，它将减少进一步的血管损害，有利于尽早愈合。
> - 不平衡的力量会导致位移和后期畸形，必须明确；并且手术入路必须允许内置物置入，以提供对抗的力量。如果最初的入路没有提供这种便利，则需要单独的入路解决。
> - 某些内置物的失败是可预测的，不要重复犯错。如果以前的手术入路不允许置入合适的内置体，就选择另一入路。
> - 如果移除以前的内置物所引起的损伤是可以接受的，那就移除。否则，将来有可能需要再次手术。

## 外科治疗

### 手术入路选择

有了对病因的明确了解、对畸形的明确描述，以及医生和患者对手术的一致期望，注意力就可以转移到术前计划的细节上来，这点比确定急性骨折的手术入路更复杂。在急性骨折的治疗中，手术入路由骨折类型、碎片移位、局部解剖、偶尔的内置物选择决定的（例如，股骨干或胫骨干骨折通常用髓内针治疗，这需要特定的手术入路）。在畸形重建中，手术入路的选择部分取决于以前的瘢痕、计划截骨的位置和类型，以及存留的内置物。虽然每个患者都必须个体化处理，但仍有一些基本原则需要遵循（参见信息框）。

### 截骨选择

视频7.1　截骨矫正肱骨内翻畸形愈合

视频7.2　股骨远端截骨治疗膝关节外翻对线不良

视频7.3　胫骨高位截骨髓内接骨板固定

文献显示，许多截骨手术可导致畸形愈合，某些与特定部位有关。对于下肢骨干部位和干骺端畸形的处理，开放楔形截骨、闭合楔形截骨、中性楔形截骨、单切口截骨、圆顶和蛤壳式截骨术比较流行，各有优缺点（**表7.3**）。在可能的情况下，最好考虑内在最稳定的截骨术。截骨术的作用类似骨折，因为它在骨愈合和内置物失败之间形成了竞争[50]。选择内在稳定的可负载的截骨术，在进行矫正时将保护所选择的内置物并减少失败。最好是在畸形部位而不是在畸形的近端或远端进行矫正，可阻止继发畸

表 7.3 截骨术种类

| 类型 | 优点 | 缺点 |
| --- | --- | --- |
| 开放楔形截骨 | ·增加长度<br>·易接受<br>·安全 | ·内在的不稳定<br>·矫正有限<br>·不能平移<br>·不能旋转 |
| 闭合楔形截骨 | ·内在稳定性<br>·可加压<br>·大角度纠正<br>·允许平移 | ·缩短<br>·需要精确 |
| 中性楔形截骨 | ·长度无变化<br>·可加压<br>·固有稳定<br>·允许平移 | ·远端接触不紧密 |
| 圆顶状截骨 | ·矫正幅度大<br>·一定程度内在稳定<br>·大的接触面积 | ·需要精确<br>·旋转/平移受限<br>·主要为干骺端 |
| 单切口截骨 | ·可加压<br>·简洁<br>·旋转成角联合<br>·允许平移 | ·精确计算<br>·需要精确 |
| 蛤壳式截骨 | ·有限的术前计划<br>·有限的精度需求<br>·矫正幅度大<br>·允许平移 | ·固有的不稳定<br>·要求畸形直接入路<br>·主要骨干 |

形的产生。不幸的是，这并不总是可行的。例如，局部软组织条件较差会使得相关手术入路不可能实施。可能的话，截骨术应该从神经血管危险区开始到安全区，直接切向神经血管束是不可取的。如有需要，应特别注意用牵引器保护神经血管束。此外，不全截骨术和折骨术减少了锯断和损伤重要结构的危险，同时也保护了该部位的骨膜和软组织。

## 畸形矫正

在矫正畸形时，应考虑一些原则。首先，必须考虑彻底的即时矫正是否安全[21]。这取决于许多因素，包括缩短的程度、先前血管损伤/修复、纠正的方向（即如果它将会使神经血管结构被拉长）、畸形发生的时间长短，以及重要结构周围的瘢痕组织量。其次，即使神经血管结构能够承受矫正，可能也会发生潜在的挛缩，应该在术前讨论这种可能。即时延长手术后经常会发现肌肉肌腱单元缩短，这将妨碍正常的休息姿势和正常的运动幅度。虽然这些挛缩通常可以通过物理治疗逐渐克服，但可能会导致患者的气馁。第三，术前应考虑发生急性筋膜室综合征的可能，术后应给予密切监测，甚至需要在手术时预防性切开筋膜室，因为在术后早期区分急性筋膜间室综合征和继发于神经牵拉的神经麻痹具有一定的挑战性。因此，当有疑问时，建议逐步纠正。第四，畸形的矫正应该是生物友好型的，并基于预先确定的位移向量（即对畸形有清晰的认识）。通过术前规划和利用强大的有限损伤装置，如铰接式张力装置、万能牵张器和外固定器等，这是可以做到的。第五，在纠正成角之前必须纠正旋转畸形，这是通过截骨同时纠正旋转和成角时需要注意的。先纠正旋转是有必要的，因为角度形成后潜在的旋转可能会受阻，而且旋转纠正后会改变冠状面和矢状面畸形的外观。最后，使用预成形接骨板作为复位工具治疗急性骨折的优势并不总是与畸形愈合相关。畸形愈合的骨往往形态异常，即使畸形矫正后也是如此。这意味着在畸形愈合治疗中，传统的固定角内置物和非解剖型接骨板是首选。

### 固定物

常用的截骨手术的固定物与骨折相同，包括接骨板、髓内针和外固定架，各有其优缺点（**表7.4**）。固定物的选择应在术前计划阶段考虑，以确保最佳的治疗效果并符合患者的期望。重要的是要记住，最常见的矫正方法并不总是最好的[22]。多数畸形愈合可以用任意一种装置来矫正，一个例外是选择渐进而非即时矫正时通常使用环形外固定架。无论选择什么样的装置，选择都应该个体化，以防止特定的形变再次发生。基本的经验法则是畸形愈合的固定选择与急性骨折的固定选择（例如，干骺端接骨板固定和下肢骨干髓内针固定）相似，基于固定物的机械力学性能和骨折治疗中常用的复位技术。当这一基本规则不适用或不理想而选择替代方案时（如髓内针固定干骺端畸形），应注意加强固定结构的力量。例如，用髓内针治疗骨干畸形时，在干骺端精心置入锁定螺钉和多平面锁钉有助于限制较弱的界面（即位于干骺端的螺钉/髓内钉/骨界面和髓内针无骨内接触的区域）。

选择内置物进行固定时，必须考虑要保留的金属内置物。先前接骨板治疗导致的畸形愈合不需要再用另一块接骨板进行矫正，这确实减少了愈合过程中对血液供应的进一步损害。需要指出的是，当先前的接骨板被移除时，后来的手术再加上扩髓，会进一步损伤骨膜血供。髓内钉的优点可能超过对损伤血供的担忧。先

表7.4 治疗骨不连的选择

| 选择 | 优点 | 缺点 |
| --- | --- | --- |
| 接骨板 | ・即时矫正<br>・有助于制订计划<br>・良好的加压控制<br>・少许麻烦 | ・无延迟矫正<br>・力臂次要放置在中轴外<br>・螺钉/接骨板/骨的点接触界面 |
| 髓内针 | ・接近解剖轴<br>・骨内膜的接触界面<br>・居于中轴上<br>・理想惯性矩 | ・主要用于骨干不愈合<br>・有限的静态加压<br>・无延迟角纠正 |
| 环形固定 | ・保护血管<br>・有限的金属负载<br>・允许延迟纠正<br>・功能最全 | ・针孔问题<br>・需要特定的患者或受控的环境<br>・价格昂贵 |

前髓内针固定引起的畸形并不需要用同样的固定去纠正。事实上，如果髓内针位置不当，翻修极具挑战性。无论如何，当髓内针存在时，翻修髓内针通常是可能的，从生物学角度来说是一个好的选择。之前用外固定治疗的畸形不需要用再通过外固定矫正。必须注意之前的针道和任何可能在初次治疗期间发生的针道感染。长时间固定的外固定针可能发生针道感染，导致固定效果欠佳。如果选择髓内针，传统的做法是提前考虑针道清创和适当的间隔期。由于针道感染引发骨髓炎的风险较低，因此接骨板的应用在此并未普及，但在逻辑上是可能的。在畸形治疗过程中，针道感染引发骨髓炎是一种需要认真对待的并发症。

## 临床实例

65岁男性患者，15年前罹患胫骨骨折，采用保守治疗，随后出现胫骨畸形愈合，如图7.17a，b所示。在膝部出现三间室关节炎后，他与关节成形术专家讨论了单阶段矫正畸形和全膝关节置换的可能性。经过讨论选择进行双阶段治疗，第一阶段包括纠正畸形。胫骨干骨折为闭合性损伤，无感染史。由于下肢畸形和膝关节疼痛，患者只能拄拐行走。他没有其他临床症状，包括代谢性骨病，在术前访视时表现出良好依从性。对他来说，术后尽早负重很重要，他希望在第一阶段和随后的全膝关节置换术之间的这段时间内能返回工作岗位。患者轻度肥胖，营养合理，没有药物滥用、吸烟或酗酒的历史，也未服用任何影响愈合能力的药物。临床照片和X线片提供了评估和描述畸形所需的信息（图7.17）。根据患者特点、胫骨畸形及术后预期，制订了包括手术入路、截骨位置及类型、矫正方法、稳定内置物选择等的术前计划。

## 术前评估

通过畸形模型对该畸形进行描述。在冠状位/额位面，站立位髋-踝关节X线片显示严重的机械轴内侧偏移，内翻发生在近端干骺端与骨干结合部，没有明显的横向移位（图7.17a）。在矢状面，通过侧位片进行评估，发现成角或平移畸形（图7.17b）。在轴位/水平面进行临床评估和放射学影像评估（图7.17c，d）。通过股-足轴、双踝轴和髋部运动的范围测量轴向平面成角（旋转）情况，发现髋部运动对称而双踝轴不对称，因此对患者进行CT前倾扫描，测量结果显示内旋存在15°不对称。轴位平面平移（长度）通过骨盆水平站立位髋-踝X线片评估，显示存在2 cm的下肢不等长，定位于胫骨。此外，还发现轻微的腰椎侧凸。患者否认有脊柱异常或损伤史，支持腰椎侧凸继发于肢体不等长而不是腰椎侧凸导致肢体不等长的观点。

## 手术计划

这种畸形可以通过多种截骨来矫正。截骨类型的选择必须考虑长度，这就排除了闭合楔形截骨、中性楔形截骨和圆顶形截骨。患者的软组织条件较好，允许直接到达畸形部位进行矫正。考虑进行单切口截骨术，因为旋转和成角都需要矫正。患者术后对早期负重的预期，使得在选择内置物时放弃了接骨板（通常与单切口精确定向截骨术一起使用）。从内翻至外翻、从内旋至外旋均可使腓总神经得到放松，即使延长也可进行即时纠正，因此决定进行蛤壳式截骨术和髓内固定。因为这是一种干骺端-骨干结合部畸形，所以通过在近端干骺端多平面置入的锁定螺钉和阻挡螺钉来控制结构稳定性，以防止畸形复发（图7.17e，f）。术后，患者的内侧膝痛减轻，可能是由于机械轴的矫正。6

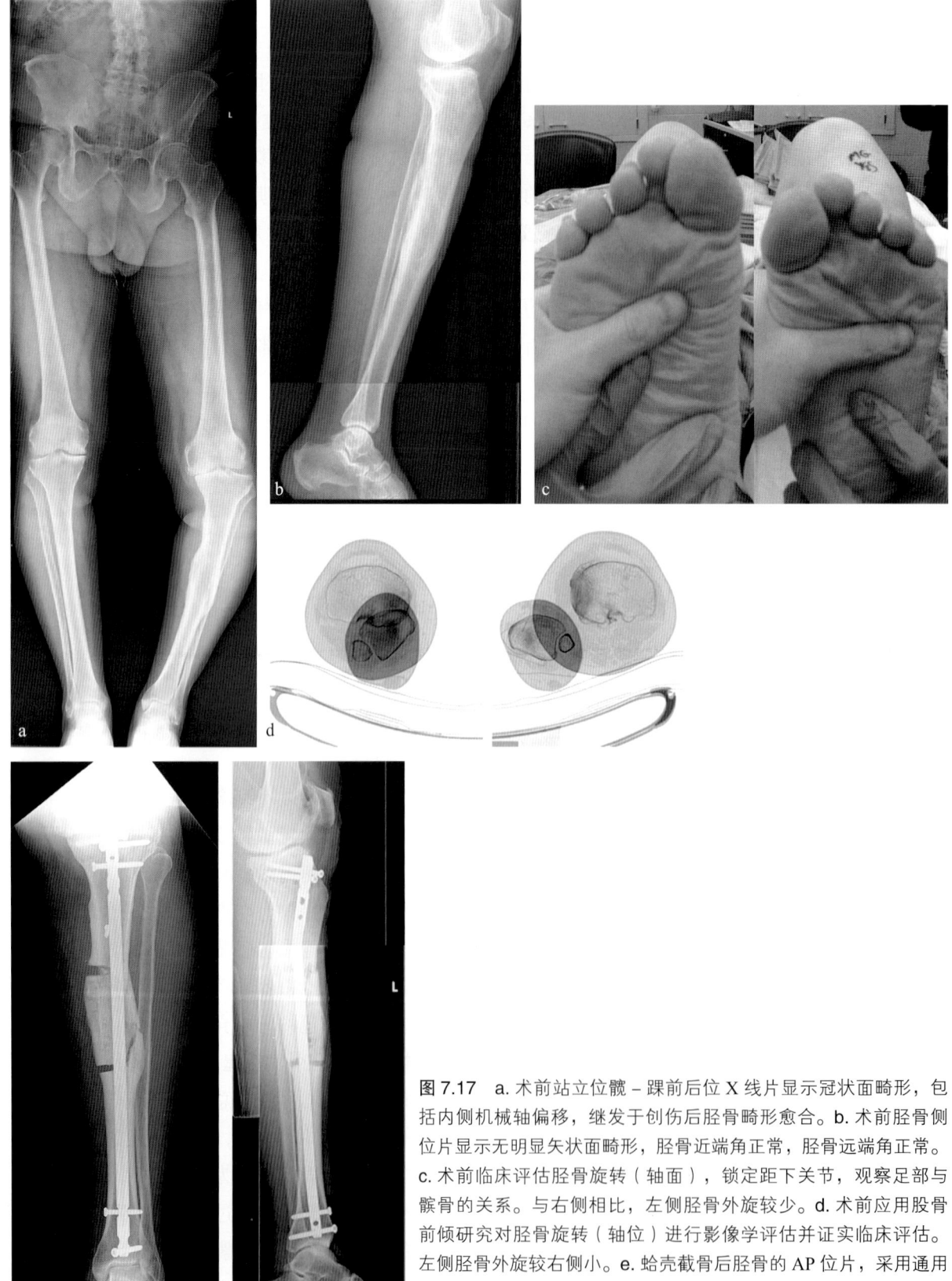

图7.17 a.术前站立位髋－踝前后位X线片显示冠状面畸形，包括内侧机械轴偏移，继发于创伤后胫骨畸形愈合。b.术前胫骨侧位片显示无明显矢状面畸形，胫骨近端角正常，胫骨远端角正常。c.术前临床评估胫骨旋转（轴面），锁定距下关节，观察足部与髌骨的关系。与右侧相比，左侧胫骨外旋较少。d.术前应用股骨前倾研究对胫骨旋转（轴位）进行影像学评估并证实临床评估。左侧胫骨外旋较右侧小。e.蛤壳截骨后胫骨的AP位片，采用通用牵开器矫正畸形，采用扩髓的静态锁定胫骨髓内棒和附加的锁定螺钉固定。f.蛤壳式截骨术后胫骨侧位片

个月后随访 X 线片显示畸形得到矫正并愈合。患者在等待第二阶段的治疗，包括髓内针取出和全膝关节置换术。

## 结 果

畸形愈合的治疗结果应由术前医生和患者一致的期望来确定。很少有大宗病例研究报告畸形矫正的结果。小样本的下肢畸形矫正研究支持精确的畸形矫正以及股骨、胫骨平台和胫骨干的愈合可使功能得到改善。这些研究支持使用髓内针、接骨板固定和环形外架进行畸形矫正和固定[51~55]。

## 并发症

畸形愈合治疗的并发症包括畸形的矫正不精确（不足或过度）、截骨部位的骨不连，以及术后神经麻痹。与骨折治疗相关的并发症包括术后感染、筋膜室综合征、血管损伤、术中损伤造成的神经麻痹和血栓栓塞性疾病。几乎任何情况都可能因手术而恶化，这必须在术前与患者清楚地讨论并获得知情同意。同时，要将畸形矫正手术的利弊和患者及家属解释清楚，某些并发症可能比原来的畸形更加难以处理。

---

**经 验**

- 手术成功的关键是确保术前医生和患者的期望是一致的。
- 术后畸形愈合通常有确切的危险因素，术前发现并纠正这些因素有助于手术获得成功。
- 术前应告知患者畸形的矫正可能暴露软组织挛缩，尤其是涉及延长时。
- 准确描述畸形是矫正的关键，使用标准平面进行评估是有帮助的。如果在正、侧位片上都发现了畸形，那么实际的畸形比在任一平面的 X 线片上测量到的都要大。
- 术前计划对于有效的畸形手术至关重要。
- 术后早期评估应确保不出现筋膜室综合征、血管损害以及与矫形相关的神经麻痹。

---

**要点与技巧**

- 如果可能的话，可与健侧肢体进行比较，有助于确保矫正是针对该患者的，而不是针对总体平均值。
- 获取高质量的 X 线影像必不可少，术前用于确定畸形特征、制订计划；术中也要拍摄，并要求采用相同的体位。
- 当临床评估与放射学检查结果不一致时，在考虑手术之前应查找可能遗漏的原因。
- 代谢性骨病检查能发现延迟愈合的潜在原因，这可能导致畸形愈合的发展。
- 畸形愈合清单（表 7.2）有助于在有限的时间内完成术前检查。
- 对既往手术进行可靠的分析，了解失败原因，有助于防止失败。
- 若可能，调整内置物的张力，对骨折处进行加压，有助于获得截骨愈合。

> **视 频**
>
> **视频 7.1　截骨矫正肱骨内翻畸形愈合**
> 视频演示了根据术前计划，采用闭合楔形截骨和锁定接骨板矫正肱骨内翻畸形愈合。
>
> **视频 7.2　股骨远端截骨治疗膝关节外翻对线不良**
> 视频演示了采用股骨远端截骨、锁定接骨板固定和磷酸钙楔形假体治疗膝关节外翻对线不良。
>
> **视频 7.3　胫骨高位截骨髓内接骨板固定**
> 视频演示了进行胫骨高位截骨后，采用新型的聚醚醚酮（PEEK）髓内接骨板进行固定，适用于较瘦的患者。

## 参考文献

1. Bolhofner BR, Finnegan M, Lundy DW. Nonunions and malunions. In: Schmidt AH, Teague DC, eds. Orthopaedic Knowledge Update: Trauma 4. Rosemont, IL: American Academy of Orthopaedic Surgeons; 2010:145–157
2. Hierholzer G, Hax PM. Indications for corrective osteotomy after malunited fractures. In: Hierholzer G, Muller KH, eds.Corrective Osteotomies of the Lower Extremity After Trauma. Berlin: Springer-Verlag; 1985: 9–28
3. Hierholzer G, Muller KH, eds. Corrective Osteotomies of the Lower Extremity After Trauma. Berlin: Springer-Verlag; 1985
4. Marti RK, van Heerwaarden RJ. Osteotomies for Posttraumatic Deformities. New York: Thieme AO Foundation Publishing; 2008
5. Milch H. Osteotomy of the Long Bones. Springfield, IL: Charles C. Thomas; 1947
6. Rüedi TP, Buckley RE, Moran CG. AO Principles of Fracture Management. New York: Thieme AO Foundation Publishing; 2007
7. Altman RD, Latta LL, Keer R, Renfree K, Hornicek FJ, Banovac K. Effect of nonsteroidal antiinflammatory drugs on fracture healing: a laboratory study in rats. J Orthop Trauma 1995;9:392–400
8. Cozen L. Does diabetes delay fracture healing? Clin Orthop Relat Res 1972; 82: 134–140
9. Dodds RA, Catterall A, Bitensky L, Chayen J. Effects on fracture healing of an antagonist of the vitamin K cycle. Calcif Tissue Int 1984; 36) : 233–238
10. Frymoyer JW. Fracture healing in rats treated with diphenylhydantoin (Dilantin) . J Trauma 1976;16: 368–370
11. Høgevold HE, Grøgaard B, Reikerås O. Effects of short-term treatment with corticosteroids and indomethacin on bone healing. A mechanical study of osteotomies in rats. Acta Orthop Scand 1992; 63: 607–611
12. Huddleston PM, Steckelberg JM, Hanssen AD, Rouse MS, Bolander ME, Patel R. Ciprofloxacin inhibition of experimental fracture healing. J Bone Joint Surg Am 2000;82:161–173
13. Stinchfield FE, Sankaran B, Samilson R. The effect of anticoagulant therapy on bone repair. J Bone Joint Surg Am 1956;38-A:270–282
14. Brinker MR, O'Connor DP, Monla YT, Earthman TP. Metabolic and endocrine abnormalities in patients with nonunions. J Orthop Trauma 2007; 21: 557–570
15. Castillo RC, Bosse MJ, MacKenzie EJ, Patterson BM; LEAP Study Group. Impact of smoking on fracture healing and risk of complications in limb-threatening open tibia fractures. J Orthop Trauma 2005; 19: 151–157
16. Nyquist F, Berglund M, Nilsson BE, Obrant KJ. Nature and healing of tibial shaft fractures in alcohol abusers. Alcohol Alcohol 1997; 32:91–95
17. Schmitz MA, Finnegan M, Natarajan R, Champine J. Effect of smoking on tibial shaft fracture healing. Clin Orthop Relat Res 1999;365:184–200
18. Meroni R, Beghi E, Beghi M, et al. Psychiatric disorders in patients suffering from an acute cerebrovascular accident or traumatic injury, and their effects on rehabilitation: an observational study. Eur J Phys Rehabil Med 2012
19. Gardner MJ, Evans JM, Dunbar RP. Failure of fracture plate fixation. J Am Acad Orthop Surg 2009;7:647–657
20. Maurice Mueller to Jeff Mast, personal communication, 1979. Jeff Mast to author, personal communication, 2004.

21. Paley D, Herzenberg JE. Principles of Deformity Correction. New York: Springer-Verlag; 2003
22. Mast JW, Jakob R, Ganz R. Planning and Reduction Techniques in Fracture Surgery. New York: Springer-Verlag; 1989
23. Delialioglu OM, Daglar B, Bayrakci K, Tasbas BA, Ceyhan E, Gunel U. Torsion, version, and rotation describe distinctly different phenomena. J Pediatr Orthop 2009;29:834
24. Tönnis D. Congenital Dysplasia and Dislocation of the Hip. Berlin: Springer-Verlag; 1984
25. Liodakis E, Doxastaki I, Chu K, et al. Reliability of the assessment of lower limb torsion using computed tomography: analysis of five different techniques. Skeletal Radiol 2012;41:305-311
26. Hernandez RJ, Tachdjian MO, Poznanski AK, Dias LS. CT determination of femoral torsion. AJR Am J Roentgenol 1981;137:97-101
27. Goutallier D, Van Driessche S, Manicom O, Sariali E, Bernageau J, Radier C. Influence of lower-limb torsion on long-term outcomes of tibial valgus osteotomy for medial compartment knee osteoarthritis. J Bone Joint Surg Am 2006;88:2439-2447
28. Ruwe PA, Gage JR, Ozonoff MB, DeLuca PA. Clinical determination of femoral anteversion. A comparison with established techniques. J Bone Joint Surg Am 1992;74:820-830
29. Bråten M, Terjesen T, Rossvoll I. Femoral anteversion in normal adults. Ultrasound measurements in 50 men and 50 women. Acta Orthop Scand 1992;63:29-32
30. Tönnis D, Heinecke A. Acetabular and femoral anteversion: relationship with osteoarthritis of the hip. J Bone Joint Surg Am 1999;81:1747-1770
31. Cibulka MT. Determination and significance of femoral neck anteversion. Phys Ther 2004;84:550-558
32. Staheli LT, Corbett M, Wyss C, King H. Lower-extremity rotational problems in children. Normal values to guide management. J Bone Joint Surg Am 1985;67:39-47
33. Kristiansen LP, Gunderson RB, Steen H, Reikerås O. The normal development of tibial torsion. Skeletal Radiol 2001;30:519-522
34. Buck FM, Guggenberger R, Koch PP, Pfirrmann CW. Femoral and tibial torsion measurements with 3D models based on low-dose biplanar radiographs in comparison with standard CT measurements. AJR Am J Roentgenol 2012;199:W607-12
35. Clementz BG. Tibial torsion measured in normal adults. Acta Orthop Scand 1988;59:441-442
36. Jakob RP, Haertel M, Stüssi E. Tibial torsion calculated by computerised tomography and compared to other methods of measurement. J Bone Joint Surg Br 1980;62-B:238-242
37. Le Damany P. La torsion du tibia, normal pathologique, experimentale. J l'Anat Physiol. 1909;45:598-615
38. Radler C, Kranzl A, Manner HM, Höglinger M, Ganger R, Grill F. Torsional profile versus gait analysis: consistency between the anatomic torsion and the resulting gait pattern in patients with rotational malalignment of the lower extremity. Gait Posture 2010;32:405-410
39. Brady RJ, Dean JB, Skinner TM, Gross MT. Limb length inequality: clinical implications for assessment and intervention. J Orthop. Sports Phys Ther 2003;33:221-234
40. Russell GV, Graves ML, Archdeacon MT, Barei DP, Brien GA Jr, Porter SE. The clamshell osteotomy: a new technique to correct complex diaphyseal malunions: surgical technique. J Bone Joint Surg Am 2010;92 (Suppl 1 Pt 2):158-175
41. Chao EY, Neluheni EV, Hsu RW, Paley D. Biomechanics of malalignment. Orthop Clin North Am 1994;25:379-386
42. Kettelkamp DB, Hillberry BM, Murrish DE, Heck DA. Degenerative arthritis of the knee secondary to fracture malunion. Clin Orthop Relat Res 1988;234:159-169
43. McKellop HA, Sigholm G, Redfern FC, Doyle B, Sarmiento A, Luck JV Sr. The effect of simulated fracture-angulations of the tibia on cartilage pressures in the knee joint. J Bone Joint Surg Am 1991;73:1382-1391
44. Puno RM, Vaughan JJ, Stetten ML, Johnson JR. Long-term effects of tibial angular malunion on the knee and ankle joints. J Orthop Trauma 1991;5:247-254
45. Tarr RR, Resnick CT, Wagner KS, Sarmiento A. Changes in tibiotalar joint contact areas following experimentally induced tibial angular deformities. Clin Orthop Relat Res 1985;199:72-80
46. Wu DD, Burr DB, Boyd RD, Radin EL. Bone and cartilage changes following experimental varus or valgus tibial angulation. J Orthop Res 1990;8:572-585
47. Milner SA, Davis TR, Muir KR, Greenwood DC, Doherty M. Longterm outcome after tibial shaft fracture: is malunion important? J Bone Joint Surg Am 2002;84-A:971-980

48. Ting AJ, Tarr RR, Sarmiento A, Wagner K, Resnick C. The role of subtalar motion and ankle contact pressure changes from angular deformities of the tibia. Foot Ankle 1987;7:290-299
49. Probe RA. Lower extremity angular malunion: evaluation and surgical correction. J Am Acad Orthop Surg 2003;11:302-311
50. Miranda MA, Moon MS. Treatment strategy for nonunions and malunions. In: Stannard JP, Schmidt AH, Kregor PJ, eds. Surgical Treatment of Orthopaedic Trauma. New York: Thieme; 2007: 77-100
51. Kerkhoffs GM, Rademakers MV, Altena M, Marti RK. Combined intraarticular and varus opening wedge osteotomy for lateral depression and valgus malunion of the proximal part of the tibia. Surgical technique. J Bone Joint Surg Am 2009; 91 (Suppl 2 Pt 1):101-115
52. Feldman DS, Shin SS, Madan S, Koval KJ. Correction of tibial malunion and nonunion with six-axis analysis deformity correction using the Taylor Spatial Frame. J Orthop Trauma 2003;17:549-554
53. Sanders R, Anglen JO, Mark JB. Oblique osteotomy for the correction of tibial malunion. J Bone Joint Surg Am 1995;77:240-246
54. Tall M, Ouedraogo I, Nd Kasse A, et al. Femur malunion treated with open osteotomy and intramedullary nailing in developing countries. Orthop Traumatol Surg Res 2012;98:784-787
55. Wu CC. Salvage of proximal tibial malunion or nonunion with the use of angled blade plate. Arch Orthop Trauma Surg 2006;126:82-87

# 8 老年患者骨折的治疗

著者：Matt L. Graves
译者：陈述　李旭　赵志钢

## 概　述

随着年龄的增长，更多的老年人会发生高/低能量创伤。活动量的增加也会导致这一年龄的人群会出现更严重的损伤。尽管对于老年人的定义还未达成共识，多数研究将65岁定义为老年线[1]。根据美国人口普查局的数据，在2010年，65岁以上的人口约占13%；预计到2050年，这一数字将会增长至20.7%。在2010年，65岁以上的人口总数约为4 000万人。预计在2050年，这一数字将为增长3倍，达到8 700万。人口增长最快的年龄段为85岁以上的人口，2010年约占人口总数的2%，到2050年，这一数字将会增至约5%[2]。

老年人面临着不同比例的骨折风险[3]。2000年，全球50岁以上人群中发生了约900万例骨质疏松性骨折，其中约160万为髋关节骨折，约170万为前臂骨折，约140万为椎体骨折[4]。女性终身遭受骨折的风险约为1/3，而男性则约为1/12[5]。一项基于医疗保险数据库的研究显示，1986~2005年，每年髋关节骨折案例平均发生率女性约为957/100 000，男性约为414/100 000[6]。

在一项对45岁以上人群的自主就医骨折案例的研究中，约12%为髋关节骨折，约19%为脊柱骨折，约69%为腕关节骨折[7]。髋部虽然不属于最常见的易碎性骨折好发部位，但髋部骨折因为其严重的致残性和致死性，得到了更多的研究。腕关节骨折为老年人最常见的骨折类别。有研究预测了65~69岁年龄段低能量桡骨远端骨折发生率：女性约为800/100 000，男性约为120/100 000[8]。对于80岁以上的人群，这一数据则增长到女性1 120/100 000，男性210/100 000。椎体缩性骨折目前尚未有被广泛接受的定义，多项研究的争论点在于椎体高度减小多少才可以定义为椎体压缩性骨折。对定义的争论也导致了对发病率统计的不同[7]。一项研究估计，将椎体压缩性骨折定义为椎体高度降低15%及15%以上，50岁以上女性椎体压缩性骨折的发生率约为26%[9]。

多数传统治疗方案是针对年轻患者的，而老年患者在很多方面与年轻人有差别。医护工作人员应当考虑这些特殊的特性与问题，如更高的死亡风险、生理的改变以及基础疾病的问题（合并疾病）[10]。

## 死亡率

死亡风险是骨科医生治疗老年患者需要考虑的一个重要因素，在此我们针对高/低能量创伤与相关死亡率进行讨论。

### 高能量创伤

老年患者因其更高的损伤严重程度评分（ISS），以及更低的Glasgow评分（GCS）、更大的输血需求以及体液复苏需求，因而面临更高的死亡风险[11]。

一项对100例65岁以上的老年创伤患者与100例年轻创伤患者的对照研究发现，在ISS评分相似的情况下，老年创伤患者死亡风险约为年轻对照组的 6 倍，65 岁及以上组的死亡率约为 17%，而对照组约为 3%[12]。除了死亡率增高外，老年人在医院和重症监护室（ICU）的住院时间更长，从而导致更多的医疗费用。与年轻人常见的更为严重的损伤机制相比，老年患者的损伤机制更多是简单跌倒或行人与机动车的交通事故[12]。其他研究也得出了类似结果，包括 Peter Giannoudis 等[10]对一家 I 级创伤中心的数据库进行的回顾性综述。他观察了 3 172 例 16 岁以上的患者，将这些患者被分为两组：低龄组（16~65 岁）和高龄组（>65 岁）。研究发现，相对较小的创伤是老年患者的重要损伤原因，老年患者的死亡率约为 42%，而年轻组约为 20%。同一研究还指出，75 岁以上患者的死亡率近 50%，这一结果进一步支持年龄是老年创伤患者死亡率重要的预测因素。

有研究在 7 798 例创伤患者中研究了合并症的影响，发现对于 ISS 和 GCS 相似的患者，有合并症者的死亡率较高：有合并症患者的死亡率为 9.2%，而无合并症患者的死亡率为 3.2%[13]。有 2 种或 2 种以上合并症者的死亡率继续增高：有 2 种合并症者的死亡率为 15.5%，有 3 种或 3 种以上合并症者的死亡率为 24.9%。合并症为肾脏疾病、恶性肿瘤和心脏疾病的患者群体的死亡率最高[13]。在一项对含 33 781 例老年患者的创伤数据库的调查中，报告的总死亡率约为 7.6%[14]。研究者还发现，65 岁以上患者年龄每增加 1 岁，创伤后死亡的概率增加约 6.8%。此外，相同的研究者也证实，当控制生命体征、损伤严重程度评分（GCS）和 Glasgow 评分（ISS）时，某些合并症对老年创伤患者的死亡率有显著影响。

值得注意的是，使用华法林对死亡率无影响。合并基础疾病会增加发生并发症的概率，并会导致老年创伤患者的早期和晚期死亡率增高[15]。

## 低能量创伤

低能量损伤是老年人的主要损伤机制。多数已发表的关于老年患者骨折后死亡率的数据与髋关节骨折相关。不幸的是，尽管麻醉和手术技术有所改善，但在过去 30 年中，髋关节骨折的死亡率基本保持不变。一项针对 2 660 例接受手术治疗的髋关节骨折患者的前瞻性观察研究发现，患者 30 天时死亡率约为 9%，90 天时约为 19%，12 个月时约为 30%[16]。其他研究表明，老年患者发生髋关节骨折后 1 年内的死亡率 ≥ 20%（表 8.1）[17, 18]；死亡风险在骨折后第一年最高[19]，2 年后有所降低，但从未降至基本水平[20]。髋关节骨折患者在初次住院期间的死亡率约为 4%[21]。骨折时的年龄是一个已知的重要风险因素。在一项包含 1 109 例髋关节骨折患者的前瞻性系列研究中，发现年龄每增加 1 岁，死亡风险增加约 4%[22]。另一项对 758 例髋关节骨折患者进行的类似的回顾性研究发现，年龄是死亡率的独立风险因素。在该研究中，60~69 岁患者伤后 1 年的死亡率约为 2.1%，70~79 岁患者约为 14.4%，80~89 岁患者约为 22.8%，90 岁及 90 岁以上患者约为 27.5%[19]。

在 60 岁及 60 岁以上的患者中，骨质疏松性骨折后的死亡率也增加，包括椎骨、骨盆、股骨远端、多处肋骨和肱骨近端骨折[23]。创伤性损伤导致的死亡率可能被低估，因为这些患者通常死于骨折并发症，最后记录的死亡原因往往是并发症而不是患者真正的死因——创伤[3]。

## 治疗环境

患者的院前分诊决定对患者最终的治疗结果有影响。分诊不足是常见现象，但对老年患者有害。原因被认为是老年患者在严重创伤时常不会表现低血压或心动过速。

表 8.1 已发表的髋关节骨折患者住院期间以及 1 年内死亡率数据

| 作者 | 时间 | 患者数量 | 住院死亡率（%） | 整体一年死亡率（%） |
| --- | --- | --- | --- | --- |
| White 等[113] | 1987 | 241 | NA | 22 |
| Keene 等[114] | 1993 | 1 000 | 15 | 33 |
| Aharonoff 等[115] | 1997 | 612 | 4 | 12.7 |
| Elliot 等[116] | 2003 | 1 780 | NA | 22 |
| Richmond 等[117] | 2003 | 836 | 2.7 | 11.5 |
| Wehren 等[118] | 2003 | 794 | NA | 18.9 |
| Roche 等[119] | 2005 | 2 448 | NA | 33 |
| Haentjens 等[120] | 2007 | 170 | 6.5 | 18.8 |
| Von Friesendorff 等[121] | 2008 | 163 | NA | 21 |
| Berry 等[122] | 2009 | 195 | NA | 39.5 |
| Bentler 等[123] | 2009 | 495 | 3 | 26 |

引自 Tscherne H, Gotzen L. Pathophysiology and classification of soft tissues associated with fractures. In Fractures with Soft Tissue Injuries. Berlin: Springer-Verlag; 1984.

对创伤系统的回顾发现，55 岁及 55 岁以上的患者分诊不足的发生率约为 71%[24]。根据生理、解剖和机制标准（见文本框）对患者进行分类，随后送往创伤中心由专门的创伤团队进行治疗。

在对老年创伤患者进行初步评估时，医生必须牢记，患者送医时生命体征正常并不能准确反映受伤的严重程度[15, 25]。原因有两个：药物治疗和合并症。例如，在血容量不足的情况下，β-受体阻滞剂可掩盖低血压和心动过速[26]。同样，许多老年人有基础高血压，因此老年创伤患者的血压正常可能意味着低血压[1]。对低能量创伤病例，医生必须小心，不可大幅降低老年创伤患者的血压，因为可能导致大脑、肾脏或其他器官系统的缺血性损伤。

由于分诊不足率较高，部分中心将老年作为激活创伤团队的标准之一。为了避免遗漏可能需要创伤医疗系统处理的患者，Meldon 等[27]建议将 55 岁作为考虑转运到创伤中心的标准之一，而 Demetriades 等[28]认为所有年龄超过 70

> **创伤患者分诊条件**
>
> - 生理条件
>   - 收缩压 <90 mmHg
>   - 呼吸频率 <10 次 / 分钟或者 >29 次 /min
>   - GCS 评分 <12 分
> - 解剖学与机制条件
>   - 超过全身体表 15% 的 Ⅱ～Ⅲ 级烧伤
>   - 瘫痪
>   - 自交通工具内弹出
>   - 手腕或足踝近端截肢
>   - 头部、颈部、胸部、腹部或腹股沟穿刺伤
>
> 引自 Phillips S, Rond PC 3rd, Kelly SM, Swartz PD. The failureof triage criteria to identify geriatric patients with trauma: resultsfrom the Florida Trauma Triage Study. J Trauma 1996;40:278-283.

岁的患者都需要创伤团队。在一项随访研究中，同一研究小组修改了需要激活创伤团队的标准之一，包括年龄 70 岁或 70 岁以上，还制订了

早期积极监测和血流动力学复苏的方案[29]。他们的报告显示，使用新方案后死亡率显著下降，从约53.8%降至约34.2%。

创伤救治中心在救治老年创伤患者方面明显优于社区医院的论断得到了文献的支持。Meldon等[27]对在单个郡县的创伤系统（Ⅰ级和Ⅱ级创伤中心和社区医院）中接受治疗的455例高龄（年龄≥80岁）创伤患者进行了回顾性分析，发现被送往Ⅱ级创伤中心的患者的死亡率（5.2%）低于被送往社区医院的患者（9.9%）。Ⅰ级创伤中心的死亡率较高（24%），但这些医院也比其他组收治了受伤更严重的患者，Ⅰ级创伤中心患者的平均ISS为13，而Ⅱ级创伤中心和社区医院的平均ISS分别为5和4。创伤中心（Ⅰ级和Ⅱ级）在ISS为21~45的严重损伤患者中也被证明比社区医院具有显著更高的生存率（56%：8%）。基于这些发现，作者建议如80岁以上的患者如果受伤严重或需要入院，转诊至创伤中心将使患者收益更多。

此外，Friedman等已证实，与接受常规治疗相比，接受特定老年骨折治疗措施的患者的疗效更佳。若干其他作者也发表了类似的研究结果[31~33]。

## 受伤机制

Richmond等进行了一项迄今为止最大和最全面的研究，检验了遭受严重创伤的老年患者的受伤机制和最终结果[34]。他们查询了严重创伤患者数据库，并排除了从站立高度跌倒后发生单侧髋关节骨折的病例。最终，在10年内共有38 707例65岁及65岁以上患者被纳入研究。关于受伤机制的研究结果如表8.2所示，结果证明，跌倒和机动车事故是最常见的受伤原因，这一结果得到了Champion等的类似研究的支持[35]（表8.3）。此外，作者发现，随着患者年龄的增长，跌倒成为最常见的受伤机制，在

表8.2　65岁以上患者受伤机制

| 跌倒 | 61.7% |
|---|---|
| 机动车事故 | 22.6% |
| 其他 | 9.4% |
| 行人 | 4.6% |
| 物体击伤 | 0.9% |
| 受到攻击 | 0.8% |

引自 Richmond TS, Kauder D, Strumpf N, Mere-dith T. Characteristics and outcomes of serious traumatic injury in older adults. J Am Geriatr Soc 2002;50:215-222.

表8.3　65岁以上患者受伤原因

| 跌倒 | 40.6% |
|---|---|
| 机动车事故 | 20.2% |
| 行人撞击 | 10% |
| 其他 | 7% |
| 枪击 | 5.5% |
| Stab wound | 2.6% |
| 摩托车事故 | 0.4% |
| 未知原因 | 0.3% |

引自 Champion HR, Copes WS, Buyer D, Flanagan ME, Bain L, Sacco WJ. Major trauma in geriatric patients. Am J Public Health 1989; 79: 1278-1282.

65~74岁组这一原因所占比例约为49.2%，上述85岁年龄组则约为81.1%[34]。如上所示，跌倒是美国65岁及65岁以上人群受伤的主要原因[7]。从站立高度或更低高度跌倒导致的骨折称为易碎性骨折[36]。易碎性骨折很常见：在50岁及50岁以上的人群中，约50%的女性和约25%的男性会发生骨质疏松相关骨折[7]。此外，医生还需要对虐待老人的现象有所了解，虐待老人的发生率估计约为32/1 000[37]。与虐待儿童不同，虐待老人没有特别相关的典型骨折类型。发现对事故的描述模棱两可或不一致，或描述受伤过程与送医检查结果不匹配时，应当怀疑是否存在虐待老人的情况。

普通人从站立高度跌倒通常为相对良性的事故，而老年人可能因此导致非常恶劣的结果[38]。老年人可能因低能量创伤而出现多发性损伤。导致老年人跌倒多发的原因有多种：年龄的增长伴随生理改变，包括视觉、听觉、本体感觉和前庭器官输入减少，同时合并反应时间缩短、步态不稳、力量和协调性丧失，均会导致跌倒的发生率增加。同时，以上情况可能还伴有心律失常和多种病因（包括多重用药）导致的体位性低血压[1]。痴呆也常与跌倒相关。

最后，重要的是不仅要考虑受伤机制，还要考虑患者受伤的原因。老年司机发生机动车事故的原因可能为良性因素（老年性耳聋、老花眼和痴呆）或更为隐匿性的原因（如短暂性脑缺血发作、卒中、心律失常或低血糖）。确定受伤的原因不仅会影响治疗方案的选择，也有助于预防未来受伤的可能。

因此，老年人遭受创伤的机制存在许多可能，跌倒最常见。然而，由于现代老年人仍然保持比较活跃的生活，由各类受伤机制所造成的创伤预计会持续增加[15]。

## 生理与合并症

老年人和年轻人之间有重要的生理差异。老年人的生理储备较少，代偿功能减弱，因此对创伤带来的额外压力应对不佳。在处理老年创伤患者时，应该意识到这类患者具有较低的生理耐受性和有限的生理储备[1]。患者的年龄并不一定等同于他们的生理年龄，基础疾病的存在会影响患者的生理年龄（**表 8.4**）。合并症往往会增加这类患者的处理难度，并且初次就诊时可能对此不了解。

心血管和呼吸系统的老化降低了患者应对缺氧和休克的能力[1]。老年人的心脏常会受冠状动脉疾病或充血性心力衰竭的影响，对血容量不足的适应较差。心率减慢加上低血容量导

**表 8.4** 老年患者常见合并症

| 心血管 | CAD, CHF, HTN, 周围血管疾病 |
| --- | --- |
| 肺 | 分流性心脏病，COPDD |
| 肾 | 肾功能下降 |
| 胃肠 | 营养不良 |
| 中枢神经系统 | 脑萎缩，痴呆，脑血管疾病 |
| 皮肤 | 皮下组织变薄 |
| 内分泌 | 糖尿病 |
| 肌肉骨骼 | 骨质疏松，之前置入骨科内置物 |

缩写：CAD，冠状动脉疾病；CHF，充血性心力衰竭；HTN，高血压；COPD，慢性阻塞性肺病

致心脏前负荷减少，最终造成心输出量减少，这反过来又会导致心肌缺血和心输出量的进一步减少。老年患者更有可能发生基线通气-灌注不匹配（肺分流），使其更容易发生缺氧。许多患者还患有慢性肺阻塞性疾病，会使围术期管理复杂化。

衰老会伴有肾功能减退和肌酐清除率的降低，由于肌肉质量的减少，血清肌酐值表现为假性正常。许多老年患者有慢性营养不良，可能会导致愈合和恢复异常。老年患者的硬脑膜与颅骨粘连，硬膜外腔会消失[1]。伴随年龄相关性脑萎缩的出现与发展，桥静脉更易受损。因此在老年人群中，硬膜外出血不太常见，硬膜下出血更常见。基础性颈椎关节炎增加了发生中央脊髓综合征的风险。老年患者的皮肤老化导致体温调节受损和皮下脂垫消失，后者会使发生严重脱套伤的可能性大增。糖尿病和外周血管疾病会使伤口愈合复杂化，容易发生感染和骨不连[3]。

肌肉萎缩（肌肉减少）和骨质疏松会影响整个肌肉骨骼系统，既使肢体的动能相对减少，也往往使其更容易发生严重损伤。老年人出现力量减弱、本体感觉和平衡下降时，其在平地上跌倒的风险增加。骨科内置物的存在，如

关节置换等，多会改变患者的骨折特征和治疗方案。

## 骨质疏松

骨质疏松是影响老年患者治疗的重要因素。骨质疏松症是一种以骨密度降低为特征的疾病，由骨形成和骨吸收失衡所致。骨质疏松症分为原发性或继发性。原发性骨质疏松症是与衰老相关的骨丢失。普通人的峰值骨密度出现在青年期（25~30岁），此后逐步下降。继发性骨质疏松症可由多种原因引起，包括钙、维生素D摄入不足，胃肠道吸收不良，代谢紊乱（甲状旁腺功能亢进、甲状腺功能减退或亢进、库欣综合征、肾脏病变），使用药物（抗惊厥药物、泼尼松）及性激素缺乏（雌激素缺乏、低睾酮水平）[39]。

许多导致骨质疏松的因素可以通过实验室检查或病史采集发现[39]。代谢性骨检查包括基础代谢检查（包括血清钙水平）、24小时尿钙测量、25-羟基维生素D水平以及促甲状腺激素和甲状旁腺激素水平。可根据病史和查体安排其他检查。易碎性骨折患者如果近期未做过双能X线吸收测定法（DXA）扫描，可以考虑增加此项检查。DXA扫描的适应证（可能因医疗保健系统而异）包括：

- 长期使用类固醇类药物；
- 早期手术绝经；
- 有骨折家族史的绝经后女性；
- 酗酒；
- 重度吸烟；
- BMI小于18.5。

对于所有易碎性骨折患者，均应补充钙和维生素D[39]，同时应尝试寻找骨受损的其他原因[39]。据估计，约33%的易碎性骨折患者有可确认的继发性骨质疏松原因。

骨质疏松症很常见。在50岁及50岁以上人群中，约45%的女性和15%的男性会受到骨质疏松影响[40, 41]。女性骨质疏松症的终生患病率为13%~18%，男性为3%~6%[42]。骨质疏松症的患病率随年龄增长而增加（表8.5），在85岁及85岁以上的人群中，女性和男性的骨质疏松症发病率分别约为48%和12%。在发生易碎性骨折的女性中，骨质疏松患病率约为30%[43]。在低风险患者（如男性和绝经前女性）中，该数字更高[44]。骨质疏松症的已知风险因素包括女性、多胎、BMI<18.5 $kg/m^2$、吸烟、过量饮酒、部分药物使用（见文本框）以及北欧或亚洲血统。

骨结构的改变可以解释为什么骨质疏松骨更易出现骨折。随着年龄的增长，皮质骨丢失，导致骨皮质变薄，同时长骨的髓腔直径增加。这两个过程同时发生，骨质疏松患者的骨骼直径整体增加。从生物力学角度来看，这有助于维持骨抗弯曲和抗扭转强度，但不足以抵消疾病造成的骨质量下降的影响[36]。骨髓成骨细胞的活性下降导致骨小梁变薄，使得即使较小的

表8.5 骨质疏松的发生率随年龄增加而增高

| 性别与年龄 | 发生率（每10万人） |
| --- | --- |
| 女性 | |
| 65~74岁 | 9 000 |
| 75~85岁 | 29 000 |
| >85岁 | 48 000 |
| 男性 | |
| 65~74岁 | 2 000 |
| 75~85岁 | 7 000 |
| >85岁 | 12 000 |

引自 Osteoporosis and bone health. In: Jacobs J, ed. The Burden of Musculoskeletal Diseases in the United States:Prevalence, Societal, and Economic Cost, 2nd ed. Rosemont, IL:American Academy of Orthopaedic Surgeons; 2011:103–127.

| 与骨质疏松相关的药物 |
| --- |
| · 抗癫痫药物<br>　· 苯妥英钠、苯巴比妥<br>· 化疗药物<br>· 免疫调节药物<br>　· 环孢素 A、他克莫司、甲氨蝶呤<br>· 质子泵抑制剂<br>　· 埃索美拉唑（耐信）、兰索拉唑（普托平）、奥美拉唑<br>· 含铝抗酸药<br>· 袢利尿剂<br>　· 呋塞米<br>· 芳香化酶抑制剂<br>　· 阿那曲唑<br>· 促性激素释放激素类似物<br>　· 亮丙瑞林<br>· 他莫昔芬<br>· 甲羟孕酮<br>· 糖皮质激素<br>　· 可的松、泼尼松<br>· 甲状腺激素过量<br>　· 左甲状腺素<br>· 噻唑烷二酮类<br>　· 吡格列酮（艾可拓）、罗格列酮（文迪雅）<br>· 肝素<br>· 锂<br>· 选择性 5- 羟色胺再吸收抑制剂<br>　· 艾司西酞普兰、氟西汀（百优解）、舍曲林（左洛复） |

引自 National Osteoporosis Foundation. http://www.nof.org/node/232.

骨创伤也容易发生骨折[36]。此外，骨结构的变化可能会导致低能量机制造成的骨折出现高能量骨折特征，治疗也更具挑战性[39]。

骨质疏松患者骨量减少，可导致骨折固定困难。骨质疏松骨内固定失败通常发生在骨 - 内置物界面，导致切出、骨折塌陷和接骨板拔出[41]。当骨 - 内置物界面传递的载荷超过骨质疏松骨的应变能力时，会发生内置物失败。基于使用 CT 评估骨密度的人胫骨抗拔出强度的尸体研究，Seebeck 等[45]证实骨皮质厚度和骨小梁的减少使得骨质疏松患者难以使用标准内置物来获得良好的咬合力[39]。因此，应优选能使内置物与骨的接触面积最大化的内置物，包括带锁定螺钉的内固定器械、直径较大的螺钉和双皮质螺钉[36]。事实上，锁定接骨板结构颠覆了易碎性骨折的手术治疗，使许多原本无法接受传统内置物进行治疗的骨折患者可以用桥接接骨板进行治疗[36,39]。相对于应力分散器械，这些患者更倾向于使用负重装置，如包括髓内钉以及与骨折块接触的接骨板和螺钉结构。除正确选择内置物外，主治医生应制订全面的术前计划并对骨折进行精准复位。

许多文献表明，骨科医生对于骨质疏松患者的转诊并不积极。在一项包含 1 162 例桡骨远端骨折的老年女性患者的研究中，只有约 24% 的患者接受了骨质疏松的诊断性评估或治疗[40]。矛盾的是，年龄较大的患者接受适当骨活性药物治疗的可能性显著降低[40]。尽管约 36.0% 的 55~59 岁患者接受了抗骨质疏松药物治疗，但在 80~84 岁的患者中，这一比例降至约 25.7%，85 岁及 85 岁以上的患者降至约 4.7%。一项类似的研究评估了 300 例 55 岁及 55 岁以上低能量股骨颈骨折患者的骨质疏松治疗情况，结果发现出院医嘱中的钙剂和抗骨吸收药物的剂量不足[42]：尽管约 19.3% 的患者获得了部分抗骨质疏松药物（雌激素、降钙素、双磷酸盐、雷洛昔芬）处方，约 13.3% 的患者接受了降钙素治疗，但仅约 6.0% 的患者接受了抗骨吸收药物治疗。

骨科医生通常是最先接诊易碎性骨折患者的人，他们应对患者进行初步评估、治疗，或转诊给合适的医护人员[3]。某医疗中心的报告显示，在成功组建一个由外科医生、住院医师、相关医疗照护人员、行政人员组成的专业项目团队后,该医疗中心对骨质疏松的诊断、治疗和转诊的成功率高达95%以上[46]。作为治疗骨质疏松症的一线药物,双磷酸盐类药物已被证明可降低骨折的发病率[3,47]。一项研究使用阿仑膦酸钠治疗3 658例骨质疏松女性患者3~4年,患者发生髋关节、腕部和椎体骨折的相对风险分别降低53%、30%和45%[48]。

## 骨折的二级预防

除了选择适当的手术外,骨科医生还应为患者补充钙和维生素D,以解决可能并存的维生素D缺乏,促进骨质疏松患者的骨折愈合。一项对代谢性骨病医院的954例患者的研究发现,73%~89%的患者维生素D水平低于正常水平(32 ng/mL或80 nmol/L);在髋关节骨折者中,这一数字为84%~96%[49]。当维生素D水平降至10 ng/mL(25 nmol/L)以下时,患者有继发甲状旁腺功能亢进的风险,并可通过改变钙和磷酸盐的稳态进一步促进骨代谢紊乱[50]。越来越多的证据表明,对所有易碎性骨折患者,都应采取相应措施补充维生素D,使其血浆水平达到正常水平[39]。有研究建议应将25-羟基-维生素D水平纠正至32 ng/mL以上,因为这是甲状旁腺激素(PTH)的正常水平[51]。

维生素D补充剂有两种形式——来源于植物和酵母的麦角钙化醇(维生素$D_2$),以及来源于动物和在皮肤中产生的胆钙化醇(维生素$D_3$)[39]。补充维生素D有多种方案。Bukata等[39]建议根据基准维生素D水平进行补充:对于水平低于10 ng/mL的患者,建议积极补充麦角钙化醇(维生素$D_2$),每周3次,每次50 000 IU,共8周;对于水平在10~20 ng/mL的患者,建议每周2次,每次50 000 IU,共8周;对于水平高于20~30 ng/mL的患者,建议使用50 000 IU每周1次,持续8周。补充后,建议患者每天服用2 000 IU胆钙化醇(维生素$D_3$),接下来患者会接受每天2 000 IU胆钙化醇,并加多种维生素或钙补充剂作为长期治疗。维生素D水平正常化和骨代谢的优化,会使患者发生易碎性骨折的风险降低。Bischoff-Ferrari等[52]最近对11项双盲、随机对照试验进行了荟萃分析,发现65岁及65岁以上患者每日补充大剂量(≥800 IU)维生素D可使发生髋关节骨折的风险降低约30%,发生非椎骨骨折的风险降低约14%。

预防跌倒是骨折二级预防的另一个重要因素。在老年患者中,跌倒是约90%的前臂、髋关节和骨盆骨折的原因[3]。跌倒的风险因素包括既往跌倒史、使用精神药物、认知或视力障碍、下肢关节炎或畸形、足部问题、平衡或步态异常、神经系统疾病和使用步行辅助装置[53,54]。降低跌倒风险的策略包括视力矫正、穿合适的鞋、停用过量的镇静药物和改变家庭环境[55]。改变家庭环境包括在整个家庭环境中提供良好的照明,降低床高,在硬地板上安装地毯,弃置小型地毯和厚地毯,并在卫生间安装扶手杆[56]。部分老年骨折中心已经开始向周围社区的患者提供预防跌倒的教育套装(视频8.1)。除上述预防跌倒的被动方法外,患者自己也可参与易碎性骨折的预防工作,参加一些运动项目,特别是那些注重动态平衡的项目如太极拳,已被证明可以降低老年患者跌倒的风险[57]。不幸的是,即使尽最大努力预防,易碎性骨折仍然会发生。当患者到医院就诊时,可以采取以下步骤提供合适的医疗服务。

## 术前管理

得益于药物和麻醉管理的发展,既往因为既存疾病而不能完成的手术现在也可以在不太健康的老年患者身上成功进行[3]。在进行术前评估时,确定既往病史、用药史和过敏史非常重要。围术期应继续使用β-受体阻滞剂以避免心动过速,并与相关医生讨论抗凝剂的管理。

通过口服维生素K或新鲜冷冻血浆逆转华法林，或在等待肝脏合成凝血因子的同时完成；患者被送往手术室前，国际标准化比值（INR）应≤1.5[39]。使用氯吡格雷（波立维）或其他血小板抑制剂的患者不应接受脊髓或硬膜外麻醉，但可以在全身麻醉下进行早期手术[39]。许多在放置药物洗脱支架后服用氯吡格雷的患者，停药会使支架内血栓形成的风险增加。因此，对服用氯吡格雷的患者，应与患者的心内科专家讨论进行手术的风险和获益。对新型抗凝剂如达比加群（泰毕全）和利伐沙班（拜瑞妥）也需要有类似的考虑，因为这些药物没有直接的逆转剂，需要1~2天才能从体内消除。老年患者应避免使用以下药物[30, 39]：

- 非甾体抗炎药（NSAID），会损害骨愈合和肾功能；
- 有中枢作用的抗组胺药物；
- 哌替啶；

### 老年人潜在不适用处方标准：以下药物不要开具

- 骨骼肌肉系统
  - 非甾体消炎药（NSAIDs），用于治疗既往有消化性溃疡病史但未使用 $H_2$- 受体拮抗剂、质子泵抑制剂或米索前列醇（胃肠道出血风险）的患者；
  - 中度至重度高血压或心力衰竭患者使用 NSAIDs（高血压或心力衰竭加重风险）；
  - 长期使用 NSAIDs（>3个月）缓解轻度骨关节炎的症状；
  - 华法林和 NSAIDs 合用（胃肠道出血风险）；
  - 慢性肾衰竭患者使用 NSAIDs；
  - 无别嘌醇禁忌证患者长期使用 NSAIDs 或秋水仙碱治疗痛风；
  - 对跌倒患者有不利影响的药物，包括苯二氮䓬类、神经阻滞剂、第一代抗组胺药、可导致持续性体位性低血压的血管扩张药，以及长期使用阿片类药物；
  - 痴呆患者长期使用阿片类药物，除非用于中度/重度慢性疼痛综合征或姑息治疗。
- 心血管系统
  - 袢利尿剂作为高血压的一线治疗单药（更安全的替代方案）；
  - 有痛风病史患者使用噻嗪类利尿剂（可能加重痛风）；
  - 慢性阻塞性肺疾病患者使用非选择性 β-受体阻滞剂（支气管痉挛风险）；
  - β-受体阻滞剂联合维拉帕米（心脏传导阻滞风险）；
  - 有消化性溃疡病史但未使用 $H_2$- 受体拮抗剂或质子泵抑制剂的患者使用阿司匹林（有胃肠道出血风险）；
  - 华法林用于初次发生非复杂性深静脉血栓，并且病程超过6个月；
  - 华法林用于首次发生无并发症的肺栓塞，并且持续时间超过12个月。
- 中枢神经系统
  - 三环类抗抑郁药（TCA）治疗痴呆（认知功能障碍恶化）；
  - 三环类抗抑郁药治疗心脏传导性异常患者（导致心律失常作用）；
  - 有长效代谢物的患者使用苯二氮䓬类药物（地西泮；镇静时间延长、意识模糊、平衡受损、跌倒风险）；
  - 长期（>1个月）使用精神安定剂或催眠药（意识模糊、低血压、锥体外系不良反应、跌倒）；
  - 长期（>1周）使用第一代抗组胺药（苯海拉明；镇静和发生抗胆碱能不良反应风险）。
- 其他
  - 洛哌丁胺治疗不明原因腹泻；
  - 雾化异丙托溴铵治疗青光眼；
  - β-受体阻滞剂用于糖尿病和频繁低血糖发作的患者（有掩盖低血糖发作的风险）；
  - 其他任何重复的药物类别处方［同时使用两种阿片类药物、NSAID、袢利尿剂、血管紧张素转换酶（ACE）抑制剂］。

- 多数止吐药物；
- 苯二氮䓬类药物；
- $H_2$（组胺）受体拮抗剂；
- 抗胆碱能药物。

美国老年协会支持使用STOPP（老年人潜在不适用处方筛选工具）标准（见信息框），以避免可能导致或导致老年患者紧急住院的药物不良事件[58]。由老年人不适用处方药物导致的部分不良事件包括跌倒（苯二氮䓬类、阿片类和精神安定药）、症状性体位性低血压（抗高血压药、利尿剂）、便秘（阿片类）、急性肾损伤（利尿剂）和胃炎/消化性溃疡病（非甾体类抗炎药）等[59]。

术前的医学评估和优化可使多数患者收益。医疗合作管理可缩短手术时间和住院时间。多数患者有合并症，并且术后发生并发症等的风险增加[30, 60]。更重要的是，合并症较多的患者已被证实面临更大的功能下降和死亡风险[19, 30]。一项758例髋关节骨折患者的前瞻性研究表明，以Charlson合并症评分≥4为标准，合并症程度最高的患者的1年死亡率约为30.8%，而合并症极少或无合并症的患者仅约为12.7%（Charlson评分为0~1）[19]。老年科医生经过专业培训，可以应对这些合并症并处理这些潜在的负面结果和并发症，有助于实现结果的最优化[30]。药物专家应协调这些老年患者的术前和术后整体医疗照护[30]。

骨科和老年病科的联合管理模式于20世纪50年代在英国发展起步，并在许多医疗中心得到了进一步完善，特点是在患者住院期间由老年病医生和骨科医生对患者进行联合管理，共同负责[30, 61]。此类模式已被证明可降低并发症发生率、再入院率、死亡率和护理成本，同时改善患者功能，提高患者能力水平和医护满意度[30]，合并髋关节骨折的住院死亡率为0.6%~5.8%[30]。在这种模式下（见信息框），内、外科专家每天面诊患者，给出必要医嘱，并与团队进行沟通（图8.1）。

内、外科医生之间的有效沟通有助于形成正确的治疗决策，并为医护提供了持续的学习机会[30]。由医疗保健专业人员组成的跨学科团队，包括社会工作者、护士领导和物理治疗师，应向患者和接诊医生提供支持。

---

**老年骨折患者的诊疗原则**

- 手术固定可让多数损伤者获益；
- 手术越早，发生医源性疾病的风险越低；
- 联合管理和频繁沟通可以帮助将医源性问题最小化；
- 标准化流程可以减少不必要的意外情况；
- 入院时即需计划患者的出院日程。

---

来自纽约罗切斯特的一项研究报告了在实行联合老年骨折中心项目后的成功结果：在对195例于12个月内接受治疗的患者进行的前瞻性研究中，Friedman等[30]发现平均住院时间为4.6天，短于预期的住院时间5.2天，而全市其他医院平均住院日8.0天；院内死亡率为1.5%，与同一机构3.6%的预期死亡率和同一城市其他医院2.6%的死亡率相比也有优势；同样，观察到的30天再入院率（9.7%）远低于预期（19.4%）。在同一组的随访研究中，包括4年间的758例患者，发现1年总死亡率为21.2%（12.8%居家，23.7%生活需要辅助，30.7%住在专业护理机构）[19]。

总体而言，与单纯由骨科医生负责患者管理的传统模式相比，联合治疗模式降低了短期死亡率和并发症发生率并提高了1年生存率[61, 62]。然而，实施这样的计划需要医生团队的巨大努力、强有力的领导以及行政支持，以持续监测和改进管理模式。同时，我们也需要更多的研究来评估该模型的成本效益和长期结果，以及其对小型医院的适用性。据称，为了获取足够的专业能力来管理这类患者，每年每名医生至

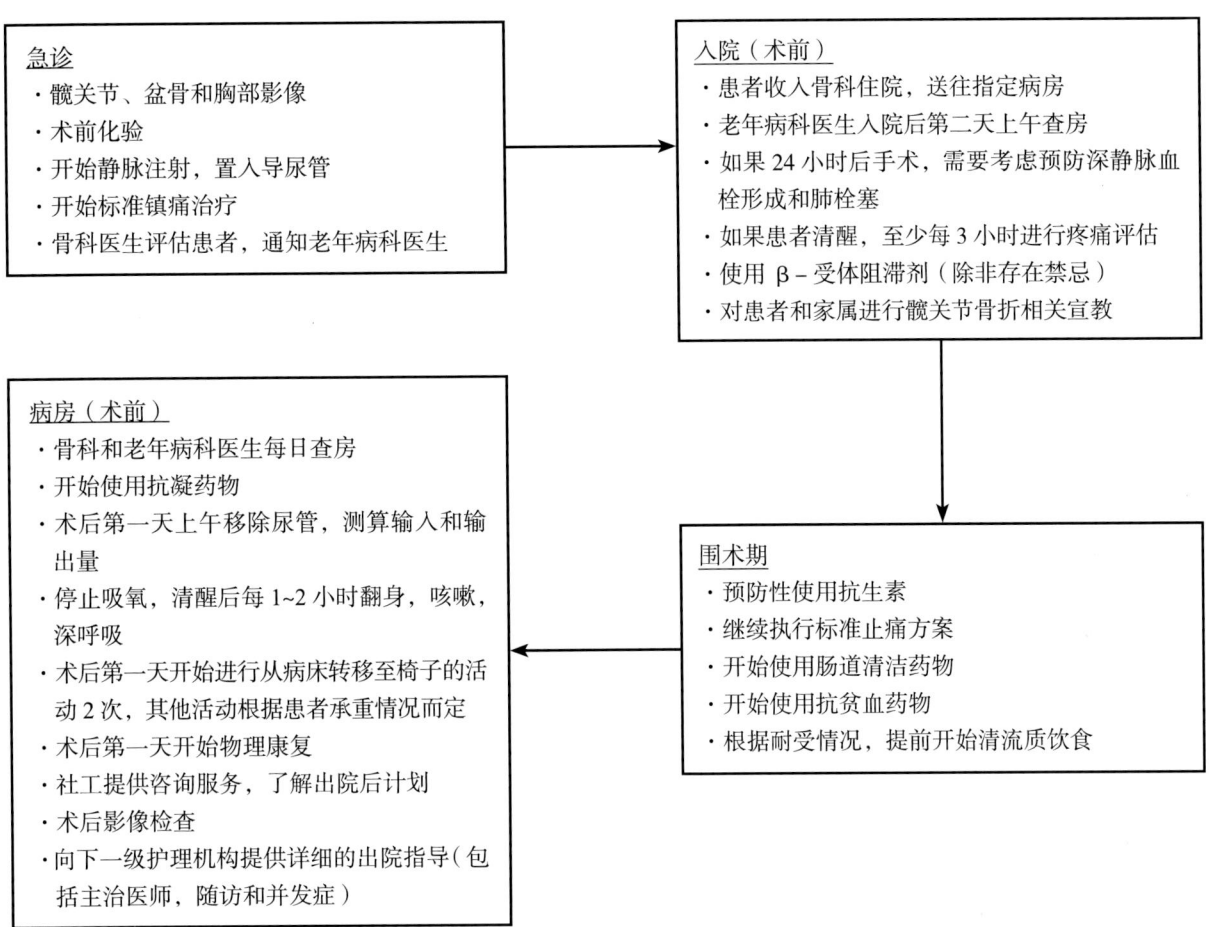

图 8.1 通过联合管理模式管理老年髋关节患者范例流程。DVT，深静脉血栓形成；PE，肺栓塞（引自 Friedman SM, Mendelson DA, Kates SL, McCann RM. Geriatric co-management of proximal femur fractures:total quality management and protocol-driven care resultin better outcomes for a frail patient population. J Am Geriatr Soc2008; 56: 1349-1356.）

少需要约 100 例患者[63]。

## 心内科会诊需求

患者是否需要咨询心内科医生，应由老年科医生或住院医生决定。美国心脏协会和美国心脏病学会已经发表了在围术期获得心内科会诊的具体指南[64]。心内科会诊的 4 种推荐适应证为急性心肌缺血［心肌梗死（MI）］、失代偿性充血性心力衰竭、重度心脏瓣膜病和新发心律失常。无明显后遗症的既往 MI 无须寻求心脏病学咨询。不建议进行常规心内科会诊和常规超声心动图检查，因无相关采取此类措施证据可改善患者结局。

## 体液管理

患者入院时几乎都会存在脱水的情况，因此立即用生理盐水补液并补充红细胞可将麻醉诱导后发生低血压的风险降至最低[39]。多重用药在这些患者中很常见，有害或不需要的药物可在咨询医生后暂停使用[39]。

## 麻醉考虑

麻醉师对老年患者的熟悉度对于确保安全有效的麻醉给药和护理非常重要。美国麻醉医师协会手术风险分类标准可用于评估由合并症导致的术前风险[3]。在处理老年患者时，麻醉医师必须考虑此类患者出现吸入性肺炎的重大风险，他们不能耐受过低的血压。多数骨科手术可在局部或全身麻醉下进行。研究显示，在脊髓麻醉或全身麻醉下进行髋关节骨折手术，在短期、长期死亡率或功能恢复方面并无差异[65, 66]。使用最小镇定量的脊髓麻醉剂可降低谵妄的发生率[67]。

## 手术时机

对于情况稳定的患者，应尽快针对易碎性骨折进行手术。尽早手术可以最大限度地缩短患者卧床时间，进而降低发生静脉血栓栓塞、皮肤破损、肺失代偿、谵妄和感染的风险[30]。此外，推迟手术已被证明会影响患者的死亡率。对18 209例接受髋关节骨折手术治疗的医疗保险患者进行回顾性分析，结果显示手术延迟超过48小时会造成30天死亡率增加约17%[68]。在已发表的老年骨折护理模式中，作者建议应将手术病例视为紧急而非特别紧急，并且应在对患者进行优化后立即手术[30]。在此研究小组随后的出版文献中，患者从入院到手术的平均时间不足24小时[19]。另一种加快护理的方法是将患者直接从养老院或辅助生活中心收入院，这可以消除在急诊室的延误，并可能缩短手术时间[30]。其他作者也发现，对老年患者骨折实施标准化临床路径管理可缩短住院时间，降低住院率和1年死亡率[69]。

## 骨科管理

术前必须考虑患者的功能状态和生活情况。生活功能有限的患者术后疗效更差。患者的功能状态对内置物选择也有指导意义。主治医生应告知患者家属对术后生活功能的合理预期。患者的病史和认知史很重要，因为其对手术选择和康复也有影响[3]。例如，健康的、可活动的70岁老人可能因股骨颈骨折而接受全髋关节置换术，而患有晚期心肺疾病、痴呆的80岁疗养院患者可能更适合接受半髋关节置换术。考虑到与患者护理相关的多种因素和决策的复杂性，应由外科医生在与患者、家属和其他医护人员进行知情讨论后提出治疗建议（**表 8.6**）。本章随后的内容将进行更详细地讨论。一般而论，早期固定和早期活动可减少长期制动相关的并发症。但是，在处理受伤的老年患者时存在例外，具体内容见后。

## 骨科伤害控制

即便在20世纪中叶，确定性骨折的早期固定并不常见，因为医生认为多发伤患者状态不够稳定，无法承受手术[70]。由于没有先进的化验检查和ICU监测设备，当时仅能根据临床表现对患者承受手术的能力进行评估。20世纪80年代这一情况发生了改变，并出现了早期全面护理（ETC），因为当时认为多发伤患者太不稳定，需要对骨折进行固定。这种方法通常需要在就诊后24小时内进行骨折管理。ETC的若干优势受到吹捧，包括减轻疼痛、患者早期活动和减少栓塞并发症[70]。然而，由于高ISS患者接受ETC会出现不可接受的多种并发症，ETC适用于所有患者的论点受到了质疑。

表 8.6　骨质疏松性骨折的管理建议

| 特征 | 选择 | 备注 |
| --- | --- | --- |
| **股骨颈** | | |
| 非移位 | ・3 枚空心钉<br>・带防旋针的滑动髋螺钉 | ・允许负重时发生嵌插,以稳定骨折,预计会出现一定程度的短缩 |
| 移位 | ・半髋或全髋关节置换术 | ・生理上较为年轻、活跃、无痴呆的患者是较好的全髋关节置换术候选者<br>・生理上年龄较大、需求较低的患者和所有痴呆患者均应接受半髋关节置换术<br>・对采用骨水泥型还是压配式股骨柄仍存在争议。有少量证据表明骨水泥型股骨柄效果稍佳 |
| **经转子** | | |
| 稳定 | ・滑动髋螺钉 | ・保持顶尖距 <27 mm 有助于防止切出<br>・将内置物定位于股骨头中心,避免失败 |
| 不稳定 * | ・转子入路髓内钉 | ・推荐使用长髓内钉治疗股骨转子下骨折<br>・接骨板会导致机械性损伤和骨不连发生率增加 |
| **股骨远端** | | |
| | ・95°角髁刀片接骨板 | ・价格低,容错性差,因此需要一定的操作经验 |
| | ・股骨远端锁定接骨板 | ・可以经皮放置,但价格昂贵且需要术中透视 |
| | ・逆行髓内钉 | ・属于远端有限固定。如果全膝关节假体有开口箱,可用于假体周围骨折。价格昂贵,需要术中透视 |
| **肱骨近端** | | |
| 简单轻微移位 | ・非手术治疗 | ・多数情况下患者对治疗结果满意,但是影像学表现并非完美 |
| 简单移位 | ・锁定接骨板 | ・缺乏内侧支撑可能导致内翻塌陷和螺钉穿透肱骨头。术中需行透视,并发症发生率高 |
| 三/四部分 | ・传统或反向全肩关节成形术 | ・功能恢复水平不一致,反向全肩关节置换术的长期效果有限 |
| **椎体压缩骨折** | | |
| | ・非手术治疗 | ・需要 1~2 个月的疼痛控制、活动调整和支具辅助 |
| | ・后凸成形术或使用骨水泥的椎体成形术 | ・有研究显示伤后一年的效果与非手术治疗无差异 |

引自 Bukata SV, Kates SL, O'Keefe RJ. Short-term and long-term orthopaedic issues in patients with fragility fractures. Clin OrthopRelat Res 2011; 469: 2225-2236.

*反斜形,转子下延伸,侧壁粉碎,后内侧骨皮质缺失

20世纪90年代，对损伤严重的患者，根据损伤控制骨科（DCO）的原则进行治疗开始变得常见。DCO对骨折采用临时措施进行治疗，如使用外固定架，待患者情况稳定后再进行最终的确定性固定（图8.2）。采用DCO原则时，应尽可能避免持续时间超过6小时的手术和损伤后第2~4天的大手术[70]。

DCO原则适用于情况不稳定的创伤患者[71]。有证据表明，DCO可减少致死性低体温、酸中毒和凝血三联征的发生，还可控制进展性全身炎症反应[71]。研究表明，采用DCO原则进行治疗的患者的死亡率为1.8%~7.2%[71]。

与年轻患者相比，DCO原则更适用于老年患者，因为它减少了成人呼吸窘迫综合征（ARDS）和多器官功能障碍等的发生，降低了总体死亡率[1]，同时改善了疗效。不幸的是，有关在老年患者中采用DCO原则进行治疗的研究很少。基于DCO原则的患者管理需要根据年老体弱患者承受单次手术的能力进行调整，因为外固定器可能从骨质疏松骨中切出。某些情况下，对于情况稳定的患者，首选确定性固定。对采用DCO原则治疗老年患者，需要更多的研究来进一步探讨其收益和风险。

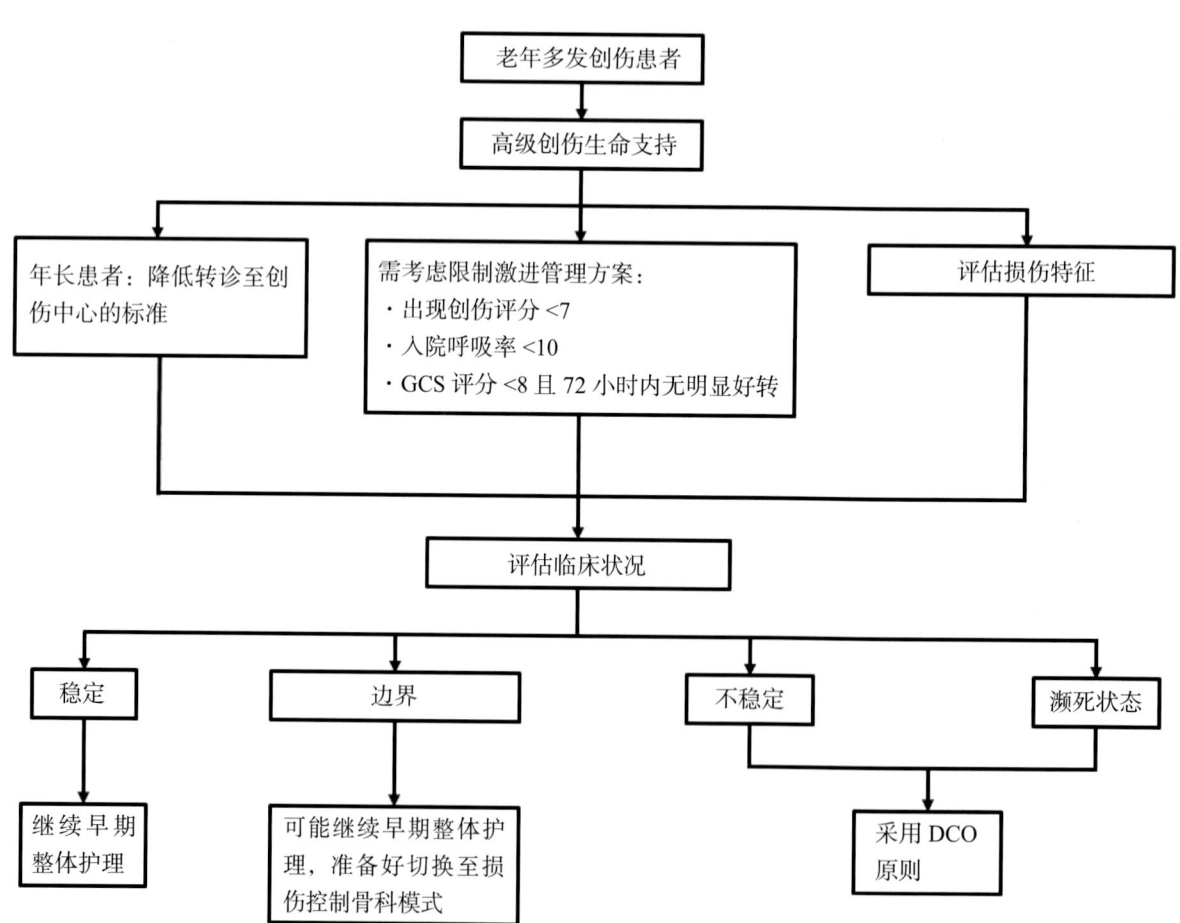

图8.2 老年多发创伤患者初始处理的基本逻辑。AIS，简明损伤量表；ATLS，高级创伤生命支持；DCO，损伤控制骨科；ETC，早期整体护理；GCS，格拉斯哥昏迷量表；ITU，重症创伤病房（引自 Dimitriou R, Calori G, Giannoudis P. Polytrauma in the elderly:specific considerations and current concepts of management. Eur JTrauma Emerg Surg 2011;37:539–548.）

## 早期全面护理

对于接受早期全面护理（ETC）的稳定患者，初次手术为确定性骨折治疗。老年人长骨骨折的治疗方案可能因存在内置物或假体、关节炎、骨密度降低、软组织质量差、特定康复条件和手术干预延迟而复杂化，甚至出现方案变动[3]。骨质减少（骨质疏松）的存在会造成螺钉把持力降低，增加了螺钉脱出和后期固定失败的风险[3]。

指导骨质疏松性骨折患者治疗的4个基本AO原则，是对骨折部位加压以提高稳定性，功能性骨折修复，在较长区域用夹板固定骨折以及在需要时使用材料提高骨强度[39]。

在骨质减少的骨有时候很难获得稳定固定，会严重影响术后患者的早期活动范围和负重，而后者有助于患者术后功能恢复。骨量减少会导致螺钉把持力差，螺钉脱出风险增加，最终造成内固定失败[3]。在一项使用滑动髋螺钉治疗转子间髋关节骨折的研究中，发现具有不稳定骨折模式的骨质疏松患者的内固定失败率约为53%，而具有正常骨密度的类似骨折患者的失败率为14%[72]。另一项回顾性研究观察了139例髋关节经股骨颈骨折的队列，发现空心螺钉修复失败的4个潜在生物力学风险因素：骨质疏松、粉碎性骨折、特定骨折角度和骨折节段。其中，只有骨质疏松症患者有固定失败的风险，需要在首次手术后12个月内进行额外手术[73]。

## 关节周围骨折

关节周围骨折的治疗目标是重建关节面和具有足够稳定性的机械轴，以恢复原先的活动范围。与这些骨折相关的风险包括延迟愈合、骨不连、固定丧失和骨坏死。与年轻的关节周围骨折患者相比，老年患者的最终治疗效果差异较大。在对40例采用接骨板固定治疗的50岁及50岁以上胫骨平台骨折患者的回顾性综述中，73%的患者对最终结果不满意，不同Schatzker或AO分类骨折之间的满意度无显著差异[74]。对接受踝关节内固定的72例年龄在70岁或70岁以上的患者进行回顾，发现发生伤口边缘坏死和延迟愈合的风险约为9%；85%的患者恢复了受伤前的活动能力和生活状态，从手术明显受益[75]。随着锁定接骨板的广泛应用，切开复位接骨板螺钉内固定（ORIF）成为了老年关节周围骨折的主要治疗方法。

对某些骨折可考虑行一期假体置换[39]，如股骨颈骨折、肱骨近端骨折和肘关节移位粉碎性骨折。在过去十年中，对体力需求较低的移位性肱骨远端骨折老年患者进行全肘关节置换手术获得了越来越多的认可。关于10例患者的研究显示了较高的患者满意度，术后平均活动范围24°~125°[76]。一篇对不适合进行内固定的49例全肘关节手术的大样本综述，发现术后平均活动范围为24°~131°，并发症发生率约为29%；10例需要再次手术，其中5例为翻修术[77]。对考虑此项手术的患者，应该告知术后长期有5磅举重限制，全肘关节置换术后翻修的概率高于全髋或全膝关节置换术。对股骨远端骨折的初次假体置换研究相对较少，其在治疗此种模式骨折中的作用尚未明确。骨折的解剖结构以及相关的骨骼韧带支持缺失，需要使用肿瘤假体或组配式限制型内置物，使得这种治疗方法难度大、成本高[3]。这种方法已被用于治疗股骨远端骨折的并发症，包括假体脱位和松动，在被更广泛地接受之前，需要对其适应证和技术进行更多的研究。

合并关节炎的关节内骨折也可以通过初次假体置换进行治疗。初次全髋关节置换术（THA）或半髋关节置换术适用于某些老年股骨颈骨折患者，具体选择取决于患者的情况。如果患者有活动功能，可以步行，便可考虑THA；如果患者有认知功能障碍或多种合并症，半髋关节置换术可能是最佳选择。对连续126例因急性股骨颈骨折接受THA治疗的患者进行研究，中位随访时长约为8.8年，Lee等[78]发现患者5年生存率为95%，20年生存率为84%。近乎所有（99%）患者在术后1年随访时几乎没有疼痛。手术并发症发生率约为17%，包括13例髋关节脱位（研究人群的10%）。作者由此得出结论，尽管THA的脱位率高于半髋关节置换术，但THA提供了良好的临床结果和长期存活率。在另一项对采用THA治疗股骨颈骨折的长期（13年）随访研究中，290例患者随机接受滑动髋螺钉内固定、半髋关节置换术或THA[79]。结果发现，THA组的翻修率最低，约为7%，而滑动髋螺钉组和半髋关节置换组分别约为33%和24%；THA患者的脱位率高于半髋关节置换术（20%：13%）。在所有组中，THA患者的疼痛最轻，活动量最大。这些研究表明，活跃的股骨颈骨折老年患者可从THA获益更多。

肱骨近端粉碎性骨折也可采用关节成形术治疗。通常，这些老年患者可有肩袖撕裂性关节病，或伴有肩袖撕裂。在这种情况下，反向全肩关节成形术可能更适用。一项研究报告称，与半关节成形术相比，全关节成形术的结局更容易预测，并且可以持续保持更多的前路抬高（91°），而半关节成形术为60°[80]。其他研究也得出了类似的结论，报告的并发症发生率为10%~28%[81, 82]。在解释此类文献时必须谨慎，因为反向全肩关节置换技术相对较新，关于其中长期效果以及翻修率的可用信息很少。

## 假体周围骨折

关节置换后发生假体周围骨折并不常见，但治疗具有挑战性。在一项对108 595例关节成形术的研究中，Meek等[83]发现5年假体周围骨折发生率如下：初次THA后约为0.9%，翻修THA后约为4.2%，初次全膝关节置换术（TKA）后约为0.6%，翻修TKA后约为1.7%。根据Mayo医学中心关节登记系统的数据，23 980例初次THA后假体周围骨折的发生率约为1.1%；而在6 349例翻修THA中，这一数字增加至约4%[84]。关节置换周围骨折的风险因素有女性、70岁以上、骨量减少、假体对线不良和既往翻修手术。这些骨折的并发症很常见，包括骨不连、畸形愈合、内置物松动和感染。这些并发症被认为是由初始关节置换导致的骨内膜血供丧失，以及与骨折和之后的手术相关的骨膜血供丧失引起的[3]。

假体周围骨折的治疗重点是早期活动、保留肢体机械轴以及内置物与骨水泥连接处的稳定性[3]。如果采用非手术治疗，这些骨折可能愈合但会出现机械轴对线不良。手术治疗的挑战包括既存假体、骨水泥鞘以及内置物周围骨质丢失[3]。

对THA后股骨假体周围骨折，外科医生需要确定股骨柄是否稳定；若稳定，则可行切开复位内固定。固定方案包括接骨板结合单/双皮质螺钉、环扎钢丝或同种异体皮质支撑[3]。如有松动，建议使用假体柄延伸超过骨折处至少2个股骨直径的长柄假体进行翻修[85]。

对TKA后的股骨假体远端周围骨折，如果内置物为开箱设计，可以选择逆行股骨髓内钉固定，主要优点包括切口小和骨折周围软组织剥离少，保留了相关重要血供。接受逆行股骨髓内钉治疗的患者，2~3个月后可恢复负重。关于7例此类患者的系列报道未记录并发症；除1例患者外，所有患者均实现了大于90°的膝关节屈曲[86]。无开箱设计的假体需要使用锁定接骨板或直接骨板行ORIF。

## 手术时机

关于骨折延迟固定的不利影响的证据多来自关于髋关节骨折的文献[15]。在一项对2 660

例髋关节骨折的前瞻性研究中，研究者发现因急性内科合并症而延迟手术的患者，30天死亡的风险约为其他患者的2.5倍[16]。此外，还发现无急性内科合并症的患者，手术延迟长达4天不会增加髋关节骨折相关的发病率或死亡率。作者不主张这样的延迟，但是当手术资源不足时，短暂的延迟不会增加患者的相关风险。另一组作者发现，髋关节骨折的延迟手术治疗不仅会增加死亡率，还会增加感染率、住院时间和总医疗费用[87]。24小时内接受治疗的患者发生感染性并发症的概率约为27%，而手术延迟超过72小时的患者约为81%；非感染性并发症数据分别约为7%和63%；入院后72小时后接受治疗的患者住院时间增加了7天。

在对一个医疗中心的367例患者的前瞻性研究中，267例（73%）在入院后2天内接受了手术。作者发现，在该时间范围内接受治疗的患者，1年时的死亡率是2天以后接受手术治疗患者的一半[88]。另一项研究发现，与延迟手术患者相比，入院24小时内接受手术治疗的相对健康的患者（有一种或两种合并症的患者）的1年死亡率有所降低。有3种或3种以上既存疾病者，如果在24小时内治疗，实际上死亡率反而会增高[89]。因此，在老年髋关节骨折患者的治疗中，在术前优化和手术管理之间获得平衡是很重要的。尽管在伤后第一年面临死亡风险增加，但伤后存活1年的老年股骨近端骨折患者（75岁以上）随后的存活率接近正常人群[38]。

## 内置物

在处理老年患者时，骨科医生可以选择任何内置物。之前对骨质减少患者，选择的内置物是髓内器械，与接骨板相比，不太可能因机械疲劳而失效，因为其定位更接近骨的机械轴[3]。骨折块间存在间隙时，传统的接骨板和螺钉结构作为承重器械将发挥作用。尽管理论上当骨折块接触时这些结构可以分担载荷，但骨质疏松骨通常不能分担这种载荷，在计划手术固定和确定术后负重状态时必须牢记这一点。这些结构依赖骨与螺钉的稳定连接，受骨密度影响最大。骨质减少的老年患者易因螺钉拔出而失败。锁定接骨板和螺钉结构发生拔出的可能性非常低，因为这在每枚锁定螺钉同时拔出时才会发生。锁定接骨板的引入为老年患者的治疗带来了更佳的选择，因为这些接骨板能够在骨质疏松骨中实现更牢固的骨折固定。微创接骨板接骨术（MIPO）是治疗骨折的又一新发展[36]。由于传统接骨术需要剥离骨膜，存在骨失活以及对周围软组织干扰的问题，这也导致了小切口肌下接骨板技术的出现。一项尸体研究证实，MIPO对股骨远端血供的破坏程度低于传统接骨板接骨术[90]。熟知所有老年骨折治疗内置物，将提升患者的治疗效果。

## 其他考虑

在处理发生骨折的老年患者时，有若干因素需要考虑。在某些骨结构较差、骨折严重的情况下，需要进行加强固定。骨质疏松骨的加固技术包括使用聚甲基丙烯酸甲酯（PMMA）或钙骨水泥[3, 39, 91]。现有骨水泥均未获得美国食品药品监督管理局（FDA）的批准用作固定增强剂[36]。除此之外，目前在骨科领域没有加固的标准技术。

## 软组织

对老年患者进行手术时应考虑其软组织的状态。与年轻患者相比，老年患者的皮肤更为脆弱，对手术的伤害承受能力更低[3]。对存在严重肌肉萎缩和皮肤较薄的患者使用接骨板和螺钉，可能导致有症状的内置物突出，骨折愈合后很可能需要取出内置物[3]。骨折部位或附近有压疮时，需要改变手术入路；活动性感染且未经治疗者可能需要推迟手术治疗[3]。如果患者无法活动，应注意避免对压疮易发部位施压，严格遵循每2小时翻身一次，将有助于避免发生压疮。

### 后期护理

对于老年髋关节骨折患者，多数情况下应选择允许负重的治疗方案。老年人一旦行走时出现一侧肢体负重受限，整个活动便会变得很困难。对于存在认知障碍的老年患者，则几乎不需要遵守这种限制。

### 非手术治疗

在绝大多数患者中，即使是无法行走的患者，也需要对髋关节骨折进行手术干预，因为手术治疗可以解决或缓解患者的疼痛问题[30]。只有对那些预期寿命极其有限的髋关节骨折患者，才应进行非手术治疗，但必须在医护人员和患者进行充分沟通后决定。在治疗老年骨折患者时需要考虑众多因素，值得与患者和家属讨论，以便在充分沟通的基础上确定治疗方案。在考虑对老年患者的上肢骨折进行手术治疗时，需要重要考虑的一点是，最近的若干研究已经证明肱骨近端和桡骨远端骨折的手术和非手术治疗的效果相同[92~96]。因此，应根据患者的具体情况来确定治疗方案。

## 并发症和不良反应

应尽量避免老年创伤患者在治疗过程中发生并发症，以及对治疗效果产生负面影响（**表8.8**）。通过对创伤数据库的研究发现，发生并发症的风险因素包括合并症、损伤、更多的损伤和更高的ISS数值[34]。此外，并发症显著增加了老年创伤患者的死亡概率。由于发现并发症会使死亡率增高，并且合并症与并发症发生率相关，作者建议应高度重视合并症的识别和综合管理，对这些情况及时进行治疗，可能有助于降低并发症发生率[34]。

### 软组织

老年患者多兼有肌肉萎缩（肌肉减少症）和骨密度减弱。伤口愈合问题和裂开在老年人中也更常见，因为老年人的皮下层不太坚固，并且往往合并营养不良。老年人的皮肤相对脆弱，发生褥疮的风险增高。应进行细致的多层缝合，以尽可能减少伤口裂开、血清肿或血肿形成等并发症，因为这些并发症容易导致感染。单股不可吸收缝线的效果更好，在处理老年患者的脆弱组织时应谨慎。考虑到老年患者的愈合较慢，缝线应在原位保留较长时间。

### 心　脏

治疗期间，老年患者可能出现的心血管并发症包括心肌梗死和充血性心力衰竭或加重。充血性心力衰竭如不治疗，预后不良，会增加再入院的可能性。心律失常（包括心房颤动在内）是常见心脏问题，多学科团队合作对于防止心律失常对患者造成危害至关重要。

### 呼吸系统

呼吸系统并发症包括呼吸机依赖、肺不张、吸入性肺炎和ARDS等。吸入性肺炎是老年创伤后最常见的肺部并发症，预后很差，因此预防至关重要。床头抬高30°或30°以上，进行吞咽评估等，均可获益。

## 8 老年患者骨折的治疗

### 急诊处理

- 在对多发伤老年患者进行复苏时，不能通过生命体征来衡量复苏情况，因为许多此类患者正在使用β-受体阻滞剂。他们中的许多人既往有高血压病史，正常的血压值对他们来说可能提示存在相对低血压。
- 基本上所有髋关节骨折患者在入院时均有脱水的情况，需要用等渗液补充体液。输血阈值为血红蛋白低于 8 g/dL。
- 对于发生髋关节骨折的老年患者，不应使用苯海拉明或苯二氮䓬类药物。
- 针对不熟悉的医疗状况，咨询医学顾问。
- 老年患者的镇痛药剂量应个体化，建议根据需求全天候使用对乙酰氨基酚（1 000 mg，每 8 小时 1 次）加低剂量羟考酮（2.5~5 mg，每 4 小时 1 次）。
- 谵妄在所有髋关节骨折患者中的发生率高达 65%。没有特殊治疗方法，避免是最佳方法。
- 出现意识模糊 / 夜间幻觉、谵妄时，不应为确诊安排头部 CT（尤其是输注时）。相反，应寻找根本原因（即医学并发症、脱水、电解质异常、疼痛、酒精戒断）并尝试解决。
- 如有疑问，应仔细观察患者。
- 对谵妄患者，需要家人和医护人员帮助精神重新定向。
- 如需使用精神病药物，则应使用氟哌啶醇，最大剂量为 0.5 mg。
- 勿用设备限制患者行动。减少与患者连接的设备，如导尿管和静脉导管。

### 管理

由于心功能随年龄增长而降低，因此对老年患者需要进行细致的体液管理，鼓励使用激励式肺量计进行剧烈的肺部排泄（咳嗽），以尽量减少肺不张并预防肺炎。吸入性肺炎常见于老年人，可通过使床头抬高 30° 或 30° 以上来减轻。

给药均应考虑肾脏功能情况，必须监测液体状态，以防止出现低 / 高血容量。如果使用导尿管，应尽早拔除，尽量减少不必要的活动障碍并防止尿路感染。多数老年患者存在一定程度的营养不良，应给予富含蛋白质的饮食，以在创伤后和术后初始分解代谢期间最大限度地提高愈合潜力。还应给予维生素 D 补充剂，如前所述。建议对所有下肢骨折患者进行至少 28 天的预防静脉血栓栓塞的药物治疗[97]，一般与华法林一起给药，多数情况下，出血风险的增加没有超过用药收益。虽然服用阿司匹林在一定程度上对预防血栓栓塞有益，但其保护作用不如其他药物。机械预防措施有效，但患者依从性差，不推荐单独用于静脉血栓栓塞预防。建议给予低分子肝素[97]。此外，鼓励患者在术后早期活动。

应调整镇痛药的剂量。全天对乙酰氨基酚（1 000 mg，每 8 小时 1 次）联合低剂量口服羟考酮（2.5~5 mg，每 4 小时 1 次）或低剂量静脉氢吗啡酮（0.25 mg，每 2 小时 1 次），可作为治疗爆发性疼痛的一种有效方案[36]（表 8.7）。

由老年病科医生或住院医生对患者进行联合管理是较为明智的方案，有助于上述问题包括镇痛、体液管理、抗生素、肺部和营养等的处理。此外，老年病科医生还可帮助处理可能出现的其他问题，包括如何处置入心脏支架后的双联抗血小板治疗（氯吡格雷/波立维和阿司匹林）、认知障碍和痴呆、谵妄和预防跌倒等。老年管理咨询服务，对于 ICU 和常规住院楼层内严重损伤和不严重损伤老年患者的合理护理至关重要；老年病科医生是跨学科创伤团队的重要组成部分[34]。

表 8.7 为老年患者定制镇痛用药范例

| | |
|---|---|
| 全使用对乙酰氨基酚 | 1 000 mg，每 8 小时 1 次 |
| 低剂量口服羟考酮 | 根据需要，2.5~5 mg，每 4 小时 1 次 |
| 低剂量静脉氢吗啡酮 | 0.25 mg，每 2 小时 1 次，用于爆发性疼痛 |

表 8.8　老年患者常见并发症

| 心脏 | 心肌梗死，充血性心力衰竭，心律不齐 |
| --- | --- |
| 肺部 | 依赖呼吸机，肺不张，吸入性肺炎 |
| 肾脏 | 脱水，体液超负荷，电解质不平衡，急性肾衰竭，药物不良反应增加 |
| 肝脏 | 肝功能不全导致凝血异常 |
| 大脑 | 谵妄 |
| 感染 | 尿路感染，肺炎，手术部位感染，败血症 |
| 软组织 | 伤口裂开，压疮 |

## 肾

衰老的肾脏会使患者发生体液或电解质失衡的风险更高，包括体液超负荷或急性肾衰竭。此外，出现继发于药物代谢降低的药物不良反应的概率增加。低血压、低血容量和脂肪栓塞是常见的创伤后问题，可导致急性肾损伤。针对病因进行治疗和观察等待是唯一选择。

## 肝

肝功能不全可使患者处于凝血异常的风险中，监测凝血参数对避免出血和血栓形成等都很重要。对乙酰氨基酚每日给药总剂量应 ≤ 3 g，以避免肝损伤。

## 谵　妄

谵妄在老年患者住院期间经常出现，每年至少导致 20% 的 65 岁及 65 岁以上住院患者情况复杂化[98]。据估计，在所有髋关节骨折患者中，谵妄发生率为 25%~65%[99]。不幸的是，谵妄经常被忽视，主要原因为其症状的波动性以及其与痴呆症状的重叠，同时临床对其诊断的重要性存在忽视。谵妄的风险因素包括年龄较大、既存认知障碍、重度合并症、视觉和/或听力损害以及伤害性创伤，如住院期间的骨折或促发因素[36, 100]，后者包括医学并发症、多种药物治疗、营养不良、脱水、电解质紊乱、疼痛、麻醉，以及苯二氮䓬类药物或酒精戒断[36]。

有时，谵妄可能是严重基础疾病（如心肌梗死、感染或呼吸衰竭）的初始表现[98]。谵妄的类型包括多动性谵妄和少动性谵妄。多动性谵妄多表现为激动、哭闹和意识模糊，更常见但也更容易漏诊[98]。活动减退性谵妄患者多表现为安静、嗜睡，可能会回答口述的问题，然后在交谈过程中突然回到睡眠中。活动减退型谵妄预后更差。

目前尚无有效的谵妄治疗方法，最好的办法是避免其发生。应允许老年患者保留眼镜和助听器，以避免感官输入丢失。应避免或尽量减少导尿管和静脉管路等与患者连接的设备的存在。应停用不必要的精神活性药物，如镇静催眠药和抗胆碱能药物[99]，因为约三分之一的谵妄是由药物毒性导致的[101]。谵妄患者需要家人、工作人员或床旁护理人员频繁进行精神重新定向。不应让可能对自身安全或他人安全构成风险的患者自行服药治疗[98]。对于保守治疗失败的患者，可谨慎使用 0.5 mg 氟哌啶醇口服[30]。对于存在破坏性行为者，建议在短时间内静脉输注 2~5 mg 氟哌啶醇，然后口服给药[36]。谵妄可能会导致住院时间延长、患者和家属对治疗满意度差以及临床疗效差。此外，谵妄患者不能有效参与术后康复，治疗师通常将其留在床上或椅子上。

## 感　染

老年患者比年轻患者更易发生院内感染，如尿路感染、肺炎、手术部位感染和败血症。院内感染可导致住院时间和 ICU 住院时间的延长，死亡率增加[102]。与年轻的非感染患者相比，老年感染患者的相对死亡风险是其22倍[102]。最佳解决方法是避免感染。封闭性敷料的使用有助于防止伤口被身体排泄物污染。也可以采用上述方法避免肺部和泌尿系统感染。

## 结　果

考虑到老年骨折在该人群中的发病率，多数关于老年骨折治疗效果的研究集中于髋关节骨折。对于损伤不太严重的患者，也已经进行了若干研究，几乎只针对髋关节骨折患者。Schnell等[19]总结了髋关节骨折后死亡率的独立预测因素，包括高龄、男性、Parker活动评分低、日常活动依赖性和Charlson评分≥4（存在多种合并症）。痴呆患者的1年死亡率也明显较高，为29.3%，而非痴呆患者为13.9%（表8.1）。这一发现很重要，因为研究中47%的患者在发生骨折前已被诊断为痴呆。痴呆在老年人群中非常常见。一项研究报告71岁及71岁以上患者中各类痴呆的患病率为14.0%[103]。按不同年龄阶段，作者指出71~79岁人群的患病率为5.0%，80~89岁为24.2%，90岁及90岁以上为37.4%。这一发现与其他研究相似，也发现痴呆患者的死亡率更高[104,105]。关于年龄，Schnell等[19]发现70岁以下患者的死亡率为2%，90岁及90岁以上患者的死亡率为27%。Berry等[106]也有类似的发现：年龄每增长5岁，死亡率增加约30%。显然，降低髋关节骨折后的死亡率应该是老年骨科领域未来研究的主要目标之一。

一项关于92例60岁及60岁以上患者股骨远端骨折后死亡率的研究发现，伤后30天、6个月和1年时的死亡率分别约为6%、18%和25%[107]。生存率降低的独立预测因素包括严重合并症和既往全膝关节置换手术史。充血性心力衰竭、痴呆、肾衰竭和恶性肿瘤患者的生存时间较短。手术延迟超过4天会使伤后6个月和1年时的死亡率增高。此外，研究还发现，老年人股骨远端骨折后的死亡率与髋关节骨折相似。因此，需要对各种非髋关节易碎性骨折对老年人群死亡率的影响进行进一步研究。

研究显示，联合管理模式可以提高老年骨折患者的总体治疗效果[30]。有研究发现，实施老年骨折联合管理项目，收益包括手术时间缩

表8.9　建立髋关节骨折联合管理模式后治疗效果的改善：在老年骨折中心观察到的提升

| 结果 | 老年骨折中心 | 其他联合管理项目 |
| --- | --- | --- |
| 至手术室平均时间（小时） | 24.1 | 25~26 |
| 24小时内至手术室百分比（%） | 66.7 | 63 |
| 48小时内至手术室百分比（%） | 93.3 | 86 |
| 总体并发症发生率（%） | 30.3 | 35.5~49.5 |
| 谵妄发生率（%） | 24.1 | 5.9~34.2 |
| 感染率（肺炎、尿路感染、手术部位感染，%） | 2.6 | 7.2~37.8 |
| 心脏并发症发生率（%） | 1 | 4.2~21.4 |
| 肺阻塞/深静脉血栓发生（%） | 0.5 | 0.0~1.2 |
| 心血管事故/短暂性脑缺血发作（%） | 0.5 | 0.5~2.2 |
| 使用限制性工具 | 0 | — |
| 平均住院时间（天） | 4.6 | 5.7~23.2 |
| 重新入院率（%） | 9.7 | 8.7 |
| 重新入院率（骨折相关，%） | 5.1 | — |
| 院内死亡率 | 1.5 | 0.6~5.8 |

缩写：CVA，心血管事件；DVT，深静脉血栓形成；OR，手术室；PE，肺栓塞；SSI，手术部位感染；TIA，一过性缺血发作；UTI，尿路感染

引自Friedman SM, Mendelson DA, Kates SL, McCann RM. Geriatric co-management of proximal femur fractures: total quality management and protocol-driven care result in betteroutcomes for a frail patient population. J Am Geriatr Soc 2008; 56:1349–1356.

短、术后感染减少、并发症发生率降低、住院时间缩短、30天再入院率和住院死亡率降低等（表8.9）[30]。在后来的研究中，同样的研究人员发现，来自养老院或辅助生活机构的患者，髋关节骨折死亡率更高[19]：养老院居民的死亡率增加为30.7%，辅助生活机构居民的死亡率为23.7%，而普通社区居民为13.2%。另一项关于居住在养老院的髋关节骨折患者1年死亡率的研究发现，女性约为36%，男性约为54%[106]。在校正合并症和功能等其他因素后，伤前居住地不是1年死亡率的独立预测因素，主要是因为养老院居民往往疾病更多，身体更加虚弱[19]。

发生易碎性骨折后，很少有患者能恢复伤前功能水平[39]。这些都会改变生活质量的诊断，因为只有约50%的患者恢复了骨折前的活动水平[21]。对于老年患者，肢体活动障碍或依赖辅助器具行走通常会改变其生活状态，如出院后需要入住护理机构[3]。最终，许多患者长期住在护理机构，还有一些人依赖其他家庭成员帮助他们完成日常活动[21]。有研究发现，在发生髋关节骨折时独立生活的个体中，约1/4的人伤后需要长期在养老院护理[108]。

出院目的地是老年骨折患者治疗结果的重要指标，因为他们可以出院到疗养院或专业护理机构（SNF），或回到家中，有或没有护理和治疗服务。在对美国一个州的创伤数据库内的约38 000例高能量创伤者的研究中，研究者发现约25%的患者出院进入SNF或疗养院。他们还发现，年龄增大显著增加了出院到SNF或疗养院的比例：65岁后每增加1岁，概率增加11%[34]。可以采取措施尽量减少出院后收容的需要。通过改善社区居住患者髋关节骨折的手术治疗，Ceder等[109]使患者能够在医院期间术后立即负重并开始强化康复计划，随后是家庭康复计划。他们发现，该项目不仅缩短了住院时间，还减少了出院至专业护理机构或疗养院的需求。Zuckerman等[110]报告了实施跨学科医院护理计划后的相似结果，同时指出并发症的发生率也降低了。这些研究强调了髋关节骨折术后早期负重的重要性。

再入院给患者、家属和医生带来沉重负担。有研究表明，采用老年骨折联合管理模式能实现较低的再入院率[111]。最近发表的文献显示，（美国）全国范围内髋关节骨折患者的再入院率约为14.5%[112]。降低再入院率对患者、医疗服务提供者和社会也有益，因为再入院事件通常是需要消耗大量医疗资源治疗的复杂病例。

## 小 结

老年患者的骨折对治疗团队提出了具体挑战。老年创伤患者需要一种不同于年轻创伤患者的护理方法。仔细评估病史及其合并症至关重要。多数老年骨折患者如果病情稳定，应早期手术。高能量机制损伤可能需要采用骨科损伤控制措施，并且最好在I级创伤中心进行处理。

髋关节骨折患者应根据耐受情况进行负重，并早期手术。所有老年易碎性骨折患者均应接受骨质疏松的评估和治疗。

治疗后的并发症和不良事件很常见，应尽可能避免。对老年骨折患者，采用联合管理模式进行治疗可使患者获益。避免谵妄非常重要。

随着老年人口的迅速扩大，会出现更多的老年骨折患者需要治疗。骨科医生必须获得必要的技能和治疗方法，以充分服务于这一老年人群。

> **要点与技巧**
>
> - 老年人是人口增长最快的人群，易碎性骨折在此人群中很常见。
> - 对情况稳定的患者，尽早手术是最佳选择。避免不必要的心内科会诊和检查，如超声心动图。
> - 由老年病科医生或内科医生共同管理老年骨折患者，已被证实可以改善疗效。
> - 为获得最佳治疗效果，采用为髋关节患者特制的标准化医嘱。
> - 髋关节骨折患者应在能承受情况下进行负重。
> - 根据患者的活动能力、年龄为患者制订手术方案，应允许术后立即负重。
> - 患者用药越少越好，避免使用非甾体类抗炎药、第一代抗组胺药、多数止吐药、苯二氮䓬类药物、抗胆碱能药物和长期使用阿片类药物。
> - 所有脆性骨折患者均补充钙和维生素D，也均应接受骨质疏松的评估和治疗；积极寻找骨质疏松的继发原因。
> - 据报告，多数相关中心的老年髋关节骨折的伤后1年死亡率为20%~30%。在年龄更大、合并症更多的患者中，这一数字会更高。

## 参考文献

1. Dimitriou R, Calori G, Giannoudis P. Polytrauma in the elderly: specific considerations and current concepts of management. Eur J Trauma Emerg Surg 2011;37:539-548
2. U. S. Census Bureau. http://www.census.gov
3. Koval KJ, Meek R, Schemitsch E, Liporace F, Strauss E, Zuckerman JD. An AOA critical issue. Geriatric trauma: young ideas. J Bone Joint Surg Am 2003;85-A:1380-1388
4. Johnell O, Kanis JA. An estimate of the worldwide prevalence and disability associated with osteoporotic fractures. Osteoporos Int 2006;17:1726-1733
5. Chami G, Jeys L, Freudmann M, Connor L, Siddiqi M. Are osteoporotic fractures being adequately investigated? A questionnaire of GP & orthopaedic surgeons. BMC Fam Pract 2006;7:7
6. Brauer CA, Coca-Perraillon M, Cutler DM, Rosen AB. Incidence and mortality of hip fractures in the United States. JAMA 2009;302:1573-1579
7. Osteoporosis and bone health. In: Jacobs J, ed. The Burden of Musculoskeletal Diseases in the United States: Prevalence, Societal, and Economic Cost, 2nd ed. Rosemont, IL: American Academy of Orthopaedic Surgeons; 2011:103-127
8. Diamantopoulos AP, Rohde G, Johnsrud I, Skoie IM, Hochberg M, Haugeberg G. The epidemiology of low- and high-energy distal radius fracture in middle-aged and elderly men and women in Southern Norway. PLoS ONE 2012;7:e43367
9. Silverman SL. The clinical consequences of vertebral compression fracture. Bone 1992;13 (Suppl 2):S27-S31
10. Giannoudis PV, Harwood PJ, Court-Brown C, Pape HC. Severe and multiple trauma in older patients; incidence and mortality. Injury 2009;40:362-367
11. Tornetta P III, Mostafavi H, Riina J, et al. Morbidity and mortality in elderly trauma patients. J Trauma 1999;46:702-706
12. Osler T, Hales K, Baack B, et al. Trauma in the elderly. Am J Surg 1988;156:537-543
13. Milzman DP, Boulanger BR, Rodriguez A, Soderstrom CA, Mitchell KA, Magnant CM. Pre-existing disease in trauma patients: a predictor of fate independent of age and injury severity score. J Trauma 1992;32:236-243, discussion 243-244
14. Grossman MD, Miller D, Scaff DW, Arcona S. When is an elder old? Effect of preexisting conditions on mortality in geriatric trauma. J Trauma 2002;52:242-246
15. Soles GL, Tornetta P III. Multiple trauma in the elderly: new management perspectives. J Orthop Trauma 2011; 25(Suppl 2):S61-S65
16. Moran CG, Wenn RT, Sikand M, Taylor AM. Early mortality after hip fracture: is delay before surgery important? J Bone Joint Surg Am 2005;87:483-489
17. Braithwaite RS, Col NF, Wong JB. Estimating hip fracture morbidity, mortality and costs. J Am Geriatr Soc 2003;51:364-370

18. Leibson CL, Tosteson AN, Gabriel SE, Ransom JE, Melton LJ. Mortality, disability, and nursing home use for persons with and without hip fracture: a population-based study. J Am Geriatr Soc 2002;50:1644-1650
19. Schnell S, Friedman SM, Mendelson DA, Bingham KW, Kates SL. The 1-year mortality of patients treated in a hip fracture program for elders. Geriatr Orthop Surg Rehabil 2010;1:6-14
20. Haentjens P, Magaziner J, Colón-Emeric CS, et al. Meta-analysis: excess mortality after hip fracture among older women and men. Ann Intern Med 2010;152:380-390
21. Morris AH, Zuckerman JD; AAOS Council of Health Policy and Practice, USA. American Academy of Orthopaedic Surgeons. National Consensus Conference on Improving the Continuum of Care for Patients with Hip Fracture. J Bone Joint Surg Am 2002;84-A:670-674
22. Paksima N, Koval KJ, Aharanoff G, et al. Predictors of mortality after hip fracture: a 10-year prospective study. Bull NYU Hosp Jt Dis 2008;66:111-117
23. Center JR, Nguyen TV, Schneider D, Sambrook PN, Eisman JA. Mortality after all major types of osteoporotic fracture in men and women: an observational study. Lancet 1999;353:878-882
24. Phillips S, Rond PC III, Kelly SM, Swartz PD. The failure of triage criteria to identify geriatric patients with trauma: results from the Florida Trauma Triage Study. J Trauma 1996;40:278-283
25. Heffernan DS, Thakkar RK, Monaghan SF, et al. Normal presenting vital signs are unreliable in geriatric blunt trauma victims. J Trauma 2010;69:813-820
26. Callaway DW, Shapiro NI, Donnino MW, Baker C, Rosen CL. Serum lactate and base deficit as predictors of mortality in normotensive elderly blunt trauma patients. J Trauma 2009;66:1040-1044
27. Meldon SW, Reilly M, Drew BL, Mancuso C, Fallon W Jr. Trauma in the very elderly: a community-based study of outcomes at trauma and nontrauma centers. J Trauma 2002;52:79-84
28. Demetriades D, Sava J, Alo K, et al. Old age as a criterion for trauma team activation. J Trauma 2001;51:754-756, discussion 756-757
29. Demetriades D, Karaiskakis M, Velmahos G, et al. Effect on outcome of early intensive management of geriatric trauma patients. Br J Surg 2002;89:1319-1322
30. Friedman SM, Mendelson DA, Kates SL, McCann RM. Geriatric comanagement of proximal femur fractures: total quality management and protocol-driven care result in better outcomes for a frail patient population. J Am Geriatr Soc 2008;56:1349-1356
31. Folbert E, Smit R, van der Velde D, Regtuijt M, Klaren H, Hegeman JH. [Multidisciplinary integrated care pathway for elderly patients with hip fractures: implementation results from Centre for Geriatric Traumatology, Almelo, The Netherlands]. Ned Tijdschr Geneeskd 2011;155:A3197
32. Leung AH, Lam TP, Cheung WH, et al. An orthogeriatric collaborative intervention program for fragility fractures: a retrospective cohort study. J Trauma 2011;71: 1390-1394
33. Folbert ECE, Smit RS, van der Velde D, Regtuijt EMM, Klaren MH, Hegeman JHH. Geriatric fracture center: a multidisciplinary treatment approach for older patients with a hip fracture improved quality of clinical care and short-term treatment outcomes. Geriatr Orthop Surg Rehabil 2012;3:59-67
34. Richmond TS, Kauder D, Strumpf N, Meredith T. Characteristics and outcomes of serious traumatic injury in older adults. J Am Geriatr Soc 2002;50:215-222
35. Champion HR, Copes WS, Buyer D, Flanagan ME, Bain L, Sacco WJ. Major trauma in geriatric patients. Am J Public Health 1989;79:1278-1282
36. Blauth M, Kates SL, Kammerlander C, Roth T, Gosch M. Fragility fractures. In: Babst R, Bavonratanavech S, Pesantez R, eds. Minimally Invasive Plate Osteosynthesis, 2nd ed. Stuttgart, Germany: Gerog Thiem Verlag;2012:651-678
37. Chen AL, Koval KJ. Elder abuse: the role of the orthopaedic surgeon in diagnosis and management. J Am Acad Orthop Surg 2002;10:25-31
38. Shortt NL, Robinson CM. Mortality after low-energy fractures in patients aged at least 45 years old. J Orthop Trauma 2005;19:396-400
39. Bukata SV, Kates SL, O'Keefe RJ. Short-term and long-term orthopaedic issues in patients with fragility fractures. Clin Orthop Relat Res 2011;469:2225-2236
40. Freedman KB, Kaplan FS, Bilker WB, Strom BL, Lowe RA. Treatment of osteoporosis: are physicians missing an opportunity? J Bone Joint Surg Am 2000;82-A:1063-1070
41. Giannoudis PV, Schneider E. Principles of fixation of osteoporotic fractures. J Bone Joint Surg Br 2006;88: 1272-1278
42. Gardner MJ, Flik KR, Mooar P, Lane JM. Improvement in the undertreatment of osteoporosis following hip

fracture. J Bone Joint Surg Am 2002;84-A:1342-1348
43. Painter SE, Kleerekoper M, Camacho PM. Secondary osteoporosis: a review of the recent evidence. Endocr Pract 2006;12:436-445
44. Øyen J, Gjesdal CG, Brudvik C, et al. Low-energy distal radius fractures in middle-aged and elderly men and women-the burden of osteoporosis and fracture risk: a study of 1794 consecutive patients. Osteoporos Int 2010;21:1257-1267
45. Seebeck J, Goldhahn J, Morlock MM, Schneider E. Mechanical behavior of screws in normal and osteoporotic bone. Osteoporos Int 2005;16 (Suppl 2):S107-S111
46. Bogoch ER, Elliot-Gibson V, Beaton DE, Jamal SA, Josse RG, Murray TM. Effective initiation of osteoporosis diagnosis and treatment for patients with a fragility fracture in an orthopaedic environment. J Bone Joint Surg Am 2006;88:25-34
47. Dell RM, Greene D, Anderson D, Williams K. Osteoporosis disease management: what every orthopaedic surgeon should know. J Bone Joint Surg Am 2009;91 (Suppl 6):79-86
48. Black DM, Thompson DE, Bauer DC, et al; Fracture Intervention Trial; FIT Research Group. Fracture risk reduction with alendronate in women with osteoporosis: the Fracture Intervention Trial. J Clin Endocrinol Metab 2000;85:4118-4124
49. Dixon T, Mitchell P, Beringer T, et al. An overview of the prevalence of 25-hydroxy-vitamin D inadequacy amongst elderly patients with or without fragility fracture in the United Kingdom. Curr Med Res Opin 2006;22:405-415
50. Holick MF. Vitamin D deficiency. N Engl J Med 2007;357:266-281
51. Bischoff-Ferrari HA. Vitamin D and fracture prevention. Endocrinol Metab Clin North Am 2010;39:347-353 table of contents.
52. Bischoff-Ferrari HA, Willett WC, Orav EJ, et al. A pooled analysis of vitamin D dose requirements for fracture prevention. N Engl J Med 2012;367:40-49
53. Kallin K, Lundin-Olsson L, Jensen J, Nyberg L, Gustafson Y. Predisposing and precipitating factors for falls among older people in residential care. Public Health 2002;116:263-271
54. Grisso JA, Kelsey JL, Strom BL, et al;The Northeast Hip Fracture Study Group. Risk factors for falls as a cause of hip fracture in women. N Engl J Med 1991;324:1326-1331
55. Jensen J, Lundin-Olsson L, Nyberg L, Gustafson Y. Fall and injury prevention in older people living in residential care facilities. A cluster randomized trial. Ann Intern Med 2002;136:733-741
56. Cumming RG, Thomas M, Szonyi G, et al. Home visits by an occupational therapist for assessment and modification of environmental hazards: a randomized trial of falls prevention. J Am Geriatr Soc 1999;47:1397-1402
57. Province MA, Hadley EC, Hornbrook MC, et al. The effects of exercise on falls in elderly patients. A preplanned meta-analysis of the FICSIT Trials. Frailty and Injuries: Cooperative Studies of Intervention Techniques. JAMA 1995;273:1341-1347
58. Gallagher P, Ryan C, Byrne S, Kennedy J, O'Mahony D. STOPP (Screening Tool of Older Person's Prescriptions) and START (Screening Tool to Alert doctors to Right Treatment). Consensus validation. Int J Clin Pharmacol Ther 2008;46:72-83
59. Hamilton H, Gallagher P, Ryan C, Byrne S, O'Mahony D. Potentially inappropriate medications defined by STOPP criteria and the risk of adverse drug events in older hospitalized patients. Arch Intern Med 2011;171:1013-1019
60. Batsis JA, Phy MP, Melton LJ III, et al. Effects of a hospitalist care model on mortality of elderly patients with hip fractures. J Hosp Med 2007;2:219-225
61. Giusti A, Barone A, Razzano M, Pizzonia M, Pioli G. Optimal setting and care organization in the management of older adults with hip fracture. Eur J Phys Rehabil Med 2011;47:281-296
62. Erturan G, McKenzie J, Deo S. Optimising medical care for hip fracture patients with an orthogeriatric team: a 2 year prospective audit from a district general hospital. J Bone Joint Surg Br 2009;91 (Supp II):357
63. Kates SL, Mendelson DA, Friedman SM. Co-managed care for fragility hip fractures (Rochester model). Osteoporos Int 2010;21(Suppl 4):S621-S625
64. Fleisher LA, Beckman JA, Brown KA, et al; American College of Cardiology Foundation/American Heart Association Task Force on Practice Guidelines; American Society of Echocardiography; American Society of Nuclear Cardiology; Heart Rhythm Society; Society of Cardiovascular Anesthesiologists; Society for Cardiovascular Angiography and Interventions; Society for Vascular Medicine; Society for Vascular Surgery.

2009 ACCF/AHA focused update on perioperative beta blockade incorporated into the ACC/AHA 2007 guidelines on perioperative cardiovascular evaluation and care for noncardiac surgery. J Am Coll Cardiol 2009;54:e13-e118

65. Davis FM, Woolner DF, Frampton C, et al. Prospective, multi-centre trial of mortality following general or spinal anaesthesia for hip fracture surgery in the elderly. Br J Anaesth 1987;59:1080-1088

66. Valentin N, Lomholt B, Jensen JS, Hejgaard N, Kreiner S. Spinal or general anaesthesia for surgery of the fractured hip? A prospective study of mortality in 578 patients. Br J Anaesth 1986;58:284-291

67. Sieber FE, Zakriya KJ, Gottschalk A, et al. Sedation depth during spinal anesthesia and the development of postoperative delirium in elderly patients undergoing hip fracture repair. Mayo Clin Proc 2010;85:18-26

68. McGuire KJ, Bernstein J, Polsky D, Silber JH. The 2004 Marshall Urist award: delays until surgery after hip fracture increases mortality. Clin Orthop Relat Res 2004;428:294-301

69. Koval KJ, Chen AL, Aharonoff GB, Egol KA, Zuckerman JD. Clinical pathway for hip fractures in the elderly: the Hospital for Joint Diseases experience. Clin Orthop Relat Res 2004;425:72-81

70. Hildebrand F, Giannoudis P, Kretteck C, Pape HC. Damage control: extremities. Injury 2004;35:678-689

71. Giannoudis PV, Giannoudi M, Stavlas P. Damage control orthopaedics: lessons learned. Injury 2009;40(Suppl 4):S47-S52

72. Kim WY, Han CH, Park JI, Kim JY. Failure of intertrochanteric fracture fixation with a dynamic hip screw in relation to pre-operative fracture stability and osteoporosis. Int Orthop 2001;25:360-362

73. Spangler L, Cummings P, Tencer AF, Mueller BA, Mock C. Biomechanical factors and failure of transcervical hip fracture repair. Injury 2001;32:223-228

74. Schwartsman R, Brinker MR, Beaver R, Cox DD. Patient self-assessment of tibial plateau fractures in 40 older adults. Am J Orthop 1998;27:512-519

75. Srinivasan CM, Moran CG. Internal fixation of ankle fractures in the very elderly. Injury 2001;32:559-563

76. Gambirasio R, Riand N, Stern R, Hoffmeyer P. Total elbow replacement for complex fractures of the distal humerus. An option for the elderly patient. J Bone Joint Surg Br 2001;83:974-978

77. Kamineni S, Morrey BF. Distal humeral fractures treated with noncustom total elbow replacement. J Bone Joint Surg Am 2004;86-A:940-947

78. Lee BP, Berry DJ, Harmsen WS, Sim FH. Total hip arthroplasty for the treatment of an acute fracture of the femoral neck: long-term results. J Bone Joint Surg Am 1998;80:70-75

79. Ravikumar KJ, Marsh G. Internal fixation versus hemiarthroplasty versus total hip arthroplasty for displaced subcapital fractures of femur-13 year results of a prospective randomised study. Injury 2000;31:793-797

80. Gallinet D, Clappaz P, Garbuio P, Tropet Y, Obert L. Three or four parts complex proximal humerus fractures: hemiarthroplasty versus reverse prosthesis: a comparative study of 40 cases. Orthop Traumatol Surg Res 2009;95:48-55

81. Bufquin T, Hersan A, Hubert L, Massin P. Reverse shoulder arthroplasty for the treatment of three- and four-part fractures of the proximal humerus in the elderly: a prospective review of 43 cases with a short-term follow-up. J Bone Joint Surg Br 2007;89:516-520

82. Lenarz C, Shishani Y, McCrum C, Nowinski RJ, Edwards TB, Gobezie R. Is reverse shoulder arthroplasty appropriate for the treatment of fractures in the older patient? Early observations. Clin Orthop Relat Res 2011;469:3324-3331

83. Meek RM, Norwood T, Smith R, Brenkel IJ, Howie CR. The risk of peri-prosthetic fracture after primary and revision total hip and knee replacement. J Bone Joint Surg Br 2011;93:96-101

84. Berry DJ. Epidemiology: hip and knee. Orthop Clin North Am 1999;30:183-190

85. Tsiridis E, Haddad FS, Gie GA. The management of periprosthetic femoral fractures around hip replacements. Injury 2003;34:95-105

86. Weber D, Pomeroy DL, Schaper LA, et al. Supracondylar nailing of distal periprosthetic femoral fractures. Int Orthop 2000;24:33-35

87. Rogers FB, Shackford SR, Keller MS. Early fixation reduces morbidity and mortality in elderly patients with hip fractures from low-impact falls. J Trauma 1995;39:261-265

88. Zuckerman JD, Skovron ML, Koval KJ, Aharonoff G, Frankel VH. Postoperative complications and mortality associated with operative delay in older patients who have a fracture of the hip. J Bone Joint Surg Am 1995;77:1551-1556

89. Sexson SB, Lehner JT. Factors affecting hip fracture mortality. J Orthop Trauma 1987;1:298-305
90. Farouk O, Krettek C, Miclau T, Schandelmaier P, Guy P, Tscherne H. Minimally invasive plate osteosynthesis:does percutaneous plating disrupt femoral blood supply less than the traditional technique? J Orthop Trauma 1999;13:401-406
91. Moroni A, Hoang-Kim A, Lio V, Giannini S. Current augmentation fixation techniques for the osteoporotic patient. Scand J Surg 2006;95:103-109
92. Zyto K. Non-operative treatment of comminuted fractures of the proximal humerus in elderly patients. Injury 1998;29:349-352
93. Court-Brown CM, McQueen MM. The impacted varus (A2. 2)proximal humeral fracture: prediction of outcome and results of nonoperative treatment in 99 patients. Acta Orthop Scand 2004;75:736-740
94. Egol KA, Walsh M, Romo-Cardoso S, Dorsky S, Paksima N. Distal radial fractures in the elderly: operative compared with nonoperative treatment. J Bone Joint Surg Am 2010;92:1851-1857
95. Young BT, Rayan GM. Outcome following nonoperative treatment of displaced distal radius fractures in low-demand patients older than 60 years. J Hand Surg Am 2000;25:19-28
96. Arora R, Gabl M, Gschwentner M, Deml C, Krappinger D, Lutz M. A comparative study of clinical and radiologic outcomes of unstable Colles type distal radius fractures in patients older than 70 years: nonoperative treatment versus volar locking plating. J Orthop Trauma 2009;23:237-242
97. Marsland D, Mears SC, Kates SL. Venous thromboembolic prophylaxis for hip fractures. Osteoporos Int 2010;21(Suppl 4):S593-S604
98. Inouye SK. Delirium in older persons. N Engl J Med 2006;354:1157-1165
99. Inouye SK. Delirium after hip fracture: to be or not to be? J Am Geriatr Soc 2001;49:678-679
100. Inouye SK. Prevention of delirium in hospitalized older patients: risk factors and targeted intervention strategies. Ann Med 2000;32:257-263
101. Inouye SK. Delirium in hospitalized older patients: recognition and risk factors. J Geriatr Psychiatry Neurol 1998;11:118-125, discussion 157-158
102. Bochicchio GV, Joshi M, Knorr KM, Scalea TM. Impact of nosocomial infections in trauma: does age make a difference? J Trauma 2001;50:612-617, discussion 617-619
103. Plassman BL, Langa KM, Fisher GG, et al. Prevalence of dementia in the United States: the aging, demographics, and memory study. Neuroepidemiology 2007;29:125-132
104. Khan R, Fernandez C, Kashifl F, Shedden R, Diggory P. Combined orthogeriatric care in the management of hip fractures: a prospective study. Ann R Coll Surg Engl 2002;84:122-124
105. Hershkovitz A, Polatov I, Beloosesky Y, Brill S. Factors affecting mortality of frail hip-fractured elderly patients. Arch Gerontol Geriatr 2010;51:113-116
106. Berry SD, Samelson EJ, Bordes M, Broe K, Kiel DP. Survival of aged nursing home residents with hip fracture. J Gerontol A Biol Sci Med Sci 2009;64:771-777
107. Streubel PN, Ricci WM, Wong A, Gardner MJ. Mortalily afler distal femur fractures in elderly patients. Clin Orthop Relat Res 2011;469:1188-1196
108. Magaziner J, Hawkes W, Hebel JR, et al. Recovery from hip fracture in eight areas of function. J Gerontol A Biol Sci Med Sci 2000;55:M498-M507
109. Ceder L, Thorngren KG, Wallden B. Prognostic indicators and early home rehabilitation in elderly patients with hip fractures. Clin Orthop Relat Res 1980;152:173-184
110. Zuckerman JD, Sakales SR, Fabian DR, Frankel VH. Hip fractures in geriatric patients. Results of an interdisciplinary hospital care program. Clin Orthop Relat Res 1992;274:213-225
111. Kates SL, Behrend C, Mendelson DA, Cram P, Friedman SM. Hospital readmission after hip fracture. Arch Orthop Trauma Surg 2015;135:329-337.
112. Goodman D, Fisher E, Chang CH. After Hospitalization: A Dart-mouth Atlas Report on Post-Acute Care for Medicare Beneficiaries. The Dartmouth Institute for Health Policy and Clinical Practice, 2011. http://www.dartmouthatlas. org/downloads/reports/Post_discharge_events_092811. pdf. Accessed July 1, 2015
113. White BL, Fisher WD, Laurin CA. Rate of mortality for elderly patients after fracture of the hip in the 1980's. J Bone Joint Surg Am 1987;69 (9):1335-1340
114. Keene GS, Parker MJ, Pryor GA. Mortality and morbidity after hip fractures. BMJ 1993;307 (6914): 1248-1250
115. Aharonoff GB, Koval KJ, Skovron ML, Zuckerman JD. Hip fractures in the elderly: predictors of one year

mortality. J Orthop Trauma 1997;11 (3):162-165

116. Elliott J, Beringer T, Kee F, Marsh D, Willis C, Stevenson M. Predicting survival after treatment for fracture of the proximal femur and the effect of delays to surgery. J Clin Epidemiol 2003;56(8):788-795

117. Richmond J, Aharonoff GB, Zuckerman JD, Koval KJ. Mortality risk after hip fracture. 2003. J Orthop Trauma 2003;17(8 suppl):S2-S5

118. Wehren LE, Hawkes WG, Orwig DL, Hebel JR, Zimmerman SI, Magaziner J. Gender differences in mortality after hip fracture: the role of infection. J Bone Miner Res 2003;18 (12):2231-2237

119. Roche JJ, Wenn RT, Sahota O, Moran CG. Effect of comorbidities and postoperative complications on mortality after hip fracture in elderly people: prospective observational cohort study. BMJ. 2005;331 (7529):1374

120. Haentjens P, Autier P, Barette M, Venken K, Vanderschueren D, Boonen S. Survival and functional outcome according to hip fracture type: a one-year prospective cohort study in elderly women with an intertrochanteric or femoral neck fracture. Bone 2007;41(6):958-964

121. von Friesendorff M, BesjakovJ, Akesson K. Long-term survival and fracture risk after hip fracture: a 22-year follow-up in women. J Bone Miner Res 2008;23 (11):1832-1841

122. Berry SD, Samelson EJ, Bordes M, Broe K, Kiel DP. Survival of aged nursing home residents with hip fracture. J Gerontol A Biol Sci Med Sci 2009;64 (7):771-777

123. Bentler SE, Liu L, Obrizan M, et al. The aftermath of hip fracture: discharge placement, functional status change, and mortality. Am J Epidemiol 2009;170 (10):1290-1299

# 9 颅颈结合部损伤

著者：Carlo Bellabarba，Richard J. Bransford
译者：王亮

颅颈结合部是由从颅骨底部延伸至C2的骨性、韧带和神经血管组织所构成的，包括颅颈交界区以及C1、C2的椎间关节。

颅颈结合部容易受损，主要与以下因素有关：①头颅重量大且需要维持稳定，导致力臂大；②延续的下颈椎运动幅度相对大，并且颅颈区的稳定多依赖韧带而非固有的骨性结构来维持。这个脆弱的功能单位由C1和C2特殊的骨性结构，通过一个结构与功能复杂且尚未完全了解的韧带系统连接而成，使得整个颅颈结合部结构的完整性容易受到破坏。

由于毗邻重要神经、血管结构，上颈椎损伤常破坏颅颈区的结构的完整性，死亡率很高。但是，随着创伤医护水平的不断提高，颅颈损伤患者存活率已大大提高，同时也加重了医护人员及时诊治这类危及生命损伤的责任。

本章主要集中阐述6种类型损伤的治疗，其中许多是合并发生的：①枕骨髁骨折；②颅颈分离；③寰椎骨折；④C1–C2不稳；⑤齿突骨折；⑥C2创伤性滑脱（Hangman骨折）。为达到我们的主要目标——阐述颅颈损伤的手术治疗，我们对颅颈不稳的模式进行了必要的介绍。颅颈不稳的复杂性不仅包括其诊断与分类，还包括如何充分利用这些原则指导不同治疗方法的选择。

## 非手术治疗

### 基本概念

初次治疗的关键在于及时明确地诊断颅颈结合部损伤并辨明其稳定性。手法复位通常在急诊室透视下，在持续颅骨牵引辅助下完成。分离性颈椎损伤是牵引的禁忌证，对于此类分离性的颈椎损伤应早期应用Halo支架，或在Rotorest床（Kinetic Concepts Inc., San Antonio, Texas）上进行复位，并在头部周围放置沙袋，以完成并保持闭合复位。两者通常都是临时措施，需等待手术固定。

在进行心肺复苏的同时，还应当对休克患者进行血压支持，对潜在颅内创伤患者进行紧急评估。神经系统损伤的患者应按照（美国）国立急性脊髓损伤研究（NASCIS）Ⅱ或Ⅲ协议静脉注射甲强龙，尽管当前类固醇在治疗急性脊髓损伤中的作用已日趋模糊。许多创伤中心已经停止常规使用大剂量类皮质激素治疗急性脊髓损伤。尽管对类固醇相关并发症的风险与其对脊髓损伤的有益影响之间的平衡仍然存在争议，但最近发表的美国神经外科医生协会指南建议在治疗急性脊髓损伤时不使用大剂量甲基泼尼松龙[1]。

上颈椎损伤患者很少需要急诊手术干预。对上颈椎脱位和分离的损伤患者，切开复位后行坚强内固定是有益的干预策略。出现脊髓损伤表现通常意味着需要手术固定；可能的话，还应对脊髓进行减压以尽可能使受损神经得到恢复。

非手术治疗包括卧位骨牵引，支具制动和Halo外固定架固定。闭合复位的效果可通过正、侧位影像进行评估。外固定时间通常为2~4个月，取决于损伤类型和患者年龄，根据情况的不同而有所不同。

## 支具治疗

当上颈椎骨折无移位或微小移位时，可考虑单纯使用支具治疗。尸体实验研究显示，胸骨-枕-下颌制动（SOMI）支具能最大限度地限制上颈椎运动[2]。

## Halo固定架

Halo环和背心矫形器是最稳定的上颈椎骨折外固定装置[2]。Halo固定架推荐用于下列患者：单纯枕骨髁骨折，不稳定的寰椎环骨折，齿突骨折和神经弓移位的枢椎骨折[3,4]。与支具治疗不同，Halo支架还可对骨折进行复位与矫形，但约1/2的患者可出现继发性复位丢失[5]。Halo架固定下发生骨折移位时，常见的是由仰卧位和直立位时颈椎椎体间发生"曲折位移"所致[6]。虽然这种现象可能不会对因松质骨接触面较大而内在稳定的上颈椎骨折的愈合产生不利影响，但是对骨折端接触面小的不稳定骨折如Ⅱ型齿突骨折，就可能无法实现满意的制动效果[7,8]。

## 骨牵引

除了应用于急性骨折复位外，骨牵引还可在较长时间内保持脊柱序列和稳定性，在获得Halo或坚固支具制动前，实现对不稳定骨折的初步固定。虽然目前尚无关于对颈椎损伤固定的共识，建议的骨牵引时间从数天至数周各不等[5,9]。长期卧床伴随着并发症和死亡率上升的风险，应考虑使用Rotorest床、力学刺激以及抗凝药物进行预防[10]。

# 损伤的分类和手术适应证

## 枕骨髁骨折

### 分类

尽管枕骨髁骨折多是稳定的，但颅颈部重要稳定结构出现骨块撕脱时，枕骨髁骨折则可能非常不稳定。Anderson和Montesano[11]描述了相关分类系统（图9.1），包括三型：Ⅰ型骨折通常是轴向负荷造成的稳定的粉碎性骨折；Ⅱ型骨折的骨折线由枕骨髁斜行延伸至颅底，骨折端可产生剪切力，有潜在的不稳定可能；Ⅲ型骨折是不稳定的撕脱骨折，骨折线横行通过枕骨髁（图9.2）。对任何类型的枕骨髁骨折，均应当考虑枕颈脱位的可能。

### 手术适应证

枕骨髁骨折的手术治疗一般只针对Ⅲ型损伤，表现为翼状韧带撕裂并导致颅颈不稳定（图9.2），手术指征同颅颈分离的手术指征[12,13]。

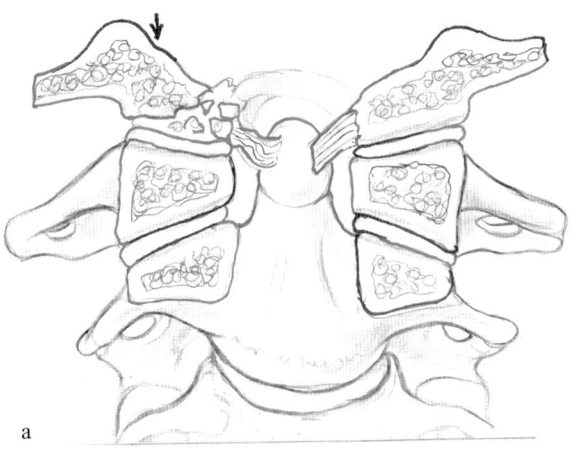
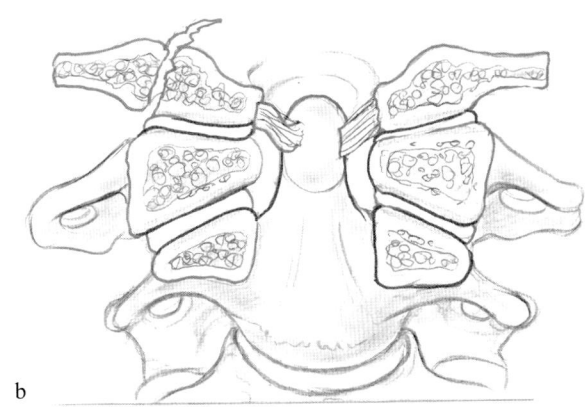
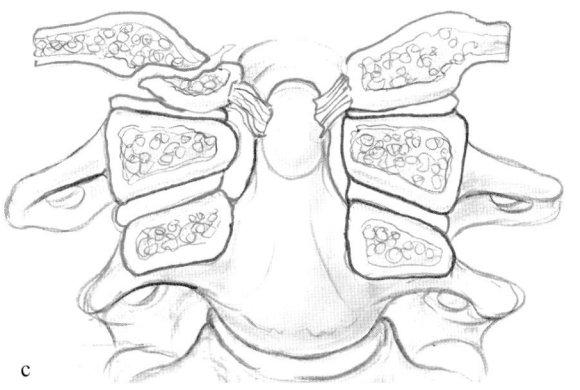

图 9.1　Anderson 与 Montesano 枕骨髁骨折分型。a. Ⅰ型骨折是由轴向负荷导致的稳定的粉碎性压缩骨折，如箭头所示。b. Ⅱ型是压缩或剪切骨折，骨折线延伸至颅骨基底部，常为稳定性。c. Ⅲ型骨折是伴翼状韧带撕裂的骨折，表现为枕颈交界区分离型不稳定骨折（引自 Anderson PA, Montesano PX. Morphology and treatment of occipital condyle fractures. Spine 1988;13: 731–736.）

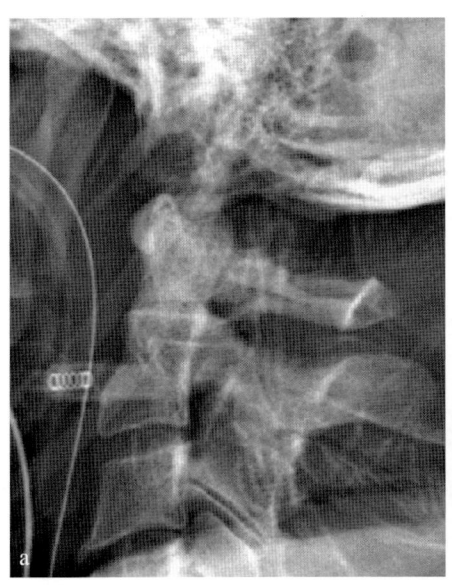
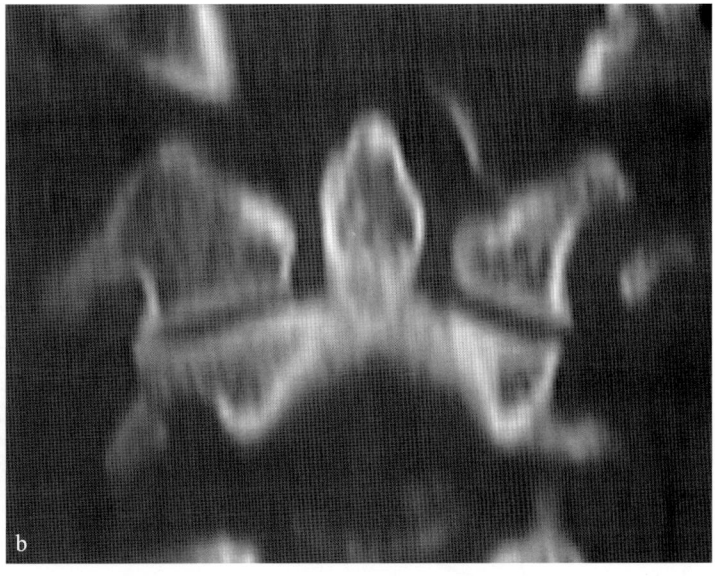

图 9.2　Ⅲ型枕骨髁骨折是枕颈分离损伤的一种。a. 颈椎侧位影像显示一位经历高速车祸（MVA）的 48 岁男性患者出现寰枕关节脱位。b. 冠状位 CT 影像显示左侧枕骨髁撕脱性骨折，翼状韧带受损

## 枕颈分离

### 分 类

Traynelis 等[14]依据颅骨与颈椎相对移位的方向，将枕颈脱位分为三种模式（**图 9.3**）。然而，我们发现在这类极度不稳定的损伤中，头颈部相对移位的方向完全是随意的，多与外力相关，而本身并无固有的特点。此外，这种分类模式不能反映损伤的严重程度和骨折自发复位的可能性。以上争议的存在使得以骨折移位方向为依据的分类系统，由于骨折移位的程度可能低估其实际不稳程度，实际效用并不大。而且，位移方向对骨折预后和治疗方法的选择也几乎不产生影响。

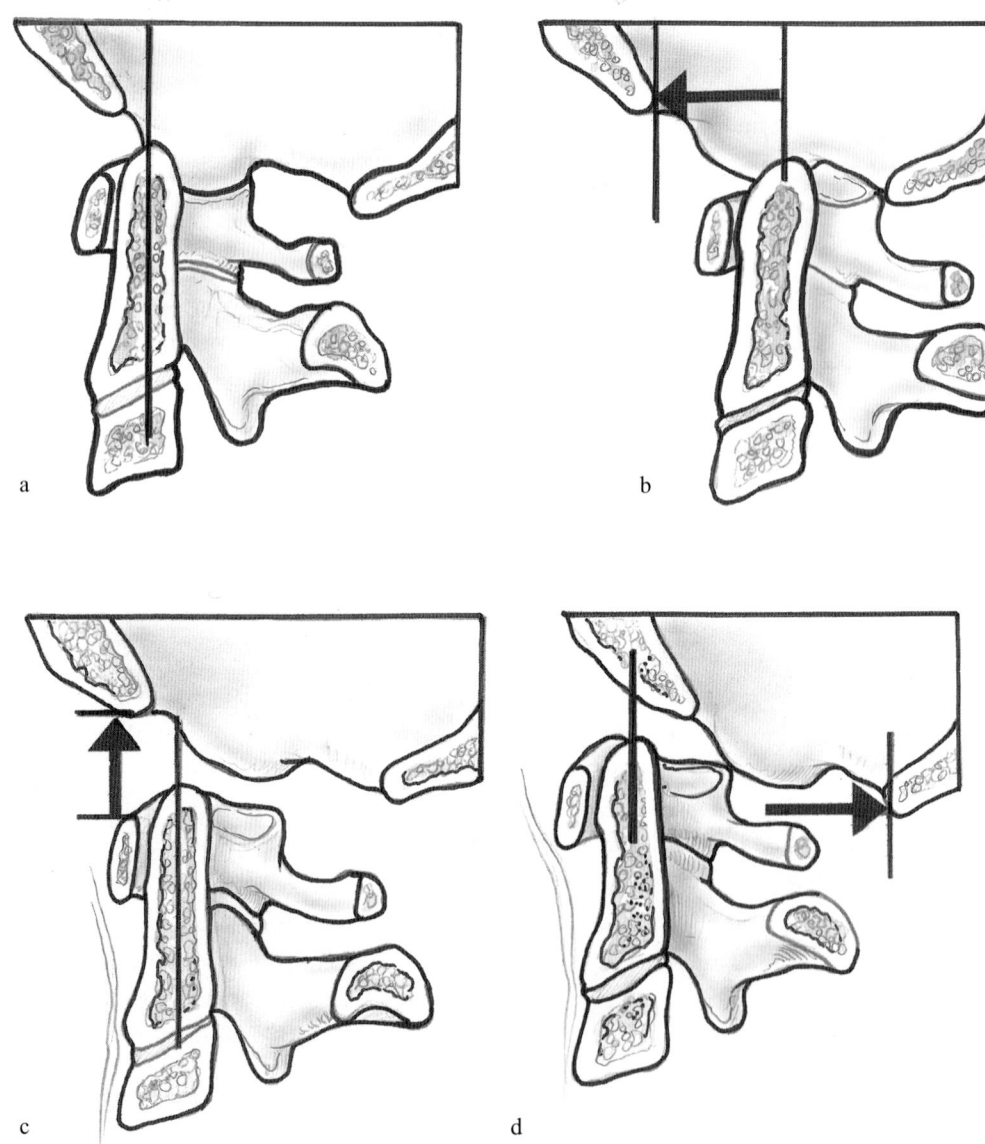

图 9.3 枕颈分离的 Traynelis 分型。a. 正常寰枕序列。b. Ⅰ型，枕骨向前移位。c. Ⅱ型，寰枕分离。d. Ⅲ型，枕骨向后移位（引自 Traynelis VC, Marano GD, Dunker RO, Kaufman HH. Traumaticatlanto-occipital dislocation. Case report.JNeurosurg 1986;65:863-870.）

一个有用的分类系统应当能够量化颅颈结合部的稳定性。骨折不稳的征象包括：在任一平面骨折移位或脱位幅度 >2 mm[15]，伴随神经损伤或脑血管损伤[16]。移位微小（<2 mm）的颅颈损伤的问题在于是将其归类到相对稳定的、可以非手术治疗的骨折类别，还是归类至那些极不稳定、因部分复位而移位减少但需要手术治疗的类别。我们认为有必要通过手动牵引试验对这些微小移位（≤ 2 mm）患者进行分类，对 Ⅱ、Ⅲ 型颅颈损伤的患者，我们将其定义为脱位，应采用手术治疗（表9.1）[17]。

表 9.1 Harborview 颅颈结合部损伤分类

| 分期 | 对损伤的描述 |
| --- | --- |
| 1 | MRI 证据显示颅颈结合部骨与韧稳定结构的损伤，颅颈分离在正常的 2 mm 以内，诱发性牵引位影像显示分离 ≤ 2 mm |
| 2 | MRI 证据显示颅颈区骨与韧带稳定结构的损伤，颅颈分离在正常的 2 mm 以内，诱发性牵引位影像显示分离 >2 mm |
| 3 | 静态影像显示颅颈分离 >2 mm |

注：阴影区域的损伤被定义为颅颈分离

## 手术适应证

无论静态或诱发性牵引测试结果如何，寰枕关节移位 ≥ 2 mm（图 9.4，表 9.1）或存在神经损伤，都是颅颈固定的指征；尤其是多发伤伴神经功能障碍的患者，在全身情况稳定后，应尽早进行手术固定[17]。

## 寰椎骨折

### 分 类

将寰椎骨折分为稳定和不稳定骨折是有帮助的[18]。寰椎不稳定性骨折总伴有寰椎横韧带（TAL）功能不全。可以通过直接的检测手段，如用 CT 来明确骨性撕脱，或用 MRI 来观察撕裂韧带，也可通过间接的方法测量寰椎侧块相对 C2 侧块外移的幅度。在等比 X 线影像（详见后述）上外移幅度 ≥ 7 mm，可证明寰椎横韧带功能不全（图 9.5）[19,20]。

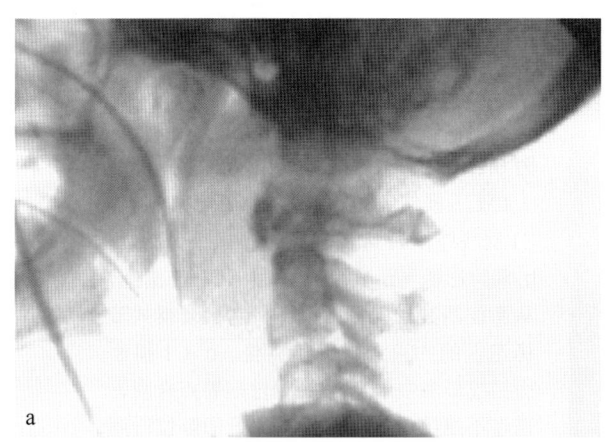
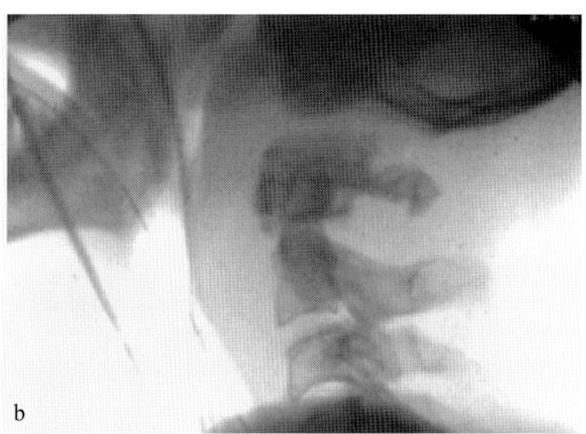

图 9.4 利用诱发性牵引位 X 线影像对枕颈不稳进行分期。a. 22 岁男性高速摩托车祸后颈椎侧位影像，患者诉有颈痛，CT 和 MRI（未给出）显示寰枢关节的微小（1 mm）半脱位并局部信号增强。b. 透视下，用手持颅骨弓持续牵引，显示寰枕间距 >2 mm 且手感寰枕分离无遇阻力。诱发性牵引试验阳性证实高度不稳定的颅颈韧带损伤，需行手术固定。根据 Harborview 颅颈结合部损伤分类系统，应归为 Ⅱ 型损伤

Levine 和 Edwarts[21]引入了实用性更高的分类系统，将寰椎骨折分为：①后弓骨折，②侧块骨折，③单纯前弓骨折，④爆裂骨折。如前所述，侧块的外移程度比骨折块的多少更重要。前弓横向骨折已被确定为张力损伤，与颅颈分离有关，应予以相应的治疗[22]。

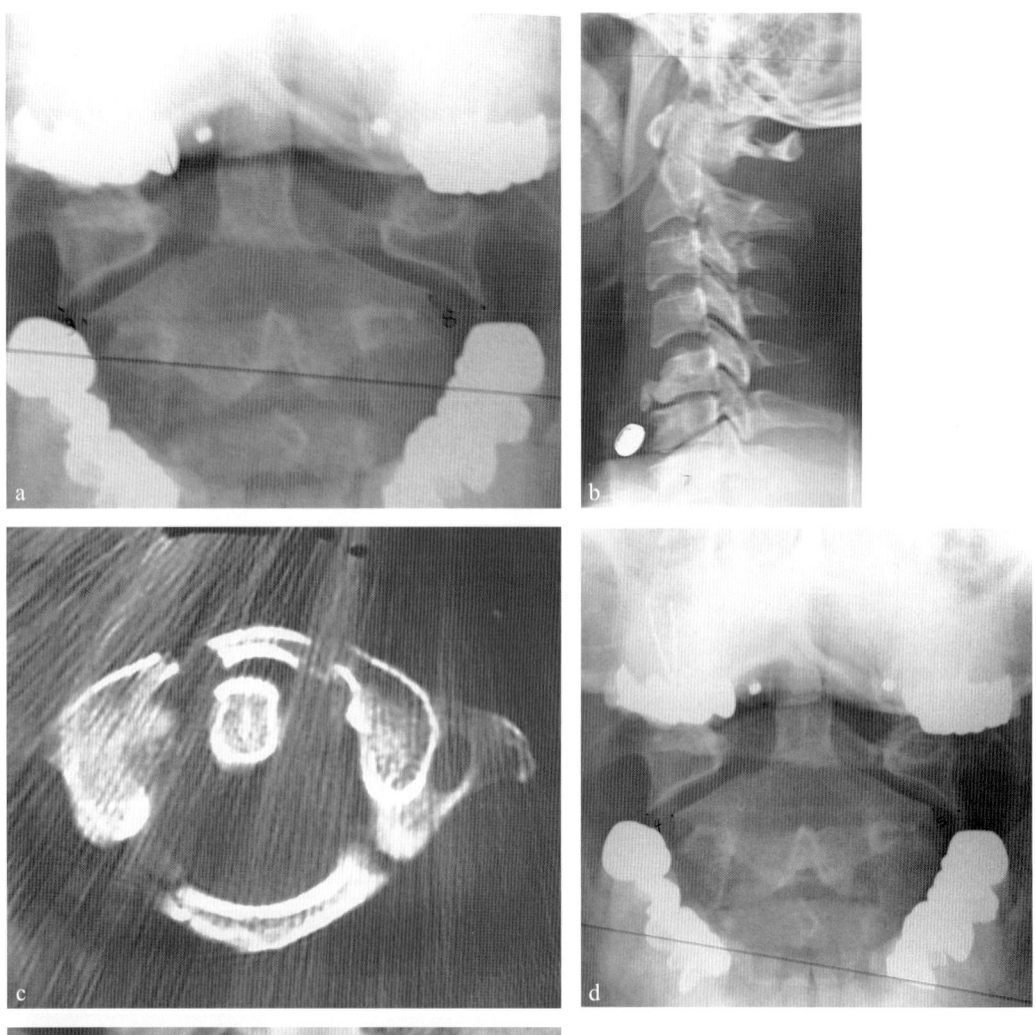

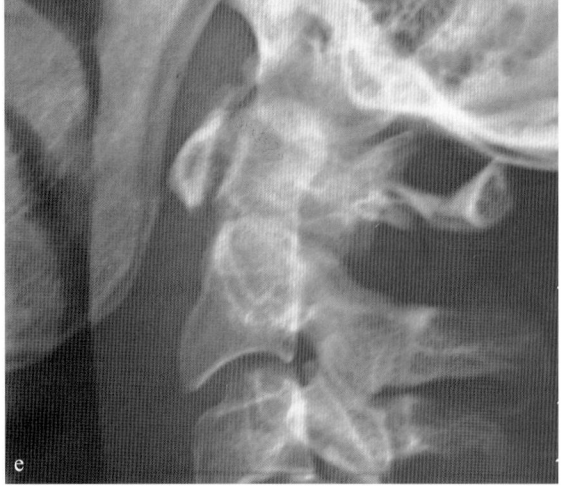

图 9.5　C1 Jefferson 骨折伴寰椎横韧带（TAL）损伤。a. 开口位（AP）影像显示 C1 侧块外移 11 mm，提示寰椎横韧带断裂。b. 侧位影像显示寰齿前间距（ADI）未增宽，从而证明其轴向负载损伤机制，寰枢关节稳定性的约束结构保持完整。c. CT 横断面扫描影像中未见 ATL 骨性附着点撕脱，患者不愿接受手术治疗，故于仰卧位行颅骨牵引 6 周，随后 Halo 架固定下功能锻炼 6 周。d. 伤后 3 个月，开口位影像显示 C1 侧块位移达 9 mm。e. 屈伸位影像（未给出）显示寰齿间隙未增宽。伤后 1 年末次随诊，患者无症状

## 手术适应证

C1 骨折多采用非手术治疗,手术指征主要与寰椎横韧带(TAL)的非完整性有关,在非放大的 X 线影像上侧块外移 ≥ 7 mm,则应考虑侧块进行性分离、C1–C2 不稳和假关节形成[19, 20, 23]。单纯 Halo 架制动可能不足以维持正常的脊柱序列。患者佩戴 Halo 架摄正位片,如发现侧块进行性移位或寰齿前间隙增宽(ADI)>3 mm,应在颅骨牵引(图 9.5)下延长卧床时间或追加手术固定。手术通常选后方 C1-2 或枕骨 –C2 固定。

手术固定方式的选择包括:C1-2 经关节突螺钉固定或 C1 侧块经椎弓根、峡部或经椎板螺钉节段固定[24]。还可在棒间安放横连,缩短侧块间宽度。通过连于横行弯棒的侧块螺钉(图 9.6)拉近双侧侧块,以此对 C1 环进行固定。此种固定方法的有效性目前还未得到证实[25],但从理论上来说可以保留 C1–C2 节段的运动功能。直接修复不稳定 C1 骨折的不足之处在于,寰椎横韧带(TAL)的缺陷仍会影响 C1–C2 的稳定性。然而,与剪切或牵张损伤不同,导致 C1 环骨折时 TAL 撕裂的轴向负载机制可对剩余结构形成继发性保护作用。此时,稳定性寰椎骨折会使残存的寰枢不稳最小化[26]。

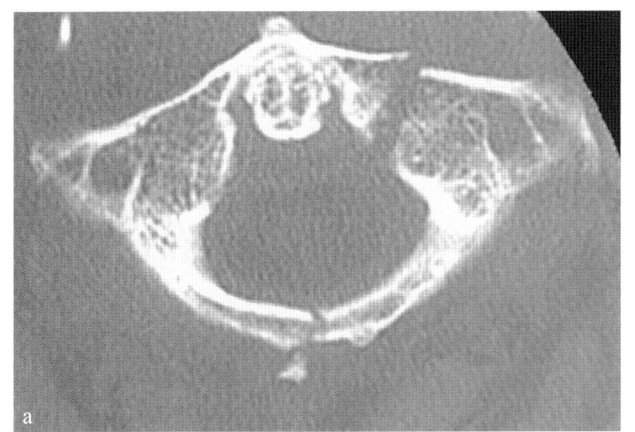
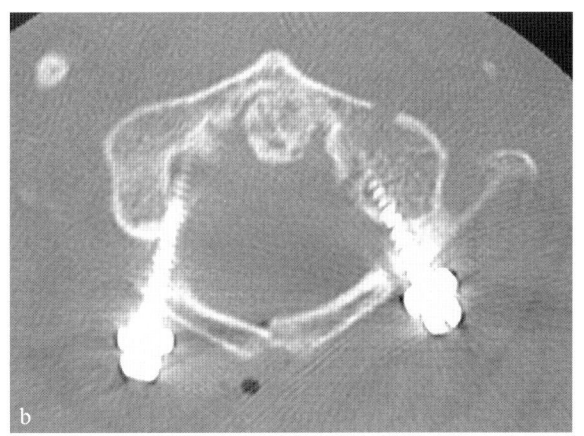
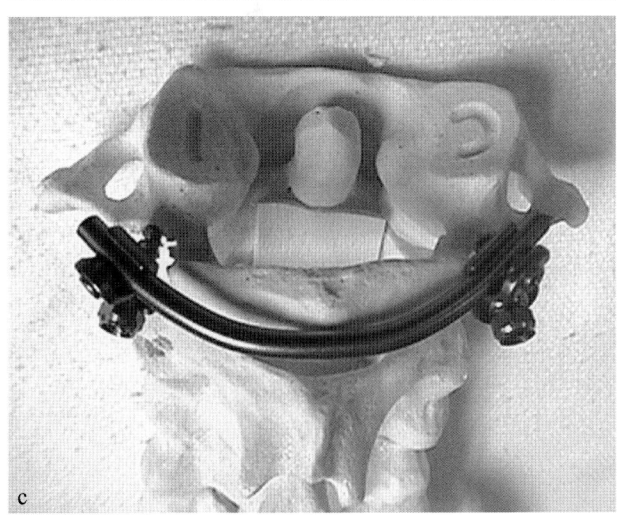

图 9.6 直接修复 C1 侧块骨折。a. 横断面 CT 扫描显示年轻男性左侧 C1 侧块并后弓骨折。b. 术后横断面 CT 扫描显示 C1 侧块螺钉加横棒固定 C1 骨折。c. C1 侧块骨折的固定(模型),手术指征尚未明确

## 寰枢不稳定

### 分 类

寰枢不稳定的三种损伤模式可表现为孤立性损伤或复合性损伤：A 型寰枢不稳定表现为横断面的旋转移位，B 型寰枢不稳定为 TAL 损伤所致的矢状面移位不稳，而 C 型寰枢不稳定以寰枢垂直脱位为特点，表现一系列的颅颈脱位征象。

在 A 型损伤（图 9.7）中，寰枢椎旋转移位多为非外伤性的，对此不详细讨论。外伤性损伤也可造成此型损伤，严重程度不一，从轻微旋转半脱位到寰枢椎侧块完全脱位均可出现[27]。

在 B 型损伤（图 9.8）中，急性移位性寰枢椎不稳定由寰椎横韧带功能不全所致。这类高度不稳定的损伤在治疗的选择上主要取决于韧带撕裂（Ⅰ型）和骨撕脱（Ⅱ型）[18, 28]。

C 型损伤（图 9.9）为分离性寰枢椎损伤或称寰枢椎脱位，由于断裂的主要韧带稳定结构——翼状韧带和覆膜——从 C2 延伸至枕后部，此型表现为颅颈脱位且常伴寰枕关节牵张性损伤（图 9.10）。

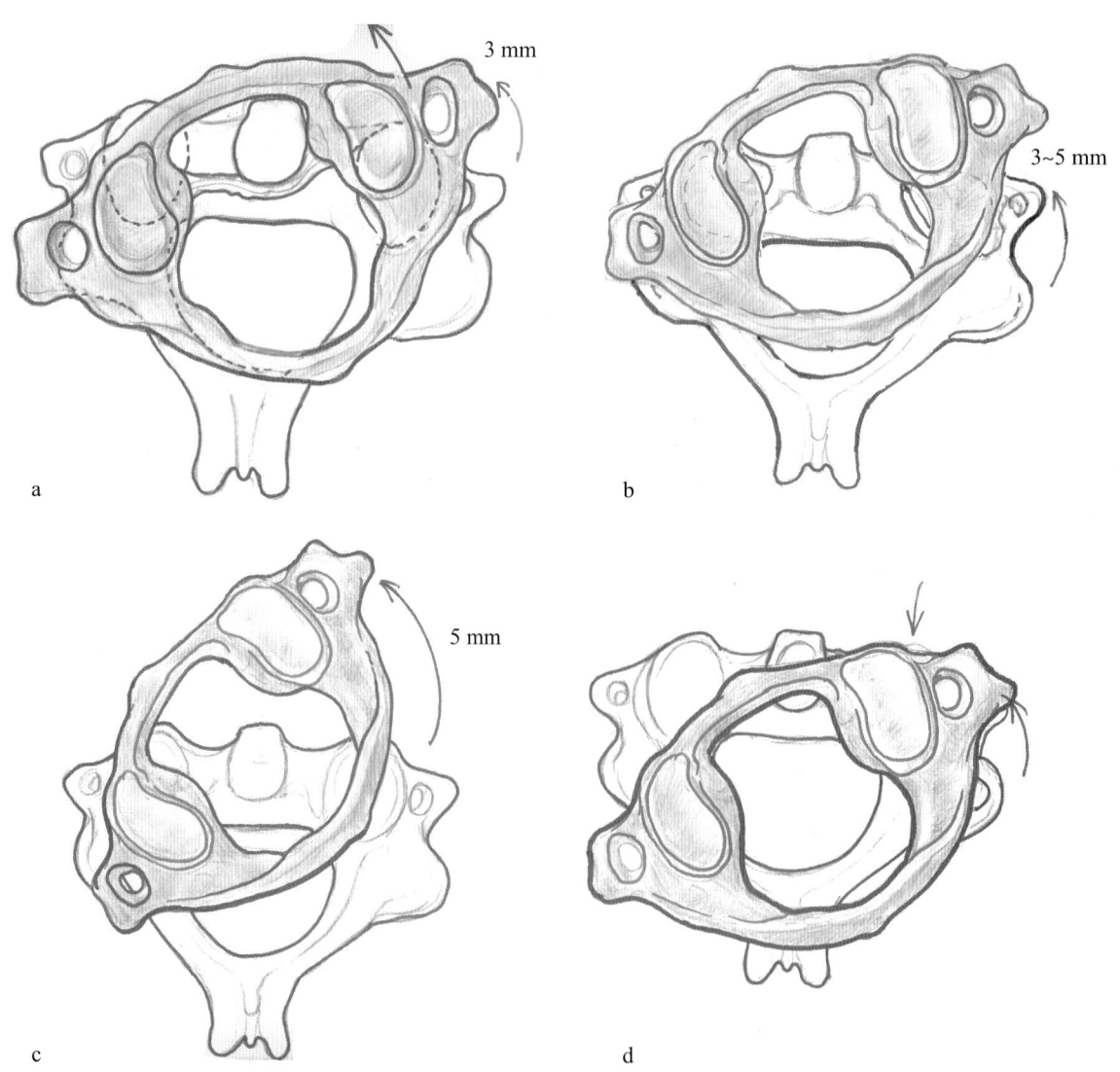

图 9.7 寰枢椎旋转不稳的 Fielding-Hawkins 分型。a. Ⅰ 型。b. Ⅱ 型。c. Ⅲ 型。d. Ⅳ 型

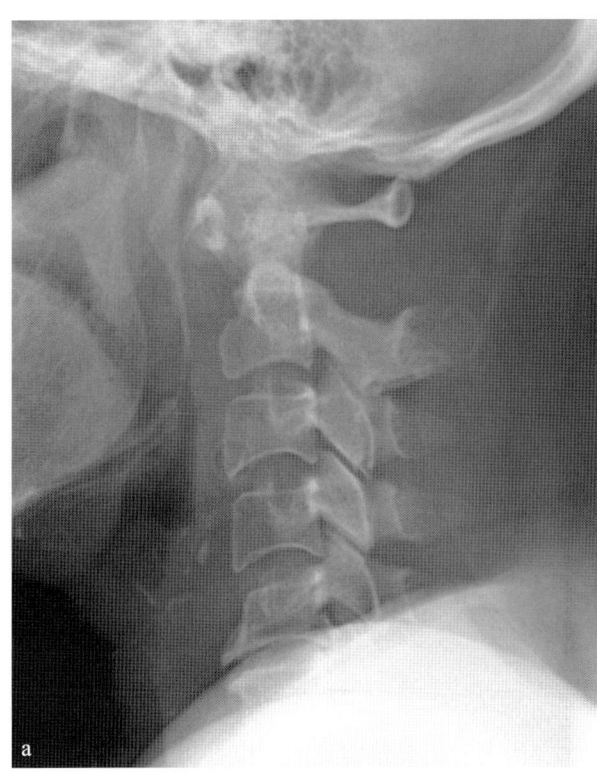
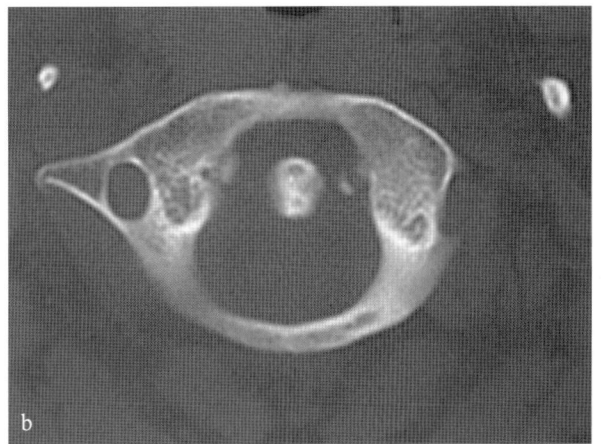
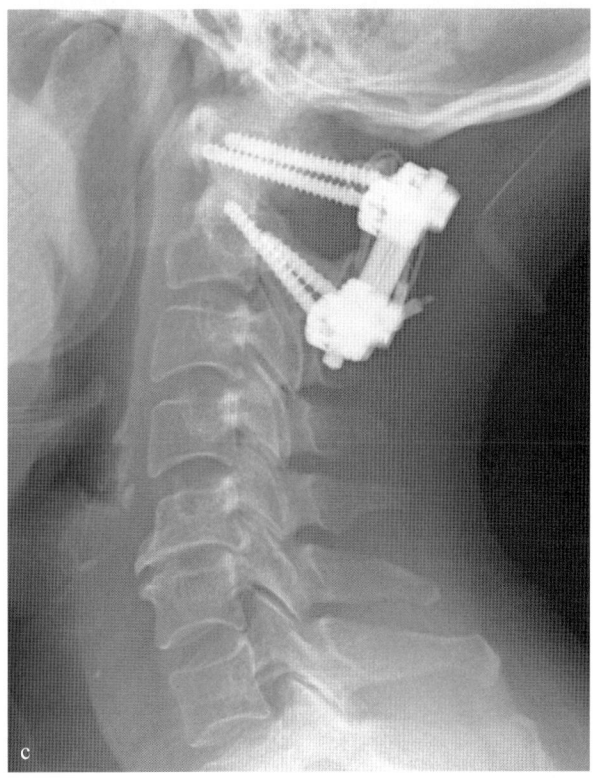

**图 9.8** 65 岁女性，高速摩托车祸致有移位的 B 型寰枢关节半脱位并寰椎横韧带（TAL）撕脱（a）。颈椎侧位影像显示寰齿前间距增宽。b. 轴位 CT 扫描显示左侧 TAL 撕脱性骨折，行开放复位并后路 C1–C2 融合术。c. 由于椎动脉解剖结构不利于经关节螺钉置入，采用 C1 侧块 +C2 关节峡部螺钉固定

者可达到骨性愈合[18]。制动3个月后复查颈椎后伸位影像,如ADI>3 mm则提示保守治疗失败,需行寰枢关节融合。

### 分离型损伤

C1-C2分离型损伤且移位≥2 mm者需要手术固定。这类损伤类似寰枕关节的颅颈分离,应按相似的治疗原则进行处理。

### 齿突骨折

#### 分 类

齿突骨折是最常见的枢椎骨折(41%)[29],所有齿突骨折均被视为不稳定骨折。Anderson与D'Alonzo的齿突骨折分类系统已成为治疗齿突骨折的基础(图9.11)[30]。Ⅰ型损伤为翼状韧带在齿突外上缘附着骨块的撕脱,表现为颅颈分离。Ⅱ型损伤发生在TAL覆盖的齿突颈区域,发生假关节概率最高,可能与骨折横行接触面小以及骨折端血供破坏有关。Ⅱa亚型齿突骨折由Hadley等首先描述,是高度不稳定的粉碎性损伤,骨折线由齿突颈延伸到枢椎椎体[31]。骨折的特点,如倾斜角、移位和粉碎程度,也有助于指导治疗。Ⅲ型骨折的骨折线延伸至枢椎松质骨,骨折接触面宽大,血供好。

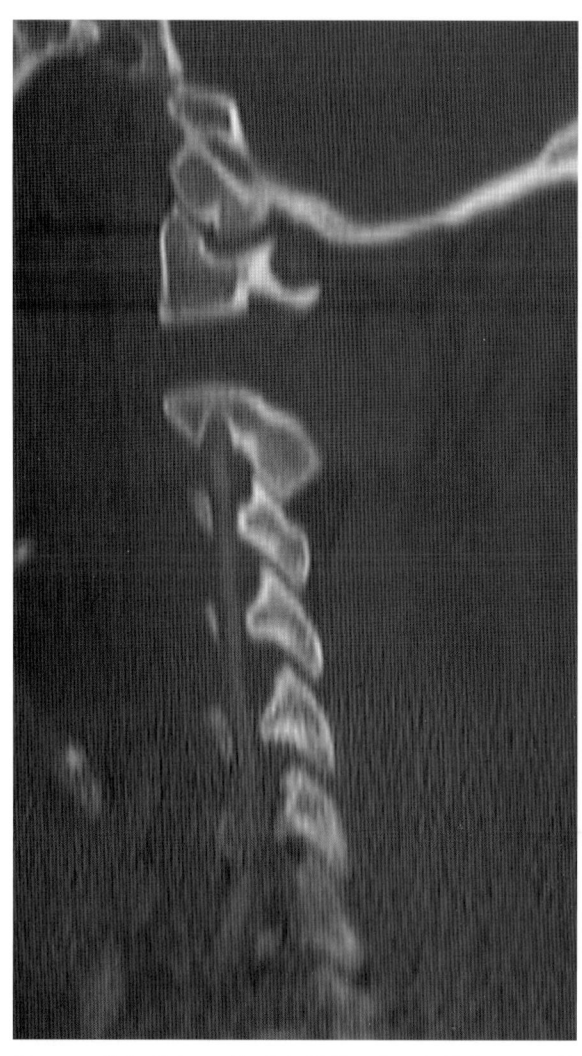

图9.9 分离型(C型)寰枢关节不稳。矢状位CT影像显示寰枕分离型损伤,位移明显并超过C1-C2关节,注意伴随的C0-C1前方轻微半脱位。由于主要的颅颈韧带稳定结构均从枕骨大孔延伸至C2,分离型损伤最常发生在这两个关节,引起邻近关节不稳,因此需要仔细评估以确定固定范围

### 手术适应证

#### 移位性不稳

此种高度不稳定的损伤通常需要行后方寰枢关节融合。出现骨性撕脱时,经过短期卧床牵引及随后的Halo或SOMI制动后,约3/4患

### 手术适应证

#### Ⅰ型

Ⅰ型齿突骨折涉及相关韧带对颅颈稳定性的影响[30],此类损伤的手术指征与之前讨论的颅颈不稳指征相同(图9.10c)。

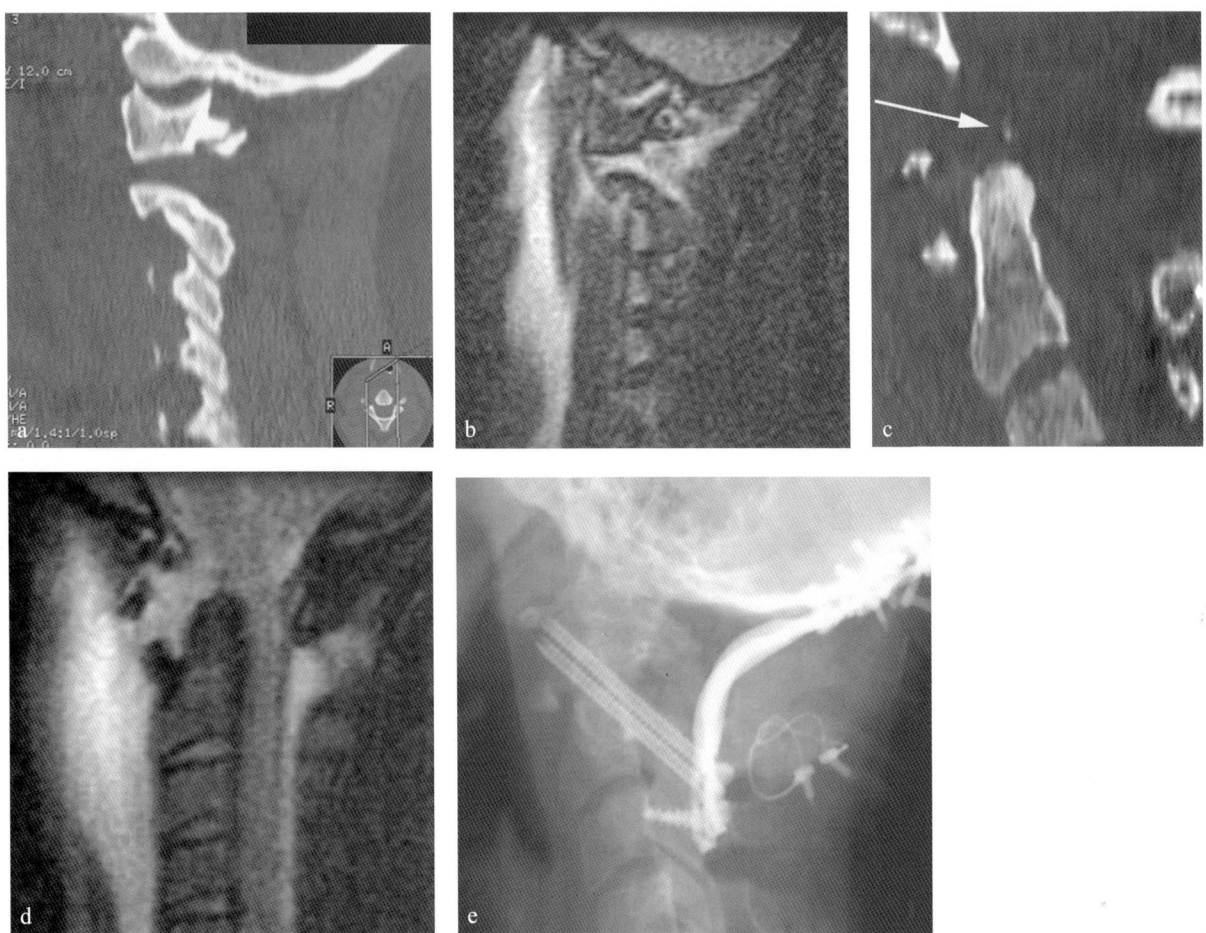

图 9.10 颅枕分离伴有寰枕和寰枢关节半脱位。17 岁女性，车祸后枕颈区的旁正中矢状位 CT（a）和 MRI（b），以及正中矢状位的 CT（c）和 MRI（d）影像显示颅颈分离并半脱位，C0-C1、C1-C2 关节分离并韧带撕裂。正中矢状位 CT（c）影像提示患者颅颈分离伴有 I 型齿突骨折（箭头）。（e）因脊髓损伤进展，急诊行枕骨至 C3 的固定，术后患者神经症状逐渐减轻

## II 型

尽管最近的文献表明手术干预的总体效果更好，但对 II 型齿突骨折的治疗仍然存争议[32~34]。

我们主张对以下情况采用手术固定：骨折不可复位，骨折伴分离移位，或骨折伴脊髓损伤（图 9.12）。相对适应证包括多发伤合并闭合型颅脑损伤，初始位移 ≥ 4 mm，成角 >10°[7, 35]，迟发骨折（>2 周），存在多种骨不连危险因素[31]，因高龄而不能使用 Halo 固定架[10]，合并颅脑、胸腹部损伤或其他医疗因素，以及合并上颈椎骨折。

骨质和体质好的非粉碎性骨折患者，很适合行前方齿突螺钉固定[36]，可保留部分寰枢活动。对于大范围粉碎性骨折或骨质差的，以及由于体型、牵引后颈部位置不佳或前方齿突螺钉钉道建立困难的患者，我们更愿意选择寰枢椎后方融合，辅以关节突螺钉或节段性 C1-C2 后方固定器械[24, 37]。寰枢椎后方融合推荐用于 II 型齿突骨折的两种亚型，这两种亚型骨折既不适合保守治疗也不适合齿突加压螺钉固定：II a 型齿状突骨折由于齿突基底部存在粉碎性骨

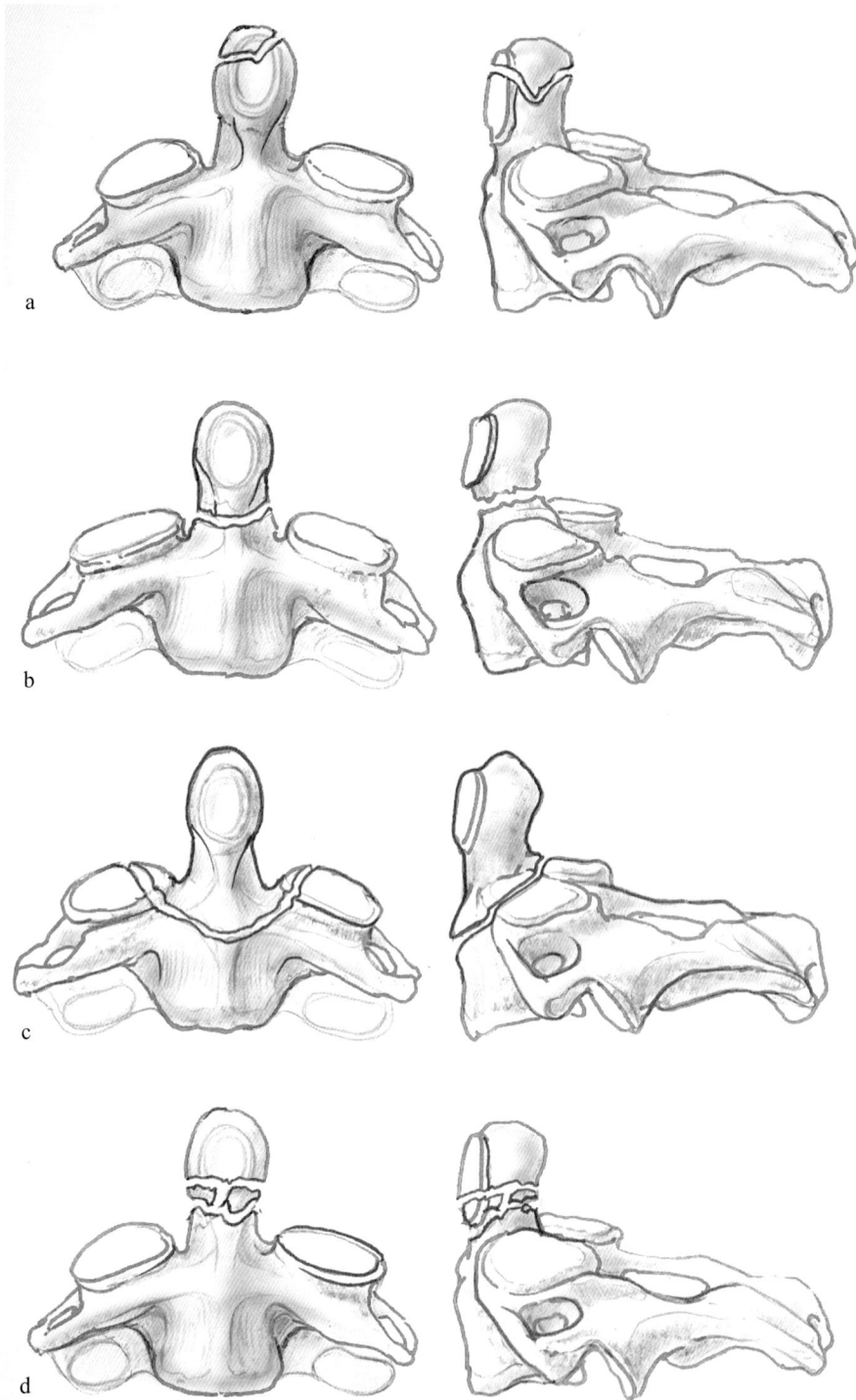

**图 9.11** Hadley 等改良的 Anderson 与 D'Almro 齿突骨折分型系统。a. Ⅰ型齿突骨折伴齿突尖翼状韧带撕裂。b. Ⅱ型骨折发生于 C2 侧块上方的齿突颈部。c. Ⅲ型骨折延伸至齿突颈部下方的 C2 体部和侧块。d. Hadley 等提出Ⅱa 型骨折为齿突基底部节段粉碎性骨折

块而为不稳定骨折[31]；而"矢状位斜行"齿突骨折[38]的骨折线平行于经典齿状突螺钉钉道，固定后可导致复位丢失和加压固定不足[39,40]。后方 C1-C2 关节突螺钉辅助下关节融合，被认为是治疗这两种亚型骨折的固定方法中促进骨愈合效果最佳者[6,37,38]。

选择合适的患者，可尽量降低前方齿突螺钉固定的并发症发生率（可高达 28%）[36,38,41]。

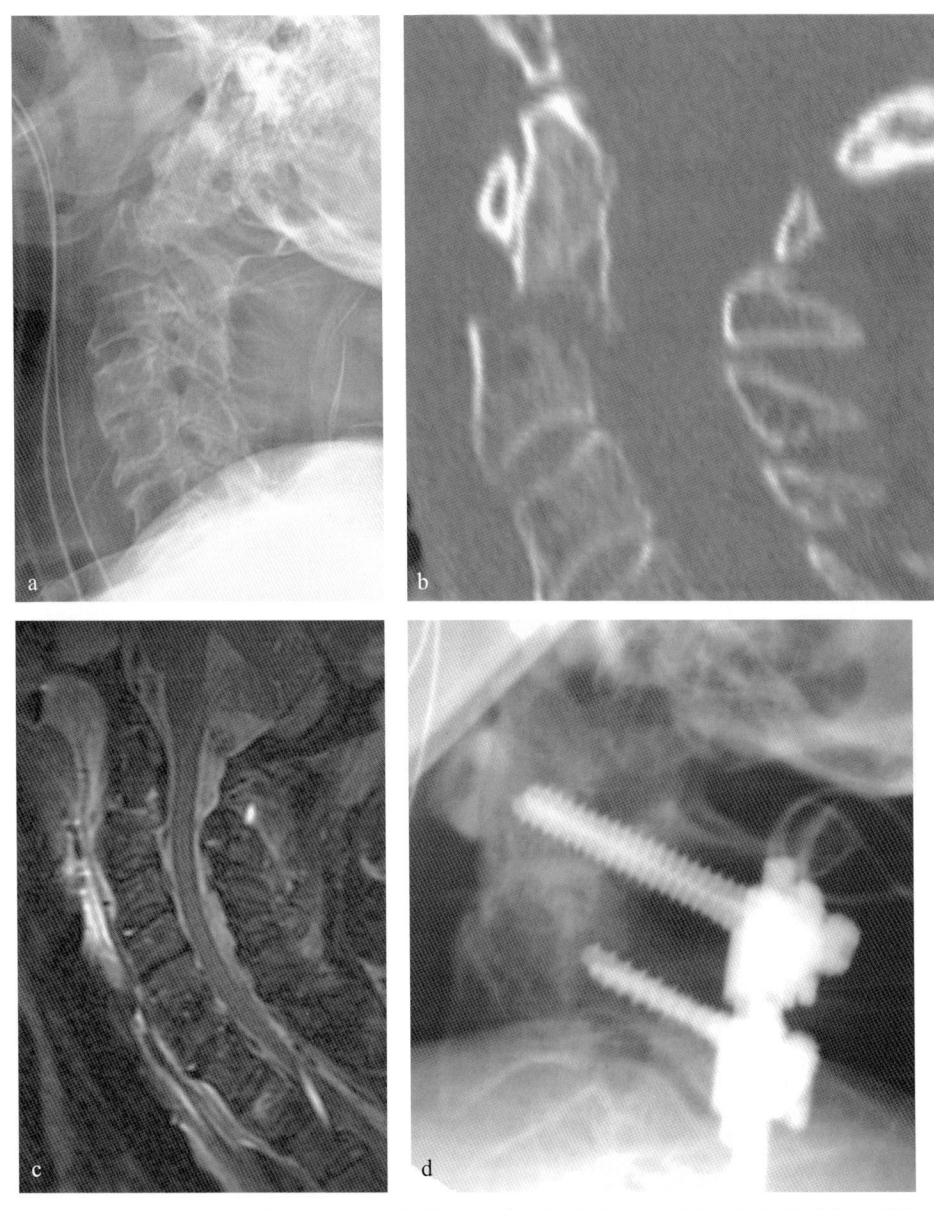

图 9.12　Ⅱ型齿突骨折伴脊髓不完全损伤。79 岁女性患者，Ⅱ型齿突骨折并移位，侧位 X 线影像（a）和矢状位 CT 影像（b）。c. 全美脊髓损伤协会（ASIA）D 级不全性脊髓损伤，MRI 影像中未见脊髓信号改变。d. 患者接受后路 C1-C2 器械固定融合术，如术后侧位影像所示

## Ⅲ型

Ⅲ型齿突骨折几乎无须手术固定。对骨折合并脊髓损伤或分离型不稳者（图9.13），建议采取手术固定。因前方齿突螺钉固定的失败率较高[40]，后路C1-C2融合可作为另一种手术治疗选择。其相对适应证包括：骨折移位明显，复位困难者；骨折移位，但因前述原因不能使用Halo支架；骨折移位≥5 mm，发生骨不愈合的可能较高，老年人群尤甚[35]。手术治疗预后往往难以预测，但据报道非手术治疗患者延迟愈合或假关节形成的发生率可达到54%[35]。对这些患者，也可采用后路C1-C2固定进行治疗。

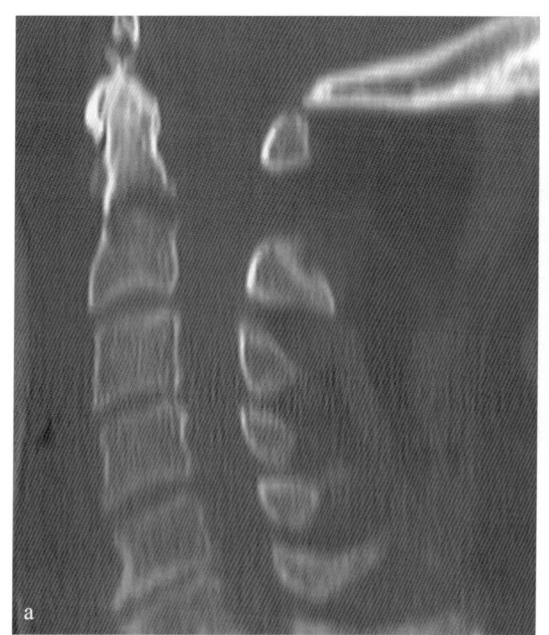
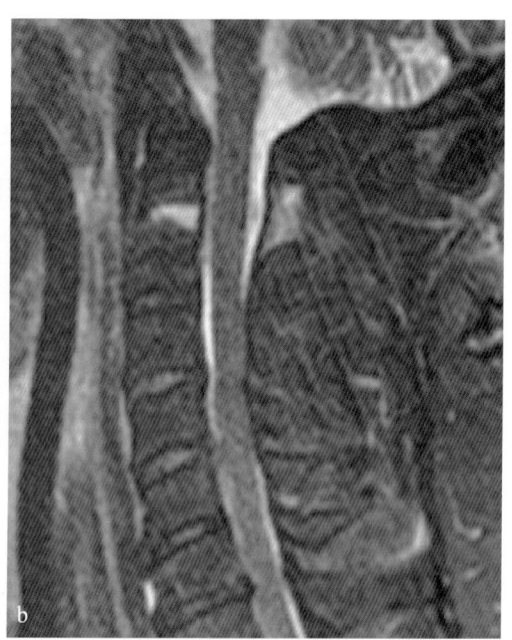
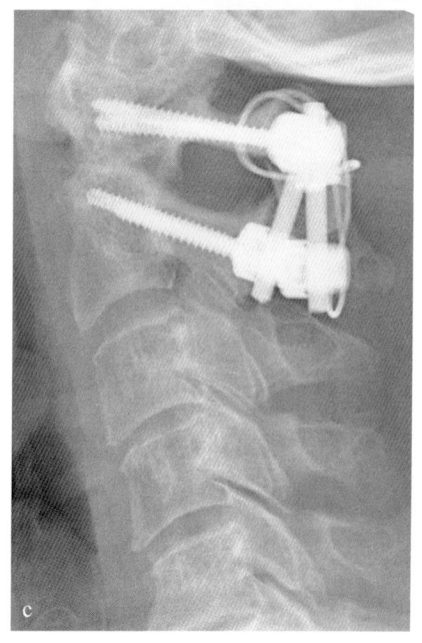

图9.13　Ⅲ型齿突骨折并分离损伤。矢状位CT（a）和MRI（b）影像显示Ⅲ型分离型齿突骨折。寰枢分离性损伤伴有广泛的韧带撕裂，MRI影像中可见C1-C2后方信号增强影。c.后路器械固定C1-C2关节融合术后3个月侧位影像，显示齿突及寰枢序列得到恢复

## 创伤性枢椎滑脱（Hangman 骨折）

### 分　类

Hangman 骨折是次最常见的枢椎骨折（38%）[29]。Effendi 等[42] 提出了以下简单分型系统，随后 Levine[43] 和 Starr 等[44] 进行了改良（图 9.14）。

Ⅰ型骨折损伤移位小，相对稳定，多由于过伸状态下轴向负荷引起峡部骨折。Ⅰa 型骨折是非典型的、不稳定的侧方屈曲型骨折，其斜行移位常累及一侧峡部，并向前延伸至对侧椎弓峡部[39]。骨折的斜形平面使得骨折线在侧位影像上并不明显，表现为峡部延长的征象（图 9.15）。

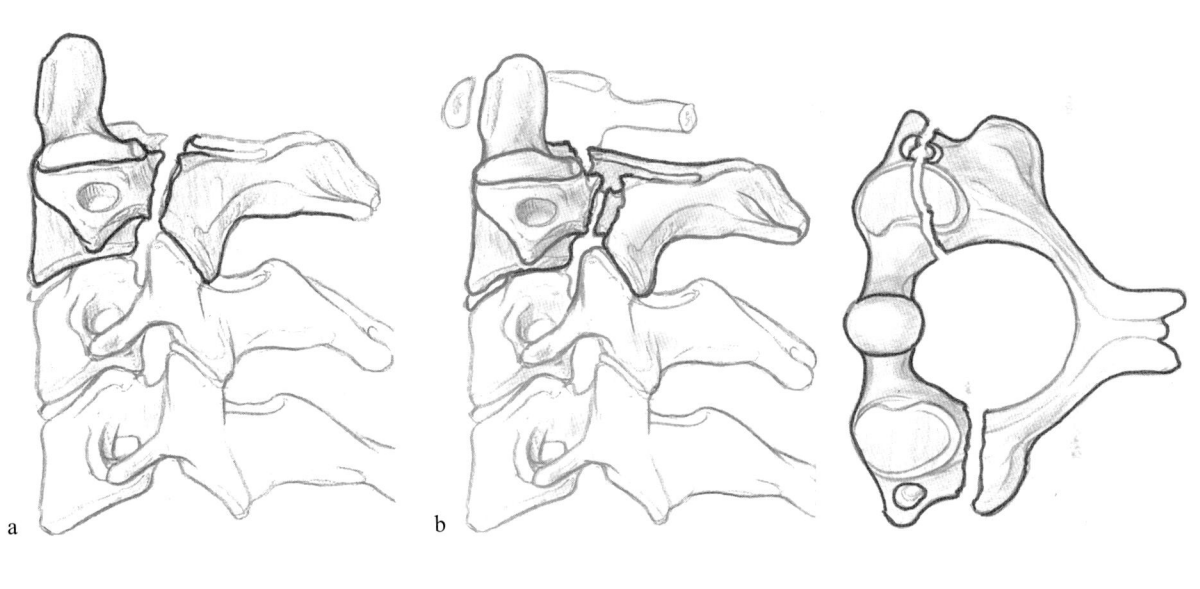

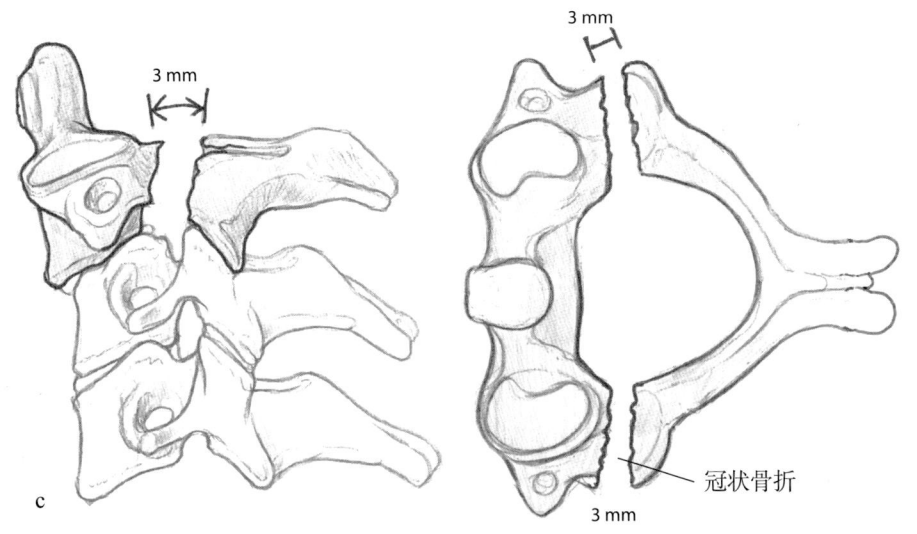

图 9.14　Effendi 提出 Hangman 骨折分型并随后由 Levine 改良。a. Ⅰ型。b. Ⅰa 型。c. Ⅱ型

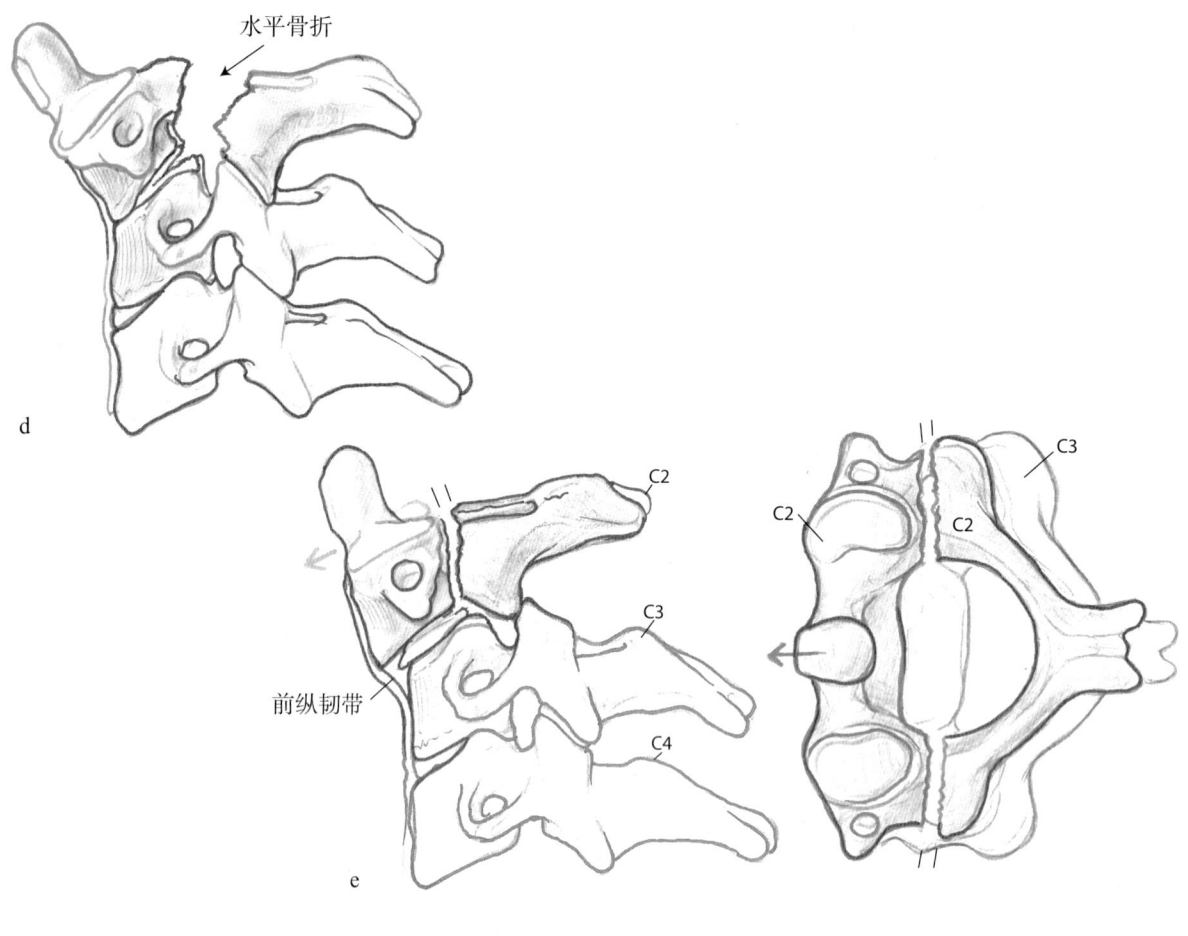

图 9.14（续） d. Ⅱa 型。e. Ⅲ 型

Ⅱ型骨折损伤是在过伸位承受轴向负荷，随后在屈曲外力作用下造成的移位性骨折。Ⅱ型骨折在仰卧位影像上表现类似Ⅰ型损伤，但直立位影像多显示骨折端移位。对于Ⅰ型骨折，建议在医生监护下摄取屈伸位片，与自发复位的Ⅱ型骨折相鉴别[7]，以确定适当的治疗方法。多数人认为Ⅱa型骨折损伤的发生缘于屈曲分离机制，而且由于伴有 C2-3 椎间盘撕裂而更为不稳定。由于是屈曲分离型损伤，后凸畸形比移位更为常见（图 9.16）。Ⅱa 型损伤的特点是特殊的损伤机制使得关节峡部骨折线较标准Ⅱ型骨折更为水平。Levine 和 Edwards 认为，对在 10 磅（约 9.14 kg）牵拉力下出现 C2-C3 椎间隙增宽的损伤，均应考虑是Ⅱa 型骨折。

Ⅲ型损伤是一种不常见的高度不稳定骨折，有关节突峡部骨折并多伴单/双侧 C2-3 小关节脱位，非手术治疗多难以复位。极少数情况下，这些损伤也会自发复位，在最初的仰卧侧位影像上表现Ⅰ型损伤的特点（图 9.17）。

其他分类系统依据横向移位和角状旋转的程度，来评价骨折的稳定性和 C2-3 椎间盘韧带组织的完整性[45]。

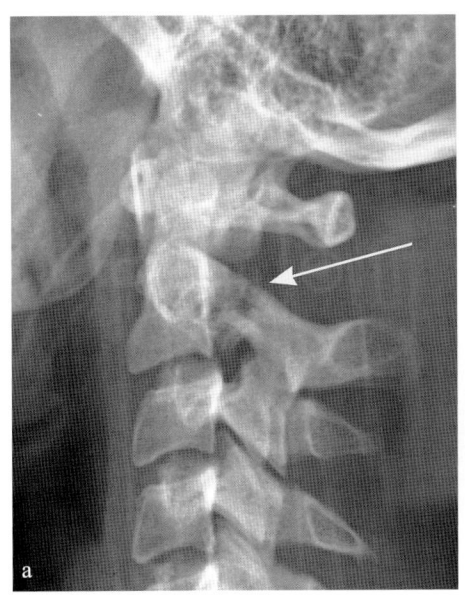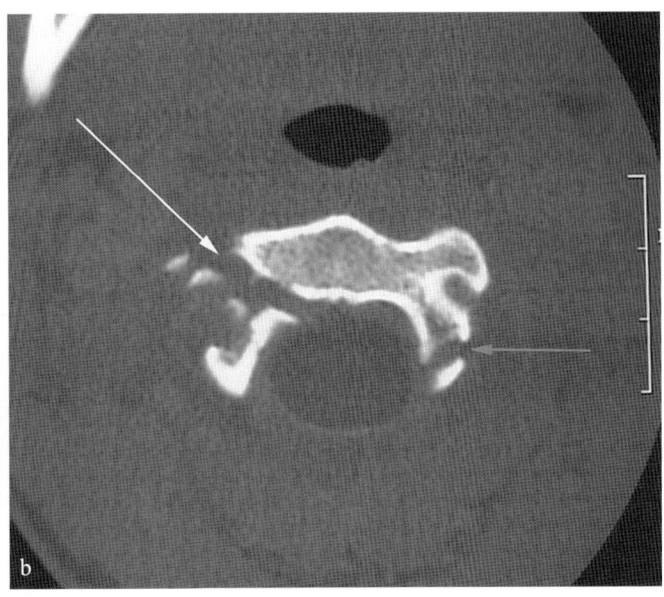

图 9.15 Ⅰa 型创伤性 C2 滑脱。a. 侧位影像上骨折线交错，枢椎峡部延长（白色箭头）。b. 横断面 CT 影像显示一侧小关节峡部骨折（白色箭头），对侧不典型骨折延伸至椎体和横突孔（白色箭头）。Ⅰa 型损伤椎管内骨折导致脊髓损伤的风险高于 Ⅰ 或 Ⅱ 型损伤。该患者脊髓未受损，采用 Halo 架固定，骨折成功愈合

## 手术适应证

目前，创伤性枢椎滑脱的治疗很少采用手术固定[32]。Ⅰ 型（和大多 Ⅰa 型）骨折多采用早期支具制动 12 周来治疗，多数 Ⅱ 型骨折多采用 Halo 架固定来治疗[42]。对于 Ⅱa 型损伤，如椎体序列维持较好的话，Halo 固定架制动即可。禁忌牵引，因其可加重后凸畸形。

由于 Halo 固定架不能很好控制后凸畸形，对 ⅡA 损伤应考虑手术治疗。前路 C2-3 椎间盘切除并用接骨板辅助椎间融合（ACDF）允许尽可能少地融合运动节段，保留寰枢关节运动功能（图 9.17）[46,47]。然而，由于前纵韧带通常是 C2-C3 唯一仍保持完整的稳定结构，后方稳定仍是合适的选择。后路手术的缺点在于：C2 螺钉无法直接穿过骨折端，且由于固定需延伸至 C1 节段，因此损失了寰枢运动功能（图 9.16）。

Ⅲ 型骨折一般不能牵引复位，需要手术复位并固定。固定方法包括：①后路 C1-C3 融合（图 9.18）；②经骨折端 C2 螺钉辅助后路 C2-C3 融合；③ C2 螺钉辅助后路 C2-C3 关节突融合，将骨折转为 Ⅰ 或 Ⅱ 型损伤以防止骨折短缩，随后以颈领或 Halo 架制动；④前路 C2-C3 ACDF（图 9.17），一般配合闭合复位。后三种手术方式的优点在于保留了寰枢关节运动[7]。

# 手术治疗

## 一般概念

### 手术方式的选择

手术方式包括减压术、接骨术和脊椎运动节段融合术。

### 减压术

由于椎管直径较大，上颈椎骨折很少需要

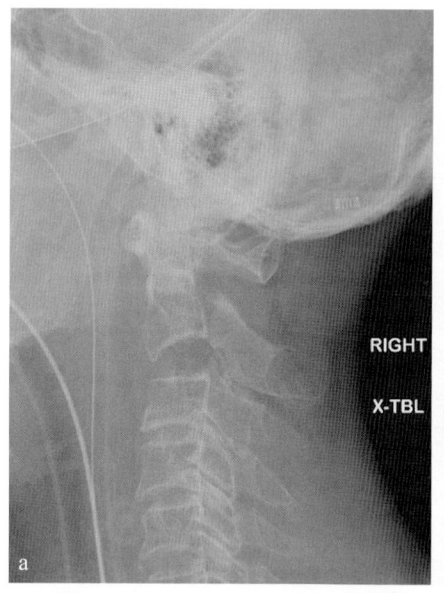
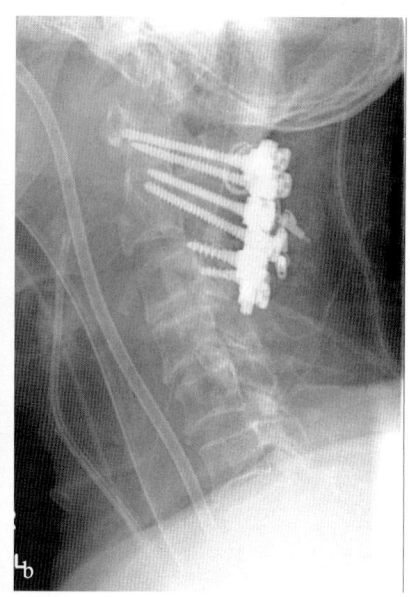
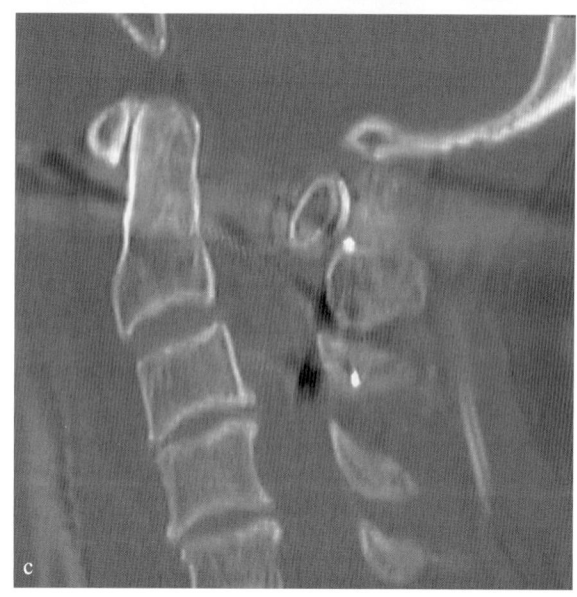

图 9.16 79 岁老年男性，因摩托车祸发生 Ⅱa 型创伤性 C2 滑脱。a. 颈椎侧位影像可见 Ⅱa 型骨折，骨折成角畸形比移位更明显。开放复位并行 C1–C3 后方融合后侧位影像 ( b ) 和矢状位 CT 扫描 ( c )。由于存在椎间盘撕裂，C2–C3 必须稳定。尽管已行双侧经 C2 峡部螺钉固定，但由于患者为高龄且患有骨质疏松，内固定向上延至 C1 水平

神经减压。一般来说，骨折复位时间接减压失败才需要手术减压。而且，颅颈交界区的后部结构为骨融合提供了很重要的愈合表面，因此不应当常规切除。有病例报道经口切除齿突治疗肥厚型齿突骨折骨不连[48]。有时，凹陷型寰枢椎骨折需要手术提升或切除，部分患者需要行小凹减压。

接骨术

对上颈椎骨折直接进行修复的两个指征，分别与前路齿突螺钉固定 Ⅱ 型齿突骨折，和后路骨折块间螺钉固定治疗 Ⅱ 型 Hangman 骨折有关。直接固定骨折端治疗 Ⅱ 型 Hangman 骨折，由于未处理 C2–3 椎间盘损伤，其有效性尚存质疑。

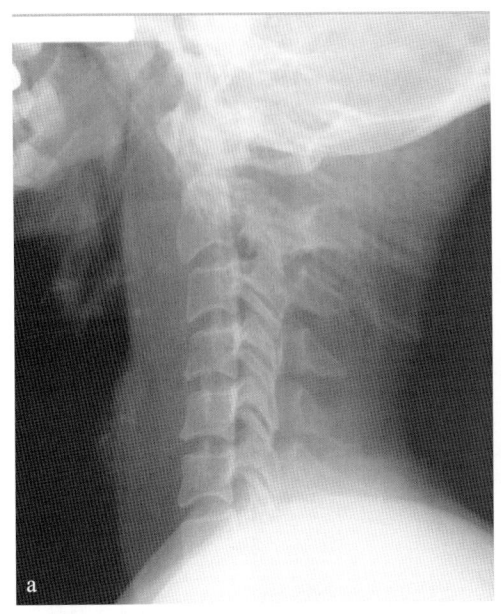
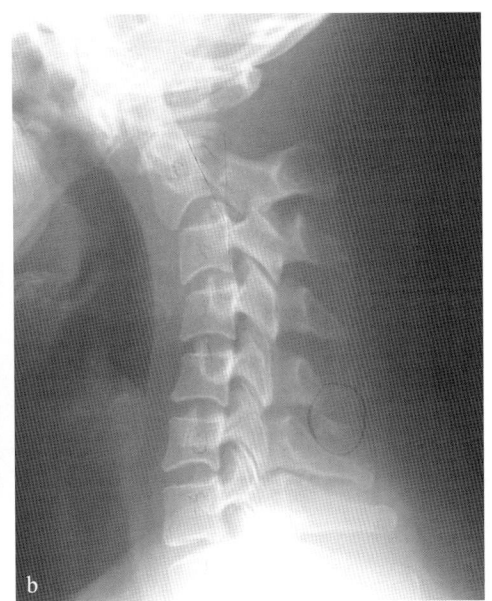
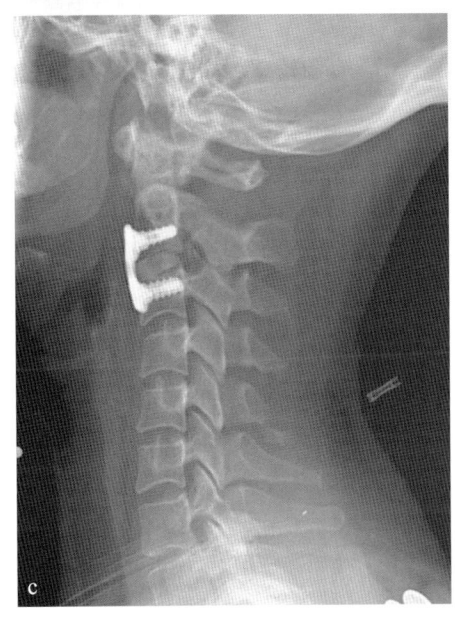

图9.17 对Ⅲ型创伤性C2滑脱采用前路C2-3椎间盘切除+椎间融合进行治疗。a. 37岁女性发生车祸后，仰卧位下的颈椎侧位影像看似Ⅰ型创伤性枢椎滑脱，患者未拍摄直立位片就佩戴硬性颈围出院。b. 随后患者诉颈痛加重并有上肢感觉异常，此时支具固定下直立颈椎侧位影像提示C2-C3小关节脱位，符合Ⅲ型C2滑脱。c. 手法闭合复位成功后，行前路C2-3椎间盘切除并椎间融合术

融合术

手术治疗上颈椎骨折和脱位的主流仍是内固定辅助下的脊柱融合术，多通过后路完成。最常用的上颈椎融合手术分别是寰枢融合术、枕颈融合术和C1-C2脊柱融合术。前路上颈椎固定常涉及采用C2-C3融合术治疗Ⅱa型Hangman骨折。前路寰枢融合可作为C1-C2后路融合手术失败的补救措施。前路枕颈手术则极少使用，在此不讨论。

## 患者体位

不稳定的上颈椎骨折/脱位需要在精细操作下无创建立呼吸通道。患者保持清醒、纤支镜下插管和合适的患者体位，有利于术中进行神

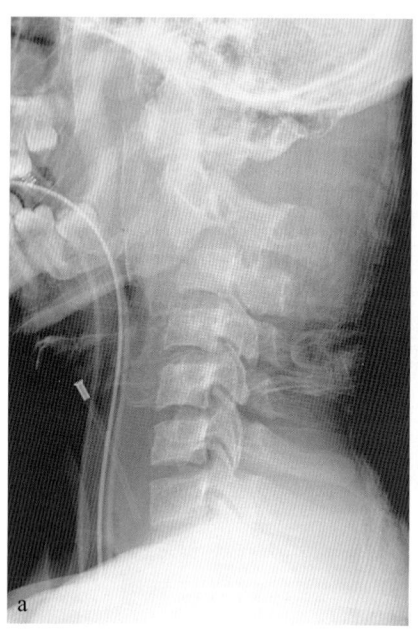 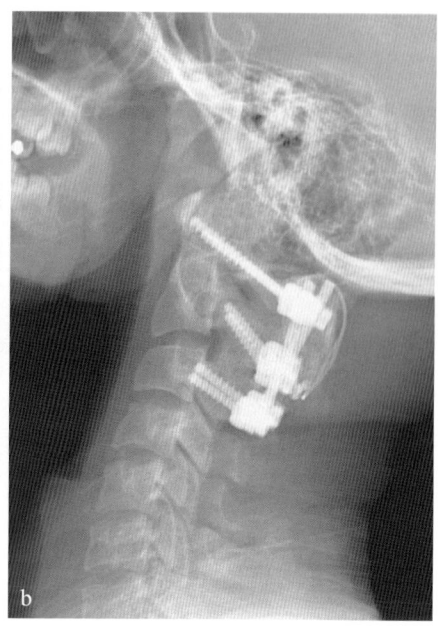

图 9.18　a. 19 岁男性乘坐摩托车发生车祸，诊断为 C2 Ⅲ型创伤性滑脱合并 ASIA（美国脊髓损伤学会）C 级不完全性脊髓损伤。b. 正如大多数 Ⅲ型损伤一样，对小关节脱位无法行闭合复位，紧急行开放复位并 C1–C3 后路融合术

## 急诊处理

总的来说，上颈椎损伤应当在可以对不稳定性脊柱损伤进行急诊手术的脊柱损伤专科中心进行处理。对于此类损伤，应在考虑伴发损伤和患者整体状态的情况下尽早手术，包括持续压迫造成的脊髓损伤、Ⅲ型 Hangman 骨折、寰枢椎脱位，以及无法通过外固定得到稳定的严重不稳定性韧带损伤，无论神经完整性如何，如枕颈分离或寰枢分离。对上颈椎不稳伴脊柱僵硬者也应尽快进行有效固定，因为邻近部位的僵硬会形成异常力矩，可导致骨折处不稳定。

即使计划随后进行手术治疗，对神经未受损或出现神经功能障碍但无持续脊髓压迫的其他不稳定损伤患者，有理由在进行外部稳定和密切关注脊柱情况下在急诊室进行观察，包括齿突不稳定骨折、C1 环骨折和部分 Hangman 骨折，如不典型 Hangman 骨折、ⅡA 型 Hangman 骨折，以及有明显移位的 Ⅱ型 Hangman 骨折。

外部稳定包括使用硬质颈领和滚木床、RotoRest 床。也可使用 Halo 架，尤其在因检查和治疗需要经常移动患者时。预防性 Gardner-Wells 弓牵引主要用于术前保证对线良好、防止持续性脊髓压迫、对脊髓进行保护，或方便随后的手术治疗等情况。可进行牵引的情况包括明显移位的齿突骨折、不稳定的 C1 环 Jefferson 骨折，以及有明显移位的 Ⅱ型 Hangman 骨折。对过伸损伤或疑有韧带损伤导致明显不稳定者，如枕颈分离或寰枢分离，不应进行牵引。总的来说，对于某些特定损伤，如ⅡA 型 Hangman 骨折，牵引会使畸形加大；而在Ⅲ型 Hangman 骨折中，由于峡部骨折造成上颈椎前部和脱位的 C2–C3 关节面之间的一致性丧失，通常无法通过牵引实现复位。

经监护。电生理监护有助于在清醒状态下调整患者体位。对未合并颅骨骨折的上颈椎损伤患者，头部一般以 Gardner-Wells 或 Mayfield 三钉架保护。手术台必须能够透射 X 线。

仰卧位多用于置入齿突螺钉、前路 C2-3 椎间盘切除、脊柱融合术。前方枕颈入路包括经口入路和下颌骨下外侧入路，目前很少使用。俯卧位多用于寰枢和枕颈融合术以及神经减压。轻微头高脚低位（反 Trendelenburg 位）可减轻上颈椎静脉的充血，减少术中失血。确定体位后，摄片检查骨折复位状况，并通过临床查体或电生理检测评估神经功能。

## 术中成像

由于神经血管组织靠近上颈椎骨性组织，准确置钉需要行术中 X 线监视。我们倾向于在进行前路置入齿突螺钉等操作时进行双平面透视，而不用笨重的三维成像系统。使用可透射 X 线的牙垫可以更清晰获取齿突前后位影像。

## 手术入路

### 上颈椎后方入路

**视频 9.1　C1~C3 后路融合器械固定**

#### 适应证

多数上颈椎骨折手术可采用后方入路进行治疗。适应证从单纯减压术，如 C1 后弓减压和后颅窝减压术（Posterior fossa decompression），到单纯 C1-C2 节段性融合术或枕骨融合术。后方入路有以下优势：解剖结构熟悉，切口可延伸；从生物力学角度上看，后路固定普遍优于前路固定。

#### 手术技巧

从后方显露脊柱前，应当研究相关影像以明确脊柱后部结构的完整性。取后正中切口，于中线处牵开肌肉，在骨膜下进行剥离，暴露脊柱后部结构。如拟暴露枕部，切口应延伸至枕外隆凸。开始剥离肌肉时，枢椎粗大、分叉的棘突有助于局部解剖定位。如果拟融合节段不超过 C2，则 C2-C3 棘突间韧带应予保留。对寰椎后部结构应严格行骨膜下剥离，注意椎动脉走行于寰椎后外侧弓上缘。同样，椎板下钢丝或钢缆穿过寰椎后弓时，均应在骨膜下操作。

若采用椎弓根钉或关节突螺钉固定枢椎，推荐在直视下以 C2 椎弓根上内侧壁作为参考点，此前需将寰枢间膜从枢椎椎板上缘进行剥离[50]。C1 后弓完全缺失时，对 C1-C2 运动节段进行融合时有必要先暴露 C1-C2 关节[37]。由于硬膜静脉丛覆盖其上，在这些部位的剥离可能会导致大量出血。为利于局部显露，应将 C2 神经根牵向颅侧。在剥离寰枢关节或局部去皮质时，应当考虑到椎动脉行程恰好在关节外侧。

### 上颈椎前方入路

#### 适应证

上颈椎前侧入路手术的三个主要适应证分别是：①Ⅱ型齿突骨折齿突螺钉固定术，②前方椎间融合联合 C2-C3 接骨板固定治疗ⅡA 或Ⅲ型 Hangman 骨折，③前方寰枢融合，作为后路寰枢融合失败的挽救手术[40, 47, 51]。

#### 手术技巧

Smith 和 Robinson 首先描述了颈椎前外侧入路，可在颈椎前方暴露 C2 基底部至颈胸交界区[52]。McAfee 等[53] 描述了改进后的下颌骨咽后入路，此入路可暴露寰枢关节前方，故可用于前路寰枢关节融合[54]。有研究报道，为置入前方经关节螺钉，可行双侧下颌骨暴露以利于建立置钉钉道。由于并发症发生率高，该手术入路很少应用[54]。有研究表明，前方经关节螺钉固定可以通过标准的、并发症发生率低的颈前入路完成[51]。

手术切口的正确选择对降低手术难度至关重要。对拟置入齿突螺钉或经关节螺钉的患者，常以 C5 为中心做 Smith-Robinson 入路横切口，从胸锁乳突肌内缘延至颈前正中线。对行 C2-3 前路椎间融合的患者，宜取右侧下颌骨下皮肤切口。沿肌间隙分离颈阔肌，暴露胸骨舌骨肌内缘与胸锁乳突肌外缘之间的间隙。纵行切开颈深筋膜浅层后，暴露胸锁乳突肌内侧及其深面的软组织。触及颈动脉鞘并轻牵向外侧。纵向切开颈深筋膜中层至颈动脉鞘，用钝性拉钩将气管和食管整体牵向内侧。在 C2-C3 节段，甲状腺上动静脉横过手术野，需要结扎。其余暴露同常规。在中线处纵向切开椎前筋膜，牵开颈长肌腹，向侧方剥离过多可能导致颈交感链损伤，应当避免。术中限制椎体侧方剥离范围于无软组织覆盖的椎间关节外侧以内，就可避免椎动脉的损伤。在特殊的撑开器辅助下，还可暴露 C2-3 椎间隙和齿突，利于齿突螺钉固定；或者清晰暴露 C2 侧块前方，便于前方 C1-C2 经关节螺钉的固定。

## 经口入路

### 适应证

经口入路适用于上颈椎前方结构持续压迫脊髓的患者[48]。少数情况下，经口入路可用于伴神经损伤、畸形愈合或假性不愈合的齿突骨折患者。尽管经口入路用于切除齿突很有效[55]，但是它会导致颅颈区失稳，暴露有限并有感染的高风险，不可用于前柱重建手术[56]。

### 手术技巧

经口入路手术暴露上颈椎看似直接，但存在固有的感染风险和软组织开裂所带来的一系列潜在后果，建议请头颈外科医师参与手术。而且，术中可能需要行复杂的硬腭切开术以获得足够的暴露。术中使用经口腔气管内插管和可扩张口腔撑开器。随着管道向侧方撑开、劈开并以缝合固定的方法将软腭向侧方牵开，建立到达齿突的入路。寰椎前弓、齿突和枢椎体就在薄层黏膜和椎前筋膜的下方。如果手术目的在于切除齿突，则在寰椎前弓与左、右侧块间交界区域切除寰椎前弓，切除范围保持在中线旁开 15 mm 内，并摄前后位片确认。随后从顶部到底部全长切除齿突。硬膜前软组织诸如覆盖膜一类，如果可能压迫脊髓的话，均需去除。是否有必要切除硬膜前软组织，应当仔细权衡潜在的手术区硬膜撕裂的可能。齿突畸形愈合时的矫正性截骨可在寰椎前弓下方进行，这样就无须切除寰椎前弓和整个齿突[8, 57]。

## 手术要点

### 枕颈融合

作者倾向于选择节段性后方坚强固定并联合结构性植骨。

### 内固定选择

作者倾向于在颅颈结合部选用独立双颈椎接骨板或最近开发的一种能够将双侧杆连接到单独的枕板的系统进行坚强固定。后者的结构使外科医生能够在将其置于枕骨中线时，允许更长的螺钉进入枕骨。

### 植 骨

作者倾向于在枕骨与上颈椎之间植入结构性皮质松质骨，用于辅助内固定。典型方式是在枕外隆凸与枕骨大孔中线中点两侧做一对小孔，在角状刮匙辅助下，待锁定装置的钢缆由上至下穿过双侧小孔。通过成对的椎板下 C2 钢缆即可植骨固定颈椎。去骨皮质并安装坚强内固定后，将移植骨附着在颅颈交界区；或者，可以通过将移植骨固定在固定结构上，使其能够与骨的后部结构进行对齐，从而避免钢缆在枕骨下通过。

### 手术技巧（图 9.19）

插管后将患者置于俯卧位，用 Mayfield 钉或 Halo 固定架固定头部，方便术中透视。透视下使枕颈结合部复位，恢复枕颈区中立位序列，预防下颈椎代偿性脊柱序列异常发生，如：①长期功能性问题，如难以观察水平方向或地面；②由于患者需要进行代偿而加重相邻节段下颈椎退变；③气道阻塞、吞咽困难、发音困难和血管损伤等[58~60]。应通过检查 McGregor 线（硬腭至枕骨）与 C2 下终板之间形成的枕颈角度是否在 10°~20°[61] 的正常范围内来检查屈伸是否对齐。作者所在机构使用的一种简单、看似可靠但尚未得到科学验证的方法，是将下颌后角与 C2 椎体的前皮质平行对齐。这已被证明是一项成功的技术，没有出现明显的枕颈屈曲/伸展对线不良的病例。

于中线暴露枕外隆凸至 C3 节段，必要时可向骶侧延伸，钢缆穿过植骨块并将其紧缚在颅骨与上颈椎间。随后行 C1-C2 关节突融合（见前述）。预弯颈椎棒或接骨板以适应颅颈结合

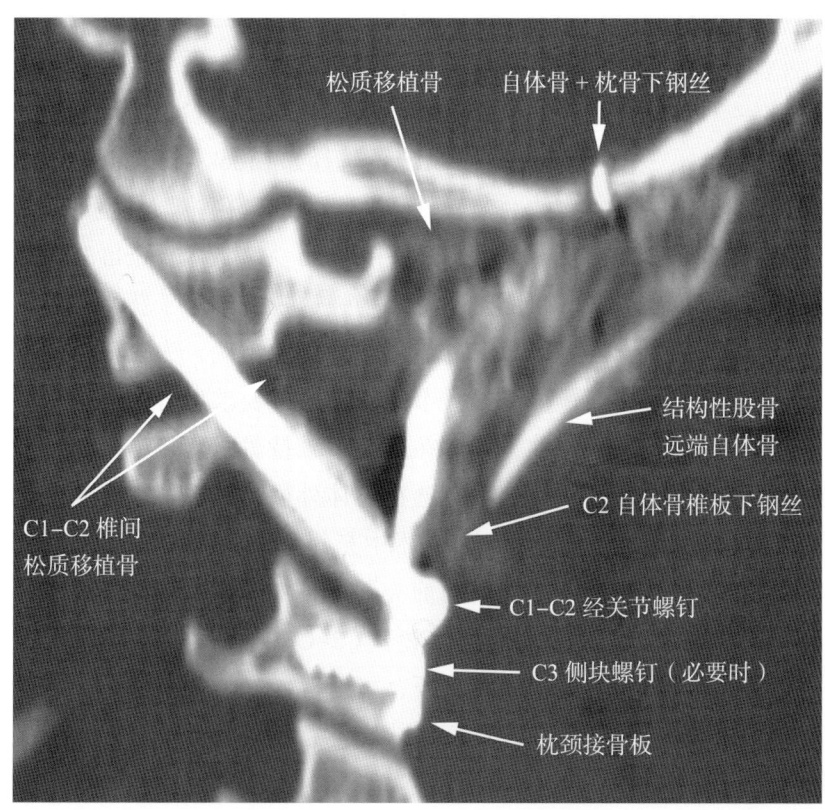

图 9.19 颅颈融合术。颅颈脱位涉及 C0-C1、C1-C2 关节突并伴有 C2-C3 半脱位的 17 岁男性，术后矢状位 CT 影像。作者偏爱的枕颈融合技术的基本要素已在图中标明

部的曲度。接骨板预弯不恰当可导致术后枕颈分离或移位，因此应当避免。关于尾端固定范围，一对经关节螺钉固定已足够了[62]（参见经关节螺钉）。另外，也可加用 C1 侧块螺钉或同时联用 C2 椎弓根、峡部或经椎板螺钉[24,63]而非经关节螺钉。当坚强固定 C1-C2 不可能时，侧块螺钉的固定范围应至少到 C3。在并发颈椎损伤或上颈椎固定强度不够的个别情况下，向骶侧追加固定是必要的。固定结构通过 3~4 枚 3.5 mm 双皮质螺钉固定至枕骨。如果使用较新的枕骨板和颈杆结构，在连接固定于上颈椎的双侧杆之前，于枕板中线处骨内用多枚螺钉固定。枕骨板组件应尽可能向颅端放置，同时保持在枕骨板水平以下，以便在枕骨板尾部有足够的骨与结构性骨移植物接触。由于有器械凸起和损伤横静脉窦的风险，枕外隆凸水平以上不应钻孔。植骨块头端悬吊于枕外隆凸，足端骑跨于 C2 棘突之上。用之前置入的颈颅钢丝或钢缆穿过钻孔将植骨块缚紧。拧紧钢丝前，后方骨性部分去皮质，将髂骨块置于结构自体移植骨与原有宿主骨之间。

## 寰枢椎融合

我们首选的寰枢椎融合方法包括后方经关节螺钉固定或单枚 C1、C2 螺钉和杆固定，以改良 Galie 钢缆辅助皮质结构骨移植。直接去皮质和 C1-C2 关节的骨移植是有效的，尤其是当 C1 后弓由于缺失或骨折而不可用于结构性骨移植固定时。当有多种潜在的 C1-C2 后固定结构时，可以根据患者的具体解剖结构来选择特定的器械类型，以便将发生并发症的风险降到最低[64,65]。

### 钢缆与椎板下钩技术

对创伤骨科、脊柱外科医生来说，后路钢缆固定技术相对熟悉、简单，并且与螺钉技术比，损伤椎动脉的风险更低[66]，损伤神经的风险也较低。当寰枢关节半脱位合并脊髓空间减少时，应避免使用钢缆。单独使用此项技术的主要缺陷在于：①旋转稳定性相对差，术后需要颈胸支具或 Halo 支架制动；②后路治疗 C1-C2 半脱位并齿突骨折移位时，如力的矢量不正确，此技术会加重移位；③后弓缺失或损伤时无法使用。它可作为坚强器械固定的辅助连接。

### 经关节螺钉技术（图 9.20）

C1-C2 经关节螺钉可实现最坚强的寰枢椎固定[67]。它不要求 C1 或 C2 后弓完整。该手术技术挑战大，需要寰枢关节协同复位。解剖结构的变异，如 C2 节段椎动脉走行过度内偏或椎骨发育不良，都会明显影响手术的安全性。由于人群中椎动脉变异的概率达到 20%[68,69]，术前行 CT 扫描进行评估对于该手术的正确实施至关重要。此外，患者的体型或骨折后合适的头颈序列，亦可能影响合适的椎弓根钉钉道的建立。如果经关节螺钉的稳定性可疑，可考虑在 C1 侧块和 C2 椎弓根螺钉间置板或棒固定。其他的一些无奈的选择如 Brooks-Jenkins 钢丝固定或融合范围延伸至颅枕部，仅很少病例需要。

患者俯卧，用 Halo 头环或 Mayfield 三钉架安全固定头部，增强透视设备用于获取侧位影像。患者的体位摆放必须精确，为获得足够的颅侧的经关节钻孔通道，要求患者的颈部轻度屈曲，同时在透视下维持骨折复位。术前可使用金属物在透视下体外模拟经关节螺钉的钉道方向，以保证术中充分的操作空间。

采用同前方法暴露枕外隆凸至 C3 手术区并明确 C1-C2 和 C2-C3 关节突关节。在无过度出血情况下，可行双侧寰枢关节去皮质。如 C1-C2 后部结构不能行钢缆辅助植骨，应考虑关节处去皮质。必要时，穿椎板下钢丝应在钻

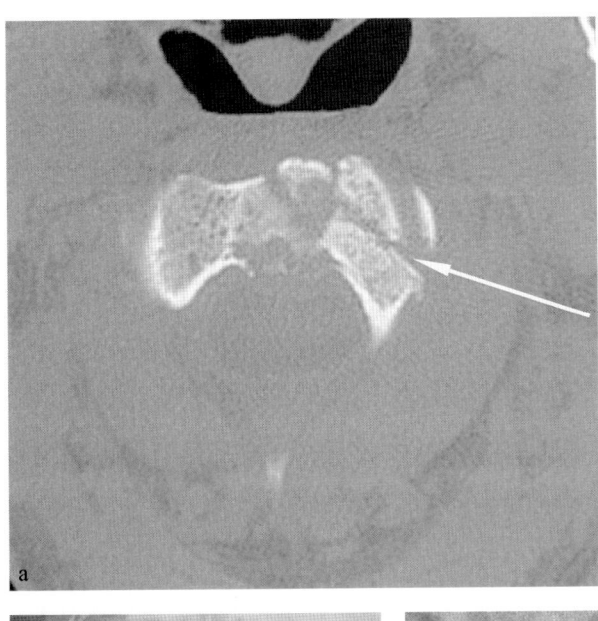
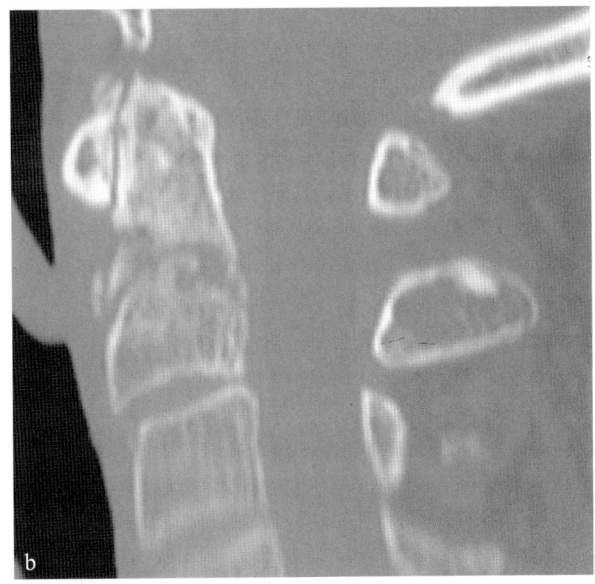
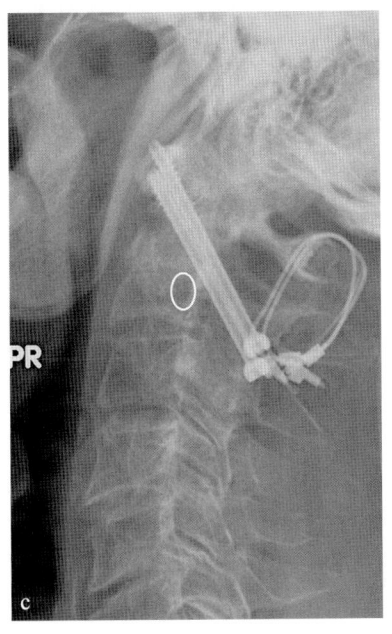
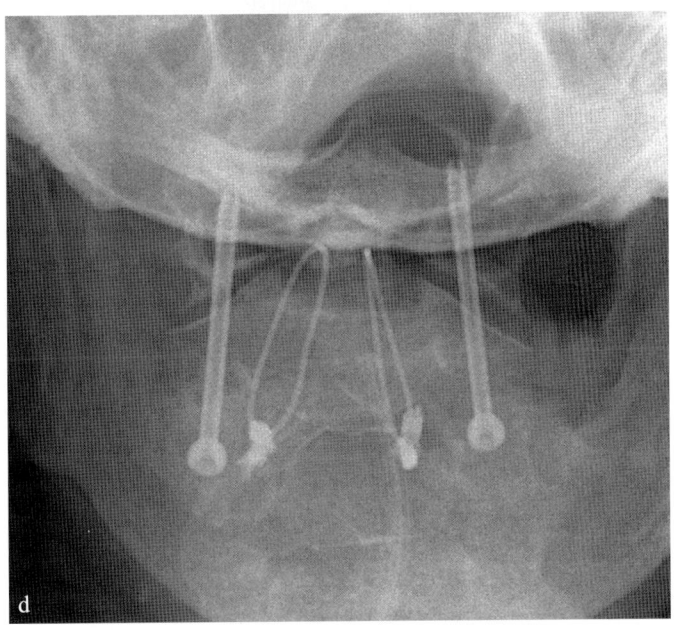

**图 9.20** 采用经关节螺钉技术固定不稳定性齿突骨折。横断面（a）和矢状位（b）CT 影像显示Ⅲ型齿突粉碎性骨折，骨折线延伸至 C2 左侧块（白色箭头）。患者采用经关节突螺钉固定。c. 术后侧位影像显示螺钉指向 C1 前弓上缘，需要行上胸椎旁正中经皮切口。预留足够的颅区通道可避开 C2 横突孔内的椎动脉（白圈区域），提高 C1 侧块螺钉的把持力。d. 术后开口前后位影像显示经关节螺钉稍偏向矢状面。应避免螺钉偏向外侧，防止椎动脉损伤。于直视下在峡部内侧壁入钉可大大提高手术安全性，使得手术医生可明确矢状位钉道恰行于标志点的外侧，并以沿此路径选择合适进针点，使其途经 C2-3 关节突关节

入螺钉前完成。为防止椎管壁穿透，应用神经拉钩牵开软组织直视枢椎峡部内侧壁。随后在颈胸交界区做两个旁正中切口，以用于经皮钻孔建立通道并置入螺钉。经关节螺钉进针点位于枢椎下关节突中内1/3处。在C臂侧位影像引导下，用长的斯氏针或中空螺钉系统的导针以45°~60°角指向寰椎前结节中上1/3钻入。直视关节，确定钻头或导针的关节内通道，内偏0°~15°最佳，可获得良好的C1侧块把持力，也避免通道过度偏外导致椎动脉[50]和舌下神经损伤[37,70]。尽量避免钻头穿入C1侧块前皮质过深或置入过长的螺钉，以避免损伤舌下神经[37,71~73]，同时也保护甲状腺动脉。尸体和放射学研究显示，当在侧位影像上螺钉尖部处于C1前弓前端后方6~7 mm时，即已实现侧块前皮质的牢固把持[71,72]。

若使用中空螺钉，导针应进入C1侧块前皮质而不穿破。随后测量钻的长度和探针的深度。若有可能，可于寰枢关节内可放入碎松质骨。随后置入直径3.5 mm或4.0 mm螺钉，长度应正好把持寰椎侧块前皮质。经关节螺钉的最佳长度一般为34~48 mm[70,72,74]。由于术中椎动脉损伤可能会不被发现，在开始对侧处理之前，应完全置入一侧螺钉。对部分损伤不确定的病例，通过多普勒超声评估C1后弓椎动脉损伤相当有效。如置入第一枚螺钉时疑有椎动脉损伤，则不应置入对侧经关节螺钉。螺钉置入后，应用Galie技术完成中线处的融合[66]。

C1侧块和C2椎弓根钉技术（图9.21）

随着螺钉钉道和椎动脉损伤等相关并发症的不断减少，生物力学[75]和临床[63,76]研究均已证实，后路C1侧块螺钉和C2椎弓根螺钉技术[24,63]是一种可重建寰枢稳定性的固定方法。由于无须经寰枢关节钻孔，使齿突骨折愈合后去除内固定恢复寰枢的运动功能成为可能[63]。

C1侧块和C2椎弓根螺钉固定寰枢关节是C1-C2经关节突螺钉固定的另一种有价值选择，尤适合于有明显胸椎后凸畸形的老年患者、肥胖患者、椎动脉结构变异不适合经关节突螺钉固定的患者等。

C1侧块螺钉放置

Goel[76]首先描述了于C1侧块的后部、侧块与后弓交界处的足端进针的技术。显露进针点需要剥离上方的静脉丛，可能导致出血[76]或需要牵开[63]、切断C2神经根[24]，这都会导致枕骨区感觉麻木和触动感。作者倾向于在C1侧块与后弓交界处进针，可尽量减少静脉丛的剥离，降低C2神经根的损伤风险，还有个好处是后弓与侧块交界区皮质更厚，螺钉把持力更强。通常可通过切除C1后弓下部2~3 mm（位于后弓与侧块交界处）来改善显露。

患者俯卧，用Halo架或Mayfield三钉架固定头部，按手术复位需要调节头颈位置。与经关节突螺钉固定相比，此手术所需头颈位置的限制更少。

与经关节突螺钉固定一样，行后正中线暴露。在后弓行钝性剥离，向外延伸至与侧块交界区。用窄角刮匙环绕C1后弓完成骨膜下剥离后，可直视或触及C1侧块的内侧壁。严格骨膜下剥离C1后弓的上缘可避免损伤椎动脉。按类似经关节螺钉和C2椎弓根螺钉方式，暴露并确认C2神经弓内侧壁。如计划直接植骨，应在剥离C2椎间峡部后切开后方关节囊，直视C1-C2小关节。操作中一般需要用双极电凝对底部大量的椎静脉丛进行止血。

随后行C1侧位透视来引导2.0 mm磨钻头建立双皮质钉道，起始点位于C1后弓与侧块交界处外侧约2 mm处，通常就在椎动脉沟与后弓狭窄部的内侧。如果钻孔距离很近，可能会有损伤椎动脉的担忧，则可将弯曲器械置于后弓

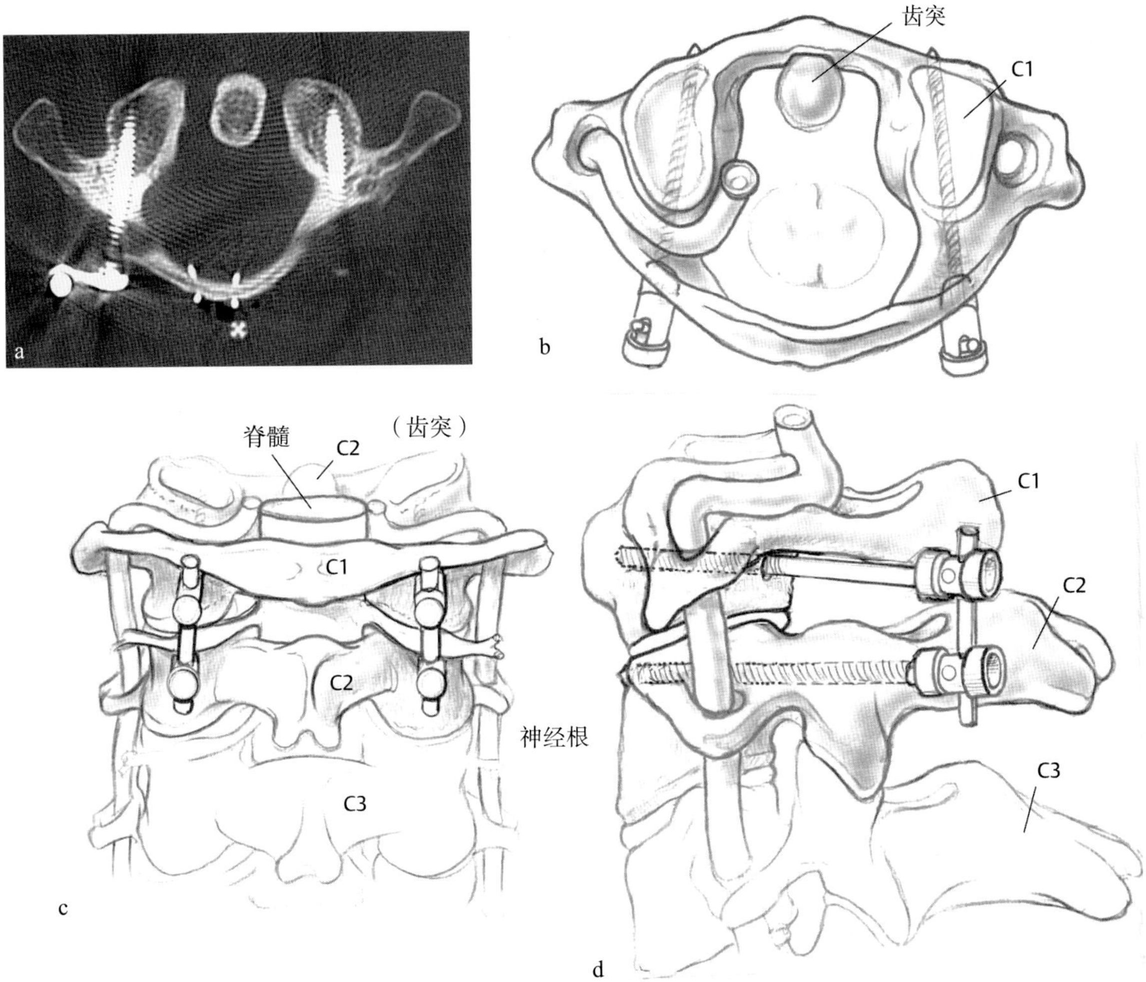

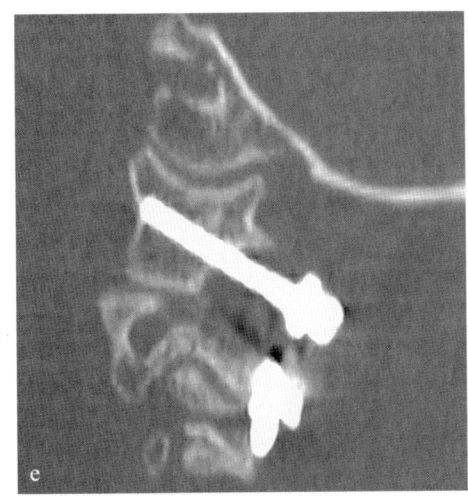

图 9.21 C1 侧块和 C2 椎弓根螺钉固定。CT（a）和 C1 轴向示意图（b）显示最佳的 C1 侧块螺钉位置。c. 前后位示意图。d. 侧位示意图和矢状位 CT（e）显示 C1 侧块螺钉进针点恰位于 C1 后弓与侧块后方交界处的下缘。暴露这一进针点需牵开 C2 神经根，可能出现周围静脉丛出血

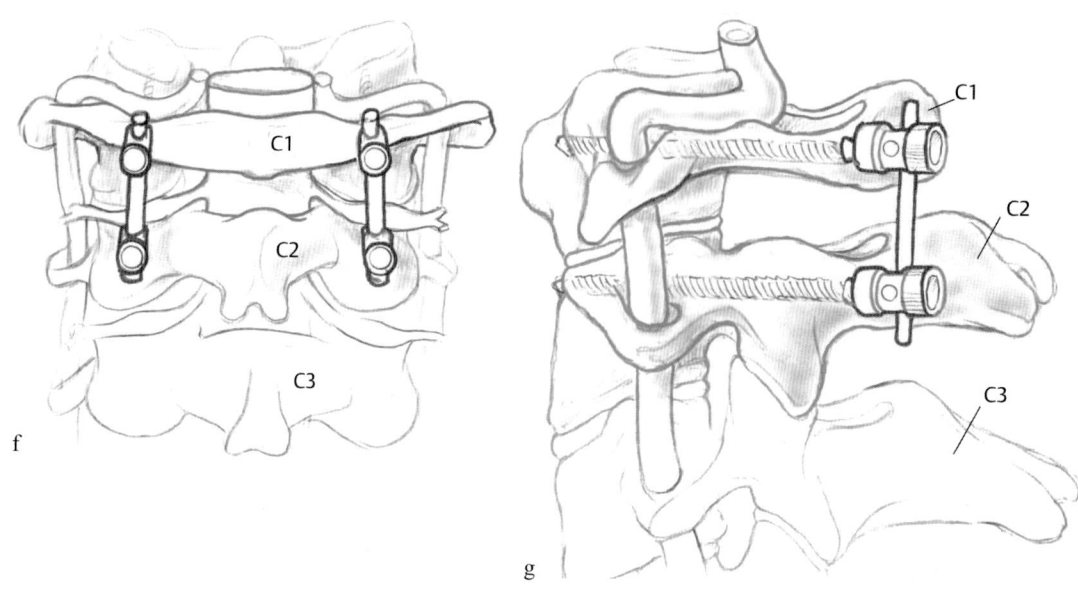

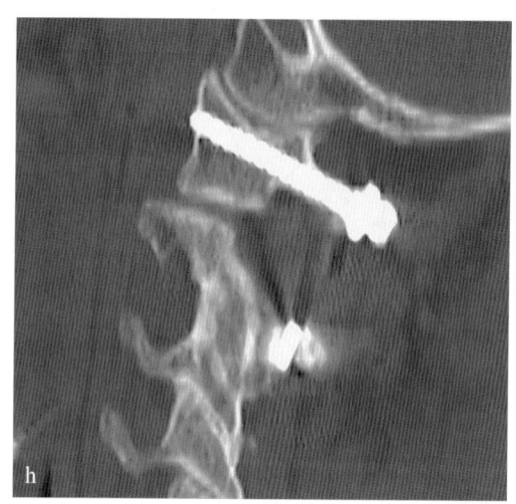

图 9.21（续） f，g. 另一进针点为 C2 后弓与侧块交界处，如示意图和矢状位 CT 影像（h）所示。后一进针点无须牵开 C2 神经根，也无须对椎静脉丛周边进行剥离，但进针点紧邻椎动脉，必须注意沿 C1 后弓进行保护

上缘空隙，即 C1 环上方与椎动脉间。用高速磨钻切除其与侧块交界处的 C1 后弓下部 2~3 mm，有助于使起始点位于足够高的位置，以改善侧块后部的可视性，避免刺激 C2 背根神经节，并尽量减少相关静脉丛的出血。建议以磨钻建立骨性小凹，防止磨钻沿狭窄而突起的骨缘偏移。在矢状面上，钻头指向侧位影像上 C1 前缘中线处。以上所述起始点与孔道有助于避开椎动脉孔、椎管及寰枕关节。随后置入 3.5 mm 或 4.0 mm 螺钉。关于在 X 线影像上如何确定螺钉的长度、钻头向前方过深，或螺钉穿透皮质损伤甲状腺动脉、舌下神经的风险，与经关节突螺钉同样存在[37, 70-72]。

C2 椎弓根螺钉置入

在 C2 的侧块侧缘于骨膜下暴露 C2 后部结构后，用骨膜剥离器暴露关节间的上部、内缘以及 C2 的椎弓根，有助于直接观察椎管侧面，方便引导螺钉置入。然后从 C2 椎弓根的侧面向后外确认入钉点，置入 C2 椎弓根螺钉通常需要内倾约 20°。起始点的头尾定位是借助于 C2 后部结构的真实侧位透视影像来获得的,目的是将螺钉定位于骨通道上方。损伤椎动脉的风险最小的螺钉通常位于上方和内侧,置入长度通常为22~28 mm,直径为3.5 mm或4.0 mm。在尝试进行C2椎弓根螺钉固定前,需要进行术前CT成像,以评估椎动脉孔和椎管之间是否有合适宽度的骨通道来容纳螺钉;否则,应探索其他固定的选择,如C2椎板螺钉。

### C2椎板螺钉置入术

置入C2椎板螺钉时需要评估轴位CT影像,以确定相对于椎板轴线的适当起点,以及椎板宽度适合使用3.5 mm还是4.0 mm的螺钉。通常螺钉长约30 mm。由于C2解剖结构存在变异,理想的起点可能更靠前,在棘突线水平;或者更靠后,在C2棘突尖端。在确定起始点时,重要的是选择较低或较高的起始点,以便对侧交叉螺钉也能固定。选择所需的起始点后,使用窄的椎弓根锥子或钻头插入对侧椎板的松质骨,轨迹的角度可以通过直接观察对侧椎板来评估。在定位螺钉前,使用球头探针确认骨内通道。通过沿C2椎板的前下侧面解剖,沿后路椎管触诊是否有螺纹,确定螺钉位置可接受。我们发现透视评估对C2椎板螺钉的置入几乎没有帮助。

### 前路齿突螺钉固定术(图9.22)

**视频9.2 齿(状)突骨折ORIF**

此手术适用于枢椎椎体完整的非粉碎性齿突骨折[36, 40, 41]。为避免发生围术期并发症、降低手术失败率,应当严格地选择患者和进行精细的技术操作。枢椎体骨折、齿突粉碎性骨折或伴有骨质疏松,均提示器械固定预后不良。尽管通常对老年人不推荐使用该技术,但掌握该技术的作者报道齿突螺钉固定后的骨折愈合可以接受,尽管吞咽困难发生率高得令人望而却步[77]。

对齿突骨不连一般不建议单纯行前方固定,尽管有报道称伤后6个月骨折端延迟愈合[40]。由于手术操作完全取决于透视,以双平面增强透视获取足够清晰的图像是手术最关键的部分。取适合建立螺钉通道的头颈位,同时保持闭合复位的解剖位置。如果以上任何一个先决条件不能满足的话,就应调整手术计划,考虑行后方寰枢椎固定。另外一个可能的障碍在于患者胸腔的大小,可影响器械固定所需的水平倾斜角。因此,巨大的桶状胸或颈椎、颈胸段僵硬后突的患者不适合做此手术。透视下轻度后伸颈部调整患者头部位置,有助于获得良好的置钉通道。透视下将金属物置于胸腔上,证实有足够的体位以建立齿突螺钉置钉通道。由于齿突螺钉固定可能无法实施,常要另行设计手术方案。

患者仰卧,头部以颅部固定器固定,如Mayfield三钉架。传统的左侧或右侧Smith-Robinson入路以C5为中心,到达椎前筋膜后,牵开颈长肌,剥离至C2-3椎间隙。将弯曲的牵开器置于C2椎体前缘。从C2-3椎间盘前方切除髓核并暴露C3前上缘和C2前下缘。用高速磨钻磨除前缘皮质,准备光滑骨面,降低枢椎基底部前皮质破碎的风险。无论用末端螺纹螺钉或过度钻入骶侧骨折块,齿突螺钉允许对骨折端加压,而且可选用1~2枚钉固定。临床和力学研究显示[49]单螺钉固定即可获得足够的力学稳定;双钉固定位置良好有降低旋转移位的优势,同时技术要求也高。作者倾向于置入2枚3.5 mm或4.0 mm螺钉,如2枚大号螺钉不合适,则可用双2.7 mm螺钉。螺钉固定应与齿突长轴一致。螺钉螺纹仅把持骨折边缘,螺钉末端螺纹把持齿突尖的后侧皮质。具体技术(单/双、空心/实心螺钉)仍依术者喜好、考虑患者具体情况而定。

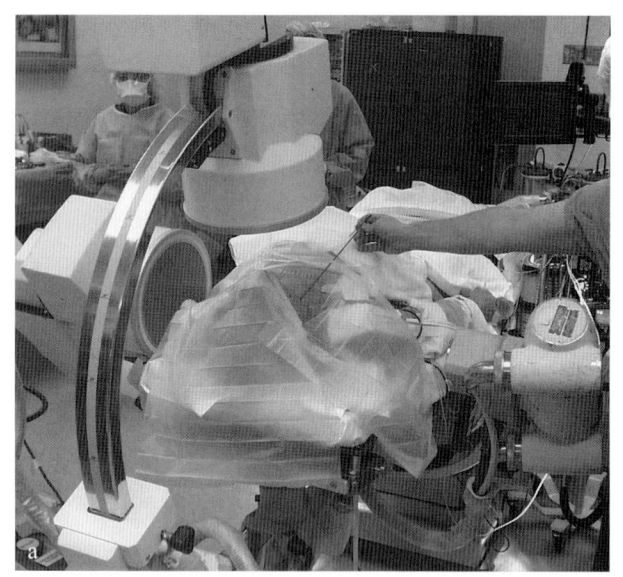

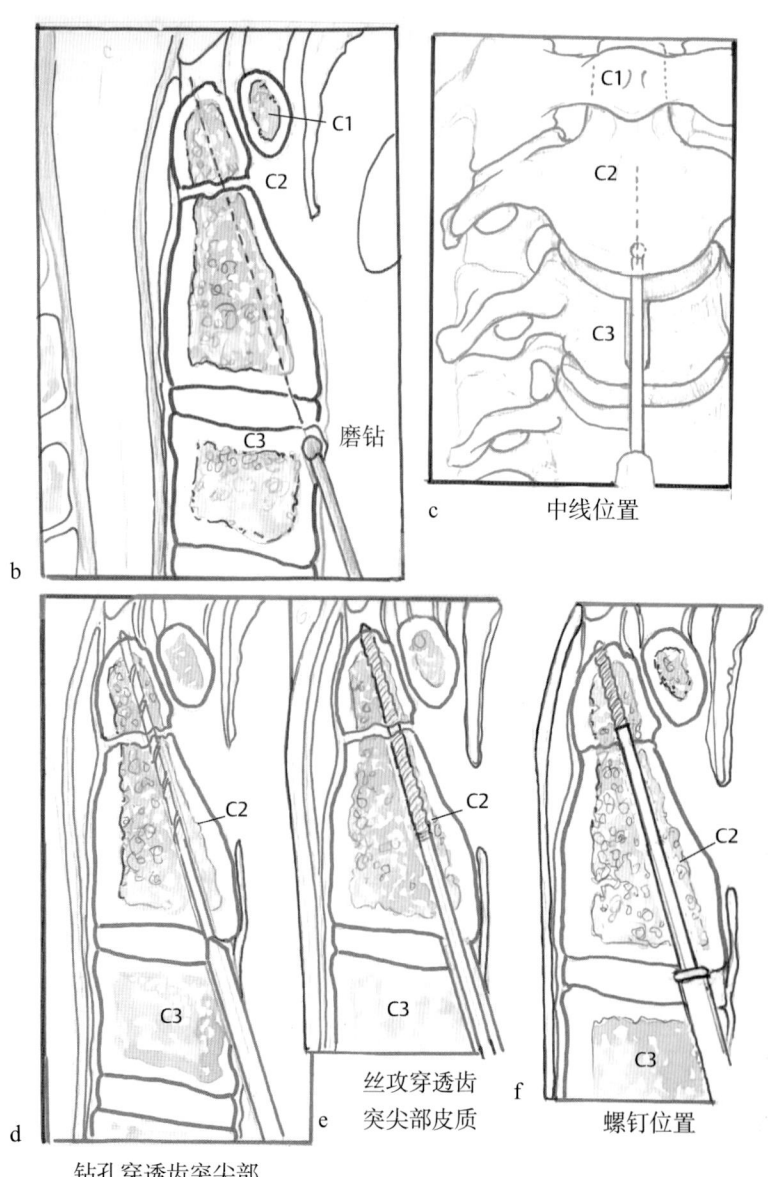

**图 9.22** 前路齿突螺钉固定技术。a. 使用双平面透视可大大简化手术。在手术区铺巾前，可使用金属标志物并行侧位透视以明确患者颈部和胸部位置，可较好地建立螺钉通道。放射透亮咬块有利于提高前方透视的清晰度。b. 第一步且关键的一步是切除 C2-3 椎间盘前方纤维环和 C3 椎体前上部分和终板，留出足够的进针点和颅侧螺钉钉道。c. 合适冠状位螺钉起始点必须在 AP 位透视下明确。单螺钉的中线位置容易确定。作者惯用双螺钉，故双侧进针点须定在旁正中位。d. 钻孔钉道平行于齿突前皮质。钻孔穿过齿突尖部皮质很重要，最好在尖部或稍偏后穿过皮质。e. 建议全钉道攻丝，包括齿突尖部的皮质。f. 使用半螺纹螺钉可使骨折端加压更简单。为优化骨折固定和加压，螺钉螺纹应把持齿突尖部皮质而螺钉头接触齿突基底部，螺纹应全部位于骨折近端

## C2-3 椎间盘前路切除融合术

此手术主要适用于移位的 II 型和 II a 型 Hangman 骨折。需强调的是，绝大多数 II 型 Hangman 骨折患者可采用保守治疗。手术入路、椎间盘切除、植骨融合以及接骨板固定与下颈椎手术类似，不再赘述（见前讨论）。由于骨折复位及内固定安放的复杂性，建议在侧位透视下行前路 C2-3 椎间融合。以 C3-4 椎间隙为中心的 Smith-Robinson 入路足以暴露 C2-3 椎间隙。可透射 X 线的角状长拉钩，如齿突骨折手术中在使用的，有助于获得良好的上颈椎暴露。McAfee 等[53]报道的右侧食管后入路亦能用于体型较大的患者。

> **要点与技巧**
> 
> - 轻度头高脚低位（反 Trendelenburg 体位）可减轻术中上颈椎静脉充盈，减少出血。应避免因注意力分散而导致意外损伤。
> - 术后气道管理对上颈椎固定手术患者十分重要。过早拔管可导致气道阻塞，需要紧急再插管。术后拔管前常规行气道肿胀程度评估或延迟拔管，直至气道水肿消失，有助于减少并发症的发生。应考虑到术后早期患者暂时性咽反射消失，尽量降低误吸发生率。
> - 使用透光牙垫可提高上颈椎手术中齿突 AP 位影像的清晰度。
> - II a 型 Hangman 骨折有可能不稳定，可自发复位，并在早期仰卧侧位片上表现为 I 型骨折。牵引是 II a 型 Hangman 骨折的禁忌，因为它可加重后凸畸形。
> - 作者更喜欢使用两个单独的旁正中板或颈椎棒牢固固定枕颈结合部。
> - C1-2 经关节突螺钉固定中可能发生未发现的椎动脉损伤，应在完成一侧置钉后再考虑开始对侧操作。术中对 C1 弓上方椎动脉用多普勒超声进行评估，有助于在不确定的情况下寻找潜在损伤。

前路 C2-3 椎间融合术的技术要点主要在于：暴露完全，避免枢椎相对 C3 椎体前移，于椎体腹侧安置接骨板。如用于 Hangman 骨折，前方接骨板主要作为支持接骨板。为避免继发的复位丢失，颈前接骨板应选低切迹锁定螺钉。

## 术后护理

术后气道管理对上颈椎固定手术患者十分重要。过早拔管可导致气道阻塞，进而需要紧急再插管[78]。拔管前，常规对气道肿胀程度进行评估并相应延迟拔管，直至气道水肿消失，均有助于降低并发症的发生。考虑到术后早期患者暂时性咽反射消失，应尽量降低误吸的发生率。

术后外固定类型的选择和固定时间的确定各不相同，需要考虑多种因素。手术稳定后，患者应一般固定于直立位。接受稳定内固定治疗的患者，坚强支具如 Miami 支具和 Philadelphia 围领通常能提供足够的术后外固定支持。少数情况下，Halo 架固定是不错的辅助固定形式，对面部骨折、多节段骨折、骨质疏松或内固定不确切的患者尤其如此。外固定需要固定至术后 2~3 个月。去除外固定时，无论何种手术方式，均应摄取屈曲后伸位、张口齿突正位影像以明确骨折稳定性。需要明确颅颈结合部稳定性时，可行牵引位摄片。

## 新技术

内固定器械的主要进步是万向螺钉的应用，这使新的寰枢固定技术成为可能[24, 63, 79]。新技术的出现为治疗寰枢不稳提供了多元化的选择，克服了实现 C1-C2 坚强固定在技术和解剖上的障碍。通过 C1 侧块和 C2 椎弓根、峡部或椎板螺钉均可实现 C1-C2 固定，在多数情况下被证明其生物力学固定强度等同于牢固但此时不适用的经关节螺钉固定技术。

各种术中影像引导系统的发展也展示了其在解剖复杂的颅颈结合部更安全地置入硬件的潜力。在此部位，由于毗邻重要的神经、血管等结构，允许内固定器械偏差的空间极小。目前可用的三大类系统是基于三维（3D）CT或透视的虚拟成像系统、3D透视和术中CT扫描仪。基于三维CT或透视的虚拟成像系统需要专门设备，并且需要将影像与某些类型的标记物结合起来，这些标记物置于被检测区域内。这些系统可提供虚拟、实时的术中影像，显示螺钉放置的预期轨迹，有助于确定合适的螺钉长度和直径。这些系统的缺点包括成本高、手术时间长，以及记录错误可能导致真实解剖和术中所依赖的虚拟影像的差异。

三维透视通过整合在不同角度获得的多个透视影像，实现轴向、冠状面和矢状面的重建。该技术的主要缺点是3D影像的质量完全取决于术中透视影像的质量，所以对透视下最难显示的区域进行影像重建并将其3D可视化可获益最大，但往往因为分辨率低而应用价值不高。此外，这种三维可视化只能用于验证螺钉位置，而不能像前面描述的成像系统那样正确引导初始螺钉轨迹。

术中CT扫描有些复杂，只能提供次优分辨率影像。由于相对缺乏变通且笨重，这些设备通常不如上述3D透视成像系统受欢迎。

尽管这些成像技术在不断改进，但目前均存在各类缺点，阻碍了推广应用。此外，与使用标准透视和良好的解剖学原理相比，关于这些系统能提高手术安全性的临床证据很少。然而，术中成像系统可能不仅最终能提高当前手术技术的安全性，而且有助于开发新的固定方法和扩大经皮技术的使用。

# 结果与并发症

上颈椎损伤患者的预后，与其说取决于脊柱的损伤程度，还不如说取决于相关颅内损伤的程度。致死、致残率不一，同伤异果和治疗手段的多样性，使得现实中临床结果更为复杂多变。了解每种损伤类型的相关知识，是降低其发生率的必要的第一步。

## 不同损伤的结果及并发症

### 枕骨髁骨折

枕骨髁骨折的具体死亡率尚不得而知[80]，其在很大程度上取决于如头部损伤等各种并发症。Ⅲ型枕骨髁骨折的预后结果将在随后的颅颈分离中讨论。尽管创伤后关节炎的发生率如何尚不清楚，但骨折后偶尔会出现创伤性关节炎的症状，如颈痛、枕区痛、颅颈活动受限等。斜颈可由慢性寰枕半脱位引起。有研究报道近1/3枕骨髁骨折病例合并邻近脑神经麻痹（Ⅸ，Ⅹ，Ⅺ，Ⅻ）[81, 82]。

### 颅颈分离

多数颅颈分离是致命性的，幸存者的预后取决于：①损伤类型与合并损伤的严重程度，尤其是闭合型头部损伤；②神经受损的严重程度；③从诊断到手术稳定颅颈脱位的时间[17, 83, 84]。研究显示，幸存者骨折移位小或发生自发骨折复位，神经损伤也可能不那么严重。鉴于以上原因。尽管神经成像技术已有巨大进步，但是颅颈脱位仍常被漏诊。早期诊断和及时的手术固定可防止神经的进一步损伤，从而改善预后。如这一类高度不稳的骨折损伤发生延误诊断，可发生继发性神经损伤，甚至可导致75%患者死亡[83]。这些高得令人无法接受的数据凸显了改善我们现有颈椎创伤排查手段的重要性。

## 寰椎骨折

单纯寰椎骨折并发严重并发症很少见。除了枕大神经分布区域疼痛或感觉减退以外，其他神经后遗症并不常见，若出现，则很可能伴发其他损伤。后弓骨折患者可在无症状情况下愈合。侧块移位可引起上颈椎关节炎。侧块轻微移位或Jefferson爆裂骨折经保守治疗，80%残留部分颈部不适，骨不连发生率达17%[28]。骨折移位幅度程度与上颈椎关节骨折后不发生创伤性关节炎的关系尚不清楚。不稳定寰椎骨折发生严重畸形愈合可导致痛性斜颈。如侧块骨折移位明显，需要重塑脊柱序列，可行C2至枕外隆凸融合术（图9.23）。

## 寰枢关节不稳

### 创伤性横韧带损伤

TAL急性撕裂，除了因轴向负荷下寰椎骨折移位外，往往是致命的[85]。幸存者可表现严重的神经功能受损，尽管患者可能表述无神经功能障碍[63]。由于枕外隆凸的撞击可导致C1相对C2过度前屈或移位，常合并头部损伤，对患者预后亦产生重大影响[26, 85]。椎基底动脉系统的损伤可引起假死和眩晕症状。

据报道，26%的接受非手术治疗的Ⅱ型TAL骨性附着部撕脱伤患者中，有局部不稳[18]。对屈伸位影像显示迟发型寰枢关节不稳，或CT、骨扫描影像提示痛性寰枢关节炎的患者，可考虑行C1–C2融合。对长期和难复位的畸形病例，局部减压并颅部延伸融合至枕骨隆凸常是必需的。

少数齿突骨折可伴TAL撕裂，即使齿突骨折已愈合，亦可能存在持续的C1–C2不稳，可作为早期C1–C2固定的指征[87]。

### 寰枢关节分离

此型损伤的预后和并发症已在之前的颅颈分离部分讨论过。

## 齿突骨折

齿突骨折伴发较高的并发症率甚至致死率。骨折不愈合和漏诊是出现并发症最常见的原因。齿突骨折合并原发性或继发性神经系统损伤均很少见[57]。发生Ⅱ型齿突骨折后出现假关节形成是继发性神经损伤的首要原因[57]。齿突假关节形成的定义是治疗4个月后骨折处尚无骨桥形成[88]。

Ⅰ型骨折很少见。根据未伴发颅颈不稳的有限的病例报道[7, 89]，外固定治疗单纯性Ⅰ型齿突骨折后，几乎无发生相关并发症和残留症状。

Ⅱ型齿突骨折，无论采用何种非手术治疗干预，骨折不愈合的发生率均较高。不予以制动的情况下，Ⅱ型齿突骨折不愈合率可达100%[7, 89]。有报道称，采用支具或Halo架辅助的非手术治疗的不愈合率为15%~85%[7, 30, 88]。非手术治疗获得成功的前提在于维持骨折解剖复位且骨折端不分离[7, 90]。张口位或侧位影像显示Ⅱ型齿突骨折移位超过20%，意味着骨折端接触面不足以实现有效骨愈合[68]。在众多骨折不愈合危险因素中，骨折移位达4~5 mm一直被认为是最重要的因素[7, 88, 89]。其他危险因素包括年龄超过60岁、骨折端成角>9°和治疗延误[6, 38, 90, 91]。

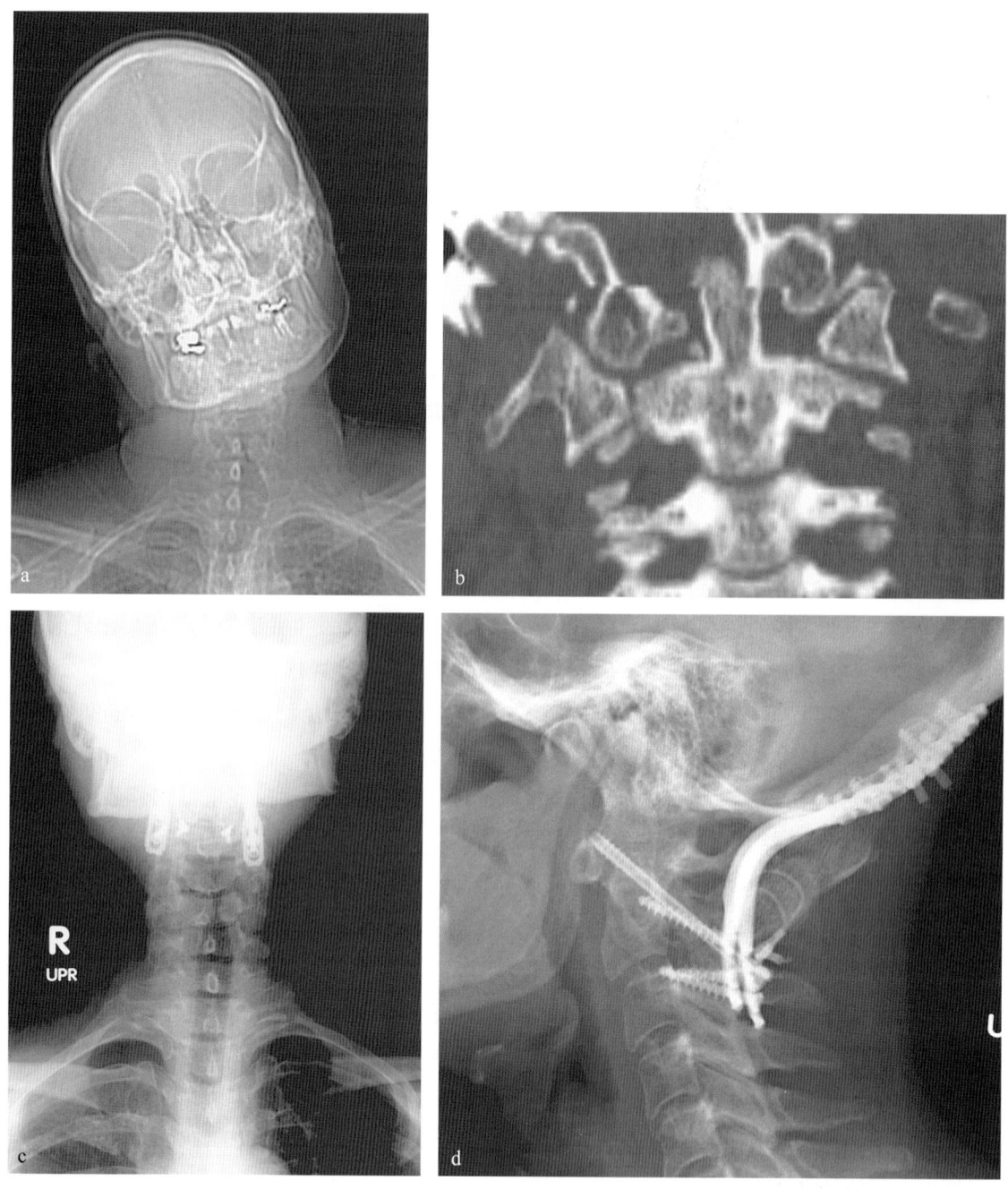

图 9.23 伴颅颈对线不良的寰椎侧块骨折畸形愈合。a. 接受非手术治疗的寰椎侧块骨折 47 岁女性患者的 AP 位影像，颅颈结合部出现进展性异常倾斜和旋转。b. 冠状位 CT 影像显示 C1 右侧块外移和畸形愈合，导致右侧枕骨髁直接与 C2 侧块形成关节。c，d. 患者接受了截骨矫形和后路枕颈融合

有研究报道，齿突螺钉固定的骨折不愈合的发生率约为10%，围术期并发症的总发生率高达约28%[38,41]。据报道，经关节螺钉联合钢丝、结构性植骨行 C1-C2 融合术，骨折不愈合率在4%以下[7,37,92]。

采用 Halo 架固定对Ⅲ型齿突骨折进行非手术治疗，假关节形成率为9%~13%[7,30]。骨折移位≥4 mm或成角≥10°时，不愈合的发生率为22%~54%[7,35,88]。如对Ⅲ型齿突骨折进行手术治疗，应选择寰枢椎固定，因为据报道单纯齿突螺钉固定不融合率过高（约55%）[40]。

上颈椎骨折发生脊髓损伤比下颈椎或胸椎骨折少见，Ⅱ型齿突骨折是最常出现神经损伤的非分离性上颈椎骨折。Ⅱ型齿突骨折并发神经损伤的发生率为18%~25%[7,30]，从单纯脑神经损伤到五肢瘫（pentaplegia；即影响头、颈与四肢的麻痹，通常伴有严重的运动失能，并累及咀嚼肌、呼吸肌——译者注），其损伤程度不一。

上颈椎骨折的死亡率高。尽管健康个体骨折死亡率高，一般是高能创伤，总的高死亡率似乎主要与老年人口比重大相关。对这些老年人而言，骨折的发生意味着体质虚弱。据报道，发生Ⅱ型齿突骨折的老年人的住院病死率为27%~42%[10,90,93]。早期手术固定后[8]，这一死亡率可降至0[10]。然而，最近的一项前瞻性Ⅱ级研究显示，几乎五分之一的齿突骨折老年患者在伤后1年内死亡[33]。治疗失败也被发现与高龄、最初的非手术治疗和男性有关。最近的另一项多中心回顾性研究得出结论，认为对Ⅱ型齿状突骨折的老年患者进行手术治疗不会对存活率产生负面影响，即使在针对年龄、性别和合并症进行校正后也是如此。他们的研究结果表明，接受手术治疗的患者的存活率更高，并有长期存活率高的倾向[10]。早期手术固定并用颈围制动，普遍被认为是这一年龄段上颈椎损伤患者的优良选择[10,32,93]。

## 创伤性枢椎滑脱（Hangman 骨折）

尽管枢椎骨折在受伤现场的死亡率高达25%~71%[89]，但入院后死亡率却仅为2%~3%[89]。神经系统并发症的发生率达3%~10%[43,45]。Ⅲ型骨折，因伴发小关节脱位，发生神经损伤的风险最高，可达60%[9]。Ⅰa型骨折伴发脊髓损伤概率为33%，可能由斜形骨折发生骨块移位致椎管变窄引起（图9.15）。Ⅰa型骨折由于椎动脉孔受累[44]，发生椎动脉损伤的风险也高。据报道，C2创伤性滑脱的愈合率接近95%[43]，非手术治疗即可获得优良结果，即使关节突峡部出现移位也是如此。并发上颈椎、枢椎以下脊椎和头部损伤对骨折预后的影响大于C2骨折本身。由于骨折线方向不典型和韧带损伤，Ⅰa、Ⅱa和Ⅲ型骨折治疗更具挑战性。

人们认为，约10%的C2-C3关节突退变患者可因出现症状而需要接受关节融合，而这最容易发生在Ⅰ型骨折中，因为多数Ⅱ型骨折可自发融合[31]。这就可以解释为何在后方峡部骨折不愈合情况下，骨折移位患者很少出现长期、持续的症状。骨折严重后凸畸形愈合的患者会残存颈后伸困难。

有症状的假关节形成并不多见。就Ⅰ型骨折而言，治疗包括后路直接加压连接峡部骨折端，或前路C2-C3椎间融合[45]。Ⅱ型骨折由于畸形和移位更为严重，前路融合往往较后路接骨术更为合适。

## 血管损伤

上颈椎创伤伴血管损伤并不少见，其发生率尚不清楚，取决于诊断手段[16,94]。对任何分离牵张性上颈椎损伤，如寰枢关节脱位、Ⅲ型或Ⅳ型寰枢旋转脱位、横突孔骨折移位，都应当考虑椎动脉损伤的可能[95]。尽管椎动脉邻近寰椎后环的椎板，但寰椎环骨折并不经常合并椎动脉损伤。过屈性损伤，如前方移位的Ⅲ型齿突骨折，可不伤及椎动脉，但可能导致甲状腺动脉栓塞。

## 治疗与并发症

### 骨牵引与Halo架

骨牵引的并发症包括局部并发症和源于长期卧床的全身并发症。局部并发症包括钉道感染、固定松动、枕部压疮形成、硬膜刺破及颅骨骨折。全身并发症与长期骨牵引有关，包括呼吸道损伤、血栓栓塞、褥疮和败血症等[96]。伴有急性脊柱骨折时，预防血栓形成的药物治疗会使硬膜外血肿形成的风险更大。总的来说，对上颈椎骨折进行长期牵引越来越不受欢迎，尽管其并发症发生率目前尚无具体数据。颈椎牵引的正确应用，在某种情况下，仍是一项有效的治疗措施。对老年患者而言，长期牵引伴随着并发症发生率的明显升高，更不受欢迎[10]。

Halo架固定相关并发症发生率较高，约46%患者会发生矫正丢失，约11%会出现压疮，约1%会刺破硬膜。固定钉相关并发症较为常见：约36%患者出现螺钉松动，约20%会发生感染，约18%会有置钉处疼痛，约9%会有瘢痕残留。对Halo架固定的老年患者来说，呼吸系统并发症的发生率有所提高[8]。尽管有诸多并发症，但在北美，Halo架固定仍是一项广受欢迎的上颈椎骨折治疗方式[4]。

据报道，置针处并发症包括针松动（36%）、感染（20%）、置针处疼痛（1%）、毁容性瘢痕（9%）。肺部并发症和误吸的发生率增加与老年患者使用Halo架有关[10]。尽管可能会发生这些并发症，Halo架固定仍然是北美流行的上颈椎骨折治疗选择，最近证明可在85%的颈椎骨折患者中获得成功[4]。

### 颅颈融合

颅颈分离对多数病例而言是致命的，关于其治疗效果的有意义的报道少之又少。有报道显示，采用非刚性固定（钢丝固定）并在其表面植骨时，假关节形成的发生率高达23%[97~100]。有报道称单纯表面植骨融合率达89%，消除了器械相关并发症，但需要积极的术后制动技术，包括卧床、颅骨牵引、Minerva夹克和Halo架[99]。环扎钢丝并表面植骨可相对提高骨融合率[75]，但其也有不足：需要术后综合外固定制动，78%患者发生钢丝断裂[78]，15%患者出现植骨再骨折[102]。这些问题应用弯曲环替代钢丝后可得到解决[104, 105]。

应用坚强的钉-棒或钉-板系统可将骨不连发生率降至不足6%[98, 100]。应用钉-棒（板）系统实现颅颈刚性融合，结合穿枕骨下、椎板下钢丝植骨，已可将融合率提高至近100%。尽管需融合的运动节段更少[17, 106]，但几乎未见不稳所引起的器械失败和补救手术。潜在的技术问题包括牵引不正，可导致神经症状加重及颅骨内层皮质穿透，引起血管、神经的损伤。颅颈分离的幸存者的最大治疗挑战在于意识到其影像显示的不稳轻，但实际不稳情况重；多发伤患者的术前早期治疗阶段，除必要的复苏和多系统评价外，应注意维持局部稳定，保护神经功能。最近研究表明，发生颅颈分离后，后路颅颈固定有神经保护作用，而诊断延误的神经功能恶化发生率高达约40%[17, 107, 108]。

### 后路寰枢融合

结构性植骨与钢缆固定

尽管钢缆固定是一项安全、直接的寰枢固定技术，但即使在应用较坚强的外固定情况下[66, 109]，其假关节发生率也达到25%。这一问题与单纯后路钢缆固定维持旋转、部分移位能力不足有关[88, 110]。另一种并发症是融合延伸至枕骨隆凸[111]。随着现代内固定技术的问世，钢缆固定技术作为一种辅助方法，在结构性植骨位置保持方面仍有用途[112]。

后路钢缆固定技术对于寰椎相对枢椎向后移位的损伤无固定效果。对于此类损伤，后路钢缆固定非但不能矫正畸形，反有加重畸形的可能。

后路钢缆固定不能提供坚强的固定，不适用于向后方移位的齿突骨折。有研究指出，单纯后方植骨并钢缆固定会出现复位丢失的现象。尽管并不多见，但穿钢缆过程中可能会导致脊髓损伤，故在完全复位前不应穿钢缆固定，以避免相关并发症的发生[5]。

### 经关节螺钉固定

经关节螺钉固定的问世，使得寰枢固定较前更为稳定，已成为上颈椎损伤治疗必不可少的技术[62, 74, 110]。有研究报道采用经关节螺钉联合后方植骨、钢丝固定技术，融合率近100%[37, 92]。需要关注的主要问题在于置钉不准确，可导致椎动脉、脊髓、舌下神经和甲状腺动脉的损伤。

椎动脉邻近经关节螺钉的置钉通道，临床报道的椎动脉损伤率为0~6%，神经损伤的概率约为0.2%，死亡率约为0.1%[50, 112, 113]。若疑有椎动脉损伤，可用骨蜡或于伤侧拧入经关节螺钉的方式局部止血，而不应在对侧再使用经关节螺钉。术后，选择性给予栓塞以保证止血效果满意，预防动静脉瘘、动脉栓塞或中风的发生。

钻透寰椎前皮质可能损伤甲状腺动脉或舌下神经[37, 73]。甲状腺动脉的损伤术中不易发现，可通过在颈椎侧位影像上发现咽后软组织肿胀来诊断。试验性动脉内球囊扩张阻断后，在血管造影辅助下进行栓塞可控制局部出血。这些并发症可通过观察侧位影像上C1侧块前皮质投影位于C1前弓后方7 mm来避免，通过术后寰椎轴向位影像来评价[71]。

据文献报道，经关节螺钉固定的融合率超过95%，早期内固定失败少发生，主要是螺钉在寰椎或枢椎峡部断裂。患者的解剖变异，如浅弓状峡部，会限制螺钉在枢椎内的把持力。同样，头端钉道不足可导致螺钉在C1侧块前下缘的把持力不足。晚期的器械失败多由假关节形成导致，补救手术为后路寰枢椎融合、枕颈融合或寰枢前方融合[51, 54, 55, 114]。取出断裂的螺钉远端常无必要且不切实际。

C2神经根邻近寰椎后弓峡部，C1–C2小关节后方融合时有损伤可能，但枕区麻木或吞咽困难报道罕见[37, 92]。

据估计，C1–C2融合后头部旋转运动会丢失50%[115]。尽管这会影响部分功能，但对创伤后患者的头部运动功能究竟如何尚未见报道。

### C1侧块螺钉和C2椎弓根螺钉

在过去的10年里，C1侧块螺钉联合C2椎弓根/峡部螺钉固定越来越受欢迎，可能由于其相对经关节突螺钉更为多变[75]。这种固定方式可达到与经关节突螺钉联合后方植骨并钢丝固定相似的力学效果[54]。其主要优势在于C2椎弓根钉的使用：C2椎弓根置钉更为简便，损伤椎动脉的风险更低。当经关节突螺钉固定被视为安全时，或椎动脉解剖结构及患者体位、解剖影响关节突螺钉置入时，这种固定方式更有价值，可实现与经关节突螺钉固定相同的高融合率和低固定丢失率[24, 63, 76]，并且可能会使C1–C2固定相关并发症的发生率降低[64, 65]。

## 前方入路

前方入路的风险包括损伤神经和咽喉、气管或血管等结构。以上并发症较少见，仅见于不足5%的患者。前方入路引起的吞咽困难相对常见，上颈椎手术后更为常见[53, 54, 75, 116]。上颈椎左/右侧入路手术，喉返神经的损伤发生率看似无显著差异。

## 前路齿突螺钉固定

前方齿突螺钉固定的效果文献报道不一，绝大多数研究显示其成功率较高，而且无论年龄和骨质状况如何，治疗后6个月融合率近90%[40, 117, 118]；但亦有部分文章报道其并发症（固定丢失）发生率高，尤以骨质疏松患者为甚[119]。除骨质外，矢状位斜形骨折、骨折线与齿突螺钉入钉方向一致者的骨愈合率多较低（75%）[40]。总的来说，与后方移位者相比，前方移位的齿突骨折患者的齿突螺钉固定更有挑战性。无法获得解剖复位或骨折端间无法加压，会影响齿突螺钉的固定效果。

既往大量研究显示。齿突螺钉固定主要并发症发生率可高达28%[36, 38, 40, 41, 49]，主要包括器械相关并发症（10%）、浅表伤口感染（2%）等[28]。在器械相关并发症中，一半是Ⅲ型骨折患者的C2椎体螺钉松动问题，这就提出是否应当将齿突螺钉固定于C2椎体；其次是齿突螺钉退出，主要发生在螺钉头部没有较好地把持齿突尖部皮质的情况下。螺钉固定失败可带来灾难性后果——四肢瘫（quadriplegia 累及四肢的脑麻痹——译者注），以及死于呼吸衰竭和固定失败后骨块移位[40]。齿突螺钉固定的类似后遗症也有其他文献报道[117]。器械并发症为螺钉固定位置错误，齿突螺钉固定的失败看似不受固定螺钉数量的影响[40, 49, 120]。其他的技术失误包括：进针点过于靠前，使得枢椎薄层骨皮质不足以容纳螺钉体部；如使用空心螺钉，应注意避免导针边缘进入齿突尖部；尽管罕见，术中脊髓和颅神经的损伤亦有报道[38, 41]。文献显示此复杂手术存在陡峭的学习曲线[7, 38]。

尽管骨折愈合不受延迟6个月手术的影响，前路螺钉固定对长期的齿突假关节形成几乎无效，伤后18~48个月残存假关节形成的18例患

---

### 经　验

- 对任何分离型上颈椎损伤、Ⅲ型和Ⅳ型寰枢旋转半脱位、横突孔骨折移位，均应考虑椎动脉损伤的可能。
- 对任何枕骨髁骨折，均应考虑颅颈分离和局部不稳定的可能。
- TAL是否完整是寰椎损伤稳定性的决定性因素。TAL不稳征包括骨性撕脱、X线或CT影像上侧块间距增宽，以及MRI影像上的韧带撕裂。
- Ⅱ型齿突骨折是最常见的合并神经损伤的非分离型上颈椎骨折。Ⅱ型齿突骨折合并神经损伤的概率为18%~25%，神经损伤的严重程度从单纯的脑神经损伤到五肢瘫不等。
- Ⅱ型齿突骨折如不予固定，则发生骨不连的概率为100%。初期非手术治疗使用支具和Halo架固定后，骨不连发生概率为15%~85%。在齿突骨不连的危险因素中，骨折移位4~5 mm是最重要的因素。
- 与上一条相比，Ⅲ型齿突骨折采用Halo架固定时，假关节形成的发生率为9%~13%。
- 对Ⅲ型齿突骨折，后路C1-C2关节融合是较好的手术选择，因为在这类损伤中，前方齿突螺钉固定失败率较高[28]。
- 对Ⅱ型Hangman骨折，直接接骨并不能处理C2-3椎间盘损伤。
- 由于椎动脉走行变异率达20%，在行C1-C2经关节突螺钉固定前，仔细评价术前CT尤为关键。

者仅25%达到骨愈合[40]。在这组患者中，25%器械相关并发症与既往齿突螺钉固定假关节的文献经验一致[38]。

已报道的Smith-Robinson入路的并发症，如咽喉与血管神经的损伤、吞咽困难、咽部水肿，在前路齿突螺钉固定术中亦有报道[38, 40, 117, 121]。

不能使用齿突螺钉固定的技术考虑主要源于患者因生理特点——不能有效建立螺钉置钉通道，如显著的胸椎后凸、桶状胸、骨折特点，需要在屈曲位维持骨折复位，均不利于齿突螺钉的应用。

## C2-3椎间盘前路切除并植骨融合

对创伤性枢椎滑脱的治疗，手术往往并不是必需的，因此报道前方C2-3椎间盘切除并融合治疗创伤性损伤结果的文献很少。一组5例患者的文献报道了此项技术的成功应用，未见并发症[47]。作者采用三皮质自体髂骨移植并前方接骨板固定，术后用Halo架制动，用于治疗Ⅱ型创伤性枢椎滑脱并上颈椎损伤。有神经损伤的患者术后恢复良好。

手术相关并发症包括前述的上颈椎前路手术并发症[78]，如假关节形成和固定丢失。似乎上颈椎手术的气道相关并发症发生率更高[78]。限于患者数量不足，尚无后路器械固定手术的对比研究。下颌骨常影响上颈部手术的暴露，增加了手术的复杂性。已报道的C2-C3融合的问题主要在技术方面，如充分的前方减压、移植骨块位置恰当、稳定的低切迹内固定置放。突出的器械可能引起吞咽困难甚至食管瘘，这些均应当避免。采用此类手术治疗创伤性枢椎滑脱时，常有发生Horner综合征和与C2-C3退变相关的枕后区疼痛的报道[46]。

---

**视　频**

**视频9.1　C1~C3后路融合器械固定**
视频演示了采用C1~C3后路融合固定和C1侧块螺钉固定治疗无法复位的C1-C2骨折-半脱位。

**视频9.2　齿（状）突骨折ORIF**
视频演示了采用ORIF和齿突前螺钉固定治疗2型齿突骨折。

---

## 参考文献

1. Hurlbert RJ, Hadley MN, Walters BC, et al. Pharmacological therapy for acute spinal cord injury. Neurosurgery 2013;72(Suppl 2):93-105
2. Johnson RM, Hart DL, Simmons EF, Ramsby GR, Southwick WO. Cervical orthoses. A study comparing their effectiveness in restricting cervical motion in normal subjects. J Bone Joint Surg Am 1977;59:332-339
3. Govender S, Grootboom M. Fractures of the dens-the results of non-rigid immobilization. Injury 1988;19:165-167
4. Bransford RJ, Stevens DW, Uyeji S, Bellabarba C, Chapman JR. Halo vest treatment of cervical spine injuries: a success and survivorship analysis. Spine 2009;34:1561-1566
5. Whitehill R, Richman JA, Glaser JA. Failure of immobilization of the cervical spine by the halo vest. A report of five cases. J Bone Joint Surg Am 1986;68:326-332
6. Lind B, Nordwall A, Sihlbom H. Odontoid fractures treated with halo-vest. Spine 1987;12:173-177
7. Clark CR, White AA III. Fractures of the dens. A multicenter study. J Bone Joint Surg Am 1985;67:1340-

8. Guiot B, Fessler RG. Complex atlantoaxial fractures. J Neurosurg 1999;91 (2, Suppl):139-143
9. Levine AM, Edwards CC. The management of traumatic spondylolisthesis of the axis. J Bone Joint Surg Am 1985;67:217-226
10. Bednar DA, Parikh J, Hummel J. Management of type II odontoid process fractures in geriatric patients; a prospective study of sequential cohorts with attention to survivorship. J Spinal Disord 1995;8:166-169
11. Anderson PA, Montesano PX. Morphology and treatment of occipital condyle fractures. Spine 1988;13:731-736
12. Maddox JJ, Rodriguez-Feo JA III, Maddox GE, Gullung G, McGwin G, Theiss SM. Nonoperative treatment of occipital condyle fractures: an outcomes review of 32 fractures. Spine 2012;37:E964-E968
13. Mueller FJ, Fuechtmeier B, Kinner B, et al. Occipital condyle fractures. Prospective follow-up of 31 cases within 5 years at a level 1 trauma centre. Eur Spine J 2012;21:289-294
14. Traynelis VC, Marano GD, Dunker RO, Kaufman HH. Traumatic atlanto-occipital dislocation. Case report. J Neurosurg 1986;65:863-870
15. Dvorak J, Schneider E, Saldinger P, Rahn B. Biomechanics of the craniocervical region: the alar and transverse ligaments. J Orthop Res 1988;6:452-461
16. Song WS, Chiang YH, Chen CY, Lin SZ, Liu MY. A simple method for diagnosing traumatic occlusion of the vertebral artery at the craniovertebral junction. Spine 1994;19:837-839
17. Bellabarba C, Mirza SK, West GA, et al. Diagnosis and treatment of craniocervical dislocation in a series of 17 consecutive survivors during an 8-year period. J Neurosurg Spine 2006;4:429-440
18. Dickman CA, Greene KA, Sonntag VK. Injuries involving the transverse atlantal ligament: classification and treatment guidelines based upon experience with 39 injuries. Neurosurgery 1996;38:44-50
19. Spence KF Jr, Decker S, Sell KW. Bursting atlantal fracture associated with rupture of the transverse ligament. J Bone Joint Surg Am 1970;52:543-549
20. HellerJG, Viroslav S, Hudson T. Jefferson fractures: the role of magnification artifact in assessing transverse ligament integrity. J Spinal Disord 1993;6:392-396
21. Levine AM, Edwards CC. Fractures of the atlas. J Bone Joint Surg Am 1991;73:680-691
22. Vilela MD, Bransford RJ, Bellabarba C, Ellenbogen RG. Horizontal C-1 fractures in association with unstable distraction injuries of the craniocervical junction. J Neurosurg Spine 2011;15:182-186
23. Ryken TC, Aarabi B, Dhall SS, et al. Management of isolated fractures of the atlas in adults. Neurosurgery 2013;72(Suppl 2):127-131
24. Goel A, Laheri V. Plate and screw fixation for atlanto-axial subluxation. Acta Neurochir(Wien)1994;129:47-53
25. Bransford R, Chapman JR, Bellabarba C. Primary internal fixation of unilateral C1 lateral mass sagittal split fractures: a series of 3 cases. J Spinal Disord Tech 2011;24:157-163
26. Fielding JW, Cochran Gv, Lawsing JF III, Hohl M. Tears of the transverse ligament of the atlas. A clinical and biomechanical study. J Bone Joint Surg Am 1974;56:1683-1691
27. Fielding JW, Hawkins RJ. Atlanto-axial rotatory fixation. (Fixed rotatory subluxation of the atlanto-axial joint). J Bone Joint Surg Am 1977;59:37-44
28. Levine AM. Avulsion of the transverse ligament associated with a fracture of the atlas: a case report. Orthopedics 1983;6:1467-1471
29. Ryan MD, Henderson JJ. The epidemiology of fractures and fracture-dislocations of the cervical spine. Injury 1992;23:38-40
30. Anderson LD, D'Alonzo RT. Fractures of the odontoid process of the axis. J Bone Joint Surg Am 1974;56:1663-1674
31. Hadley MN, Browner CM, Liu SS, Sonntag VK. New subtype of acute odontoid fractures (type IIA). Neurosurgery 1988;22 (1 Pt 1):67-71
32. Vaccaro AR, Kepler CK, Kopjar B, et al. Functional and quality-of-life outcomes in geriatric patients with type-II dens fracture. J Bone Joint Surg Am 2013;95:729-735
33. Fehlings MG, Arun R, Vaccaro AR, Arnold PM, Chapman JR, Kopjar B. Predictors of treatment outcomes in geriatric patients with odontoid fractures: AOSpine North America multi-centre prospective GOF study. Spine 2013;38:881-886
34. Chapman J, Smith JS, Kopjar B, et al. The AOSpine North America Geriatric Odontoid Fracture Mortality Study: a retrospective review of mortality outcomes for operative versus nonoperative treatment of 322 patients with long-term follow-up. Spine 2013;38:1098-1104
35. Apuzzo ML, Heiden JS, Weiss MH, Ackerson TT, Harvey JP, Kurze T. Acute fractures of the odontoid process. An analysis of 45 cases. J Neurosurg 1978;48:

85-91
36. Böhler J. Anterior stabilization for acute fractures and non-unions of the dens. J Bone Joint Surg Am 1982;64:18-27
37. Jeanneret B, Magerl F. Primary posterior fusion C1/2 in odontoid fractures: indications, technique, and results of transarticular screw fixation. J Spinal Disord 1992;5:464-475
38. Aebi M, Etter C, Coscia M. Fractures of the odontoid process. Treatment with anterior screw fixation. Spine 1989;14:1065-1070
39. Grauer JN, Shafi B, Hilibrand AS, et al. Proposal of a modified, treatment-oriented classification of odontoid fractures. Spine J 2005;5:123-129
40. Apfelbaum RI, Lonser RR, Veres R, Casey A. Direct anterior screw fixation for recent and remote odontoid fractures. J Neurosurg 2000;93 (2, Suppl):227-236
41. Etter C, Coscia M, Jaberg H, Aebi M. Direct anterior fixation of dens fractures with a cannulated screw system. Spine 1991;16(3, Suppl):S25-S32
42. Effendi B, Roy D, Cornish B, Dussault RG, Laurin CA. Fractures of the ring of the axis. A classification based on the analysis of 131 cases. J Bone Joint Surg Br 1981;63-B:319-327
43. Levine AM, Edwards CC. Traumatic lesions of the occipitoatlantoaxial complex. Clin Orthop Relat Res 1989;239:53-68
44. Starr JK, Eismont FJ. Atypical hangman's fractures. Spine 1993;18:1954-1957
45. Francis WR, Fielding JW, Hawkins RJ, Pepin J, Hensinger R. Traumatic spondylolisthesis of the axis. J Bone Joint Surg Br 1981;63-B:313-318
46. Cornish BL. Traumatic spondylolisthesis of the axis. J Bone Joint Surg Br 1968;50:31-43
47. Tuite GF, Papadopoulos SM, Sonntag VK. Caspar plate fixation for the treatment of complex hangman's fractures. Neurosurgery 1992;30:761-764, discussion 764-765
48. Goto S, Tanno T, Moriya H. Cervical myelopathy caused by pseudoarthrosis between the atlas and axis associated with diffuse idiopathic skeletal hyperostosis. Spine 1995;20:2572-2575
49. Sasso R, Doherty BJ, Crawford MJ, Heggeness MH. Biomechanics of odontoid fracture fixation. Comparison of the one-and two-screw technique. Spine 1993;18:1950-1953
50. Solanki GA, Crockard HA. Peroperative determination of safe superior transarticular screw trajectory through the lateral mass. Spine 1999;24:1477-1482
51. Reindl R, Sen M, Aebi M. Anterior instrumentation for traumatic C1-C2 instability. Spine 2003;28:E329-E333
52. Smith GW, Robinson RA. The treatment of certain cervical-spine disorders by anterior removal of the intervertebral disc and interbody fusion. J Bone Joint Surg Am 1958;40-A(3):607-624
53. McAfee PC, Bohlman HH, Riley LH Jr, Robinson RA, Southwick WO, Nachlas NE. The anterior retropharyngeal approach to the upper part of the cervical spine. J Bone Joint Surg Am 1987;69:1371-1383
54. Vaccaro AR, Ring D, Lee RS, Scuderi G, Garfin SR. Salvage anterior C1-C2 screw fixation and arthrodesis through the lateral approach in a patient with a symptomatic pseudoarthrosis. Am J Orthop 1997;26:349-353
55. Kerschbaumer F, Kandziora F, Klein C, Mittlmeier T, Starker M. Transoral decompression, anterior plate fixation, and posterior wire fusion for irreducible atlantoaxial kyphosis in rheumatoid arthritis. Spine 2000;25:2708-2715
56. Zavanone M, Guerra P, Rampini P, Crotti F, Vaccari U. Traumatic fractures of the craniovertebral junction. Management of 23 cases. J Neurosurg Sci 1991;35:17-22
57. Fairholm D, Lee ST, Lui TN. Fractured odontoid: the management of delayed neurological symptoms. Neurosurgery 1996;38:38-43
58. Miyata M, Neo M, Fujibayashi S, Ito H, Takemoto M, Nakamura T. O-C2 angle as a predictor of dyspnea and/or dysphagia after occipitocervical fusion. Spine 2009;34:184-188
59. Yoshida M, Neo M, Fujibayashi S, Nakamura T. Upper-airway obstruction after short posterior occipitocervical fusion in a flexed position. Spine 2007;32:E267-E270
60. Bagley CA, Witham TF, Pindrik JA, et al. Assuring optimal physiologic craniocervical alignment and avoidance of swallowing-related complications after occipitocervical fusion by preoperative halo vest placement. J Spinal Disord Tech 2009;22:170-176
61. Matsunaga S, Onishi T, Sakou T. Significance of occipitoaxial angle in subaxial lesion after occipitocervical fusion. Spine 2001;26:161-165
62. Magerl FSCS. Stable posterior fusion of the atlas and axis by transarticular screw fixation. In:Kehr PWA, ed.

Cervical Spine. Berlin: Springer-Verlag;1986:322-327

63. Harms J, Melcher RP. Posterior C1-C2 fusion with polyaxial screw and rod fixation. Spine 2001;26:2467-2471
64. Bransford RJ, Russo AJ, Freeborn M, et al. Posterior C2 instrumentation: accuracy and complications associated with four techniques. Spine 2011;36:E936-E943
65. Bransford RJ, Freeborn MA, Russo AJ, et al. Accuracy and complications associated with posterior C1 screw fixation techniques: a radiographic and clinical assessment. Spine J2012;12:231-238
66. Gallie WE. Fractures and dislocations of the cervical spine. Am J Surg 1939;46:494-499
67. Grob D, Magerl F. [Surgical stabilization of C1 and C2 fractures]. Orthopade 1987;16:46-54
68. Madawi AA, Casey AT, Solanki GA, Tuite G, Veres R, Crockard HA. Radiological and anatomical evaluation of the atlantoaxial transarticular screw fixation technique. J Neurosurg 1997;86:961-968
69. Tokuda K, Miyasaka K, Abe H, et al. Anomalous atlantoaxial portions of vertebral and posterior inferior cerebellar arteries. Neuroradiology 1985;27:410-413
70. Ebraheim NA, Misson JR, Xu R, Yeasting RA. The optimal transarticular c1-2 screw length and the location of the hypoglossal nerve. Surg Neurol 2000;53:208-210
71. Nadim Y, Sabry F, Xu R, Ebraheim N. Computed tomography in the determination of transarticular C1-C2 screw length. Orthopedics 2000;23:373-375
72. Gebhard JS, Schimmer RC, Jeanneret B. Safety and accuracy of transarticular screw fixation C1-C2 using an aiming device. An anatomic study. Spine 1998;23:2185-2189
73. Currier BL, Maus TP, Eck JC, Larson DR, Yaszemski MJ. Relationship of the internal carotid artery to the anterior aspect of the C1 vertebra: implications for C1-C2 transarticular and C1 lateral mass fixation. Spine 2008;33:635-639
74. Hanson PB, Montesano PX, Sharkey NA, Rauschning W. Anatomic and biomechanical assessment of transarticular screw fixation for atlantoaxial instability. Spine 1991;16:1141-1145
75. Melcher RP, Puttlitz CM, Kleinstueck FS, Lotz JC, Harms J, Bradford DS. Biomechanical testing of posterior atlantoaxial fixation techniques. Spine 2002;27:2435-2440
76. Goel A. C1-C2 pedicle screw fixation with rigid cantilever beam construct: case report and technical note. Neurosurgery 2002;51:853-854, author reply 854
77. Dailey AT, Hart D, Finn MA, Schmidt MH, Apfelbaum RI. Anterior fixation of odontoid fractures in an elderly population. J Neurosurg Spine 2010;12:1-8
78. Sagi HC, Beutler W, Carroll E, Connolly PJ. Airway complications associated with surgery on the anterior cervical spine. Spine 2002;27:949-953
79. Wright NM. Posterior C2 fixation using bilateral, crossing C2 laminar screws: case series and technical note. J Spinal Disord Tech 2004;17:158-162
80. Noble ER, Smoker WR. The forgotten condyle: the appearance, morphology, and classification of occipital condyle fractures. AJNR Am J Neuroradiol 1996;17:507-513
81. Urculo E, Arrazola M, Arrazola M Jr, Riu I, Moyua A. Delayed glossopharyngeal and vagus nerve paralysis following occipital condyle fracture. Case report. J Neurosurg 1996;84:522-525
82. Crisco JJ III, Panjabi MM, Dvorak J. A model of the alar ligaments of the upper cervical spine in axial rotation. J Biomech 1991;24:607-614
83. Montane I, Eismont FJ, Green BA. Traumatic occipitoatlantal dislocation. Spine 1991;16:112-116
84. Dvorak MF, Johnson MG, Boyd M, Johnson G, Kwon BK, Fisher CG. Long-term health-related quality of life outcomes following Jefferson-type burst fractures of the atlas. J Neurosurg Spine 2005;2:411-417
85. Krantz P. Isolated disruption of the transverse ligament of the atlas: an injury easily overlooked at post-mortem examination. Injury 1980;12:168-170
86. Wigren A, Sweden U, Amici F Jr. Traumatic atlanto-axial dislocation without neurological disorder. A case report. J Bone Joint Surg Am 1973;55:642-644
87. Greene KA, Dickman CA, Marciano FF, Drabier J, Drayer BP, Sonntag VK. Transverse atlantal ligament disruption associated with odontoid fractures. Spine 1994;19:2307-2314
88. Schatzker J, Rorabeck CH, Waddell JP. Fractures of the dens (odontoid process). An analysis of thirty-seven cases. J Bone Joint Surg Br 1971;53:392-405
89. Greene KA, Dickman CA, Marciano FF, Drabier JB, Hadley MN, Sonntag VK. Acute axis fractures. Analysis of management and outcome in 340 consecutive cases. Spine 1997;22:1843-1852
90. Alander DH, Andreychik DA, Stauffer ES. Early outcome in cervical spinal cord injured patients older than 50 years of age. Spine 1994;19:2299-2301

91. Southwick WO. Management of fractures of the dens (odontoid process). J Bone Joint Surg Am 1980;62:482-486
92. Haid RW Jr, Subach BR, McLaughlin MR, Rodts GE Jr, Wahlig JB Jr. C1-C2 transarticular screw fixation for atlantoaxial instability: a 6-year experience. Neurosurgery 2001;49:65-68, discussion 69-70
93. Lieberman IH, Webb JK. Cervical spine injuries in the elderly. J Bone Joint Surg Br 1994;76:877-881
94. Friedman D, Flanders A, Thomas C, Millar W. Vertebral artery injury after acute cervical spine trauma: rate of occurrence as detected by MR angiography and assessment of clinical consequences. AJR Am J Roentgenol 1995; 164:443-447, discussion 448-449
95. Kazemi N, Bellabarba C, Bransford R, Vilela M. Incidence of blunt cerebrovascular injuries associated with craniocervical distraction injuries. Evid Based Spine Care J 2012;3:63-64
96. Garfin SR, Botte MJ, Waters RL, Nickel VL. Complications in the use of the halo fixation device. J Bone Joint Surg Am 1986;68:320-325
97. Sherk HH, Snyder B. Posterior fusions of the upper cervical spine: indications, techniques, and prognosis. Orthop Clin North Am 1978;9:1091-1099
98. Abumi K, Takada T, Shono Y, Kaneda K, Fujiya M. Posterior occipitocervical reconstruction using cervical pedicle screws and plate-rod systems. Spine 1999; 24:1425-1434
99. Wertheim SB, Bohlman HH. Occipitocervical fusion. Indications, technique, and long-term results in thirteen patients. J Bone Joint Surg Am 1987;69:833-836
100. Smith DC. Atlanto-occipital dislocation. J Emerg Med 1992;10:699-703
101. Elia M, Mazzara JT, Fielding JW. Onlay technique for occipitocervical fusion. Clin Orthop Relat Res 1992;280:170-174
102. Haher TR, Yeung AW, Caruso SA, et al. Occipital screw pullout strength. A biomechanical investigation of occipital morphology. Spine 1999;24:5-9
103. Hamblen DL. Occipito-cervical fusion. Indications, technique and results. J Bone Joint Surg Br 1967;49:33-45
104. Ransford AO, Crockard HA, Pozo JL, Thomas NP, Nelson IW. Craniocervical instability treated by contoured loop fixation. J Bone Joint Surg Br 1986;68:173-177
105. Itoh T, Tsuji H, Katoh Y, Yonezawa T, Kitagawa H. Occipito-cervical fusion reinforced by Luque's segmental spinal instrumentation for rheumatoid diseases. Spine 1988;13:1234-1238
106. Sasso RC, Jeanneret B, Fischer K, Magerl F. Occipitocervical fusion with posterior plate and screw instrumentation. A long-term follow-up study. Spine 1994;19:2364-2368
107. Bellabarba C, Bransford RJ, Chapman JR. Timing to diagnosis and neurological outcomes in 48 consecutive craniocervical dissociation patients. Spine J 2011;11:57
108. Reis A, Bransford R, Penoyar T, Chapman JR, Bellabarba C. Diagnosis and treatment of craniocervical dissociation in 48 consecutive survivors. Evid Based Spine Care J 2010;1:69-70
109. Hajek PD, Lipka J, Hartline P, Saha S, Albright JA. Biomechanical study of C1-C2 posterior arthrodesis techniques. Spine 1993;18:173-177
110. Grob D, Crisco JJ III, Panjabi MM, Wang P, Dvorak J. Biomechanical evaluation of four different posterior atlantoaxial fixation techniques. Spine 1992;17:480-490
111. Fielding JW, Hawkins RJ, Ratzan SA. Spine fusion for atlanto-axial instability. J Bone Joint Surg Am 1976;58:400-407
112. Grob D, Jeanneret B, Aebi M, Markwalder TM. Atlanto-axial fusion with transarticular screw fixation. J Bone Joint Surg Br 1991;73:972-976
113. Wright NM, Lauryssen C; American Association of Neurological Surgeons/Congress of Neurological Surgeons. Vertebral artery injury in C1-2 transarticular screw fixation: results of a survey of the AANS/CNS section on disorders of the spine and peripheral nerves. J Neurosurg 1998;88:634-640
114. Vaccaro AR, Lehman AP, Ahlgren BD, Garfin SR. Anterior C1-C2 screw fixation and bony fusion through an anterior retropharyngeal approach. Orthopedics 1999;22:1165-1170
115. Panjabi M, Dvorak J, Duranceau J, et al. Three-dimensional movements of the upper cervical spine. Spine 1988;13:726-730
116. Bazaz R, Lee MJ, Yoo JU. Incidence of dysphagia after anterior cervical spine surgery: a prospective study. Spine 2002;27:2453-2458
117. Henry AD, Bohly J, Grosse A. Fixation of odontoid fractures by an anterior screw. J Bone Joint Surg Br 1999;81:472-477
118. Börm W, Kast E, Richter HP, Mohr K. Anterior

screw fixation in type II odontoid fractures: is there a difference in outcome between age groups? Neurosurgery 2003;52:1089-1092, discussion 1092-1094

119. Andersson S, Rodrigues M, Olerud C. Odontoid fractures: high complication rate associated with anterior screw fixation in the elderly. Eur Spine J 2000; 9:56-59

120. Graziano G, Jaggers C, Lee M, Lynch W. A comparative study of fixation techniques for type II fractures of the odontoid process. Spine 1993;18:2383-2387

121. Daentzer D, Deinsberger W, Böker DK. Vertebral artery complications in anterior approaches to the cervical spine: report of two cases and review of literature. Surg Neurol 2003;59:300-309, discussion 309

# 10 下颈椎损伤

著者：John Charles France, Jared Joseph Stefanko
译者：谭江威　王春晓　唐晓杰　宋宏凯　张垚

下颈椎损伤可能是灾难性的，应确保对所有疑有此类损伤者进行恰当的检查和治疗。

由于下颈椎（C3~C7）解剖结构基本相同，损伤类型也基本类似，故将其一起进行讨论。上颈椎（枕骨至C2椎体）的解剖结构与此不同，因为上颈椎的每一个节段都是独特的，造成了截然不同的损伤。现存多数关于下颈椎损伤文献的方法学质量很差，因此不能建立实践标准，只能形成指南。在参阅任何关于这一话题的文献时，须牢记这一点[1]。

## 损伤评估和分类

下颈椎损伤可根据骨折形态、解剖学特点、损伤机制以及神经损伤性质进行分类。所有这些因素均有诊断价值，综合考虑可以准确描述特殊类型的损伤，并指导针对这种损伤制订治疗方案。指导治疗的首要因素是患者神经功能状态，需要明确神经损伤是完全性的还是不完全性的，这会影响手术方案的制订和手术时机的选择。当损伤平面以下感觉或运动功能丧失时，应诊断为完全性神经损伤。损伤平面以下存在任何可识别的运动或感觉功能时，则为不完全性损伤。神经损伤的区域可能与骨性损伤不同，因此骨性损伤正下方的节段存在功能并不罕见，即便这一损伤被考虑是完全性的，因为所有更下方的节段功能都丧失了。另外，在肩部周围会有部分区域的感觉正常，因为支配这一部分区域的神经来自上颈髓。在脊髓休克期（损伤后24~48小时内）并不能确诊完全性脊髓损伤；

但是若在24小时内仍无证据显示远端脊髓功能或骶神经功能保留时，神经的恢复可能性较低（<3%）[2, 3]。不完全性脊髓损伤可能仅表现为骶神经功能的保留，即残留肛周感觉和跖反射，但这仅意味着神经功能具有恢复的潜能。不完全性脊髓损伤可分为以下几种类型：

- 中央脊髓综合征：是最常见的不完全性脊髓损伤，通常发生在脊髓受到冲击后，由脊髓外周向中央的压迫所致。脊髓中央区应力最大，损伤区域的分布可由脊髓内传导束的解剖结构来解释。在中央脊髓综合征中，上肢受累重于下肢。手和上肢功能受皮质脊髓束调节，与下肢的神经传导束相比，更接近脊髓的内侧和中央。但是，这种皮质脊髓束的空间结构未经解剖学证实。与下肢相比，皮质脊髓束在上肢具有更大的主导作用，这可以更好地解释中央脊髓综合征。无论如何，该型损伤重获运动功能的预后相对较好。
- 前脊髓综合征：累及前方传导束而不影响后柱，保留了震动觉、深压觉及本体感觉。受累最重的是运动功能、痛/温觉。这种综合征常伴有血管性因素，预后恢复较差。
- 后脊髓综合征：在本质上与前脊髓综合征相反，但由创伤导致的则很少见。仅累及脊髓后柱，可能继发于椎板骨折。
- 脊髓半切综合征：脊髓半切综合征的有趣之处在于可以通过解剖学对神经损伤的类型进行解释。损伤同侧的远端运动功能受损，损伤节段以下的对侧痛/温觉受损。这是因为运动的神经纤维在脑干内近端交叉，而痛/温觉的神经纤维（脊髓丘脑束）在损伤平面以下2个层面水平的脊髓内交叉。这类损伤最常由穿透性损伤引起，也见于脊髓侧方钝性损伤。最后，神经根损伤不同于上述不完全性脊髓损伤，因为其累及下运动神经元，功能有恢复的潜能。

结合患者的功能状态，可以对以神经学为基础的分类方法进一步进行扩展。美国脊髓损伤协会（ASIA）损伤分级以传统的Frankel分级为基础[4]，但两者在部分重要方面存在不同，是目前最常用的一种功能分类。ASIA A级：患者无运动或感觉功能，S4/5也没有功能；B级：仅有感觉功能，S4/5功能保留，是一种不完全损伤；C级：一半以上的肌肉肌力低于3/5级；D级：一半以上的肌肉肌力大于3/5级；E级：可能有脊髓损伤，但是患者没有任何神经功能障碍，至少经神经学检查没有发现异常。ASIA分类的不足在于临床医师可能会忽视某些微小的神经功能紊乱或部分感觉迟钝的患者也被划为ASIA E级。

Allen等[5]回顾了165例颈椎损伤患者，提出了颈椎损伤的力学分类（图10.1）。这种分类方法相对较为复杂，需要自X线影像推断受伤机制。可以根据受伤机制反向推导治疗方案，用一种能防止致不稳定力再起作用的方法进行固定。然而，创伤机制并不总是与最终的骨折类型一致。Torg[6,7]等对（美国）国家橄榄球运动员头颈部损伤登记资料的调查发现，同样的损伤机制可因损伤节段的不同而形成不同类型的骨折。另外，旋转暴力在骨折类型中起到很大作用，但是目前仍然没有得到很好的解释[8]。

文献中应用最广泛的分类方法是一种基于病理解剖的简易分型方法，典型的损伤包括小关节骨折脱位（单侧或双侧）、轴向型损伤（压缩骨折、泪滴样骨折、爆裂骨折）以及伸展型骨折（泪滴样撕脱骨折、棘突骨折、侧块骨折）。然而，这样的分类方法对各种特殊类型骨折的细微之处很难进行区分，而这些差异对治疗方式的确定作用很大。

下颈椎损伤分类系统（SLIC）旨在整合指导患者最终治疗的各种因素，包括损伤形态学或主要的损伤类型、椎间盘韧带复合体（DLC）的完整性，以及患者的神经功能状态[9,10]。每个组分为若干亚组，并进行评级。等级评分用来对患者的损伤形态、DLC复合体和神经受累情况进行量化（表10.1）。将各个组的分值相加即为总分数，以此尝试指导该患者的治疗：总得分较高者（大于4分），可能更需要手术固定；总得分较低者（小于4分），可行保守治疗；总得分等于4分，无确切的治疗建议。SLIC评估系统被认为是可靠的、有效的，在下颈椎损伤患者治疗方式推荐方面，不同评估者之间的一致性达到了93.3%[9,11]。该分类方法包括对神经系统的评估，似乎可用于指导治疗。

## 非手术治疗

很多下颈椎损伤可予以保守治疗。保守治疗从单纯观察到使用Halo架制动。例如，多数棘突骨折与横突骨折是稳定的，可采用简单的硬质颈托制动6周，也可采用软质颈托或单纯观察等更为舒适的处理。但是必须意识到有时颈椎的屈曲也可导致棘突骨折，而不是常见的伸展骨折、肌肉牵拉性骨折（经典的铲土者骨折）或直接暴力骨折。如损伤是由屈曲机制造成的，可能会合并严重的后部韧带损伤并导致潜在的失稳，需要更积极的治疗措施，甚至手术固定（图10.2）。无论是过伸-过屈位X线片还是MRI，都可用于区分屈曲损伤和轻微的伸展损伤。单纯的经横突孔骨折通常为轻微损伤，以颈托制动治疗，直到确定无其他轻微不稳定出现，在这期间可行对症治疗。骨折累及椎间孔时，必须意识到有损伤椎动脉的可能[12]。

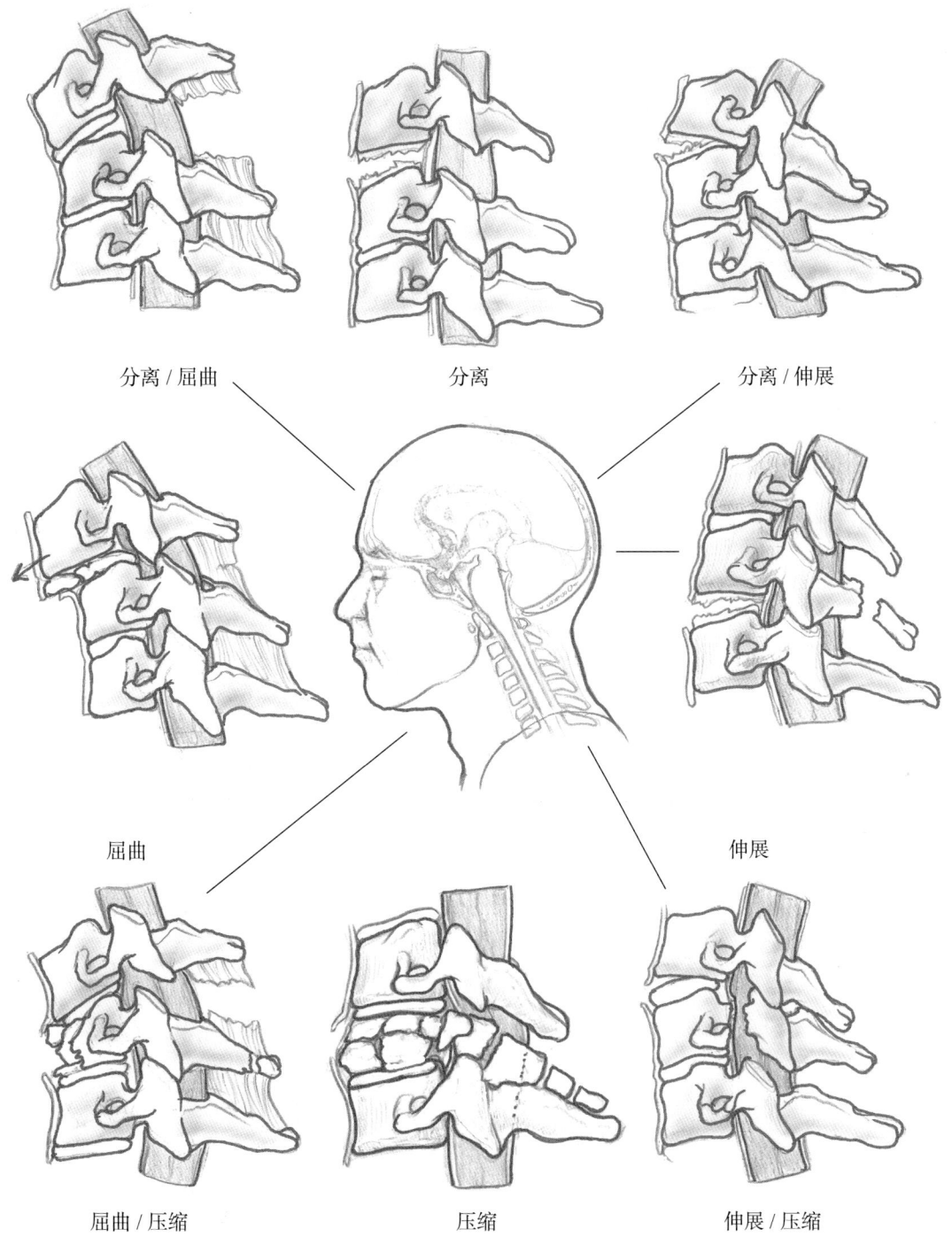

图10.1 Allen-Ferguson下颈椎骨折分型（引自 Chapman JR，Anderson PA. Cervical spine trauma. In; Frymoyer J, ed. The Adult Spine; Principles and Practice. 2nd ed. Philadelphia; Lippincott–Raven; 1997;1270.）

表 10.1　下颈椎损伤分级（SLIC）

| 分类 | 评分 |
| --- | --- |
| 骨折形态 | |
| ・无畸形 | 0 |
| ・压缩性 | 1 |
| ・爆裂性 | +1=2 |
| ・分离性［如关节突呈"尖对尖"（facet perch）过伸位］ | 3 |
| ・旋转性/移位性（如小关节脱位、不稳定泪滴骨折、重度屈曲压缩骨折） | 4 |
| 椎间盘韧带复合体 | |
| ・结构完整 | 0 |
| ・不确定（如单纯棘突间间距增大，仅有 MRI 异常表现） | 1 |
| ・撕裂（椎体间距增大，关节突成"尖对尖"或脱位） | 2 |
| 神经功能 | |
| ・功能完整 | 0 |
| ・神经根损伤 | 1 |
| ・完全性脊髓损伤 | 2 |
| ・不完全性脊髓损伤 | 3 |
| ・持续性脊髓受压 | +1 |

引自 Vaccaro AR, Hulbert JR, Patel A, et al. The subaxial cervical spine injury classification system. Spine 2007;32:2365-2374.

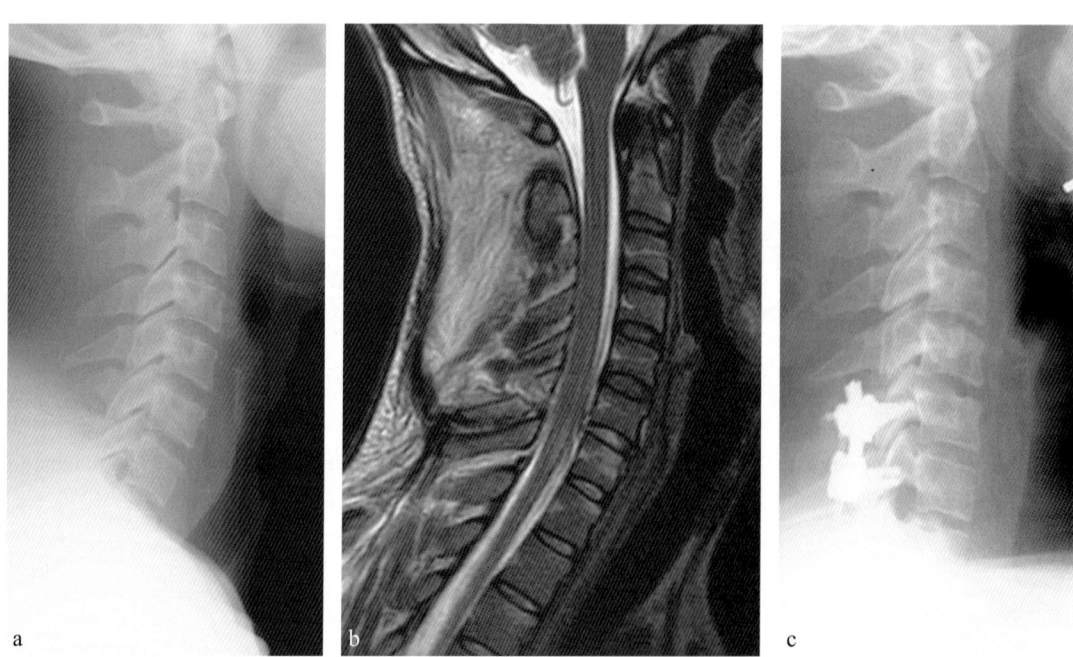

图 10.2　1 例不典型的颈椎棘突骨折，骨折发生在棘突基底部，伴后方韧带损伤和椎间盘后部破裂。a. 颈椎侧位 X 线片示 C6 棘突基底部骨折。b. 矢状位 T2WI 示椎间盘后破裂，椎间盘信号增高，说明存在明显的屈曲损伤。c. 这些发现说明损伤机制可能是屈曲损伤，可能需要行手术治疗

泪滴样撕脱骨折是典型的微小伸展骨折，包括椎体前下部被纤维环撕下的一小片骨质。此类骨折多采用颈托制动6周进行治疗。泪滴样撕脱骨折应与更严重的屈曲压缩造成的泪滴样骨折相鉴别。压缩屈曲型泪滴样骨折也被称为四边形骨折，是一种更不稳定的损伤，仅有少数行保守治疗获得成功（图10.3）。此类骨折的影像学鉴别要点是存在较大的椎体前下方骨折块（块状而不是片状），上方椎体向后移位，小关节张开，椎体呈特征性的纵向劈裂。

侧块骨折的严重程度不同，保守治疗多可获得成功。患者的神经功能状态是选择恰当治疗方式需要考虑的首要因素。如合并脊髓损伤、脊柱不稳定，应行手术固定。若仅是单纯的神经根性损伤，通过保守治疗可预期神经损伤的恢复。如果骨折移位很轻或没有移位，神经根损伤是由撞击造成的，可以使用硬质颈托或更稳定的外固定，如胸-枕-颌固定器（SOMI）或Minerva支具，之后带支具复查X线片来观察移位情况。如果骨折移位范围较大并累及椎间孔，造成残留神经根受压迫，此时考虑行手术治疗。此类骨折通常是由旋转造成的，这种旋转可以通过牵引进行复位，但是即使用坚硬的Halo制动也有发生再脱位的风险。

小关节脱位，尤其是双侧小关节脱位，不合适采用保守治疗，因为后方韧带损伤愈合不足以恢复脊柱的稳定性，即使行坚硬的Halo架外固定仍会出现脱位复发，这一点已经有文献充分证实[13]。在一项研究中，只有44%的小关节移位（单侧组与双侧组均有）患者采用Halo支架固定后获得临床稳定，其中很多并没有达到解剖复位[14]。有趣的是，不良解剖复位与较差的临床结果无相关性。单侧小关节脱位是一个例外。曾有1例颈部外伤未治疗的患者，发现有陈旧性单侧小关节脱位（图10.4）。由于对侧小关节囊是完整的，脱位的小关节趋于"锁定"在新位置，达到了相对稳定。只要骨质保持完整，患者可能是无症状的，如有慢性颈痛可能是新损伤造成的，需要重新评估。损伤的小关节可自发融合。实际上，过去的治疗策略包括不复位小关节或复位小关节后进行一段时间的外固定，这些治疗有引发晚期疼痛发病率增高的趋势。

保守治疗在单侧有轻微移位的小关节骨折中的作用目前有争议。传统上来说，只要没有严重的脱位，小关节骨折可行保守治疗。部分学者试图在X线片上进行测量来预测骨折发生

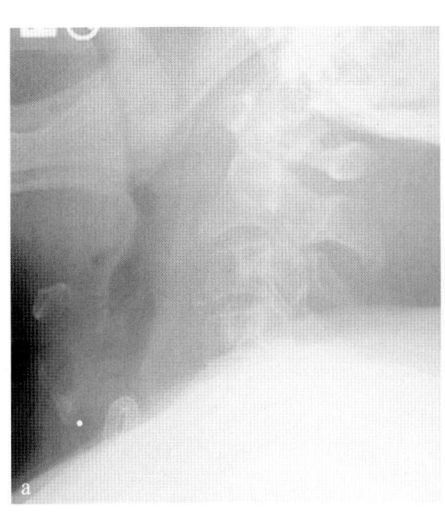 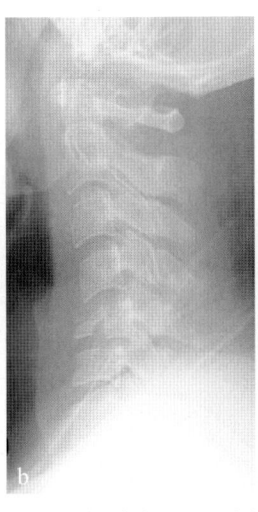 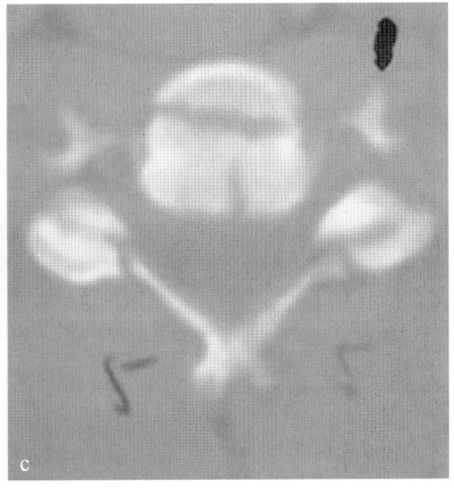

图10.3　a. 泪滴样撕脱骨折为轻微损伤，表现为椎体前缘下的一小块骨质碎片。b. 较为严重的泪滴样骨折。c. 椎体前下缘有大的骨折块，头侧椎体后移，CT示矢状位裂隙

移位的可能性,以此决定早期手术固定的指征。Spector 等[15]回顾了行保守治疗的 26 例单侧小关节骨折患者,发现若是小关节骨折高度为 1 cm 或是小关节受累超过 40%,则保守治疗失败率在 50% 以上,因此应考虑早期手术治疗。Halliday 等[16]利用 MRI 评估相关韧带损伤的严重程度,作为一项预测失败的因素。若是 4 条韧带(小关节周围韧带、棘突间韧带、前纵韧带、后纵韧带)中的 3 条发生断裂,则后期发生关节移位的可能性较大。Dvorak 等[17]采用健康评分量表(SF-36)评估临床疗效,发现保守治疗效果较差,因此目前此类骨折经详细检查后多行手术治疗。对此仍需进一步研究。

轴向应力造成的骨折,如压缩性、爆裂性及泪滴样骨折,也可考虑行保守治疗(图10.5)。存在颈髓损伤时,手术治疗更为合适。若无颈髓损伤,骨和韧带的损伤程度决定了治疗的激进程度。在这些情况下评估颈椎稳定性可能是困难的。如明显的后方韧带损伤伴前方骨性损伤,适合手术治疗。有时,此类损伤在 X 线片和 CT 上很明显,但是如果仍有问题,可以进行 MRI 检查。只有在初始 X 线片上畸形程度可以接受,才可以行保守治疗,因为外固定不可能维持由纵向牵引矫正的脊柱序列。这些损伤易于引起颈椎后突,所以任何的外固定支撑应该足够坚强且应该保持在良好的后伸位置上。尸体研究表明,在压缩后伸位置椎管狭窄加重,使神经组织面临较大受压迫的风险[18]。因此,采用 SOMI 支具、Minerva 支具以及 Halo 支架固定是最佳选择。Fisher 等[19]直接比较了 Halo 支架与前路椎体切除固定术的疗效,发现 Halo 支架组残留的后凸程度更严重(分别为 11.4°与 3.5°),但较大的残留畸形与更差的疗效没有相关性。然而,24 例中的 4 例患者由于序列丢失或神经功能恶化转行手术治疗。

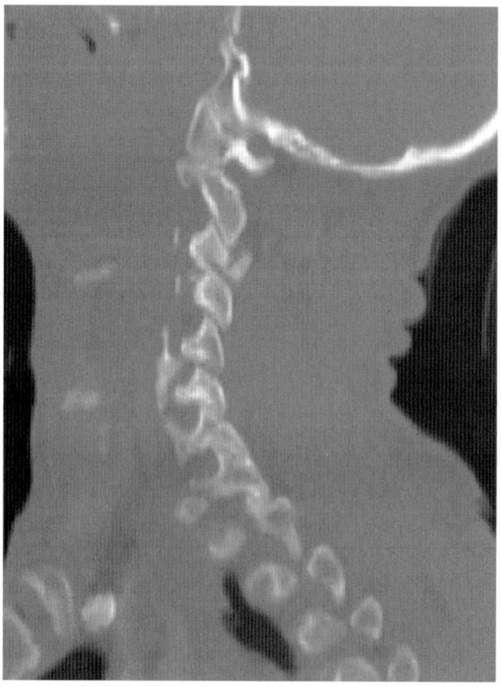

图 10.4　1 例无症状已愈合的 C3 单侧小关节脱位,表现为单纯的 C2 棘突骨折

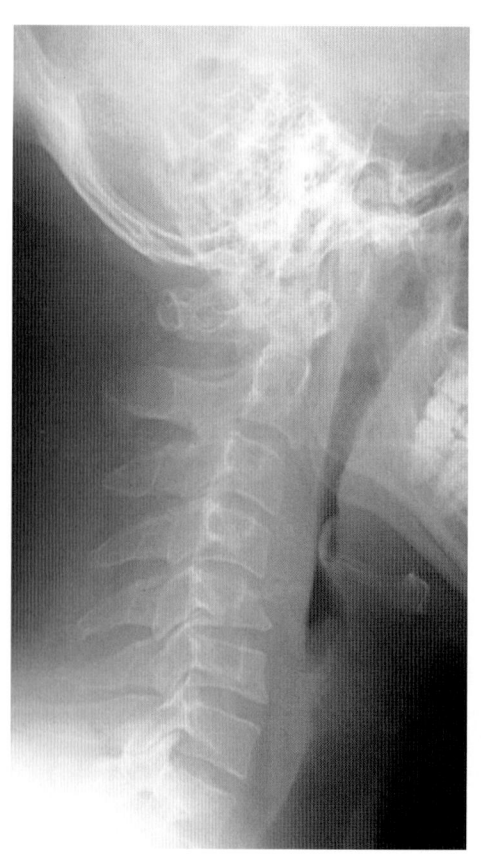

图 10.5　1 例已愈合的 C5 轴向压缩骨折,无其他症状

## 手术指征

### 一般指征

手术治疗的目标本质上与保守治疗相同，即获得稳定性，恢复并保持脊柱序列，减压并保护神经组织，减轻并晚期疼痛。当保守治疗不可能达到这些目标时，则考虑行手术治疗。尽管手术适应证主要取决于骨折形态和患者的神经功能状态，但是也必须考虑患者的年龄、基础疾病、身体一般情况、合并症、患者的医从性以及患者的意愿与预期等。

### 神经功能障碍

神经功能障碍是最常见的手术适应证。考虑有神经损伤时，应评估是脊髓损伤还是神经根损伤。脊髓损伤又进一步分为不完全性和完全性损伤。以单纯的神经根损伤作为手术指征不够充分。因为神经根属于下运动神经，即使是采用保守治疗，恢复的可能性也很大。当骨折无移位或者轻度移位，并且表现为神经根损伤时，应考虑保守治疗。相关骨性不稳定损伤以及由于骨折端持续活动造成重复损伤是一个例外。当累及脊髓时，一般认为相关骨性损伤是不稳定的。虽然大部分的神经损伤发生在受伤时，但是常常残留脊髓受压，而且骨性不稳定造成反复损伤的风险较高。因此，手术指征是缓解残留脊髓的压迫和避免进一步的损伤。这些原则适用于所有的下颈椎损伤，但是达到预期疗效的治疗方式因损伤类型的不同而不同。例如，小关节脱位造成神经受压时，可通过非手术的牵引方法复位脊柱序列，复位后行手术固定以防止再脱位和进一步的神经损伤。爆裂骨折所造成的骨折块后突压迫脊髓时，处理与上述情况不同。在这种情况下，通过牵引对脊髓进行减压的能力有限，只有行手术将直接去除椎管内的骨块才能达到椎管的彻底减压。

### 稳定性

手术的另一个原因是要通过解剖复位获得充分的稳定性。但是，对于需要进行手术固定的不稳定程度目前存在争议。骨性损伤和韧带损伤存在明显差异：骨性损伤随着骨的愈合最终会达到稳定；但在以韧带为主的损伤中，不稳定会持续存在。作为决定手术固定的稳定性问题，我们将在下面的讨论中针对每一种骨折类型分别有针对性地进行解析。

### 小关节脱位

由于韧带损伤程度严重，对于双侧小关节脱位多采用手术固定进行治疗[20]。单侧小关节脱位的治疗存在争议，因为单侧小关节脱位复位后的稳定性要高于双侧小关节脱位。是否伴有上、下关节突骨折是复位后稳定性的决定性因素之一。如伴有关节突骨折，则易发生小关节再脱位。如果通过小重量牵引就能轻易复位，提示也容易发生再脱位。不像过度屈曲造成的小关节脱位，轻度屈曲使下关节突在上关节突上前移时就可造成脱位。无骨折的脱位，小关节复位后常较为稳定；而实际上，约50%的病例会出现自发骨融合[21]。Beyer和Cabanela[22]比较了Halo支架固定与后路融合的临床疗效，发现保守治疗组中仅有25%的患者达到并维持解剖复位，而手术治疗组的这一数据达到了60%。因此，迟发性疼痛在保守治疗组中较为常见。在这些患者中，手术融合是减轻迟发性疼痛的一种方式。对于单侧的小关节脱位，假设没有其他外部因素，作者更倾向于采用手术固定。

## 爆裂骨折和泪滴样骨折

爆裂骨折和泪滴样骨折是由压缩暴力导致的,主要是骨性损伤,可以没有韧带损伤。当附加屈曲损伤机制时,就会出现较为严重的韧带损伤,增加了出现后期不稳定的可能性[23]。患者神经功能完好时,畸形程度和韧带损伤的程度是治疗的首要决定性因素。不幸的是,很多骨折患者都有神经损伤,这是一个手术指征,因为手术能对椎管进行减压。神经损伤的出现意味着较高的能量传递到脊柱上,增加了脊柱不稳定的风险。一项爆裂骨折和泪滴样骨折行手术治疗和保守治疗的回顾研究发现,与保守治疗组相比,手术组的神经恢复(ASIA评分)、椎管减压以及整体矢状位序列的恢复均具有统计学意义[24, 25]。即使完全性神经损伤,积极手术减压也是有意义的,因为其能够提高损伤节段以远重获根性功能的可能性[26, 27]。

## 漂浮侧块骨折

侧块骨折极少出现颈髓损伤。单纯神经根损伤在该类骨折中最常见;然而,神经损伤本身通常并不是手术指征。此类损伤在X线片上很难发现,通常在CT上被发现。不稳的程度取决于椎间盘和韧带损伤的严重性,在MRI上观察最佳。这些损伤通常是旋转不稳定的,即使是采用Halo支架也很难控制。若是在X线片或者CT上发现半脱位超过15%或成角超过10°时,提示需要手术固定[14]。最初的X线片可能未能发现此类轻度移位,因此Halliday等提出不稳定程度可以通过MRI发现的韧带损伤程度进行预测。他们得出结论认为,小关节囊、棘间韧带、前纵韧带和后纵韧带中至少3者发生损伤时才考虑行手术固定[16]。

# 下颈椎半脱位和脱位的早期处理

颈椎小关节骨折和脱位约占所有颈椎骨折的6%[28]。小关节损伤最常见于C5-C6(25%~60%)和C6-C7(25%~30%)[17, 29]。一些体内实验研究把这种损伤分布归咎于小关节面方向和大小的解剖学差异。颈椎屈曲分离损伤按照递增的严重程度可分为四度:小关节半脱位、单侧小关节脱位、双侧小关节脱位合并50%移位以及完全移位。Delamarter等[30]在动物实验研究中发现,早期减压可改善神经功能的恢复。目前,临床上越来越多的人认为早期脊柱减压能够改善神经功能[28, 31-33]。对于小关节脱位,闭合牵引复位即可迅速完成椎管减压。一旦完成减压,就可以择期行手术固定。

颅骨牵引是被广泛接受的小关节脱位闭合复位方法,但对闭合复位的安全性有很多争议。要安全实施即刻颅骨牵引复位,需要患者清醒、警觉并且可以配合医师完成神经系统查体[34]。另外,必须能够在X线片上或在透视下清楚看到受损的颈椎节段,而且在Gardner-Wells颅骨牵引弓插入点下方无颅骨骨折等禁忌证。

损伤后即刻在急诊室进行复位,通常需要X线片或CT来确认。这一步对有神经功能障碍的患者非常重要,尤其是那些不完全性损伤的患者[28, 35]。部分外科医师建议在闭合复位前行MRI检查,如果发现椎间盘突出,就要制订经前路行椎间盘切除的计划[36]。但是,目前文献显示在清醒状态下和闭合复位前发现椎间盘突出没有临床意义[37, 38]。行小关节脱位复位术时,Gardner-Wells弓置钉点位于两侧外耳道的连线上。钳夹点可以稍微向前或稍微靠后,取决于体位是伸展还是屈曲。在牵引过程中,可以利用患者的体位来保持屈曲或伸展[39]。应仔细确认钳夹点位于头颅最大周长的下方,以避免牵引弓向头端移位，导致固定失败。此外，还应确认闭合性头部损伤的患者是否存在颅骨骨折，这可能会影响牵引点的选择。钳夹位点需消毒和麻醉，不仅需要皮肤浸润麻醉，而且要深达骨膜。指针能确定出颅骨所接受的恰当力量的大小。一旦指针平齐颅骨牵引针，就达到了合适的牵引力。

最初，使用 10~15 lb（1 lb 约为 0.45 kg）的牵引重量来适应头颅的重量。当完成初始牵引后，应通过床边侧位 X 线成像明确小关节脱位没有被过度牵引，或者存在隐匿性伴随损伤，如枕颈脱位。接着增加 5~10 磅的牵引重量，之后反复进行神经功能检查和床边侧位 X 线检查。轻度镇静有利于患者放松，两次摄片期间需要充足的时间让患者放松颈部肌肉。在整个过程中，患者保持警觉和配合是很重要的，有助于进行有效的神经功能检查。外科医生继续增加牵引重量，直到出现以下情况时：达到复位，牵引重量达 2/3 体重[40]，损伤或相邻节段过度牵引，患者主诉神经症状或过度疼痛。临床和尸体试验均支持牵引重量最多可以达到 140 磅[41, 42]。如果要进行大重量牵引，应该使用标准的钢制 Gardner-Wells 牵引弓，因为可以进行 MRI 检查的碳纤维牵引弓重量一般不能超过 60 磅。对于无交锁的双侧小关节脱位，可以在屈曲位进行牵引；一旦达到复位，然后伸展颈部维持解剖序列，并将重量减至 10~15 磅。

应用这种技术，大部分双侧小关节脱位在术前能够复位。像之前提到过的，单侧小关节脱位有发生"交锁"的倾向，牵引复位可能更加困难。一旦牵引可以牵开小关节到达尖对尖位置，有时先轻柔地使患者颈部屈曲并旋离脱位侧可帮助完成最终复位[39]。当神经功能损伤在牵引复位过程中加重时，不应认为是髓核突出导致的。在这种情况下，需行 MRI 明确病因，在进入手术室前计划手术入路。Ludwig 等[43]报道了 1 例患者在复位过程中出现硬膜外血肿，导致进行性神经功能损害。但是，在此病例中，神经压迫位于脊髓后方，需行后路椎板切除术而不是前路椎间盘切除术。

闭合复位前是否需要行 MRI 检查仍有争议。这种争议是因为担心突出的椎间盘会向后移位进入椎管，引起医源性脊髓损伤。此时，有三种临床情况需要考虑：神经功能完整，不完全性神经功能损伤，完全性神经功能损伤。

有些人认为对于神经功能良好的患者，即刻进行小关节复位没有太多获益，而且行 MRI 检查可避免突出的椎间盘移位进入椎管。另一方面，为了在复位前行 MRI 检查，在转运和转送患者过程中患者处于长时间的脱位状态，有潜在的神经功能恶化风险。不完全性脊髓损伤患者行即刻牵引复位达到快速椎管减压获益最多；相反，已存在损伤的脊髓，对椎间盘突出引起的椎管占位更加敏感。另外，完全性脊髓损伤患者，对脊柱错位即刻尝试进行复位利多弊少，所以这种情况是牵引复位的最佳适应证。

在轴向负荷损伤患者中，可考虑行牵引改善序列，达到一定程度的间接椎管减压。这种治疗方法只被认为是一种临时措施，因为完全椎管减压只能通过手术完成。所以，这种办法只适用于不能直接进行手术的患者。当进行牵引时，牵引的重量只要能控制头部并且粗略地恢复颈部序列就足够了。

作者（J.C.F）认为，采用牵引技术进行即刻复位的获益大于风险，大部分患者在行牵引复位后能够立即达到最终的稳定；复位后的 MRI 检查在决定最终手术入路方面是最重要的，这些将在之后的章节进行讨论。

> **要点与技巧**
>
> 尝试闭合复位的先决条件：
> - 能接受神经功能检查的清醒患者。
> - 在X线片上或透视下能看到受累颈椎节段。
> - 患者没有反应迟钝并且没有牵张损伤。
> - 能够安全地实施颅骨牵引（无颅骨骨折）。

# 手术治疗

## 概 述

颈椎骨折手术治疗只能达到3个目的：改变/恢复序列，通过融合达到稳定，神经减压。进行手术治疗时，最合适的手术方式取决于骨折类型、脊柱序列和稳定性，以及是否需要神经减压。可通过前路、后路或前后联合入路达到这些目的。患者的神经功能状态是决定治疗方式最重要的因素，是需要首先考虑的因素。

如果患者有神经功能损伤，手术计划首先要考虑的因素是缓解脊髓受压。急诊减压是一个有争议的问题。脊髓的间接减压可通过之前讨论的牵引完成。例如，通过使脱位的小关节复位可恢复椎管的形态。在其他情况下，如爆裂骨折，可能需要直接手术移除突入椎管内的骨折块来完成减压。理想情况下，用于减压的手术入路也可用来稳定脊柱。如果不可行，可能需要采用联合入路。这些问题将在下面关于特殊骨折类型的部分中进行讨论。

## 小关节骨折 – 脱位

**视频 10.1** 后路 C6–C7 切开复位，C6~T1 后路固定融合术

小关节骨折–脱位是屈曲–牵张损伤的结果，而这种损伤会造成后方张力带结构的破坏。单侧脱位一定伴有旋转暴力，因此后入路在生物力学上是最适合恢复后方张力带的。但是许多外科医生喜欢采用前入路，通常比较简单，不需要将患者重新摆放至俯卧位，而且能够到达前方椎管以清理任何突出的椎间盘组织。一般情况下，复位可在术前通过牵引完成。

闭合复位失败或出于术者个人偏好时，可行切开复位[44]。行切开复位前必须行MRI检查，排除相关的髓核突出，因为突出的髓核在切开复位过程中能够加重神经损伤[45]。一项研究对55例颈椎创伤患者进行了MRI评估，发现急性椎间盘突出发生率为42%[46]；伴有前脊髓综合征的患者，发生率是100%。如果存在明显的椎间盘突出，应在切开复位前行前路椎间盘组织清除术。在切除椎间盘后，有多种技术可用于获得小关节复位[47]。行前路手术时，可直接从前方看到椎体序列，但术中仍需拍摄侧位片以确认复位充分。在更靠尾端的节段，如C6–C7，通过X线片很难确定复位情况。尽管后入路固定在生物力学上更为合理，前入路椎体间骨支撑结合接骨板固定似乎也可以达到足够的临床稳定性[48,49]。如果单纯采用前入路，应注意植骨块不能过度撑开小关节。严重的小关节骨折因会发生平移而不是屈曲和牵张造成明显的不稳定。对这种病例要十分小心（**图10.6**），应考虑行后路内固定。

如果没有明确的椎间盘突出，可行后路内固定。如果复位仍困难，可以先通过轻柔牵开椎板解除小关节交锁，然后使小关节后移复位；或者行部分小关节切除术，这样能够更直接平移小关节，减少牵开的需要。这一技术的缺点是小关节面保留较少，很难与对应的关节面形成支撑，降低了复位后的稳定性。小关节部分切除一般用于延迟治疗的患者，这种情况下复位更困难。

成功的闭合复位可减压椎管，脊柱内固定可择期进行。术前应行MRI检查，以确定突出

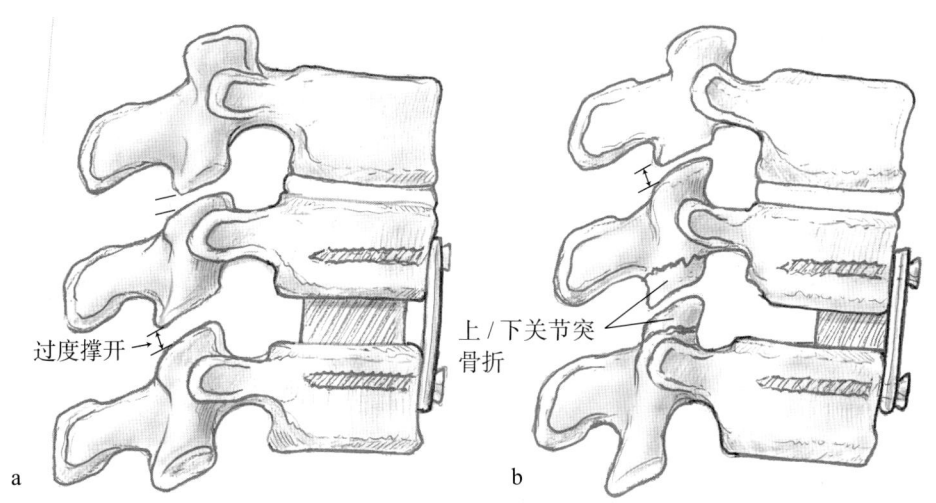

**图 10.6** a. 椎间植骨。小关节过度牵拉可使小关节解锁，同时也降低了单纯前路接骨板固定的生物力学稳定性。b. 同样的情况发生在小关节突骨折的情况下，无须屈曲颈椎即可解锁小关节，也可以使小关节前后移动，降低稳定性

的椎间盘是否持续压迫椎管，或当重建后方张力带时是否会挤压小关节造成椎间盘向后突出。正如之前讨论过的，如果闭合复位后存在明显的椎间盘突出，这种情况应行前路手术。如果证实没有椎间盘突出，作者更喜欢俯卧位的后路内固定。但是摆放至俯卧位是手术步骤中最危险的部分之一，术中应进行多种形式的神经功能监测，包括清醒状态下的气管插管，在患者清醒时摆放体位，以便在完成体位摆放后进行神经功能检查，以及在摆放体位前后进行诱发电位监测。此外，转变为俯卧位后需立即行侧位透视，以确认颈椎序列。

后入路手术采用标准正中切口，注意不要破坏相邻节段的软组织稳定结构。许多合并或不合并植骨的棘突捆绑技术已经有报道，尽管有些古老，但仍旧是可行的固定方法，可单独使用或与现代的固定方式联用。Feldborg 等[50]报道了 34 例患者采用无植骨的后路钢缆捆扎或其他融合技术的研究，平均随访 38 个月（12~78 个月），前凸角度丢失平均 7.5°，8 例患者出现钢缆断裂，10 例发生固定针移位，但有 26 例患者获得前方或后方融合。34 例患者中 24 例患者诉有晚期疼痛，大部分较轻。这些不佳的结果提示在固定的同时需要进行融合。这一观点使我们想到目前流行的微创手术，它在技术上很难完成骨性融合。

因为被捆扎在一起的结构位于后正中线上，它们在控制旋转方面存在劣势，尤其单侧小关节脱位患者。为应对这一劣势，可以加用小关节斜形钢缆捆扎，将一根钢丝穿过脱位的头端小关节，再穿过尾端的棘突。钩状接骨板是为后路颈椎固定专门设计的，可以挤压棘突间植骨块，同时将小关节锁定在合适位置。与后路钢丝技术相比，这种器械可对抗更强的屈曲应变。在处理小关节脱位时，除非椎板骨折直接压迫后方的脊髓，通常不采用椎板切除术，因为椎板切除会进一步降低脊柱稳定性的趋势，可减少用于融合的骨面积，而且也不能明显地增加脊髓的有效空间。

Roy-Camille 等[51]首次报道了采用后路侧块接骨板螺钉技术以改善固定。因为接骨板远离正中线，故可提供更好的旋转稳定性，对单侧或双侧小关节脱位都适用。侧块螺钉与椎弓根螺钉的特点相似。现在有多种"郁金香"

头的侧块螺钉，可以是固定的、单轴的或多轴的，提供多种手术固定选择并方便棒的置入。部分学者报道了不同的侧块螺钉置入技术（**图 10.7**），与将螺钉直接向前打入侧块相比，具有更好的内固定优势。

人们报道了很多侧块螺钉固定的改良技术，已成为后路内固定的首选方法[52, 53]。C7 的侧块螺钉固定不可靠，但可以将螺钉直接置入椎弓根（**图 10.8a，b**）。有报道称，如果螺钉劈裂侧块或存在解剖变异，可以使用小关节螺钉进行补救。尸体生物力学研究显示，小关节螺钉的抗拔出力与侧块螺钉相差无几，但是该模型没有模拟侧块螺钉已失败的情况[54]。Zhao 等[55]对比了多种经小关节螺钉固定技术，认为 Klekamp 技术对于神经根来说是最安全的，并且导致小关节骨折的可能性也最小。Klekamp 技术的入钉点在侧块中点内 1 mm、下 1~2 mm 处，置钉角度为尾倾 40°、外展 20°。另一项技术是经皮侧块螺钉固定技术[56]，由于没有得到充分应用，目前还不能预测这种微创技术在创伤中的前景。人们对于微创侧块螺钉置入也越来越感兴趣。Wang 等[56, 57]报道了一种短节段侧块螺钉固定技术，皮肤切口小于 15 mm。虽然这一手术在技术上比较困难并且学习曲线陡峭，但是 Wang 等报道在临床应用中取得了安全、不错的结果。

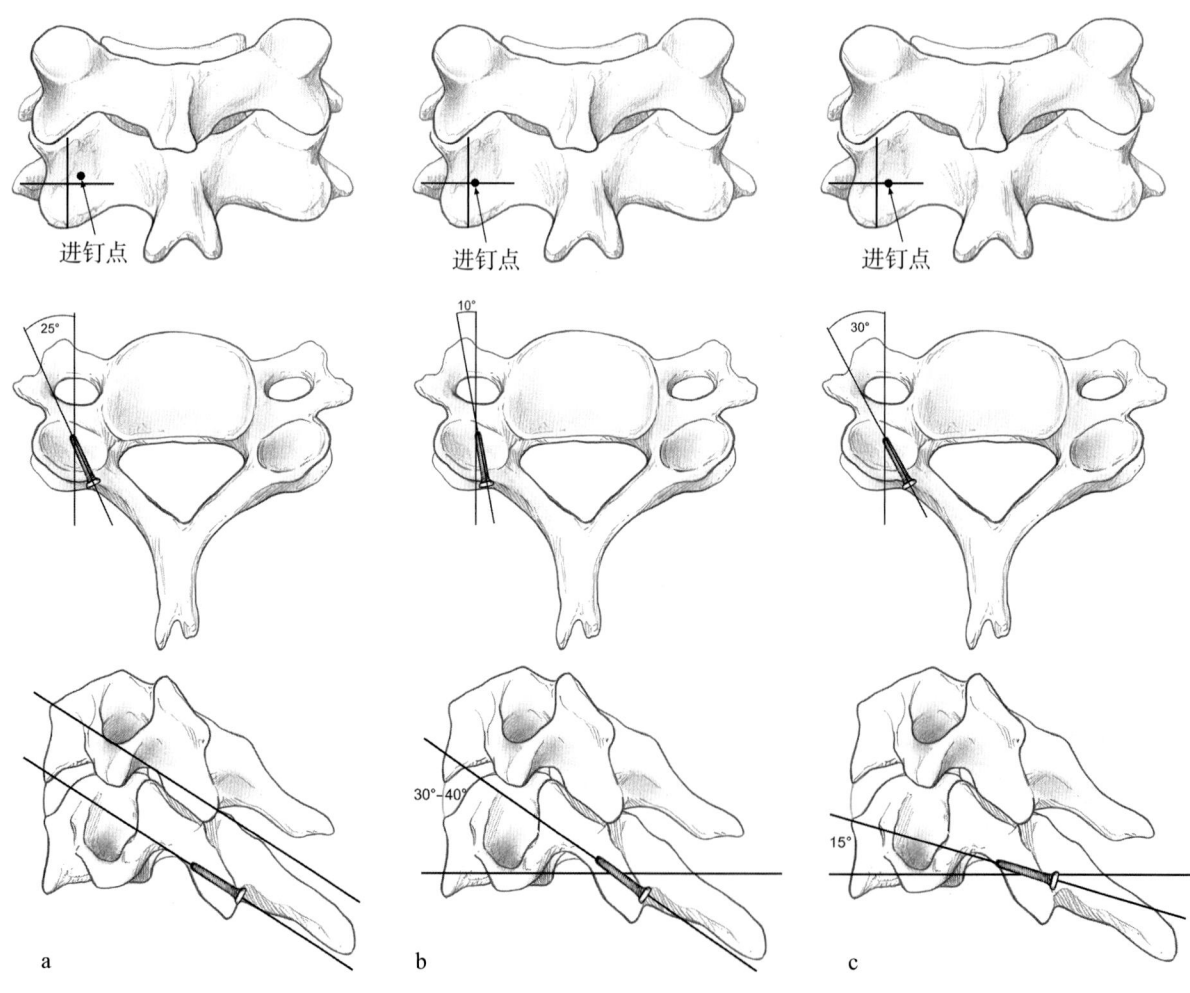

图 10.7　侧块螺钉的进钉角度

不同材质和类型的连接棒被用于下颈椎的纵向固定。直径 3.0~4.0 mm 的钛金属连接棒应用最多；如果想要更坚强的固定，可以使用不锈钢棒。将连接棒预弯至理想的形状，降低了连接棒疲劳的风险。有些连接棒是预制的，避免了预弯；也有的连接棒是在术中进行塑形的，以满足枕颈融合时过度弯棒的需要。颈椎横连可用于存在冠状面不稳的情况，以增强旋转稳定性并可有限提高固定的强度。

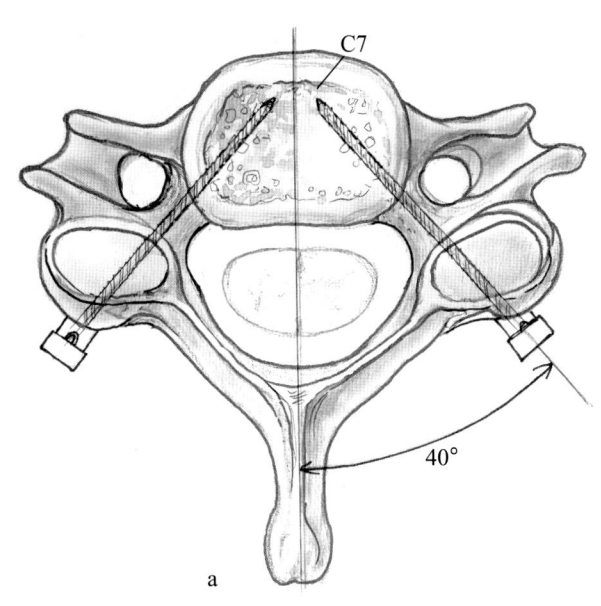

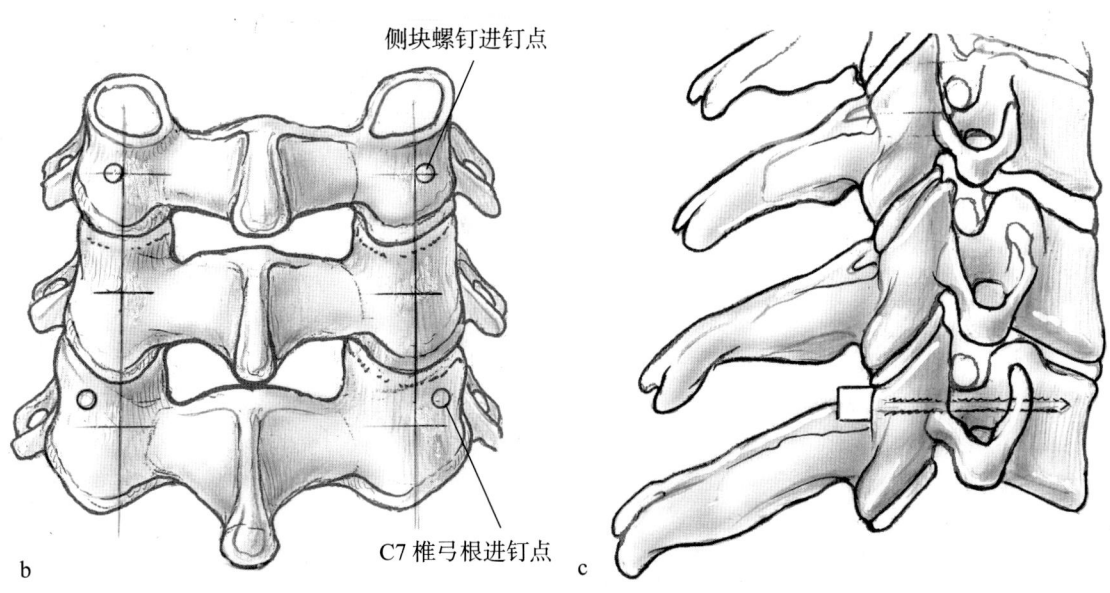

**图 10.8** a. C7 椎弓根螺钉的轴位图。b. C5（最上节段）侧块螺钉和 C7（最下节段）椎弓根螺钉后方进针点比较。c. 侧位显示螺钉的方向和轨迹

作者（J.C.F）更喜欢采用后路内固定技术，包括棘突间钢缆捆扎以锁定小关节，然后置入侧块接骨板（图 10.9）。在骨膜下进行后方剥离，但是需要格外注意的是应保留相邻未损伤节段上附着的软组织。剥离向外至侧块外缘，但不要超过外缘或者到达边缘前方，以避免损伤静脉导致出血。固定的第一步是简单的棘突钢缆捆扎。在损伤部位上、下棘突基底部钻孔，孔靠近头端棘突的上端和尾端棘突的下端，以避免钢缆切割失效。钢缆锁定后，需要注意的是侧块螺钉的置入。确定侧块边界并辨认侧块中点，然后用锥或钻在中心点内侧 1 mm 的预期入钉点钻孔。这种钻孔方法降低了钻孔过程中钻向外侧移动的风险。在置入侧块连接棒前剥去小关节皮质，将髂骨植骨块塞入小关节。棒连接好后，将剩余的植骨块填放至暴露的椎板与棘突上。术后用硬质围领制动 6~12 周，具体制动时间取决于对术中获得稳定性的评估。

人们对固定小关节脱位的前路手术越来越感兴趣[58, 59]。Aebi 等[60] 报道了 64 例接受前路接骨板固定的患者，只有 1 例出现固定失败。Razack 等[61] 也报道了应用前路单皮质接骨板固定取得良好的疗效。闭合复位后，对各种小关节脱位行前路手术就比较简单了。如果没有获得闭合复位，那么进行前路手术比较困难。首先，如果医生想从前路处理难复性小关节脱位，那么必须在手术中完成复位。已经报道有许多技术可用于完成复位（图 10.10）[47, 62]。其次，在行内固定前有必要确定脱位已经复位且没有过度撑开。对于肥胖、肩部肌肉发达、颈短的患者，尤其是较低节段的脱位，如 C6-C7，术中透视会非常困难。有时可能需先将患者翻转至俯卧位进行后路复位，再回到仰卧位进行前路固定，这被称为"720°入路"。最后，如果存在较大的关节突骨折，脊柱的稳定性会被进一步削弱[63]，必须进行更坚强的手术固定。在这种情况下，应该考虑联合后路手术。术者应熟悉并熟练掌握这些技术，才能有效处理各种各样的复杂的损伤。

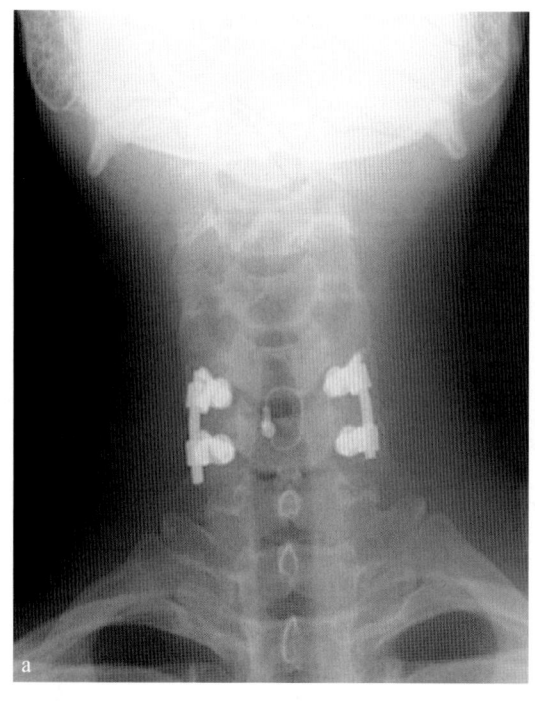
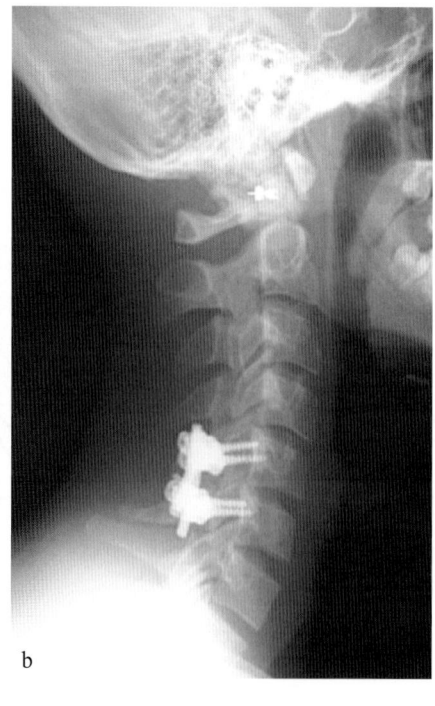

图 10.9　作者（J.C.F）在采用后入路时，最喜欢的小关节脱位固定方法。先用棘突间钢缆固定小关节，然后行侧块钉板固定。棘突钻孔时应于上位棘突的上端和下位棘突的下端，以免钢缆收紧后发生断裂。a. 内固定术后正位片。b. 术后侧位片

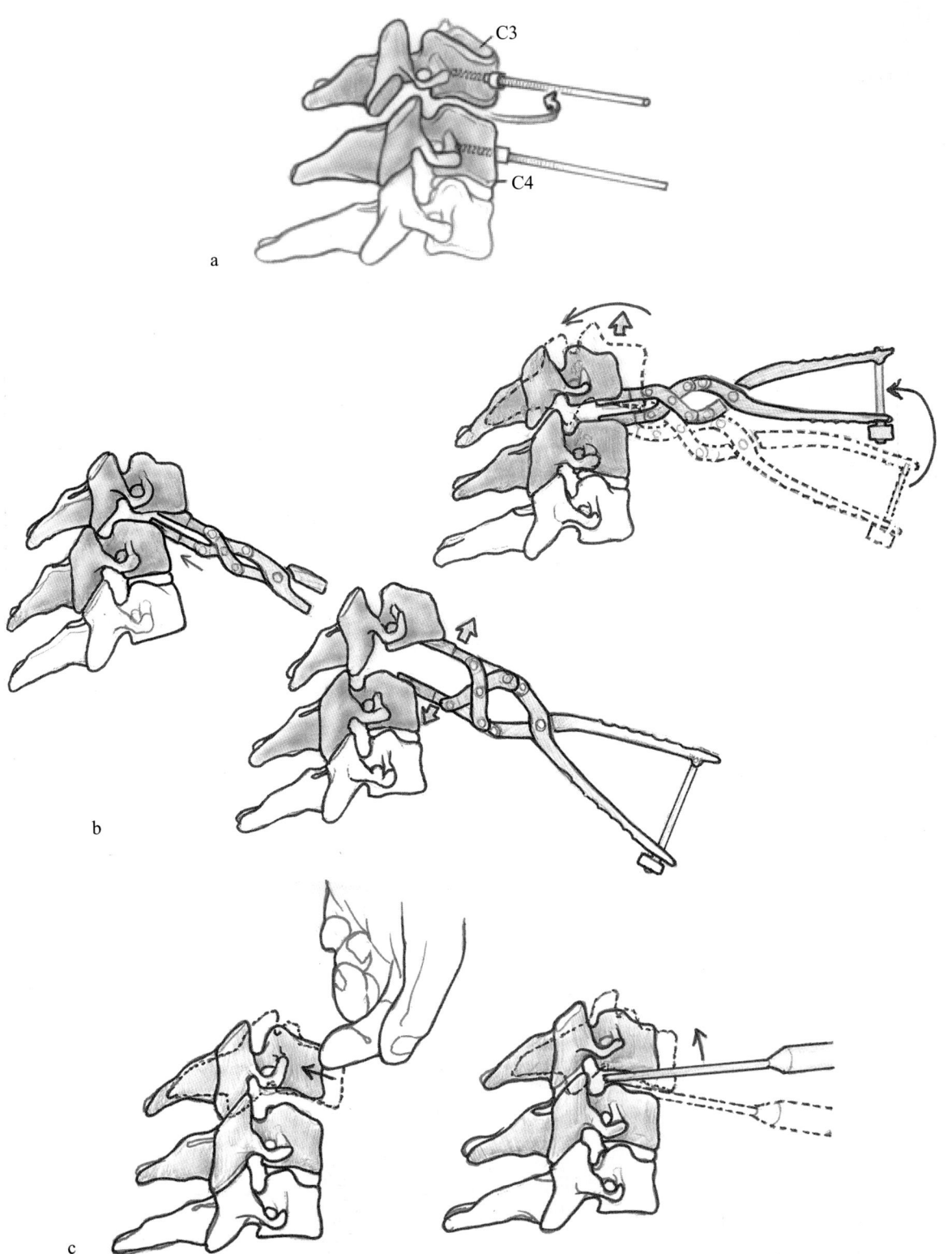

图 10.10 采用前路手术时，多种技术可用来实现小关节的复位。a. 将 Caspar 装置的撑开针固定至图示位置，可以进行屈伸和旋转，利于小关节复位。b. 或者可以使用椎体扩张器使上位椎体向后方移动，达到复位的目的。c. 最后，用 Cobb 剥离器插入椎间盘的后部，牵开并屈曲颈椎，这样上位椎体可以推向后方达到复位［引自 Ordonez BJ, Benzel EC, Naderi S, Weller SJ. Cervical facet dislocation: techniques for ventral reduction and stabilization. J Neurosurg 2000;92(Suppl 1):18–23.］

> **要点与技巧**
>
> - 后路手术固定最符合生物力学原理，对于没有椎间盘突出的患者是首选。
> - 前路手术在临床上能够满足椎间盘突出患者的固定，并且可以进行减压。
> - 如果采用前路手术，应该注意确认确切复位，小关节没有过度牵开，小关节骨折轻微，以致小关节可以锁定在相应的位置达到横向稳定。

## 压缩、爆裂和泪滴样骨折

由轴向应力导致前柱高度丢失的骨折适合手术治疗，最好通过前路直接处理病损[58]。这种损伤的典型例子是爆裂骨折。以往采用单纯的后路融合来治疗不稳定的骨折。但是，Favero 和 Van Peteghem[64]回顾了他们采用后路钢缆固定治疗的患者，发现内固定失败率以及颈椎后凸、疼痛的发生率是不可接受的。他们将治疗方案改为前路手术，并对第二组患者进行分析，发现并发症发生情况得到明显改善。有趣的是，研究发现残留的颈椎后凸角度与疼痛相关。前路手术的优点是可以为前柱提供直接的生物力学支撑，可以看到任何突出的骨块，并确切地将其从椎管内移除[60, 65]。前路椎体切除术适用于多数的压缩骨折、爆裂骨折和泪滴样骨折。椎体切除术的范围，左右至少是脊髓的宽度，从上位椎体的下终板到下位椎体的上终板。减压后的缺损可用异体骨、金属融合器、可撑开融合器或自体骨重建，然后用接骨板固定。联合后路手术适用于那些存在明显后方骨折或者韧带损伤的患者（**图 10.11**）[66]。泪滴样骨折常伴有后方结构的损伤，因为其损伤机制为屈曲合并轴向应力。如果需要联合后路手术，最好采用侧块螺钉内固定。

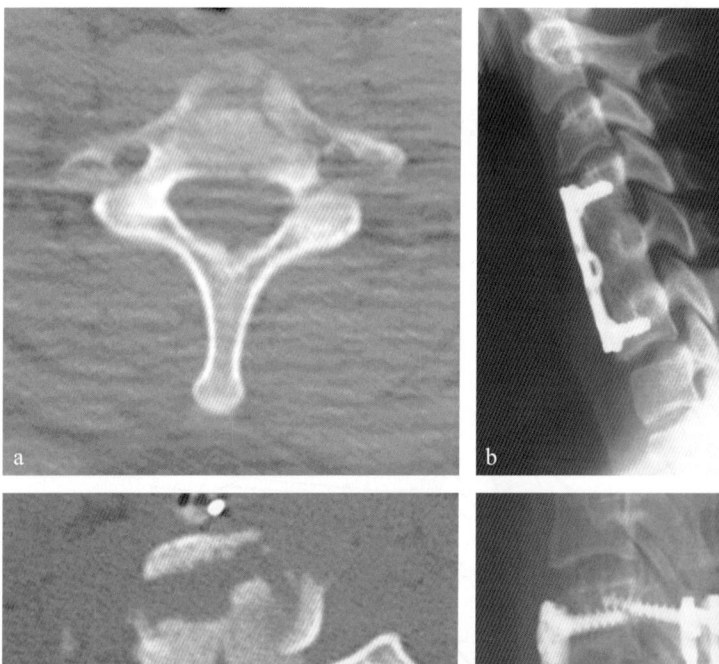

**图 10.11** 在压缩或爆裂骨折中，根据后方结构的损伤程度来决定采取单纯的前路融合还是前、后路联合手术，来确保稳定性。a. 轴位 CT 显示后方结构基本完整。b. a 图所示的骨折，采用单纯的前路固定。c. 另一例病例的轴位 CT 显示不仅有前方结构损伤，后方稳定结构也存在严重损伤。d. c 图所示的严重损伤的病例选择前后路联合手术

> **要点与技巧**
> - 前路手术是重建前柱支撑、完成必要减压的最基本的手术。
> - 是否附加后路手术，应视后方小关节和韧带等结构的损伤程度而定。

## 漂浮侧块骨折

侧块骨折是伸展压缩机制的结果。骨折有两种类型，一种骨折线经过椎弓根，一种经过椎板，主要是侧块及其上、下关节突与椎体的其他部分分离。因为侧块包含骨折椎体的上、下关节突，通常累及两个运动节段。在部分骨折的损伤机制中可能存在旋转暴力，通常只累及单节段椎间盘，可使骨折更不稳定，多需要手术固定。受累节段的椎间盘有时通过 X 线片来判断，但 MRI 显示更清楚。因为损伤首先累及后方结构，传统手术固定的入路首选后路。后路固定应跨越两个运动节段才能充分控制由于骨折侧块与椎体的剩余部分分离而产生的不稳定[67]。从生物力学的角度来看，后正中线固定，如棘突间钢丝固定，不能有效控制旋转（类似单侧小关节脱位）。因此，C5 侧块骨折时，需行后路 C4-C6 融合，跨越骨折节段。侧块螺钉应置于骨折对侧的所有三个节段和骨折侧的 C4、C6 节段（图 10.12）。

为了避免两个节段的融合，在旋转损伤节段行前路椎间盘切除并融合已被认为是治疗这类骨折的更好的办法[68]。前路融合的上或下位节段仍受骨折影响，术后必须用硬质围领制动。Lifeso 和 Colucci[68] 对一组行前路和后路内固定的侧块骨折患者进行了比较，发现前路手术患者更少发生塌陷，并且晚期后凸畸形的发生率也更低。融合的椎间盘节段应为在 MRI 上明确的半脱位或损伤节段。需要知道相邻节段也存在损伤，但通常这种损伤可以采取术后围领固定的保守方法来治疗。Lee 和 Sung[69] 将侧块骨折分为四种类型：单侧滑脱、分离型骨折、粉碎骨折、劈裂骨折。他们通过单节段前路手术一共治疗了 36 例患者，28 例的影像学结果满意；分离型骨折的疗效最差。基于这些结果，他们建议对

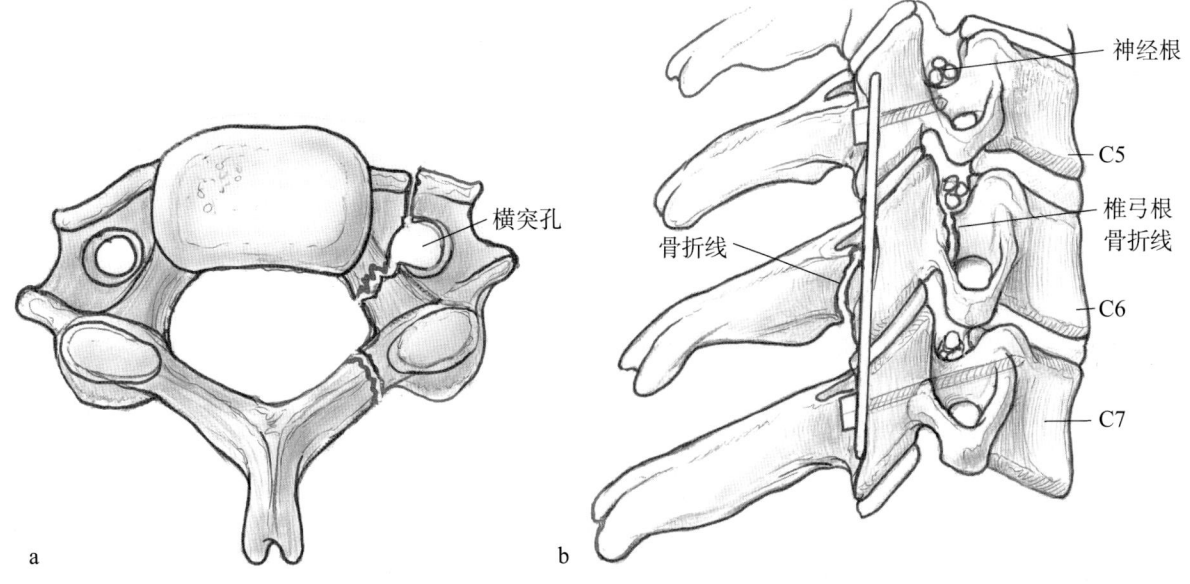

图 10.12　a. 侧块骨折采取后路固定必须跨越两个节段才能有效固定骨折，因为侧块骨折与椎体其他部分分离后，上、下小关节是不稳定的（b）

于分离型骨折采取双节段融合，单节段前路融合对于其他三种类型的骨折是一个合理的选择。

> **经　验**
> - 后方结构的损伤跨越两个运动节段，但前方断裂常局限于一个运动节段。
> - 前路固定通常只行单节段融合，而后路固定必须包括两个节段。
> - MRI 可用于确认前方损伤节段的数量。

### 强直性脊柱炎

伴强直性脊柱炎（AS）的颈椎骨折需要单独讨论，因为损伤类型、稳定性和固定技术不同于其他下颈椎骨折。我们将此讨论纳入手术治疗部分，因为绝大多数这种骨折需要手术治疗。在 AS 中，脊柱骨折常累及颈椎[70]。这些骨折可以是低能量损伤的结果；尽管是低能量，它们仍被认为是不稳定的，具有很高的神经损伤风险。要排除 AS 骨折，务必认真仔细，因其在 X 线片上很难发现，尤其是没有脱位的骨折。此类骨折多见于下颈椎或颈胸交界处，而此部位在普通 X 线片上难以清晰显示，可能会延误诊断[71]。如果最初的治疗不当，漏诊的无移位骨折可很快变成严重移位的骨折，并可能导致神经损伤。在 112 例存在脊柱骨折的强直性脊柱炎患者中，21 例诊断延误的患者中有 17 例（81%）在认识到存在骨折前发生了突然的神经功能恶化[72]。至少要进行颈椎和上胸椎的 CT 扫描，但有些骨折仍无法检测到，必要时尽早行 MRI 检查。AS 患者的骨折累及三柱，后方骨化韧带结构的损伤是这种骨折的特征。多向 CT 扫描和多平面重建以及 MRI 可准确发现和解析骨和韧带的损伤[73]。

由于这类骨折的不稳定和不可预测性，对 AS 骨折进行保守治疗是不恰当的。如果这种骨折治疗不到位，那么神经功能恶化的风险很高。人们应根据骨折的类型，选择前路、后路或是前后联合入路。构建稳定性的关键在于尽可能地向头端和尾端延长固定，通过长的杠杆臂达到最大生物力学稳定性。因为脊柱已经呈强直状态，所以通常尽量减少固定节段的目标就不那么重要了。尽量减少固定长度只适用于那些有活动节段的患者。

## 治疗结果

下颈椎（C3-C7）损伤的患者，神经损伤是患者功能的主要决定因素。残留的疼痛也影响疗效。不幸的是，疼痛是一种主观结果，受很多因素影响，包括脊柱序列、整体活动度、残存的神经根受压，骨不连和多种社会心理因素等。

## 影响疗效的因素

### 椎管容积

尽管损伤前的椎管容积会影响颈椎骨折或脱位引起的脊髓损伤严重程度[74, 75]，但一般来说，它似乎并不影响恢复的可能性[76]。然而，对于爆裂骨折患者，创伤后 CT 扫描显示的椎管受累程度可以提供关于骨折导致的神经损害情况并预测恢复的可能[77]。

### 损伤后至减压前的处理

从损伤到实施脊髓减压手术的这段时间会影响神经功能恢复的可能性和预后。Hadley 等[28]对 68 例由颈椎小关节骨折-脱位导致脊髓损伤的患者进行了闭合或切开复位。在那些神经功能明显恢复的患者中，减压时机的选择比治疗的方式的选择更重要。最近，Papadopoulos 等[78]基于持续存在的、MRI 显示的椎管受累，提出了早期减压方案。他们对91例连续病例进行了前瞻性研究，66例根据此方案进行治疗，25例由于多种原因导致脊髓减压延误而未采用此方案。在早期减压组中，50%的患者Frankel分级显著改善，而延误治疗组只有24%改善。动物模型同样证实了早期减压对神经功能恢复的益处[30, 79]，但是这些研究中有获益的减压时机非常早，在临床实践中可能行不通。从事故录像中我们可以得知，碰撞时造成的畸形程度远远大于在急诊室观察到的残留畸形。因此很多脊髓损伤是由最初的碰撞导致的，不能通过手术来改变。但是，任何残留的脊髓压迫，在患者活动时可能持续对脊髓造成损伤，并且可能因为持续性缺血或者其他介质造成脊髓的二次损伤。早期减压可能有助于减轻继发性损伤，作用与使用甲强龙相似。

大部分外科医生的直观感觉是早期减压是有意义的，但必须权衡手术难度，以及在非常规时间手术和与不熟悉的团队合作的利弊。最近这一观点得到了大量的关注[80]。Fehlings等[81]根据文献回顾提出了相关指南。他们发现，虽然有Ⅱ级和Ⅲ级证据支持早期减压，但是并没有相应的Ⅰ级数据。他们强调需要良好的对照、前瞻性研究来确定减压时机在神经功能预后中的意义。

## 效价分析

如果对颈椎骨折的治疗进行经济学分析，手术固定可以增加恢复可能性这一点很明确，并且缩短了在康复机构的住院时间[82]。Cotler等[83]对比分析了手术治疗和保守治疗的住院花费，发现手术治疗组平均节省了18 407美元。

## 疼 痛

无论是手术治疗还是保守治疗，恢复颈椎的解剖序列都是目标之一，本章所参考的研究也普遍验证了这一点。部分研究对比了相似类型骨折的非手术治疗和手术治疗（应用现代的固定技术），目前已明确达成共识支持手术固定来恢复和维持脊柱序列，但对最终序列与疼痛间的关系的看法不太一致[14, 19, 21, 22]。当相邻运动节段因为残留不平衡而发生退变时，疼痛和残余畸形的关系在长期随访中可能发生改变。在没有复位的单侧小关节脱位的病例中，晚期疼痛的发生率似乎更高[84]。因为疼痛可能影响疗效，所以是一个复杂的问题，可能与社会心理因素有关，如诉讼、工伤补偿、抑郁以及麻醉药品依赖等。

## 手术方式的选择

正如手术固定部分提到的，目前有很多融合技术的比较研究，但是直接比较一种技术和另一种技术有效性的研究很少。Shapiro等[85]比较了两种治疗单侧小关节突交锁的后路内固定和融合技术，即棘突间编织钢缆联合侧块螺钉内固定与使用髂骨支撑的棘突间联合小关节捆绑。结论是行侧块接骨板固定的患者后凸更小，并且有更好的临床疗效。这一结果可能提示侧块接骨板比钢缆固定更为牢固，锁定接骨板结构强度更佳。

## 老年患者

高龄人士的颈椎骨折提出了一个独特的挑战。据估计，到2030年，65岁以上的老年人将占美国人口的25.6%，这个年龄组的人群预计占美国总人口的30%。由于功能储备的降低、多种合并症、骨质疏松等原因，这些骨折的治疗通常比较困难。据报道，颈椎外伤老年患者的死亡率高达26%[86]。Harris等[87]报道在3个月时，行手术治疗的老年颈椎损伤患者的死亡率比非手术处理更低，但是在伤后1年这种死亡率是相同的。与65岁以下患者相比[88]，65岁及以上患者由颈椎骨折导致瘫痪的整体比率更低（14.9%比19.5%）[89]。根据这项研究，颈椎损伤导致瘫痪的老年患者死亡率接近30%。因此，制订治疗方案、在与患者及家属进行预后谈话时，均应告知死亡率较高。

## 并发症

下颈椎损伤治疗的许多潜在并发症在前面已经提到了，应该考虑各种内固定技术的特异性并发症，尤其是常提到的后路接骨板固定并发症。Heller等[90]回顾了78例患者因各种原因置入的654枚侧块螺钉。螺钉置入的并发症包括：神经根损伤0.6%，小关节损伤0.2%，断钉0.3%，螺钉松动1.1%，没有发生椎动脉损伤。为了降低神经根损伤的风险，医生必须熟悉侧块与其周围结构的解剖关系。Xu等[91]在尸体解剖的分析研究中，确定侧块的中点是安全的入钉位置。研究认为，内固定失败与置钉技术有关。Choueka等[92]比较了Roy-Camille和Magerl置钉技术，发现Magerl技术在尾端螺钉的放置上的更具优越性。

很重要的一点是要记住椎动脉的损伤可能与多种颈椎骨折相关，不仅是累及横突孔的骨折[93-95]。据报道，严重颈椎骨折需行手术固定的椎动脉损伤发生率可高达46%[96]。屈曲-牵张损伤可能是椎动脉损伤最常见的原因[97]，屈曲-牵张损伤越重，发生椎动脉损伤的可能性越大[98]。Biffl等[88]证实了某些颈椎损伤与钝性脑血管损伤有高度相关性，得出结论认为对如下的颈椎损伤需要常规进行脑血管钝性损伤的评估：半脱位、骨折累及横突孔、上颈椎损伤（C1-C3）。最近，这个观点受到了挑战。部分作者提出对所有类型的颈椎损伤均应筛查钝性脑血管损伤，近13%的颈椎损伤患者存在脑血管损伤但不在Biffl等提出的标准范围内[99]。磁共振血管造影（MRA）有助于发现这类损伤[100]，但对于无症状的患者，是否以及如何处理椎动脉损伤无一致意见。MRA适用于有椎动脉损伤症状的患者，或者已经确定一侧动脉损伤，对侧动脉在治疗过程中可能发生损伤的患者。双侧椎动脉损伤的病例也有报道，后果严重，甚至会发生死亡[101]。一旦发现，治疗包括任何不良序列的复位和固定，如果没有全身创伤导致的其他抗凝禁忌，应尽可能地行抗凝治疗。除了椎动脉损伤，颈动脉和食管损伤也曾有报道[102]。

---

视 频

视频10.1 后路C6-C7切开复位，C6~T1后路固定融合术

视频演示了对合并脊髓损伤的C6-C7双侧小关节脱位患者，先对脱位的小关节进行切开复位，然后行后路C6~T1的固定融合，于T1置入椎弓根螺钉。

---

## 参考文献

1. Hadley M. Treatment of subaxial cervical spinal injuries. Neurosurgery 2002;50 (3, Suppl):S156–S165
2. Stauffer ES. Neurologic recovery following injuries to the cervical spinal cord and nerve roots. Spine 1984;9:532–534
3. Bohlman HH. Acute fractures and dislocations of the cervical spine. An analysis of three hundred hospitalized patients and review of the literature. J Bone Joint Surg Am 1979;61:1119–1142
4. Frankel HL, Hancock DO, Hyslop G, et al. The value of postural reduction in the initial management of closed injuries of the spine with paraplegia and tetraplegia. I. Paraplegia 1969;7:179–192
5. Allen JW, Kendall BE, Kocen RS, Milligan NM. Acute cervical cord injuries in patients with epilepsy. J Neurol Neurosurg Psychiatry 1982;45:884–892
6. Torg JS, Truex R Jr, Quedenfeld TC, Burstein A, Spealman A, Nichols C III. The National Football Head

and Neck Injury Registry. Report and conclusions 1978. JAMA 1979;241:1477-1479
7. Torg JS, Pavlov H, O'Neill MJ, Nichols CE Jr, Sennett B. The axial load teardrop fracture. A biomechanical, clinical and roentgenographic analysis. Am J Sports Med 1991; 19:355-364
8. Argenson C, de Peretti F, Ghabris A, Eude P, Hovorka I. Traumatic rotatory displacement of the lower cervical spine. Bull Hosp Jt Dis 2000;59:52-60
9. Vaccaro AR, Hulbert RJ. Patel AA, et al; Spine Trauma Study Group. The subaxial cervical spine injury classification system: a novel approach to recognize the importance of morphology, neurology, and integrity of the disco-ligamentous complex. Spine 2007, 32:2365-2374
10. Patel AA, Huribert RJ. Bono CM, Bessey JT, Yang N, Vaccaro AR. Classification and surgical decision making in acute subaxial cervical spine trauma, Spine 2010:35 (21, Suppl):S228-S234
11. Whang PG, Patel AA, Vaccaro AR. The development and evaluation of the subaxial injury classification scoring system for cervical spine trauma. Clin Orthop Relat Res 2011:469:723-731
12. Rodriguez M, Tyberghien A, Margé G. Asymptomatic vertebral artery injury after acute cervical spine trauma. Acta Neurochir (Wien) 2001;143:939-945
13. Whitehill R, Richman JA, Glaser JA. Failure of immobilization of the cervical spine by the halo vest. A report of five cases. J Bone Joint Surg Am 1986;68:326-332
14. Sears W. Fazl M. Prediction of stability of cervical spine fracture managed in the halo vest and indications for surgical intervention. J Neurosurg 1990;72:426-432
15. Spector LR. Kim DH, Affonso J. Albert TJ. Hilibrand AS. Vaocaro AR. Use of computed tomnography to predict failure of nonoperative treatment of unilateral facet fractures of the cervical spine. Spine 2006;31: 2827-2835
16. Halliday AL., Henderson BR, Hart BL, Benzel EC. The management of unilateral lateral mass/facet fractures of the subaxial cervical spine: the use of magnetic resonance imaging to predict instability. Spine 1997;22: 2614-2621
17. Dvorak MF, Fisher CG, Aarabi B, et al. Clinical outcomes of 90 isolated unilateral facet fractures, subluxations, and dislocations treated surgically and nonoperatively. Spine 2007;32:3007-3013
18. Ching RP. Watson NA, Carter JW. Tencer AF. The effect of postinjury spinal position on canal occlusion in a cervical spine burst fracture model. Spine 1997;22:1710-1715
19. Fisher CG, Dvorak MF, Leith J. Wing PC. Comparison of outcomes for unstable lower cervical flexion teardrop fractures managed with halo thoracic vest versus anterior corpectomy and plating. Spine 2002;27:160-166
20. Wolf A, Levi L. Mirvis S, et al. Operative management of bilateral facet dislocation. J Neurosurg 1991;75:883-890
21. Beyer CA., Cabanela ME, Berquist TH. Unilateral facet dislocations and fracture-dislocations of the cervical spine. J Bone joint Surg Br 1991;73:977-981
22. Beyer CA, Cabanela ME. Unilateral facet dislocations and fracture-dislocations of the cervical spine: a review. Orthopedics 1992;15:311-315
23. Romanelli DA, Dickman CA. Porter RW, Haynes RJ. Comparison of initial injury features in cervical spine trauma of C3-C7: predictive outcome with halo-west management. J Spinal Disord 1996;9:146-149
24. Koivikko MP, Myllynen P. Karjalainen M, Vornanen M, Santavirta S. Conservative and operative treatment in cervical burst fractures. Arch Orthop Trauma Surg 2000:120:448-451
25. Bohlman HH, Anderson PA. Anterior decompression and arthrodesis of the cervical spine: long-term motor improvement. Part I-Improvement in incomplete traumatic quadriparesis. J Bone Joint Surg Am 1992;74: 671-682
26. Yablon IG, Palumbo M, Spatz E, Mortara R, Reed J, Ordia J. Nerve root recovery in complete injuries of the cervical spine. Spine 1991;16 (10, Suppl):S518-S521
27. Anderson PA, Bohlman HH. Anterior decompression and arthrodesis of the cervical spine: long-term motor improvement. Part ll-Improvement in complete traumatic quadriplegia. J Bone joint Surg Am 1992;74: 683-692
28. Hadley MN, Fitzpatrick BC, Sonntag VK. Browner CM. Facet fracture-dislocation injuries of the cervical spine. Neurosurgery 1992;30:661-666
29. Shapiro SA. Management of unilateral locked facet of the cervical spine. Neurosurgery 1993;33:832-837, discussion 837
30. Delamarter RB, Sherman J, Carr JB. Pathophysiology of spinal cord injury. Recovery after immediate and delayed decompression. J Bone Joint Surg Am 1995;77:

1042-1049

31. Fehlings MG, Rabin D, Sears W, Cadotte DW, Aarabi B. Current practice in the timing of surgical intervention in spinal cord injury. Spine 2010;35 (21, Suppl):S166-S173

32. Fehlings MG, Perrin RG. The timing of surgical intervention in the treatment of spinal cord injury: a systematic review of recent clinical evidence. Spine 2006;31 (11, Suppl):S28-S35,discussion S36

33. Fehlings MG, Vaccaro A, Wilson JR, et al. Early versus delayed decompression for traumatic cervical spinal cord injury: results of the Surgical Timing in Acute Spinal Cord Injury Study (STASCIS). PLoS ONE 2012; 7:e32037

34. Grant GA, Mirza SK, Chapman JR. et al. Risk of early closed reduction in cervical spine subluxation injuries. J Neurosurg 1999,90(1, Suppl):13-18

35. Lee AS, MacLean JC, Newton DA. Rapid traction for reduction of cervical spine dislocations. J Bone Joint Surg Br 1994;76:352-356

36. Doran SE, Papadopoulos SM, Ducker TB, Lillehei KO. Magnetic resonance imaging documentation of coexistent traumatic locked facets of the cervical spine and disc herniation. J Neurosurg 1993,79:341-345

37. Vaccaro AR, Nachwalter RS. Is magnetic resonance imaging indicated before reduction of a unilateral cervical facet dislocation? Spine 2002;27:117-118

38. Hadley M. Initial closed reduction of cervical spine fracture-dislocation injuries. Neurosurgery 2002;50 (3, Suppl):S44-S50

39. Cotler HB, Miller LS, DeLucia FA, Cotler JM, Davne SH. Closed reduction of cervical spine dislocations. Clin Orthop Relat Res 1987,214:185-199

40. Sabiston CP, Wing PC, Schweigel JF, Van Peteghem PK, Yu W. Closed reduction of dislocations of the lower cervical spine. J Trauma 1988,28:832-835

41. Star AM, Jones AA, Cotler JM, Balderston RA, Sinha R. Immediate closed reduction of cervical spine dislocations using traction. Spine 1990;15:1068-1072

42. Cotler JM, Herbison GJ, Nasuti JF, Dicunno JF Jr, An H, Wolff BE. Closed reduction of traumatic cervical spine dislocation using traction weights up to 140 pounds. Spine 1993;18:386-390

43. Ludwig SC, Vaccaro AR, Balderston RA, Cotler JM. Immediate quadriparesis after manipulation for bilateral cervical facet subluxation. A case report. J Bone Joint Surg Am 1997,79:587-590

44. Lu K, Lee TC, Chen HI. Closed reduction of bilateral locked facets of the cervical spine under general anaesthesia. Acta Neurochir (Wien)1998;140:1055-1061

45. Eismont FJ, Arena MJ, Green BA. Extrusion of an intervertebral disc associated with traumatic subluxation or dislocation of cervical facets. Case report. J Bone Joint Surg Am 1991;73:1555-1560

46. Rizzolo SJ. Piazza MR, Cotler JM, Balderston RA, Schaefer D. Flanders A. Intervertebral disc injury complicating cervical spine trauma. Spine 1991;16 (6, Suppl):S187-S189

47. Allred CD, Sledge JB. Irreducible dislocations of the cervical spine with a prolapsed disc: preliminary results from a treatment technique, Spine 2001;26:1927-1930, discussion 1931

48. Do Koh Y, Lim TH, Won You J. Eck J. An HS. A biomechanical comparison of modern anterior and posterior plate fixation of the cervical spine. Spine 2001; 26:15-21

49. Sutterlin CE IIL, McAfee PC, Warden KE, Rey RM Jr. Farey ID. A biomechanical evaluation of cervical spinal stabilization methods in a bowine model, Static and cyclical loading, Spine 1988;13:795-802

50. Feldborg Nielsen C, Annertz M, Persson L, Wingstrand H, Säveland H, Brandt L. Pasterior wiring without bony fusion in traumatic distractive flexion injuries of the mid to lower cervical spine, Longterm follow-up in 30 patients. Spine 1991;16:467-472

51. Roy-Camille R, Saillant G, Laville C, Benazet JP. Treatment of lower cervical spinal injuries-C3 to C7. Spine 1992;17 (10, Suppl):S442-S446

52. Anderson PA, Henley MB, Grady MS, Montesano PX, Winn HR. Posterior cervical arthrodesis with AO reconstruction plates and bone graft. Spine 1991;16 (3, Suppl):S72-S79

53. Ebraheim NA, Rupp RE, Savolaine ER, Brown JA. Posterior plating of the cervical spine, J Spinal Disord 1995;8:111-115

54. Klekamp JW, Ugbo JL, Heller JG, Hutton WC. Cervical transfacet versus laberal mass screws: a biomechanical comparison. J Spinal Disord 2000;13:515-518

55. Zhao L, Xu R, Liu J, et al, The study on comparison of 3 techniques for transarticular screw placement in the lower cervical spine, Spine 2012;37:E468-E472

56. Wang MY, Prusmack Cl, Green BA, Gruen JP. Levi AD. Minimally invasive lateral mass screws in the treatment of cervical facet dislocations: technical note. Neurosurgery 2003:52:444-447, discussion 447-448

57. Wang MY, Levi AD. Minimally invasive lateral mass screw fixation in the cervical spine: initial clinical experience with long-term follow-up. Neurosurgery 2006;58:907-912, discussion 907-912
58. Goffin J. Plets C, Van den Bergh R. Anterior cervical fusion and osteosynthetic stabilization according to Caspar: a prospective study of 41 patients with fractures and or dislocations of the cervical spine, Neurosurgery 1989;25:865-871
59. Jónsson H Jr, Cesarini K, Petrén-Mallmin M, Rauschning W. Locking screw-plate fixation of cervical spine fractures with and without ancillary posterior plating. Arch Orthop Trauma Surg 1991;111:1-12
60. Aebi M. Zuber K, Marchesi D. Treatment of cervical spine injuries with anterior plating Indications, techniques, and results. Spine 1991;16 (3, Suppl): S38-S45
61. Razack N, Green BA Levi AD. The management of traumatic cervical bilateral facet fracture-dislocations with unicortical anterior plates. J Spinal Disord 2000; 13:374-381
62. Ordonez BJ, Benzel EC, Naderi S, Weller SJ. Cervical facet dislocation: techniques for ventral reduction and stabilization. J Neurosurg 2000;92 (1, Suppl):18-23
63. Raynor RB, Pugh J, Shapiro I. Cervical facetectomy and its effect on spine strength. J Neurosurg 1985;63:278-282
64. Favero KJ, Van Peteghem PK. The quadrangular fragment fracture. Roentgenographic features and treatment protocol. Clin Orthop Relat Res 1989;239:40-46
65. Cabanela ME, Ebersold MJ. Anterior plate stabilization for bursting teardrop fractures of the cervical spine. Spine 1988;13:888-891
66. Richman JD. Daniel TE, Anderson DD, Miller PL, Douglas RA. Biomechanical evaluation of cervical spine stabilization methods using a porcine model. Spine 1995;20:2192-2197
67. Levine AM, Maze] C. Roy-Camille R. Management of fracture separations of the articular mass using posterior cervical plating. Spine 1992;17 (10. Suppl):S447-S454
68. Lifeso RM, Colucci MA. Anterior fusion for rotationally unstable cervical spine fractures, Spine 2000;25:2028-2034
69. Lee SH, Sung JK, Unilateral lateral mass-facet fractures with rotational instability: new classification and a review of 39 cases treated conservatively and with single segment anterior fusion. J Trauma 2009;66:758-767
70. Westerveld LA, Verlaan JJ, Oner FC. Spinal fractures in patients with ankylosing spinal disorders: a systematic review of the literature on treatment, neurological status and complications. Eur Spine J 2009;18:145-156
71. Kouyoumdjian P, Guerin P, Schaelderle C, Asencio G, Gille O. Fracture of the lower cervical spine in patients with ankylosing spondylitis: Retrospective study of 19 cases. Orthop Traumatol Surg Res 2012;98:543-551
72. Caron T, Bransford R, Nguyen Q. Agel J. Chapman J. Bellabarba C, Spine fractures in patients with ankylosing spinal disorders. Spine 2010;35:E458-E464
73. Campagna R, Pessis E, Feydy A,et al. Fractures of the ankylosed spine: MDCT and MRI with emphasis on individual anatomic spinal structures. AJR Am J Roentgenol 2009;192:987-995
74. Kang JD, Figgie MP, Bohlman HH. Sagittal measurements of the cervical spine in subaxial fractures and dislocations. An analysis of two hundred and eighty-eight patients with and without neurological deficits. J Bone Joint Surg Am 1994,76:1617-1628
75. Ersmark H, Löwenhielm P. Factors influencing the outcome of cervical spine injuries. J Trauma 1988;28: 407-410
76. Lintner DM, Knight RQ, Cullen JP. The neurologic sequelae of cervical spine facet injuries. The role of canal diameter. Spine 1993;18:725-729
77. Sapkas G, Korres D, Babis CC, et al, Correlation of spinal canal posttraumatic encroachment and neurological deficit in burst fractures of the lower cervical spine (C3-7). Eur Spine J 1995;4:39-44
78. Papadopoulos SM, Selden NR, Quint DJ, Patel N, Gillespie B, Grube S. Immediate spinal cord decomnpression for cervical spinal cord injury: feasibility and outcome. J Trauma 2002;52:323-332
79. Guha A, Tator CH, Endrenyi L, Piper I. Decompression of the spinal cord improves recovery after acute experimental spinal cord compression injury. Paraplegia 1987,25:324-339
80. Rosenfeld JF, Vaccaro AR, Albert TJ. Klein GR, Cotler JM. The benefits of early decompression in cervical spinal cord injury. Am J Orthop 1998;27:23-28
81. Fehlings MG. Sekhon LH, Tator C. The role and timing of decompression in acute spinal oord injury: what do we know? What should we do? Spine 2001;26 (24, Suppl):S101-S110

82. Murphy KP, Opitz JL, Cabanela ME, Ebersold MJ. Cervical fractures and spinal cord injury: outcome of surgical and nonsurgical management. Mayo Clin Proc 1990;65:949–959
83. Cotler HB, Cotler JM, Alden ME, Sparks G, Biggs CA. The medical and economic impact of closed cervical spine disiocations. Spine 1990;15:448–452
84. Rorabeck CH, Rock MG, Hawkins RJ, Bourne RB. Unilateral facet dislocation of the cervical spine. An analysis of the results of treatment in 26 patients. Spine 1987;12:23–27
85. Shapiro S, Snyder W, Kaufman K, Abel T. Outcome of 51 cases of unilateral locked cervical facets: interspinous braided cable for lateral mass plate fusion compared with interspinous wire and facet wiring with iliac crest. J Neurosurg 1999;91 (1, Suppl):19–24
86. Spivak JM, Weiss MA, Cotler JM, Call M. Cervical spine injuries in patients 65 and older. Spine 1994;19:2302–2306
87. Harris MB, Reichmann WM, Bono CM, et al. Mortality in elderly patients after cervical spine fractures. J Bone Joint Surg Am 2010;92:567–574
88. Biffl WL, Moore EE, Offner Pl,et al. Optimizing screening for blunt cerebrovascular injuries. Am J Surg 1999;178:517–522
89. Irwin ZN, Arthur M, Mullins RJ, Hart RA. Variations in injury patterns, treatment, and outcome for spinal fracture and paralysis in adult versus geriatric patients. Spine 2004;29:796–802
90. Heller JG, Silcox DH III, Sutterlin CE III. Complications of posterior cervical plating. Spine 1995;20:2442–2448
91. Xu R, Ebraheim NA, Nadaud MC, Yeasting RA, Stanescu S. The location of the cervical nerve roots on the posterior aspect of the cervical spine. Spine 1995;20:2267–2271
92. Choueka J, Spivak JM, Kummer FJ, Steger T. Flexion failure of posterior cervical lateral mass screws. Influence of insertion technique and position. Spine 1996, 21:462–468
93. Handa Y, Hayashi M, Kawano H, Kobayashi H, Hirose S. Vertebral artery thrombosis accompanied by burst fracture of the lower cervical spine: case report. Neurosurgery 1985;17:955–957
94. Vaccaro AR, Urban WC, Aiken RD. Delayed cortical blindness and recurrent quadriplegia after cervical trauma. J Spinal Disord 1998;11:535–539
95. Schwarz N, Buchinger W, Gaudernak T, Russe F, Zechner W. Injuries to the cervical spine causing vertebral artery trauma: case reports. J Trauma 1991;31:127–133
96. Willis BK, Greiner F, Orrison WW, Benzel EC. The incidence of vertebral artery injury after midcervical spine fracture or subluxation. Neurosurgery 1994;34:435–441, discussion 441–442
97. Louw JA, Mafoyane NA, Small B, Neser CP. Occlusion of the vertebral artery in cervical spine dislocations. J Bone Joint Surg Br 1990;72:679–681
98. Sim E, Vaccaro AR, Berzlanovich A, Pienaar S. The effects of staged static cervical flexion–distraction deformities on the patency of the vertebral arterial vasculature. Spine 2000;25:2180–2186
99. Kopelman TR, Leeds S, Berardoni NE, et al. Incidence of blunt cerebrovascular injury in low–risk cervical spine fractures. Am J Surg 2011;202:684–688, discussion 688–689
100. Veras LM, Pedraza-Gutiérrez S, Castellanos J, Capellades J, Casamitjana J, Rovira-Cañiellas A. Vertebral artery occlusion after acute cervical spine trauma. Spine 2000;25:1171–1177
101. Vishteh AG, Coscarella E, Nguyen B, Sonntag VK, McDougall CG. Fatal basilar artery thrombosis after traumatic cervical facet dislocation. Case report. J Neurosurg Sci 1999;43:195–199
102. Tomaszek DE, Rosner MJ. Occult esophageal perforation associated with cervical spine fracture. Neurosurgery 1984;14:492–494

# 11 胸椎损伤

著者：Theodore J. Choma, Craig A. Kuhns
译者：谭江威　王春晓　唐晓杰　宋宏凯　张垚

## 解剖和生物力学

胸椎骨折定义为T1~T10椎体的损伤，这种损伤相当常见，可分为低能损伤（包括病理性骨折）[1, 2]和高能损伤两种亚型[3]。造成这种创伤的能量双峰分布的原因[4]，可能是胸椎的后凸形态以及胸廓和胸骨稳定作用，而这一保护作用在脊柱的其他节段是没有的[5~7]。Andriacchi等[8]通过计算得出，完整的胸廓和胸骨使胸椎的压缩耐受程度提高了4倍。与颈椎和腰椎相比，胸廓的支撑与冠状方向的胸椎小关节，可能共同限制了胸椎在水平面的旋转。这意味着需要更大的能量才能导致多发创伤性胸椎骨折。胸骨稳定结构的破坏可能造成很大影响[5]。Lund等[9]发现，当存在胸骨骨折时，即便是相对轻微的楔形压缩骨折也可能提示损伤不稳定。如同颈椎损伤一样，确诊胸椎损伤时，非邻近节段脊柱损伤的发生率约为17%，因此必须强调对全脊柱进行评估的重要性[10]。对于这些损伤，临床检查可能是不充分的，需要补充先进的影像学检查，如CT[11]。

与胸椎相比，胸腰椎（T10-L1）几乎没有支撑，因为肋骨不与胸骨形成关节，关节突关节形态上发生变化：变得更加弯曲并更靠近矢状面。这可能造成了移行区脊柱损伤的高发生率。

胸椎腹侧的重要结构（如肺、主动脉、膈、十二指肠、脾脏）可能在脊柱损伤的同时发生损伤，这往往使治疗方案更复杂[12]。在本章后面，我们会更详细地探讨这些损伤。

## 损伤类型和分类

单独棘突骨折（如"铲土者骨折"）一般表现为撕脱性损伤，常见于骨质疏松性椎体压缩骨折的正上方[13]。通常可以行保守治疗，除疼痛的患者外，其余在愈合前无特殊限制[14]。这同样适用于单独的胸椎横突骨折[15]。棘突骨折不愈合引起的晚期持续疼痛可通过单纯切除棘突进行治疗。

自从有了X线检查，就提出了胸椎和胸腰椎骨折分类方法。该分类一般有3个目的：使医生能够准确地判断损伤部位的结构；指导医生进行治疗；协助判断损伤预后。至今，所有的分类系统都在某一或其他方面存在不足，但仍有必要简要介绍一下其历史演变。Watson-Jones[16]指出，"只有追求完美复位才能达到完美康复"。他的体位复位法侧重于抵消这些损伤导致的明显后凸畸形（图11.1）。

1949年，Nicoll[17]对他治疗过的煤矿工人的骨折进行了分类，认为脊柱稳定性可以通过棘间韧带的完整性进行预测。此外，他还发现了一个有趣的现象：骨折功能恢复情况不依赖骨折的解剖复位。1960年，Holdsworth[18, 19]同样指出后方韧带结构是稳定的关键。Whitesides[20]提出胸腰椎脊柱双柱理论：前柱（椎体及间盘）主要承受压缩应力，后柱（椎板、横突、棘突及关节突关节）主要承受拉伸应力（图11.2）。他正确地指出胸椎椎体的重心位于脊柱腹侧，并将脊柱比作起重机。

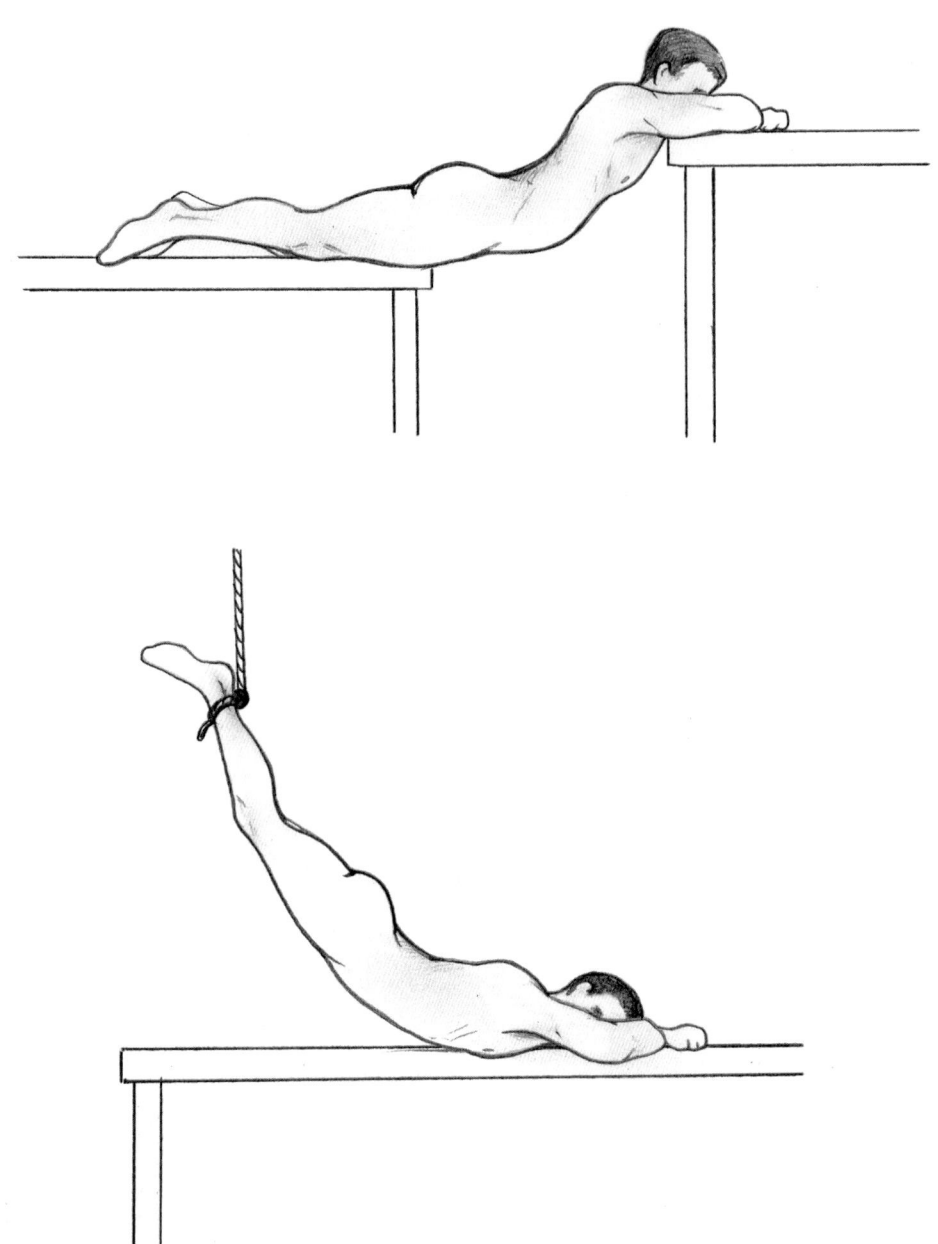

图 11.1 Watson-Jones 胸椎骨折的两种体位复位法[16]。这些操作旨在纠正由于前柱完整性丧失而导致的后凸畸形。上图，患者被悬浮于两张桌子或床间。下图，绳索用于使脊柱过度伸展

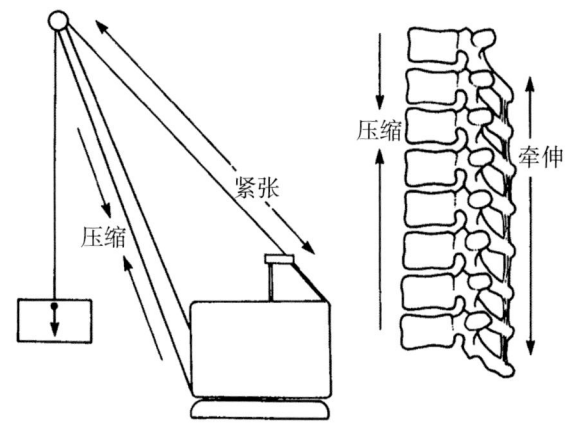

图 11.2 Whitesides 的两柱胸椎损伤模型[20]（引自 Whitesides[20]）

表 11.1 胸腰椎骨折的 Vaccaro 分类

| | 限定条件 | 分值 |
|---|---|---|
| 后韧带复合体的完整性 | | |
| 完整 | | 0 |
| 疑似/不确定 | | 2 |
| 受伤 | | 3 |
| 伤害形态学 | | |
| 压缩 | | 1 |
| | 爆裂 | 1 |
| 平移/旋转 | | 3 |
| 分离 | | 4 |
| 神经状态 | | |
| 完整 | | 0 |
| 神经根 | | 2 |
| 脊髓，脊髓圆锥 | | |
| | 完整 | 2 |
| | 不完整 | 3 |
| 马尾神经 | | 3 |

引自 Adapted from Magerl F, Aebi M, Gertzbein SD, HarmsJ, Nazarian S. A comprehensive classification of thoracic and lumbar injuries. Eur Spine J, 1994;3:184-201; Vaccaro AR, Lehman RA Jr, Hurlbert RJ, et al. A new classification of thoracolumbar injuries: the importance of injury morphology, the integrity of the posterior ligamentous complex, and neurologic status. Spine, 2005;30:2325–2333.

Denis[21]通过观察胸腰椎骨折的CT窗提出了脊柱三柱理论：后方椎间盘和后纵韧带组成中柱。他描述的四种常见损伤模式至今仍然是常用的：压缩骨折（48%），爆裂骨折（14%），骨折-脱位（16%），安全带损伤（5%）。Mcormack 和 Gaines 团队[22]开发了一种分类，量化了爆裂骨折残留结构的完整性，从而可以判断应用短节段椎弓根螺钉固定进行治疗是否充分。

Magerl[23]依据他们对1 445例骨折主要形态的认知提出了胸腰椎损伤的三种基本类型（AO分型）：A型，压缩型；B型，两柱分离型；C型，两柱旋转型。Vaccaro 等[24, 25]在AO分型基础上运用一种新方法予以评估，包括损伤机制、神经功能以及后方韧带复合体（PLC）的功能。根据损伤形态、PLC的完整性、神经状态进行评分（**表11.1**），评分<4推荐非手术治疗，>4推荐手术治疗，评分为4分时诊疗方案不确定。

为此，Crosby 等[26]证实，矢状位短T1 MRI（STIR）对PLC损伤的敏感性和特异性均较高，在不同经验水平的外科医生之间的一致性超过了90%。我们发现，在与医学生和住院医师讨论损伤时，这是一个有用的方法。最近已经证明它与AO分类相关并且可以预测治疗方案[27]。

## 神经损伤

由于脊髓组织在胸椎管内穿行，外科医生必须熟悉这些损伤伴随的脊髓损伤（SCIs）。Mayer[28]指出，在他接诊的患者中，约63%的胸椎损伤患者伴随完全性神经损伤。然而，脊髓损伤的发病率随着交通安全性提高而逐渐降低[29]。在患者复苏时，必须考虑到5%的胸椎脊髓损伤患者可表现为神经性休克，需要补液和升压治疗[30]。确定的是，脊髓最初损伤的严重性决定了患者神经功能恢复的预后[31~35]。因此，强烈建议在患者入院时和之后每天使用美国脊髓损伤协会（ASIA）损伤量表（图11.3）量化患者的神经系统状态[36]；也可以根据改良的 Frankel 分级评估神经功能，有助于快速评估胸椎损伤患者的神经状态（图11.4）。

Harrapt[37] 报道了1例在他们创伤中心治疗10年的胸椎损伤伴神经损伤的患者，指出损伤节段对预后也有影响。他发现 T4-T9 损伤恢复的可能性最低，T10-T12 恢复概率较高。他们发现，完全性脊髓损伤（ASIA 分型 A 型）只有4%的改善率，然而70%的非完全性脊髓损伤患者（ASIA 分型 B~D 型）都有部分改善。值得强调的是，高位胸椎脊髓损伤患者发生肺炎和死亡的风险更高。手术减压和稳定的最佳时机一直是一个有争议的话题[38]，但是这对最终神经恢复的影响仍旧缺乏强有力的临床证据[39, 40]。然而，已有研究表明胸椎骨折的早期固定降低了呼吸系统并发症的发病率，减少了使用呼吸机和重症监护病房（ICU）的天数[41, 42]。Kerwin 等[43]认为如果有需要，对胸椎骨折患者可在伤后72小时内进行稳定性重建。

## 目前治疗选择

胸椎骨折治疗目标在于：①通过对患者仔细的复苏和手术神经减压，阻止额外的神经组织损害；②必要时提供脊柱力学稳定性，避免后期损伤并使患者能够及早、安全的活动。力学稳定性通常可通过一段时间的强制卧位休息，使用石膏/支具（若患者身体条件允许，如非肥胖患者）或内固定治疗（前路、后路或前后路）来实现。外科医生还必须评估前柱重建的必要性，然后制订需要融合脊柱节段最少的固定方案。对于神经功能完好的胸腰椎爆裂骨折患者，其治疗存在争议。虽然有部分损伤确实是不稳定的，但研究表明，手术固定对神经功能改善很小，而并发症发生率却明显增高了[44]。

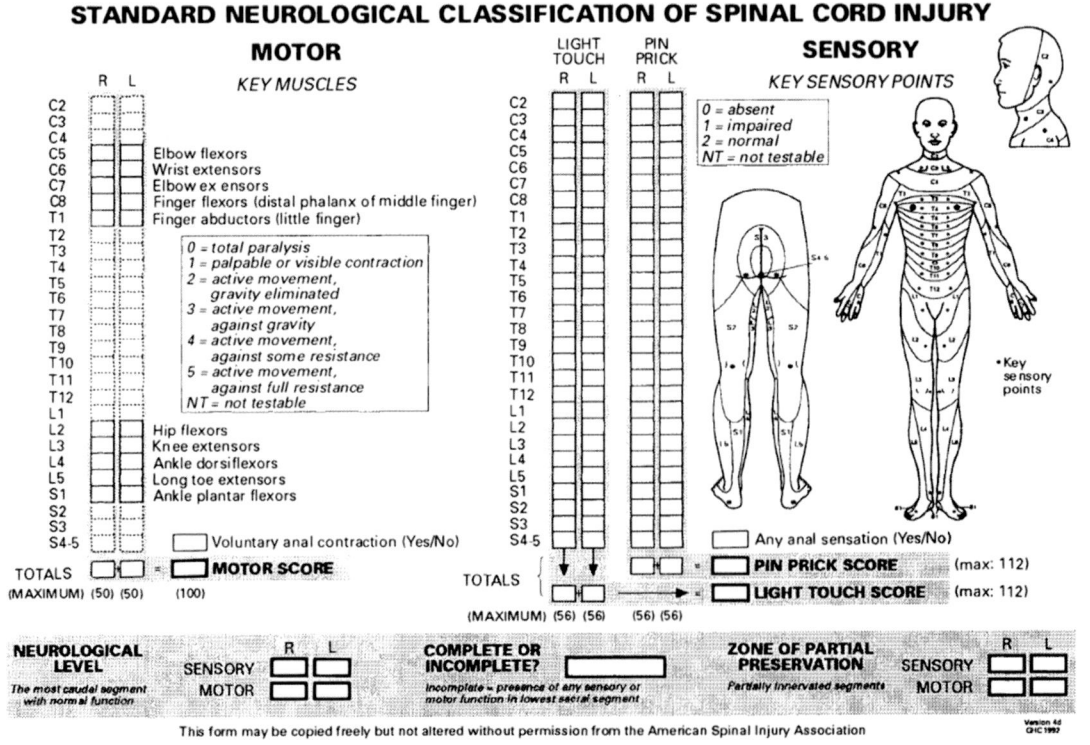

图11.3　美国脊髓损伤协会（ASIA）评分表（引自 Ditunno 等[36]）

## Functional Independence Measure (FIM)

| | | |
|---|---|---|
| L E V E L | 7 Complete Independence (Timely, Safely)<br>6 Modified Independence (Device) | No Helper |
| | **Modified Dependence**<br>5 Supervision<br>4 Minimal Assist (Subject = 75%+)<br>3 Moderate Assist (Subject = 50%+)<br>**Complete Dependence**<br>2 Maximal Assist (Subject = 25%+)<br>1 Total Assist (Subject = 0%+) | Helper |

|  | ADMIT | DISCH |
|---|---|---|
| **Self Care** | | |
| A. Eating | ☐ | ☐ |
| B. Grooming | ☐ | ☐ |
| C. Bathing | ☐ | ☐ |
| D. Dressing-Upper Body | ☐ | ☐ |
| E. Dressing-Lower Body | ☐ | ☐ |
| F. Toileting | ☐ | ☐ |
| **Sphincter Control** | | |
| G. Bladder Management | ☐ | ☐ |
| H. Bowel Management | ☐ | ☐ |
| **Mobility** Transfer: | | |
| I. Bed, Chair, Wheelchair | ☐ | ☐ |
| J. Toilet | ☐ | ☐ |
| K. Tub, Shower | ☐ | ☐ |
| **Locomotion** | | |
| L. Walk/wheelchair | W☐ C☐ ☐ | W☐ W☐ ☐ |
| M. Stairs | ☐ | ☐ |
| **Communication** | | |
| N. Comprehension | A☐ V☐ ☐ | A☐ V☐ ☐ |
| O. Expression | V☐ N☐ ☐ | V☐ N☐ ☐ |
| **Social Cognition** | | |
| P. Social Interaction | ☐ | ☐ |
| Q. Problem Solving | ☐ | ☐ |
| R. Memory | ☐ | ☐ |
| Total FIM | ☐ | ☐ |

NOTE: Leave no blanks; enter 1 if patient not testable due to risk.

## ASIA Impairment Scale

A = *Complete*: No motor or sensory function is preserved in the sacral segments S4–S5.
B = *Incomplete*: Sensory but not motor function is preserved below the neurological level and extends through the sacral segments S4–S5.
C = *Incomplete*: Motor function is preserved below the neurological level, and the majority of key muscles below the neurological level have a muscle grade less than 3.
D = *Incomplete*: Motor function is preserved below the neurological level, and the majority of key muscles below the neurological level have a muscle grade greater than or equal to 3.
E = *Normal*: Motor and sensory function is normal.

## Clinical syndromes

Central cord
Brown-Séquard
Anterior cord
Conus medullaris
Cauda equina

图 11.4 ASIA 损伤评分（引自 Ditunno 等[36]）

## 非手术治疗

对于胸椎骨折，石膏固定一直是一种主要的固定方式。石膏和支具固定治疗得以成功的一个关键点是患者在能被挪动前保持卧床休息。没有已发表的非手术治疗文献中在这个方面进行对照研究。Wood 等[44]对胸腰椎爆裂骨折且神经完好的患者随机行手术、石膏和支具治疗，并至少随访 2 年，结果发现手术固定优势不明显。Dai 等[45]通过运用体位复位和石膏、支具固定治疗类似的骨折患者，其中部分伴有神经症状。随访 3 年，认为这是一种可以接受的治疗方法，并且发现用 Mccormack 和 Gaines 载荷分类法[22]可以预测骨折愈合后残留后凸畸形的程度。Stadhouder 等[46]发现对爆裂骨折进行石膏或支具固定在疗效上无差异。然而，他们的确发现对于压缩骨折，支具固定治疗比单纯的卧床休息效果更好。遗憾的是，选择石膏治疗还是支具治疗的依据目前仍缺乏高质量的研究[47]。作者之一（T.J.C）在患者身体条件允许时成功地运用体位复位和石膏固定治疗了一批神经功能完好的胸腰椎骨折患者。

## 胸椎骨折的手术治疗：概述

手术治疗一般适用于伴有神经损伤和神经结构受压、脊柱不稳定（损伤节段丧失力学完整性，使脊髓在预期的生理负荷下有发生新损伤的风险）的胸椎骨折。因此，手术治疗必须实现减压和/或稳定。部分患者可能因为诊断延迟、持续疼痛或非手术治疗后畸形残留等亚急性状态而进行手术治疗。

根据不稳定的程度、减压的需要及手术医生的技术和经验，手术的具体方法和范围会有所不同。由于不能从背侧安全地牵开胸髓，因此由腹侧骨折碎片引起的胸髓严重受压通常需要从腹侧减压。对于胸椎，通常应避免单独进行椎板切除术[30, 31, 48]。如果病变位于腹侧，单纯后路减压不能可靠地减压脊髓；后凸胸椎的脊髓不能像颈髓那样从腹侧受压处"漂回来"[49]。因此，外科医生提出了通过开胸和后外侧胸膜后入路的减压和重建手术[50, 51]。胸椎直接减压入路见图 11.5。Lubelski[52]等对关于胸椎手术方式并发症的文献进行荟萃分析，发现采用开胸手术的并发症发生率约为 39%，而采用肋骨横突切除术的并发症发生率仅为 15%。导致这些差异的深层原因不明确。

力学稳定性和矢状面力线问题也影响手术方案的选择。Edwards 和 Levine[53]认为，Harrington 撑开棒对于胸椎骨折是次优的，建议加用一根套管，对受伤的节段施加三点弯曲伸展力矩。后来的椎弓根螺钉内固定在增加稳定性和促进融合方面显示了明显优势[54, 55]，已成为后路固定的主要方法，但是怎样才能实现足够的力学支撑仍是个问题。很轻微的前柱粉碎性骨折由于内在的载荷分担，通常比较稳定，可以采用后路短节段固定治疗[22]；严重的前柱粉碎性骨折通常需要重建前柱或较长的后部固定，用于补偿前柱丢失的载荷支撑。骨折-脱位通常需要最坚强的内固定来重建稳定性。

## 椎体成形术和后凸成形术

有关这些手术治疗的适应证逐渐得到完善，但仍存在争议。目前认为，对于低能量因素导致的症状性压缩骨折，经 4~6 周的保守治疗（如镇痛药、限制活动、支具固定等）仍无效时，椎体成形术和后凸成形术是一种可接受的治疗方式；如果压缩骨折导致的顽固性疼痛是唯一阻碍患者活动的因素，也同样适用。此外，也同样适用于多发性骨髓瘤或转移瘤导致的稳定性病理性骨折。椎体成形术经后方椎弓根将套管置入椎体内，在透视引导下将骨水泥注入椎体以稳定骨折碎片。后凸成形术也采用同样的

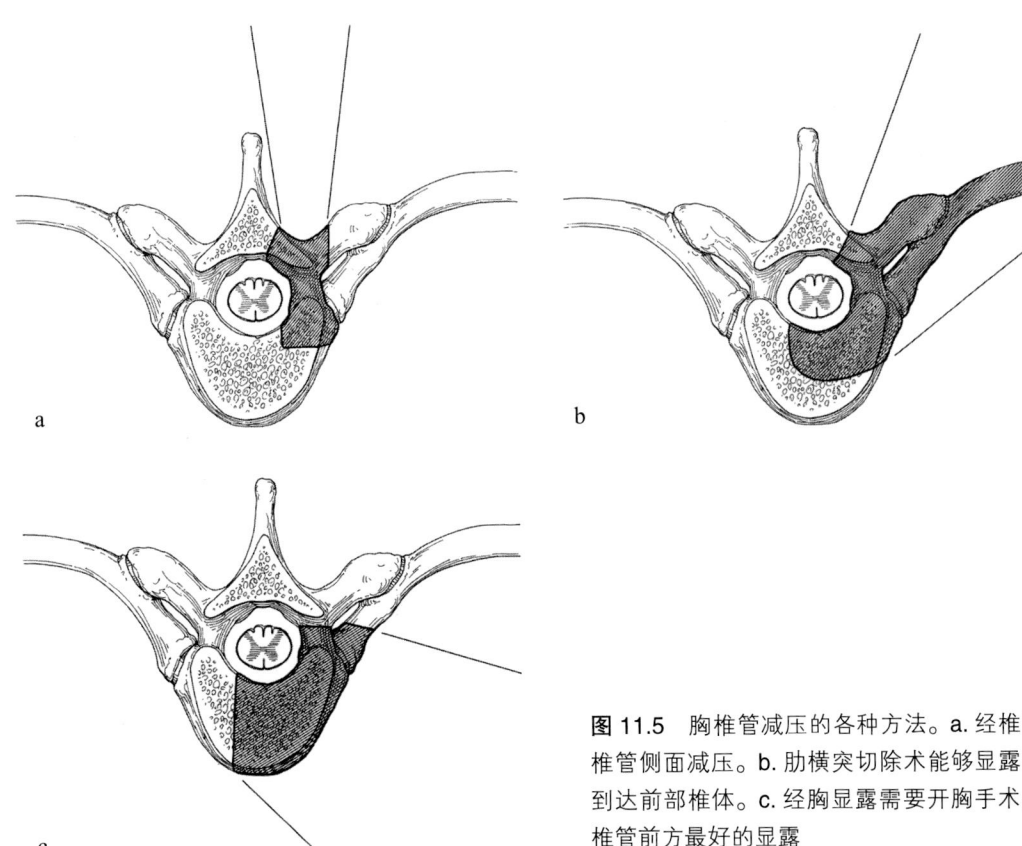

图 11.5 胸椎管减压的各种方法。a. 经椎弓根入路能够对椎管侧面减压。b. 肋横突切除术能够显露侧方椎管,从而到达前部椎体。c. 经胸显露需要开胸手术,但是能够提供椎管前方最好的显露

手术入路,但在注射骨水泥前通过球囊的扩张恢复塌陷的椎体终板和正常矢状位形态,球囊扩张形成的空隙应用骨水泥填充(图 11.6)。

椎体成形术和后凸成形术的直接比较研究,没有发现两者在术后疼痛缓解方面存在显著差异[56, 57]。这一研究结果以及后凸成形术的昂贵费用,使许多外科医生更喜欢选择椎体成形术。尽管还没有得到证实,支持者们认为后凸成形术的主要优势在于能够恢复矢状位形态,也是应用该技术的原因。2009 年发表的 2 篇前瞻性、随机性、安慰剂对照研究对椎体成形术的治疗效果提出了质疑,发现手术组与安慰剂对照组(假手术)之间没有区别[58, 59]。这引起了对椎体强化手术价值的再审视,但发现这些研究的设计和执行有很多问题。随后,Klazen[60] 发表的结果证实了椎体成形术对急性压缩骨折引起的持续疼痛的疗效,并且此疗效可以维持

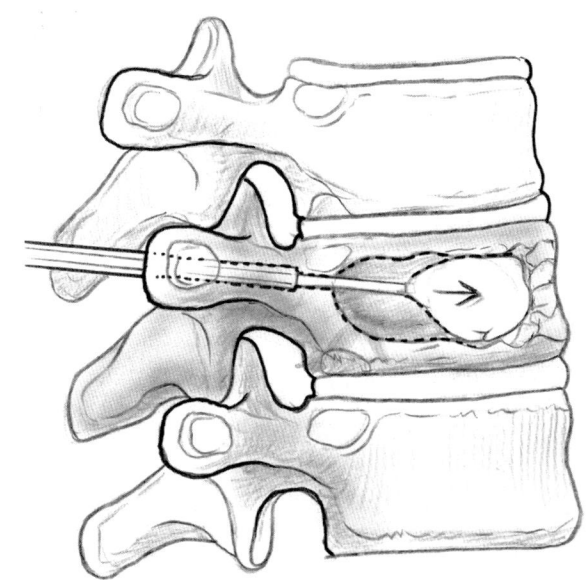

图 11.6 后凸成形术,骨水泥注入球囊扩张形成的空隙

约1年。最近，Farrokhi等[61]研究椎体成形术得出了相似的效果；Edidin等[62]的研究显示，采用椎体强化术治疗压缩骨折的患者的预期寿命得到延长。

## 后路手术

迄今为止，胸椎骨折最常用的手术方法是单纯后路节段固定和后外侧融合。对于骨折复位后仍存在椎管狭窄的病例，必须考虑后路减压。对伴有轻度椎管狭窄且无神经损伤的患者，通常应避免后路减压，因为广泛减压必定会导致后方植骨面积减少，可能降低融合率。如果需要的话，也可以通过单纯后路的肋横突切除术来实现前柱重建[63]。

## 后路节段固定术

视频11.1 T4-T5水平的后路开放复位，T2~T7水平的后路内固定融合

胸椎椎弓根螺钉固定术提供了更加坚强的胸椎节段固定，因此与之前使用过的挂钩固定或钢缆固定相比，固定结构要更短。目前有多种胸椎椎弓根置钉技术[55,64]，包括透视下置钉技术和徒手置钉技术等。Kim等[65]曾发表过一篇解剖相关指南，利用进钉点与小关节、横突、峡部等的关系来确定胸椎椎弓根的进针点（图11.7）。

对于多数胸椎和胸腰段椎体骨折而言，采用"两上和两下"的单纯后路固定术被认为是实现骨折充分稳定的有效方法，而且增加骨折相应节段的螺钉可以防止后期力线的丢失[66]。考虑到增加一个节段的融合对节段运动影响不大，在胸椎通过较长节段融合固定来提高固定强度是一个不错的选择。但这并不适用于腰椎骨折，因为保留腰椎每个节段的活动度是至关重要的。考虑到胸椎的脊髓缓冲空间较小且引起胸椎不稳定骨折所需的能量较大，外科医生倾向于采用更加坚强的胸椎固定[42]。

"一上和一下"的固定方式对稳定性胸椎骨折也许是充分的，但对于胸椎骨折-脱位，外科医生应该选择更长节段的固定。最近，Baaj等[67]测试了在骨折椎体中加用一枚椎弓根螺钉固定的效果，发现显著提高了短节段固定的稳定性，但对长节段固定则无显著意义。尽管没有对骨折椎体进行椎弓根螺钉固定时发生骨折

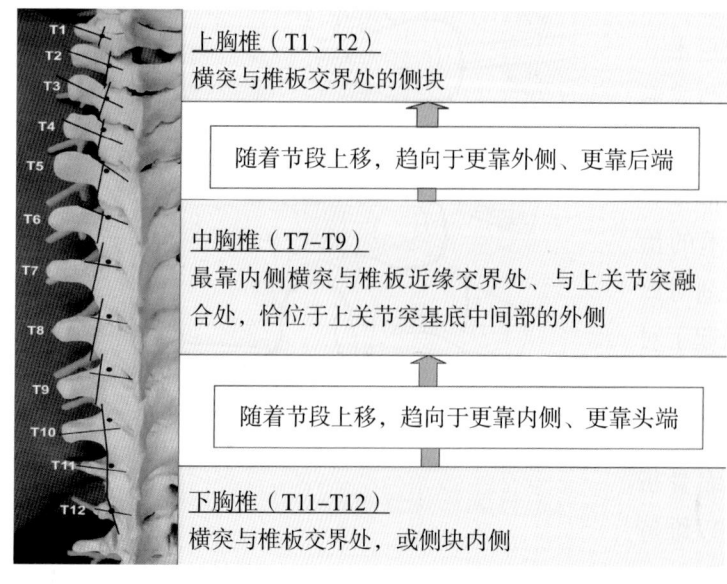

图11.7 胸椎椎弓根螺钉置入（引自Hongo等[64]）

移位和神经损伤的相关报道，但这些并发症是一个令人担忧的问题。需要在骨折椎体椎弓根置钉的生物力学受益与其简单性和安全性之间进行权衡。骨水泥强化螺钉可以提高固定强度，尤其对骨质疏松椎体[68-71]，但外科医生必须意识到存在骨水泥通过椎弓根骨折裂缝渗漏至静脉系统或椎管内的可能性[72,73]。利用经皮内固定为内支撑，不进行融合，数月后取出螺钉的骨折微创治疗方式已得到普及[74,75]。另外，还有通过经皮螺钉内固定后行小关节融合来减少肌肉损伤的方法[76]。遗憾的是，很少有研究验证这些技术。

## 后路减压术

对于胸椎骨折，考虑到损伤节段后方张力作用受到破坏所产生的不稳定影响，不推荐单纯椎板切除术[48]。基于胸椎的生理性后凸，胸椎的力线结构也不适合在后方进行单纯减压。单纯的后路减压可能导致后凸畸形加重，脊髓更贴近前方椎体，从而使骨折块对脊髓的压迫进一步加剧。

当胸椎骨折伴有椎管狭窄时，椎板切除术可与融合术同时进行。后路减压是治疗后方骨折移位造成的椎管狭窄和神经压迫的最佳方法。对于轻中度脊髓前方压迫而言，椎板切除术联合融合术仍然适用，但必须切除狭窄水平上、下一个节段的部分椎板，使脊髓自前方受压迫处漂离。通常，多数脊髓的前方压迫可以通过骨折复位得到减轻。后纵韧带包裹的骨折块通常会随着俯卧位手术体位部分复位，将后凸较小的棒置于后凸严重的骨折部位，通过这样的悬臂梁作用减小过度后凸。同时应用两根连接棒复位，是减少单枚螺钉应力和限制旋转的最佳方法。

更严重的脊髓前方压迫仍可以通过单纯后入路手术，考虑到在胸髓周围操作的危险性，通常需要经椎弓根减压或肋横突切除术来实现充分减压（图11.5）。在脊髓周围进行骨性减压时应全程保持谨慎，因为使用下压刮匙或其他工具复位骨折碎块时通常需要很大的力量，而器械一旦滑动会造成严重的脊髓损伤。有一种安全的技术是使用磨钻或刮匙在骨折椎体内创建一个空洞，先轻轻地将骨折块推入空洞中，然后再将其取出。另一种相对安全的选择是使用磨钻直接将压迫脊髓的骨折块磨小，将其更安全地推离脊髓。

## 后路前柱重建术

考虑到经胸腔入路手术所带来的潜在并发症，越来越多的外科医生选择采用切除肋横突的后方入路来实现胸椎前方的减压和前后柱的联合重建。自1954年Capener[50]对该项技术进行描述以来，手术操作方法几乎没有太大的变化。这种经典的手术方式首先切除肋横突关节，随后取出大部分的椎体以及与其相邻的上、下椎间盘，并沿该入路置入椎间融合器进行前柱重建。在该手术操作过程中，通常需要牺牲一侧的胸神经根来置入前方融合器[63]。对于因脊髓前方持续性严重压迫引起的不完全脊髓损伤患者而言，这种后入路前柱重建的治疗方法更为理想。在取出与骨折椎体相邻的上、下方椎间盘时，必须注意不要破坏相邻椎体的终板结构。对于骨质疏松症患者来说，椎体终板结构的破坏是不可避免的，特别在手术视野显露局限的情况下。遗憾的是，终板的破坏会导致前柱支撑结构下沉、前柱支撑的丢失，临床效果可能较差。Resnick和Benzel[77]报道了该技术的手术并发症的发生率为55%，并认为该技术要求高、耗时长。为了降低手术的复杂性和并发症的发生率，部分外科医生在不取出上、下方相邻椎间盘的情况下通过经椎弓根入路强化骨折椎体。该技术固然可以实现一定程度的前柱支撑，但

Alanay等[78]发现，前柱支撑技术结合短节段后方固定，手术失败率可达到50%。长节段重建术可能会有更好的临床效果，但该方法未包括在上述研究中。

前柱重建的另一种技术是利用各种类型的骨水泥成形术部分恢复前柱支撑，然后再用后方螺钉固定术给予辅助支撑（图11.8）[79]。

然而，骨水泥渗漏至椎管内以及骨水泥将骨折块推入神经管内的风险是需要持续关注的问题。另一个问题是怎样安全地经骨折的椎弓根置入注入骨水泥所用的套管，同时不会使骨折块移位进入椎管损伤神经。

## 胸椎前方入路手术

这种手术入路可为外科医生提供到达椎体的最直接的途径，并进行前方减压或重建。这是一种可靠的手术方法，对于那些不经常进行该手术的医生，通常需要与胸外科医师协同操作。该手术方式存在一些问题，包括上胸椎显露困难（肩胛骨向侧方牵拉困难，或需要切开胸骨）、肺功能受损[80]，以及胸腔手术本身引起的慢性疼痛，这些问题可影响约30%的患者[81]。Fahim等[82]提供了一整套手术技巧，避免术中肋间神经损伤导致的术后侧腹部隆起。

Payer和Sottas[83]曾尝试利用微创小切口手术来降低并发症的发生率（图11.9）。这种方法可以结合经皮或小切口后路椎弓根螺钉固定术。我们使用这种方法的一个案例如图11.10所示。

Charles等[84]最近观察了100例进行脊髓血管造影术的患者，发现Adamkiewicz动脉在所有病例中都位于T8-L3，50%的病例确切地位于T9椎体或T10椎体水平，75%的病例来自左侧的椎体节段动脉。他们建议采用经胸腔入路手术时经右侧入路到达椎体前方，以尽量降低损伤该动脉引起的脊髓缺血损伤的风险。然

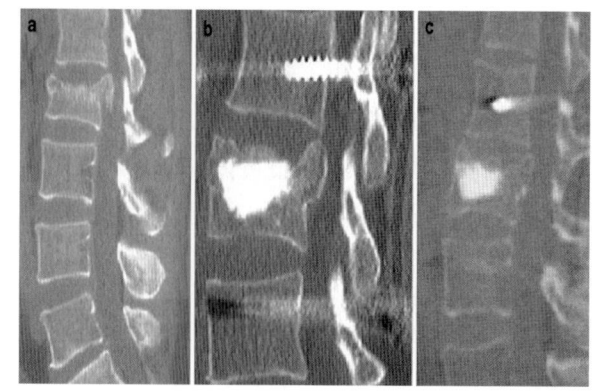

图11.8 骨水泥椎体成形术后方固定强化病例（引自Alanay等[78]）

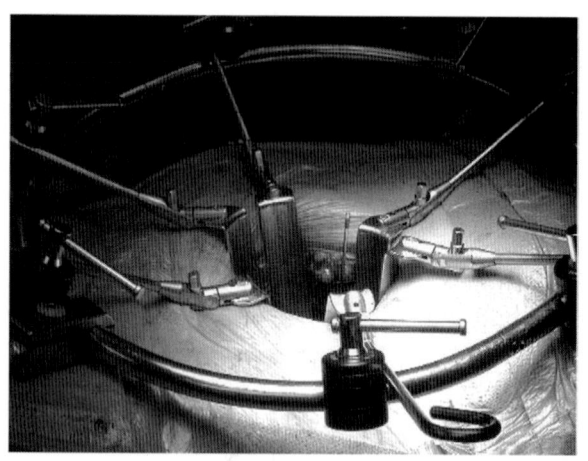

图11.9 采用自动牵拉系统的小切口胸腔切开术（引自Payer和Sottas[83]）

而，我们更喜欢常规采用左侧入路到达胸腰段的前方，推开主动脉而不是下腔静脉。我们术前不进行血管造影鉴别脊髓供血动脉，也没有发生术后脊髓缺血损伤的病例。

## 并发症

Dimar等[85]进行了多中心的前瞻性研究，发现胸腰椎骨折固定术后最常见的并发症是尿路感染、手术切口感染和肺炎，肺栓塞、重建失败以及神经损伤加重较少见。他们认为，大剂量使用皮质类固醇、严重的运动障碍以及多

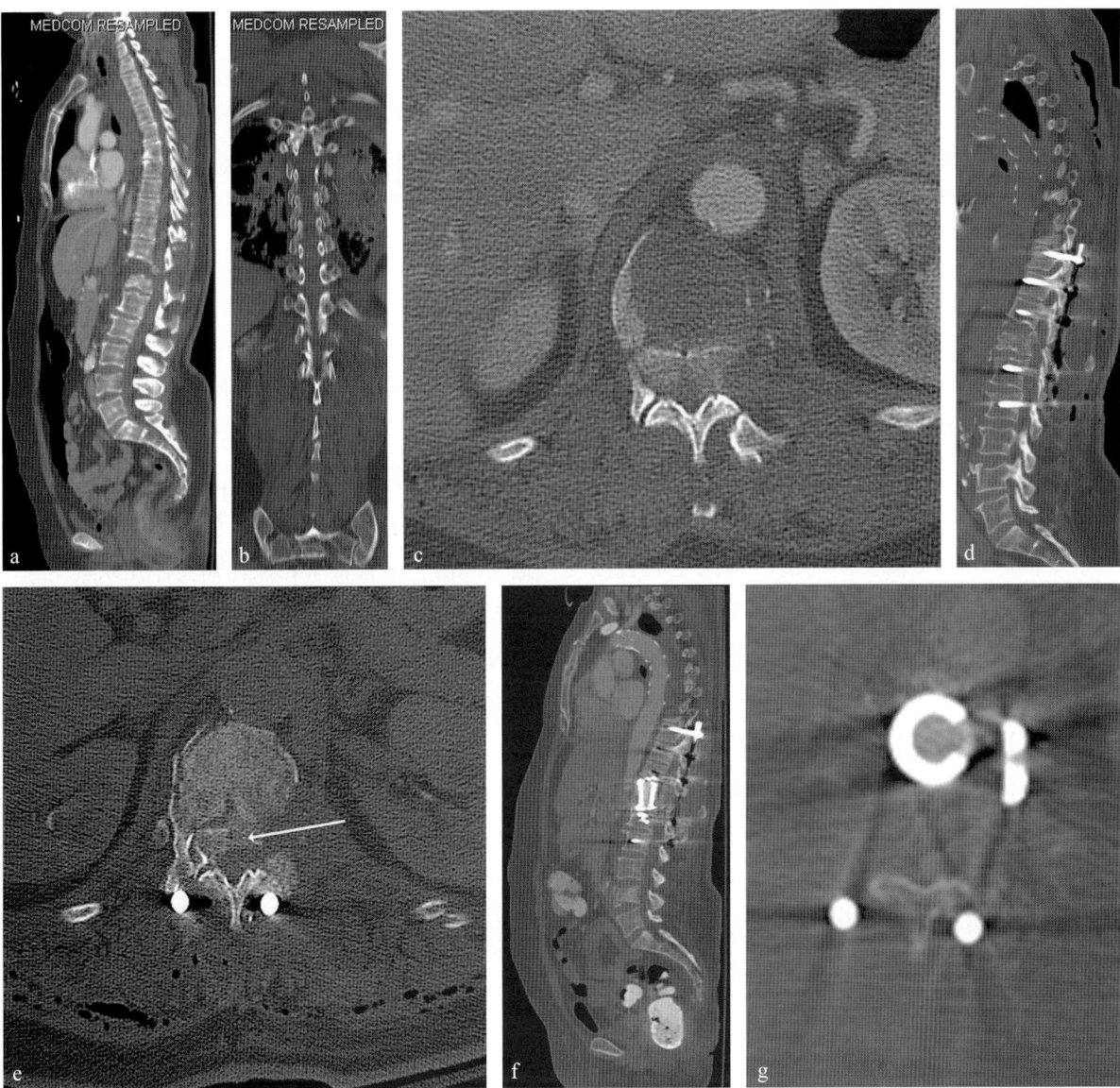

**图 11.10** 60 岁女性患者，因交通事故受伤，急诊行脾脏切除术和腹主动脉支架手术。a~c. 这是一个高能量损伤、高度不稳病例。矢状面 CT 扫描显示 T11–T12 分离移位，冠状面扫描显示后方结构不连续，横断面扫描显示 T11–T12 左侧小关节的脱位。d, e. 在血管损伤急性期过后，在俯卧位下行 T9–L2 的后路椎弓根螺钉固定术和融合术。值得注意的是，术后胸腰段椎体序列未达到正常，而且 CT 横断位显示椎管内仍有明显的松动骨碎片。f, g. 在受伤几天后，当患者的血流动力学足够稳定后，进行左侧小切口经胸腔入路手术，通过该手术方式给予椎管内充分减压（如图所示），并用填充自体骨钛网支架对前柱进行了重建

种合并症，分别是引起主要并发症的独立危险因素[85]。通常，常见并发症包括神经损伤、感染、邻近结构损伤、手术重建失败以及晚期畸形进展等。随着胸椎椎弓根螺钉固定的应用越来越多，椎弓根螺钉置钉位置不良的教训也越来越多，通常胸主动脉容易受到损伤。Clarke[86]报道了1例术后6个月发现胸椎椎弓根钉穿破胸主动脉的案例，需要将椎弓根螺钉取出，并放置支架以防止动脉破裂。Tschoeke[87]报道了1例术后2年发现胸主动脉穿孔的案例，需要在通过后路取出螺钉的同时切开胸腔松解胸主动脉。胸椎前路固定很容易损伤胸主动脉。Bavare等[88]报道了1例胸主动脉被突出的前路内固定装置侵蚀的病例，最终用涤纶人工血管移植进行治疗。

胸椎椎弓根钉位置不当也会造成神经结构损伤，虽然有些椎弓根破坏在临床上是可以接受的，但肯定不是我们想要的结果。在同一节段双侧椎弓根内壁的破坏以及单侧内壁向中央的严重破坏都可导致灾难性神经损伤，而避免神经功能障碍是一件非常重要的事情。遗憾的是，胸椎骨折患者由于脊柱的活动放大了导航的误差，使术中导航在胸椎螺钉固定术的应用上仍存在很大的限制。如果在手术过程中骨折块位置发生了相对改变，则很难保持正确的校准，即使几毫米的差异都会产生很大影响。脊髓监测是帮助医生安全置入胸椎椎弓根螺钉的另一种方法，在有条件的情况下，对于神经功能完好的患者，置入椎弓根螺钉时强烈推荐使用脊髓监测，这已经是一个共识。然而，即使椎弓根螺钉置入非常完美的情况下，仍有发生脊髓损伤的风险。Gramer等[89]通过回顾性研究指出，胸椎损伤手术后神经功能障碍的发生率为0.5%，最常见原因是硬膜外血肿和减压不充分。

所有侵入性操作术后切口都有感染的可能，胸椎骨折内固定手术也是如此。Rechtine等[90]报道了一组病例，术后手术切口感染率为10%，同时发现完全性神经损伤是术后感染的显著性危险因素。Vcario等[91]发现真空辅助闭合疗法（VAC）可根治手术切口深部感染。O'Nell等[92]对脊柱外伤后路手术的患者，于关闭手术切口前在切口内放入万古霉素粉，使术后切口的感染率从13%降到了0，也许这种方法最具有前景。

通常由于椎弓根螺钉松动、脱出引起的内固定失败，是治疗骨密度降低（BMD）患者时的巨大风险[93]。部分学者研究了可扩张椎弓根螺钉或不同的螺钉置入路径，但到目前为止，对这些患者应用骨水泥强化的椎弓根螺钉技术经验最为确凿。尽管骨水泥强化确实存在风险[73]，但无论在实心螺钉置入前注入骨水泥[69]，还是通过空心螺钉直接注入骨水泥[70]，都能显著改善内固定的力学性能。然而，很显然的是，在骨水泥强化椎弓根钉治疗骨质疏松椎体的问题上，还需要通过长期的临床研究找到最佳的材料和方法。

### 急诊处理

胸椎骨折有轻有重，可以是偶然的不需要特殊治疗的稳定性骨折，也可以是伴随截瘫的严重损伤。高能量损伤通常伴有其他危及生命的损伤，因此早期治疗的重点是复苏和稳定。在治疗严重的胸椎损伤前，通常需要对血气胸、主动脉破裂以及膈破裂进行紧急治疗。在创伤小组对患者进行气管插管前，骨科医生应尽可能详细了解患者的神经功能状态，以便于指导脊柱损伤的治疗。对神志清醒或有意识的患者，应尽早完成全面的ASIA评估。对于夜间急诊的多发性创伤患者，通常不需要进行MRI检查来指导治疗。多数创伤中心对这些患者常规进行全脊柱CT扫描。如果其他损伤确定是稳定的且没有生命危险，对于神经功能损伤的患者，如果需要解除胸髓持续压迫，我们建议及早手术干预。

## 要点与技巧

- 为了预防脊髓损伤，我们要求不稳定胸椎骨折患者平卧休息。通过轴向翻身方式进行皮肤护理和检查是安全的，应鼓励护理人员大胆操作。
- 当胸椎骨折患者需要紧急转入急诊科或创伤中心时，应尽量完善神经系统检查，可能的话，记录在 ASIA 评分表上。如果还没有完成这些评估，在将患者搬离急救担架时是一个很好的机会。
- 对所有疑有脊柱损伤的创伤患者进行头部和全脊柱 CT 扫描，这种诊断策略正在迅速被大家接受，可为迅速确定胸椎骨折的治疗方案提供充足的影像学依据。
- 当决定对胸椎骨折进行非手术治疗时（有或无支具），在决定最终治疗措施前先获得胸椎站立位 X 线片是很有帮助的。某些损伤在仰卧位 CT 扫描中有时会被遗漏，而当患者站起来时，不稳定的损伤可能会变得明显。
- 胸椎骨折常合并胸部血管损伤，此时可用填塞压迫并进行观察。如果紧急行胸椎前方暴露，要认识到血管损伤的可能性。如果血凝块尚不稳定，必须做好大量失血和大量输血的准备。
- 在进行内固定时，除了需要考虑骨折胸椎的残余力学性能外，还要考虑患者的骨密度状态。骨密度下降的患者需要在骨折椎体的上、下方延长固定节段。

## 经　验

- 对于神经功能完整的稳定性胸椎骨折患者有理由进行非手术治疗尝试，因为融合内固定术通常不会得到更好的疗效。
- 胸髓损伤患者的手术治疗原则是通过融合内固定达到减压和稳定。
- 后路胸椎固定术后最常见的并发症仍然是手术切口并发症（感染）和内固定失败。

## 视　频

视频 11.1  T4-T5 水平的后路开放复位，T2~T7 水平的后路内固定融合

视频演示了对 T4-T5 水平骨折、脱位和脊髓损伤的患者，通过 T2~T7 水平的后路切开复位椎弓根固定融合术进行治疗，横跨损伤节段上、下两个椎体节段进行固定。

## 参考文献

1. Gnanalingham K. Macanovic M. Joshi S, Afshar F. Yeh J. Non–traumatic compression fractures of the thoracic spine follawing a seizure–treatment by percutaneous kyphoplasty. Minim Invasive Neurosurg 2004;47:256–257
2. Bròdano GB, Colangeli S, Babbi L, et al. Osteoporotic vertebral fractures: a disabling and expensive disease of our century. A minimally invasive surgical technique to reduce the pain, the hospitalization, and restore the function, Eur Rew Med Pharmacol Sci 2011;15:1473–1477
3. Otte D, Sandor L, Zwipp H. [Significance and mechanism of thoracic and lumbar spine injuries in traffic accidents], Unfallchirug 1990;93:418–425
4. Campbell–Kyureghyan NH, Yalla SV. Voor M. Burnett D. Effect of orientation on measured failure strengths of thoracic and lumbar spine segments. J Mech Behav Biomed Mater 2011;4:549–557
5. Oda 1, Abumi K. Lü D, Shono Y, Kaneda K. Biomech-

anical role of the posterior elements, costovertebral joints, and rib cage in the stability of the thoracic spine. Spine 1996;21:1423-1429
6. el-Khoury GY, Whitten CG. Trauma to the upper thoracic spine: anatomy, biomechanics, and unique imaging features. AJR Am J Roentgemol 1993;160:95-102
7. Watkins R IV, Watkins R III, Williams L, et al. Stability provided by the sternum and rib cage in the thoracic spine. Spine 2005;30:1283-1286
8. AndriacchiT, Schultz A, Belytschko T, Galante J. A model for studies of mechanical interactions between the human spine and rib cage, J Biomech 1974;7:497-507
9. Lund JM, Chojnowski A, Crawford R. Multiple thoracic spine wedge fractures with assaciated sternal fracture; an unstable combination. Injury 2001;32:254-255
10. Rogers LF, Thayer C, Weinberg PE, Kim KS. Acute injuries of the upper thoracic spine associated with paraplegia. AJR AmJ Roentgenol 1980;134:67-73
11. Inaba K, DuBase JJ, Barmparas G,ct al. Clinical examination is insufficient to rule out thoracolumbar spine injuries. J Trauma 2011;70:174-179
12. Domenicucci M. Ramieri A. Landi A.et al, Blunt abdominal aortic disruption (BAAD) in shear fracture of the adult thoraco-lumbar spine: case report and literature review. Eur Spine J 2011;20 (Suppl 2):S314-S319
13. Seo MR, Park SY, Park JS, Jin W, Ryu KN, Spinous process fractures in osteoporotic thoracolumbar vertebral fractures. Br J Radiol 2011;84:1046-1049
14. Akhaddar A. El-asri A. Boucetta M. Multiple isolated thoracic spinous process fractures (clay-showeler's fracture) . Spine J 2011;11:458-459
15. Bradley LH, Paullus WC. Howe J. Litofsky NS. Isalated transverse process fractures: spine service management not needed. J Trauma 2008;65:832-836,discussion 836
16. Watson-Jones R. The results of postural reduction of fractures of the spine. Journal of bone and joint surgery, 1938;20:567-586
17. Nicoll EA. Fractures of the dorso-lumbar spine. J Bone Joint Surg Br 1949;31B:376-394
18. Holdsworth F. Fractures,dislocations,and fracture-dislocations of the spine. J Bone Joint Surg Am 1970;52:1534-1551
19. Holdsworth FW. Fractures and dislocations of the lower tharacic and lumbar spines, with and without neurological involvement. Curr Pract Orthop Surg 1964; 23:61-83
20. Whitesides TE Jr. Traumatic kyphosis of the thoracolumbar spine. Clin Orthop Relat Res 1977; 128:78-92
21. Denis F. The three column spine and its significance in the classification of acute thoracolumbar spinal injuries. Spine 1983;8;817-831
22. McCormack T, Karaikovic E, Gaines RW. The load sharing classification of spine fractures. Spine 1994;19:1741-1744
23. Magerl F, Aebi M. Gertzbein SD, Harms J, Nazarian S. A comprehensive classification of thoracic and lumbar injuries. Eur Spine J 1994;3:184-201
24. Vaccaro AR. Lehman RA Jr, Hurlbert RJ,et al. A new classification of thoracolumbar injuries: the importance of injury morphology, the integrity of the posterior ligamentous complex,and neurologic status. Spine 2005;30:2325-2333
25. Vaccaro AR. Zeiller SC, Hulbert RJ, et al. The thoracolumbar injury severity score: a proposed treatment algorithm. J Spinal Disord Tech 2005;18:209-215
26. Crosby CG, Even JL, Song Y, Block JJ, Devin CJ. Diagnostic abilities of magnetic resonance imaging in traumatic injury to the pasterior ligamentous complex: the effect of years in training. Spine J 2011;11: 747-753
27. Joaquim AF, Fernandes YB, Cavalcante RA, Fragoso RM, Honorato DC, Patel AA. Evaluation of the thoracolumbar injury classification system in thoracic and lumbar spinal trauma, Spine 2011:36:33-36
28. Meyer PRJ. Fractures of the thoracic spine: T1-T10. In: Meyer PRI. ed. Surgery of Spine Trauma. New York: Churchill Livingstone;1989:521-571
29. Oliver M, Inaba K, Tang A,et al. The changing epidemiology of spinal trauma: a 13-year review from a Level I trauma centre. Injury 2012;43:1296-1300
30. Mallek JT, Inaba K. Branco BC, et al. The incidence of neurogenic shock after spinal cond injury in patients admitted to a high-volume level I trauma center. Am Surg 2012;78:623-626
31. Benzel EC, Larson S] . Functional recovery after decompressive operation for thoracic and lumbar spine fractures. Neurosurgery 1986;19:772-778
32. Blauth M, Tscherne H. Haas N. Therapeutic concept and results of operative treatment in acute trauma of the thoracic and lumbar spine: the Hannover experience. ] Orthop Trauma 1987;1:240-252
33. Bohlman HH. Treatment of fractures and dislocations of the thoracic and lumbar spine. J Bone Joint Surg Am 1985;67:165-169

34. Braakman R. Fontijne WP, Zeegers R, Steenbeek JR, Tanghe HL. Neurological deficit in injuries of the thoracic and lumbar spine. A consecutive series of 70 patients. Acta Neurochir (Wien) 1991;111:11–17
35. Burke DC, Murray DD. The management of thoracic and thoracolumbar injuries of the spine with neurological involvement. J Bone Joint Surg Br 1976:58:72–78
36. Ditunno JF Jr, Young W. Donovan WH, Creasey G; American Spinal Injury Association. The international standards booklet for neurological and functional classification of spinal cord injury, Paraplegia 1994;32:70–80
37. Harrop JS, Naroji S, Maltenfort MG,et al. Neurologic improvement after thoracic, thoracolumbar, and lumbar spinal cord (conus medullaris) injuries, Spine 2011;36:21–25
38. Cotton BA, Pryor JP, Chinwalla I, Wiebe DJ, Reilly PM, Schwab CW. Respiratory complications and mortality risk associated with thoracic spine injury. J Trauma 2005;59:1400–1407, discussion 1407–1409
39. Mouchaty H, Conti P, Conti R, et al. Assessment of three year experience of a strategy for patient selection and timing of operation in the management of acute thoracic and lumbar spine fractures: a prospective study. Acta Neurachir (Wien) 2006;148:1181–1187, discussion 1187
40. Radcliff KE, Kepler CK, Delasotta LA, et al. Current management review of thoracolumbar cord syndromes. Spine J 2011;11:884–892
41. Bellabarba C. Fisher C, Chapman JR, Dettori JR, Norwell DC. Does early fracture fixation of thoracolumbar spine fractures decrease morbidity or mortality? Spine 2010;35(9,Suppl):S138–S145
42. Frangen TM, Ruppert S, Muhr G, Schinkel C. The beneficial effects of early stabilization of thoracic spine fractures depend on trauma severity. J Trauma 2010;68:1208–1212
43. Kerwin AJ, Griffen MM, Tepas J Ill, Schinco MA, Devin T, Frykberg ER. Best practice determination of timing of spinal fracture fixation as defined by analysis of the National Trauma Data Bank. J Trauma 2008;65:824–830,discussion 830–831
44. Wood K, Buttermann G, Mehbod A, Garvey T, Jhanjee R, Sechriest V. Operative compared with nonoperative treatment of a thoracolumbar burst fracture without neurological deficit. A prospective, randomized study. J Bone Joint Surg Am 2003;85–A:773–781
45. Dai LY, Jiang LS, Jiang SD. Conservative treatmnent of thoracolumbar burst fractures: a long–term follow–up results with special reference to the load sharing classification. Spine 2008;33:2536–2544
46. Stadhouder A, Buskens E, Vergroesen DA, Fidler MW, de Nies F, Oner FC. Nonoperative treatment of thoracic and lumbar spine fractures: a prospective randomized study of different treatment options. J Orthop Trauma 2009;23:588–594
47. Giele BM, Wiertsema SH, Beelen A, et al. No evidence for the effectiveness of bracing in patients with thoracolumbar fractures. Acta Orthop 2009;80:226–232
48. Bohlman HH, Freehafer A, Dejak J. The results of treatment of acute injuries of the upper thoracic spine with paralysis. J Bone Joint Surg Am 1985;67:360–369
49. Kostuik JP. Anterior spinal cord decompression for lesions of the thoracic and lumbar spine, techniques, new methods of internal fixation results, Spine 1983;8:512–531
50. Capener N. The evolution of lateral rhachotomy. J Bone Joint Surg Br 1954:36–B:173–179
51. Larson SI. Holst RA, Hemmy DC, Sances A Jr. Lateral extracavitary approach to traumatic lesions of the thoracic and lumbar spine. J Neurosurg 1976;45:628–637
52. Lubelski D, Abdullah KG, Steinmetz MP, et al. Lateral extracavitary, costotransversectomy, and transthoracic thoracotomy approaches to the thoracic spine: review of techniques and complications. J Spinal Disord Tech 2013;26:222–232
53. Edwards CC, Levine AM. Early rod–sleeve stabilization of the injured thoracic and lumbar spine, Orthop Clin North Am 1986;17:121–145
54. Sasso RC, Cotler HB. Posterior instrumentation and fusion for unstable fractures and fracture–dislocations of the thoracic and Iumbar spine, A comparative study of three fixation devices in 70 patients. Spine 1993;18:450–460
55. Yue JJ, Sossan A, Selgrath C,et al. The treatment of unstable thoracic spine fractures with transpedicular screw instrumentation: a 3–year consecutive series. Spine 2002;27:2782–2787
56. Han S, Wan S, Ning L, Tong Y, Zhang J, Fan S, Percutaneous vertebroplasty versus balloon kyphoplasty for treatment of osteoporotic vertebral compression fracture: a meta–analysis of randomised and non–randomised controlled trials. Int Orthap 2011;35:1349–1358

57. Liu JT, Liao WJ, Tan WC, et al. Balloon kyphoplasty versus vertebroplasty for treatment of osteoporotic vertebral compression fracture: a prospective, comparative, and randomized clinical study, Osteoporos Int 2010;21:359–364

58. Buchbinder R, Osborne RH, Ebeling PR,et al. A randomized trial of vertebroplasty for painful osteoporotic vertebral fractures. N Engl J Med 2009; 361:557–558

59. Kallmes DF, Comstock BA, Heagerty Pl, et al. A randomized trial of vertebroplasty for osteoporotic spinal fractures. N Engl J Med 2009;361:569–579

60. Klazen CA. Lohle PN, de Vries J. et al. Vertebroplasty versus conservative treatment in acute osteoporotic vertebral compression fractures (Vertos II): an open-label randomised trial. Lancet 2010; 376:1085–1092

61. Farrokhi MR, Alibai E., Maghami Z, Randomized controlled trial of percutaneous vertebroplasty versus optimal medical management for the relief of pain and disability in acute osteoporotic vertebral compression fractures. J Neurosurg Spine 2011;14:561–569

62. Edidin AA, Ong KL, Lau E, Kurtz SM, Life expectancy following diagnosis of a vertebral compression fracture. Osteoporos Int 2013;24:451–458

63. Hofsterter CP, Chou D, Newman CB, Aryan HE, Girardi FP, Hartl R. Pasterior approach for thoracolumbar corpectomies with expandable cage placement and circumferential arthrodesis: a multicenter case series of 67 patients. J Neurosurg Spine 2011;14:388–397

64. Hongo M. Ilharreborde B, Gay RE,et al. Biomechanical evaluation of a new fixation device for the thoracic spine. Eur Spine J 2009;18:1213–1219

65. Kim YJ, Lenke LG, Bridwell KH, Cho YS, Riew KD. Free hand pedicle screw placement in the thoracic spine: is it safe? Spine 2004;29:333–342,discussion 342

66. Gelb D. Ludwig S, Karp JE, et al. Successful treatment of thoracolumbar fractures with short-segment pedicle instrumentation. J Spinal Disord Tech 2010;23:293–301

67. Baaj AA, Reyes PM, Yagoobi AS, et al. Biomechanical advantage of the index-level pedicle screw in unstable thoracolumbar junction fractures. J Neurosurg Spine 2011;14:192–197

68. Sawakami K, Yamazaki A, Ishikawa S, Ito T, Watanabe K, Endo N. Polymethylmethacrylate augmentation of pedicle screws increases the initial fixation in osteoporotic spine patients. J Spinal Disord Tech 2012; 25:E28–E35

69. Choma TJ, Frevert WF, Carson WL, Waters NP, Pfeiffer FM. Biomechanical analysis of pedicle screws in osteoporotic bone with bioactive cement augmentation using simulated in vivo multicomponent loading. Spine 2011;36:454–462

70. Choma TJ. Pfeiffer FM, Swope RW, Hirner JP. Pedicle screw design and cement augmentation in osteoporotic vertebrae: effects of fenestrations and cement viscosity on fixation and extraction. Spine 2012;37:E1628–E1632

71. Krappinger D, Kastenberger TJ, Schmid R. [Augmented posterior instrumentation for the treatment of osteoporotic vertebral body fractures]. Oper Orthop Traumatol 2012; 24:4–12

72. Wu CC., Lin MH, Yang SH, Chen PQ, Shih TI. Surgical removal of extravasated epidural and neuroforaminal polymethylmethacrylate after percutaneous vertebroplasty in the thoracic spine. Eur Spine J 2007; 16 (Suppl 3):326–331

73. Akinola B, Lutchman L, Barker P, Rai A. Pulmonary cement embolism during cement augmentation of pedicle screw fixation: a case report. J Orthop Surg (Hong Kong) 2010;18:364–366

74. Kim YM, Kim DS, Choi ES, et al. Nonfusion method in thoracolumbar and lumbar spinal fractures. Spine 2011;36:170–176

75. Yang H, Shi JH, Ebraheim M,et al. Outcome of thoracolumbar burst fractures treated with indirect reduction and fixation without fusion. Eur Spine J 2011; 20:380–386

76. Lefranc M, Peltier J, Fichten A, Toussaint P, Le Gars D. Dual, minimally invasive fixation in acute, double, thoracic spine fracture. Minim Invasive Neurosurg 2011; 54:253–256

77. Resnick DK, Benzel EC. Lateral extracavitary approach for thoracic and thoracolumbar spine trauma: operative complications. Neurosurgery 1998;43:796–802, discussion 802–803

78. Alanay A, Acaroğlu E. Yazici M, Aksoy C, Surat A. The effect of transpedicular intracorporeal grafting in the treatment of thoracolumbar burst fractures on canal remodeling. Eur Spine J 2001:10:512–516

79. Fuentes S, Blandel B, Metellus P, Gaudart J, Aderchessi T, Dufour H. Percutaneous kyphoplasty and pedicle screw fixation for the management of thoraco-lumbar burst fractures. Eur Spine J 2010;19:1281–1287

80. De Giacomo T, Francioni F, Diso D, et al. Anterior approach to the thoracic spine. Interact Cardiovasc

81. Karmakar MK, Ho AM. Postthoracotomy pain syndrome. Thorac Surg Clin 2004;14:345–352
82. Fahim DK, Kim SD, Cho D, Lee S, Kim DH. Avoiding abdominal flank bulge after anteralateral approaches to the tharacolumbar spine: cadaveric study and electrophysiological investigation. J Neurosurg Spine 2011;15:532–540
83. Payer M, Sottas C. Mini-open anterior approach for corpectomy in the thoracolumbar spine. Surg Neurol 2008;69:25–31, discussion 31–32
84. Charles YP, Barbe B, Beaujeux R, Boujan F. Steib JP. Relevance of the anatomical location of the Adamkiewicz artery in spine surgery. Surg Radiol Anat 2011;33:3–9
85. Dimar JR, Fisher C, Vaccaro AR,et al. Predictors of complications after spinal stabilization of thoracolumbar spine injuries. J Trauma 2010;69:1497–1500
86. Clarke MJ, Guzzo J, Wolinsky JP, Gokaslan Z, Black JH IIL. Combined endovascular and neurosurgical approach to the removal of an intraaortic pedicle screw. J Neurosurg Spine 2011;15:550–554
87. Tschoeke SK, Gahr P, KrugL, Kasper AS, Heyde CE, Ertel W. Late diagnosis of pedicle screw malplacement with perfaration of the thoracic aorta after pasterior stabilization in a patient with multiple myeloma: case report. Spine 2011;36:E886–E890
88. Bavare C, Kim M, Blackmon S, Ellsworth W, Davies MG, Reardon MJ. Delayed aortic rupture after aortic endograft placement in patient with spinal hardware. Ann Thorac Surg 2011;92:1512–1514
89. Cramer DE, Maher PC, Pettigrew DB, Kuntz C IV. Major neurologic deficit immediately after adult spinal surgery: incidence and etiology over 10 years at a single training institution. J Spinal Disord Tech 2009;22:565–570
90. Rechtine GR, Bono PL, Cahill D, Bolesta MJ, Chrin AM. Postoperative wound infection after instrumentation of thoracic and lumbar fractures. J Orthop Trauma 2001; 15:566–569
91. Vicario C, de Juan J, Esdarin A, Alcobendas M. Treatment of deep wound infections after spinal fusion with a vacuum-assisted device in patients with spinal cord injury. Acta Orthop Belg 2007; 73:102–106
92. O'Neill KR, Smich JG, Abtahi AM, et al. Reduced surgical site infections in patients undergoing posterior spinal stabilization of traumatic injuries using vancomycin powder, Spine J 2011;11:641–646
93. Cornell CN. Internal fracture fixation in patients with osteoporosis, J Am Acad Orthop Surg 2003; 11:109–119

# 12 胸腰椎和腰椎损伤

著者：Steven M. Theiss
译者：谭江威　王春晓　唐晓杰　宋宏凯　张垚

虽然胸腰段骨折超过全部脊柱骨折的半数，但这些骨折常伴随合并损伤并使住院时间延长[1,2]。最常见的损伤节段为L1，其次为L2、L3和T12。胸腰段外伤的高发生率，以及一些特殊类型的椎体损伤，主要原因包括以下几个方面：首先是胸椎和腰椎节段的解剖学不同，包括从胸椎的后凸到腰椎前凸的过渡，小关节面从冠状到矢状方向的改变，以及从胸椎到腰椎柔韧性的改变[3]；椎体本身特殊的解剖学特征也影响在该节段的骨折类型。椎体的应力往往在椎弓根基底部最集中，该区域是椎体后方骨皮质变薄处，同时也是拉应力和压应力最集中的部位，因此，这里是最常发生骨折的区域[3,4]。

## 分　型

无论是哪种分型系统，都包含以下几个基本目的和要求：所用术语必须通俗易懂以便于交流和研究；使用方便；全面和直观；最终可以指导治疗方案的选择。另外，分类系统必须可信并且具有可重复性[5]。自Bohler在1929年第一次尝试对胸腰段骨折进行分型之后，分型系统的逐渐演变反映了胸腰段骨折在评估和治疗方面概念和技术上的进步[6]。这些分型基于损伤的很多方面，包括形态学、受伤机制、骨折后的稳定性等[6,7]。尽管有许多分型方法，但尚无一种得到广泛接受。最新的分型系统可以帮助临床医生决定哪种损伤需要手术干预[8,9]。

最简单的也是应用最广泛的现代分型可能当属Denis分型[10,11]。利用计算机断层扫描（CT），Denis最早提出了脊柱三柱理论并描述了其与脊柱稳定性之间的关系。三柱理论是在先前提出的两柱理论的基础上简单扩展而成的。Denis认为后柱包括后方的骨性结构（椎弓根，椎板，棘突和横突）以及附着的韧带结构，包括棘上韧带、棘间韧带、小关节囊和黄韧带等。中柱包括后纵韧带，后方纤维环和包括椎体后壁在内的椎体的后半部分。前柱包括前纵韧带，前方纤维环和椎体前半部分。利用这种分类方法，Denis描述了胸腰段骨折的4种解剖学类型，并且每种类型下又各有亚型。Denis分类系统描述了每一种骨折的发生机制，但这仍然只是一种解剖学分类方法。

第一种是压缩骨折，包括前柱在压应力下的骨折和后柱在张应力下导致的前柱塌陷（图12.1）。这类损伤的典型特征是中柱完整，没有半脱位或突入椎管内的骨块。压缩骨折可进一步分为前方和侧方压缩两种亚型。

第二型称为爆裂骨折，由轴向压力所致。这类骨折包括前柱和中柱的骨折，椎体后方骨皮质突入椎管。常累及后柱，通常还伴有椎板劈裂和椎弓根间距加宽（图12.2）。这类骨折可进一步分为A~E亚型。

第三种骨折被Denis描述为"安全带"骨折。这类骨折描述了中柱和后柱在张应力作用下的骨折，合并以前柱为轴，如铰链一般的旋转（图12.3）。

最后，Denis[11]描述了包括三柱全部损伤的骨折–脱位（图12.4），将不稳定分为机械性、神经源性或混合型，而其本质则在于中柱的完整性。Denis 假设中柱的完整性受到破坏，合并前柱或后柱的损伤，从而导致不稳定。尽管这种分类已被普遍接受，但其并未就治疗方面给出任何有效建议。然而，Denis 分型的突出贡献在于对神经状态的重要性有了初步认识。

为帮助术者制订个体化的治疗方案，有学者将损伤的其他情况，如粉碎程度、畸形以及移位等纳入考虑，提出了更为详细和全面的分型方法[12~15]。其中，最全面的是 Magerl 等[5]的分型，通常称为 AO 分型。该分型基于损伤的形态学特征，比较全面且有助于指导治疗。基于三种脊柱损伤的类型，此分型首先对骨折进行分类，这一点可以通过常规 X 线片进行确定，从 A 型到 C 型，严重程度逐步增加。A 型骨折为椎体压缩损伤，B 型骨折为牵张损伤，C 型骨折为旋转损伤或多方向不稳定的损伤。每一类型损伤可分为三种亚型，而每一亚型根据具体的形态学标准继续细分为三种次亚型。尽管这种分型比 Denis 分型复杂得多，但是可以明确指导是采用手术还是非手术治疗。但是，有效性试验已表明这种分型仅具有中等程度的可信性和可重复性[16]。

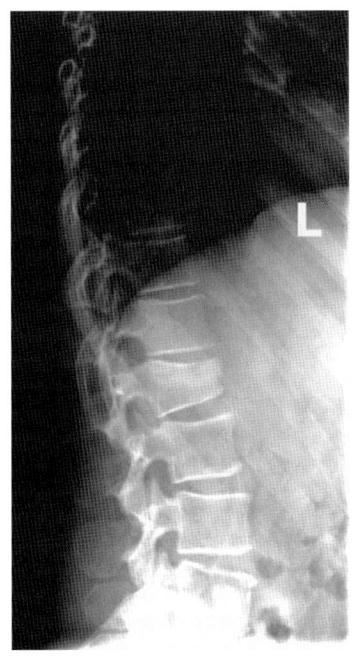

图 12.1　L1 压缩骨折，前柱压缩但椎体后方皮质完整。前柱如果压缩超过 50%，则后柱会发生张力性破坏

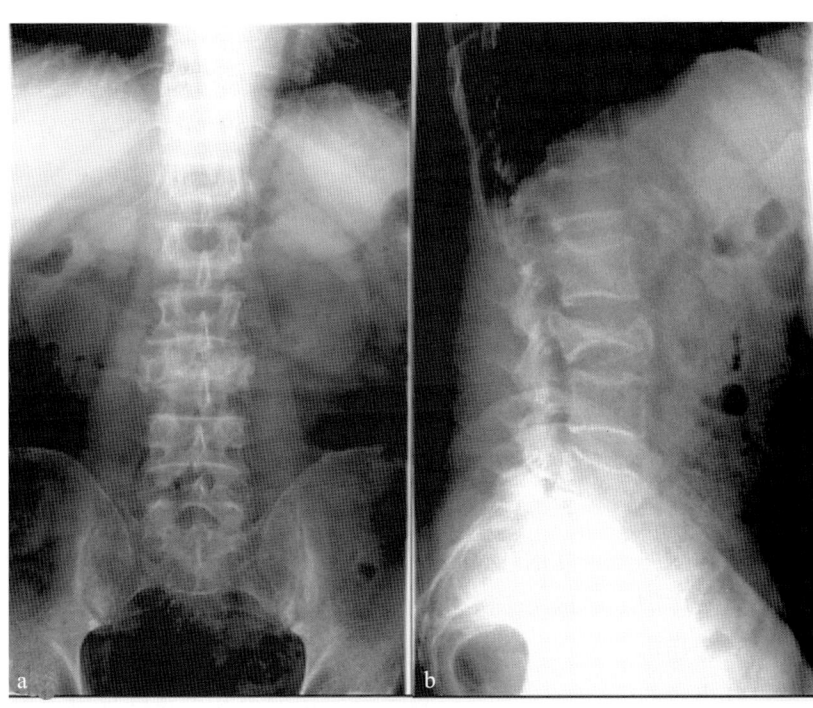

图 12.2　正位（a）和侧位（b）X 线片显示 L3 爆裂骨折伴椎体高度丢失，后方骨质突入椎管。注意正位显示椎弓根间距加宽

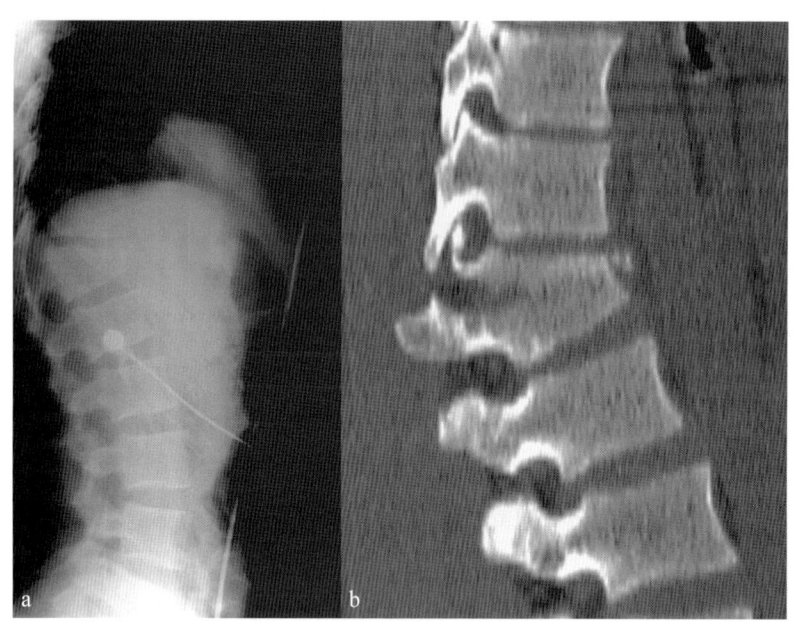

图12.3 （a）侧位和（b）矢状位CT重建，显示"安全带"骨折后柱中柱的牵张损伤。这种特殊骨折显示了前柱的压缩

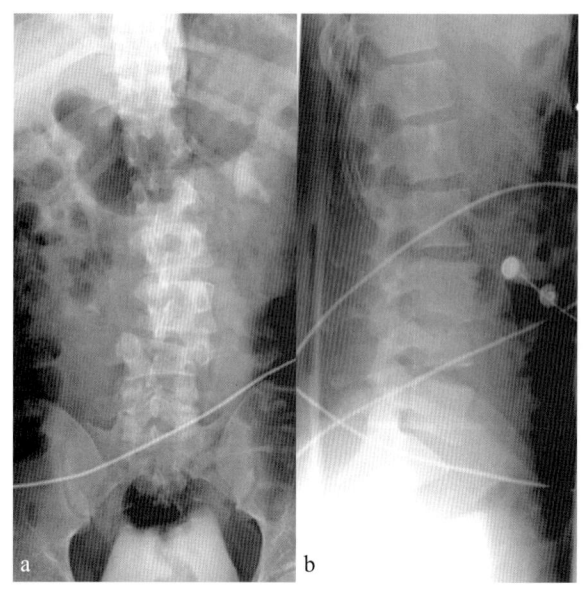

图12.4 （a）正位和（b）侧位X线片显示L3-L4的骨折-脱位。这一损伤导致了整个三柱的破坏

最近，脊柱创伤研究组制订了一种旨在更具体地指导治疗决策的分型方案，在胸腰段损伤严重程度评分（TLISS）中纳入了三个对于预测治疗和预后十分关键的损伤因素[17]：损伤机制，后方韧带复合体（PLC）的完整性和患者的神经损伤情况。损伤机制的确定主要取决于影像学分析：压缩损伤的严重程度最轻，评1分；爆裂骨折评2分；旋转性或移位性损伤评为3分；牵张性损伤最严重，评4分。需要注意的是，TLISS将牵张损伤定义为最严重的，这一点与AO分型不同，因为AO分型认为旋转损伤才是最严重的类型。

PLC的完整性可以通过触诊或在X线片上观察受伤区域的棘突间距有无增宽来判断：PLC完整评为0分，不确定是否有断裂评为2分，确定断裂的评为3分。MRI对于评估PLC完整性作用很大，敏感性和特异性很高[18-20]。

最后，根据患者神经损伤的严重性和神经恢复的可能性进行神经损伤评分：神经完整评为0分，神经根损伤或完全性脊髓损伤评为2分，不完全的脊髓损伤或马尾神经损伤评为3分。

随后将三部分评分相加：损伤总分≥5分，需要进行手术干预；损伤总分≤3分，可以保守治疗；损伤总分=4分是不确定的，是否手术取决于医生的判断[21]。

脊柱创伤研究组也设计了一个相似的分型系统——胸腰段损伤分类和严重性评分系统（TLICS）（表12.1）[22]。与TLISS分型系统

表12.1 胸腰段损伤分类和严重程度评分分类系统（TLICS）

| 标准 | 评分 |
| --- | --- |
| 形态学 | |
|   压缩 | 1 |
|   爆裂 | 2 |
|   移位/旋转 | 3 |
|   牵张 | 4 |
| 后方韧带复合体（PLC）完整性：在张力、旋转、位移中可能断裂 | |
|   完整 | 0 |
|   可疑损伤/不确定 | 2 |
|   损伤 | 3 |
| 神经状态 | |
|   完整 | 0 |
|   神经根损伤 | 2 |
|   脊髓、圆锥损伤，完全 | 2 |
|   脊髓、圆锥损伤，不完全 | 3 |
|   马尾神经损伤 | 3 |

引自 Vaccaro AR, Lehman RA Jr, Hurlbert RJ, et al. A new classification of thoracolumbar injuries: the importance of injury morphology, the integrity of the posterior ligamentous complex, and neurologic status. Spine 2005;30:2325–2333.

不同的是，它考虑的是损伤形态学而不是损伤机制，但是两者在对PLC和神经损伤方面的评估是相同的。对于这一分类系统有效性的研究比任何其他分类系统都彻底[9,16,21,23,24]。尽管这些研究的结论存在差异，但是，这一分类系统具有中到高度的可信度。有趣的是，随着使用该系统的临床医生的经验越来越丰富，这一系统的可信性和可重复性更高[23]。Wang等[7]也提出，包含骨折机制的评估的TLISS系统比TLICS系统更可靠。不过，这两种分类系统对于临床医师都有很大的帮助，因为它们可以直接指明哪一种损伤需要进行手术干预。

最近有人结合AO分型和TLISS分型，提出了一种新的分类系统，称为AO脊柱-胸腰段脊柱损伤分型系统（ATSICS）[25]。这一分型系统将损伤的形态学和神经损伤情况纳入考虑，最终也进行了部分调整，尤其是按损伤的形态学特点分为以下几型：A型，压缩损伤；B型，前纵或后纵韧带损伤，但没有移位；C型：所有结构的破坏，包括骨性或其他，导致在任何平面上的脱位或位移。每种分型都有亚型。其次，将神经损伤情况纳入评估，评级N0表示没有神经损伤，一直到N4的完全性脊髓损伤。最后，加入了两个潜在可调整因素：M1表示在临床上或影像学上不能确定PLC的损伤状态；M2表示可能存在影响手术决策的潜在合并症，如强直性脊柱炎、皮肤烧伤或骨质疏松。此外，还可加入损伤严重程度评分，用来说明在治疗中存在的国际差异，而这种差异在任何通用分型系统中都应做出解释[25]。虽然最初的可信性研究已完成，但该分类系统仍需要更多的试验和研究来验证。

## 非手术治疗

胸腰段骨折的治疗目的非常明确：恢复脊柱稳定性和脊柱序列，为神经功能的恢复创造条件。对于任何胸腰段骨折，非手术治疗若疗效显著且不伴有病死率的上升则是可行的。尽管已经证实非手术治疗对于某些类型的胸腰段骨折切实有效，但对于其他类型的骨折的疗效仍然争议很大。实际上，临床医生在制订治疗方案时缺乏Ⅰ级证据。很遗憾，即便是为了获得满意疗效而需要达到的最终解剖学参数，对此都没有达成一致意见[26,27]。虽然脊柱的稳定性难以定义，但是必须对其进行恢复。Whitesides[28]将脊柱的稳定性定义为：脊柱可以承受多个方向应力而不会发生渐进性畸形或神经损害。如果损伤导致脊柱的骨性结构、椎间盘纤维结构完全破坏，脊柱不能承受任何应力，则需要手术来重建脊柱稳定性。如果脊柱只是对单一方向应力的不稳，则手术优势不甚明显，此时应根据损伤的性质进行判断。我们将会讨论每种具体 Denis 骨折类型的非手术治疗。

## 压缩骨折

Denis 分型中的多数压缩骨折都可以接受非手术治疗。这些骨折相当于 Magerl 分型中的 A1、A2 型损伤。从压缩骨折的定义而言，其通常不伴有神经损伤，但在屈曲和压缩应力下会存在潜在的不稳定[5]。一般而言，手术指征取决于椎体塌陷程度和所致后凸畸形程度，但手术干预的界定点是多样的，不同的医生可接受的骨折局部的后凸程度有所不同，从 15°~50° 不等[27]。更复杂的是，尚无研究证实后凸程度与残存疼痛或残疾之间紧密相关[27, 29, 30]。目前，对多数压缩骨折都采用非手术治疗。然而，那些伴有 PLC 断裂的患者应该考虑进行手术治疗，这与此类损伤 TLISS 分型的结论是一致的。这类损伤评分 4 分，其中的 1 分是因为分型是压缩骨折，剩余的 3 分是因为存在 PLC 断裂。总分 4 分意味着是否手术取决于术者自身的判断[17]。可以在 CT 或 X 线片上观察棘突间距是否增宽来判断 PLC 的完整性，MRI 也可以用来判断 PLC 的完整性[18~20]。矢状位 T2 抑脂像对 PLC 断裂最具敏感性和特异性[18]。压缩骨折即使伴有 PLC 损伤，也并不是绝对的手术指征。在进行非手术治疗前，必须考虑的因素还包括脊柱在矢状面上的整体序列和疼痛情况。患者应该多进行主动活动，避免长时间卧床[27, 29, 31]。可以应用过伸位的支具固定，但是我们应该知晓没有证据表明支具可以影响最终的疗效[32]。在出院前和随访中均应拍摄负重站立位 X 线片，目的在于确定是否存在由于 PLC 断裂而造成骨折处进行性塌陷，这种情况可能需要手术处理。

## 爆裂骨折

关于非手术治疗争议最多的骨折类型是 Denis 分型的爆裂骨折或 Magerl 分型中的 A3 型骨折。多数作者认为合并神经损伤的爆裂骨折患者需要进行手术处理，但是不合并神经损伤的爆裂骨折却引起了最多的争议[33~35]。一般来说，不合并神经损伤的胸腰段爆裂骨折是否需要手术取决于椎管受累、椎体塌陷和后凸畸形的程度[36]。需要对这些因素进行分析后，才能确定影响最终治疗结果的参数。有作者研究了椎管受累患者非手术治疗的自然病程，发现非手术治疗患者突入椎管的骨块被吸收了[34, 37, 38]。事实上，一项已发表的相关试验的荟萃分析显示，和非手术治疗组相比，手术治疗组最终残留的椎管受累情况没有明显差异[33]；非手术治疗组中观测到了神经功能的恶化，但是发生率较低[33, 39]。因此，如果椎管受累可以改善，神经恶化的发生率确实很低，那么对于没有神经症状的爆裂骨折患者，单纯由于椎管受累决定手术治疗是没有依据的。

尽管非手术治疗可以确切改善胸腰椎爆裂骨折的椎管受累情况，但不能就此认为非手术治疗对于后凸畸形和椎体塌陷也同样有效。椎体塌陷已被列为手术治疗爆裂骨折的适应证之一[36]。尽管对于椎体塌陷与治疗结果中疼痛的相关性研究没有塌陷与残留后凸畸形相关性研究那么广泛，但是尚无证据证明疼痛与椎体塌陷程度有关联[33, 40, 41]。因此，椎体塌陷本身并不是手术治疗的绝对指征。主要问题是塌陷会导致以后凸为主的脊柱畸形。很多作者已发现非手术治疗不能改善后凸畸形，事实上在损伤的初期，后凸通常会有一定程度的进展[26, 33~35]。最近的荟萃分析显示，这种进展程度非常小，估计不超过 5°[33]。即使采用了坚强的支具或石膏型固定，初期改善的后凸角度往往会在治疗过程中丢失[26]。实际上，没有进行外固定的患者,即便合并后方结构的骨折,与采用外固定的患者相比,畸形也没有加重更多[42]。因此,如果想减轻脊柱后凸畸形,就必须采用手术治疗。对何种程度的后凸畸形是可以接受的尚存争论。长期随访研究显示,后凸程度与疼痛和功能障碍并无关联[26, 33, 34, 43]。这是近期对目前可获得文献进行荟萃分析的结论[40, 41]。对于后凸角 >30° 的情况,有人认为是一种例外,可能存在关联,但是证据相对有限[44]。因此,虽然后凸角度是评价胸腰椎爆裂骨折患者预后时一个需要经常测量的参数,但是最近的文献不支持单独通过后凸畸形的程度来决定是否手术[33, 34, 42]。

制定胸腰段椎体爆裂骨折非手术治疗的策略时,不能仅考虑是否存在椎管受累、椎体塌陷和后凸畸形,其他重要因素包括患者的神经功能状态和 PLC 的完整性也应纳入考虑[21, 45, 46]。TLICS 简要总结了这些要素,对于这些损伤的非手术治疗与手术治疗给出了明确的建议[17, 21]:对没有神经损害和 PLC 完整的爆裂骨折,可以进行非手术治疗;对只有神经根损伤或疑有 PLC 损伤的骨折,手术或者非手术治疗均可[22]。在这种情况下,需要考虑与损伤有关的其他因素以判断非手术处理是否合适。临床医生应该考虑局部后凸情况,对于损伤导致的后凸角度为 20° 或更小的,推荐进行非手术治疗。更具体地说,应考虑的是患者整个脊柱在矢状位上的曲度,以及其在保持正常的脊柱骨盆平衡的情况下,对于任何局部后凸畸形的代偿能力。尽管这在急性骨折的情况下很难进行评估,但对于之前就存在明显矢状位畸形的骨折患者来说,在进行手术或非手术治疗均可的情况下最好采取手术治疗[47]。

非手术治疗应该包括早期活动和支具保护,然而,没有临床依据证明支具的有效性[32]。但是,最新发表的文献确实指出支具不能改善非手术治疗的疗效[48]。无论如何,佩戴支具可以明显减轻患者的疼痛,使患者更轻易地增加活动量。患者应该佩戴过伸位的胸–腰–骶矫形器(TLSO),可以全天佩戴或者仅在下床时佩戴。患者不应该反复进行弯腰或扭转运动,并且提重物不应超过 10 磅。出院前必须拍摄负重站立位 X 线片,用于评估由于严重的后方韧带损伤造成的进行性椎体塌陷或后凸畸形。这些 X 线影像在辨别之前未能诊断的、可能需要手术处理的结构性损伤方面十分有效[49]。在负重位 X 线片上,后凸的显著增加提示应行 MRI 进行以进一步评估。如果韧带明显损伤,则推荐进行手术干预。在接下来的 12 周内患者可以逐渐增加活动量,并最终恢复正常活动[34, 50]。

## 屈曲–牵张损伤

包括 Denis 分型中的"安全带"骨折的 Magerl B 型骨折的非手术治疗指征有限。一般来说,这类创伤因累及 PLC 而导致不稳定。从以往的观点来看,后方和中柱横贯性骨性损伤可能是一种例外。这类损伤被归为 Magerl B2.1 型,或 Denis 分型中的单节段 Chance 骨折[5, 11]。先对这类患者进行伸展复位,然后使用 TLSO 支具或石膏分型制动。由于上述损伤是完全的骨性结构损伤,因此预后良好。然而,随着手术技术的发展,尤其是微创手术技术的出现,保守治疗仅适于那些不能进行手术的患者。

## 骨折–脱位

对 Magerl C 型骨折或 Denis 骨折–脱位,不主张进行保守治疗。由于多柱损伤会导致整体不稳定,在非手术治疗的情况下搬动患者并仍能维持脊柱序列是不可能的。如果采取保守治疗,患者则必须长时间卧床。那么长期卧床会导致住院时间延长和卧床相关并发症增加,如深静脉血栓、瘀滞性溃疡和肺部并发症等。

对于骨折-脱位型的标准治疗仍然是手术治疗和早期活动。

## 手术治疗的指征

不同类型骨折手术治疗的适应证不同，我们将对不同骨折类型分别进行讨论。

### 压缩骨折

如前所述，Denis 分型中的压缩骨折，即相应的 Magerl 分型中的 A1、A2 型骨折，很少需要手术治疗。根据定义，这类骨折不会导致神经损伤。在 PLC 断裂的情况下可以考虑手术[21]。还有一种需要考虑手术治疗的情况，那就是后凸成角超过 30°，因为有证据表明这种程度的后凸如果不进行治疗，将导致损伤后疼痛加重[44]。这种情况最常出现在多节段骨折中。只有 Magerl 分型中的"钳夹"样骨折（A2.3 型）具备手术指征。对于这种损伤，应该考虑手术治疗，因为椎间盘组织可能嵌入骨折断端和椎体主体部分，随后很可能导致骨折不愈合或者进行性的后凸畸形。这种骨折不应该与冠状位分离骨折（Magerl A2.2 型）相混淆，因为这类骨折的断端之间不会移位并且后凸畸形增加的风险也很低（图 12.5a，b）[5]。

### 爆裂骨折

Denis 分型中的爆裂骨折或者是 Magerl 分型中的 A3 型骨折的手术指征尚存争议。手术的绝对指征为骨折伴有不完全的脊髓、脊髓圆锥或马尾神经损伤，与 TLISS 分型的建议是一致的[21]。对于合并完全脊髓损伤或单纯神经根损伤的骨折，强烈建议手术治疗。其他绝对手术指征是合并明确的 PLC 损伤的爆裂骨折[21]。对于那

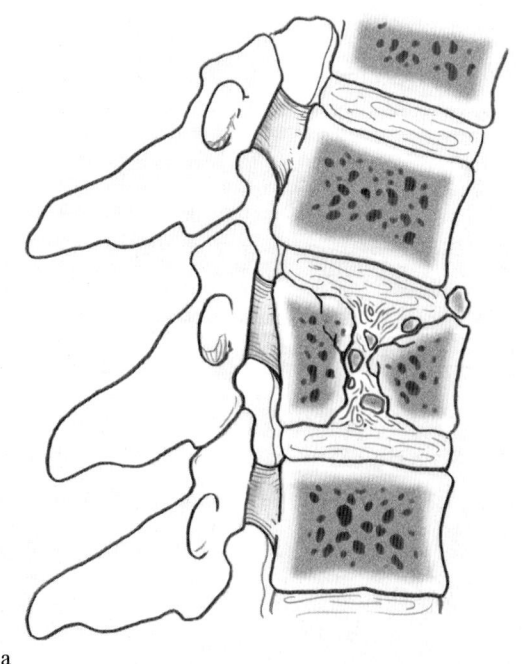 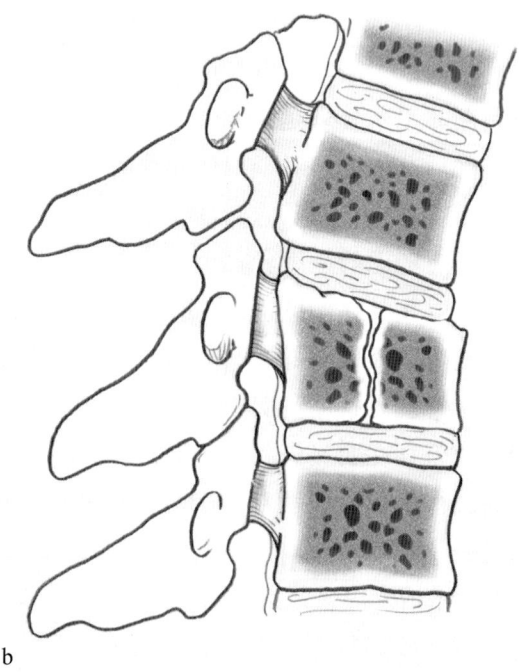

图 12.5　a."钳夹"样骨折是一种移位的冠状面劈裂骨折，由于椎间盘组织嵌入，有可能发生不愈合和进行性后凸畸形。b. 无移位的冠状面劈裂骨折，发生后凸畸形的风险很低

些疑有韧带断裂的骨折，只要能够对进行性的塌陷或后凸的情况密切随访，均可以行非手术治疗。如前所述，是否手术应根据椎管受累程度、椎体塌陷百分比以及后凸的情况来决定，尤其是那些没有神经损伤的患者。从目前获得的资料看，患者的疗效与残留畸形角度或椎体塌陷程度没有相关性[26, 33, 34, 40, 41, 43]。所有这些参数中没有一个绝对指标可以确定手术是必需的。如果后凸畸形大于30°或有整体的矢状面失衡，强烈建议手术[44, 47]。小于20°的稳定后凸畸形很少考虑手术治疗。进行性后凸畸形通常是PLC损伤的迹象，因此需要手术治疗。

## 屈曲－牵张损伤

屈曲－牵张损伤，或AO分型中的B型损伤（张力带损伤）原则上需要手术治疗。事实上，TLISS和TLICS都认为这类损伤最不稳定[21, 22]。非手术治疗仅适用于少数没有神经障碍的以骨性损伤为主的病例。如果骨折可以通过体位复位并且可用定制的过伸位TLSO支具或石膏维持，则通常可以愈合，因为骨折在过伸位上是稳定的。然而，一方面24小时佩戴支具非常麻烦，另一方面需要对患者进行严密的随访以防止复位的丢失。通常，屈曲－牵张损伤患者很少能够耐受非手术治疗。多数情况下，这类损伤需要手术治疗，尤其是那些合并后方韧带结构断裂的情况。合并椎间盘损伤的患者即使能够获得解剖复位，通过非手术治疗也难以愈合。因此，可以很明确地说，累及椎间盘的屈曲－牵张损伤需要手术治疗。最后，合并神经损伤的屈曲－牵张损伤也需要手术治疗[21]。

## 骨折－脱位

Denis分型中的骨折－脱位和AO分型中的C型（移位型）损伤通常是不稳定的，常合并神经损伤[5]。由于这些损伤的内在不稳定性，非手术治疗难以维持稳定和正常脊柱序列。因此，这类损伤均需要手术治疗，非手术治疗仅适用于那些不能耐受手术的患者。

### 急诊处理

胸腰段脊柱骨折患者往往合并严重的实质脏器和空腔脏器损伤，尤其是牵张损伤[103]。因此，对胸腰段骨折患者进行紧急评估和治疗的首要问题是确保没有致命伤。所以，对于创伤性胸腰段骨折患者，都需要由创伤外科医师评估有无合并损伤。在治疗脊柱损伤前，应优先关注是否存在重要脏器的损伤，期间需要适当保护脊柱避免神经的二次损伤。住院后，患者神经恶化的发生率可能高达30%[104]。预防措施包括患者平卧休息。常用的滚动翻身方法，对脊柱损伤的患者，仍可导致胸腰椎不稳定节段的明显错动。可选择的搬运技术有6人搬运法、运动治疗床、气垫转运系统等，可以明显减少在护理和转运患者时不稳定脊柱节段的运动，降低发生二次神经损伤的可能[104]。这些预防措施应保持到手术固定后或确定非手术治疗的方案。

虽然对胸腰段脊柱骨折患者的最佳手术时机没有达成共识，但最近的文献支持新的观点，即早期手术固定可以降低总的并发症发生率并缩短住院时间。对于早期干预的确切概念意见不一，多数专家建议在入院后72小时内手术，也有专家推荐在入院后24小时内进行手术固定[105-107]。早期手术能否促进神经恢复尚有争议，即便有些数据确实显示在24小时内进行早期神经减压可能会提高神经功能恢复的概率[108-110]，但是证据尚不充分，需要更多的研究来证实[111]。伴有进行性神经功能损害的患者需要进行急诊手术。首先要仔细地对患者进行一系列的神经系统检查来明确有无进行性神经损害。一旦确定为进行性神经损害，需要立即进行神经系统影像学检查并立即进行神经减压、骨折复位和固定。导致进行性神经损害的可能原因是脊柱序列异常或硬膜外血肿的持续压迫。另外，对于神经状态稳定的患者，应在术前使患者身体状况达到最佳。对身体状态不稳定的患者实施手术，尤其是手术可能引起大出血时，是不明智的并且会增加并发症的发生率和死亡率。

最后，对于急性脊髓损伤情况下大剂量使用甲强龙（MP）仍有争议。国家急性脊髓损伤研究会（NASCIS）Ⅱ和Ⅲ专门提到这个话题[112, 113]。尽管这些研究都声称在损伤的8小时以内的时间窗内使用高剂量甲强龙可以获益，但进一步的分析显示数据的采集和分析存在重大问题，包括仅对部分数据进行事后分析显示出的获益不一致[114]。因此，这些研究被认为证据等级不超过Ⅲ级。此外，有报道称接受MP治疗的患者并发症发生率很高，包括胃肠道出血、败血症和死亡。除了NASCIS研究以外，其他Ⅲ级证据研究提示大剂量MP对神经有保护作用，但是这些研究都是涉及大样本回顾性分析得到的不完整数据的报道。在这些人群中，尚无Ⅰ级或Ⅱ级证据证明大剂量MP的作用。因此，目前并不推荐对急性脊髓损伤的患者常规应用大剂量MP[114]。

## 手术治疗

一旦决定手术，就必须确定手术入路（前入路、后入路、前后入路）和手术方式（微创和开放手术）。手术目的决定了手术入路的选择，如神经结构的减压、脊柱序列的重建、不稳定脊柱节段的坚强固定或最终使不稳定的节段获得骨性融合。如果要行融合，则融合的节段越少越好。

### 脊柱畸形的复位和稳定

选择合适的手术入路时，首先要考虑的是所选入路应尽可能地减少对机体的损伤。对于多数胸腰段损伤，无论是采用前入路还是后入路，均可获得解剖复位并可维持复位[51-76]。骨折－脱位是一种例外。这种损伤不能通过前路手术进行可靠的复位，尤其是合并小关节脱位者，所以应采用后入路。对某一既定损伤，理性评估损伤类型和相关的不稳定，可以指导手术入路的选择。如果可能的话，胸腰段骨折的稳定手术，应该直接针对引起畸形和不稳定的骨性和韧带的严重损伤进行重建。

术者应该避免损伤任何尚存的稳定结构，最终稳定性的重建取决于固定节段的数目、复位后内固定必须承受的应力，以及最初的不稳定程度。通常，能够以运动节段融合最少实现稳定的技术是最受欢迎的，并且选择的入路应该减少由于周围结构破坏、手术操作损伤以及出血引起的严重围术期并发症。最后，所选择的入路必须能够实现牢固融合，以维持最终的矫形效果和脊柱序列。与椎间融合相比，尤其在高能量骨折的情况下，单独对后方结构进行融合有更高的假关节形成率[60]。

### 神经减压

当存在神经损伤时，手术的第二个目标是对受累神经结构进行减压。能实现这个目标的入路取决于受累的脊柱区域、神经受压的程度以及椎管受压的部位。对于脊髓和圆锥的减压，所选技术应该能够避免对蛛网膜下间隙的牵拉和操作，以防医源性神经损伤。前入路和后入路均可复位前方的压迫，而对后方的神经压迫则需采用后入路。尽管一般认为对于严重的前方压迫，尤其是在脊髓区域，从前路减压可能获益最大，但是目前并没有相关研究证实这一点[60,76]。尤其是随着通过后入路到达脊柱前方结构的技术的发展，通过后入路或前入路均可完成减压[65]。在减压过程中，为了去除骨性或者软组织块的压迫，可以对马尾神经进行小心的牵拉。对于腰椎骨折还应考虑椎间孔的受压情况。尽管两种入路均可完成减压，但是更推荐后入路。对于神经结构的完全减压，前后联合入路几乎没有必要。

## 手术入路

### 后入路

后入路技术在胸腰段的不同水平是相似的，可以通过传统开放技术或微创技术（MIS）完成。扩展的后入路也能达到前方结构，包括椎体，尤其是在下胸椎。具体来说，通过经椎弓根入路或切除肋横突关节即可到达胸椎前方。经椎弓根入路需要去除小关节和相应节段的椎弓根。在蛛网膜下间隙的外侧进行操作，可以使术者到达前方的椎体和椎管。此入路尤其适用于椎体后缘突入椎管需要复位的患者。可以应用肋横突切除术从后方更广泛地显露前、中柱，这种显露需要去除肋骨的内侧和横突。为了更好地显露，可以切断胸神经根（图 12.6）。最近，MIS 入路也在后入路胸腰段脊柱手术中得到应用。与传统开放入路相比，这种入路具有手术创伤更小的优点，减少了出血，并更好地保留了椎旁组织[58,77]。这种入路需要应用 C 臂进行术中透视，也可应用术中导航。首先通过透视确定手术节段，通过旁正中切口直达目标节段，使用逐级扩张器分离椎旁肌直到可以放置管状牵开器，建立工作通道。此牵开器可通过固定臂连于手术台。牵开器可以移动到不同的位置，显露需要的脊柱区域，从而可以按照既定计划完成手术。MIS 入路也可以用来放置后路内固定（图 12.7）。

### 前入路

对于腰椎手术，首选的开放前入路是腹膜后入路，可以通过以病椎为中心的侧腹部斜切口，或是与腹直肌鞘外缘平行的旁正中纵切口来完成。旁正中切口尽管可以显露 L3，但是对下腰椎（L4~S1）无疑是最好的。斜切口可以提供多节段的显露，包括腰骶结合部，也可以通过切开膈、切除肋骨来显露下胸椎。两种切口都在腹膜后进行操作。这些入路之间最显著的区别在于，通过旁正中切口显露不需要切断腹肌组织。相比而言，斜切口显露意味着必须横断腹肌。由于横断腹肌会引起严重的并发症，如果可能的话应避免斜切口。具体来说，对于旁正中入路，纵切口刚好位于在目标椎间盘恰当水平的正中线左侧。切口的水平可以用术前透视来确定。通过皮下组织完成解剖，可见腹外斜肌筋膜，在靠近正中线处切开。然后将腹直肌向后牵拉至其外侧，直至可以显露腹直肌后鞘和 Douglas 半月线。在此层面上，将腹膜从外向内进行钝性剥离到达腹直肌的后方，来显露腹膜后间隙。

一旦进入腹膜后间隙，不管是旁正中入路还是斜入路，每个水平上的节段动脉和静脉都应分离并结扎。这能够显露椎体和椎间盘的前外侧面。可以通过触摸骶岬来确定腰骶结合部，但需要通过术中透视来确定正确的节段。小心地向外侧牵开同侧的髂静脉，在两侧髂总血管之间显露腰骶结合部是很容易的。L4-L5 椎间盘及以上水平的显露最好在降主动脉侧方进行（图 12.8）。经腹膜入路可用来显露腰骶结合部，但是并不推荐，因为腹膜后入路的显露已经非常满意了，并且发生经腹显露相关并发症的潜在风险更低。在胸腰段交界处，前入路也可能需要切开膈来完全显露这些节段。

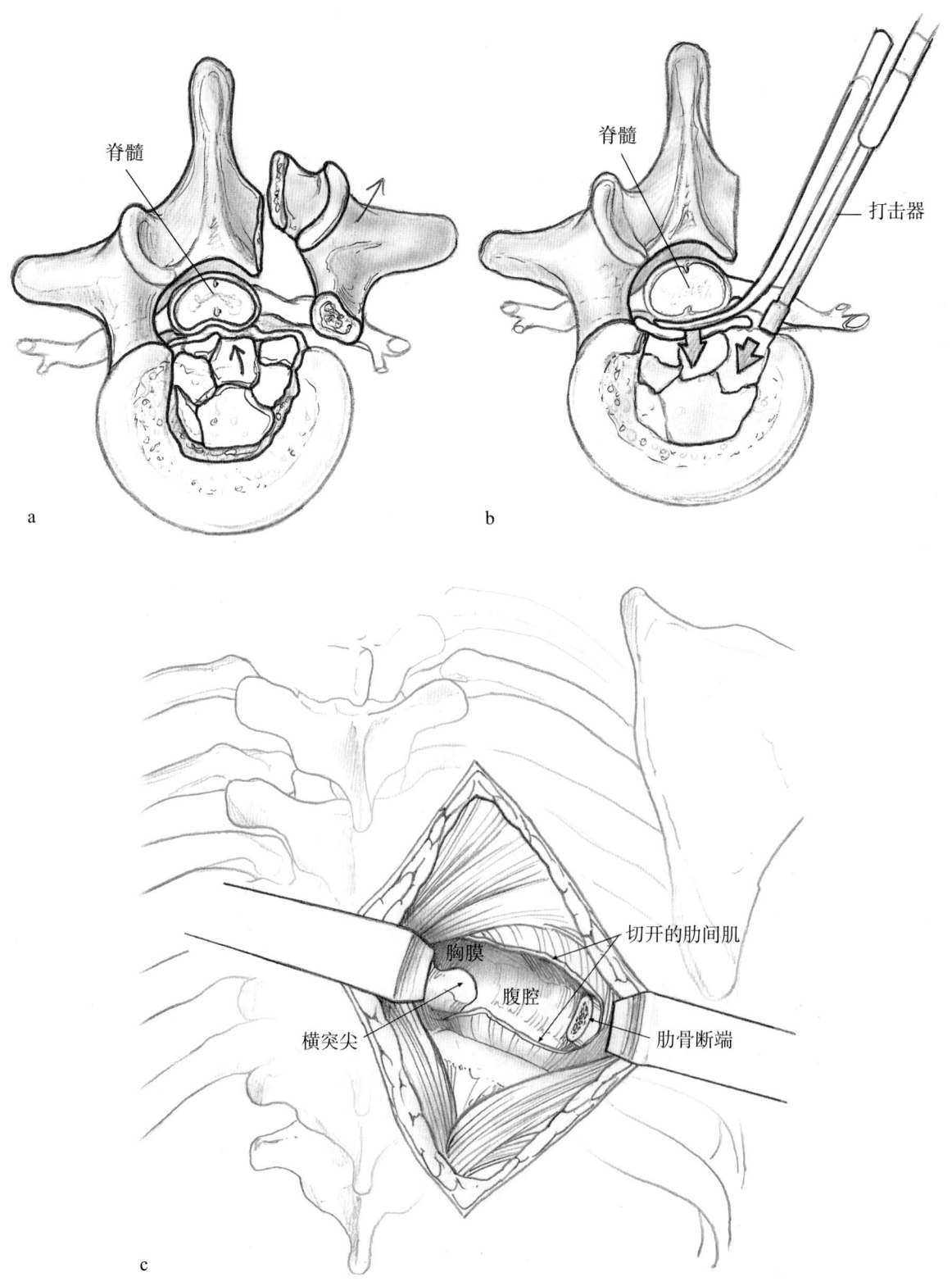

图12.6 a，b. 经椎弓根入路可通过切除同侧小关节、椎弓根和横突，到达胸椎前柱和中柱。c. 如果需要更广泛的显露，可切除肋骨的内侧和横突，然后胸膜会回缩到前方，从而显露椎体

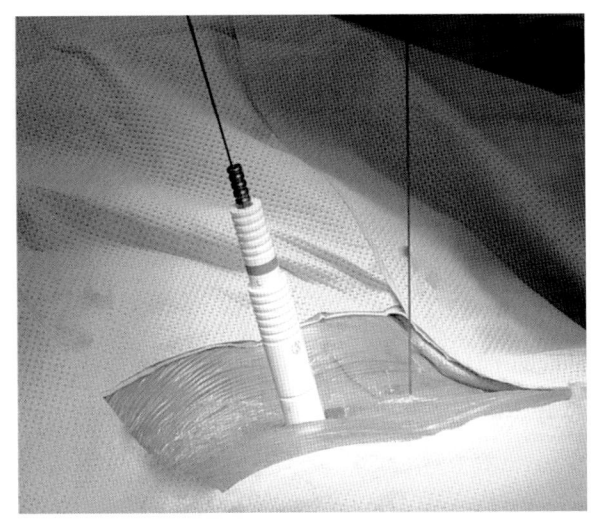

图 12.7 置入逐级扩张器是微创手术（MIS）入路到达脊柱后方结构的第一步，也可以用来放置后路经皮内固定

## 外侧入路

与后入路一样，人们开发了可以到达胸腰椎前方的微创入路。最常用的是经腰大肌外侧入路[57]。该入路最适合从 L1 到 L4 的侧方显露，向尾端最远可显露 L4/5 椎间盘。熟知这个区域血管和神经的解剖对于安全达到手术区十分重要[78]。患者取右侧卧位，左髋屈曲放松腰大肌，C 臂透视定位病椎。C 臂的摆放位置必须能看到目标椎的标准侧位影像。在这个水平的椎体中部的上方做一个小的皮肤切口，切开皮肤，向下钝性分离腹肌组织到达腹膜后。辨认腰大肌

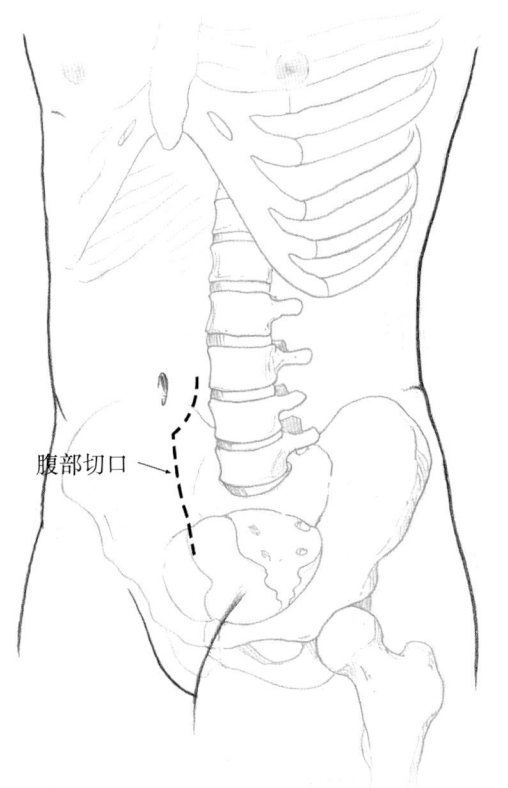
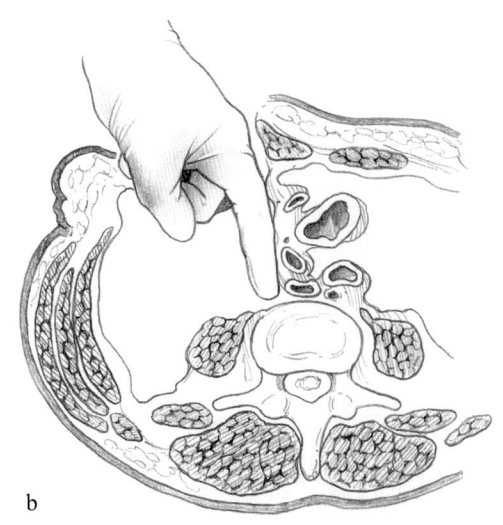

图 12.8 a. 旁正中切口通常用于经腹膜后入路到达腰骶交界。b. 顺着皮肤切口的解剖平面

后，应使用肌电图（EMG）对该区域的出行神经根和腰丛进行定位，这些结构通常位于椎体和椎间盘区域的后半部分。确定这些结构的位置后，在目标椎体或椎间盘内放置带电刺激的 Jamshidi 导针。放置 Jamshidi 导针最安全的位置是椎体或椎间盘的前 1/2~1/3。然后，将电刺激扩张器沿着导针逐级扩张，直到置入管状拉钩。当神经根受到 4~6 mA 的刺激时，肌电图提示神经根或腰丛处于危险状态，此时应重置 Jamshidi 导针和扩张器，使其与神经结构保持安全距离。放好拉钩后，就可以通过此显露来完成剩余的手术操作（图 12.9）。

## 手术技巧

### 压缩骨折

需要手术重建稳定性的 Denis 压缩型骨折或 Magerl A1 型骨折，最好的手术方案是后路固定和融合术。显然，骨折引起的严重畸形或不能接受的后凸与 PLC 的断裂有关。因此，手术重点在于这些后方结构的重建。此外，不管有没有内固定，韧带损伤都不会愈合，因次建议行融合术。然而，最近随着微创技术的出现，融合的必要性受到质疑，有研究显示非融合手术的短期效果是不错的[51, 58, 61]。

如前所述，内固定和可能融合的节段越少越好。因此，对于急性损伤，应固定病椎的上、下各一个节段，但严重的椎体粉碎骨折不适用这个原则。尽管 Mccormackde 等的分型[15]适用于三柱胸腰段骨折，严重粉碎骨折应避免短节段固定这一理念同样适用于压缩骨折。这种情况下，恰当的选择是病椎上、下各两个节段更长的内固定，结合前路重建或椎体强化[51]，但最好能使用短节段固定。在病椎的椎弓根内放置短的椎弓根螺钉也可以提高内固定的强度，并有助于防止内固定失败[79]。

最常用也是最合适的手术方式是后路手术。术中患者俯卧于可透射 X 线的手术台上，俯卧位本身就有助于复位骨折畸形。过伸髋关节，在大腿前方放置一个垫子也可以减少胸腰段的后凸。对于开放手术，采用后入路，在骨膜下按从尾端向头端的方向剥离竖脊肌，以显露相关节段的后方结构。通常会拍摄 X 线片或透视成像来确认节段。从概念上来讲，这种特殊类型的损伤不存在神经压迫，因此不需要减压。完成显露后，需确认椎弓根钉的入钉点。腰椎椎弓根螺钉的进钉点是横突、上关节突和峡部的交点（图 12.10）。以气动钻或手锥开路，并用钝头探针探测椎弓根。椎弓根在矢状面上的方向可以在显露过程中通过局部透视来判断，在冠状面上的方向因固定节段而变化。随着椎体节段从尾侧移向头侧，内倾角变小。一般来说，腰椎椎弓根的内倾角为椎体节段数 ×5。举例来说，L5 水平角约 25°。内倾角逐渐减小直到 T11 或 T12，在此节段椎弓根内倾角不超过

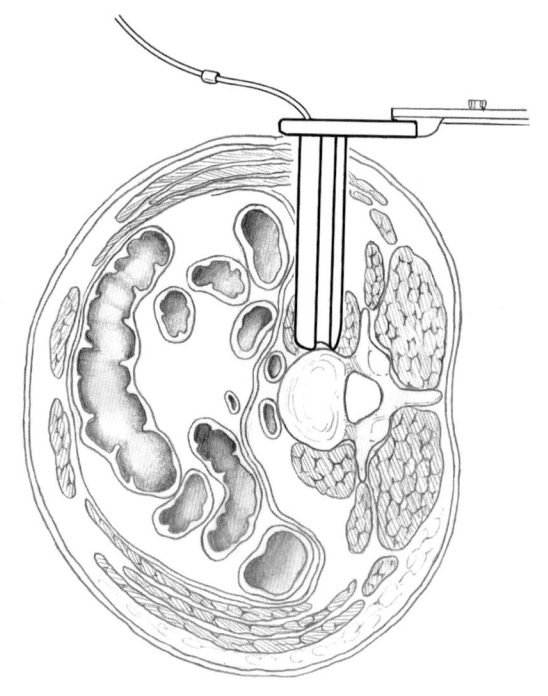

图 12.9　MIS 入路可经腰大肌到达腰椎前方。钝性分离腹外侧肌肉后，将管状牵开器经腰大肌固定在椎体侧面。神经监测必不可少，以确保不会损伤到腰丛

$10°$。

按从内向外的方向，胸椎椎弓根钉的入钉点位于上关节突中、外1/3的交点。从T12到T10，自头端向尾端的入钉点位于横突中部，对于靠上的节段，入钉点应稍向横突头端移动。可以应用透视或导航辅助椎弓根钉的放置，但是当标记很清楚时就没有必要了。

置入螺钉后，需拍摄X线片以确认螺钉的位置。在标准正位片上，螺钉的最佳位置应使螺钉的尖端位于椎弓根内侧壁和棘突之间（图12.11）。腰椎螺钉也可以接受电刺激，在邻近神经根上探测到肌电图活动时应停止，刺激阈值应不低于8 mA。置入所有螺钉后，就可以进行骨折的复位和固定了。对于短节段固定，应使用固定角度的螺钉而不是多轴螺钉。按理想的矢状位曲度对棒进行折弯，先放置在骨折节段上方的螺钉上，然后将棒小心地放在骨折节段下方的螺钉上。应该注意不要过度扭转上方的螺钉，特别是对于骨量减少的患者。然后临时锁紧上方的螺钉，并在内固定上方进行加压。下压是此类型骨折复位的主要手段，而不是悬臂屈曲。在短节段固定中，复位时的悬臂折弯或原位弯曲与螺钉拔出有关[80]。虽然跨固定节段的融合是常规，但最近微创技术的治疗结果对融合的必要性提出了质疑[51]。放置完棒后，通过一个单独的皮肤或筋膜切口，从髂后上棘区域取自体髂骨。在去除皮质的横突之间进行植骨，也可以直接在去皮质的小关节处植骨。其他骨移植材料可以代替自体骨。最后，放置2个横连以提高结构的强度。

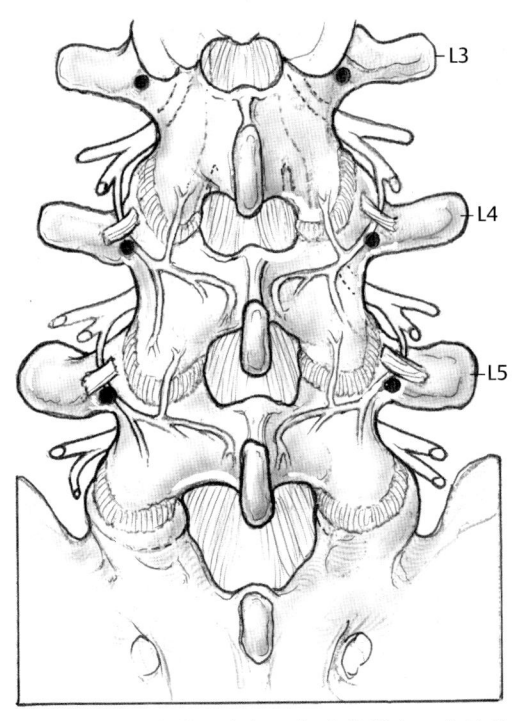

图12.10 腰椎椎弓根钉入钉点为横突、上关节突和峡部的交点

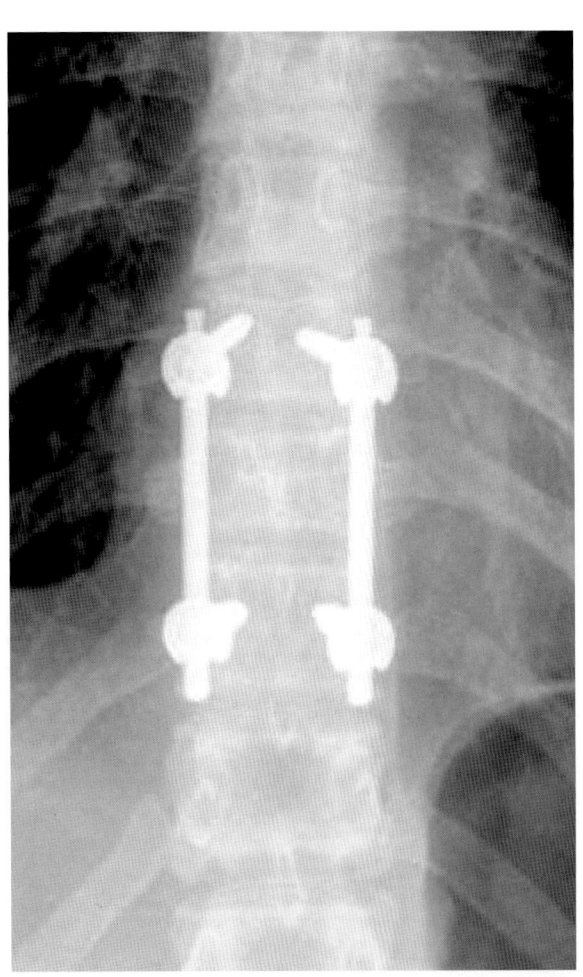

图12.11 正位X线片显示椎弓根螺钉合适的置入位置：螺钉的尖端位于椎弓根内侧缘和棘突之间

也可以使用微创入路。该入路的优点是软组织损伤少，因此感染率更低并可能加速康复。最新的研究称这项技术的预后可能非常好[59]。这项技术要求患者俯卧于可透射X线的手术台上，伸展髋部以复位骨折。神经监测是必需的，并且需要双平面透视或术中导航。借助透视成像，在每个需要固定节段的椎弓根外侧对应皮肤上做一个小切口。放置导丝、扩张器并沿导丝置入丝攻。放置螺钉，然后放连接棒。在内固定上下压来复位骨折。融合的好处存在争议。如果要进行融合，可以通过之前放置的套管或通过有限的开放入路来完成。

## 爆裂骨折

如前所述，对于不合并神经损伤或PLC断裂的胸腰椎爆裂骨折的手术指征一直存在争议，但对于伴有诊断明确的韧带或神经损伤的骨折通常没有争议。一旦确定手术，接下来需要决定使用何种入路。最常用的入路是开放的后入路。接着，需要决定的是与该入路相关的内固定的范围，或需要行内固定的椎体数目。短节段固定是理想的，这种固定方法是直接将螺钉置入损伤节段上方和下方的椎体，因此跨越了3个椎体或2个运动节段。然而，过去人们发现短节段固定有很高的失败率，特别是会出现进行性后凸[81]。因此，人们提出了其他方法来防止这种并发症，从而可以继续使用短节段固定，包括在骨折节段置入一枚短的椎弓根螺钉，大大提高了内固定的整体稳定性[81, 82]。还可以在骨折椎体内植骨以加强前柱支撑，减少早期后凸的发生[83, 84]。

### 开放后入路

**视频12.1** 切开复位，T12后外侧减压，T10~T2后路融合器械固定

后方切开内固定的手术入路与压缩骨折的后方内固定的入路相同。摆放患者体位时，髋部应过伸，有助于复位骨折部位的后凸畸形（**图12.12**）。在骨膜下显露后方结构后，保留最上方和最下方的棘突和棘上韧带，将椎弓根螺钉置入伤椎上方和下方的椎体。此外，将短椎弓根螺钉置入骨折椎体。单轴螺钉可以增强稳定性，尽管这可能增加了连接棒放置的难度。连接棒置入后可获得最终的复位。因为骨折是由轴向负荷压力引起，所以需要撑开整个结构以恢复椎体高度。然而，撑开可能会在骨折处造成后凸畸形，因此需要通过棒的形状来恢复前凸。具体来说，首先将棒预弯成理想的矢状面

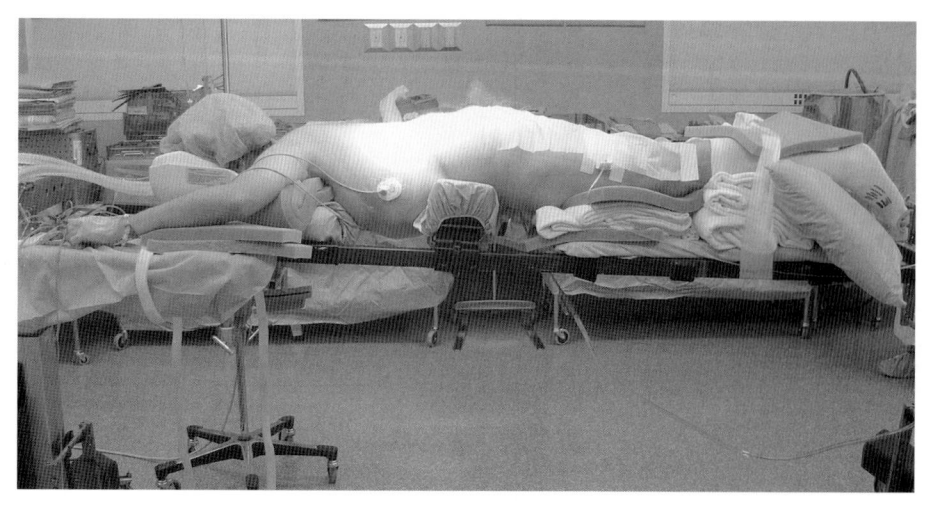

**图12.12** 患者俯卧在可透射X线的Jackson手术床上。这个有后凸畸形的患者的髋关节充分过伸，以获得最好的畸形矫正

形状。然后将棒置于骨折上方椎体的螺钉，拧紧螺母，最终将棒固定于下方的螺钉上。悬臂屈曲可以在骨折节段恢复理想的前凸。此时，撑开可以恢复椎体高度而不破坏矢状面形状（图12.13）。应使用横连以进一步增强内固定的稳定性[85]。一般来说，随后需要融合所有内固定节段，但融合的疗效尚有争议。研究未能显示融合患者与非融合患者相比预后可以改善[86, 87]。

## 开放前入路

### 视频12.2　L1前路椎体切除，T12~L2前路融合，可扩张骨笼和器械固定

有时也可以使用前入路。前路手术的优点是可以直接看到向后凸出的椎体骨折，无须触动神经结构即可很容易地移除骨折块，并且对于明显的椎体粉碎性骨折或后凸畸形可直接重建前柱。与后入路相比，前入路的缺点是可能会造成更多的并发症。对于L3或以下的下腰椎区域，首选入路是经左侧旁正中切口的腹膜后入路。这种入路是令人满意的，因为不需要横断腹部肌肉。对于L3以上节段，则需要做斜侧方切口。此切口需要切断腹内斜肌、腹外斜肌以及腹横肌，这种技术已在前面的章节中介绍过。经此入路，应通过摄X线片确认椎体节段。切除骨折椎体上方和下方的椎间盘。用电刀环形切除椎间盘，然后用Cobb剥离器在骨膜下剥离软骨终板。再用刮匙去除后纵韧带前方的椎间盘组织，椎管的位置就确定了。应注意刮匙不能破坏相邻节段椎体的骨性终板，因为完整的终板对稳定性的重建很重要。接下来，在确定椎管的位置以后，就可以用骨刀或咬骨钳切除骨折椎体前部的大部分，剩余的椎体后缘骨块可以用刮匙移除。要做到这一点，最好的方法是将碎片沿其进入的反方向旋转移出椎管（图12.14）。通过触探两侧椎弓根来判断减压是否彻底，以确保椎体后方骨块已在两侧椎弓根间按由内向外的方向，在终板间按从头端向尾端的方向去除干净。

然后重建前柱。植骨的选择有很多，包括自体骨移植、同种异体骨移植，还有合成材料的融合器。虽然以上每种选择的效果都很可靠，但目前最常用的是可延长融合器。这种融合器的主要优点是可以矫正后凸畸形，并且易于放置。可用的融合器有很多种。选择合适大小的融合器后，在其中填入植骨材料，然后置入椎间隙。

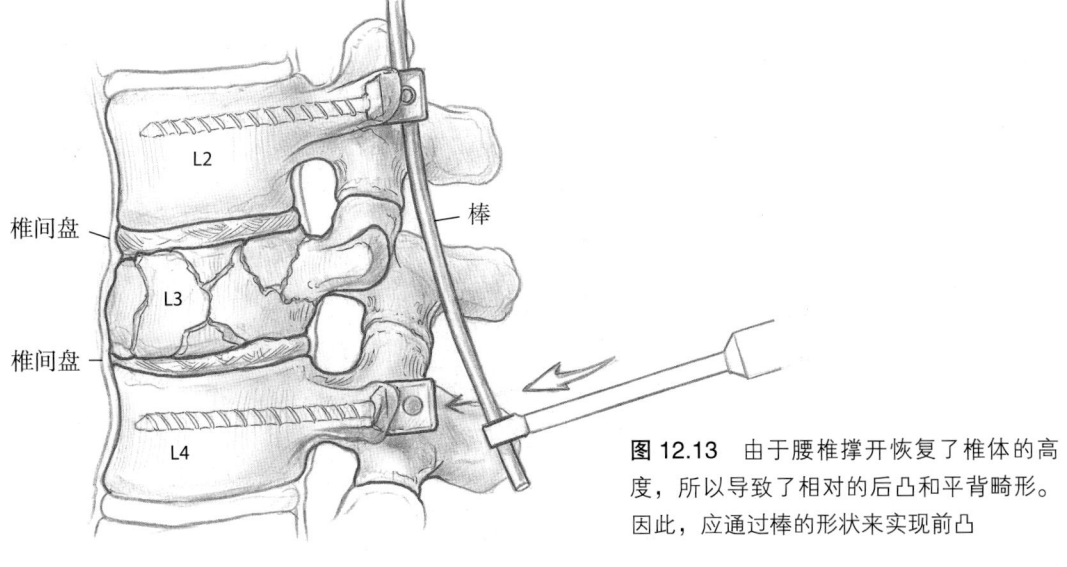

图12.13　由于腰椎撑开恢复了椎体的高度，所以导致了相对的后凸和平背畸形。因此，应通过棒的形状来实现前凸

X线透视可以确认融合器已放置在椎体次全切除后残留缺损的中央。然后，小心地延长融合器，以重建正常的脊柱曲度。应注意融合器在延长过程中不要破坏相邻的终板，终板破坏可以导致术后融合器下沉。融合器安装好后进行内固定。正如有多种类型的椎间植骨材料一样，前路内固定的选择也很多，包括钉棒系统，以及各种类型的接骨板，没有哪一种特殊的内置物类型被证明优于其他。待固定椎体的侧面必须完全显露至椎弓根基底部或者椎间孔正前方的椎体后外侧。在胸椎，通常需要切除覆盖在椎弓根上的肋骨头。这样，后方的螺钉入钉点在椎体后部，并瞄向椎体的前部（图 12.15）。这不仅改进了固定，而且远离了椎管，是一个更安全的进钉轨道。在最终放置内固定之前，必须将手术床恢复到水平位置。

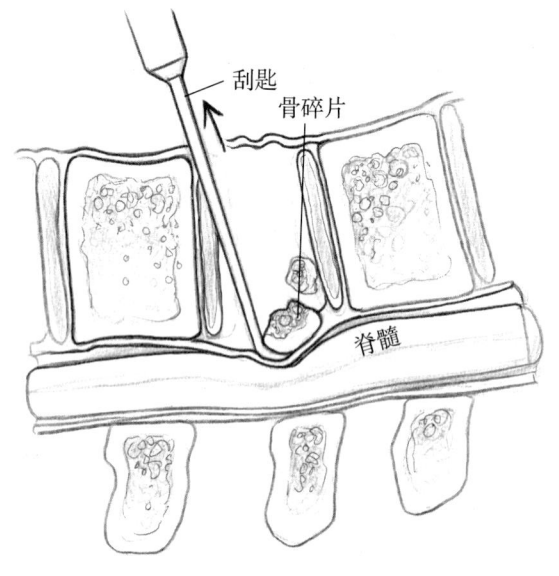

**图 12.14** 当上终板的碎片向后凸入椎管时，最好的方法是用刮匙从前下方向旋转取出碎片，以避免造成医源性神经损伤

### 前后联合入路

一般说来，对于爆裂骨折，很少需要开放的前后联合手术。虽然前后联合手术确实提高了内固定的初始稳定性，但其结果与单纯的前路或后路固定相当[70]。前后联合手术一种常见的应用是在前路椎体次全切除和支撑重建后进行后路内固定。然而，在这种情况下，后路内固定应经皮置入，因为并不需要后路减压或融合[88]。

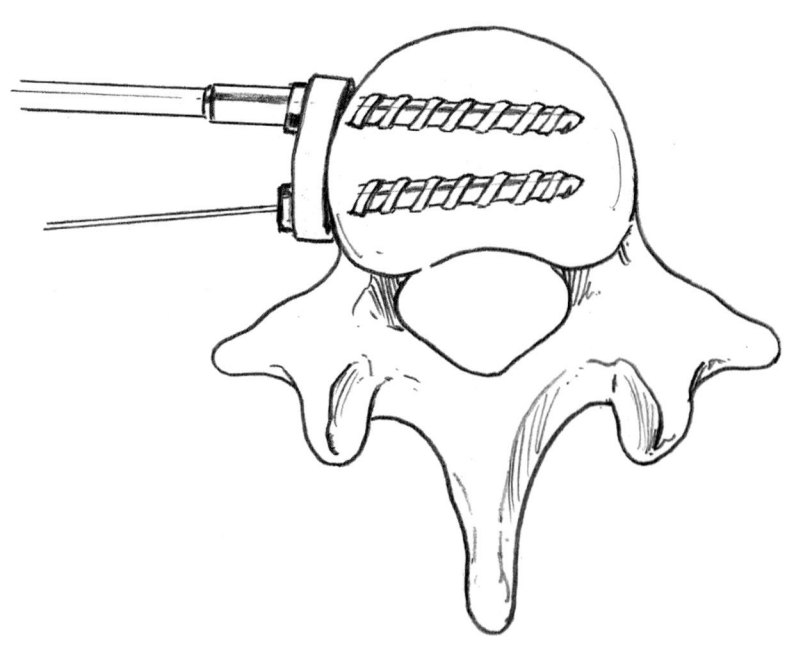

**图 12.15** 螺钉置入椎体

### 微创手术

微创手术技术可有效治疗胸腰椎爆裂骨折。最流行的技术是微创后路固定，结合或不结合椎体强化术[51, 61, 69, 89]。虽然经皮螺钉固定不能进行直接减压，但通过韧带的作用进行间接复位是可能的。这一手术的特殊技术首先包括上文所述的微创后入路。在透视引导下，将多轴椎弓根螺钉经皮置入伤椎上、下方的椎体内。然后，利用合适的穿棒器在两侧放置连接棒，用撑开器撑开，以重建骨折椎体的高度。如果需要更多的前柱支撑，那么可以在对伤椎进行球囊扩张后凸成形植骨术之前或之后进行撑开。骨折椎体可成功地植入自体骨或骨移植替代物[51, 62, 69]。虽然有微创前路椎体次全切和融合的报道，但只有那些在创伤和微创前路手术方面都有丰富经验的外科医生才可以尝试。一般来说，前路椎体次全切和植骨最好在 L2 和 L4 之间通过侧方入路完成。必须承认的是，适合这种手术的节段是有限的，这一术式的适应证仍在演变中。在微创前路椎体次全切除植骨融合后，必须进行后路经皮内固定稳定脊柱[57]。

### 屈曲 – 牵张损伤

根据定义，屈曲 – 牵张损伤通过后柱的韧带或后方的骨性结构对后柱产生牵张力。当计划对任何损伤进行外科干预时，确定已被破坏稳定结构是很重要的。实际上，几乎所有这些损伤都会导致后柱在张力作用下的破坏。多数情况下，中柱也会在张力作用下破坏，或形成韧带和椎间盘损伤，也可能是椎体后方骨皮质的牵张损伤。这种损伤对前柱的破坏取决于脊柱旋转轴的位置：如果旋转轴位于前纵韧带的前方，前柱也将会在张力作用下损伤；相反，如果旋转轴位于椎体本身，前柱可能会因压应力而损伤。区分屈曲 – 牵张损伤导致的前方压缩骨折是很重要的，因为屈曲 – 牵张损伤在非手术治疗时有非常高的进行性畸形和半脱位发生率（图 12.16）。

由于屈曲 – 牵张损伤的主要不稳定发生在屈曲位，对于这类损伤，最好通过后方结构来重建后方稳定性，这样就可以以中柱作为支点来复位畸形，重建任何因前柱压缩而丢失的高度。就像之前讨论过的，屈曲 – 牵张损伤的手术重建可以行开放手术，也可以使用微创技术。在这两种情况下，患者俯卧于可透射 X 线的手术台上，髋部充分伸展，尽可能通过体位复位畸形。对于开放入路，可采用标准的后入路，显露损伤运动节段上、下方的后方结构。术前应明确骨折是否通过椎板和棘突，以避免显露过程中造成医源性神经损伤。

随后按照常规解剖标志将椎弓根螺钉置入损伤的运动节段上、下方的椎弓根内。在韧带和骨性后柱损伤的情况下，可以使用短节段的内固定。对于韧带损伤，只需要固定一个运动节段。在骨性 Chance 骨折中，除骨折节段的椎弓根仍然完整这种特殊情况外，内固定应跨越骨折椎体上、下方的运动节段。对于这种特殊情况，有时只需要在伤椎处置棒钩系统。

在置入椎弓根螺钉并在 X 线片上确认螺钉位置后，弯棒后置入，下压内固定以复位畸形并恢复后方的张力带。在下压前应切除黄韧带折叠和/或撕裂，以避免复位时造成任何医源性神经损伤。神经监测是很重要的。在椎间盘破裂的情况下，术者必须认识到后方纤维环也有损伤的可能，这一点在 MRI 上显而易见，损伤节段的椎间盘突出也应清晰可见。在后方纤维环损伤的情况下，椎间盘突出可以发生在复位或下压时。因此，任何神经状态的变化，在术中或术后都需要紧急检查处理。对于已知的椎间盘突出，必须在复位前将其切除。术中若神经监护有变化，应立即反复位方向操作并行椎板切除术以探查椎管情况。所有韧带损伤的患

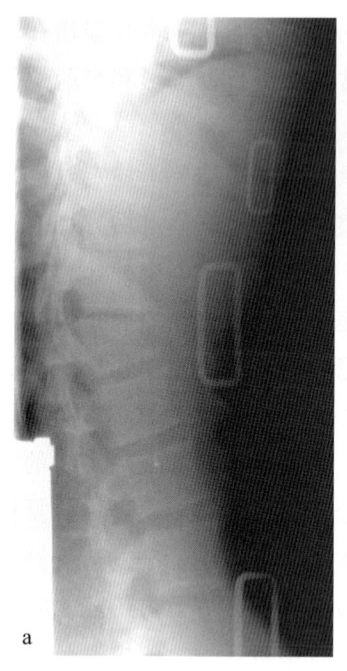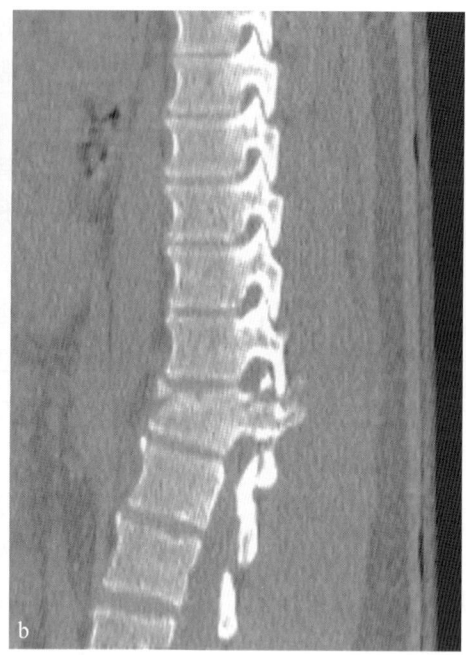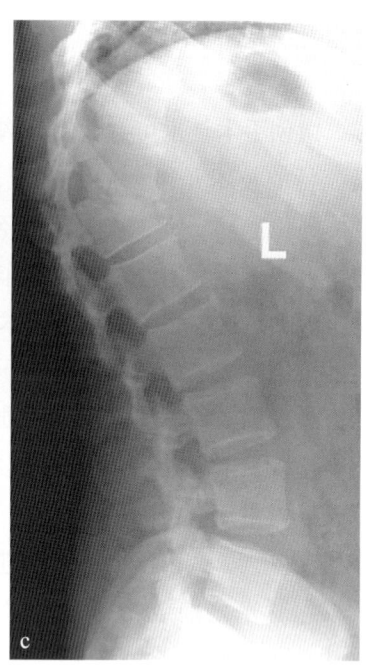

图 12.16 a. 误诊为压缩骨折患者的 X 线片。b. 矢状位重建 CT 显示这是一种屈曲 – 牵张损伤。c. 8 周时，患者表现为进行性后凸畸形，需要手术治疗

者都应该进行融合，以达到最终的稳定；但对于骨性 Chance 骨折，单独内固定就可以实现最终的愈合。

在屈曲–牵张损伤中，一种特殊的类型是罕见的骨折导致椎体后方皮质受压，椎体后方骨块进入椎管（图 12.17）。这种损伤类型会导致后柱牵张，中柱和前柱受压。此时，对后方进行下压固定时以椎体后方骨皮质作为支点已不再合适，因为后方骨皮质已经断裂。因此，这类损伤的后路内固定与爆裂骨折相似，因为撑开可以恢复中柱高度，并间接减压椎管。但是，与爆裂骨折不同的是，由于后方结构已发生了牵张损伤，因为对于这种特殊的损伤可能会导致过度撑开，所以必须谨慎操作。可以预见的是，牵拉也会增加骨折部位的后凸，因此必须通过弯棒和患者体位来复位后凸畸形。一旦重建后方的张力带，如果需要进一步的减压，可以在后外侧完成；也可以行短节段固定，需要根据前方粉碎的程度来决定，可以参照短节段内固定治疗爆裂骨折的标准。

微创手术

后路微创技术非常适合骨性的屈曲–牵张损伤或 Chance 骨折的患者。在此，经皮内固定可以有效地重建后柱，不需要融合而达到骨性愈合。体位摆放和螺钉置入技术类似于前面描述的爆裂骨折。然而，在 Chance 骨折情况下，螺钉置入后对内固定加压可以复位骨折和畸形。正如前面在开放技术中提到的，在有后方椎间盘损伤的情况下，下压确实存在使椎间盘组织或骨块进入椎管的风险。因此，下压时必须小心。与开放的后路手术一样，仅有骨性损伤不需要进行融合，而韧带损伤只需要对运动节段进行融合（图 12.18）。

## 前路手术

对于屈曲-牵张损伤，仅靠前路手术是不可行的。前方支撑植骨不能充分稳定屈曲-牵张损伤引起的屈曲不稳定。前路支撑点不可避免地位于或非常接近不稳定轴，使植骨有明显的力学劣势。此外，在后方张力带不完整的情况下，单靠前方撑开不能充分恢复前凸。因此，如果存在椎体粉碎性骨折或椎管占位，需要在后路稳定和复位后进行前方结构的重建。

## 骨折-脱位

骨折-脱位通常是由作用于脊柱的多种暴力引起，包括牵拉、旋转和剪切[5]。在每种情况下，这些损伤都累及三柱且非常不稳定，常合并神经损伤。因此，除非有特殊情况，否则均需要进行手术治疗。由于脱位，受影响的运动节段很可能在多个平面上发生明显移位。通过前路进行复位和稳定是相当困难的，因此后路手术是手术治疗的主流。后路手术可广泛显露多个运动节段，精准复位骨折并坚强固定[64]。从后路可以更安全地进行各种减压。

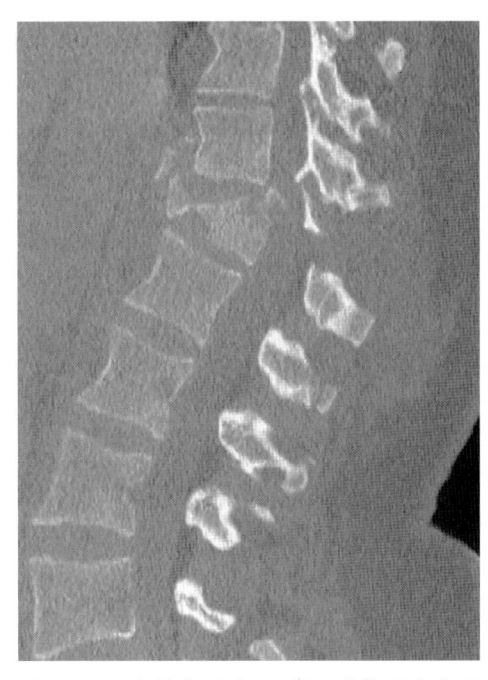

**图 12.17** 矢状位重建 CT 显示椎体后方皮质向后凸入椎管导致下肢轻度瘫痪的屈曲-牵张损伤，明显不同于由后柱牵张损伤引起的爆裂骨折

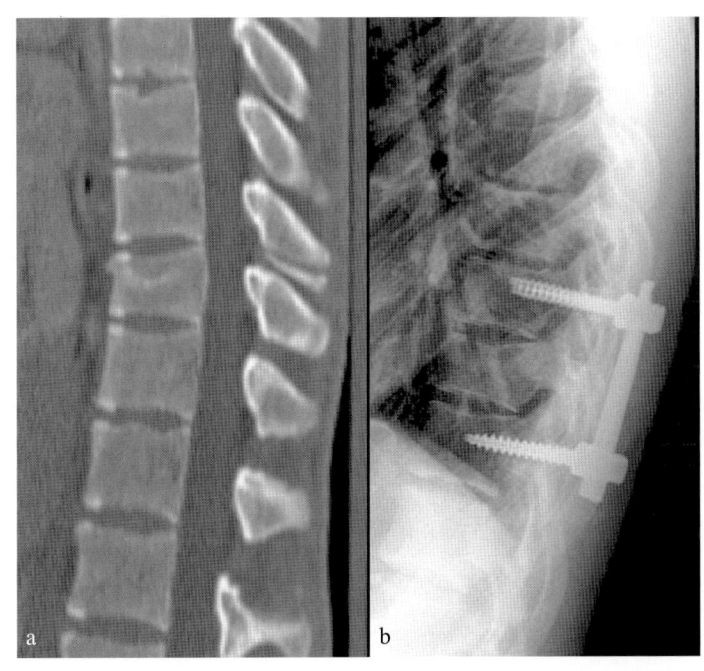

**图 12.18** a. 矢状位 CT 显示伴有后方韧带复合体骨性断裂的下胸椎屈曲-牵张损伤。b. 这种损伤适合行不用融合的经皮内固定

### 开放后入路

如前所述，患者俯卧于不透射 X 线的手术台上。对胸腰段脊柱进行标准的后路手术，显露伤椎水平头、尾 2 个运动节段。在显露过程中，必须注意避免医源性神经损伤，这最有可能发生在骨折区域或术前未预料的后方结构缺损区域。显露完成后置入内固定。由于骨折-脱位本身存在明显的不稳定，一般情况下不采用短节段内固定。对于骨折-脱位来说，使用椎弓根螺钉对于三柱固定很重要，并且此类型骨折引起的多处移位需要多个平面的力来实现复位[90]。术者必须注意到任何可能引起邻近椎弓根方向改变的创伤后脊柱畸形。内固定的范围应包括伤椎上、下方各 2 个椎体，尤其是在腰椎[91]。有一个例外是罕见的单纯脱位，在这种情况下，短节段内固定即可充分稳定损伤区域，并且完整的后方结构也可以增加最终固定的稳定性。

在置入椎弓根螺钉后，任何直接侵犯神经的骨折碎片都应被移除，任何硬膜撕裂都应立即修复，可以使用 4-0 不可吸收线或合成胶原补片。接着对骨折进行复位，具体复位手法因受伤引起的位移类型而异。然而，通常情况下，可以借助完整的后方结构来获得复位，并将其作为参考来判断是否完成复位。也可使用术中透视评估复位情况。在神经功能尚保留的患者中，神经监测是必要的。另一种复位方法是先将按生理弯曲折弯的棒固定在损伤节段一侧的螺钉上，这取决于哪一侧的活动度更大，然后依次将棒放置在剩余的螺钉上以获得复位。接着，用撑开或加压的方法获得最终的复位。放置 2 个横连。融合仅限于脱位的节段。在伤后 9~12 个月内取出内固定，尽可能恢复未融合节段的活动。也可融合所有的节段，这样就不需要拆除内固定了。

### 前路手术步骤

胸腰椎骨折脱位的后路复位和稳定手术的预后良好[90]。然而，有时也需要进行前路手术。后续的前路手术适用于后路手术后仍有持续的前方神经受压，或前方的椎体碎骨块太多，需要进行前方结构植骨等情况。然而，目前还没有具体的数据可以帮助术者预测对前方粉碎骨折患者行长节段后路固定的失败情况。因此，是实施前路椎体次全切还是增加前路结构性植骨，通常取决于手术医师的个人习惯。

## 并发症

与任何需要广泛重建的严重损伤一样，在胸腰椎骨折的外科治疗过程中可能出现各种并发症。这些并发症可能与任何大手术中出现的并发症相似，或者与胸腰椎骨折的复位和固定有独特的关联。事实上，并发症的发生率可能非常高[73, 92, 93]。因此，外科医生必须时刻警惕新出现的并发症并进行恰当的治疗。

胸腰椎骨折患者最致命的并发症可能是深静脉血栓（DVT）形成和肺栓塞（PE）。众所周知，非创伤者在接受重大脊柱重建术后发生 DVT 的综合风险是较低的[93]。但是，这些数据不能用于急性胸腰椎创伤患者，因为这些人群本身 DVT 和 PE 的发生率就会显著增加。在这些患者中，有许多危险因素增加了 DVT 的发生率，包括脊髓损伤（SCI）、手术（尤其是前路手术），以及吸烟、肥胖和高龄[93]。然而，即使在那些肺栓塞风险特别高的人群中，建议的预防方案也往往是基于个人观点、组群研究而不是 I 级证据[93]。然而，在所有胸腰椎骨折患者中，DVT 预防是必不可少的。

预防措施有多种，最简单的形式是间歇性气动加压（IPC）和抗栓塞加压长袜［血栓性疾病（TED）长袜］。当药物预防有禁忌或在没有其他危险因素的脊柱骨折患者中，这些方法可以单独使用，因为它们在这些人群中已证明是有效的。药物预防方面，在 DVT 和 PE 发生风险增加的患者中，应该使用低分子肝素（LMWH），尤其是 SCI、存在长骨骨折或上述危险因素的患者。然而，药物预防会增加出血风险[93]。因此，在这些患者中，通常不在手术后立即进行药物预防，但是第一剂给药的确切时间没有任何特定的证据，而是基于当地的规定。但是，低分子肝素初始用药时间一般在术后 0~3 天。在 SCI 患者中，最常见的是持续使用 LMWH 6 周[93]。常规放置预防性下腔静脉滤器（VCF）似乎没有必要。然而，在术后急性期明确诊断为 PE 的患者，因为治疗性抗凝有很高的并发症发生率，所以应考虑放置 VCF。

比 DVT 和 PE 更常见的是与手术本身直接相关的并发症，包括感染、假性脊膜膨出、假关节形成和进行性神经功能损害。胸腰椎骨折手术后伤口感染应及时诊断，积极治疗。感染是开放后路内固定手术后最常见的[95]，虽然发生率各不相同，但据报道可高达 10%[35]，比择期脊柱融合术后要高得多。治疗术后伤口感染最重要的一点是及时诊断。在没有得到确切证据前，任何有伤口渗出的患者都应想到术后伤口可能发生感染。后路内固定和融合术后伤口渗出的治疗，应尽量避免单纯局部伤口处理和口服抗生素，因为这种治疗方式注定会失败。

确定发生伤口感染时，应通过外科引流、清创和术中培养积极处理。首先显露表层并彻底清创。如果筋膜完好，应在远处对伤口深部进行抽吸，以确保感染未进入筋膜下间隙。如果发现筋膜破损，则应将伤口完全打开并仔细清创。内固定物保留于原位，但任何明显坏死的移植骨都应取出。如果发现是坏死很少的浅表组织感染，在初步清创后即可带引流管缝合。如果有明显的坏死或深部感染，应进行再次清创。在这种情况下，用负压辅助封闭海绵填塞伤口，以便于对感染持续引流并促进肉芽组织的形成。海绵应该放在伤口深处，并且可以直接放置在外露的骨或内固定上[96]。随后患者在 48~72 小时后返回手术室再次清创。如果整个伤口都有健康的肉芽组织存在，那么可以在有深部和浅层引流的情况下闭合伤口。如果仍然存在明显的坏死组织，应经常更换 VAC 直到伤口清洁。局部伤口护理与长期静脉（IV）抗生素治疗相结合，根据培养结果来选择抗生素。

硬脊膜撕裂通常与胸腰椎骨折同时发生，并与屈曲 – 牵张损伤、骨折 – 脱位和爆裂骨折相关。爆裂骨折和硬脊膜撕裂之间的关系已得到详尽描述[97]，具体的骨折特征能否增加硬脊膜撕裂的可能性尚有争议，但硬脊膜撕裂与神经损伤和椎板骨折有关[97]。撕裂可能发生在硬脊膜的前面或后面。在一小部分病例中，马尾神经甚至可以被卡在骨折的椎板中。在术前的影像学研究中认识到这一问题非常重要，可以避免在骨折复位过程中将神经嵌顿在骨折的椎板中[97, 98]。发生硬脊膜撕裂时，应尽可能地直接修补。其他修复方法包括在撕裂处上方放置一块合成胶原硬膜补片，并将其缝合在合适位置或使其完整附着在裂口边缘。修补后，应在术中进行 Valsalva 操作以证实没有持续性脑脊液（CSF）漏。持续性脑脊液漏或假性脊膜膨出可通过再次探查修补或蛛网膜下腔闭合引流进行处理。

事实上，不管手术方式如何，所有已发表的胸腰椎骨折手术治疗的报道都将骨折不愈合视为一种并发症[62, 65, 76, 91, 99, 100]。真正的骨折不愈合率尚不清楚，但很有可能与择期脊柱融合术后的骨折不愈合率相似。若干因素已被证明会增加脊柱融合术患者不愈合的发生率，也适用于接受融合术的骨折患者。其中，最重要的不利于融合的因素包括吸烟、非甾体抗炎药（NSAID）或免疫抑制剂[101]。在这些患者中，应尽可能使用自体骨植骨。骨折不愈合的诊断最好是结合动力位 X 线片和薄层 CT 扫描矢状位和冠状位重建进行。骨折不愈合的治疗指征很难确定，这一点体现在有资料显示行内固定术的非融合患者的疗效与行融合术的患者相似[86]。考虑到这一点，治疗骨折不愈合的绝对指征是进行性畸形和不稳定。当发现骨折不愈合时，必须排除感染，因为深部感染可能导致融合失败[102]。这主要是进行血清实验室检测，观察是否有 C 反应蛋白的升高和红细胞沉降的加快。如果疑有感染，应在伤口进行多点培养后再次使用抗生素。骨折不愈合相关的疼痛可以通过翻修手术来改善，尽管疼痛最终能否解决在一定程度上是不可预测的[99]。

胸腰椎骨折手术治疗后，患者可进展为创伤后畸形，可见于所有类型的胸腰椎骨折。原因有很多，包括初期稳定性不足、内固定失败、骨折不愈合、后续的椎板切除和非手术治疗后的进行性塌陷等[102]。最常见的创伤后畸形是后凸畸形，既可以表现为不影响整体矢状面平衡的局部后凸，也可以表现为影响脊柱整体矢状面序列的畸形。主要症状是疼痛，尽管患者也可能出现新的或进展性的神经功能障碍。显然，治疗创伤后畸形最有效的方法是预防。进行性畸形通常是由对不稳定三柱损伤的认识和治疗不足所导致的，这可能是手术稳定性不足或不当的非手术治疗的结果。骨折不愈合也会引起内固定失败并导致畸形。手术治疗仅限于疼痛、进行性畸形或神经功能受损加重的患者。多采用后入路进行手术。

胸腰椎骨折手术治疗后的神经功能恶化首先需要进行快速诊断和紧急评估。然而，诊断可能是困难的，特别是对于昏迷的患者。仔细、反复的神经学检查是至关重要的。如果术后发现患者的神经状况发生变化，有必要进行紧急评估。潜在的可逆性原因包括内固定位置不当、复位引起的椎间盘突出、骨块后移增加和硬膜外血肿等。不可逆的原因是操作过程中的神经损伤或脊髓缺血。无论如何，都应及时进行神经影像学检查。即使在有内固定的情况下，MRI 造影也是最常用的检查手段。如果诊断为可逆性损伤，特别是脊髓或脊髓圆锥的水平，患者应紧急送回手术室。

> **经 验**
>
> - 评估创伤后后凸时，应考虑整个矢状面的平衡性。
> - 几乎没有证据能证明支具可以影响非手术治疗的结果。
> - 屈曲 – 牵张损伤全都合并有 PLC 的损伤，从而导致不稳定。
> - TLICS 系统将牵张型损伤归为最严重的一型。
> - MRI 对评估 PLC 损伤是有用的。
> - 骨折 – 脱位损伤的最佳治疗方法是手术和早期活动。
> - 当局部后凸大于 30°时应考虑手术。
> - 对损伤后脊柱不稳定的患者进行轴向翻身，仍然会导致脊柱的明显运动。
> - 没有 I 级或 II 级证据支持对急性脊髓损伤的患者应用大剂量甲强龙。
> - 手术的目的：
>   · 减压；
>   · 恢复脊柱序列；
>   · 稳定；
>   · 融合尽可能少的节段。
> - 腰椎椎弓根螺钉内倾角度数一般是腰椎节段数 ×5。
> - 通过触探两侧椎弓根来确定减压是否彻底。
> - 单纯脱位可以用短节段内固定治疗。

> **要点与技巧**
> - 只要有可能，应直接重建引起不稳的损伤结构。
> - 在爆裂骨折的椎体内置入短的椎弓根螺钉，可提高内固定的强度。
> - 手术治疗爆裂骨折时：
>   - 通过棒的形状可以恢复前凸；
>   - 通过撑开可以恢复椎体高度。
> - 骨折-脱位损伤最好采用后入路进行手术。
> - 在骨折-脱位损伤中，可以仅对损伤的运动节段进行融合。

> **视 频**
>
> 视频 12.1 切开复位，T12 后外侧减压，T10~T2 后路融合器械固定
>
> 患者有 T12 屈曲分离型损伤，伴脊髓损伤。治疗包括骨折复位，T1~T12 融合器械固定和 T12 后外侧减压。
>
> 视频 12.2 L1 前路椎体切除，T12~L2 前路融合，可扩张骨笼和器械固定
>
> 患者有 L1 爆裂骨折，伴神经损伤。通过前路进行椎体切除，置入可扩张骨笼和器械进行固定。

## 参考文献

1. Hu R. Mustard CA, Burns C. Epidemiology of incident spinal fracture in a complete population. Spine 1996;21:492–499
2. Wang H, Zhang Y, Xiang Q,et al. Epidemiology of traumatic spinal fractures: experience from medical university–affiliated hospitals in Chongqing, China, 2001–2010. J Neurosurg Spine 2012;17:459–468
3. Heggeness MH, Doherty BJ. The trabecular anatomy of thoracolumbar vertebrae: implications for burst fractures. J Anat 1997;191 (Pt 2):309–312
4. Hongo M, Abe E, Shimada Y, Murai H, Ishikawa N, Sato K. Surface strain distribution on thoracic and lumbar vertebrae under axial compression. The role in burst fractures, Spine 1999;24:1197–1202
5. Magerl F, Aebi M, Gertzbein SD, Harms J. Nazarian S. A comprehensive classification of thoracic and lumbar injuries. Eur Spine J 1994;3:184–201
6. Sethi MK, Schoenfeld AJ. Bono CM. Harris MB. The evolution of thoracolumbar injury classification systems. Spine J 2009;9:780–788
7. Whang PG, Vaccaro AR, Poelstra KA, et al. The influence of fracture mechanism and morphology on the reliability and validity of two nowel thoracolumbar injury classification systems. Spine 2007;32:791–795
8. Lenarz CJ, Place HM, Lenkce LG, Alander DH, Oliver D. Comparative reliability of 3 thoracolumbar fracture classification systems. J Spinal Disord Tech 2009,22:422–427
9. Bono CM, Vaocaro AR, Hurlbert RJ. et al. Validating a newly proposed classification system for thoracolumbar spine trauma: looking to the future of the thoracolumbar injury classification and severity score. J Orthop Trauma 2006;20:567–572
10. Denis F. The three column spine and its significance in the classification of acute thoracolumbar spinal injuries. Spine 1983;8:817–831
11. Denis F. Spinal instability as defined by the three-column spine concept in acute spinal trauma. Clin Orthop Relar Res 1984;189:65–76
12. Aligizakis AC. Katonis PG, Sapkas G, Papagelopoulos PJ, Galanakis I, Hadjipavlou A. Gertzbein and load sharing classifications for unstable thoracolumbar fractures. Clin Orthop Relat Res 2003;411:77–85
13. Vollmer DG, Gegg C. Classification and acute management of thoracolumbar fractures. Neurosurg Clin N Am 1997;8:499–507
14. Gertzbein SD. Spine update, Classification of thoracic and lumbar fractures. Spine 1994;19:626–628
15. McCormack T. Karaikovic E, Gaines RW. The load sharing classification of spine fractures. Spine 1994;19:1741–1744
16. Wood KB. Khanna G, Vaccaro AR, Arnold PM, Harris MB, Mehbod AA. Assessment of two thoracolumbar fracture classification systems as used by multiple surgeons. J Bone Joint Surg Am 2005;87:1423–1429
17. Vaccaro AR, Zeiller SC, Hulbert RJ, et al. The thoracolumbar injury severity score: a proposed treatment algorithm. J Spinal Disord Tech 2005;18:209–215
18. Lee HM, Kim HS, Kim DJ, Suk KS, Park JO, Kim NH. Reliability of magnetic resonance imaging in detecting pasterior ligament complex injury in thoracolumbar

spinal fractures. Spine 2000;25:2079-2084
19. Haba H. Taneichi H, Kotani Y, et al. Diagnostic accuracy of magnetic resonance imaging for detecting posterior ligamentous complex injury associated with thoracic and lumbar fractures. J Neurosurg 2003;99 (1, Suppl):20-26
20. Pizones J, Izquierdo E, Alvarez P, et al. Impact of magnetic resonance imaging on decision making for thoracolumbar traumatic fracture diagnosis and treatment. Eur Spine J 2011;20 (Suppl 3):390-396
21. Vaccaro AR, Baron EM, Sanfilippo J, et al, Reliability of a novel classification system for thoracolumbar injuries: the Thoracolumbar Injury Severity Score, Spine 2006;31 (11, Suppl):S62-S69, discus-sion S104
22. Vaccaro AR, Lehman RA Jr, Hurlbert RJ, et al. A new classification of thoracolumbar injuries: the importance of injury morphology, the integrity of the posterior ligamentous complex, and neurologic status. Spine 2005;30:2325-2333
23. Patel AA, Vaocaro AR, Albert TJ, et al. The adoption of a new classification system: time-dependent variation in interobserver reliability of the thoracolumbar injury severity sore classification system. Spine 2007;32: E105-E110
24. Lewkonia P, Paolucci EO, Thomas K. Reliability of the thoracolumbar injury classification and severity score and comparison with the denis classification for injury to the thoracic and lumbar spine. Spine 2012;37:2161-2167
25. Vaccaro AR, Oner C. Kepler CK, et al; AOSpine Spinal Cord Injury&Trauma Knowledge Forum. AOSpine Thoracolumbar Spine Injury Classification System: fracture description, neurological status, and key modifiers. Spine 2013;38:2028-2037
26. Tropiano P, Huang RC, Louis CA, Poitout DG, Louis RP. Functional and radiographic outcome of thoracolumbar and lumbar burst fractures managed by closed orthopaedic reduction and casting. Spine 2003;28:2459-2465
27. Folman Y, Gepstein R. Late outcome of nonoperative management of thoracolumbar vertebral wedge fractures. J Orthop Trauma 2003;17:190-192
28. Whitesides TE Jr. Traumatic kyphosis of the thoracolumbar spine. Clin Orthop Relat Res 1977;128: 78-92
29. Chow GH, Nelson BJ. Gebhard JS, Brugman JL, Brown CW. Donaldson DH. Functional outcome of thoracolumbar burst fractures managed with hyperextension casting or bracing and early mobilization. Spine 1996;21:2170-2175
30. Natelson SE, Nonoperative treatment. JNeurosurg Spine 2007;6:97, author reply 97-98
31. Aligizakis A, Katonis P, Stergiopoulos K, Galanakis I, Karabekios S, Hadjipavlou A. Functional outcome of burst fractures of the thoracolumbar spine managed non-operatively, with early ambulation, evaluated using the load sharing classification. Acta Orthop Belg 2002;68:279-287
32. Giele BM, Wiertsema SH, Beelen A, et al. No evidence for the effectiveness of bracing in patients with thoracolumbar fractures. Acta Orthop 2009;80:226-232
33. Gnanenthiran SR, Adie S, Harris IA. Nonoperative versus operative treatment for thoracolumbar burst fractures without neurologic deficit: a meta-analysis. Clin Orthop Relat Res 2012;470:567-577
34. Wood K, Buttermann G, Mehbod A, Garvey T, Jhanjee R, Sechriest V. Operative compared with nonoperative treatment of a thoracolumbar burst fracture without neuralogical deficit. A prospective, randomized study. J Bone Joint Surg Am 2003;85-A:773-781
35. Shen WJ, Liu TJ, Shen YS. Nonoperative treatment versus posterior fixation for thoracolumbar junction burst fractures without neurologic deficit. Spine 2001; 26:1038-1045
36. McAfee PC, Yuan HA, Lasda NA. The unstable burst fracture. Spine 1982;7:365-373
37. Dai LY. Remodeling of the spinal canal after thoracolumbar burst fractures. Clin Orthop Relat Res 2001;382: 119-123
38. Cantor JB. Lebwohl NH, Garvey T, Eismont FJ. Nonoperative management of stable thoracolumbar burst fractures with early ambulation and bracing. Spine 1993;18:971-976
39. Mumford J. Weinstein JN, Spratt KF, Goel VK. Thoracolumbar burst fractures. The clinical efficacy and outcome of nonoperative management. Spine 1993;18: 955-970
40. Thomas KC, Bailey CS, Dvorak MF, Kwon B, Fisher C. Comparison of operative and nonoperative treatment for thoracolumbar burst fractures in patients without neurological deficit: a systematic review. J Neurosurg Spine 2006;4:351-358
41. Yi L, Jingping B, Gele J, Baoleri X, Taixiang W. Operative versus non-operative treatment for thoracolumbar burst fractures without neurological deficit. Cochrane

Database Syst Rev 2006;4:CD005079
42. Shen WJ, Shen YS. Nonsurgical treatment of three-column thoracolumbar junction burst fractures without neurologic deficit. Spine 1999;24:412–415
43. Briem D, Lehmann W, Ruecker AH, Windolf J. Rueger JM, Linhart W. Factors influencing the quality of life after burst fractures of the thoracolumbar transition. Arch Orthop Trauma Surg 2004;124:461–468
44. Gertzbein SD. Scoliosis Research Society. Multicenter spine fracture study. Spine 1992;17:528–540
45. Oner FC, Wood KB, Smith JS, Shaffrey Cl. Therapeutic decision making in thoracolumbar spine trauma. Spine 2010;35 (21, Suppl):S235–S244
46. Lenarz CJ. Place HM. Evaluation of a new spine classification system, does ir accurately predict treatment? J Spinal Disord Tech 2010;23:192–196
47. Koller H, Acosta F, Hempfing A, et al. Long-term investigation of nonsurgical treatment for thoracolumbar and lumbar burst fractures: an outcome analysis in sight of spinopelvic balance. Eur Spine J 2008;17:1073–1095
48. Bailey CS, Dvorak MF, Thomas KC, et al. Comparison of thoracolumbosacral orthosis and no orthosis for the treatment of thoracolumbar burst fractures: interim analysis of a multicenter randomized clinical equivalence trial. J Neurosurg Spine 2009;11:295–303
49. Mehta JS, Reed MR, McVie JL, Sanderson PL. Weight-bearing radiographs in thoracolumbar fractures: do they influence management? Spine 2004;29:564–567
50. Dai LY, Jiang LS, Jiang SD. Conservative treatment of thoracolumbar burst fractures: a long-term follow-up results with special reference to the load sharing classification. Spine 2008;33:2536–2544
51. Wang W, Yao N, Song X, Yan Y, Wang C. External spinal skeletal fixation combination with percutaneous injury vertebra bone grafting in the treatment of thoracolumbar fractures. Spine 2011;36:E606–E611
52. Shi R, Liu H, Zhao X, et al. Anterior single segmental decompression and fixation for Denis B type thoracolumbar burst fracture with neurological deficiency: thirty-four cases with average twenty-six month follow-up. Spine 2011;36:E598–E605
53. Lin B, Chen ZW, Guo ZM, Liu H, Yi ZK. Anterior approach versus posterior approach with subtotal corpectomy, decompression, and reconstruction of spine in the treatment of thoracolumbar burst fractures: a prospective randomized controlled study. J Spinal Disord Tech 2011 Jun 1. [Epub ahead of print]
54. Lefranc M, Peltier J, Fichten A, Toussaint P. Le Gars D. Dual, minimally invasive fixation in acute, double, thoracic spine fracture. Minim Invasive Neurosurg 2011;54:253–256
55. Kim MS, Eun JP, Park JS. Radiological and clinical results of laminectomy and posterior stabilization for severe thoracolumbar burst fracture: surgical technique for one-stage operation. J Korean Neurosurg Soc 2011;50:224–230
56. Ge CM, Wang YR, Jiang SD, Jiang LS. Thoracolumbar burst fractures with a neurological deficit treated with posterior decompression and interlaminar fusion. Eur Spine J 2011;20:2195–2201
57. Eck JC. Minimally invasive corpectomy and posterior stabilization for lumbar burst fracture. Spine J 2011;11:904–908
58. Blondel B, Fuentes S, Pech-Gourg G. Adetchessi T, Tropiano P. Dufour H. Percutaneous management of thoracolumbar burst fractures: Evolution of techniques and strategy. Orthop Traumatol Surg Res 2011;97:527–532
59. Bironneau A, Bouquet C, Millet-Barbe B, Leclercq N. Pries P, Gayet LE. Percutaneous internal fixation combined with kyphoplasty for neurologically intact thoracolumbar fractures: a prospective cohort study of 24 patients with one year of follow-up. Orthop Traumatol Surg Res 2011;97:389–395
60. Allain J. Anterior spine surgery in recent thoracolumbar fractures: An update. Orthop Traumatol Surg Res 2011;97:541–554
61. Ni WF, Huang YX, Chi YL, et al. Percutaneous pedicle screw fixation for neurologic intact thoracolumbar burst fractures. J Spinal Disord Tech 2010;23:530–537
62. Marco RA, Meyer BC, Kushwaha VP. Thoracolumbar burst fractures treated with posterior decompression and pedicle screw instrumentation supplemented with balloon-assisted vertebroplasty and calcium phosphate reconstruction. Surgical technique. J Bone Joint Surg Am 2010;92 (Suppl 1 Pt 1):67–76
63. Haiyun Y, Rui G, Shucai D, et al, Three-column reconstruction through single posterior approach for the treatment of unstable thoracolumbar fracture. Spine 2010;35:E295–E302
64. Zdeblick TA, Sasso RC, Vaccaro AR, Chapman JR, Harris MB. Surgical treatment of thoracolumbar fractures. Instr Course Lect 2009;58:639–644
65. Sasani M, Ozer AF. Single-stage posterior corpectomy

65. and expandable cage placement for treatment of thoracic or lumbar burst fractures. Spine 2009;34:E33–E40
66. Merom L, Raz N, Hamud C, Weisz I, Hanani A. Minimally invasive burst fracture fixation in the thoracolumbar region. Orthopedics 2009;32
67. Dai LY, Jiang LS, Liang SD. Anterior-only stabilization using plating with bone structural autograft versus titanium mesh cages for two or three-column thoracolumbar burst fractures: a prospective randomized study. Spine 2009;34:1429–1435
68. Payer M, Sottas C. Mini-open anterior approach for corpectomy in the thoracolumbar spine. Surg Neurol 2008;69:25–31, discussion 31–32
69. Korovessis P, Hadjipavlou A, Repantis T. Minimal invasive short posterior instrumentation plus balloon kyphoplasty with calcium phosphate for burst and severe compression lumbar fractures, Spine 2008;33:658–667
70. Acosta FL Jr, Buckley JM, Xu Z, Lotz JC, Ames CP. Biomechanical comparison of three fixation techniques for unstable thoracolumbar burst fractures. Laboratory investigation. J Neurosurg Spine 2008;8:341–346
71. Wild MH, Glees M, Plieschnegger C, Wenda K. Five-year follow-up examination after purely minimally invasive posterior stabilization of thoracolumbar fractures: a comparison of minimally invasive percutaneously and conventionally open treated patients. Arch Orthop Trauma Surg 2007;127:335–343
72. Sasso RC, Renkens K, Hanson D, Reilly T, McGuire RA Jr, Best NM. Unstable thoracolumbar burst fractures: anterior-only versus short-segment posterior fixation. J Spinal Disord Tech 2006;19:242–248
73. Heary RF, Salas S. Bono CM, Kumar S. Complication avoidance: thoracolumbar and lumbar burst fractures. Neurosurg Clin N Am 2006;17:377–388,viii viii
74. Schultheiss M, Hartwig E, Kinzl L, Claes L, Wilke HJ. Thoracolumbar fracture stabilization: comparative biomechanical evaluation of a new video-assisted implantable system. Eur Spine J 2004;13:93–100
75. McDonough PW, Davis R. Tribus C, Zdeblick TA. The management of acute thoracolumbar burst fractures with anterior corpectomy and Z-plate fixation. Spine 2004; 29:1901–1908, discussion 1909
76. Kirkpatrick JS, Thoracolumbar fracture management: anterior approach. J Am Acad Orthop Surg 2003;11:355–363
77. De lune F, Cappuccio M, Paderni S, Bosco G, Amendola L. Minimal invasive percutaneous fixation of thoracic and lumbar spine fractures. Minim Invasive Surg 2012; 2012:141032
78. Davis TT, Bae HW, Mok JM. Rasouli A, Delamarter RB. Lumbar plexus anatomy within the psoas muscle: implications for the transpsoas lateral approach to the L4–L5 disc. J Bone Joint Surg Am 2011;93:1482–1487
79. Gelb D, Ludwig S, Karp JE,et al. Successful treatment of thoracolumbar fractures with short-segment pedicle instrumentation. J Spinal Disord Tech 2010;23:293–301
80. Yerby SA, Ehteshami JR, McLain RF. Offset laminar hooks decrease bending moments of pedicle screws during in situ contouring. Spine 1997;22:376–381
81. Mahar A. Kim C, Wedemeyer M, et al. Short-segment fixation of lumbar burst fractures using pedicle fixation at the level of the fracture. Spine 2007;32:1503–1507
82. Guven O, Kocaoglu B, Bezer M, Aydin N, Nalbantoglu U. The use of screw at the fracture level in the treatment of thoracolumbar burst fractures. J Spinal Disord Tech 2009;22:417–421
83. Liao JC, Fan KF, Keorochana G, Chen WJ, Chen LH. Transpedicular grafting after short-segment pedicle instrumentation for thoracolumbar burst fracture: calcium sulfate cement versus autogenous iliac bone graft. Spine 2010;35:1482–1488
84. Pflugmacher R, Agarwal A. Kandziora F. K-Klostermann C. Balloon kyphoplasty combined with posterior instrumentation for the treatment of burst fractures of the spine-1-year results. J Orthop Trauma 2009;23:126–131
85. Wahba GM, Bhatia N, Bui CN, Lee KH, Lee TQ. Biomechanical evaluation of short-segment posterior instrumentation with and without crosslinks in a human cadaveric unstable thoracolumbar burst fracture model. Spine 2010;35:278–285
86. Wang ST, Ma HL, Liu CL, Yu WK, Chang MC, Chen TH. Is fusion necessary for surgically treated burst fractures of the thoracolumbar and lumbar spine? a prospective. randomized study. Spine 2006;31:2646–2652, discussion 2653
87. Sanderson PL, Fraser RD, Hall DJ, Cain CM, Osti OL, Potter GR. Short segment fixation of thoracolumbar burst fractures without fusion. Eur Spine J 1999;8:495–500
88. Tofuku K, Koga H, Ijiri K, et al. Combined posterior and delayed staged mini-open anterior short-segment fusion for thoracolumbar burst fractures. J Spinal Disord Tech 2012;25:38–46

89. Rampersaud YR, Annand N, Dckutoski MB, Use of minimally invasive surgical techniques in the management of thoracolumbar trauma: current concepts. Spine 2006;31 (11, Suppl):S96–S102, discussion S104
90. Mikles MR, Stchur RP, Graziano GP. Posterior instrumentation for thoracolumbar fractures. J Am Acad Orthop Surg 2004;12:424–435
91. Yu SW, Fang KF, Tseng IC, Chiu YL, Chen YJ, Chen WJ. Surgical outcomes of short-segment fixation for thoracolumbar fracture dislocation. Chang Gung Med J 2002;25:253–259
92. Konstantinidis L, Mayer E, Strohm PC, Hirschmüller A, Südkamp NP, Helwig P, Early surgery-related complications after anteroposterior stabilization of vertebral body fractures in the thoracolumbar region. J Orthop Sci 2010;15:178–184
93. Ploumis A, Ponnappan RK, Sarbello J, et al. Thromboprophylaxis in traumatic and elective spinal surgery: analysis of questionnaire response and current practice of spine trauma surgeons. Spine 2010;35:323–329
94. Maxwell RA, Chavarria-Aguilar M, Cockerham WT, et al. Routine prophylactic vena cava filtration is not indicated after acute spinal cord injury. J Trauma 2002; 52:902–906
95. Theiss SM, Lonstein JE, Winter RB, Wound infections in reconstructive spine surgery. Orthop Clin North Am 1996;27:105–110
96. Jones GA, Butler J, Lieberman I, Schlenk R. Negative-pressure wound therapy in the treatment of complex postoperative spindl wound infections: complications and lessons learned using vacuumassisted closure. J Neurosurg Spine 2007;6:407–411
97. Ozturk C, Ersozlu S, Aydinli U. Importance of greenstick lamina fractures in low lumbar burst fractures. Int Orthop 2006;30:295–298
98. Aydinli U, Karaeminoğullari O, Tiçkaya K, Oztürk C. Dural tears in lumbar burst fractures with greenstick lamina fractures. Spine 2001;26:E410–E415
99. McLain RF. Functional outcomes after surgery for spinal fractures: return to work and activity. Spine 2004;29:470–477, discussion Z6
100. Kaya RA, Aydin Y. Modified transpedicular approach for the surgical treatment of severe thoracolumbar or lumbar burst fractures. Spine J 2004;4:208–217
101. Thaller J, Walker M, Kline AJ, Anderson DG. The effect of nonsteroidal anti-inflammatory agents on spinal fusion. Orthopedics 2005;28:299-303, quiz 304-305
102. Buchowski JM, Kuhns CA, Bridwell KH, Lenke LG. Surgical management of posttraumatic thoracolumbar kyphosis. Spine J 2008;8:666-677
103. Bernstein MP, Mirvis SE, Shanmuganathan K. Chance-type fractures of the thoracolumbar spine: imaging analysis in 53 patients. AJR Am J Roentgenol 2006; 187:859-868
104. Prasarn ML, Zhou H, Dubose D, et al. Total motion generated in the unstable thoracolumbar spine during management of the typical trauma patient: a comparison of methods in a cadaver model. J Neurosurg Spine 2012;16:504-508
105. Boakye M, Arrigo RT, Hayden Gephart MG, Zygourakis CC, Lad S. Retrospective, propensity score-matched cohort study examining timing of fracture fixation for traumatic thoracolumbar fractures. J Neurotrauma 2012;29:2220-2225
106. Vallier HA, Super DM, Moore TA, Wilber JH. Do patients with multiple system injury benefit from early fixation of unstable axial fractures? The effects of timing of surgery on initial hospital course. JOrthop Trauma 2013;27:405-412
107. Xing D, Chen Y, Ma JX, et al. A methodological systematic review of early versus late stabilization of thoracolumbar spine fractures. Eur Spine J 2013;22: 2157-2166
108. Mac-Thiong JM, Feldman DE, Thompson C, Bourassa-Moreau E, Parent S. Does timing of surgery affect hospitalization costs and length of stay for acute care following a traumatic spinal cord injury? J Neurotrauma 2012;29:2816-2822
109. Furlan JC, Noonan V, Cadotte DW, Fehlings MG. Timing of decompressive surgery of spinal cord after traumatic spinal cord injury: an evidence-based examination of pre-clinical and clinical studies. J Neurotrauma 2011;28:1371-1399
110. Cengiz SL, Kalkan E, Bayir A, Ilik K, Basefer A. Timing of thoracolomber spine stabilization in trauma patients; impact on neurological outcome and clinical course. A real prospective (RCT) randomized controlled study. Arch Orthop Trauma Surg 2008; 128:959-966
111. Bransford RJ, Chapman JR, Skelly AC, VanAlstyne EM. What do we currently know about thoracic spinal cord injury recovery and outcomes? A systematic review. J Neurosurg Spine 2012;17(1,Suppl):52-64

112. Bracken MB, Shepard MJ, Holford TR, et al. Methylprednisolone or tirilazad mesylate administration after acute spinal cord injury: 1-year follow up. Results of the third National Acute Spinal Cord Injury randomized controlled trial. J Neurosurg 1998;89:699-706
113. Bracken MB, Shepard MJ, Collins WF Jr, et al. Methylprednisolone or naloxone treatment after acute spinal cord injury:1-year follow-up data. Results of the second National Acute Spinal Cord Injury Study. J Neurosurg 1992;76:23-31
114. Hurlbert RJ, Hadley MN, Walters BC, et al. Pharmacological therapy for acute spinal cord injury. Neurosurgery 2013;72 (Suppl 2):93-105

# 13 肩胛带损伤

著者：Peter A. Cole, Aaron R. Jacobson
译者：燕华　李旭

## 肩锁关节脱位

肩锁关节（AC）脱位是一种较为常见的损伤。肩胛带的骨性解剖特点，导致肩部承受任何暴力时，肩锁关节都容易遭受直接冲击，如跌倒时肩部着地或者机动车事故时的侧方暴力。

肩锁关节为滑膜关节，包含一个由纤维软骨构成的圆形关节盘。锁骨远端通过喙锁韧带、喙肩韧带及肩锁关节囊与上肢相连接。肩锁关节的后上缘结构最强[1]。损伤这些结构就会导致肩锁关节脱位。肩锁关节损伤后，必须准确地诊断肩锁关节分离，并选择合适的患者进行手术干预，以减少关节炎、不稳及功能障碍的发生。

肩锁关节在上肢与中轴骨的连接中起着重要的悬吊作用。该关节允许近20°的旋转[2]，上肢的重力作用及肩周肌肉收缩力也可影响肩锁关节活动度。这些因素有助于理解内固定在此处经常发生失败的原因，以及为何修复该关节骨折、脱位的方法如此之多，因为大部分技术都有较高的失败风险。

锁骨远端骨折将会在本章结尾部分单独论述。许多关于肩锁关节、脱位的诊断和治疗的讨论也与锁骨远端移位性骨折或关节内骨折相关。

## 分 类

Tossy等[3]和Allman[4]根据韧带损伤的程度和移位的影像学证据建立并发展了肩锁脱位的分类系统（见文本框）：关节发生无移位的拉伤，为1型；2型是不完全移位，被认为存在肩锁韧带完全撕裂、喙锁韧带扭伤；3型代表喙锁韧带和肩锁关节囊完全撕裂，伴向上脱位。Rockwood等[5]根据移位的程度和方向额外描述了三种更严重的类型（4~6型）；4型是肩锁关节完全脱位，锁骨后移；5型是3型的极端变异，锁骨穿出斜方肌直达皮下组织；6型是向下移位。

## 临床评估

患者一般主诉肩部受到直接暴力打击，肩锁关节肿痛。如果视诊或触诊有台阶样改变或锁骨远端不稳，则至少为2型损伤。1型、2型损伤疼痛时间长于3型的情况并不少见，这是由于关节面还有部分接触，以及部分撕裂韧带

### 肩锁骨关节分离 Tossy-Allman 分类

- Ⅰ型
  - 韧带部分撕裂，疼痛轻微，AC关节上方有点状压痛，AC关节无松弛；X线表现正常
- Ⅱ型
  - 关节囊和AC韧带断裂，CC韧带完整；疼痛和AC关节上的点状触痛；可能存在畸形；X线影像显示锁骨上移距离小于锁骨的直径
- Ⅲ型
  - AC和CC韧带均断裂；AC关节和锁骨远端三分之一处有疼痛和点状压痛；存在明显的畸形；X线影像显示锁骨和喙突之间明显分离

的拴系。肩部上外侧如果有擦伤，可能导致手术延迟，因需要等待再上皮化。在肩的前后位X线影像上虽可发现损伤，但是以肩锁关节为中心向头部倾斜10°的倾斜位影像能更好地观察，称为Zanca位。成像应同时包括双侧肩锁关节，方便进行对比，发现相对移位、肩锁关节小面的解剖变异等。喙锁间距大于5 mm（或25%）提示喙锁韧带断裂[6]。不再常规拍手持重物的负重应力位片，因为比较疼痛，而且通常也不能提供改变处理方案的新信息。

## 非手术治疗

### 指 征

对Rockwood 1型和2型损伤应行保守治疗，短、中期治疗效果良好[7]。出现晚期有症状的肩锁病变时，切除锁骨远端能可靠地缓解疼痛并改善功能[8]。由于积累的证据表明手术治疗并不能带来更多的收益，3型AC脱位也可行保守治疗[9,10]。部分作者认为，对投掷运动员和手工劳动者应该行重建，本书资深作者对此有不同认识[11,12]。

### 复位、石膏技术和支具

急性期可行冰敷缓解疼痛和肿胀，吊带固定对支撑上肢很有帮助。闭合复位没有意义，使用支具（包括8字绷带）不能维持复位。

### 康复

急性疼痛期可按患者需要，使用吊带悬吊伤肢2~3周，功能活动取决于舒适程度。短期或长期的相对休息，取决于扭伤或脱位的程度。在症状缓解的数月期间，安抚患者是必要的。

## 手术治疗

### 指 征

Rockwood 4~6型都有手术重建的指征，以避免慢性功能障碍和疼痛。3型损伤的处理仍有争议，大部分专家推荐非手术处理，而另外一些则认为对投掷运动员和手工劳动者应行重建[11~16]。

> **急诊处理**
>
> 肩锁关节损伤很少需要紧急治疗。一个需要考虑因素是评估患者是否合并其他颈胸或臂丛神经损伤，取决于损伤机制和并发的骨折。Ⅰ、Ⅱ型损伤只需要使用吊带固定、随诊观察即可，所以初诊的关键判断是完全移位的肩锁关节是否只是简单的Ⅲ型损伤还是更严重的损伤。根据上一节的讨论，只有外科医生的专业判断和患者的明确要求都指向手术时，才考虑对Ⅲ型损伤行手术治疗。然而，如果锁骨向后移位并卡在肱三头肌处或向下移位，那么在完善诊断检查和完成复苏后，应计划进行紧急手术治疗。

### 手术解剖

肩锁关节周围次级骨化中心的融合时间：肩峰部分17岁前后，锁骨远端部分24岁前后。关节的平均面积为9 mm×19 mm。腋、肩胛上和胸外侧神经分支支配肩锁关节[5]。Urist[10]发现锁骨和肩峰轻度重叠的情况约占50%，约21%的肩锁关节不匹配，锁骨远端小关节面低于肩峰的情况约占3%[11]。了解个体变异对诊断和手术解剖都是有帮助的。肩锁关节囊的上缘和后缘最强。肩胛骨通过喙锁韧带悬吊于锁骨，喙锁韧带由斜方韧带和锥状韧带组成。这些结构起于喙突基底部,止于锁骨下部。在喙突基底部,斜方韧带在锥状韧带的外侧。这些强大的韧带限制了锁骨的上移。

## 手术技巧

目前有多种修复肩锁脱位的技术。治疗策略包括把锁骨远端直接固定在肩峰上,增强喙锁韧带,或者两者并用。虽然这些策略都可在急性期或慢性期使用,但如果是在慢性期进行重建,通常需要切除锁骨远端。

Weaver 和 Dunn[17]的技术是把喙肩韧带从切除的锁骨远端上转位,也是应用最广泛的。目前部分医师更喜欢用异体或自体肌腱重建喙锁韧带。无论哪种方法,都会通过跨肩锁关节的固定或固定到喙突基底部来增强稳定性。如果移动肩锁韧带,一个潜在的问题是肱骨头上移。肩锁韧带可能在维持肱骨头的同心对位中起作用[18-20]。

钩接骨板(Synthes,Paoli,PA)在肩锁脱位的治疗中越来越常用[21-25]。该接骨板固定于锁骨远端的头侧,其远端有一钩可插入肩峰下方,以限制锁骨上移(图 13.1)。钩接骨板可单独使用,也可加行喙锁韧带增强。建议术后 3~4 个月取出钩接骨板,以避免发生肩峰骨溶解、可能的肩峰骨折[22, 26-28]和撞击[29, 30]。尝试修复肩锁关节和喙锁韧带能增强钩接骨板固定的效果。

锁骨远端骨折可使用同样的手段治疗,尤其是喙锁韧带断裂造成骨干上移时(图 13.2)。由于胸锁乳突肌牵拉骨干近端,固定和修复时维持复位有一定难度,这在锁骨远端骨折和肩锁关节脱位都是一样的。但对锁骨远端骨折,骨性愈合能在拆除接骨板后维持复位。

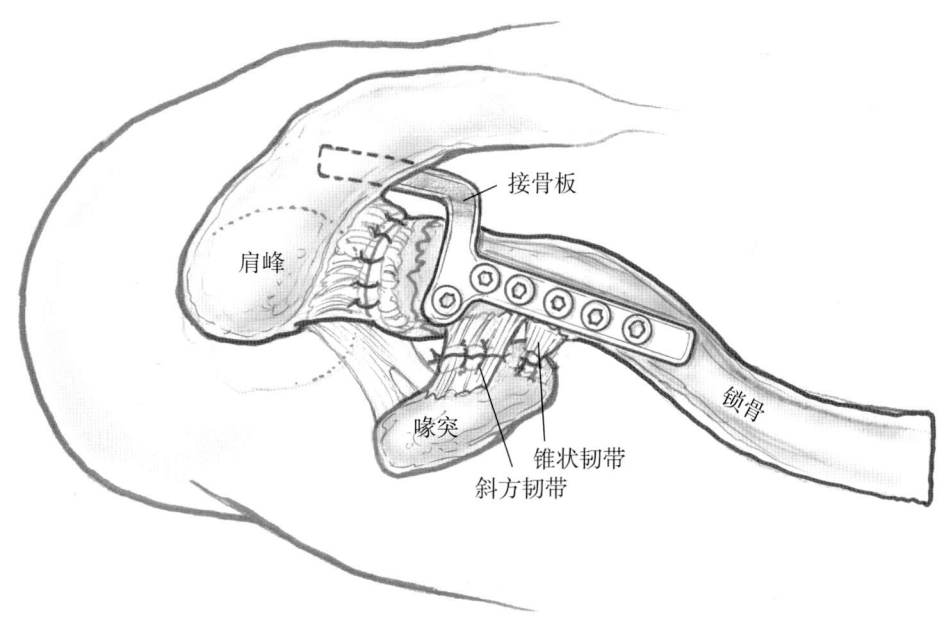

图 13.1 稳定锁骨远端骨折或肩锁关节脱位的一个有效方法是使用钩接骨板(Synthes)。这种内置物通过锁骨干的螺钉固定和肩峰的稳定杠杆作用,对骨折进行了强有力的间接复位。钩置于肩峰下。钩接骨板应在手术 3~4 个月后取出,因为肩锁关节通常会发生微动,可能会导致内置物松动、断裂,以及肩峰的骨溶解或骨折。因此,必须如图所示进行软组织修复,以促进韧带和/或关节囊的愈合。如果锁骨远端骨折为粉碎性,可切除锁骨远端 1 cm 的骨段并通过钻孔将喙肩韧带修复到锁骨远端

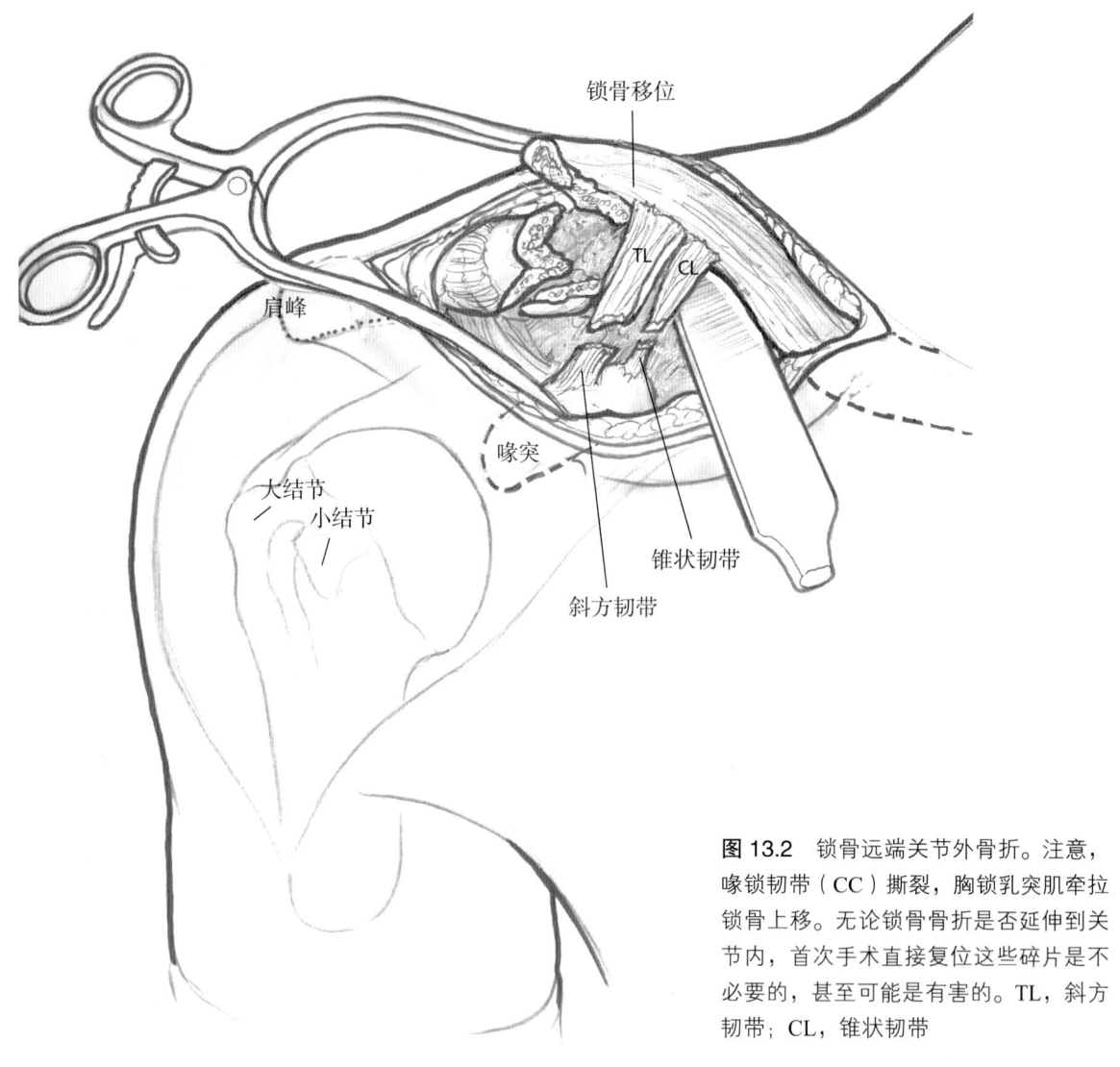

图 13.2 锁骨远端关节外骨折。注意，喙锁韧带（CC）撕裂，胸锁乳突肌牵拉锁骨上移。无论锁骨骨折是否延伸到关节内，首次手术直接复位这些碎片是不必要的，甚至可能是有害的。TL，斜方韧带；CL，锥状韧带

## 体位摆放

患者取沙滩椅坐位，消毒范围包括肩前外侧、整个患侧上肢直到颈部。肩后部不用加体位垫，因为这会使锁骨的畸形更明显。可以在铺单前摆好术中透视装置，以便关闭切口前能得到标准体位的影像。整个患侧上肢都应该消毒，这样方便复位肩锁关节时上抬和旋转上肢，同样也有利于闭合复位。

## 切 口

以锁骨远端前缘为中心做长 6 cm 的切口，以显露脱位的肩关节。切口沿 Langer 线，因此是垂直方向的，能够直接显露撕裂的韧带和喙突。在三角肌和斜方肌之间精细分离，以便手术结束时原位关闭。显露锁骨远端和肩锁关节后，对撕裂的肩锁关节囊进行清创，评估关节的完整性，去除分离的关节软骨碎片。如果是

急诊手术，应该注意采用哪种方式更容易复位，是用力将下压锁骨（在Ⅲ型损伤中）还是上提肩胛来使锁骨对位。然后检查喙锁韧带的完整性，如果可能的话应对其进行修复，但必须在固定肩锁关节之后。如果手术医生选择保留锁骨远端，如在急性肩锁脱位中，则应在锁骨上邻近喙锁韧带的地方钻孔，然后将高强线带（Mersilene tape）在联合腱下方和喙突前方穿过喙突基底部，向上反折通过锁骨上的钻孔，复位后牢固缝合。如果用粗的缝线绕过锁骨钻孔固定，发生缝线切割钻孔的风险较高。有鉴于此，不可吸收的合成线带是更好的选择。当然，由于导致畸形的力量很大，线带也有切割锁骨孔的可能。随后一期缝合喙锁韧带，也可以选用钩接骨板（**图13.3**）。另外一种加固方式是用一枚螺钉从锁骨向下固定到喙突基底。可以用 6.5 mm 部分螺纹螺钉，这样拉力效应就会中和高强线带的应力。如前所述，一般倾向于术后 3 个月左右拆除内固定，因为此时喙锁韧带已愈合。

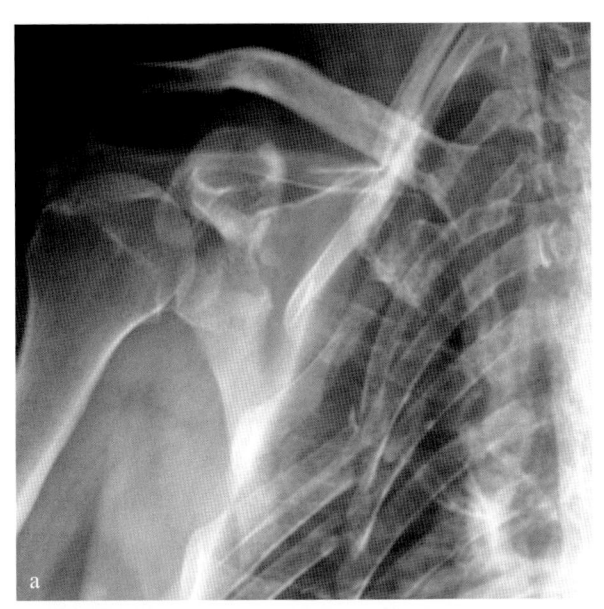

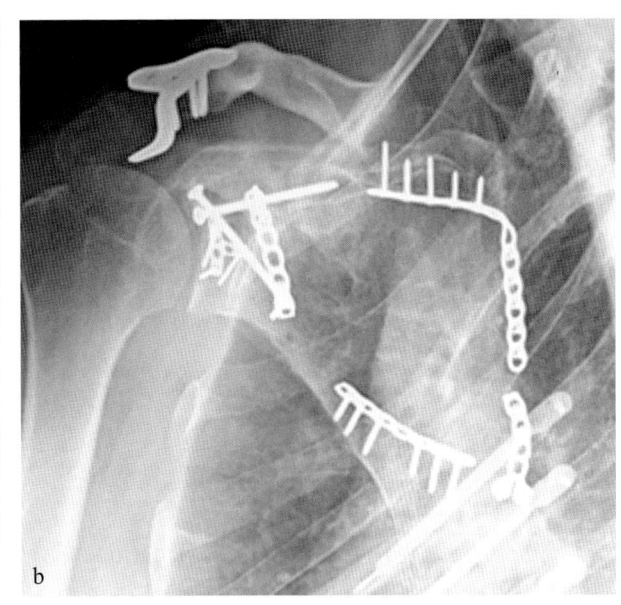

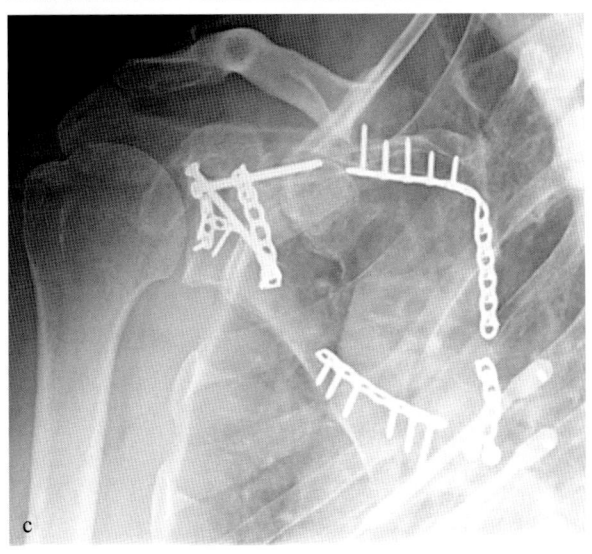

**图 13.3** a. Grashey 位（肩胛骨正位）X 线影像。55 岁男性患者，Ⅲ型 AC 损伤，复杂关节内肩胛骨骨折，喙突骨折和连枷胸。b. 术后 Grashey 位影像显示肩锁关节（以及肩胛骨和第 7、8 肋）的固定，用钩接骨板实现了肩锁关节的复位。c. 初次重建 1 年后的 Grashey 位影像显示，与图 b 相比，对线没有变化。本章资深作者的做法是在手术 3~4 个月后移除钩接骨板，以防止肩峰骨溶解，并缓解内置物引起的不适，通常能促进康复

在有症状的慢性脱位、关节炎或锁骨远端粉碎的情况下，外科医生应进行锁骨远端切除并随后重建喙锁韧带。切除的部分为锁骨远端到喙锁韧带止点约 1.5 cm 的骨段。锁骨远端的处理为髓腔的开口并磨平，在锁骨靠近端的头侧钻孔。将喙肩韧带在其肩峰的止点剥离，通过 2 号编织线以 Krackow 或改良的 Bunnell 技术将其从锁骨远端的髓腔穿入，向上穿过钻孔然后再反折，以在切除的锁骨远端缝合成环。该技术同样也可联合前述的内固定技术来加强。

## 康 复

肩锁损伤手术重建后应用吊带保护 4~6 周。在此期间要鼓励被动活动度训练，但不允许做推、拉、够物等动作，以便让三头肌再附着。术后 6 周时可开始主动活动度训练，力量训练在术后 8 周时开始。冲撞性运动可在术后 16~20 周后开始，如果有内固定的话，则要在内固定去除后[31]。

## 新技术

### 视频 13.1　急性Ⅲ型胸锁关节分离的重建

部分外科医生用一种新的称为 Tightrope 的缝线纽扣（Arthrex，Naples，FL）来对喙突和锁骨进行固定[23, 32-35]。手术可以通过关节镜或小切口进行。该方法另一个可能的优势是避免去除内固定（图 13.4）。尽管它有不跨过肩锁关节的优点，但可能会造成喙突骨折。

## 结 果

Ⅰ型损伤进行保守治疗预后最佳，而Ⅱ型损伤远期预后为优或良[5]。少数患者，通常是Ⅱ型患者，可能会出现有症状的肩锁关节炎，

> **要点和技巧：肩锁韧带**
>
> - 用某种内固定方式增强重建的韧带，以减小缝合后的应力，是一种明智的做法。用改良的 Bosworth 螺钉或 6.5 mm 部分螺纹螺钉从上方将锁骨向下固定于喙突，比用克氏针或接骨板（桥接）固定肩锁关节效果要好，因其固定的方向垂直于应力方向。螺钉要择期拆除，以避免切割喙突或造成骨折。
> - 由于喙突远端弯曲和细长，所以要沿其近端和后缘解剖，显露宽的基底，这是应用螺钉固定的区域。否则，常会造成喙突骨折或螺钉没有把持力。
> - 重建 AC 关节时，要消毒整个上肢，这样可以减少对软组织剥离的需要，通过复位钳就可以近乎完成复位。
> - 补充麻醉对肩部手术是有用的。首先，在表皮下和真皮下局部注射混有肾上腺素的麻醉剂，以减少出血和阻断局部疼痛传导通路；其次，在斜角肌间进行阻滞以补充麻醉是有用的。斜角肌间留置导管可保留 1~2 天，以促进早期康复。

需要切除锁骨远端[5, 36]。如果保守治疗失败，可行关节镜下或开放手术切除锁骨远端 1.5 cm 的骨段，效果通常满意[5, 37-39]。

## 并发症

手术相关并发症包括内固定失败、不稳定、锁骨远端再次突起以及疼痛等。任何手术方式均可能发生内固定失败，包括克氏针移位、喙锁螺钉切出、内置物失效或缝线在锁骨远端、喙突处切出等。本章高年资作者（P.A.C）还见过的并发症包括钩接骨板造成肩峰的侵蚀和骨折，以及在接骨板近端发生锁骨骨折。各种各样的失败模式说明重建对技术要求比较高。

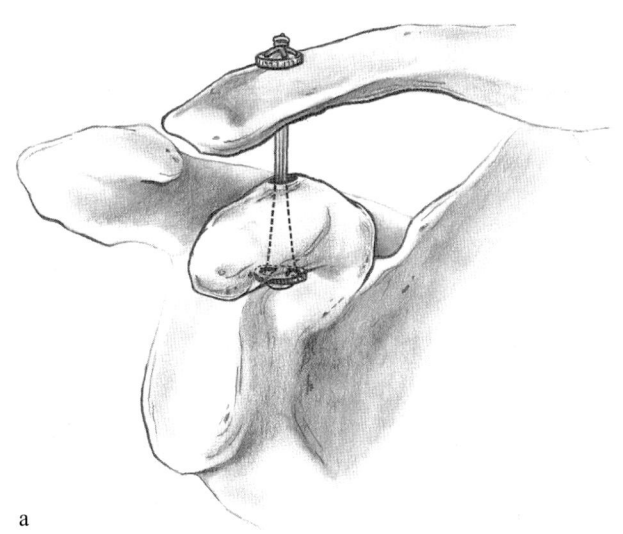
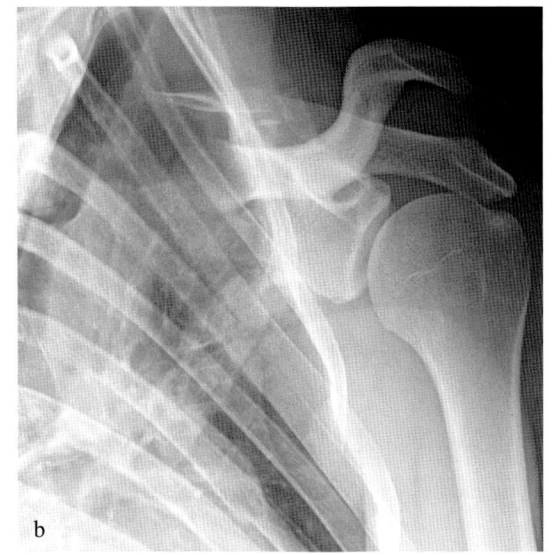
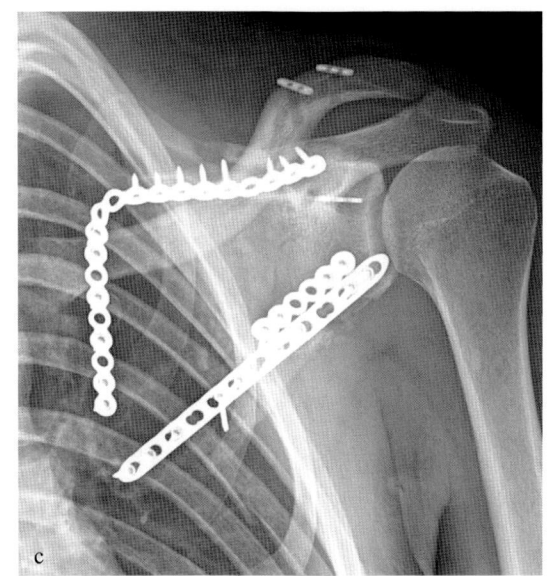

图 13.4 a. 肩锁脱位的"缝合按钮"技术。这种技术提供了喙突和锁骨的固定,可以通过关节镜或小切口进行。b. Grashey 位影像显示Ⅲ型肩锁脱位和肩胛骨骨折。由于移位很大,患者年轻和活动功能要求高,所以本章资深作者和患者一致选择了手术治疗。c. Grashey 位影像显示同一患者在手术固定肩胛骨和肩锁关节后的情况,可见肩锁关节解剖复位,然后用三重缝合钮扣技术固定,旨在取代喙锁韧带的斜方和锥状韧带的部分功能

## 肩胛骨骨折

肩胛骨骨折占所有肩胛带骨折的 3%~5%[40-44]。一项对 6 986 例骨折的研究发现,52 例(0.7%)涉及肩胛骨,可见它比肱骨远端和股骨远端骨折更常见[45]。肩胛骨骨折通常意味着高能量损伤,对年轻和中年患者来说更是如此。导致肩胛骨移位性骨折需要很大的能量,因为肩胛骨有很好的肌肉包裹,同时肩胛骨在胸后壁的活动性较大,因而通常其周围的肌肉骨骼结构(肱骨近端、AC 关节和锁骨)首先受损[40]。

患者的肩部后外侧或外侧遭受直接撞击,导致肩盂、颈及体部骨折,通常合并其他骨折,多伴神经系统损伤。约 90% 的此类患者发生了合并损伤[41, 42, 46],但死亡率相对低,参照损伤严重程度评分后的对比也是如此[47]。这一现象可能和弹性胸廓对冲击的吸收相关,通常伴有肋骨骨折。

## 分　类

由于这一损伤相对少，目前仅有几个关于肩胛骨骨折的分类系统得到普遍认可。Ada-Miler[43]分类系统以及Hardegger等[44]的分类系统均是以解剖学为基础进行的综合分类。

其后，针对肩盂关节内骨折专门提出了两种分类系统，分别是Ideberg[48]分类系统和Mayo改良分类系统[49]。Mayo分类是Ideberg分类的重新组织，综合考虑了27例肩盂关节内骨折的影像及手术所见（见信息框）。

### Mayo 改良 Ideberg 分类系统[49]

Ⅰ型：横向，关节盂前部
Ⅱ型：横向，关节盂上部
Ⅲ型：横向，关节盂下部
Ⅳ型：横向，经肩胛体部
Ⅴ型：横过肩胛体与关节盂，伴喙突、肩峰或肩胛颈骨折

Mayo分类旨在建立一种能指导制定手术决策的分类方案，因此尤其强调经常伴发的肩胛体与肩胛冈的骨折，对肩盂手术可能是最有用的。肩胛骨骨折也可通过三维（3D）重建评估，能更好地展示骨折模式。重建结果可以作为综合分类方案的基础[50]。新近尝试了对肩胛骨骨折进行分类的系统，由于缺乏临床相关性，没能把锁骨和肩锁关节的相关损伤纳入考虑，或缺乏判断预后的价值而价值有限[51~54]。

## 临床评估

查体应体现对常见的伴发损伤的理解，特别是那些危及生命的损伤。确定受累的肩部是否存在内移或凹陷，通常很明显。畸形也提示移位程度和损伤暴力。肩胛带损伤经常伴有神经血管损伤，13%的肩胛骨骨折患者会出现臂丛损伤[49]，需要对臂丛和受累上肢远端灌注情况进行恰当的评估。肩胛上神经和腋下神经尤其危险（图13.5）[55]，但由于骨折移位和疼痛，通常不可能评估其运动功能，但应记录腋下神经的感觉支配情况。肩胛冈和肩峰处的皮肤擦伤很常见，故应评估皮肤的完整性，以确定适当的手术时机。

通过影像学检查密切关注肩胛颈部或体部骨折的移位是很重要的。根据作者的经验，存在外缘分离或粉碎时，在最初的2~3周内出现成角畸形和内移增加的情况并不罕见（图13.6）。

## 非手术治疗

### 指　征

对孤立的和轻微移位的肩胛骨骨折可行保守治疗，强调缓解症状和早期运动。事实上，由于肩关节是一个很灵活的关节，它可以很好地耐受中等程度的位移，尽管在临床研究中还没有很好地确定可耐受的位移限度。最初的4~6周恢复活动以后，治疗重点主要在于肩袖康复以及提高肩胛周围肌肉的力量。由于80%以上的肩胛骨骨折移位不明显，故非手术治疗对大多数患者是有效的[42, 43, 57~64]。手术的适应证主要是明显移位，伴有僵硬、疼痛和功能障碍等[43, 57, 65~69]。

肩胛骨骨折的移位很难描述，无论是解剖学还是功能学后果。显然，在某些肩胛骨骨折模式中，明显的移位比其他模式更能被容忍。例如，同样的位移可能会有不同的影响，取决于骨折部位是肩胛骨体、肩胛颈还是肩盂。从关节外和关节内骨折的角度来考虑是有帮助的。关于关节内骨折，水平面的肩盂上端骨折，如

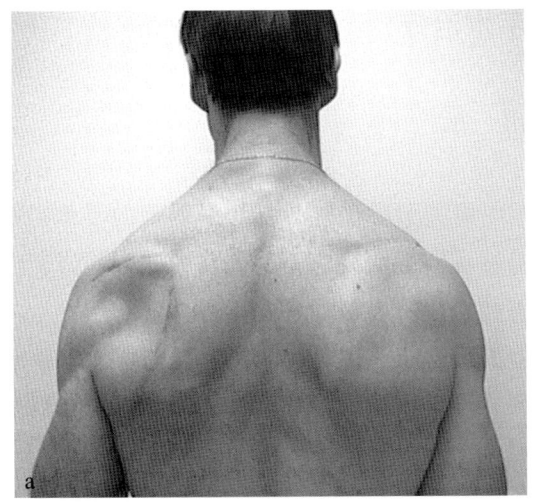
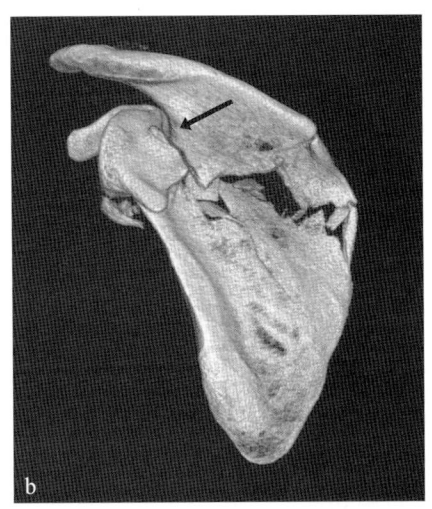
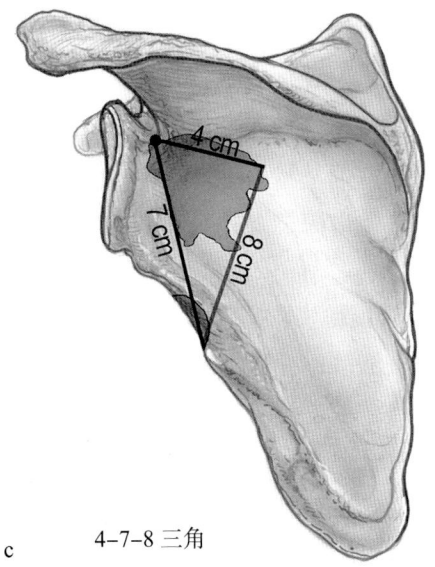

4-7-8 三角

图 13.5　a. 患者接受改良的 Ideberg Ⅵ型肩胛骨骨折的开放复位和内固定术 3 年后的临床照片。注意冈下肌的萎缩。他被诊断为肩胛上神经损伤，术中有肩胛上神经撕裂的证据。b. 这种移位骨折常在肩盂切迹处引起肩胛上神经损伤。如三维 CT 影像所示，该型损伤的骨折延伸至肩胛切迹。箭头所示的是神经血管束自肩峰下出口的关键部位。如果患者为此型损伤并且受伤超过 2 周，则对神经的完整性进行评估是明智的。c. 通过解剖 24 例非配对尸体标本，确定了肩胛上神经和旋肱动脉升支相对于肩盂切迹的距离。这个区域被称为肩胛骨危险区（引自 Wijdicks CA, Armitage BM, Anavian J, Schroder LK, Cole PA. Valnerable neurovasculature with a posterior approach to the scapula. Clin Orthop Relat Res 2009; 467: 2011–2017. ）

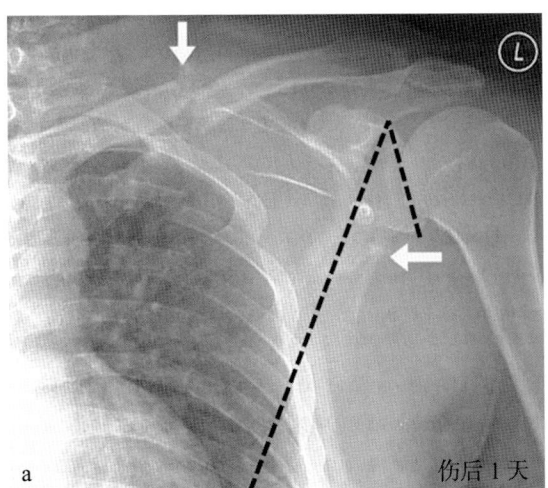
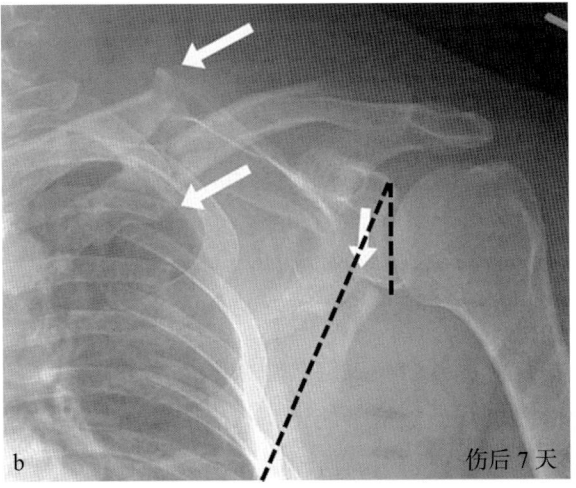

图 13.6　a. 伤后不久的肩部正位 X 线片，显示肩胛颈骨折及同侧锁骨骨折（箭头），锁骨无短缩，关节盂没有明显的内移。因此，最初选择保守治疗。b. 尽管进行了固定，1 周后的正位 X 线片仍显示对线发生明显改变。患者注意到肩部明显下沉且疼痛加重。值得注意的是，锁骨短缩加剧，肩胛盂向下成角及内移增加（上、下箭头），肋骨移位更明显（中箭头）。最终患者选择了手术治疗

Ideberg Ⅱ级，通常在冠状沟的下方和内侧，由于对肩部不稳定的影响，会比相同大小的肩盂后部或前部骨折更稳定。因此，外科医生可能不太倾向于在盂肱关节能保持稳定的情况下进行手术，尽管此时可能有一定程度的关节台阶。关于肩胛颈骨折，如果骨折进入棘间切迹，其稳定性会比肩胛冈内移至肩峰内侧的骨折更不稳定。此外，从肩胛冈延伸而来的骨折可能比从肩胛骨内侧延伸而来的骨折更不稳定。目前，对于这些情况的影响还不是很清楚，但很明显的是，根据骨折起始和终止的位置不同，每个碎片上的致变形力也不同。考虑到来自提肩胛肌、斜方肌和背阔肌的力量，因为它们在碎片上的相互作用取决于骨折与这些肌肉的止点。这些细微差别可能会影响手术指征，取决于外科医生对每种情况下的相对稳定性的预判。

## 复位、石膏技术与功能性支具

闭合复位或石膏固定对于肩胛骨骨折没有已知的或明确的作用，也没有证据表明支具治疗肩胛骨骨折具有很好的疗效。

## 康 复

如果对肩胛骨骨折进行非手术治疗，可用吊带悬吊上肢制动 2 周，鼓励患者进行肘、腕关节的主动活动，以减轻肿胀和不适。接下来，开始被动活动肩关节，在允许的情况下恢复最大的关节活动度。在理疗师的指导下开始钟摆式运动，并增加被动关节活动是有益的。

应教会患者利用健肢辅助锻炼。由于肩胛骨血运丰富，骨折多能迅速愈合。因此，可在伤后 4 周后开始主动活动，并尽快达到最大的关节活动度。伤后 8 周开始抗阻练习，术后 3 个月如情况允许，可开始有限制的上举运动（包括持重）。

## 手术治疗

### 指 征

肩关节移位性骨折是最明确的手术指征。虽然不同的研究有不同的建议，有些研究建议将初始位移 2~10 mm 作为手术指征[49,70,71]，但我们建议将 4 mm 的台阶或间隙作为手术指征[72,73]（图 13.7a，b）。如果要防止肱骨头半脱位、早期关节炎等，则应行 ORIF[41,58,72,74]（图 13.8）。

如果肩胛颈移位、成角导致肩胛旁肌肉组织功能失衡，应进行手术治疗。对于肩胛颈骨折的确切定义没有一致意见，骨折线延伸至肩峰底外侧的类型是最不稳定的，而当延伸至肩峰底内侧的骨折类型存在移位和成角时，仍然会有很大问题[65]。虽然 Ada 和 Miller[43]最初的手术建议包括肩盂内移超过 9 mm 或肩胛颈、肩胛体的角位移超过 40°，但近来基于对更大的临床系列结果的解释，推荐允许更大位移的存在。如果肩胛外侧缘和肩盂的相对位移超过 20 mm，或外缘角变形超过 45°，建议考虑手术干预（图 13.7c~f）。同时，移位 >15 mm 和成角 30° 提示多平面畸形[73,75]。

也许与畸形愈合关系最密切的是冠状面畸形，多通过肩盂角（GPA）来描述：从肩盂下缘到上缘画一条线，从肩盂上缘到肩胛骨下缘画一条线，两条线之间的角度就是 GPA（图 13.7c，d）。多项研究表明，不良后果与 GPA<20° 相关[66,69,76,77]。

肩上悬吊复合体（SSSC）的双重破坏是肩胛骨骨折手术治疗的另一个指征。SSSC 是一个由肩盂、冠状突和肩峰突，以及锁骨远端、AC 关节和 CC 韧带组成的骨韧带环[59]，上支点在锁骨中部，下支点在肩胛颈。从理论上来说，这些结构中的两个或更多的病变会破坏肩的稳定性，形成"漂浮肩"。目前建议对一个或两

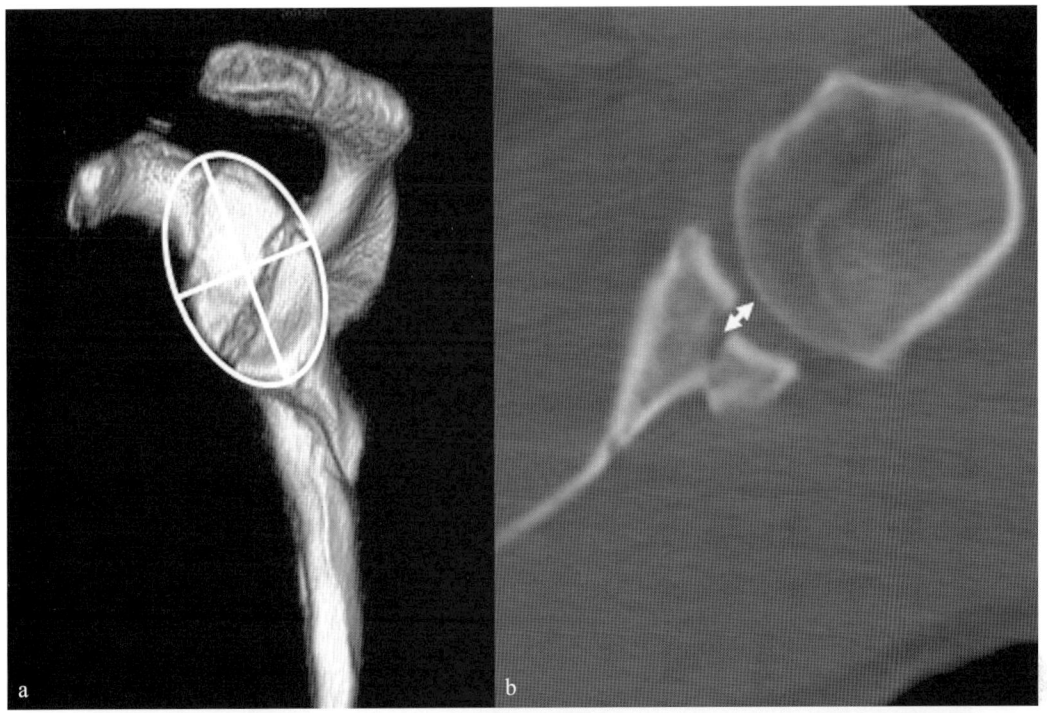
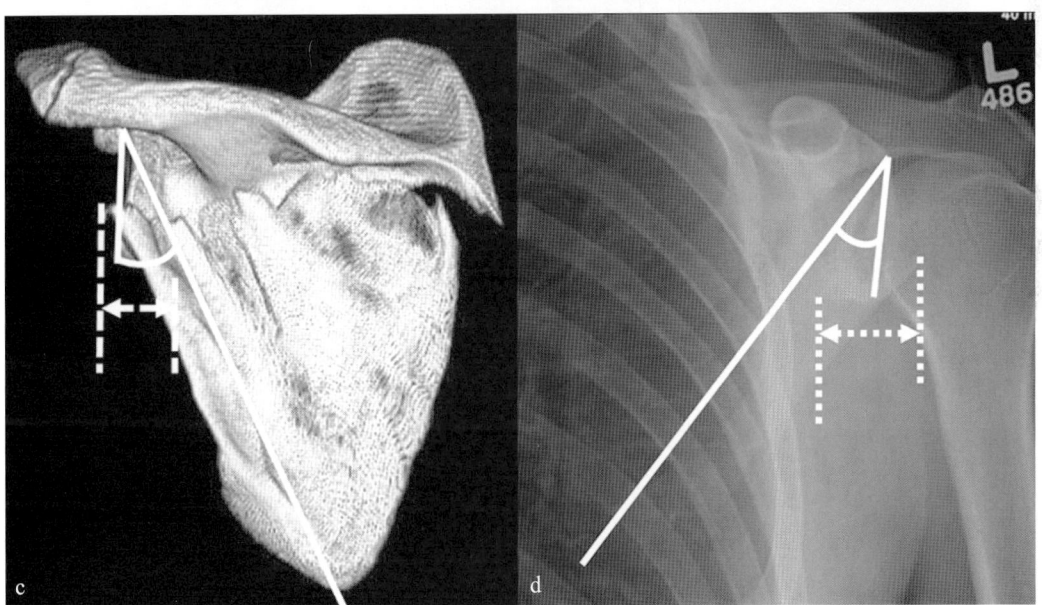

**图 13.7** a. 肩胛骨在半冠状面的 3D-CT 影像,模拟经肩胛骨 Y 位视图,显示斜形骨折涉及肩盂表面的后部和下部 50%。b. 同一骨折的 2D-CT 轴位影像。箭头示碎片之间有 6 mm 的间隙。资深作者对关节内骨折的手术指征是存在 ≥ 4 mm 的台阶/间隙,以及累及 20%~30% 以上关节面的骨折。c. 肩胛骨冠状面的 3D-CT 影像(模仿 AP 视图)和肩胛骨关节外骨折的 Grashey 位影像(d),显示 24 mm 的外侧边界偏移(虚线)和 28°的肩盂角(实线)。肩胛骨下段碎片相对于上段碎片有外移的趋势。测量外侧边界的偏移时,要从骨折片的最外侧范围画一条垂线,再从其原始位置画一条垂线。这两条垂线之间的距离就是通常所说的外侧边界偏移。资深作者的手术指征是外侧边界偏移 ≥ 20 mm。肩盂角的测量是通过从肩盂窝的下极到上极画一条线,从上极到肩胛骨体下角的顶点画另一条线。资深作者把握的肩盂角的手术指征是 <22°

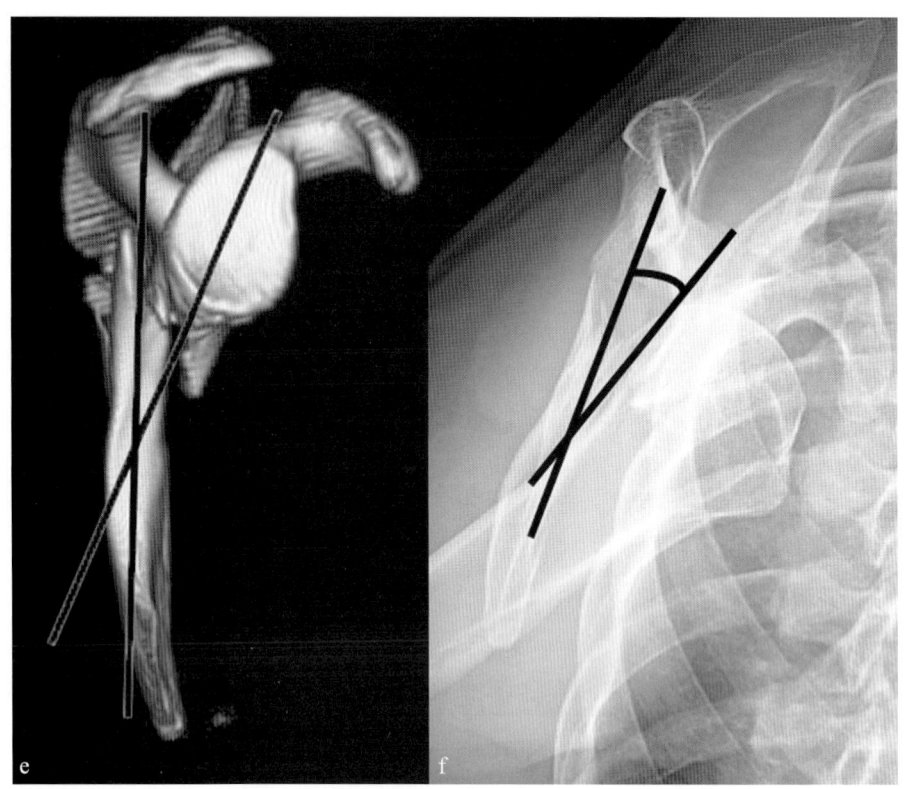

**图 13.7（续）** e. 经肩胛骨 Y 位 3D-CT 影像和肩胛骨 Y 位 X 线影像（f），显示成角畸形，或是由平行于近端片段的线和平行于远端片段的线相交形成的。需要注意的是，尽管下泪滴在肋骨上形成一个凹面，但用于测量的是髓腔的更近端直线部分（这是测量角度畸形的一个关键区别，以免过度计算角度）。资深作者的手术指征是成角 ≥ 45°。其他的手术指征包括同时出现外侧边界偏移 >15 mm 和成角 >30°，以及肩上悬韧带复合体（SSSC）的双重破坏，两类损伤都有 ≥ 10 mm 的位移

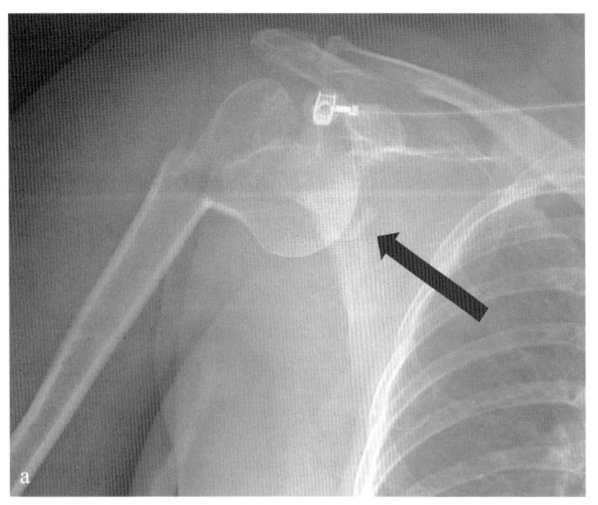
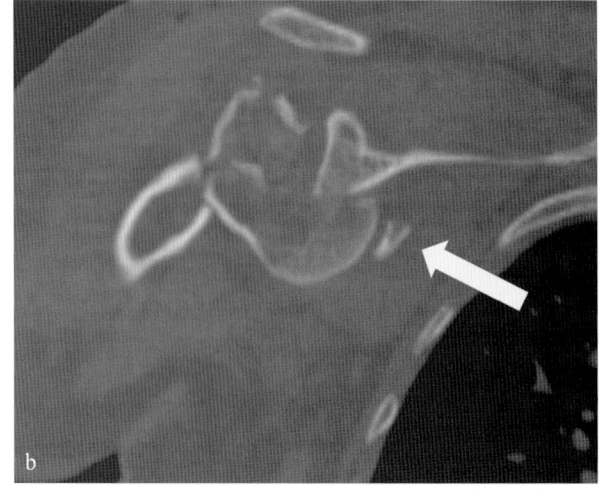

**图 13.8** a. 一例 72 岁女性患者的肩部 AP 位影像，显示肱骨近端有三部分骨折脱位，合并肩胛盂前部骨折（箭头）。肩胛骨 Y 位片和腋位片不能清楚地显示此骨块。b. CT 扫描确认该碎片长约 3 cm。在冠状面重建中，可以看到肩盂碎片（箭头）

个病变进行稳定，以恢复 SSSC 的完整性，从而保留其维持上肢骨和中轴骨之间稳定关系并为软组织提供固定的功能，使肩功能得以实现[78]。

目前我们对这些双重损伤的处理方法是，如果两个部位（即锁骨和肩胛骨）的移位都超过 1 cm，则应通过手术治疗来恢复 SSSC 的完整性（图 13.9），用健侧关节肩部 X 线影像和 CT 进行判断。患侧肩关节的前后位 X 线影像可能会造成误导，因为此时肩盂可能有明显的移位和成角，不可能获得"真正"的肩关节的前后位影像。Wijdicks 等[79]证明，虽然以肩关节的真正前后位影像作为标准，但即使是肩部细微的旋转也会明显影响测量。

肩胛骨关节外骨折开放复位和切除的手术指征可归纳为以下几点：

1. 外侧界位移（内移）>2 cm；
2. 在出口位影像上肩峰成角大于 45°；
3. 内移和成角分别 >15 mm 和 30°；
4. 肩盂角 <20°；
5. 锁骨和肩胛骨骨折移位 >1 cm（或 AC 关节完全破坏）；
6. 肩盂关节内形成阶梯或间隙 >4 mm。

这些指征是基于图 13.7 中的测量技术获得的。这些标准不是绝对的，必须结合患者的年龄、合并症、活动需求和优势手来考虑。

其他需要手术治疗的关节外骨折包括肩胛骨、喙突和肩峰的移位性骨折。如果不进行手术治疗，肩峰骨折的预后很差[30, 57, 60~62, 80, 81]。Anavian 等[81]发表了目前为止最大的肩峰骨折综合系列研究，详细说明了为何采用位移 1 cm 作为手术指征，以防止畸形愈合和不愈合，以及相关切除技术。如果肩峰骨折在足端位置愈合，会侵占肩峰下空间，肩部撞击会成为一个大问题。因此，有时即使是较小的位移，也可能需要对肩峰进行手术。术前必须考虑到这种成角位移。

## 手术解剖

肩胛骨为三角形扁骨，中央菲薄，边缘增厚为肌肉提供起止点。发生骨折时，因肌肉牵拉可造成骨折移位，骨性标志更加难以定位（图 13.10）。肩胛冈将肩胛骨分成下、上两部分，形成冈上窝和冈下窝，为同名肌肉提供起点（图 13.11）。其凹陷的前面为肩胛下肌提供宽广的起点。

肩胛冈向外延伸形成肩峰，弓形骑跨肱骨头，其间有肩袖与肩峰下滑囊分隔。肩胛冈、肩峰连同锁骨一起为三角肌提供附丽点。斜方肌起于肩峰和肩胛冈前部。前锯肌附丽于肩胛内侧缘，可使肩胛骨前伸。菱形肌使肩胛骨向

> **急诊处理**
>
> 肩胛骨明显移位的骨折可见于多种损伤：约 15% 有颈椎损伤，约 15% 有脑外伤，约 15% 有臂丛和周围神经损伤，多合并多根肋骨骨折、血气胸，所有这些情况都需要立即优先处理。因此，入院时必须对臂丛和受累上肢远端灌注进行全面评估。
>
> 偶尔，肩后部的开放性伤口会与肩胛骨骨折交通，特别是在 AC 关节或肩峰处。对这些伤口应立即进行冲洗和清创，但如果需要修复相关的骨折，应由有经验的外科团队来处理。
>
> 虽然应识别罕见的肩胸分离，但肩胛骨骨折几乎与这种情况无关，因为骨折是由侧面撞击造成的，而分离则是由对肢体的牵引造成的。肩胸分离与灾难性损伤密切相关，包括锁骨下血栓形成或撕脱，以及臂丛损伤，如颈神经根撕脱。因此，需要及时请血管外科医师会诊或脊柱外科医师会诊。肩胛骨的单一 AP 位影像不足以评估移位，必须获得肩部的三个视图，包括评估腋位影像以评估肩盂。如果有明显的移位，则需要进行 CT 扫描三维重建，以全面了解畸形情况并进行测量。CT 扫描三维重建通常会显示 X 线影像无法显示的明显移位。

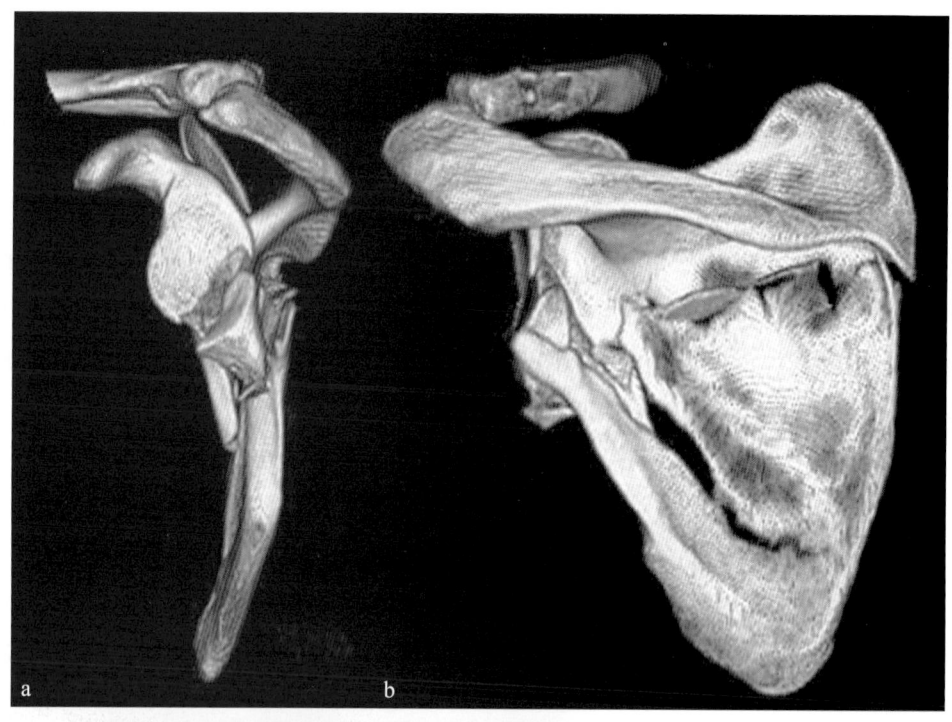

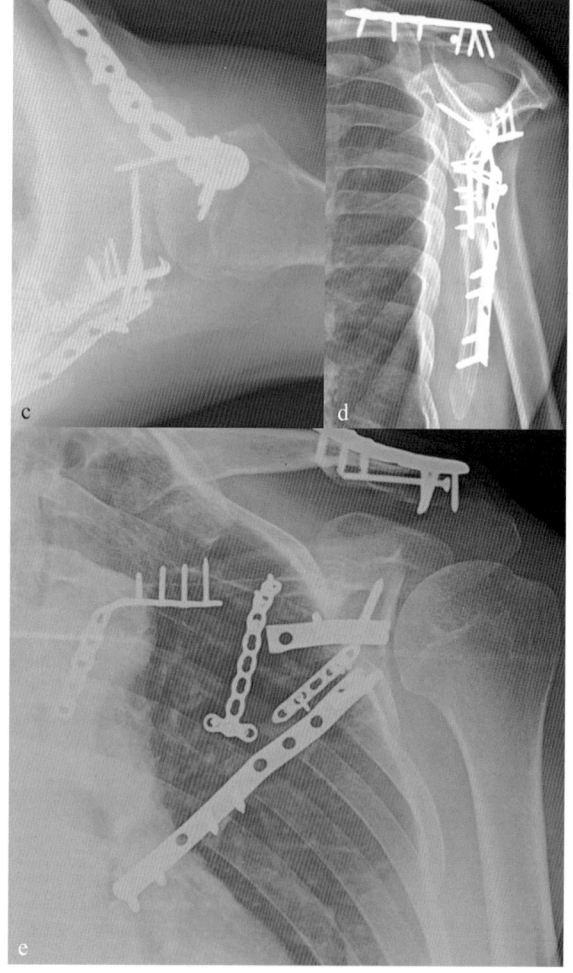

图 13.9 a. 经肩胛 Y 位 3D-CT 影像。b. 肩胛骨冠状面的 3D-CT 影像，显示关节内肩盂骨折并延伸至体部，以及斜行的锁骨远端骨折。c~e. 对这两处骨折进行了手术治疗，以恢复肩部的稳定性

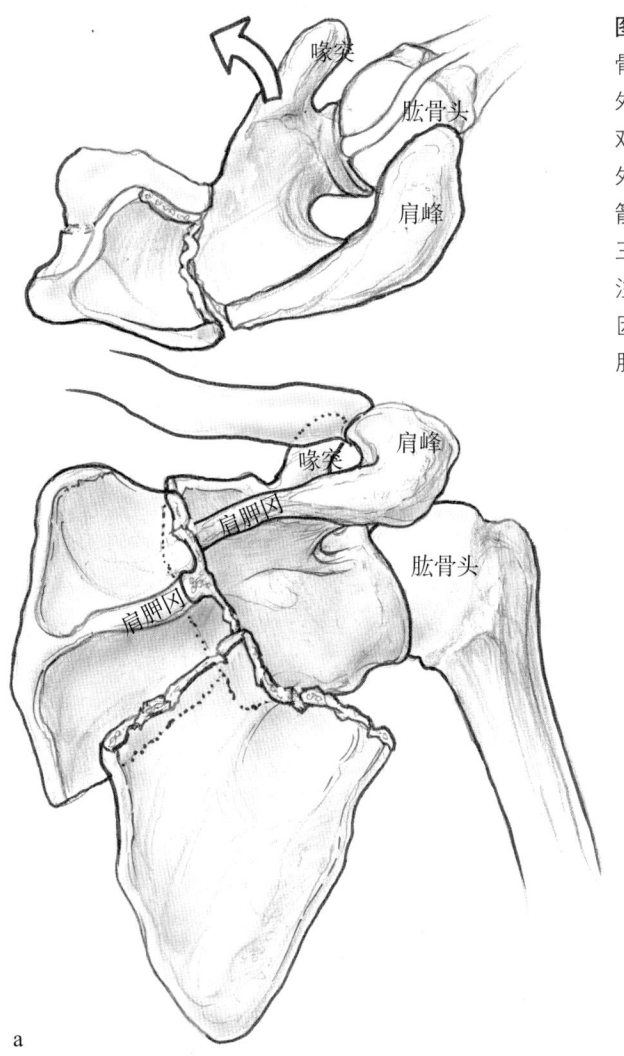
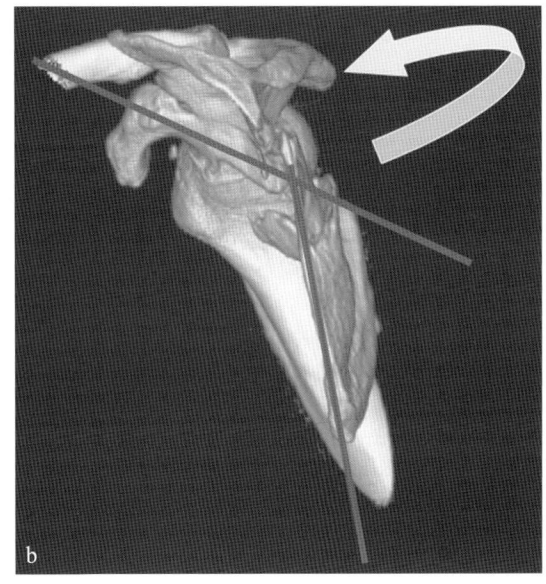

图 13.10 a. 常见肩胛骨关节外骨折。如图所示，主要骨折线从外缘向脊柱缘和/或肩胛冈延伸，而骨折线从外缘向上通过肩胛上切迹较为少见。下图中，肩胛盂相对于体部骨块内移。如图所示，外科医生在术中会发现外缘有典型的台阶样改变。在上图中从上往下看，旋转箭头反映了肩胛颈的前倾畸形。b. 从脊柱缘看的肩胛骨三维CT重建的实例，显示图10.8a所示的典型的骨折。注意，相对于肩胛体的其余部分，肱盂关节通常前倾。因此，本例患者不仅有肩胛骨外侧缘成角畸形，而且肩胛颈也发生旋转畸形（弯箭头）

脊柱靠拢。肩胛提肌起于肩胛骨内缘上部，该肌按照功能来命名的。肩胛骨外侧缘自下角向肩胛颈延伸，骨质增厚形成骨嵴。大圆肌、小圆肌起于肩胛骨外侧缘，肱三头肌长头起于肩胛颈，部分背肌起于肩胛下角。喙突为弯曲的骨性突起，位于肩胛颈内侧前部，喙锁韧带、喙肩韧带以及喙肱肌、肱二头肌短头和胸小肌均起于此骨突。肩胛上切迹位于喙突正上方的肩胛骨上缘，其上有肩胛横韧带横过，肩胛上动脉位于肩胛横韧带之上，肩胛上神经在其下方。

梨形的关节盂窝位于肩胛骨外侧，其周缘有纤维软骨唇覆盖并在上方汇合，肱二头肌长头腱附丽于盂上结节。盂唇使关节盂的深度增加了50%[63]。肩胛盂上下径约为39 mm，下半的前后径约为29 mm，较上半的前后径宽约20%[64]。

肩胛骨是上肩部悬吊机制的一部分，通过锁骨使上肢与中轴骨连接。18块肌肉起止于肩胛骨，有助于其发挥功能，为盂肱关节的运动提供稳定的基础[82]。

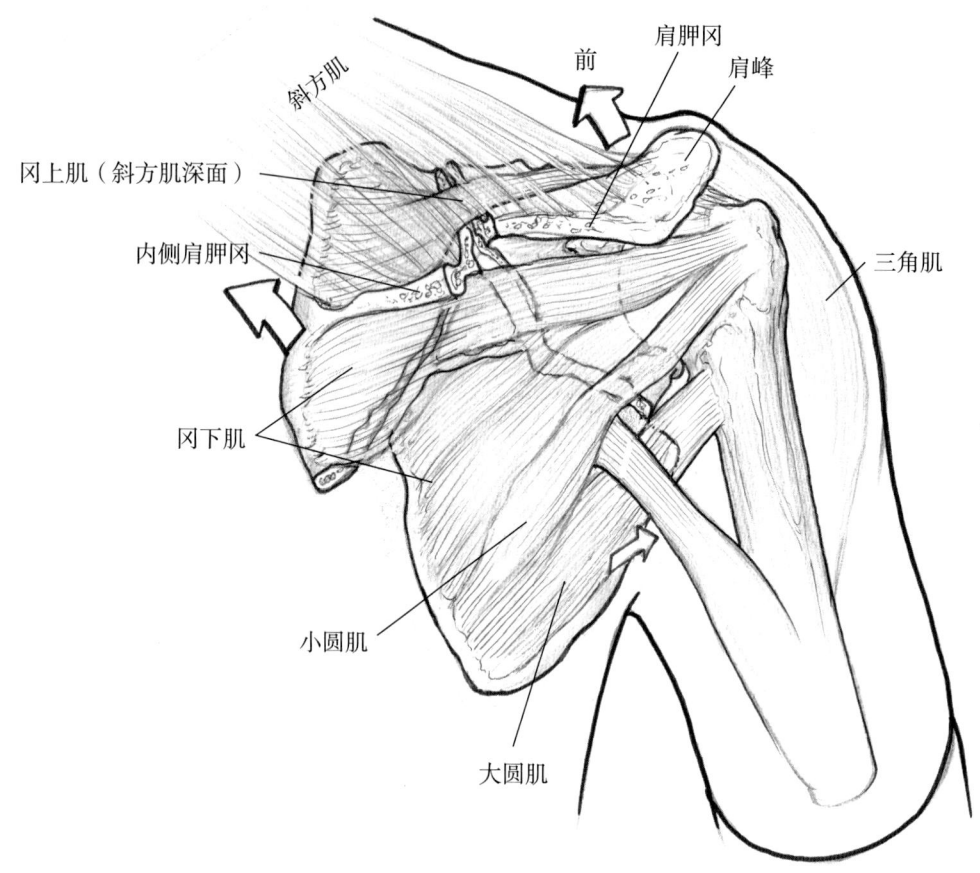

**图 13.11** 尽管肌力的动态平衡被破坏导致骨折处的畸形，但我们仍不清楚每块肌肉如何影响骨折移位。图示覆盖骨折的肩胛骨周围肌肉组织，使我们易于理解这些肌肉是如何促使骨折处形成畸形的。此处没有显示的其他重要肌肉包括起于肩胛骨内上角的肩胛提肌，以及起于肩胛骨脊柱缘的大、小菱形肌。背阔肌（未显示）通过肱骨近端间接地加重肩胛盂的内移和下沉。注意理解这些肌肉是如何导致骨折处形成畸形的

## 手术技巧

**视频 13.2　采用后路和肌间窗对肩胛骨骨折行 ORIF**

理想的手术入路应能充分显露骨折，尽可能地减少结构性损伤，并考虑生物学修复的恢复能力[83]。对多数肩胛骨骨折，可采用 Judet 后方入路或前方三角肌胸大肌间沟入路进行处理。

### 后入路

#### 体　位

患者取侧卧位并略微前倾，以便更好地显露肩后部。恰当地放置腋垫，用扶手、毛巾或特别设计的体位垫支撑上肢于前屈 90°轻度外展位（图 13.12）。整个上肢及肩部消毒并铺无菌巾，以便术中操控肩部。从后面看，皮肤消毒上至下颈部，内至脊柱，下至背阔肌皱襞。

#### 切　口

肩关节后部有丰厚的肌肉软组织覆盖，包括肩袖肌、三角肌等。准确触诊肩胛冈及肩胛内侧缘等骨性标志是确保手术切口位置正确的关键。触诊突起的肩峰后外侧，向内一直到肩胛内上角，然后沿肩胛内侧缘向下触诊。抓持

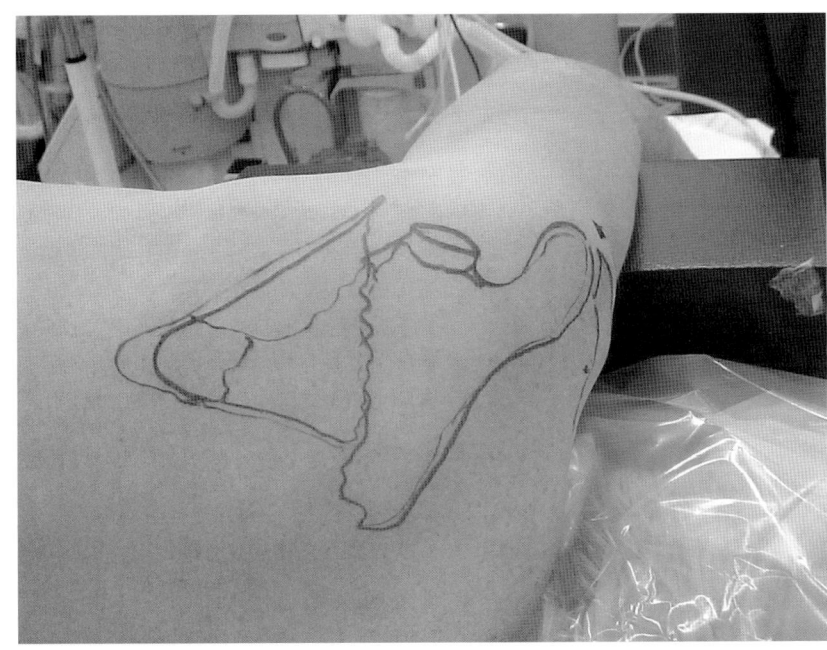

图13.12 术前照片显示便于后方入路的患者体位。患者取侧卧位（略前倾），消毒整个上肢。较大的术野有利于手术。整个患肢暴露在术野中，便于术中活动，以操控上肢帮助骨折复位，也可以在固定后活动肩关节以松解外在的粘连。该病例存在肩锁关节脱位（箭头），并且肱盂关节明显下沉。设计切口时触摸并画出骨性标志是个好习惯

上臂并内外推拉，使肩胛骨内收和外展，从而使肩胛与胸壁发生相对移动，有助于外科医生触诊这些骨性标志。值得注意的是，切口在肩胛骨的内上角处形成锐角。

参考这些骨性标志，沿肩峰向下平移1 cm，并沿脊柱（内侧）缘向外平移1 cm，设计Judet后方切口。这些调整使瘢痕错开突起的骨嵴，以利于更好地放置接骨板，向外翻起的巨大皮瓣也可略小一些。

切开皮下组织直达肩胛冈，绕过肩胛骨内上角向下至内侧缘的骨嵴。为显露肩胛骨外侧缘，切口必须足够大以便牵开皮瓣。沿肩胛冈和内侧缘正确地切开筋膜层，形成整体的软组织袖套，以便于手术结束时将其缝回其骨性起点（图13.13）。

## 显露方法

此时，手术医生根据需要有限暴露还是完全暴露肩胛骨的后面来选择手术入路（见"要点与技巧"部分）。有限的"术野"用于显露特殊部位的骨折，包括外侧缘、肩胛冈及内侧缘；而广泛入路用于显露整个肩胛骨后面。需要牢记的是，开放的广泛入路尽管似乎会使肩胛骨发生坏死，但其前面肩胛下肌的附着点仍保留完整，掀起的皮瓣考虑了血管平面，保留了肩胛上血管神经蒂的营养支配。因此，广泛入路在生物学上是合理的。本章作者采用后方入路对100多例肩胛骨骨折进行了固定，其中一半以上采用广泛入路，未发生肩胛颈或肩胛体的骨不连[84]。

有限"术野"围绕肩胛骨周缘进行显露，常用于治疗某些特殊的骨折。肩峰处的肌肉界面位于起自上缘的斜方肌（不干扰）与起于下缘的三角肌（需要掀起）之间。将三角肌自冈下肌的起点处分离，做好标记以便后期重建（图13.14）。在肩峰上缘附近或肩胛骨内侧缘，用拉钩将冈下肌自冈下窝掀起（图13.15）。

在肩胛骨内侧缘，肌肉之间的界面位于冈下肌与菱形肌（不干扰）之间，菱形肌使肩胛骨内收。最重要的显露位于冈下肌与小圆肌之间，通常必须经此间隙显露肩胛骨外侧缘，必要时

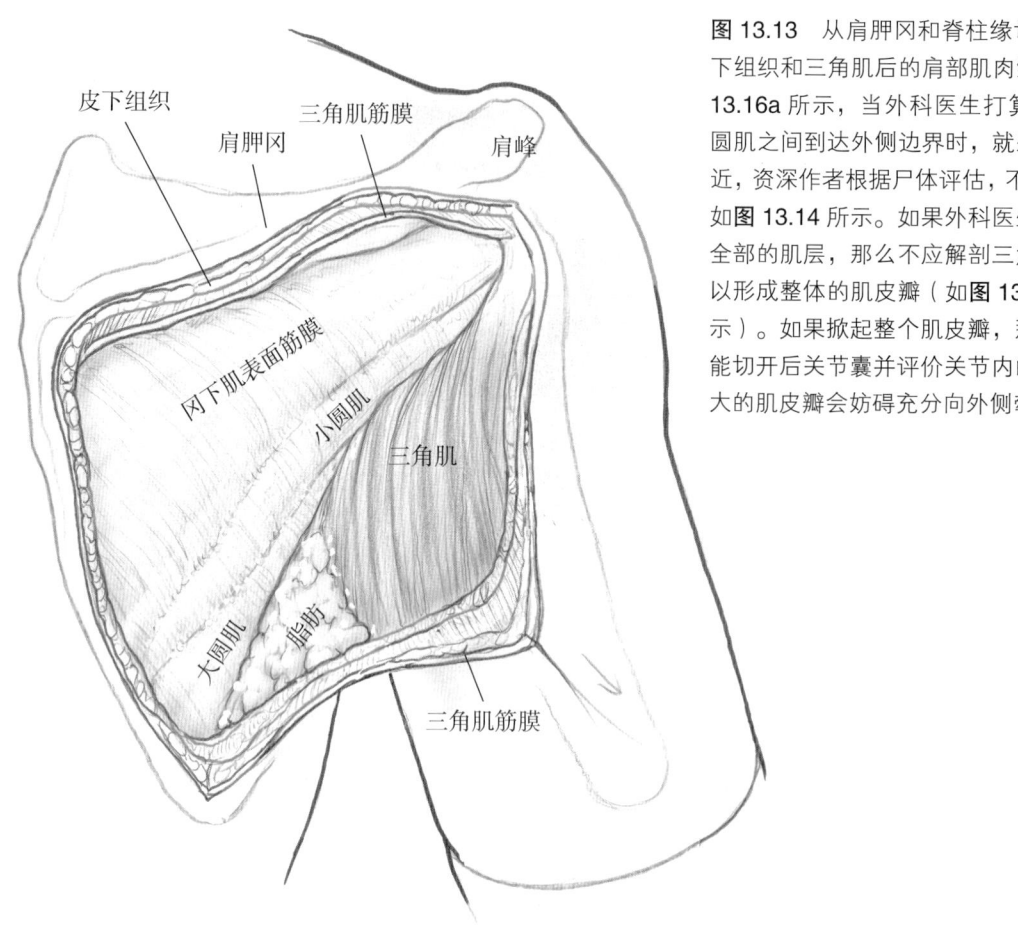

图13.13 从肩胛冈和脊柱缘切开皮肤并剥离皮下组织和三角肌后的肩部肌肉组织示意图。如图13.16a所示,当外科医生打算通过冈下肌和小圆肌之间到达外侧边界时,就采用这种方法。最近,资深作者根据尸体评估,不再行三角肌分离,如图13.14所示。如果外科医生要自冈下窝掀起全部的肌层,那么不应解剖三角肌和皮下组织,以形成整体的肌皮瓣(如图13.17和图13.19所示)。如果掀起整个肌皮瓣,那么外科医生就不能切开后关节囊并评价关节内的移位情况,因为大的肌皮瓣会妨碍充分向外侧牵开和显露

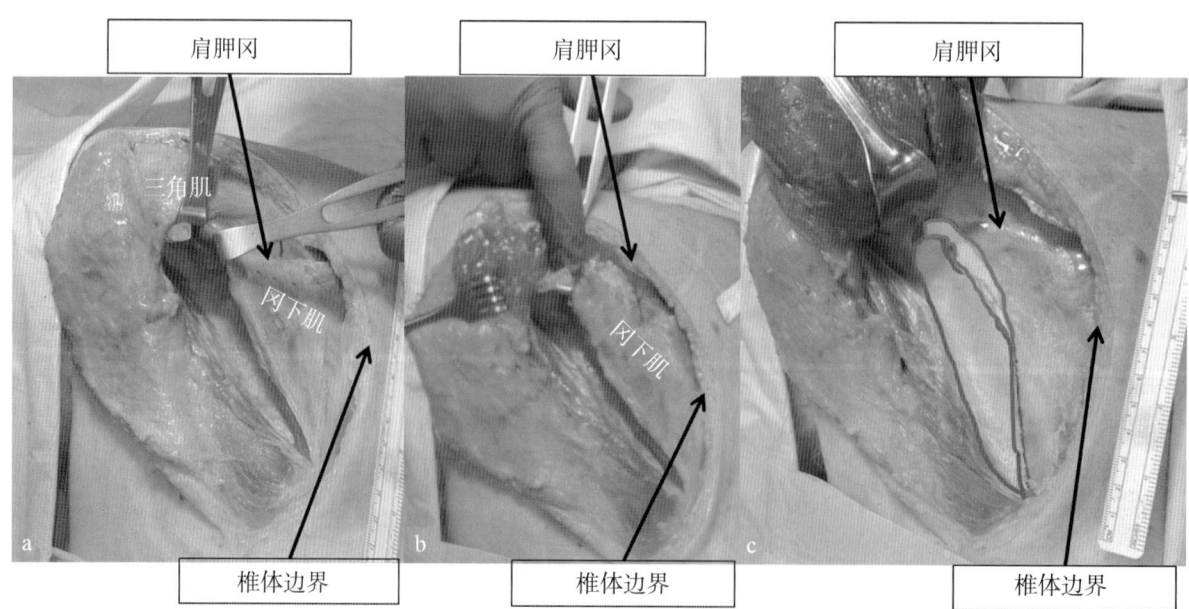

图13.14 尸体的肩后部肌肉组织的照片,皮肤和皮下皮瓣被掀到侧面后。这种方法通过冈下肌和小圆肌之间的间隙来显露外侧边界,但无须从肩胛冈剥离三角肌。a. 从这个间隙显露的范围。b. 三角肌被牵开后的同一视图。c. 所有的肩胛骨后部肌肉组织都被掀开,以突出对比三角肌保持完整和被取下时的显露差异。三角肌被取下后的额外显露区域以如图所示

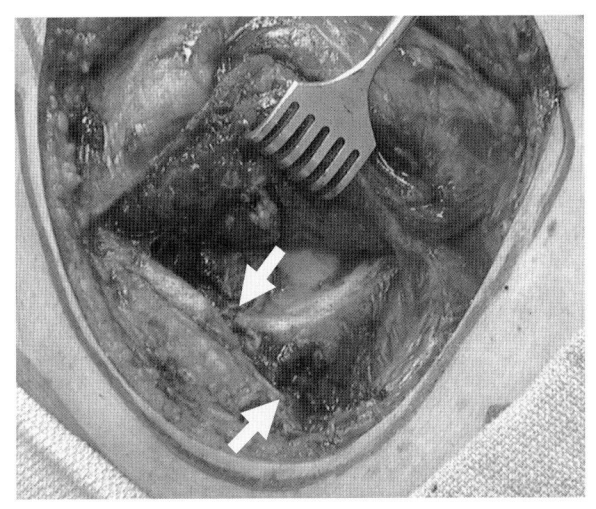

**图 13.15** 术中照片显示冈下肌自肩胛骨脊柱（内侧）缘的内上角掀起。做后方 Judet 切口，将三角肌自肩袖肌上解剖下来，可以建立两个内、外侧窗口用于骨折复位和固定。注意在内上角骨折移位约 4 cm（箭头）

## 新技术

### 微创入路

本章资深作者最近使用了一种新的微创手术技术来减少对解剖的需求[85]，包括直接在肩胛骨边缘的骨折处做皮肤切口，而不是做 Judet 大切口。骨折形态决定了切口的位置，通常是在肩盂颈或肩胛外侧缘，以及肩胛内侧缘骨折处（图 13.18）。

外侧切口用于到达肩胛骨外侧边界和颈部，通过解剖到三角肌筋膜来完成显露。将三角肌向头端牵开，以显露肩胛骨及其在小圆肌和冈下肌之间的间隔。然后扩大这个间隔，显露骨折部位。手术医生必须注意周围的神经血管结构，特别是腋下神经和旋肱后动脉，其在冈下肌远端穿过四边孔。

内侧切口通常位于肩胛骨内侧界底部。切开筋膜向下直接到骨膜，根据需要沿椎体边缘向远端延伸。通过这两个小窗口通常足以在两个最常见的发生移位的部位进行复位和置入接骨板。这种方法适于伤后 2 周内的简单骨折，固定方式与其他后入路方法相似。

### 复位技术

肩胛骨外侧缘及肩胛颈处的骨质最厚，因此，最好在此区域进行复位与固定（图 13.19a，b）。4 mm Schanz 针及 T 柄工具用于操纵主要骨折块，但应避开接骨板置入部位（图 13.19c）。一般情况下，至少沿肩胛外侧缘放置一块 2.7 mm 直接骨板以稳定此区域的骨折（图 13.19d）。有时可以使用较小的 2.0 mm 或 2.4 mm 的接骨板来临时固定，以便能够拆除复位钳；接着放置一块 2.7 mm 接骨板来加强对小碎骨块的固定。

还可以显露盂肱关节。必须清晰地显露这些肌肉的筋膜，以辨别两块肌肉之间的间隙。这两块肌肉的纤维走行差别不大，特征也仅稍有不同。如果肌肉分离靠上，将不可避免地使部分冈下肌失神经支配；如果肌肉分离靠下，就可能损伤四边孔内的腋神经及旋肱后动脉。在这一重要的间隙进行分离后，即可到达肩胛骨外侧缘，此处是矫正肩胛盂翻转、内移以及接骨板固定的关键部位。值得一提的是，肩胛内侧缘与外侧缘的间隙也可以通过如图 13.16a 所示的直切口到达。对简单的肩胛体横形骨折或单纯的关节盂后部骨折，可采用直切口。如果必须显露肩胛盂关节面，那么应垂直切开关节囊，这样可以在盂肱关节的关节盂侧保留可修复的肩袖组织（图 13.16b）。

将冈下肌、小圆肌连同三角肌自起点处作为一个肌皮瓣一同掀起，进行更广泛的显露，但这会严重影响血运，限制肩关节的显露（图 13.17）。手术结束时通过钻孔修复肌肉的起点非常重要。

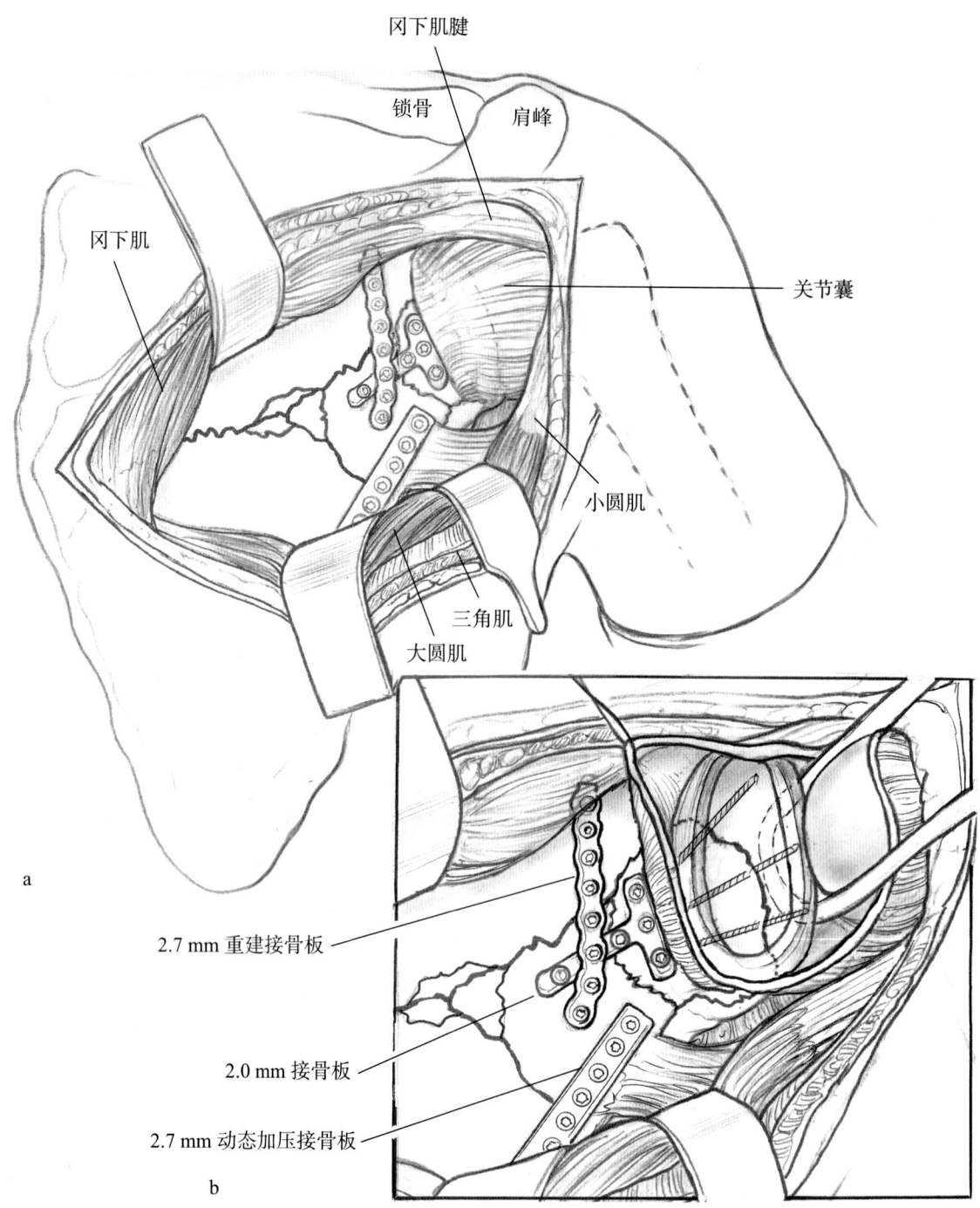

**图13.16** a. 图示小圆肌与冈下肌间隙入路。取皮肤直切口，可以进入肩胛骨外侧缘、肩胛颈及肩峰基底。当骨折容易复位时，通过此手术入路处理伤后数天内的骨折已经足够。微型接骨板（2.0 mm）用于固定小的关节内骨块，2.7 mm 重建接骨板预弯后沿肩峰基底固定。b. 图示 Fukuda 拉钩通过后关节囊进入盂肱关节将肱骨头牵开，可以改善肩盂窝的显露

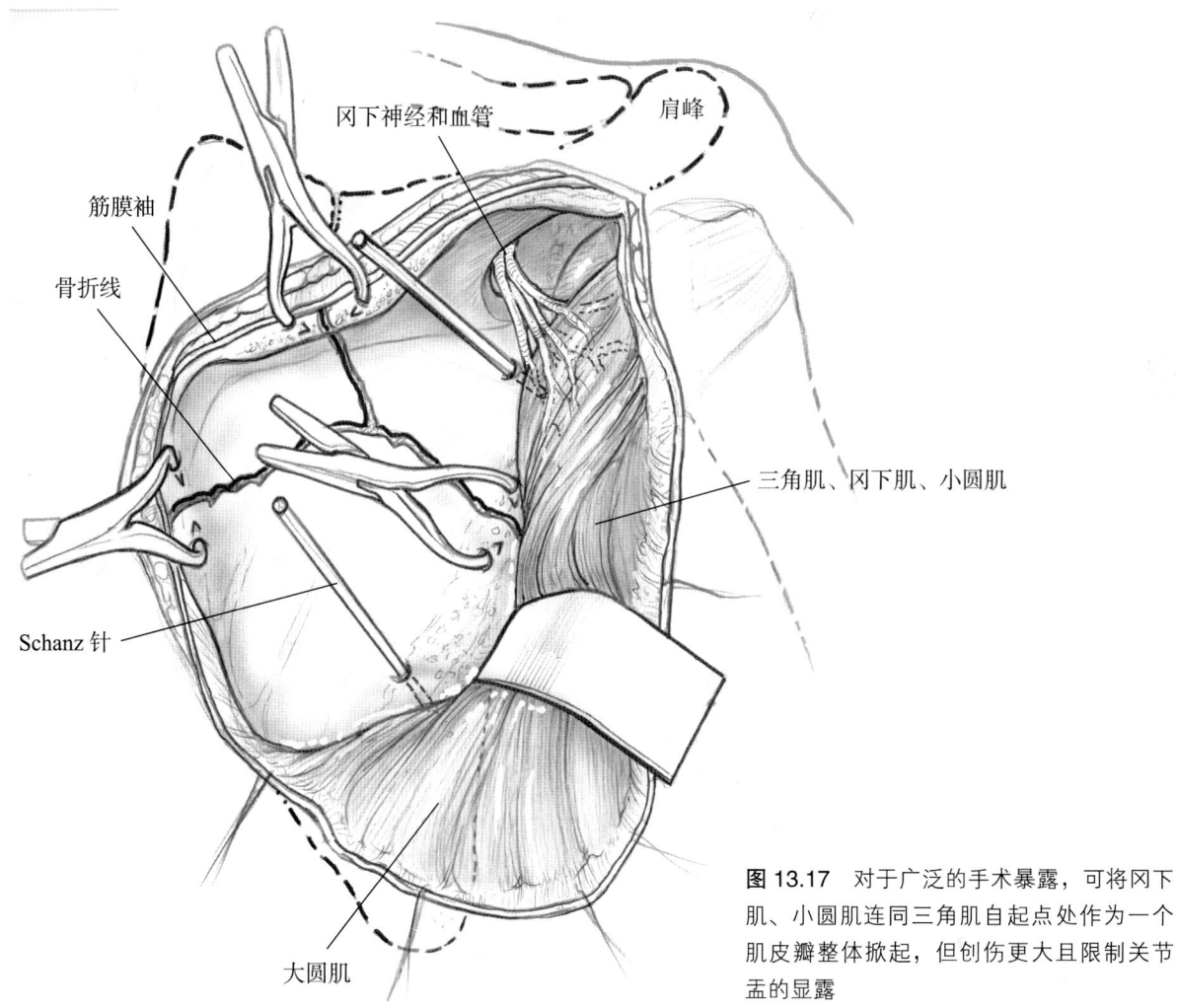

图 13.17 对于广泛的手术暴露，可将冈下肌、小圆肌连同三角肌自起点处作为一个肌皮瓣整体掀起，但创伤更大且限制关节盂的显露

复位完成后，如果骨折不稳定，必须应用接骨板螺钉固定。如果去除 Schanz 针后复位不稳定，那么可用小的点式复位钳维持复位（图 13.19e）。如果复位仍不稳，那么助手可于略偏内侧置入 2.0 mm 接骨板和螺钉进行临时固定，以维持外侧缘的正常关系，但应预留出空间置入最终的接骨板（2.7 mm 动力加压接骨板）进行固定（图 13.19d）。如果骨折明显移位，提示致畸应力难以克服，此时可以用小型外固定器维持外侧缘的复位。

有时肩胛骨的其他骨折线也会妨碍外侧缘的复位。如果出现这种情形，应当首先按照骨折类型显露肩胛冈或/和肩胛内侧缘，解剖复位其他部位的骨折。在接骨板固定前，通常在外侧缘、内侧缘及肩峰联合应用复位钳进行精确复位（图 13.17）。

内固定的选择

通常，2.7 mm 薄接骨板最适合安放在肩胛骨边缘，并能提供足够的强度。3.5 mm 接骨板不能提供多点固定且塑形困难，在肩峰和肩胛内侧缘会过于突起。

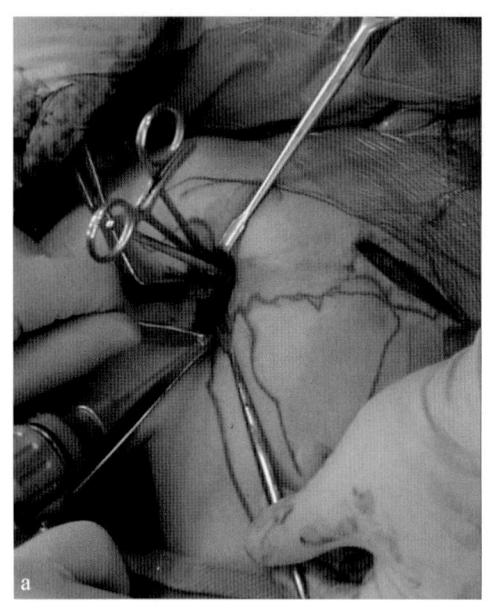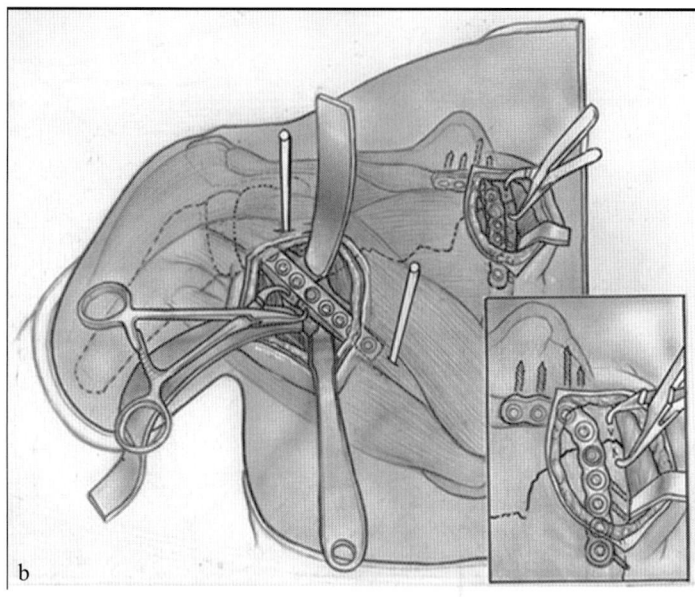

图 13.18　a.临床照片显示手术窗口，以进入肩胛冈底部的外侧缘和椎体角，使用器械和内置物获得复位（b）。由于显露有限，这种微创方法需要对解剖学和骨折模式有敏锐的认识。这是资深作者现在的标准方法，用于处理简单但移位的新鲜骨折（引自 Gauger EM, Cole PA. Surgical technique: a minimally invasive approach to scapula neck and body fractures. Clin Orthop Relat Res 2011;469:3390–3399.）

由于外侧缘对抗大部分应力，应使用 2.7 mm 动力加压接骨板进行固定（图 13.20），通常无须塑形就可以直接使用。对于简单骨折，最好在骨折远端用 4 枚螺钉，在肩胛颈应用 3 枚螺钉进行固定，以获得平衡。由于工作长度较短，锁定接骨板可以明显提高稳定性，并能实现更积极的康复。

另一方面，对于肩峰、肩胛骨内侧缘的骨折，2.7 mm 重建接骨板足够坚强，有利于沿肩胛骨内上缘进行塑形，此处的接骨板常跨越 2 条骨折线（图 13.20）。由于需要在三个平面上折弯接骨板，将其塑形以适合内上角通常比较困难（图 13.21）。使用两把小 Kocher 钳有助于预弯接骨板。在此区域，于骨折的两侧争取置入 6 枚螺钉，因为每枚螺钉通常长 8~10 mm，固定力较差。以不同的方向拧入螺钉有助于提高把持力。

## 切口缝合

固定完成后，活动上肢以观察肩胛骨的稳定性。必须在患者苏醒前松解所有外在的粘连和僵硬处，特别是由于肩胛骨或其他损伤而使手术延迟较长时间的患者。

关闭切口前清除失活的肌肉组织。在肌皮瓣下放置引流管，引流管通过较长的皮下通道于伤口近端偏前引出，以减少因仰卧位造成引流不畅的可能。

在肩胛冈钻 3 个 2.5 mm 的骨孔以便修复肌皮瓣，在脊柱缘至少钻 3 个骨孔，以便将筋膜缝回其骨性起点。必须保证肌筋膜层严密关闭，以防止三角肌、冈下肌或小圆肌在康复过程中撕脱。

用粗的 2 号不可吸收编织缝线将肌筋膜瓣缝回其骨性起点（通过骨孔），用 1 号可吸收编织缝线加固筋膜。作者倾向于用可吸收的皮下缝线行皮肤缝合。

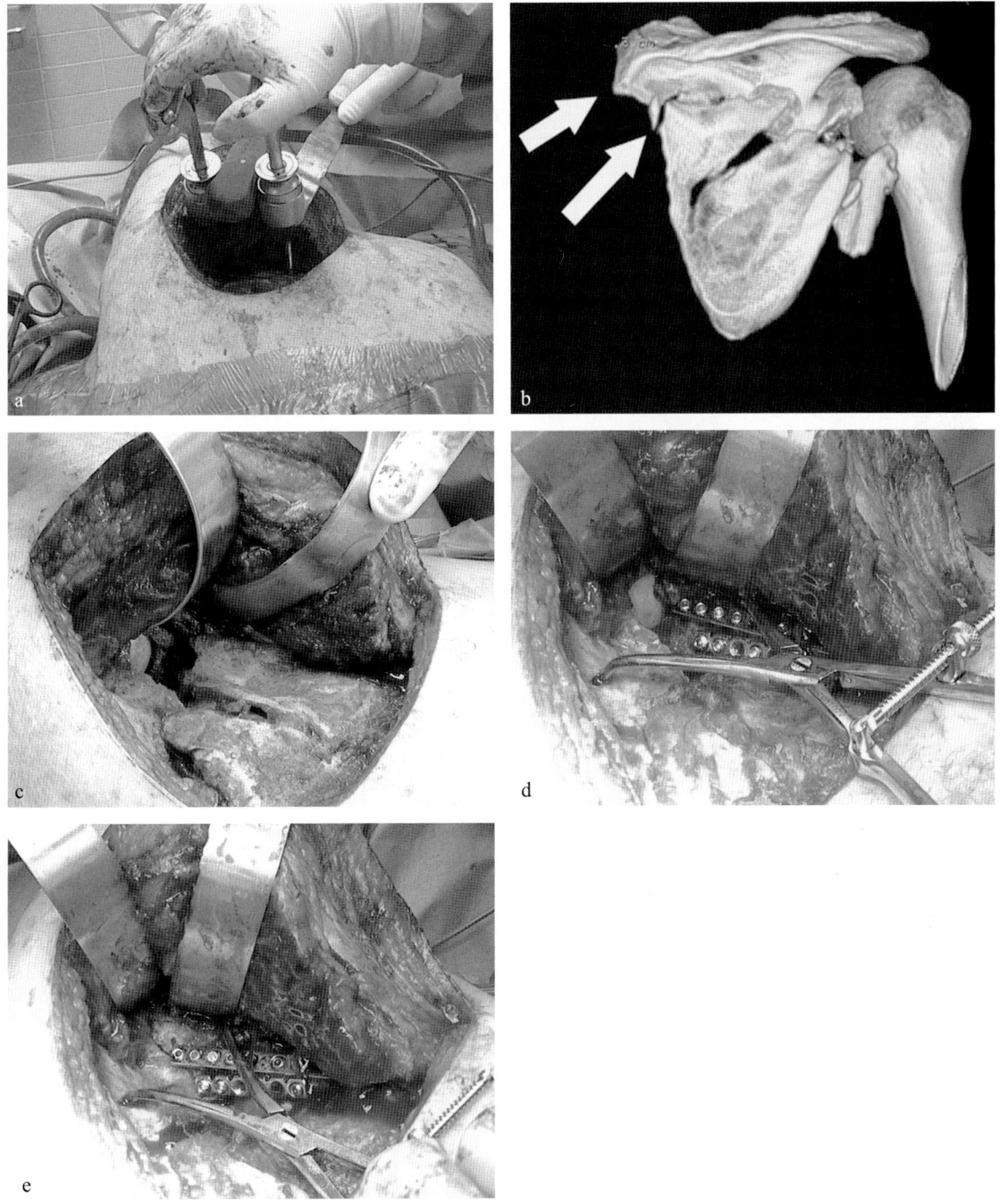

**图 13.19** a. 术中照片显示置入两枚 5 mm Schanz 针后的后方入路。一枚 Schanz 钉置于肩胛颈近端骨折块，另一枚置于外侧缘的远端骨折块。4 mm Schanz 针对这些骨折块更合适，但当需要进行用力复位时不够坚固。对每一骨折块置入一个 T 型柄工具，以便外科医生操纵这些骨折块复位。图中还显示了 2 枚 Schanz 钉之间的木手柄，作为支点使骨块分离，以便于移动。在手术延迟数周的情况下，这是一个有用的操作。b. 34 岁患者的三维 CT 重建影像，显示由摩托雪橇事故引起改良 Ideberg IV 型的关节内骨折。图为肩胛骨后面观，显示约 2 cm 的关节内台阶，肩胛颈及内上角移位（箭头）。该图像与图 a、c 和 e 中的术中照片一致。c. 广泛的后方暴露显示移位的骨折块。冈下肌和小圆肌位于拉钩的后面，读者是由内向外观看伤口。值得一提的是，由于肩胛盂下方骨折块完全移位，肱骨头下沉。d. 用 2.7 mm 重建接骨板将肩胛盂下部及其颈部骨折块固定于外侧缘远端。去除 Schanz 钉后，用 2.0 mm 接骨板临时维持肩胛颈复位，然后用 2.7 mm 接骨板进行固定。将 Weder 钳的一个钳口置于肩胛颈下部，另一个钳口置于骨孔中，帮助复位**图 13.15b** 所示的两个主要关节骨折块。e. 通过夹紧 Weder 钳最终将关节及相应的体部骨折块对在一起。接下来通过接骨板连接内、外侧缘的上下骨折块

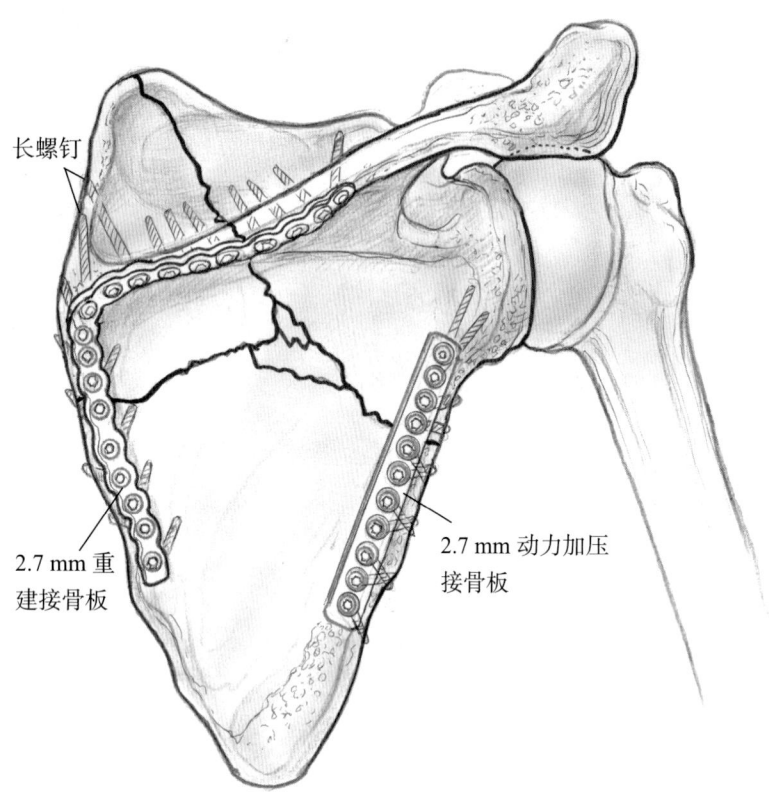

**图 13.20** 常见肩胛颈和肩胛骨体部骨折较为成功的固定方式。于外侧缘用一枚 2.7 mm 动力加压接骨板固定，无须预弯，允许平衡固定。对简单骨折，八孔接骨板已经足够，但边缘粉碎时常需要更长的接骨板。2.7 mm 重建接骨板用于跨越肩胛冈和脊柱缘的骨折。塑形接骨板以适合内上角通常比较困难，但这是减轻外侧缘内固定的应力的有效方法。值得一提的是，改变通过接骨板的螺钉方向有助于提高固定能力，这非常重要，因为肩胛骨边缘较薄，在内侧一般厚 8~10 mm。通常对肩胛体部中央的粉碎骨块不予处理

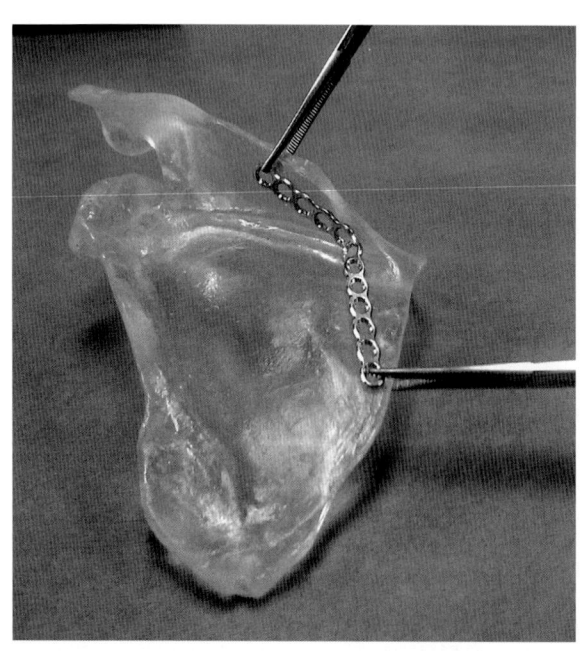

**图 13.21** 按照肩胛内上角对 2.7 mm 重建接骨板进行塑形，上部置于肩胛冈内侧段，下部置于脊柱缘。该接骨板固定于脊柱缘，有助于减轻外侧缘的负荷，使肩胛骨作为一个整体进行活动

## 前方入路

### 体　位

患者取"沙滩椅"坐位，用上臂托板支撑上肢。在摆放体位时将 X 线板置于肩后，方便术中拍片。在同侧肩下放置毛巾卷，有助于前推肩部。由于采用前方入路对肩胛盂前部骨折时固定可以直视关节面，从而减少了术中透视的需要。

### 切　口

切口起于喙突直到腋前襞的外侧，通常称之为胸大肌三角肌间沟（**图 13.22**）。沿胸大肌三角肌间隙切开，注意识别此处的头静脉。为更好地显露，切口向远端可延伸至三角肌止点，向近端可延至锁骨。

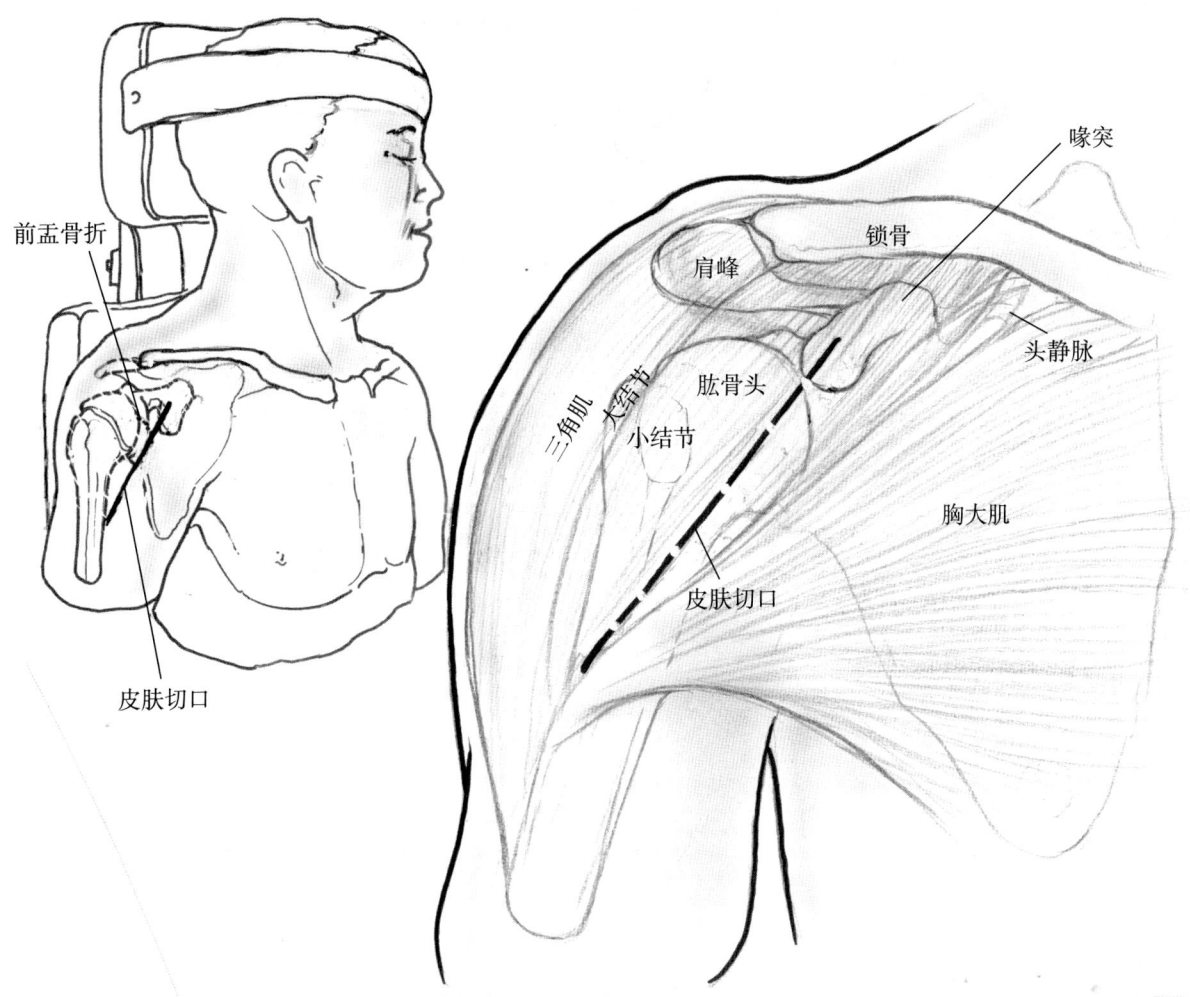

**图 13.22** 切口起于喙突,沿胸大肌三角肌间沟至三角肌止点。头静脉标志两块肌肉的间隙。插图示正确的沙滩椅体位,头转向对侧并固定。前侧入路适用于 Ideberg Ⅱ型骨折和肩胛盂前部骨折

## 显 露

在胸大肌三角肌间隙识别头静脉后,将其连同三角肌一起牵向外侧,并在手术过程中予以保护。沿三角肌与胸大肌之间的间隙解剖,直达锁胸筋膜,后者覆盖喙肱肌和肩胛下肌腱(**图 13.23**)。

于切口上、下缘安放牵开器,旋转肱骨,以明确肩胛下肌腱的张力及其在小结节的止点。旋肱前动脉横过肩胛下肌腱下缘,术中应予以结扎或烧灼止血。在此血管束的下方,有损伤腋神经的危险,因此没有必要向下延长切口。

在肱骨于中立位的情况下,于肩胛下肌止点内侧 1 cm 将其切断,保留组织袖以便于术后修复。通常,肩胛下肌很难与关节囊分离。尽管区分这两层有助于确切关闭,但有时稍有不慎就会进入关节囊,因此必须将这两层同时修复。

在肩胛下肌两端留置缝线标记,以便缝合时识别,也可防止肌肉内移。此时关节囊已显露。触及肩胛盂缘后在其内侧纵向切开关节囊,对关节进行探查(**图 13.24**)。或者,外科医生可以通过骨折处冲洗关节,然后复位骨折的关节外部分以获得关节面的间接复位。如果关节面粉碎,则必须切开关节囊,术者需要对关节

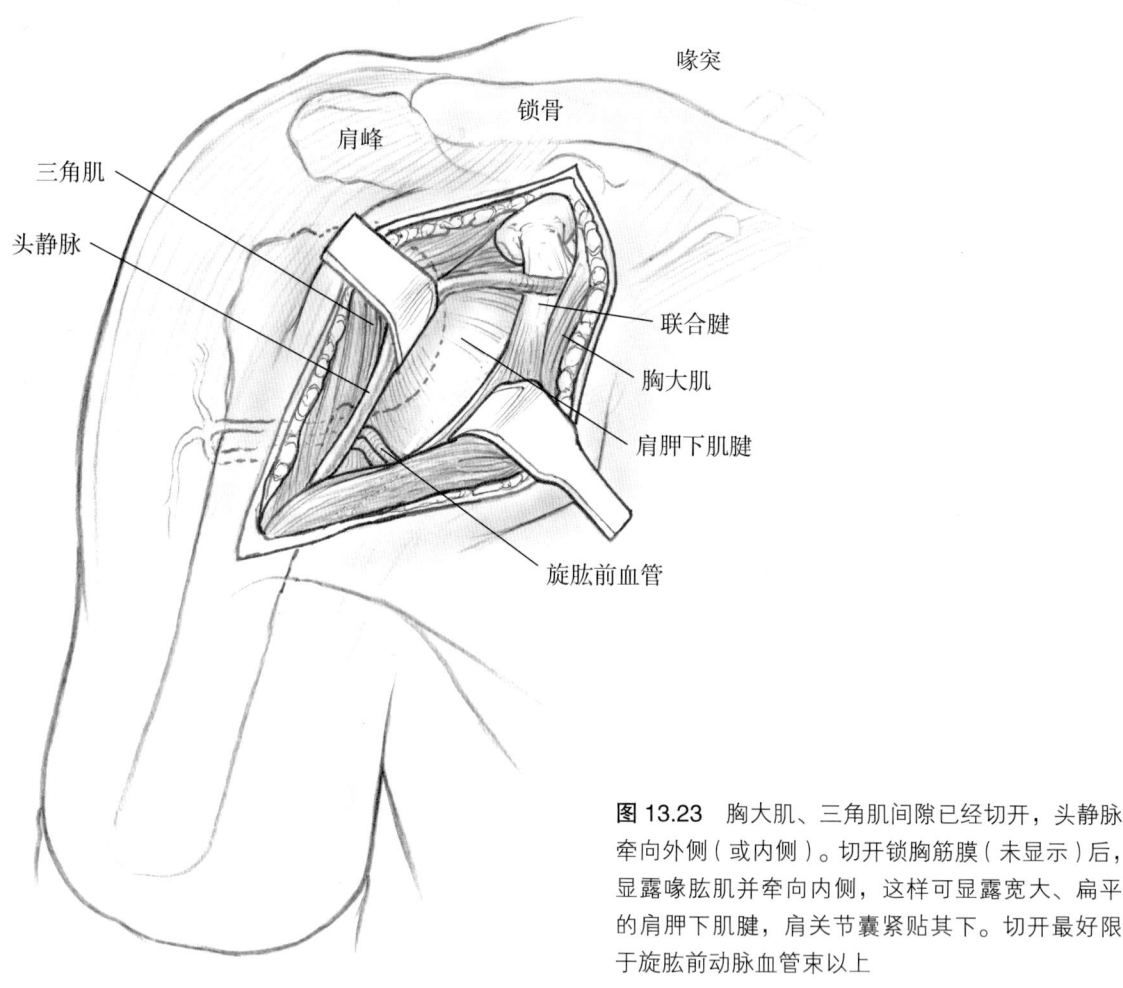

图 13.23 胸大肌、三角肌间隙已经切开,头静脉牵向外侧(或内侧)。切开锁胸筋膜(未显示)后,显露喙肱肌并牵向内侧,这样可显露宽大、扁平的肩胛下肌腱,肩关节囊紧贴其下。切开最好限于旋肱前动脉血管束以上

囊两侧进行处理。为更好地探查关节,术者应在关节内、肩胛盂的后缘置入牵开器,以将肱骨头撬向外侧,使其与肩胛骨关节面分离(**图 13.25**)。

通过锐口牙科刮匙或肩钩可有效复位骨折,然后用克氏针临时固定。由于此操作在直视下进行,因此不需要进行透视。根据骨折块大小及粉碎程度,可选择 2.0~3.5 mm 的内置物(**图 13.26**)。通常微型支撑接骨板可于肩胛盂的前下缘,尤其是有粉碎骨折时(**图 13.27**)。

用 2 号编织缝线缝合关节囊和肩胛下肌,2-0 缝线缝合皮下组织,皮肤用单股可吸收线行皮内缝合。

### 关节镜入路

目前,已有通过关节镜固定孤立的关节盂骨折的相关技术[86~90]。使用关节镜的优点包括:可直视关节面,并能评估盂唇和关节囊的完整性。文献研究表明,这些方法最好仅限于伤后 2 周内的骨折,骨缘和关节窝受累不到 30% 且粉碎程度相对不高。螺钉和缝合锚钉固定都可使用,碎片的大小和粉碎的程度决定了固定方式的选择。缝合锚钉可能更适合于较小的"浅"碎片,因为螺钉有可能使碎片裂开或穿透关节软骨。

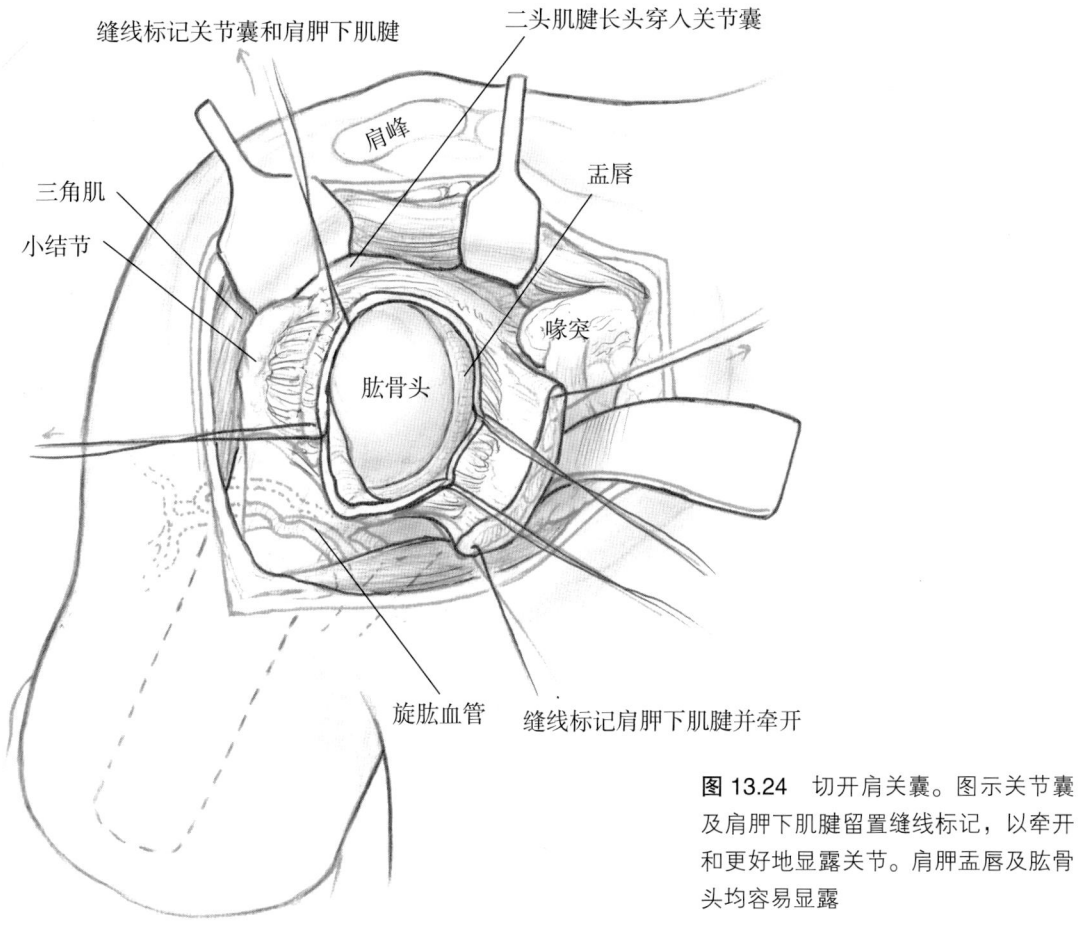

图 13.24 切开肩关囊。图示关节囊及肩胛下肌腱留置缝线标记，以牵开和更好地显露关节。肩胛盂唇及肱骨头均容易显露

## 康 复

前方入路手术和后方入路手术的康复基本一样。手术旨在获得稳定固定，可对抗生理的被动活动。成人肩关节通常很快会发生僵硬，因此应尽力维持充分的关节活动。在手术中，对骨折应坚强固定；如果骨折不稳定，那么应设法获得稳定，以避免发生内固定失败或因制动而引起僵硬。术后 1 个月应立即开始充分的被动活动。

术后最初 4 周的康复目标是恢复和维持运动而不是恢复肌力。牢固固定的骨折术后患者很快感觉非常舒适，通常愿意使用患肢。医生应向患者强调，4 周内严禁主动运动、上举以及持重。

持续被动运动（CPM）机器可选择性地用于不能接受标准物理疗法的患者。所有臂丛神经损伤的患者均应考虑 CPM 锻炼。滑轮和推拉杆（对侧肢体提供动力）以及仰卧位辅助运动是必需的康复方式。适当的疼痛控制对于患者获得最大的运动范围十分必要。术后 48~72 小时内，斜角肌间隙置管阻滞是促使患者早期获得信心的良好辅助措施。鼓励患者进行同侧肘、腕、手部的锻炼，在支撑肘的情况下负重 3~5 磅。这些锻炼会减轻上肢的肌肉萎缩，促进水肿消退。

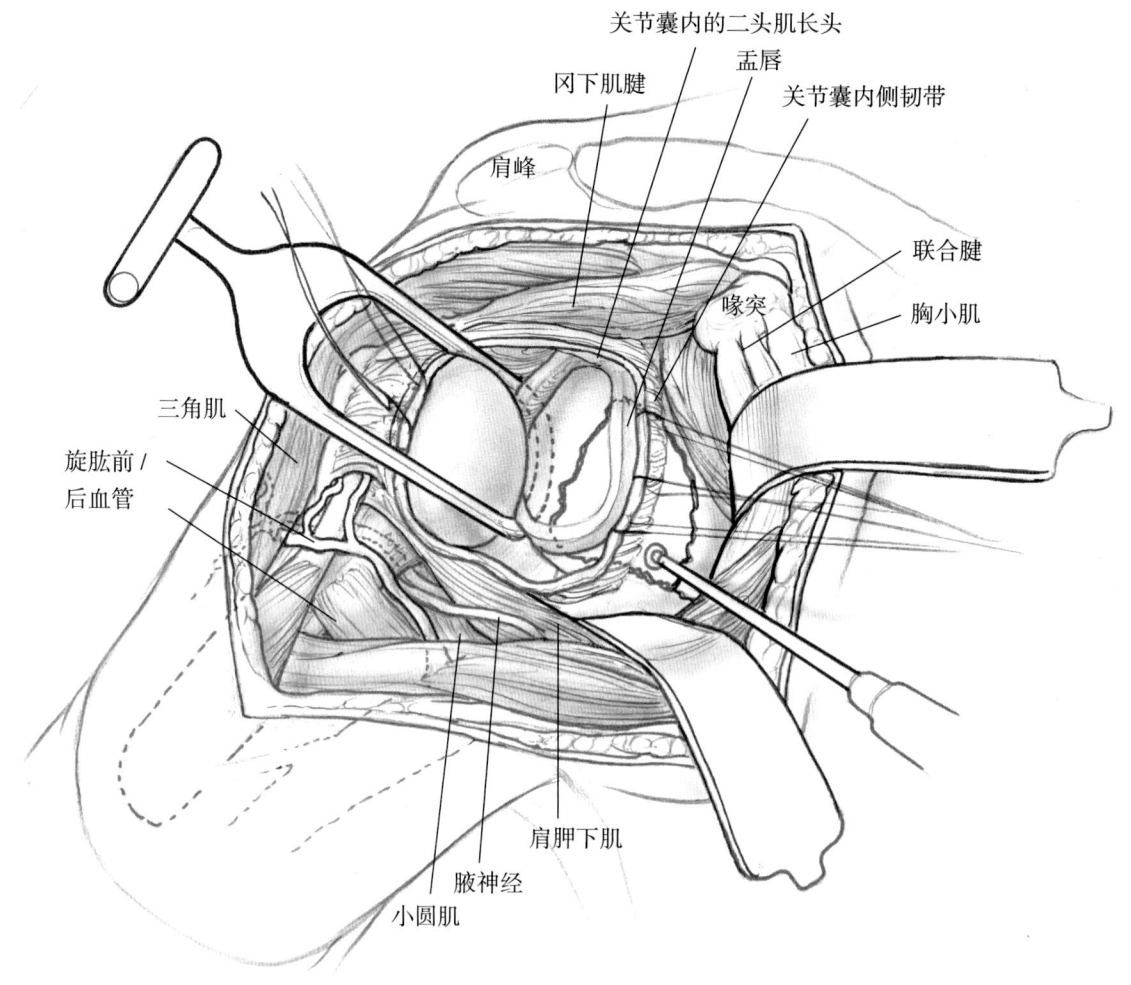

**图 13.25** 图示肱骨头牵开器帮助肱骨头移向后方，以改善关节盂的暴露，然后评价关节面复位的情况。剥离肩胛颈的骨膜以评价关节外复位。用点式复位工具辅助复位，克氏针临时固定。注意下方牵开器下残余的肩胛下肌腱，应予以保留以保护血管束。如图所示，尽可能保留骨折块上的关节囊及盂唇附着，以保留血运

## 术后处理

术后医嘱包括以下内容：
- 舒适的悬吊；
- 肩部的全范围被动活动度训练和辅助下的主动活动度训练；
- 不能提举或负重；
- 手部、手腕和肘部运动（3~5 磅），全范围被动活动度训练和辅助下的主动活动度训练；
- 当引流液少于 15 mL 时，拔除引流管。

## 随访

通常于术后第 2、6 及 12 周随访。每次随访应拍摄正位片、肩胛骨 Y 位片及腋位片。此后一年，每 6 个月随访一次，以记录最佳的功能情况。对于神经损伤严重的患者，如肩胛上神经或腋下神经或臂丛神经病，其功能和力量将继续改善。在这些时间间隔内，通过简单的 Grashey 位片随访即可。

术后 2 周应检查伤口，鼓励患者进行被动活动。直到第 4 周才可以开始 3~5 磅的负重。

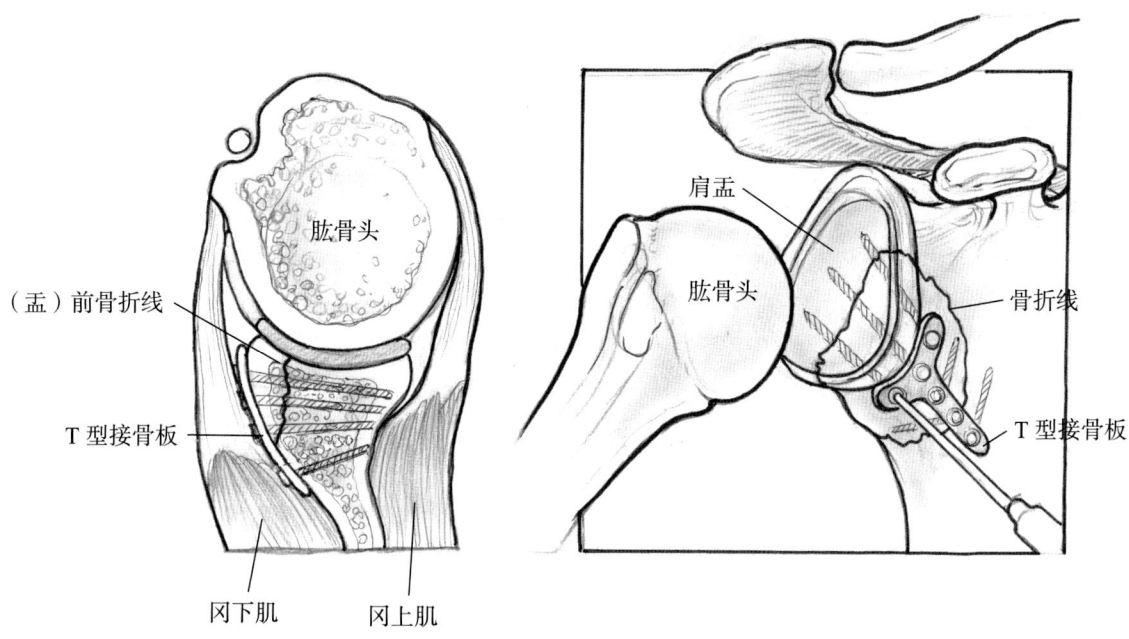

**图 13.26** 两个投照位显示肩盂前部骨折的支撑接骨板固定技术。2.0 mm 微型螺钉和接骨板固定非常有效，尤其在压缩骨折或骨折有多个碎片时。插图（左）显示肩盂横切面，强调了接骨板的支撑作用，软骨下螺钉对肩胛盂折块进行加压

术后 4 周随访时患者开始举重的计划，从 3~5 磅开始，在可耐受的情况下逐步增加。在 6 周内，医生必须对偶尔出现的没有运动进展的患者进行干预。这种情况在伴有臂丛神经损伤、颅脑损伤、用 Halo 支架的脊柱损伤，或同侧肢体复杂骨折的患者中更为常见。对患者而言，此期间是在麻醉下进行推拿以便开始活动的最佳时间。如果此期间没有恢复肩关节的活动范围，患者可能会出现永久性的功能缺失。

3 个月随访时必须再次确定患者的进展情况。注意继续逐步锻炼力量、耐力以及协调能力，持续到 18 个月。告知患者预期的康复时间很重要。3 个月时，所有的限制都被取消，包括接触性运动。

### 注意事项

对于肩前入路，6 周内应予以保护，避免肩关节的强力被动外旋超过中立位或对抗阻力内旋，这是修复（显露盂肱关节时）切断的肩胛下肌腱所必需的。6 周后，可解除这些限制。

采用肩后入路时，会将冈下肌和小圆肌自其起点处游离，同时将三角肌自肩胛冈剥离（见后方广泛入路），因此术后对这些肌肉也必须保护 6 周。完成前面描述的术后康复方案。4 周后允许肩关节的主动外旋及后伸，不必过分强调对这些肌肉的修复。

需要重点强调的是，对 6 周内进展缓慢的患者，应在麻醉下对肩关节进行按摩，因为瘢痕化 3 个月后就为时太晚了。肩关节僵硬风险较高的患者包括合并颅脑或臂丛损伤者（可能完全依赖他人帮助），伴同侧肢体复杂损伤的患者以及脊柱骨折 Halo 支架固定的患者。按摩后，关节内注射 10 mL 局麻药和甾体类药物会减少关节内粘连的复发。

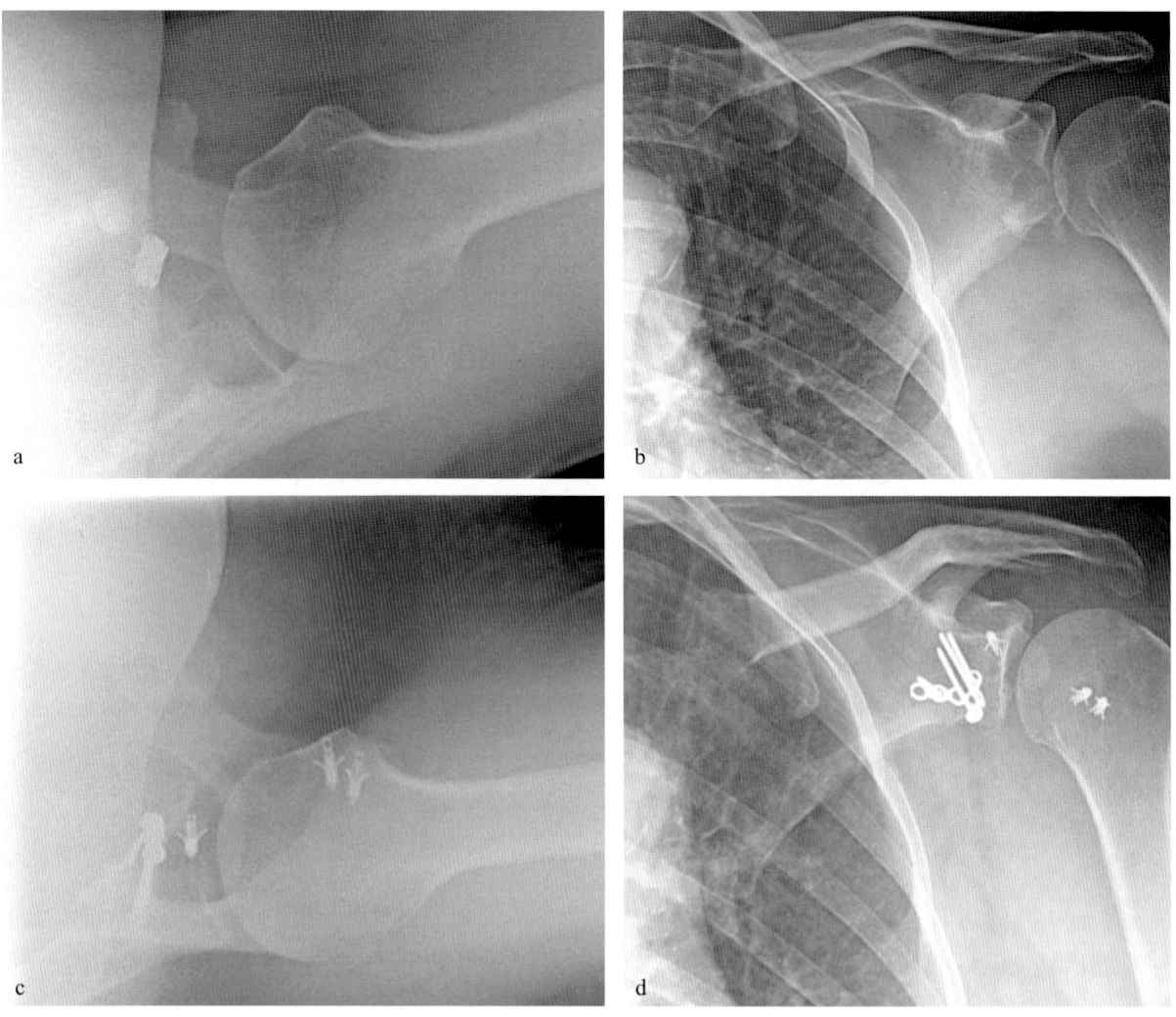

图13.27 术前腋位（a）和 Grashey 位（b）X 线影像显示影响肩盂前部的粉碎性边缘骨折，伴有肱骨头前脱位。手术治疗是为了恢复盂肱的稳定性。术后腋位（c）和 Grashey 位（d）X 线影像显示用 2.0 mm T 型接骨板和拉力螺钉实现了稳定固定。在此病例中，由于存在塌陷，必须进行骨填充。此外，还进行了盂唇的修复

## 治疗结果

### 关节内骨折

移位的粉碎性肩胛盂关节内骨折有明确的手术指征。Mayo 等[49]报道了最大的一组肩胛盂关节内骨折手术治疗的病例，在术后 43 个月经临床和放射学评价，27 例患者的疗效优良率为 82%。Kavanagh 等[70]报告了 9 例因关节内骨折移位 >2 mm 而接受手术治疗的患者。所有的患者都没有疼痛，7 人恢复了正常的力量。Schandelmaier 等[92]报告了 22 例连续手术治疗的关节内骨折的结果，平均随访时间为 10 年（5~23 年），肩关节 Constant 评分的平均值和中位数分别为 79% 和 94%。5 例患者有退行性改变的影像学证据。Anavian 等[72]报告了 33 例关节内骨折的临床和功能结果，发现无论骨折是否延伸到肩胛体，上臂、肩和手的残疾评定（DASH）和短表 36（SF-36）的平均得分与正常人群的得分相当，87% 的人在最后的随访中没

### 要点和技巧：入路

**后方入路**

- 延期治疗：由于肩胛骨骨折患者常合并其他需要立即处理的严重损伤，复杂的肩胛骨骨折患者到骨科就诊相对较晚的情况并非少见。然而，尽管手术更加困难，但在伤后6周内进行肩胛骨骨折的手术仍是可行的，需要耐心地去除骨痂，并有赖于医师对骨折类型的特征和致畸应力的完全理解。即使延迟重建，由于手术能恢复外形、减轻疼痛并改善活动度，患者满意度仍很高[91]。
- 合并的脊柱损伤：超过1/5的肩胛骨骨折患者合并颈、胸椎损伤[26]。对于此类病例，在体位摆放及麻醉诱导前应与神经科或脊柱外科医生进行沟通。如果可能，应首先稳定（固定）脊柱；如果对脊柱损伤选择非手术治疗，那么术中应小心操作，维持同轴环形牵引。为了安全和便于铺巾，牵引最好在颈领保护下进行。
- 擦伤：由于肩胛骨骨折常由钝性创伤引起，局部皮肤擦伤常见。这些皮肤病损在术前必须消除，或将其规划于手术野之外。通过简单的处理，这些皮肤病损通常在2周内再上皮化。2周也是等待软组织修复的合理期限。
- 后入路的体位：手术目标决定了患者体位。对修复关节外骨折，患者应取侧卧位并轻度前倾；如果希望从后方进入盂肱关节，那么患者的躯干应保持垂直，以正确地调节肩胛骨在胸廓上的前倾。这样可以避免外科医生对抗重力，还可以避免在肩胛盂关节进行重建时"倒立"工作。

**后方入路的选择**

- 广泛显露：显露的选择取决于骨折的类型以及手术的时机。当骨折超过1周或肩胛"环"有3处以上骨折时，采取掀起整个三角肌、冈下肌和小圆肌的完全开放入路是有帮助的。广泛显露允许外科医生在多个部位直视和控制骨折，在延期手术的病例，还能通过打断骨痂以活动骨折块。在这些病例中，一定注意不要过分牵拉皮瓣，否则可能会危及肩胛上神经血管束。重要的是，当牵开整个旋转肌瓣时，不可能直接显露关节（关节内探查）。
- 直切口：对于肩胛盂后部骨折、累及肩胛颈的关节内骨折，或移位的肩胛冈及脊柱缘骨折，可采用简单的后方直切口。对这些简单骨折的复位及固定等操作均可通过小圆肌与冈下肌之间的间隙进行。
- 冈下肌腱切断术：如需要更好地显露肩胛盂窝或肩胛盂上部，可行冈下肌腱切断术，保留1 cm的袖状止点以便修复（图13.28）。这样可以将冈下肌的腱肉结合部自肩胛盂上部牵开，容易进入盂肱关节。这种方法对体型大、肌肉发达的肩盂粉碎性骨折特别有用。

**复位和固定**

- 外侧缘的复位：在普通的肩胛颈骨折，有必要在外侧缘的远端和肩胛颈的内侧使用操纵杆。小型工具，如4 mm Schanz针或小型外固定器，有助于维持外侧缘的复位。这些工具也可为正确的钻孔方向、应用复位钳及置入螺钉预留了充分的空间。相反，由于可能干扰皮瓣，标准骨折复位钳不适用于这些骨折类型。
- 脊柱缘的复位：由于肩胛骨脊柱缘很薄，点式复位钳应垂直钳夹体部后内面的小骨孔，而不是钳夹内侧缘本身。因为这样如果不去除复位钳，就几乎不可能安装接骨板。

**增强内置物的塑形和把持力**

- 为提高肩胛内侧缘螺钉的把持力，每枚螺钉以不同方向置入（成30°角），以减少螺钉拔出。这个方法还可以使每个螺钉的长度增加1~2 mm，进一步提高把持力。按照作者的经验，在不同的角度置入6枚8 mm长的螺钉足以避免内固定失效。
- 利用冈上窝基底良好的骨质，以改善肩胛骨内上角的固定效果。如果钻孔方向正确，此区域可以使用长度超过20 mm的螺钉。触摸肩胛提肌起点下的区域以明确螺钉置入的正确方向。

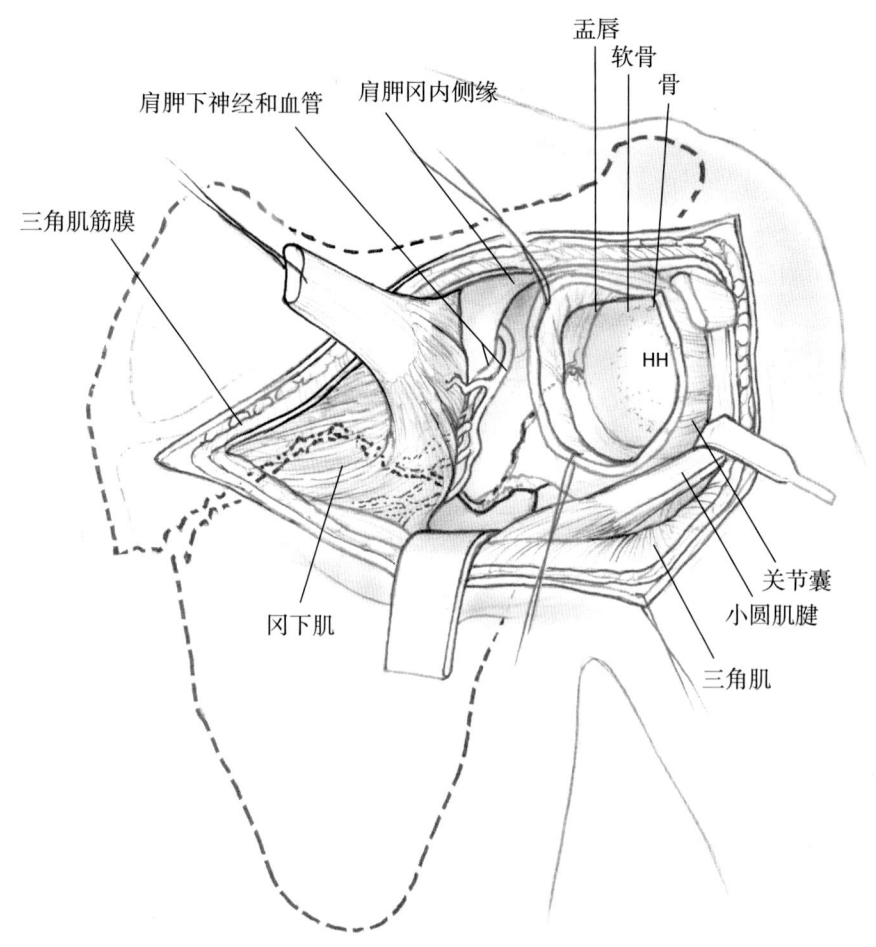

**图 13.28** 通过冈下肌与小圆肌间隙并切断冈下肌腱进行显露，有助于改善对肩盂的显露。此入路显示肩盂缘后方的关节囊切开，注意不要损伤盂唇。必须避免过分牵拉，保护肩胛上神经血管束。值得一提的是，皮肤切口略有改变，为直形。如果接骨板需要通过不同的区域，此切口还可以显露肩胛内上角。HH，肱骨头

有疼痛，90% 的人恢复了受伤前的工作和活动。

## 关节外骨折

研究支持这样的观点，即如果移位或成角导致肩胛骨旁肌肉组织功能失衡，则应进行手术治疗，但对移位阈值没有共识。另一方面，低 GPA 已被确定为与次优结果有关。Bozkurt 等[69]证明在 18 例非手术处理的肩胛骨外骨折患者中，GPA 下降与 Constant 评分之间有很强的正相关关系（$P<0.05$）。Romero 等[66]证明 GPA<20° 的患者疗效明显较差（$P<0.05$）。在一项小型研究中，Kim 等[76]证明与 GPA<30° 的患者相比，GPA>30° 患者的 Constant 评分有统计学意义上的改善（$P<0.05$）。Miller 和 Ada[43]建议，如果肩盂内侧移位超过 9 mm 或有超过 40° 的角移位，则应进行 ORIF。这一建议是基于对 16 例非手术治疗的此类患者的随访提出的，其中 50% 的患者有疼痛，38% 的患者有劳累无力，19% 的患者在至少 15 个月的随访中运动减少。在同一研究中，8 例患者接受了手术治疗，所有患者都达到了无痛运动范围。Hardegger 等[44]对 37 例手术治疗的患者中的 33 例进行了随访，其中 79%（33 例中的 26 例）的疗效为良好或优

秀，但只有5例是"严重移位或不稳定"的肩胛骨颈骨折，没有对这些病例进行单独分析。Nordqvist和Petersson[67]分析了68例患者，平均随访14年，发现50%的残余畸形患者有肩部症状。Armstrong和Van Der Spuy[57]指出，在11例肩胛骨颈骨折移位的患者中，有6例在6个月时有残余的僵硬感。

对于手术处理的关节外骨折，Herrera等[91]在26个月的随访中记录了平均DASH评分为14分，以及用手握式测力计记录的对称运动和接近完全恢复的力量。更令人印象深刻的是，这22例患者是延迟固定的病例，由于就诊较晚，手术时间为受伤后21~60天。

第一个证明肩胛骨畸形愈合的实际功能恢复和症状改善的是本文资深作者及其同事[65]。5例肩胛骨颈部或体部错位的患者提供了迄今为止最明确的证据，即畸形导致的功能障碍几乎可以通过矫形完全逆转。所有患者都是在经过数月至数年的肩胛骨外骨折非手术治疗后，带着严重影响生活的疼痛和无力感来到作者处就诊的。重建手术后，在平均39个月的随访中，所有5例患者都表现影像学愈合，并对他们的功能结果感到满意，达到了正常的运动范围，力量明显增加，接近正常水平。5例患者中有4例恢复之前的工作和活动水平。

Cole等[75]发表了84例手术治疗肩胛骨颈部和体部骨折的手术和影像学结果。作者指出，所有骨折均愈合，没有感染或伤口裂开的病例。84例骨折中有81例实现了解剖学重建。次要的手术治疗包括7例患者的内固定取出和3例患者的麻醉下手法治疗。

其他报告了良好的结果的手术系列，包括Jones等[93]对37例内移超过25 mm或角位移超过45°的患者进行了手术治疗，记录的运动恢复是平均前屈158°。在唯一的关于手术和非手术治疗的比较研究中，Jones和Sietsema[94]证明，尽管手术组的骨折严重程度和移位程度在统计学上更大，但这些患者的结果是相当的。

## 肩部上部悬吊复合体（SCCC）的双重断裂

有几项研究涉及到SSSC双重断裂的处理。Herscovici等[78]报道了有同侧肩胛颈骨折患者的7例锁骨骨折的手术治疗。在这个系列中，所有患者在平均48.5个月的随访中都取得了良好的功能恢复，没有畸形。本系列中另外2例非手术治疗的患者有明显的肩部下垂和运动范围减少。其他人也主张只对锁骨进行内固定，以恢复肩部的长度和足够的稳定性[78, 95]。Leung和Lam小组[71]治疗了15例此类患者，对两处骨折进行内固定，发现14例患者在术后25个月时的效果为良好或优秀。另一方面，Ramos等[97]回顾了16例同侧锁骨和肩胛骨颈部骨折患者中13例患者的治疗结果；在平均7.5年的随访中，92%（13例患者中的12例）的结果为良好或优秀。这三项研究的一个重要缺陷是没有记录肩胛颈部骨折的移位程度，在Ramos的研究中，除了一项研究外，其他研究的放射学结果都很好，说明原始移位很小。在Edwards等[98]的一项回顾性研究中，对同侧锁骨和肩胛骨骨折的无创治疗结果进行了评估，平均随访时间为28个月。20例中有19例顺利愈合，运动和功能恢复良好。这项研究记录了锁骨和肩胛骨骨折的移位程度，多数都是较小的移位损伤。20例肩胛骨中的2例和20例锁骨中的8例移位超过1 cm。

## 喙突骨折

最近的部分文献详细介绍了对移位的喙突和肩峰骨折进行手术治疗的良好效果。Ogawa等[99]报道了36例急性Ogawa I型喙突骨折患者的结果，平均随访时间为15个月±5.9个月。所有的骨折都实现了骨性愈合；没有患者需要额外的手术。与健侧肩部的平均Constant评分比为93%±7.4%（75%~100%）。

Hill等最近发表了治疗孤立的肩峰[80]和喙突骨折的对比研究结果[81, 96]。12例经手术治疗的孤立肩峰骨折患者在平均24个月的随访中接受了评估。在最后一次随访中，该组的平均和中位DASH评分分别为7.75和4，处于正常范围。此外，运动范围和力量恢复到接近正常水平。喙突骨折系列包括20例经手术治疗的骨折患者，平均随访时间为22.4个月。该队列中的所有患者都至少有一处额外的SSSC病变；无论如何，最终随访时的平均和中位DASH评分分别为12.1和7，取得了良好的结果。

## 并发症

事实上，肩胛骨骨折最严重的并发症为受伤时发生的邻近和远隔结构的合并损伤。由于肩胛骨骨折常见于高能量损伤，最常见的合并损伤为同侧肩、上肢肺及胸壁损伤[46, 100-102]。肩胛骨骨折患者的死亡率为2%，10%~40%的病例伴有脑挫伤，15%~55%的病例有肺损伤，如气胸或肺挫伤。

肩胛骨骨折本身的并发症极为罕见。在手术治疗系列中，未愈合和感染的比例低于1%，这可能是由于该区域的血液供应丰富。已报道的并发症包括骨不连、畸形愈合、盂肱关节退行性关节炎以及关节不稳。关节不稳可能是由肩胛颈成角引起的。如果存在肩胛颈成角畸形，那么可能导致盂肱关节痛及功能障碍。另外，不正确的康复方案可能导致严重的肩关节僵硬。

## 锁骨骨折

锁骨连接上肢和中轴骨，上肢的任何暴力都经由肩锁和胸锁（sternoclavicular, SC）两个关节通过锁骨传递到胸廓。锁骨骨折是最常见的骨折，占所有骨折的5%~10%[103]，占所有肩带骨骨折的35%[104]。尽管锁骨骨折最常见于儿童和青年人[105]，但老年人的发生率有增高趋势，尤其是在骨质疏松越来越常见的情况下。

## 分类

有多种分类系统。Allman[4]简单地把锁骨三等分，中1/3为Ⅰ型，外1/3为Ⅱ型，近1/3为Ⅲ型（见信息框）。

| Allman 锁骨骨折分类 |
| --- |
| · 第一组：中间三分之一 |
| · 第二组：远端三分之一 |
| · 第三组：近端三分之一 |

Neer[106]将锁骨外1/3的骨折进一步细分，外1/3定义为斜方韧带内缘以外的部分（见信息框）。

| 锁骨远端1/3骨折的Neer分类 |
| --- |
| · Ⅰ型：累及锁骨的远端，喙锁韧带完整 |
| · Ⅱ型：累及锁骨远端，喙锁韧带撕裂，骨折移位程度大；发生骨不连的风险较高 |

| 经 验 |
| --- |
| · 锁骨的局部疼痛与畸形是最典型的临床表现。可见到皮肤瘀斑与隆起。体格检查经常可发现骨擦感。应注意检查与开放性骨折相关的皮肤穿透或撕裂伤。由于锁骨直接位于臂丛和锁骨下动脉前方，因此体格检查还应包括神经血管的评估，特别对高能量的损伤 |

## 非手术治疗

### 指 征

锁骨近端、中段及无明显移位的远端骨折主要采取非手术治疗。就锁骨远端骨折而言，如果喙锁韧带保持完整，近端锁骨的移位不会很大。移位小于 1 cm 的关节外骨折可通过简单悬吊或 Sling-and-swath 支具治疗，患者也比较舒适。

锁骨远端关节内骨折也最常采用非手术治疗。对锁骨远端关节内骨折的病例，如果存在肩锁关节台阶或粉碎性骨折，应该告知患者有出现创伤性关节炎症状的可能，可能会延期行锁骨远端切除。对于儿童，通过 2 周的相对制动就会在断端形成足够的骨痂以提供骨愈合所需要的支撑。对于成人，则相应需要制动 1 个月。

对中间 1/3 段锁骨骨折的患者必须每周随访，直到出现牢固骨痂，因为这类骨折后续可以出现很大的位移[107]（图 13.29）。如果出现这种情况，有可能需要进行手术治疗。

### 复位和石膏制动技术

锁骨骨折后出现的典型畸形是由于锁骨近端（内侧）骨段被胸锁乳突肌拉向上方造成的；同时，由于上肢的重力把锁骨远端向下拉，使畸形更加突出（图 13.30）。对移位的锁骨骨折进行闭合复位，就像 AC 脱位一样，并不是常规的做法；此类损伤的不稳定和一旦复位后难以提供外部支撑，注定这种尝试是徒劳的。

### 功能性支具

患者可以通过稳定肩部的吊带对症治疗。尽管部分骨科医生喜欢 8 字绷带[108~110]，但普遍认为与简单的吊带相比，这种 8 字绷带并不能提供更好的疗效。对照研究证实两者在肩功能、残留畸形或恢复全范围活动所需要的时间方面并没有差别[109, 111]，单纯吊带治疗患者的满意度更高[111]。8 字绷带或简单悬吊，儿童使用 2 周，成人使用 4 周[112]。

### 康 复

去除吊带后，即可开始进行改善关节活动度的锻炼，如肩部被动钟摆运动和主动前屈/外展。确认骨折愈合后，患者可舒适耐受力量训练后，逐步开始加强患肩肌力的锻炼。一般而言，伤后 3 个月如患者临床疼痛缓解，影像学见骨折愈合，即可不再限制活动。

## 手术治疗

### 指 征

锁骨骨折的手术治疗指征有多种，最明确的是开放性骨折，需要冲洗、清创及固定。最常用的内固定方式为接骨板和螺钉固定。喙突外侧的骨折可能合并喙锁韧带撕裂，这些病例的锁骨近折端倾向于上移，而远折端仍锚定在肩峰上（图 13.31）。这种类型的损伤发生骨不连的风险较高，应与患者充分沟通，并结合患者的活动水平、优势手、年龄及并存疾病等综合考虑是否行保守治疗。如果远折段移位超过 1 cm，强烈推荐行 ORIF（图 13.31）。

另一个相对手术适应证是肩内移大于 2 cm，这可根据锁骨重叠的程度来判断（图 13.29）。McKee 等[113]的资料表明，对于短缩超过 2 cm 的患者，耐力测试和有效的结果测试表现差，对这类短缩畸形进行手术矫形能改善术后功能和力量。

加拿大骨科创伤协会的一项随机对照研究，对完全移位且骨折端无接触的锁骨干骨折患者进

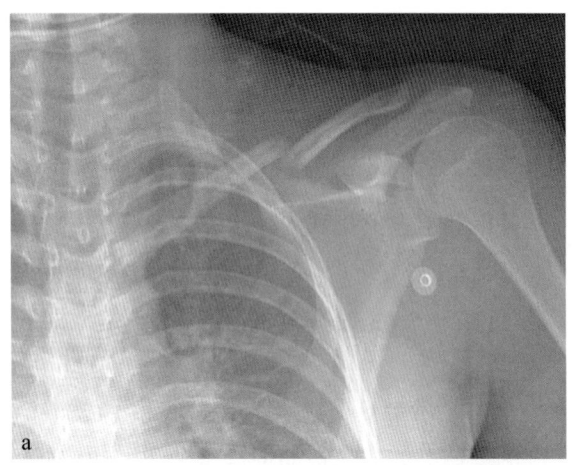
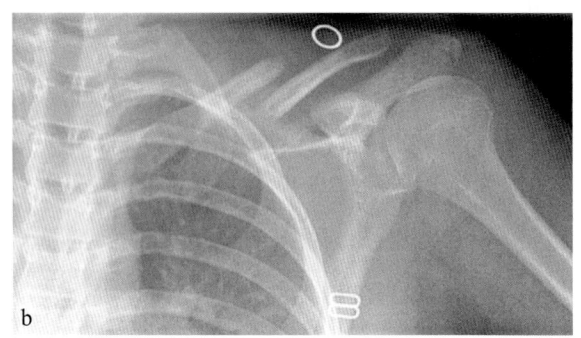
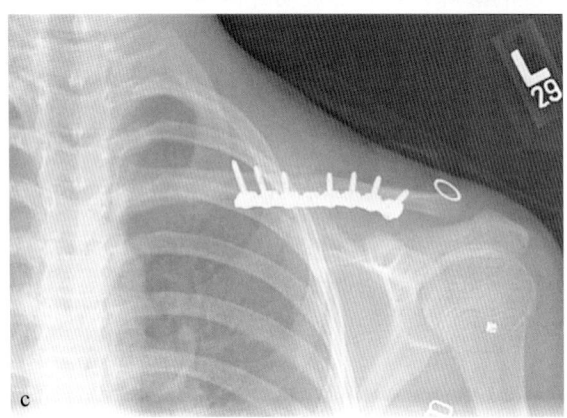

图 13.29　a. 一例 16 岁女孩的肩部 AP 位影像。她是一名花样滑冰运动员，对其左锁骨中段骨折先采取了非手术治疗。b. 2 周后的随访 AP 位影像显示锁骨明显缩短，重叠超过 2 cm。此时建议进行手术，因为锁骨畸形可能会带来功能受损，并造成肩部的外观畸形。c. 患者术后的前后位 X 线影像。术后第 6 周，她恢复了正常的肩部功能

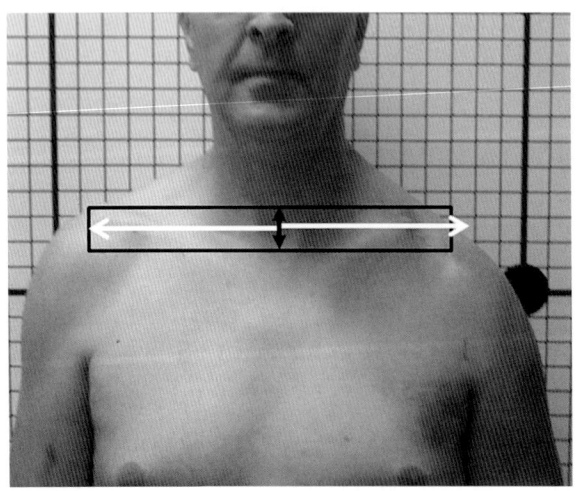

图 13.30　有明显移位和成角的锁骨中段骨折。很容易看出这种类型的损伤会出现肩部下沉（黑色箭头）和内移（白色箭头）的畸形

行非手术治疗与接骨板固定作了比较[114]，从功能和力量、并发症、畸形、不愈合和患者满意度等方面进行评估，发现手术治疗的结果更佳。这些发现并不意味着每例移位的锁骨骨折都需要内固定，个人的功能需求、基线功能和合并症都必须被考虑在内。

如果肩胛骨颈部（肩盂）与锁骨同时发生骨折，要考虑锁骨的 ORIF，以稳定 "漂浮肩"（图 13.3，图 13.5a，b）。这种复合损伤被描述为 "肩上悬吊复合体的双重断裂"，意味着盂肱关节失去支撑[59]。

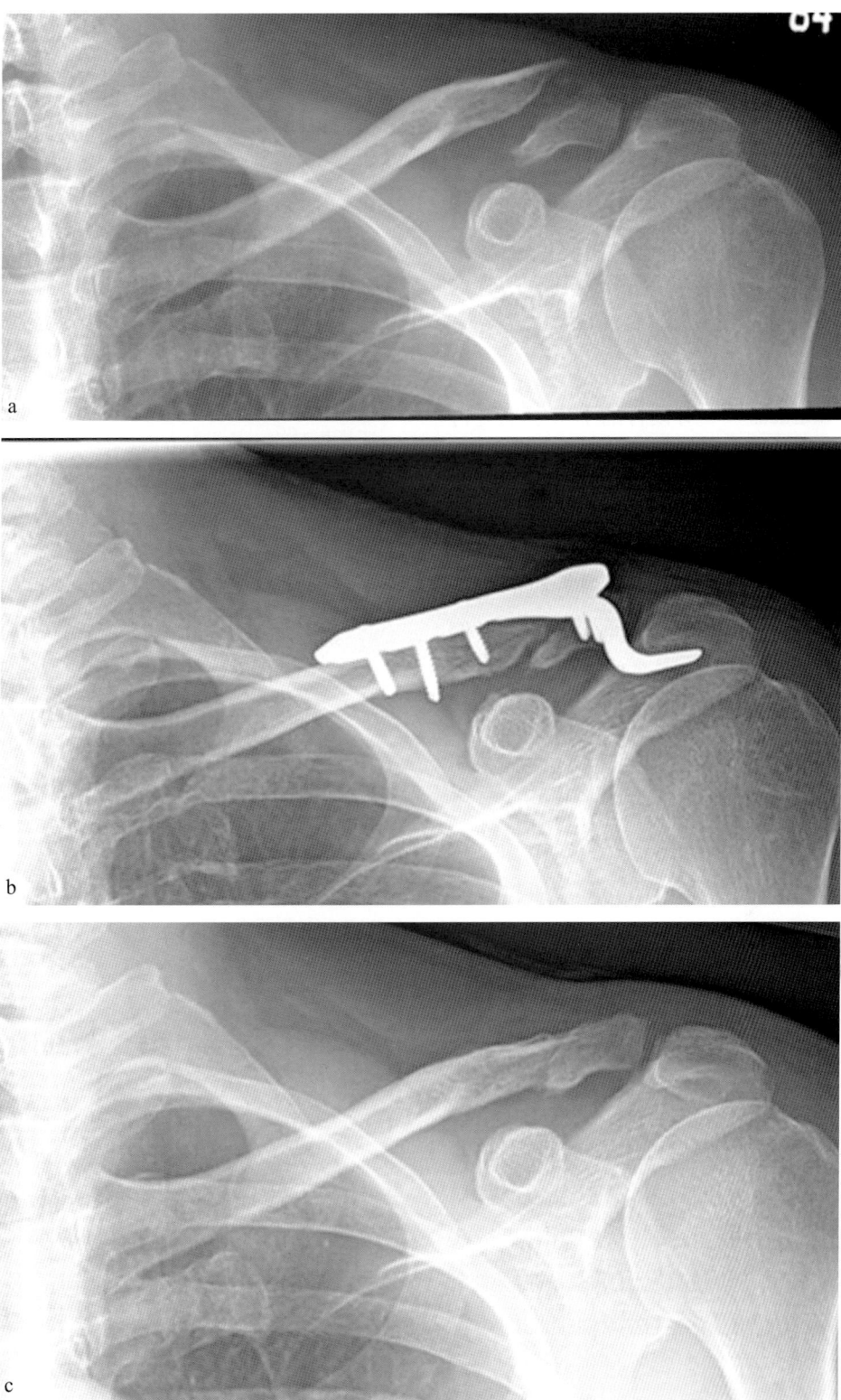

**图 13.31** a. 锁骨远端骨折的锁骨 AP 位影像。由于肩锁韧带保持完整，远端骨段和肩峰之间保持在一个相对正常的解剖位置，而喙突、锁骨间距离的增加提示喙锁韧带被破坏。b. 医生用钩接骨板进行桥接固定，这在术后的锁骨正位 X 线影像中可以看到，同时完成了骨折的复位和喙锁间隙的恢复。c. 术后 4 个月，移除钩接骨板后的锁骨正位 X 线影像

## 手术解剖

人的骨性解剖结构变化很大，性别、年龄和种族都会造成锁骨长度和厚度的差异。King 等[115]发现，锁骨的平均长度为 151.15 mm，胸骨和肩峰的平均弯曲度分别为 146°和 133°。髓腔的平均管径从胸骨端的 6.6 mm 到肩胛骨端的 19.6 mm，中间三分之一锁骨的平均高度和宽度分别为 5.6 mm 和 6.6 mm。

Abbott 和 Lucas[116]对锁骨的手术解剖进行了详细的描述，Craig 对其进行了回顾[117]：胸锁乳突肌止于锁骨的内三分之一；在锁骨的正上方，有一个只包含疏松脂肪组织的空间；浅层筋膜进一步向侧面延伸，构成斜方肌的下表面；深筋膜层的上端向侧面延伸，形成一条倒置的吊带，用于支撑肩胛舌骨肌，下端部分与包裹锁骨下肌的筋膜融合在一起[38, 108]。

腋窝的前壁由两层组成，浅层包括胸大肌及胸肌筋膜，深层包括胸小肌及锁胸筋膜。胸肌筋膜止于锁骨的下面。锁骨下三角由锁骨构成上缘，外下缘为三角肌前部，胸大肌构成其内下缘。锁胸筋膜包绕锁骨下肌，附丽于锁骨，向下延伸形成腋筋膜。锁骨下肌起于第一肋及胸骨柄，止于锁骨的下面[116]。

肩胛舌骨肌筋膜和锁胸筋膜构成的肌筋膜层位于锁骨的后方，覆盖由颈部向腋部延伸的大血管和神经。该肌筋膜层可保护接近锁骨中、内分界的锁骨下静脉和腋静脉，以及颈内静脉和锁骨下静脉，后两者在胸锁关节附近汇成头臂静脉[38, 108]。颈部胸膜位于锁骨下神经血管束的后面，锁骨下血管发生医源性损伤的可能性最大[118]。锁骨下血管斜跨过锁骨后方，起于锁骨内侧的后上方，最终进入锁骨外下方的腋窝。锁骨下静脉在锁骨后表面紧靠锁骨的内侧端，两个结构之间的距离越向外越大[119]。

> **急诊处理**
>
> 从诊断的角度来看，目前对锁骨骨折的放射学评估尚未达成共识。摄取不同角度的 X 线片是有用的，垂直于移位方向的影像可以评估最大的位移。部分中心使用向尾侧倾斜 20°和向头侧倾斜 20°的影像。在笔者所在的机构，为了适当地评估畸形和指导临床决策，在可能的情况下，通过获取双侧锁骨正位影像来测量真正的缩短，通过直立加仰卧位锁骨正位影像来测量最大位移。有鉴于此，受训者应该明白移位的锁骨骨折不需要手术，多数手术指征是相对的，基于患者的期望、功能水平和对风险因素的接受程度。
>
> 涉及锁骨骨折的紧急情况通常是开放性损伤或与神经血管受损有关的损伤。需要牢记的是，并发的胸部钝器创伤可能会导致威及生命的问题，如气胸。开放性伤口应得到紧急处理，并通常意味着更不稳定和移位更大的骨折。在这种情况下，应该进行手术修复，最好和处理开放伤口同时进行，除非患者的生理状况不太稳定或伤口严重污染。出现分离性锁骨骨折时，要警惕肩胛胸廓分离的可能，以及伴随需要紧急处理的血管损伤。

## 手术技巧

**视频 13.3　采用钩状接骨板对锁骨远端骨折行 ORIF**

在可触及的锁骨下方约 1 cm 处，以骨折处为中心，做一个直的水平切口。锁骨上神经位于皮下难以辨认，通常可见 2~3 条分支，损伤这些神经可引起局部麻木，但前胸部痛性感觉异常不常见。当骨折为粉碎性时，必须广泛显露锁骨时，难以保护这些皮神经。作者推荐一种分离方法，能对它们进行识别，以尽可能予以保护：

切开浅层后，沿锁骨前缘锐性切开颈阔肌，于骨膜外剥离锁骨前缘，以显露骨折端。向下或向足端继续解剖，切开胸大肌的部分起点。由于其起点广泛，允许部分切断。在简单的斜形骨折，通过点式复位钳容易复位骨折。然后将 2.7 mm 或 3.5 mm 的拉力螺钉垂直骨折线置入。塑形接骨板时，可临时用克氏针辅助维持复位，去除复位钳。然后应用中和接骨板，骨折两端至少各固定 6 层皮质。首选将内置物置于锁骨前下方，以减少内置物突起，尤其是对于偏瘦或需要背包的患者，也可使术者钻钉孔时避开锁骨下重要的神经血管结构。另外，多数情况下会选择 3.5 mm 动力加压接骨板，因其强度高；但对于体型较小的个体，也可使用 2.7 mm 动力加压接骨板。年轻患者由于骨折愈合快，用 3.5 mm 重建接骨板已经足够。

锁骨骨折手术的主要困难之一就是对抗使近折端上移的致畸应力；同时，远折端由于重力作用下沉，则进一步增加了复位的难度。当有明显的中间粉碎时，骨折复位尤其困难，点状复位钳不易奏效。因此应使用桥接接骨板，而不是试图对粉碎骨块进行拼接，因为这样肯定会破坏骨块的血运，导致延迟愈合或骨不连。首先在内侧骨折端置入一块足够长的接骨板，进行不少于 6 层皮质的固定。然后通过上肢操控肩部，将远折端相对于近折端复位。如果上臂没有消毒显露，可通过无菌巾抓住上臂完成该操作。在骨折的外侧使用点式复位钳，恢复远折端的长度以匹配接骨板的外形，在不碰触骨折块的情况下完成固定。然后进行远折端固定，也不应少于 6 层皮质。

用 2-0 编织可吸收缝线缝合颈阔肌与皮下组织，用 4-0 单股可吸收缝线进行皮内缝合，关闭切口。

作者倾向于采用开放复位和接骨板固定；然而，其他作者报告了髓内固定的良好效果和相关手术技术[120~122]。患者仰卧，或采用沙滩椅体位。做 2 cm 切口，置钉口在胸锁关节外侧 1~2 cm 处。髓内内置物（2~3 mm）连接于通用的或 T 型手柄，并推进到骨折部位。可尝试闭合复位，通常需要点式复位钳经皮钳夹，或在骨折处做小切口辅助开放复位。一旦复位，将髓内钉向前推进到外侧骨段，直至距离 AC 关节 2~3 cm 处（图 13.32）。钉尾露在骨外的部分紧贴锁骨剪掉，可以加尾帽以减少对皮肤的激惹。

## 康　复

术后 1 周，术侧上肢悬吊，鼓励钟摆活动；第 2 周鼓励被动和温和的主动辅助运动，直到第 6 周；然后，可以开始更积极的主动活动度训练和轻重量举重，从 3~5 磅的负载开始。通常在伤后 3 个月就可以恢复良好的功能，此时通常可以解除活动限制。此时，放射学愈合应接近完成，但肩部可能需要几个月的时间来加强力量，尤其是老年人。

## 新技术

锁骨钩形接骨板是处理锁骨远端骨折，以及前面提到的肩锁关节脱位相对较新的技术。一项对克氏针和锁骨钩板固定的对比研究表明，两种方法都能充分减轻症状并恢复功能，但锁骨钩形接骨板的并发症较少[28]。

新近研发的预弯接骨板，可适应锁骨的上表面形态，优势是免除了在锁骨中段和远段的弧形区预弯接骨板的操作，有助于外科医生进行间接复位，特别是在粉碎性骨折。该接骨板并不用于弧度小的锁骨前方，而是置于骨折的生物力学优势的上方——"张力侧"。

由于移位的锁骨远端骨折多合并 CC 韧带损伤，因此类似于 AC 修复的缝合锚钉技术也可用于锁骨远端骨折。缝合锚钉可以单独使用[123,124]或作为锁定接骨板固定的辅助治疗[125,126]。

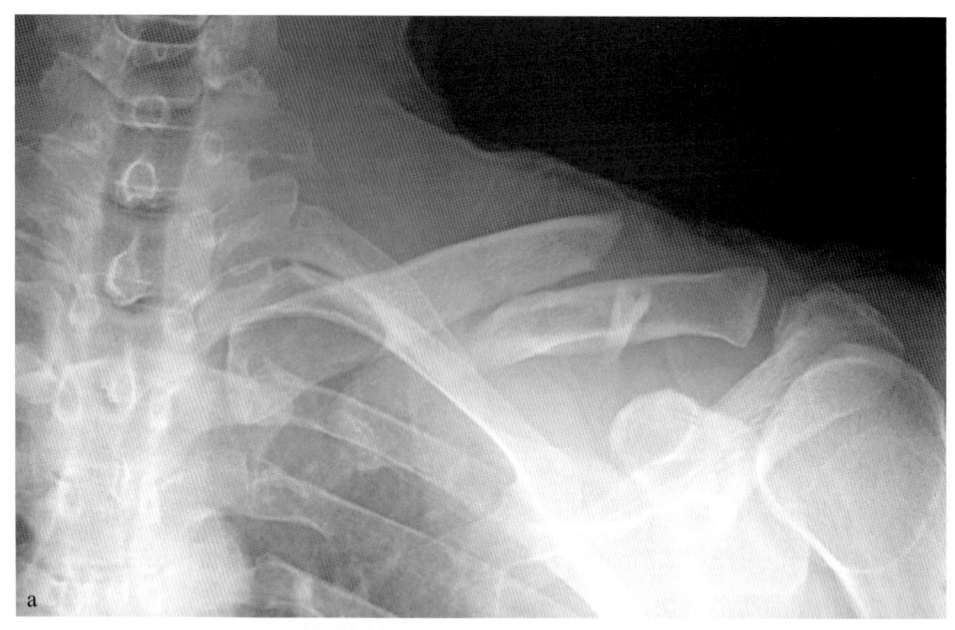

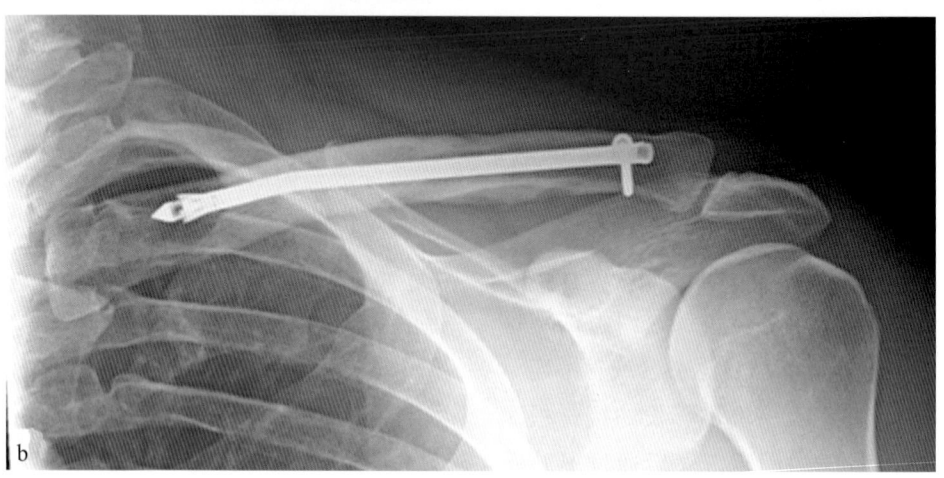

图 13.32　a. 一例 60 岁的女性患者，X 线影像显示锁骨骨干斜形骨折并短缩 2 cm，移位 100%。医生和患者选择了手术治疗，因为如果保守治疗，有可能出现不愈合和有症状的畸形愈合。b. 使用"新一代"锁定髓内装置固定 1 年后的锁骨正位 X 线影像，显示骨折完全愈合和解剖学对线（Michael E. Torchia, MD, Mayo Clinic, Rochester, MN 提供）

## 治疗结果

许多作者认为，锁骨骨折通常无需手术治疗[103, 112]。保守治疗的骨不连发生率低，为 0.1%~0.8%[103, 112]。然而，这些数据可能有误导性，因为多数锁骨骨折患者是儿童和年轻人，未移位的锁骨中段骨折更容易发生于儿童，而移位的锁骨近端骨折更常见于老年人[104, 127]。老年患者可能有更高的骨不连发生率，因为移位性骨折的发生频率更高。Stanley 和 Norris[110]报告说，患者受伤时的年龄与恢复相关，33% 的 20 岁以上的人在骨折 3 个月后仍有症状。

一种普遍的认识是，仍有部分皮质接触的、缩短程度较小的锁骨骨折应以非手术方式处理，因为骨不连发生率很低，而且肩部可以一定程度地可靠代偿畸形愈合。对于有明显移位的骨折，非手术治疗的效果可能不如预期。1997 年，Hill 等[128]在 52 例连续的锁骨中段骨折并

> **要点和技巧：锁骨**
>
> - 少数情况下，术前利用模型预弯接骨板是非常有帮助的，因为锁骨的轮廓在术中难以判断，特别是当骨复位不良或骨折严重粉碎时。在该部位用置于锁骨上方的预弯接骨板对手术是有帮助的。
> - 推–拉技术是一种针对延迟治疗的锁骨骨折的复位技术。在锁骨的内侧放置阻挡螺钉，将接骨板固定在外侧骨段。然后在接骨板和阻断螺钉之间放置板式撑开钳，利用杠杆作用撑开骨痂，恢复锁骨长度，减少骨膜剥离（图13.34）。
> - 尽管6层皮质固定被认为对简单骨折是充分的，但在粉碎性损伤或有骨质疏松症的患者，应在骨折的每一端使用更多的螺钉。在这两种情况下，锁定接骨板可以提供更好的固定。当骨上没有足够的距离来获得超过6层皮质固定时，锁定接骨板也是有帮助的。
> - 在摆放患者体位时，在肩后面放置一个X线底片盒是很有帮助的，这样在手术结束时，可以在准确位置拍摄X线片。不需要术中透视。

完全移位的患者中发现，骨不连的发生率约为15%，不满意率约为31%。其他作者也有类似的发现[113, 129, 130]。手术带来长期益处的确切证据仍未明确。McKee等[131]最近对6项随机临床试验的荟萃分析进行研究，证实与非手术治疗相比，髓内固定和接骨板固定的不愈合率、症状性畸形愈合发生率明显较低，功能恢复的时间明显缩短。然而，作者发现几乎没有证据表明手术干预的长期功能结果明显优于非手术治疗。此外，没有确凿证据表明一种手术技术优于另一种[132-134]。研究应继续完善相关手术适应证。

## 并发症

**视频 13.4　锁骨骨折畸形愈合的重建**

每种处理方案都有已知的并发症。患者从一开始就应该被告知，如果采用非手术治疗，应该预期在骨折区域会有包块。之前的研究显示，骨不连的发生率为0.1%~0.8%[103, 112]。然而，研究表明，锁骨远端骨折的骨不连发生率较高，约为30%。已确知的不愈合的风险因素包括移位、高龄和女性[129]。最新的研究发现较高的骨不连发生率可能反映了不同的高能量骨折模式。有明显移位的骨折可以发生症状性骨不连。与骨不连和有症状的畸形愈合相关的并发症包括肩部功能受限、神经系统症状、胸廓出口综合征和动脉缺血[135-137]。

尽管接骨板固定在骨折愈合方面提供了一致的结果，但其所导致的并发症在已知的骨折手术中是普遍存在的。

锁骨位置表浅，容易显露，因有症状需要拆除接骨板的概率比其他区域高。作者的标准做法是至少在固定1年后才对愈合的锁骨拆除内固定，但仍有1例患者在拆除内固定后发生了再骨折。不太常见的并发症包括感染、内固定断裂和骨不连。也有发生深层神经血管灾难性损伤的潜在风险，最大的风险在内侧，因为有时锁骨下血管会和锁骨的后表面直接接触。新的内置物设计和手术技术减少了髓内固定的内置物移位和软组织穿透的发生，但这些并发症仍有一定的发生率。内固定断裂、骨不连、感染和医源性的损伤也见于文献（图13.33）。

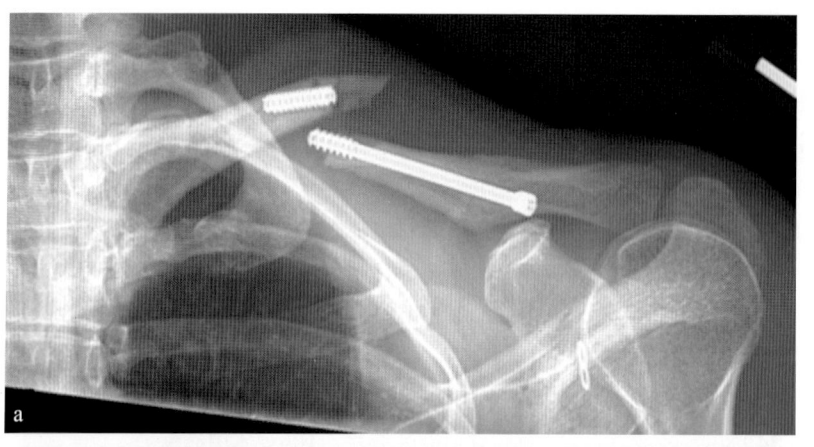

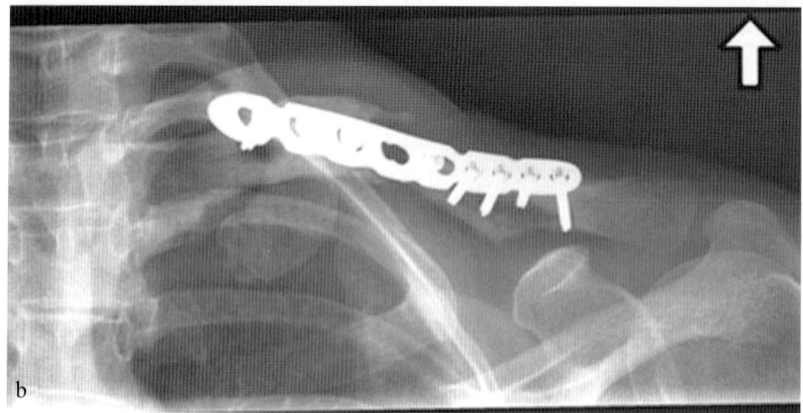

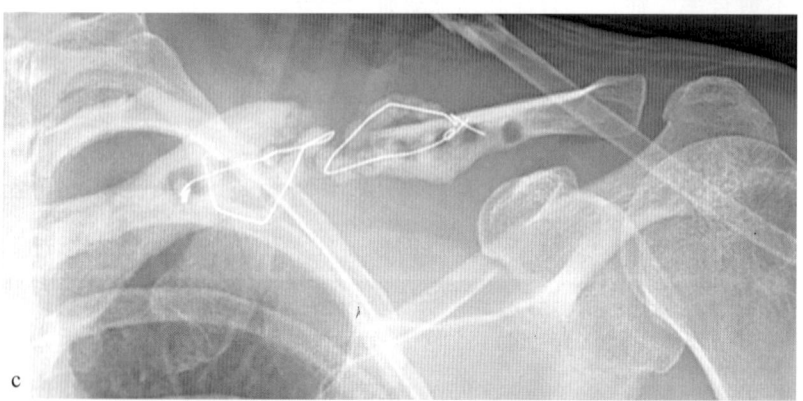

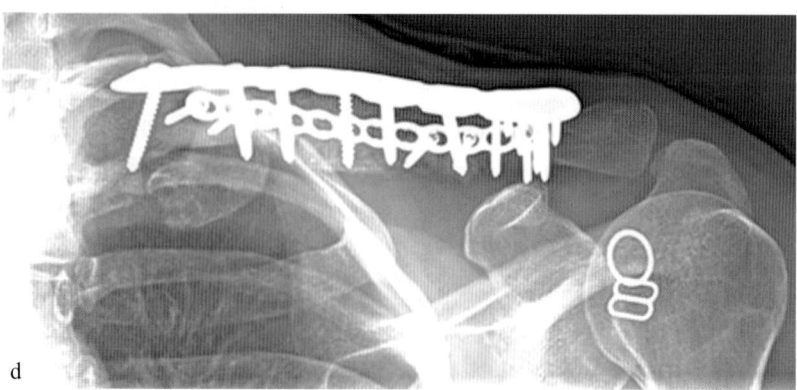

图 13.33 看似简单的手术可能产生棘手的问题。该患者最初使用髓内装置治疗锁骨中段骨折（a），然后进行了接骨板固定（b）。随后，患者因感染性骨不连而被转诊。c. 采用拆除内固定，多次冲洗、清创和抗生素链珠等措施成功解决了感染。d. 采用锁骨上方 3.5 mm 预塑形锁定接骨板、2.4 mm 锁定重建接骨板和三皮质髂骨移植来对明显的骨缺损进行重建

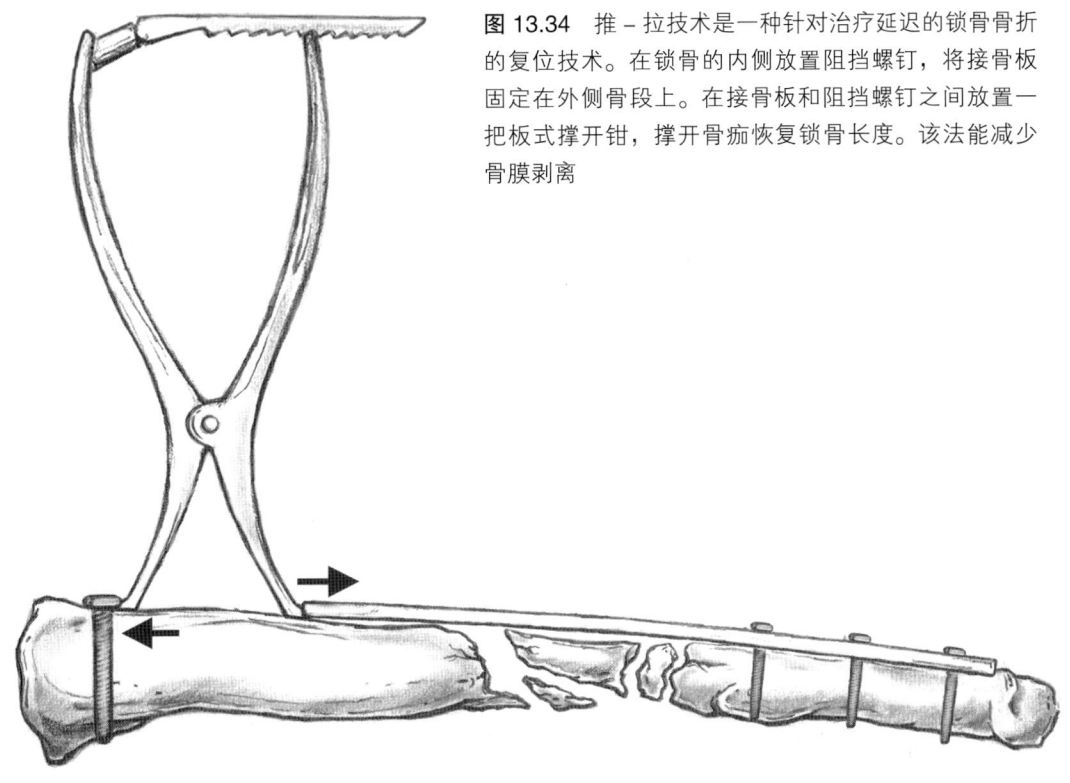

图 13.34 推-拉技术是一种针对治疗延迟的锁骨骨折的复位技术。在锁骨的内侧放置阻挡螺钉,将接骨板固定在外侧骨段上。在接骨板和阻挡螺钉之间放置一把板式撑开钳,撑开骨痂恢复锁骨长度。该法能减少骨膜剥离

---

### 视 频

**视频 13.1 急性Ⅲ型胸锁关节分离的重建**
视频演示了采用狗骨移植物和喙锁关节"钢绳"样固定对喙锁关节严重分离进行重建。

**视频 13.2 采用后路和肌间窗对肩胛骨骨折行 ORIF**
视频演示了对肩胛骨粉碎性骨折,通过 Judet 入路和肌间窗修复肩胛骨外侧缘。

**视频 13.3 采用钩状接骨板对锁骨远端骨折行 ORIF**
视频演示了对因肩胛骨骨折行 ORIF 的患者,采用钩状接骨板对锁骨远端和肩锁关节进行复位与固定。

**视频 13.4 锁骨骨折畸形愈合的重建**
视频演示了对锁骨骨折 6~8 周后出现畸形愈合,同时有明显移位,从事举手过头工作时有明显疼痛的患者,在去除骨痂和解剖复位后,采用拉力螺钉和接骨板进行固定。

## 参考文献

1. Fukuda K, Craig EV, An KN, Cofield RH, Chao EY. Biomechanical study of the ligamentous system of the acromioclavicular joint. J Bone Joint Surg Am 1986; 68:434-440
2. Inman VT, Abbott LC. Observations on the function of the shoulder joint. J Bone Joint Surg Am 1944;26-A:1-30
3. Tossy JD, Mead NC, Sigmond HM. Acromioclavicular separations: useful and practical classification for treatment. Clin Orthop Relat Res 1963;28:111-119
4. Allman FL Jr. Fractures and ligamentous injuries of the clavicle and its articulation. J Bone Joint Surg Am 1967;49:774-784

5. Rockwood CA, Williams G, Young DC. Disorders of the acromioclavicular joint. In: Rockwood CAJr, Matsen FA III, eds. The Shoulder, vol 1, 2nd ed. Philadelphia: Saunders;1998:483-553

6. Williams G, Nguyen V, Rockwood C. Classification and radiographic analysis of acromioclavicular dislocations. Appl Radiol 1989;18:29-34

7. Taft TN, Wilson FC, Oglesby JW. Dislocation of the acromioclavicular joint. An end-result study. J Bone Joint Surg Am 1987;69:1045-1051

8. Shaffer BS. Painful conditions of the acromioclavicular joint. J Am Acad Orthop Surg 1999;7:176-188

9. Bannister GC, Wallace WA, Stableforth PG, Hutson MA. The management of acute acromioclavicular dislocation. A randomised prospective controlled trial. J Bone Joint Surg Br 1989;71:848-850

10. Urist MR. Complete dislocations of the acromiclavicular joint; the nature of the traumatic lesion and effective methods of treatment with an analysis of forty-one cases. J Bone Joint Surg Am 1946;28:813-837

11. Powers JA, Bach PJ. Acromioclavicular separations. Closed or open treatment? Clin Orthop Relat Res 1974;104:213-223

12. Buss DD, Watts JD. Acromioclavicular injuries in the throwing athlete. Clin Sports Med 2003;22:327-341, vii

13. Larsen E, Bjerg-Nielsen A, Christensen P. Conservative or surgical treatment of acromioclavicular dislocation. A prospective, controlled, randomized study. J Bone Joint Surg Am 1986;68:552-555

14. Gstettner C, Tauber M, Hitzl W, Resch H. Rockwood type III acromioclavicular dislocation: surgical versus conservative treatment. J Shoulder Elbow Surg 2008;17:220-225

15. Calvo E, López-Franco M, Arribas IM. Clinical and radiologic outcomes of surgical and conservative treatment of type III acromioclavicular joint injury. J Shoulder Elbow Surg 2006;15:300-305

16. Cardone D, Brown JN, Roberts SN, Saies AD, Hayes MG. Grade III acromioclavicular joint injury in Australian Rules Football. J Sci Med Sport 2002;5:143-148

17. Weaver JK, Dunn HK. Treatment of acromioclavicular injuries, especially complete acromioclavicular separation. J Bone Joint Surg Am 1972;54:1187-1194

18. Wu CH, Wang YC, Wang HK, Chen WS, Wang TG. Evaluating displacement of the coracoacromial ligament in painful shoulders of overhead athletes through dynamic ultrasonographic examination. Arch Phys Med Rehabil 2010;91:278-282

19. Chen J, Budoff JE, Luo CF, Luo ZP. Initiatory biomechanical study on humeral head migration after coracoacromial ligament cut. Arch Orthop Trauma Surg 2009;129:133-137

20. Su WR, Budoff JE, Luo ZP. The effect of coracoacromial ligament excision and acromioplasty on superior and anterosuperior glenohumeral stability. Arthroscopy 2009;25:13-18

21. Collins D. Disorders of the acromioclavicular joint. In: Rockwood CA, Matsen FA, Wirth MA, ed. The Shoulder, 4th ed. Philadelphia: Elsevier Health Sciences;2009:453-526

22. Sim E, Schwarz N, Höcker K, Berzlanovich A. Repair of complete acromioclavicular separations using the acromioclavicular-hook plate. Clin Orthop Relat Res 1995;314:134-142

23. Jensen G, Katthagen JC, Alvarado LE, Lill H, Voigt C. Has the arthroscopically assisted reduction of acute AC joint separations with the double tight-rope technique advantages over the clavicular hook plate fixation? Knee Surg Sports Traumatol Arthrosc 2012;22:422-430

24. von Heideken J, Boström Windhamre H, Une-Larsson V, Ekelund A. Acute surgical treatment of acromioclavicular dislocation type V with a hook plate: superiority to late reconstruction. J Shoulder Elbow Surg 2013;22:9-17

25. Di Francesco A, Zoccali C, Colafarina O, Pizzoferrato R, Flamini S. The use of hook plate in type III and V acromio-clavicular Rockwood dislocations: clinical and radiological midterm results and MRI evaluation in 42 patients. Injury 2012;43:147-152

26. Chiang CL, Yang SW, Tsai MY, Kuen-Huang Chen C. Acromion osteolysis and fracture after hook plate fixation for acromioclavicular joint dislocation: a case report. J Shoulder Elbow Surg 2010;19:e13-e15

27. Nadarajah R, Mahaluxmivala J, Amin A, Goodier DW. Clavicular hook-plate: complications of retaining the implant. Injury 2005;36:681-683

28. Flinkkilä T, Ristiniemi J, Hyvönen P, Hämäläinen M. Surgical treatment of unstable fractures of the distal clavicle: a comparative study of Kirschner wire and clavicular hook plate fixation. Acta Orthop Scand 2002; 73:50-53

29. Muramatsu K, Shigetomi M, Matsunaga T, Murata Y, Taguchi T. Use of the AO hook-plate for treatment of

unstable fractures of the distal clavicle. Arch Orthop Trauma Surg 2007;127:191-194
30. Meda PV, Machani B, Sinopidis C, Braithwaite I, Brownson P, Frostick SP. Clavicular hook plate for lateral end fractures: a prospective study. Injury 2006; 37:277-283
31. Kwon YW, Iannotti JP. Operative treatment of acromioclavicular joint injuries and results. Clin Sports Med 2003;22:291-300, vi
32. DeBerardino TM, Pensak MJ, Ferreira J, Mazzocca AD. Arthroscopic stabilization of acromioclavicular joint dislocation using the AC graftrope system. J Shoulder Elbow Surg 2010;19(2, Suppl):47-52
33. Scheibel M, Dröschel S, Gerhardt C, Kraus N. Arthroscopically assisted stabilization of acute high-grade acromioclavicular joint separations. Am J Sports Med 2011;39:1507-1516
34. Beris A, Lykissas M, Kostas-Agnantis I, Vekris M, Mitsionis G, Korompilias A. Management of acute acromioclavicular joint dislocation with a double-button fixation system. Injury2013;44:288-292 [EPUB]
35. Salzmann GM, Walz L, Buchmann S, Glabgly P, Venjakob A, Imhoff AB. Arthroscopically assisted 2-bundle anatomical reduction of acute acromioclavicular joint separations. Am J Sports Med 2010;38:1179-1187
36. Mumford E. Acromioclavicular dislocation: a new operative treatment. J Bone Joint Surg Am 1941;23-A:799-802
37. Elhassan B, Ozbaydar M, Diller D, Massimini D, Higgins LD, Warner JJ. Open versus arthroscopic acromioclavicular joint resection: a retrospective comparison study. Arthroscopy 2009;25:1224-1232
38. Freedman BA, Javernick MA, O'Brien FP, Ross AE, Doukas WC. Arthroscopic versus open distal clavicle excision: comparative results at six months and one year from a randomized, prospective clinical trial. J Shoulder Elbow Surg 2007;16:413-418
39. Rabalais RD, McCarty E. Surgical treatment of symptomatic acromioclavicular joint problems: a systematic review. Clin Orthop Relat Res 2007;455:30-37
40. Cole PA. Scapula fractures. Orthop Clin North Am 2002;33:1-18, vii
41. Ideberg R, Grevsten S, Larsson S. Epidemiology of scapular fractures. Incidence and classification of 338 fractures. Acta Orthop Scand 1995;66:395-397
42. McGahan JP, Rab GT, Dublin A. Fractures of the scapula. J Trauma 1980;20:880-883
43. Ada JR, Miller ME. Scapular fractures. Analysis of 113 cases. Clin Orthop Relat Res 1991;269:174-180
44. Hardegger FH, Simpson LA, Weber BG. The operative treatment of scapular fractures. J Bone Joint Surg Br 1984;66:725-731
45. Court-Brown CM, Aitken SA, Forward DR, O'Toole RV. The epidemiology of fractures. In: Bucholz RW, ed. Fractures in Adults, 7th ed. Philadelphia: Lippincott Williams & Wilkins;2009
46. Baldwin KD, Ohman-Strickland P, Mehta S, Hume E. Scapula fractures: a marker for concomitant injury? A retrospective review of data in the National Trauma Database. J Trauma 2008;65:430-435
47. Weening B, Walton C, Cole PA, Alanezi K, Hanson BP, Bhandari M. Lower mortality in patients with scapular fractures. J Trauma 2005;59:1477-1481
48. Ideberg R. Fractures of the scapula involving the glenoid fossa. In: Bateman JE, Welsh RP, eds. Surgery of the Shoulder. Philadelphia:BC Decker;1984
49. Mayo KA, Benirschke SK, Mast JW. Displaced fractures of the glenoid fossa. Results of open reduction and internal fixation. Clin Orthop Relat Res 1998;347:122-130
50. Armitage BM, Wijdicks CA, Tarkin IS, et al. Mapping of scapular fractures with three-dimensional computed tomography. J Bone Joint Surg Am 2009;91:2222-2228
51. Marsh JL, Slongo TF, Agel J, et al. Fracture and dislocation classification compendium-2007: Orthopaedic Trauma Association classification, database and outcomes committee. J Orthop Trauma 2007;21 (10, Suppl): S1-S133
52. Jaeger M, Lambert S, Südkamp NP, et al. The AO Foundation and Orthopaedic Trauma Association (AO/OTA)scapula fracture classification system: focus on glenoid fossa involvement. J Shoulder Elbow Surg 2013;22:512-520
53. Lambert S, Kellam JF, Jaeger M, et al. Focussed classification of scapula fractures: failure of the lateral scapula suspension system. Injury 2013;44:1507-1513 [EPUB]
54. Harvey E, Audigé L, Herscovici D Jr, et al. Development and validation of the new international classification for scapula fractures. J Orthop Trauma 2012;26:364-369
55. Wijdicks CA, Armitage BM, Anavian J, Schroder LK, Cole PA. Vulnerable neurovasculature with a posterior approach to the scapula. Clin Orthop Relat Res

2009;467:2011-2017

56. Anavian J, Khanna G, Plocher EK, Wijdicks CA, Cole PA. Progressive displacement of scapula fractures. J Trauma 2010;69:156-161

57. Armstrong CP, Van der Spuy J. The fractured scapula: importance and management based on a series of 62 patients. Injury 1984;15:324-329

58. Goss TP. Fractures of the glenoid cavity. J Bone Joint Surg Am 1992;74:299-305

59. Goss TP. Double disruptions of the superior shoulder suspensory complex. J Orthop Trauma 1993;7:99-106

60. Goss TP. The scapula: coracoid, acromial, and avulsion fractures. Am J Orthop 1996;25:106-115

61. Ogawa K, Naniwa T. Fractures of the acromion and the lateral scapular spine. J Shoulder Elbow Surg 1997;6:544-548

62. Ogawa K, Yoshida A. Fracture of the superior border of the scapula. Int Orthop 1997;21:371-373

63. Howell SM, Galinat BJ. The glenoid-labral socket. A constrained articular surface. Clin Orthop Relat Res 1989;243:122-125

64. Iannotti JP, Gabriel JP, Schneck SL, Evans BG, Misra S. The normal glenohumeral relationships. An anatomical study of one hundred and forty shoulders. J Bone Joint Surg Am 1992;74:491-500

65. Cole PA, Talbot M, Schroder LK, Anavian J. Extra-articular malunions of the scapula: a comparison of functional outcome before and after reconstruction. J Orthop Trauma 2011;25:649-656

66. Romero J, Schai P, Imhoff AB. Scapular neck fracture-the influence of permanent malalignment of the glenoid neck on clinical outcome. Arch Orthop Trauma Surg 2001;121:313-316

67. Nordqvist A, Petersson C. Fracture of the body, neck, or spine of the scapula. A long-term follow-up study. Clin Orthop Relat Res 1992;283:139-144

68. Gauger EM, Ludewig PM, Wijdicks CA, Cole PA. Pre and post operative function after scapula malunion reconstruction: a novel kinematic technique. J Orthop Trauma 2013;27:e186-191

69. Bozkurt M, Can F, Kirdemir V, Erden Z, Demirkale I, Başbozkurt M. Conservative treatment of scapular neck fracture: the effect of stability and glenopolar angle on clinical outcome. Injury 2005;36:1176-1181

70. Kavanagh BF, Bradway JK, Cofield RH. Open reduction and internal fixation of displaced intraarticular fractures of the glenoid fossa. J Bone Joint Surg Am 1993;75:479-484

71. Leung KS, Lam TP, Poon KM. Operative treatment of displaced intraarticular glenoid fractures. Injury 1993;24:324-328

72. Anavian J, Gauger EM, Schroder LK, Wijdicks CA, Cole PA. Surgical and functional outcomes after operative management of complex and displaced intraarticular glenoid fractures. J Bone Joint Surg Am 2012;94:645-653

73. Cole PA, Gauger EM, Schroder LK. Management of scapular fractures. J Am Acad Orthop Surg 2012;20:130-141

74. Goss TP. Scapular fractures and dislocations: diagnosis and treatment. J Am Acad Orthop Surg 1995;3:22-33

75. Cole PA, Gauger EM, Herrera DA, Anavian J, Tarkin IS. Radiographic follow-up of 84 operatively treated scapula neck and body fractures. Injury 2012;43:327-333

76. Kim KC, Rhee KJ, Shin HD, Yang JY. Can the glenopolar angle be used to predict outcome and treatment of the floating shoulder? J Trauma 2008;64:174-178

77. Labler L, Platz A, Weishaupt D, Trentz O. Clinical and functional results after floating shoulder injuries. J Trauma 2004;57:595-602

78. Herscovici D Jr, Fiennes AG, Allgöwer M, Rüedi TP. The floating shoulder: ipsilateral clavicle and scapular neck fractures. J Bone Joint Surg Br 1992;74:362-364

79. Wijdicks CA, Anavian J, Hill BW, Armitage BM, Vang S, Cole PA. The assessment of scapular radiographs: analysis of shoulder AP radiographs and the effect of rotational offset on the glenopolar angle. Bone Joint J 2013;95-B (8):1114-1120

80. Hill BW, Anavian J, Jacobson a R, Cole P a. Surgical management of isolated acromion fractures: technical tricks and clinical experience. J Orthop Trauma. 2014;28(5):e107-e113. doi:10. 1097/BOT. 0000000000000040 [doi].

81. Anavian J, Wijdicks CA, Schroder LK, Vang S, Cole PA. Surgery for scapula process fractures: good outcome in 26 patients. Acta Orthop 2009;80:344-350

82. van der Helm FC, Pronk GM. Three-dimensional recording and description of motions of the shoulder mechanism. J Biomech Eng 1995;117:27-40

83. Bateman JE. Surgical approaches to the shoulder. Orthop Clin North Am 1980;11:349-366

84. Marek DJ, Sechriest VF II, Swiontkowski MF, Cole PA. Case report: reconstruction of a recalcitrant scapular neck nonunion and literature review. Clin Orthop Relat Res 2009;467:1370-1376

85. Gauger EM, Cole PA. Surgical technique: a minimally invasive approach to scapula neck and body fractures. Clin Orthop Relat Res 2011;469:3390-3399
86. Yang HB, Wang D, He XJ. Arthroscopic-assisted reduction and percutaneous cannulated screw fixation for Ideberg type III glenoid fractures: a minimum 2-year follow-up of 18 cases. Am J Sports Med 2011;39:1923-1928
87. Tauber M, Moursy M, Eppel M, Koller H, Resch H. Arthroscopic screw fixation of large anterior glenoid fractures. Knee Surg Sports Traumatol Arthrosc 2008;16:326-332
88. Bauer T, Abadie O, Hardy P. Arthroscopic treatment of glenoid fractures. Arthroscopy 2006;22:569. e1-569. e6
89. Sugaya H, Kon Y, Tsuchiya A. Arthroscopic repair of glenoid fractures using suture anchors. Arthroscopy 2005;21:635
90. Cameron SE. Arthroscopic reduction and internal fixation of an anterior glenoid fracture. Arthroscopy 1998;14:743-746
91. Herrera DA, Anavian J, Tarkin IS, Armitage BA, Schroder LK, Cole PA. Delayed operative management of fractures of the scapula. J Bone Joint Surg Br 2009;91:619-626
92. Schandelmaier P, Blauth M, Schneider C, Krettek C. Fractures of the glenoid treated by operation. A 5- to 23-year follow-up of 22 cases. J Bone Joint Surg Br 2002;84:173-177
93. Jones CB, Cornelius JP, Sietsema DL, Ringler JR, Endres TJ. Modified Judet approach and minifragment fixation of scapular body and glenoid neck fractures. J Orthop Trauma 2009;23:558-564
94. Jones CB, Sietsema DL. Analysis of operative versus nonoperative treatment of displaced scapular fractures. Clin Orthop Relat Res 2011;469:3379-3389
95. Reudi T, Chapman MW. Fractures of the scapula and clavicle. In: Chapman MW, ed. Operative Orthopaedics. Philadelphia: JB Lip-pincott;1998:197-202
96. Hill BW, Jacobson AR, Anavian J, Cole PA. Surgical management of coracoid fractures:technical tricks and clinical experience. J Orthop Trauma. 2014;28(5):e114-e122. doi:10. 1097/01. bot. 0000435632. 71393. bb.
97. Ramos L, Mencía R, Alonso A, Ferrández L. Conservative treatment of ipsilateral fractures of the scapula and clavicle. J Trauma 1997;42:239-242
98. Edwards SG, Whittle AP, Wood GW II. Nonoperative treatment of ipsilateral fractures of the scapula and clavicle. J Bone Joint Surg Am 2000;82:774-780
99. Ogawa K, Matsumura N, Ikegami H. Coracoid fractures: therapeutic strategy and surgical outcomes. J Trauma Acute Care Surg 2012;72:E20-E26
100. Stephens NG, Morgan AS, Corvo P, Bernstein BA. Significance of scapular fracture in the blunt-trauma patient. Ann Emerg Med 1995;26:439-442
101. Veysi VT, Mittal R, Agarwal S, Dosani A, Giannoudis PV. Multiple trauma and scapula fractures: so what? J Trauma 2003;55:1145-1147
102. Gottschalk HP, Browne RH, Starr AJ. Shoulder girdle: patterns of trauma and associated injuries. J Orthop Trauma 2011;25:266-271
103. Neer CS II. Nonunion of the clavicle. JAMA 1960;172:1006-1011
104. Nordqvist A, Petersson C. The incidence of fractures of the clavicle. Clin Orthop Relat Res 1994;300:127-132
105. Robinson CM. Fractures of the clavicle in the adult. Epidemiology and classification. J Bone Joint Surg Br 1998;80:476-484
106. Neer CS II. Fractures of the distal third of the clavicle. Clin Orthop Relat Res 1968;58:43-50
107. Plocher EK, Anavian J, Vang S, Cole PA. Progressive displacement of clavicular fractures in the early postinjury period. J Trauma 2011;70:1263-1267
108. McCandless DN, Mowbray MA. Treatment of displaced fractures of the clavicle. Sling versus figure-of-eight bandage. Practitioner 1979;223:266-267
109. Andersen K, Jensen PO, Lauritzen J. Treatment of clavicular fractures. Figure-of-eight bandage versus a simple sling. Acta Orthop Scand 1987;58:71-74
110. Stanley D, Norris SH. Recovery following fractures of the clavicle treated conservatively. Injury 1988;19:162-164
111. Lenza M, Belloti JC, Andriolo RB, Gomes Dos Santos JB, Faloppa F. Conservative interventions for treating middle third clavicle fractures in adolescents and adults. Cochrane Database Syst Rev 2009;2:CD007121
112. Rowe CR. An atlas of anatomy and treatment of midclavicular fractures. Clin Orthop Relat Res 1968;58:29-42
113. McKee MD, Pedersen EM, Jones C, et al. Deficits following nonoperative treatment of displaced midshaft clavicular fractures. J Bone Joint Surg Am 2006;88:35-40
114. Canadian Orthopaedic Trauma Society. Nonoperative treatment compared with plate fixation of displaced midshaft clavicular fractures. A multicenter,

randomized clinical trial. J Bone Joint Surg Am 2007;89:1-10
115. King PR, Scheepers S, Ikram A. Anatomy of the clavicle and its medullary canal: a computed tomography study. Eur J Orthop Surg Traumatol 2014;24:37-42
116. Abbott LC, Lucas DB. The function of the clavicle; its surgical significance. Ann Surg 1954;140:583-599
117. Craig EV. Fractures of the clavicle. In: Rockwood CA Jr, Matsen FA III, eds. The Shoulder, vol 1, 2nd ed. Philadelphia:WB Saunders;1998:428-482
118. Qin D, Zhang Q, Zhang YZ, Pan JS, Chen W. Safe drilling angles and depths for plate-screw fixation of the clavicle: avoidance of inadvertent iatrogenic subclavian neurovascular bundle injury. J Trauma 2010;69:162-168
119. Sinha A, Edwin J, Sreeharsha B, Bhalaik V, Brownson P. A radiological study to define safe zones for drilling during plating of clavicle fractures. J Bone Joint Surg Br 2011;93:1247-1252
120. Frigg A, Rillmann P, Perren T, Gerber M, Ryf C. Intramedullary nailing of clavicular midshaft fractures with the titanium elastic nail: problems and complications. Am J Sports Med 2009;37:352-359
121. Frigg A, Rillmann P, Ryf C, Glaab R, Reissner L. Can complications of titanium elastic nailing with end cap for clavicular fractures be reduced? Clin Orthop Relat Res 2011;469:3356-3363
122. Liu PC, Chien SH, Chen JC, Hsieh CH, Chou PH, Lu CC. Minimally invasive fixation of displaced midclavicular fractures with titanium elastic nails. J Orthop Trauma 2010;24:217-223
123. Shin SJ, Roh KJ, Kim JO, Sohn HS. Treatment of unstable distal clavicle fractures using two suture anchors and suture tension bands. Injury 2009;40:1308-1312
124. Robinson CM, Akhtar MA, Jenkins PJ, Sharpe T, Ray A, Olabi B. Open reduction and endobutton fixation of displaced fractures of the lateral end of the clavicle in younger patients. J Bone Joint Surg Br 2010;92:811-816
125. Schliemann B, RoBlenbroich SB, Schneider KN, Petersen W, Raschke MJ, Weimann A. Surgical treatment of vertically unstable lateral clavicle fractures (Neer 2b)with locked plate fixation and coracoclavicular ligament reconstruction. Arch Orthop Trauma Surg 2013;133:935-939 [EPUB]
126. Hohmann E, Hansen T, Tetsworth K. Treatment of Neer type II fractures of the lateral clavicle using distal radius locking plates combined with TightRope augmentation of the coraco-clavicular ligaments. Arch Orthop Trauma Surg 2012;132:1415-1421
127. Taylor AR. Some observations on fractures of the clavicle. Proc R Soc Med 1969;62:1037-1038
128. Hill JM, McGuire MH, Crosby LA. Closed treatment of displaced middle-third fractures of the clavicle gives poor results. J Bone Joint Surg Br 1997;79:537-539
129. Robinson CM, Court-Brown CM, McQueen MM, Wakefield AE. Estimating the risk of nonunion following nonoperative treatment of a clavicular fracture. J Bone Joint Surg Am 2004;86-A:1359-1365
130. Zlowodzki M, Zelle BA, Cole PA, Jeray K, McKee MD;Evidence-Based Orthopaedic Trauma Working Group. Treatment of acute midshaft clavicle fractures: systematic review of 2144 fractures: on behalf of the Evidence-Based Orthopaedic Trauma Working Group. J Orthop Trauma 2005;19:504-507
131. McKee RC, Whelan DB, Schemitsch EH, McKee MD. Operative versus nonoperative care of displaced midshaft clavicular fractures:a meta-analysis of randomized clinical trials. J Bone Joint Surg Am 2012;94:675-684
132. Ferran NA, Hodgson P, Vannet N, Williams R, Evans RO. Locked intramedullary fixation vs plating for displaced and shortened mid-shaft clavicle fractures: a randomized clinical trial. J Shoulder Elbow Surg 2010;19:783-789
133. Liu HH, Chang CH, Chia WT, Chen CH, Tarng YW, Wong CY. Comparison of plates versus intramedullary nails for fixation of displaced midshaft clavicular fractures. J Trauma 2010;69:E82-E87
134. Chen YF, Wei HF, Zhang C, et al. Retrospective comparison of titanium elastic nail (TEN)and reconstruction plate repair of displaced midshaft clavicular fractures. J Shoulder Elbow Surg 2012;21: 495-501
135. Guilfoil PH, Christiansen T. An unusual vascular complication of fractured clavicle. JAMA 1967;200:72-73
136. Toledo LC, MacEwen GD. Severe complication of surgical treatment of congenital pseudarthrosis of the clavicle. Clin Orthop Relat Res 1979;139:64-67
137. Der Tavitian J, Davison JN, Dias JJ. Clavicular fracture non-union surgical outcome and complications. Injury 2002;33:135-143

# 14　肱骨近端骨折和肩关节脱位

著者：Michael J. Gardner, Andrew H. Schmidt
译者：曾浪清

肱骨近端骨折约占全身骨折的5%，患骨质疏松的老年人摔倒是导致此类骨折的最常见原因。肱骨近端骨折的发生率随着人口老龄化不断增高。此类骨折也可能发生于年轻患者（通常由高能量创伤导致）。年轻患者合并神经血管损伤、颈椎和胸部创伤的比例也很高。过去十余年，关于肱骨近端骨折的保守和手术治疗效果的优劣，以及内固定或半关节置换哪种疗效更佳等问题，一直存在争议[1-4]。在此期间，无论是肱骨近端骨折的复位和固定，还是半关节置换治疗肱骨近端骨折，其手术技术和内置物都得到了长足的发展[5-7]。目前所进行的疗效研究将帮助骨科医师决定此类损伤的治疗决策[8]。

盂肱关节脱位也是临床常见损伤，可发生于各个年龄段。治疗的目的是进行恰当的复位以使肩关节功能得到全面恢复。在肩关节脱位的自然史中，再脱位的危险因素仍未明确[9, 10]。年轻的创伤性肩关节脱位患者最易发生肩关节复发性失稳。尽管传统观点认为年轻的肩关节脱位患者无须早期手术治疗，对新近脱位的肩关节进行关节镜评估，对于确认与迟发性不稳定有关的损伤有一定帮助，而且能早期修补相关损伤，降低慢性不稳的发生率[11, 12]。老年患者常合并肩袖损伤；若合并肩袖损伤，应该考虑进行手术修复[11, 13]。

## 肱骨近端骨折

肱骨近端骨折的总体治疗原则是恢复肩部功能活动范围，以及允许特定患者进行日常的活动。肩关节的活动依赖肱骨头、肩袖、滑囊和三角肌之间的相对滑动。关节囊的挛缩或上述滑动面的功能丧失将导致肩关节僵硬和疼痛，疗效也随之变差。目前已经证实早期功能锻炼（即使对于无移位的肱骨近端骨折）尤为重要[14]。与延迟功能锻炼相比，伤后2周内进行主动功能锻炼有助于改善患肩功能[14]。如果骨折移位难以接受或因骨折不稳定而无法进行早期功能锻炼，那么对于需要或希望恢复患肩功能的患者，都应考虑手术治疗。最佳的手术方式（骨折复位固定或肩关节假体置换）取决于患者的功能需求和主观期望、骨折类型、骨质量、可用的内置物以及术者的经验。对于肱骨骨折合并多发伤患者，目前仍提倡允许早期活动和患侧肢体承重的固定方式；髓内钉和锁定接骨板等内置物已获得很大的改进，使得此类手术能以微创的方式进行[15]。然而，目前仍缺乏高质量的对照研究比较这些新型固定物或与非手术治疗肱骨近端骨折的疗效，所以其各自疗效还有待证实。因此，治疗肱骨近端骨折患者时，骨科医师需根据自身经验和判断来决定治疗方式，而不能仅依赖目前的循证指南。

## 分　型

肱骨近端骨折的治疗，首先需要对患者功能需求和关节活动的实际水平、是否存在认知或身体缺陷，骨折类型、骨质量、患者期望以及患者执行康复计划的能力等方面进行全面评估。治疗的目的是使骨折愈合，保持肩部功能，以及避免并发症。术者的手术技巧和可用的资源也须考虑在内。

治疗肱骨近端骨折和肩关节脱位，需要掌握复杂的肩部的解剖知识。典型的肱骨近端骨折，每个骨折块因受肌肉止点的影响，都有可预知的移位方式（图14.1）。肱骨近端的肌肉和神经血管的解剖也影响治疗和并发症。

肱骨近端骨折的Neer分型仍是评估和讨论此类损伤的标准、通用分型[16]。该分型综合考虑了肱骨近端四个主要骨折块（肱骨头、大结节、小结节及肱骨干）的移位或成角情况。Neer分型的主要缺点是轻度移位的骨折可能不考虑为一个"部分"，但此类骨折仍可能需要手术治疗。AO/OTA分型系统强调了肱骨头的血液供应，细分为27个亚型，但是此分型的骨折名称用字母数字表示而非描述性词语，所以临床应用和理解较难。

目前已经证实，肱骨近端骨折很难用一种可重复的方法进行分型。若干研究表明，其分类的观察者间信度和观察者自信度都较差。即使通过简化分型或辅以CT扫描，也不能提高上述信度[17-20]。肱骨近端四部分骨折通常还需要再分多个亚组，因为外翻嵌插型四部分骨折的预后明显好于其他类型的四部分骨折[7]。

肱骨近端骨折的诊断比较简单。患者的主诉一般是肩部损伤后出现疼痛、肿胀及瘀斑。影像学检查可确诊。先拍摄X线片，包括众所周知的肩部创伤系列X线片；肩胛骨平面的前后位、侧位，以及腋位片（图14.2）。尽管骨折分类时强调腋位片的重要性[21]，但是医师应了解其局限性。由于疼痛和需要改变患臂的体

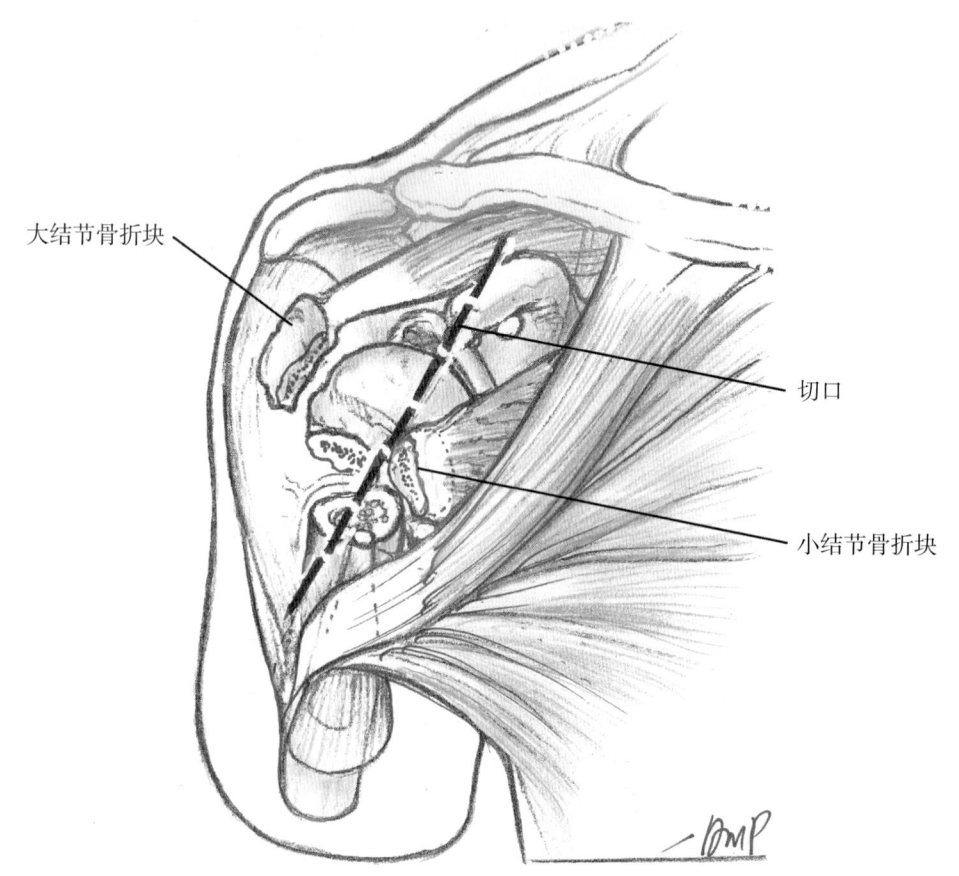

**图14.1** 肱骨近端骨折的解剖示意图。注意由于止于骨折块肌肉的牵拉导致骨块可预知的移位方式

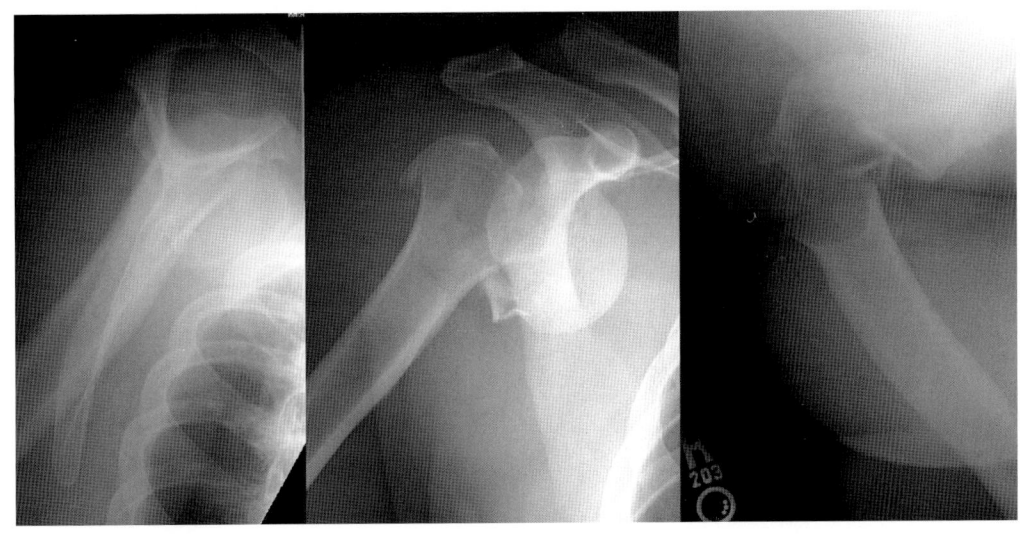

图 14.2 肩关节创伤系列 X 线片，包括前后位（中）、肩胛侧位（左）和腋位（右）片

位，患者和放射技师常不愿照此体位的 X 线片。研究证实，腋位片并不能精确反映外科颈的实际成角情况[22]。腋位片的一种替代方法是拍摄类似体位的片子，拍摄时患肢仍悬吊制动，但射线方向相反；另一种方法是使用 CT 横断面扫描。无论哪种方法都能证实肩关节是否复位、关节腔内有无游离体，诊断关节盂骨折以及大小结节的移位程度和方向。

即使是先进的影像技术也不一定能帮助医生进行可靠的分型。CT 对于评估肱骨近端骨折是一种有效的方法，对于某些特殊类型的骨折来说甚至是必要的检查手段[23]。CT 能提供有价值的信息，如骨折粉碎程度、是否累及关节面、是否合并盂肱关节半脱位或关节面压缩骨折，以及有无小结节骨折等（图 14.3）。进行临床决策时，很重要的一点是区分损伤是三部分还是四部分骨折[23]，这涉及了肱骨头的血供和活力。X 线片可能无法清晰地显示小结节是否骨折或移位。当小结节无骨折，仍附着于肱骨头时，肱骨头的血运可视为保存完好，该知识点可能影响骨折治疗的决策。如果大、小结节都移位，骨折便属于四部分骨折，此类骨折的预后和治疗则取决于损伤所致的肱骨头缺血性坏死的可能[23]。

有一种特殊类型的骨折需要我们格外注意。1991 年，Jakob 等描述了肱骨近端外翻嵌插型四部分骨折[24]。骨折由于其关节面骨折块呈现为较特别的"冰淇淋"（Popsicle）外形而易于识别，是由于大结节移位后局部空虚，关节面骨块下沉后关节面转向上方所致（图 14.4）。尽管此类骨折为粉碎性骨折，但关节骨折块的软组织附着点保持完整；这不但有利于骨折块的复位，还利于保留关节骨块的血运。Jakob 等在最早描述此类骨折的文中报道了 19 例此类患者，并指出此类骨折发生肱骨头坏死率为 26%，低于常见的肱骨头四部分骨折。

## 保守治疗

由于缺乏效果明确的手术技术、传统手术技术经常出现并发症，导致大量的肱骨近端骨折患者接受保守治疗。多数肱骨近端骨折为轻度移位的骨折，这些稳定的骨折只需采用简单的吊带制动处理即可（图 14.5）。只要患者能忍受疼痛即可开始功能锻炼。Koval 等经研究证实，伤后 14 天内进行功能锻炼有助于改善患肩的功能[14]。

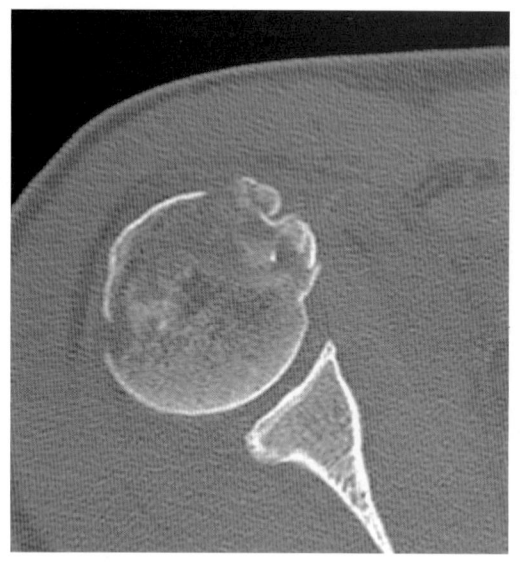

图 14.3 肱骨近端骨折的横断面 CT 扫描影像，显示在小结节附近有几条无移位的骨折线，这些骨折线有助于判断关节面骨折块的血供。片中盂肱关节关系正常。若盂肱关节脱位，此片能清楚显示。此外，此片还能显示肱骨头有无压缩

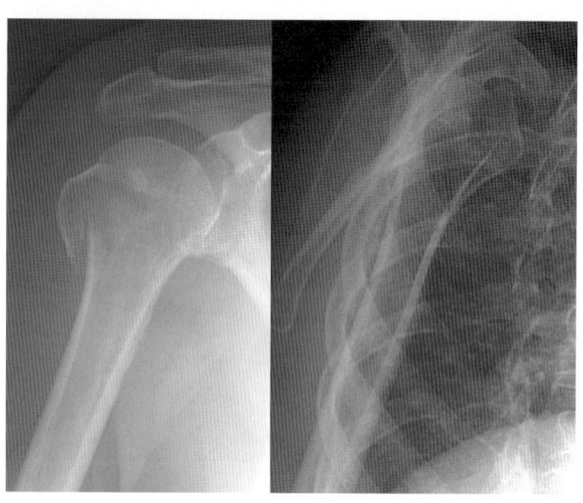

图 14.4 稳定的外翻嵌插型肱骨头骨折的 X 线影像。此类骨折的特征是肱骨头方向朝向上方而非朝向关节盂，并且肱骨大结节通常有移位

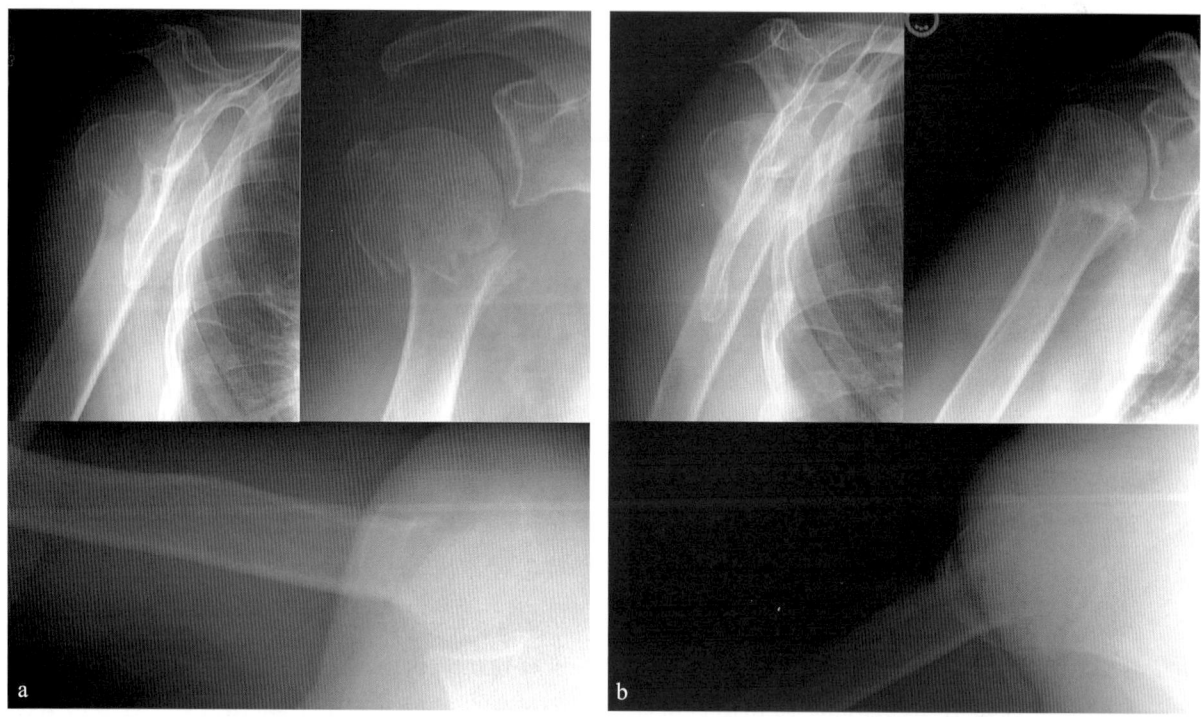

图 14.5 a. 一位老年女性患者肱骨近端三部分（外科颈和大结节）骨折。患者行吊带固定、早期功能锻炼。b. 12 周随访可见骨折愈合，对线尚可。患者肩部无痛，手可轻易触及头顶

2011年，一项针对保守治疗肱骨近端骨折的系统分析研究（纳入12篇文章、共650例病例），发现保守治疗骨折愈合率为98%，并发症发生率为13%。肱骨头内翻畸形愈合是最常见的并发症，仅13例患者发生了肱骨头坏死[25]。然而，一项针对肱骨近端三部分、四部分骨折的荟萃分析发现，与内固定或关节置换相比，保守治疗的患者疼痛更严重，患肩活动度更差[2]。Court-Brown等[26]报道了一组125例进行非手术治疗的外翻嵌插型肱骨近端骨折患者，伤后1年，尽管这些患者在肩部力量和关节活动度方面仍有缺陷，但80%的患者（老年患者为主）疗效为优到良。在另一项支持保守治疗的研究中，Edelson等[27]采用手术治疗63例严重的肱骨近端骨折病例，经过2~9年的随访发现这些患者肩部活动度较差，但疼痛较轻，患者对患肩的功能状态表示满意。

### 保守治疗指征

采用保守治疗时，对肱骨近端骨折要求骨折应该足够稳定，允许进行早期功能锻炼，无或仅有轻微移位（图14.5）。在最初检查时应确认肱骨的近端能够活动，而且活动是在肩关节而非骨折端；肱骨大结节无明显向后或向上移位，如果大结节骨块有移位将影响肩袖功能；而外科颈畸形愈合，尤其是内翻畸形，可能影响患肩的活动度。对功能要求较高或骨折移位明显的患者，最好行手术治疗以尽早恢复患肩功能。最近的一项研究发现，在受伤当时或伤后1周的X线片中，肱骨侧颈干角<55°的患者功能预后较差[28]。

### 手法复位和夹板固定技术

大、小结节移位难以通过非手术方法复位，例外的情况是大结节骨折合并肩关节脱位。对于此类损伤复位肩关节时，大结节可能同时复位。

移位的外科颈骨折有时可通过于内收位纵向牵引患肢而复位，肱骨内收能够中和、抵消胸大肌产生的移位力量（胸大肌肌止于肱骨远折端）。如果骨折端能相互嵌插、维持稳定，则适合采用保守治疗。

### 功能支具

功能支具本身不太适用于肱骨近端骨折的治疗，原因是其骨折块众多且骨折块上肌肉止点很多，移位应力较大。极少数情况下，可用于一种"飞机夹板"（Airplane splint）对臂部进行制动，此时臂部固定于外展或前屈位。由于患者通常难以耐受这种体位，所以其适应证很少。

### 康　复

要想获得最佳疗效，很重要的一点是早期进行功能锻炼。Koval等证实，在伤后14天内进行功能锻炼能改善疗效[14]。锻炼程序包括：最初使用吊带悬吊制动来缓解疼痛；所有患者在伤后1周内再次就诊，告知臂部功能锻炼的注意事项，然后转诊至指定理疗师处。理疗师将指导患者进行肘、腕、手部的主动活动和肩部的被动功能锻炼，每周2次。肩部锻炼首先从仰卧位开始，练习前屈、内旋及外旋，要求患者在家每天锻炼，最多4次。继续使用吊带4~6周，直至骨折临床愈合。停用吊带后，患者开始进行肩部的主动功能锻炼，先从仰卧位开始，逐渐过渡到坐位。最后开始三角肌和肩袖等长肌力练习。一旦患肩达到理想的主动活动度，就开始三角肌和肩袖的抗阻力锻炼。骨折后12周开始更大强度的拉伸锻炼。最近，一项随机对照研究比较了嵌插型肱骨近端骨折伤后3

天早期进行功能锻炼与传统的伤后 3 周进行功能锻炼，发现早期功能锻炼组患者 Constant 评分更高、前屈活动度更大，两组患者并发症无差异[29]。

## 手术治疗

### 手术适应证

总的来说，目前没有高质量的文献证据来比较保守治疗与特定的外科治疗的优劣。尽管 Neer 分型常被用于手术决策，但作者使用一种更为详尽的方法来描述骨折，而此方法是基于对骨折线和骨折移位的理解。肱骨近端骨折可看成一种涉及外科颈、大小结节或兼而有之的骨折，而骨折移位影响肩部生物力学功能和骨折块的血运，对于每一骨折块都要考虑这两方面的影响。手术决策的另一个关键因素是骨折的稳定程度。骨折的稳定概念是指骨折的稳定性允许早期进行功能锻炼。总之，当骨折稳定性不足以进行早期功能锻炼或骨折具有某些不良特征时（随后将会进行讨论），则应该选择手术治疗。

肱骨外科颈骨折可分为无移位或移位骨折，以及简单或粉碎性骨折。治疗移位的肱骨外科颈骨折需要纠正侧方移位和成角移位。目前，有多种有效的固定方法，包括接骨板固定、经皮骨针或钢丝张力带固定，以及弹性髓内钉或交锁髓内钉固定（图 14.6）等。半肩关节置换或全反式肩关节置换有时是更优的选择（本章

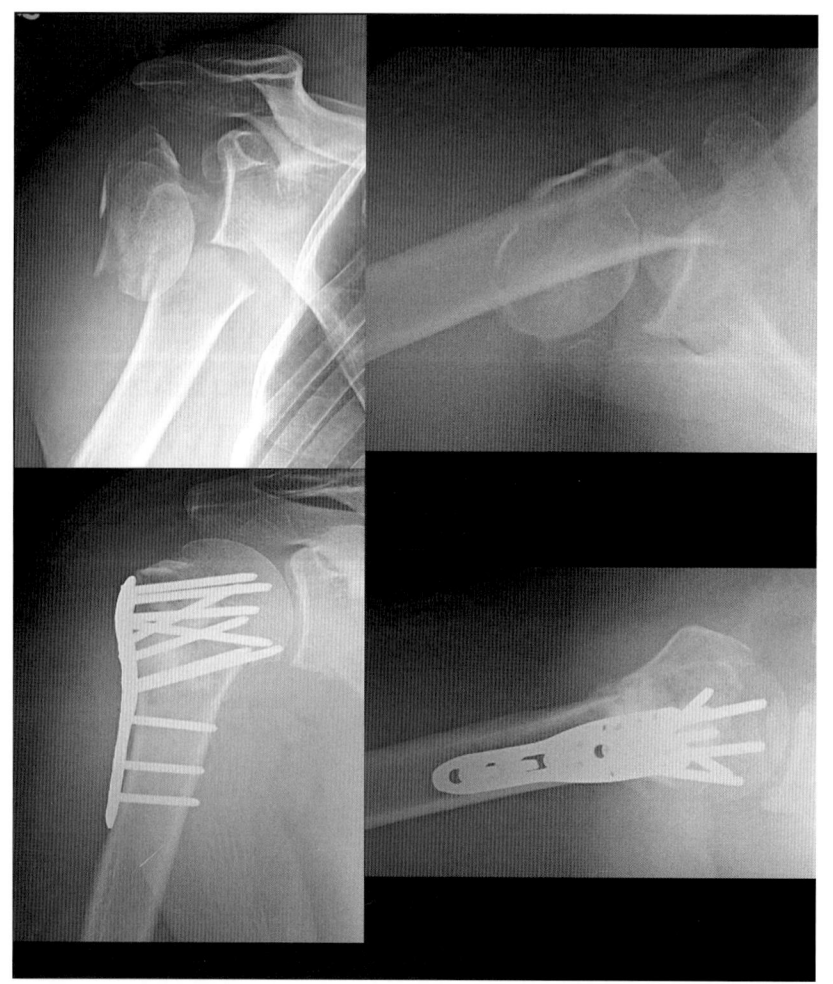

图 14.6 接骨板可用于复位和稳固固定移位的粉碎性肱骨近端骨折

不予讨论）。对于特定患者的最佳治疗方式的选择取决于多种因素，包括骨折粉碎程度、骨质量以及术者的经验。单纯的肱骨解剖颈骨折极为少见，年轻人可予骨针或螺钉固定，而老年人则可行半肩关节置换术。更为常见的是肱骨外科颈骨折合并更复杂的损伤，包括大、小结节和干骺端的骨折（图14.7）。此类骨折干骺端粉碎而关节面部分保持完整。此类损伤的手术适应证存在很多争议，这将在本章节后面予以讨论。

单纯大结节骨折常合并肩关节前脱位，典型的骨折移位方向是向上、向后或向后上方。向后移位在X线影像中难于发现，可能需要CT扫描才易于识别。向后或上移位都提示骨折块与肩峰有潜在的撞击可能。移位的大结节骨折块应予复位、固定（图14.8）。至于何种程度的移位能被接受还存在争议。一项研究显示，对于运动员来说，仅3 mm的移位就可能会出现撞击症状[30]。目前较为公认的观点是：对于需要举臂过头的患者，结节大于5 mm的移位即为手术指征。采用钢丝或强力缝线，进行张力带技术固定可获得良好的疗效（图14.9）；螺钉固定只适用于轻度粉碎、骨块相对较大以及骨质量较好的骨折。术者应该牢记，移位的大结节骨折可合并肩袖撕裂，所以固定大结节骨折时勿遗漏修补撕裂的肩袖。单纯的小结节骨折少见，可在肩关节后脱位时合并出现。小结节骨折块较大且有移位时应该切开复位内固定。

许多肱骨近端骨折是上述各部分骨折的各种组合。三部分骨折一般为肱骨外科颈和大结节骨折（图14.4，图14.5）。此类损伤的治疗效果主要与大结节的残留移位或肱骨头与颈的成角情况有关[23]。三部分骨折的肱骨头缺血坏死率高达27%，但通常无症状，原因是只有少部分肱骨头发生坏死病变（图14.10）[23]。因此，三部分骨折的治疗应该基于骨折的生物力学而非对于肱骨头血供的担忧[23]。对于需要恢复患

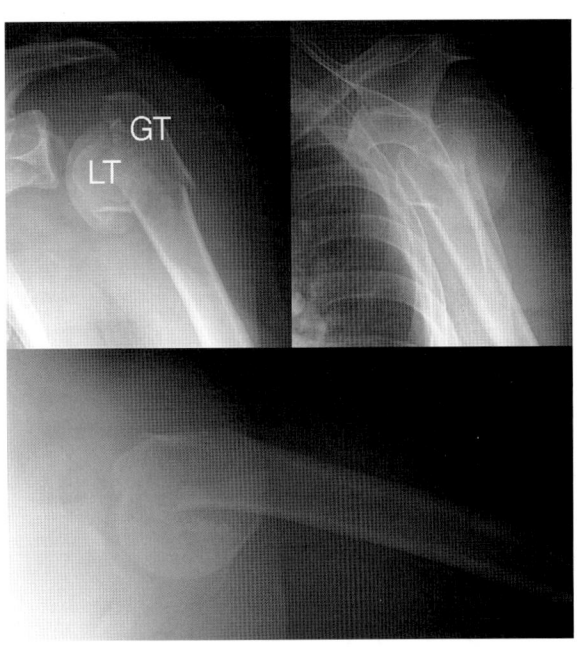

图14.7 粉碎性肱骨近端骨折。仔细阅片会发现大、小结节及肱骨头均有骨折，属于四部分骨折，并且肱骨头骨折为解剖颈骨折

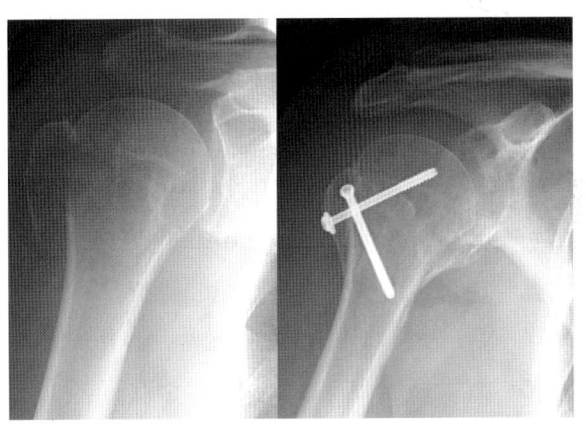

图14.8 有移位的大结节骨折。此例患者为肱骨头外翻嵌插的稳定骨折，通过撬起肱骨头复位大节结骨折块，用2枚螺钉结合张力带缝线固定（图中未显示）

肢功能的患者，复位移位的结节骨折块和纠正肱骨头的不良对位是十分重要的（图14.6）。任何一种固定技术，结合张力带固定大结节都可用于治疗肱骨外科颈骨折[31]。

与三部分骨折相比，四部分骨折的肱骨头缺血性骨坏死更为常见，一般会导致整个肱骨头

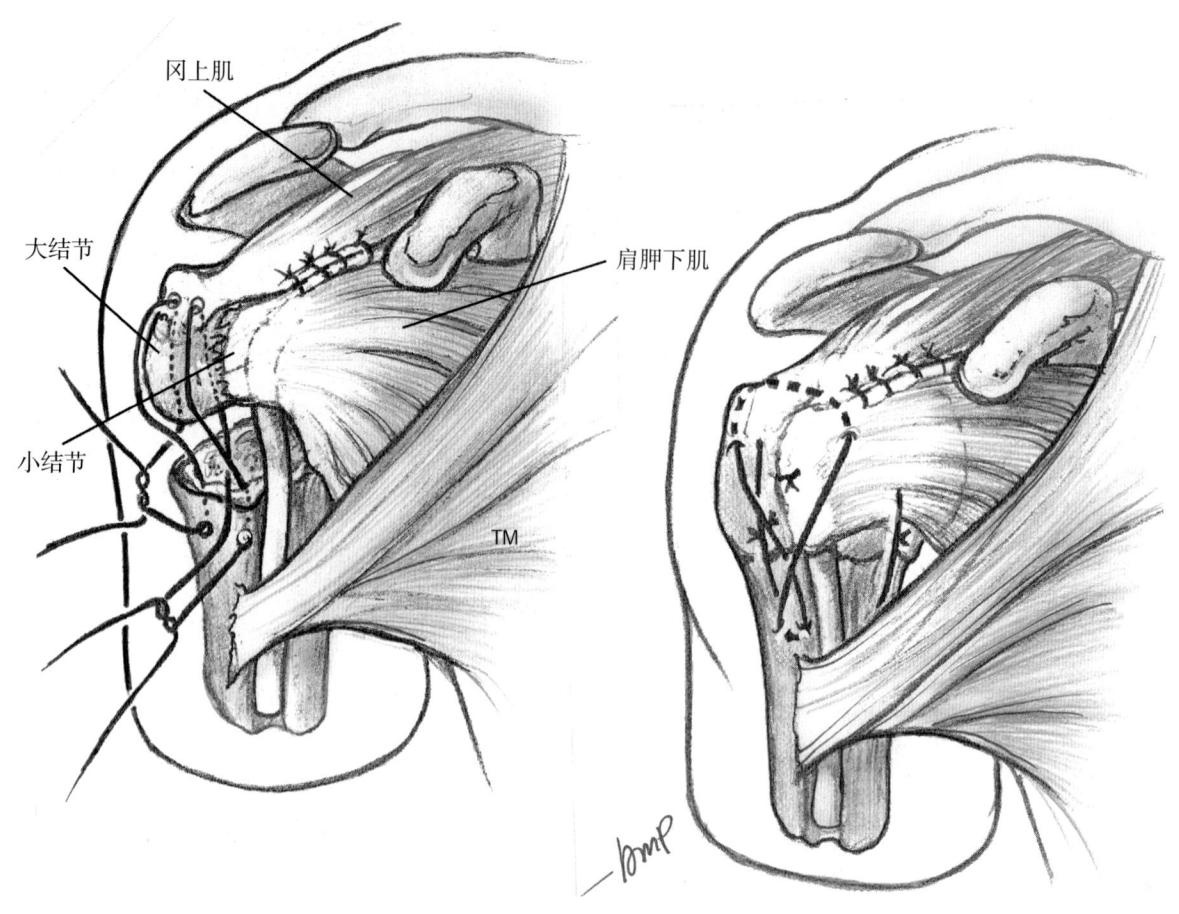

图 14.9 移位的三部分骨折,行切开复位、张力带缝合固定。缝线穿过移位的大、小结节和肱骨头骨折块

病变,以及严重的肩部疼痛和僵硬[23,32]。此外,此类骨折常伴有较差的骨质量、骨折粉碎程度高等特点,使得切开复位内固定治疗容易失败。因此,对于移位的四部分骨折,治疗应基于生物学原则而非力学原则,许多专家建议行半肩关节置换术。有若干作者报道采用切开复位、有限内固定的方法成功治疗四部分骨折,并认为对于活动能力更强的患者应该采用上述方法治疗[31]。有趣的是,手术治疗外翻嵌插型四部分骨折的并发症要明显少于其他类型的四部分骨折,故此类骨折是内固定的良好适应证[7]。当确认为外翻嵌插型四部分骨折时,骨科医师应该仔细观察肱骨头有否向外侧移位(**图 14.11**)[7]。如果肱骨头向外侧移位,那么供应关节面骨折块的内侧骨膜血管可能已经断裂,发生肱骨头缺血坏死的概率将增大。如果肱骨头没有向外侧移位,那么肱骨头很可能仍有活力。然而最近的一项研究显示,保守治疗外翻嵌插型四部分骨折的疗效也同样满意[26]。因此,需要进行临床随机对照研究来明确外翻嵌插型四部分骨折的手术指征。在获得这类研究结果之前,术者必须依靠自己的判断和患者的意愿来做出选择。目前已经证实,肱骨头缺血性坏死症状的严重程度与骨折块残留的移位程度相关度最高。如果肱骨头的解剖关系得以恢复,则发生肱骨头缺血性坏死患者的临床疗效与无坏死的患者相仿[32]。

半肩关节置换的适应证是:典型的、移位的四部分骨折老年患者;四部分骨折伴盂肱关节脱位;肱骨头劈裂骨折;以及有明显关节面

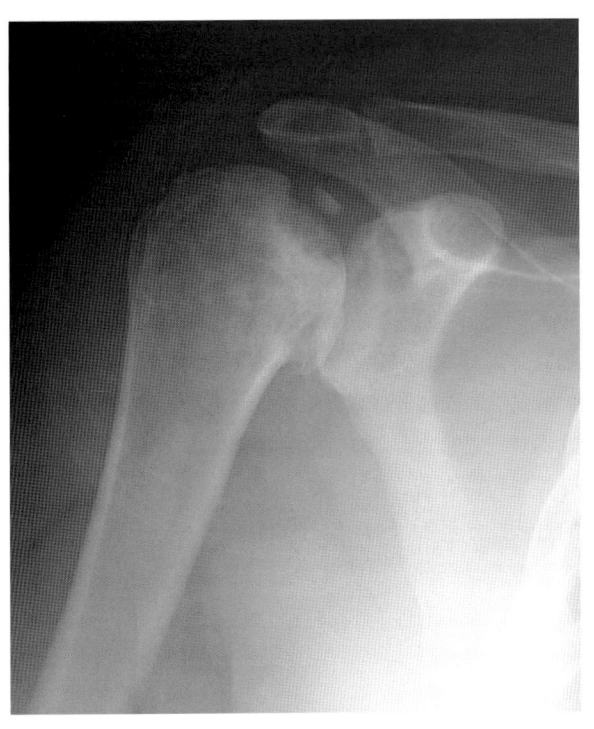

图 14.10 轻度移位的肱骨近端骨折后出现的肱骨头坏死，患者几乎没有症状

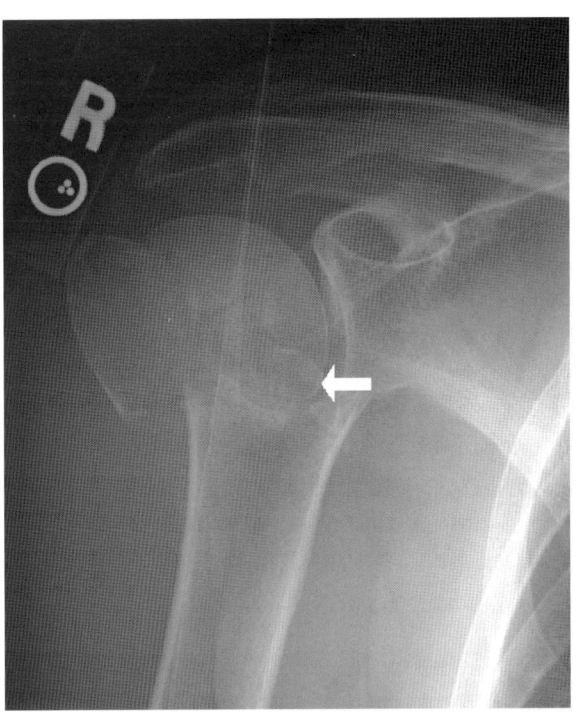

图 14.11 外翻嵌插型骨折，肱骨头相比肱骨干向外侧移位超过 1 cm（箭头），可能会严重破坏肱骨头的血供

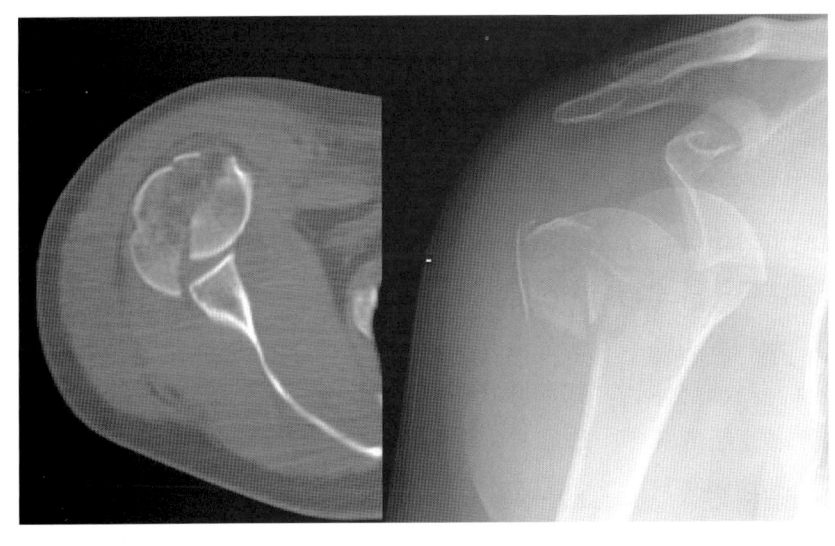

图 14.12 右图：前后位 X 线片显示肱骨头劈裂骨折，注意"双气泡"征。左图：CT 横断面影像显示肱骨头关节面劈裂骨折

压缩的骨折（图 14.12）。某些有移位的、严重骨质疏松的三部分骨折患者也可考虑行关节置换。由于肱骨头坏死率很低，新的内固定技术正在逐渐改变此类骨折的关节置换适应证。部分老年肱骨近端骨折患者采用半肩关节置换时，难以稳定固定大、小结节，因此有学者建议对此类患者行反式肩关节置换术[33]。但是，仍缺乏高质量的证据支持上述观点。此类情况采用反肩关节置换术治疗仍有待研究。

### 急诊处理

肱骨近端骨折或盂肱关节脱位的急诊处理，主要问题是确保骨折的移位或关节脱位未导致神经或血管损伤。高能量损伤更容易导致神经血管损伤，但不管损伤机制如何，都必须排除神经血管损伤的可能。肱动脉位于腋窝肱骨近端内侧，位置相对固定，因此必须保证其通畅。应对称性地检查桡动脉的搏动，可采用肱动脉指数为0.9为阈值，以排除动脉损伤。如果上述临床检查明显异常，则需要在进一步行其他诊断性检查前请血管外科医生会诊以探查修复血管损伤。血管重建后，进行预防性前臂筋膜室切开减压。

肱骨近端骨折也可能并发臂丛神经损伤。如果骨折合并臂丛神经损伤，则因立即复位骨折和关节脱位，以缩短神经受压的时间，最大限度地恢复其功能。这通常需要全身麻醉和开放手术。很少有指征需要进行臂丛神经探查，探查臂丛神经需要神经外科医生的参与。

更有争议的是骨折伴关节脱位且未伴神经血管损伤的情况。一般的处理原则是急症复位所有的关节脱位，以减轻关节邻近软组织的压力。然而，当肩关节脱位合并肱骨近端骨折时，几乎不可能闭合复位。如果需要进行开放复位，大部分骨科医生赞同"在复位关节脱位的同时进行骨折的最终固定，以免再次麻醉"这一观点。难点是骨折的复位与固定，尤其是合并肱骨头脱位的骨折，手术往往是一个漫长、复杂和痛苦的过程。此类手术最好在上班时间常规进行，此时手术环境是最佳的。由于此原因，很多此类损伤都是在伤后第二天才进行手术治疗。

## 手术解剖

肱骨近端骨折的手术入路主要有两种：开放或经皮入路。尽管肩峰前外侧"劈三角肌"入路用得越来越多（图14.14）[34, 35]，但主流的入路仍是经三角肌-胸大肌间隙的开放入路（图14.13）。

经皮入路常用于骨针和交锁髓内钉固定肱骨近端骨折。该入路的主要风险是腋神经分支的医源性损伤（图14.15）[36, 37]。腋神经出四边孔，在三角肌深面分成数条分支。一项尸体解剖研究评估了经皮骨圆针损伤腋神经的风险，发现近端、外侧骨针与腋神经平均距离只有3 mm[37]。其他可能被损伤的解剖结构还包括：肱二头肌长头腱（与前方骨针平均距离为2 mm，10例标本中有3例被骨针损伤）、头静脉（平均距离11 mm，1例标本被骨针损伤），大结节部位的骨针距离腋神经和旋肱后动脉的距离是6~7 mm[37]。顺行髓内钉也会有同样的风险；采用钝性分离和使用保护套筒将使交锁钉的置入更安全。尽管理论上有上述风险，严重的神经血管并发症在临床上还是非常罕见的。

采用三角肌胸大肌间入路没有太大的风险（图14.13）。头静脉标志着三角肌与胸大肌之间的间隙，应先予辨认并同三角肌一同向外侧牵开。在解剖深部时，三角肌胸大肌入路的一个重要标志是喙突及与之相连的束状肌/腱。肱二头肌长头腱可用于辨认大、小结节（分别位于肌腱的内侧和外侧）。术者应该谨记，在最初显露和复位骨折端时，旋肱前动脉发出的弓状动脉是肱骨头重要的血供来源（弓状动脉沿肱二头肌长头腱沟向上走行，达肩袖止点水平）（图14.13）。

肩峰前外侧入路深部的间隙为三角肌前、中束之间。腋神经的前运动支与旋肱后动脉伴行，从后向前走行于肩峰下约6.5 cm处，肩峰前外侧入路的主要风险就是可能会损伤该结构。切口起于肩峰前外侧角稍偏后位置，沿肱骨干方向向远端延伸。标记皮肤切口时，腋神经的大概位置可同时标记（约肩峰下65 mm）（图14.16）[34]。

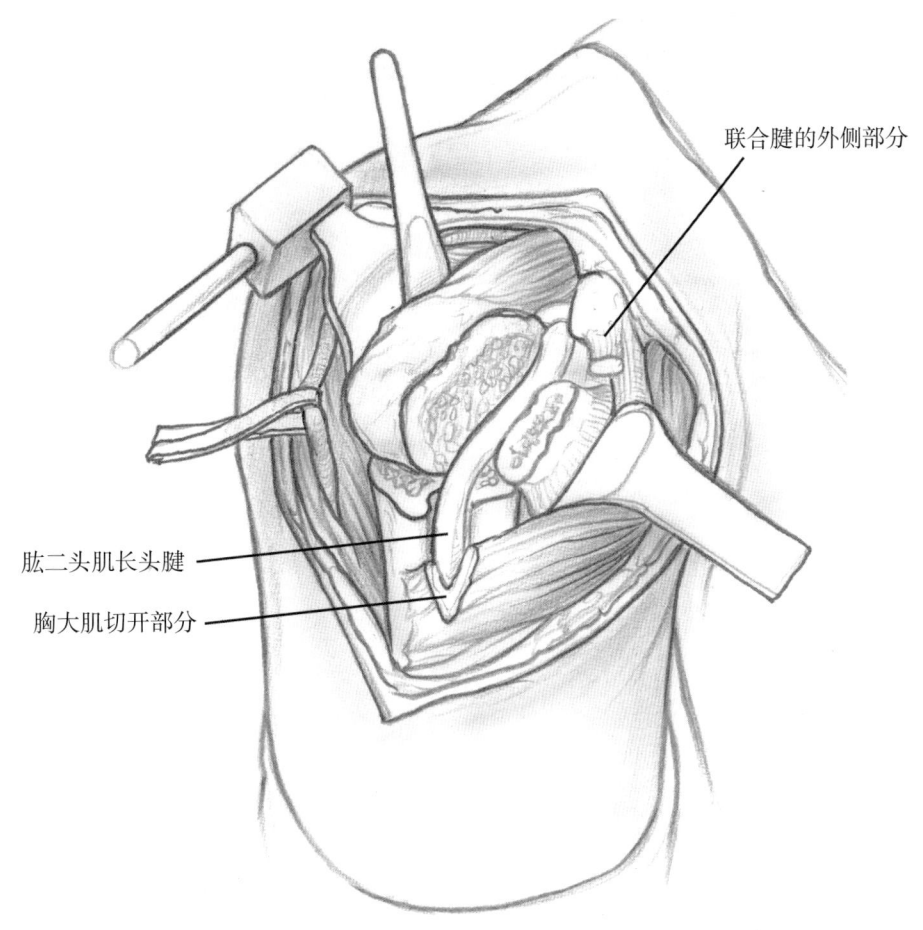

图 14.13　三角肌 – 胸大肌间隙

皮下层解剖至三角肌筋膜水平并切开。在此部位识别三角肌前束、中间束间的无血管间隙（图 14.17），进一步沿此间隙劈开三角肌，从近端向远端操作，注意通过腋神经在皮肤的标记点来预测腋神经的位置。在三角肌深部和腋神经近端，可见滑囊组织（图 14.18）。进一步切开滑囊，显露外侧的骨折线和大结节部位需要放置接骨板的区域。对于外翻骨折，在切口内常可见到关节面（图 14.19）。对于内翻型骨折，肱骨头的松质骨面处可插入复位器械。若为小节结骨折，可在三角肌前束深部、肩胛下肌腱处缝一根缝线来控制小节结骨折块。此外，还需要在大结节上方、后方肩袖肌止点处置入缝线，从而通过缝线控制、复位大结节骨折块，并用于两部分骨折时稳定肱骨头（图 14.20）。

尽管骨折形态多变，肱骨近端骨折还是由相对恒定的骨折块组成的（图 14.1）。最常见的骨折形态是外科颈骨折和大结节粉碎骨折。肱骨头的移位方式取决于残留、附着的软组织以及损伤的类型。仔细评估骨折的解剖形态以及肱骨头的移位方式，常有助于制订合理的骨折复位计划。例如，在外翻嵌插型骨折中大结节移位，肱骨头"掉"至大结节移位后残留的空腔处。在肱骨头与干之间的内侧部分，常有完整的软组织附着。对此类骨折，需要向近端和内侧推挤肱骨头的外侧面以恢复肱骨头的正常位置，这一动作其实是以内侧完整的软组织铰链为支点旋转肱骨头。一旦肱骨头复位，大结节才会被恢复回至原先的骨折床，这样大结节才能起到支撑/维持肱骨头于复位位置的作用。

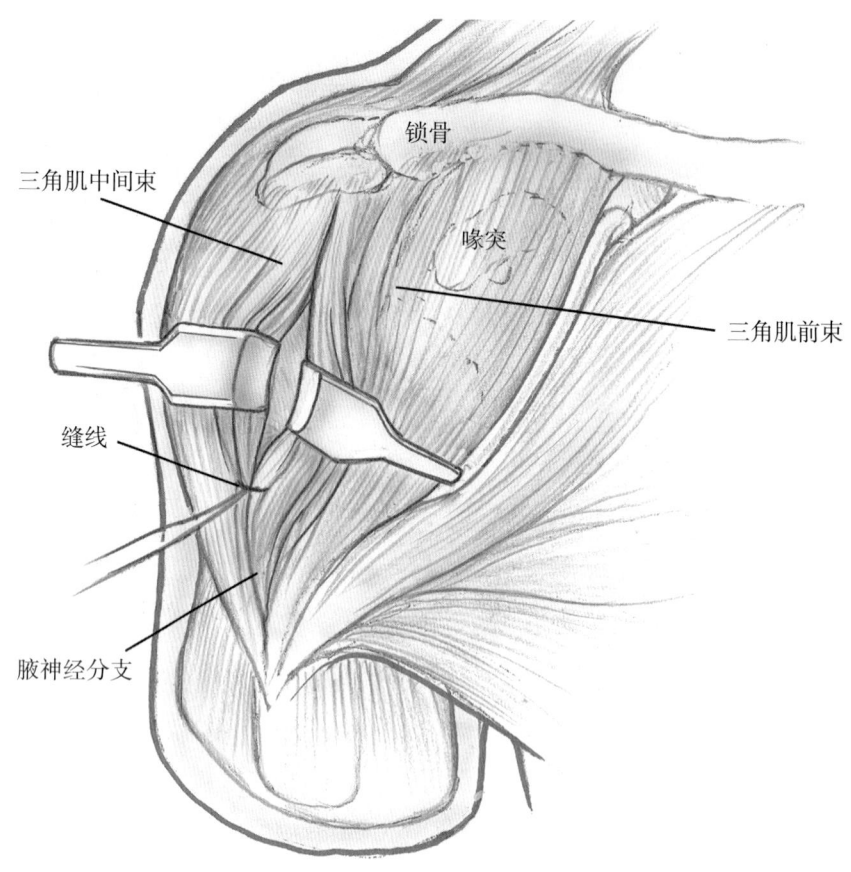

图14.14 劈开三角肌入路。注意腋神经分支走行于肩峰远端5 cm以远处。此处经肌肉的缝线可避免不必要的神经损伤

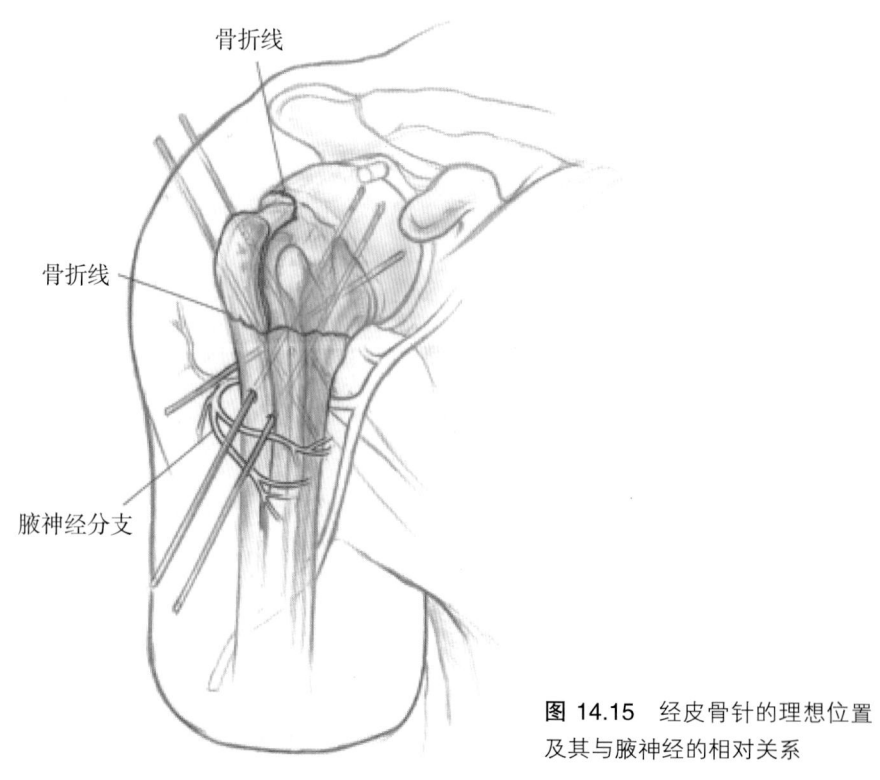

图14.15 经皮骨针的理想位置及其与腋神经的相对关系

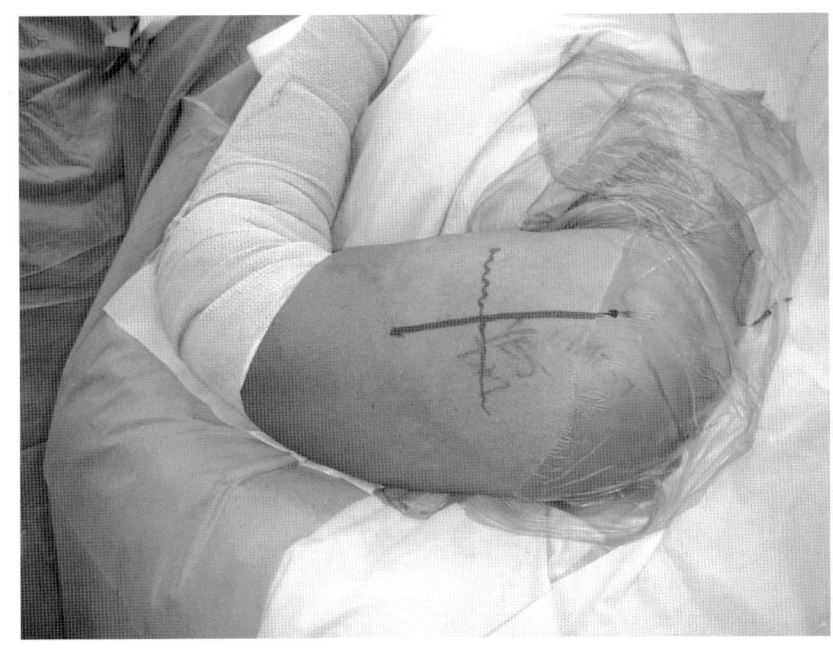

图 14.16 标记皮肤切口，切口起于肩峰前外侧向三角肌粗隆方向延伸，沿肱骨干方向向远端延伸。在肩峰下 65 mm 处大致标记腋神经的位置（引自 Gardner MJ. Open reduction and internal fixation of fractures of the proximal humerus: the anterolateral acromial approach. In: Ahmad CS, Cadet E, Levine WN, eds. Basic and Advanced Surgical Techniques in Management of Shoulder and Elbow Trauma. London: JP Medical; 2012.）

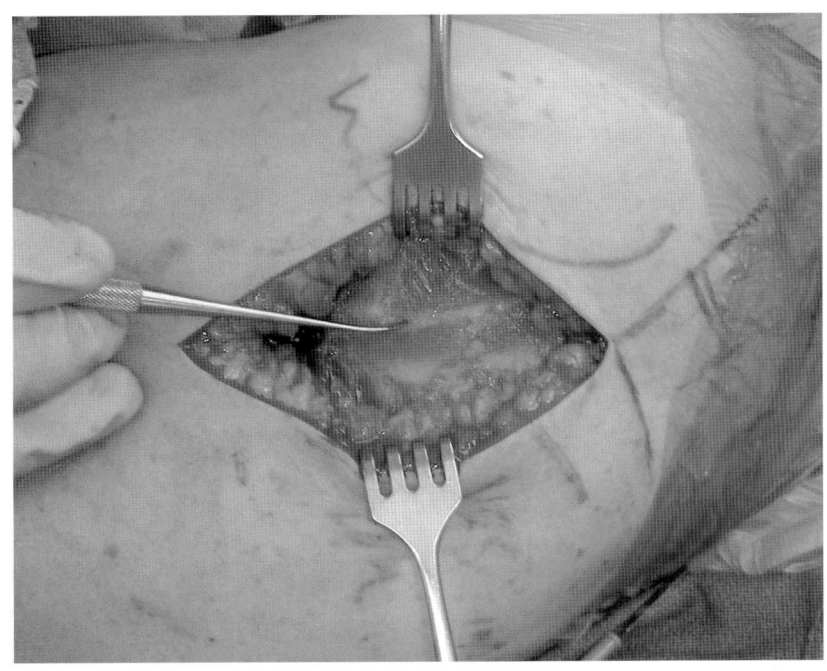

图 14.17 切开皮肤和皮下组织后识别三角肌前束、中间束间的无血管间隙（引自 Gardner MJ. Open reduction and internal fixation of fractures of the proximal humerus: the anterolateral acromial approach. In: Ahmad CS, Cadet E, Levine WN, eds. Basic and Advanced Surgical Techniques in Management of Shoulder and Elbow Trauma. London: JP Medical; 2012.）

## 手术技巧

### 概　述

接受手术的肱骨近端骨折患者应该在手术开始 1 小时预防性应用抗生素。合并多发伤患者应该排除颈椎损伤，因为术中摆体位时需要搬动头部。由于肱骨近端骨折常合并肱骨头骨质疏松，因此所有内固定物均受到一定的限制。一项生物力学研究表明，螺钉固定的力量与螺钉在肱骨头内的位置有关[38]。成对尸体标本的研究表明，当螺钉在肱骨头中心处且深度至软

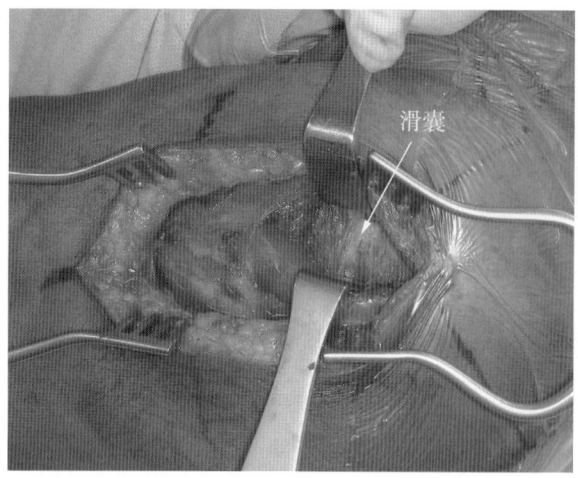

图 14.18 在切口近端，钝性分离三角肌前束、中间束，进一步显露深部的滑囊组织（引自 Gardner MJ. Open reduction and internal fixation of fractures of the proximal humerus: the anterolateral acromial approach. In: Ahmad CS, Cadet E, Levine WN, eds. Basic and Advanced Surgical Techniques in Management of Shoulder and Elbow Trauma. London: JP Medical; 2012.）

骨下骨时，其抗拔出力最大。

有生物力学研究比较了肱骨近端骨折的各种固定方法的固定强度[5]。在使用接骨板固定时，具有角稳定性的接骨板的固定强度优于普通支撑接骨板。Koval 等[6]比较了 10 种肱骨近端骨折的固定方法，使用的标本是经过速冻或防腐处理的尸体标本。速冻标本（代表骨的质量较好的患者）中，T 形接骨板的固定强度最大；在防腐处理标本中（代表骨质疏松患者），Enders 钉联合张力带技术的固定强度最大；而两组中，单纯张力带的固定强度均为最低[6]。对于截骨模型，联合钙磷酸盐骨水泥可增强骨针、三叶草接骨板或刃接骨板的固定强度，即使对骨质疏松骨折也有同样的作用[39]。

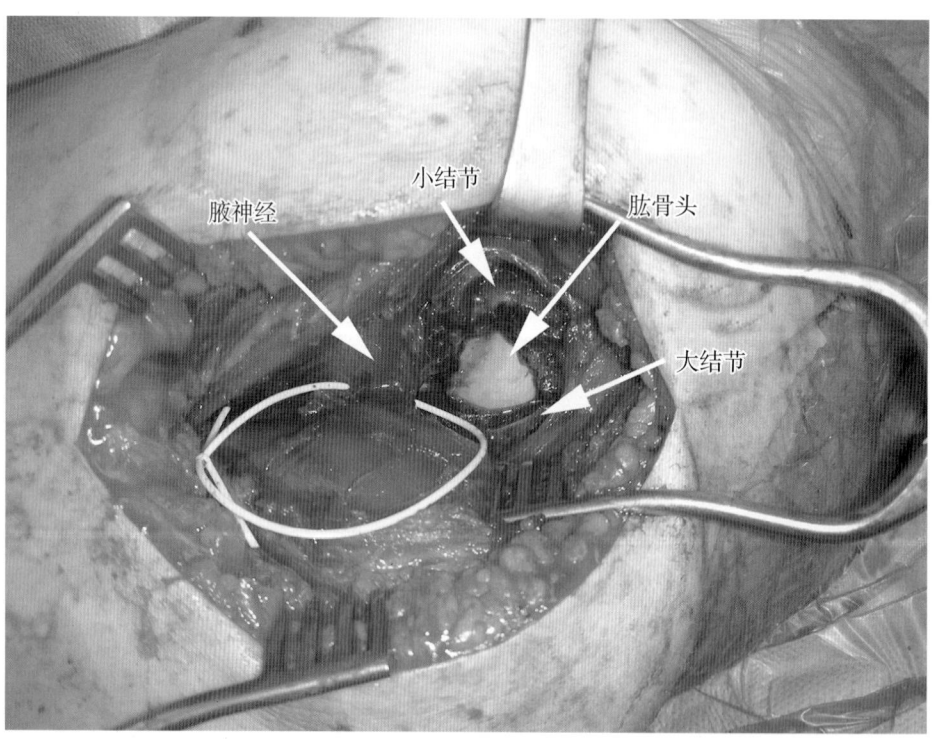

图 14.19 切开切口近端窗口深部的滑囊，可直视肱骨头关节面骨折块（引自 Gardner MJ. Open reduction and internal fixation of fractures of the proximal humerus: the anterolateral acromial approach. In: Ahmad CS, Cadet E, Levine WN, eds. Basic and Advanced Surgical Techniques in Management of Shoulder and Elbow Trauma. London: JP Medical; 2012.）

14 肱骨近端骨折和肩关节脱位

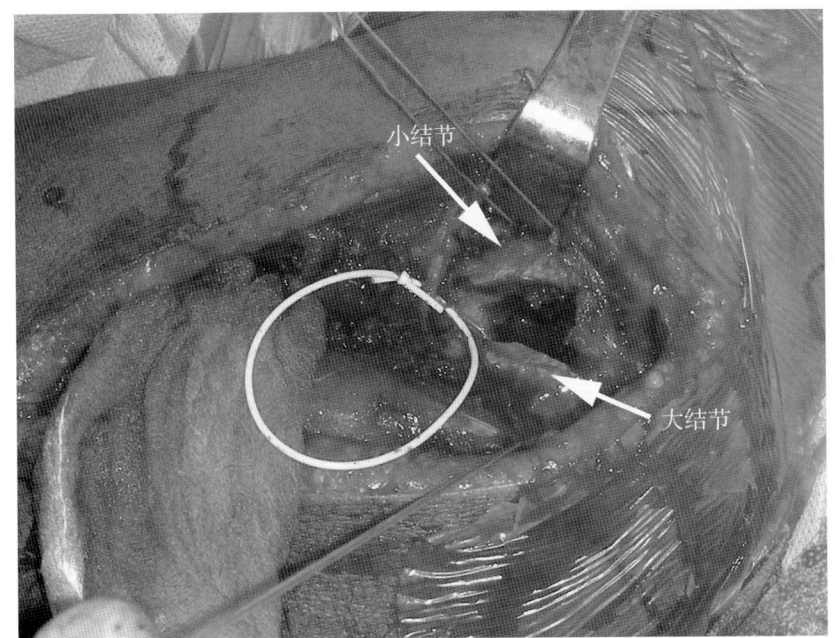

图 14.20 抬升肱骨头，并通过牵引穿过肩袖肌止点的缝线来复位大、小结节（引自 Gardner MJ. Open reduction and internal fixation of fractures of the proximal humerus: the anterolateral acromial approach. In: Ahmad CS, Cadet E, Levine WN, eds. Basic and Advanced Surgical Techniques in Management of Shoulder and Elbow Trauma. London: JP Medical; 2012.）

## 经皮骨针固定

### 视频 14.1 闭合复位与经皮骨针固定

经皮骨针固定是一种兼容性好的技术，理论上适用于众多类型的肱骨近端骨折，唯一的前提是要能够通过闭合或经皮方法复位骨折。因此，术者必须掌握患者骨折的解剖特点，才能够识别并矫正骨折的移位。除了复位骨折外，很重要的一点是在打入多根骨针以稳定骨折端，并且骨针需要在多个平面上分散分布（图 14.15）。生物力学研究表明，当侧方至少打入 2 枚骨针同时加用前后方向的 2 枚骨针，并且大结节上的骨针穿过双皮质时，固定强度最大[40]。

患者取仰卧位或沙滩椅位。透视机置于术者一侧的患者头部附近，与手术台平行。这样可以进行前后位和腋位成像。

在进行手术准备前应该练习复位骨折的必要步骤。几乎所有骨折都会向前成角，可通过在骨折端向地板方向施加牵引，同时抬起上臂远端的方法加以纠正（图 14.21）。大、小结节以及肱骨头的最终复位可能需要经皮操纵杆（Joystick）技术来复位。

骨折复位后，采用多枚头部带螺纹的 2.5 mm 骨针进行固定（图 14.15，图 14.22）。骨针由附近的骨皮质钻入，但要徒手打入肱骨头。首先，采用前述的技术复位肱骨头、干。如有必要，可额外采用一枚骨针打入肱骨头作为操纵杆，将肱骨头复位于肱骨干上。第一枚骨针从肱骨干前外侧逆行钻入肱骨近端。第二枚骨针可以稍微不同的角度打入，要求骨针在肱骨头内分散开来。小心推进骨针，打入其余必需的骨圆针，从大结节顶点到肱骨颈内侧以及从前方小节结到肱骨后方的方向打入，通常需要 7~8 枚骨针来完成固定。固定完成后，针尾尽可能埋于皮下深部。

术后需要密切随访。经皮骨针固定的缺点是限制肩关节的活动，但应鼓励患者进行钟摆活动。可能有必要每周复查以了解患者的康复情况；偶尔在软组织肿胀消退后骨针末端会突起，需要再次剪短。大结节处的骨针在术后 4 周拔除，剩余的骨针在 6~8 周拔除，然后患者开始进行更积极的理疗、康复锻炼。

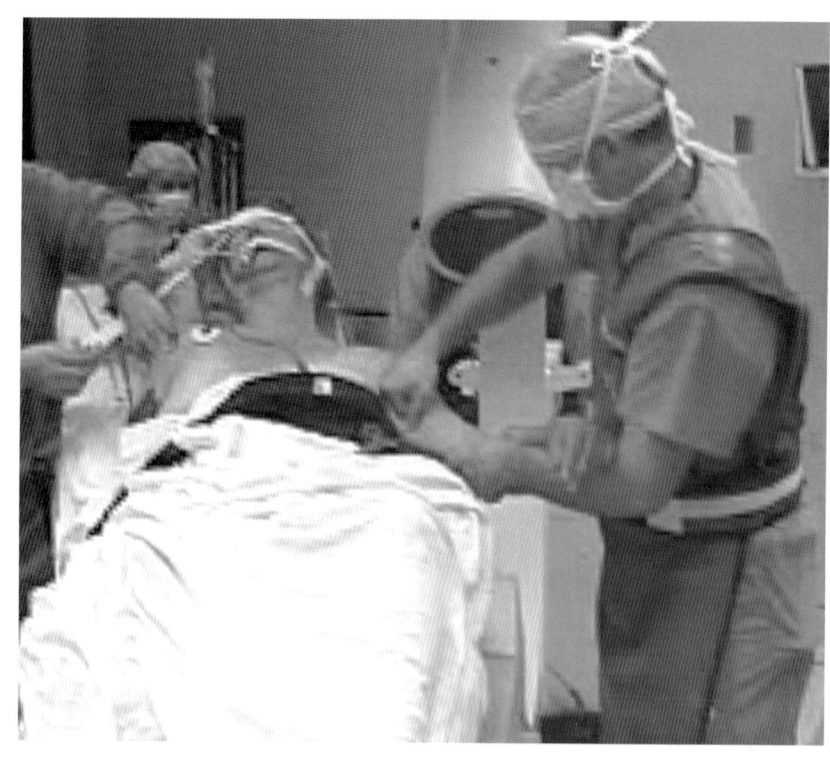

图 14.21 对肱骨近端施加向后压力，来复位常见的向前成角的外科颈骨折

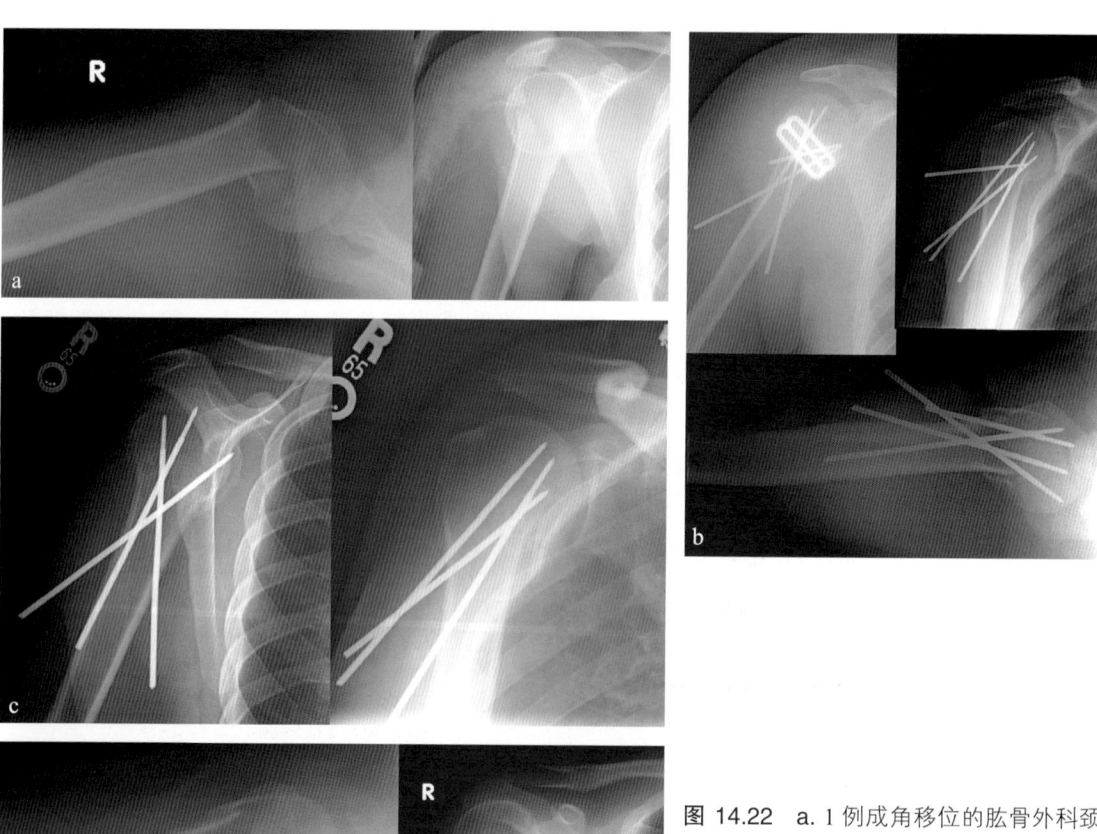

图 14.22 a. 1 例成角移位的肱骨外科颈骨折。b. 闭合复位，用 4 枚末端带螺纹的骨针固定术后的 X 线影像。c. 术后 6 周 X 线影像，注意其中 1 枚骨针由于松动而拆除。d. 术后 3 个月骨折愈合的 X 线影像

## 接骨板固定

**视频 14.2** 采用切开复位、非锁定关节周围接骨板治疗肩关节骨折 – 前脱位

**视频 14.3** 采用切开复位、锁定接骨板固定治疗肱骨近端粉碎性骨折

使用接骨板的接骨术是另一种兼容性较好的手术技术，在理论上同样适用于许多类型的肱骨近端骨折，包括简单的有移位的外科颈骨折到复杂的粉碎性骨折（**图 14.6**）。尽管三角肌 – 胸大肌间隙入路适用于许多骨折的复位和内固定手术操作，但是采用肩峰前外侧入路可直接显露外侧主要骨折线和接骨板放置的区域，可能更便于切开复位、接骨板内固定治疗肱骨近端骨折。

患者取沙滩椅位，透视机与手术台平行，靠近患者头部。术中需要获取前后位和腋位影像。经三角肌 – 胸大肌间隙入路进入。肩关节外展，可放松三角肌并且利于显露。可用钝性牵开器置于肱骨近端外侧缘，如有必要可松解三角肌在肱骨前部的止点。辨认联合腱，用另一钝性牵开器将其牵向内侧，注意保护肌皮神经和腋神经。如有需要，可将胸大肌在肱骨止点的上缘也行松解（**图 14.13**）。

也可以采用仰卧位。患者紧靠手术台的边缘（手术台转 90°）（**图 14.23**）。C 臂机置于患者头端，术前准备时检查投照位置，使之能够获取前后位和腋位影像。患者取仰卧位便于上述从两个投照位进行透视无须移动患臂和临时复位。缺点是不能利用上肢重力来辅助复位。

无创显露和识别骨折块。当采用三角肌 – 胸大肌间隙入路时，肱二头肌长头腱是确认大小结节的有用标志；若采用肩峰前外侧入路，则不易看见肱二头肌长头腱。在肩袖止点处缝置缝线。大结节常向后移位，能通过外展臂部而复位。采用肩峰前外侧入路，可非常方便进行上述复位操作且无须松解或用力牵开三角肌。上述肩袖肌止点处的牵引缝线比持骨钳能更有效地控制骨折块。应保留附着的软组织，但有时需要打开肩袖间隙以便直视观察关节面上方的骨折线。可用克氏针辅助复位关节面骨折块。

使用预塑形的低切迹接骨板固定。先用钝

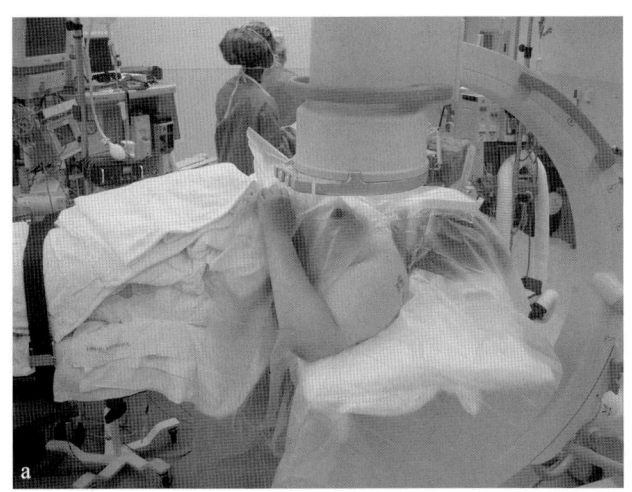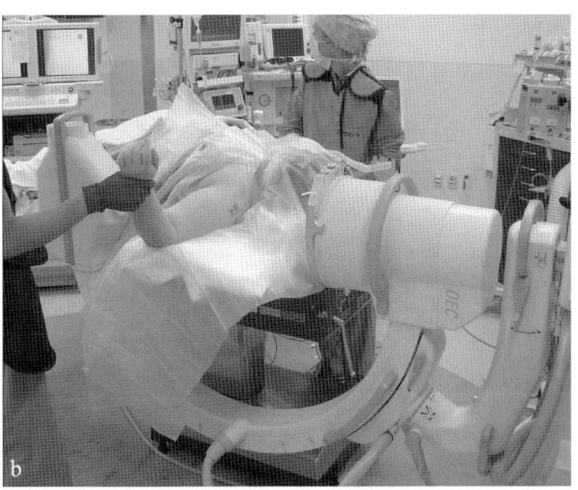

**图 14.23** 采用肩峰前外侧入路时患者先取仰卧位。患者紧靠手术台的边缘，将患肢置于有机玻璃挡板上（该挡板固定于手术床缘）。术前准备时检查投照位置，使之能够透视前后位（a）和腋位片（b）（引自 Gardner MJ. Open reduction and internal fixation of fractures of the proximal humerus: the anterolateral acromial approach. In: Ahmad CS, Cadet E, Levine WN, eds. Basic and Advanced Surgical Techniques in Management of Shoulder and Elbow Trauma. London: JP Medical; 2012. ）

的骨膜剥离子或骨针操纵杆在透视下复位肱骨头。作者倾向于使用具有角稳定性的锁定接骨板，尤其对于骨质疏松性骨折（图14.6）。先在肱骨干打入1~2枚螺钉，透视下确认接骨板高度，以免接骨板过高而突起。确认位置合适后在接骨板远端再打入一枚螺钉以保证接骨板与肱骨干轴向方向一致。采用锁定接骨板时需将锁定套筒拧入锁定螺钉孔处。于骨干部位可拧入1枚皮质骨螺钉，使接骨板贴服肱骨近端，并有助于改善肱骨颈的成角及对位、对线（图14.24）。在透视下将一枚导针打入肱骨头（双平面透视确认位置），再将另一枚导针从另一螺钉孔打入。测深后打入螺钉，再将其余的螺钉打入肱骨头、干。尽可能将螺钉打入肱骨头内偏下方位置以增强固定稳定性，尤其是肱骨近端内侧距粉碎或内侧骨皮质未解剖复位的骨折[41]。

将大、小结节复位至肱骨干处。前述置于肩袖肌止点处的牵引缝线用不可吸收缝线代替，绑至接骨板缝合孔或骨孔中。最好能在肱骨干与大结节之间放置缝线，以及以水平方向环扎的方式放置缝线，缝线与接骨板结合也可以。大、小结节必须解剖复位、牢固固定，以恢复肩袖肌的正常功能，利于早期功能锻炼。在直视下修补的同时，术者还要被动活动肩关节以明确活动受限之处，指导术后功能锻炼。修复大、小结节，经透视确认骨折的复位和固定后，关闭三角肌-胸大肌间隙。通常无须放置引流管。

### 腓骨支撑增强技术

最新证据显示，锁定接骨板内固定治疗肱骨近端骨折的并发症发生率较高，因此其他技术被用来以改善其固定的效果。由于骨折粉碎或复位不良，肱骨近端内侧距往往未获得良好的皮质接触。此时，肩袖肌的拉力会导致肱骨头内翻、复位丢失及内固定失效（图14.25）。为了解决这个问题，可采用异体腓骨条植入肱骨近端，以重建肱骨近端内侧柱支撑[42]。经肩峰前外侧入路，翻开大、小结节骨折处；如果骨折为外科颈两部分骨折，需要轻柔地将骨干牵向外侧，以显露干骺端和肱骨髓腔。适当修剪异体腓骨条至合适的长度，将其两端修剪成斜面。用一枚克氏针打入腓骨条，将腓骨条插入肱骨近端髓腔，使之嵌插在肱骨头内下区。随后采用多枚克氏针穿过腓骨条和肱骨头，克氏针的位置应避免影响大、小结节的复位和接骨板的固定。螺钉通过锁定接骨板和腓骨条打入，以固定其位置（图14.26）；或者，采用一枚皮质骨螺钉通过接骨板来向内侧"推挤"腓骨条，以微调内侧皮质的复位和提供内侧柱支撑（图14.27）。

### 髓内钉

**视频14.4　肱骨近端锁定髓内钉固定**
**视频14.5　螺旋刀片交锁髓内钉治疗肱骨近端骨折**

肱骨近端的髓内钉治疗适用于骨质疏松、转移癌导致的病理性骨折以及骨折延伸至骨干者（图14.28）。对外科颈骨折，可经皮打入髓内钉，但在治疗三部分或四部分骨折时需要采用劈开三角肌的前外侧入路。术中透视必不可少，且术者最好有一定的使用髓内钉固定肱骨干骨折的经验。

有两种摆放患者体位和C臂机的方法。作者偏好的方法是让患者仰卧，躯干向健侧倾斜30°；C臂机从对侧推入，简单将其跨过患者就可获得肩部前后位和侧位影像。另一种方法是患者取沙滩椅位，C臂机置于健侧，靠近患者头部（参见经皮骨针部分的方法，图14.23）。无论哪种体位，都要在消毒、铺巾前试行透视，以保证视野良好并且不影响复位操作。

对患肢进行消毒、铺巾。切口斜行在肩峰前外侧，长约2 cm。对于更复杂的骨折，可做长5 cm的切口。由于发生肩部疼痛的风险增加、

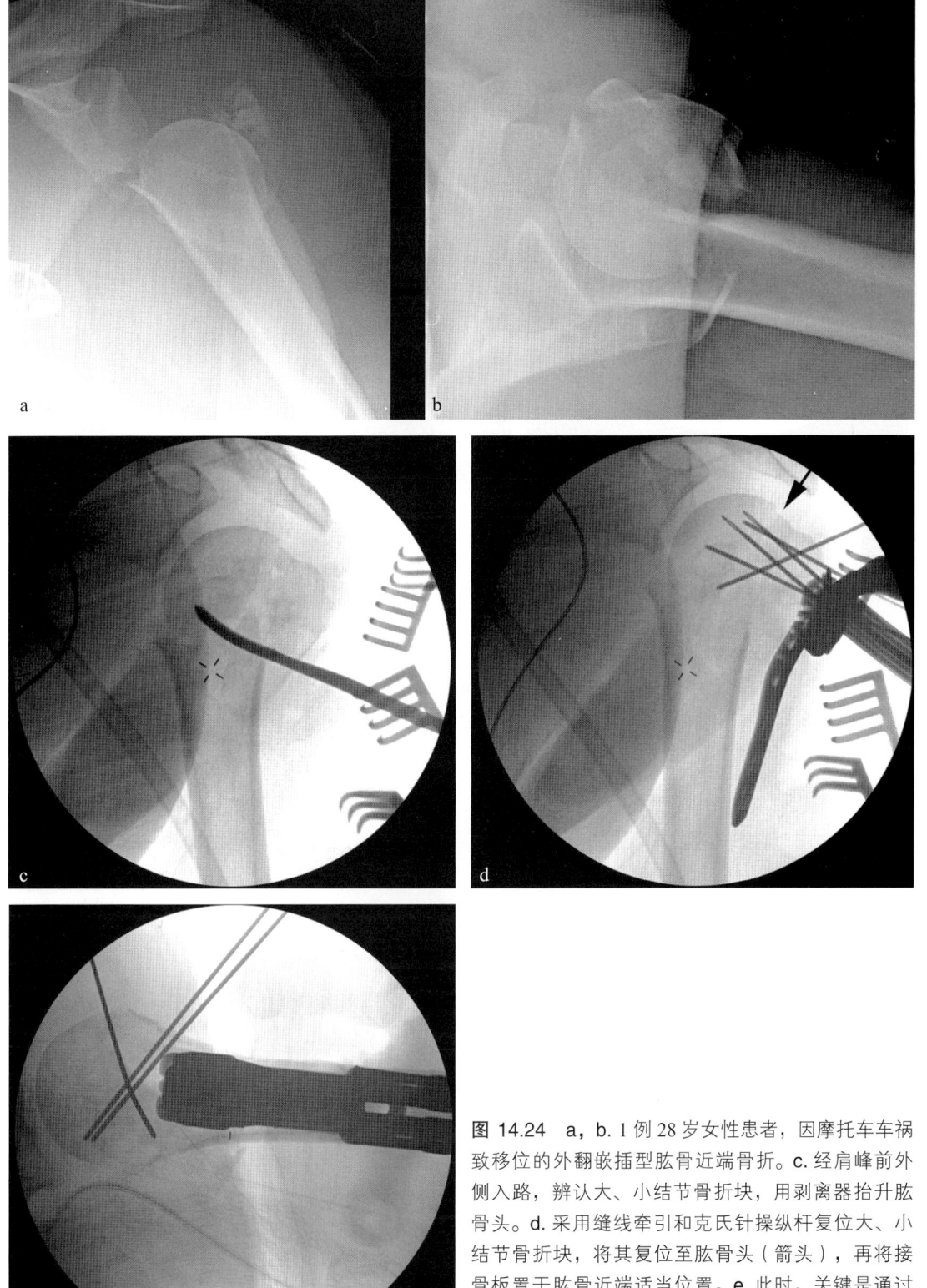

图 14.24　a，b. 1例28岁女性患者，因摩托车车祸致移位的外翻嵌插型肱骨近端骨折。c. 经肩峰前外侧入路，辨认大、小结节骨折块，用剥离器抬升肱骨头。d. 采用缝线牵引和克氏针操纵杆复位大、小结节骨折块，将其复位至肱骨头（箭头），再将接骨板置于肱骨近端适当位置。e. 此时，关键是通过腋位透视，在矢状位上评估骨折的复位和接骨板的位置

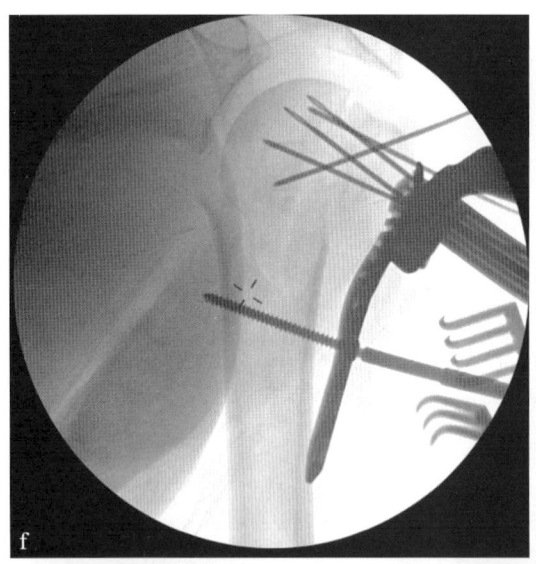
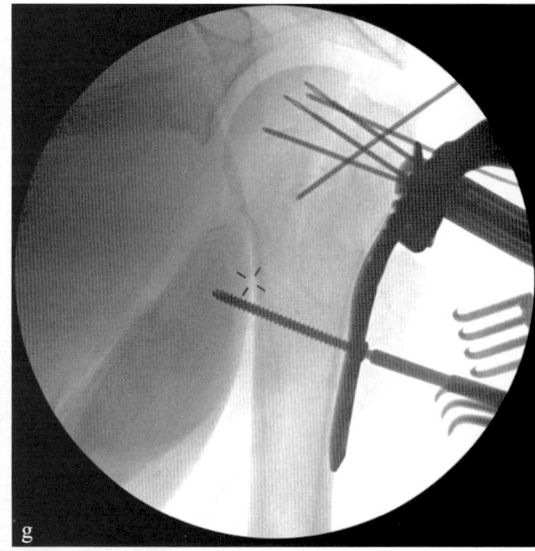
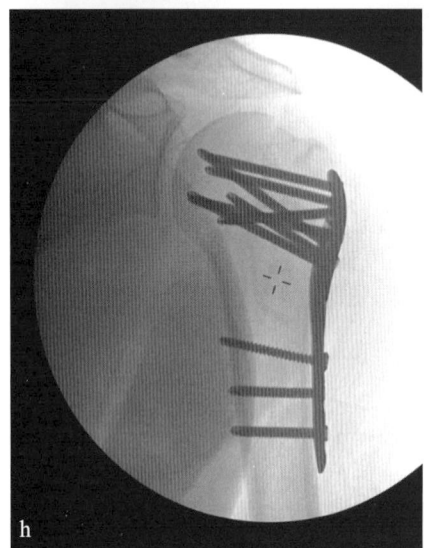
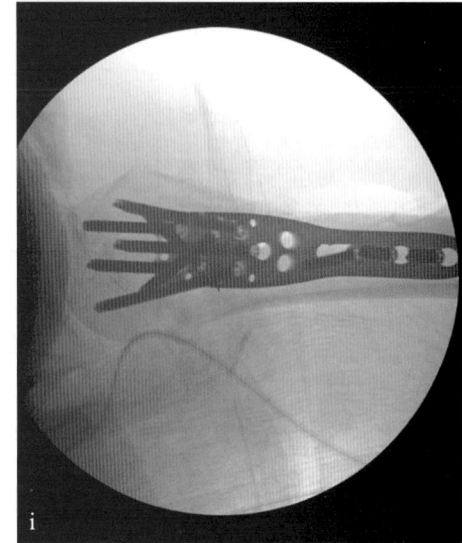

图 14.24（续） f. 采用一枚皮质骨螺钉通过接骨板钉孔打入肱骨干。g. 拧紧螺钉直至肱骨干骺端复位。h，i. 最后，透视确认骨折复位和接骨板螺钉的位置（引自 Gardner MJ. Open reduction and internal fixation of fractures of the proximal humerus: the anterolateral acromial approach. In: Ahmad C, Cadet E, Levine WN, eds. Basic and Advanced Surgical Techniques in Management of Shoulder and Elbow Trauma. London: JP Medical; 2012.）

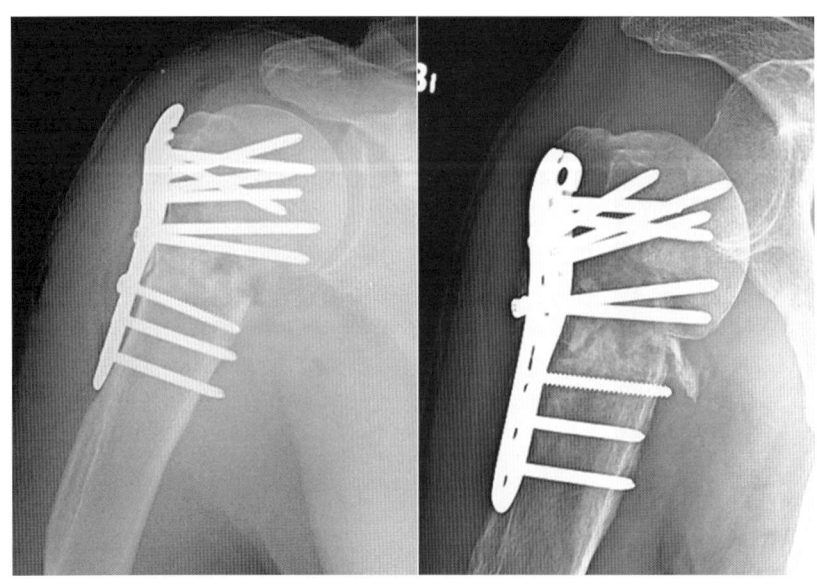

图 14.25 1 例 78 岁男性患者，肱骨近端骨折移位，内侧距粉碎。采用切开复位锁定接骨板内固定治疗。术后 6 周，肱骨头内翻、内固定失效，螺钉穿出肱骨头关节面

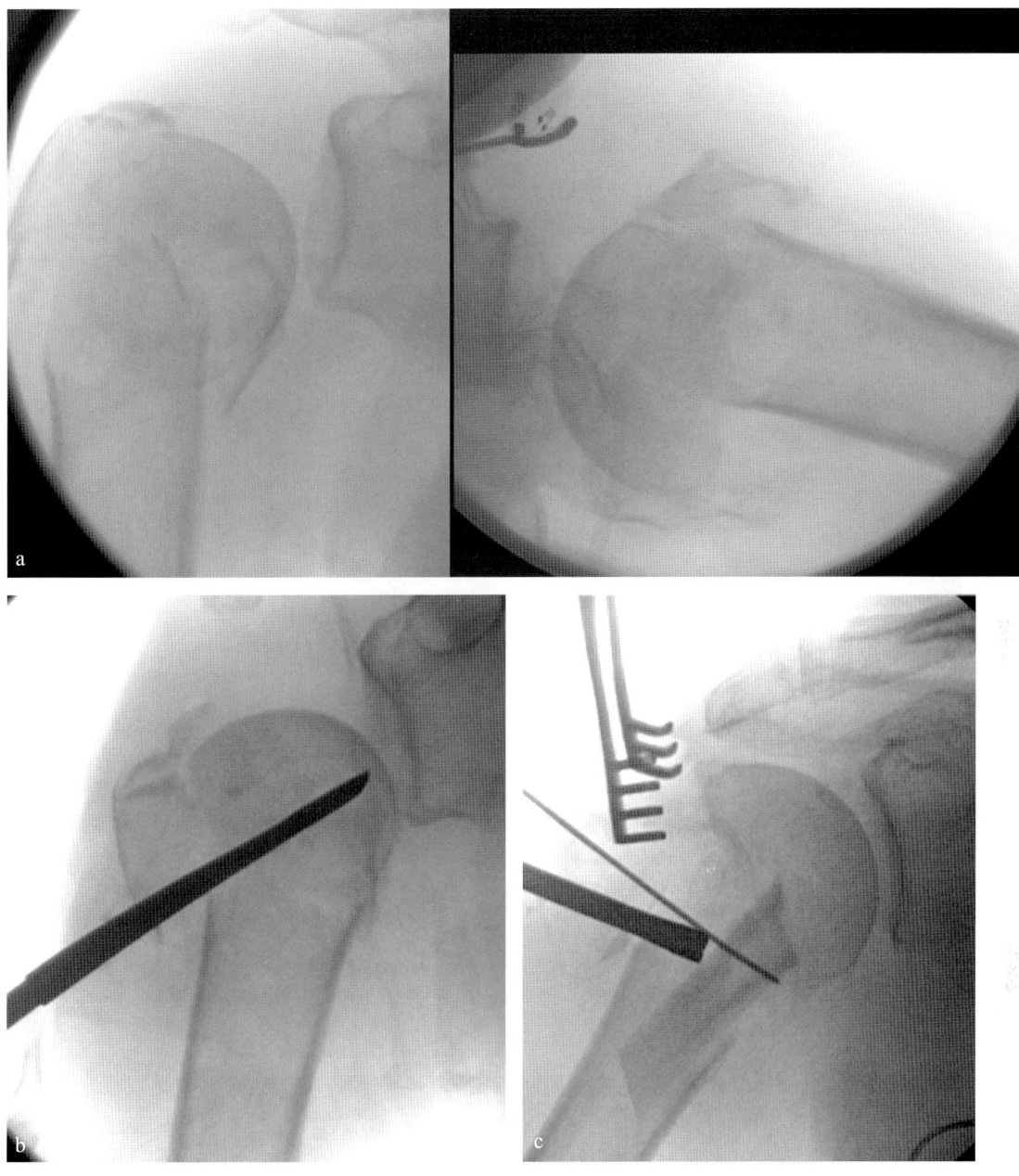

图 14.26　与图 14.25 为同一患者。a. 典型的采用同种异体腓骨条复位骨折，操作极为顺利。b. 前后位和腋位透视。c. 采用宽大的扁平复位器临时复位肱骨头内侧

插入髓内钉更困难等原因，不应使用外侧劈开三角肌入路[43]。

透视确认进针点。如果有大、小结节骨折，这时应在肩袖止点放置缝线，然后牵开大、小节结骨折块。在肱骨头打入一根克氏针来调整肱骨头，使其恢复与关节盂的正常解剖关系。复位方法取决于骨折类型。术者应该能看到肱骨头关节面与大结节之间的沟。术中必须将肱骨头维持在复位后的解剖位置上。髓内钉进针点位于肩袖肌止点内侧 10~15 mm，与肱骨长轴成一条直线。于偏内侧的关节面进针，可避免损伤肩袖肌止点处的 Sharpey 纤维并减轻肩痛。确切的进针点取决于所选髓内钉的形状。术者在使用前应该咨询髓内钉制造商，了解具体使

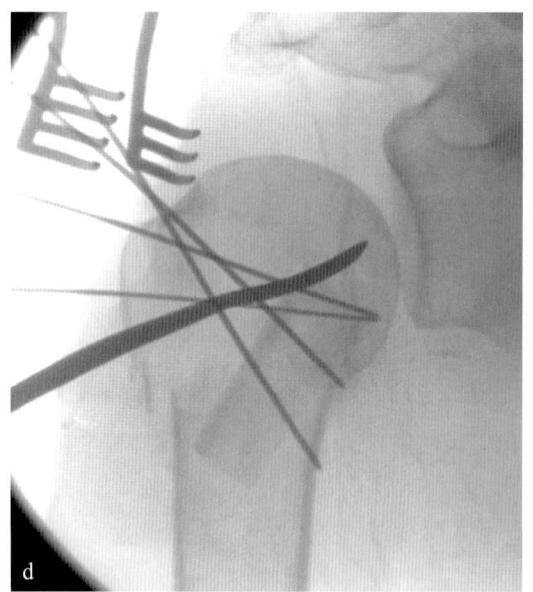

图 14.26（续） d. 置入异体腓骨条和克氏针，采用同一复位器推挤内侧皮质。e. 肱骨头与肱骨干已复位，并采用多枚克氏针固定。f. 置入锁定接骨板，拧入锁定套筒，并采用2枚钻头将接骨板固定至肱骨头。如最后前后位、腋位透视所示，在腋位影像上肱骨头中心螺钉呈分散分布；在前后位影像上，肱骨头内下区螺钉和异体腓骨条紧贴内侧皮质，预防肱骨头内翻移位

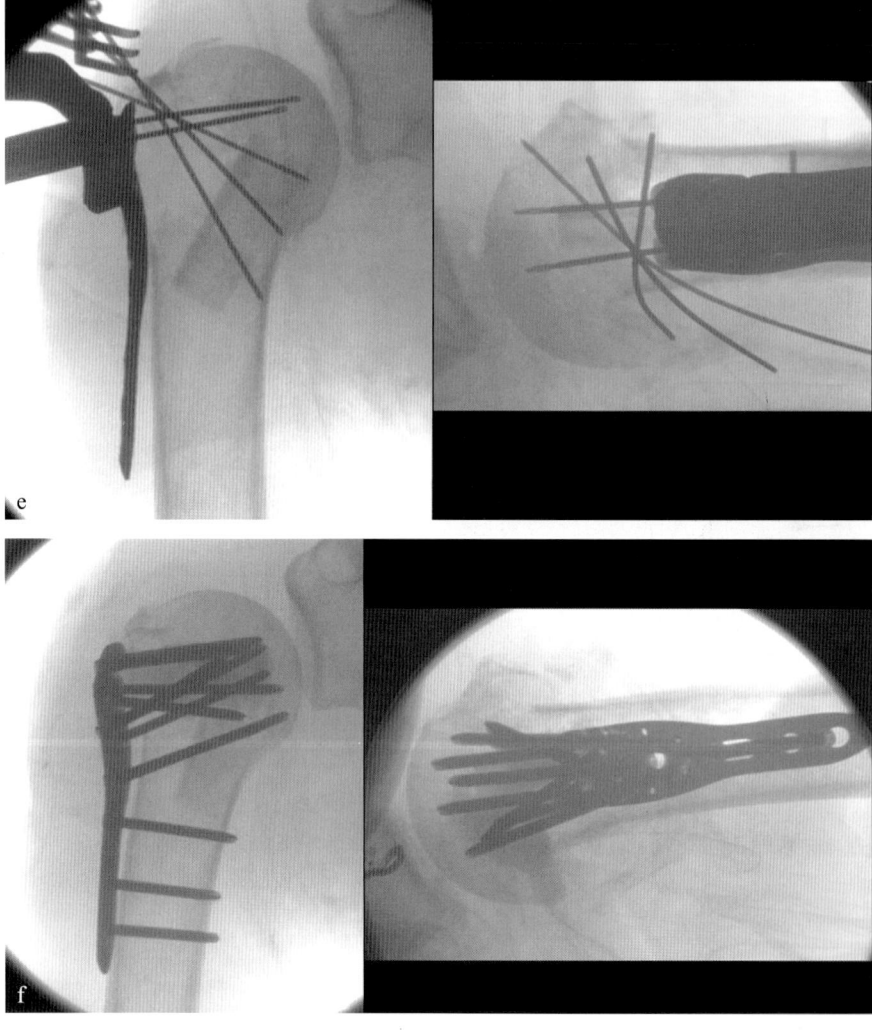

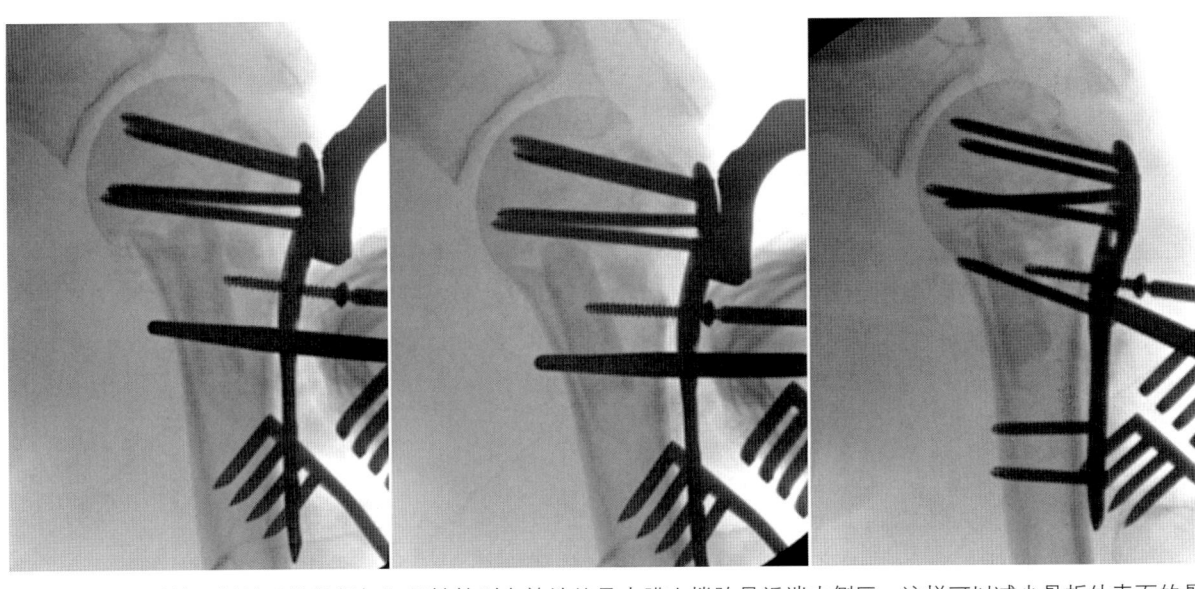

图 14.27 通过接骨板的"推挤螺钉"能够特别有效地从骨内膜支撑肱骨近端内侧区,这样可以减少骨折外表面的骨膜剥离和手术操作

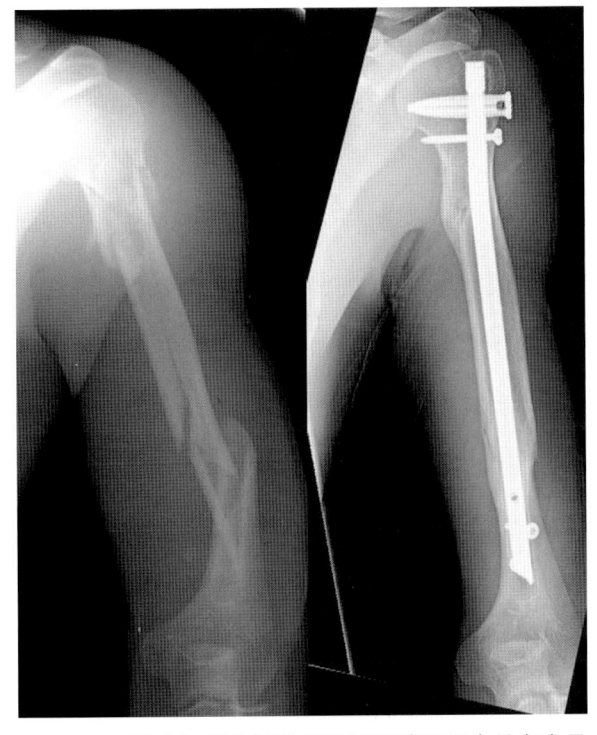

图 14.28 髓内钉固定是治疗肱骨近端骨折合并多发骨干骨折或骨折线延伸至肱骨干的首选方法

用方法。在侧位影像中,髓内钉应该在肱骨中心位置。骨折的外科颈部分通常采用手法复位。

将一根导针打入肱骨近端,针尖向下打入肱骨干。在导针打入肱骨干后,用空心钻在进针点开口。术者根据情况决定是否扩髓:对于老年患者,髓腔宽阔者常无须扩髓;确认髓内钉的长度,轻柔地打钉入髓腔。

肱骨近端的锁定螺钉用瞄准器打入,通常需要在多个平面打入螺钉。大、小结节通常使用牵引预置的缝线、克氏针或持骨钳等方法复位。利用瞄准器将交锁螺钉打入复位的大、小结节。最后用多根缝线进一步加强固定大、小节结。术者根据情况决定是否打入远端交锁螺钉(绝大多数情况下建议使用)。

## 半关节置换

**视频 14.6　半肩关节置换术治疗肱骨近端骨折**

肩关节置换治疗肱骨近端骨折仍存在争议（图 14.29）[4]。最新研究显示，半肩关节置换术后的疗效并非想象得那么好[1, 4, 44]。此外，早期关节置换的疗效优于内固定失败或保守治疗发生畸形愈合后才进行关节置换的疗效[1]。半肩关节置换术治疗肱骨近端骨折的成功要点是可靠地修复大、小结节，恢复肱骨头的后倾角和肱骨的长度（图 14.30）。

半肩关节置换治疗肱骨近端骨折与常见的肩关节置换治疗盂肱关节炎有几点重要区别，主要包括解剖结构的破坏和骨丢失，两者都会导致假体安放更加困难。由于肩部功能主要依赖肩袖功能，所以半肩关节置换的一个最重要的步骤是在假体周围可靠地重建肩袖和大、小结节。

仔细阅读骨折 X 线片是肩关节置换术前计划的一项重要内容。可能的话，应拍摄健侧肩部前后位 X 线片。通过比较，术者能得到肱骨头高度、肱骨头偏心距和肱骨颈干角等方面的信息。

使用前述的三角肌－胸大肌间隙入路，常需要松解胸大肌腱在肱骨止点上部的 1~2 cm。用钝头弧形牵开器牵开三角肌和联合腱。保留喙肩韧带。

第一步是确认肱二头肌长头腱，此腱是辨

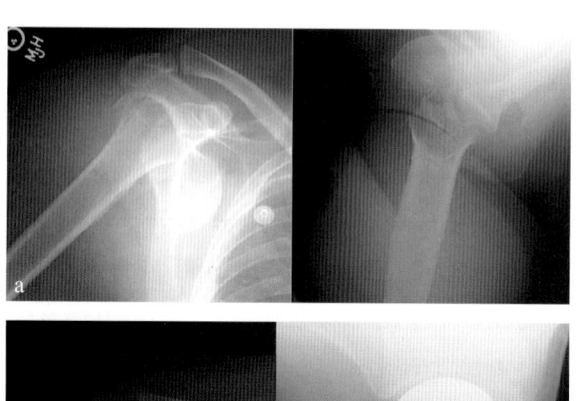
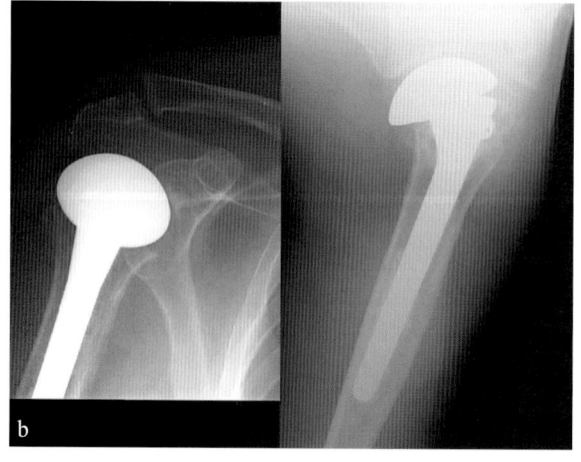

图 14.29　半肩关节置换治疗粉碎的四部分骨折–脱位。a. 骨折的前后位和腋位 X 线片。b. 采用低截面假体柄设计的半肩关节置换和大、小结节重建术后 1 年前后位和腋位 X 线片

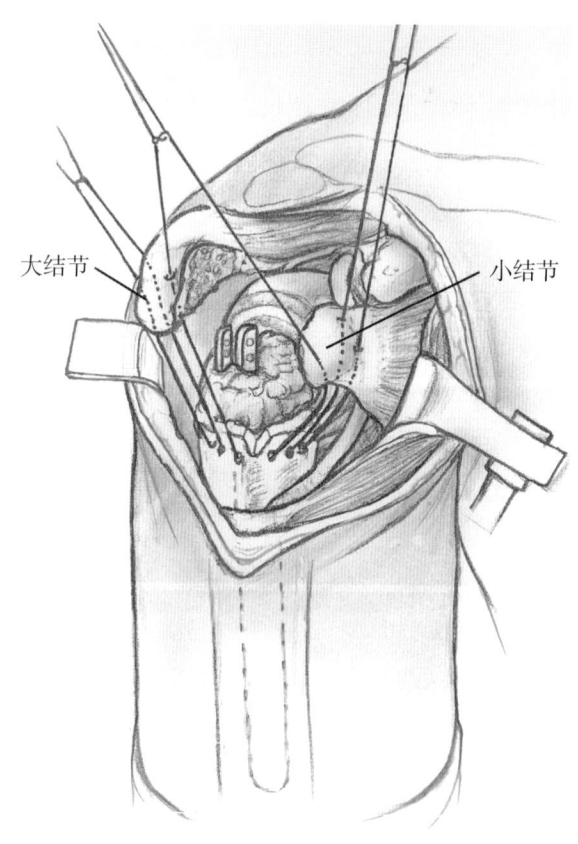

图 14.30　半肩关节置换术的大、小结节重建。于大、小结节在垂直方向穿入缝线，在大、小结节间穿入水平方向的环扎缝线

认大、小结节骨折块的关键。打开肱二头肌长头腱鞘直至肩袖间隙。切断肱二头肌长头腱并与胸大肌腱固定在一起。在大、小结节肩袖肌止点处预置多根不可吸收强力缝线。进一步切开肩袖间隙以增加关节显露。牵开大、小结节骨块，切除二头肌长头腱近端残端。移除肱骨头骨块；如果可能，用标尺或模版测量肱骨头，以确认合适的假体尺寸。

辨认肱骨干并清理髓腔。轻柔扩髓（主要是肱骨干），选择合适的假体柄试模插入髓腔。与经肱骨内、外髁的横轴相比，假体应呈20°后倾。将恰当型号的假体肱骨头试模安装于假体试模柄，试行复位。假体柄应该插入髓腔适当的深度，使得肱骨头假体的高度在胸大肌肌腱上方51~54 mm[45]。一旦假体柄位置安放合适，进一步采用预置的缝线复位大、小结节。复位效果需要经过多个步骤加以检验。

首先，通过检查软组织的张力以及大结节与假体柄试模之间的重叠情况来评估假体柄的高度。大结节的顶点应该略低于肱骨头的顶点。假体的高度采用前述方法评估。旋转情况的估计：上臂在中立位时，肱骨头应该是面向关节盂，大结节应覆盖假体外侧棘。一旦肱骨头复位至恰当的位置，就应该做好假体高度和旋转的参考标记。移除假体柄试模，在肱骨干前外侧至少钻2个孔，穿入粗的不可吸收缝线。

随后置入最终的假体柄和骨水泥，通常无须骨水泥塞。骨水泥固化后，置入最终的肱骨头（若有需要，最终安放前进行反复试验）。最后，也是最重要的一步是可靠地修复大、小结节骨折块。大节结的2根水平缝线绕过肱骨颈内侧收紧打结。剩下的2根水平缝线同样绕过肱骨颈内侧，再穿过小结节收紧打结。然后采用预置于肱骨干的2根缝线做垂直方向的张力带固定。再采用其他缝线修复肩袖间隙及大、小结节间缝隙。可在肱骨头骨折块上取松质骨移植于肱骨干近端周围，以促进大小结节与骨

> **要点与技巧**
>
> - 肱骨近端骨折外科颈几乎都有向前成角，可通过将骨折端往手术台推挤和抬起患臂远端来复位。
> - 不管采用何种手术入路或固定方式，都要在术前准备和铺巾前试行透视，以保证透视视野良好并便于复位操作。
> - 当采用多枚经皮骨针治疗时，骨针应该钻透外侧皮质，但需要徒手将骨针敲进肱骨头。
> - 采用三角肌-胸大肌入路、接骨板固定时，需要将肩部外展以减轻三角肌的张力，利于深部组织的显露。
> - 当采用肩峰前外侧入路时，需要在肩峰下65 mm处标记腋神经位置。这个步骤对术者预测腋神经的位置并找到腋神经很有帮助。

干的愈合。固定和修复完成后，被动活动患肩。软组织的修复和重建应该是稳定和严密的。

## 康 复

肱骨近端骨折术后康复与前述保守治疗的康复过程类似。Hodgson等[46]研究发现，与制动3周后才开始理疗康复者相比，术后立即开始理疗康复者的疼痛程度更低，活动度更好。通常术后即可开始钟摆活动，一旦伤口疼痛减退就开始在辅助下轻柔地进行功能锻炼。经皮骨针固定术后功能锻炼强度要相应小一些，一方面由于疼痛，另一方面是其固定效果相对较弱。但接骨板和髓内钉固定后，进行被动功能锻炼是合适的，原因如下：大结节骨折固定后，应该在软组织愈合后进行主动外展和外旋活动。在半肩关节置换或小结节骨折固定术后，应该限制主动内旋或被动外旋以保护肩胛下肌。一般来说，主动肱骨锻炼应该在术后6~8周开始，而抗阻力锻炼应该在术后10~12周（骨折愈合）进行。

## 疗 效

许多研究报道了肱骨近端骨折的治疗疗效，使用了多种评价方法[3,47]。回顾性研究结果显示，对于三部分骨折或外翻嵌插型骨折的老年患者，无论是采用保守治疗还是手术治疗，疗效都满意[3,26]。一项研究发现，96% 的老年患者在肱骨近端三部分骨折 3 年后，仍对其肩关节功能满意[3]。与之相比，67% 的四部分肱骨近端骨折患者不满意其肩关节功能状况，而且多数不满意患者都有肩关节骨关节炎或缺血性肱骨头坏死的放射学表现。Constant 评分与患者自身满意度相关性高，而 Neer 评分的可预测性要差一些[3]。在目前已经完成的为数不多的前瞻性随机试验中，Zyto 等[8] 未能发现三部分和四部分骨折患者进行保守或张力带固定术治疗后的疗效有任何区别。

一个决定疗效的潜在因素是肩袖的功能。有研究显示，Constant 评分与超声证实的肩袖的完整程度具有相关性[47]。结果发现，肩袖病变与骨折移位程度有关，继而肩袖的完整性与疗效也相关。此研究支持对合并肩袖损伤的肱骨近端骨折患者采取更积极的治疗措施。

与内固定相比，半肩关节置换术后的疗效更难以评估[4]。半肩关节置换术后，患者疼痛缓解较为满意，但关节活动功能的恢复程度很难预测[44]。不同的疗效评价方法对于同一患者的疗效评价结果间存在不小的差异[1]。显然，还需要更多前瞻性随机对照试验来评价这些治疗方法的确切疗效。

## 锁定接骨板

锁定接骨板是临床较为流行的固定方式，但至今关于其治疗肱骨近端骨折疗效的高质量文献报道不多（图 14.6）。理论上来说，锁定接骨板更适于骨质疏松骨折，是治疗肱骨近端骨折的理想方式。一项针对 60 岁以上的有移位的三部分和四部分肱骨近端骨折患者的前瞻性随机对照研究发现，术后 1 年，锁定接骨板与保守治疗的疗效无差异[48]。而另一项随机对照研究却显示，锁定接骨板治疗三部分肱骨近端骨折的功能结果优于保守治疗[49]。其他几项系列病例研究发现锁定接骨板治疗肱骨近端骨折存在较高的并发症和内固定失败的发生率（尤其是老年患者）[50~53]。

术者必须意识到骨折的复位是预测内固定失效的主要因素，而且在多数研究中，骨折的复位很少被量化。近期的一项研究表明，内翻型肱骨近端骨折解剖复位时并发症发生率较低[54]。采用锁定接骨板治疗时，肱骨近端内侧距粉碎提示术后易发生内固定失败[55]。复位粉碎的内侧距骨折结合肱骨头内下区锁定螺钉，似乎有助于增强生物力学稳定，维持骨折的复位[41,56]。

## 半肩关节置换

1970 年，Neer 报道半肩关节置换治疗肱骨近端骨折的疗效满意度达 90%[16]。此后，半肩关节置换术便被认为是治疗老年复杂肱骨近端骨折的可靠方法。然而，采用现代评估方法的更深入的分析表明，半肩关节置换术的疗效可能并非那么好。尽管半肩关节置换对于缓解患肩疼痛的效果不错，但其功能结果却并非如此[44]。Movin 等[57] 对 29 例肱骨近端骨折行半肩关节置换术治疗患者随访 2~12 年，结果发现其疗效令人失望：所有患者的肩部功能都有不同程度的丧失，平均 Constant 评分只有 38 分（16~49 分）；平均疼痛（采用视觉模拟评分法）评分，休息时为 21 分，活动时为 47 分。疗效的差别与手术时间和所用假体类型无相关。

## 并发症

### 概　述

肱骨近端骨折术后获得最佳疗效需要以下条件：解剖复位，牢固固定（无肩峰下撞击），肱骨头血运良好，神经功能正常，以及早期功能康复。上述指标很难全部达到，并且常会出现并发症。此类骨折常会遇到患者的骨质量较差的问题，使得骨折难以获得牢固的固定。肱骨近端是众多肌肉的止点，这些肌肉的收缩力会导致骨折初始复位不良或复位丢失，因此需要中和这些肌肉收缩力。为了恢复关节活动度，必须恢复三角肌下和肩峰下的滑动机制。外伤、手术或制动会引起上述区域粘连，导致肩部功能受损。

5%~6% 的肱骨近端骨折患者会发生明显的神经血管并发症。绝大多数肱骨近端骨折患者可能在电生理检查上出现亚临床神经损伤的表现[58]。腋动脉和腋神经分别是最易受损的血管和神经。

肱骨头的血供较为有限且骨折后容易受损。既往认为肱骨头的血供主要来自旋肱前动脉，但是近期的一项尸体解剖研究却发现肱骨头血供主要来源于旋肱后动脉[59]。肱骨头缺血性坏死是复杂肱骨近端骨折的一种常见并发症，但其原因仍没有确切定论[32]。肱骨头骨坏死的风险与骨折类型、移位程度及治疗方法有关。四部分骨折的骨坏死风险最高（高达 40%），三部分骨折的风险略低（15%），而外科颈骨折很少发生骨坏死。有研究指出，外翻嵌插型四部分骨折的肱骨头骨坏死发生率要远低于其他类型的四部分骨折[24]。近来，关于肱骨头骨坏死的研究又有新进展，认为三部分骨折很少发生骨坏死，即使发生也只涉及肱骨头的一部分，几乎不会引起关节不适[23]；相比之下，完全性肱骨头缺血性多见于大部分移位的四部分骨折，常导致明显的功能障碍[23, 32]。Gerber 等[32]指出，肱骨头骨坏死患者的临床功能取决于骨折的解剖对位情况；有骨坏死但骨折对位好的患者，其功能明显优于骨坏死且骨折对位差的患者。术者采用的手术入路也可能对肱骨头坏死的发生有影响。最近的一项病例研究采用肩峰前外侧入路治疗 34 例肱骨近端骨折患者（其中四部分骨折 13 例），平均随访 5.5 年，结果显示无患者发生肱骨头缺血性坏死[60]。

肱骨近端骨折很少发生不愈合，如果发生则常见于肱骨外科颈骨折。一般在 X 线片上即可发现不愈合迹象，但 CT 检查可能是必要的。翻修手术通常是切开复位、稳定固定。作者发现，使用同种异体腓骨条移植髓内支撑固定有很有优势（图 14.31）。极少数情况下，假体置换才是更好的选择。

畸形愈合比不愈合更为常见，处理可能更为棘手。大、小结节畸形愈合可能损害肩袖功能，同时引起肩峰下撞击（图 14.32）。有生物力学研究表明，大结节向上移位 5 mm，就会使三角肌外展所需力量增加 16%；而大结节向后、上移位 1 cm，将使三角肌外展所需力量增加 29%[61]。肱骨头或外科颈畸形愈合可引起肩部活动范围减小，影响整个肩关节的功能（图 14.33）。

### 切开复位内固定

**视频 14.7**　肱骨近端内翻畸形愈合的截骨矫形

对肱骨近端骨折行切开复位内固定可能引起的并发症可分为几大类，包括肱骨头骨坏死、内固失效、畸形愈合或不愈合等。

由于肱骨近端骨折常合并骨质疏松，此类损伤术后常出现固定失效及内置物松动。根据选择的方法不同，发生上述并发症发生的概率也各异。据报道，闭合复位、经皮骨针固定治疗的患者的畸形愈合率为 19%[62]。新型接骨板使用角稳定性螺钉，出现固定失效的可能性要低一些。

肱骨近端骨折后肱骨头骨坏死可能是部分坏死或完全坏死，此并发症对骨折究竟有何影响还存在争论。Wijgman 等[63]研究了 60 例行接骨板或钢丝环扎固定的三部分或四部分肱骨近端骨折患者，平均随访至受伤后 10 年，尽管有 22 例（37%）发生肱骨头骨坏死，但其中 17 例（占骨坏死患者总数的 77%）的功能为良或优。从此研究看来，固定方式与骨坏死的发生之间没有任何联系。

闭合复位、经皮骨针固定的并发症包括复位不良及畸形愈合，针道感染，骨针松动等。骨坏死的风险看似与骨折类型有关，而与固定方法无关。同样，内固定失效在三部分和四部分骨折中更为常见。

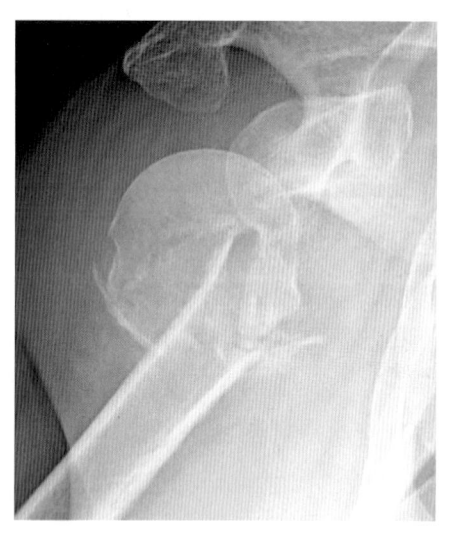

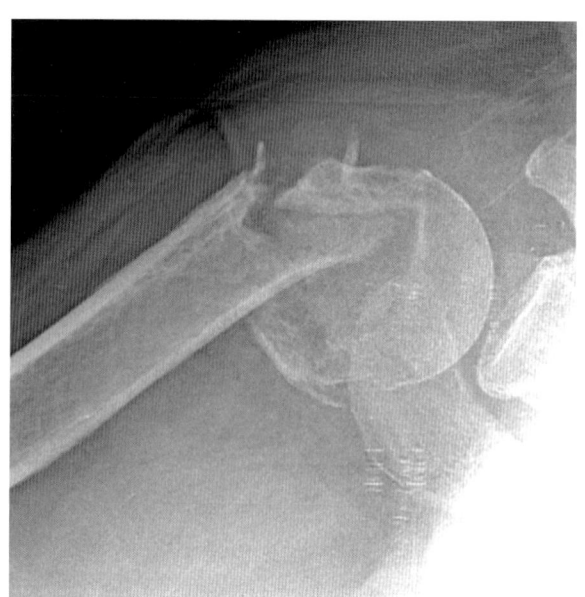

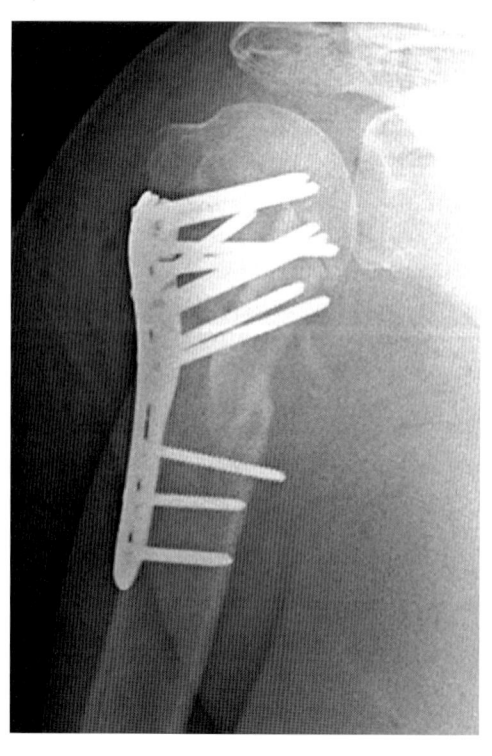

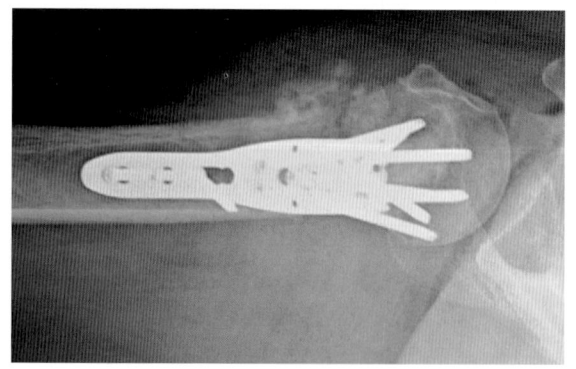

图 14.31　肱骨近端外科颈两部分骨折不愈合，采用切开复位锁定接骨板结合髓内异体腓骨条支撑固定治愈

切开复位接骨板内固定需要更为广泛的显露，骨坏死风险增加可能与此有关，具体也要看手术医师的手术技术。另一方面，更稳定的固定、爬行替代以及减轻关节面的塌陷程度（发生骨坏死时），可更好地促进肱骨头的血运重建。肱骨近端骨折行内固定治疗所特有的并发症包括：技术失误（复位不全，内置物过大或位置欠佳），内固定松动及医源性肩袖撕裂。过去使用传统 T 形接骨板治疗，患者内固定失效发生率高达 14%[64]。使用角稳定性接骨板（如角接骨板）或锁定接骨板，和/或使用聚甲基丙烯酸甲酯（Polymethyl methacrylate, PMMA）或钙磷酸骨水泥增强固定稳定性，能减少内固定失效的发生[65]。

髓内钉是治疗肱骨近端骨折一种有吸引力的选择，因为内置物不像接骨板那样依赖螺钉在肱骨内的把持力，所以发生内固定失败的风险也较低。但也有病例研究表明，髓内钉的螺钉在肱骨头内的把持也曾发生过一些问题[66]。髓内钉固定时，骨折复位不方便；其进针点会损害肩袖，可能引起慢性肩部疼痛。

### 半关节置换术

肱骨近端骨折进行肩关节置换术的潜在并发症为数众多，包括肩关节不稳（肱骨头假体从关节盂脱位），大、小结节畸形愈合，假体配件位置不良（假体高度、旋转角度欠佳或两者兼而有之）等。

假体配件位置不良很常见，部分原因是肱骨假体柄试模安放不稳。多数情况下，截骨后的肱骨干残端呈管状，在试行复位和安放假体

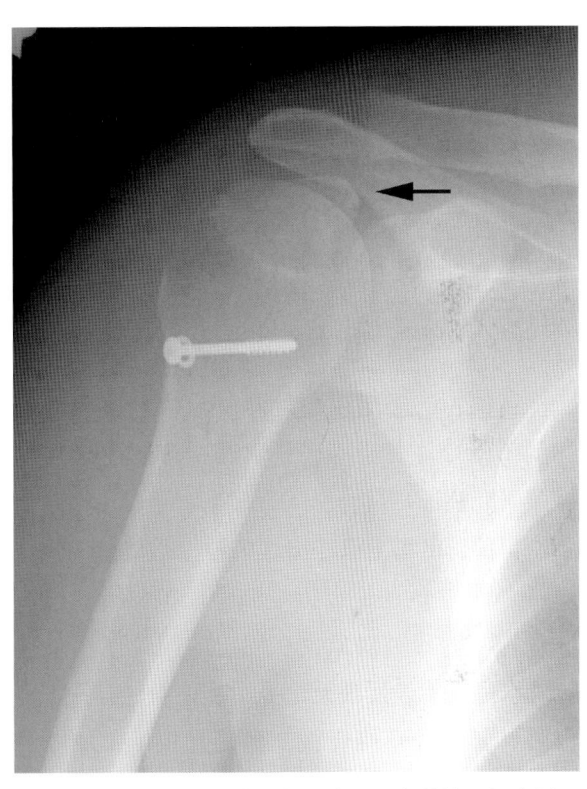

图 14.32 1 例切开复位螺钉固定肱骨大节结骨折病例。肩前后位 X 线片显示大节结残留移位（箭头）

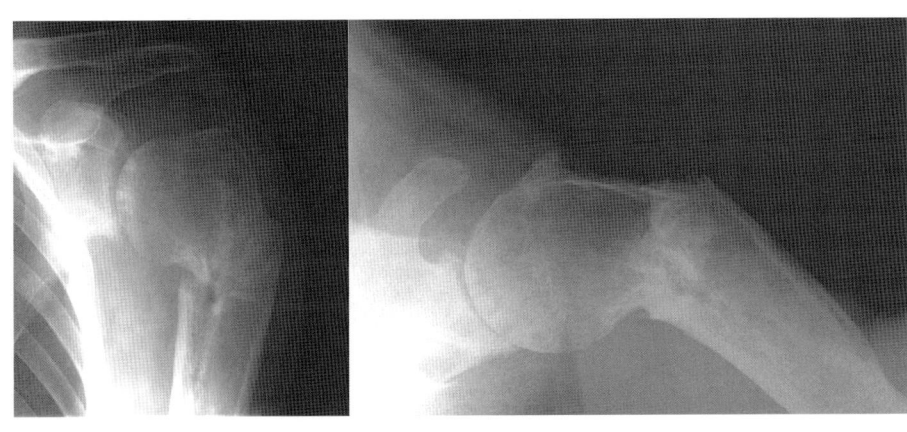

图 14.33 1 例肱骨外科颈骨折畸形愈合的肩前后位、腋位影像。此类骨折有较为普遍的趋势发展为内翻和向前成角畸形

柄时，很难确认和维持其高度和旋转角度。如未恢复正常肱骨头的高度，会导致疼痛和活动障碍（假体位置太高），以及不稳或无力（假体位置太低）。如肱骨假体柄的旋转角度欠佳，将影响肩关节的后倾角度及其生物力学特性。由于正常肱骨头后倾存在着较大的生理差异，所以恢复其正常后倾角较为困难。肱骨近端肱二头肌结节间沟常用于判断肱骨假体旋转，但骨折后此标志常消失。肘关节的提携角由于存在变异，据此判断前臂轴线也不可靠。这些问题可以通过使用一个带有安全套管的假体柄试行复位，以及在假体柄上做标记来判断高度的方法来解决。

## 新技术

目前，已经出现数种新的治疗方法和内置物用于治疗肱骨近端骨折，其中许多还未经过对照研究验证。

目前，市场上已经出现多种骨移植替代物。Kwon 等[39]的研究以近端截骨模拟骨折的尸体肱骨标本为研究对象，在固定的同时使用磷酸钙骨水泥技术，发现无论采用哪种固定方式（多根骨针，三叶草接骨板，角接骨板），加用磷酸钙骨水泥后都能显著增加其生物力学稳定性，还提高了多数骨质疏松标本内固定的刚度，高于多数单纯内固定的无骨质疏松标本。

## 盂肱关节脱位

肩关节的稳定异常复杂，目前仍是广泛研究的课题。肩部稳定的机制仍不完全清楚。由于缺乏内在的骨性稳定，肩关节的稳定主要由软组织提供，关节囊韧带提供静态稳定而肌肉提供动态稳定。

## 分 类

肩关节脱位根据其病因、脱位方向及诊断时间进行分类，在本章只讨论外伤性脱位。多数肩关节脱位为前下脱位，后脱位和少见的下方脱位也有报道。肩部损伤患者必须要考虑到盂肱关节后脱位的可能。后脱位经常会延误诊断，在肩前后位 X 线片上可能会漏诊。

早期 MRI 比延期检查在显示关节内病理方面更具有优势[67]。一般来说，肩关节脱位后复发脱位的风险因素包括：患者年龄，产生损伤的暴力大小，以及前方关节盂唇和关节囊附着点的损伤情况。在急性脱位后立即行关节镜检查，能协助辨别可引起复发脱位的高危损伤，这样可以早期修补损伤，减少长期功能障碍的发生[12]。肩袖撕裂更易于发生在 40 岁以上的脱位患者，如果未能诊断并加以修补，将导致患肩持续性功能障碍[9]。

## 保守治疗

急性肩关节前脱位的治疗方法是立即进行轻柔的闭合复位。肩关节脱位可能伴有神经损伤[58]。尽管臂丛的任何一部分都有可能被伤及，但最常损伤的神经是腋神经。在复位前后都必须进行彻底的神经学检查并详细记录。复位前拍摄 X 线片记录脱位情况并明确是否合并骨折。尽管复位后常规要拍摄 X 线片，有研究发现此项检查的阳性率极低，所以从花费的时间和费用看，此检查并无必要[68]。关于复位后是否制动目前还存在争议。

### 保守治疗的适应证

几乎所有的急性肩关节脱位都可进行保守治疗。除了无法整复的脱位、合并无移位外科颈骨折的脱位（手法复位可能导致骨折移位）以及合并大结节有移位骨折外，极少需要全麻下闭合复位[69]。

## 复位技巧

肩关节脱位的复位方法多种多样，多数都是在患者适当放松的情况下，依赖纵向牵引或是利用伤臂杠杆力复位。

经典的"Hippocratic"复位法是术者以足抵在患者腋下用力来使脱位的肩关节复位。另一传统的复位方法是一位助手用布单绕过患者胸部对抗牵引，另一助手牵引患肢来复位。上述方法都会引起疼痛，偶尔会失败，还有可能发生肱骨骨折和神经血管损伤等并发症。

文献中还描述了多种"无创"的复位方法。其中一种最为广为人知的方法是"Kocher"法，具体过程是：患者先屈肘，臂部尽量外旋后内收，在鹰嘴部用力上抬臂部，内旋上臂完成复位。根据Zahiri等[70]的报告，此方法由Kocher在1869年首次报道，之后经常遭人诟病。但Thakur和Narayan[71]报告应用此方法成功治疗16例肩关节脱位，未进行麻醉或镇静，也无并发症发生。

Milch[72]在1938年描述了另一种简单的复位方法：医师站在患侧，离肩部近的手置于患者肩部前方，大拇指抵在脱位的肱骨头上；另一手握持患者前臂。然后令患肢外展外旋（肘部略屈曲），直至抬举臂部过头。这时在医师拇指按压之下，肱骨头应该会旋回而复位。

一项更新的方法称为外旋法，也同样安全、可靠并且舒适[73]：患者取仰卧位，医师站在患侧；患者肘部屈曲90°，臂部抵于患侧胸部，轻柔抬起臂部至前屈20°；医师托住患者腕部和肘部，然后轻柔外旋臂部直至复位。最近的一项研究显示，外旋法治疗40例急性肩关节前脱位，成功36例，其中29例未进行术前麻醉或镇静[69]。但还是有4例复位失败，其中2例合并移位的大结节骨折。作者建议合并移位大结节骨折者在全麻下复位。

另一种实用的复位方法是Stimson法：患者取俯卧位，患侧臂部系重物悬吊于检查台边，肩关节可无须手法操作而复位，虽然有时肩胛部的手法操作可协助复位。

有前瞻性随机研究[74]对在非镇静下分别采用Milch和Stimson技术对肩关节前脱位进行了比较，在有效性、安全性、疼痛和复位时间方面，Milch技术占优，首次成功率为83%，相比之下，Stimson技术为28%。

无论使用哪种手法，充分的肌肉松弛和麻醉对复位都很有帮助。新型的快速麻醉药物如丙泊酚和美索比妥（两者基础量都是1 mg/kg，追加量为每2分钟0.5 mg/kg）都可在急诊室安全使用[75]。关节内注射局麻药是另一种很重要的麻醉方法，特别是在无法行静脉镇静或有禁忌证时。Miller等[76]比较了用Stimson法复位30例肩关节脱位时，分别使用静脉镇静或关节内注射利多卡因的效果。结果局麻药组在急诊室停留的时间更短（75分钟：185分钟，$P<0.01$）。两组在镇痛效果、复位成功率或复位时间上没有统计学差异。静脉镇静的费用较注射利多卡因明显更高（＄97.64：＄0.52）。

## 康 复

关于在创伤性肩关节脱位复位后是否应该制动，还存在很大争议。尽管以往认为制动将有助于受损软组织更好地修复，而有研究发现延长制动时间并不能带来明确的益处10。Maeda等[77]发现，年轻橄榄球运动员在肩关节脱位后的头两年中，制动4~7周的患者比制动少于3周的患者复发脱位率要低。

最近，肩关节脱位的制动位置又引起了研究者的兴趣。Itoi 等[78]进行了一项尸体研究，结果发现上臂在外旋位时与肩关节囊前部的对合关系最佳。该作者的两项临床研究表明，外旋位支具制动可降低肩关节脱位的复发率[79,80]。然而，其他学者的两项随机对照研究却发现，采用外旋位支具制动和内旋位制动，两种方法的肩关节不稳的复发率并无差异[81,82]。

## 手术治疗

### 手术适应证

肩关节脱位的治疗需要考虑两方面因素：急性损伤的治疗和损伤结构的最终修补。创伤性肩关节脱位与肩部关节囊韧带结构的挫伤、撕裂以及血肿形成有关。部分研究者认为，早期关节镜灌洗能实现肩关节减压，使撕裂的前部关节囊对合更好并改善本体感觉[83]。尽管存在争议，对于年轻、功能要求高的肩关节前脱位患者（尤其是不愿意改变生活方式，之前没有肩部脱位、半脱位及神经损伤史，无大结节骨折者），还是建议早期手术[84]。考虑到 21% 的肩关节脱位患者都会在初次脱位后 1 年内复发者（在年龄为 15~22 岁的患者中为 43%），Davy 和 Drew[85]建议对首次创伤性肩关节前脱位的年轻患者，伤后应该在 10 天内行关节镜灌洗治疗。

对于有早期再脱位的患者应该进行详细的检查。Robinson 等[86]证实：在伤后 1 周内复位肩关节脱位者，可能合并大的肩袖撕裂，或是关节盂缘骨折，或是关节盂缘及大结节都有骨折。对于有上述情形之一以及有严重肩关节不稳的患者，应该进行早期手术修补。

锁定型肩关节后脱位是很难处理的一类损伤。如果脱位是亚急性或慢性的，可进行切开复位。如果合并小范围的反 Hill-Sachs 损伤，应该转移小结节填充缺损区。如果反 Hill-Sachs 损伤涉及大范围关节软骨（如超过 45% 的肱骨头）、持续脱位超过 6 个月，则应该行全肩关节置换术[87]。当采用全肩关节置换治疗锁定型肩关节后脱位时，可能需要另做后方切口来解处理脱位的肱骨头[87]。

### 手术解剖

创伤性肩关节脱位可有多种病理改变。经典的 Bankart 损伤是指关节盂的前下方撕脱损伤。尽管此损伤常见，也必须强调此损伤多同时合并某种程度的关节囊损伤。相对少见的情况是盂肱韧带从肱骨上撕脱，即所谓的盂肱韧带肱骨侧撕脱（Humeral avulsion of glenohumeral ligament, HAGL）损伤。

Hintermann 和 Gächter[11]对 212 例至少一侧肩关节脱位的患者进行了关节镜检查，发现其病理改变多样。关节前盂唇撕裂最常见，发生率是 87%。其他病变（发生率递减）为：肩关节囊前部破裂（79%）；肱骨头 Hill-Sachs 损伤（68%）；盂肱韧带断裂（55%）；完全性肩袖撕裂（14%）；盂唇后缘撕裂（12%）；上盂唇前后撕裂（Superior labrum tear from anterior and posterior, SLAP）（7%）。Talor 和 Arciero[12]也发现类似的疾病谱。

### 手术技巧

本章不讨论肩关节不稳定反复发作的后期修补的繁多术式和存在争议等具体内容。以下将简要讨论早期关节镜灌洗术和关节镜辅助关节囊缝合术，原因是上述方法是伤后早期处理的有效术式，肩关节脱位患者初诊临床医师可能会感兴趣。

## 关节镜

外伤性肩关节脱位后的早期关节镜治疗为较多的作者所提倡，具有诊断和治疗价值[12, 83, 85]。关节镜灌洗能减压肩关节腔使得受伤组织对合更佳，或改善本体感觉功能。新近有研究反驳了"早期关节镜术有益"这一观点。Slaa 等[88]在其包括 31 例 16~39 岁患者的病例系列研究中发现，在关节镜下发现的病变并不能作为预测肩关节不稳定发生的依据；而且作者发现，体育运动和肩关节不稳定之间无相关性，年轻急性脱位患者进行关节镜灌洗不大可能减少再脱位的发生。

### 关节镜辅助关节囊缝合

Bottoni 等[89]进行了一项随机对照研究，比较了关节镜与保守方法治疗损伤在 10 日内的肩关节脱位的疗效。其中，10 例患者进行了手术治疗，采用 Suretac 器械（Acufex Microsurgical. Inc, Mansfield, Massachudetts）对 Bankart 损伤进行镜下修补。10 例中只有 1 例肩关节不稳定复发，而保守治疗组的复发率为 75%。Larrain 等[90]的非随机对照研究发现，非手术治疗的再脱位率是 95%，而急诊关节镜修补的再脱位率为 4%（经关节盂缝合或使用锚钉缝合）。建议读者参阅肩关节手术的专著以了解具体的肩关节镜手术技术。

## 疗 效

令人惊奇的是，对于创伤性肩关节脱位的自然史目前还了解不多。一项为期 3 年、包括 538 例初次肩关节前脱位患者的观察性研究报道，17 例（3.2%）在初次脱位 1 周内发生了早期再脱位；早期再脱位的风险因素包括：高能量损伤 [RR（相对危险度）=13.7]，合并神经功能障碍（RR=2.0），大的肩袖撕裂（RR=29.8），关节盂缘骨折（RR=7.0），以及关节盂缘和大结节两处骨折（RR=33.5）[86]。

## 并发症

肩关节脱位常伴有神经损伤。评估神经功能很困难，原因是损伤本身带来的疼痛即可引起不同程度的肌无力。Visser 等[58]进行了一项包括 215 例肩部创伤的患者的肌电图方面的队列研究，结果发现有 62% 的患者有异常。运动和感觉试验并不能预测肌电图所显示的神经损伤，因此大量的此类损伤实际并未能被诊断。

> **经 验**
> - 60% 的肩部创伤患者可合并亚临床的神经病变。
> - 40 岁以上的肩关节脱位患者更可能合并肩袖撕裂。

---

**视 频**

**视频 14.1  闭合复位与经皮骨针固定**
视频演示了采用闭合复位与经皮骨针固定治疗不稳定的肱骨外科颈骨折。

**视频 14.2  采用切开复位、非锁定关节周围接骨板治疗肩关节骨折 – 前脱位**
此例患者有肱骨头前脱位和肱骨干近端斜形骨折。视频演示了使用关节周围接骨板对损伤进行修复的技术。

**视频 14.3  采用切开复位、锁定接骨板固定治疗肱骨近端粉碎性骨折**
视频演示了采用肱骨近端锁定接骨板治疗外翻嵌插型肱骨近端骨折（伴粉碎以及大、小结节的骨折与移位）。

> **视频 14.4 肱骨近端锁定髓内钉固定**
> 视频演示了使用髓内钉对不稳定肱骨外科颈骨折进行固定，使用锁定螺钉对肱骨头进行固定。
>
> **视频 14.5 螺旋刀片交锁髓内钉治疗肱骨近端骨折**
> 视频演示了采用螺旋刀片交锁髓内钉固定肱骨头，治疗不稳定的肱骨外科颈骨折的技术。
>
> **视频 14.6 半肩关节置换术治疗肱骨近端骨折**
> 视频演示了采用半肩关节置换术治疗肱骨近端骨折的技术，重点是大、小结节的重建。
>
> **视频 14.7 肱骨近端内翻畸形愈合的截骨矫形**
> 视频演示了使用闭合楔形截骨和锁定接骨板治疗肱骨近端内翻畸形愈合的技术。

## 参考文献

1. Bosch U, Skutek M, Fremerey RW, Tscherne H. Outcome after primary and secondary hemiarthroplasty in elderly patients with fractures of the proximal humerus. J Shoulder Elbow Surg 1998;7:479–484
2. Misra A, Kapur R, Maffulli N. Complex proximal humeral fractures in adults—a systematic review of management. Injury 2001;32:363–372
3. Zyto K, Kronberg M, Broström L-Å. Shoulder function after displaced fractures of the proximal humerus. J Shoulder Elbow Surg 1995;4:331–336
4. Zyto K, Wallace WA, Frostick SP, Preston BJ. Outcome after hemiarthroplasty for three- and four-part fractures of the proximal humerus. J Shoulder Elbow Surg 1998;7:85–89
5. Chudik SC, Weinhold P, Dahners LE. Fixed-angle plate fixation in simulated fractures of the proximal humerus: a biomechanical study of a new device. J Shoulder Elbow Surg 2003;12:578–588
6. Koval KJ, Blair B, Takei R, Kummer FJ, Zuckerman JD. Surgical neck fractures of the proximal humerus: a laboratory evaluation of ten fixation techniques. J Trauma 1996;40:778–783
7. Resch H, Povacz P, Fröhlich R, Wambacher M. Percutaneous fixation of three- and four-part fractures of the proximal humerus. J Bone Joint Surg Br 1997;79:295–300
8. Zyto K, Ahrengart L, Sperber A, Törnkvist H. Treatment of displaced proximal humeral fractures in elderly patients. J Bone Joint Surg Br 1997;79:412–417
9. Pevny T, Hunter RE, Freeman JR. Primary traumatic anterior shoulder dislocation in patients 40 years of age and older. Arthroscopy 1998;14:289–294
10. Hovelius L, Augustini BG, Fredin H, Johansson O, Norlin R, Thorling J. Primary anterior dislocation of the shoulder in young patients. A ten-year prospective study. J Bone Joint Surg Am 1996; 78:1677–1684
11. Hintermann B, Gächter A. Arthroscopic findings after shoulder dislocation. Am J Sports Med 1995;23:545–551
12. Taylor DC, Arciero RA. Pathologic changes associated with shoulder dislocations. Arthroscopic and physical examination findings in first-time, traumatic anterior dislocations. Am J Sports Med 1997;25:306–311
13. Gumina S, Postacchini F. Anterior dislocation of the shoulder in elderly patients. J Bone Joint Surg Br 1997; 79:540–543
14. Koval KJ, Gallagher MA, Marsicano JG, Cuomo F, McShinawy A, Zuckerman JD. Functional outcome after minimally displaced fractures of the proximal part of the humerus. J Bone Joint Surg Am 1997;79:203–207
15. Lin J, Hou S-M, Hang Y-S. Locked nailing for displaced surgical neck fractures of the humerus. J Trauma 1998; 45:1051–1057
16. Neer CS II. Displaced proximal humeral fractures. I. Classification and evaluation. J Bone Joint Surg Am 1970;52:1077–1089
17. Bernstein J, Adler LM, Blank JE, Dalsey RM, Williams GR, Iannotti JP. Evaluation of the Neer system of classification of proximal humeral fractures with computerized tomographic scans and plain radiographs. J Bone Joint Surg Am 1996;78:1371–1375
18. Brien H, Noftall F, MacMaster S, Cummings T, Landells C, Rockwood P. Neer's classification system: a critical appraisal. J Trauma 1995;38:257–260
19. Sallay PI, Pedowitz RA, Mallon WJ, Vandemark RM, Dalton JD, Speer KP. Reliability and reproducibility of radiographic interpretation of proximal humeral fracture pathoanatomy. J Shoulder Elbow Surg 1997;6:60–69

20. Sjödén GO, Movin T, Güntner P, et al. Poor reproducibility of classification of proximal humeral fractures. Additional CT of minor value. Acta Orthop Scand 1997;68:239–242
21. Sidor ML, Zuckerman JD, Lyon T, Koval K, Schoenberg N. Classification of proximal humerus fractures: The contribution of the scapular lateral and axillary radiographs. J Shoulder Elbow Surg 1994;3:24–27
22. Simon JA, Puopolo SM, Capla EL, Egol KA, Zuckerman JD, Koval KJ. Accuracy of the axillary projection to determine fracture angulation of the proximal humerus. Orthopedics 2004;27:205–207
23. Schai P, Imhoff A, Preiss S. Comminuted humeral head fractures: a multicenter analysis. J Shoulder Elbow Surg 1995;4:319–330
24. Jakob RP, Miniaci A, Anson PS, Jaberg H, Osterwalder A, Ganz R. Four-part valgus impacted fractures of the proximal humerus. J Bone Joint Surg Br 1991;73:295–298
25. Iyengar JJ, Devcic Z, Sproul RC, Feeley BT. Nonoperative treatment of proximal humerus fractures: a systematic review. J Orthop Trauma 2011;25:612–617
26. Court-Brown CM, Cattermole H, McQueen MM. Impacted valgus fractures (B1.1) of the proximal humerus. The results of non-operative treatment. J Bone Joint Surg Br 2002;84:504–508
27. Edelson G, Safuri H, Salami J, Vigder F, Militianu D. Natural history of complex fractures of the proximal humerus using a threedimensional classification system. J Shoulder Elbow Surg 2008;17:399–409
28. Poeze M, Lenssen AF, Van Empel JM, Verbruggen JP. Conservative management of proximal humeral fractures: can poor functional outcome be related to standard transscapular radiographic evaluation? J Shoulder Elbow Surg 2010;19:273–281
29. Lefevre-Colau MM, Babinet A, Fayad F, et al. Immediate mobilization compared with conventional immobilization for the impacted nonoperatively treated proximal humeral fracture. A randomized controlled trial. J Bone Joint Surg Am 2007;89:2582–2590
30. Park TS, Choi IY, Kim YH, Park MR, Shon JH, Kim SI. A new suggestion for the treatment of minimally displaced fractures of the greater tuberosity of the proximal humerus. Bull Hosp Jt Dis 1997;56:171–176
31. Ko J-Y, Yamamoto R. Surgical treatment of complex fracture of the proximal humerus. Clin Orthop Relat Res 1996;327:225–237
32. Gerber C, Hersche O, Berberat C. The clinical relevance of posttraumatic avascular necrosis of the humeral head. J Shoulder Elbow Surg 1998;7:586–590
33. Lenarz C, Shishani Y, McCrum C, Nowinski RJ, Edwards TB, Gobezie R. Is reverse shoulder arthroplasty appropriate for the treatment of fractures in the older patient? Early observations. Clin Orthop Relat Res 2011;469:3324–3331
34. Gardner MJ, Griffith MH, Dines JS, Briggs SM, Weiland AJ, Lorich DG. The extended anterolateral acromial approach allows minimally invasive access to the proximal humerus. Clin Orthop Relat Res 2005;434:123–129
35. Gardner MJ, Boraiah S, Helfet DL, Lorich DG. The anterolateral acromial approach for fractures of the proximal humerus. J Orthop Trauma 2008;22:132–137
36. Kamineni S. Ankem H, Sanghavi S. Anatomical considerations for percutaneous proximal humeral fracture fixation. Injury 2004;35:1133–1136
37. Rowles DJ, McGrory JE. Percutaneous pinning of the proximal part of the humerus. An anatomic study. J Bone Joint Surg Am 2001;83-A:1695–1699
38. Liew ASL, Johnson JA, Patterson SD, King GJ, Chess DG. Effect of screw placement on fixation in the humeral head. J Shoulder Elbow Surg 2000;9:423–426
39. Kwon BK, Goertzen DJ, O'Brien PJ, Broekhuyse HM, Oxland TR. Biomechanical evaluation of proximal humeral fracture fixation supplemented with calcium phosphate cement. J Bone Joint Surg Am 2002;84-A:951–961
40. Naidu SH, Bixler B, Capo JT, Moulton MJR, Radin A. Percutaneous pinning of proximal humerus fractures: a biomechanical study. Orthopedics 1997;20:1073–1076
41. Gardner MJ, Weil Y, Barker JU, Kelly BT, Helfet DL, Lorich DG. The importance of medial support in locked plating of proximal humerus fractures. J Orthop Trauma 2007;21:185–191
42. Gardner MJ, Boraiah S, Helfet DL, Lorich DG. Indirect medial reduction and strut support of proximal humerus fractures using an endosteal implant. J Orthop Trauma 2008;22:195–200
43. Riemer BL, Butterfield SL, D'Ambrosia R, Kellam J. Seidel intramedullary nailing of humeral diaphyseal fractures: a preliminary report. Orthopedics 1991;14:239–246
44. Wretenberg P, Ekelund A. Acute hemiarthroplasty after proximal humerus fracture in old patients. A

retrospective evaluation of 18 patients followed for 2–7 years. Acta Orthop Scand 1997;68:121–123
45. Greiner SH, Kääb MJ, Kröning I, Scheibel M, Perka C. Reconstruction of humeral length and centering of the prosthetic head in hemiarthroplasty for proximal humeral fractures. J Shoulder Elbow Surg 2008;17:709–714
46. Hodgson SA, Mawson SJ, Stanley D. Rehabilitation after two-part fractures of the neck of the humerus. J Bone Joint Surg Br 2003;85:419–422
47. Wilmanns C, Bonnaire F. Rotator cuff alterations resulting from humeral head fractures. Injury 2002;33:781–789
48. Fjalestad T, Hole MØ, Hovden IA, Blücher J, Strømsøe K. Surgical treatment with an angular stable plate for complex displaced proximal humeral fractures in elderly patients: a randomized controlled trial. J Orthop Trauma 2012;26:98–106
49. Olerud P, Ahrengart L, Ponzer S, Saving J, Tidermark J. Internal fixation versus nonoperative treatment of displaced 3-part proximal humeral fractures in elderly patients: a randomized controlled trial. J Shoulder Elbow Surg 2011;20:747–755
50. Egol KA, Ong CC, Walsh M, Jazrawi LM, Tejwani NC, Zuckerman JD. Early complications in proximal humerus fractures (OTA Types 11) treated with locked plates. J Orthop Trauma 2008;22:159–164
51. Owsley KC, Gorczyca JT. Fracture displacement and screw cutout after open reduction and locked plate fixation of proximal humeral fractures [corrected]. J Bone Joint Surg Am 2008;90:233–240
52. Solberg BD, Moon CN, Franco DP, Paiement GD. Locked plating of 3- and 4-part proximal humerus fractures in older patients: the effect of initial fracture pattern on outcome. J Orthop Trauma 2009;23:113–119
53. Solberg BD, Moon CN, Franco DP, Paiement GD. Surgical treatment of three and four-part proximal humeral fractures. J Bone Joint Surg Am 2009;91:1689–1697
54. Robinson CM, Wylie JR, Ray AG, et al. Proximal humeral fractures with a severe varus deformity treated by fixation with a locking plate. J Bone Joint Surg Br 2010;92:672–678
55. Osterhoff G, Hoch A, Wanner GA, Simmen H-P, Werner CML. Calcar comminution as prognostic factor of clinical outcome after locking plate fixation of proximal humeral fractures. Injury 2012;43:1651–1656
56. Königshausen M, Kübler L, Godry H, Citak M, Schildhauer TA, Seybold D. Clinical outcome and complications using a polyaxial locking plate in the treatment of displaced proximal humerus fractures. A reliable system? Injury 2012;43:223–231
57. Movin T, Sjödén GOJ, Ahrengart L. Poor function after shoulder replacement in fracture patients. A retrospective evaluation of 29 patients followed for 2–12 years. Acta Orthop Scand 1998;69:392–396
58. Visser CP, Tavy DL, Coene LN, Brand R. Electromyographic findings in shoulder dislocations and fractures of the proximal humerus: comparison with clinical neurological examination. Clin Neurol Neurosurg 1999;101:86–91
59. Hettrich CM, Boraiah S, Dyke JP, Neviaser A, Helfet DL, Lorich DG. Quantitative assessment of the vascularity of the proximal part of the humerus. J Bone Joint Surg Am 2010;92:943–948
60. Neviaser AS, Hettrich CM, Dines JS, Lorich DG. Rate of avascular necrosis following proximal humerus fractures treated with a lateral locking plate and endosteal implant. Arch Orthop Trauma Surg 2011;131:1617–1622
61. Bono CM, Renard R, Levine RG, Levy AS. Effect of displacement of fractures of the greater tuberosity on the mechanics of the shoulder. J Bone Joint Surg Br 2001;83:1056–1062
62. Jaberg H, Warner JJP, Jakob RP. Percutaneous stabilization of unstable fractures of the humerus. J Bone Joint Surg Am 1992;74:508–515
63. Wijgman AJ, Roolker W, Patt TW, Raaymakers EL, Marti RK. Open reduction and internal fixation of three and four-part fractures of the proximal part of the humerus. J Bone Joint Surg Am 2002;84-A:1919–1925
64. Hessmann MH, Blum J, Hofmann A, Küchle R, Rommens PM. Internal fixation of proximal humeral fractures: current concepts. Eur J Trauma 2003;5:253–261
65. Egol KA, Sugi MT, Ong CC, Montero N, Davidovitch R, Zuckerman JD. Fracture site augmentation with calcium phosphate cement reduces screw penetration after open reduction-internal fixation of proximal humeral fractures. J Shoulder Elbow Surg 2012;21:741–748
66. Bernard J, Charalambides C, Aderinto J, Mok D. Early failure of intramedullary nailing for proximal humeral fractures. Injury 2000;31:789–792
67. Wintzell G, Haglund-Akerlind Y, Tengvar M, Johansson L, Eriksson E. MRI examination of the glenohumeral joint after traumatic primary anterior dislocation. A

descriptive evaluation of the acute lesion and at 6-month follow-up. Knee Surg Sports Traumatol Arthrosc 1996; 4:232–236
68. Hendey GW, Kinlaw K. Clinically significant abnormalities in postreduction radiographs after anterior shoulder dislocation. Ann Emerg Med 1996;28:399–402
69. Eachempati KK, Dua A, Malhotra R, Bhan S, Bera JR. The external rotation method for reduction of acute anterior dislocations and fracture-dislocations of the shoulder. J Bone Joint Surg Am 2004; 86–A:2431–2434
70. Zahiri CA, Zahiri H, Tehrany F. Anterior shoulder dislocation reduction technique—revisited. Orthopedics 1997;20:515–521
71. Thakur AJ, Narayan R. Painless reduction of shoulder dislocation by Kocher's method. J Bone Joint Surg Br 1990;72:524
72. Milch J. Treatment of dislocation of the shoulder. Surgery 1938;3:732–740
73. Plummer D, Clinton J. The external rotation method for reduction of acute anterior shoulder dislocation. Emerg Med Clin North Am 1989;7:165–175
74. Amar E, Maman E, Khashan M, Kauffman E, Rath E, Chechik O. Milch versus Stimson technique for nonsedated reduction of anterior shoulder dislocation: a prospective randomized trial and analysis of factors affecting success. J Shoulder Elbow Surg 2012;21: 1443–1449
75. Miner JR, Biros M, Krieg S, Johnson C, Heegaard W, Plummer D. Randomized clinical trial of propofol versus methohexital for procedural sedation during fracture and dislocation reduction in the emergency department. Acad Emerg Med 2003;10:931–937
76. Miller SL, Cleeman E, Auerbach J, Flatow EL. Comparison of intraarticular lidocaine and intravenous sedation for reduction of shoulder dislocations: a randomized, prospective study. J Bone Joint Surg Am 2002;84–A:2135–2139
77. Maeda A, Yoneda M, Horibe S, Hirooka A, Wakitani S, Narita Y. Longer immobilization extends the "symptom-free" period following primary shoulder dislocation in young rugby players. J Orthop Sci 2002;7:43–47
78. Itoi E, Hatakeyama Y, Urayama M, Pradhan RL, Kido T, Sato K. Position of immobilization after dislocation of the shoulder. A cadaveric study. J Bone Joint Surg Am 1999;81:385–390
79. Itoi E, Hatakeyama Y, Kido T, et al. A new method of immobilization after traumatic anterior dislocation of the shoulder: a preliminary study. J Shoulder Elbow Surg 2003;12:413–415
80. Itoi E, Hatakeyama Y, Sato T, et al. Immobilization in external rotation after shoulder dislocation reduces the risk of recurrence. A randomized controlled trial. J Bone Joint Surg Am 2007;89:2124–2131
81. Finestone A, Milgrom C, Radeva-Petrova DR, et al. Bracing in external rotation for traumatic anterior dislocation of the shoulder. J Bone Joint Surg Br 2009; 91:918–921
82. Liavaag S, Brox JI, Pripp AH, Enger M, Soldal LA, Svenningsen S. Immobilization in external rotation after primary shoulder dislocation did not reduce the risk of recurrence: a randomized controlled trial. J Bone Joint Surg Am 2011;93:897–904
83. Wintzell G, Hovelius L, Wikblad L, Saebö M, Larsson S. Arthroscopic lavage speeds reduction in effusion in the glenohumeral joint after primary anterior shoulder dislocation: a controlled randomized ultrasound study. Knee Surg Sports Traumatol Arthrosc 2000;8:56–60
84. Arciero RA, St Pierre P. Acute shoulder dislocation. Indications and techniques for operative management. Clin Sports Med 1995;14:937–953
85. Davy AR, Drew SJ. Management of shoulder dislocation—are we doing enough to reduce the risk of recurrence? Injury 2002;33:775–779
86. Robinson CM, Kelly M, Wakefield AE. Redislocation of the shoulder during the first six weeks after a primary anterior dislocation: risk factors and results of treatment. J Bone Joint Surg Am 2002;84–A:1552–1559
87. Cheng SL, Mackay MB, Richards RR. Treatment of locked posterior fracture-dislocations of the shoulder by total shoulder arthroplasty. J Shoulder Elbow Surg 1997; 6:11–17
88. te Slaa RL, Brand R, Marti RK. A prospective arthroscopic study of acute first-time anterior shoulder dislocation in the young: a five-year follow-up study. J Shoulder Elbow Surg 2003;12:529–534
89. Bottoni CR, Wilckens JH, DeBerardino TM, et al. A prospective, randomized evaluation of arthroscopic stabilization versus nonoperative treatment in patients with acute, traumatic, first-time shoulder dislocations. Am J Sports Med 2002;30:576–580
90. Larrain MV, Botto GJ, Montenegro HJ, Mauas DM. Arthroscopic repair of acute traumatic anterior shoulder dislocation in young athletes. Arthroscopy 2001;17:373–377

# 15 肱骨干骨折

著者：Stephen Andrew Sems
译者：曾浪清

创伤登记数据显示，肱骨干骨折约占所有新鲜骨折的1%，发生率为14.5/100 000人。大部分老年肱骨干骨折患者因单纯的摔倒伤所致[1]。尽管髓内钉技术已经成为下肢长骨骨折普遍接受的治疗方法，但对于很多肱骨干骨折而言，非手术治疗仍然是一种重要的选择。接骨板固定和髓内钉固定均能满足这类骨折的稳定性要求，尽管两者在并发症方面有所不同，但疗效相当。每一种治疗都有其固有的优缺点，这些都将在本章中详细讨论。

6%~17%的肱骨干骨折合并桡神经损伤，而以中段移位的横形骨折尤为多见。因此，每例肱骨干骨折都必须进行腕关节背伸检查以排除桡神经损伤。不过这里有一个常见的错误需要引起注意，即当前臂和腕关节被夹板固定后观察手指的背伸功能，这一功能是由尺神经而非桡神经支配的手内在肌完成的。因此，应通过检查腕关节背伸运动的分级来评估桡神经的功能。

## 非手术治疗

### 一般概念

目前，对多数单纯的肱骨干骨折都可考虑进行非手术治疗，应用功能支具治疗通常可获得良好的疗效。Sarmiento等[2-4]报道采用功能支具治疗闭合性或低能量开放性骨折，愈合率约为99%。其他非手术治疗方式还包括接合夹板、前臂悬垂石膏及各种吊带。每种治疗方式都将在后文分别进行讨论。

对于某些情况下特定类型的骨折而言，非手术治疗并不是非常理想的治疗方法。例如，单纯的肱骨干骨折如果是移位的横形骨折，那么采用非手术治疗易导致骨不连以及骨折端大于20°的永久成角。这一成角将使肩关节的活动度明显减少，尤其是内翻成角会导致肩关节外展功能障碍。不过，肱骨短缩似乎不会引起任何功能问题。Castellá等[5]报道了一组30例肱骨干骨折非手术治疗后发生骨不连的病例，其中9例为老年女性，骨折类型相似：肱骨中远1/3处外侧均存在长的蝶形骨折块。其他作者报道肱骨干近端1/3的骨折伤后12周也容易出现严重的肩关节功能障碍，以及较高的骨不连发生率，对此类骨折最好采用手术治疗[6]。

### 接合夹板

接合夹板多是急诊室处理肱骨干骨折通常最先使用的固定工具。夹板呈U形，其内侧应尽可能地接近腋窝部位，外侧起自肘部并延伸至三角肌止点以上（图15.1）。对于偏近端的骨折，夹板外侧部分延伸至颈部可以加强肩关节的制动，有利于控制伤后1周内骨折局部的疼痛。为提高超肩关节固定的稳定性，可以在夹板的外面套上管状的弹力袜套，松松地绕过颈部打结，对于超肩固定的夹板，这一方法还可防止其向下滑落。由于前臂与躯干的相对位置关系，应用夹板治疗肱骨干骨折容易形成内翻畸形，当骨折端位于或高于内侧夹板近端时

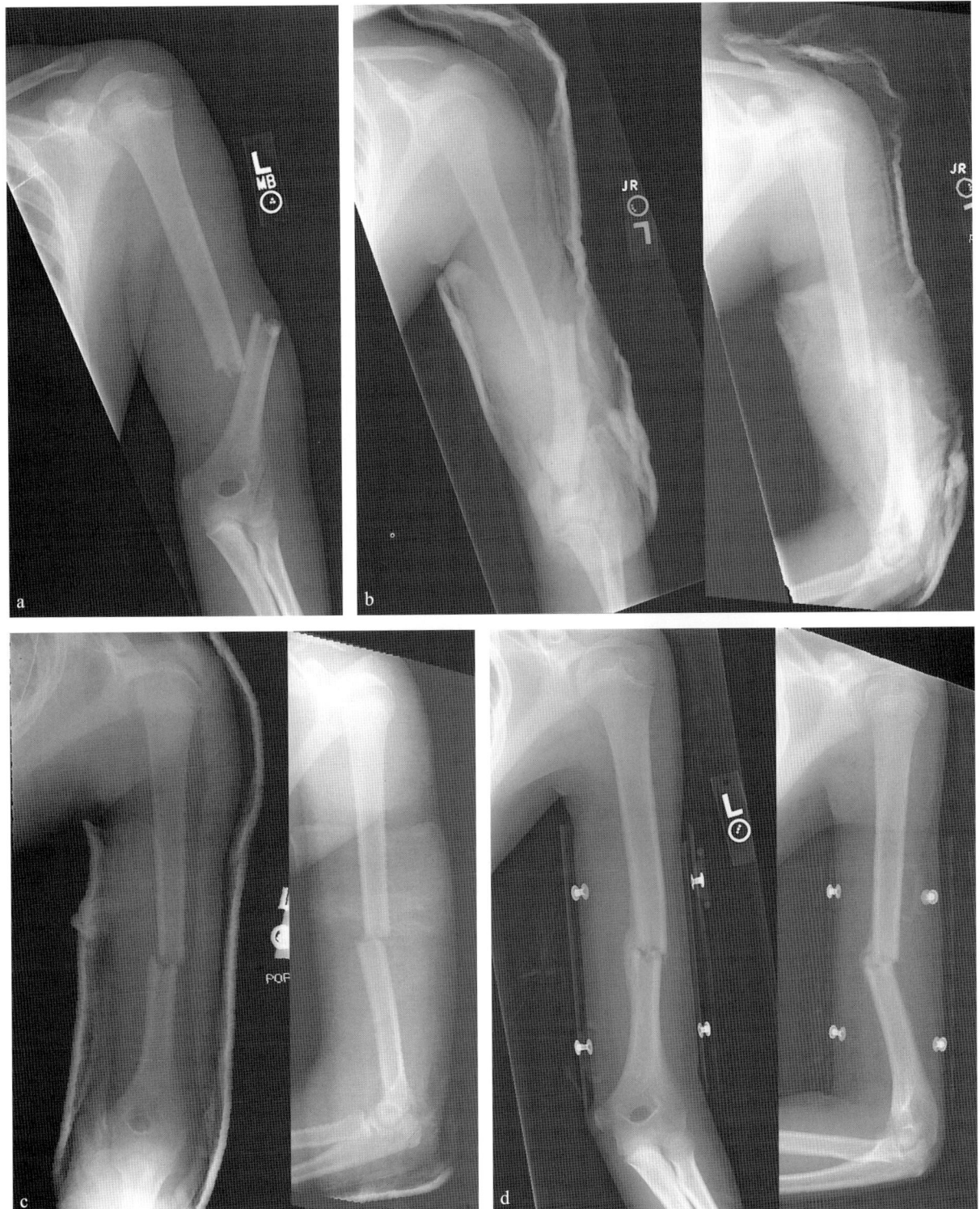

图 15.1 肱骨接合夹板治疗。a. 肱骨干中段骨折正位 X 线片。b. 正位和侧位 X 线片显示夹板治疗不当,骨折位置无明显改变。c. 改用更贴合的夹板后,复位情况改善。d. 应用功能支具后最终的 X 线片

尤其如此（图15.2）。为了防止出现内翻畸形，夹板通常先预塑成外翻形状（香蕉形）。应在夹板的内侧上缘垫保护垫，必要时应用干燥粉剂以避免局部区域出现皮肤并发症。每周行影像学检查以确认骨折始终处于良好的复位状态。同前臂悬垂石膏一样，夹板仅应用于患者创伤后的最初阶段，之后改用功能支具进行最终治疗。

## 功能支具

使用功能支具是治疗肱骨干骨折的有效方法，可在允许肩、肘关节活动的情况下促进骨折愈合。功能支具通过在软组织周围形成环形压力，来为骨折周围提供静压力。功能支具能够在固定骨折的同时允许邻近关节活动。肌肉的主动活动有助于纠正骨折成角和旋转[4]。

肱骨干骨折的支具包括两个半管状护套，其中一个套住另外一个（图15.3），分别包裹肱二头肌和肱三头肌。支具下方不应影响肘关节的活动。外壳上附有2~3条尼龙固定带，收紧后可使支具与患肢紧密贴合。该功能性支具有很强的适应性，因此外伤后5~7天即可开始使用而无须考虑肿胀的情况，当肿胀减轻时则收紧固定带。伤后即时患者往往难以忍受功能支具固定。因此，伤后的1~2周，我们推荐采用接合夹板、前臂悬垂石膏或Velpeau绷带进行制动。患者可以在能忍受的情况下进行患肢的主动活动，但是在骨折愈合前要限制肩关节外展，以降低内翻成角发生的概率。功能支具至少应固定8周左右，或者持续到患者能进行无痛活动并且出现骨折愈合的影像学证据为止。若干临床病例研究显示，采用功能支具治疗肱骨干骨折很少出现骨不连[2-4]。

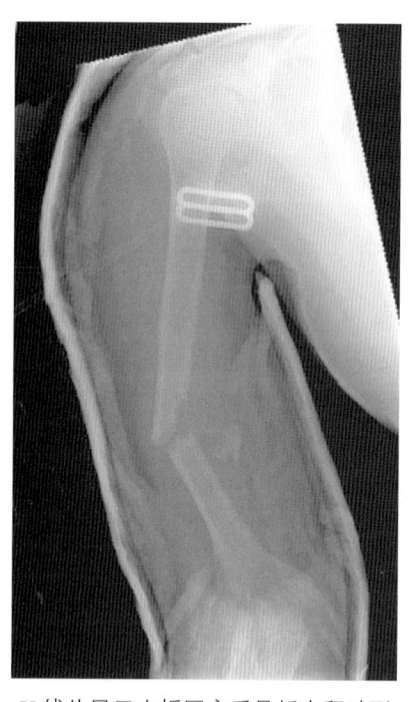

图15.2　X线片显示夹板固定后骨折内翻畸形。该畸形对无法站立的患者很难避免，本例患者住在重病监护病房。重力可以协助站立位的患者矫正骨折力线

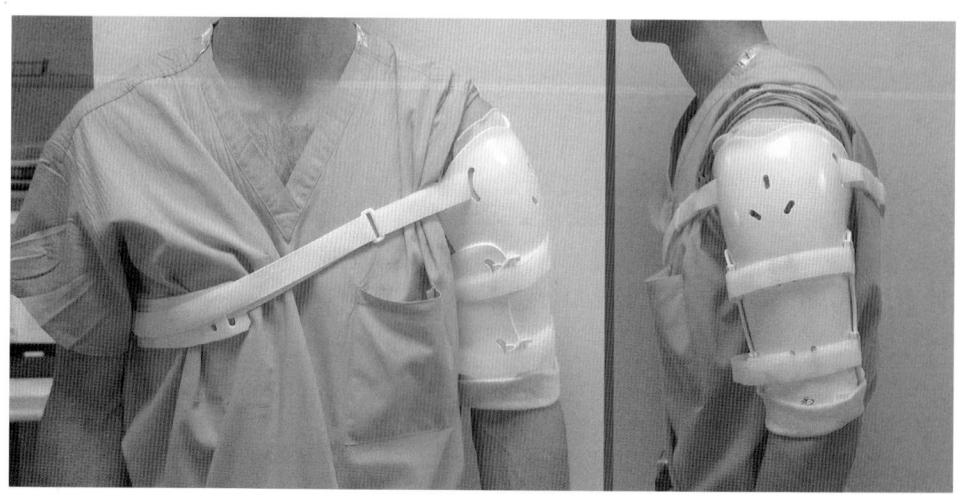

图15.3　肱骨骨折功能支具。先穿入弹力袜套然后再包裹半管式支具。患者需每天勒紧尼龙固定带以保持支具与肢体贴紧

## 前臂悬垂石膏

所谓前臂悬垂石膏是根据重力原理，利用石膏自身的重量使患臂始终保持悬垂位置，通常用于治疗移位的肱骨干骨折。短缩移位、长斜形或螺旋形肱骨干骨折，适合采用前臂悬垂石膏进行治疗。以上几种骨折在治疗过程中骨折端可允许存在一定的间隙。由于可能造成过度牵引和骨不连，因此前臂悬垂石膏并不适用于肱骨干横形骨折。在伤后 1 周应用悬垂石膏可使骨折端获得复位，但如果长时间使用则将会导致患肢肩、肘关节僵硬，因此须及时更换为功能支具。由于悬垂石膏依赖重力原理发挥作用，因此为维持骨折的复位状态，患者应时刻保持直立位，否则石膏重量将导致骨折移位。采用前臂悬垂石膏治疗要求患者即使睡觉时也要保持直立状态，因此患者通常不愿意接受此项治疗。悬垂石膏的重量应不大于最小过牵重量，固定范围起自骨折近端，维持肘关节屈曲 90°、前臂中立位，石膏不可限制患肢腕关节和手指的活动。绷带环绕患者颈部并连至悬垂石膏邻近腕关节的部位。可根据骨折分离移位的具体情况，调整绷带固定悬垂石膏的位置。骨折内翻畸形则将吊带固定在腕部偏外侧（远离身体），外翻畸形则调整吊带偏内侧固定（靠近腹部）。肱骨骨折向前成角，将吊带朝伤肢远端（手腕方向）移动，反之则朝相反方向移动。在最初的几周需要经常复查、拍片，观察骨折对位对线是否不良、骨折间隙是否过度分离，发现上述问题应及时纠正。

## 其他非手术治疗方法

还有其他几种用于治疗肱骨干骨折的非手术治疗方法。Velpeau 绷带可将患肢完全制动，但仅能用于临时固定，应及时更换为其他固定方式。肩"人"字形石膏管型用于治疗此类骨折需要大幅度外展患臂以复位骨折，过于笨重，不便于使用/佩戴。因此，对于需采用肩"人"字形石膏管型的患者可首先考虑手术治疗。之前曾有人应用经尺骨鹰嘴穿针骨牵引治疗肱骨干骨折，但外固定支架应用更为简便，已经完全取代了骨牵引治疗。

## 损伤分类

肱骨干骨折的分类系统非常完善，骨折的多种特征都得以体现。骨干骨折按部位可分为近端 1/3、中间 1/3 和远端 1/3 骨折。另一种根据骨折端与肌肉止点相对位置来描述骨折的方法更为实用。胸大肌和三角肌止于肱骨干近端，如果骨折部位位于胸大肌止点上方（近端），骨折远端受到胸大肌的牵拉将向内侧移位，同时骨折近端外展并在肩袖作用下发生旋转。如果骨折部位位于胸大肌止点和三角肌止点之间，骨折近端受胸大肌牵拉向内侧移位，骨折远端由于受到三角肌的牵拉将向近端和侧方移位（图 15.4）。如果骨折部位位于三角肌止点的下方（远端），那么相对更强大的三角肌将牵拉骨折近端，发生外展移位。

除骨折的部位以外，分类还应包括骨折的形态，即在描述骨折时加入如横形、螺旋形、斜形、粉碎和节段性等术语。最后，对骨折的分类描述还应考虑肢体软组织条件，闭合骨折采用 Tscherne-Gotzen 的分类方法[7]，开放性骨折则采用 Gustilo-Anderson 分类方法[8]。

## 手术适应证

### 对线不良

90% 以上的肱骨干骨折患者采用非手术治疗可获得愈合。手术治疗仅适用于一些特定的情况，即非手术治疗无法维持骨折复位，超

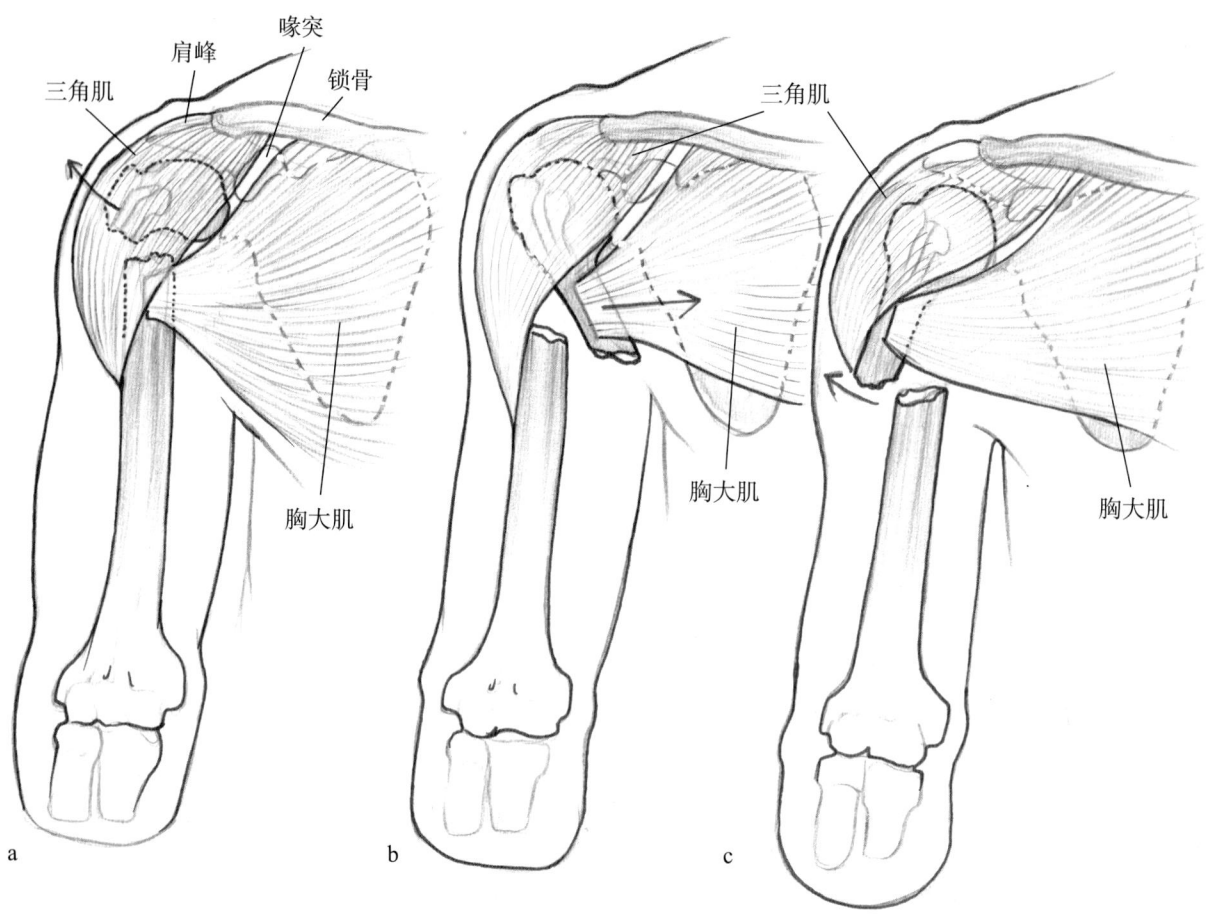

图 15.4 a. 骨折位于胸大肌止点近端，骨折近端受冈上肌牵拉发生外展移位。b. 相反，如果骨折部位位于胸大肌止点和三角肌止点之间，骨折近端则发生内收移位。c. 若骨折部位位于更远端的位置，则三角肌的强大收缩力将使骨折发生外展移位

出骨折复位可接受的标准时可考虑进行手术治疗。Klenerman 指出，对于向前/后成角不超过 20°、内翻或外翻成角不超过 30°，以及骨折短缩不超过 3 cm 的肱骨干骨折，均可采用非手术治疗[9]。

## 开放性骨折

对于由于创伤使皮肤破损并且骨折端与外界相通的患者，应进行手术治疗，对失活的软组织和死骨进行彻底清创并固定骨折。骨折固定对开放性骨折具有重要意义，不仅可保护软组织免受进一步的损伤，还有利于伤肢更好、更快地康复。

## 合并关节损伤

肱骨干骨折合并肩/肘关节的关节内骨折时，如对后者行手术治疗，则肱骨干骨折的手术也应同时进行（图 15.5）。此类骨折既可以是肱骨干骨折延伸至肩/肘关节，也可以是肱骨多段骨折同时累及肩/肘关节和肱骨干。关节内骨折固定后，术后须早期活动锻炼关节，因此要对肱骨干骨折进行固定。如果不进行固定，必定妨碍关节的功能锻炼并使关节僵硬的风险明显增加。

15 肱骨干骨折

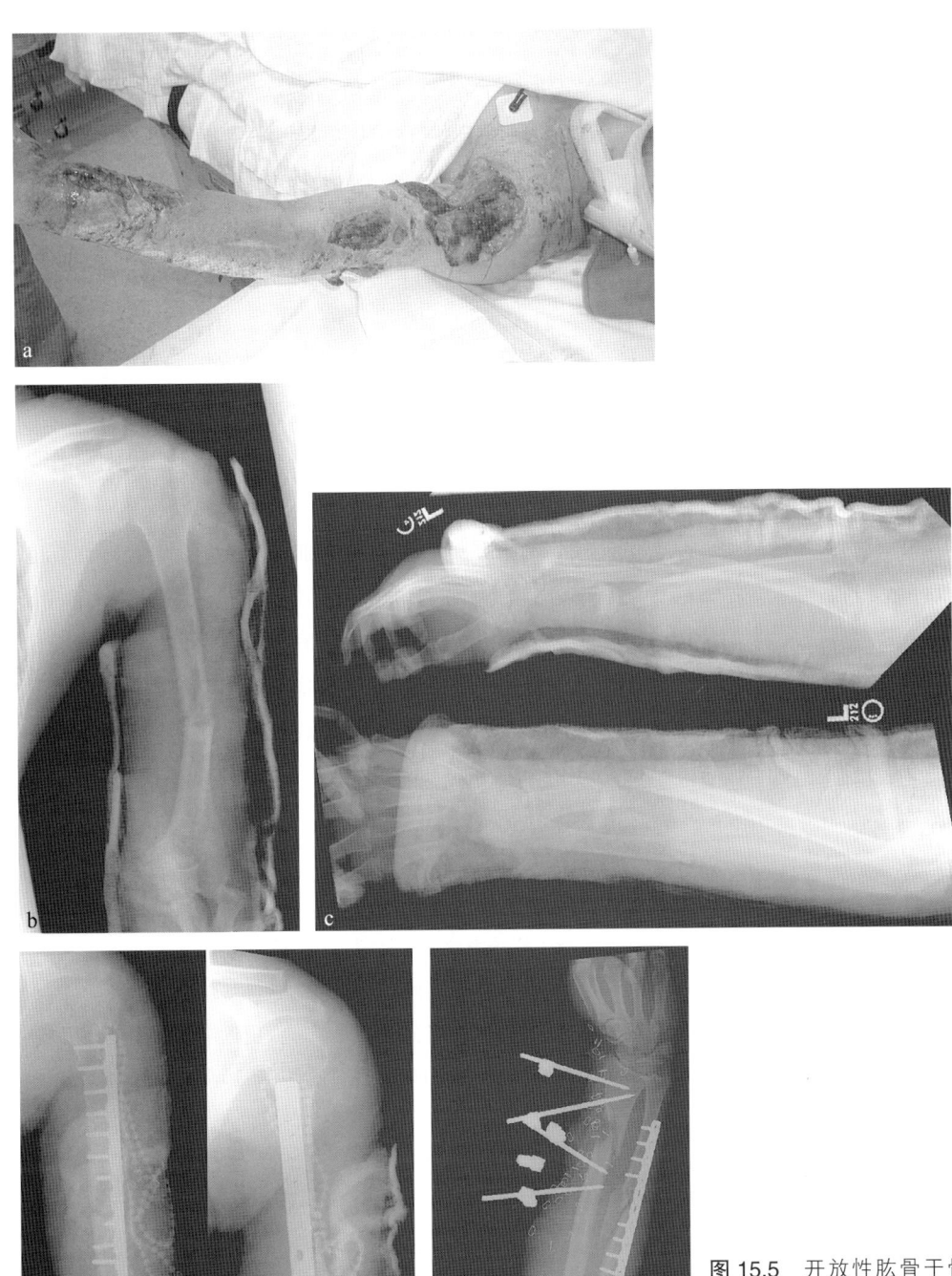

图 15.5 开放性肱骨干骨折合并同侧前臂骨折。a. 患者伤肢外观照片,因汽车碾压致伤。b. 肱骨正位 X 线片,可见桡骨头脱位、尺骨近端骨折。c. 前臂正侧位 X 线片显示尺桡骨中段粉碎性骨折合并肘关节骨折脱位。d. 肱骨切开复位接骨板内固定术后正侧位 X 线片,可见软组织中的抗生素珠链。e. 前臂骨折内固定术后 X 线片

## 血管神经损伤

桡神经损伤是肱骨干骨折最常见的神经损伤，文献报道发生率为 1.8%~34%[10-13]。多数肱骨干骨折合并的原发性或继发性桡神经麻痹均属于机能性麻痹，具有自愈倾向。因此，有关切开进行神经探查的手术指征目前尚存在争议。目前比较统一的意见是，肱骨干远端 1/3 长斜形或螺旋形骨折（Holstein-Lewis 骨折）合并桡神经损伤时应考虑手术治疗，因为在这类骨折中桡神经容易被尖锐的骨折断端割断、刺伤或卡于骨折断端间[10]。与此相反，肱骨中间 1/3 骨折通常只导致神经肿胀、挫伤，引起神经机能障碍[14]。一般来说，多数肱骨干骨折合并桡神经损伤采用非手术治疗都能取得良好的治疗效果[12, 13]。

对闭合复位产生的医源性桡神经损伤是否进行手术干预是争议较大的问题之一，特别是肱骨干远端 1/3 的长尖刺样骨折。虽然这种类型的损伤通常需要手术治疗，但大量病例研究结果显示，多数继发性桡神经损伤都能自愈[15]。另外，开放性肱骨干骨折所导致的桡神经损伤通常是神经撕裂[16]。最后，作者认为，如果桡神经在骨折端发生卡压，那么一般情况下骨折端会存在间隙；也就是说，如果术后出现桡神经症状，骨折端又存在一定的间隙，则可作为桡神经卡压的证据（**图 15.6**）。

肱骨干骨折合并血管损伤常见于贯通伤患者[17]。通过手术重建伤肢的稳定性能为血管修复提供良好的条件，有利于血管功能的恢复，避免因骨折失稳导致血管扭结或过度牵拉。因此，在进行血管修复或移植前应及早恢复骨折的稳定性，而这通常需要多学科的协同治疗。

---

**重点内容**

极少数情况下，肱骨干骨折需要急诊手术。开放性骨折需要急诊手术治疗，尤其是伴骨缺损和桡神经损伤时。可采用外固定支架对骨折进行初始固定，随后进行骨折的重建和最终固定。

肱骨近端和远端的安全区允许外固定针置入，同时降低损伤神经、血管的风险。在肱骨头水平，安全区位于结节间沟外侧，外固定针经三角肌置入。最近端的外固定针应从前外侧向后内侧置入，进针始于结节间沟外侧；或从外侧往内侧方向横向置入。然后在近折端紧靠三角肌粗隆上方置入第二枚外固定针（同样经三角肌置入）。置针安全区的前界为位于三角肌–胸大肌间隙内的头静脉，后界位于肱骨横切面。

包括肘部在内的远折端的固定，可以通过从后外侧向前内侧置入的半针来完成。在肱骨远端 1/3，桡神经位于肱骨外侧，因此外固定针从后侧或后外侧经三头肌置入是安全的。另外一根更远端的外固定针可从肱骨外髁后侧向前内侧置入（**图 15.7**）。

远、近骨折端均置入 2 枚外固定针。外固定支架可保持软组织的适当长度，便于后期的骨和软组织重建。

当桡神经断裂或存在节段性缺损时，神经断端应该在初次清创时予以识别和标记，以便在二期修复、神经移植或重建时更易识别。

初次清创时应注意清除失活和污染的组织，同时保护任何存活的骨折块。抗生素珠链等可用于伴大量软组织缺损或严重污染的创面，负压伤口真空治疗可能有助于保持创面清洁和促进最终创面的闭合。用盐水彻底冲洗和早期静脉使用抗生素可将感染风险降至最低。

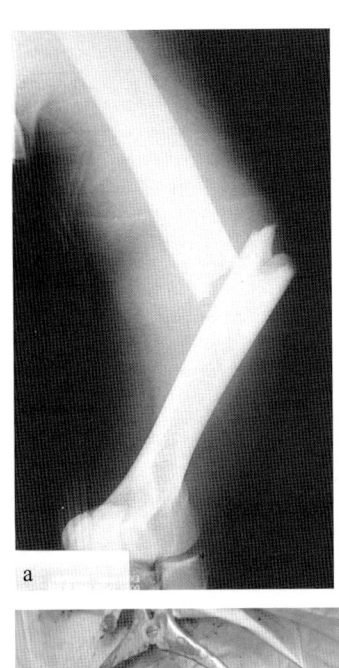
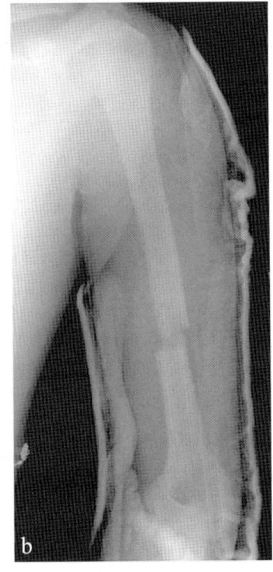
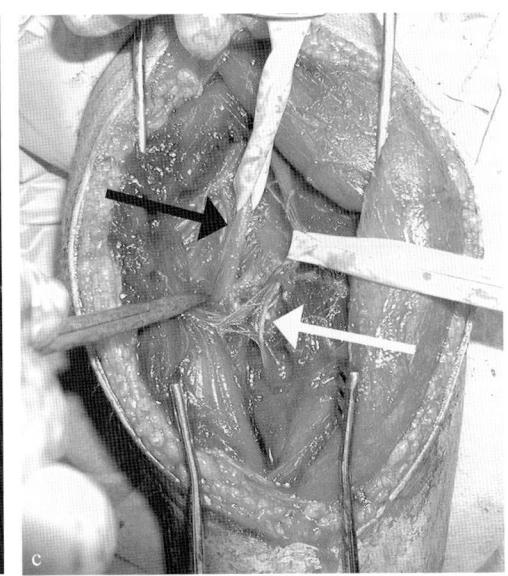
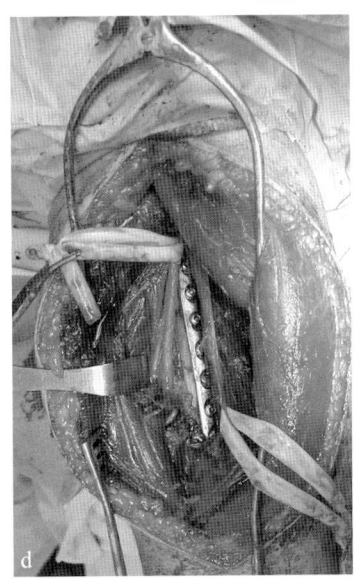
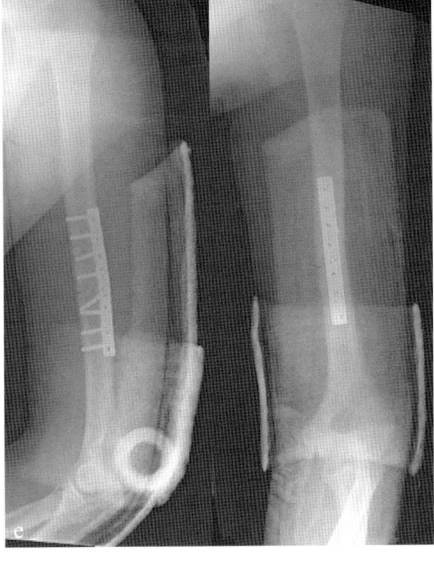

图 15.6 a. 正位 X 线片显示肱骨中段骨折成角移位，桡神经功能完好。b. 复位后 X 线片显示肱骨横形骨折，对线良好；但骨折端存在间隙，桡神经麻痹。c. 术中发现桡神经（黑色箭头）卡在骨折端（白色箭头）。d. 接骨板内固定、神经复位后的术中照片。e. 切开复位内固定术后的 X 线片

## 浮肘损伤

前臂双骨折合并肱骨干骨折应尽早进行手术固定治疗，为伤肢的早期功能锻炼创造条件（图 15.5）[18, 19]。如果其中一处或两处手术固定失败，则可能因术后制动时间延长导致肩/肘关节僵硬。

## 即将发生的病理性骨折

由转移瘤或代谢性骨病引起的病理性肱骨骨折，是导致患者疼痛和残障的重要原因，约占所有肱骨骨折的 8%[1]。通过多种手术技术可以实现对即将发生病理性骨折的肱骨的稳定。如果正、侧位 X 线片显示骨破坏导致的骨缺损达到 50%~75%，则应考虑手术固定[20]。对肱骨病变进行预防性固定时，应综合考虑包括病变的范围、病变的性质（溶骨性、囊性或混合性），以及患肢症状等在内的众多因素[21]。内固定结合放疗能有效缓解疼痛，为患肢提供稳定并恢复患肢功能。内固定结合骨水泥增强能加强局部的稳定性，有助于缓解疼痛。

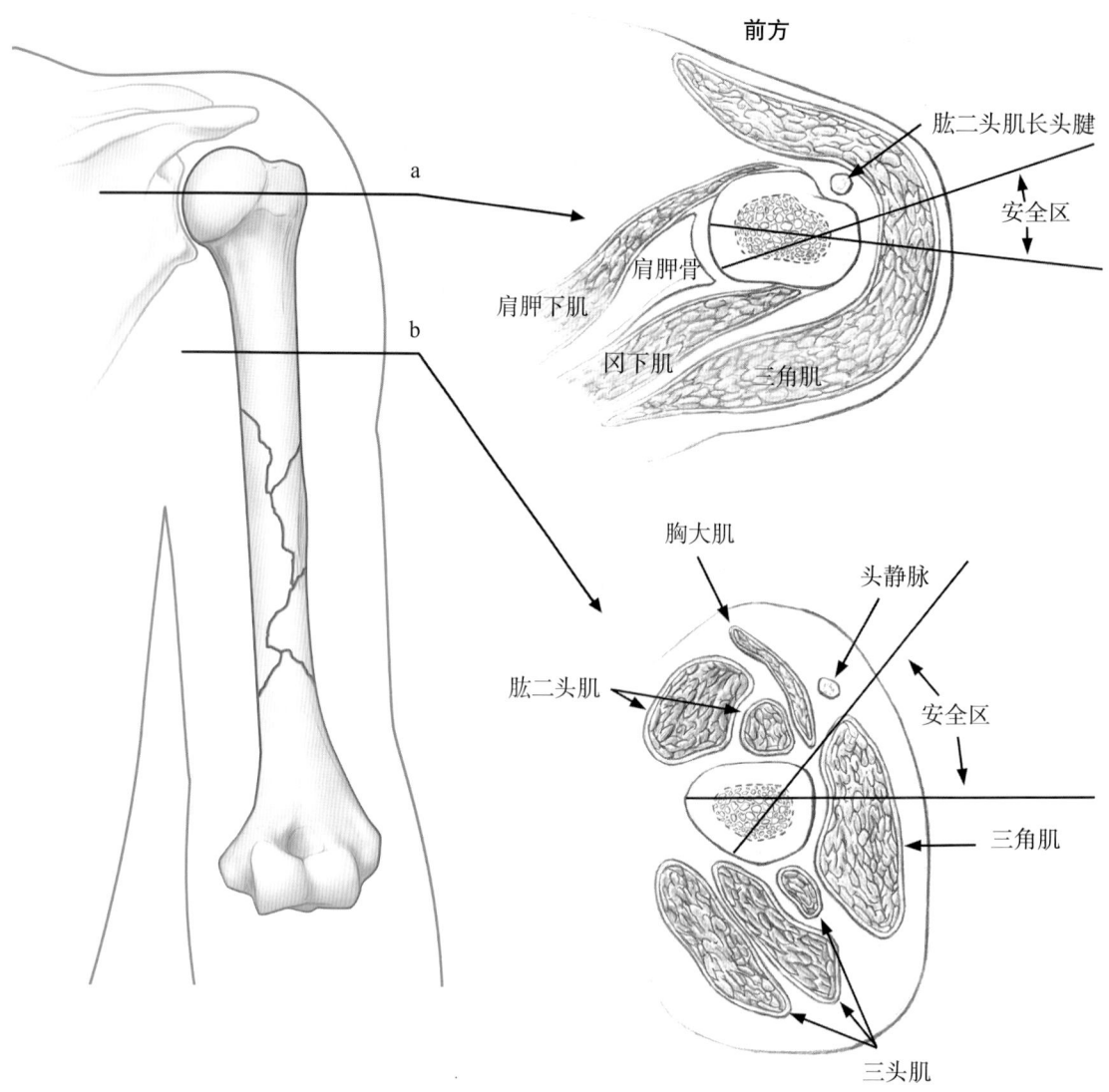

**图15.7** 肱骨横截面示意图，显示外固定支架用半针固定的安全区。a. 最近端外固定针。b. 近折端远端的外固定针（位于骨折线上方）

## 多发伤

合并多发伤的肱骨干骨折是手术固定的指征。合并脑外伤的患者通常在重症监护病房停留的时间较长，早期坚强内固定便于护理、搬运及限制骨折端活动。对于合并四肢多发伤的患者，肱骨骨折坚强固定后，伤肢可在拐杖、助步器等辅助下逐步负重。肱骨干骨折接骨板内固定后伤肢即可完全负重，而不会增加发生并发症的风险[22]。对于双上肢同时骨折的患者，手术固定有助于增强患者日常活动和自理能力。

## 手术治疗

### 一般概念

肱骨干骨折手术固定的指征已在上文进行了讨论，如开放性肱骨骨折、双侧肱骨骨折、

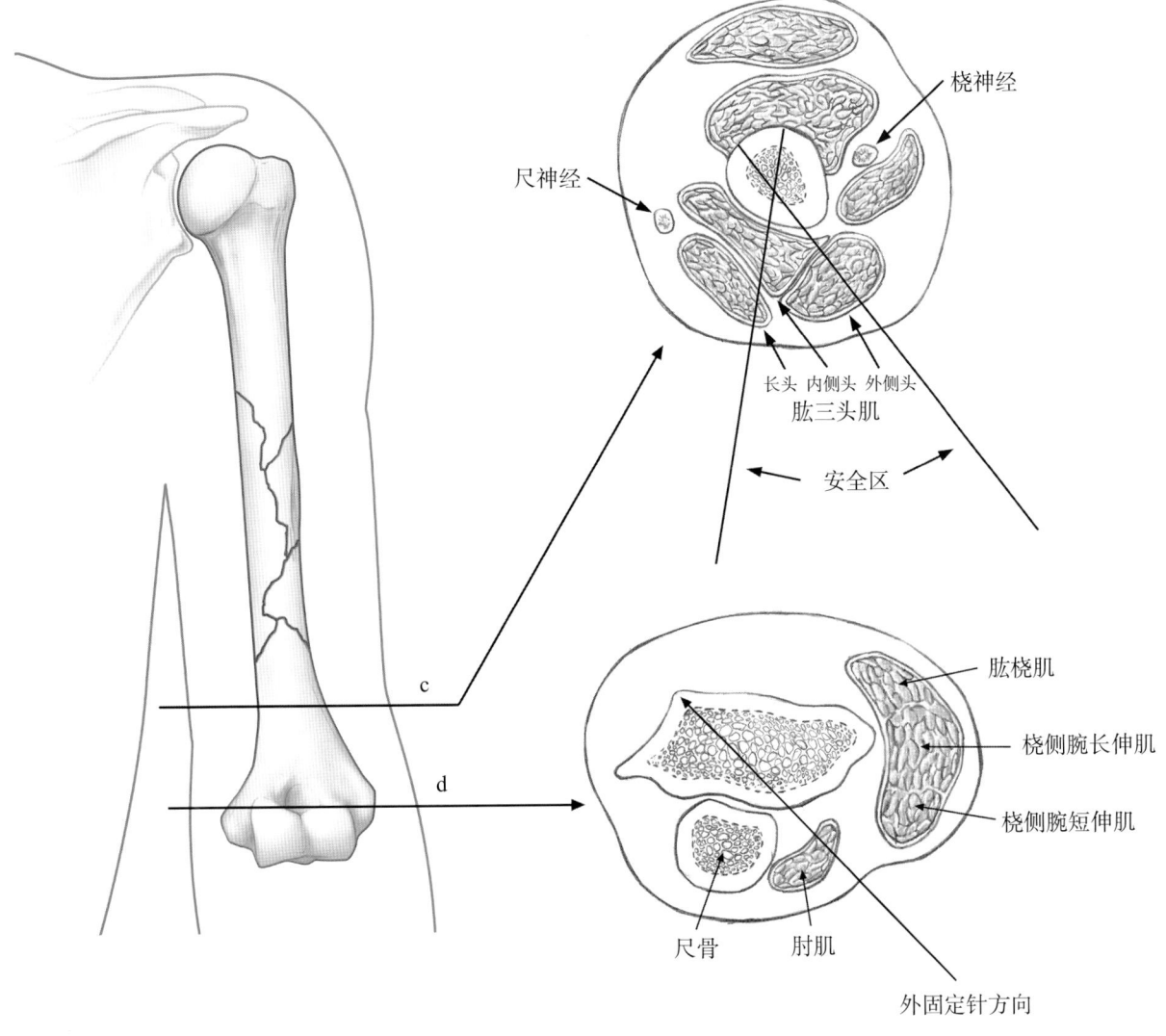

**图 15.7（续）** c. 远折端近端的外固定针。d. 最远端的外固定针，刚好位于肘关节上方

病理性骨折、肱骨骨折合并同侧前臂骨折（浮肘），以及多发伤（骨折固定利于患者护理和活动）等。能否坐起和在半卧位睡觉是决定采取非手术治疗的重要参考因素，这一体位有助于利用重力牵引复位骨折端。

肱骨骨折合并下肢骨折的患者通常需进行部分负重功能锻炼，而肱骨骨折手术固定后，则可允许患者使用拐杖或其他助行器步行。Tingstad 等[22]注意到，有学者估测在使用双侧腋拐时上肢可承担身体 80% 以上的重量，并且已经证实按照内固定的应用原则对肱骨干骨折进行有效的固定后，可为患者提供足够的强度，确保其安全地使用拐杖。此外，很多骨科医生还认为，对于稳定性肱骨骨折进行髓内钉固定后，患者同样也可以负重。髓内钉治疗肱骨中段横形骨折就是一个例子。虽然临床系列病例研究表明，接受髓内钉治疗的患者能够在术后 2 周内使用拐杖或步行器步行[23]，但目前仍不清楚复杂骨折或其他不稳定性骨折行髓内钉治疗后能否负重。

接骨板和髓内钉固定是肱骨干骨折最常见的手术固定方式。外固定支架应用非常少，这是因为置针时容易损伤局部的神经血管，并且后期容易继发肩/肘关节活动障碍、针道感染等。

选择何种接骨板固定以及是否采用髓内钉治疗仍然存在争议，相关因素包括骨折的类型和部位、合并的软组织和神经血管损伤、骨质疏松、合并同侧肢体损伤以及手术医生的经验等。

髓内钉治疗肱骨干骨折直到交锁髓内钉出现才逐步得到广泛应用。交锁髓内钉拓展了肱骨干骨折髓内固定的手术适应证，提高了手术成功率。虽然目前普遍认为接骨板和髓内钉手术治疗的愈合率没有太大差异，但仍然存在一些争议。髓内钉闭合复位固定能减少手术创伤，但顺行置钉会增加术后出现肩部疼痛的风险。支持接骨板固定的学者认为髓内钉闭合置钉有可能损伤桡神经，而支持髓内钉固定的学者则认为开放手术损伤神经的概率更高。若干研究对肱骨干骨折接骨板固定和髓内钉固定的优点以及存在的问题进行了比较[24-27]。小样本前瞻性随机对照研究和荟萃分析认为，使用接骨板和髓内钉都能获得较高的愈合率，两种治疗方法之间的主要差别是各自固有的并发症，接骨板固定的并发症风险低于髓内钉固定[28]。

## 手术技巧：切开复位接骨板内固定

### 手术体位

患者选择何种体位取决于手术入路。通常前外侧入路采用仰卧位，手术床边放置可透视上肢手术桌，便于术中透视。对于多发伤患者，仰卧位也是首选，合并脊柱创伤或不明确脊柱是否存在损伤时尤其如此。将患者的头部稍偏向对侧，这样不仅便于铺巾隔离，还可避免术中相关器械放置不当误伤患者的颜面部。气管导管放置在患者口部远离手术的一侧，患者躯干应尽可能靠近可透视上肢手术桌。肩胛骨下方加小沙垫稍抬高患肩，以使肩臂部铺巾更方便。肩部外展60°以充分暴露肱骨干。肱骨中段或近端1/3骨折如需使用止血带，而应选用无菌止血带。

应用外侧或后侧入路的患者应取侧卧位，并用布袋支撑。将一个大的垫子置于患者胸前作为手术操作台。将用于腘窝的托垫置于肘前区并与手术床固定，也可以提供类似的操作台。在保证安全的情况下，侧卧位患者的躯干也应尽可能靠近手术床的边缘。同时，肩关节外展90°以充分暴露手术区域。

应用后侧入路时，患者取俯卧位更为方便。肩关节取外展90°中立位。患者胸前加垫使肩部轻度前屈，避免过度牵拉臂丛神经。可透视上肢手术桌置于侧方与手术床连接，可为手术提供一个良好的工作平台，同时便于术中进行透视。

### X线影像

术前X线检查应获取两个垂直平面的肱骨全长影像，一般拍摄肱骨正位和侧位X线片。临床上还有一些特殊投照位的X线片用于肱骨近端和远端，不过普通正、侧位X线片即可清楚显示肱骨干。

多数肱骨骨折可以在直视下直接复位固定，而术中透视适用于几乎任何类型的肱骨骨折，能帮助判断术中骨折复位、接骨板螺钉的位置以及长度等情况。患者侧卧时，C臂置于患者前方垂直拍摄可获得肱骨正位片，肩关节外旋90°即可拍摄侧位片。患者仰卧或俯卧位时，C臂垂直于可透射X线的上肢手术桌进行拍摄，通过旋转肩关节分别获得相应的正、侧位X线片。

## 手术入路

### 前入路

前外侧入路（图 15.8）是肱骨干骨折切开复位内固定最常用的手术入路。该入路可以充分显露包括远、近端在内的整个肱骨干。沿肱二头肌和肱肌外侧做切口，分离并牵开外侧肌间隔前方的肱肌直达肱骨。该切口可不必分离、牵开桡神经，但在切口远端需谨慎操作，勿损伤前臂外侧皮神经。

### 后方入路

**视频 15.1　后方接骨板固定肱骨干骨折**

后入路可显露肱骨干下 3/4，主要用于肱骨下 1/3 骨折。这是因为肱骨干的后表面相对平坦，适合放置接骨板（图 15.9）。后入路易损伤桡神经，操作时应仔细辨别并加以保护[29]。俯卧位是进行后入路手术最合适的体位，虽然也可应用侧卧位。于上臂后侧正中做皮肤切口，在浅层，自肱三头肌长头和外侧头之间的间隙进入（图 15.10a，b）；至深层，分离并牵开肱三头肌内侧头，显露伴行于桡神经沟的桡神经和肱深动脉。

### 其他手术入路

临床上较少采用直接内侧或外侧入路。内侧入路通常在开放性骨折合并内侧创口或术中需要显露血管时才考虑应用。外侧入路可用于仰卧位，并且无须进行肌肉分离[30]。

## 复位固定

临床一般采用 AO 内固定研究学会（AO/

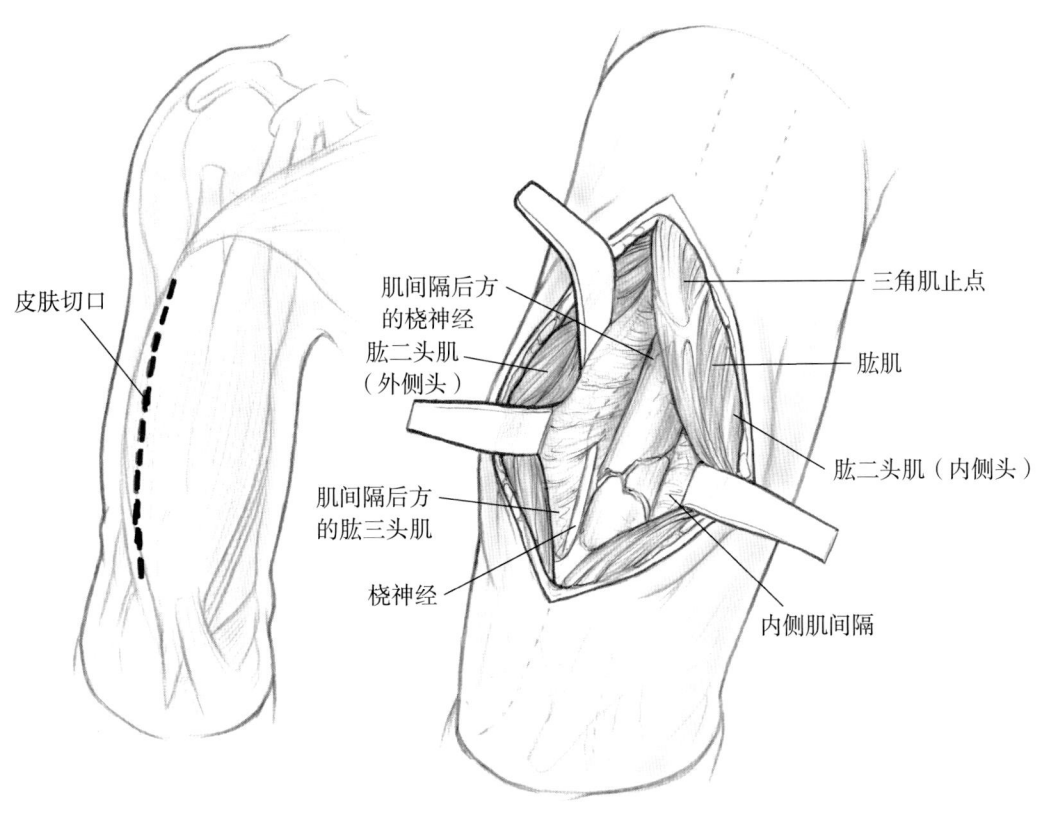

图 15.8　肱骨前外侧入路

ASIF）所倡导的切开复位接骨板内固定的标准技术[31]，涉及针对不同的患者和骨折类型选择合适的接骨板类型（见后文讨论）。简单骨折，包括横形骨折、短斜形骨折和弯曲楔形骨折，可采用直接切开复位，术中需保护附着的软组织，不可环形钳夹骨面。接骨板通常可以协助骨折复位。复杂骨折最好采用桥接接骨板固定，即将接骨板跨越骨折部位固定于骨质完好的远

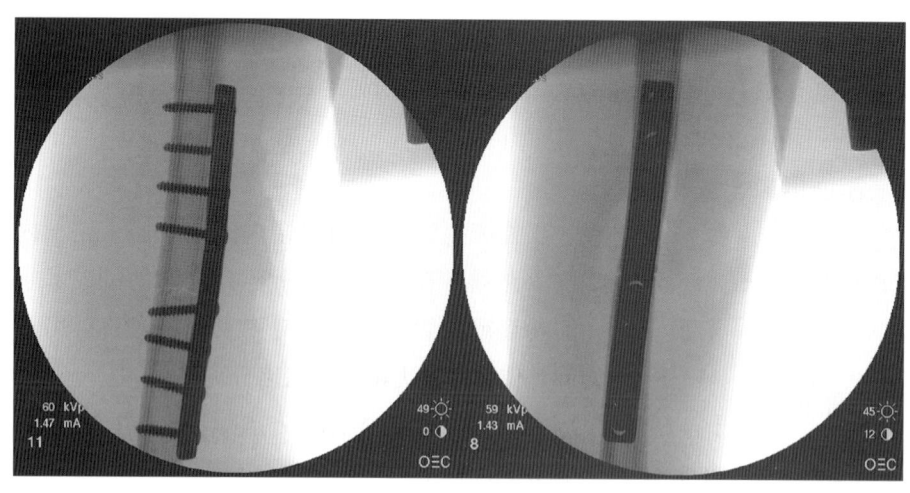

图 15.9 肱骨后方接骨板固定。注意接骨板中点处轻度预弯以实现对骨折的均匀加压

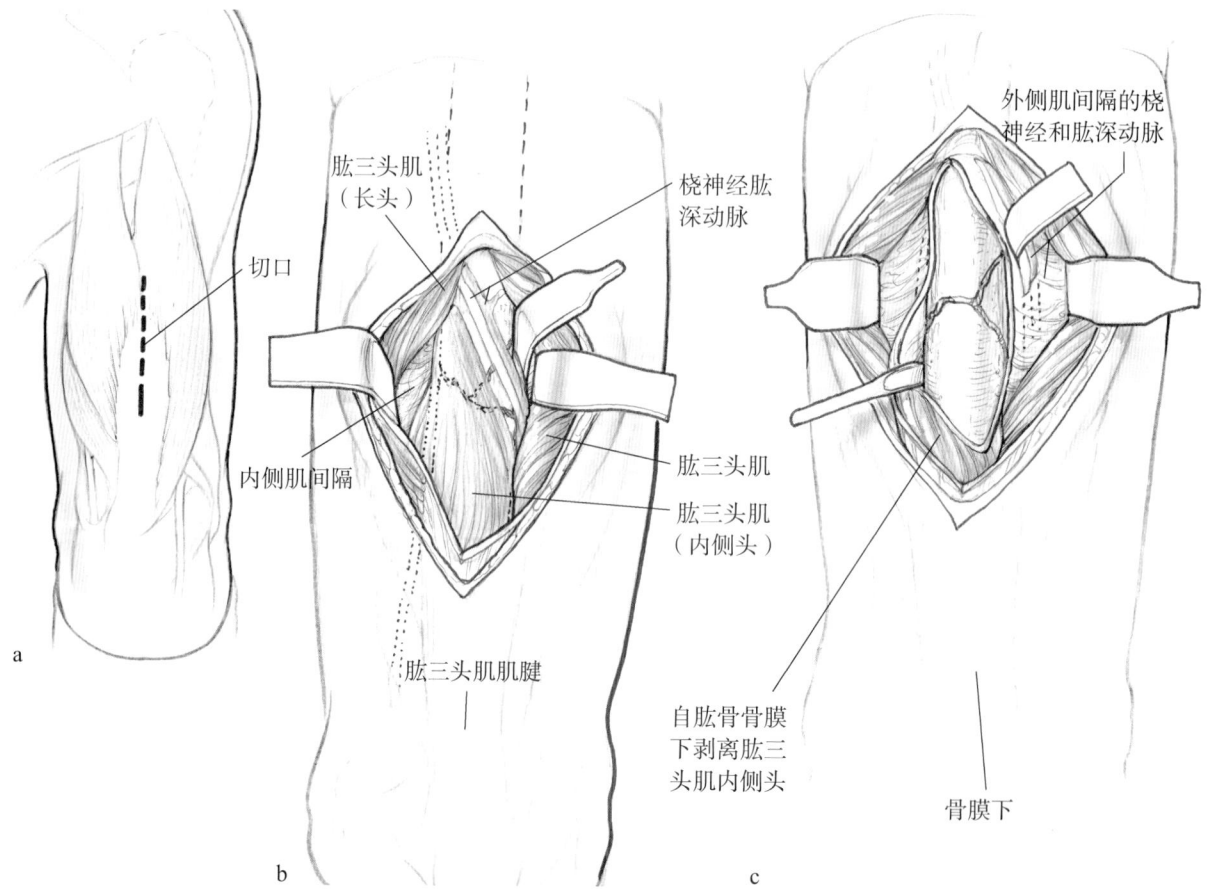

图 15.10 肱骨后侧入路。a. 虚线表示皮肤切口（虚线）。b. 浅层解剖结构。c. 深层解剖结构

折端和近折端，术中需注意恢复骨干的长度/旋转和对线。这种方法可通过有限切开进行，减少了对骨折粉碎区域软组织的分离，但却可能增加桡神经损伤的概率[32]。近来有文献报道了经皮接骨板技术，通过位于骨折远、近端的两个小切口置入并直接跨越骨折端，不必对骨折端进行暴露[33]。

### 内固定物的选择

临床上通常采用长度合适的 4.5 mm 动力加压接骨板（其长度应满足在骨折每一端至少能置入 4 枚双皮质螺钉）进行固定。尽管对于肱骨和股骨首先推荐宽动力加压接骨板，但 4.5 mm 动力加压接骨板一般就能满足要求；对于体型稍小的患者，窄的 4.5 mm 动力加压接骨板可能更合适。而对于体型很小的患者，3.5 mm 动力加压接骨板也是可以采用的。目前的趋势是选用较长接骨板并用较少的螺钉进行固定。

固定横形骨折前，接骨板应先预弯以便压力能均匀分布于骨折表面（图 15.9）。固定斜形或螺旋形骨折通常需要使用拉力螺钉，拉力螺钉如能通过接骨板固定则更为理想。对于肱骨下端骨折，试图在接骨板不影响尺骨鹰嘴窝的情况下对远折端进行穿透 8 层皮质的常规固定似乎是不太可能的。在这种情况下，可考虑用两块接骨板，第二块接骨板与第一块接骨板成 90°角放置，固定肱骨远端外侧柱或内侧柱（图 15.11）。

### 植 骨

肱骨干骨折在进行接骨板内固定时是否需要植骨，目前还没有明确的意见。与这一问题相关的多数文献（包括回顾性队列研究、病例对照研究）报道，其研究都是在当前强调的骨折间接复位技术得到广泛应用之前做的；是否进行植骨，术者可根据自己的喜好进行选择。目前仅有一项随机对照研究对植骨或不植骨的动力加压接骨板与 Enders 钉固定进行了比较。这项研究中，Chiu 等[34]发现，与接骨板固定未植骨的患者相比，接骨板固定并植骨的患者的骨折愈合时间短了 3 周。然而，尚没有证据表明应用接骨板固定技术必须同时植骨。因此，作者一般不进行预防性植骨，而是应用间接复位和桥接接骨板技术处理粉碎性骨折。

### 肱骨接骨板内固定术后的护理

肱骨干骨折牢固内固定后通常没有必要辅助外固定，除非认为有必要应用后侧夹板临时固定以保护创口，否则单纯用柔软敷料覆盖伤口即可。术后立即鼓励患者开始进行肩、肘关节的功能锻炼，如有需要，还可允许患者用患肢扶拐行走。在患者能耐受的情况下，鼓励其不断加强活动，但在骨折出现影像学愈合前，必须限制患者抬举重物和高应力的活动。

## 手术技术：肱骨干骨折微创接骨板固定（MIPO）

### 临床结果

微创经皮内固定术（MIPO）是治疗肱骨干骨折有效、安全的术式。这些技术最初用于治疗股骨和胫骨骨折，随着骨科医生对这些技术逐渐熟悉，该技术已逐渐用于肱骨骨折的治疗。由于在上臂的神经血管周围安全放置内固定物的手术技术得到改进，因此对于熟悉 MIPO 技术的骨科医生来说，采用 MIPO 技术治疗肱骨干骨折是合适的。

肱骨骨折的微创接骨板内固定技术最早在 2002 年被提出。2 年后，Livani 和 Belangero[32]发表了第一个临床系列病例研究，该研究报告了16例肱骨骨折（15例患者），其中15例骨折愈合。随后几项系列病例研究报告微创接骨板内固定术治疗肱骨骨折的愈合率为91%~100%[35-41]。

Oh等[38]的病例对照研究比较了标准的前方MIPO入路和前外侧开放入路治疗肱骨骨折的疗效，发现两者在骨愈合率、愈合时间和功能结果（Mayo肘关节功能评分和UCLA肩关节评分）相当。

一项包括14例患者的系列病例研究报告，患者的肩关节活动度获得完全恢复的中位时间为术后19天，肘关节活动度完全恢复的中位时间为60天[39]。Shin等[40]的系列病例研究报告，平均Mayo肘关节功能评分为97.5分，UCLA肩关节评分为优者达85.7%。

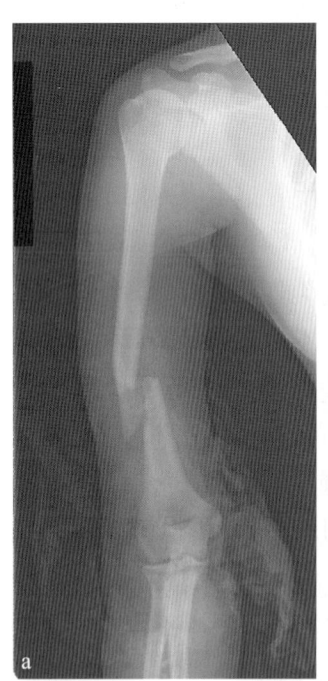
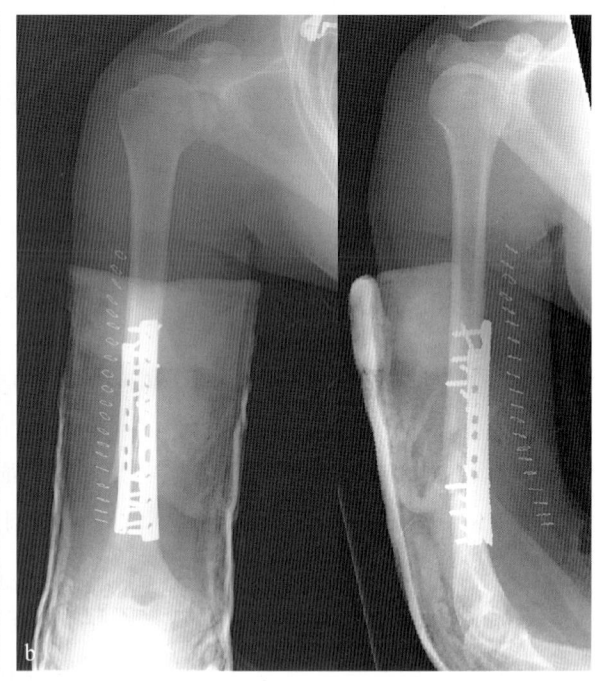
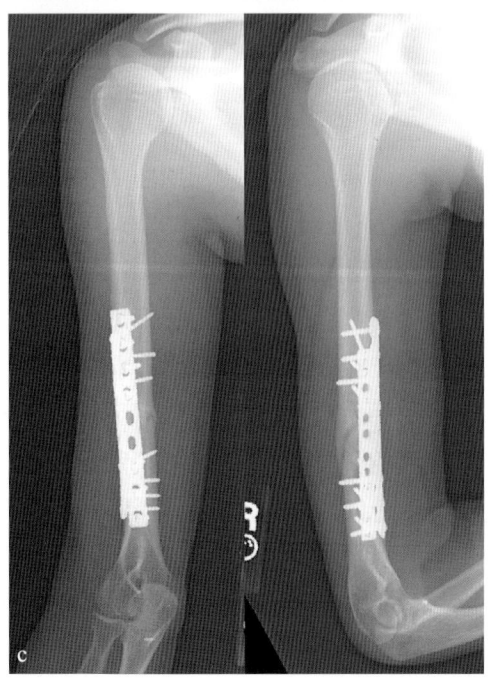

图15.11 a.肱骨正位X线片显示肱骨远端1/3粉碎性骨折。本例患者为肘关节开放性损伤，内侧副韧带完全断裂。b.采用2块接骨板成90°角放置进行内固定。单一接骨板固定无法提供足够固定强度。c.最终的X线片

据报道，与微创接骨板内固定相关的医源性神经损伤发生率低于10%。一项研究采用MIPO技术治疗32例肱骨骨折患者，共3例出现桡神经功能障碍；其中2例术前已存在桡神经损伤，术后暂时加重[37]。另外两项采用MIPO技术治疗肱骨骨折的研究，没有发现与该技术有关的桡神经损伤[32,41]。

MIPO技术具有改进肱骨干骨折的手术疗效的潜能，但是有限的文献数据并未显示MIPO技术优于开放内固定术。该技术的运用，具有较小的血管神经损伤风险和更高的骨折愈合率。

## 解剖学

骨科医生采用微创复位、固定技术治疗肱骨骨折，独特的挑战是神经血管与肱骨的解剖关系。由于肌肉、桡神经与肱骨的解剖关系密切，许多骨科医生对采用MIPO技术治疗肱骨干骨折望而生畏。然而，最近对该技术及其临床结果的研究表明，MIPO技术是可行的，神经损伤风险亦很小。为了开展微创接骨板内固定技术治疗肱骨干骨折，必须对肌皮神经、桡神经的解剖学及其与其他重要解剖结构间的关系有全面认识。

肌皮神经起源于臂丛神经的外侧束，穿过喙肱肌。在分出肌内神经分支支配喙肱肌后，肌皮神经在平均距肩峰远端7.7 cm处穿出喙肱肌，并在臂外侧、肱二头肌和肱肌之间穿过，支配这两块肌肉。支配肱二头肌的分支与肌皮神经的分叉处距肩峰平均13 cm。研究表明，肌皮神经的分支方式多样，超过1/3的标本具有一条以上主要分支支配肱二头肌；而支配肱肌的神经分支通常出现在支配肱二头肌的神经分支的远端，距肩峰平均175 mm，并且90%以上标本仅有一条神经分支支配肱肌[42]。在肘部，肌皮神经穿过肱三头肌腱外侧的深筋膜，形成其终末支——前臂外侧皮神经。

桡神经源于臂丛神经后束，并从内向外斜行于肱骨后侧的螺旋形桡神经沟内（图15.12）。桡神经继续向下走行，穿过肱骨中、下1/3的外侧肌间隔。有解剖学研究描述了桡神经在桡神经沟部位与肱骨内外侧髁的关系，桡神经进入桡神经沟的位置位于肱骨内侧髁近端18.1 cm±1.1 cm处，随后在外侧髁近端12.6 cm±1.1 cm处离开桡神经沟[43]。其他研究则量化了桡神经所在位置相对髁间的距离，发现桡神经在中、外侧平面位置与外上髁的距离是内、外侧髁间距离的1.4~2.0倍[44]。以肩峰为标志，桡神经在肱骨后内侧与肱骨交叉部位的平均距离为10.9 cm±1.1 cm，在肱骨后外侧穿出部位的平均距离为15.7 cm±1.1 cm，在桡神经沟内走行的长度为5.9 cm±0.4 cm[45]。

由于桡神经交叉走行于肱骨后方并直接附着在骨膜上，其中央部分位于三角肌粗隆的远端附近[46]。也有研究表明，桡神经在此位于肱三头肌腱膜顶点近端2.5 cm[47]。桡神经继续沿桡神经沟绕至肱骨后方走行，在肱三头肌腱膜外侧2.2~2.7 cm处出桡神经沟，到达外侧肌间隔膜[48]。然后，桡神经在肱骨中段穿入肱骨外侧肌间隔，平均距肱骨近端17 cm±2.3 cm，距鹰嘴窝12 cm±2.3 cm，距肱骨远端16 cm±0.4 cm[49]。也可利用可触及的解剖学标志来判断桡神经的位置。桡神经位于肱骨外侧髁至肩峰最外侧点连线中、外1/3交界处的5 mm范围内穿过外侧肌间隔。这个知识点特别有用，因为它描述了桡神经位置与整个肱骨长度的比例关系，而不是仅仅采用距离来衡量。目前已明确，肱骨长度存在性别和种族差异，因此采用以厘米为单位测量桡神经与解剖标志的距离关系可能并不准确[51]。此外，绝大多数桡神经走行的解剖学数据都是从尸体解剖研究上获得的，而这些尸体标本不存在骨折。骨科医生应该意识到，由于存在肱骨干骨折，桡神经与骨骼解剖标志的关系可能会改变，而且神经的位置与个体的解剖结构有关。

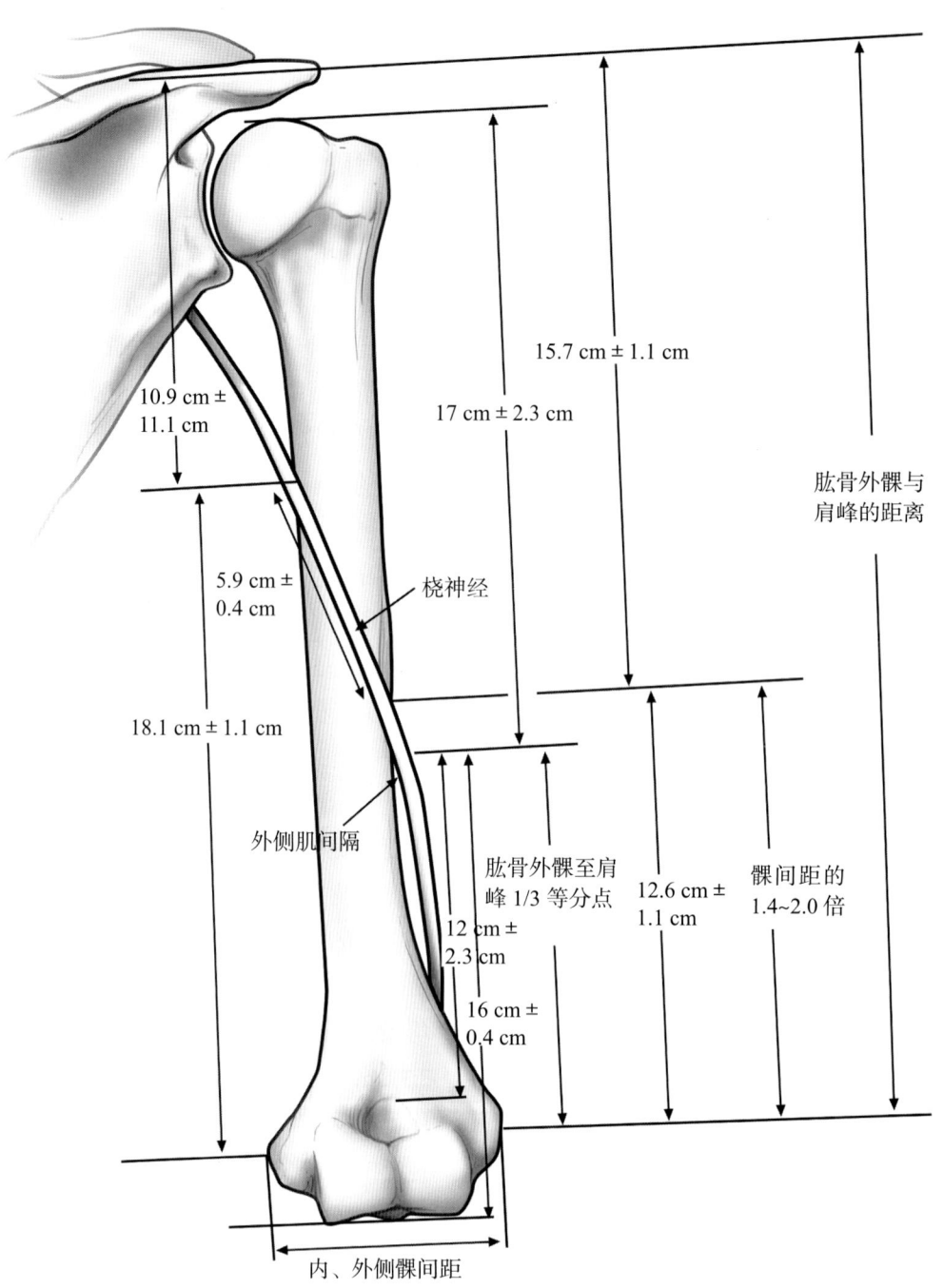

图 15.12 桡神经相对解剖标志的解剖位置关系

## 手术技巧

使用微创接骨板接骨术治疗肱骨干骨折时，患者可采取仰卧位、将患肢置于手术台，肩外展 50°，前臂完全旋后。手术插入接骨板至少需要两个切口，置入螺钉时根据术中需要可能需要更多的切口。通过肱二头肌内侧头近端、三角肌及头侧静脉之间的有限前外侧入路显露肱骨近端。若骨折靠近肱骨近端，可以通过更靠近端的劈开三角肌入路显露肱骨近端[52]。然后，通过肱二头肌和肱桡肌之间的前入路显露肱骨远端。该入路需要辨别前臂外侧皮神经并牵向内侧加以保护。在肱二头肌和肱桡肌深部，需劈开肱肌以显露肱骨前方。桡神经在此部位走行于肱肌和肱桡肌之间，肱肌外侧部分正好保护桡神经。近端和远端切口通过肌肉下方、骨膜上方的隧道相通，该隧道采用骨膜剥离器或接骨板抬起肱骨前方的肱肌而形成。

采用窄或宽的 4.5 mm 锁定接骨板对骨折进行固定。接骨板的长度由肱骨的长度以及骨折的部位决定，但是放置较长接骨板时需要两个切口。较长的接骨板为螺钉的置入提供了更多的选择，也使骨科医生能够以理想的接骨板工作长度完成手术。

通过手法直接复位骨折。必要时，采用牵开器维持上臂的长度和力线，垫枕也可以用来辅助骨折复位。接骨板通过切口、肌肉下隧道插入。术中透视以确认接骨板的位置和骨折的复位情况。在骨折复位和接骨板位置满意的情况下，通过克氏针或普通螺钉临时固定接骨板。普通螺钉可将接骨板和肱骨靠在一起，从而纠正骨折在矢状面上的成角畸形，直到获得满意的力线。若骨折在矢状位上的力线满意且接骨板紧靠肱骨，则可以单纯使用锁定螺钉固定，无需普通螺钉。

通过两端小切口，在接骨板近端和远端钉孔中打入螺钉来定位接骨板。在外侧髁上方 5.5~12.7 cm 的区域进行经皮置钉操作时，有损伤肌皮神经的风险[53]。如果需要在该区域置钉，则应扩大切口使之能够直视下置入螺钉。采用 MIPO 技术治疗肱骨干骨折时，若螺钉长度过长，穿出后方骨皮质，则可能损伤桡神经。在肱骨外髁上方 12.7~15.8 cm 的区域内置钉存在桡神经损伤风险；如果需要在该区域置钉固定，则应考虑使用单皮质螺钉[53]。

术后，允许患者进行日常的生活活动，鼓励术后即刻进行肩、肘关节的活动。告知患者避免反复的持重活动；在疼痛可忍受的情况下，允许患者进行主动活动。对于需要使用上肢改变体位、使用拐杖或助行器的患者，同样允许上述活动。

## 肱骨干骨折髓内钉固定

视频 15.2　髓内钉固定肱骨干骨折
视频 15.3　肱骨骨折弹性髓内钉固定

对于肱骨干骨折，有学者认为髓内钉是一种可靠的固定方式，甚至可以作为首选[23, 54]。但是，同身体其他部位的长骨相比，肱骨骨折采用髓内钉或接骨板固定孰优孰劣尚不明确，临床还存在很大争议。

对于肱骨干骨折，早年曾推荐使用细的弹性髓内钉来固定，如 Enders 钉和 Rush 棒。弹性髓内钉的优势主要在于可以于偏心位插入髓腔而无须干扰肩袖组织。此外，还可以通过肱骨髁逆行插入髓腔。弹性髓内钉系统的主要缺点是固定不够牢固，髓内钉常发生移位。但如果正确使用，Enders 钉、Hackethal 钉和 Rush 棒治疗肱骨干骨折的愈合率可高达 90%[34, 55~58]。

交锁髓内钉的应用克服了弹性髓内钉强度不足的问题，同时也可满足骨折固定、闭合置钉的需要。外科医生也可以应用交锁髓内钉技术处理弹性髓内钉难以固定的粉碎性骨折。虽然交锁髓内钉的适应范围较广，但也应考虑到这种内固定装置也存在不少潜在的并发症[59, 60]。插入交锁髓内钉可能会导致神经血管损伤[61, 62]。此外，刚性交锁髓内钉要求进针点大体位于髓腔的轴线上。因此，其进针点通常与弹性髓内钉不同。顺行髓内钉从肩袖插入，而逆行髓内钉则需要在鹰嘴窝或鹰嘴窝稍上方自更大的进针点导入。与入路相关的极其独特的并发症将在后文进行讨论。

置入交锁髓内钉时可以扩髓也可以不扩髓，但正如在其他长骨所遇到的问题一样，究竟哪种方法更好目前也存在争议。与股骨和胫骨不同，扩髓并没有显示能提高肱骨髓内钉治疗的愈合率[63]。不过，由于肱骨的骨髓腔直径较小且缺乏宽阔的远端干骺端，因此有创伤学者认为扩髓有助于避免髓内钉远端嵌顿以及骨折端的过牵（这种情况可能会增加骨不连的风险）。另外，也有学者认为扩髓造成的热坏死反而会导致骨不连。尽管如此，由于髓腔的直径相对较小，通过扩髓可以顺利插入较大直径（更坚强）的髓内钉。所谓有限扩髓，即不强求对所有骨内膜进行积极的扩髓，而只是获得一个与髓内钉直径相匹配的通道。为避免损伤桡神经，应手动插入扩髓钻通过粉碎的骨折端，而不能用电动扩髓。有研究对扩髓与不扩髓髓内钉固定进行了比较，结果发现两种处理方式对骨折愈合率或并发症的影响没有明显差异[63]。因为肱骨远端的直径较小，逆行髓内钉扩髓时应注意一定的角度。

## 术前准备和术中透视

### 顺行髓内钉

顺行髓内钉固定常用的手术体位有两种，但无论采用何种手术体位，患者的伤肢均应置于手术床边缘。第一种为沙滩椅体位，C臂置于手术床头侧的上方，向肩关节远端投照（图15.13）。这样可以很方便地拍摄肱骨正位X线片。如果将C臂调整为水平位，则可以获得标准的经腋侧位X线片。另一种为仰卧位，向健侧侧身30°~45°并手术巾垫高。C臂侧经手术床进行拍摄，通过旋转C臂，无须移动伤肢即可获得肱骨正位X线片和穿肩胛位Y形侧位X线片（图15.14）。

获得足够的影像学资料后，术区消毒，铺无菌手术单。对开放伤口进行延长、冲洗和清创。对开放性骨折，可以采用手法复位并在直视观察确认桡神经是否被骨折断卡压。

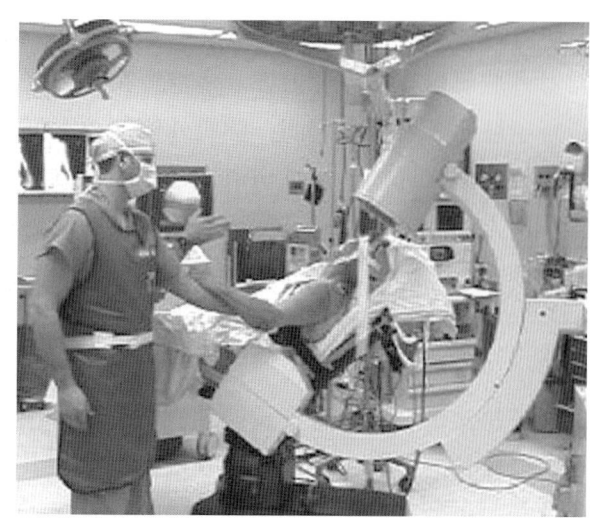

图15.13　顺行髓内钉采用沙滩椅体位

### 顺行髓内钉肩峰前侧入路

#### 适应证

同肱骨大结节骨折的治疗一样，肱骨髓内钉通常采用外侧劈三角肌入路进针。Riemer等认为，同肩峰前侧入路相比，这种手术入路发生肩部疼痛和功能障碍的概率更高[64]。尸体研究显示，经三角肌的外侧入路需将肩袖组成之一的冈下肌在其止点附近横断；而肩峰前侧入路的切口方向刚好与冈上肌腱纤维的走行方向一致，并且其进针点在肩峰的前方，这样就避免了进针时肩峰对插入髓内钉的阻挡。因此，肩峰前方入路适用于所有病例，其操作方法如下。

#### 手术技巧

在肩峰前外侧做2~3 cm长的切口（图15.15），劈开三角肌及其深筋膜并小心地牵开。暴露深面的冈上肌腱并锐性分离、牵开，用缝线标记。在肱骨大结与肱骨头关节面之间的沟槽处插入一枚导针，通过C臂拍摄前后位和侧

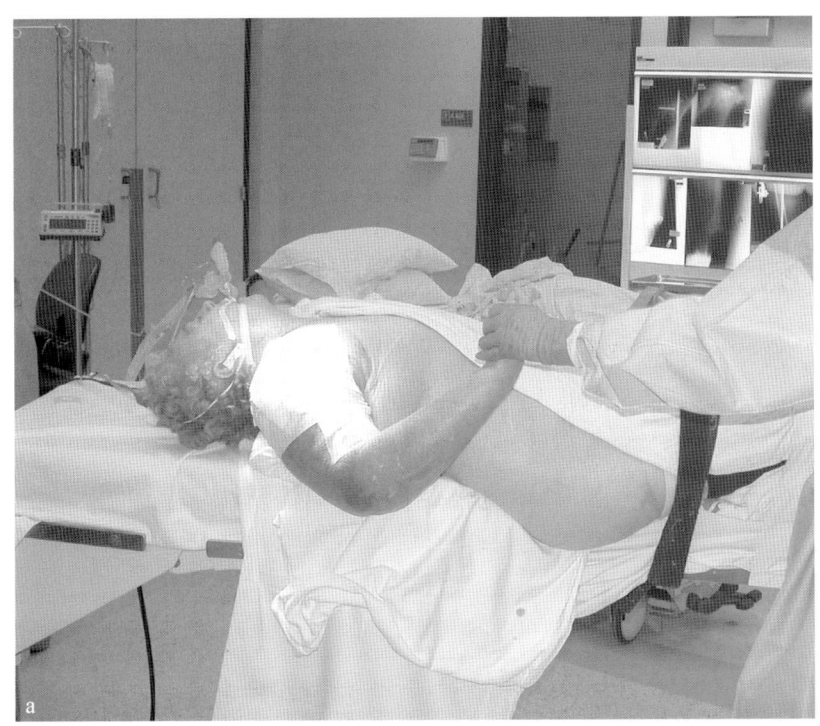

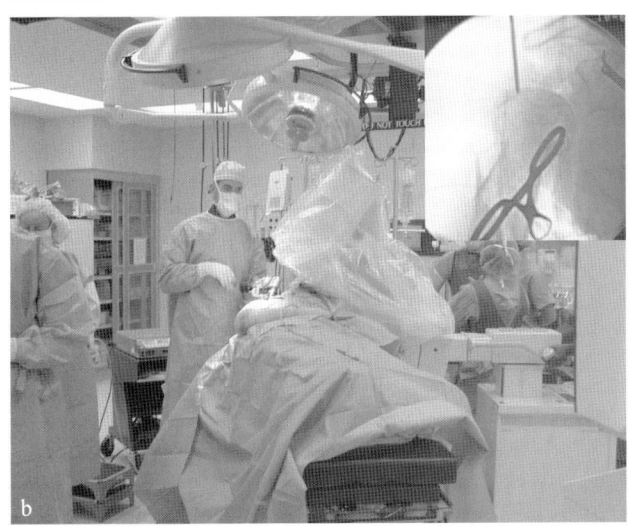 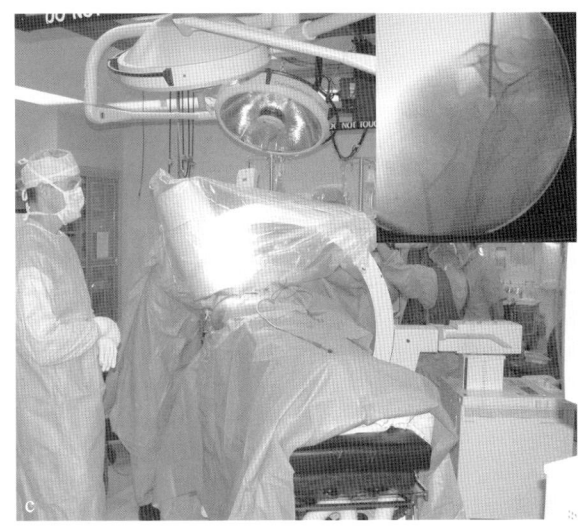

图15.14 对患者或C臂的位置进行调整,可以获得正位和肩胛骨Y位X线片。a. 患者仰卧,用大的布巾垫在患肩下方,将躯体"滚木状"侧向健侧。b. C臂定位并拍摄肩关节正位片,图片右上方即为相应的影像。由于患者躯干向手术对侧倾斜,因此必须转动C臂才能获得真正的正位X线片。c. 不搬动患者,C臂向后旋转,即可拍摄如图片右上方所见的肩胛骨侧位片

位 X 线片确定其位置（**图 15.14**）。导针在两个平面都应位于肱骨髓腔的中心线上。位置确定无误后，将导针向肱骨髓腔插入几厘米，然后用中空钻套住导针并沿导针方向手动扩大开口（**图 15.16**）。开口完毕后，将一枚扩髓导针插入髓腔并穿过骨折端达到肱骨远端。至少应进行最小幅度的扩髓，以免髓内钉卡在肱骨远端。

接下来，沿导针插入髓内钉。插钉时应特别注意确保骨折端不出现分离，通过尺骨近端进行轴向加压，可以避免骨折端分离移位。应用配套器械在髓内钉的近端置入锁钉，一般推荐从外向内置钉，但不管锁钉置入的方向如何，都应注意锁钉穿出对侧皮质的长度不应过长，以免造成神经血管损伤[62]。在距肘横纹 2~4 横指处做 3~4 cm 的皮肤切口，从前往后置入远端锁钉。钝性分离肱二头肌和肱肌，将正中神经和肱动脉牵向内侧，即可直接显露骨表面（**图 15.17**）。

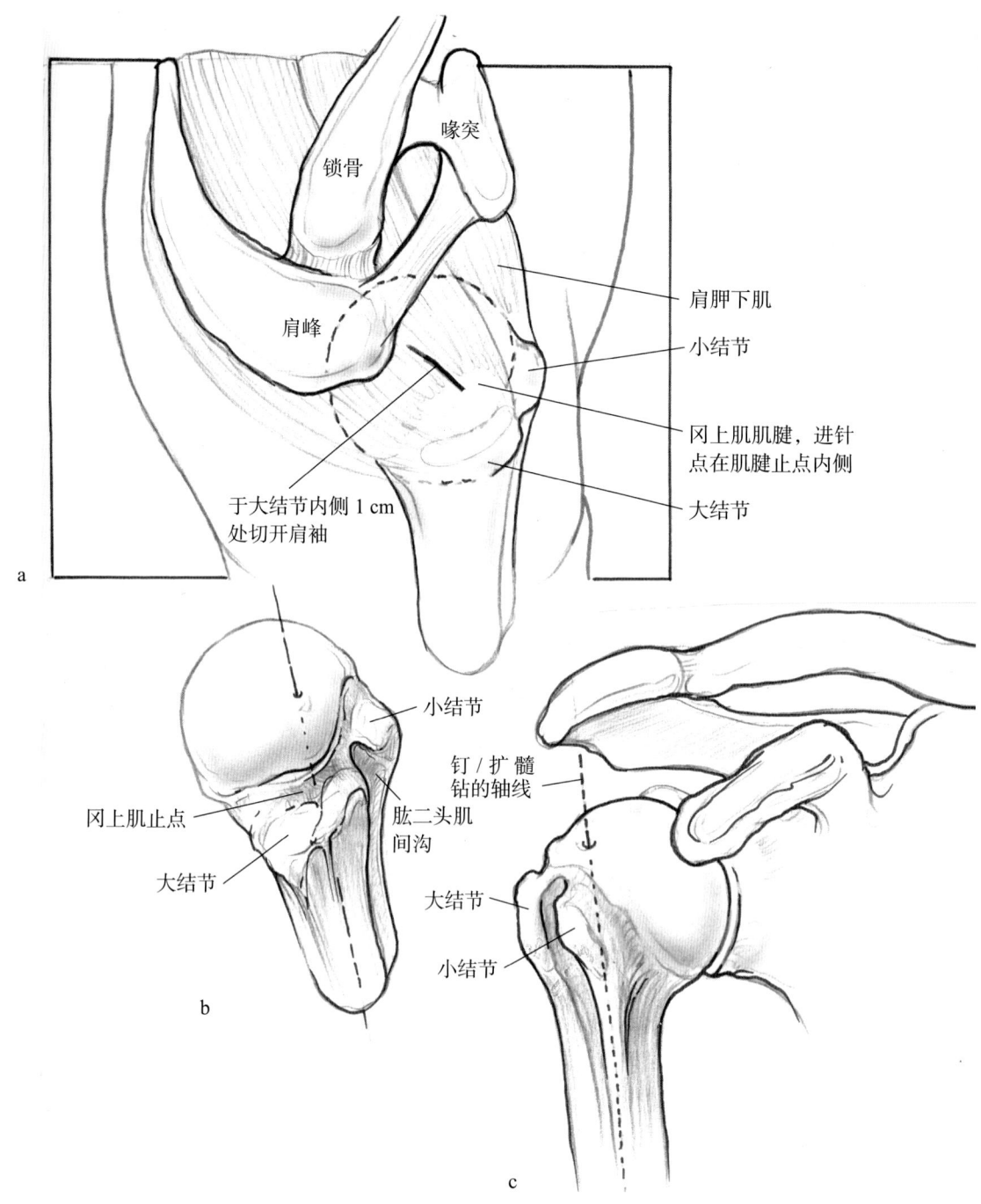

图 15.15 a. 在肩峰前外侧做一个小的皮肤切口并斜向外侧延长，切口方向与冈上肌腱纤维的方向一致。b. 在肱骨大结节内侧 1 cm 的关节软骨边缘处开口，直达骨髓腔。c. 髓内钉进钉点与周围骨性结构的位置关系。通过伸展内收肩关节，髓内钉可以安全地避开肩峰插入骨髓腔

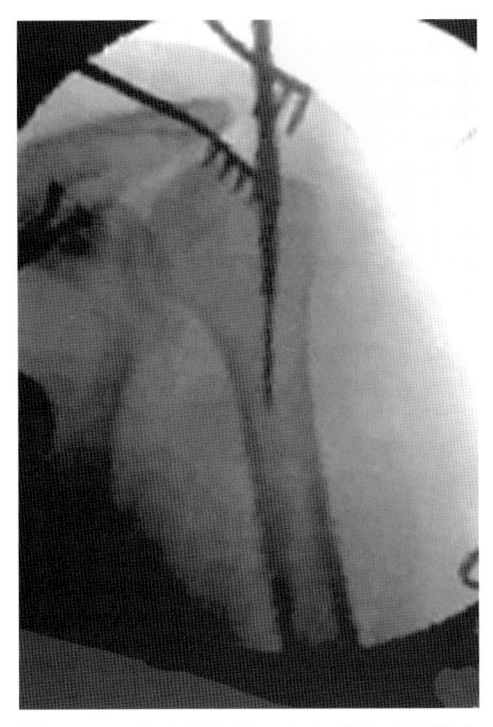

图 15.16 术中影像显示空心钻通过导针在肱骨近端的开口

### 逆行髓内钉

为避免顺行髓内钉相关的肩部疼痛等并发症,部分学者推荐采用肱骨逆行髓内钉[65]。逆行髓内钉的一个很好的手术适应证是肱骨骨折合并同侧尺骨鹰嘴骨折,通过一个肘后皮肤切口即可同时处理两处骨折(图 15.18)。

### 经肱三头肌入路逆行髓内钉固定

#### 适应证

肱骨近端 1/3 骨折和肱骨干骨折可行逆行髓内钉治疗,远端 1/3 骨折则更适合行顺行髓内钉或接骨板内固定,这是因为逆行髓内钉难以为远端骨折提供足够的固定强度。

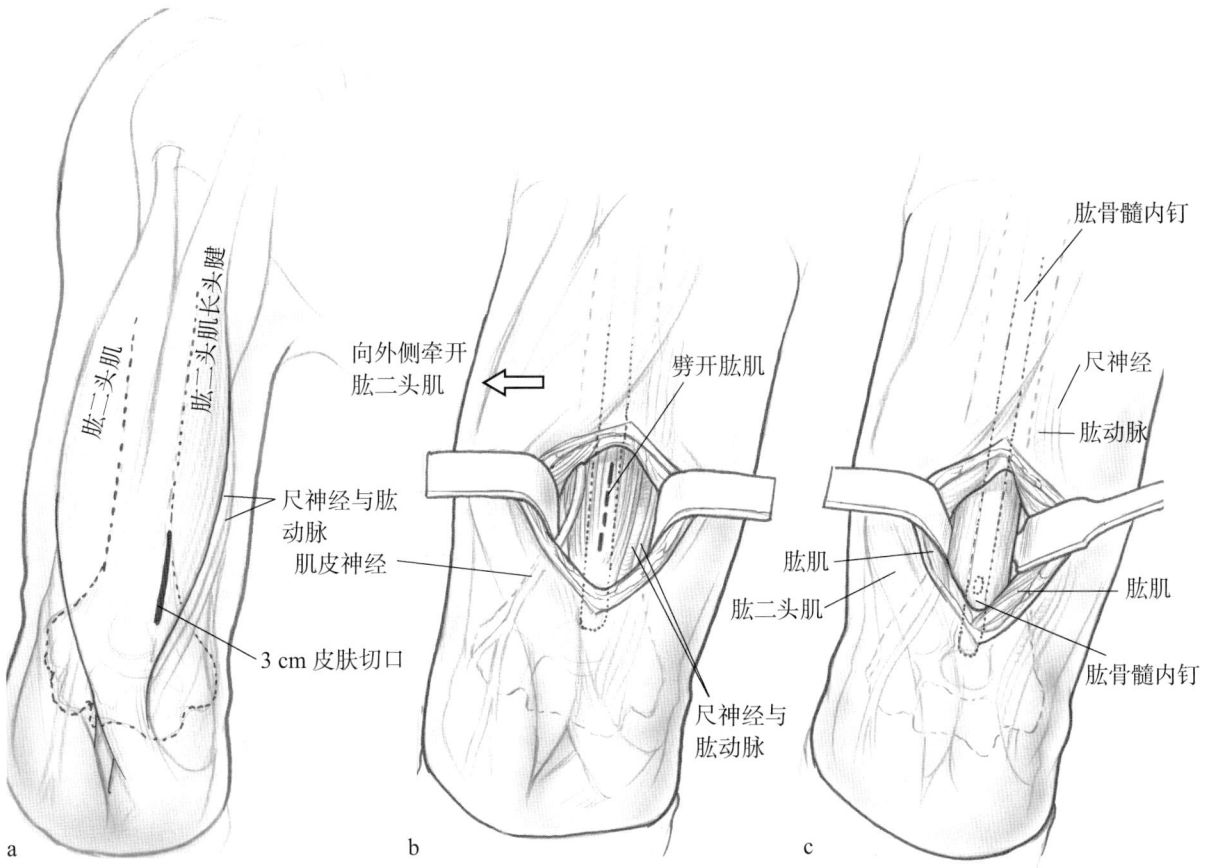

图 15.17　a. 在锁钉孔处做 3 cm 的皮肤切口(在透视下)。b. 将肱二头肌牵向外侧,显露肱肌纤维束。c. 纵向切开肱肌纤维,显露骨表面,用钝头拉钩维持显露

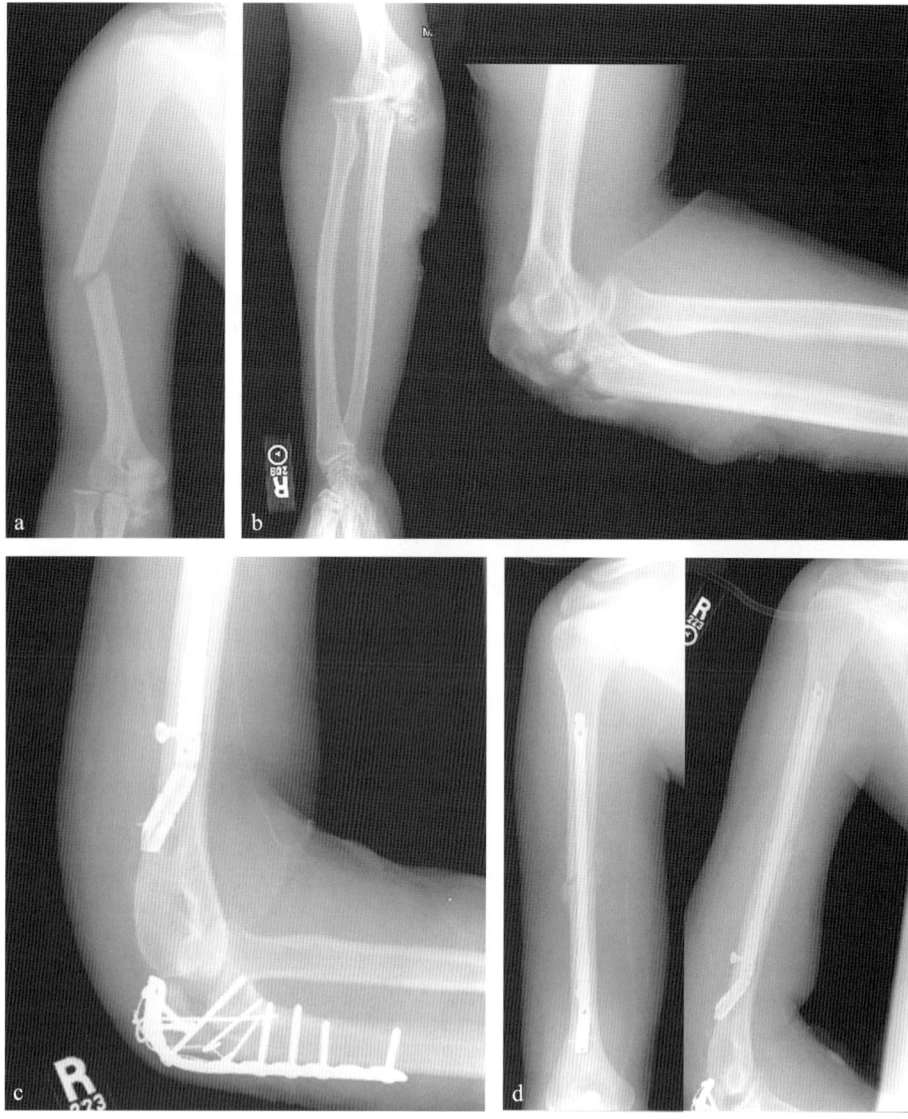

图 15.18 肱骨逆行髓内钉固定。a，b. X 线片显示肱骨骨折合并尺骨近端粉碎性骨折。c. 采用同一皮肤切口，对肱骨骨折用逆行髓内钉固定，对尺骨骨折用接骨板固定后的侧位片。d. 随访时的肱骨正侧位 X 线片

## 手术技巧

行逆行髓内钉固定时，患者取俯卧位时操作最为方便。应用上肢手术桌或其他可透射 X 线的装置放置伤肢。消毒铺巾的范围必须包括整个上肢，多数患者无须使用止血带。屈曲肘关节确认鹰嘴窝，在肱骨远端后正中做皮肤纵切口，沿肱三头肌肌纤维方向分离，显露肱骨后侧骨面。有两种逆行髓内钉进针方法：Ingman 和 Waters[23] 在肱骨后方鹰嘴窝的斜面上建立进针点（图 15.19a），Rommens 等[65] 则主张在肱骨远端、鹰嘴窝近端进针（图 15.19b）。由于这些进针点偏于髓腔一侧，为便于插入相对坚硬的髓内钉，髓内钉入口应斜向肱骨纵轴方向。一般来说，利用配套的钻头建立的髓内钉入口应为椭圆形，宽约 1 cm，长 2~3 cm。操作时应十分谨慎，避免穿破前方菲薄的骨皮质（图 15.20）。应用特定髓内钉时，应按照其推荐的操作技术进行操作。如果操作过程中遇到任何阻碍，应扩大进针点以避免发生肱骨远端骨折。术中应用透视确认骨折复位是否满意，髓内钉是否顺利穿过骨折端，以及锁钉置入是否恰当。

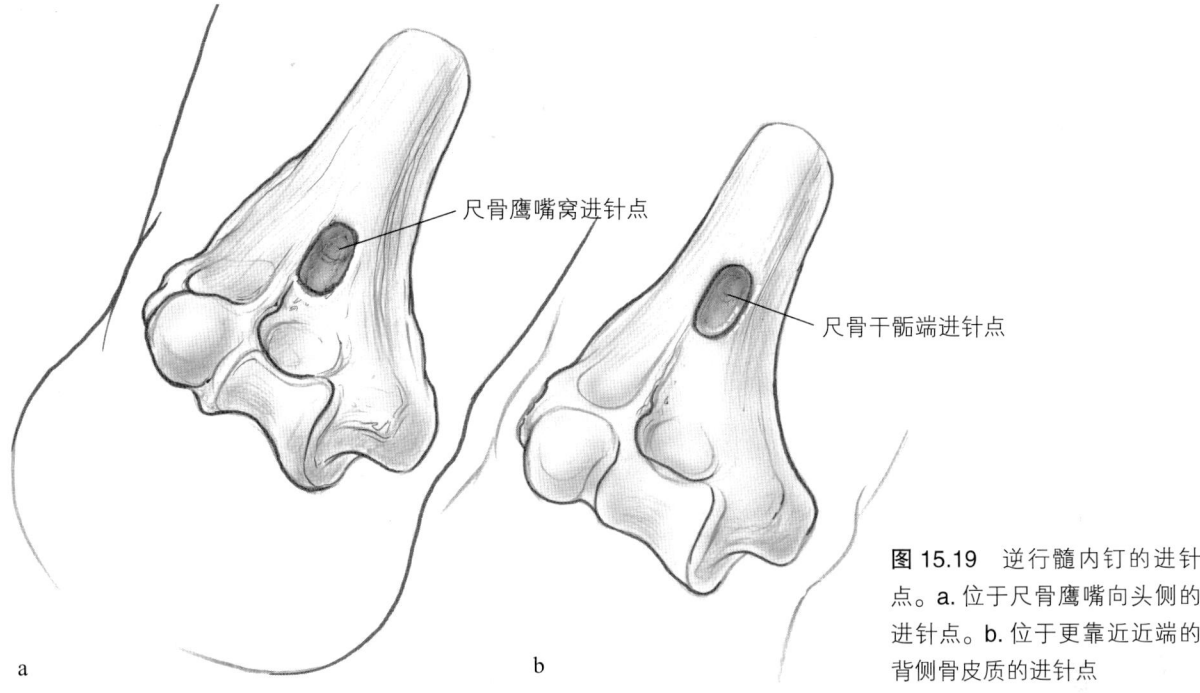

图 15.19 逆行髓内钉的进针点。a. 位于尺骨鹰嘴向头侧的进针点。b. 位于更靠近近端的背侧骨皮质的进针点

Blum 等[66]报道了 4 个不同医疗中心 84 例接受肱骨髓内钉治疗的患者,根据结果指出逆行髓内钉操作的技术要求比顺行髓内钉更高,这是因为肱骨远端独特的解剖结构以及插入髓内钉时产生的应力所致;甚至在髓内钉插入时肱骨远端还可能会发生骨折或骨质劈裂。为避免这一并发症,置入不扩髓髓内钉一般推荐采用宽 10 mm、长 20 mm 的进针点。

## 术后护理

肱骨骨折逆行髓内钉术后,伤口局部用柔软的无菌敷料包扎即可,经坚强内固定后往往无须进行保护性外固定制动。鼓励患者早期进行肩、肘关节的功能锻炼,应严格按照每个患者的具体情况决定其负重的状态。对于合并严重粉碎性骨折或骨缺损的患者,应推迟其负重时间直到出现骨折愈合的征象。不过,部分骨折端有部分皮质接触的患者术后可即刻负重。

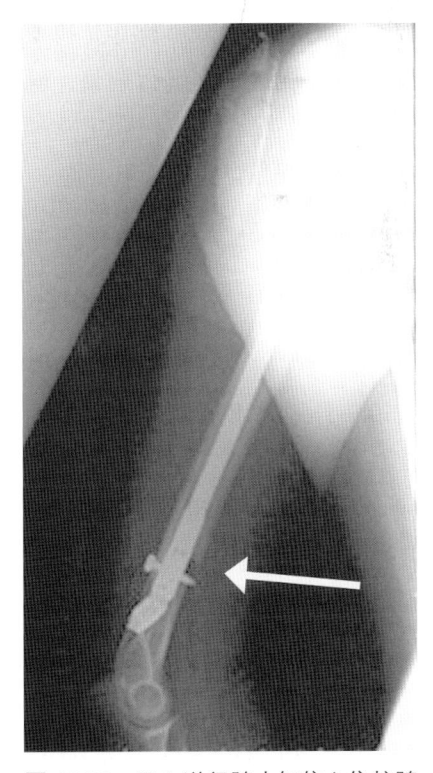

图 15.20 置入逆行髓内钉偏心位扩髓时,不慎穿破肱骨前方骨皮质(箭头所示)

## 外固定

肱骨干骨折的外固定治疗仅限于不能用其他方式进行治疗的患者,多为骨折合并广泛的软组织损伤,如骨折合并严重烧伤、战伤和枪弹伤等[67-69]。因此,对于合并软组织损伤或大段骨缺损无法进行内固定治疗的患者,可应用外固定进行治疗。尽管可以应用外固定直至骨折愈合,但通常外固定只用于临时固定制动,一旦软组织情况好转则应改用其他固定方式。

### 手术技巧

患者取仰卧位,伤肢置于手术床旁可透射X线的上肢手术桌上。调整患者的体位,使整个肱骨可以通过C臂进行透视。在远离骨折部位的远端和近端分别置入2枚双皮质Schanz针。置入Schanz针时应在直视下操作,以避免损伤神经血管。在X线透视下进行调整,确认骨折对位、对线满意,然后安装外固定支架。如果术后早期发现骨折愈合欠佳,则可进一步调整外固定支架对骨折端进行加压。

### 并发症

据报道,外固定术后针道感染的发生率最高可达53%[70],这可能是由于肱骨固定针穿过部位的肌肉都很厚。固定针周围软组织持续的活动,可能是导致针道相关并发症高发的原因。也有文献报道肱骨干骨折外固定治疗可能会导致桡神经损伤[71]。该并发症一旦发生,则应立即进行神经探查。

### 术后护理

肱骨干骨折外固定治疗后,应在可耐受的范围内尽可能鼓励患者进行伤肢功能锻炼;但在出现骨折愈合的影像学证据之前,伤肢不宜进行负重提举。与接骨板或髓内钉固定的肱骨干骨折不同,外固定支架固定不允许术后即刻负重。不过,应鼓励肩、肘关节术后即刻开始活动。

## 结果和并发症

### 畸形愈合

肱骨干骨折对畸形愈合的接受度较高,通常小于30°的成角以及2~3 cm内的短缩不会对功能造成明显影响。对于有症状的肱骨骨折畸形愈合患者,应行手术治疗,手术入路同先前肱骨干骨折手术,截骨矫正后坚强内固定通常能取得良好的治疗结果。

### 骨不连

据报道,肱骨干骨折采用非手术治疗后骨不连发病率可高达5%[3],手术治疗发生骨不连的概率比非手术治疗稍高。在一项应用切开复位接骨板内固定治疗的大样本研究中,7%的患者术后出现骨不连或内固定失效[72]。肥大性骨不连是由于骨折端有足够的成骨刺激但固定不够牢固所致,而萎缩性骨不连则是由于骨折区域愈合过程无法正常启动。对骨不连的治疗能否成功取决于能否找到导致骨折愈合不良的根本原因。首先,应通过检查血液中白细胞总数、总蛋白、白蛋白和转铁蛋白水平来评估患者的营养状态,积极纠正营养不良。对肥大性骨不连未合并明显骨缺损的患者,应考虑骨折端固定不可靠,可采用外固定制动。总的来说,骨不连经坚强内固定后通常最终都能获得骨愈合,固定方式可以采用髓内钉内固定或接骨板内固定。

加压接骨板内固定是治疗骨不连(肥大性和萎缩性)的标准方式。显露萎缩的骨折端,仔细清除纤维组织，修整骨边缘。彻底清除骨折端间残留的纤维组织是非常重要的，因为这些组织通常会阻碍骨愈合。对于接骨板内固定合并少量骨缺损的患者，可用自体髂嵴松质骨移植；如果骨不连合并大段骨缺损，则需应用更为复杂的植骨方法，如带部分皮质的松质骨块或自体带血管腓骨移植。肥大性骨不连只需接骨板加压固定，无需清创和植骨。

除接骨板内固定外，对于没有合并大段骨缺损或骨折端纤维组织增生明显的患者，也可选择应用髓内钉内固定。髓内钉特别适用于骨不连合并病理性骨折或骨质量差无法进行接骨板内固定的患者。髓内钉两端均应锁定以提供足够的旋转稳定性，对于节段性骨缺损的病例还可维持骨骼的长度。此外，闭合置入髓内钉也可通过髓腔直接对骨折端进行植骨。

## 神经血管损伤

对于闭合性骨折，桡神经麻痹通常是损伤时骨折移位导致的神经功能障碍。约90%的患者在伤后3~4个月可自然痊愈，期间应采用包括前臂腕关节夹板支撑腕部和手指直到运动功能恢复等措施。如果超出这一时段患者仍然没有恢复，则应行肌电图（EMG）检查以确定是否需要手术探查。对于闭合性骨折合并桡神经损伤，早期手术探查并不能提高治愈率[15]。相反，开放性骨折一般推荐早期手术探查，因为此时多数桡神经损伤都是由神经撕裂引起的[16]。最近有学者对桡神经撕裂早期修复的病例进行了回顾，发现治疗结果并不令人满意，作者认为这是由于桡神经撕裂的范围较大所致[73]。

有关闭合复位夹板固定治疗所致桡神经麻痹的治疗仍然存在争议，仅有少量的病例报道，因此尚未就治疗方案达成统一意见。不过有一篇回顾性研究总结了20年的经验，报道了16例继发性桡神经麻痹，早期手术探查也未能提高治愈率[15]。

## 治疗相关结果及并发症

### 接骨板内固定

接骨板内固定相关的并发症包括桡神经麻痹、感染和内固定失败等。桡神经麻痹并不常见，切开复位内固定术后仅有不超过5%的病例发生桡神经麻痹，可能是由于术中牵拉桡神经所致。Wang等[74]报道了46例医源性桡神经麻痹病例，所有病例的肌力均恢复4级或5级，开始恢复的中位时间为16周。选择何种手术切口对神经麻痹的并发症发生率没有明显影响。如果内固定物没有松动、骨折没有移位，在探查前应先观察医源性桡神经麻痹功能恢复的情况至少4个月。闭合性骨折接骨板内固定术后感染发生率为1%~2%，与上肢其他部位骨折接骨板内固定术后的感染率类似。接骨板内固定术后内固定失败也较少见，不超过5%。内固定失败通常是由于手术经验不足或患者相关的因素，如饮酒造成的。手术经验不足通常表现为术中选择的接骨板太短、未在骨折远端或近端拧入足够多的螺钉；有时对体型较大的患者，不恰当地使用小接骨板固定也可能是造成固定失败的原因。患者相关的因素包括吸烟，这可能导致骨折延迟愈合，以及酗酒。在决定进行内固定治疗前，对这两个因素必须认真考虑。根据我们的经验，酗酒患者因饮酒后跌倒导致骨折，这些患者出院后由于术后伤口疼痛或创伤的限制，可能再次饮酒并导致术前类似的情况。

### 顺行髓内钉

肱骨骨折顺行髓内钉治疗的主要并发症包括骨不连和肩关节疼痛。髓内钉内固定术后骨不连较接骨板内固定更常见，可达5%~10%。插入髓内钉时所造成的骨折端分离是导致骨不连的重要原因，应注意避免。肩关节疼痛可能与髓内钉进针点的位置有关。早期的病例研究提示，肩关节疼痛的发生率高达 20%~40%。据报道，随后对进针点进行改良能显著减少这一并发症[75]。

顺行髓内钉内固定术后最常见的并发症是肩关节疼痛。劈开三角肌的外侧入路（图15.21）因靠近后方并且需切断冈下肌腱的止点，从而导致肩袖损伤。与之不同的是，前方入路纵向切开冈上肌腱，术后可以修复（图15.22）。另外，早期理疗也非常重要。

三角肌异位骨化是非常罕见的并发症，作者曾经报道过 1 例合并严重脑外伤的肱骨干骨折出现三角肌异位骨化的病例[76]。因此，对于髓内钉内固定治疗合并脑外伤的肱骨骨折患者，应采取适当的措施预防异位骨化。肱骨髓内钉内固定术后骨不连通常与骨折端分离有关。在进行肱骨髓内钉手术时，应时刻谨记避免出现骨折端间隙。

最后，在扩髓或插入髓内钉时可能发生桡神经损伤。尽管这种并发症并不常见，但是对于易出现这种情况的病例（如采用髓内钉内固定治疗开放性骨折），应注意观察神经是否完好无损。目前，尚不清楚髓内钉手术是否适合并桡神经损伤的患者，因为在这种情形下桡神经可能会卡入骨折端。所以，如果没有必须采用髓内钉内固定的特殊理由，神经探查和接骨板内固定可能是更为稳妥的选择。

### 逆行髓内钉

由于需要去除部分骨质，肱骨远端将变得薄弱，髓内钉进针点部位可能易发生骨折。有生物力学研究指出，髓内钉内固定术后导致肱骨骨折所需的扭矩能量减少了 80%[77]。另外，也有部分文献报道在进针点插入髓内钉时发生医源性骨折[78]。据我们观察，髓腔狭窄的（<10 mm）肱骨骨折容易在扩髓时穿破肱骨远端前方的骨皮质，这将进一步降低肱骨远端的骨强度（图 15.20）。此时，髓内钉插入后骨重塑的期限尚不得而知。

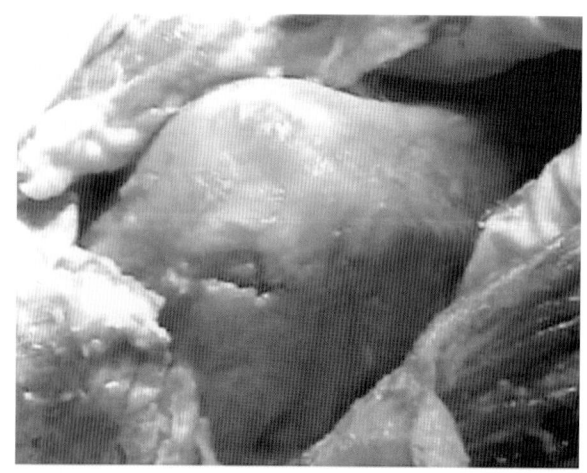

图 15.21 尸体标本可见采用外侧劈三角肌入路肩袖遭到破坏。皮肤切口与冈下肌腱纤维垂直，通常需横断冈下肌腱

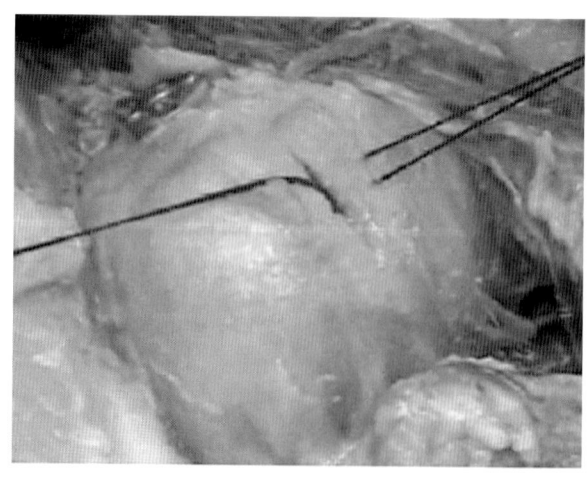

图 15.22 前方切口与冈上肌腱纤维的方向一致，对冈上肌肌腱的损伤较小

> **要点与技巧**
>
> - 使用功能支具治疗肱骨干骨折时,需要每天将两片支具系紧,以便对其下方的软组织加压,从而对骨折处加压来维持对线。另外,在骨折愈合过程中鼓励进行肩、肘关节的主动活动,以防关节僵硬。
> - 如对横形骨折进行保守治疗,在牵引时务必注意,以防造成骨不连。
> - 采用前外侧入路处理肱骨干骨折时,在切口远端注意避免损伤前臂外侧皮神经。

> **经 验**
>
> - 肱骨干骨折最常合并的神经损伤为桡神经损伤,据报道发病率为1.8%~34%。
> - 在评估肱骨干骨折的患者时,一个常见的错误是通过手指的伸直功能来评估桡神经的损伤与否,但其实这一方法评估的是手固有肌肉的功能(由尺神经支配)。桡神经的功能应该通过测试腕关节的背伸活动度来评估。
> - 桡神经损伤可发生于试图复位骨折时,通常会自行痊愈。因此,桡神经损伤不是手术探查或其他外科治疗的绝对指征。
> - 肱骨干骨折可接受的成角或移位程度包括:20°以内的前-后平面成角,30°以内内翻或外翻成角,以及3 cm内的短缩移位。

**视 频**

**视频 15.1　后方接骨板固定肱骨干骨折**

视频演示了采用后方接骨板固定简单横形肱骨干骨折(该患者合并浮肘损伤)的技术。

**视频 15.2　髓内钉固定肱骨干骨折**

视频演示了采用空心髓内钉治疗肱骨干骨折。关键步骤包括进针点、肩袖的处理和骨折间隙的消除。

**视频 15.3　肱骨骨折弹性髓内钉固定**

视频演示了肱骨弹性髓内钉固定技术,包括合适的进针点、角度,以及固定的力学原理。

# 参考文献

1. Ekholm R, Adami J, Tidermark J, Hansson K, Törnkvist H, Ponzer S. Fractures of the shaft of the humerus. An epidemiological study of 401 fractures. J Bone Joint Surg Br 2006;88:1469–1473

2. Sarmiento A, Kinman PB, Galvin EG, Schmitt RH, Phillips JG. Functional bracing of fractures of the shaft of the humerus. J Bone Joint Surg Am 1977;59:596–601

3. Sarmiento A, Horowitch A, Aboulafa A, Vangsness CT Jr. Functional bracing for comminuted extra–articular fractures of the distal third of the humerus. J Bone Joint Surg Br 1990;72:283–287

4. Sarmiento A, Zagorski JB, Zych GA, Latta LL, Capps CA. Functional bracing for the treatment of fractures of the humeral diaphysis. J Bone Joint Surg Am 2000;82:478–486

5. Castellá FB, Garcia FB, Berry EM, Perelló EB, Sánchez–Alepuz E, Gabarda R. Nonunion of the humeral shaft: long lateral butterfly fracture—a nonunion predictive

pattern? Clin Orthop Relat Res 2004;424:227–230
6. Broadbent MR, Will E, McQueen MM. Prediction of outcome after humeral diaphyseal fracture. Injury 2010; 41:572–577
7. Tscherne H, Gotzen L. Pathophysiology and classification of soft tissue injuries associated with fractures. In: Tscherne H, Gotzen L. Fractures with Soft Tissue Injuries. Berlin: Springer-Verlag;1984
8. Gustilo RB, Anderson JT. Prevention of infection in the treatment of one thousand and twenty-five open fractures of long bones: retrospective and prospective analyses. J Bone Joint Surg Am 1976;58:453–458
9. Klenerman L. Fractures of the shaft of the humerus. J Bone Joint Surg Br 1966;48:105–111
10. Holstein A, Lewis GM. Fractures of the humerus with radial nerve paralysis. J Bone Joint Surg Am 1963;45: 1382–1388
11. Mast JW, Spiegel PG, Harvey JP Jr, Harrison C. Fractures of the humeral shaft: a retrospective study of 240 adult fractures. Clin Orthop Relat Res 1975;112:254–262
12. Pollock FH, Drake D, Bovill EG, Day L, Trafton PG. Treatment of radial neuropathy associated with fractures of the humerus. J Bone Joint Surg Am 1981;63:239–243
13. Shah JJ, Bhatti NA. Radial nerve paralysis associated with fractures of the humerus. A review of 62 cases. Clin Orthop Relat Res 1983;172:171–176
14. Böstman O, Bakalim G, Vainionpää S, Wilppula E, Pätiälä H, Rokkanen P. Immediate radial nerve palsy complicating fracture of the shaft of the humerus: when is early exploration justifed? Injury 1985;16:499–502
15. Böstman O, Bakalim G, Vainionpää S, Wilppula E, Pätiälä H, Rokkanen P. Radial palsy in shaft fracture of the humerus. Acta Orthop Scand 1986;57:316–319
16. Foster RJ, Swiontkowski MF, Bach AW, Sack JT. Radial nerve palsy caused by open humeral shaft fractures. J Hand Surg Am 1993;18:121–124
17. Seligson D, Ostermann PA, Henry SL, Wolley T. The management of open fractures associated with arterial injury requiring vascular repair. J Trauma 1994;37:938–940
18. Solomon HB, Zadnik M, Eglseder WA. A review of outcomes in 18 patients with floating elbow. J Orthop Trauma 2003;17:563–570
19. Yokoyama K, Itoman M, Kobayashi A, Shindo M, Futami T. Functional outcomes of "floating elbow" injuries in adult patients. J Orthop Trauma 1998;12:284–290
20. Frassica FJ, Frassica DA. Evaluation and treatment of metastases to the humerus. Clin Orthop Relat Res 2003;415(Suppl):S212–S218
21. Evans AR, Bottros J, Grant W, Chen BY, Damron TA. Mirels' rating for humerus lesions is both reproducible and valid. Clin Orthop Relat Res 2008;466:1279–1284
22. Tingstad EM, Wolinsky PR, Shyr Y, Johnson KD. Effect of immediate weightbearing on plated fractures of the humeral shaft. J Trauma 2000;49:278–280
23. Ingman AM, Waters DA. Locked intramedullary nailing of humeral shaft fractures. Implant design, surgical technique, and clinical results. J Bone Joint Surg Br 1994;76:23–29
24. Chapman JR, Henley MB, Agel J, Benca PJ. Randomized prospective study of humeral shaft fracture fixation: intramedullary nails versus plates. J Orthop Trauma 2000;14:162–166
25. Flinkkilä T, Hyvönen P, Siira P, Hämäläinen M. Recovery of shoulder joint function after humeral shaft fracture: a comparative study between antegrade intramedullary nailing and plate fixation. Arch Orthop Trauma Surg 2004;124:537–541
26. Gregory PR, Sanders RW. Compression plating versus intramedullary fixation of humeral shaft fractures. J Am Acad Orthop Surg 1997;5:215–223
27. McCormack RG, Brien D, Buckley RE, McKee MD, Powell J, Schemitsch EH. Fixation of fractures of the shaft of the humerus by dynamic compression plate or intramedullary nail. A prospective, randomised trial. J Bone Joint Surg Br 2000;82:336–339
28. Heineman DJ, Bhandari M, Poolman RW. Plate fixation or intramedullary fixation of humeral shaft fractures—an update. Acta Orthop 2012;83:317–318
29. Uhl RL, Larosa JM, Sibeni T, Martino LJ. Posterior approaches to the humerus: when should you worry about the radial nerve? J Orthop Trauma 1996;10:338–340
30. Mills WJ, Hanel DP, Smith DG. Lateral approach to the humeral shaft: an alternative approach for fracture treatment. J Orthop Trauma 1996;10:81–86
31. Vander Griend R, Tomasin J, Ward EF. Open reduction and internal fixation of humeral shaft fractures. Results using AO plating techniques. J Bone Joint Surg Am 1986;68:430–433
32. Livani B, Belangero WD. Bridging plate osteosynthesis of humeral shaft fractures. Injury 2004;35:587–595
33. Apivatthakakul T, Arpornchayanon O, Bavornratanavech

S. Minimally invasive plate osteosynthesis (MIPO) of the humeral shaft fracture. Is it possible? A cadaveric study and preliminary report. Injury 2005;36:530–538
34. Chiu F-Y, Chen C-M, Lin C-FJ, Lo WH, Huang YL, Chen TH. Closed humeral shaft fractures: a prospective evaluation of surgical treatment. J Trauma 1997;43:947–951
35. Fernández Dell'Oca AA. The principle of helical implants. Unusual ideas worth considering. Injury 2002; 33(Suppl 1):SA1–SA27
36. Concha JM, Sandoval A, Streubel PN. Minimally invasive plate osteosynthesis for humeral shaft fractures: are results reproducible? Int Orthop 2010;34:1297–1305
37. Ziran BH, Kinney RC, Smith WR, Peacher G. Submuscular plating of the humerus: an emerging technique. Injury 2010;41:1047–1052
38. Zhiquan A, Bingfang Z, Yeming W, Chi Z, Peiyan H. Minimally invasive plating osteosynthesis (MIPO) of middle and distal third humeral shaft fractures. J Orthop Trauma 2007;21:628–633
39. Oh CW, Byun YS, Oh JK, et al. Plating of humeral shaft fractures: comparison of standard conventional plating versus minimally invasive plating. Orthop Traumatol Surg Res 2012;98:54–60
40. Kobayashi M, Watanabe Y, Matsushita T. Early full range of shoulder and elbow motion is possible after minimally invasive plate osteosynthesis for humeral shaft fractures. J Orthop Trauma 2010;24:212–216
41. Shin SJ, Sohn HS, Do NH. Minimally invasive plate osteosynthesis of humeral shaft fractures: a technique to aid fracture reduction and minimize complications. J Orthop Trauma 2012;26:585–589
42. Chiarapattanakom P, Leechavengvongs S, Witoonchart K, Uerpairojkit C, Thuvasethakul P. Anatomy and internal topography of the musculocutaneous nerve: the nerves to the biceps and brachialis muscle. J Hand Surg Am 1998;23:250–255
43. Guse TR, Ostrum RF. The surgical anatomy of the radial nerve around the humerus. Clin Orthop Relat Res 1995;320:149–153
44. Kamineni S, Ankem H, Patten DK. Anatomic relationship of the radial nerve to the elbow joint: clinical implications of safe pin placement. Clin Anat 2009;22:684–688
45. Artico M, Telera S, Tiengo C, et al. Surgical anatomy of the radial nerve at the elbow. Surg Radiol Anat 2009; 31:101–106
46. Carlan D, Pratt J, Patterson JM, Weiland AJ, Boyer MI, Gelberman RH. The radial nerve in the brachium: an anatomic study in human cadavers. J Hand Surg Am 2007;32:1177–1182
47. Arora S, Goel N, Cheema GS, Batra S, Maini L. A method to localize the radial nerve using the 'apex of triceps aponeurosis' as a landmark. Clin Orthop Relat Res 2011;469:2638–2644
48. Chaudhry T, Noor S, Maher B, Bridger J. The surgical anatomy of the radial nerve and the triceps aponeurosis. Clin Anat 2010;23:222–226
49. Bono CM, Grossman MG, Hochwald N, Tornetta P III. Radial and axillary nerves. Anatomic considerations for humeral fixation. Clin Orthop Relat Res 2000;373:259–264
50. Fleming P, Lenehan B, Sankar R, Folan-Curran J, Curtin W. One-third, two-thirds: relationship of the radial nerve to the lateral intermuscular septum in the arm. Clin Anat 2004;17:26–29
51. Chou PH, Shyu JF, Ma HL, Wang ST, Chen TH. Courses of the radial nerve differ between chinese and Caucasians: clinical applications. Clin Orthop Relat Res 2008;466:135–138
52. Gardner MJ, Griffith MH, Dines JS, Briggs SM, Weiland AJ, Lorich DG. The extended anterolateral acromial approach allows minimally invasive access to the proximal humerus. Clin Orthop Relat Res 2005;434: 123–129
53. Apivatthakakul T, Patiyasikan S, Luevitoonvechkit S. Danger zone for locking screw placement in minimally invasive plate osteosynthesis (MIPO) of humeral shaft fractures: a cadaveric study. Injury 2010;41:169–172
54. Lin J, Hou SM. Antegrade locked nailing for humeral shaft fractures. Clin Orthop Relat Res 1999;365:201–210
55. Hall RF Jr, Pankovich AM. Ender nailing of acute fractures of the humerus. A study of closed fixation by intramedullary nails without reaming. J Bone Joint Surg Am 1987;69:558–567
56. Shazar N, Brumback RJ, Vanco B. Treatment of humeral fractures by closed reduction and retrograde intramedullary Ender nails. Orthopedics 1998;21:641–646
57. Henley MB, Chapman JR, Claudi BF. Closed retrograde Hackethal nail stabilization of humeral shaft fractures. J Orthop Trauma 1992;6:18–24
58. Qidwai SA. Treatment of humeral shaft fractures by

closed fixation using multiple intramedullary Kirschner wires. J Trauma 2000;49:81–85
59. Flinkkilä T, Hyvönen P, Lakovaara M, Linden T, Ristiniemi J, Hämäläinen M. Intramedullary nailing of humeral shaft fractures. A retrospective study of 126 cases. Acta Orthop Scand 1999;70:133–136
60. Farragos AF, Schemitsch EH, McKee MD. Complications of intramedullary nailing for fractures of the humeral shaft: a review. J Orthop Trauma 1999;13:258–267
61. Albritton MJ, Barnes CJ, Basamania CJ, Karas SG. Relationship of the axillary nerve to the proximal screws of a flexible humeral nail system: an anatomic study. J Orthop Trauma 2003;17:411–414
62. Moran MC. Distal interlocking during intramedullary nailing of the humerus. Clin Orthop Relat Res 1995; 317:215–218
63. Crates J, Whittle AP. Antegrade interlocking nailing of acute humeral shaft fractures. Clin Orthop Relat Res 1998;350:40–50
64. Riemer BL, Butterfeld SL, D'Ambrosia R, Kellam J. Seidel intramedullary nailing of humeral diaphyseal fractures: a preliminary report. Orthopedics 1991;14: 239–246
65. Rommens PM, Blum J, Runkel M. Retrograde nailing of humeral shaft fractures. Clin Orthop Relat Res 1998; 350:26–39
66. Blum J, Janzing H, Gahr R, Langendorff HS, Rommens PM. Clinical performance of a new medullary humeral nail: antegrade versus retrograde insertion. J Orthop Trauma 2001;15:342–349
67. Zinman C, Norman D, Hamoud K, Reis ND. External fixation for severe open fractures of the humerus caused by missiles. J Orthop Trauma 1997;11:536–539
68. Mostafavi HR, Tornetta P III. Open fractures of the humerus treated with external fixation. Clin Orthop Relat Res 1997;337:187–197
69. Wisniewski TF, Radziejowski MJ. Gunshot fractures of the humeral shaft treated with external fixation. J Orthop Trauma 1996;10:273–278
70. Marsh JL, Mahoney CR, Steinbronn D. External fixation of open humerus fractures. Iowa Orthop J 1999;19:35–42
71. Kamhin M, Michaelson M, Waisbrod H. The use of external skeletal fixation in the treatment of fractures of the humeral shaft. Injury 1978;9:245–248
72. Heim D, Herkert F, Hess P, Regazzoni P. Surgical treatment of humeral shaft fractures—the Basel experience. J Trauma 1993;35: 226–232
73. Ring D, Chin K, Jupiter JB. Radial nerve palsy associated with highenergy humeral shaft fractures. J Hand Surg Am 2004;29:144–147
74. Wang JP, Shen WJ, Chen WM, Huang CK, Shen YS, Chen TH. Iatrogenic radial nerve palsy after operative management of humeral shaft fractures. J Trauma 2009; 66:800–803
75. Riemer BL, D'Ambrosia R, Kellam JF, Butterfeld SL, Burke CJ III. The anterior acromial approach for antegrade intramedullary nailing of the humeral diaphysis. Orthopedics 1993;16:1219–1223
76. Schmidt AH, Templeman DC, Grabowski CM. Antegrade intramedullary nailing of the humerus complicated by heterotopic ossifcation of the deltoid: a case report. J Orthop Trauma 2001;15:69–73
77. Strothman D, Templeman DC, Varecka T, Bechtold J. Retrograde nailing of humeral shaft fractures: a biomechanical study of its effects on the strength of the distal humerus. J Orthop Trauma 2000;14:101–104
78. Lin J, Hou SM, Hang YS, Chao EY. Treatment of humeral shaft fractures by retrograde locked nailing. Clin Orthop Relat Res 1997; 342:147–155

# 16 肱骨远端骨折

著者：Lisa K. Cannada
译者：燕华 李旭

肱骨远端关节内骨折虽然仅约占所有骨折的2%，但其治疗对于骨科医生而言始终具有挑战性。此类损伤的患者可分为两种类型[1,2]：第一组为高能量损伤，多发生于年轻患者（图16.1）；第二组为低能量骨折，多为老年人摔倒所致，通常与骨质疏松有关（图16.2）。

高能量损伤与低能量损伤的不同之处在于开放性骨折所占比例较高，并且多有一个以上的脏器受损。高能量损伤常造成关节面和干骺端的广泛粉碎，在开放性损伤中可伴有骨缺损（图16.1）。此外，当选择治疗方案和手术时机时必须考虑到相关的软组织损伤。

老年患者低能量损伤主要是因为骨质量差，与损伤的能量关系不大。对骨科医生来说，此类损伤进行保守治疗和手术治疗面临不同的挑战。由于骨质量差，在年轻患者可以成功运用的标准内固定技术，在老年患者也许会失败；而且老年患者往往伴有多种内科疾病，皮肤可能很薄，因此需要小心处理。

大部分肱骨远端骨折都采用手术治疗，尤其是损伤累及关节面时。文献回顾发现，手术治疗效果的优良率预期在85%左右（根据人群和方法评估所得预期范围为50%~100%）[2~12]。部分研究机构专门评估了老年人这些损伤的结果，虽然在骨折愈合和稳定方面预期良好，但功能结果表明，在老年患者中肘关节功能残障损伤较为常见[13,14]。对于肱骨远端严重粉碎性骨折老年患者，行全肘关节置换术可能在功能评分、活动范围和降低再手术率方面的结果更好[15~18]。

肱骨远端骨折理想的治疗结果是获得满意的肘关节活动且无痛。为实现这一目标，需要详尽的手术计划、关节面的解剖重建以及整体解剖结构的修复，并为早期活动提供稳定固定。在实际操作中，必须意识到对于骨质疏松、严重粉碎性骨折或伴有软组织损伤的患者，要实现这些目标是有困难的。以往报道的并发症很多，包括挛缩、感染、骨不连、内固定失败、有症状的内固定物突起（特别是经鹰嘴截骨时）、尺神经功能障碍和异位骨化等。

## 分 类

对于肱骨远端骨折，以往已经提出了许多分类系统。早期的分类方案认为肱骨髁间骨折属于T型或Y型[19,20]。然而，随着对此类骨折复杂的解剖结构的了解不断深入，外科医师认识到肱骨远端最好用柱状结构而不是髁状结构来分类，这样可以更准确地描述骨折。

Riseborough与Radin[19]建议将此类骨折分为四型，包括无移位骨折（Ⅰ型）、移位的T或Y型骨折（髁间或髁干分离）（Ⅱ型）、髁旋转移位（Ⅲ型），以及髁旋转移位合并关节内粉碎性骨折（Ⅳ型）。此肱骨远端骨折分型系统最简单，也正因为简单，限制了其在描述肱骨远端骨折类型方面的使用价值。

正如Jupiter和Mehne[20]所报道的，Mehne与Jupiter将肱骨远端双柱骨折分为7个主要类型，包括高位T型骨折、低位T型骨折、Y型骨折、H型骨折以及内、外侧"人"字形骨折和多平面骨折。Mehne-Matta 分类系统在描述低柱骨折时非常有用。Ring 与 Jupiter[21] 则指出，此分型系统未考虑骨折的多个平面，尤其是冠状面骨折。

AO/ 创伤骨科学会（OTA）骨折综合分型将肱骨远端骨折分为3组，每组再分为9个亚型[22]。这一骨折分型系统为整体骨骼系统提供了一种综合分型系统。该骨折综合分型系统将骨折分为关节外（A 型）、部分关节内（B 型）及完全关节内骨折（C 型），并根据关节外与关节内骨折块的情况进一步细分。这个分型系统为描述骨折提供了更多的选择，但对治疗指导意义不大，除基本分型（A、B、C 型）外，在临床决策中作用有限（图 16.3）[23]。

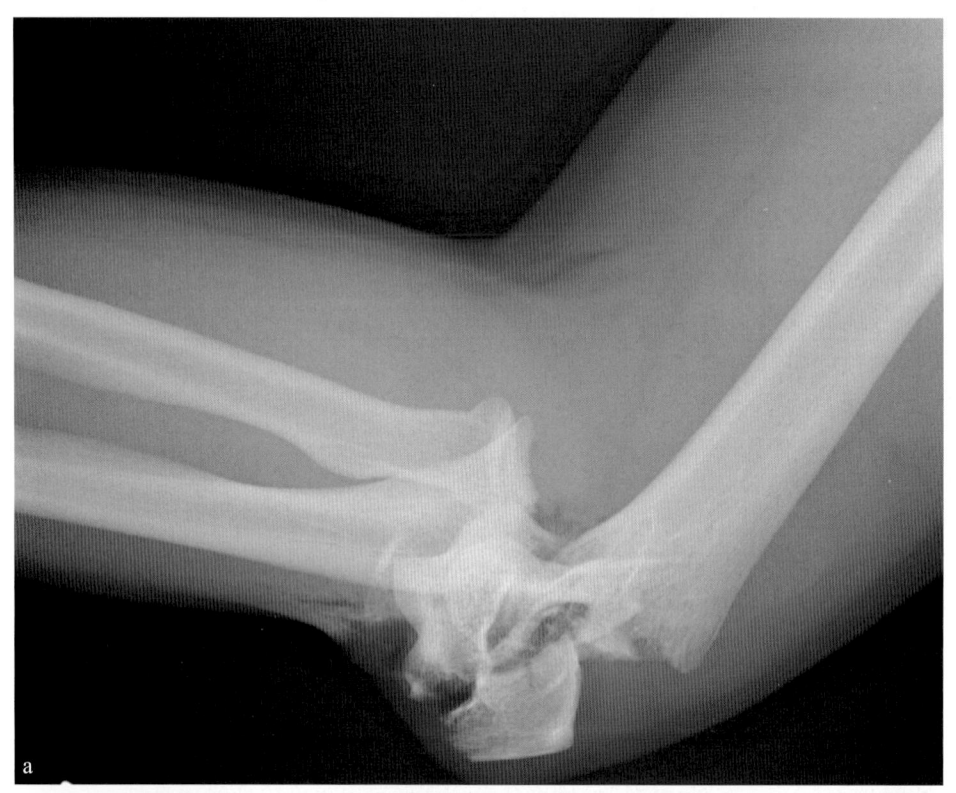

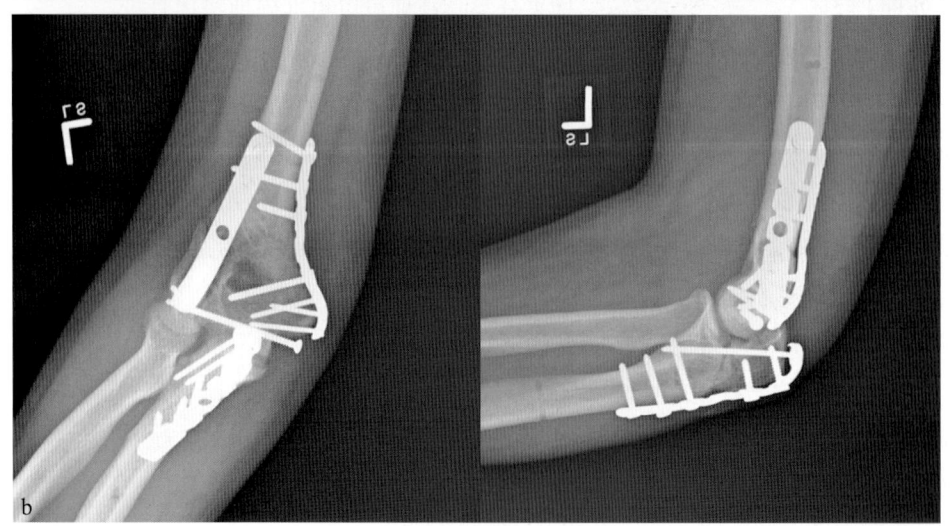

图 16.1　a. 28 岁患者因高能量损伤致肱骨远端骨折。b. 切开复位内固定术后

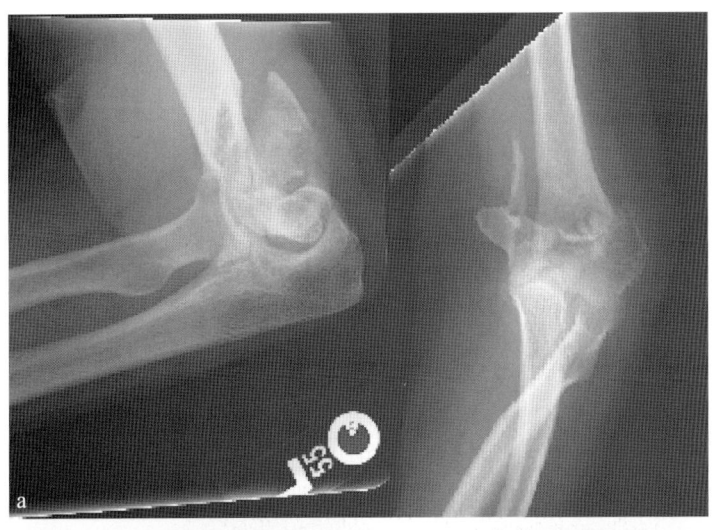

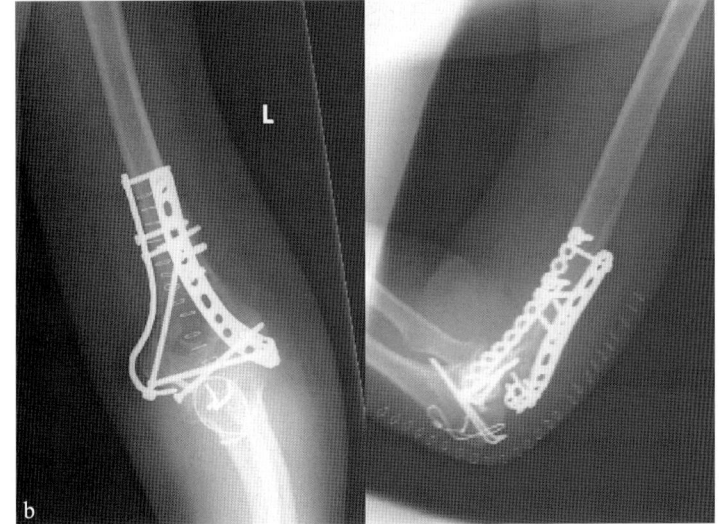

图 16.2　a. 1 例老年女性肱骨远端骨折患者，注意其伴有骨质疏松且为粉碎性骨折。b. 鹰嘴截骨切开复位内固定术后

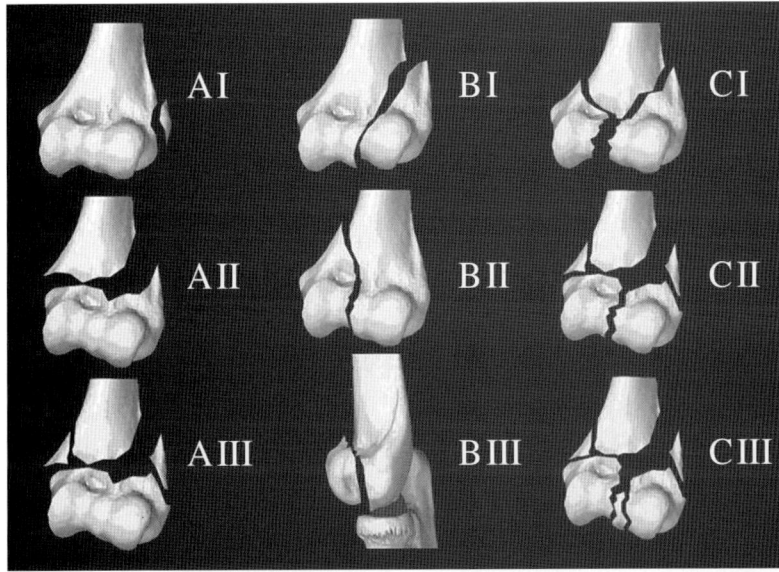

图 16.3　肱骨远端骨折 AO/OTA 分型（引自 Müller et al. AO Dialogue 2/01. Copyright ©2001, AO Foundation, Switzerland.）

## 冠状面剪切骨折

由剪切力引起的冠状面骨折代表了肱骨远端骨折的一种不常见但非常重要的亚型，因为其难以修复，所以诊断很是关键（图16.4）。这些骨折可以是独立发生，也可以与肱骨远端的其他骨折相关联。这些特定损伤的分类系统最初由 Bryan 和 Morrey[24]描述，并由 McKee 等[25]进行了修改：Ⅰ型，也称为 Hahn-Steinthal 骨折，代表肱骨小头的冠状骨折；Ⅱ型，也称为 Kocher-Lorenz 骨折，是肱骨小头的骨软骨病损；Ⅲ型是粉碎性骨折；Ⅳ型是延伸至滑车的肱骨小头骨折。

## 非手术治疗

肱骨远端骨折的非手术治疗仅适用于部分骨折类型和部分人群。某些合并创伤或内科并发症的特定患者禁忌手术。只要可以维持较满意的对线，可考虑采用非手术治疗方法治疗稳定的关节外肱骨远端骨折（AO/OTA 的 A 型）。通过适当的轴向牵引和中立位上轻柔的旋转可使骨折复位，然后在后方放置夹板进行固定。如果软组织条件允许，可以更换为石膏固定。2~3周后，应用铰链式支具或石膏开始早期活动。多发伤患者难以获得并维持满意的复位，即便是稳定的肱骨远端骨折多也需要手术治疗。骨

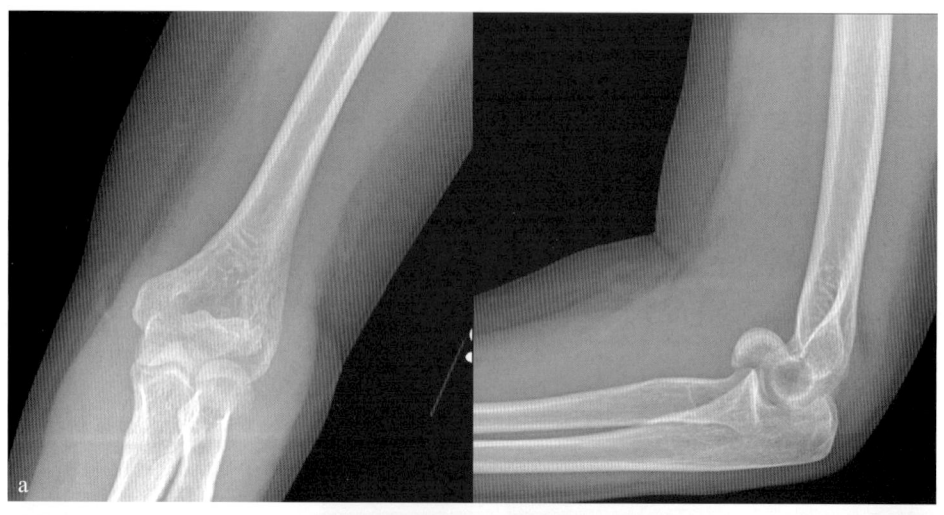

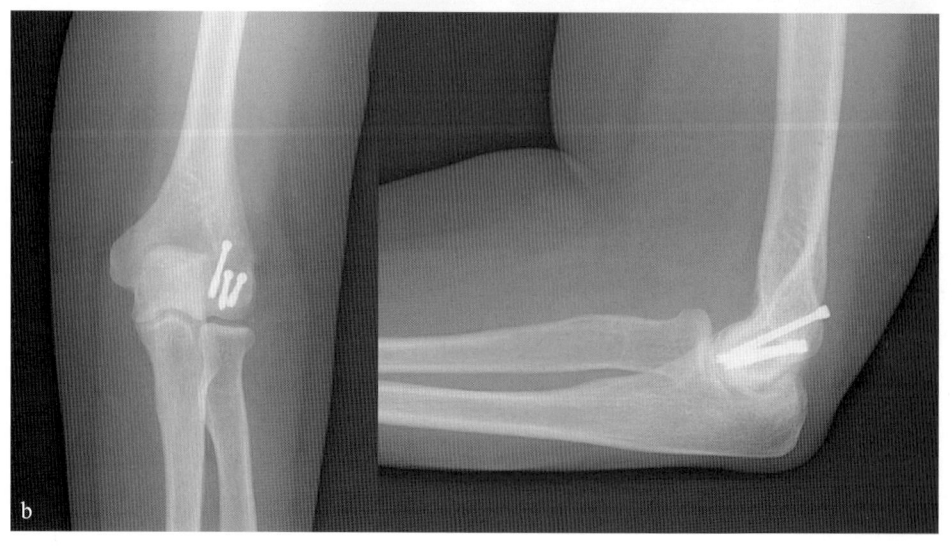

图 16.4 a. 正、侧位 X 线片显示移位的肱骨小头骨折。b. 术后影像

折固定后有利于多发伤患者的护理和活动。

另一较少见的非手术治疗的适应证为伴明显骨质疏松的严重粉碎性骨折（此类骨折无法重建）。治疗可采用一种被称为"骨袋"技术，其实主要就是用吊带或领袖固定装置进行制动，通常可按照以下两种方式进行：①固定于屈肘100°~125°，在接下来的3周逐渐伸直；②固定于屈肘90°，制动2周后开始主动活动[21]。考虑到这些患者的全身或局部状况，他们可以获得足够的活动度、无痛的肘关节，并且并发症较少见。最近，也有人考虑对可耐受手术的此类患者行全肘关节置换[15-18]。

若选择非手术治疗，应对患者进行严密的影像学复查来确保维持复位状态（初期每周一次）。一般来说，维持骨折复位通常需要保持直立位并对上臂进行加压。但若随诊的X线片显示有移位，可能需要多次调整夹板和反复复位。

> **要点与技巧**
>
> · 对于外科医生而言，不论何种肱骨远端骨折，有能力判断骨折的多平面骨折线及其与关节面之间的关系、是否存在冠状面剪切骨折，并了解内、外侧柱和鹰嘴窝的受累程度（图16.5），比依赖于特定骨折分类会更有价值。

# 手术适应证

## 体格检查

对肱骨远端骨折患者的评估，应包括骨折、软组织和神经血管等结构。当后方有开放伤口时，对软组织应行特别详尽的评估。后方开放性伤口表明损伤涉及伸肘机制，在制订手术计划时应予注意。

有几条神经血管结构跨越肘关节，分析骨折畸形也有助于评估神经损伤的情况。肱动脉于肘前方走行，若骨折明显向前移位，则可能有损伤肱动脉。通过对伤侧上肢远端脉搏的评估并与对侧进行比较，可了解相关血管的情况。当远端脉搏有差异或出现毛细血管充盈时间延迟时，则有必要对血管进一步检查，包括在腕部或前臂行多普勒超声检查推导测量血管闭塞压，并与对侧肢体进行比较。如果确定双侧血管闭塞压不对称，应考虑血管造影另行评估。

另外，有三条重要的周围神经通过肘关节：正中神经，桡神经和尺神经。神经的运动与感觉功能应作为体格检查的一部分，因此，在进行全身查体外，还应检查包括损伤部位以上、以下的关节功能。对于高能量损伤的患者来说，

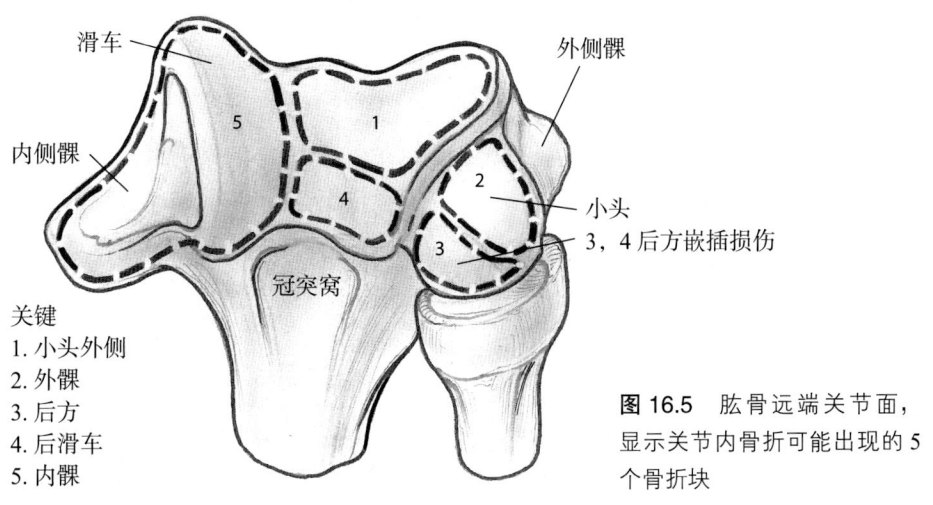

图16.5 肱骨远端关节面，显示关节内骨折可能出现的5个骨折块

> **要点与技巧**
>
> - 牵引位 X 线片有助于制订手术方案。
> - 对于开放性骨折或需要临时用外固定架固定的骨折，要确定手术方案并画出预计的切口。

> **急诊处理**
>
> 在夜间对闭合性肱骨远端关节内骨折进行手术治疗并不明智。但当有可能为肱骨远端开放性骨折时，在条件允许情况下应尽快对开放性伤口进行清创，以将感染的风险降到最低。伤口污染越严重、越大，就越应该尽快进行清创术。开放性伤口通常位于上臂后部。在伤口清创的过程中，任何时候扩大创口都应该把置入内固定物所需的暴露范围考虑在内。
>
> 一旦确定要在短时间内完成手术（如 1~2 天内），手臂可以用夹板固定。有时，对于开放性骨折、伴有严重软组织损伤的闭合型骨折或不能承受大手术的多发伤患者，外固定也可考虑作为临时处理方法。同样，外固定也需要确定治疗方案，以使外固定针不会影响后续的切口或内置物置入。
>
> 闭合性骨折不一定都是较轻的，有些征象需要立即引起注意。有尖锐骨碎片且明显移位的骨折可能会"撑起"皮肤，这种来自皮肤内部的压力可能最终导致皮肤破裂。如果要延迟手术，应该通过闭合复位来处理此类移位，以降低骨折造成的皮肤张力增高。

机体其他系统的损伤可能改变最终的手术决策，影响治疗方法和手术时机的选择。

## 影像学评估

对于肱骨远端骨折，通常需要拍摄正、侧位 X 线片。拍摄正位片时：手与前臂放置在水平位并置于可透射 X 线的桌上，肘关节完全伸直，手指略屈曲；射线方向与肘关节垂直。这个位置可在冠状面上显示肱骨干的远端、肘关节和尺桡骨近端（图 16.6）。

肘关节的侧位 X 线投影：患者手臂外展 90°，使得前臂内侧放置在成像板上，肘关节屈曲 90°，拇指指尖朝上，手指略屈曲；射线方向与桡骨头垂直。这个位置的 X 线片可在矢状面上显示肱骨干的远端、鹰嘴以及桡骨头（图 16.7）。

高质量的 X 线片非常必要，有助于制订手术计划。然而，由于疼痛，很难获取如前所述的标准正、侧位片。拍摄 X 线片时，患者肘关节伸直，可轻柔地纵向牵引手臂，这样便可以获得更高质量的 X 线片。同样，受伤的肘关节无法屈曲，这时可在伸直位拍摄侧位片。

骨损伤的初步评估用单独的 X 线片就能提供足够信息，很少需要更先进的影像学检查。一般情况下无须行 CT 等检查；但对于严重的关节内粉碎性骨折和已知或者可疑的冠状面骨折，CT 扫描有助于制订手术计划。

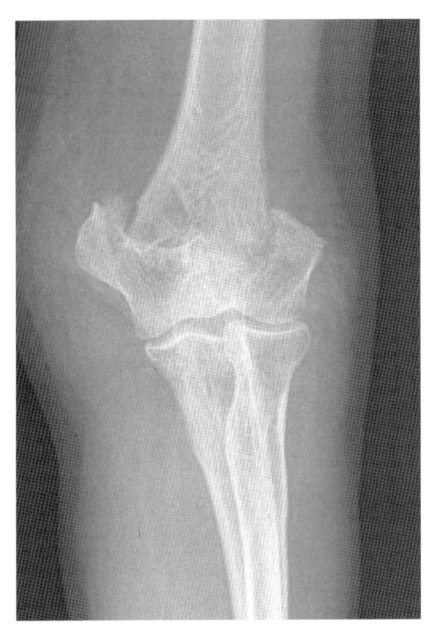

图 16.6 肱骨远端骨折正位 X 线片

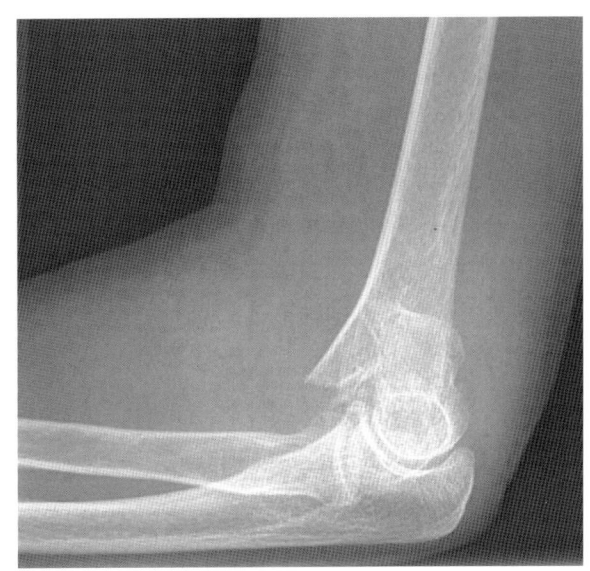

图 16.7 肱骨远端骨折侧位 X 线片

# 手术治疗

视频 16.1 全肘关节成形术

## 基本概念

肱骨远端骨折内固定的最终目标是获得稳定且灵活的肘关节，骨折愈合（干骺端和骨干之间），促进软组织修复，减少感染的机会并使患者尽快恢复上肢功能。Cassebaum[26] 于 1952 年首次描述了肱骨远端关节内骨折手术治疗的原则。他阐述了 5 条原则：第一，恢复髁间、髁与尺骨之间的结构关系；第二，原则保持鹰嘴窝开放；第三，保持或重建髁关节面的前倾角；第四，固定肱骨髁与骨干；第五，获得稳定的固定。这些准则到今日仍然适用，并为当今手术治疗复杂性骨折奠定了基础。

## 手术治疗的注意事项

累及关节的肱骨远端骨折可见于高能量或低能量损伤。必须谨记的是，伴有软组织损伤的肱骨远端骨折可能影响手术时机和手术计划的选择。另外，软组织可能存在严重的瘀伤甚至擦伤。虽然切口经过瘀斑区域可能并不会明显增加感染的概率，但切口经过表浅的擦伤或撕裂伤区域可能会影响伤口的愈合。细致评估皮肤条件，手术应在软组织条件允许的情况下进行，所做的手术切口不能由于存在严重的软组织损伤而增加发生切口感染的风险。

## 手术入路原则

### 术前计划

肱骨远端骨折内固定术应尽早实施，伤后 1 周内较为理想。早期内固定可避免夹板处皮肤破裂的风险，保护软组织不被移位的骨折块压迫，也可减少创伤后导致的僵硬，避免关节活动受限。需要特别注意多发伤患者，应待其他更为严重的损伤稳定后再考虑骨折的修复。如果手术需要延迟，患者的手臂可暂用后方夹板固定，后方应使用衬垫，并在内外侧用石膏管型加固。

如果患者行气管插管，术前应经常评估皮肤。

制订手术计划时，必须对骨折类型进行细致的影像学评估。合适的X线片应包括正位（牵引下拍摄较好）与侧位片（图16.6，7）。若需切开复位内固定治疗肱骨远端骨折，接骨板是唯一可行的选择。因此，制订术前计划时主要须考虑到两个方面：①接骨板的类型，数量及长度；②是否需要鹰嘴截骨。肱骨远端关节内骨折往往需要行鹰嘴截骨，以充分暴露肱骨远端的关节面。是否需要进行鹰嘴截骨，取决于骨折在关节内的延伸情况、有无前冠状面骨折以及骨折粉碎的程度。对于骨折线延伸到滑车外侧边缘附近关节的单纯骨折，可以用保留三头肌的方法来处理；而更复杂的骨折可能需要通过截骨来充分暴露。应用模板制订术前计划，以确定合适的手术设备。此外，必须备有各种大小的螺丝钉、克氏针及复位钳。

对多数肱骨远端骨折，推荐使用双接骨板固定肱骨远端（图16.8）。对双接骨板固定方法的争议在于两块接骨板该如何放置：有的推荐两块接骨板平行放置，以固定内、外侧柱（一块放在内侧，一块放在外侧）（图16.8b）；有的推荐两块接骨板方向垂直放置，内侧的接骨板还是固定内侧柱，但外侧柱的接骨板置于后方（图16.8a）。对不同方式放置的双接骨板生物力学强度进行比较，早先的研究发现两块板成90°角放置时强度最高；但新近的一些研究以预塑形解剖板为研究对象，发现平行放置可能优于垂直放置[27, 28]。Shin等[29]的一项前瞻性随机化研究对这两种接骨板放置方式进行了比较，没有发现显著差异，但传统的垂直置板治疗组骨不连的发生率高。Sanchez-Sotelo等[4]报道了他们采用平行置板的研究结果，没有发现接骨板断裂或骨折移位的情况。对于手术医生来说，关键在于对骨折类型仔细评估，从而确定对特定的骨折采用哪种置板方式能达到最稳定固定。

预塑形接骨板越来越受欢迎。证据表明，通常锁定接骨板能更好地把持疏松的骨质[30]。然而，应用于模拟肱骨远端骨折时，接骨板构型（平行板与垂直板）比接骨板类型（重建接骨板和锁定加压接骨板）更重要[27, 31]。目前没有高质量的临床研究来说明锁定接骨板内固定本身是否会患者带给收益，现有研究为小样本非对照病例研究[32, 33]。锁定接骨板或预塑形接骨板的使用应根据患者的需要、骨折情况以及这些接骨板的性价比来进行平衡。

关节外骨折（AO/OTA A型）可只使用内侧或外侧柱接骨板治疗。不同制造商设计和制造了专门为应用于肱骨远端的标准接骨板。

**患者体位**

患者选择何种体位也应考虑，因为仰卧、侧卧及俯卧均可行。患者取侧卧位时，肘关节屈曲，置于托盘或支架上。腋窝处放一小沙袋，骨突部位要有衬垫（图16.9）。

俯卧位同样可以很好地暴露肱骨远端，但上肢屈曲较为困难，除非将手臂悬挂在手术床旁的上肢手术桌的边缘。当患者不适合侧卧位和俯卧位时，可考虑仰卧位。仰卧位时肩屈曲并内收，助手将前臂放置于患者胸前。患者的体位多取决于术者的喜好。

无论选择何种体位，在摆放体位时建议悬吊手臂以防止骨折块错动而对软组织进一步造成损伤。铺单范围应包括腋窝区域。在消毒后用酒精脱去聚维酮碘，放置无菌止血带，然后再铺手术巾。术前应预防性应用抗生素。

**术中成像**

为方便肱骨远端骨折的固定，要完全暴露骨折部位与关节面。术中应拍摄正、侧位X线片来确认关节面完全复位、整个上肢的对线情况以及内置物的位置。根据患者所处的体位，术中成像应有助于医生了解关节面的临时固定和接骨板的位置。参照患者的体位摆放 C 臂，在消毒铺单前应试行拍摄，确认可以获得满意的影像。

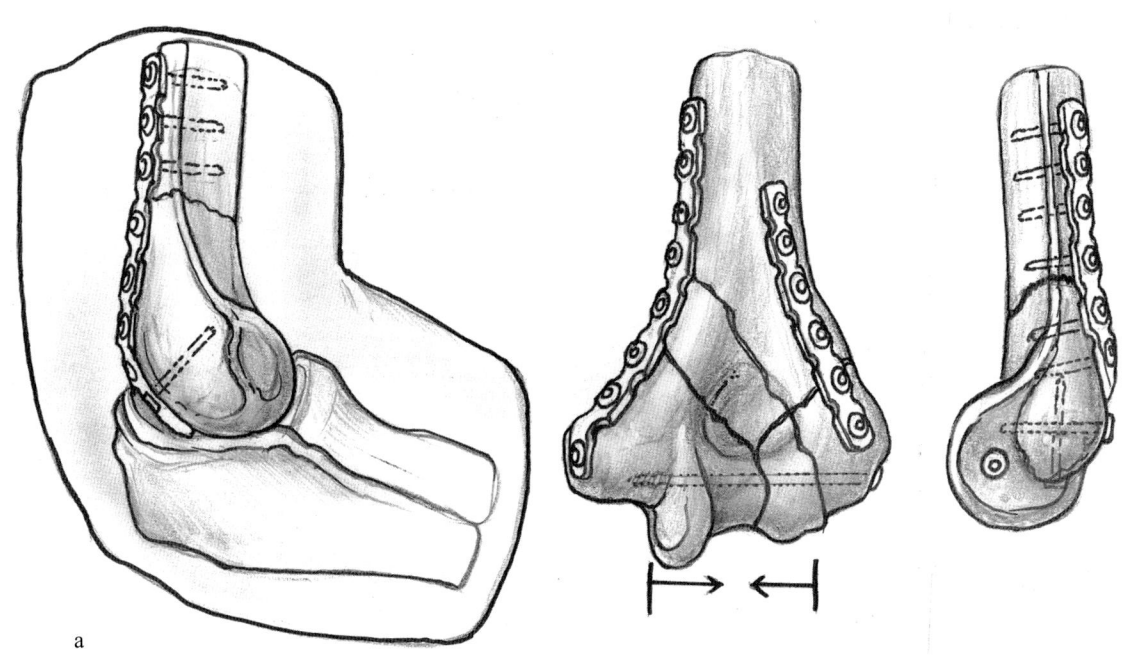

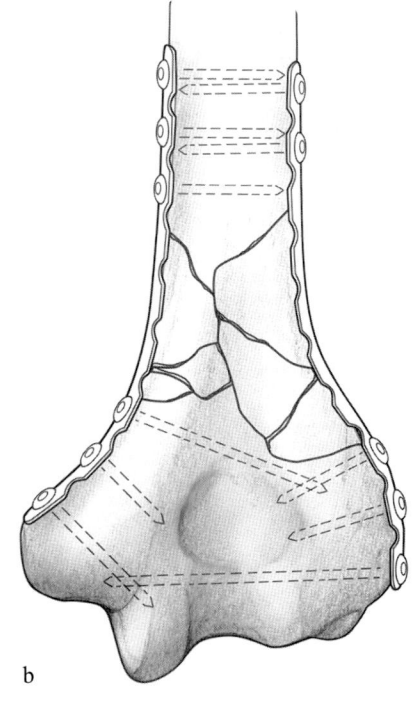

**图 16.8** a. 肱骨远端双接骨板固定，两块板垂直放置，固定于外侧柱的置于后方，固定内侧柱的置于内侧。b. 肱骨远端双接骨板固定，两块板平行放置。和 a 不同的是，外侧柱接骨板放置在外侧而不是后方

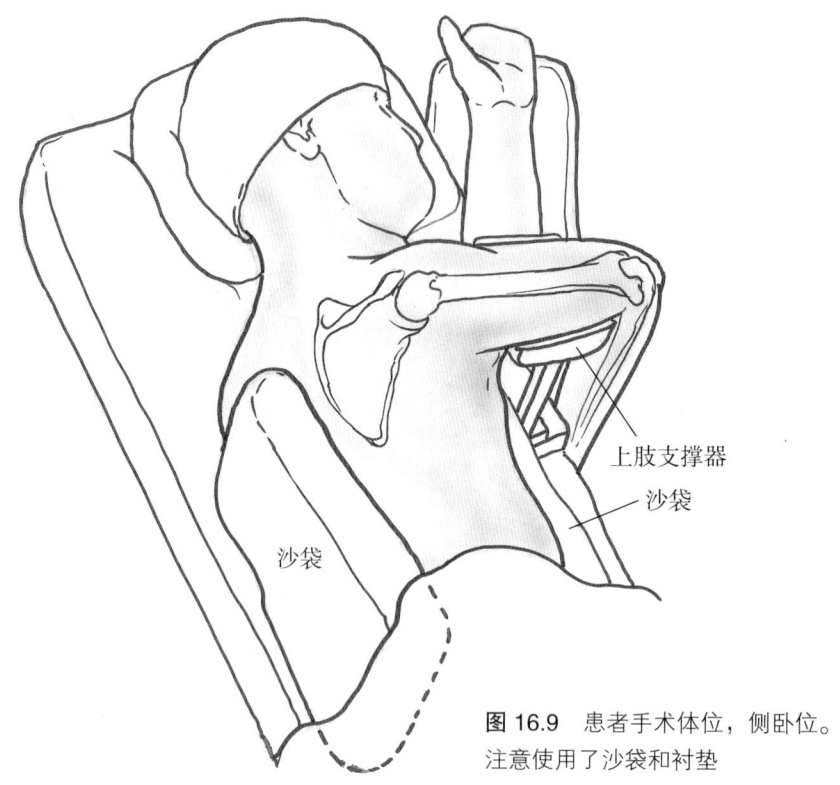

图 16.9 患者手术体位,侧卧位。注意使用了沙袋和衬垫

## 手术入路

所有肱骨远端骨折的手术入路均从后部皮肤切口开始,劈开或保留肱三头肌并进行不同程度的解剖(图 16.10)。

### 后方入路:肱三头肌间隙或劈开肱三头肌

做肱骨远端后正中切口,绕过鹰嘴尖再向远端延长。切口不应直接跨过鹰嘴尖,因为这有可能影响切口愈合或导致术后不适。锐性切开皮肤直至肱三头肌筋膜。切开皮肤后,可采用的深部手术入路有两种:可以劈开肱三头肌直达骨面,也可经肱三头肌间隙进行分离(图 16.11)。应用前述的肱三头肌间隙入路,保留肱三头肌止点,经肱三头肌任一侧的移动窗口进行暴露(图 16.12)。术中应尽可能减少对软组织的损伤。保留肱三头肌时,首先向外侧接

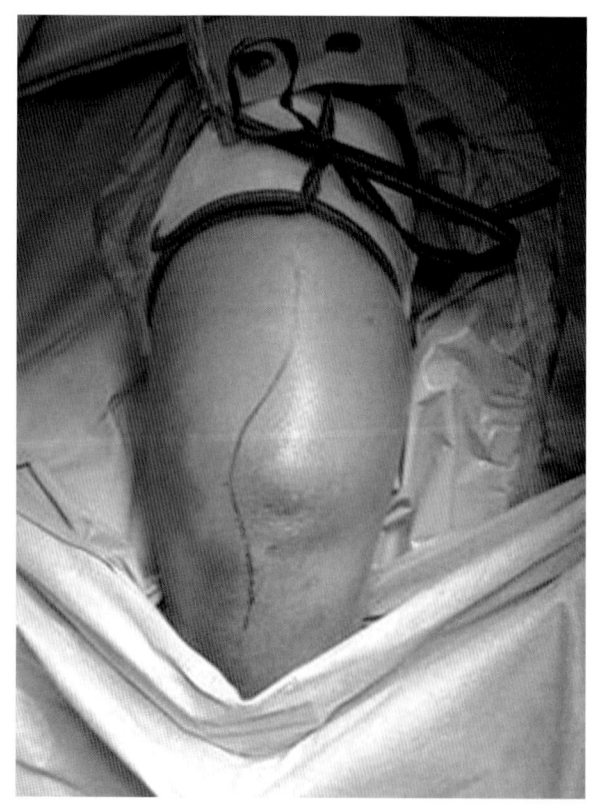

图 16.10 推荐的后方入路。注意在肘部切口绕开鹰嘴尖,以减轻患者术后不适

16 肱骨远端骨折

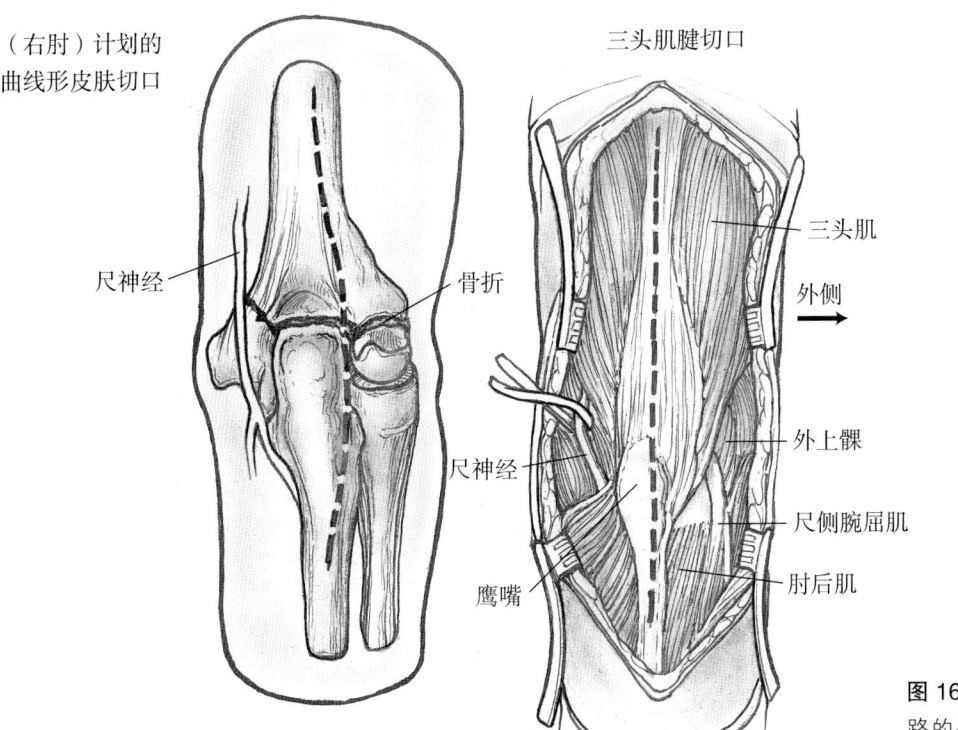

图16.11 肱三头肌劈开入路的手术暴露。注意勿伤及周围的尺神经和尺侧腕屈肌

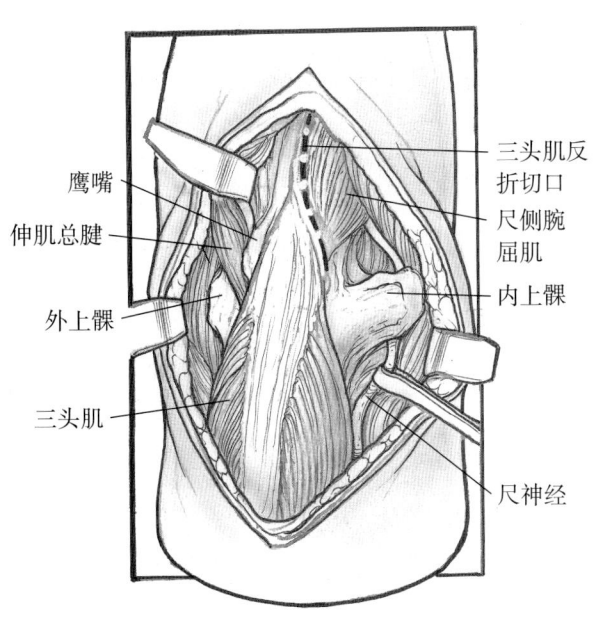

图16.12 翻转肱三头肌暴露骨折

近远端肱二头肌。沿肱骨远端外侧面向远端分离，可以充分显露后方的桡侧副动脉，应注意保护。继续向远端锐性分离，在鹰嘴窝处，剥离附着在骨折远端的肱三头肌。在切口近端，沿上臂外侧面显露桡神经。接着在肱骨后方可发现有桡神经走行。如有必要的话，此时松开并去除止血带以便更好地显露。接着可将肱三头肌向内侧牵开，注意勿损伤桡神经及其感觉支与伴行静脉。继续沿肱骨锐性分离，确认尺神经，向下经过内上髁。确认尺神经与桡神经后，必要时可行鹰嘴截骨。对于某些轻微骨折或不累及关节面的骨折（AO/OTA A/B型骨折），按照上述的方法牵开肱三头肌足以获得充分的手术暴露。暴露关节面有两种选择：尺骨鹰嘴截骨，或从尺骨近端将肱三头肌腱膜翻转（与前臂筋膜连续）。

431

劈开肱三头肌入路也属于后方切口。确认尺神经，与切口平行劈开肱三头肌直达骨面（图16.13），必要时可再向远端劈开直至鹰嘴。保留内外侧的腱膜，手术结束前应将其缝合修复。劈开肱三头肌入路的优势在于——如果获得足够的显露，则不需要行鹰嘴截骨。

### 后方入路，尺骨鹰嘴截骨

**视频16.2　肱骨远端骨折ORIF**

截骨应在鹰嘴骨表面进行，距离鹰嘴尖2.5~3.0 cm。截骨的顶点应在远端，这样可以尽可能保留较多的近端骨块。截骨器应置于鹰嘴相对非关节面的横沟处。用电锯建立一个人字形截骨面，用锐利的骨凿来完成截骨，以避免关节面处的骨丢失（图16.14）。截骨完成后，可将鹰嘴及附着的肱三头肌向近端翻转。沿着伴行的侧副血管松解尺神经。此入路对骨折和肱骨远端关节面的暴露非常充分（图16.15）。确认骨折后，彻底清理所有的骨断端，牙科刮匙可以用来清理粉碎性骨折碎片。

文献报道了几种尺骨鹰嘴截骨后的固定方法。鹰嘴截骨的骨不连可导致疼痛和僵硬。建议在鹰嘴截骨前先用钻头钻孔，用6.5 mm半螺纹松质骨螺钉将鹰嘴截骨后的两端固定在解剖位置上（图16.16）。所选择的螺钉长度应能确保其在尺骨近端和中间部分可获得足够的把持力，并常规使用垫片。先后置入螺钉张力带钢丝，在6.5 mm的松质骨螺钉后方，用2.0 mm钻头钻孔直达冠突远端。将张力带钢丝"8"字形穿过骨孔，在尺骨近端后面交叉并埋在肱三头肌下方。可用14G或16G血管导管帮助将钢丝穿至肱三头肌腱深层。适当拧紧钢丝并打结。将6.5 mm松质骨螺钉与垫圈拧紧。使肘关节进行最大范

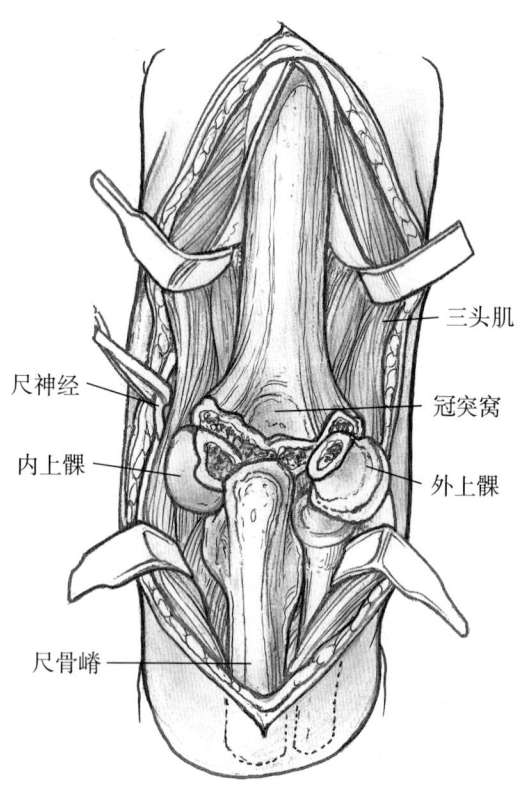

**图16.13**　劈开三头肌入路显露骨折。注意牵引器的位置。这是没有行（或准备要）鹰嘴截骨时的暴露。虽然骨折的上髁很容易辨认，但是如果不行截骨术，想要显露关节表面几乎是不可能的

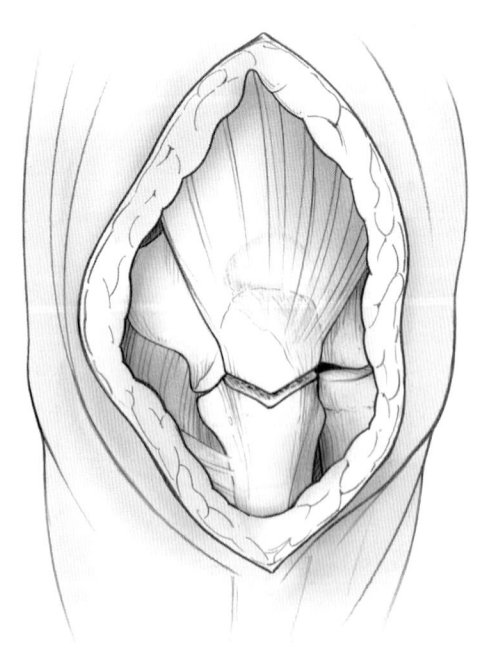

**图16.14**　鹰嘴截骨

16 肱骨远端骨折

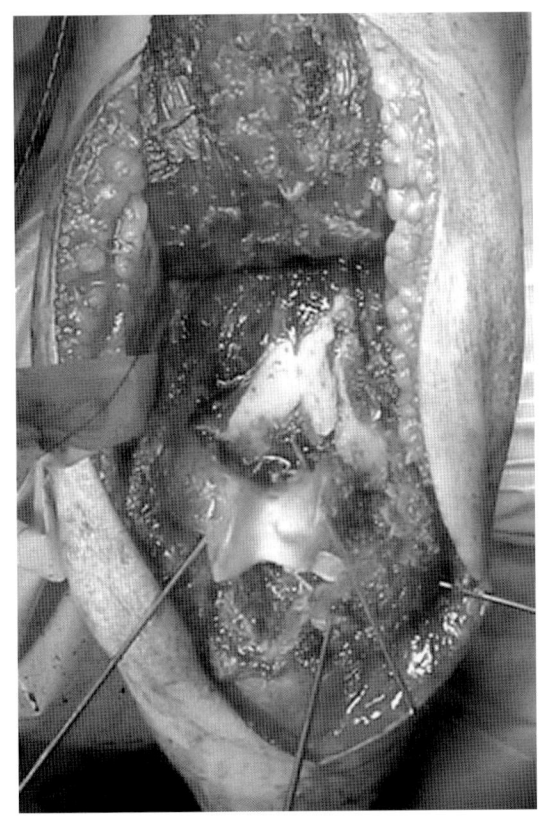

图 16.15　鹰嘴截骨术后照片

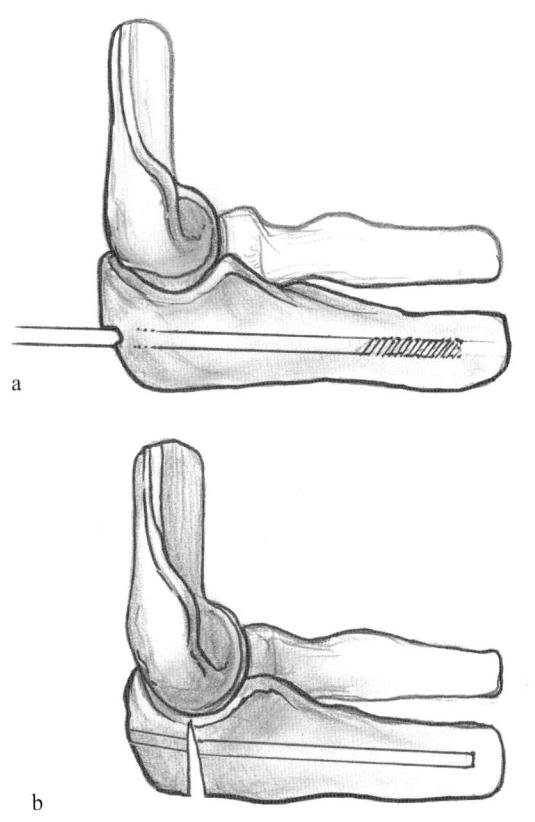

图 16.16　鹰嘴截骨。a. 用 3.5 mm 的钻头预钻孔。b. 截骨完成。螺钉固定后，截骨部位应处于解剖位置

围的屈伸活动，确认钢丝张力带确实对截骨部位加压（图 16.17）。

截骨固定也可用 2 枚平行的克氏针结合张力带钢丝固定，常用于固定鹰嘴骨折（图 16.2b）。根据标准的骨折固定技术，2 枚平行的克氏针应斜穿至尺骨近端，由后向前达前方骨皮质。如前所述用钢丝行张力带固定，钢丝的近端位于 2 枚克氏针的下方。

鹰嘴截骨术的另一种替代方法是使用接骨板，标准的有限接触动力加压接骨板或预塑形的尺骨近端接骨板都可以使用，没有研究表明这两种方法哪种更优越，我们可以根据患者、骨折、预期的康复和伴随的尺骨近端骨折来选择。就像上面描述的替代方法一样，一段时间后可能需要取出接骨板。

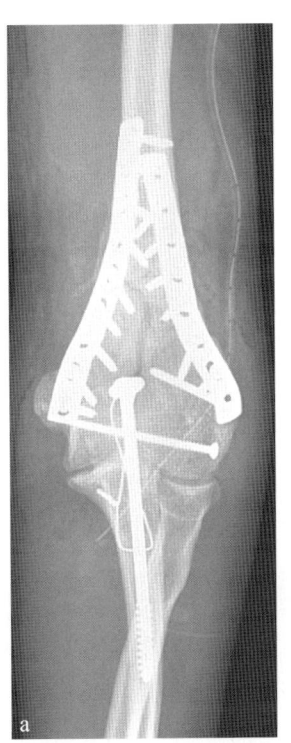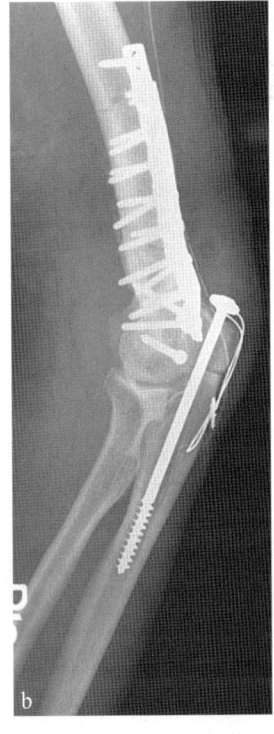

图 16.17　鹰嘴截骨内固定。a. 正位 X 线片。b. 侧位 X 线片

> **要点与技巧**
> - 截骨固定是漫长而复杂的手术的最后一步，术前规划和精细操作有助于减少并发症。

鹰嘴截骨有潜在的并发症，最常见的是因为疼痛需要取出内固定物和骨不连（**图 16.18**）。因内固定物突起导致症状而需要取出内固定物的发生率为 6%~30%[34-37]。在某些病例研究中，骨不连发生率高达 9%[34-36]。术前计划和注意手术细节有助于减少并发症。

### 后方入路：肱三头肌翻转肘肌瓣入路

肱三头肌翻转肘肌瓣入路（TRAP）是从后方固定肱骨远端骨折的另一条入路。后方入路常用鹰嘴截骨来暴露肱骨远端关节内骨折[38]。通过 TRAP 入路固定肱骨远端骨折不会破坏尺骨近端。此外，如果患者将来需要进一步的手术，如需要做肘关节全置换，如果未行鹰嘴截骨，则手术可以更容易地进行。此入路的弊端是不能很好地显露肱骨远端的最远部分。选择此入路时，显露远端部分需要极度屈曲肘关节。如果外科医生不熟练肱骨远端骨折的修复，那么传统的后方鹰嘴截骨入路更为合适。

### 手术暴露

于后方做长 15 mm 的切口。无论使用何种后方入路，在鹰嘴尖端处切口均应向内或向外呈弧形，以避免可能发生的皮肤切口愈合问题。在肱三头肌腱处进行分离，确认尺神经并游离。如果在肱骨远端的内侧放置接骨板，应将尺神经前置。在传统后方入路的外侧建立肱三头肌翻折-肘肌蒂瓣 TRAP。确认肘肌和尺侧腕伸肌的间隔并切开，从鹰嘴远端 10 cm 开始，延至外上髁，并沿髁上嵴向近端延伸。在尺骨骨膜下剥离肘肌，最后将其从环状韧带和外侧副韧带复合体上剥离。注意保留肘关节的环状韧带

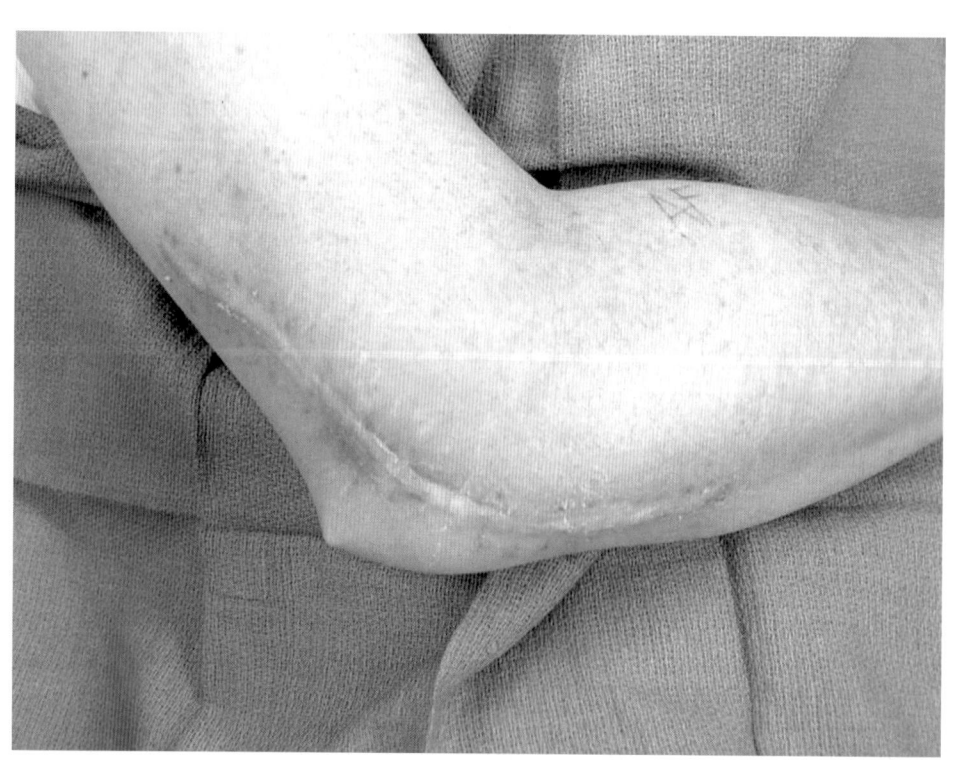

图 16.18 鹰嘴截骨内固定物突出

和外侧副韧带。在鹰嘴尖端切开关节，此时可进一步分离关节囊。

TRAP 的内侧部分与 Bryan 和 Morrey 所描述的肱三头肌翻转入路类似[39]。此入路从鹰嘴远端 10 cm 处开始，沿鹰嘴和尺侧腕屈肌边缘向近端延伸。于骨膜下剥离进一步暴露尺骨。此步骤的关键是术中用缝线对肱三头肌止点处的骨膜进行缝合标记，可确保最后对肌腱附着点进行解剖修复。向近端分离，内、外侧入路分离平面在肱骨汇合，位于肱三头肌下方，在尺骨则位于肘肌下方。从肱三头肌上松解肘肌远端的附着点，然后向近端翻转肘肌瓣，此时屈肘即可暴露肱骨远端。然后开始行接骨板固定。

### 肱三头肌附着点的修复

修复肱三头肌附着点时，在尺骨近端钻 2.0 mm 骨孔，在鹰嘴近端表面通过骨孔交叉固定肱三头肌的附着点。在这两个孔的远端再横向钻另一个孔，用粗的不可吸收缝线（改良 Mason-Allen 锁结法）重建肱三头肌的止点。缝线穿过肌腱，然后通过骨孔，将肌腱缝合在骨表面。缝合线打结，接着近端用 Bunnell 法呈叠瓦状编织肌腱，这样可降低附着点的张力。用连续锁边缝合关闭筋膜套。

经该入路重建肌腱止点后，术后可立即进行康复训练，包括非对抗性的肘关节完全主动或被动活动。

> **要点与技巧**
>
> - 在肱骨远端固定时，可以用尼龙缝线收缩皮肤，它对组织更"温柔"（图 16.19）。

### 尺神经的处理

尺神经功能障碍是肱骨远端骨折及其固定的主要并发症。尺神经在创伤和手术操作时均易受损。外科医生必须考虑是否要前置尺神经，这将影响最终的结果。

手术结束时，外科医生面临着是否要前置神经。肱骨远端骨折的软组织损伤较为广泛，并且尺神经周围软组织可能纤维化，手术创伤可能进一步导致瘢痕形成。然而，将尺神经转移至没有张力的位置，需要松解尺神经的近端或远端。这样做的话，有时候甚至比手术本身操作更加烦琐。尺神经不与内固定物接触且术中不做过多的剥离以避免牵拉尺神经，只要能

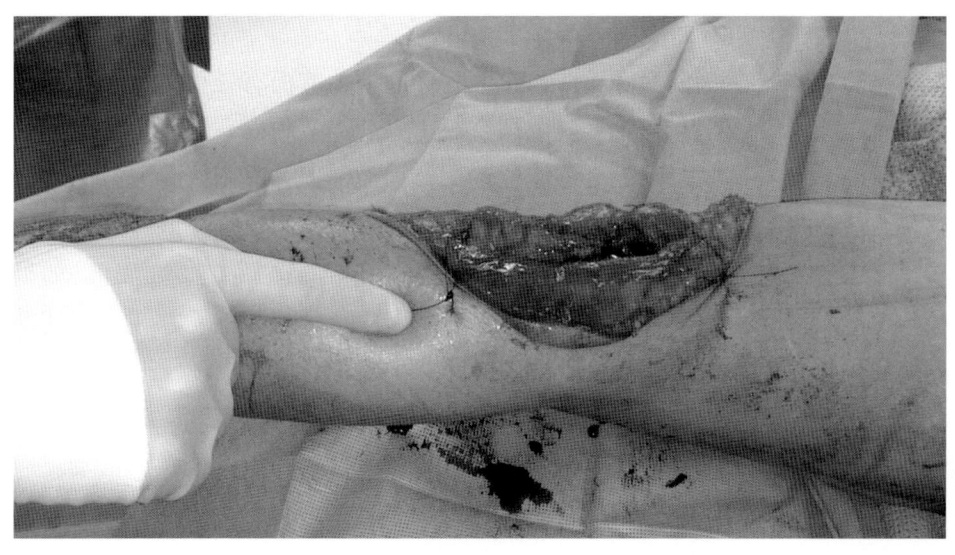

图 16.19　缝合皮肤

保留其营养供应，则可将尺神经放回原处。如果必须行尺神经前置，应松解其近端与远端，转移时必须没有张力。根据术者喜好，神经可置于肌下或皮下。

目前，尺神经前置的收益尚不清楚，术前无明显尺神经功能障碍的患者应慎重考虑尺神经前置。Wang等[11]对20例尺神经前置进行分析，发现无尺神经术后并发症发生。同样，Gupta[40]报道，55例尺神经前置治疗尺骨远端骨折患者中仅有1例发生尺神经失用。Chen等[41]在一项大样本病例对照研究中评估了尺神经前置的益处：89例没有行尺神经前置，48例行尺神经前置。他们发现，在肱骨远端脱位时行尺神经前置的患者尺神经症状的发生率增加了4倍。然而，这项研究的回顾性性质使得我们很难知道选择性偏差是否可以解释其中的部分差异，或许是严重损伤的神经发生了移位。需要考虑的重要因素是手术时仔细处理神经，以缩小瘢痕和坏死；如果尺前神经前置失败，要确保有足够的软组织松懈近端和远端神经，使神经在没有组织张力的情况下转位。较新的预塑形接骨板可能可以降低神经紧张等和行常规尺神经前置的必要性，但这只是理论上的优势。最终，通过稳定的固定和早期活动可能可以解决尺神经症状的问题。

> **要点与技巧**
>
> - 尽量不要使尺神经完全失去活力，以维持其血供并尽量减少瘢痕形成（图 16.20）。

## 骨折复位与固定

充分暴露骨折处，随后进行复位。累及关节面的肱骨远端骨折，复位通常相当困难，内、外侧柱的缺失可导致严重的不稳定，干骺端和关节部分往往粉碎严重，骨块太小使螺钉固定困

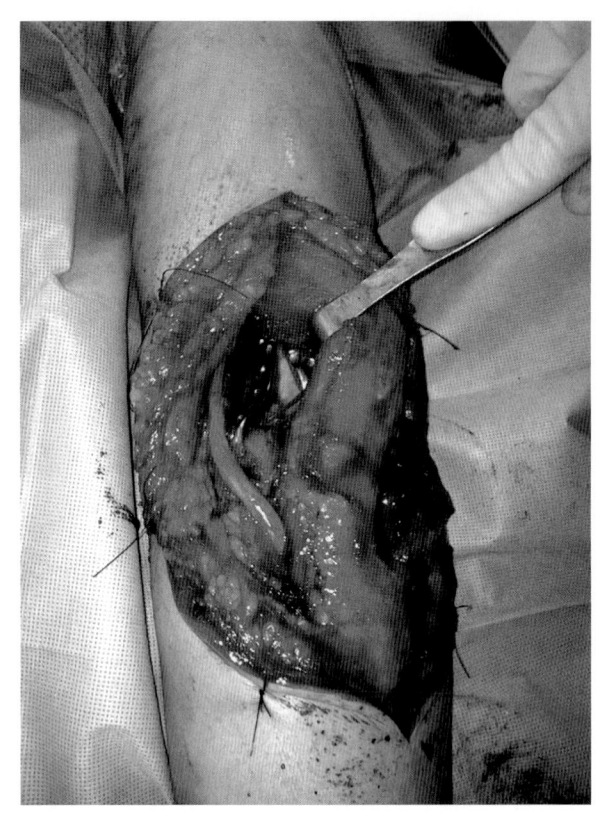

图 16.20　术中未过多剥离，尺神经前置

难。此外，远端关节面主要由松质骨组成，获得稳定的固定较困难。通常情况下，复位与固定从远端开始，先重建关节面，然后将修复的关节骨块复位至相应的柱上。除多数简单骨折外，必须先用克氏针重建关节面（图 16.21）。关节面临时重建完成后，可使用螺钉完成最终的固定。

如果肱骨远端关节面有骨丢失，重要的是避免螺钉脱出。若关节粉碎，用拉力螺钉固定可能导致关节面压缩，并改变肱骨远端的实际形状。关节骨折片固定后，复位肱骨远端并与肱骨干固定，接骨板的选择如前文所述。如果用普通接骨板，塑形是必要的，并在透视辅助下折弯接骨板。内固定物放置必须避开关节面，固定时将内固定物适当折弯以获得力学稳定性，如此可允许患者术后进行完全的关节活动。通常内侧接骨板必须折弯包绕内上髁，因此在内

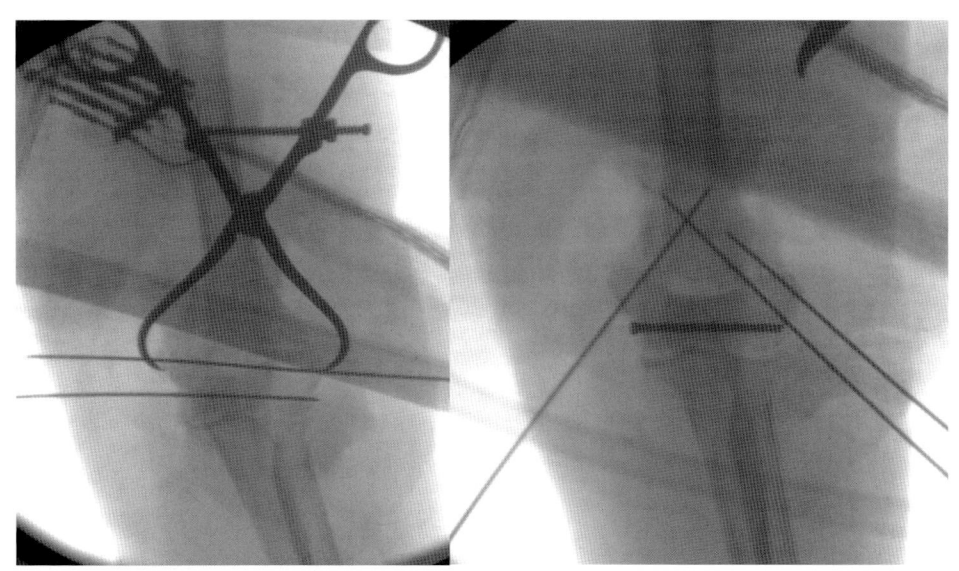

图 16.21 修复肱骨远端骨折术中透视

侧常采用重建接骨板，因其更易塑形。接骨板与肱骨远端帖服后，可在远端用螺钉固定，螺钉应与关节面垂直，这在生物力学上有较大的优势。外侧接骨板通常不过多塑形，建议使用有限接触动力加压接骨板，大小取决于患者肱骨远端的解剖形态。接骨板应在避开关节面的情况下尽可能置于偏远端的位置。从接骨板最远端的孔置入一枚长的"贯穿螺钉"（home run screw），在肱骨外侧柱把持肱骨干对侧的骨皮质。很多厂家都有预塑形接骨板，通常无须塑形，但在置入时往往需要反复尝试。

单纯的关节骨折块可用无头螺钉修复。小的骨软骨块最好用可变螺距的加压螺钉进行固定，垂直骨折线置入，头埋在关节面下。螺钉头部最好置于软骨下骨的位置，尽量获得最大的把持力，并避免在软骨缺损的部位突起过高。另外，微小骨块可用 2.0 mm 或 2.7 mm 的螺钉固定，在关节面处也必须埋头，或用细的有螺纹的钢针，剪断后埋入软骨面（图 16.4）。

骨折和鹰嘴截骨（如果有的话）固定妥当后，拍摄 X 线片后闭合切口。术中应用 X 线片或透视来确认骨折的复位与固定。必须确认所有螺钉都没有穿透关节面并且骨折复位满意。

通常情况下，肱骨远端前侧皮质的延长线应平分肱骨小头，并且关节面应该是平整的，桡骨头应该与肱骨小头匹配，并恢复正常的肘关节的外翻提携角。此外，要检查患者的肘关节活动，确保没有与内固定物撞击。注意检查前臂的旋转以及肘关节的屈伸。前面所述的肱三头肌间隙入路无须缝合肌层。若使用劈开肱三头肌入路，肌肉可以松弛地靠在一起。深层皮下缝合。对于皮肤，我们更倾向于进行缝合以避免任何可能发生的摩擦，而这在使用皮钉时较为多见。术后使用衬垫良好的夹板进行固定。

> **要点与技巧**
>
> - 需要暴露关节时，选择鹰嘴截骨术。
> - 采用保留肱三头肌的入路对患肢的力量和运动恢复有积极作用，但对于不熟悉该入路的外科医生来说难度大，并且关节表面暴露不如鹰嘴截骨术。
> - 在关节面使用拉力螺钉时，要当心无意中压紧了滑车。
> - 对于粉碎性骨折，首先将接骨板固定在粉碎最小的柱上，对后续手术有帮助。
> - 使用埋头或者无头螺钉固定骨软骨碎片。

## 术后护理

切开复位内固定的目标之一就是获得坚强内固定，可使患肢进行早期功能锻炼。坚强内固定后，患者可以早期活动，减少并发症。对于软组织覆盖充分的骨折进行切开内固定，术后应用夹板固定可减少软组织肿胀和疼痛。我们建议术后在耐受范围内尽快开始主动或辅助下主动功能锻炼。职业疗法有利于术后早期恢复腕、手及肩的活动。

## 冠状面剪力骨折的固定

肱骨远端孤立的冠状剪切骨折较罕见，影像学检查对判断骨折程度具有重要意义[42]。冠状面的孤立骨折通常采用外侧入路进行治疗[42-46]。如果滑车受累（Ⅳ型骨折），可能需要行鹰嘴截骨，一般采用无头加压螺钉或沉头小块螺钉固定。骨折应先用克氏针固定复位（图16.4），如果骨折延伸至外侧柱，可能需要额外的接骨板固定。通常的螺钉轨迹是由前向后的，在生物力学上已被证明优于由后向前轨迹[47]。与肱骨远端骨折类似，最终的固定方式应在手术室透视进行评估，并应评估运动弧度稳定性。术后应尽早开始主动运动。外侧切口和直接在肘部后上方切口不同，无须考虑软组织因素影响。

> **要点与技巧**
> - 抗水肿手套有助于减轻术后早期肿胀。

## 治疗结果

文献中有关肱骨远端骨折的报道有许多不足之处。虽然研究很多，但对这些研究进行比较却很困难，因为研究对象的骨折类型、患者年龄、损伤能量、手术方法等多样，而且功能结果的评价方法也存在差异。无明显关节内粉碎骨折块的单纯性肱骨远端骨折进行内固定的疗效，与更严重的关节内粉碎的骨折类型（AO/OTA C型）不同。部分研究纳入了单纯性肱骨远端骨折，另一些则仅研究了严重的关节内骨折。骨折类型比例上的差异使得无法直接比较这些研究，因为可能会发生偏倚。

对比这些研究时，患者年龄的明显差异是一个主要的问题。由于年龄与骨质疏松有关，在老年患者所占比例较高的研究中，内固定术后的结果可能比年轻人为主的研究要差。Huang等[13]对14例65岁以上肱骨远端骨折患者行切开复位内固定的疗效进行了评价，所有骨折均愈合，患者可维持20°~120°的合理弧度。然而，功能评估显示存在持续疼痛和残疾。Korner等[14]对45例65岁以上患者行切开复位内固定后进行评估发现，功能评估为良好或者优秀。阴性结果与固定超过14天相关，老年肱骨远端粉碎性骨折行全肘关节成形术的效果良好[15-18]。伴有骨质疏松的C2或C3型骨折，可能为低能量损伤所致；年轻患者往往伴有其他损伤，其损伤机制可能为高能量损伤。骨质量和相关的软组织损伤均会影响骨折的结果。此外，患者年龄、损伤机制不同，很难对各项研究的功能结果进行比较。

研究这些文献时的第二个问题是功能结果评估方法不一。理想的情况是，通过标准化的方法对治疗方法和治疗结果进行评价。有效的功能结果评估应包括患者的自我评估和客观评价。结果分析的目标之一是为了了解特定方法的技术因素是如何影响结果的。虽然人们普遍认同使用双接骨板修复这些骨折，但固定肱骨远端骨折的方法有很多，关于手术方法和暴露的方式就存在争议。

McKee等[37]报道了25例肱骨远端关节内骨折术后功能恢复情况。这项研究独特之处是因为不是使用外科与影像学方式评估，而是采用了功能更全面的评估结果，包括肌肉力量测试和对上肢、肩膀、手臂有残疾的患者进行SF-36一般健康状况问卷调查，以及肌肉增长和肌力测试。所有骨折均经后方入路行内侧和外侧柱内固定。11例患者接受了鹰嘴截骨，而其余患者则采用了劈开三头肌法。平均随访37个月，平均均DASH评分为20分，提示轻度残障；SF-36评分显著下降但身体功能评分变化较轻微，精神功能评分无变化；6例患者需要进一步手术，包括3例内固定物导致肘部疼痛的患者。

Gofton等[5]回顾了23例采用双接骨板内固定治疗肱骨远端双髁（AO C型）骨折患者，平均45个月后测试功能结果。研究者们结合患者定级的评估结果[DASH、患者定级的尺神经评价（PRUNE），美国肩肘外科评分（ASES-e）以及SF-36]，以及临床X线影像学和客观评价来评估治疗结果。此研究中，患者主观不满意很少，平均满意度为93%。肘关节屈伸活动度减少（由138°减至122°，$P<0.05$），而肘关节屈伸和前臂旋转时的肌力均较差（$P<0.05$）。虽然总的并发症发生率为48%，大部分无须再次手术即可缓解。常规行尺神经前置，随访过程中没有发现尺神经病变[5]。

最近，更多的研究评估了特定手术方法的结果[48~50]。Ek等[48]对7例接受保留三头肌手术的患者进行了单例外科病例分析，平均随访时间接近3年，在Mayo肘关节功能指数、SF-36、DASH等指标上均取得满意的结果。此外，患者没有异位骨化的证据。Erpelding等[49]报道了37例应用伸肌机械按压法治疗的患者，运动的平均年龄范围大于100°，短跑成绩优异。在这两项研究中，均未进行鹰嘴截骨并且功能结果良好。比较通过保留三头肌的入路和鹰嘴截骨入路行开放复位内固定的效果，Chen等[50]发现，60岁以上的患者保留三头肌的入路治疗效果差。这可能是由于老年患者的骨质量差，骨折粉碎程度更高。采用保留三头肌的入路时，要确保通过该入路能充分显露；如果不能充分显露，可导致无法完成解剖复位，就应该考虑鹰嘴截骨入路。

# 并发症

## 内固定失败

肱骨远端关节内骨折很难修复，必须对肱骨远端复杂的解剖有全面的了解，这样才有可能获得解剖重建。粉碎性骨折和失稳，加上手术暴露困难，使得每例内固定术都是一个挑战。如果骨质疏松严重的老年患者发生粉碎性骨折，获得稳定的复位和内固定更加困难。内固定失败的常见原因为与不恰当的固定方法相关的技术问题[51]。光滑的钢针或克氏针本身不足以固定肱骨远端。已有报道证实应用三分之一管型接骨板可导致内固定失败，也不建议使用半管型接骨板固定肱骨远端关节内骨折[40, 52]。内固定失败还可能与其中一柱的固定不可靠有关。对于所有肱骨远端关节内骨折，建议将接骨板相互垂直固定双柱。

内固定失败可导致疼痛、活动度降低以及影像学上出现螺钉、接骨板固定失败或断裂。如果发生这些情况，应考虑行翻修手术。如果在内固定术中没有处理好力学方面的问题，可导致骨不连。应仔细检查初次内固定的技术性错误，再次内固定时要确保相关力学结构的完整性。处理这些并发症时，也应仔细考虑是否需要植骨或通过其他生物、物理学方法来刺激骨折愈合。

## 骨不连

肱骨远端骨折骨不连是文献中被忽略的一个话题。多数正式发表的病例研究很少报道此并发症，发生率为2%~10%[2, 6, 7, 9, 10, 13, 37, 51]。患者临床表现为疼痛，常伴有软组织问题，包括活动度降低、尺神经病变和异位骨化等。因为常存在骨质疏松、局部解剖的改变、原先置入的内固定物（可能有或没有力学上的失败）以及关节囊周围广泛的纤维化，所以肱骨远端骨折骨不连翻修手术技巧的要求很高。

治疗骨不连的目标为恢复功能，获得稳定的愈合、满意的对线，以及恢复关节的功能活动。手术治疗获得成功有几个先决条件：患者骨缺损较少并能耐受手术，尺神经前置且常需要松解关节囊，骨折端活动度较好且能达成满意的复位，以及获得稳定的内固定[53]。对于切开复位内固定术后发生骨不连的患者，在翻修手术后可能还需要进行再次手术取出内固定物，切除异位骨质，进行尺神经松解和/或麻醉下手法松解等。在目前已发表的样本量最大的一项关于治疗肱骨远端骨不连的病例研究中，Helfet等[53]报道了52例肱骨远端延迟愈合或骨不连。该研究花费了26年来收集病例。骨不连最常见的原因是初期力学上的内固定失败，虽然许多患者的病因是高能量损伤。

## 感　染

幸运的是，肱骨远端骨折内固定后的化脓性感染非常少见。当伤口愈合障碍，出现化脓性感染的迹象（如脓性渗出）或早期内固定失败时，应疑有感染（**图16.22**）。发生感染时，应积极治疗。可连续进行清创，全身和局部使用抗生素。如果内固定稳定，可保留内固定物直至骨折愈合[54]。

## 尺神经病变

尺神经功能障碍是肱骨远端骨折常见的并发症。创伤和手术暴露均易损伤神经。尺神经病变的发生率为7%~33%[2, 3, 6, 9, 11, 41, 55~57]。

在制订手术计划前进行细致的术前检查，

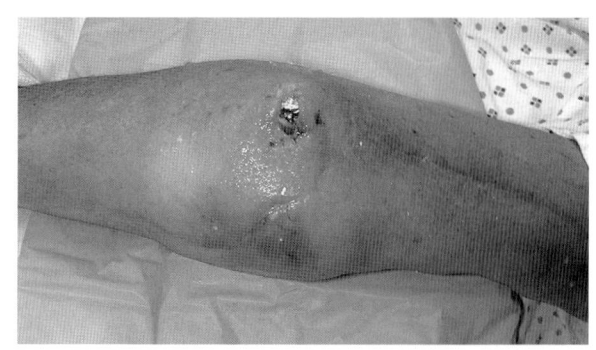

**图16.22**　肱骨远端骨折感染创面

评估神经血管功能以明确是否存在神经功能障碍非常重要。多数情况下，尺神经病变主要是由手术操作、神经松解不彻底和/或术后制动等原因所致。所有这些因素，都可能导致神经周围组织纤维化。

有研究曾报道对伴有尺神经症状的患者行尺神经松解术可获得良好的疗效。McKee等[58]报道了一组20例伴有尺神经损伤症状的病例，在肘关节重建术中行尺神经松解，结果为优1例、良17例、差2例。

## 运动功能障碍

功能活动恢复的关键在于术后早期活动。肘关节制动时间过长很容易导致关节僵硬。在严重的损伤和大范围手术中，这种趋势更加明显。因此，获得足够稳定的内固定以便早期活动很重要，建议早期行主动和辅助下主动屈伸活动。在物理治疗过程中，处理前臂的旋前和旋后功能也很重要。对于多发伤患者来说，早期活动是个挑战，因为此类患者往往需要长时间插管或者镇静而难以早期活动。

尽管手术成功，还是有患者会形成严重的关节僵硬，可行关节挛缩松解术。我们报告了一系列伴有功能性活动范围受限的肱骨远端骨折患者[59]，65%的患者接受了关节囊切除术后结果良好或极好。Ehsan等[60]报道了手术治疗伤后肘关节纤维化，发现开放性肘关节挛缩松解和切除存在的异位骨化效果良好。考虑手术松解挛缩时，尺神经可能因纤维化而需要移位。异位骨化可能导致运动范围缩小和刚度降低，需要切除。

## 异位骨化

异位骨化是肱骨远端骨折公认的并发症，见于9%的病例，发生率为3%~49%[2, 4-8, 43]。异位骨化会严重限制关节活动。研究发现，在骨折48小时内行内固定可以减少发生异位骨化的风险[61]。预防异位骨化的方法包括放疗和使用非甾体消炎药[62]。

目前关于针对异位骨化何时使用和采用何种预防措施来解决尚存争议，由于异位骨化在没有诸如头部外伤等致病因素的情况下并不常见，所以并不常现采取预防措施[62]。低剂量放疗是有效预防措施，但最近一项关于放疗预防异位骨化的前瞻性研究因接受放疗人群的骨不连发生率较高而被提前终止[63]，骨不连的位置包括鹰嘴截骨处。此外，在研究终止时，异位骨化的发生率、术后活动范围或功能结果没有显著差异。

Douglas 等[64]最近通过一项回顾性研究评估了 AO/OTA C 型骨折和肱骨脱位后发生异位骨化的危险因素。其中，22%的 C 型骨折患者发生了显著的异位骨化（Brooker 3 或 4 级）。严重的肘部外伤或固定不及时是异位骨化的独立危险因素。

功能明显受限时，应考虑切除异位骨，可在损伤后6~9个月进行。手术入路的选择应考虑异位骨的位置和肘关节其他的特殊问题。切除时有必要松解关节囊或韧带，在保持稳定的同时恢复其活动度。切除异位骨后，应该制订相应的康复方案，并要求患者严格遵循。术后应考虑预防性地应用吲哚美辛或/和低剂量放疗。Heyd 等[65]报道了9例异位骨化切除术后预防性放疗效果良好。

## 尺骨鹰嘴截骨相关并发症

尺骨鹰嘴截骨可很好地暴露肱骨远端关节面。然而，手术相关的并发症也有报道，包括内固定物突出导致的疼痛和骨不连等[34]。Jupiter 等[6]报道肱骨远端骨折的内固定物取出率高达70%，大部分与鹰嘴固定有关。虽然 Henley 等[9]的研究表明克氏针平行固定鹰嘴截骨的并发症发生率较高，但最近 Ring 等[34]报道，人字形截骨后克氏针固定尺骨前侧骨皮质并行"8"字张力带固定，获得了优良的骨愈合（98%）。另外，也可使用松质骨螺钉和张力带钢丝固定，优势在于可以预钻孔以便螺钉固定，并获得骨折块间的加压。接骨板固定也是一种选择，稳定骨折以促进康复。

鹰嘴截骨术后内固定物突出导致疼痛是最常见的并发症（图 16.18），手术取出内固定物通常有效，愈合不良非常少见。发生延迟愈合时，一般继续观察。引起症状的骨不连或因固定失败而再次手术的情况比较罕见。

> **经 验**
> - 肱骨远端骨折发病年龄呈双峰分布：高能量损伤多见于年轻人，而低能量损伤多为年老患者，常伴有骨质疏松。
> - 肱骨远端关节内骨折多采用手术治疗。
> - 手术内固定的优良率可达75%。
> - 手术的目标是术后早期活动和功能康复。
> - 骨不连发生率（2%）和感染率（0~6%）较低。
> - 对肱骨远端骨折推荐双柱固定，尺骨鹰嘴截骨术有助于暴露关节面。
> - 内固定失败多是由技术困难和不恰当的固定导致的。
> - 尺神经功能障碍是肱骨远端骨折常见的并发症，尺神经麻痹发生率为7%~15%。

- 对尺神经前置存在争议。手术时需要考虑的重要因素包括对尺神经仔细操作，减少纤维化；如行神经前置术，必须对神经远、近端充分松解。
- 文献报道异位骨化发生率不足9%（3%~49%）。发生率增高可能与伴有闭合性脑创伤、烧伤或脊髓损伤有关。
- 尺骨鹰嘴截骨可能出现内固定物突出导致的疼痛和骨不连。人字形截骨和可靠的固定（松质骨螺钉和钢丝张力带）可降低其发生率。
- 对于大于65岁伴有骨质疏松的严重粉碎性骨折患者来说，行全肘关节置换术是有利的。推荐使用半限制性假体。

### 视 频

**视频 16.1　全肘关节成形术**

视频演示了采用全肘关节成形术治疗骨质疏松老年患者的肱骨远端粉碎性骨折。

**视频 16.2　肱骨远端骨折 ORIF**

视频演示了对多发伤患者的髁下/髁间骨折进行内固定，重点介绍了包括鹰嘴截骨在内的手术显露、骨折复位、临时固定，以及内、外侧柱的固定。

## 参考文献

1. Robinson CM, Hill RM, Jacobs N, Dall G, Court-Brown CM. Adult distal humeral metaphyseal fractures: epidemiology and results of treatment. J Orthop Trauma 2003;17:38–47
2. Nauth A, McKee MD, Ristevski B, Hall J, Schemitsch EH. Distal humeral fractures in adults. J Bone Joint Surg Am 2011;93:686–700
3. Helfet DL, Schmeling GJ. Bicondylar intraarticular fractures of the distal humerus in adults. Clin Orthop Relat Res 1993;292:26–36
4. Sanchez-Sotelo J, Torchia ME, O'driscoll SW. Principle-based internal fixation of distal humerus fractures. Tech Hand Up Extrem Surg 2001;5:179–187
5. Gofton WT, Macdermid JC, Patterson SD, Faber KJ, King GJ. Functional outcome of AO type C distal humeral fractures. J Hand Surg Am 2003;28:294–308
6. Jupiter JB, Neff U, Holzach P, Allgöwer M. Intercondylar fractures of the humerus. An operative approach. J Bone Joint Surg Am 1985; 67:226–239
7. Kundel K, Braun W, Wieberneit J, Rüter A. Intraarticular distal humerus fractures. Factors affecting functional outcome. Clin Orthop Relat Res 1996;332:200–208
8. Athwal GS, Hoxie SC, Rispoli DM, Steinmann SP. Precontoured parallel plate fixation of AO/OTA type C distal humerus fractures. J Orthop Trauma 2009;23:575–580
9. Henley MB, Bone LB, Parker B. Operative management of intraarticular fractures of the distal humerus. J Orthop Trauma 1987; 1:24–35
10. Papaioannou N, Babis GC, Kalavritinos J, Pantazopoulos T. Operative treatment of type C intraarticular fractures of the distal humerus: the role of stability achieved at surgery on final outcome.Injury 1995;26:169–173
11. Wang KC, Shih HN, Hsu KY, Shih CH. Intercondylar fractures of the distal humerus: routine anterior subcutaneous transposition of the ulnar nerve in a posterior operative approach. J Trauma 1994; 36:770–773
12. Cassebaum WH. Open reduction of T&Y fractures of the lower end of the humerus. J Trauma 1969;9:915–925
13. Huang JI, Paczas M, Hoyen HA, Vallier HA. Functional outcome after open reduction internal fixation of intraarticular fractures of the distal humerus in the elderly. J Orthop Trauma 2011;25:259–265
14. Korner J, Lill H, Müller LP, et al. Distal humerus fractures in elderly patients: results after open reduction and internal fixation. Osteoporos Int 2005;16(Suppl 2):S73–S79
15. McKee MD, Veillette CJ, Hall JA, et al. A multicenter, prospective,randomized, controlled trial of open reduction—internal fixation versus total elbow arthroplasty for displaced intraarticular distal humeral fractures in elderly patients. J Shoulder Elbow Surg 2009;18:3–12
16. Frankle MA, Herscovici D Jr, DiPasquale TG, Vasey MB, Sanders RW. A comparison of open reduction and internal fixation and primary total elbow arthroplasty in the treatment of intraarticular distal humerus fractures in women older than age 65. J Orthop Trauma 2003;17:473–480
17. Garcia JA, Mykula R, Stanley D. Complex fractures of the distal humerus in the elderly. The role of total elbow

replacement as primary treatment. J Bone Joint Surg Br 2002;84:812–816

18. Egol KA, Tsai P, Vazques O, Tejwani NC. Comparison of functional outcomes of total elbow arthroplasty vs plate fixation for distal humerus fractures in osteoporotic elbows. Am J Orthop 2011;40:67–71

19. Riseborough EJ, Radin EL. Intercondylar T fractures of the humerus in the adult. A comparison of operative and non-operative treatment in twenty-nine cases. J Bone Joint Surg Am 1969;51:130-141

20. Mehne DK, Jupiter JB. Fractures of the distal humerus. In: Browner BD, Jupiter JB, Levine AM, Trafton PG, eds. Skeletal Trauma, vol 2, 2nd ed. Philadelphia: WB Saunders; 1992:1146–1176

21. Ring D, Jupiter JB. Complex fractures of the distal humerus and their complications. J Shoulder Elbow Surg 1999;8:85–97

22. Muller ME. The comprehensive classication of fractures of longbones. In: Muller ME, Allgower M, Schneider R, Willenegger H, eds.Manual of Internal Fixation: Techniques Recommended by the AO-ASIF Group, 3rd ed. Heidelberg: Springer-Verlag; 1991

23. Wainwright AM, Williams JR, Carr AJ. Interobserver and intraobserver variation in classication systems for fractures of the distal humerus. J Bone Joint Surg Br 2000;82:636–642

24. Bryan RS, Morrey BF. Fractures of the distal humerus. In: Morrey BF, ed. The Elbow and Its Disorders. Philadelphia: WB Saunders; 1985:302–339

25. McKee MD, Jupiter JB, Bamberger HB. Coronal shear fractures of the distal end of the humerus. J Bone Joint Surg Am 1996;78: 49–54

26. Cassebaum WH. Operative treatment of T and Y fractures of the lower end of the humerus. Am J Surg 1952;83:265–270

27. Stoffel K, Cunneen S, Morgan R, Nicholls R, Stachowiak G. Comparative stability of perpendicular versus parallel double-locking plating systems in osteoporotic comminuted distal humerus fractures. J Orthop Res 2008;26:778–784

28. Arnander MW, Reeves A, MacLeod IA, Pinto TM, Khaleel A. A biomechanical comparison of plate configuration in distal humerus fractures. J Orthop Trauma 2008;22:332–336

29. Shin SJ, Sohn HS, Do NH. A clinical comparison of two different double plating methods for intraarticular distal humerus fractures. J Shoulder Elbow Surg 2010;19:2–9

30. Egol KA, Kubiak EN, Fulkerson E, Kummer FJ, Koval KJ. Biomechanics of locked plates and screws. J Orthop Trauma 2004;18:488–493

31. Korner J, Diederichs G, Arzdorf M, et al. A biomechanical evaluation of methods of distal humerus fracture fixation using locking compression plates versus conventional reconstruction plates. J Orthop Trauma 2004;18:286–293

32. Reising K, Hauschild O, Strohm PC, Suedkam p NP. Stabilisation of articular fractures of the distal humerus: early experience with a novel perpendicular plate system. Injury 2009;40:611–617

33. Greiner S, Haas NP, Bail HJ. Outcome after open reduction and angular stable internal fixation for supra-intercondylar fractures of the distal humerus: preliminary results with the LCP distal humerus system . Arch Orthop Trauma Surg 2008;128:723–729

34. Ring D, Gulotta L, Chin K, Jupiter JB. Olecranon osteotomy for exposure of fractures and nonunions of the distal humerus. J Orthop Trauma 2004;18:446–449

35. Coles CP, Barei DP, Nork SE, Taitsman LA, Hanel DP, Bradford Henley M. The olecranon osteotomy: a six-year experience in the treatment of intraarticular fractures of the distal humerus. J Orthop Trauma 2006; 20:164–171

36. Hew ins EA, Gofton WT, Dubberly J, MacDermid JC, Faber KJ, King GJ. Plate fixation of olecranon osteotomies. J Orthop Trauma 2007;21:58–62

37. McKee MD, Wilson TL, Winston L, Schemitsch EH, Richards RR. Functional outcome following surgical treatment of intraarticular distal humeral fractures through a posterior approach. J Bone Joint Surg Am 2000;82-A:1701–1707

38. O'Driscoll SW. The triceps-refecting anconeus pedicle (TRAP) approach for distal humeral fractures and nonunions. Orthop Clin North Am 2000;31:91–101

39. Bryan RS, Morrey BF. Extensive posterior exposure of the elbow. A triceps-sparing approach. Clin Orthop Relat Res 1982;166:188–192

40. Gupta R. Intercondylar fractures of the distal humerus in adults. Injury 1996;27:569–572

41. Chen RC, Harris DJ, Leduc S, Borrelli JJ Jr, Tornetta P III, Ricci WM. Is ulnar nerve transposition beneficial during open reduction internal fixation of distal humerus fractures? J Orthop Trauma 2010; 24:391–394

42. Mighell M, Virani NA, Shannon R, Echols EL Jr, Badman BL, Keating CJ. Large coronal shear fractures

of the capitellum and trochlea treated with headless compression screws. J Shoulder Elbow Surg 2010; 19:38–45

43. Mighell MA, Harkins D, Klein D, Schneider S, Frankle M. Technique for internal fixation of capitellum and lateral trochlea fractures. J Orthop Trauma 2006;20:699–704

44. Mehdian H, McKee MD. Fractures of capitellum and trochlea. Orthop Clin North Am 2000;31:115–127

45. Ring D, Jupiter JB, Gulotta L. Articular fractures of the distal part of the humerus. J Bone Joint Surg Am 2003; 85–A:232–238

46. Ruchelsman DE, Tejwani NC, Kwon YW, Egol KA. Open reduction and internal fixation of capitellar fractures with headless screws. J Bone Joint Surg Am 2008;90:1321–1329

47. Elkowitz SJ, Polatsch DB, Egol KA, Kummer FJ, Koval KJ. Capitellum fractures: a biomechanical evaluation of three fixation methods. J Orthop Trauma 2002;16:503–506

48. Ek ET, Goldwasser M, Bonomo AL. Functional outcome of complex intercondylar fractures of the distal humerus treated through a triceps–sparing approach. J Shoulder Elbow Surg 2008;17:441–446

49. Erpelding JM, Mailander A, High R, Mormino MA, Fehringer EV. outcomes following distal humeral fracture fixation with an extensor mechanism –on approach. J Bone Joint Surg Am 2012;94:548–553

50. Chen G, Liao Q, Luo W, Li K, Zhao Y, Zhong D. Triceps–sparing versus olecranon osteotomy for ORIF: analysis of 67 cases of intercondylar fractures of the distal humerus. Injury 2011;42:366–370

51. Södergård J, Sandelin J, Böstman O. Mechanical failures of internal fixation in T and Y fractures of the distal humerus. J Trauma 1992; 33:687–690

52. Wildburger R, Mähring M, Hofer HP. Supraintercondylar fractures of the distal humerus: results of internal fixation. J Orthop Trauma 1991;5:301–307

53. Helfet DL, Kloen P, Anand N, Rosen HS. Open reduction and internal fixation of delayed unions and nonunions of fractures of the distal part of the humerus. J Bone Joint Surg Am 2003;85–A:33–40

54. Berkes M, Obrem skey W T, Scannell B, Ellington JK, Hym es RA,Bosse M; Southeast Fracture Consortium. Maintenance of hardware after early postoperative infection following fracture internal fixation. J Bone Joint Surg Am 2010;92:823–828

55. Ruan HJ, Liu JJ, Fan CY, Jiang J, Zeng BF. Incidence, management, and prognosis of early ulnar nerve dysfunction in type C fractures of distal humerus. J Trauma 2009;67:1397–1401

56. Vazquez O, Rutgers M, Ring DC, Walsh M, Egol KA. Fate of the ulnar nerve after operative fixation of distal humerus fractures. J Orthop Trauma 2010;24:395–399

57. Wiggers JK, Brouwer KM, Helmerhorst GT, Ring D. Predictors of diagnosis of ulnar neuropathy after surgically treated distal humerus fractures. J Hand Surg Am 2012;37:1168–1172

58. McKee MD, Jupiter JB, Bosse G, Goodm an L. outcome of ulnar neurolysis during post–Traumatic reconstruction of the elbow. J Bone Joint Surg Br 1998;80:100–105

59. Cannada L, Loeffler B, Zadnik MB, Eglseder AW. Treatment of high–energy supracondylar/intercondylar fractures of the distal humerus. J Surg Orthop Adv 2011; 20:230–235

60. Ehsan A, Huang JI, Lyons M, Hanel DP. Surgical m anagement of posttraumatic elbow arthrobrosis. J Trauma Acute Care Surg 2012;72:1399–1403

61. Ilahi OA, Strausser DW, Gabel GT. Post–Traumatic heterotopic ossication about the elbow. Orthopedics 1998;21:265–268

62. Stein DA, Patel R, Egol KA, Kaplan FT, Tejwani NC, Koval KJ. Prevention of heterotopic ossification at the elbow following Trauma using radiation therapy. Bull Hosp Jt Dis 2003;61:151–154

63. Ham id N, Ashraf N, Bosse MJ, et al. Radiation therapy for heterotopic ossication prophylaxis acutely after elbow Trauma: a prospective randomized study. J Bone Joint Surg Am 2010;92:2032–2038

64. Douglas K, Cannada LK, Archer KR, Dean DB, Lee S, Obrem skey W. Incidence and risk factors of heterotopic ossification following major elbow trauma. Orthopedics 2012;35:e815–e822

65. Heyd R, Strassmann G, Schopohl B, Zamboglou N. Radiation therapy for the prevention of heterotopic ossification at the elbow. J Bone Joint Surg Br 2001;83:332–334

# 17 肘关节损伤

著者：Gertraud Gradl, Neil G. Harness, David Ring
译者：燕华　李旭

近年来，随着对相关问题的认识逐步加深以及大量有价值的理念和技术的形成，成人肘关节创伤的手术治疗得到迅速发展，包括最常见的创伤性肘关节失稳[1]。目前认为，外侧副韧带（而不是内侧副韧带）和冠突损伤都是肘关节失稳的重要原因，多数单纯肘关节脱位[2]和单纯桡骨头部分骨折[2-4]采用非手术治疗也可以得到很好的恢复；但是对于其他多数尺桡骨近端损伤，手术治疗可能更可取。每一种特殊的复合损伤都不常见，面对复杂的肘关节损伤，外科医生必须根据肘关节的正常和病理解剖特点，结合多种修复技术，才能获得尽可能好的结果。

## 解　剖

尺骨近端的鹰嘴和冠突共同构成滑车切迹，并与肱骨滑车形成关节。滑车切迹由非关节面的横沟分为尺骨鹰嘴关节面和冠突关节面（图17.1）。滑车切迹可以防止尺骨相对肱骨出现前后移位，也为肘关节提供了内翻 - 外翻和旋转稳定性。肘关节屈曲时，肘关节的骨性结构可提供最大的稳定性，而伸直时其稳定性则会降低。如果逐步切除尺骨近端，肱尺关节所提供的稳定性也会逐渐减少[5]。肱三头肌止点位于尺骨鹰嘴背面，并与骨膜和前臂筋膜融合。冠突是滑车切迹向前的延伸部分，也是前方关节

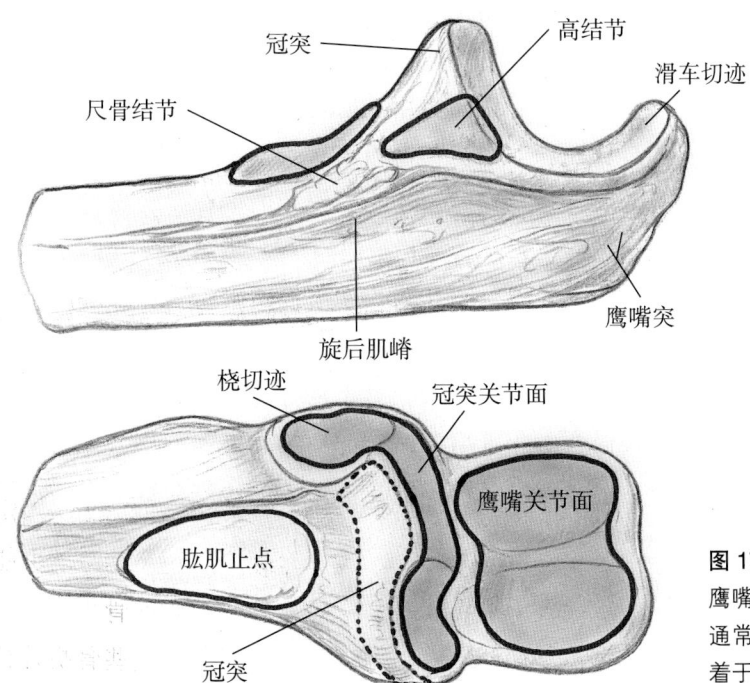

图17.1　滑车切迹分为冠突关节面和鹰嘴关节面。肱骨尺骨止点较为宽阔，通常延伸至冠突的远端，前内侧束附着于冠突基底部内侧面

囊和内侧副韧带前束的止点（止于冠突基底前内侧的高耸结节）[6]（图 17.1）。肱肌稍向冠突远端延伸，止于尺骨前面。内侧副韧带由前束、后束和横束构成。前束是独立的结构，对于维持肘关节的外翻稳定性最重要[7]，起自内上髁下表面的中部，止于冠突的高耸结节。冠突的外侧面和尺骨的桡切迹（小乙状窝）相连续。

桡骨头凹形的关节面与肱骨远端凸形的肱骨小头关节面相关节。相对桡骨干，桡骨颈与桡骨干约成 15° 角。桡骨头外周约 240° 的范围有透明软骨覆盖，并与尺骨近端的桡切迹形成关节[8, 9]；其余的前外侧三分之一没有覆盖透明软骨，通常此处最容易发生骨折。环状韧带、方形韧带以及骨间膜，增加了近侧桡尺关节的稳定性[10]。

对肘关节稳定性来说，外侧副韧带复合体可能是最重要的[1]。检查后外侧的旋转稳定性（不是内翻）时，其作用最明显。虽然有人强调尺侧副韧带本身很重要[11]，但也有人发现肘关节后外侧旋转稳定性更为复杂，环状韧带和伸肌总腱筋膜也发挥了重要作用[12]。

由于广泛的纵向侧支血液循环提供了极佳的血供，因此肘部周围皮肤的处理相对简单。做肘后切口并将皮瓣全层广泛牵开，可以暴露几乎整个肘关节[13]。因为皮神经位于皮瓣内，这样也避免了损伤皮神经的可能[14]。另外，还可以根据损伤的具体情况，采用有限切开的外侧或内侧入路以及内、外侧双切口。

## 桡骨头骨折

桡骨头骨折治疗方式的选择，在很大程度上取决于骨折是孤立损伤还是复杂损伤（影响肘关节和前臂的稳定性）[15]。对于单纯的无移位或移位轻微的骨折来说，治疗目标就是恢复或维持前臂的旋转功能，采用非手术治疗也通常可以达到这些目标[3, 16-19]。对于比较复杂的损伤，修复和置换桡骨头有助于重建肘关节和前臂的稳定性[1, 20-22]。

与简单骨折的手术治疗相比，对桡骨头粉碎性骨折行切开复位内固定的治疗效果更不确切[15, 23]。而由于早期固定失败，晚期骨不连、骨折部位塌陷以及前臂旋转受限等[15]问题，对于桡骨头骨折合并前臂和肘关节失稳的病例，金属假体置换似乎更可取[24]。

## 分 类

桡骨头骨折的 Mason 分类[18]应用甚广，却经常被误用。桡骨头骨折可分为三型：无移位骨折（Ⅰ型）；部分移位的关节内骨折（Ⅱ型）；整个桡骨头发生移位的粉碎性骨折（Ⅲ型）。Johnston[25]建议将伴有肘关节脱位的桡骨头骨折列为第 4 型。然而，这样的分类方法似乎并不实用，主要因为：①有几种类型的损伤通常伴有桡骨头骨折，而这些损伤都应该与单纯桡骨头骨折相区别；②无论整体的损伤类型如何，骨折本身的特征对于其治疗和预后来说都是非常重要的。值得注意的是，在这个分类系统中，Mason 并没有纳入关节面保持完整的桡骨颈骨折。

通过评价影像上骨折片的大小和移位程度，进而应用 Mason 分型的报道并不少见。然而，极少甚至没有证据支持这些影像学评价标准；而且由于患者摄片时的体位以及使用的测量方法各异，类似的测量本身也是不可靠的。

其他几种损伤因素也可以影响桡骨头骨折的治疗和预后，但在 Mason 分类系统中没有体现出来。对于部分和完全性关节内骨折（Ⅱ、Ⅲ型），骨折片的数量和大小是非常重要的。在很多情况下，骨折片要么对于内固定来说太小，要么丢失在软组织中。通常还可能遇到仅有少量或者没有软骨下骨的骨折片，尤其是在老年骨质疏松的患者中。这些骨折片往往很难修复，甚至是不可能被修复的（图 17.2）。骨折片或者整个桡骨头常常被压缩。当关节中心部位的骨折片被压缩时，即使恢复了力线，也仍然缺乏骨性支撑，因此除了内固定外，还需要植骨。桡骨头的主体被压缩也并不少见，通常只有在更小的骨折片不能准确复位时这种压缩现象才能彻底显现。最后，有时也可见到中心部位压缩的桡骨头向外侧膨出而无法手术修复。所有这些因素可能难以发现和明确。根据骨折片数量的特定标准，如果关节内骨折片数量大于3块（根据Muller等[26]的骨折综合分型），内固定术后并发症的发生率会较高[15]。

区分桡骨头骨折是否伴有前臂骨间韧带的损伤（所谓的Essex-Lopresti损伤）是非常重要的[27]。Essex-Lopresti急性损伤的治疗很有难度，而早期忽视前臂韧带损伤则会导致极差甚至无法挽回的治疗效果[28]。超过三分之二的后方孟氏骨折和鹰嘴骨折-脱位的患者可伴有桡骨头骨折[29~32]。

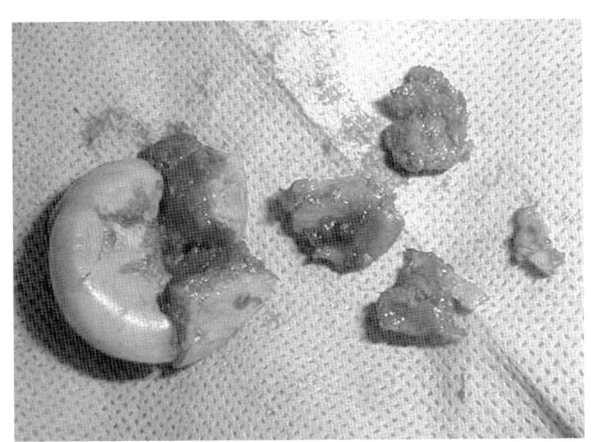

图17.2 桡骨头骨折常出现骨折块嵌插和无法修复的小骨折片

## 非手术治疗

虽然不止一项研究对此提出异议，但根据我们的经验，对不伴有其他类型的骨折或韧带损伤的桡骨头部分关节面骨折（Mason Ⅱ型），采用非手术治疗通常可获得良好的效果[33]。据我们所知，没有资料支持使用放射影像学测量的方法（如关节面不平整超过2 mm，关节面的骨折片超过30%）来决定采用手术治疗还是非手术治疗。肱桡关节炎并不是此类损伤的常见并发症。最重要的问题是近侧桡尺关节损伤是否会导致前臂旋转受限。患者早期由于疼痛而表现不明显。然而，数周后再次检查或者在局部麻醉下行肘关节穿刺抽吸渗出液时，则可明确是否存在影响前臂旋转的骨性障碍。当前臂活动未受限时，可考虑非手术治疗。

几乎所有的前臂或肘关节复杂损伤都伴有桡骨头粉碎性骨折[34]。治疗Mason Ⅲ型桡骨头骨折时，要高度怀疑存在相关韧带损伤或骨折。因此，选择非手术治疗（或者单纯进行功能锻炼）Mason Ⅲ型骨折应该非常谨慎；如果采用非手术治疗，则出现前臂旋转受限的可能性很大。

治疗单纯桡骨头骨折（没有限制前臂旋转）的主要风险是肘关节僵硬。虽然受伤后应用吊带或夹板制动可以立即缓解肘关节的不适，但是患者应该意识到创伤的恢复直接依赖伤后肘关节尽早的主动活动和功能锻炼[18, 19]。伤后前2周制动或者不进行功能锻炼，肘关节可能发生持续性僵硬。不必顾虑骨折移位或者骨不连，因为非手术治疗桡骨头骨折出现骨不连的情况很少见，通常不会引起症状，并且也不会导致严重的后果[35~37]。

# 手术治疗

## 手术适应证

对于没有发生 Essex-Lopresti 损伤或肘关节骨折 – 脱位（恐怖三联征）的患者来说，切除桡骨头且不行置换术是一种可行的治疗方法，但是采用这种治疗时要特别谨慎。由于桡骨头参与维持前臂和肘关节的稳定，因此对其进行修复或者置换相对来说更有利于肘关节进行高强度的活动，如抛掷和重体力活动，也可能避免肱尺关节发生早期关节炎[38]。对于功能要求低的老年患者和某些特定的年轻患者，在肘关节稳定的情况下，切除桡骨头且不行假体置换仍然是一种非常有效的治疗方法。桡骨头切除后，必须用推挽试验仔细检查肘部和前臂的不稳定性，以确保前臂的骨间韧带完好无损，并检查肘关节在重力作用下伸展时是否会脱位[39]。

因为桡骨头假体的远期疗效不肯定，所以在可能的情况下，应优先考虑修复桡骨头。对于多数桡骨头部分骨折（Mason Ⅱ型），必须进行内固定。然而，此类骨折会出现多个小的碎骨片，修复效果常不令人满意。在部分严重的损伤类型如 Essex-Lopresti 损伤或肘关节恐怖三联征中，对复杂的桡骨头部分骨折应该考虑行假体置换术。此类损伤早期固定失败可能会影响肘关节或前臂的稳定性，导致严重后果。

对于累及整个桡骨头的骨折（Mason Ⅲ型），手术修复的疗效更不确切。当骨折片数量超过 3 块，或存在骨折块缺失、骨折块无法重建、骨折片被压缩等情况时，内固定术也无法取得良好的疗效[15]，则可以优先考虑桡骨头切除术（行或不行假体置换）。由于多数 Mason Ⅲ 型骨折常伴有复杂的前臂或肘关节损伤，单独切除桡骨头而不行置换术的要特别慎重，仅限于部分特殊患者。

> **急诊处理**
>
> 桡骨头骨折很少发生。复杂的肘部或前臂损伤、前臂近端枪伤[40]、不稳定的手腕和肘关节复合性损伤，有发生前臂筋膜室综合征的危险[41]。桡骨头骨折治疗的关键是意识到前臂的纵向不稳定，保持前臂和肘关节的稳定性，这些可以在一周内规划完成。

## 手术解剖

在暴露桡骨头的过程中，由于骨间背侧神经（PIN）在旋后肌内走行且邻近桡骨颈，因而容易受损。前臂旋前可使骨间背侧神经向前内侧偏离手术区域约 1 cm[42]。前臂旋前时，可以安全暴露桡骨外侧面近端 38 mm（近端安全区域平均 52.0 mm ± 7.8 mm）。旋后位使得安全区域减至 22 mm（平均 33.4 mm ± 5.7 mm）[43]。无论前臂的位置如何，将解剖范围限制在距肱桡关节 4 cm 以内都可以保护神经免受伤害[44]。存在桡骨近端骨干骨折 – 移位时，前臂旋转对 PIN 位置的影响最小。此外，在 Essex-Lopresti 损伤中的桡骨近端移位，通常均伴有 PIN 的移位[45]。因此，在治疗这种损伤时应该直接观察和保护神经。

## 手术技巧

**视频 17.1** 经鹰嘴肘关节骨折 – 脱位的治疗

### 手术显露

对于单纯骨折，可以充分利用肘肌和尺侧腕伸肌之间的 Kocher 间隙。但是外科医生应注意不要切开关节囊后方直至肘肌前缘，因为这样有可能损伤外侧副韧带复合体，导致慢性后外侧旋转失稳[12]。应与最初的肌间隙平行，斜行切开关节囊。由 Kaplan[46] 首次描述的另一更偏前方的肌间隙入路，近年来为 Hotchkiss[47] 所推崇：劈开伸肌总腱，大概位于指总伸肌和桡侧腕短伸肌之间。虽然此手术入路可以更好地保护外侧副韧带复合体，但发生骨间背侧神经损伤的风险更高，并且不利于显露肘关节内向后移位的骨折片。

另一种显露桡骨头的方法是 Wrightington 入路[48]。后切口是通过从尺骨上提起肘肌并非切开外侧副韧带复合体，行旋后肌嵴（韧带附着的嵴）截骨后进行修复。由于这种方法不影响外侧副韧带的完整性，韧带强度的损失是最小的。如果严格按照手术适应证，多数需要进行手术治疗的桡骨头骨折都是肘关节骨折 – 脱位的一部分。在此类损伤中，外侧副韧带复合体和部分伸肌总腱通常会从外上髁撕裂（图 17.3），而且伸肌总腱内常存在创伤性间隙并向远端延伸。换句话说，由于存在韧带损伤，通过损伤的间隙更便于暴露桡骨头。

治疗后方鹰嘴骨折 – 脱位时，在显露桡骨头时常会损伤后方肌肉，尤其是鹰嘴骨折片向近端移位进入冠突窝时。应该避免在尺桡骨近端之间切开、分离，以降低尺桡骨近端交叉愈合的可能性。

行接骨板内固定术需要暴露远端时，在前臂应该旋前以保护 PIN。对于非常复杂的病例，可考虑钝性分离旋后肌并明确骨间背侧神经的位置。

### 桡骨头切除

桡骨头切除相对简单，外科医生只需充分安全地显露后取出骨折片。切除的位置在桡骨头和桡骨颈交界处，如有必要还可进行后期重建。如有外侧副韧带撕裂，应予修复。

### 切开复位内固定

不同类型的桡骨头骨折手术内固定的方法和预后差异很大。多数单纯的部分关节内骨折（Mason Ⅱ 型）移位并不明显。明显的移位通常合并肘关节的骨折 – 脱位，骨折端旋转、移位并进入肌间隙。多数患者骨折是嵌插骨折，骨膜封套保持完整，用骨夯撬拨使骨折片复位，可在一定程度上恢复嵌插骨折块的内在稳定性。用 2.0 mm 螺钉替换临时固定用的 0.035 英寸克氏针。用螺钉固定骨折块仅适用于软骨下骨质量较好且骨折块较厚的情况。另外，可用骨折复位钳或手指来对骨折片进行加压，然后再置入螺钉。当然，也可以用可变螺距的无头螺钉进行加压固定。

伴骨折 – 脱位的部分关节内骨折发生完全移位的可能性更大，而且软组织覆盖较少，甚至没有软组织覆盖，通常都属于粉碎性骨折。如果出现骨折块缺失、骨折片太小而不能固定、骨折片很少甚至没有软骨下骨，或者有严重骨质疏松等情况，切开复位内固定通常很难进行，甚至是无法完成的。在肘关节或前臂发生骨折 – 脱位的情况下，桡骨头部分关节骨折也是影

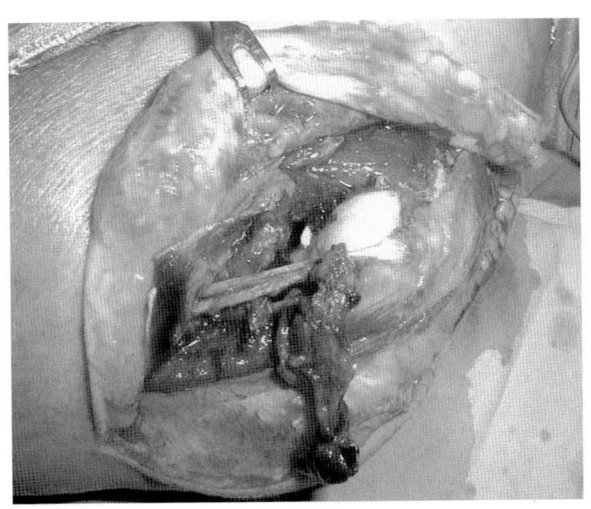

图 17.3　肘关节脱位引起外侧副韧带从外上髁撕脱。虽然部分肌腱附着于外上髁（如图所示），但副韧带的起始部分通常完全撕脱

稳定性的重要因素之一，而接受稳定性较差的固定显然是不明智的。因此，对于复杂桡骨头部分骨折，是否切除剩余的桡骨头并行假体置换，我们掌握的适应证标准相对较低，而且不主张接受可靠程度较低的固定。如果存在 1~2 个较大的骨折块并且软骨下骨质量良好，则可以考虑进行复位，置入螺钉。在许多病例中，一个或者更多的骨折块发生嵌插。另外，在桡骨头骨折块和桡骨颈之间，骨折片常丢失或者发生嵌插。在上面这两种情况下，接骨板可用于支撑修复后的骨折块。

累及整个桡骨头的骨折（Mason Ⅲ 型）常合并前臂或肘关节骨折-脱位。当骨折合并肘关节完全后脱位时，外侧副韧带复合体自外上髁撕裂，反而有便于手术时显露桡骨头（**图 17.3**）。当外侧副韧带未完全断裂时（如 Essex-Lopresti 损伤，桡骨头骨折合并内侧副韧带损伤），分离并切断外侧副韧带起始部，手术结束时再用经骨缝合或者缝合锚钉来修复。有些医生更倾向采用外上髁截骨术，缝合切口时直接行骨对骨的修复[49, 50]。多数情况下，可自肘部伤口内去除骨折片并在体外直接拼合，重建桡骨头，然后再将重建的桡骨头置入原位，并用接骨板和螺钉将其与桡骨颈固定在一起，这一方法或许更便于操作。多数病例可采用 1.5 mm 或 2.0 mm 螺钉固定小型接骨板，以及微型髁接骨板或者角接骨板。有些新型螺钉被设计可用于锁定接骨板，形成固定角度的支撑。如果桡骨颈存在明显的骨缺损，则应考虑植骨。

桡骨头与尺骨的桡切迹相关节，因此在桡骨头置入接骨板和螺钉时须注意避开，以免发生撞击。在桡骨头置入内固定物存在一个安全区域。解剖学研究显示[51]，在手术时应注意标示桡骨头外侧表面 110° 的范围。在前臂处于中立位时做第一个水平标志，而在前臂完全旋前和完全旋后位时做其他两个水平参照标志。最前方的界限为中立位到完全旋后位标志之间的三分之二。最后方的界限为中立位到完全旋前标志之间的二分之一。

一般来说，在安全区范围内常规置入螺钉和接骨板一般不会出现撞击现象。在一项解剖学研究中[52]，前臂处于中立位时，将 2.0 mm 或 2.7 mm T 型接骨板置于桡骨头外侧面，没有与尺骨的桡切迹发生撞击。桡骨茎突和 Lister 结节之间的区域也可引导安全置入螺钉[9]。

拉力螺钉技术可以很好地提供加压作用，并可增加稳定性，但是不适用于任何情况。在单纯桡骨头骨折的情况下，也可以使用一个或多个可变螺距无头螺钉进行固定。

### 假体置换

用小磨钻打磨桡骨颈，不必要求紧密压配。假体大小的选择取决于被切除的骨折片。假体太大可引起肱骨小头的疼痛性磨损和肘关节的对线不良（**图 17.4**），假体太小则不能提供足够的稳定性。假体尺寸过大的情况更为常见，

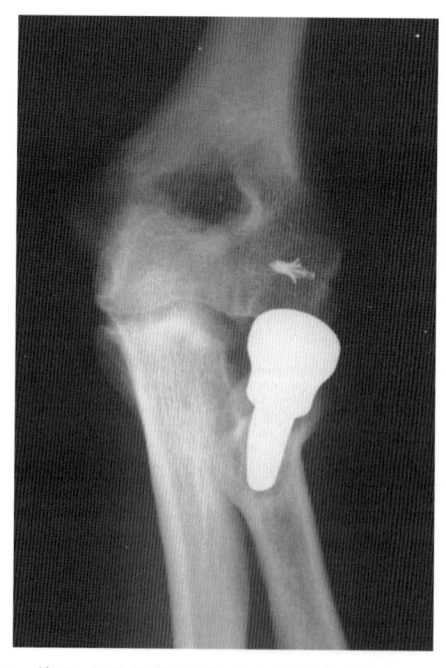

**图 17.4** 桡骨小头假体置换术主要的失误是置入的假体过长，导致肱尺关节外侧部分出现间隙并与肱骨小头发生摩擦

> **要点与技巧**
> 
> - 单纯的部分桡骨头骨折属于最容易固定的桡骨头骨折，但很少需要手术治疗。复位时，注意保护外侧副韧带，保留骨折内在稳定性，确保螺钉不要太长，只要不出现并发症，就能获得良好的疗效。
> - 许多伴有骨折-脱位的部分桡骨头骨折通常无法重建桡骨头。准备行桡骨头假体置换时，要确保前臂或肘关节的稳定性。
> - 只有在桡骨头骨折的骨碎片少于3块，没有骨折片的丢失、压缩或者畸形，并且软骨下骨充足的情况下，才考虑对整个桡骨头行手术内固定。为了便于手术暴露，不要犹豫去牵开外侧副韧带以及去除少量的软组织附着物，从伤口内取出骨折片以方便处理。
> - 多数桡骨头假体置换术的误区在于关节的装填过度。桡骨头远端延伸不应超过冠突关节面的外侧唇。假体在髓腔内不必紧密压配。

因此使用稍微小一些的桡骨头假体出现误差的可能性更小。用被切除的桡骨头中最大的骨折片作为模板，选用直径稍小的假体。标准长度的假体几乎适用于所有患者。一个误区是通过最大的骨折片来估计桡骨头的长度。假体应安放在桡骨颈的最高处，相当于桡骨头最短的部位。切除的水平应该位于头颈交界处，即桡骨颈刚开始外侧展开的部位。

桡骨头假体作为一个刚性间隔物，不需要在髓腔内紧密压配。有人认为稍小的桡骨颈以及在髓腔内轻度松动压配的假体柄，可以适应这种未达到自然解剖结构的桡骨头。另一个解决办法是使用可活动的双极桡骨头假体。双极假体要求切除桡骨颈直至肱二头肌结节并用骨水泥固定，一旦发生并发症则很难补救。

## 新技术

目前，正在对几种新型的接骨板和假体不断改进。此类接骨板具有锁定支撑螺钉，可以支撑关节面和干骺端骨折片。假体常含有一个铰链，在解剖轮廓上允许更大的曲度。

## 结 果

### 切开复位内固定

一项回顾性分析对单纯Mason Ⅱ型桡骨头骨折切开复位内固定术和非手术治疗进行了比较，手术治疗的优良率为90%，而非手术治疗优良率仅为44%。所有骨折类型均为Mason Ⅱ型骨折，并且都采用螺钉固定[33]。根据我们的经验，多数Mason Ⅱ骨折采用非手术治疗也可获得良好的恢复，很少会发生肱桡关节炎等并发症。

Duckworth等[4]报道的Mason Ⅱ型骨折非手术治疗优良率为96%，并发现Mason Ⅲ、Ⅳ型骨折的非手术治疗和手术治疗的结果没有显著差异。

Chen等[53]报道了对Mason Ⅲ型骨折行内固定与桡骨头置换治疗效果的直接比较，发现良好率分别为90%和65%。因此，作者认为桡骨头置换是重建稳定结构的最佳选择。

1991年，King等[23]比较了对Mason Ⅱ型和Ⅲ型骨折行内固定的疗效，发现单纯非粉碎性Mason Ⅱ型骨折100%可获得良好的疗效，而Mason Ⅲ型骨折则仅有33%获得良好的疗效。因此，作者建议对桡骨头粉碎性骨折应行切除术或者关节置换术。

Ring等[15]研究发现，单纯Mason Ⅱ型骨折采用手术治疗可获得良好的疗效。但是，在Mason Ⅱ型骨折合并复杂性损伤的15例患者中，有4例疗效不满意；在Mason Ⅲ型骨折（骨折片少于3块）患者中，发生2例骨不连（其中1例损伤后2年最终获得愈合）；所有患者前臂旋转良好。此外，在14例Mason Ⅲ型患者（关节骨折片大于3块）中，仅有1例获得满意的结果（3例早期失败，6例骨不连，4例前臂旋转受限）。

### 假体置换

由于可能发生假体断裂、脱位，滑膜炎、淋巴结炎，以及整个关节的破坏，影响了硅树脂假体的使用[54]。尽管多数患者整体损伤非常复杂，但70%~82%的患者桡骨头金属假体置换都取得了良好的中短期疗效，远期疗效还不清楚[24, 55-59]。有学者对桡骨头金属关节假体相关的并发症心存顾虑。目前已经明确的是，过大尺寸的假体可能导致肱骨小头的早期改变，伴有疼痛、滑膜炎、活动受限等。

### 并发症

采用手术治疗和非手术治疗都可能发生桡骨头骨折骨不连。在这两种情况下，骨不连通常仅有轻微的症状或者没有症状，当然也可能发生延迟愈合。如果出现与金属内置物相关的功能障碍和疼痛，通常需要再次手术切除桡骨头。

与桡骨头畸形愈合相关的活动受限往往需要通过切除桡骨头来挽救。

## 单纯肘关节脱位

虽然肘关节是内在稳定的，但其脱位率仅次于肩关节，说明肘关节是很容易受损的[60, 61]。虽然发生脱位时多数关节囊韧带结构都会受到破坏[62]，但多数不合并骨折的患者一般不会发生再次脱位[63, 64]。不合并骨折的肘关节脱位被认为是单纯的肘关节脱位，而骨折－脱位则代表复杂的脱位。

## 分 类

多数肘关节脱位和骨折－脱位会使维持肘关节稳定的关节囊韧带结构受损[62, 65-67]，例外的是鹰嘴骨折－脱位和其他累及近乎整个冠突的损伤。这些骨折极不稳定，即使伴随的软组织损伤很轻微，仍有可能发生肘关节脱位[1, 32, 68, 69]。

在肘关节脱位的过程中，关节囊韧带损伤从外侧向内侧延伸。即使在内侧副韧带完整的情况下，肘关节也可能完全脱位（图 17.5）[62]，屈肌总腱和伸肌总腱也可能存在不同程度的损伤[60, 65, 67, 70-72]。

近来的一项研究表明，75% 的肘关节脱位发生外上髁撕脱（图 17.3）[73]，导致外侧副韧带复合体损伤。作者观察了60多例肘关节骨折－脱位，同样发现此种情况下外侧副韧带通常会从外上髁撕脱，由此形成的韧带碎片和长条状肌肉肌腱组织可能导致医生误判（图 17.3）。临床实践证实，软组织袖套往往都能够再次完全附着于外上髁。

> **经 验**
> 
> - 一般来说，单纯桡骨头部分骨折采用非手术治疗的疗效很好，但这些损伤的手术指征目前仍不清楚。
> - 整个桡骨头粉碎性骨折常合并前臂或肘关节骨折－脱位，应该慎重选择单纯切除而不行置换术的方法，此方法仅适用于术中没有发现前臂或肘关节韧带损伤的情况。
> - 应该尽量保留自身桡骨头，但仅适用于相对简单的骨折（骨折片不多于3块）。此类骨折可以获得可靠的固定，否则还是应该考虑假体置换术，尤其是在 Essex-Lopresti 损伤和肘关节骨折－脱位（恐怖三联征）的情况下，因为桡头接触是获得良好疗效的关键。

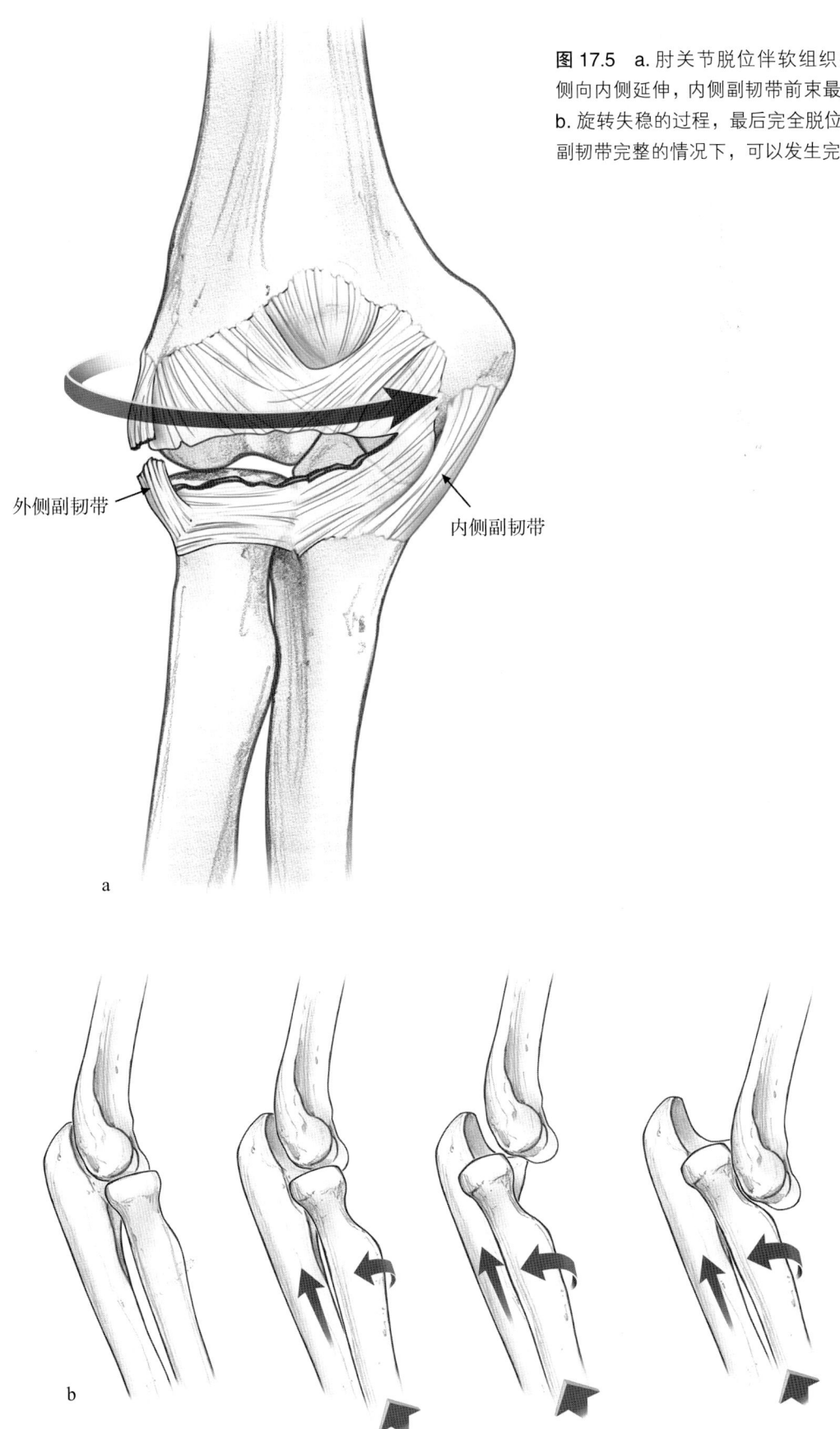

图 17.5　a.肘关节脱位伴软组织损伤从外侧向内侧延伸,内侧副韧带前束最后断裂。b.旋转失稳的过程,最后完全脱位。在内侧副韧带完整的情况下,可以发生完全脱位

判断肘关节脱位的方向意义不大。前脱位比较少见，内侧和外侧脱位可能意味着复位不完全的后脱位。几乎所有的脱位方向都是向后的，虽然后内侧脱位常合并内侧软组织薄弱，但目前还没有明确的指标来区分后内侧和后外侧脱位[61, 62]。

O'Driscoll 等[62]描述了肘关节失稳的分级：1级，部分或完全性外侧副韧带断裂，导致轻度的桡骨头后方半脱位（相对肱骨小头）。2级，不完全后脱位，伴有外侧韧带复合体的断裂，还可能存在骨性和韧带支持结构（前方、后方或前后方）的损伤，尺骨内侧缘可能位于滑车上，因此在侧位片上可见冠突位于滑车上。3级，分为三个亚组（A~C）：3A级，即除了内侧副韧带前束外，其他所有的软组织支持结构均受损，肘关节向后外侧方向脱位，围绕完整的前内侧副韧带旋转；3B级，整个内侧韧带复合体被破坏，导致内翻、外翻、旋转失稳；3C级，由于从肱骨远端的位置上软组织完全性断裂，损伤极不稳定，即使采用石膏管型固定也可能发生脱位[1]。

## 非手术治疗

对于单纯肘关节脱位，应首先考虑保守治疗。手法复位后主动活动时仍出现持续性失稳的情况较为罕见，应该进行手术治疗，通常可在清醒镇静状态下于急诊室内完成手法复位。如果肘关节脱位已经发生较长时间，则应考虑全麻和局部阻滞麻醉。对少数极不稳定的新鲜脱位患者（如参加比赛的运动员，伸肌损伤的老年人），在无麻醉的情况下也可以完成复位。

在手法复位过程中，要注意使肘关节保持于相对屈曲的位置，避免卡压正中神经和肱动脉。通常先矫正前臂的内-外平面的对线，接着在鹰嘴后方直接推压，前臂旋后，纵向牵引，使肘关节复位。没有助手提供上肢对抗牵引时，可以让患者取侧卧位或仰卧位，以便行手法复位。

在复位后、上夹板和摄片前，触摸解剖标志可以协助判断肘关节对线的情况。在冠状位上，内、外上髁和鹰嘴背侧顶点形成肘三角。如果鹰嘴顶点仍位于上髁的后方，说明肘关节没有完全复位。

手法复位后，进行内翻和外翻失稳测试不会影响治疗。除了少见的伴有不完全内侧副韧带（MCL）损伤的脱位外，都可发生外翻失稳，而内翻失稳也不太可能单独发生[74]。由于同样的原因，没有必要检查后外侧的旋转失稳（所谓的肘关节轴移[11]）：肘关节完全松弛时，其阳性率可达100%，但这不会改变治疗方案的选择。

更重要的是明确肘关节伸直位时是否存在发生半脱位或者再次脱位的可能，以及什么情况下会发生。如果肘关节在屈曲至30°前就发生了再次脱位，前臂完全旋前时应再次检查。部分学者建议[75, 76]，如果手法复位可以恢复稳定性，应用铰链支具将前臂维持在旋前位可能是有益的。也有学者建议佩戴带铰链支具数周，以防止过度伸直导致的失稳[75]。根据我们的经验[77]，石膏管型固定后不稳定的肘关节也可以发生脱位，患者自身可能不会察觉，所以我们一般不选择支具固定。如果在伸直位肘关节发生再次脱位，则建议手术治疗。

患者夹板固定1~2周可以缓解不适。虽然前臂有时可以维持在旋前位，但固定位置通常是肘关节屈曲90°和前臂旋转中立位[63, 64, 71]。夹板固定超过2周通常会导致明显的疼痛和僵硬。活动量大的脱位患者一般无须用夹板固定肘关节[78]。

2周内患者应该去骨科门诊复诊，鼓励伤肢进行轻度的功能锻炼。通过影像学检查可发现部分患者肘关节存在轻度对线不良（**图 17.6**）[67, 79-81]。因为这常常是一种典型的"假性半脱位"（疼痛导致肌肉松弛，类似肩关节脱位），因此我们建议先积极地主动活动 1 周；如果维持肘关节稳定性的动态肌肉结构还不能恢复对线或合并冠突骨折，则可考虑手术治疗。

## 手术治疗

### 手术适应证

一般来说，两类单纯性肘关节脱位的患者可能难以达到同轴复位：高能量损伤脱位的年轻患者（如从高处坠落）和跌倒的老年患者。在这些情况下，可能发生肌肉和关节囊韧带结构起点附近的广泛撕裂[72]。

### 手术解剖

部分老年患者肱骨的内侧肌肉附着相对比较分散，外侧肌肉和韧带的广泛断裂使得肘关节形成向外张开的铰链（图 17.7）。多数不稳定的单纯脱位患者，起自于肱骨远端的肌肉往往都会受到广泛的损伤。

> **急诊处理**
>
> 有时，肘关节脱位或骨折脱位会损伤肱动脉，特别是伴有较严重的内侧创伤时，需要急诊行静脉移植血管介入治疗。远端脉搏的存在并不是血管完整性的可靠指标，因为前臂有良好的纵向侧支动脉循环。因此，应对高能量损伤保持警惕。与移位、前臂不稳定或腕关节损伤相关的肘关节脱位是发生筋膜室综合征的高危因素。肘部无法复位不是紧急情况，可以用夹板固定后，进行随访治疗。

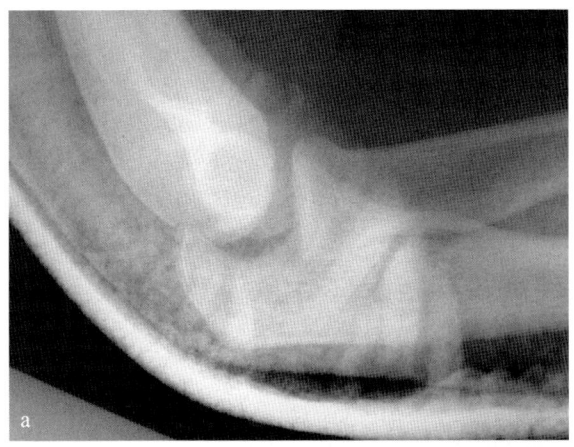
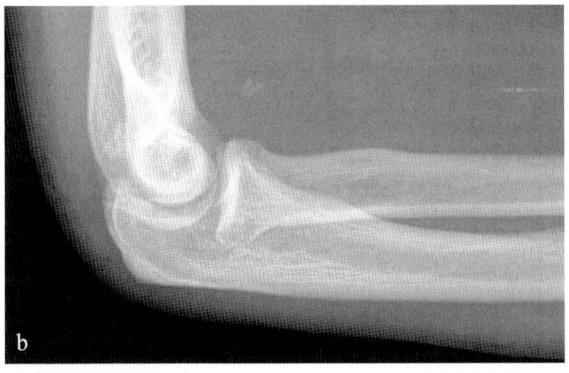

图 17.6  a. 脱位或骨折 – 脱位后常残留轻度半脱位。b. 肘关节的使用和主动锻炼会增强肘关节动态稳定肌的作用并达到完全复位

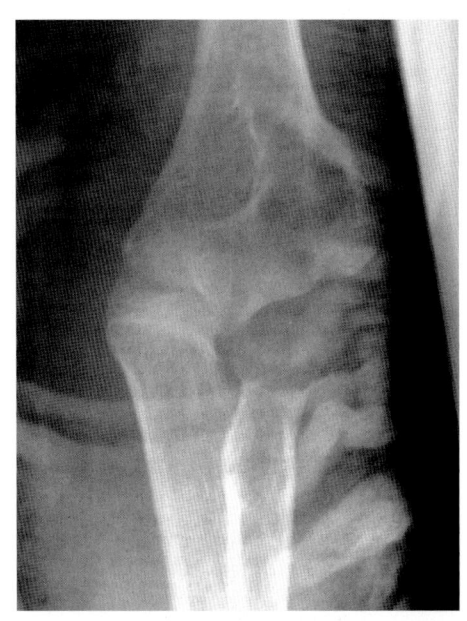

图 17.7  部分不稳定的单纯肘关节脱位的内侧软组织未受损，可形成向外侧开放的铰链

## 手术技巧

### 软组织修复

老年患者不稳定的单纯肘关节脱位多由内侧软组织铰链引起，通过修复外侧副韧带（LCL）和伸肌总腱，使其重新附着在肱骨外上髁即可获得稳定（图17.8）。仅修复外侧软组织稳定结构是不够的，可能需要暴露内侧，前移皮下的尺神经，采用缝合锚钉或骨隧道修复内侧副韧带和旋前肌的止点，使其重新附着于内上髁（图17.8c，d）。外侧副韧带的起点尽量靠近肘关节旋转中心，通常位于外上髁小结节的下方。应将内侧副韧带的起点重新连接于内上髁的下表面。屈肌总腱和伸肌总腱也应重新连接于此，必要时甚至可更靠近近端一些。

### 关节交叉穿针固定

对于年老体弱的患者，如功能要求不高而麻醉风险较高，则采用闭合手法复位肘关节交叉穿针固定或许就足够了。通常交叉插入两枚坚硬光滑的克氏针，注意避开肘关节内侧和尺神经走行处。部分医生喜欢用螺钉固定，他们认为

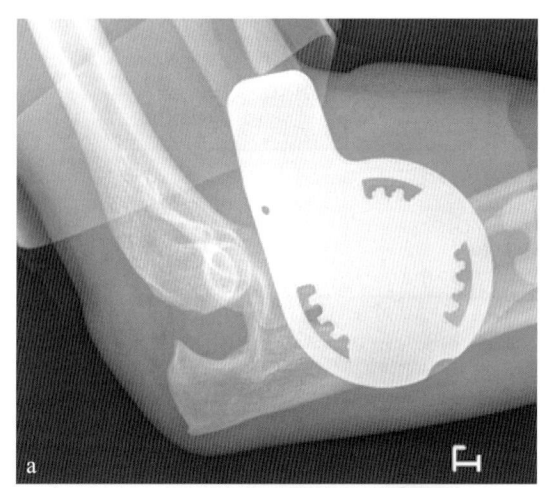
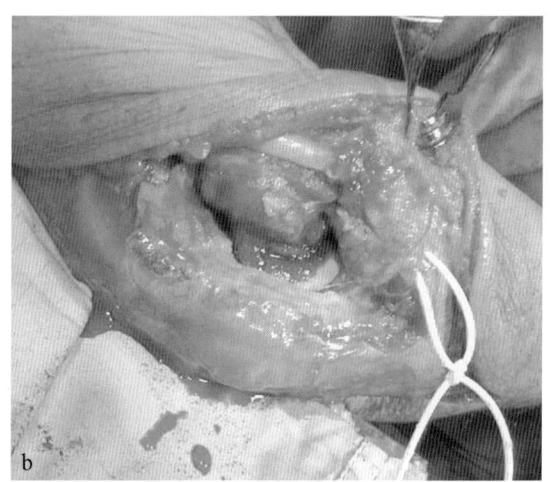
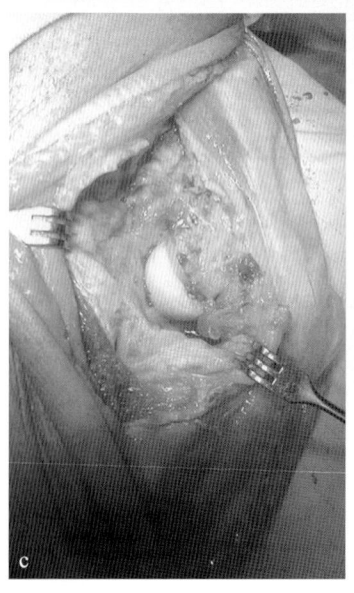
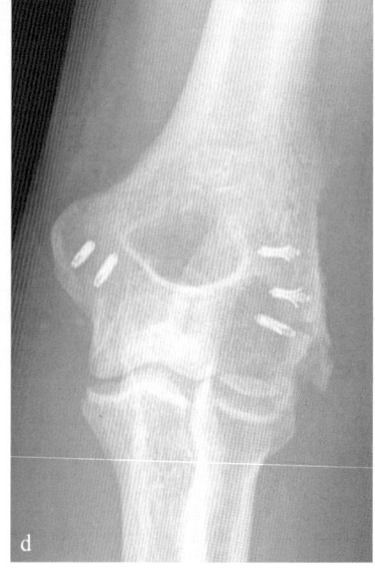

图17.8 a. 38岁男性肘关节侧位影像。患者自4楼坠落，闭合复位后采用肘关节铰链支具固定。b. 内侧副韧带和相当一部分屈肌-旋前圆肌组织块自内上髁撕脱。c. 外侧副韧带和大部分的伸肌总腱自外上髁撕脱。d. 内侧和外侧软组织通过缝合固定

克氏针强度不够，但我们对此使用克氏针没有出现任何问题。应用肘上石膏保护克氏针，固定 4 周后取下石膏，拔除克氏针（**图 17.9**）。

铰链式外固定架

对于高能量损伤的年轻患者，有时仅修复内、外侧副韧带可能是不够的，需要考虑经关节穿针固定或者采用铰链式外固定支架（**图 17.10**）[72, 82]。作者更愿意使用铰链外固定支架，这样可以允许患者早期活动，因为肘关节制动会增加异位骨化的风险。然而在治疗肘关节创伤时，稳定比活动度更重要，如果外科医生不能很好地应用铰链式外固定支架，也可以使用关节交叉穿针固定。

确定肘关节同轴的旋转中心是使用铰链式外固定支架的关键。经肱骨远端的旋转中心临时置入一枚轴向导针，该旋转轴大致经过内上髁前下方的滑车内侧面和肱骨外上髁小结节最远端的肱骨小头中心。影像学检查可以确认旋转轴导针的位置是否满意。通常首先安装肱骨上的外支架，然后再固定前臂。

目前有几种类型的铰链式外固定支架可以使用。Compass 铰链借助后内侧和后外侧的固定针可提供额外的稳定性。该装置具有蜗杆齿轮，可以在术后的疼痛期辅助关节活动，而在后期

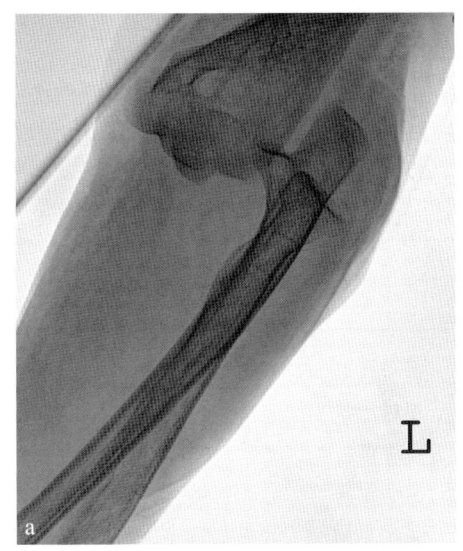
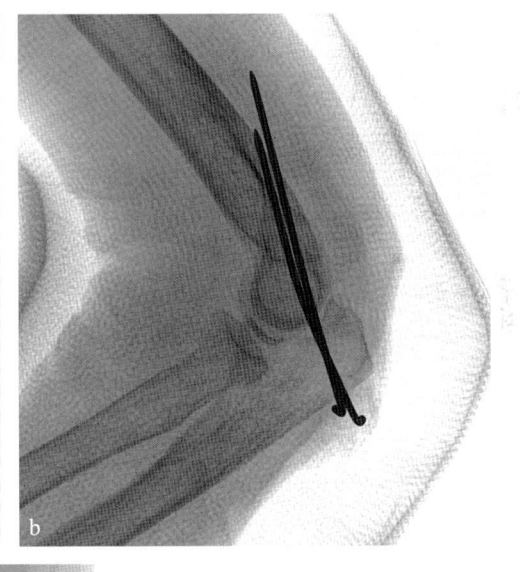
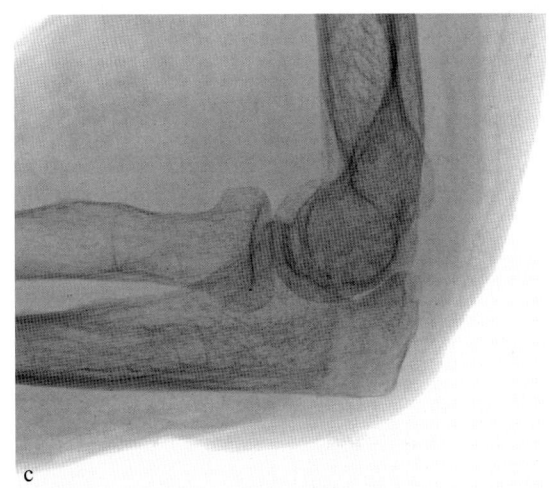

**图 17.9** a. 虚弱的 80 岁单纯性肘关节脱位患者，无法维持复位。b. 在镇静麻醉下，于肘关节屈曲 90° 位用 2 枚光滑坚固的克氏针穿过肘关节。c. 4 周后取出克氏针，开始主动活动。肘关节保持同轴复位，恢复功能活动

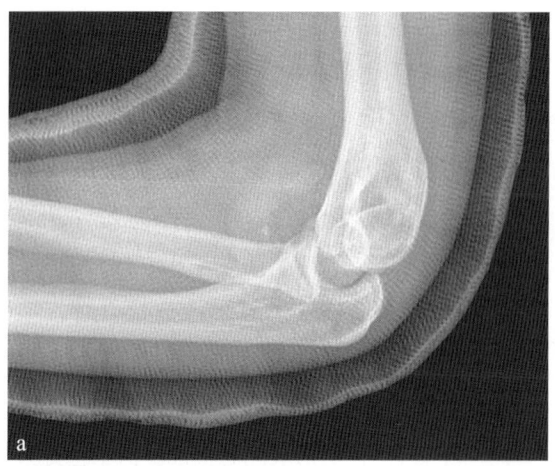
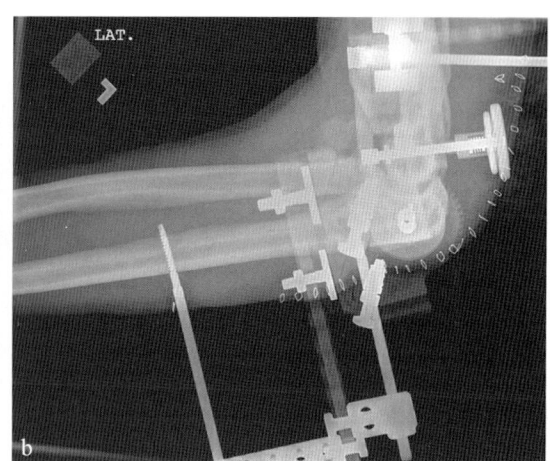
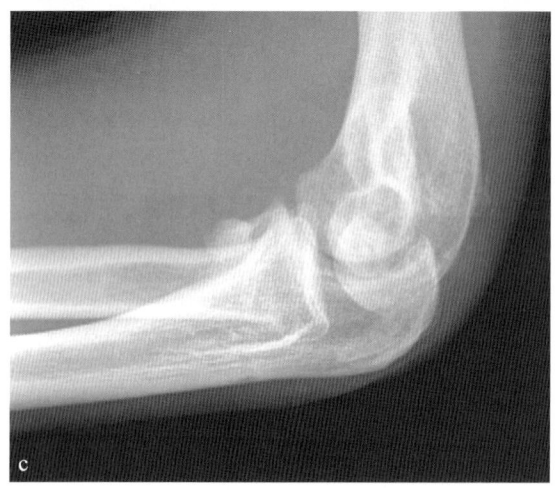

**图 17.10** a. 30 岁男性患者，高能量损伤导致单纯性肘关节脱位，3 周后仍表现为肘关节持续性半脱位。b. 切开复位，并用铰链外固定架固定。c. 实现同轴复位。为了恢复功能活动，需再次手术去除异位骨化

### 要点与技巧

- 许多外科医生通过建立骨隧道来修复侧副韧带和屈/伸肌总腱，潜在的优点包括软组织与骨充分的接触，在骨质量较差的骨质上可获得可靠的固定等。笔者认为缝合锚钉使修补操作更为简便，可用于多数患者。
- 铰链式外固定支架的应用具有挑战性。为了简化手术，稳定肱尺关节，维持良好的对线，在安装铰链式外固定支架时可经关节置入 1~2 枚坚硬光滑的克氏针进行临时固定。
- 为了在肱骨外侧安全地置入固定针，通常会做较大的手术切口（至少 5 cm），然后向深部分离至骨面，使用小的 Hohman 拉钩牵开以确保桡神经安全。我们应用了 20 例以上的铰链式外固定支架，1 例出现桡神经麻痹。

### 经 验

- 单纯性肘关节脱位的软组织损伤通常从外侧向内侧延伸，在内侧副韧带前束保持完整的情况下肘关节也可以发生脱位。
- 单纯肘关节脱位后，肘关节应该制动 2~3 周。
- 外侧副韧带通常都会从外上髁的起点处撕脱。

康复时还可进行静态伸肘练习。其他多数外固定支架都是单边的，虽然有些医生也会用贯穿针进行固定以提供额外的稳定性，单纯应用外侧支架可以避免内侧支架和固定针导致的不适感，同时也能提供足够的稳定性，无论使用何种外固定支架，肱骨外侧进针时必须充分切开暴露，以保护桡神经。

## 治疗结果

多数单纯性肘关节脱位患者采用闭合治疗可以获得满意疗效，最大伸直丢失5°~15°较为常见[81, 83]。恢复肘关节活动度的关键在于避免长期制动。在一项研究中，Mehlhoff等[64]发现，制动超过3周的患者发生僵硬和疼痛的风险明显增加。

对于低能量损伤的老年患者，手术治疗不稳定肘关节脱位，即使肘关节制动超过1个月，也通常可以获得非常好的疗效；而对于高能量损伤的年轻患者，手术治疗不稳定的肘关节脱位出现僵硬的可能性较大。

## 并发症

单纯肘关节脱位偶尔可以发生僵硬，不能进行功能锻炼，而需要手术治疗。有时也可能是由于异位骨化。肘关节脱位后也可发生尺神经病变、失稳、对线不良以及关节炎等。

## 肘关节骨折－脱位：肘关节脱位伴桡骨头骨折

如肘关节脱位伴单发或多发关节内骨折，则增加了脱位复发或发生慢性失稳的风险[65, 69, 77, 84, 85]。肘关节骨折－脱位通常是以下几种明确的损伤类型中的一种：

- 脱位伴桡骨头骨折（图17.11）；
- 后脱位伴有桡骨头骨折和冠突骨折，即所谓的"恐怖三联征"（图17.12）；
- 内翻旋转失稳肘关节后内侧脱位（冠突前内侧面骨折和外侧副韧带从外上髁起点处撕脱）（图17.13）；
- （经）鹰嘴骨折肘关节前脱位（图17.14）；
- 鹰嘴骨折肘关节后脱位（图17.15）。

每一种情况都与受损结构的特征和骨折的形态有关，理解这些内容有助于治疗。

后内侧的内翻内旋不稳定性和鹰嘴骨折－脱位不是真正意义上的脱位，其关节面的位置关系并没有发生变化。更确切地说，它们是骨折－半脱位损伤，主要问题是滑车切迹的撕裂。鹰嘴骨折－脱位多是伴有小的冠突骨折的鹰嘴骨折－脱位。

## 非手术治疗

伴桡骨头骨折的肘关节脱位可采用非手术治疗。然而，即使是非常小的冠突骨折，也会明显增加非手术治疗的风险。因此，只要怀疑存在冠突骨折，就应该行CT扫描。Broberg和Morrey[86]以及Josefsson等[66]对肘关节骨折－脱位应用非手术治疗或者桡骨头切除石膏固定，都获得了良好的疗效，但是要注意以下两点：①伴发的冠突骨折可能使肘关节的复位无法维持；②桡骨头骨折是疗效的最终决定因素，很多情况下为了恢复前臂旋转需要后期行桡骨头切除[86]。在没冠突骨折的情况下，桡骨头切除或者不切除，石膏固定4周均可获得稳定性，并可恢复良好的活动度。我们曾应用这些方法处理过几例此类损伤，这些患者没有接受手术治疗也没有行桡骨头置换术（不能重建桡骨头）。我们推荐即刻开始肘关节和前臂的主动活动。根据我们的经验，加强功能锻炼的患者的肘关节功能恢复良好（图17.16）。

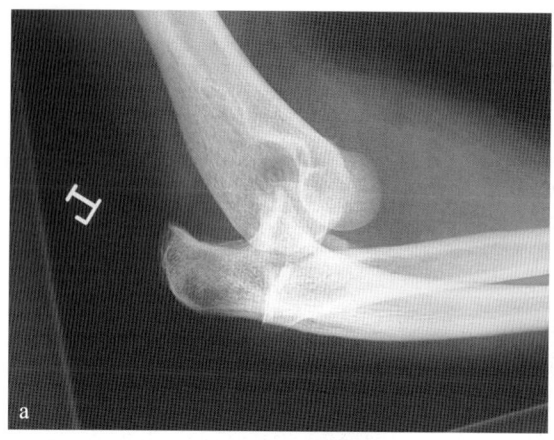
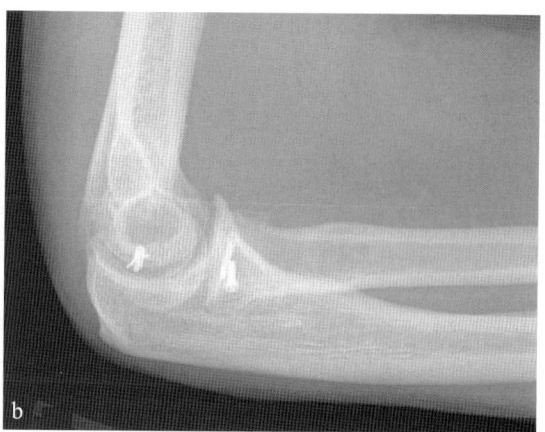
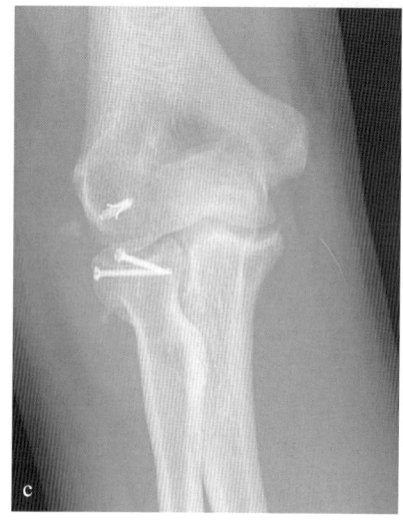

图 17.11 伴桡骨头骨折的肘关节后脱位。a. 肘关节骨折 – 脱位的最基本的类型是脱位伴桡骨头骨折。b. 用螺钉修复桡骨头，缝合重建外侧副韧带起点。c. 实现肘关节同轴复位，关节活动良好

| 急诊处理 |
| --- |

对于骨折 – 脱位的处理思路与单纯脱位是相同的。肘关节半脱位或脱位并非紧急情况。如果肘关节复位后没有保持正确的姿势，只需要用夹板固定，监测是否有并发症，并咨询创伤科医生。

## 手术治疗

### 手术适应证

我们更愿意选择手术治疗伴有桡骨头骨折的肘关节骨折，这样允许即刻的主动活动，可避免关节僵硬，改善桡骨头骨折的疗效，获得最佳的肘关节远期功能。

### 手术技巧

可以选择外侧或者直接后侧皮肤切口。对于桡骨头骨折，按照前述的方法进行处理。对于单纯肘关节脱位，按照前述的方法修复外侧副韧带。必须修复内侧副韧带的情况比较少见。

| 要点与技巧 |
| --- |

- 每例患者都会发生外侧副韧带损伤，这样其实便于术中暴露桡骨头。

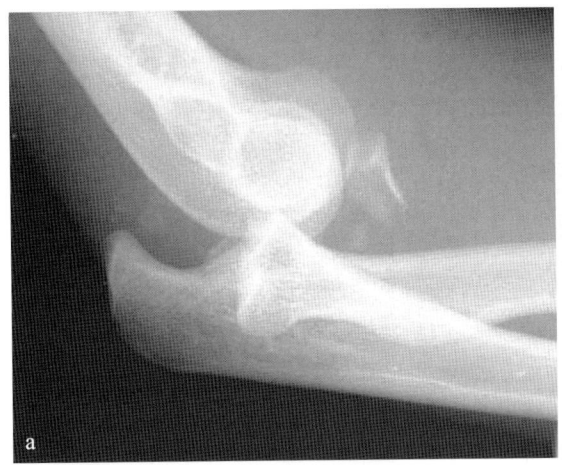
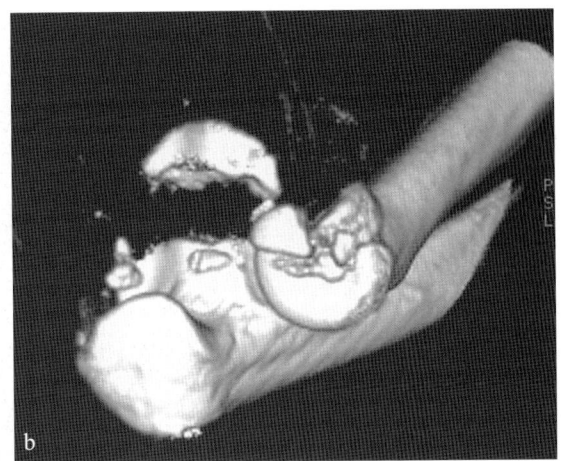
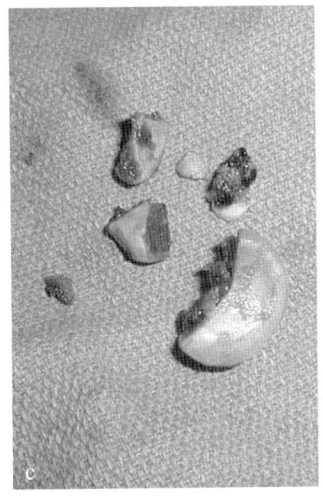
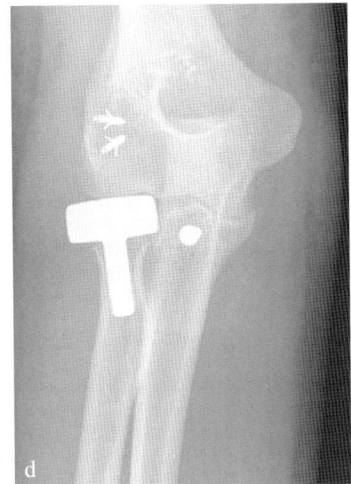

图17.12 肘关节骨折-脱位恐怖三联征。a. 恐怖三联征指的是肘关节脱位、桡骨头骨折以及冠突骨折（滑车前方三角形的骨折片）。b. 三维CT扫描显示小的冠突横形骨折，同时伴有复杂的部分桡骨头骨折。c. 复杂的桡骨头骨折无法重建。d. 行桡骨头假体置换、冠突螺钉和缝合固定，修复外侧副韧带，维持肘关节复位

## 治疗结果

Josefsson等[67]报道，伤后平均14年时几乎所有的患者都没有出现复发性失稳，但出现了平均约20°的屈曲挛缩和关节炎表现，而关节炎表现较重的患者都曾接受桡骨头切除术[38]。Josefsson认为，在骨折-脱位后切除桡骨头可以增加关节炎的风险。

Broberg和Morrey[86]对24例患者随访10年，其中有18例的疗效优良。他们没有观察到关节失稳的情况。制动超过4周或者采用非手术治疗粉碎性桡骨头骨折（再次手术切除桡骨头来补救）的疗效较差。这些病例研究的不足在于没有区分伴有或不伴有冠突骨折[86, 87]。

## 肘关节骨折–脱位：冠突骨折–脱位

视频17.2 肘部复杂损伤ORIF

近年来，关于肘关节失稳的研究报道强调了冠突的重要性[1, 21, 77]。在这些损伤中，外科医生处理起来最棘手的是"恐怖三联征"——内翻失稳肘关节后内侧脱位以及合并冠突骨折的鹰嘴骨折–脱位[1]。在所有损伤病例中，冠突骨折最重要并且处理起来是很有挑战性的。Broberg和Morrey[88]根据骨折片的大小对冠突损伤进行分类，但是目前已经明确的是，与骨折形态相比，整体损伤类型可能同等重要，甚至更重要。因此，我们按照尺骨冠突骨折的情况来对肘关节骨折–脱位进行讨论。合并小的

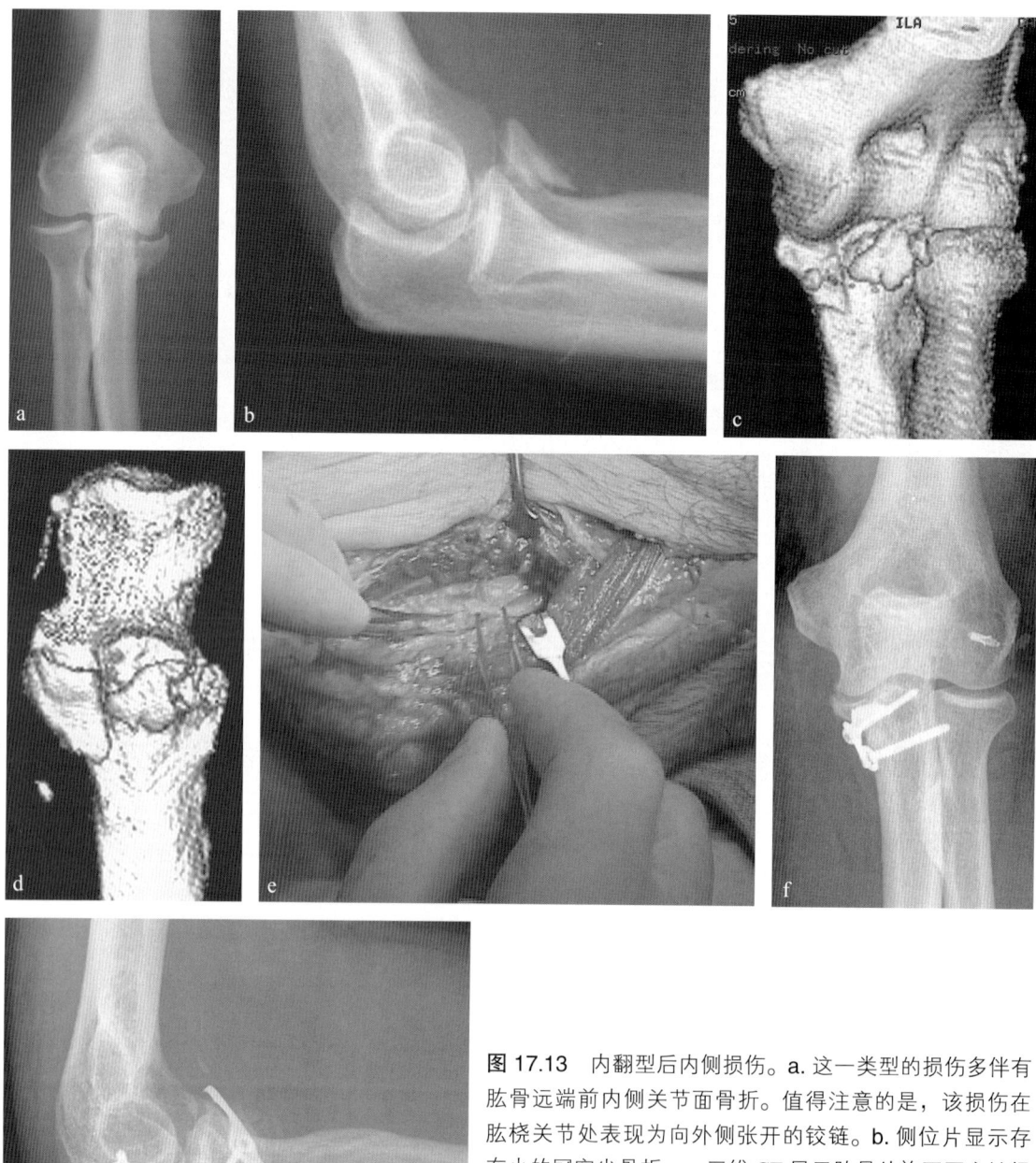

图 17.13 内翻型后内侧损伤。a. 这一类型的损伤多伴有肱骨远端前内侧关节面骨折。值得注意的是，该损伤在肱桡关节处表现为向外侧张开的铰链。b. 侧位片显示存在小的冠突尖骨折。c. 三维 CT 显示肱骨外旋至冠突缺损部位。d. 通常存在尺骨冠突尖和前内侧面的游离骨折片。e. 在尺侧腕屈肌两头之间进行暴露（尺神经前置后）可复位并固定冠突骨折块，同时保留内侧副韧带。f. 应用接骨板和螺钉修复冠突，并通过缝合重建外侧副韧带起点。g. 肘关节获得同轴复位，恢复了极佳的活动度

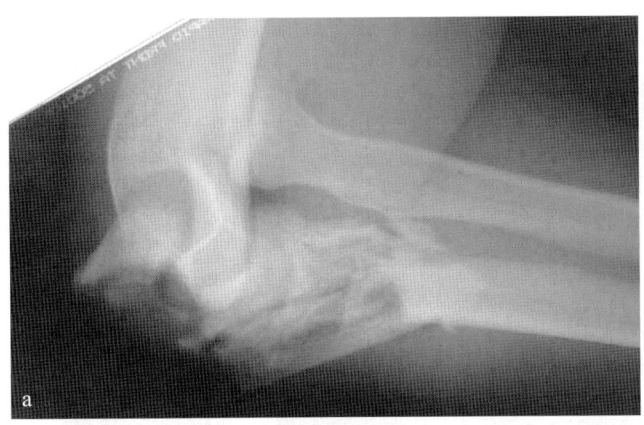
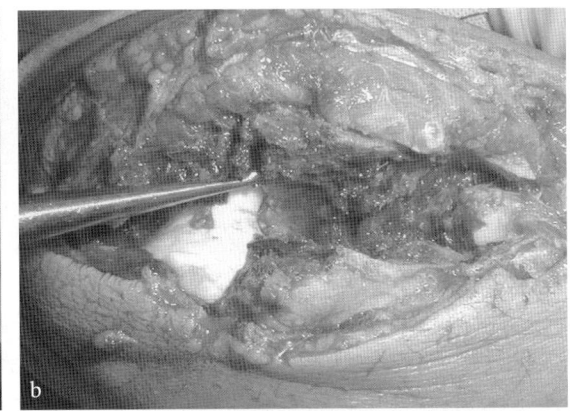
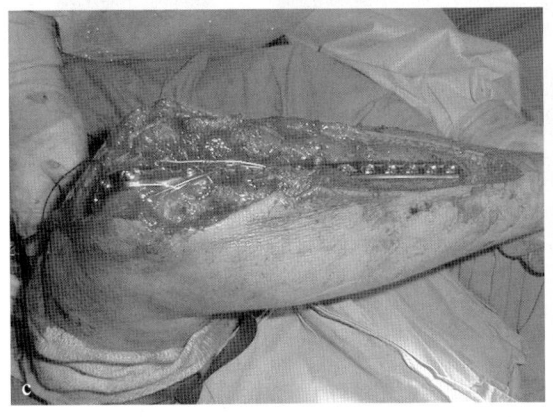
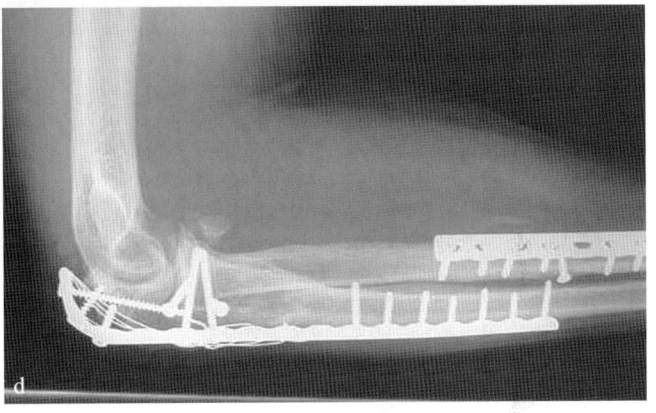

图 17.14 鹰嘴前骨折 – 脱位。a. 前骨折 – 脱位类似孟氏骨折，存在肱桡关节前脱位。然而，虽然发生肱尺关节损伤，但尺桡关节很少受到影响。b. 冠突矢状面劈裂，修复相对较为简单。c. 用长的接骨板桥接干骺端粉碎骨折，用张力带固定肱三头肌止点。d. 6 个月后患者骨折愈合，肘关节同轴复位，关节活动度良好

冠突骨折的损伤通常被认为是冠突骨折 – 脱位，而合并大的冠突骨折常被认为是鹰嘴骨折 – 脱位的一部分。

## 分 类

Broberg 和 Morrey[88] 根据骨碎片的大小对冠突骨折进行分类：

- Ⅰ型，冠突尖端撕脱；
- Ⅱ型，简单或粉碎性骨折，冠突受累不超过 50%；
- Ⅲ型，简单或粉碎性骨折，冠突受累大于 50%。

后来他们对这一分类方法进行了改良，将合并肘关节脱位者归为 B 型，不合并肘关节脱位归为 A 型。

O'Driscoll 等[1] 主张采用一种根据解剖部位对冠突骨折进行分类的系统：骨折可能累及冠突尖端、前内侧或基底面。根据冠突骨折的严重程度，将这三种类型进一步被分为几个亚组。O'Driscoll 分类系统考虑了骨折和软组织损伤的相关损伤机制，有助于指导随后的治疗（图 17.17）。

第一类冠突骨折累及其尖端，但是没有向内侧延伸超过高耸的结节或延伸至主体。尖端 Ⅰ 亚型骨折冠突受累少于 2 mm，可出现分离或骨折 – 脱位。Ⅱ 亚型骨折冠突受累超过 2 mm，多合并恐怖三联征。

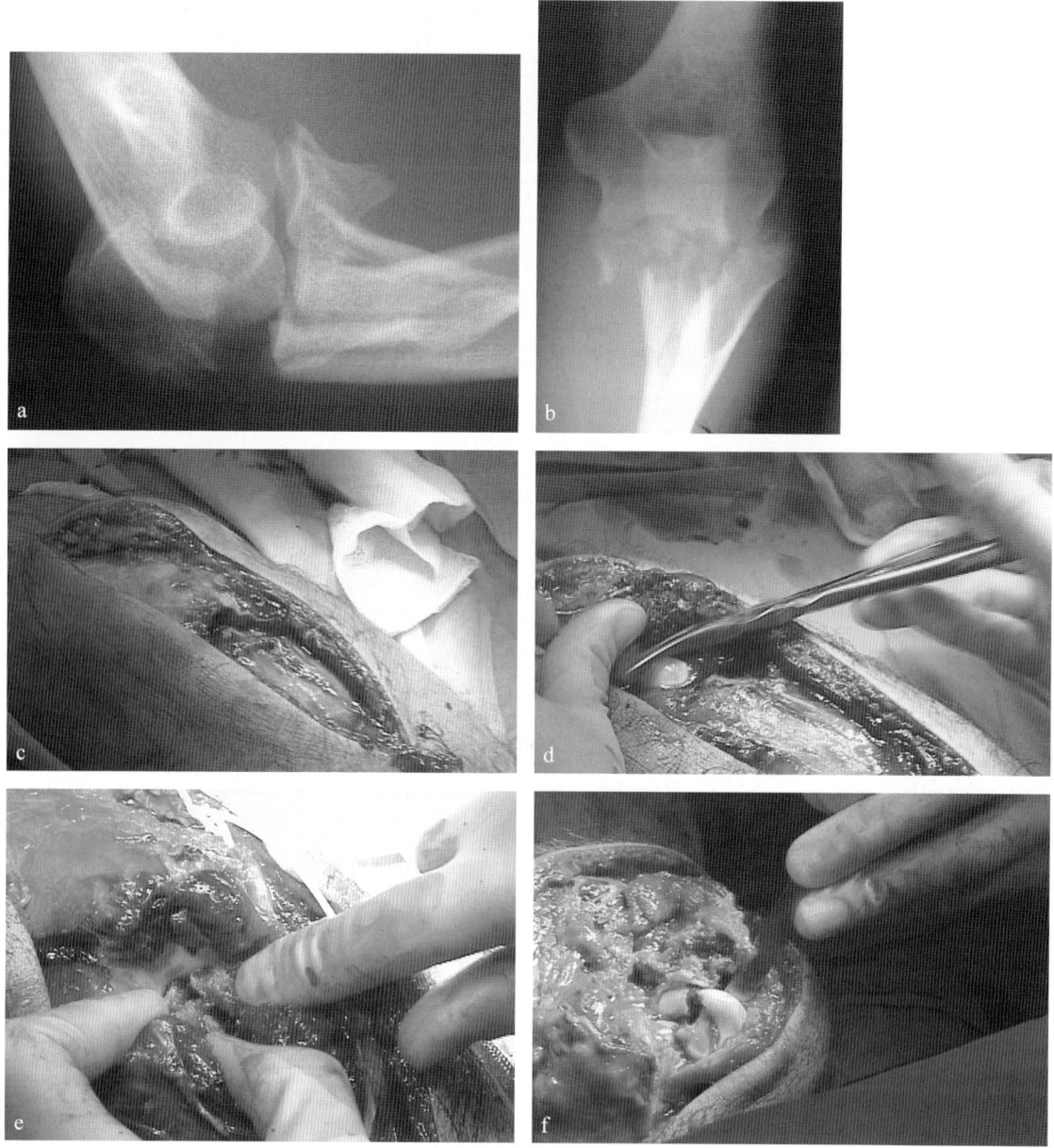

**图 17.15** 鹰嘴后骨折－脱位。a. 鹰嘴后骨折－脱位也可认为是后方孟氏骨折的一种，存在尺骨向后方成角畸形，桡骨头骨折伴向后脱位，冠突大的骨折片。b. 冠突粉碎性骨折，形成三个较大的关节面骨折片，包括冠突前内侧面骨折片。c. 切开皮肤显示肌肉的创伤性撕裂。d. 向近端移动骨折的鹰嘴，类似鹰嘴截骨术，彻底清除血肿，充分显露冠突和桡骨头。e. 对冠突骨折行手法复位。f. 通过重复受伤机制，使桡骨头移至创口后方，进行固定、切除或假体置换

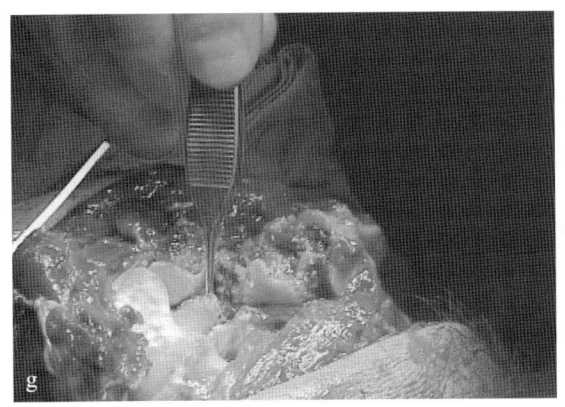
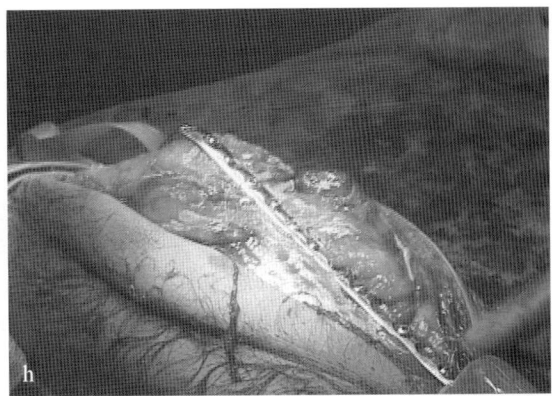
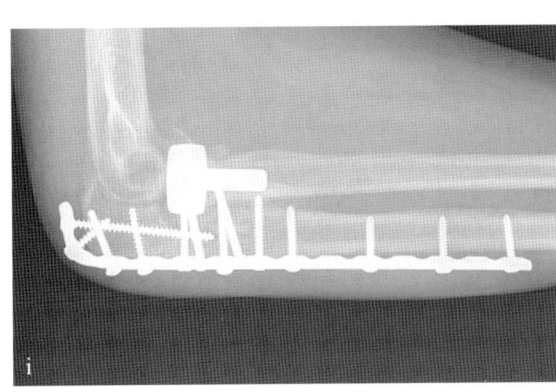
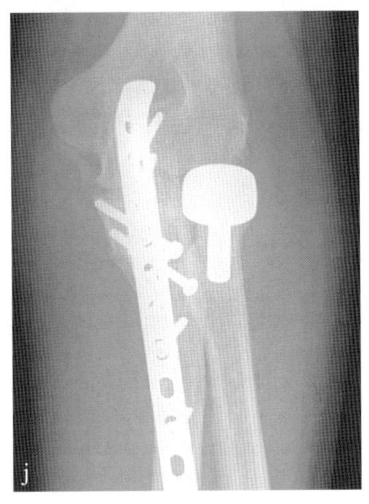

**图 17.15（续）** g. 三块大的冠突骨折片分别是前内侧关节面、尺骨桡切迹和中部的骨折片。h. 用长的预塑形背侧接骨板固定。i. 骨折愈合，肘关节活动度和功能良好。j. 独立的螺钉便于冠突的前内侧固定

第二类冠突骨折累及冠突前内侧面。前内侧Ⅰ亚型的骨折线从冠突尖端的内侧延伸到高耸结节的前半部分（内侧副韧带前束止点）。前内侧Ⅱ亚型是Ⅰ亚型骨折损伤伴骨折线向尖端延伸。前内侧Ⅲ亚型是骨折累及前内侧缘和整个高耸结节，可累及或不累及冠突尖端。损伤机制通常是轴向负荷导致的内翻后内侧旋转损伤。除非鹰嘴也发生骨折，外侧副韧带复合体通常都会断裂。桡骨头骨折也见于高能量Ⅲ亚型损伤。前内侧冠突骨折可致肱尺关节面不匹配，创伤性关节炎发生较早。

第三类骨折是冠突基底部骨折，至少累及冠突高度的50%。基底Ⅰ亚型骨折仅累及冠突，而Ⅱ亚型骨折合并鹰嘴骨折。与仅累及冠突尖端的骨折比较，此类骨折的软组织断裂一般少见。

以下是我们和部分其他学者的观点，可用于指导治疗：①恐怖三联征损伤常见于冠突尖端的横形小骨折，包括前侧关节囊附着处。冠突出现大骨折片或累及冠突前内侧面的情况相对少见。②前内侧面的冠突骨折通常属于内翻旋转失稳肘关节后内侧脱位的一部分。此类损伤也常有冠突尖端和高耸结节骨折（内侧副韧带前束止点）。③在鹰嘴骨折-脱位的情况下，冠突骨折可以是单个大骨折片，也可以碎裂成2~3块（前内侧面、中部和桡切迹、伴或不伴尖端骨折），甚至可能发生粉碎性骨折。

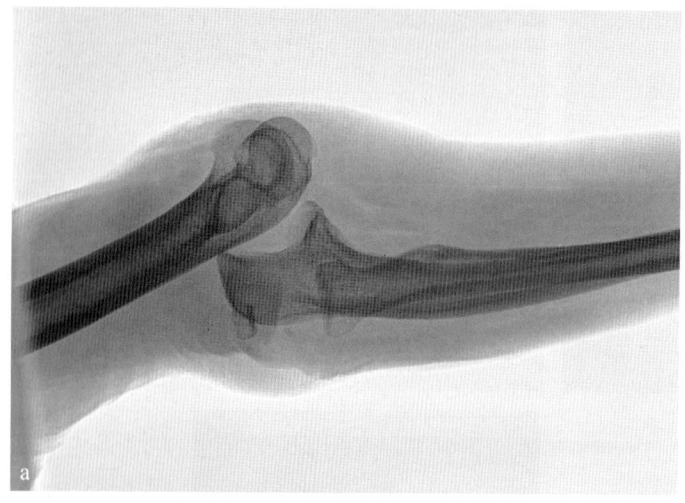
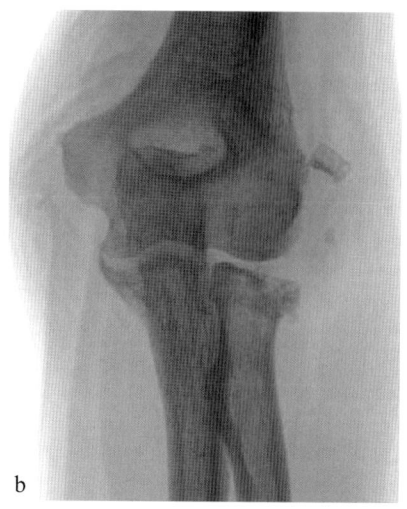
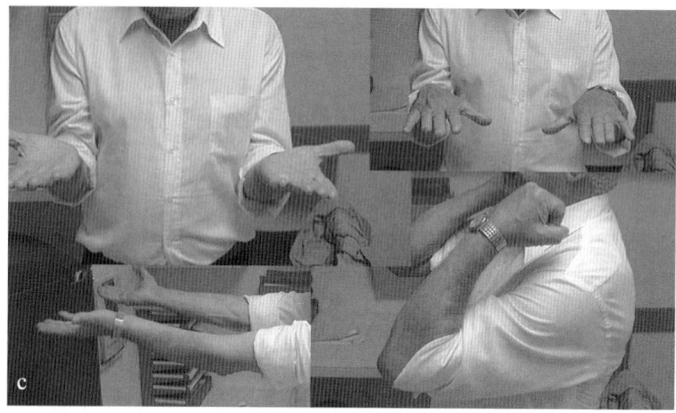

图 17.16 部分骨折－脱位的患者可以采用非手术治疗。a. 70 岁男性，肘关节脱位合并桡骨头复杂性骨折。患者不愿选择手术，伤后 1 周前臂可完全旋转。b. 采用吊带制动和手臂主动活动来进行治疗，肘关节韧带愈合，对线良好。c. 患者获得优良的功能结果，没有出现疼痛

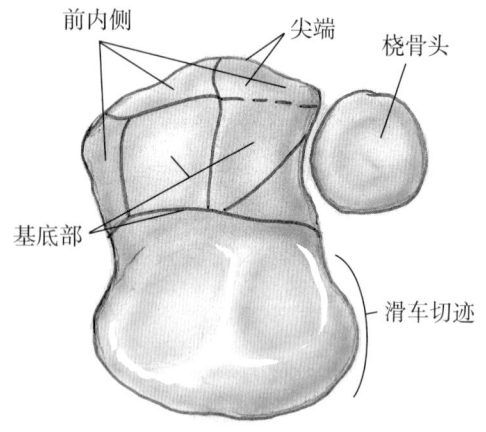

图 17.17 冠突骨折的 O'Driscoll 分类。Ⅰ型，尖端骨折，与恐惧三联征相关；Ⅱ型，前内侧面骨折，与内翻不稳肘关节后内侧脱位相关；Ⅲ型，基底骨折，与鹰嘴骨折－脱位相关

## 肘关节脱位伴冠突和桡骨头骨折（恐怖三联征）

### 非手术治疗

恐怖三联征骨折－脱位特别容易发生失稳。由于非手术治疗效果不理想，因此应非常谨慎。

根据我们的经验，对无疼痛且积极主动活动的患者采用非手术治疗可以获得良好的疗效，但石膏固定不能维持肱尺关节复位。积极的肘关节主动活动可以增加动态肌肉组织的稳定性，这似乎也是非手术治疗的重要组成部分。

## 手术治疗

### 手术适应证

对恐怖三联征患者,应建议进行手术治疗。

### 手术技巧

采用后侧或外侧皮肤切口(图 17.18a)。建立皮瓣后,可看到筋膜相对保持完整,或在伸肌总腱处可见小的裂隙。在深部找到肌肉间隙,这通常是由于创伤造成的;或者经 Kocher 间隙、Kaplan 间隙,这样就可以直视从外上髁上撕脱下来的外侧副韧带和伸肌总腱(图 17.18b)。

在内侧做较大的皮瓣,通常只有行尺神经松解术、修复内侧副韧带或者处理冠突前内侧面骨折时才有必要。应特别注意保留全厚皮瓣,以避免损伤皮神经。我们遇到了许多肘关节创伤后出现亚急性、慢性尺神经功能障碍的患者,对每个病例都应该考虑行尺神经松解,通常行原位松解而不做前移,除非神经在屈曲时会发生移动。

多数恐怖三联征损伤患者的冠突往往有小的横形骨折(通常是单个小骨折片),可以通过外侧入路进行修复[1, 69](图 17.18c)。经创伤所致的韧带和肌肉裂口或将其进一步延长,切开和剥离桡侧腕伸肌的起点,沿肱肌暴露冠突骨折。去除桡骨头骨折片,劈开环状韧带及其远端的旋后肌以增加手术暴露。为了便于显露,必要时可以使肘关节处于半脱位状态。

对于恐怖三联征,肱骨小头和桡骨的接触对肘关节的稳定性非常重要。因此,对很多部分桡骨头骨折(Mason Ⅱ型)也需考虑行假体置换术。在粉碎性骨折中,存在小的骨折块或

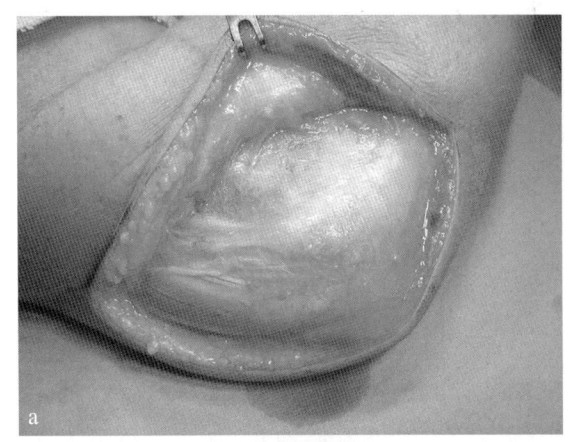
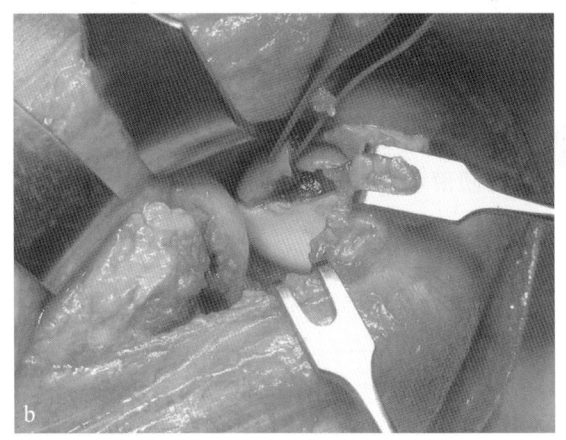
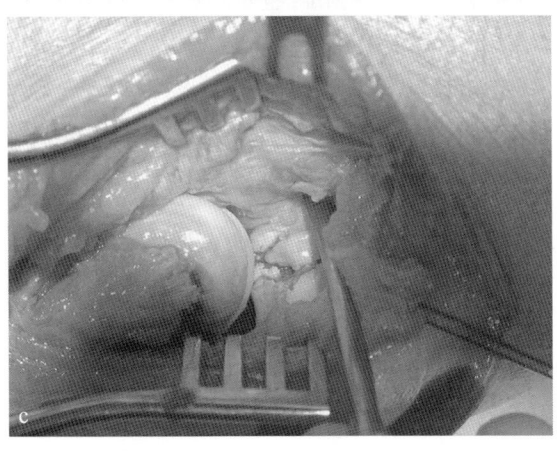

图 17.18  a.牵开皮瓣时,覆盖外上髁的筋膜通常是完整的。b.切开筋膜后,可发现外侧副韧带起点和伸肌总腱的不同程度撕脱。清除桡骨头骨折块,显露冠突。c.应用钻孔缝合的方法固定冠突骨折,并行桡骨头置换和外侧副韧带修复

骨缺损，或者骨质差等都很常见。桡骨头切除便于暴露冠突。

冠突尖端的横形骨折可通过在尺骨上钻孔缝合来固定。如果骨折片非常小，在骨折片周围进行环形缝合，并穿过关节囊止点。对于较大的横形骨折片，可在骨折片上钻孔进行缝合，同时也要经过关节囊止点。缝合提供了比螺钉更可靠的固定，恢复了前方的支撑和关节囊的附着，但是关节的对线通常不够完美。根据我们的观点，这是无关紧要的。对于较大的骨折片，缝合固定后，应用螺钉加固可以改善对线，但不能替代穿过关节囊止点进行缝合的方法，因为螺钉固定这些小的骨折片通常不可靠。

在固定冠突、置换或修复桡骨头、重建外侧副韧带和伸肌总腱的附着点后，要检查肘关节的稳定性。具体方法是托住肱骨让肘关节依靠重力自然伸直（图 17.19）。如果肘关节足够稳定，手法检查时不会发生脱位，而在 X 线影像上可能表现为轻度半脱位。但如果发生肘关节脱位或在距离完全伸直还差 30° 之前就出现严重的半脱位，则需要进行修复。与"不稳定的单纯肘关节脱位"部分的描述类似，需要修复内侧副韧带和屈曲-旋前肌肉的附着点，也可采用经关节骨圆针固定或铰链式外固定支架固定。

## 治疗结果

1989 年，Regan 和 Morrey[88] 报道了一组单纯冠突骨折或伴有肘关节骨折-脱位的患者。此后，传统观点一般认为较大的冠突骨折比较小的冠突骨折的预后要差。然而，该研究中的多数患者都采用非手术治疗。目前的观点是较

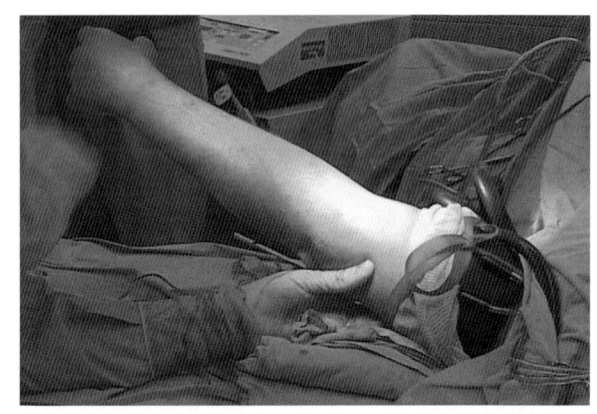

**图 17.19** 依靠重力伸直肘关节来检查关节稳定性。如果存在脱位或半脱位的趋势，需要应用经关节骨圆针或铰链式外固定支架进行固定

### 经 验

- 从尺骨背侧向冠突基底部钻孔，然后通过骨隧道缝合固定冠突的骨折片，通常很有挑战性。使用导向器，如同关节镜辅助下膝关节韧带重建术中使用的骨隧道导向器一样，可以更准确地建立骨隧道。
- 将直的缝线穿引器或 Keith 针穿过骨孔以便穿入缝线，但穿入缝线时必须通过伤口深部小的钢丝环。我们发现，将缝线通过 Keith 针系一个 3 或 4 英寸的环，然后经过该环引入缝线，可能会使操作更简便。当然，也可以使用直的关节镜缝线穿引器，但并不比缝线环更好用。
- 修复冠突往往很困难，也并非恢复稳定性所必需的。然而，目前还不清楚什么样的损伤不修复冠突也可维持肘关节的稳定性。由于修复的顺序是从深层到浅层，因此我们常规首先修复冠突，而不是仅修复外侧副韧带和桡骨头。
- 如果修复冠突、桡骨头以及外侧副韧带后肘关节仍没有足够的稳定性，根据我们的经验，修复内侧副韧带对于增加肘关节的稳定性也不会有很大的帮助，因此，对于外科医生来说，应该考虑应用铰链式外固定支架或经关节穿针进行固定。

小的骨折片通常与更严重的损伤类型相关（如恐怖三联征），治疗不当可导致复发性失稳和早期关节炎[1, 69, 77]。

恐怖三联征容易导致很多并发症。最近有研究[77]报道了11例肘关节后脱位伴尺骨冠突和桡骨头骨折的患者，7例采用手法复位夹板固定后肘关节再次发生脱位，从一方面提示了这类骨折类型的稳定程度。在所有患者中，冠突骨折受累不到其高度的一半且未进行固定。5例患者行桡骨头固定，4例患者切除桡骨头。仅有3例患者修复了外侧副韧带。5例患者术后再次发生脱位，包括4例桡骨头切除的患者。患者随访至少2年。根据Broberg-Morrey功能评分[86]，2例优，3例良，1例差。11例患者中共有7例疗效不满意。疗效较好的患者或者保留了桡骨头，或者对外侧副韧带进行了修复，或者同时保留了桡骨头并修复了外侧副韧带[77]。在另一组22例患者中，只有1例患者的肘关节发生再次脱位[89]。所有病例的多冠突骨折和外侧副韧带均进行了修复。桡骨头骨折通过置换或螺钉固定来处理。根据Broberg-Morrey的功能评分，6例优，11例良，3例可，2例差，包含再脱位病例。McKee等[90]对36例恐怖三联征患者进行了研究，患者平均屈曲、伸展弧为112°±11°，平均前臂旋转度为136°±16°，Mayo肘评分（满分100）平均为88分（45~100分）。患者随访约3年。

有一项即将要发表的研究显示，对恐怖三联征常规固定冠突和桡骨头并修复外侧副韧带，最终会使多数患者获得良好的疗效。

## 并发症

肘关节遭受类似恐怖三联征这样的创伤后，通常会出现关节失稳、关节炎、僵硬、异位骨化，以及尺神经病变等。

> **经　验**
>
> - 肘关节脱位合并桡骨头和冠突骨折是极度不稳定的，石膏固定后也可能会发生脱位。因此，单纯切除桡骨头而不行桡骨头置换术不可取。
> - 冠突骨折几乎都是小的横形骨折，关节囊附着于骨折片上，在X线影像上可能表现为一个小的斑点。骨折片实际上常常比影像学上看到的要大。

## 内翻旋转失稳肘关节后内侧脱位

近年来发现冠突骨折更容易累及前内侧面，这是一种潜在问题较多的特殊损伤[1, 91]。这类骨折通常与外侧副韧带损伤相关，除非冠突骨折的骨折块非常大或者合并鹰嘴骨折。

### 非手术治疗

对于这类损伤的认识还不够深入，但对这类损伤进行非手术治疗显然是不可取的[1]。

### 手术治疗

#### 手术适应证

对于内翻旋转失稳肘关节后内侧脱位，建议进行手术治疗。

#### 手术技巧

首先暴露并修复外侧副韧带，接着从内侧暴露冠突。将尺神经前置并用皮下组织覆盖。尺神经通常在尺侧腕屈肌两头之间的间隙内走行，经此暴露冠突内侧缘通常较为简便[1]。牵开屈肌、旋前肌，暴露内侧副韧带前束。处理更大的骨折片时，可参照Taylor和Scham描述的方法，从尺骨内侧完整地剥离并牵开前臂肌和旋前圆肌[92]。

另外，还可以通过更靠前的间隙（劈开屈肌、旋前圆肌，将其前半部分同肱肌一起牵开）进行操作。这两种暴露方法也可同时使用[93]。

冠突前内侧骨折可通过内侧支撑接骨板将内侧的骨折块固定到完整的外侧冠突上来处理。尖端骨折片常有前方关节囊附着，此时使用接骨板或克氏针来固定就比较困难。如需获得稳定时，应该考虑缝合。

> **经 验**
> - 冠突前内侧面的小骨折可能意味着复杂损伤，通常合并外侧副韧带损伤。

### 治疗结果

一项研究报道了17例前内侧冠突骨折患者[94]，Broberg-Morrey评分[86]平均为91分（70~100分），治疗效果：优10例，良2例，可5例，差1例。在被认为治疗作用有限的9例患者中，有7例存在关节失稳。

如果可以排除脱位（即使是很轻微的半脱位）且骨折碎片小而移位轻微，则可以考虑非手术治疗。Van der Werf等[95]研究发现，6例2型冠状突骨折患者保持了同心复位，通过吊带缓解症状，1个月内避免肩外展，并进行了主动辅助肘关节活动范围的锻炼。该研究对3例患者进行了中期随访，根据Broberg-Morrey功能评分，治疗效果为2例优、1例良，均无肘关节半脱位或关节病变的影像学征象。

## 鹰嘴骨折

虽然鹰嘴骨折属于关节内骨折，但出现创伤后关节炎的概率相对较低，可能是因为多数骨折发生在滑车切迹相对非关节面的横沟处。鹰嘴骨折治疗的目标是恢复滑车切迹的大小和正常形态，重建其稳定性，获得骨折愈合以恢复肱三头肌功能，肘关节早期活动以避免僵硬。多数骨折都需要手术治疗，特异的手术方法适合特定的损伤类型：对于单纯横形骨折，可采用钢丝张力带固定（如存在斜形骨折，可用螺钉进行骨折块间加压）；对于粉碎性骨折和骨折-脱位，可采用接骨板和螺钉进行修复。

### 分 类

对于鹰嘴骨折，目前有多种分类系统，每种系统都强调一定的损伤特点和治疗方面的问题。Colton提出了一种基于骨折移位和骨折特点的分类系统[96]。根据这个分类系统，Ⅰ型为无移位稳定骨折，Ⅱ型为移位的骨折，根据骨折类型可以分为若干亚组：ⅡA型是撕脱性骨折，ⅡB型是横形或斜形骨折，ⅡC型是单纯粉碎性骨折，ⅡD型是骨折-脱位。在这个系统中，如果骨折移位不超过2 mm且轻微屈伸下骨折端的位置没有改变，则可被认为是无移位且稳定的骨折。

Schatzker和Tile[97]建议将鹰嘴骨折分为5型：A型，单纯横形骨折；B型，复杂横形骨折伴关节面中部压缩；C型，单纯斜形骨折；D型，粉碎性骨折；E型，从滑车切迹远端到中点的斜形骨折。和其他关节骨折相比，鹰嘴被压缩的影响较小，无须和其他形式的粉碎性骨折区分。

在Muller等[26]的骨折分类中，尺骨鹰嘴骨折属于尺桡骨近端骨折。在该分类方法中，A型骨折是关节外骨折，B型是累及单骨的关节内骨折，C型累及成关节双骨的关节内骨折。根据骨折的复杂性，骨折可进一步分为组和亚组。虽然为了方便研究，该分类方法包括了尺骨近端骨折和桡骨近端骨折，但是在临床实践中，骨折治疗往往与这些细节的关系并不密切。

鹰嘴骨折 Mayo 分类系统考虑了骨折移位、稳定性、粉碎程度等因素[98]（图 17.20）：Ⅰ型是轻微移位的稳定骨折（骨折片间隙 <2 mm）；Ⅱ型是移位骨折；Ⅲ型骨折伴有肱尺关节失稳。根据是否存在粉碎性骨折，将骨折进一步分为 A 和 B 两个亚组。这种分类解释了多数重要的问题，有助于指导治疗。

## 非手术治疗

无移位和轻度移位的骨折可采用非手术治疗，包括在肘关节屈曲 90°、前臂旋转中立位下，石膏或夹板制动 4 周。对于稳定骨折来说，无须于伸直位制动。固定 4 周后解除制动，开始进行适度的辅助下主动活动。拍摄 X 线片明确骨折愈合后开始抗阻运动，通常是在伤后 8 周左右。

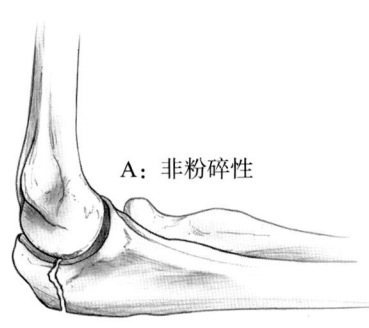

1 型：非移位骨折

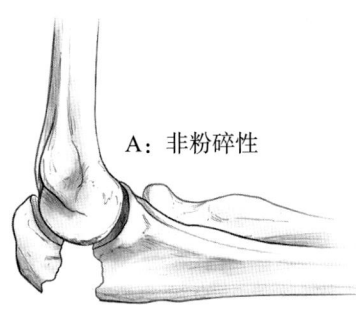
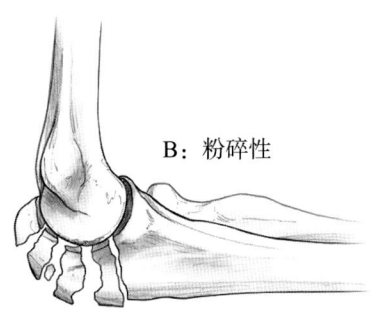

2 型：骨折移位，不伴关节半脱位

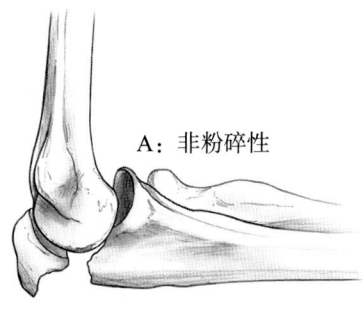
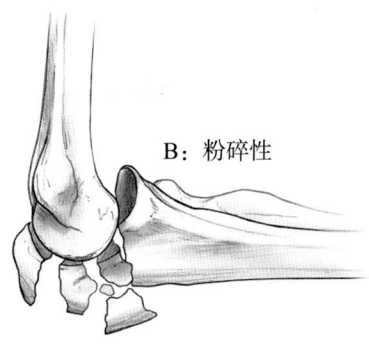

3 型：骨折移位，伴关节半脱位

图 17.20 鹰嘴骨折 Mayo 分类系统，主要考虑了骨折移位、粉碎程度以及关节的半脱位等。这些亚组与各种治疗方法的选择密切相关

## 手术治疗

### 手术适应证

所有移位的鹰嘴骨折均须手术固定。对某些身体虚弱、无治疗诉求和年纪很大的患者，可以选择非手术治疗。骨不连通常无痛感且活动度尚可，但肢体伸展力量有限。

> **急诊处理**
>
> 开放性伤口和筋膜间室综合征是唯一需要及时治疗的情况。对于清洁的开放性小伤口，多数医院都会在次日手术而不是在夜间行急诊手术。除非皮肤受压，否则没有必要设法复位骨折。

### 手术技巧

**视频 17.3 鹰嘴张力带钢丝固定**

#### 移位的非粉碎性鹰嘴骨折

最常见的鹰嘴骨折类型移位的单纯横形骨折[99,100]，通常可采用钢丝张力带固定（图17.21）。单纯用螺钉固定不能控制旋转，有可能使骨折端分离，并且通常无法在远折端获得足够的把持力。螺钉结合张力带进行固定的方法在前文已有描述。采用特异性的手术方法可以避免出现内置物的移位和突出[101,102]。

应用张力带原则[97]进行固定，可将来自肱三头肌的张力转化成骨折端的压力，控制尺骨背侧面的分离移位。应用张力带时要求骨皮质相对完整，才有可能通过内置物进行加压，而粉碎性骨折通常只能用接骨板固定。

患者取仰卧位，手臂放于胸前，消毒铺巾（图17.22）；侧卧位时手臂用衬垫支撑；也可取俯卧位。在以上三个体位下都可取髂骨进行植骨，但实际很少需要这样做。应用无菌止血带便于手术暴露和操作。

虽然部分作者推荐采用弧形皮肤切口以避开鹰嘴尖端，但笔者更倾向于采用背侧直切口，并没有遇到过什么问题。只有存在神经损伤、相关软组织损伤有可能压迫神经或神经存在扭转等情况下，才需要充分暴露，进行尺神经前置。

对于单纯非粉碎性骨折，去除骨折端血肿并从骨折边缘剥离部分骨膜，以便准确复位。

用大的点状复位钳维持骨折复位（图17.23a）。在远端骨折片（尺骨干背面）钻一个小孔会使操作更方便，这样可用点状复位钳的一端把持骨折片，另一端把持鹰嘴，对骨折块进行加压。接着用2枚0.045英寸的克氏针平行穿过骨折端（图17.23b）。钢针应轻度向前，以便固定远折端的前侧皮质。近来有研究表明[103]，与使用髓内针相比，这样的固定钢针在生物力学方面具有优势，固定尺骨前侧皮质主要是为了减少钢针移位的可能性。在钢针穿过尺骨前侧皮质后，再将其退回几毫米，近端折弯后再敲入鹰嘴。

在骨折端以远的尺骨骨干顶点横向钻两个2 mm的骨孔（图17.23c）。用22号不锈钢钢丝穿过这两个钻孔，在骨折端背面以"8"字形向前侧穿过克氏针，一般用14号导引穿至肱三

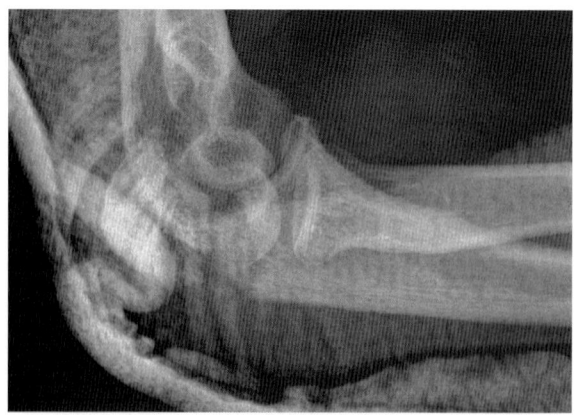

图17.21 钢丝张力带固定最适于鹰嘴骨折的治疗，如本例关节面完整的轻度粉碎性骨折应用钢丝张力带后，进行主动活动可使其进一步加压

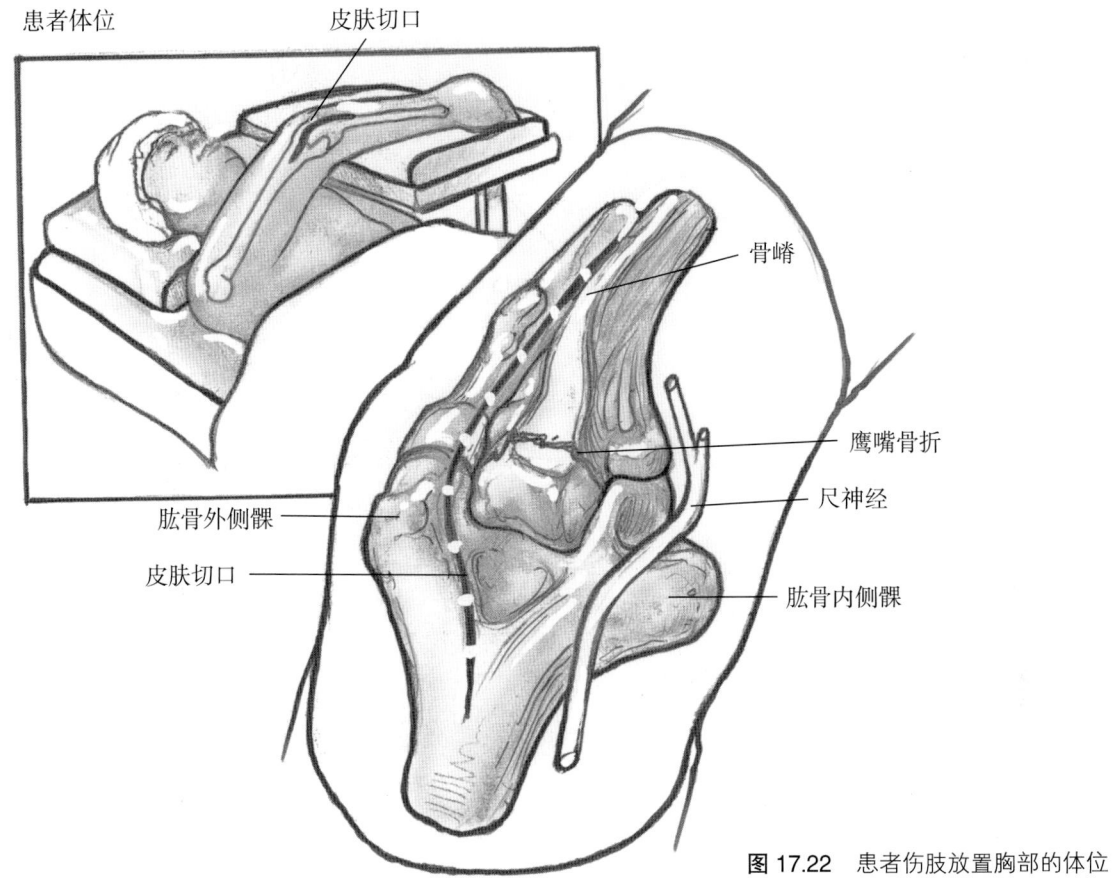

图17.22 患者伤肢放置胸部的体位

头肌止点下方(图17.23d)。从内外侧拉紧钢丝，确认钢丝全部拉紧后在两端绞紧，扭曲的钢丝结应位于骨块上(图17.23e)。修剪钢丝，将末端弯曲埋入软组织内。用两根22号钢丝而不是单根18号钢丝，以避免置入的金属物过度突出，同时也可提供足够的固定强度(图17.24)。

克氏钢针的近端折弯180°，埋入肱三头肌鹰嘴止点下方(图17.23f，图17.24c)，从而减少钢针突出的可能性，也限制了钢针后期移位(图17.25)。

### 移位的鹰嘴粉碎性骨折

#### 骨折片切除肱三头肌止点前移

移位的粉碎性骨折通常采用接骨板和螺钉进行固定。骨折片切除、肱三头肌止点前移术是以往所关注的重点，虽然它们仍然可以用于功能要求不高的患者，但骨折片切除术不适于治疗骨折伴脱位[98]。

选择骨折块切除、肱三头肌止点前移术时，为了维持稳定，Morrey[98]建议切除鹰嘴不应超过一半；然而，对于老年体弱的患者，也可以考虑扩大切除。由于肱三头肌可以在滑车上滑动，因此有学者建议使重建的肱三头肌止点尽可能地靠近关节面，以便在关节面和肌腱之间提供平滑的过渡。近来有生物力学研究表明[104]，在后方重建肱三头肌止点可明显改善伸肌肌力。如果将这一方法用于身体状况较差且活动量较小的患者，这些考虑可能就不是那么重要了。应用牢固的不可吸收缝线缝入已去除骨块的肱三头肌止点，可以采用肌腱缝合线如Krackow

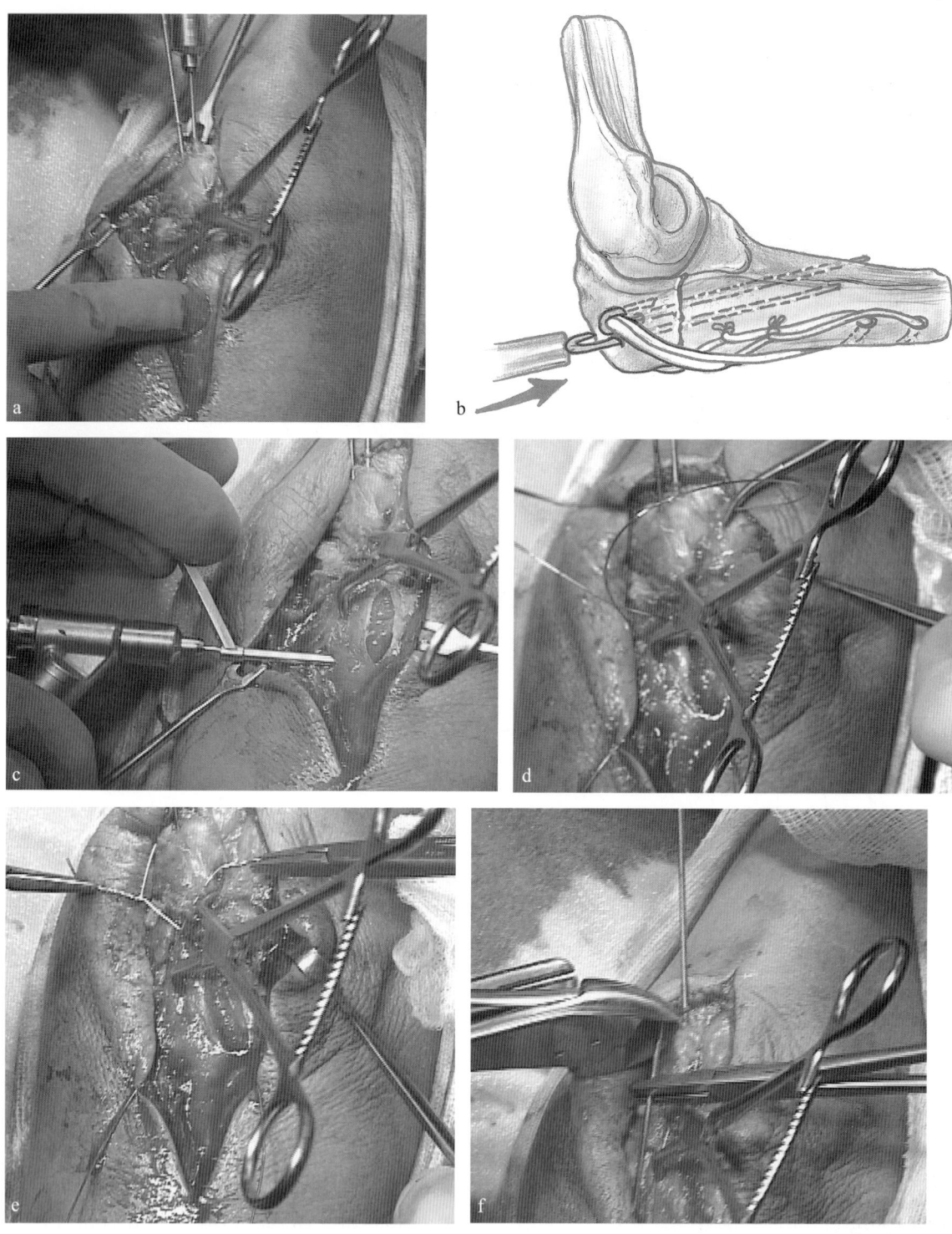

图 17.23　a. 为了维持骨折复位，用 2 枚 0.045 英寸的克氏针斜穿骨折端，从尺骨前侧皮质穿出，恰位于冠突远端。b. 此图描绘了张力带钢丝固定的一些重要特征，克氏针斜行自尺骨前侧皮质穿出，近端折弯 180°，将其敲入鹰嘴近端（箭头）以避免钢针的突出和移位。c. 用不锈钢张力带钢丝（22 号）通过相应的骨孔穿过尺骨骨干，到达骨折的远端。d. 钢丝呈 "8" 字形穿过肱三头肌的鹰嘴止点。e. 在两侧拉紧每根钢丝，打结埋入软组织以避免突出。f. 将钢针折弯并剪断

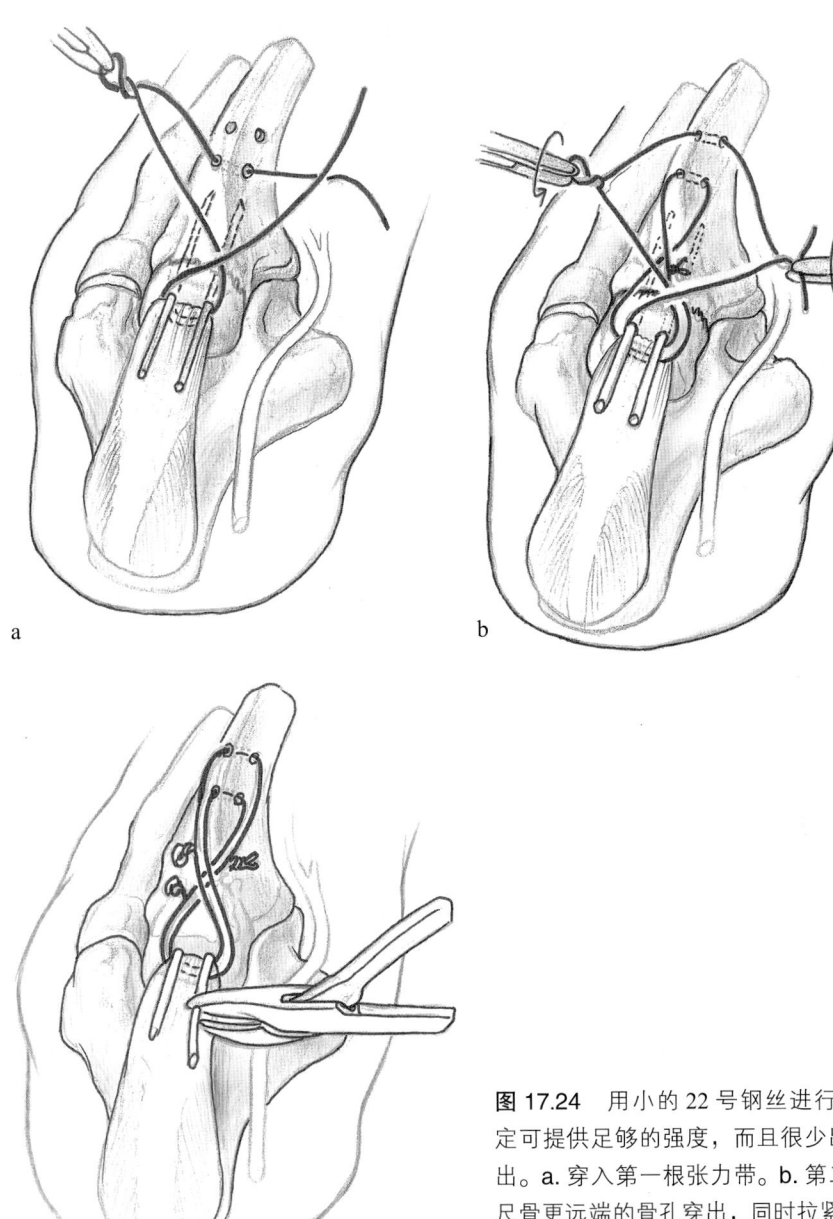

图17.24 用小的22号钢丝进行双"8"字固定可提供足够的强度,而且很少出现内置物突出。a. 穿入第一根张力带。b. 第二根张力带自尺骨更远端的骨孔穿出,同时拉紧两侧的钢丝。c. 钢针末端屈曲180°并剪断,埋入鹰嘴

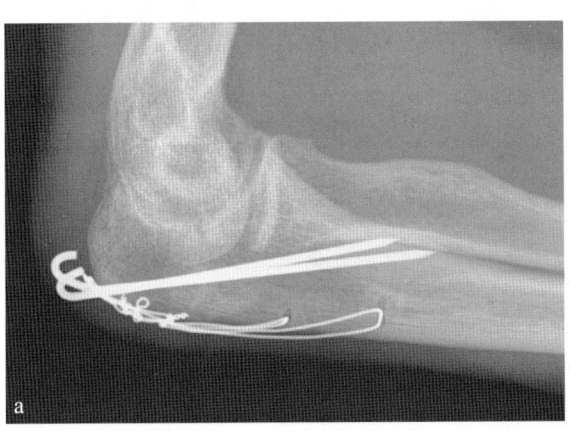

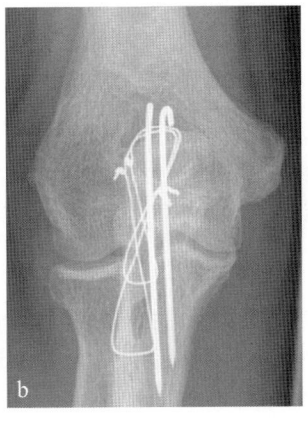

图17.25 a. 固定结束时的侧位X线片。b. 正位X线片

缝线，然后先将缝线自关节面附近的骨孔穿入，再从尺骨背侧面穿出，最后拉紧打结。

### 接骨板和螺钉固定手术技术

对于粉碎性骨折，无须剥离骨膜或附着的肌肉（图 17.26a），但必须恢复滑车切迹正常的形态和大小，并用接骨板和螺钉将骨折区域桥接起来（图 17.26b）。对于不稳定性骨折，可用一枚坚固平滑的克氏针（通常 5/64 英寸）将鹰嘴临时固定在滑车上。

用 3.5 mm 有限接触动力加压接骨板（LC-DCP, Synthes, Paoli, PA）塑形后包裹鹰嘴，3.5 mm 的预塑形接骨板和近端 2.7 mm 螺钉（Zimmer, Inc.Warsaw, IN; Acumed LLC Hillsboro, OR）也适合固定鹰嘴。在近端，接骨板位于平整的鹰嘴背面。在远端，接骨板直接位于鹰嘴的顶部。有些医生可能觉得不够牢固，但这样确实可以获得稳定的固定，而且需要从骨块上剥离的肌肉和骨膜也很少。背面是鹰嘴的张力侧，最适合放置接骨板。接骨板放置在尺骨内侧或外侧，发生失败的可能性比较大。接骨板远端应该足够长，尤其是在骨折粉碎范围较大的情况下。

在这个区域置入长的接骨板很少有不利之处。如果鹰嘴近端骨折块较小、存在骨质疏松或粉碎范围较大，则应使用经肱三头肌止点的张力带技术来加强固定（图 17.22）。

> **要点与技巧**
>
> - 预防张力带钢丝相关并发症的关键在于使用相应的技术以避免内置物的突出、松动和移位。使用较细的钢针，用骨捣棒将所有突出置入物尽量敲实，特别是打结的部位，在骨干钻孔骨折复位前，可将钢丝穿过尺骨，这样可以避免使用张力带时骨折复位丢失的问题。应用 14 或 16 号空心导管，可使钢丝穿过肱三头肌腱更为简便。

## 治疗结果

### 单纯性骨折

根据 Mayo 医学中心[105]的经验，单纯性鹰嘴骨折的骨不连发生率不足 1%。其他文献报道[106, 107]的骨不连发生率为 1%~3%。很多病例系列研究报道多数患者都可能出现轻度的屈伸功

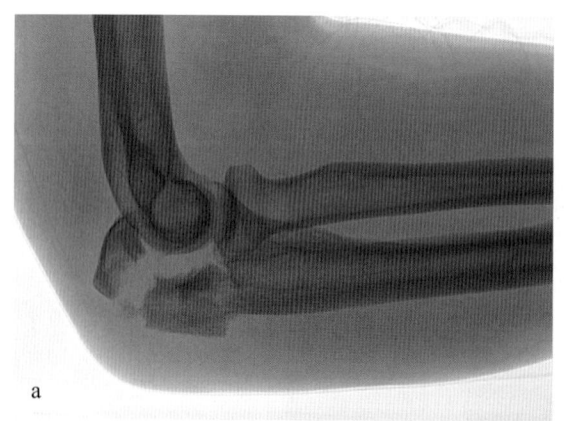 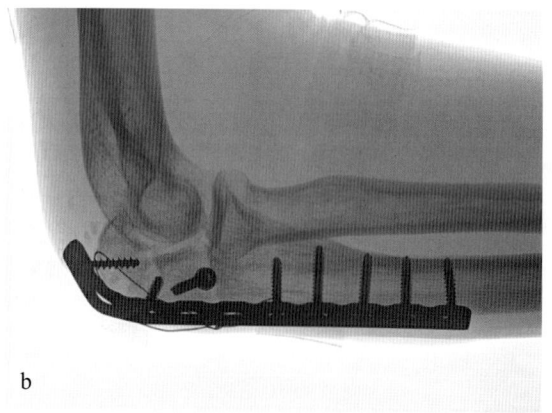

图 17.26 采用接骨板和螺钉固定鹰嘴粉碎性骨折。a. 侧位 X 线片显示鹰嘴骨折近折端存在小的骨折片和关节内游离骨折片。b. 采用背侧接骨板和螺钉将骨折片固定在合适的位置上。于肱三头肌止点置入，张力带钢丝进一步固定近折端小的骨折碎片

能障碍，严重僵硬的情况并不多见[51, 100, 106-111]。主要问题是金属内置物突出的相关问题[101, 107, 108]。细致的手术操作可以减少这种并发症的发生[102, 112, 113]。

### 粉碎性骨折

有几项病例研究报道了采用骨折块切除、肱三头肌止点前移治疗粉碎性骨折的疗效[109, 114]。虽然金属内置物相关的并发症比较常见，但愈合方面的问题较少，患者对活动度也较满意，但目前还没有足够的数据判断肘关节进行这一手术后是否能满足更高的功能要求。

采用三分之一管型接骨板治疗相对简单的骨折通常能获得成功，但是对于粉碎性骨折和骨折-脱位来说，接骨板往往太小，很难提供足够的把持力[68]。3.5 mm有限接触动力加压接骨板塑形简便，对尺骨近端复杂的骨折和骨折-脱位可提供可靠的固定。

Bailey等[115]回顾了应用接骨板螺钉固定治疗的25例复杂性鹰嘴骨折患者（11例骨折伴脱位），最终伤侧和健侧活动度和肌力没有明显差异，22例患者获得了优良的疗效，而20%的患者要求取出接骨板。Buijze和Kloen[116]报道，94%的患者使用带髓内钉的锁定加压接骨板治疗并且效果良好。多数患者没有接骨板断裂或骨不连，但有因为内置物突出而需要移除者。

近来，髓内固定治疗移位鹰嘴骨折的技术得到了广泛应用[117]，优点是需要切除的软组织少，不会发生内置物突出，对软组织刺激小，可以在各类软骨中置入，锁定角度牢固，肘关节可以早期活动[118]。因为此技术应用时间尚短，其疗效尚未有定论。

## 鹰嘴骨折-脱位

当尺骨鹰嘴发生骨折时，近折端通常会向近端移位，而冠突和桡骨头仍然与肱骨滑车远端保持正常的解剖对线[98]。鹰嘴骨折-脱位的特征是通常会伴有桡骨头或冠突的移位或骨折，或兼而有之。尺骨近端骨折伴有鹰嘴骨折、脱位时，都是复杂的粉碎性骨折[32, 68]。因为尺骨近端骨折常延伸到骨干或伴有冠突分离，而这些损伤一般不能归为鹰嘴骨折。

### 分 类

鹰嘴骨折-脱位分为前方和后方两种类型。鹰嘴前方骨折-脱位被认为是经鹰嘴的肘关节骨折-脱位，因为肱骨远端的滑车似乎经鹰嘴同前臂一起向前移位[68]。前方或经鹰嘴骨折-脱位通常是高能量直接暴力作用的结果。鹰嘴骨折可以是单纯的斜形骨折，但复杂的粉碎性骨折更常见。大的冠突骨折块（Regan-Morrey Ⅲ型）常见于这种类型的损伤。桡骨头骨折较罕见。在近来的病例报道中，29%的此类骨折患者存在合并损伤[68]。

前方骨折-脱位和后方骨折-脱位有明显区别，即桡骨头相对于肱骨小头是向前移位而不是向后方移位；然而，这种肱桡关节前脱位常会被误认为是前方孟氏骨折-脱位[32, 68]。鹰嘴前方骨折-脱位影响了肱尺关节稳定性和功能，但是正常的尺桡关系通常得以保留[68]。与之相反的是，前方孟氏骨折是前臂骨折-脱位，不累及肱尺关节。

鹰嘴后方骨折-脱位属于最靠近端的后方孟氏骨折。后方孟氏骨折是以尺骨骨折向后成角和桡骨头相对肱骨小头向后脱位为特征，并且此类损伤的三分之二病例存在桡骨头骨折[29, 30, 32, 119]。有学者认为后方鹰嘴骨折-脱位并不是真正的孟氏骨折，因为在鹰嘴处尺骨发生向后成角的骨折，会造成尺桡相对分离[120]。另一方面，后方鹰嘴骨折-脱位与更远端的后方孟氏骨折一样，严重影响了肘关节和前臂的功能。鹰嘴骨折、冠突骨折、桡骨头骨折、外侧副韧带复合体损伤等，也可能影响肘关节的稳定和功能。前臂功能可能受桡骨头骨折移位、尺骨对线不良或尺桡骨近端交叉愈合的影响。

对于部分尺骨近端复杂骨折的患者，尺骨、桡骨以及滑车之间的解剖关系有时可自行恢复，也可通过手法进行整复。如果桡骨头发生骨折，则可能会向后方移位，尤其部分骨折块位于后方时。区分这一点非常重要，因为一旦恢复鹰嘴和冠突的对线后，前方鹰嘴骨折脱位通常都是稳定的，也很少存在前臂功能障碍；与之相反，后方鹰嘴骨折-脱位通常伴有肱尺关节失稳，前臂功能障碍常见[31, 32, 121]。

## 手术治疗

手术暴露尺骨时应该保留骨膜和肌肉的附着。将预塑形的背侧接骨板直接置于近端的肱三头肌止点和远端的尺骨干背侧骨嵴上，不必剥离附着的肌肉。即使骨折粉碎的范围较大，如果保留软组织附着的话，一般也很少需要植骨。

通常经鹰嘴骨折的手术入路来评估和治疗桡骨头和冠突骨折。大的冠突骨折块最为常见，行鹰嘴截骨术时，向近端移动鹰嘴骨折片后可对冠突进行手法复位。如果冠突骨折碎片较大，可以用螺钉固定。在冠突内侧面用接骨板进行固定，有助于处理前内侧关节面的游离骨折片。如果存在游离的尖端骨折片，则可行缝合固定，同时重建关节囊止点。对严重的粉碎性骨折，则应采用铰链式外固定支架进行治疗。

术中可用克氏针将骨折块临时固定于尺骨远端干骺端或肱骨滑车上。行接骨板固定时，使用外部的骨牵引器便于骨折的复位和维持。另外，还可参考上文所述处理的移位粉碎性骨折的方法，用接骨板固定尺骨近端和鹰嘴的复杂骨折。

## 治疗结果

有回顾性病例分析[68]纳入了17例经鹰嘴骨折脱位的患者，88%都获得了良好的疗效，其中14例（82%）患者为复杂的尺骨粉碎性骨折。研究发现，即使滑车切迹存在较大范围的粉碎性骨折或大的冠突骨折片，只要冠突和鹰嘴关节面的对线恢复满意并进行了稳定的内固定，就可以获得良好的疗效。虽然大部分骨折比较复杂，但确实获得了良好的疗效。这可能是由于以下几方面的原因，包括滑车切迹深处属于相对非关节面的区域，侧副韧带相对分散，保留肌肉和骨膜的附着并使用桥接接骨板使骨折端具有优良的愈合能力等。治疗的关键在于获得稳定的内固定并且恢复滑车切迹的大小，同时允许早期活动伤肢。

本章第一作者曾总结了成人孟氏骨折的临床治疗经验，获得了比早期研究的预期更满意的疗效。多数后方鹰嘴骨折-脱位属于孟氏骨折中的近端骨折，后方骨折（Bodo Ⅱ型）最常见（79%），68%的患者合并桡骨头骨折，25%的患者伴有冠突骨折。有几例Bodo Ⅱ型骨折（24%）患者术后3个月需要再次手术治疗。相关并发症如继发性内固定物松动和钢针突出以及需要切除桡骨头等，都可能导致早期疗效不佳。然而，再次手术和重建术后，83%的患者获得了良好的疗效。不满意的临床结果与合并桡骨头骨折、冠突或尺骨畸形愈合以及尺桡骨近端交叉愈合等密切相关。所以，合并冠突和桡骨头骨折时必须引起重视，力争实现牢固的解剖固定，这也是成功治疗这些复杂骨折的关键。

> **经验**
> - 伴有前臂前脱位的鹰嘴骨折通常前臂功能良好，不应与前方孟氏骨折混淆。
> - 后方鹰嘴骨折-脱位常发生桡骨头骨折。合并桡骨头骨折可能导致前臂旋转功能受限和肱尺关节失稳。
> - 大的冠突骨折通常伴有鹰嘴骨折，恢复对线、固定可靠可以获得良好的疗效。

## 并发症

鹰嘴骨折的并发症包括固定失败、骨不连、肘关节挛缩、异位骨化、尺神经病变，以及感染等。鹰嘴骨折-脱位，尤其是后方孟氏骨折，可能存在肱尺失稳。虽然内置物突出常被认为是一种并发症，但最好将其作为治疗的一部分（可能需要二次手术）。

早期固定失败有时与患者伤肢活动不当导致的异常应力相关，但最常见的原因还是接骨板、螺钉的大小以及放置的位置选择不当[68]。对于粉碎性骨折或骨折-脱位来说，三分之一管型和半管型接骨板太小。治疗早期失败的患者时，通常采用再次复位内固定术，尽管早期再次手术可能增加感染和异位骨化的风险。

目前，单纯鹰嘴骨折发生骨不连非常罕见。Papagelopoulos 和 Morrey 发现[105]，在 Mayo 医学中心，单纯鹰嘴骨折骨不连的发生率不足 1%。有 2 项病例研究[105, 121, 122]对尺骨不连进行了报道，患者多为肘关节骨折-脱位并伴有复杂的尺骨近端粉碎性骨折。在骨不连部位进行彻底清创，获得可靠的固定，以及自体骨植骨可获得骨愈合并恢复主要功能。Papagelopoulos 和 Morrey 描述了如何使用皮/松质骨接骨板，而笔者更倾向于使用 3.5 mm 有限接触动力加压接骨板和自体骨植骨[122]。

## 肘关节损伤的康复

当骨折固定可靠和稳定性恢复后，应尽早在无痛状态下行肘关节活动，对于肘关节功能的康复很有好处，术后数天内加强关节活动尤其如此。如果稳定性不确切或骨折固定不可靠，可使用铰链式外固定支架，可以使患肢在保护状态下进行早期功能锻炼。对于低能量损伤和骨质疏松的老年患者，固定不可靠时才将制动时间延长至 4 周。关节稳定性和骨愈合要比关节活动更重要，因为骨折愈合后可以通过关节囊松解来重建同轴关节，但发生骨不连和关节炎时则无法重建。

肘关节功能锻炼包括在健侧肢体辅助下的主动活动，以及通过调整肩关节的位置借助重力进行肘关节活动。外侧副韧带修复后要避免肩关节外展——所谓的内翻应力预防措施。治疗师对肘关节进行强有力的被动手法操作通常是无用的，并可能导致内置物松动或异位骨化。

对于是否需要持续被动肢体活动一直存在争议，无须住院即可使用并且能够维持患肢持续活动的仪器很难获取。而且，持续被动的肢体活动的效果似乎并不优于主动活动。事实上，恰恰相反，患者积极主动地配合康复治疗似乎可以获得最佳疗效。

静态牵伸式肘关节支具（如螺旋扣支具）和动态支具常被用于帮助恢复关节活动度[123, 124]。一旦患者可以恢复关节活动，就鼓励尽快使用该类支具。

## 并发症

肘关节骨折-脱位合并麻痹性神经损伤很常见，但发生神经撕裂非常罕见。开放性肘关节脱位较易导致肱动脉损伤，一般可采用血管移植来处理。肘关节创伤恢复后出现慢性尺神经卡压（肘管综合征）较为常见，在亚急性状态下偶尔可导致肘关节僵硬[125, 126]。我们对创伤性尺神经病变进行松解，获得了较好的疗效[127]，虽然需要几年才能恢复，对于运动功能来说尤其如此[125]。

在复杂性肘关节创伤后出现肘关节僵硬几乎不可避免，尤其是存在轻度屈曲挛缩时。屈曲挛缩超过30°并且功能性屈曲障碍通过功能锻炼和夹板固定无法改善时，可考虑行肘关节囊松解[93, 128~132]。

肘关节创伤后的异位骨化相对常见（见于约75%的患者），但多数患者活动不会受限[81]。明显的异位骨化可能限制活动或者引起关节完全僵硬。伴有中枢神经系统损伤的肘关节脱位患者发生异位骨化的风险很高[133, 134]，可以考虑预防性放疗。不主张对其他患者常规进行预防性治疗，虽然作为疼痛治疗方案的一部分，鼓励多数患者服用非甾体类抗炎药物。

如果异位骨化限制了关节活动，并且在X线影像上显示异位骨化已经成熟，则可考虑进行手术切除[135]。如果肿胀消退，没有粘连、瘢痕，异位骨化有明确的边缘和骨小梁，术后4个月即可切除异位骨[136]。虽然我们曾报道未行预防性放疗时患者的复发率也较低[137]，但由于此种治疗方法的有效性和安全性已经明确，目前对多数患者中进行预防性放疗[138~141]。但是，Hamid等报道了患者在预防性放疗后出现了较高的骨不连发生率（38%），并且细胞因子和成骨细胞分化的剂量依赖性发生了改变[143]。

对于手法复位或手术治疗脱位、骨折-脱位后出现的肘关节轻度半脱位，最好采用主动活动而不是石膏制动，因为此时常存在与肌肉松弛相关的半脱位（图17.6）。对于持续性肱尺关节失稳，可以通过恢复肱骨小头和桡骨的接触，重建或修复外侧副韧带，内固定或植骨（必要时）以及临时性铰链式外固定支架修复冠突等来进行治疗。对于关节炎，则可通过筋膜瓣肘关节成形术（健康活动量大的患者）或全肘关节置换术（体弱的老年患者）来进行挽救性治疗。

---

视 频

视频17.1 经鹰嘴肘关节骨折-脱位的治疗

视频演示了经后方切口对伴有桡骨头/颈骨折的尺骨近端粉碎性骨折进行修复，强调了通过尺骨骨折修复桡骨冠突骨折碎片。

视频17.2 肘部复杂损伤ORIF

视频演示了鹰嘴骨折的ORIF，可能代表了膺嘴骨折-脱位的自发复位。患者同时接受了桡骨骨折ORIF和桡月关节置针治疗。

视频17.3 鹰嘴张刀带钢丝固定

视频演示了对移位的鹰嘴骨折行张力带钢丝固定。翻修时将张力带钢丝自骨皮质拔出，用接骨板进行固定，同时行补救性重建。

---

## 参考文献

1. O'Driscoll SW, Jupiter JB, Cohen MS, Ring D, McKee MD. Difficult elbow fractures: pearls and pitfalls. Instr Course Lect 2003;52:113–134
2. Mehlhoff TL, Noble PC, Bennett JB, Tullos HS. Simple dislocation of the elbow in the adult. Results after closed treatment. J Bone Joint Surg Am 1988;70:244–249
3. Rosenblatt Y, Athwal GS, Faber KJ. Current recommendations for the treatment of radial head fractures. Orthop Clin North Am 2008;39:173–185, vi
4. Duckworth AD, Watson BS, Will EM, et al. Radial head

and neck fractures: functional results and predictors of outcome. J Trauma 2011;71:643–648
5. An KN, Morrey BF, Chao EY. The effect of partial removal of proximalulna on elbow constraint. Clin Orthop Relat Res 1986;209:270–279
6. Cage DJ, Abram s RA, Callahan JJ, Botte MJ. Soft tissue attachments of the ulnar coronoid process. An anatomic study with radiographic correlation. Clin Orthop Relat Res 1995;320:154–158
7. Søjbjerg JO, Ovesen J, Nielsen S. Experimental elbow instability after transection of the medial collateral ligament. Clin Orthop Relat Res 1987;218:186–190
8. Smith GR, Hotchkiss RN. Radial head and neck fractures: anatomic guidelines for proper placement of internal fixation. J Shoulder Elbow Surg 1996;5(2 Pt 1):113–117
9. Caputo AE, Mazzocca AD, Santoro VM. The nonarticulating portion of the radial head: anatomic and clinical correlations for internal fixation. J Hand Surg Am 1998;23:1082–1090
10. Morrey BF, ed. The Elbow and Its Disorders, 2nd ed. Philadelphia: WB Saunders; 1995
11. Nestor BJ, O'Driscoll SW, Morrey BF. Ligamentous reconstruction for posterolateral rotatory instability of the elbow. J Bone Joint Surg Am 1992;74:1235–1241
12. Cohen MS, Hastings H II. Rotatory instability of the elbow. The anatomy and role of the lateral stabilizers. J Bone Joint Surg Am 1997;79:225–233
13. Patterson SD, Bain GI, Mehta JA. Surgical approaches to the elbow. Clin Orthop Relat Res 2000;370:19–33
14. Dowdy PA, Bain GI, King GJ, Patterson SD. The midline posterior elbow incision. An anatomical appraisal. J Bone Joint Surg Br 1995;77:696–699
15. Ring D, Quintero J, Jupiter JB. Open reduction and internal fixation of fractures of the radial head. J Bone Joint Surg Am 2002;84–A: 1811–1815
16. Akesson T, Herbertsson P, Josefsson PO, Hasserius R, Besjakov J, Karlsson MK. Primary nonoperative treatment of moderately displaced two-part fractures of the radial head. J Bone Joint Surg Am 2006;88:1909–1914
17. Struijs PA, Smit G, Steller EP. Radial head fractures: e effctiveness of conservative treatment versus surgical intervention. A systematic review. Arch Orthop Traum a Surg 2007;127:125–130
18. Mason ML. Some observations on fractures of the head of the radius with a review of one hundred cases. Br J Surg 1954;42:123–132
19. Radin EL, Riseborough EJ. Fractures of the radial head. A review of eighty-eight cases and analysis of the indications for excision of the radial head and nonoperative treatment. J Bone Joint Surg Am 1966;48:1055–1064
20. Morrey BF, An KN. Stability of the elbow: osseous constraints. J Shoulder Elbow Surg 2005;14(1, Suppl S):174S–178S
21. Beingessner DM, Dunning CE, Gordon KD, Johnson JA, King GJ. The effect of radial head excision and arthroplasty on elbow kinematics and stability. J Bone Joint Surg Am 2004;86–A:1730–1739
22. Ring D, Jupiter JB. Fracture-dislocation of the elbow. Hand Clin 2002;18:55–63
23. King GJ, Evans DC, Kellam JF. Open reduction and internal fixation of radial head fractures. J Orthop Traum a 1991;5:21–28
24. Moro JK, Werier J, MacDermid JC, Patterson SD, King GJ. Arthroplasty with a metal radial head for unreconstructible fractures of the radial head. J Bone Joint Surg Am 2001;83–A:1201–1211
25. Johnston GW. A follow-up of one hundred cases of fracture of the head of the radius with a review of the literature. Ulster Med J 1962;31:51–56
26. Muller ME, Nazarian S, Koch P, Schatzker J. The Comprehensive Classification of Fractures of Long Bones. Heidelberg: SpringerVerlag; 1990
27. Essex-Lopresti P. Fractures of the radial head with distal radio– ulnar dislocation; report of two cases. J Bone Joint Surg Br 1951;33B:244–247
28. Szabo RM, Hotchkiss RN, Slater RR Jr. The use of frozen-allograft radial head replacement for treatment of established symptomatic proximal translation of the radius: preliminary experience in five cases. J Hand Surg Am 1997;22:269–278
29. Pavel A, Pitman JM, Lance EM, Wade PA. The posterior Monteggia fracture: a clinical study. J Traum a 1965;5:185–199
30. Penrose JH. The Monteggia fracture with posterior dislocation of the radial head. J Bone Joint Surg Br 1951;33–B:65–73
31. Jupiter JB, Leibovic SJ, Ribbans W, Wilk RM. The posterior Monteggia lesion. J Orthop Traum a 1991;5:395–402
32. Ring D, Jupiter JB, Simpson NS. Monteggia fractures in adults. J Bone Joint Surg Am 1998;80:1733–1744
33. Khalfayan EE, Culp RW, Alexander AH. Mason type II radial head fractures: operative versus nonoperative

treatment. J Orthop Trauma 1992;6:283–289
34. Davidson PA, Moseley JB Jr, Tullos HS. Radial head fracture. A potentially complex injury. Clin Orthop Relat Res 1993;297:224–230
35. Ring D, Psychoyios VN, Chin KR, Jupiter JB. Nonunion of nonoperatively treated fractures of the radial head. Clin Orthop Relat Res 2002;398:235–238
36. Cobb TK, Beckenbaugh RD. Nonunion of the radial neck following fracture of the radial head and neck: case reports and a review of the literature. Orthopedics 1998; 21:364–368
37. Herbertsson P, Josefsson PO, Hasserius R, Karlsson C, Besjakov J, Karlsson M; Long-Term Follow-Up Study. Uncomplicated Mason type-II and III fractures of the radial head and neck in adults. A long-term follow-up study. J Bone Joint Surg Am 2004;86–A:569–574
38. Sanchez-Sotelo J, Romanillos O, Garay EG. Results of acute excision of the radial head in elbow radial head fracture-dislocations. J Orthop Traum a 2000;14:354–358
39. Smith AM, Urbanosky LR, Castle JA, Rushing JT, Ruch DS. Radius pull test: predictor of longitudinal forearm instability. J Bone Joint Surg Am 2002;84–A:1970–1976
40. Ghobrial TF, Eglseder WA Jr, Bleckner SA. Proximal ulna shaft fractures and associated compartment syndromes. Am J Orthop 2001; 30:703–707
41. Hwang RW, de Witte PB, Ring D. Compartment syndrome associated with distal radial fracture and ipsilateral elbow injury. J Bone Joint Surg Am 2009;91: 642–645
42. Strachan JC, Ellis BW. Vulnerability of the posterior interosseous nerve during radial head resection. J Bone Joint Surg Br 1971;53:320–323
43. Diliberti T, Botte MJ, Abram s RA. Anatomical considerations regarding the posterior interosseous nerve during posterolateral approaches to the proximal part of the radius. J Bone Joint Surg Am 2000;82:809–813
44. Lawton JN, Cameron-Donaldson M, Blazar PE, Moore JR. Anatomic considerations regarding the posterior interosseous nerve at the elbow. J Shoulder Elbow Surg 2007;16:502–507
45. Calfee RP, Wilson JM, Wong AH. Variations in the anatomic relations of the posterior interosseous nerve associated with proximal forearm trauma. J Bone Joint Surg Am 2011;93:81–90
46. Kaplan EB. Surgical approach to the proximal end of the radius and its use in fractures of the head and neck of the radius. Bone Joint Surg 1941;23:86–92
47. Hotchkiss RN. Displaced fractures of the radial head: internal fixation or excision? J Am Acad Orthop Surg 1997;5:1–10
48. Stanley JK, Penn DS, Wasseem M. Exposure of the head of the radius using the Wrightington approach. J Bone Joint Surg Br 2006; 88:1178–1182
49. Geel C. Fractures of the radial head. In: McQueen MM, Jupiter JB, eds. Radius and Ulna. Oxford: Butterworth-Heinemann; 1999:159–168
50. Heim U, Pfeiffer KM. Internal Fixation of Small Fractures, 3rd ed.Berlin: Springer-Verlag; 1988
51. Wolfgang G, Burke F, Bush D, et al. Surgical treatment of displaced olecranon fractures by tension band wiring technique. Clin Orthop Relat Res 1987;224:192–204
52. Soyer AD, Nowotarski PJ, Kelso TB, Mighell MA. Optimal position for plate fixation of complex fractures of the proximal radius: a cadaver study. J Orthop Traum a 1998;12:291–293
53. Chen X, Wang SC, Cao LH, Yang GQ, Li M, Su JC. Comparison between radial head replacement and open reduction and internal fixation in clinical treatment of unstable, multi-fragmented radial head fractures. Int Orthop 2011;35:1071–1076
54. Vanderwilde RS, Morrey BF, Melberg MW, Vinh TN. Inflammatory arthritis after failure of silicone rubber replacement of the radial head. J Bone Joint Surg Br 1994;76:78–81
55. Dotzis A, Cochu G, Mabit C, Charissou x JL, Arnaud JP. Comminuted fractures of the radial head treated by the Judet floating radial head prosthesis. J Bone Joint Surg Br 2006;88:760–764
56. Harrington IJ, Sekyi-Otu A, Barrington TW, Evans DC, Tuli V. The functional outcome with metallic radial head implants in the treatment of unstable elbow fractures: a long-term review. J Trauma 2001;50:46–52
57. Lamas C, Castellanos J, Proubasta I, Dominguez E. Comminuted radial head fractures treated with pyrocarbon prosthetic replacement. Hand (NY) 2011;6: 27–33
58. Judet T, Garreau de Loubresse C, Piriou P, Charnley G. A floating prosthesis for radial-head fractures. J Bone Joint Surg Br 1996;78: 244–249
59. Knight DJ, Rymaszewski LA, Amis AA, Miller JH. Primary replacement of the fractured radial head with a metal prosthesis. J Bone Joint Surg Br 1993;75:572–576
60. Kuhn MA, Ross G. Acute elbow dislocations. Orthop

Clin North Am 2008;39:155–161, v

61. O'Driscoll SW. Classification and spectrum of elbow instability: recurrent instability. In: Morrey BF, ed. The Elbow and Its Disorders, 2nd ed. Philadelphia: WB Saunders; 1993:453–463
62. O'Driscoll SW, Morrey BF, Korinek S, An KN. Elbow subluxation and dislocation. A spectrum of instability. Clin Orthop Relat Res 1992; 280:186–197
63. Protzman RR. Dislocation of the elbow joint. J Bone Joint Surg Am 1978;60:539–541
64. Mehlhoff TL, Noble PC, Bennett JB, Tullos HS. Simple dislocation of the elbow in the adult. Results after closed treatment. J Bone Joint Surg Am 1988;70:244–249
65. Dürig M, Müller W, Rüedi TP, Gauer EF. The operative treatment of elbow dislocation in the adult. J Bone Joint Surg Am 1979;61:239–244
66. Josefsson PO, Gentz CF, Johnell O, Wendeberg B. Dislocations of the elbow and intraarticular fractures. Clin Orthop Relat Res 1989;246:126–130
67. Josefsson PO, Johnell O, Wendeberg B. Ligamentous injuries in dislocations of the elbow joint. Clin Orthop Relat Res 1987;221:221–225
68. Ring D, Jupiter JB, Sanders RW, Mast J, Simpson NS. Transolecranon fracture-dislocation of the elbow. J Orthop Trauma 1997;11:545–550
69. Ring D, Jupiter JB. Fracture-dislocation of the elbow. J Bone Joint Surg Am 1998;80:566–580
70. Jungbluth PH, Hakimi M, Linhart W, Windolf J. Current concepts: simple and complex elbow dislocations: acute and definative treatment. Eur J Trauma Emerg Surg. 2008;34:120–130
71. Josefsson PO, Gentz CF, Johnell O, Wendeberg B. Surgical versus non-surgical treatment of ligamentous injuries following dislocation of the elbow joint. A prospective randomized study. J Bone Joint Surg Am 1987;69:605–608
72. McKee MD, Bowden SH, King GJ, et al. Management of recurrent, complex instability of the elbow with a hinged external fixator. J Bone Joint Surg Br 1998;80:1031–1036
73. McKee MD, Schemitsch EH, Sala MJ, O'driscoll SW. The pathoanatomy of lateral ligamentous disruption in complex elbow instability. J Shoulder Elbow Surg 2003; 12:391–396
74. Morrey BF, An KN, Articular and ligamentous contributions to the stability of the elbow joint. Am J Sports Med 1983;11:315–319
75. Linsheid RL, O'Driscoll SW. Elbow dislocations. In: Morrey BF, ed. The Elbow and Its Disorders, 2nd ed. Philadelphia: WB Saunders 1993:441–452
76. Dunning CE, Zarzour ZD, Patterson SD, Johnson JA, King GJ. Muscle forces and pronation stabilize the lateral ligament deficient elbow. Clin Orthop Relat Res 2001;388:118–124
77. Ring D, Jupiter JB, Zilberfarb J. Posterior dislocation of the elbow with fractures of the radial head and coronoid. J Bone Joint Surg Am 2002;84–A:547–551
78. Ross G, McDevitt ER, Chronister R, Ove PN. Treatment of simple elbow dislocation using an immediate motion protocol. Am J Sports Med 1999;27:308–311
79. Duckworth AD, Ring D, Kulijdian A, McKee MD. Unstable elbow dislocations. J Shoulder Elbow Surg 2008;17:281–286
80. Coonrad RW, Roush TF, Major NM, Basamania CJ. The drop sign, a radiographic warning sign of elbow instability. J Shoulder Elbow Surg 2005;14:312–317
81. Josefsson PO, Johnell O, Gentz CF. Long-term sequelae of simple dislocation of the elbow. J Bone Joint Surg Am 1984;66:927–930
82. Stavlas P, Gliatis J, Polyzois V, Polyzois D. Unilateral hinged external fixator of the elbow in complex elbow injuries. Injury 2004;35: 1158–1166
83. Anakwe RE, Middleton SD, Jenkins PJ, McQueen MM, Court-Brown CM. Patient-reported outcomes after simple dislocation of the elbow. J Bone Joint Surg Am 2011;93:1220–1226
84. Pugh DM, Wild LM, Schemitsch EH, King GJ, McKee MD. Standard surgical protocol to treat elbow dislocations with radial head and coronoid fractures. J Bone Joint Surg Am 2004;86–A:1122–1130
85. Heim U. [Combined fractures of the radius and the ulna at the elbow level in the adult. Analysis of 120 cases after more than 1 year]. Rev Chir Orthop Repar Appar Mot 1998;84:142–153
86. Broberg MA, Morrey BF. Results of treatment of fracture-dislocations of the elbow. Clin Orthop Relat Res 1987;216:109–119
87. Frankle MA, Koval KJ, Sanders RW, Zuckerman JD. Radial head fractures associated with elbow dislocations treated by immediate stabilization and early motion. J Shoulder Elbow Surg 1999; 8:355–360
88. Regan W, Morrey B. Fractures of the coronoid process of the ulna. J Bone Joint Surg Am 1989;71:1348–1354
89. Forthman C, Henket M, Ring DC. Elbow dislocation

with intraarticular fracture: the results of operative treatment without repair of the medial collateral ligament. J Hand Surg Am 2007;32:1200–1209

90. McKee MD, Pugh DM, Wild LM, Schemitsch EH, King GJ. Standard surgical protocol to treat elbow dislocations with radial head and coronoid fractures. Surgical technique. J Bone Joint Surg Am 2005;87(Pt 1, Suppl 1):22–32

91. Sanchez-Sotelo J, Morrey BF, O'Driscoll SW. Ligamentous repair and reconstruction for posterolateral rotatory instability of the elbow. J Bone Joint Surg Br 2005;87:54–61

92. Taylor TK, Scham SM. A posteromedial approach to the proximal end of the ulna for the internal fixation of olecranon fractures. J Trauma 1969;9:594–602

93. Hotchkiss RN. Elbow contracture. In: Green DP, Hotchkiss RN, Pederson WC, eds. Green's Operative Hand Surgery. Philadelphia: Churchill-Livingstone; 1999:667–682

94. Doornberg JN, Ring DC. Fracture of the anteromedial facet of the coronoid process. J Bone Joint Surg Am 2006;88:2216–2224

95. Van der Werf HJ, Guitton TG, Ring D. Non-operatively treated fractures of the anteromedial facet of the coronoid process: a report of six cases. Shoulder & Elbow. 2010;2:40–42

96. Colton CL. Fractures of the olecranon in adults: classification and management. Injury 1973;5:121–129

97. Schatzker J, Tile M. The Rationale of Operative Fracture Care, 2nd ed. New York: Springer-Verlag; 1996

98. Morrey BF. Current concepts in the treatment of fractures of the radial head, the olecranon, and the coronoid. Instr Course Lect 1995;44:175–185

99. Cabanela M, Morrey B. Fractures of the olecranon. In: Morrey BF, ed. The Elbow and Its Disorders, 3rd ed. Philadelphia: WB Saunders; 1999:365–379

100. Murphy DF, Greene WB, Dameron TB Jr. Displaced olecranon fractures in adults. Clinical evaluation. Clin Orthop Relat Res 1987;224:215–223

101. Macko D, Szabo RM. Complications of tension-band wiring of olecranon fractures. J Bone Joint Surg Am 1985;67:1396–1401

102. Chin KR, Ring D, Jupiter JB. Double tension-band fixation of the olecranon. Tech Shoulder Elbow Surg 2000;1:61–66

103. Mullett JH, Shannon F, Noel J, Lawlor G, Lee TC, O'Rourke SK. K-wire position in tension band wiring of the olecranon-a comparison of two techniques. Injury 2000;31:427–431

104. Didonna ML, Fernandez JJ, Lim TH, Hastings H II, Cohen MS. Partial olecranon excision: the relationship between triceps insertion site and extension strength of the elbow. J Hand Surg Am 2003;28:117–122

105. Papagelopoulos PJ, Morrey BF. Treatment of nonunion of olecranon fractures. J Bone Joint Surg Br 1994;76:627–635

106. Karlsson MK, Hasserius R, Karlsson C, Besjakov J, Josefsson PO. Fractures of the olecranon: a 15- to 25-year follow up of 73 patients. Clin Orthop Relat Res 2002;403:205–212

107. Chalidis BE, Sachinis NC, Samoladas EP, Dimitriou CG, Pournaras JD. Is tension band wiring technique the "gold standard" for the treatment of olecranon fractures? A long term functional outcome study. J Orthop Surg 2008;3:9

108. Villanueva P, Osorio F, Commessatti M, Sanchez-Sotelo J. Tension-band wiring for olecranon fractures: analysis of risk factors for failure. J Shoulder Elbow Surg 2006;15:351–356

109. Inhofe PD, Howard TC. The treatment of olecranon fractures by excision or fragments and repair of the extensor mechanism : historical review and report of 12 fractures. Orthopedics 1993;16: 1313–1317

110. Horne JG, Tanzer TL. Olecranon fractures: a review of 100 cases. J Trauma 1981;21:469–472

111. Johnson RP, Roetker A, Schwab JP. Olecranon fractures treated with AO screw and tension bands. Orthopedics 1986;9:66–68

112. Catalano LW III, Crivello K, Lafer MP, Chia B, Barron OA, Glickel SZ. Potential dangers of tension band wiring of olecranon fractures: an anatomic study. J Hand Surg Am 2011;36:1659–1662

113. van der Linden SC, van Kampen A, Jaarsma RL. K-wire position in tension-band wiring technique affects stability of wires and long-term outcome in surgical treatment of olecranon fractures. J Shoulder Elbow Surg 2012;21:405–411

114. Gartsman GM, Sculco TP, Otis JC. Operative treatment of olecranon fractures. Excision or open reduction with internal fixation. J Bone Joint Surg Am 1981;63:718–721

115. Bailey CS, MacDermid J, Patterson SD, King GJ. Outcome of plate fixation of olecranon fractures. J Orthop Trauma 2001;15:542–548

116. Buijze G, Kloen P. Clinical evaluation of locking compression plate fixation for comminuted olecranon fractures. J Bone Joint Surg Am 2009;91:2416–2420
117. Edwards SG, Argintar E, Lam b J. Management of comminuted proximal ulna fracture-dislocations using a multiplanar locking intramdullary nail. Tech Hand Up Extrem Surg 2011;15:106–114
118. Nowak TE, Burkhart KJ, Mueller LP, et al. New intramedullary locking nail for olecranon fracture fixation—an in vitro biomechanical comparison with tension band wiring. J Trauma 2010; 69:E56–E61
119. Doornberg J, Ring D, Jupiter JB. Effective treatment of fracture-dislocations of the olecranon requires a stable trochlear notch. Clin Orthop Relat Res 2004;429:292–300
120. Bruce HE, Harvey JP, Wilson JC Jr. Monteggia fractures. J Bone Joint Surg Am 1974;56:1563–1576
121. Strauss EJ, Tejwani NC, Preston CF, Egol KA. The posterior Monteggia lesion with associated ulnohumeral instability. J Bone Joint Surg Br 2006;88:84–89
122. Ring D, Jupiter JB, Gulotta L. Atrophic nonunions of the proximal ulna. Clin Orthop Relat Res 2003;409:268–274
123. Gelinas JJ, Faber KJ, Patterson SD, King GJ. The effectiveness of turnbuckle splinting for elbow contractures. J Bone Joint Surg Br 2000;82:74–78
124. Green DP, McCoy H. Turnbuckle orthotic correction of elbow-flexion contractures after acute injuries. J Bone Joint Surg Am 1979;61:1092–1095
125. McKee MD, Jupiter JB, Bosse G, Goodman L. Outcome of ulnar neurolysis during post-traumatic reconstruction of the elbow. J Bone Joint Surg Br 1998; 80:100–105
126. Lindenhovius AL, Felsch Q, Ring D, Kloen P. The long-term outcom e of open reduction and internal fixation of stable displaced isolated partial articular fractures of the radial head. J Trauma 2009;67:143–146
127. Faierman E, Wang J, Jupiter JB. Secondary ulnar nerve palsy in adults after elbow trauma: a report of two cases. J Hand Surg Am 2001;26:675–678
128. Ring D, Adey L, Zurakowski D, Jupiter JB. Elbow capsulectomy for posttraumatic elbow stiffness. J Hand Surg Am 2006;31:1264–1271
129. Tan V, Daluiski A, Simic P, Hotchkiss RN. Outcome of open release for post-traumatic elbow stiffness. J Trauma 2006;61:673–678
130. Lindenhovius AL, Jupiter JB. The posttraumatic stiff elbow: a review of the literature. J Hand Surg Am 2007; 32:1605–1623
131. Cohen MS, Hastings H II. Post-traumatic contracture of the elbow. Operative release using a lateral collateral ligament sparing approach. J Bone Joint Surg Br 1998; 80:805–812
132. Mansat P, Morrey BF. The column procedure: a limited lateral approach for extrinsic contracture of the elbow. J Bone Joint Surg Am 1998;80:1603–1615
133. Heyd R, Strassmann G, Schopohl B, Zamboglou N. Radiation therapy for the prevention of heterotopic ossification at the elbow. J Bone Joint Surg Br 2001;83: 332–334
134. Garland DE, Blum CE, Waters RL. Periarticular heterotopic ossification in head-injured adults. Incidence and location. J Bone Joint Surg Am 1980;62:1143–1146
135. Viola RW, Hastings H II. Treatment of ectopic ossification about the elbow. Clin Orthop Relat Res 2000;370:65–86
136. Jupiter JB. The StiElbow, 1st ed. Rosem ont, IL: American Academy of Orthopaedic Surgeons; 2006
137. Jupiter JB, Ring D. Operative treatment of post-traumatic proximal radioulnar synostosis. J Bone Joint Surg Am 1998;80:248–257
138. Robinson CG, Polster JM, Reddy CA, et al. Postoperative singlefraction radiation for prevention of heterotopic ossification of the elbow. Int J Radiat Oncol Biol Phys 2010;77:1493–1499
139. Stein DA, Patel R, Egol KA, Kaplan FT, Tejwani NC, Koval KJ. Prevention of heterotopic ossification at the elbow following trauma using radiation therapy. Bull Hosp Jt Dis 2003;61:151–154
140. McAuli e JA, Wolfson AH. Early excision of heterotopic ossification about the elbow followed by radiation therapy. J Bone Joint Surg Am 1997;79:749–755
141. Ring D, Jupiter JB. Operative release of complete ankylosis of the elbow due to heterotopic bone in patients without severe injury of the central nervous system . J Bone Joint Surg Am 2003;85-A: 849–857
142. Hamid N, Ashraf N, Bosse MJ, et al. Radiation therapy for heterotopic ossification prophylaxis acutely after elbow trauma: a prospective randomized study. J Bone Joint Surg Am 2010;92: 2032–2038
143. Dudziak ME, Saadeh PB, Mehrara BJ, et al. The effects of ionizing radiation on osteoblast-like cells in vitro. Plast Reconstr Surg 2000;106:1049–1061

# 18 前臂骨折

著者：Jonathan B. Macknin, Harry A. Hoyen
译者：甄钰婷　张中礼

尺桡骨干骨折很常见，骨科医生应对其评估和治疗策略有明确认识[1]。在致伤原因中，摔伤约占 50%，是最常见的受伤机制，42% 发生于 15 岁以下儿童[1]。前臂骨折常见 4 种类型：尺桡骨干双骨折（最常见）；尺骨骨折合并上尺桡关节（PRUJ）脱位 [孟氏（Monteggia）骨折]；桡骨骨折合并下尺桡关节（DRUJ）脱位 [盖氏（Galeazzi）骨折]；单纯尺骨骨折。

治疗前臂骨折时须将桡骨与尺骨一起处理，因为前臂是一个整体而非一对单独的长骨。前臂常与小腿进行对比，因为桡、尺骨近端与肱骨间形成的关节与膝关节类似，桡骨远端类似踝关节。前臂与小腿的主要区别是前臂在旋前、旋后时桡骨围绕尺骨旋转。术者应特别注意重建或维持桡骨弓以及骨间膜（IOM）的完整性，同时在手术重建时亦应关注上/下尺桡关节（**图 18.1**）[2,3]。与侧前臂相比，桡骨弓如未能恢复到 5% 以内，前臂旋转功能损失将超过 20%[2,4]。残余的成角畸形同样会造成旋转活动受限。

由于这些独特的解剖关系，手术治疗是成人前臂骨折的基本治疗方法。关注手术细节可获得良好的愈合率（桡骨骨折 98%，尺骨骨折 96%），同时患者满意度也较高[5-7]。虽然在复杂的软组织结构中实现骨折解剖复位难度较大，但多数前臂骨折病例手术治疗预后良好。

## 分　型

同许多其他骨干骨折一样，对前臂骨折也通常用名称加描述进行分类和交流。前臂骨折通常根据骨折远、近端和上、下尺桡关节损伤情况进行分类，这些会影响手术入路和内置物的选择。桡骨骨折的手术入路因骨干骨折的部位不同而不同，因此桡骨骨折常分为近 1/3、中 1/3 和远 1/3 骨折。单一桡骨干骨折合并不同类型和稳定程度的下尺桡关节损伤被称为 Galeazzi 骨折。Monteggia 骨折最常采用 Bado 分型[8]，按桡骨头脱位方向（与尺骨骨折成角顶点一致），分为前脱位（Ⅰ型）、后脱位（Ⅱ型）或外侧脱位（Ⅲ型），Ⅳ型骨折合并桡骨近端骨折（**图 18.2**）。根据骨折移位是否超过 50%[9]，单一尺骨骨折通常分为移位骨折和无移位骨折。

## 非手术治疗

### 适应证

前臂骨折非手术治疗适应证较少。骨骼发育未成熟儿童的前壁骨折常采用闭合复位和制动治疗，无须内固定。对于成人，唯一通常可行保守治疗的前臂骨折是单一尺骨干骨折，多为直接打击所致，常称为"警棍"骨折。单一尺骨干骨折适合非手术治疗的标准为骨折移位小于骨干直径的 50%，成角小于 10°[9-11]。非手术治疗后，尺骨干近 1/3 骨折常较远 1/3 骨折更易出现旋前的丢失，平均分别为 12° 和 5°[2]。因此，尺骨近段骨折常需手术治疗。

应该强调的是，由于单一桡骨干骨折常非直接打击所致，同样的原则并不适用于桡骨干骨折。损伤常伴经骨间膜传导的扭转和成角力。

稳定的环，因而被认为是稳定骨折，固定效果较好[9~14]。首选限制前臂旋转但允许肘关节屈伸的外固定[15~17]。应用石膏或功能支具固定时，应确保有足够的内衬以避免发生压疮；还应做好骨间塑形以维持骨折端对位可接受。石膏固定无须过肘关节，否则会明显降低疗效的优良率[18]。

移位的尺桡骨双骨折和移位的单一桡骨骨折都极不稳定，常伴短缩、成角以及一定程度的下尺桡关节损伤。尽管对这些损伤都建议行手术治疗，但术前需临时行夹板固定。通常术前可用衬垫良好的掌背侧石膏固定，使两骨分开，并维持前臂对线，同时提供一定程度的稳定。

## 单一尺骨骨折的功能支具固定

功能支具的原理是刚性边界（功能支具）内的液性结构（前臂的软组织）不可被压缩，因此具有一定的抗形变能力。Sarmiento 等报告了目前已发表的关于单一尺骨骨折的最大宗病例研究，采用功能支具进行治疗，结果显示骨折愈合率达 99%，功能结果优良率达 96%[14]。功能支具允许肘、腕关节自由活动，并且轻便、价格低廉。其他研究同样获得了良好的疗效（图 18.3、图 18.4）[11, 13, 14, 19, 20]。对体液状况经常发生变化的患者，如严重的充血性心力衰竭或者需要大量液体复苏者，功能性支具固定可能无效。

尽管功能性支具固定获得了良好的疗效，但有证据表明，早期活动亦可获得良好疗效。尸体研究证实，移位小于 50% 的骨折具有旋转稳定性[9]。部分作者推荐在应用弹性加压绷带固定下早期活动，或者在前臂夹板固定 1~2 周后完全自由活动[9, 18, 21, 22]。荟萃分析显示，与功能支具固定相比，早期活动的患者骨愈合更快，疗效优良率相似[17]。目前尚无充分证据对单一尺骨干骨折的非手术治疗的具体方案提出明确建议[23]。

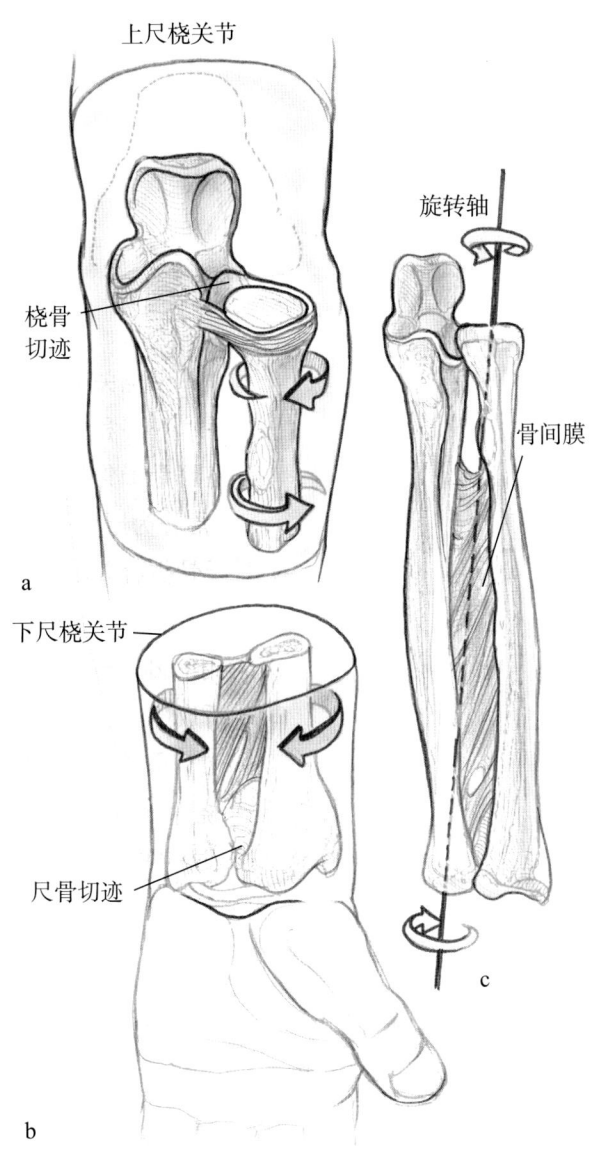

**图 18.1** 前臂双骨构成一个功能单位，旋转轴为肱桡关节至下尺桡关节的连线

由于下尺桡关节或可自行复位，对看似"单一"的桡骨干骨折应警惕伴发下尺桡关节损伤的可能。如前所述，前臂更像是个整体的环，要使环单处发生损坏是非常困难的。

## 复位和石膏固定技术

移位小于 50%、成角小于 10°的单一尺骨干骨折，由于尺骨通过骨间膜与桡骨形成一个

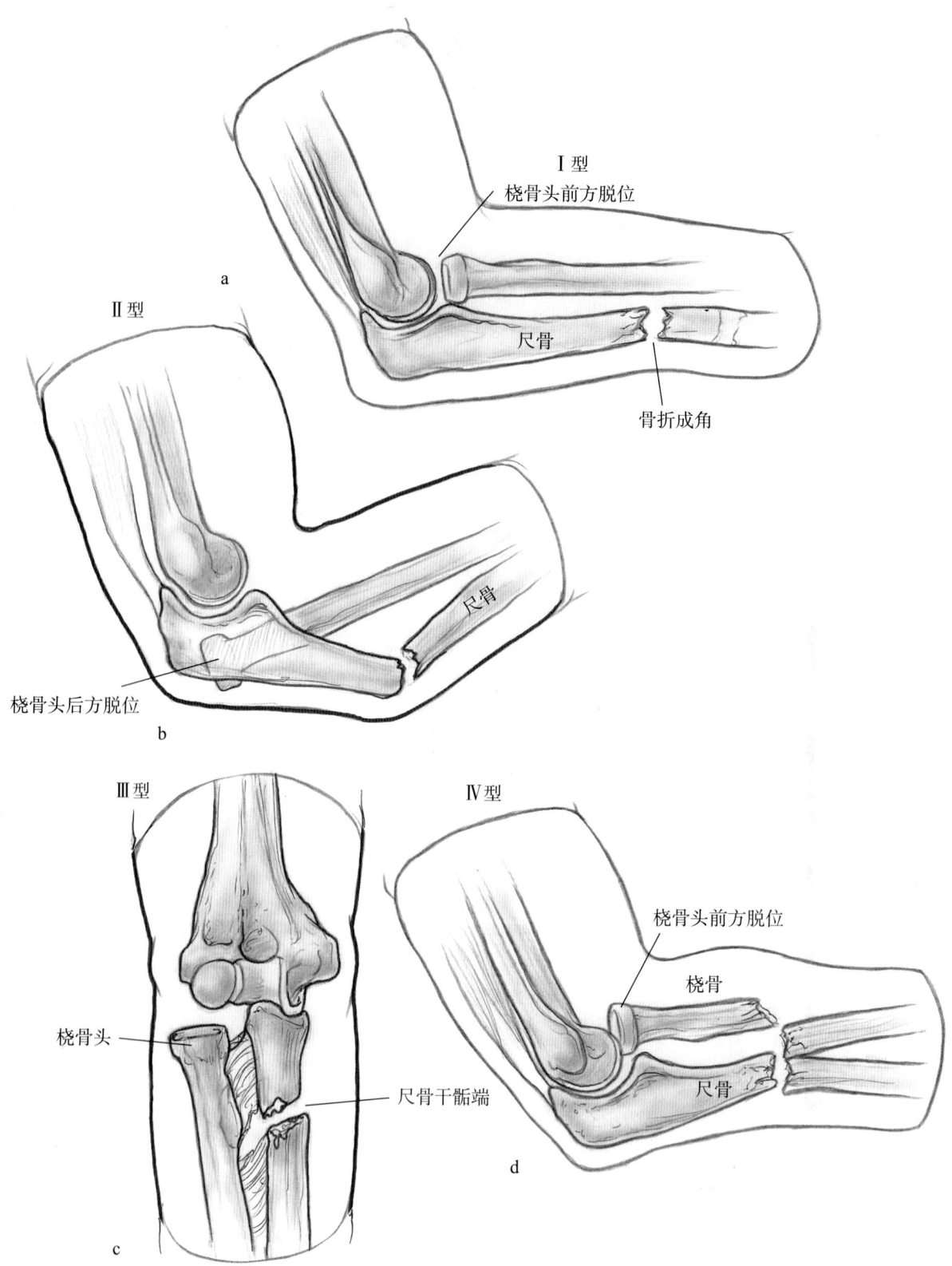

图 18.2 Monteggia 骨折的 Bado 分型系统。a. Bado Ⅰ 型损伤伴桡骨前脱位。b. Bado Ⅱ 型损伤伴桡骨头后脱位。c. Bado Ⅲ 型损伤的特点是桡骨头向外侧脱位，通常伴有冠突以远的尺骨骨折。d. Bado Ⅳ 型损伤的特点为尺、桡骨双骨折伴桡骨头前脱位

## 18 前臂骨折

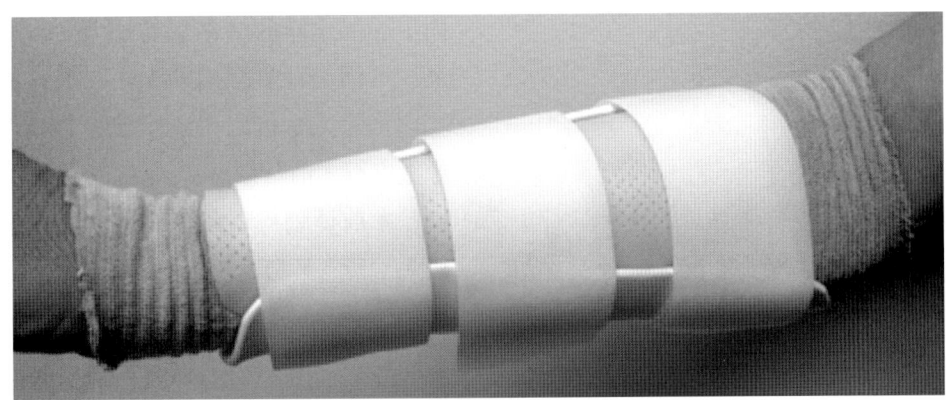

图 18.3　功能支具固定治疗前臂骨折

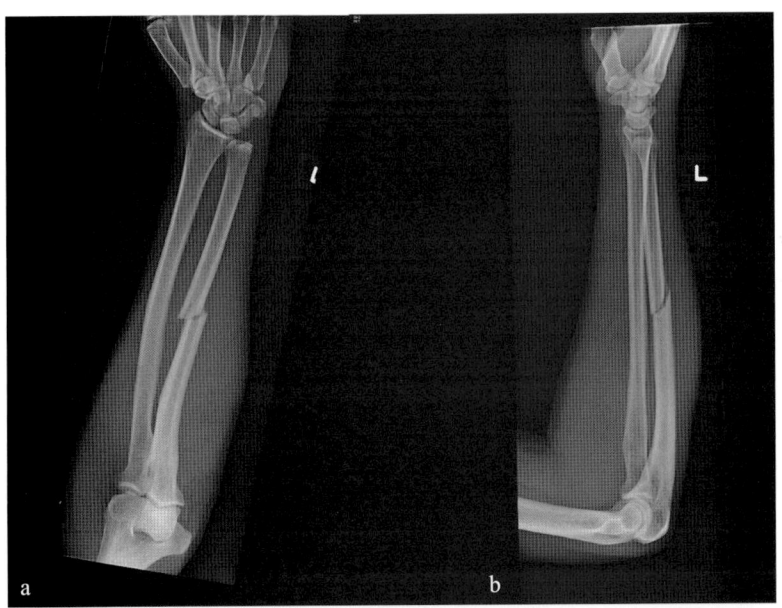

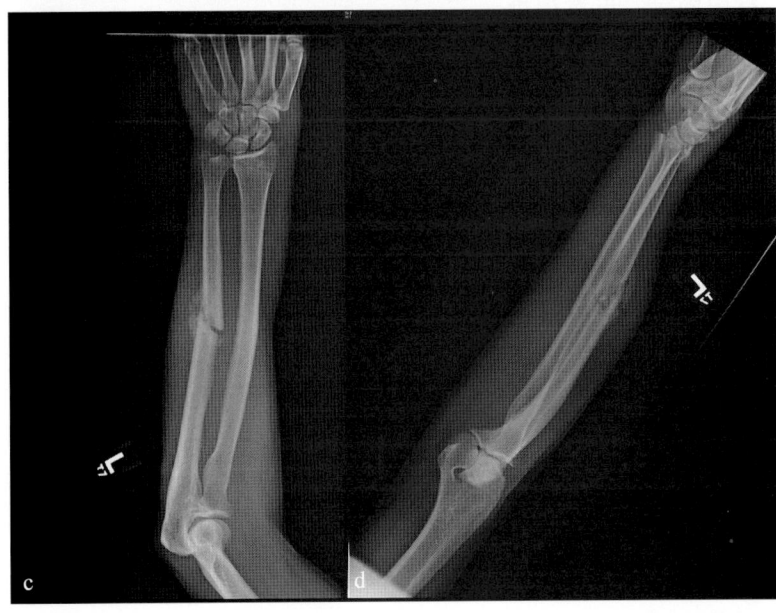

图 18.4　单一尺骨干骨折 a. 伤后 X 线片。b. 功能性支具保守治疗 4 周后 X 线片。c, d. 骨折移位与成角无变化，可见早期骨痂形成

# 手术治疗

## 适应证

除了前面描述的轻微移位、单一尺骨骨折外，几乎所有成人前臂骨干骨折均应行手术治疗[5, 24, 25]。治疗目标包括两个方面：解剖复位，恢复尺桡骨的长度、旋转、曲度以及两骨之间位置关系；提供充分的稳定性以允许早期活动。在成人前臂骨折，实现这些目标的最佳途径就是手术治疗[26]。

## 一般原则

遵循骨折固定的传统原则，前臂骨折才能获得坚强的内固定。一般可能有三种固定方式：

1. 横形或短斜形骨折：加压接骨板固定术。
2. 利用拉力螺钉单独或中和接骨板实现骨折端加压。
3. 粉碎或节段性骨折：桥接或跨越接骨板技术。

特殊情况下，如软组织损伤严重，可采用髓内针和外固定架等方式进行固定。

由于前臂特殊的神经血管解剖特点，最安全的方式是在直视下切开行内固定。虽然很难行微创手术，但不应忽视显露和复位骨折时对软组织和骨膜血供的保护。

## 术前计划

完整的术前计划应确保所有的设备、人员、特殊工具以及影像系统均已准备就绪。手术需显露的范围和固定顺序取决于所使用的内固定以及骨折位置和长度。前臂骨折的术前计划相对简单，通常需要高质量的正侧位X线片、描图纸、一套已矫正比例的所有内置物的透明模板，以及标记笔。虽然数字化图像的放大率不固定，但这样的X线影像通常带有标记或比例尺，可用于计算正确的大小。通常需要将图像打印出来，也可以用电子模板直接在数字化图像上进行术前计划。

术前计划应该确认手术所需人员并详细沟通手术所有环节，包括患者体位、铺巾、止血带、麻醉、手术入路、骨折复位步骤、安放内置物、关闭切口、敷料包扎以及夹板固定等。图18.5是尺桡骨骨折病例术前计划的例子。对比术后X线片与初始的手术计划，有助于发现本次手术的执行情况，也为术者以后的手术做准备。

> **急诊处理**
>
> - 详细检查并记录患者上肢血管神经情况。桡动脉搏动不可触及是外科急诊，必须快速明确并处理。另外，了解复位前及手术前检查细节，对制订治疗和康复方案很有帮助。
> - 记住年轻男性的前臂骨折在发生筋膜室综合征的可能中列第二位。在患者清醒时，通过临床检查即可判断是否发生筋膜室综合征，异乎寻常的疼痛可能是最显著的临床特点，对于高能创伤或挤压致伤病例尤其应当注意。
> - 识别开放性损伤。许多前臂骨折患者在术前已经临时复位并用夹板固定。开放性骨折必须及时手术清创、冲洗，同时需给予抗生素，做好破伤风的预防工作。
> - 复位骨折并用衬垫并塑形良好的夹板固定，我们喜欢用糖钳夹板（sugar-tong splint）。
> - 处理Monteggia骨折时，应确认桡骨头已复位，在所有图像上均需确认肱骨与桡骨对线良好。桡骨头持续半脱位或脱位，会导致进一步的软骨损伤或骨间背神经麻痹。

## 体位和铺巾

标准的体位是患者取仰卧位，上肢外展90°置于可透射X线的上肢手术台上。采用桡

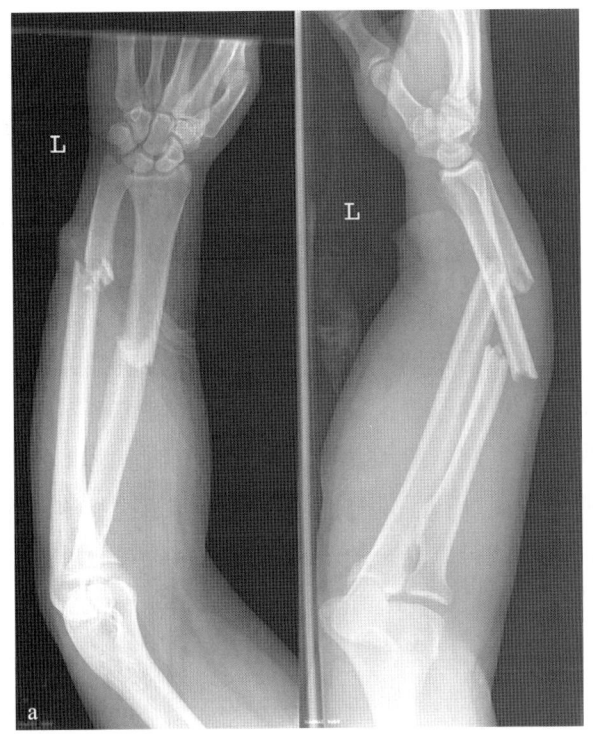
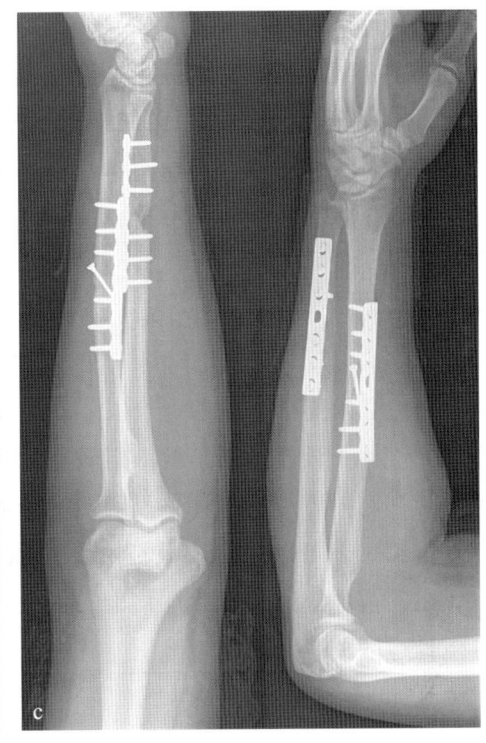

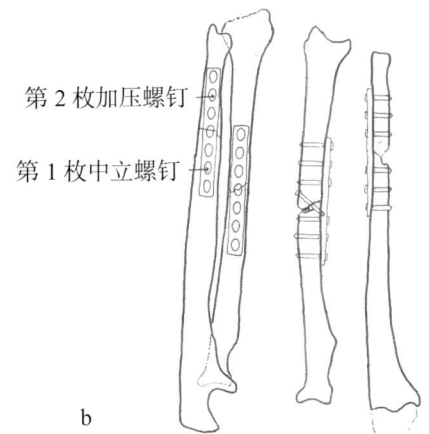

术前计划
1. 仰卧位 / 上肢手术台 / 止血带，不驱血
2. 桡骨 Henry（前侧）入路
3. 显露并剥离，特殊：锐口牙科刮匙
4. 复位→骨折块间螺钉
5. 中和接骨板——7 孔 LC-DCP（中间孔空出）
6. 尺骨入路：尺侧腕伸肌与尺侧腕屈肌间隙
7. 复位，确定骨间膜上没有粉碎性骨折碎片
8. 加压接骨板
   螺钉 1- 孔 6（近侧）中立位
   螺钉 2- 孔 2（远侧）加压位
   于中立位拧入 1/3/5/7 孔螺钉
9. 透视 + 充分活动
10. 关闭皮下和皮肤切口（引流管，必要时）
11. 不需要夹板

第 2 枚加压螺钉

第 1 枚中立螺钉

**图 18.5** 术前计划。a. 骨折。b. 详细的内固定选择和复位计划。c. 骨折固定后影像。注意实际固定与术前计划的草图极为相似

骨掌侧入路时前臂置于旋后位，采用背侧入路时应将前臂置于旋前位。肩关节应位于上肢手术台的中间。需要注意的是，上肢手术台也应置于手术台的中心。一个常见的错误是上肢手术台过低，在采用掌侧入路时，前臂难以在手术区处于旋后位。通常于屈肘 90°位显露尺骨，该体位允许术者与助手坐在上肢手术台两侧。在上臂应用止血带时应尽可能靠近近端。铺无菌巾时应将肘关节置于手术范围内，并留出足够的空间以允许肘关节充分屈伸。如果患者取俯卧位或侧卧位处理另一处骨折，那么在处理前臂骨折前最好将体位改为仰卧位。其中，

Monteggia 骨折是个例外。我们发现患者取侧卧位时，患侧手臂置于可透射 X 线的前臂板上是最佳体位，有助于在伸肘位获得并维持复位。根据骨折类型，如果需要，在这个体位下还可以进一步显露桡骨近端。

## 影 像

术中影像必须能够包括前臂全长。尽管微型 C 臂辐射较小，便于术者操控，但较小的视野限制了其在对前臂骨折的评估。用传统的或小型 C 臂连续影像可以完整显示前臂和肘部。术者需要在透视下能够比较和评估上、下尺桡关节与桡骨弓的关系。术中与健侧前臂进行对比，有助于判断复位是否充分。

## 手术解剖与手术入路选择

视频 18.1　桡骨骨折的切开复位内固定

**一般原则**

前臂的手术解剖需要了解其复杂的神经血管解剖与肌腱和肌肉的立体关系。要理解前臂的手术解剖结构，最简单的方法是关注三个主要的肌群，每个肌群由一条或多条不同的神经支配（图 18.6）。可在任意肌群之间的神经界面处行手术显露。一旦理解了这些神经界面，就可以安全地辨别每一手术入路中可能遇到的神经血管结构。经典入路如下：

1. 桡骨掌侧入路　在肱桡肌（桡神经支配）与桡侧腕屈肌（FCR，正中神经支配）之间。

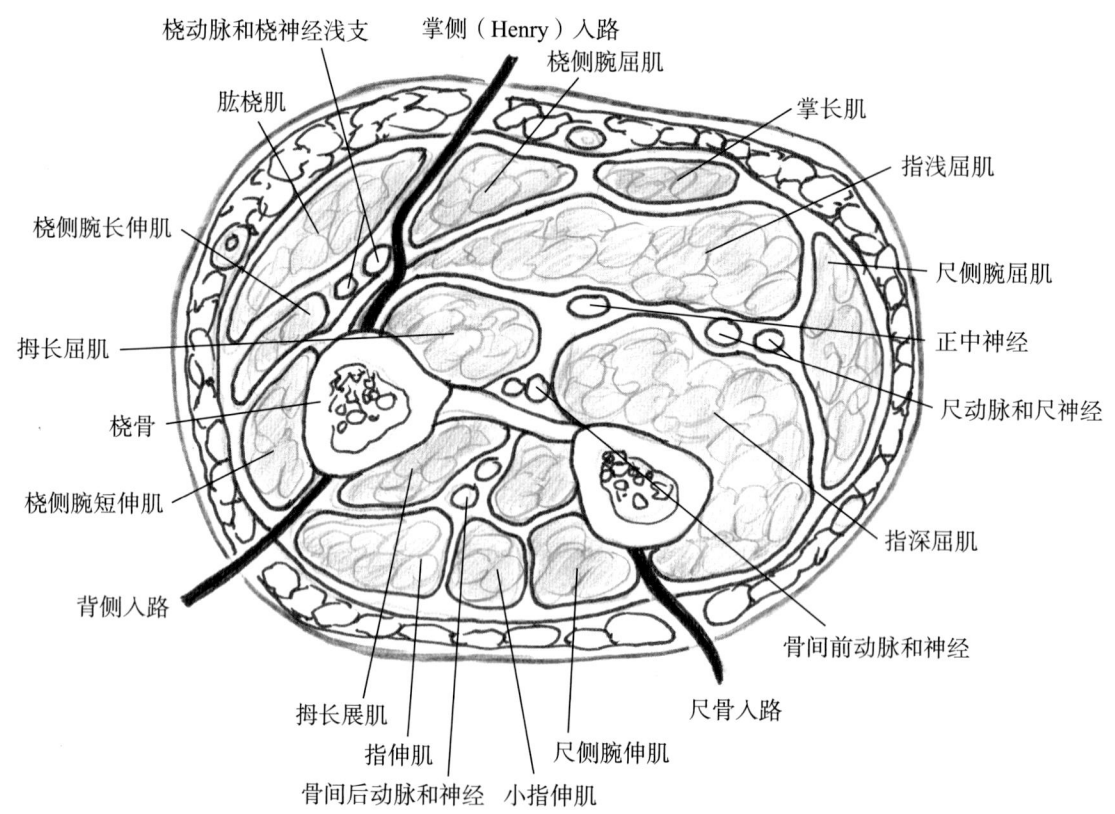

图 18.6　"肌群"或"肌块"的前臂神经界面，分为"移动肌群"、屈肌 – 旋前肌群和伸肌群

2.桡骨背侧入路 在桡侧腕短伸肌（ECRB，桡神经深支支配）与指总伸肌（EDC，骨间背神经支配）之间。

3.尺骨皮下入路 在尺侧腕屈肌（FCU，尺神经支配）与尺侧腕伸肌（ECU，骨间背神经支配）之间。

第一组桡骨背侧"移动肌群"的三块肌肉，位于前臂近端外侧缘，分别是肱桡肌（BR）、桡侧腕长伸肌（ECRL）和桡侧腕短伸肌（ECRB）。桡神经支配肱桡肌和桡侧腕长伸肌；而骨间背神经（PIN）起自桡神经深支，支配桡侧腕短伸肌。尽管该肌群受两条神经支配，我们仍应将移动肌群视为一个整体，因为没有手术入路需要分离这些肌肉。桡骨的手术入路在此肌群的掌侧或背侧。此肌群的背部是手指和拇指伸肌群，包括指总伸肌（EDC）、拇长展肌（APL）、拇长伸肌（EPL）和示指固有伸肌（EIP），由骨间背神经支配。

前臂掌侧和桡侧为屈肌-旋前肌群。尽管该肌群内的 8 块肌肉也由 2 条神经（尺神经和正中神经）支配，但由于很少有桡骨手术入路需要分离该肌群，所以亦可将其视为一个整体。屈肌-旋前肌群包括三层：浅层为旋前圆肌，桡侧腕屈肌，掌长肌和尺侧腕屈肌，中间层为指浅屈肌（FDS），深层为指深屈肌（FDP）、拇长屈肌（FPL）和旋前方肌。

**显露考虑**

由于尺骨位于皮下，其入路相对简单。在伸肌和屈肌-旋前肌组，特别是尺侧腕伸肌和尺侧腕屈肌之间的入路比较安全和容易（图 18.7）。该神经界面位于骨间背神经（支配尺侧腕伸肌）与尺神经（支配尺侧腕屈肌）之间，贴近骨面进行分离可以很好保护这些神经。发生尺神经损伤风险最高，其于掌侧进入尺侧腕屈肌，位于指深屈肌与指浅屈肌之间。分离时应注意不要进入肌肉，以免损伤尺神经。尺动脉与尺神经伴行，行骨膜下剥离尺侧腕屈肌同样可以很好对其加以保护。在尺骨入路的最远端，尺神经的背侧皮神经可能在手术区域内走行。背侧支于腕关节近侧 5 cm 处发出，在尺骨茎突区域经伸肌支持带的浅面走向背侧。当必须在该范围进行固定时，应向远端、背侧牵开该皮支。

桡骨的显露包括经典的掌侧 Henry 入路[27]（图 18.8）或背侧 Thompson 入路[28]（图 18.9）。选择合适的手术入路时需要考虑几个方面。接骨板的位置与断端弯曲应力的相对关系是一个重要的因素。经背侧入路将接骨板置于桡骨背侧，也就是骨折的"张力"侧，是有好处的[29]。然而，背侧入路显露更复杂，损伤前臂中部神经血管的风险更高[30]。骨间背神经（PIN）在肱骨外上髁前方由桡神经深支分出[31]，然后穿旋后肌，由旋后肌的两头之间绕至桡骨后方。在 25% 的个体，骨间背神经与桡骨颈直接接触，当拉钩置于桡骨近端时可能会损伤骨间背神经。骨间背神经在旋后肌内继续下行，于该肌远缘的近端约 1 cm 处转向背侧。

虽然浅层位于桡侧腕短伸肌和指总伸肌之间，但在背侧入路深层的解剖仍然存在损伤骨间背神经的危险。如果骨折位于桡骨近端，则骨间背神经可在旋后肌以近找到，旋后肌内的解剖可以在骨间背神经后方进行。如果桡骨骨折位于更远端，则必须在骨间背神经从旋后肌发出时将其解剖出来。这个区域的难点在于骨间背神经一旦出旋后肌就会发出分支。因此，掌侧入路更常用。

掌侧入路位于桡动脉和桡浅神经之间。在前臂中部，桡动脉很容易移向尺侧。虽然接骨板并非置于桡骨的张力侧，但有较长的平面可以放置接骨板。掌侧近端内固定的解剖限制主要为肱二头肌腱和二头肌粗隆。在显露桡骨近端时，更容易损伤桡动脉和骨间背神经。对于

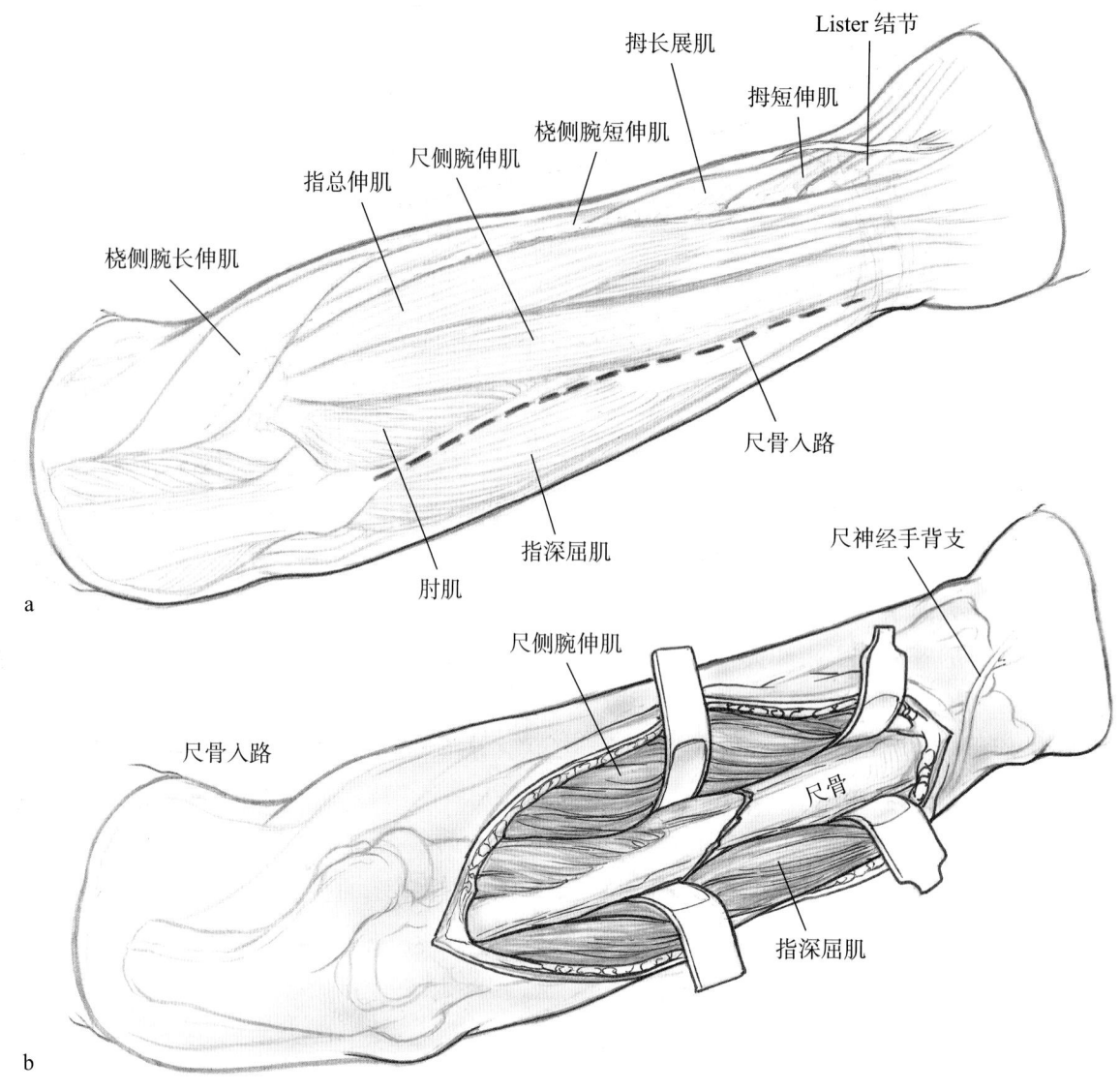

图 18.7 尺骨干手术入路。a. 浅层入路位于尺侧腕伸肌与尺侧腕屈肌之间。b. 尺骨完全显露后的外观

需要固定至二头肌粗隆以近的骨折，亦可采用掌侧入路，将接骨板置于桡骨背侧。

在前臂近端，桡动脉于肘窝下方、桡骨颈水平自肱动脉发出。在显露二头肌粗隆近端时，有许多分支需要鉴别。桡侧返动脉在肘关节下方发出，位于旋后肌表面；在横过掌侧入路手术区域时，会发出数条血管肌支进入肱桡肌。因此，在显露旋后肌之前须辨别并结扎这些分支。此处的手术显露位置深在，尤其是在肌肉发达的前臂，识别和结扎这些动脉或相当困难。因此，我们对桡骨手术入路的选择建议如下：

- 近 1/3：骨折位于二头肌粗隆以近，采用背侧入路。
- 前臂近中交接处：骨折在二头肌粗隆以远，但固定需超过粗隆，采用背侧入路或掌侧入路，接骨板贴于桡骨背侧。
- 中 1/3：固定均于二头肌粗隆以远，采用掌侧入路。

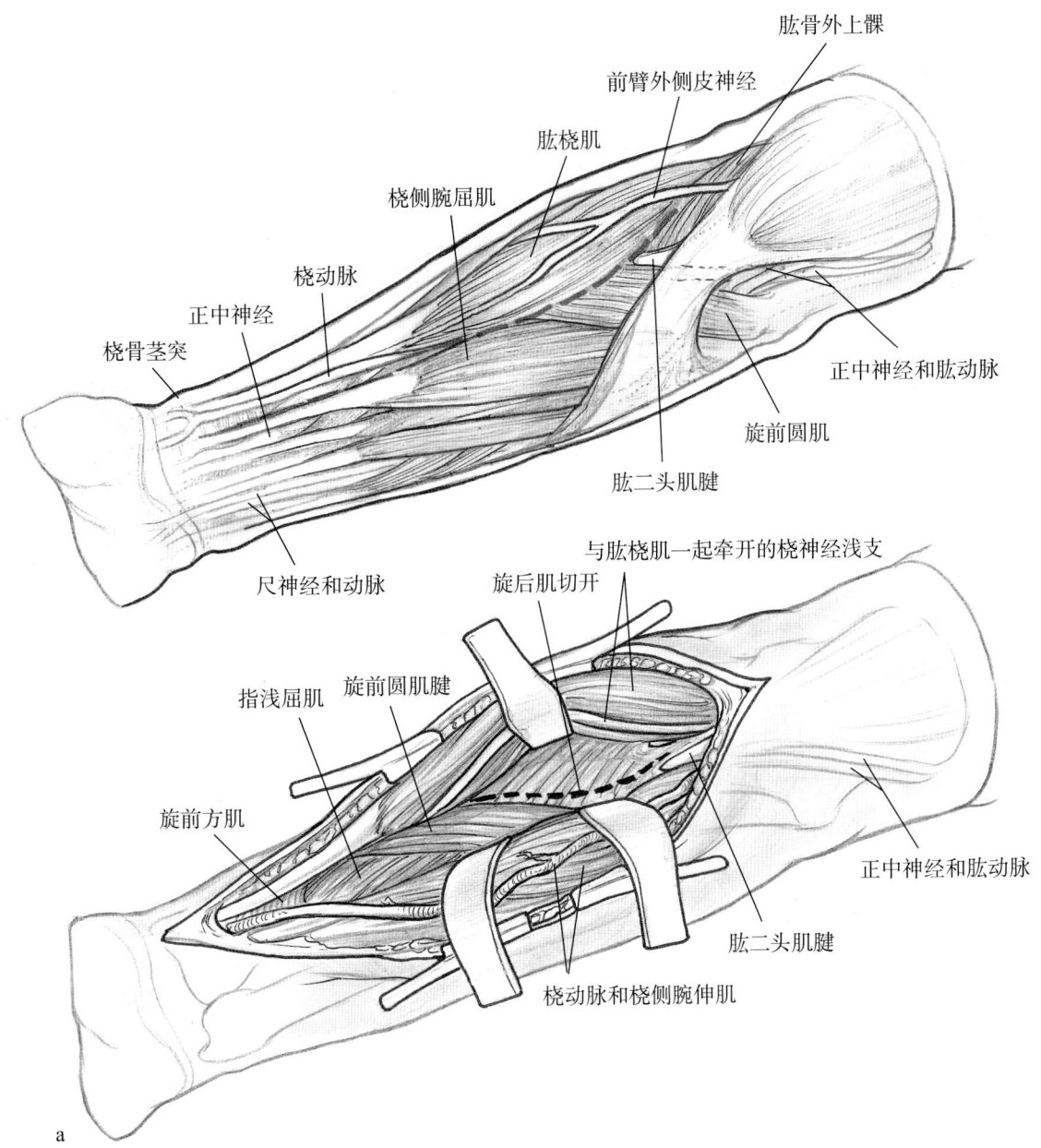

**图 18.8** 前臂掌侧入路。a. 浅层解剖

- 远 1/3：掌侧入路。

固定的顺序取决于若干因素。由于桡骨围绕尺骨旋转，尺骨是前臂的稳定部分，先固定尺骨可为桡骨恢复前臂长度和整体对线提供一个稳定的平台和参照。然而，在尺骨显露和固定过程中前臂的稳定性很差，屈肘时更难以固定尺骨。因此，许多医生建议先固定桡骨。最后或许也是最重要的需要考虑因素是骨折模式。先固定相对简单的骨折，有助于更复杂骨折的复位固定，这种理念最实用。

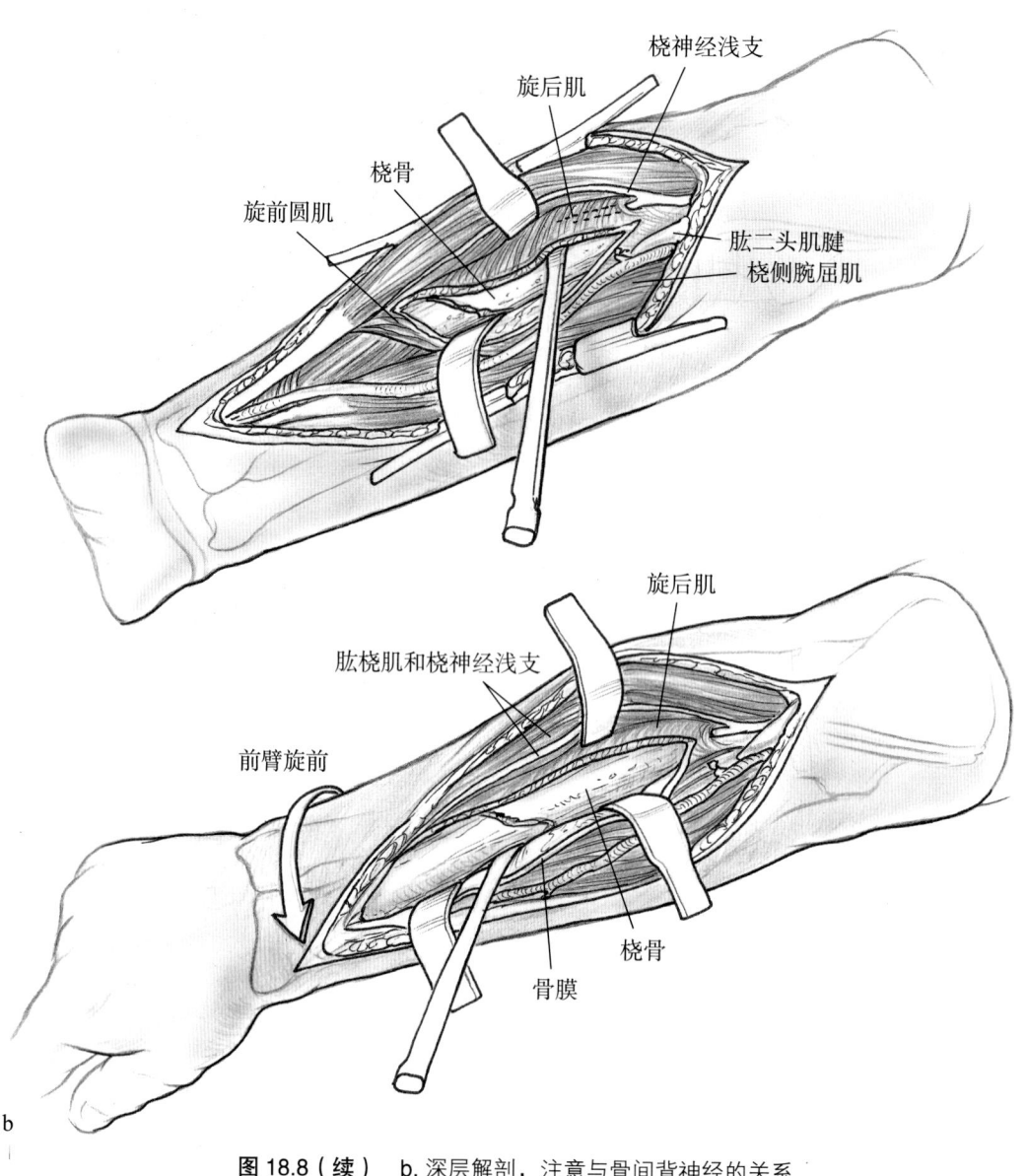

图 18.8（续） b. 深层解剖，注意与骨间背神经的关系

## 手术技巧

视频 18.2 前臂双骨折的切开复位内固定

### 尺　骨

如前所述，患者取仰卧位。通过触摸确定尺骨全长，沿尺骨嵴做纵切口。骨折类型决定了切口长度，切口通常长出骨折的两端各 3~5 cm。可以先做较短的切口，显露骨折部位后根据需要再向两端延伸。如果先固定尺骨，或可等到显露桡骨时再上止血带。控制止血带的使用时间很重要，因为这会影响术后疼痛[32]。在前臂远端，尺侧腕屈肌与尺侧腕伸肌之间有更宽的筋膜连接，可以做相对直接的显露。在近端，尺侧腕屈肌与尺侧腕伸肌的部分纤维延伸到尺骨，可能需要进行筋膜分离、肌肉剥离等操作以显露尺骨近端。根据骨折特点和骨膜损伤情况，决定将接骨板置于掌侧还是背侧（图 18.10）。

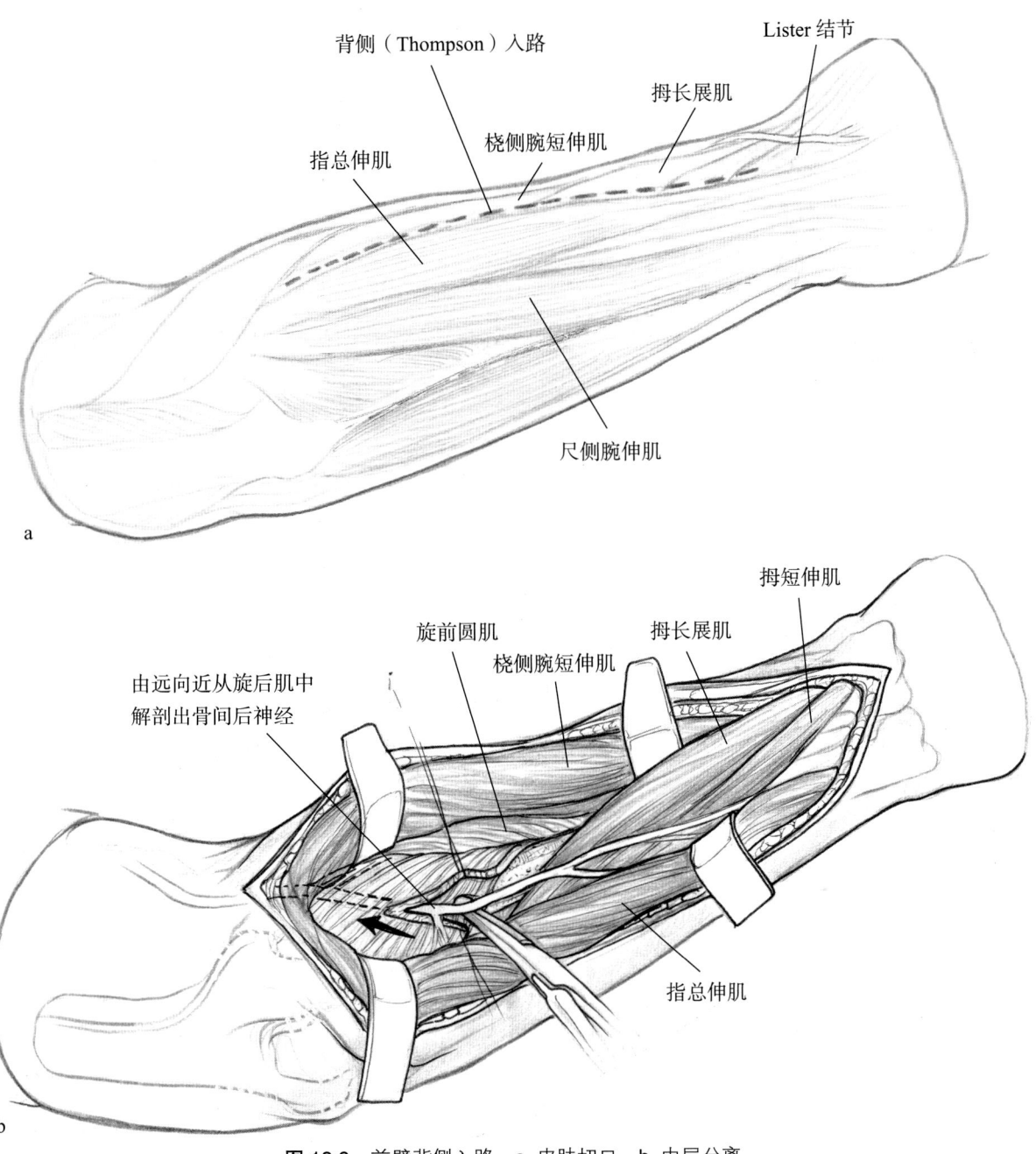

图 18.9 前臂背侧入路。a. 皮肤切口。b. 中层分离

尺骨嵴是尺骨的张力侧，然而接骨板置于此处会异常突出。因此，尺骨接骨板常置于掌侧或背侧肌肉下。

### 桡骨背侧入路

沿自肱骨远端外上髁至桡骨远端 Lister 结节连线，以其为中心做切口，向深层分离并显露。分离皮下脂肪和筋膜层，显露桡侧腕短伸肌（ECRB）与指总伸肌（EDC）之间的间隙。两块肌肉的肌纤维均纵向走行，在近端显露时识别该间隙有时较为困难。桡侧腕短伸肌（ECRB）也可能位于桡侧腕长伸肌（ECRL）筋膜下。桡侧腕短伸肌（ECRB）和指总伸肌（EDC）筋膜

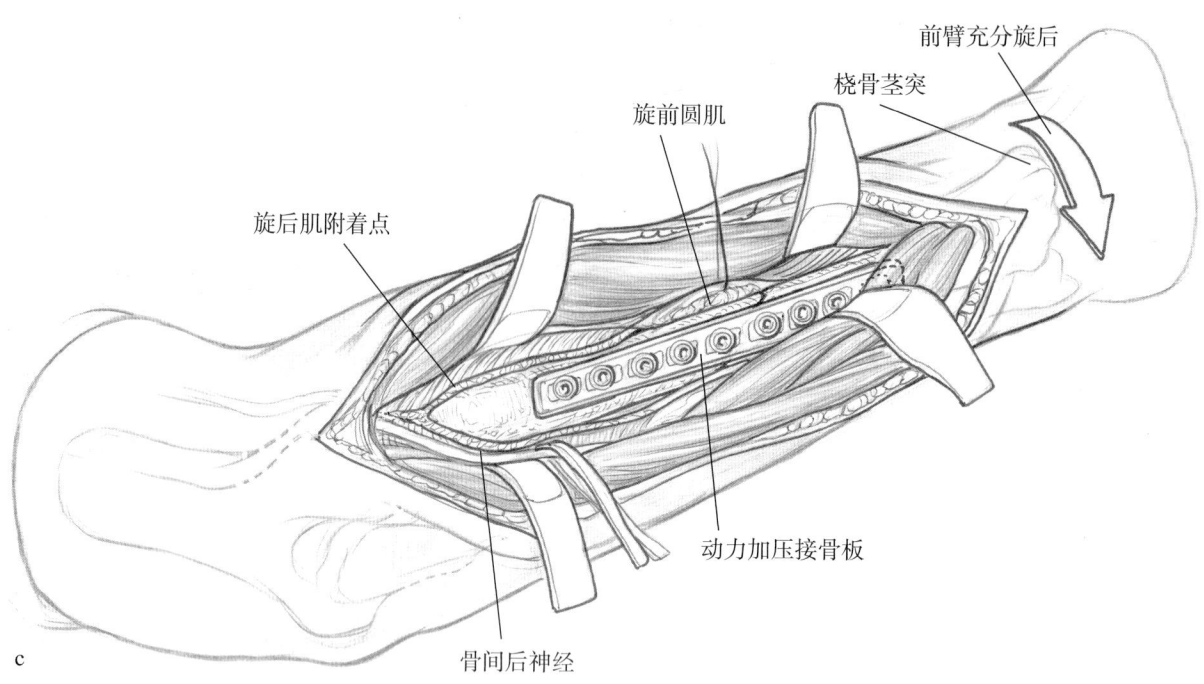

图18.9（续） c.深层分离。注意与骨间背神经的关系

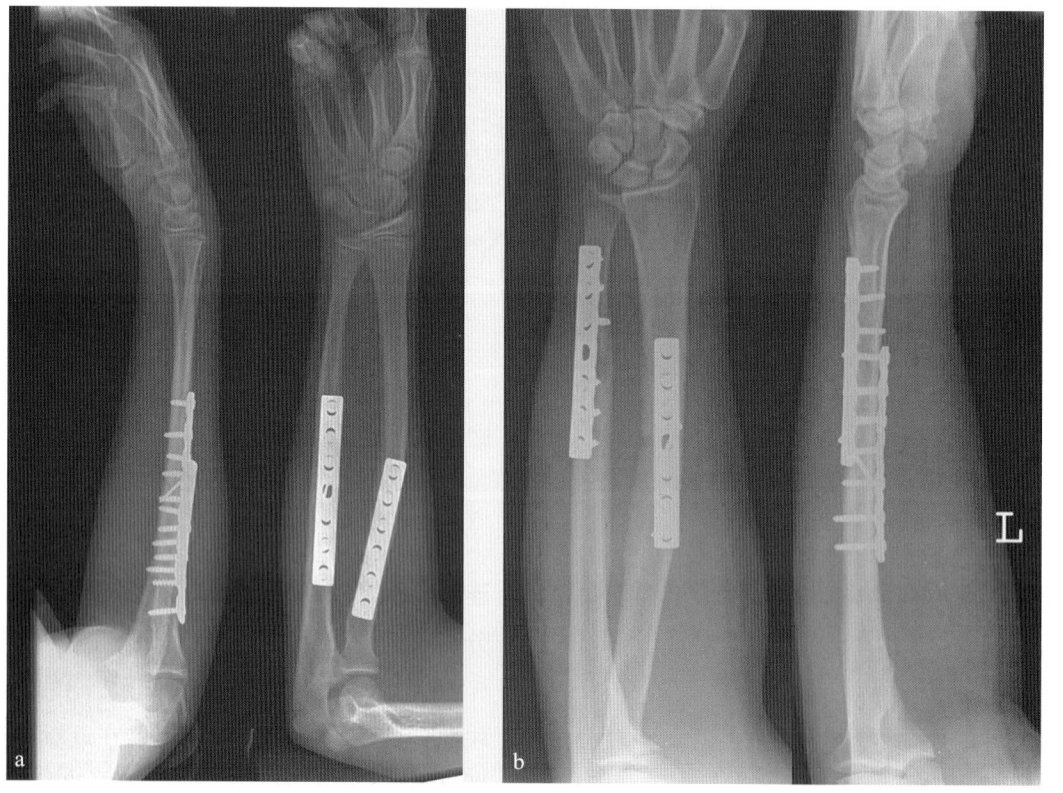

图18.10 接骨板固定于尺骨背侧（a）和掌侧（b）

在远端分离通常更容易,随后向近端直接分离到外上髁。在更远端,拇长展肌(APL)和拇短伸肌(EPB)[有时也合称露头(outcropping)肌肉]斜行越过手术野。远端间隙位于桡侧腕短伸肌(ECRB)和拇长展肌(APL)近端边缘之间,桡神经浅支位于该间隙桡侧。将拇长展肌(APL)和桡侧腕短伸肌(ECRB)提起并向远端或近端牵开,于其深面显露桡骨。

分离桡侧腕短伸肌与指总伸肌后,即可显露旋后肌。骨间背神经位于旋后肌内,必须予以辨识。有两种方法辨识别骨间背神经。由近及远,自肱骨外上髁剥离桡侧腕短伸肌(ECRB)起点和桡侧腕长伸肌(ECRL)起点的一部分,并牵向外侧。在显露过程中,应注意并保护骨间背神经。在桡骨近端和桡骨颈,应将骨间背神经牵向前方。沿旋后肌后三分之一分开,神经和旋后肌前方纤维一起被推起。前臂置于旋前位,以使神经尽可能远离解剖平面。

更困难的解剖位于前臂中段骨干以及中、远三分之一交界处。骨间背神经穿出旋后肌后,其分支穿过指总伸肌(EDC),然后穿过拇长展肌(APL)、拇短伸肌(EPB)、拇长伸肌(EPL)和示指固有伸肌(EIP)。这些分支大多朝向前臂尺侧或后侧,拇长展肌和拇短伸肌分支朝向桡侧。必须辨认神经分支的走向,充分分离以使神经有足够活动度,以便向前或向后牵开。接骨板常置于骨间背神经正下方,接骨板放置时应在神经下滑入。如需二次手术,可记录离骨间背神经最近的钉孔位置。

如果不需要显露桡骨颈,另一入路是沿桡骨的桡侧面确定旋后肌起点,利用了旋前圆肌和旋后肌之间的深肌间隔。行骨膜下分离将旋后肌自桡骨干剥离,从而将旋后肌内的骨间背神经拉向后方或尺侧。这种入路可向远延伸至拇长展肌和拇短伸肌近端边缘。更远处的分离应在拇长展肌/拇短伸肌和拇长伸肌/示指固有伸肌下方进行,因为这些肌肉均起自前臂尺侧,然后延伸到腕部桡侧[33]。桡骨最远端分离位于拇长伸肌和指总伸肌之间(第三和第四间室)。

## 桡骨掌侧入路

Henry描述[27]的掌侧(前侧)入路是应用最多的上肢手术入路,可从肩部延伸到腕管。该入路适用于桡骨远、中1/3骨折,也可用于桡骨近1/3骨折。不驱血,充气止血带,可以让两条平行于桡动脉的伴行静脉保持充血状态,使它们在术中更易于被辨识。切口以桡侧腕屈肌桡侧至肱二头肌腱为中心,注意切口不要太偏桡侧,因为肱桡肌-桡侧腕屈肌间隙位于桡骨干尺侧并延伸至前臂中段,最远端应位于桡侧腕屈肌和桡动脉之间。切口中心位于肱桡肌和桡侧腕屈肌之间,将桡动脉随桡侧腕屈肌牵向尺侧。在前臂近端,于肱桡肌与旋前圆肌之间进行显露。肱桡肌和桡侧腕屈肌有一层筋膜包绕,该筋膜于肱桡肌尺侧与肱桡筋膜相邻,桡动脉就位于其下方。有时桡动脉会发出数支肌支营养肱桡肌,使其难以被牵向内侧,此时可将桡动脉牵向桡侧。显露至旋前圆肌近端时,可将神经再次牵向内侧。桡神经浅支在前臂近中段位于肱桡肌下方,然后从肱桡肌中潜出,于切口桡侧走行。神经应随肱桡肌一起被牵向桡侧。

进行深层解剖时,应在前臂旋后位下将肌肉从桡侧起点切开。在前臂远端,将旋前方肌和拇长屈肌自桡骨剥离。从前臂中部到近端推开指浅屈肌。自旋前圆肌和指浅屈肌之间的间隙分离进入,剥离旋前肌。在前臂旋前位下,剥离旋前圆肌止点并翻向内侧。在前臂近端1/3部分进行分离时,容易损伤骨间背神经。为安全地显露桡骨近端,前臂应置于旋后位以使骨间背神经移向外侧,远离桡骨。用同样的手法显露旋后肌在桡骨前面的止点,沿其宽大的止点切开,并小心地牵向外侧。这是采用前臂掌侧入路时少数几块需要从内向外翻起的肌肉之一。掌侧显露的近端位于肱二头肌腱止点附近，更近端的显露应在桡骨外侧进行。

### 固定技术：骨折类型

在适当的显露后，必须彻底而轻柔地清除骨折断端间的血凝块、骨膜和肌肉。通常可以通过纵向牵引前臂和轻柔的复位操作来完成骨折复位。如果断端可以对合，通常可为置入接骨板提供足够的稳定性。如果需利用复位钳维持解剖复位，则注意不能影响随后置入接骨板。通常先置入接骨板，然后用复位钳将接骨板固定于骨，同时完成并维持复位。

横形骨折

利用加压接骨板对于横形骨折的骨折断端进行加压，拉力螺钉无法实现跨骨折端固定。应对接骨板进行轻微预弯，使其凹面顶点在骨折水平与骨面之间有 1 mm 的距离。用预弯的接骨板对骨折加压，确保接骨板对侧皮质也同时获得加压。

如果骨折端可对合，则可在骨折复位后置入接骨板进行固定。需再次强调的是，肌肉放松对于骨折复位很有帮助。对于不稳定的横形骨折，通常先将接骨板固定于远折端，然后将其向近端与近折端复位并固定。重要的是初始复位并维持骨折与接骨板的良好对位，以便在最终固定时，接骨板不会成角。

骨折复位后应在与第一颗螺钉另一侧偏心钻孔置入一枚加压螺钉，其余的螺丝置于中心孔。如果需要，可以置入多枚加压螺钉。骨折处至少要达到 6 层皮质固定（**图 18.11**）。

斜形与螺旋形骨折

斜形与螺旋形骨折均应使用骨折块间拉力螺钉进行固定，以最大限度地实现骨折端复位与加压。骨折长度应至少为骨直径的 2 倍以上，以便安全放置螺钉。螺钉置入轨道应尽可能垂直于骨折面[29]。为避免螺钉至骨折边缘间形成新骨折线，螺钉距离骨折边缘至少 2 倍于螺钉外径（例如，应用 3.5 mm 拉力螺钉时，应离开骨折边缘 3.5 mm×2=7 mm）。在螺钉置入的过程中，骨折必须保持解剖复位并夹紧。螺钉的倾斜度不应影响置入接骨板。如果骨折碎片间的拉力螺钉能穿过接骨板，将可以提供一个非常坚固的结构。另一种选择是使用更小的螺钉，如 2.0 mm 或 2.4 mm 螺钉，因其钉头扁平，接骨板可于螺钉进行固定（**图 18.12**）。

---

**要点与技巧**

- 虽然通常可以通过开放性伤口对骨折进行修复，但这并非必需。尤其对于桡骨干骨折，神经血管解剖决定了其显露方式。可以通过最有利于骨折处理的切口对受累的软组织和骨进行清创。
- 在决定骨折修复的顺序时，需要牢记的是，虽然尺骨是前臂的稳定单元，但往往需要先固定桡骨。因为前臂在屈肘、前臂旋后时是不稳定的，先固定尺骨会很困难。一旦桡骨稳定，在固定尺骨时则更容易固定上臂和前臂。然而，在某些情况下，尺骨骨折可能非常简单，而桡骨骨折却是粉碎性的。在这种情况下，先修复尺骨骨折可能更简单，并可使桡骨骨折间接复位。

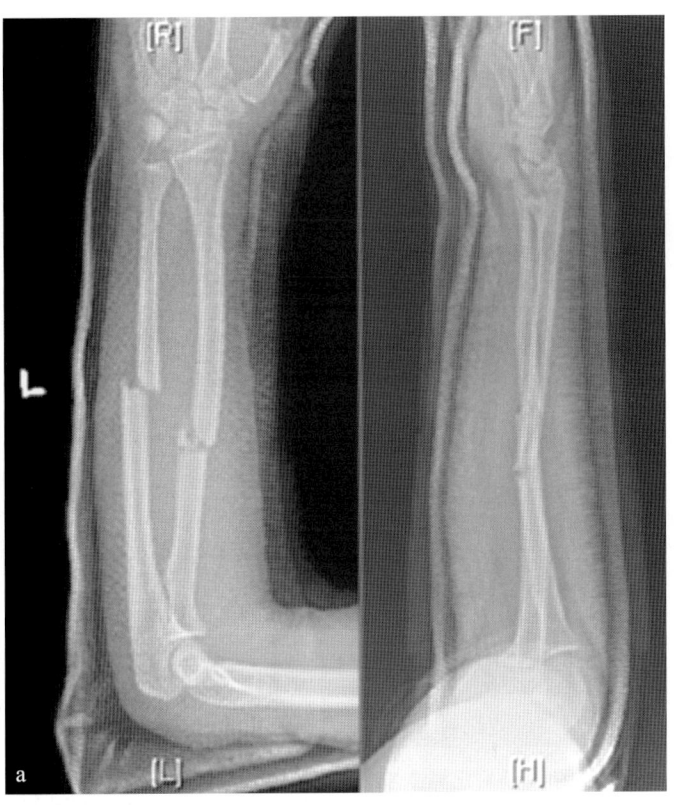
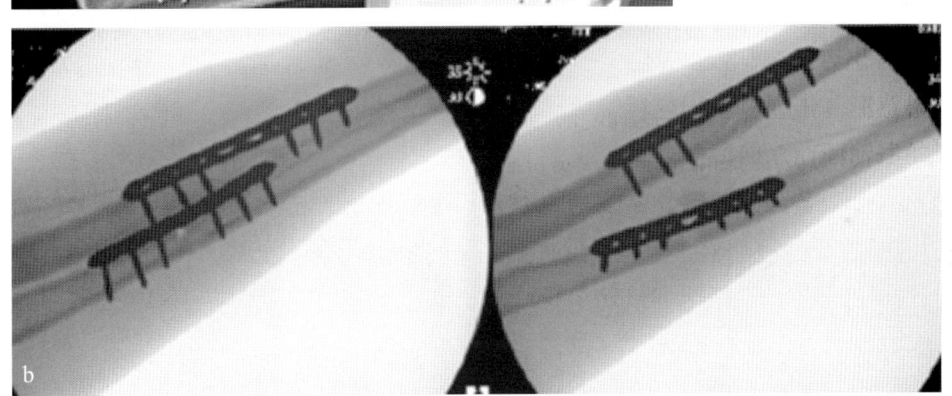

图 18.11　用加压接骨板固定横形骨折。a. 1 例青少年患者的前臂正侧位 X 线片，显示移位的尺桡骨横形骨折（桡骨有小的蝶形骨块）。b. 术中透视显示尺桡骨均解剖复位，并用加压接骨板固定。注意，本病例未使用拉力螺钉

　　如果拉力螺钉置于接骨板平面外，可应用中和接骨板。由于拉力螺钉已经对骨折端加压，接骨板固定时无须或不建议进一步加压，所有螺钉均置于中心孔。常用 3.5 mm 接骨板。在固定前臂骨折时，大的接骨板会增加有害应力（见后文"并发症"部分关于 4.5 mm 接骨板的讨论），而 1/3 管状接骨板或重建接骨板不能提供足够的固定强度[7]。小的 2.7 mm 接骨板适用于尺骨远端骨折和身材较小的患者。我们首选的方法是在骨折块间使用 1 枚 2.7 mm 或 3.5 mm 拉力螺钉进行固定，然后在骨膜损伤的掌侧或背侧另以一块中和接骨板固定（图 18.13）。

粉碎性骨折

　　粉碎性骨折在生物力学和生物学方面都极具挑战性。在这种骨折中，不仅不可能实现骨折端加压，而且由于常仅余少量肌肉附着，骨

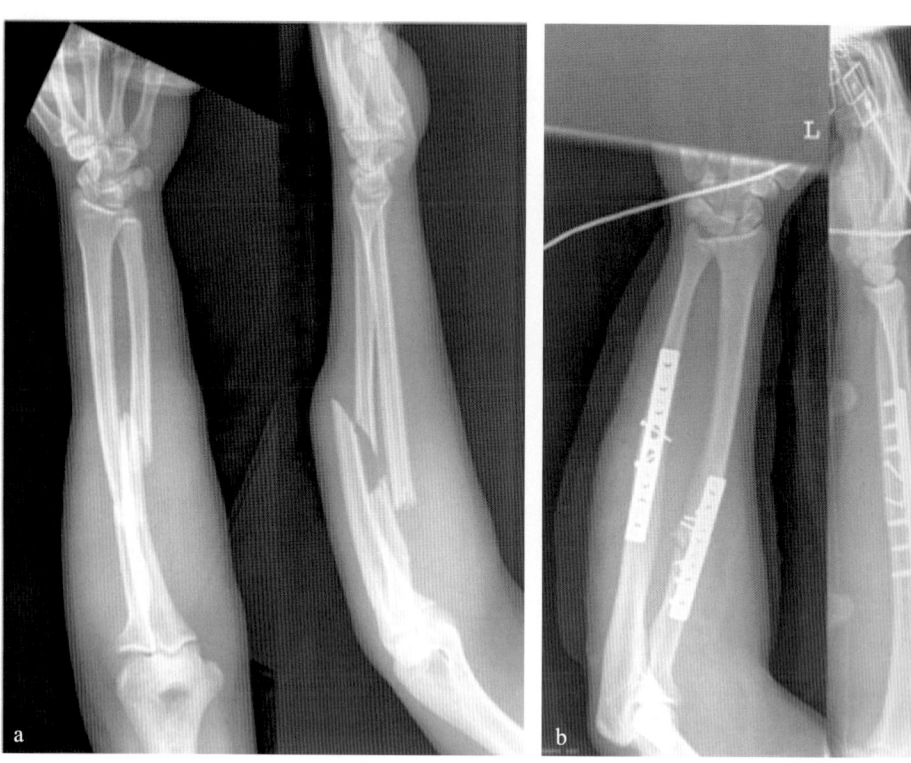

**图 18.12** 拉力螺钉与中和接骨板的应用实例。a. 前臂正侧位 X 线片显示尺骨斜形骨折伴无移位蝶形骨折块，桡骨横形骨折。b. 术后 X 线片显示以 2 枚骨折块间拉力螺钉和背侧 8 孔中和接骨板对尺骨骨折进行固定

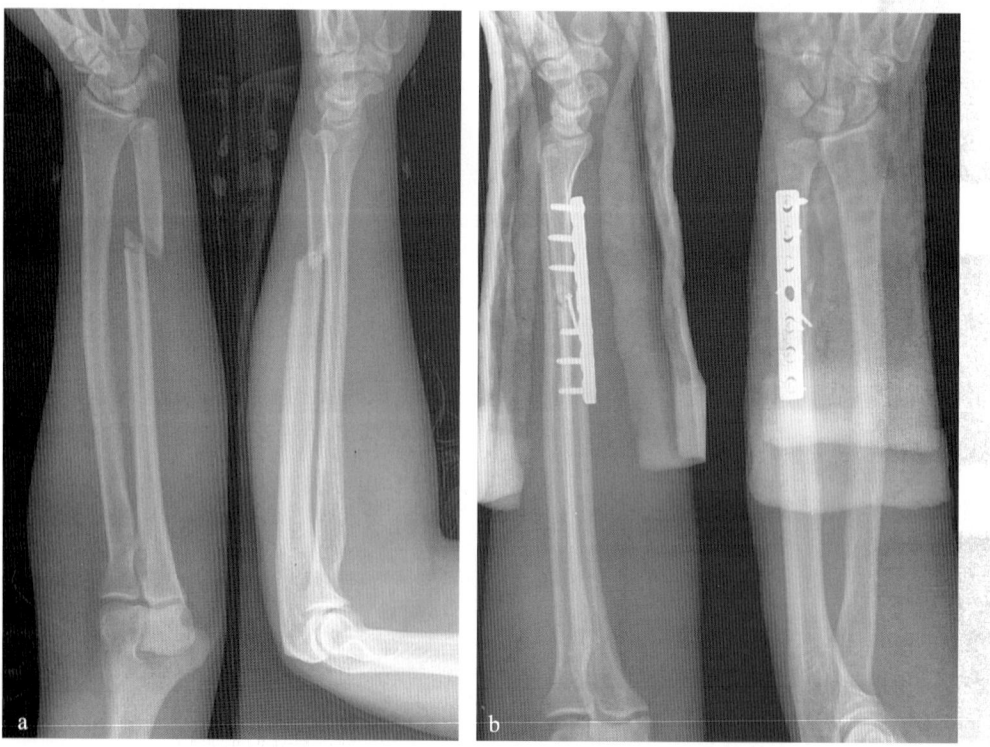

**图 18.13** 移位的单一尺骨骨折的固定。a. 前臂正侧位 X 线片显示移位的短斜形尺骨骨折，伴小的蝶形骨折块。b. 术后 X 线片显示尺骨用 2.0 mm 拉力螺钉和掌侧 7 孔 3.5 mm 中和接骨板固定

折块的血供也可能会成为一个问题。当粉碎程度较严重时，中间的骨折片不能互相对合，因此难以确定骨折整体长度和对线情况。尺骨茎突与尺骨近端冠状突呈180°，桡骨茎突与二头肌粗隆呈180°，均可作为解剖标志来判断骨折对线情况。在桡骨重建过程中，重要的是要恢复中段的桡骨弓。骨折稳定后应评估被动活动范围，以确保正常的桡尺骨关系。

如果中间的骨折块足够大，允许进行重建，那么稍微剥离骨膜就可以在直视下进行复位。对无移位骨折块，先以拉力螺钉进行固定，以确保这些重要的骨折块在复位过程中不会裂开。一般来说，其他小的骨折碎片多附着于骨折远端和近端骨干，因此可将粉碎骨折变成相对简单的骨折。逐一拼接小骨折块，以确保恢复骨干正常的长度和对线。当所有的骨折块已行螺钉固定后，用一块长的接骨板跨越整个骨折区进行固定（图18.14）。接骨板应该足够长，在骨折两端应分别达到至少6层皮质的固定。接骨板中段跨越骨折粉碎部分的钉孔留空，这也增加了接骨板的整体有效长度。

如果骨折粉碎程度更严重，不可能对每一骨折块进行解剖重建，那么应采用桥接接骨板固定技术。在这种情况下，应保留整个骨折周围软组织包鞘完整（图18.15）。为使接骨板更为服帖，应用桥接接骨板时，需处理骨面以将接骨板与远、近端完整的骨皮质贴服，中央部分作为一个保留血供的生物学单元。通常需要在透视下确定骨折长度和对线[34]。术前测量健侧尺骨或桡骨的长度，以此作为模板也可在术中确定损伤侧骨的长度。

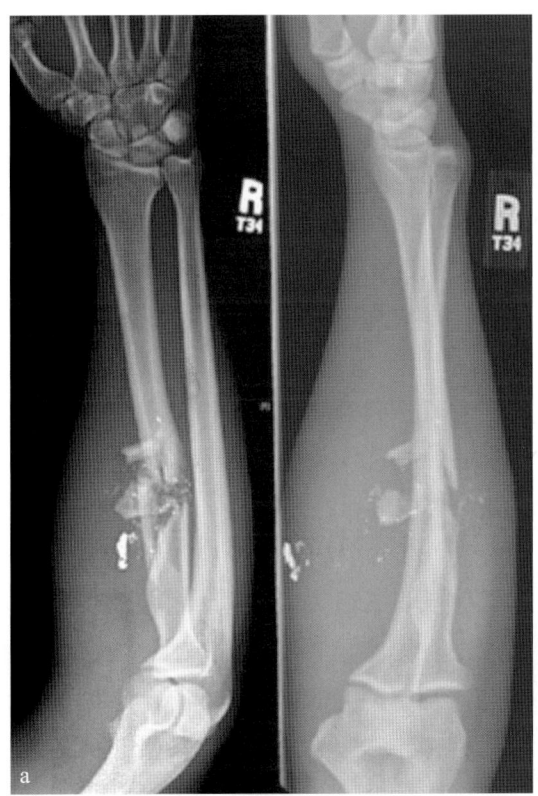
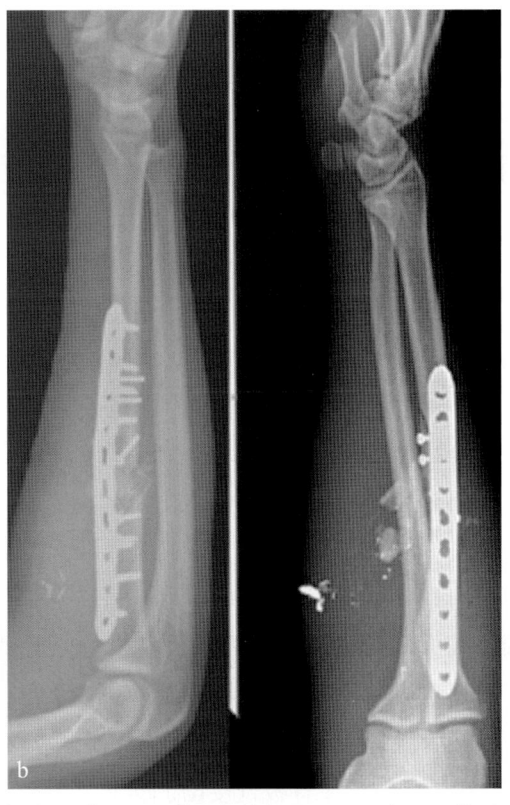

**图18.14** 枪伤致桡骨粉碎性骨折的固定。a. 前臂正侧位X线片显示桡骨粉碎性骨折。b. 术后X线片显示用较小的骨间拉力螺钉和长的锁定接骨板于中立位对桡骨骨折进行复位和固定

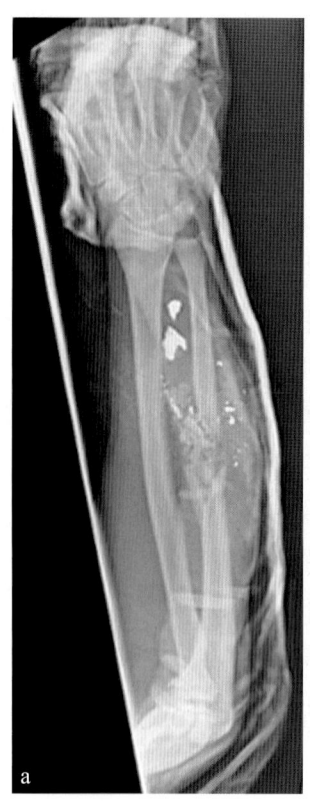
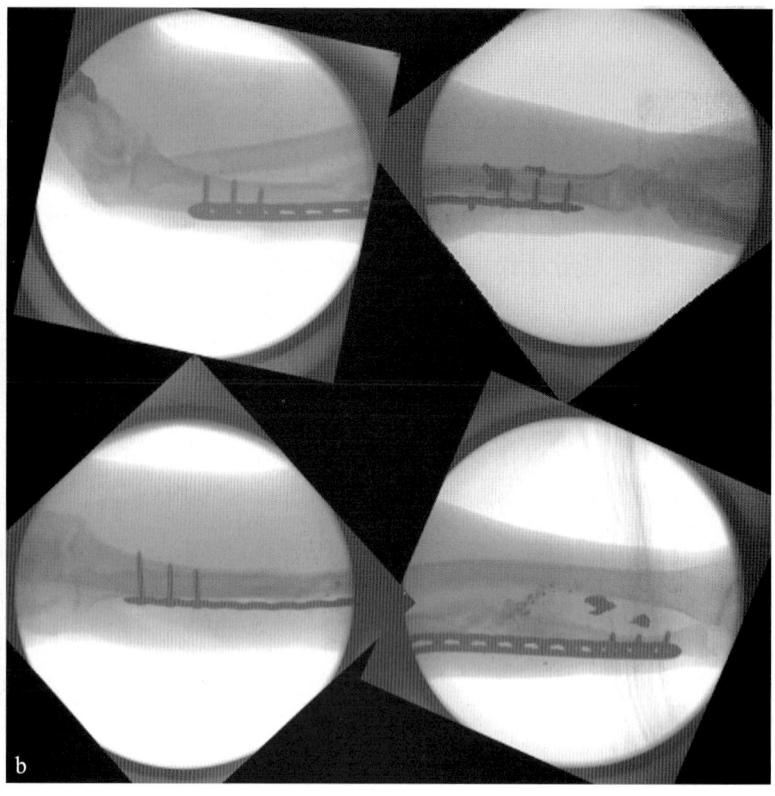

**图 18.15** 桥接接骨板固定。a. 前臂正位 X 线片显示枪伤所致尺骨严重粉碎性骨折。b. 用桥接接骨板固定尺骨后前臂的术中 X 线片。尺骨的长度和力线已恢复，而粉碎性骨折区仅由接骨板跨越。未试图对所有小的骨折块进行解剖复位

## 尺桡骨接骨板固定

虽然尺、桡骨骨折固定和接骨板应用的原则相似，但两骨都有一些解剖学特点值得注意。尺骨远端部分近乎笔直，近端在冠状面上呈轻微的弓形。尺骨的张力侧是背侧，这是接骨板固定时符合生物力学的位置。接骨板固定尺骨远端时需要轻微预弯，置于尺骨的掌侧、背侧或皮下表面（**图 18.16**）。对于粉碎性骨折，接骨板固定有助于实现尺骨骨折的确切对位。如果近端弓较大，接骨板在轴面上不易折弯，此时接骨板通常置于掌侧或背侧表面。对尺骨近端骨折，接骨板应置于尺骨后方表面以免影响肘关节。在这个位置接骨板直接位于皮下。

相反，桡骨干中部在冠状面呈弓形，另有向背侧、向桡侧的弓形，此种解剖结构允许在前臂旋前、旋后时桡骨绕尺骨旋转。研究表明，未能很好重建桡骨弓将导致前臂旋转活动丢失：桡骨弓每丢失 5°，患者前臂丧失约 15° 的旋转活动[2, 35, 36]。如果骨折经过桡骨弓，接骨板固定时可见到的两侧骨质多不等，应使接骨板适合桡骨弓的形状。在接骨板的中部，桡骨凸侧（桡侧缘）应可看到更多的骨质（**图 18.16**），在用直接加压接骨板时判断是否恰当重建了桡骨弓是很重要的影像学依据。术中透视应可见接骨板外桡骨轻度呈弓形，特别是当需要选用长的接骨板，且接骨板直行部分不在弓形中心时，利用这点判断复位非常有用（**图 18.17**）。使用预弯接骨板可能更易于恢复桡骨弓，进而有利于改善前臂旋转功能的恢复[37]。

18 前臂骨折

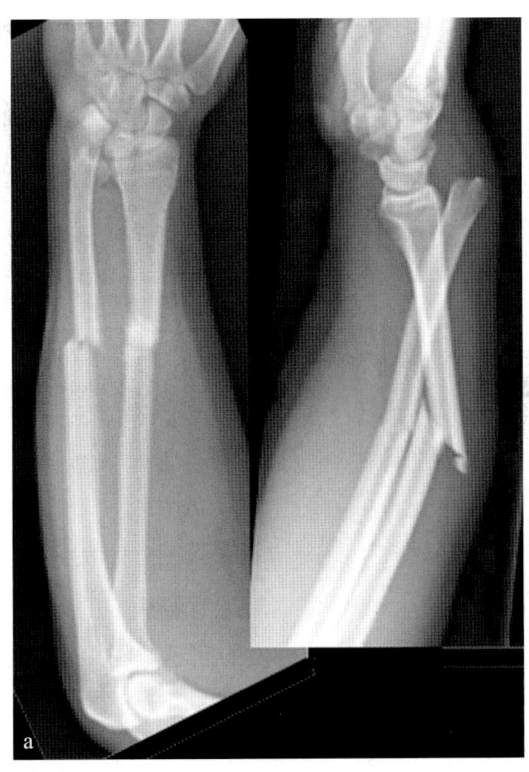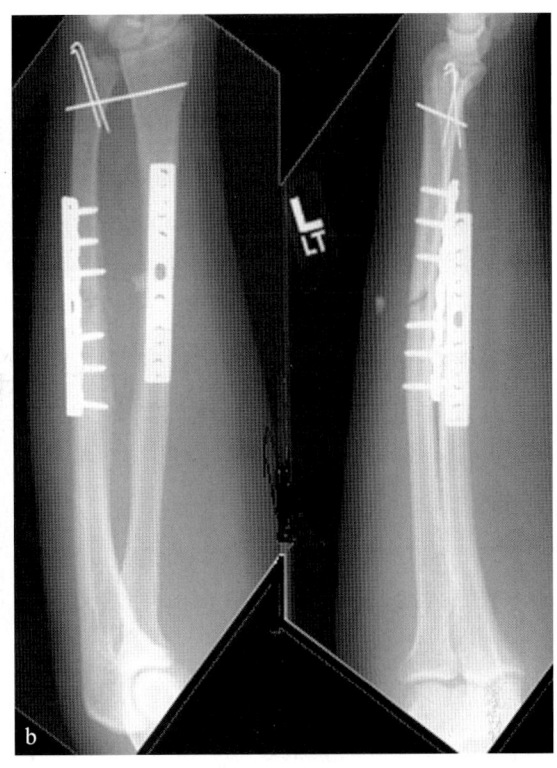

**图18.16** 前臂双骨折接骨板固定。a.伤时X线片，注意前臂双骨折合并下尺桡关节（DRUJ）损伤。b.由于尺骨相对较直，用直接骨板恢复尺骨对线。相反，由于桡骨呈弓形，将直接骨板置于桡骨的掌侧或背侧表面时，其近端和远端会偏离骨面，因此必须预弯。另外，可见因Galeazzi骨折（桡骨骨折合并下尺桡关节脱位）而需固定下尺桡关节

---

**要点与技巧**

- 需要记住的是，骨折复位钳有时会干扰接骨板的置入，必须先将接骨板固定于近端或远端，然后再将其作为整体与骨折另一端复位固定。通常将接骨板置于较易移位的远折端更容易，然后将远端板/骨折结构复位到近端骨折块。
- 在粉碎性骨折中，对中心碎片应用较长的接骨板进行固定，以便将载荷分散到更大的区域。
- 对于桡骨骨折，在掌侧用接骨板进行固定时，接骨板多需要适当预弯。
- 骨折块间螺钉可提供坚固的固定。为了初始复位和提高稳定性，通常可以在接骨板外使用一枚拉力螺钉，螺丝直径可为2.7 mm或3.5 mm。对小的骨折块，通常需要使用更小的螺钉。

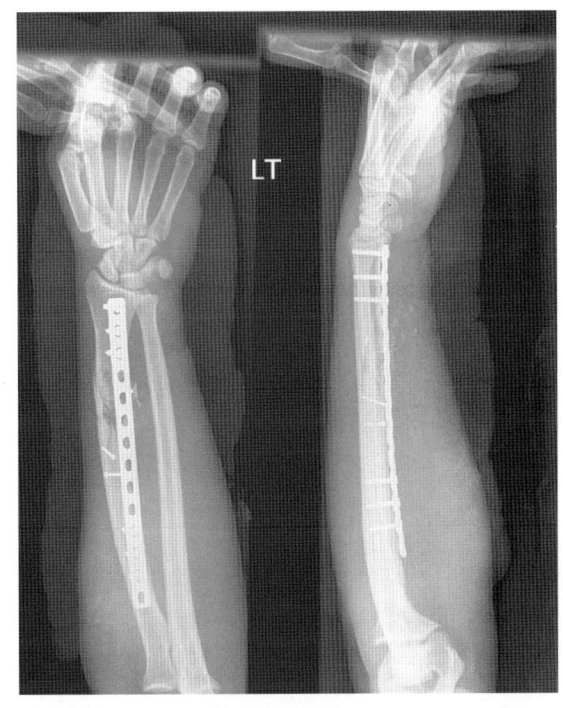

**图18.17** 偏心放置桡骨接骨板。由于正常桡骨呈弓形，用直接骨板时，桡骨的凸侧（桡侧缘）应该可见更多的骨质

505

## Monteggia（孟氏）骨折

尺骨骨折伴上尺桡关节脱位是一种相对少见的损伤，占前臂骨折的不足10%（图18.18）[38]。与其他前臂骨折相比，这种所谓的Monteggia骨折治疗结果常较差，常有超过50%的患者最终结果为差、不良或不满意[39,40]。由于这些损伤的关节外部分会延伸至肘关节和前臂近端关节，相关并发症包括复发性上尺桡关节不稳、异位骨化、融合、神经麻痹和挛缩等。其中，Bado Ⅱ型/后孟氏损伤和中心性骨折脱位尤甚[39,41~45]。通过固定冠状突骨块、桡骨柱重建或桡骨头置换等来提高肘关节稳定性，可改善治疗效果[46~48]。

所有的成年人Monteggia骨折应行手术固定治疗，以恢复肘关节的自然生物力学，并允许关节早期活动。应如前所述，可用拉力螺钉与3.5 mm接骨板固定近端尺骨干骨折以实现稳定固定。Monteggia损伤常向近端延伸至尺骨冠突和肱尺关节。对于更靠近端的累及尺骨鹰嘴的骨折，单纯横形非粉碎骨折可应用张力带技术固定，但这种情况在Monteggia损伤中非常少见。因此，即使尺骨骨折非常靠近近端，也应考虑行接骨板坚强固定。治疗近端骨折的一种常见方法是使用解剖锁定加压接骨板进行固定。在一些较新的接骨板中，锁定螺钉角度可调，有利于螺钉以理想的角度置入，以达最佳生物力学，包括冠突骨折块的固定（图18.19）。

沿尺骨的皮下骨嵴向近端延长手术切口，至鹰嘴尖一侧。一般来说，切口在鹰嘴外侧最好呈弧形远离尺神经，另外一个好处是避免肘后经常接触部位的瘢痕形成。除非该区域有开放性损伤或出于显露的需要，通常无须切开肘管显露尺神经。如前所述，在尺骨近端骨干，骨折非常靠近端时应固定在背侧表面，否则应将接骨板置于背侧或掌侧表面。新型低切迹易预弯接骨板可更好地满足后侧固定的生物力学，同时减少了内固定突出的问题（图18.19）。因为需要在尺骨骨折两端各进行至少6层皮质固定，在骨折近端较短时，3.5 mm接骨板可能无法置入足够的螺钉，关节周围接骨板可联合使用2.7 mm和3.5 mm螺钉。完成固定后，需检查肘关节全范围活动度并确定固定牢靠。对于尺骨短缩、粉碎性骨折，推荐应用间接复位的方法来恢复尺骨的解剖长度，可避免广泛剥离骨膜。可应用牵开器或接骨板张力调整装置行间接复位，操作过程中须尽量减少骨膜剥离，以免发生骨不连、与桡骨融合等并发症。

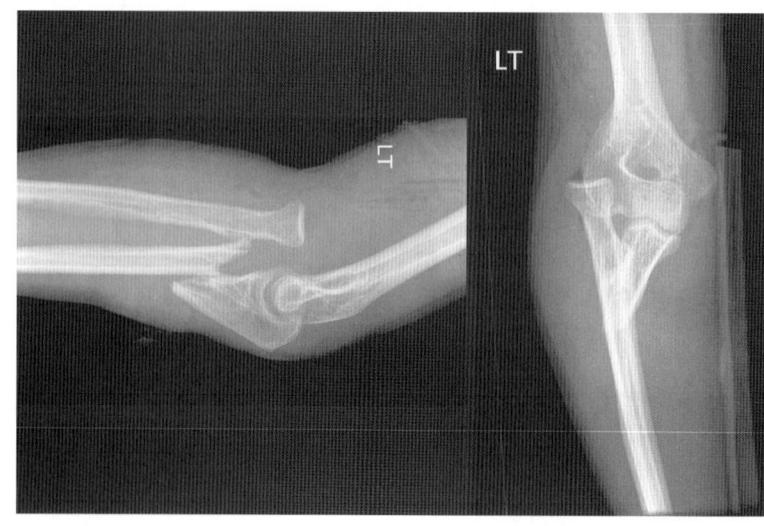

图18.18　Bado Ⅰ型Monteggia骨折，尺骨近端1/3骨折伴成角畸形，桡骨头前脱位

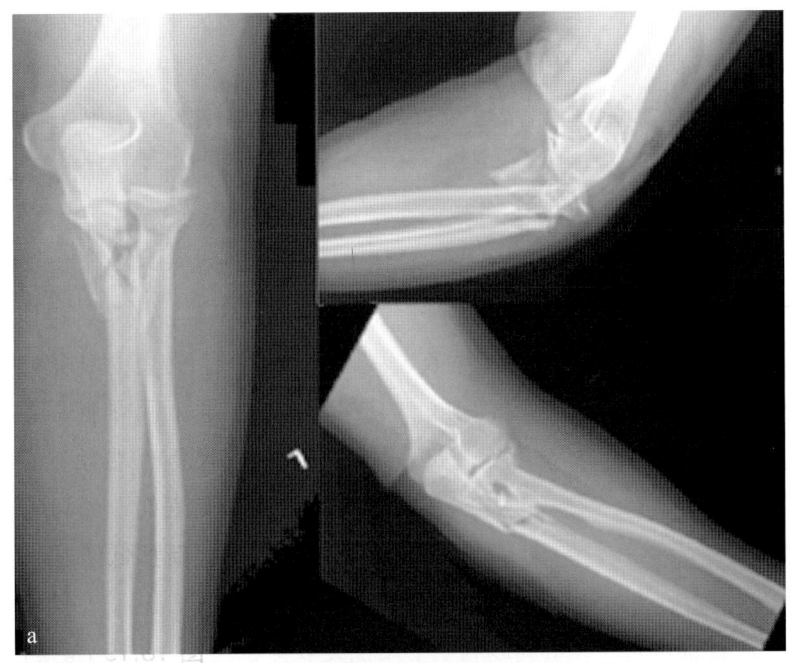

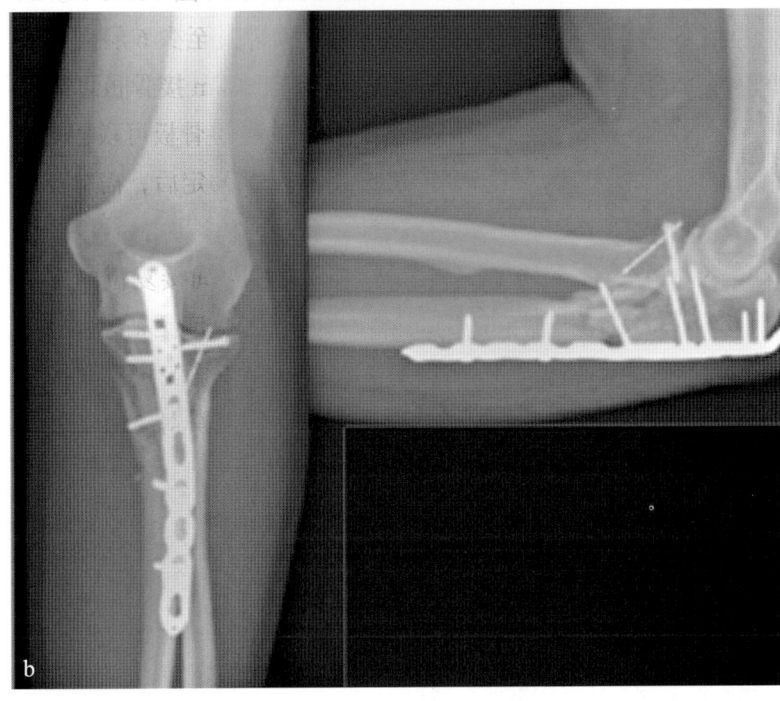

图 18.19 a. 类"Monteggia"损伤，尺骨近端骨折并向后成角，伴桡骨头/颈骨折。b. 本例中，尺骨骨折用接骨板固定（冠状突牢固固定），桡骨头用无头螺钉和克氏针固定

尺骨骨折解剖复位后，桡骨头通常自行复位。桡骨头偶尔会呈"纽扣"样交锁于关节囊或肘肌。如果桡骨头不能复位，需另做切口显露桡骨头行切开复位（见第 14 章）。在特别高能量所致的损伤中，肱肌可能从肱骨止点处撕裂，此时无须进一步分离即可显露桡骨头。一般不应通过尺侧切口显露桡骨头，因为这将增加发生融合尺桡骨不连的风险。在透视下仔细检查肘关节全范围活动，特别注意冠状突骨折的可能性。如果存在冠状突骨折且肘关节仍不稳定，则必须固定冠突，本章不予讨论。

## Galeazzi（盖氏）骨折

**视频18.3** 桡骨骨折和下尺桡关节穿针固定（Galeazzi骨折、复杂肘关节损伤ORIF的一部分）

像Monteggia骨折一样，Galeazzi骨折也不太常见，仅占前臂骨折的3%~6%[49,50]，包含桡骨骨折（最常发生在中远1/3交界处）和下尺桡关节脱位（图18.20）[51]。单一桡骨骨折极其罕见，应保持高度警觉以免漏诊下尺桡关节损伤。若干影像学征象有助于确定下尺桡关节脱位：①在正位X线片上下尺桡关节间隙增宽；②在侧位X线片上尺骨相对于桡骨向背侧移位；③尺骨茎突基底部骨折；④桡骨相对尺骨远端短缩超过5 mm[49,52]。桡骨骨折最常见的是短斜形或横形，并向背侧成角[53~55]。同时，应仔细检查有无神经损伤。

成人Galeazzi骨折应行手术治疗（图18.20）。有作者报告了闭合复位后行石膏固定治疗效果不满意，可能和肱桡肌、旋前方肌和拇伸肌强大的致畸应力有关[49,54,55]。桡骨骨折应达解剖复位，用3.5 mm加压接骨板固定。桡骨获得解剖复位后下尺桡关节通常随之复位。这一点在术中必须通过X线片或透视仔细观察，通过前臂完全旋前/旋后评价下尺桡关节的稳定性。如果下尺桡关节在全范围，尤其是旋前时不脱位，则无须进一步处理，术后可早期开始活动练习。如果下尺桡关节在旋前位不稳而在旋后位稳定，则应将前臂固定于旋后位。早期行夹板固定，随后改为铰链式肘关节支具或石膏，允许于前臂完全旋后位肘关节屈伸活动，固定4~6周以利于下尺桡关节囊等软组织修复。最后，如果下尺桡关节在旋前位和旋后位均不稳定，则应行经皮穿克氏针固定。通常使用2枚克氏针，间距1~2 cm，远端克氏针应紧贴下尺桡关节近端。由于下尺桡关节是软骨关节，克氏针不应

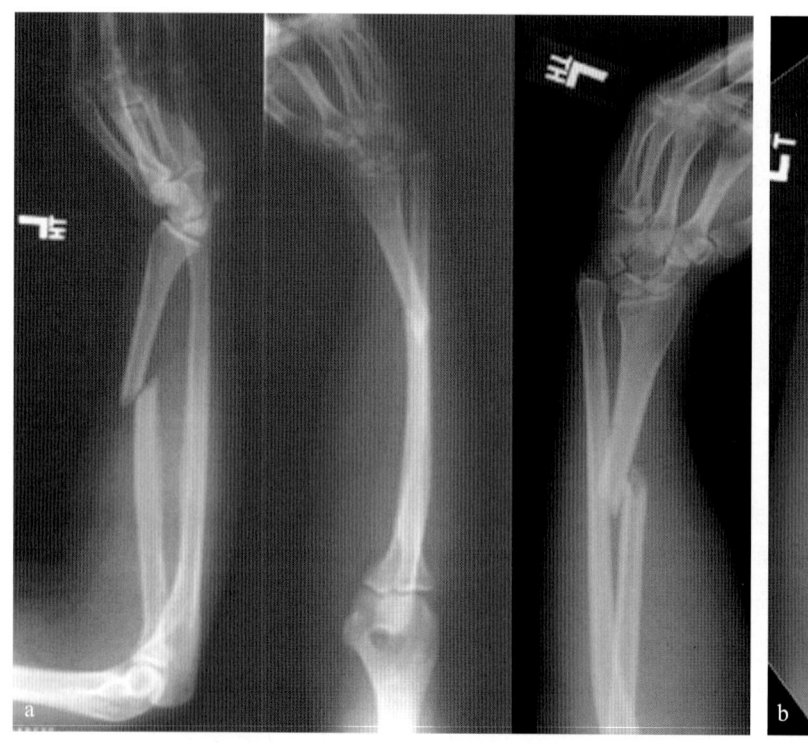
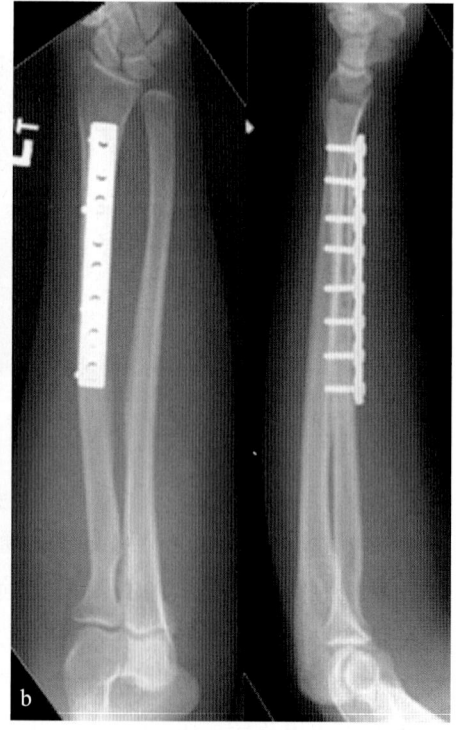

**图18.20** Galeazzi骨折。a. 正、侧、斜位X线片显示桡骨干远端1/3骨折，下尺桡关节明显增宽，特别在侧位片上。b. 桡骨切开复位内固定术后3个月正侧位X线片，Rogue固定后下尺桡关节稳定（与图18.16病例不同，后者需另行固定）

穿过关节本身。为避免克氏针断裂，可选用稍粗的（如 2.0 mm）克氏针于前臂旋后位钻入。自尺骨横行通过桡骨双层皮质，然后如前所述，用铰链式支具将前臂固定于旋后位并允许肘关节屈伸活动。

下尺桡关节损伤亦可直接修复[56]。采用背侧入路，通过尺骨茎突钻孔或锚钉重建关节囊组织的附着点[53]。同样，如果下尺桡关节不能复位，应从背侧切开，去除嵌入的软组织，通常是尺侧腕伸肌或小指伸肌[57~62]。如果需切开关节，部分作者建议修复三角纤维软骨复合体（TFCC），但尚不明确能否改善结果[53, 56, 61]。修复下尺桡关节囊或/和三角纤维软骨复合体后，应该固定下尺桡关节。修复后将下尺桡关节固定于中立位而不是完全旋后位，以避免旋前活动丢失。最后，伴有尺骨茎突基底部骨折的不稳定性下尺桡关节损伤也许需要固定尺骨骨折块，在稳定下尺桡关节中起重要作用的三角纤维软骨复合体正是附着于该骨块。切开复位，用小的拉力螺钉、钩接骨板或张力带固定尺骨茎突骨折块，有助于维持下尺桡关节的稳定[53, 56]。

应用坚固的加压接骨板固定，并恰当评估下尺桡关节的稳定性，对 Galeazzi 骨折通常能取得很好的疗效[49, 60]。也有研究注意到并发症发生率显著较高，包括术中桡神经损伤（最常见的是背侧感觉神经），在已报告的病例中发生率为 7%~19%[49, 57]。

## 植　骨

当前臂粉碎性骨折超过骨直径的 50% 或为开放性骨折时，传统建议植骨[5]。对此类损伤行自体骨植骨后，愈合率可达 98%[5]。然而，Wright[63] 和 Wei 等[64] 对前臂骨折行接骨板固定而不植骨，愈合率完全相同（98%）。目前，对新鲜前臂骨折似乎没有必要常规植骨，但对于有骨缺损或因代谢因素可能导致延迟愈合的患者，仍应考虑植骨。对少数开放骨折后骨缺损的病例，行延迟或二期植骨往往也可以取得成功[65, 66]。

## 髓内钉

与其他长骨类似，因为避免了接骨板固定所需的广泛显露，对前臂骨折行髓内钉固定在理论上颇具吸引力。有报告使用髓内固定技术可获得良好功能和美学结果[67~69]。尽管有这些理论上的优势，但对成人前臂骨折行髓内钉固定并非常规选择，疗效似乎往往不如接骨板固定[68~70]。对成人前臂骨折行髓内钉固定后，因存在成角畸形的可能以及旋转稳定性不足，不能满足安全、早期活动的要求。尽管有这些局限性，仍有时前臂骨折行髓内钉固定后前臂功能恢复良好的报告[67, 68]。目前，桡骨或尺骨髓内钉固定一般只用于特殊情况，如伴严重软组织损伤的骨折（图 18.21）[71]。因为尺骨髓腔较直且在鹰嘴处入钉容易，更适合行髓内钉固定[71]；相反，桡骨骨折行髓内钉固定时需要在桡骨远端背侧偏心位入钉，用髓内钉系统重建桡骨解剖弓形会比较困难。目前已有预弯的桡骨髓内钉[68]。交锁髓内钉可提供更好的稳定性，但在桡骨近端置入锁钉时存在损伤骨间背神经的风险[72]。应在前臂旋转中立位，通过小切口置入锁定髓内钉。桡骨接骨板固定与尺骨髓内钉固定相结合，可以充分发挥两种技术各自的优势（图 18.22）[67]。

## 锁定接骨板

在过去的十年里，锁定接骨板得到普遍应用，也有作者报道了其应用于前臂骨折的效果[73~76]。与传统接骨板相比，理论上锁定接骨板的优点是不会压紧骨面，更有利于保护骨周血供[74~77]。为证实这一点，Hofer 等[76]

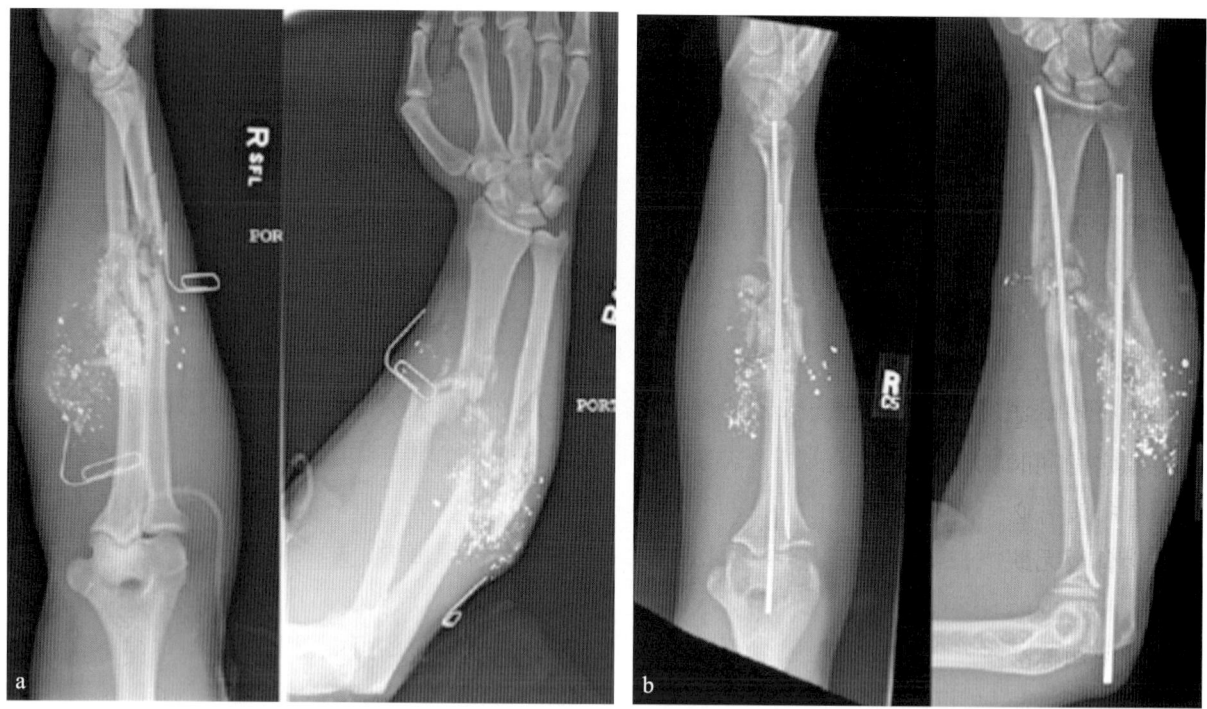

**图 18.21** a. 枪伤导致的严重的粉碎性前臂双骨折，伴明显软组织缺损。b. 由于软组织损伤和严重粉碎性骨折的存在，采用微创髓内钉技术进行固定

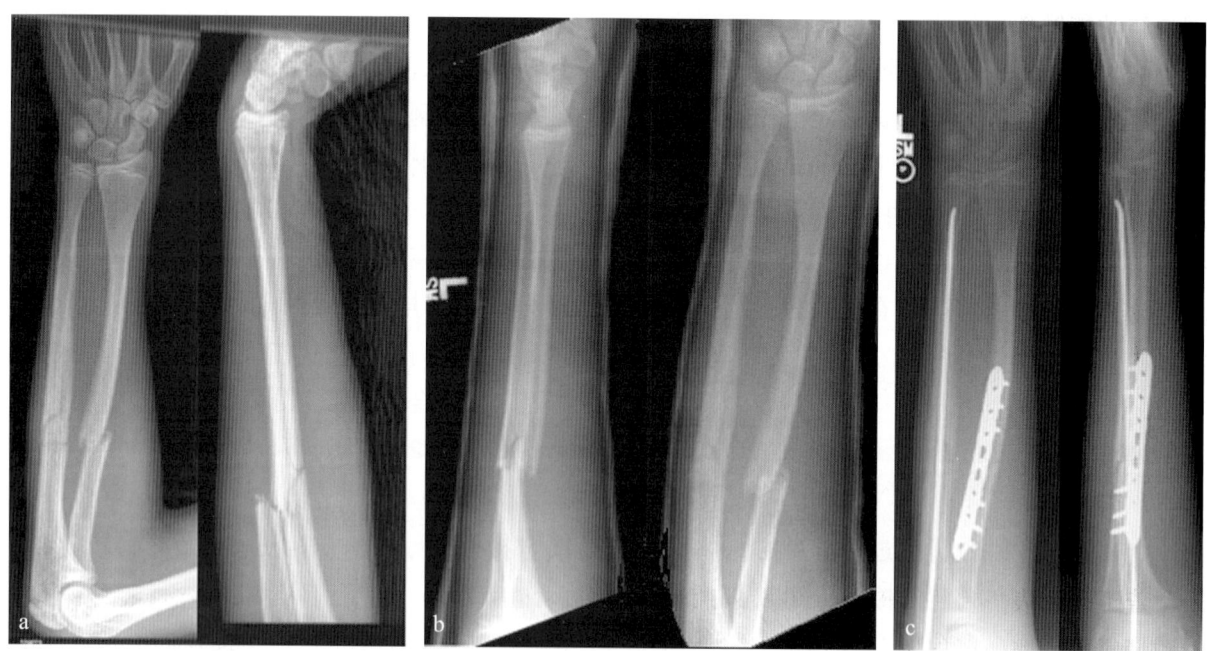

**图 18.22** a. 损伤取正侧位 X 线片显示桡骨和尺骨干横形骨折。b. 患者最初在急诊行闭合复位夹板固定。c. 最终行桡骨接骨板固定、尺骨髓内钉固定

发现使用点状接触接骨板（PC-Fix，Stratec，Winterthur，Switzerland）时骨痂形成更好。在一项动物模型研究中，与标准接骨板相比，点状接触固定的抗感染效果更好[78]。由于接骨板没有压紧于骨，并且固定不全依靠螺钉的咬合力，因此这些结构可用于骨质疏松骨，而此时使用非锁定螺钉可能会失败[77]。如果患者有少见的掌侧弓，普通接骨板可能不能很好地贴服，锁定接骨板更适合。在这种情况下，接骨板在维持稳定的同时远端可能会偏离骨面。然而，前臂骨折没有必要常规使用锁定接骨板。由于锁定接骨板无助于骨折复位而仅是在原位进行固定，所以在锁定螺钉前必须完成骨折复位[79]。在前臂使用标准小接骨板的并发症相对较少，因此是治疗首选。

## 康 复

单一尺骨干骨折采用非手术治疗，如果早期进行功能锻炼，通常可以获得相当好的治疗效果。主动活动肘、腕，包括前臂旋前/旋后，应在急性肿胀和疼痛消退后立即开始，不应晚于伤后2周。同样应强调早期肩关节活动。鼓励患者用患肢进行日常活动，如梳洗和进食。伤后4周内，限制举重不超过2磅（1千克），然后视患者耐受情况增加。患者可以使用平台拐杖，只有当伤后6周X线影像显示骨折愈合充分，才允许使用常规拐杖负重。

## 结 果

若干研究表明，前臂双骨折后骨折愈合、活动恢复优良率都较高[5, 67, 79-81]。Droll[81]和Goldfarb等[80]描述了成人前臂骨折后功能评估方法。这些研究使用了经循证医学证实的评估方法，包括上肢功能评分（DASH）、健康调查简表36（SF-36）和肌骨功能评分（MFA）。即使有约10%的旋后-旋前活动丢失和力量下降，DASH、SF-36和MFA评分显示功能结果良好。Droll等报道称，在平均5.4年的随访中，与未受伤的前臂相比，旋前和旋后力量下降了30%，握力下降了25%。

## 并发症

前臂骨折后可能发生多种并发症，一篇较早的文献综述记录了一组行接骨板固定手术治疗的病例，并发症发生率约为28%[82]。一般并发症包括软组织和神经血管损伤，如筋膜室综合征、周围神经损伤和肌肉肌腱损伤等。如前所述，骨折复位不良可导致前臂旋转功能障碍。通过细致的手术操作和对软组织的恰当处理，外科医生可预防多数这些并发症。多数并发症见于严重的开放性损伤。

接骨板固定术后不愈合通常由固定不充分引起，特别与螺钉数量和接骨板类型有关。Stern和Drury[82]发现，用3枚螺钉固定时不愈合的发生率约为17%；而用5枚或更多螺钉固定时，不愈合的发生率约为4%。对于前臂骨折，三分之一管状接骨板或重建接骨板都不能提供充分的稳定性。

前臂骨折行手术或非手术治疗后尺桡骨融合少见，但可致残，在颅脑损伤以及骨折合并严重开放软组织损伤的病例中发生率较高[82, 83]。Jupiter和Ring[84]报告了他们18例单纯切除融合的经验，并将其分为三型：A型融合发生在二头肌粗隆水平或以远，B型累及桡骨头和上尺桡关节，C型超过肘关节达肱骨远端。平均随访34个月，该组病例仅1例发生融合切除术后复发，是唯一一例初始合并闭合性颅脑损伤的患者。其他17例前臂旋转功能平均为139°。融合早期切除的疗效更佳。

前臂掌侧筋膜室是筋膜室综合征很常见部位，仅次于小腿前筋膜室[85]。急性筋膜室综合征可继发于任何类型的前臂骨折；在儿童，可继发于桡骨远端/前臂骨折伴肘部骨折[86]。随着局部麻醉应用的增加，外科医生必须特别注意正在形成的筋膜室综合征。如果疑有任何此类软组织问题，术后不应行局部阻滞麻醉，因为这可能增加筋膜室综合征鉴别诊断的难度。急性筋膜室综合征需要立即切开掌侧筋膜室，有时须包括背侧筋膜室。关于前臂筋膜室综合征处理的详细描述请参阅第4章。

前臂骨折另一种常被讨论的并发症是取出接骨板后再骨折，据报道发生率为4%~20%[87, 88]。再骨折风险相关因素包括骨痂量、固定物取出后时间以及所应用内固定的型号（或许最重要）。在许多再骨折发生率较高的报告中，都有使用4.5 mm动力加压接骨板的患者，这种接骨板相对过大，由于应力遮挡和去血管化会导致显著的骨丢失。3.5 mm接骨板取除后的再骨折率似乎低得多。我们强烈建议对无症状的患者不要常规取出内固定。

> **经　验**
>
> - 单一尺骨骨折非手术治疗可接受标准：移位小于50%，成角小于10°。
> - 粉碎性骨折的复位参考：尺骨茎突与尺骨冠突呈180°，桡骨茎突与二头肌粗隆呈180°。
> - 桡骨弓：桡骨弓每减少5°，会导致前臂旋后/旋前丢失15°。
> - 前臂骨干骨折应使用3.5 mm动力加压接骨板或有限接触接骨板（LC-DCP, Synthes, Paoli, PA）而不是4.5 mm接骨板；尺骨远端宜选用2.7 mm接骨板。
> - 使用骨折块间拉力螺钉可显著增加固定稳定性。当目标是绝对稳定时，应尽可能使用拉力螺钉。
> - 骨折固定后检查上尺桡关节和下尺桡关节。
> - 应用4.5 mm接骨板行内固定并取出后再骨折的发生率>20%。
> - 只有当有明显的骨缺损时才行植骨。
> - 25%的患者骨间背神经紧贴桡骨颈。

---

> **视　频**
>
> **视频18.1　桡骨骨折的切开复位内固定**
> 视频演示了采用Henry前入路对移位的桡骨骨折行加压接骨板固定，并在桡骨固定后评估下尺桡关节。
>
> **视频18.2　前臂双骨折的切开复位内固定**
> 视频演示了成人尺桡骨双骨折的接骨板固定，详细说明了Henry入路和适当的尺、桡骨固定顺序。
>
> **视频18.3　桡骨骨折和下尺桡关节穿针固定（Galeazzi骨折、复杂肘关节损伤ORIF的一部分）**
> 视频演示了鹰嘴骨折以及大的冠突骨折的ORIF。对桡骨骨折行ORIF、下尺桡关节穿针固定。

## 参考文献

1. Chung KC, Spilson SV. The frequency and epidemiology of hand and forearm fractures in the United States. J Hand Surg Am 2001; 26:908–915
2. Schemitsch EH, Richards RR. The effect of malunion on functional outcome after plate fixation of fractures of both bones of the forearm in adults. J Bone Joint Surg Am 1992;74:1068–1078
3. Schemitsch EH, Jones D, Henley MB, Tencer AF. A comparison of malreduction after plate and intramedullary nail fixation of forearm fractures. J Orthop Trauma

1995;9:8–16
4. Ring D, Jupiter JB, Waters PM. Monteggia fractures in children and adults. J Am Acad Orthop Surg 1998;6:215–224
5. Chapman MW, Gordon JE, Zissimos AG. Compression-plate fixation of acute fractures of the diaphyses of the radius and ulna. J Bone Joint Surg Am 1989;71:159–169
6. Grace TG, Eversmann WW Jr. Forearm fractures: treatment by rigid fixation with early motion. J Bone Joint Surg Am 1980;62: 433–438
7. Ross ER, Gourevitch D, Hastings GW, Wynn-Jones CE, Ali S. Retrospective analysis of plate fixation of diaphyseal fractures of the forearm bones. Injury 1989; 20:211–214
8. Bado JL. The Monteggia lesion. Clin Orthop Relat Res 1967;50: 71–86
9. Dymond IW. The treatment of isolated fractures of the distal ulna. J Bone Joint Surg Br 1984;66:408–410
10. Brakenbury PH, Corea JR, Blakemore ME. Non-union of the isolated fracture of the ulnar shaft in adults. Injury 1981;12:371–375
11. Zych GA, Latta LL, Zagorski JB. Treatment of isolated ulnar shaft fractures with prefabricated functional fracture braces. Clin Orthop Relat Res 1987;219:194–200
12. Tynan MC, Fornalski S, McMahon PJ, Utkan A, Green SA, Lee TQ. The effects of ulnar axial malalignment on supination and pronation. J Bone Joint Surg Am 2000; 82-A:1726–1731
13. Sarmiento A, Latta LL, Zych G, McKeever P, Zagorski JP. Isolated ulnar shaft fractures treated with functional braces. J Orthop Trauma 1998;12:420–423, discussion 423–424
14. Sarmiento A, Cooper JS, Sinclair WF. Forearm fractures. Early functional bracing-a preliminary report. J Bone Joint Surg Am 1975; 57:297–304
15. De Boeck H, Haentjens P, Handelberg F, Casteleyn PP, Opdecam P. Treatment of isolated distal ulnar shaft fractures with below- elbow plaster cast. A prospective study. Arch Orthop Trauma Surg 1996;115:316–320
16. Pearce PK, Tavetain A, Handoll HH. Der Interventions for isolated diaphyseal fractures of the ulna in adults: abstract. Cochrane Database Syst Rev 2004;2:CD000523
17. Mackay D, Wood L, Rangan A. The treatment of isolated ulnar fractures in adults: a systematic review. Injury 2000;31:565–570
18. Gebuhr P, Hölmich P, Orsnes T, Soelberg M, Krasheninnikoff M, Kjersgaard AG. Isolated ulnar shaft fractures. Comparison of treatment by a functional brace and long-arm cast. J Bone Joint Surg Br 1992;74:757–759
19. Oberlander MA, Seidman GD, Whitelaw GP. Treatment of isolated ulnar shaft fractures with functional bracing. Orthopedics 1993; 16:29–32
20. Ostermann PA, Ekkernkamp A, Henry SL, Muhr G. Bracing of stable shaft fractures of the ulna. J Orthop Trauma 1994;8:245–248
21. Atkin DM, Bohay DR, Slabaugh P, Smith BW. Treatment of ulnar shaft fractures: a prospective, randomized study. Orthopedics 1995; 18:543–547
22. Pollock FH, Pankovich AM, Prieto JJ, Lorenz M. The isolated fracture of the ulnar shaft. Treatment without immobilization. J Bone Joint Surg Am 1983;65:339–342
23. Handoll HH, Pearce P. Interventions for treating isolated diaphyseal fractures of the ulna in adults. Cochrane Database Syst Rev 2012;6:CD000523
24. Moed BR, Kellam JF, Foster RJ, Tile M, Hansen ST Jr. Immediate internal fixation of open fractures of the diaphysis of the forearm. J Bone Joint Surg Am 1986;68:1008–1017
25. Burwell HN, Charnley AD. Treatment of forearm fractures in adults with particular reference to plate fixation. J Bone Joint Surg Br 1964;46:404–425
26. Perren SM. Evolution of the internal fixation of long bone fractures. The scientific basis of biological internal fixation: choosing a new balance between stability and biology. J Bone Joint Surg Br 2002;84:1093–1110
27. Henry AK. Extensile Exposure. New York: Churchill Livingstone; 1970:100–107
28. Thompson JE. Anatomical methods of approach in operations on the long bones of the extremities. Ann Surg 1918;68:309–329
29. Muller ME, Perren SM, Allgower M. Manual of Internal Fixation, corrected 3rd printing. New York: Springer-Verlag; 1995
30. Hirachi K, Kato H, Minami A, Kasashima T, Kaneda K. Clinical features and management of traumatic posterior interosseous nerve palsy. J Hand Surg [Br] 1998; 23:413–417
31. Diliberti T, Botte MJ, Abrams RA. Anatomical considerations regarding the posterior interosseous nerve during posterolateral approaches to the proximal part of the radius. J Bone Joint Surg Am 2000;82:809–813
32. Omeroglu H, Ucaner A, Tabak AY, et al. The effect of

using a tourniquet on the intensity of postoperative pain in forearm fractures: a randomized study in 32 surgically treated patients. Int Orthop 1998;22:369–373

33. Keogh P, et al. Loss of flexor pollicis longus function after plating of the radius. Report of six cases. J Hand Surg Am 1997;22:375– 376

34. Ebraheim NA, Elgafy H, Georgiadis GM. Comminuted Monteggia fracture-dislocation-a technique for restoration of ulnar length: case reports. Am J Orthop 2000;29:960–963

35. Tarr RR, Garfinkel AI, Sarmiento A. The effects of angular and rotational deformities of both bones of the forearm. An in vitro study. J Bone Joint Surg Am 1984;66:65–70

36. Yasutomi T, Nakatsuchi Y, Koike H, Uchiyama S. Mechanism of limitation of pronation/supination of the forearm in geometric models of deformities of the forearm bones. Clin Biomech (Bristol, Avon) 2002;17:456–463

37. Rupasinghe SL, Poon PC. Radius morphology and its effects on rotation with contoured and noncontoured plating of the proximal radius. J Shoulder Elbow Surg 2012;21:568–573

38. Bruce HE, Harvey JP, Wilson JC Jr. Monteggia fractures. J Bone Joint Surg Am 1974;56:1563–1576

39. Llusà Perez M, Lamas C, Martínez I, Pidemunt G, Mir X. Monteggia fractures in adults. Review of 54 cases. Chir Main 2002;21:293– 297

40. Reynders P, De Groote W, Rondia J, Govaerts K, Stoffelen D, Broos PL. Monteggia lesions in adults. A multicenter Bota study. Acta Orthop Belg 1996;62(Suppl 1):78–83

41. Arenas AJ, Artázcoz FJ, Tejero A, Arias C. Anterior interosseous nerve injury associated with a Monteggia fracture-dislocation. Acta Orthop Belg 2001;67:77–80

42. Biyani A, Olscamp AJ, Ebraheim NA. Complications in the management of complex Monteggia-equivalent fractures in adults. Am J Orthop 2000;29:115–118

43. Givon U, Pritsch M, Levy O, Yosepovich A, Amit Y, Horoszowski H. Monteggia and equivalent lesions. A study of 41 cases. Clin Orthop Relat Res 1997;337:208–215

44. Preston CF, Chen AL, Wolinsky PR, Tejwani NC. Posterior dislocation of the elbow with concomitant fracture of the proximal ulnar diaphysis and radial head: a complex variant of the posterior Monteggia lesion. J Orthop Trauma 2003;17:530–533

45. Ring D, Jupiter JB, Gulotta L. Atrophic nonunions of the proximal ulna. Clin Orthop Relat Res 2003;409:268–274

46. Jupiter JB, Leibovic SJ, Ribbans W, Wilk RM. The posterior Monteggia lesion. J Orthop Trauma 1991;5:395–402

47. Ring D, Jupiter JB, Simpson NS. Monteggia fractures in adults. J Bone Joint Surg Am 1998;80:1733–1744

48. Simpson NS, Goodman LA, Jupiter JB. Contoured LCDC plating of the proximal ulna. Injury 1996;27:411–417

49. Moore TM, Klein JP, Patzakis MJ, Harvey JP Jr. Results of compression– plating of closed Galeazzi fractures. J Bone Joint Surg Am 1985; 67:1015–1021

50. Moore TM, Lester DK, Sarmiento A. The stabilizing effect of soft-tissue constraints in artificial Galeazzi fractures. Clin Orthop Relat Res 1985;194:189–194

51. Galeazzi R. Ueber ein besonderes Syndrom bei Verletzungen im Bereich der Unterarmknocken. Arch Orthop Unfallchir 1934;35:557–562

52. Bruckner JD, Lichtman DM, Alexander AH. Complex dislocations of the distal radioulnar joint. Recognition and management. Clin Orthop Relat Res 1992;275:90–103

53. Morgan WJ, Breen TF. Complex fractures of the forearm. Hand Clin 1994;10:375–390

54. Kraus B, Horne G. Galeazzi fractures. J Trauma 1985;25:1093–1095

55. Mikić ZD. Galeazzi fracture-dislocations. J Bone Joint Surg Am 1975;57:1071–1080

56. Henry MH. Management of acute triangular fibrocartilage complex injury of the wrist. J Am Acad Orthop Surg 2008;16:320–329

57. Alexander AH, Lichtman DM. Irreducible distal radioulnar joint occurring in a Galeazzi fracture-case report. J Hand Surg Am 1981;6:258–261

58. Cetti NE. An unusual cause of blocked reduction of the Galeazzi injury. Injury 1977;9:59–61

59. Rettig ME, Raskin KB. Galeazzi fracture-dislocation: a new treatment-oriented classification. J Hand Surg Am 2001;26:228–235

60. Maculé Beneyto F, Arandes Renú JM, Ferreres Claramunt A, Ramón Soler R. Treatment of Galeazzi fracture-dislocations. J Trauma 1994;36:352–355

61. Strehle J, Gerber C. Distal radioulnar joint function after Galeazzi fracture-dislocations treated by open reduction and internal plate fixation. Clin Orthop Relat Res 1993;293:240–245

62. Mohan K, Gupta AK, Sharma J, Singh AK, Jain AK. Internal fixation in 50 cases of Galeazzi fracture. Acta Orthop Scand 1988;59:318–320

63. Wright RR, Schmeling GJ, Schwab JP. The necessity of acute bone grafting in diaphyseal forearm fractures: a retrospective review. J Orthop Trauma 1997;11:288–294

64. Wei SY, Born CT, Abene A, Ong A, Hayda R, DeLong WG Jr. Diaphyseal forearm fractures treated with and without bone graft. J Trauma 1999;46:1045–1048

65. Barbieri CH, Mazzer N, Mazer MR. Use of a delayed cortical bone graft to treat diaphyseal defects in the forearm. Int Orthop 1999; 23:295–301

66. Davey PA, Simonis RB. Modification of the Nicoll bone-grafting technique for nonunion of the radius and/or ulna. J Bone Joint Surg Br 2002;84:30–33

67. Behnke NM, Redjal HR, Nguyen VT, Zinar DM. Internal fixation of diaphyseal fractures of the forearm: a retrospective comparison of hybrid fixation versus dual plating. J Orthop Trauma 2012;26: 611–616

68. Lee YH, Lee SK, Chung MS, Baek GH, Gong HS, Kim KH. Interlocking contoured intramedullary nail fixation for selected diaphyseal fractures of the forearm in adults. J Bone Joint Surg Am 2008;90: 1891–1898

69. Street DM. Intramedullary forearm nailing. Clin Orthop Relat Res 1986;212:219–230

70. Salai M, Segal E, Amit Y, Chechick A. [Closed intramedullary nailing of forearm fractures in young patients]. Harefuah 1998;134:106–108, 158–159

71. Boriani S, Lefevre C, Malingue E, Bettelli G. The Lefevre ulnar nail. Chir Organi Mov 1991;76:151–155

72. Tabor OB Jr, Bosse MJ, Sims SH, Kellam JF. Iatrogenic posterior interosseous nerve injury: is transosseous static locked nailing of the radius feasible? J Orthop Trauma 1995;9:427–429

73. Henle P, Ortlieb K, Kuminack K, Mueller CA, Suedkamp NP. Problems of bridging plate fixation for the treatment of forearm shaft fractures with the locking compression plate. Arch Orthop Trauma Surg 2011;131:85–91

74. Fernández Dell'Oca AA, Tepic S, Frigg R, Meisser A, Haas N, Perren SM. Treating forearm fractures using an internal fixator: a prospective study. Clin Orthop Relat Res 2001;389:196–205

75. Haas N, Hauke C, Schütz M, Kääb M, Perren SM. Treatment of diaphyseal fractures of the forearm using the Point Contact Fixator (PC-Fix): results of 387 fractures of a prospective multicentric study (PC-Fix II). Injury 2001;32(Suppl 2):B51–B62

76. Hofer HP, Wildburger R, Szyszkowitz R. Observations concerning different patterns of bone healing using the Point Contact Fixator (PC-Fix) as a new technique for fracture fixation. Injury 2001;32 (Suppl 2):B15–B25

77. Egol KA, Kubiak EN, Fulkerson E, Kummer FJ, Koval KJ. Biomechanics of locked plates and screws. J Orthop Trauma 2004;18:488–493

78. Eijer H, Hauke C, Arens S, Printzen G, Schlegel U, Perren SM. PC-Fix and local infection resistance-influence of implant design on postoperative infection development, clinical and experimental results. Injury 2001;32(Suppl 2):B38–B43

79. Leung F, Chow S-P. A prospective, randomized trial comparing the limited contact dynamic compression plate with the point contact fixator for forearm fractures. J Bone Joint Surg Am 2003;85-A: 2343–2348

80. Goldfarb CA, Ricci WM, Tull F, Ray D, Borrelli J Jr. Functional outcome after fracture of both bones of the forearm. J Bone Joint Surg Br 2005;87:374–379

81. Droll KP, Perna P, Potter J, Harniman E, Schemitsch EH, McKee MD. Outcomes following plate fixation of fractures of both bones of the forearm in adults. J Bone Joint Surg Am 2007;89:2619–2624

82. Stern PJ, Drury WJ. Complications of plate fixation of forearm fractures. Clin Orthop Relat Res 1983;175:25–29

83. Vince KG, Miller JE. Cross-union complicating fracture of the forearm. Part I: Adults. J Bone Joint Surg Am 1987;69:640–653

84. Jupiter JB, Ring D. Operative treatment of post-traumatic proximal radioulnar synostosis. J Bone Joint Surg Am 1998;80:248–257

85. McQueen MM, Gaston P, Court-Brown CM. Acute compartment syndrome. Who is at risk? J Bone Joint Surg Br 2000;82:200–203

86. Ghobrial TF, Eglseder WA Jr, Bleckner SA. Proximal ulna shaft fractures and associated compartment syndromes. Am J Orthop 2001; 30:703–707

87. Deluca PA, Lindsey RW, Ruwe PA. Refracture of bones of the forearm after the removal of compression plates. J Bone Joint Surg Am 1988;70:1372–1376

88. Hidaka S, Gustilo RB. Refracture of bones of the forearm after plate removal. J Bone Joint Surg Am 1984;66: 1241–1243

# 19　桡骨远端骨折

著者：John T. Capo，Ben Shamian，Frank A. Liporace，Richard S. Yoon
译者：胡东才

## 流行病学

桡骨远端骨折是急诊室最常见的骨折之一，Abraham Colles 于 1814 年首次对其进行了描述[1]，约占急诊处理的所有骨折的 20%，在肘关节以远的骨折中约占 74.5%[2,3]。总的来说，在美国，桡骨远端骨折每年约有 200 000 例[4]，约占所有工伤的 0.7%、所有上肢损伤的 3%、所有工伤骨折的 10%[5,6]。典型的 Colles 骨折是指桡骨远端距关节 1.5 英寸以内的向背侧移位的骨折，占桡骨远端骨折的绝大多数。Smith 骨折是向掌侧成角的骨折，由 Robert William Smith 首先描述。Barton 骨折为桡骨远端关节内剪切骨折，伴有桡腕关节脱位，占此类骨折的一小部分，却是不容忽视的重要损伤。掌侧 Barton 骨折比经典描述的背侧剪切骨折更常见。桡骨茎突骨折仅占桡骨远端骨折的一小部分，但也很重要[7,8]。

桡骨远端骨折呈双峰分布，一个出现在 6~10 岁，另一个出现在 60~69 岁。一项大样本的系列研究连续评估了 4 000 例急性桡骨远端骨折，这些骨折均来自一个大的创伤单元[9]。重要发现包括：多数患者在受伤前功能正常，87% 的老年人在日常生活活动中是独立的，强调有必要让这类损伤的患者恢复受伤前的活动水平；受伤机制通常为摔倒时伸手扶地，最简单的骨折机制是弯曲骨折，在老年女性中很常见；通常关节面保持完整，但在干骺端发生骨折。桡骨远端骨折也可能是关节内骨折，延伸至桡腕关节或下尺桡关节[9,10]。前面提到的 Edinburgh 系列骨折中，超过 50% 为 AO 分型的 A3.2 型（干骺端关节外粉碎性骨折）或 C2.1 型（简单关节内骨折伴干骺端粉碎性骨折）[9]。

## 解　剖

桡骨远端与腕骨的近端相连，有两个凹陷——舟状窝和月状窝。舟状窝是椭圆形的，因此不能很好地耐受腕关节对线不良；而月状窝是球形的，因此更能耐受月骨的屈曲或背伸。两个窝之间有一个嵴，在有些患者很明显。乙状切迹呈凹形，与尺骨头构成关节，是下尺桡关节（distal radioulnar joint，DRUJ）的一部分（图 19.1）。乙状切迹较平坦，曲率半径比尺骨头大，因此 DRUJ 的活动包括旋转和平移。三角纤维软骨复合体（triangular fibrocartilage complex，TFCC）起源于桡骨的尺侧面，附着于尺茎突基底部。三角纤维软骨复合体的背侧缘和掌侧缘增厚，形成下尺桡关节背侧韧带和掌侧韧带[11]。桡骨畸形会改变桡腕关节和下尺桡关节的运动轨迹，特别是桡骨短缩[12,13]。

桡骨干骺端主要由松质骨构成，位于桡腕关节以近 2~3 cm 处。在干骺端膨大处，皮质骨变薄，松质骨增加，形成了一个容易骨折的区域[14]。桡骨的掌侧面是凹陷的，背侧面是凸起的。掌侧皮质较厚，因此在骨折复位时更容易对齐；而背侧皮质较薄，往往骨折粉碎程度较高。桡腕关节面向掌侧倾斜 10°~14°，在额状面上向尺侧倾斜约 22°。桡骨远端参与构成腕管底部，提示与正中神经功能障碍和并发症有关[15]。

力从手通过腕关节传递至手臂，在中立位

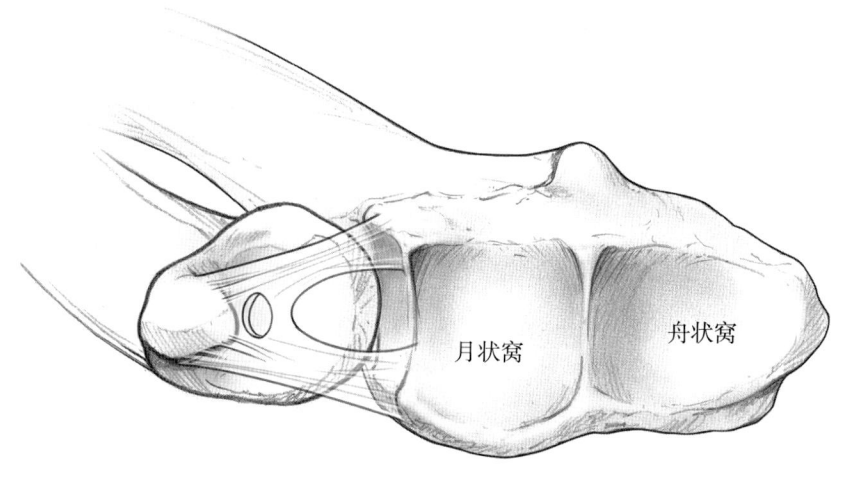

图 19.1 桡骨远端的示舟状窝和月状窝，朝向尺骨的乙状切迹与尺骨远端

时，桡腕关节承受 80%~85% 的负荷，而尺腕关节承受其余 15%~20% 的负荷[13]，力传递的比例可能随着尺骨变异或桡骨掌倾角的不同而有所变化[16]：尺骨正变异 2.5 mm 将导致尺骨远端的负荷增加 42%，而尺骨负变异 2.5 mm 可使其负荷降至 4.3%[16]。生物力学研究表明，桡侧远端干骺端背伸畸形愈合会引起腕骨对线的改变，从而导致适应性的腕骨不稳定[12, 13, 15, 16]；负荷也会向背侧转移，并集中于一个较小的区域内。从理论上来说，这将加速关节炎的发生。背伸畸形愈合常导致握力下降，可能是由疼痛或者桡骨短缩使肌腱通过腕关节的功能长度缩短所致[17~19]。

桡腕背侧韧带起源于桡骨 Lister 结节尺侧，从桡骨延伸至三角骨形成桡腕背侧韧带（dorsal radiocarpal ligament，DRC），从三角骨延伸至舟状骨形成背侧腕骨间韧带（dorsal intercarpal ligament，DIC）。背侧韧带随着掌屈而拉伸，损伤后会回缩。桡腕掌侧韧带起源于桡骨干骺端距桡腕关节 5 mm 处。这些韧带是桡骨远端发生小的撕脱骨折的常见部位[20~22]。

腕部的伸肌腱和屈肌腱经桡骨远端，分别从背侧附着于掌骨，从掌侧附着于指骨；只有肱桡肌腱附着于桡骨远端，常形成引起骨折块

畸形的力，而且随着受伤时间的延长还会进一步加剧[23]。

## 影像学评估

术前影像学评估对于成功评估骨折特征和获得最佳治疗效果至关重要。应获取的影像包括桡骨远端后前位（posteroanterior，PA）、侧位和斜位片，损伤时闭合复位和夹板固定后都应摄片。X 线片的方向正确是至关重要的，因为旋转不良会改变相关影像学参数[24]。零旋转 PA 位 X 线片（图 19.2a）应与 DRUJ 相切，用于评估桡骨的短缩和尺偏角，还可以评估关节面台阶。取 PA 位时肩关节应外展，肘部屈曲 90°，前臂处于旋转中立位，这样可以标准化评估尺骨变异，有助于制订治疗方案。

在真正的侧位片上，豌豆骨应位于舟状骨的掌侧唇和头状骨的掌侧皮质之间。通过侧位片可以评估桡骨的掌倾角，以及腕骨与桡骨的正确对线（图 19.2b）。鼻烟窝侧位片以倾斜 20° 角拍摄，X 线从桡侧远端射向尺侧近端。该视角在投影中去除了桡骨茎突，可以清晰地显示关节面（图 19.3）。已经证明，与传统侧位片相比，该视角能更好地评估掌倾角和关节

面的平整性[25]。斜位 X 线片对确定月状窝的骨折移位特别有帮助，可以显示桡骨的背尺侧部分骨皮质（支撑月骨的背侧关节面）和乙状切迹的背侧缘。

桡骨远端标准的正常放射学参数：尺偏角 22°（13°~30°）、桡骨茎突高度 12 mm（8~18 mm），平均掌倾角 12°（1°~21°）[26]。

对于复杂的关节骨折，CT 扫描有助于明确骨折块的位置、粉碎程度，以及评估桡腕关节和下尺桡关节的轻微半脱位。骨折闭合复位后应进行 CT 扫描，并进行冠状面、矢状面重建；有时，三维重建还可以提供额外的信息。重要的是要

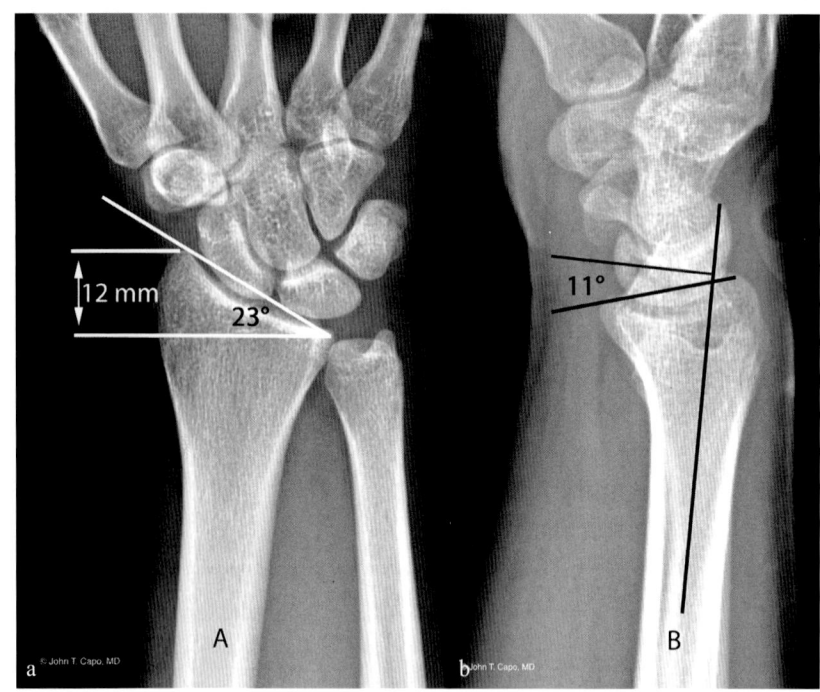

图 19.2 桡骨远端正常的后前位（posteroanterior, PA）和侧位 X 线片。a. 后前位片示尺偏角约 22°，月骨 2/3 的近端关节面位于桡骨远端关节面的外面。b. 侧位片示掌倾角 11°

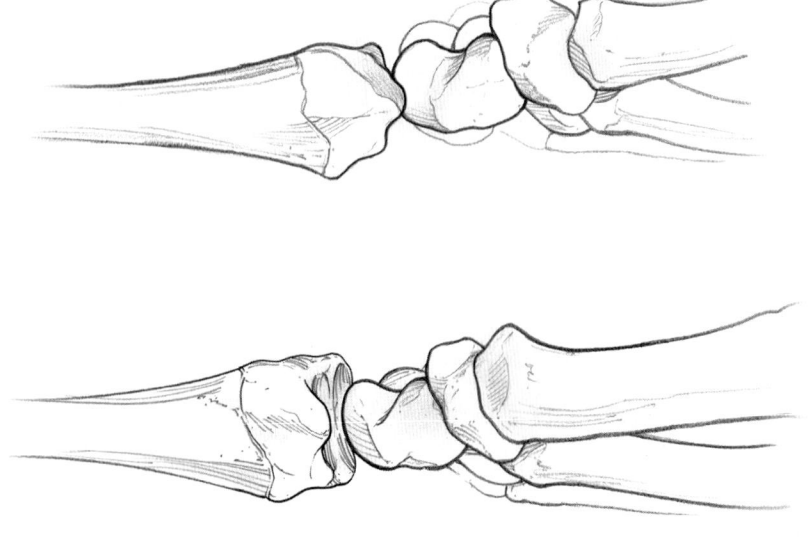

图 19.3 鼻烟窝侧位片示意图。通过肘关节略屈曲实现腕关节和手的尺偏位，投射方向为关节面的切线方向，从桡侧远端至尺侧近端

认识到桡骨远端骨折可以是关节内骨折，不仅可以发生在桡腕关节，也可以发生在下尺桡关节。CT扫描收集的信息有助于确定合适的手术入路和骨折块复位的特殊要求。

## 分型

历史上，桡骨远端骨折的分型系统有许多。1951年，Gartland和Werley[27]根据是否存在骨折块移位（而非程度）以及是否累及关节对骨折进行分类。1967年，Frykman分型[15]根据是否关节内骨折，以及尺骨远端是否骨折进行分类，首次将桡腕关节和下尺桡关节的受累情况区分开来；Frykman分型的局限性在于没有描述骨折的移位程度或骨折的粉碎程度。1984年，Melone[28]首次描述了根据桡骨远端骨折重要组成部分"内侧复合体"的分类，将"内侧复合体"作为乙状切迹和月状窝的一部分，可能发生掌侧和背侧的骨折。AO/骨科创伤协会（Orthopaedic Trauma Association，OTA）分类系统非常复杂，共有27个类别，临床上难以应用，但是在研究和比较研究中具有重要的指导意义。Jupiter和Fernandez[29]提出了基于受伤机制的分型，有助于描述各种骨折的能量传递和不稳定性（**图19.4**），受伤机制由简单到复杂，包括弯曲、剪切、压缩、撕脱以及联合的受伤机制[22, 29]。

## 治疗

### 闭合治疗

对于合适的桡骨远端骨折，闭合治疗仍是可接受的选择，对骨折块采用牵引和韧带整复法进行复位。桡腕韧带附着于干骺端边缘，因此可先通过闭合操作使被压缩的关节骨块复位。骨折必须维持在可接受的对齐位置，以确保足够的功能结果。不能接受的放射学参数包括：关节台阶大于2 mm（台阶比间隙更重要）、背侧倾斜超过10°、掌侧倾斜超过20°、尺偏角小于15°、尺骨正变异大于5 mm，以及腕关节半脱位[30]。

通常，很难确定哪些骨折适合闭合性复位。有两种不同的评分系统试图评估桡骨远端骨折的稳定性。在一项纳和105例患者的前瞻性研究中[31]，发现两种评分系统都低估了骨折的不稳定程度。另一项研究[32]分析了71例采用闭合复位治疗的老年桡骨远端关节外骨折患者，评估了早期（1周）和晚期（6周）不稳定，发现桡骨短缩和掌侧倾斜大于20°是早期不稳定的最佳预测因子，而尺偏角小于10°、年龄大于65岁和背侧倾斜大于20°是晚期不稳定的预测因子。

闭合性骨折的固定方式尚存争议。一项荟萃分析纳入了404例桡骨远端骨折患者[33]，发现闭合复位和固定在最终的影像学对线和并发症发生率方面没有显著性差异，包括牵引的类型（手法牵引时用或没用手指夹住）、夹板固定的旋转位置（旋前、旋后、中立）或用于固定的材料。

短臂或长臂固定的问题也常引发争议。一项前瞻性随机试验评估了桡骨远端骨折闭合治疗效果，比较了糖夹夹板和槽式夹板固定，发现两组的复位丢失率相似，而短臂固定组的功能结果明显更好[34]。考虑到不同的临床特点，桡骨远端骨折不稳定的年轻患者，肘部以上的固定可使骨折部位的旋转和变形力最小化。

老年患者的桡骨远端粉碎性骨折采用闭合复位和石膏固定治疗时，复位常常会丢失。一项研究评估了60例接受闭合复位石膏固定的老年患者，结果显示88%的患者存在骨折复位丢失，在53例骨折复位丢失的患者中，多数（75%）患者在初次复位后1周内即复位丢失[35]。

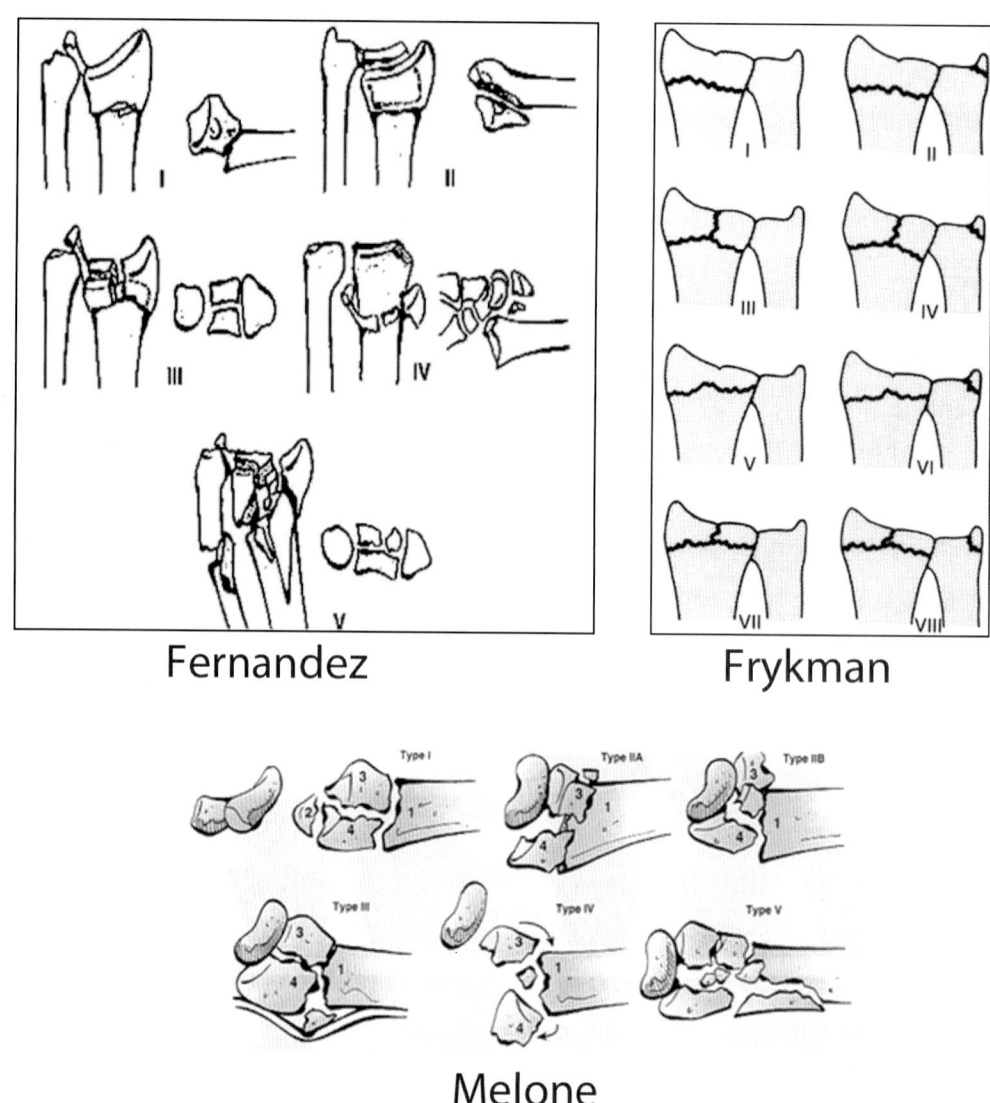

**图 19.4** 桡骨远端骨折 Fernandez、Frykman 和 Melone 分型 [引自 Kural C, Sungur I, Kaya I, Ugras A, Ertürk A, Cetinus E. Evaluation of the reliability of classification systems used for distal radius fractures. Orthopedics 2010;33(11):801. doi:10.3928/01477447-20100924-14. PMID: 21053882]

### 要点与技巧

- 充分的正交 X 线片，即真正的正位片和侧位片，是评价桡骨远端骨折的关键。
- 重要的放射学参数：尺偏角 [22°±(1°~2°)]、桡骨茎突高度 (12 mm) 和掌倾角 [12°±(1°~2°)]。
- 如果受伤侧腕部骨折对位不良的程度不清楚，可以获取对侧的 X 线片来评估正常的掌倾角、桡骨茎突高度和尺偏角。
- 月状窝（内侧复合体或中间柱）可能劈裂，形成掌侧或背侧骨折块，这可能需要更精细的 X 线片才能发现，可能需要通过掌侧和背侧入路来适当复位。
- 如果在 X 线片上关节受累、关节面出现台阶或间隙的程度不明显，应行 CT 扫描。
- 即使是轻微的腕骨半脱位也不能容忍，必须矫正才能获得良好的功能结果。

## 手术治疗

### 适应证

部分影像学征象可提示骨折可能是不稳定性的，闭合复位是不够的，包括：

- 背侧粉碎超过了桡骨掌背平面宽度的 50%；
- 掌侧干骺端粉碎；
- 初始背侧倾斜大于 20°；
- 初始移位（骨折块平移）大于 1 cm；
- 初始桡骨短缩超过 5 mm；
- 关节内骨折；
- 伴有尺骨骨折；
- 严重的骨质疏松症[26, 36]。

### 内固定的原则与手术入路

最近的趋势表明，采用接骨板进行手术治疗的病例显著增加，而采用外固定支架治疗的病例在减少[37]。文献已经证实接骨板固定的疗效，与非手术治疗和外固定支架相比有一些优势，可以早期恢复功能、减少畸形愈合的发生。新设计的专门用于桡骨远端的专用接骨板有助于提高桡骨远端骨折的稳定性，但解剖复位的原则仍然是一样的。新型固定方法可以更精确地重建。目前，技术的进步使多种方法成为可能，包括低切迹接骨板的使用，以及坚强的骨折块固定用于处理复杂骨折。

---

**急诊处理**

桡骨远端骨折的严重程度呈谱形分布，损伤类型包括从可以闭合治疗的低能量损伤到伴有软组织损伤和较高并发症发生率的高能量损伤，认识到这些类型损伤的区别是至关重要的。与桡骨远端骨折相关的软组织损伤包括正中神经损伤、急性腕管综合征、筋膜室综合征、韧带损伤和腕骨脱位等。桡骨远端骨折后正中神经炎很常见，重要的是确保其不进展。受伤或复位时的挫伤、腕管内血肿压迫或前臂筋膜室综合征均可刺激神经。

如果桡骨远端骨折后正中神经感觉异常，应对患者进行系统性评估。首先要检查敷料包扎和夹板固定，确保敷料包扎不能过紧，腕关节屈曲不超过 20°。去除这些致病因子后神经炎应该会得到改善，重要的是随着时间推移，感觉异常会减轻，而运动功能不受累；如果短时间内没有出现这种情况，则应去除敷料并检查软组织，如有急性腕管综合征或筋膜室综合征的证据，应立即松解；如果可能的话，桡骨远端骨折应该适当固定。

桡骨远端开放性骨折并不少见。如果桡骨或尺骨远端骨折为开放性，则需要急诊手术治疗。开放伤口的延伸必须考虑预期适当内固定所需的手术入路。如果外科医生有这方面的技术经验，就可以进行最终的固定。如果骨折非常复杂，超出了治疗医生的能力，那么冲洗、清创和外固定支架固定是合适的选择。应注意外固定针应尽量靠桡骨干近端放置，避免侵占最终的接骨板固定的位置。

前臂筋膜室综合征可能与桡骨远端骨折有关，但比较罕见。需要紧急行筋膜切开并对桡骨远端骨折进行处理。腕管松解术应与前臂近端的掌侧切口相结合。腕管切口与无名指在一条线上，然后在腕横纹处弧形转向尺侧；在前臂掌侧，切口呈平缓的弧形，然后止于肘窝二头肌腱的尺侧。如有上臂肿胀，则切口呈 Z 形穿过肘窝向上臂延伸。前臂掌侧浅、深间室，以及上臂纤维化的纤维束都必须松解。通过前臂掌侧切口，可释放活动肌群 [肱桡肌和桡侧腕长伸肌（extensor carpi radialis longus, ECRL）和桡侧腕短伸肌（extensor carpi radialis brevis, ECRB）]。如果前臂背侧仍有肿胀，则通过纵切口释放伸肌。

对于复杂的桡骨远端骨折，考虑如何恢复解剖对位时，重要的是要考虑到两个独立的关节面（桡腕关节和下尺桡关节）、桡骨远端的三个柱（桡侧柱、中间柱、尺侧柱），以及尺骨远端和三角纤维软骨复合体（triangular fibrocartilage complex，TFCC）。腕部骨折的固定原则和目标是解剖复位关节面，根据长度、掌倾角和尺偏角对关节面进行适当的复位，通过稳定的固定使手指和邻近关节可以进行早期功能锻炼并恢复活动范围。

术前必须评估骨折类型，以确定合适的固定方式。评估骨折是否累及关节至关重要。关节骨折可累及整个关节面或部分关节面。必须估计骨折块的大致数量，因为粉碎程度较高的骨折可能需要多块接骨板和/或多个手术入路。如果背侧粉碎严重，可能需要加用背侧入路。内侧关节面（中间柱）可能劈裂为掌侧和背侧骨块并向不同方向移位，所有受累关节柱都应关注，一般来说，应该首先处理中间柱，它是桡骨的"关键骨块"，因为它同时包含了桡腕关节和下尺桡关节的关节面。如果关节压缩严重，骨折块复位至适当位置后可能需要植骨。一旦术前计划完成，有几种手术入路可使特定的骨折块获得理想的显露。

掌侧入路

### 视频 19.1 采用桡骨远端骨折掌侧接骨板行 ORIF

远端 Henry 入路或桡侧腕屈肌（flexor carpi radialis，FCR）入路可获得桡骨远端的良好显露。随着预塑形锁定接骨板（设计用于桡骨远端掌侧）的出现，掌侧入路已成为治疗多数桡骨远端骨折的实用入路（图 19.5）。切口位于桡动脉与 FCR 肌腱之间，与经典的前臂掌侧 Henry 入路不同，需要将桡动脉牵向桡侧。深部间隙通过 FCR 肌腱鞘的底部分离。注意不要切开 FCR 的尺侧，因为正中神经的掌皮支在这个间隙内[38]。抬起旋前方肌和拇长屈肌（flexor pollicis longus，FPL）腹肌并向尺侧牵开，显露骨折端[39]（图 19.6）。切开桡骨远端软组织不要超过桡骨掌侧最远端，因为可能损伤掌侧桡腕韧带并导致腕关节不稳[39]。修复旋前方肌有助于软组织覆盖接骨板，但其功能的重要性还存在争议。在最近的一项对比研究中，旋前方肌修复与不修复，在功能或并发症发生率方面无显著差异[40]。

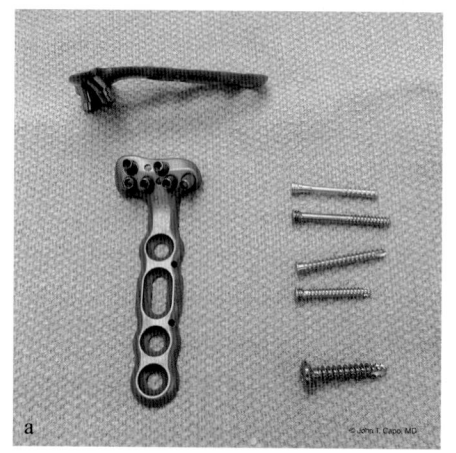
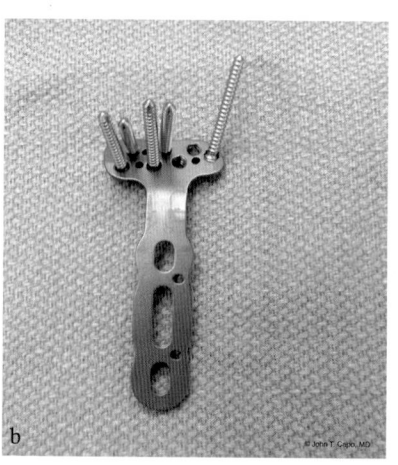
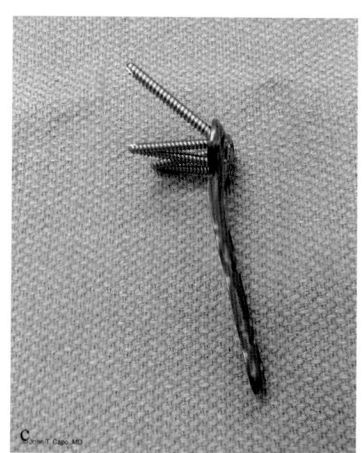

图 19.5 桡骨远端骨折固定掌侧锁定接骨板。a. 接骨板预先置入了锁定导向套筒，以便于螺钉孔的同轴钻孔，有各种螺钉可用于接骨板：部分螺纹或全螺纹，锁定或非锁定，皮质骨螺钉和松质骨螺钉。b, c. 将全螺纹锁定螺钉插入接骨板，显示桡骨远端骨折螺钉的理想放置角度

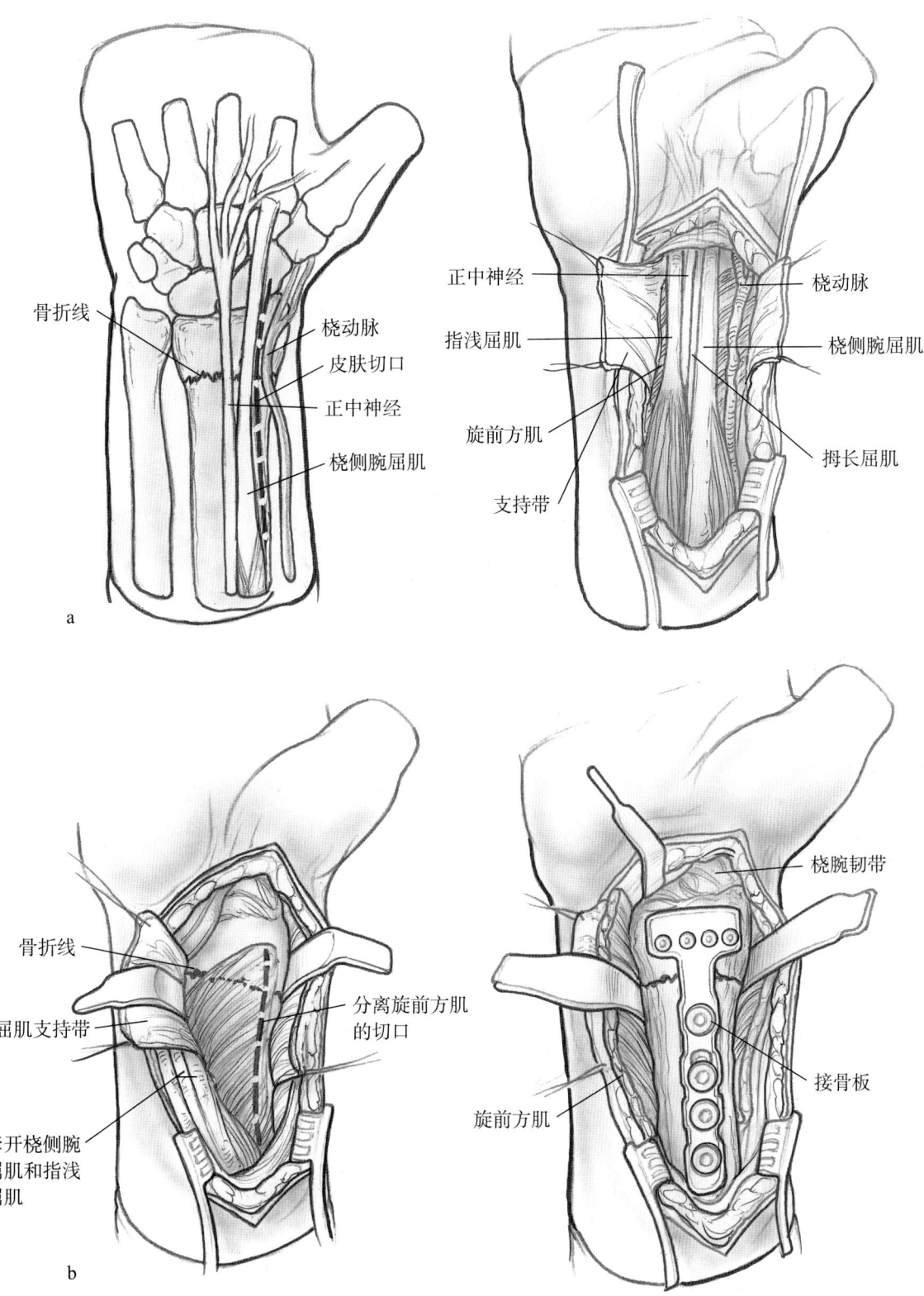

**图 19.6** 桡侧腕伸屈肌（flexor carpi radialis，FCR）入路。桡骨远端掌侧最常见的入路，通过 FCR 肌腱鞘。a. 将 FCR 和指浅屈肌向尺侧牵开后，沿虚线切开旋前方肌。b. 牵开旋前方肌后显露桡骨远端掌侧面

为了跨越骨折端，掌侧接骨板必须置于桡骨干合适的位置，并确保接骨板的远端在桡骨远端"分水岭"的近端。分水岭首先由Orbay[41]描述，是桡骨远端掌侧最高的皮质面，实际上尺侧比桡侧更靠远端。接骨板放置超过"分水岭"会激惹屈肌腱和正中神经。需要特别注意的是，应避免接骨板突出桡骨茎突，因为会激惹拇长屈肌（flexor pollicis longus，FPL）腱。将肱桡肌腱从桡骨茎突上松解下来有助于骨折复位，可以通过完全抬高桡骨茎突来实现，也可以通过阶梯切割法来实现。有人主张在骨折复位后行肌腱修复，但从功能角度来讲没有必要（图19.7）。

桡骨远端粉碎性骨折可以通过掌侧入路复位，随后用接骨板稳定。掌侧皮质通常比背侧皮质厚，可作为骨折成角和旋转矫正的参考。背侧骨折通常可以通过屈曲桡骨远端骨折块至接骨板来复位。一般情况下，螺钉固定应从尺侧开始，以确保螺钉没有穿出桡腕关节。如果需要将远端骨折块拉向接骨板，可以先拧入一

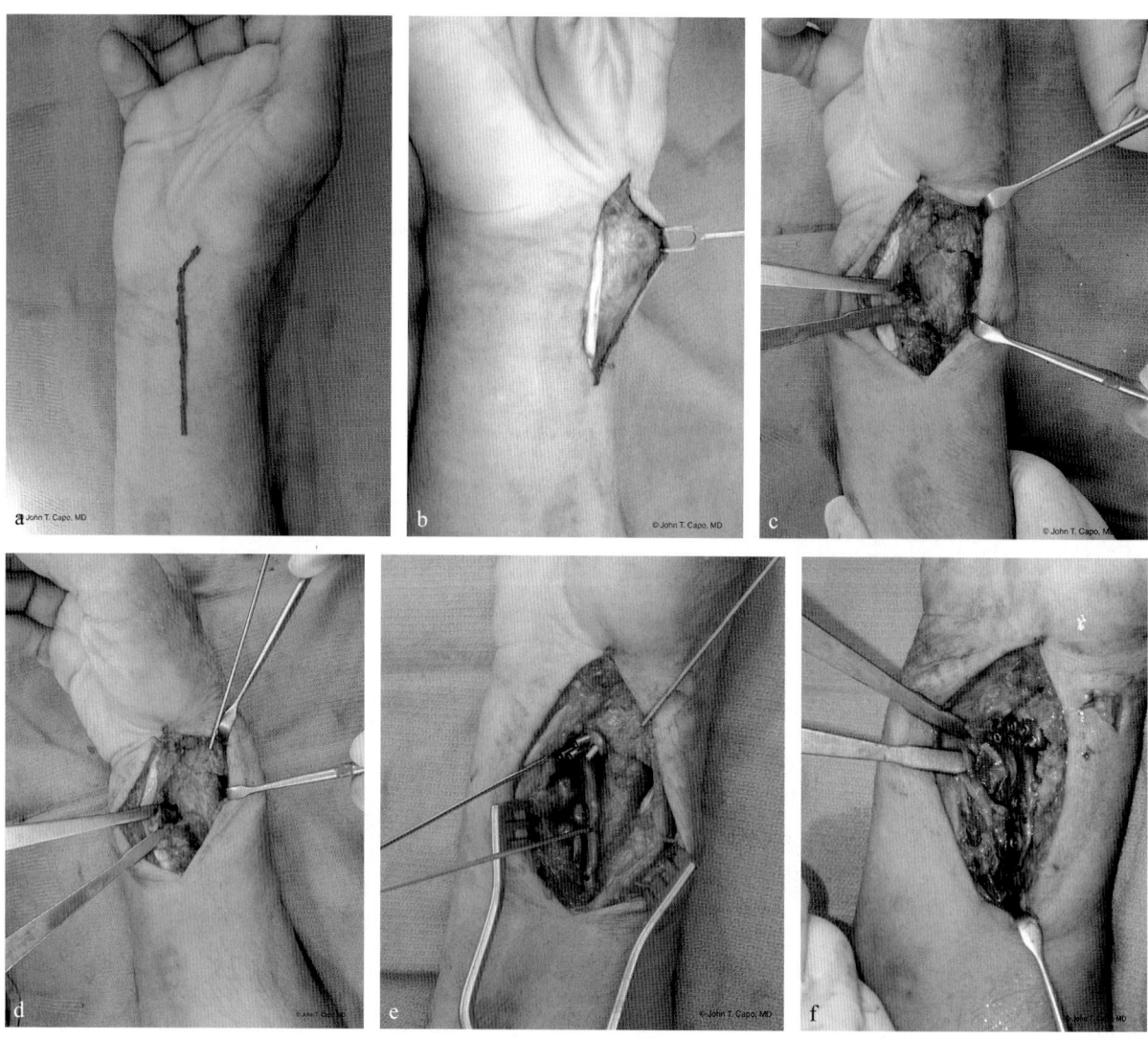

图 19.7　a~c. 掌侧Henry入路，首先在桡侧腕屈肌（flexor carpi radialis，FCR）肌腱的桡侧切开，辨认FCR并将其牵向尺侧，于桡骨远端将旋前方肌和拇长屈肌的腹肌从桡侧向尺侧反折。d~f. 首先复位骨折然后用克氏针稳定骨折，放置接骨板，并经接骨板穿克氏针临时固定。拧入螺钉，近端在骨干上，远端经过接骨板。去除克氏针。如果需要增加稳定，克氏针也可以留在原处

枚非锁定螺钉，然后在邻近的孔内拧入锁定螺钉。如果最开始的非锁定螺钉固定效果差，可以更换为锁定螺钉。重要的是螺钉不能太长，否则可能激惹背侧肌腱，使其发生断裂；测量螺钉长度后应减去2~3 mm，因为背侧骨皮层提供的支撑点较少（图19.8）。随着骨折块的抬高，干骺端松质骨常出现骨缺损；如果需要，可以通过掌侧的骨折间隙植骨，或者将桡骨干旋前至伤口外再植骨[42]。

有时，如果骨折严重移位或旋转不良，则掌侧接骨板不能充分复位桡骨茎突骨折块。在这种情况下，桡骨茎突支撑接骨板可以提供所需的复位力量，来复位和稳定桡骨茎突骨折块。

桡骨茎突可以通过掌侧Henry入路显露和置入接骨板。在远端松解肱桡肌止点后，辨认第1背侧肌间室并部分松解，以便放置接骨板。接骨板放置在桡骨干第1背侧肌间室的近端，骨折块固定在接骨板的远端。远端螺钉必须对准掌侧接骨板螺钉的周围，可以为双皮质螺钉、单皮质螺钉或锁定钉。

骨折稳定另一种可选择的入路是尺侧入路延伸至桡骨远端，手术间隙位于尺侧神经血管束与腕管内容物之间。如果骨折需要单独固定，切口至腕横纹处结束。这种显露是处理桡骨掌尺侧角复杂骨折的理想入路，提供了显露乙状切迹、下尺桡关节和尺侧柱的通道。通过这一

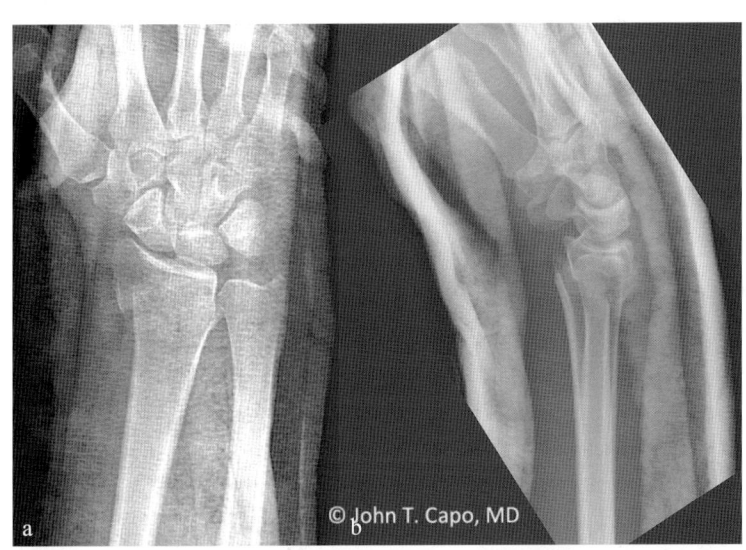

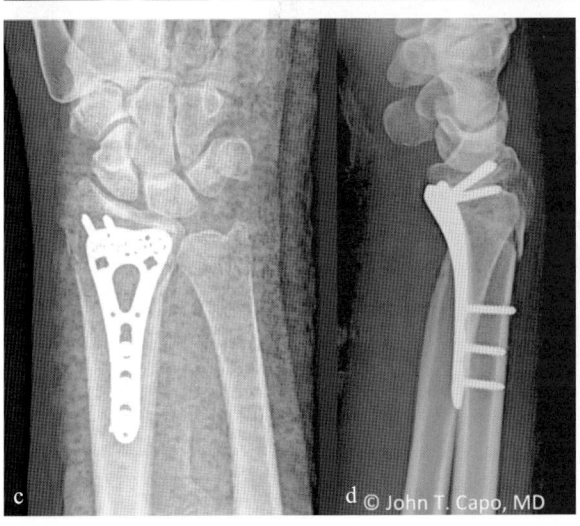

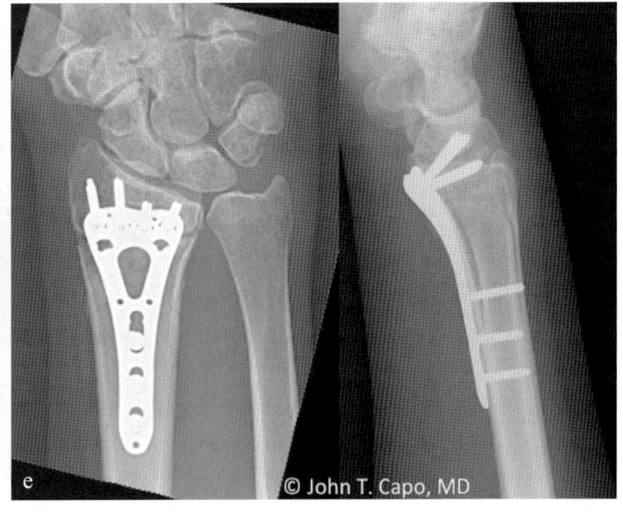

图19.8　a，b. 51岁女性患者，桡骨远端关节外闭合性骨折的前后位（Anteroposterior, AP）和侧位X线片。c，d. 术后X线片示桡骨远端接近解剖复位，采用2.4 mm可变角度锁定接骨板稳定。e. 术后3个月时的X线片示骨折逐渐愈合，并维持在可接受的位置

入路可以很容易地放置接骨板，但对桡骨茎突的显露不如桡侧腕屈肌（flexor carpi radialis，FCR）入路（图 19.9）。桡骨远端骨折伴有正中神经损伤时，该入路也是理想的选择，可轻松延伸至腕管进行松解，也可全程检查正中神经（图 19.10）。

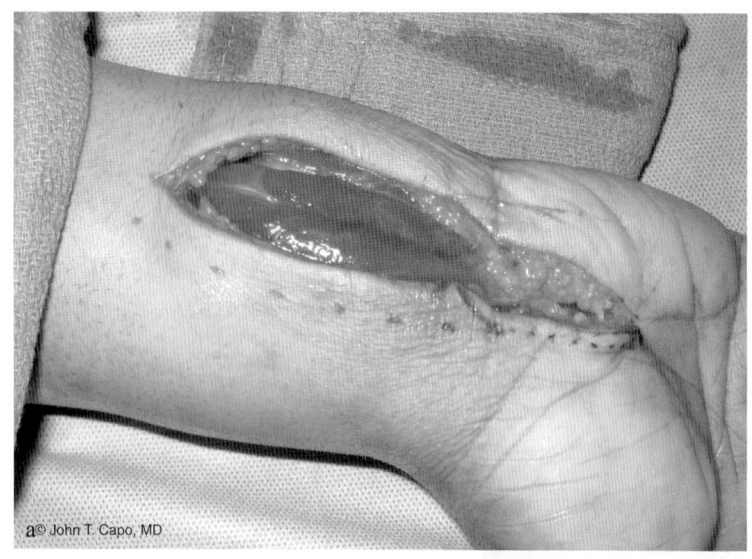

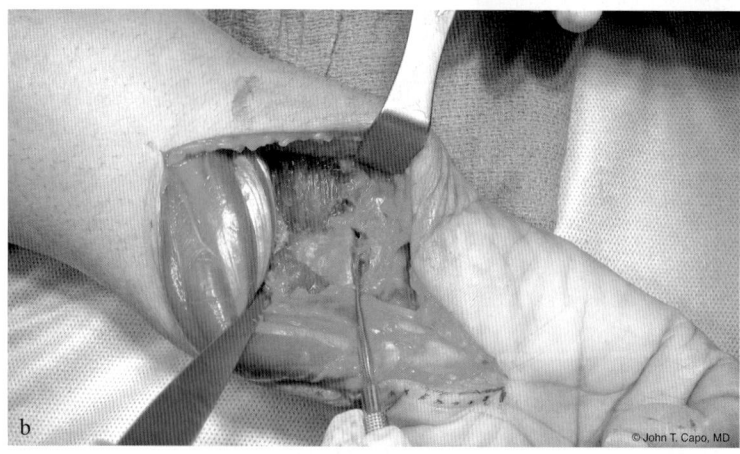

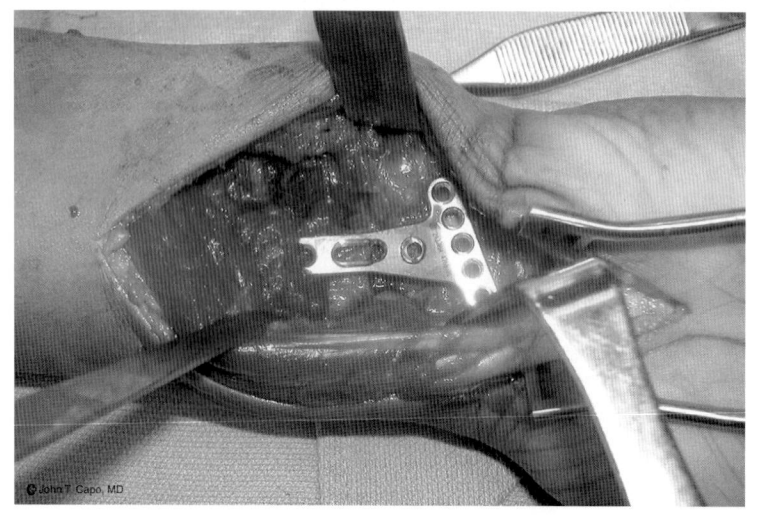

**图 19.9** a，b. 桡骨远端尺侧延伸入路，切口的远端是一个标准的腕管入路，呈弧形向尺侧然后向近端延伸，深部间隙位于腕管内容物与尺侧神经血管束之间。c. 将屈肌腱牵向桡侧可以放置桡骨远端接骨板，该入路可以很好地显露桡骨远端尺侧角和下尺桡关节（distal radioulnar joint，DRUJ）的掌侧

> **要点与技巧**
>
> - 在轴位平面上,桡骨远端呈三角形。因此,在标准侧位片上螺钉可能在骨头内,实际上可能已经穿出背侧骨皮质。
> - 对每一例桡骨远端骨折进行个体化评估,以确定最合适的入路。以下情况采用尺侧延伸入路治疗效果更好:掌尺侧角粉碎性骨折、正中神经损伤,以及伴有腕骨脱位或筋膜室综合征。
> - 桡骨远端骨折采用掌侧接骨板治疗时,可经接骨板斜向置入多枚克氏针用于临时复位。
> - 用掌侧接骨板固定向背侧移位的骨折时,复位需要远端骨折块过屈至接骨板,在克氏针或螺钉固定之前,应先将远端骨折块加压至接骨板。

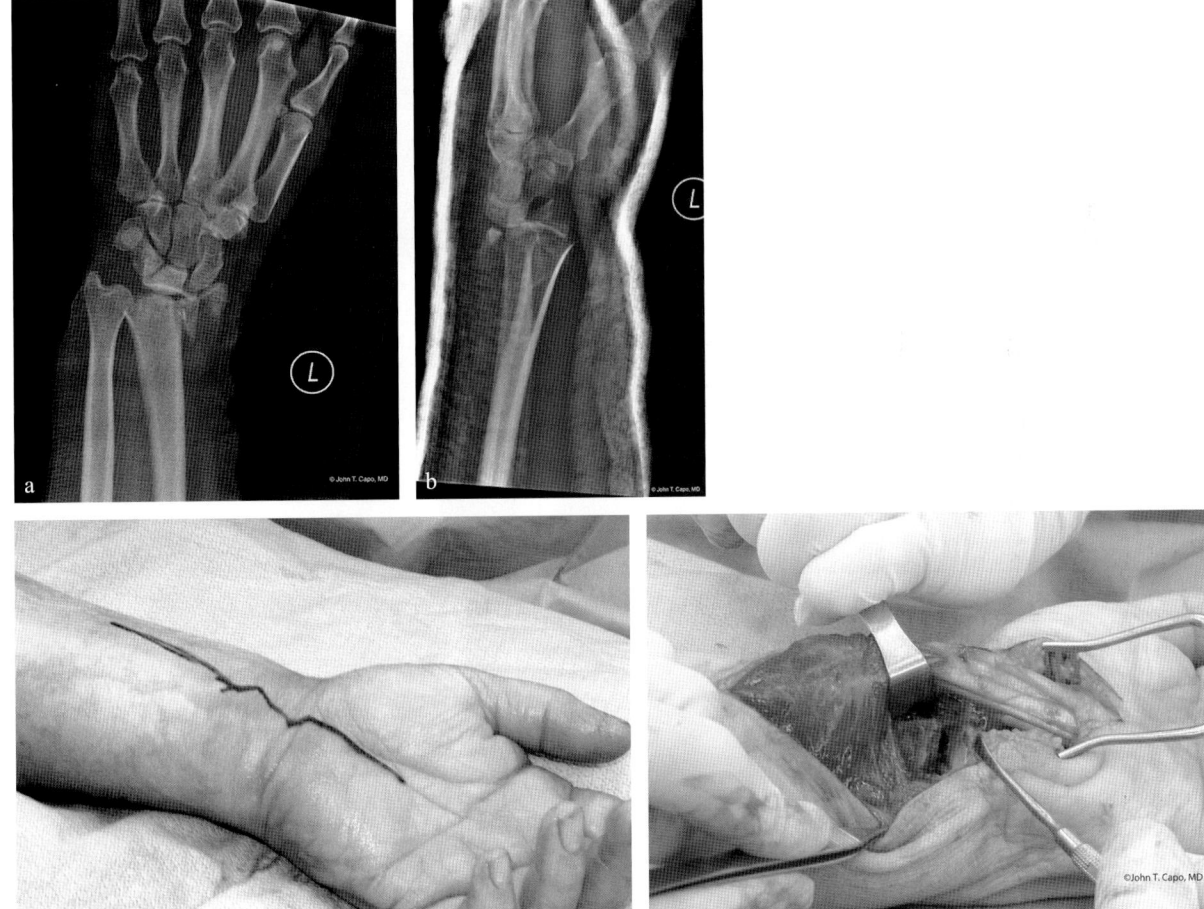

**图 19.10** a,b. 高能量桡骨远端开放性骨折的前后位(anteroposterior,AP)和侧位片;注意,关节面旋转了 180°,伴有尺动脉断裂并包埋在骨折端,同时伴有急性腕管综合征/筋膜室综合征。c,d. 采用尺侧延伸入路复位关节面,松解腕管和掌侧筋膜室,修复尺动脉,用外固定支架稳定骨折,进行伤口管理

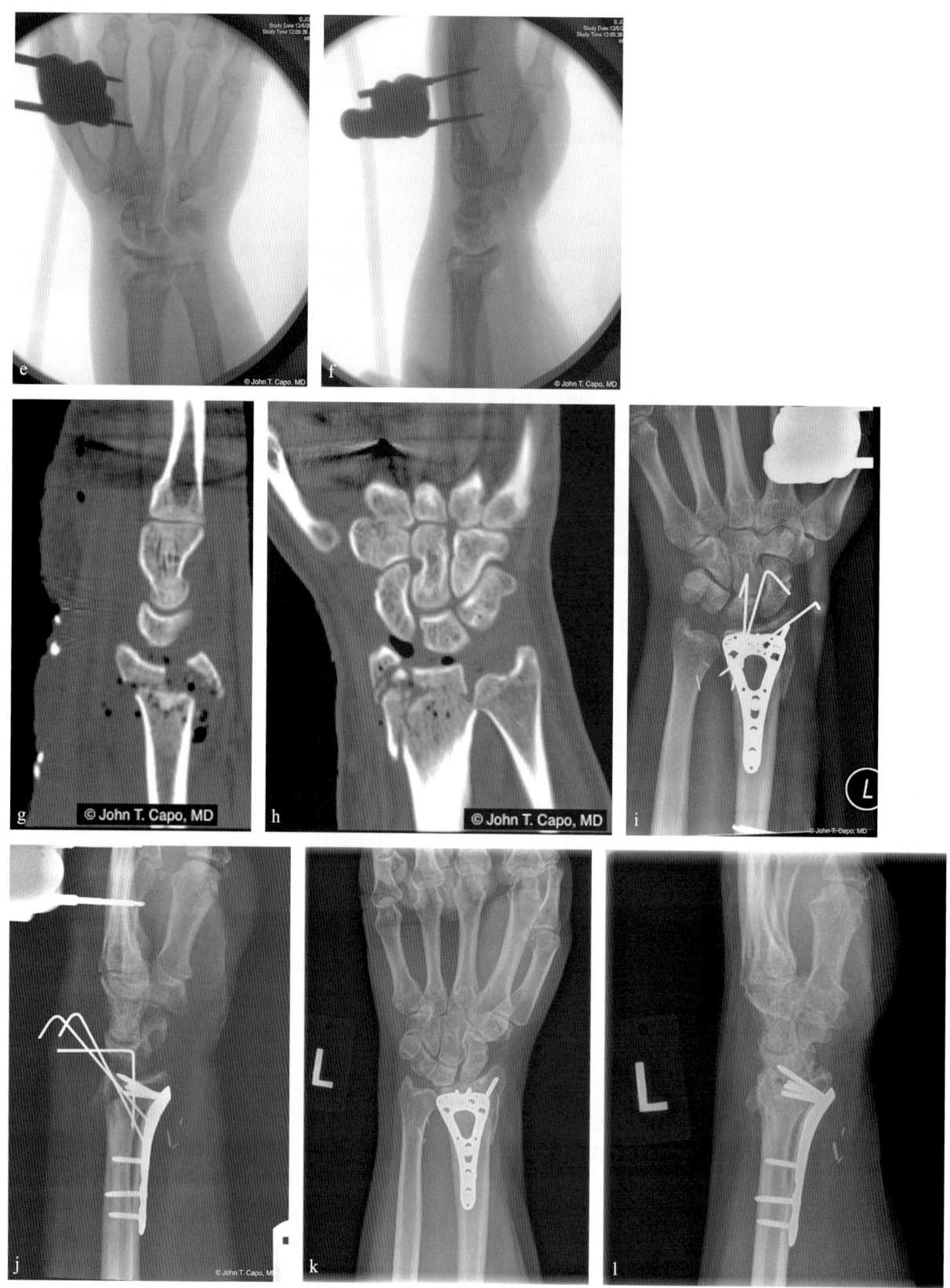

**图 19.10（续）** e~h. 前后位、侧位片以及 CT 的矢状位和冠状位重建示存在关节移位。i, j. 在随后的手术中，经尺侧延伸入路放置掌侧接骨板，背侧骨折块用经皮克氏针固定。k, l. 损伤后 9 个月时的 X 线片示骨折已经愈合，关节同心复位

## 背侧入路

**视频 19.2　采用腕背侧跨越式接骨板 ORIF 治疗桡骨远端骨折**

从理论上来说，背侧固定的优势包括：具有较高的抗机械变形能力，也是背侧成角骨折复位更直接的入路。尽管如此，与背侧接骨板固定相比，已经证明掌侧锁定接骨板固定具有同等或更高的强度[43,44]。部分研究表明，固定良好的背侧低切迹接骨板获得了可接受的结果[45]。尽管获得了良好的结果，多数外科医生更喜欢掌侧接骨板，原因如下：掌侧骨皮质更厚；骨折处更容易复位；解剖空间更大，接骨板突出更少；肌腱刺激较少，但不可忽略；旋转矫正最好在掌侧进行。

对于少数特殊病例，背侧入路是有必要的，外科医生要熟悉相关的显露。骨折稳定可以通过单纯背侧固定或联合其他固定技术来实现。需要采用背侧入路的情况包括：部分关节内背侧剪切骨折，完全关节内骨折掌侧固定后背骨折块持续未复位[46]。

入路描述基于背侧伸肌间室。通过第 3 背侧肌间室显露"工作马"（workhorse），皮肤切口位于 Lister 结节尺侧，从肌间室内松解拇长伸肌（extensor pollicis longus，EPL）腱并牵向桡侧。然后，根据骨折块的位置抬起第 2 和第 4 背侧肌间室骨膜（图 19.11）。接骨板应置于不同的平面，目标是使接骨板之间形成 70°~90°夹角。尺侧接骨板直着放在月状窝背侧，而桡骨茎突接骨板置于第 1 或第 2 背侧肌间室下方（图 19.12）。接骨板发挥支撑接骨板的作用，压紧桡骨远端关节骨折块。背侧入路的另一个优点是可以直视关节面，从桡骨远端分离背侧关节囊，同时保留少许关节囊袖用于再附着。另一个选择是打开桡腕韧带之间的间隙来观察关节复位情况。

中间柱的背尺侧角压缩骨折["冲床"（die-punch）骨块]可以通过抬起第 3 和第 4 肌间室来处理[39]。在这里，应选择低切迹接骨板和/或特殊的微型接骨板，使潜在的肌腱损伤最小化[47]（图 19.13）。无论采用何种背侧入路，软组织的闭合都是至关重要的，需要修复支持带，但通常情况下将 EPL 置于肌间室外，连同周围的软组织一起牵向桡侧，以避免刺激肌腱。另一种方法是保留 EPL 上方支持带的远端以稳定肌腱，而近端则反折在肌腱的下方和接骨板的上方。桡骨茎突的显露通过第 1 和第 2 背侧肌间室之间的间隙进行，接骨板通常置于第 1 背侧肌间室，这样第 2 背侧肌间室[桡侧腕长伸肌（ECRL）、桡侧腕短伸肌（ECRB）]将不受干扰。深部间隙可以通过前面描述的皮肤背侧直切口或单独的背桡侧切口进入。有时，非常复杂的三柱损伤可能需要掌侧、桡侧和背侧接骨板来处理（图 19.14）。

## 腕关节外固定支架

**视频 19.3　桡骨远端外固定支架和克氏针固定**

外固定支架的优点包括能够跨越骨折损伤部位，有助于伤口部位的换药，并避免了管型或夹板固定。外固定可作为复杂或严重污染创伤的临时固定措施，可单独使用或与其他固定方式联合使用，也可作为骨折的最终固定技术。如果外固定支架只是作为临时措施，那么桡骨干的固定针应尽量足够靠近端，远离骨折部位，为将来置入接骨板留下足够的空间，计划的切口处应没有固定针的污染。

桡腕关节跨越式外固定支架采用韧带整复法来间接复位骨折块。桡骨远端骨折采用非增强外固定支架治疗取得了可接受的效果[48~50]。牵引和晚期腕关节僵硬尚有争议。在最近的一项研究中[51]，24 例桡骨远端骨折患者接受了桥式外固定支架和经皮克氏针治疗，评估了腕关节牵引效果。结果表明，在最初骨折复位时

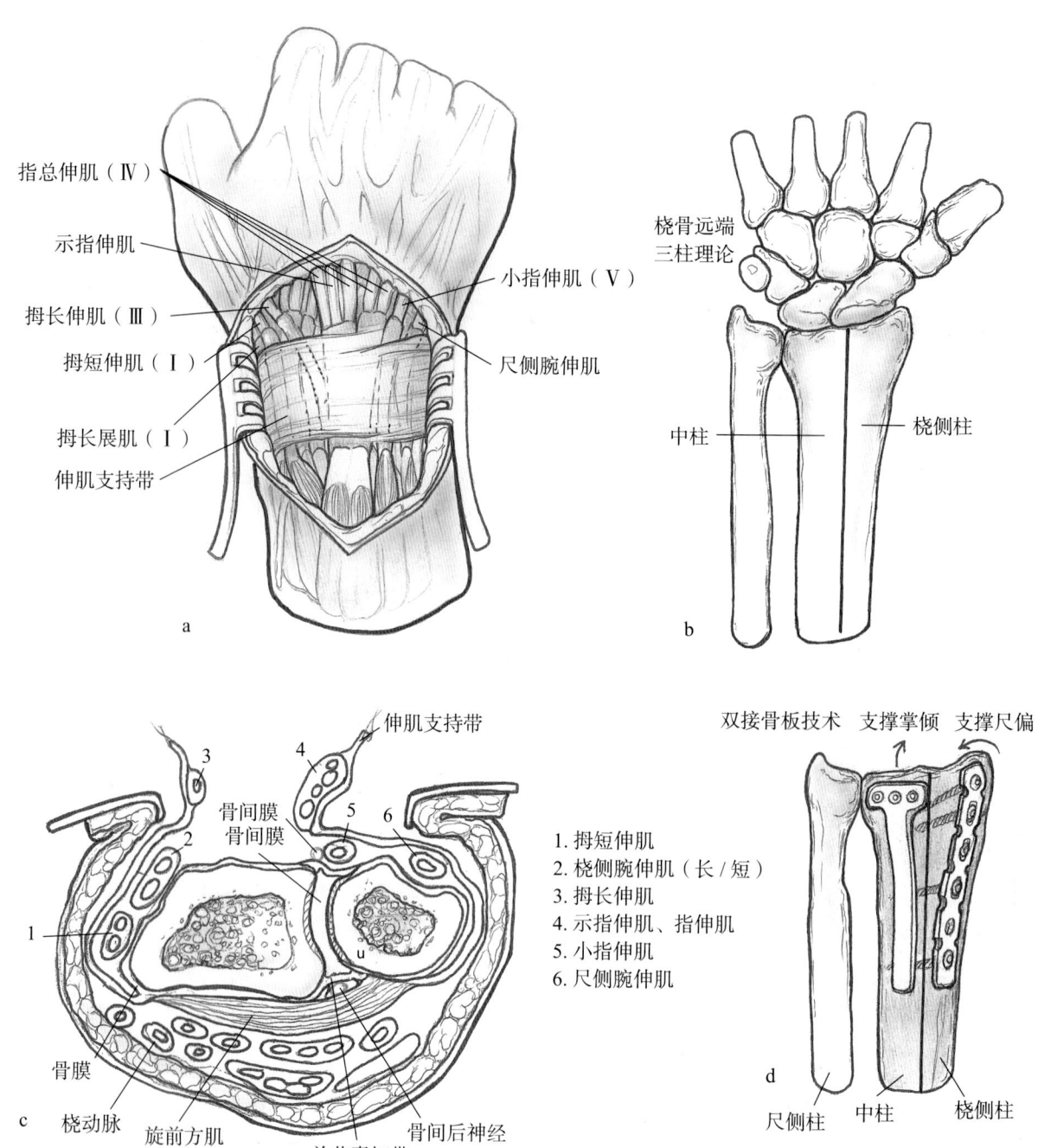

**图 19.11** 背侧入路。桡骨远侧背侧入路最常通过第 3 背侧肌间室的底部进入，这一入路可以从桡骨茎突至下尺桡关节完全显露整个桡骨背侧，允许对受累及的各个柱进行复位和固定。a. 浅层示意图，显示伸肌支持带和其下方的肌腱。b. 桡骨远端的柱。c. 背侧入路横断面解剖，抬起各种伸肌间室。d. 图示采用小的"骨折块专用"的内置物固定桡骨远端的桡侧柱和中间柱

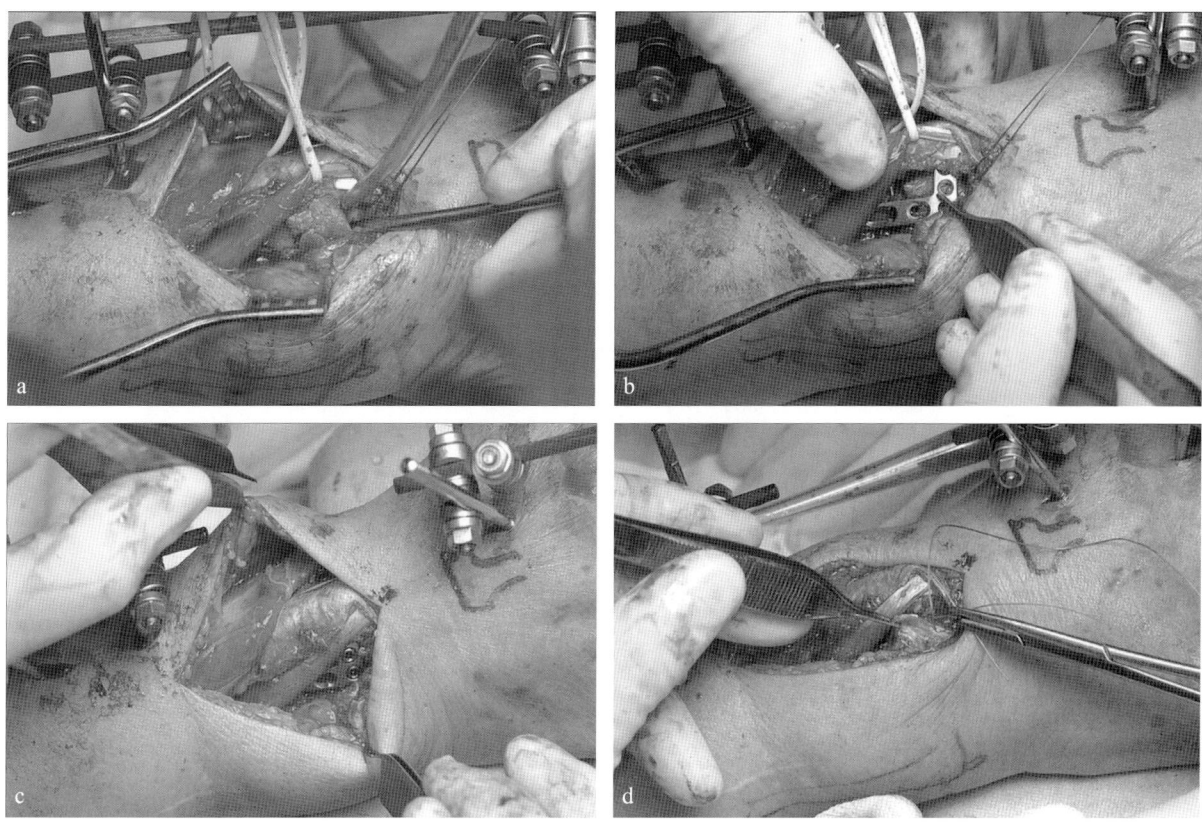

**图19.12** 桡骨远端改良背侧入路。a. 尺骨远端关节面骨折见于第4背侧肌间室下方，用血管链提拉拇长伸肌（extensor pollicis longus，EPL）腱并牵向桡侧。b. 用小的L形接骨板支撑月状窝。c. 桡骨茎突骨折于第1背侧肌间室处，用直接骨板稳定，第2背侧肌间室内肌腱保留在原位。d. 闭合支持带：EPL肌腱上方支持带的远端保持完整，而支持带的近端移至肌腱下方，以避免接骨板刺激（Daniel Rikli 供图）

适当增加腕骨牵引，除了尺偏角外，对以后的腕关节活动范围没有不良影响；根据Gartland和Werley[27]评估系统的功能分级，该组病例88%的患者结果为良好或优秀，没有不良结果。

### 手术技巧

近端在桡骨干的"裸区"，即桡骨茎突尖近端6~8 cm处放置4.0 mm半针。此裸区正好位于第1和第2背侧肌间室肌腱的近端。通3 cm的切口置入2枚近端针，小心识别并保护伸肌腱和桡神经皮支。固定针置于桡侧腕长伸肌（extensor carpi radialis longus，ECRL）和桡侧腕短伸肌（extensor carpi radialis brevis，ECRB）之间的间隙，这个间隙比肱桡肌和ECRL之间的间隙更靠背侧，因此离桡神经浅支更远。此外，这个间隙固定针的两侧都提供了肌腱隔离层，较少导致神经激惹。

远端固定针通过2 cm的切口置于第2掌骨近端，应采用较小螺纹直径（2.5 mm）的固定针，以与掌骨干的大小相匹配。第1骨间背侧肌从掌骨处反折，近端避开桡动脉背侧支。所有固定针必须双皮质固定，在安装连接杆前必须确认固定针固定可靠。框架所在的平面对术后功能至关重要。框架（固定针的方向）应置于桡背侧45°平面，从而使拇指能够全范围活动；同时，采用这个位置可使随后透视或拍片时没有外固定架的遮挡（图19.15）。

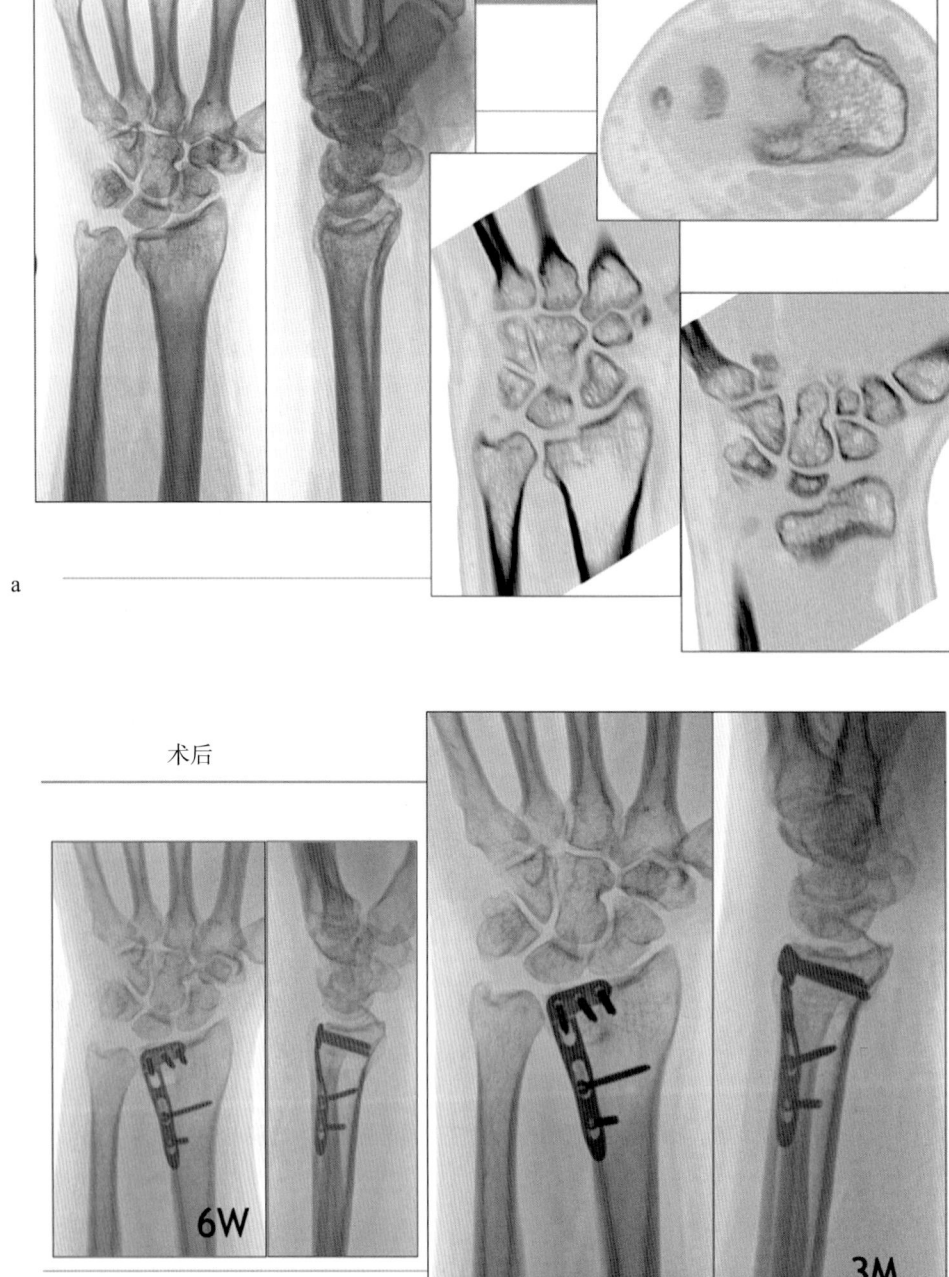

**图 19.13** a. X 线片和 CT 影像示 40 岁男性患者，受伤几周后，桡骨远端骨折背尺侧关节骨折块压缩。b. 术后 6 周和 3 个月时的影像随访，示关节面已经恢复，骨折用小的背侧接骨板稳定（Daniel Rikli 供图）

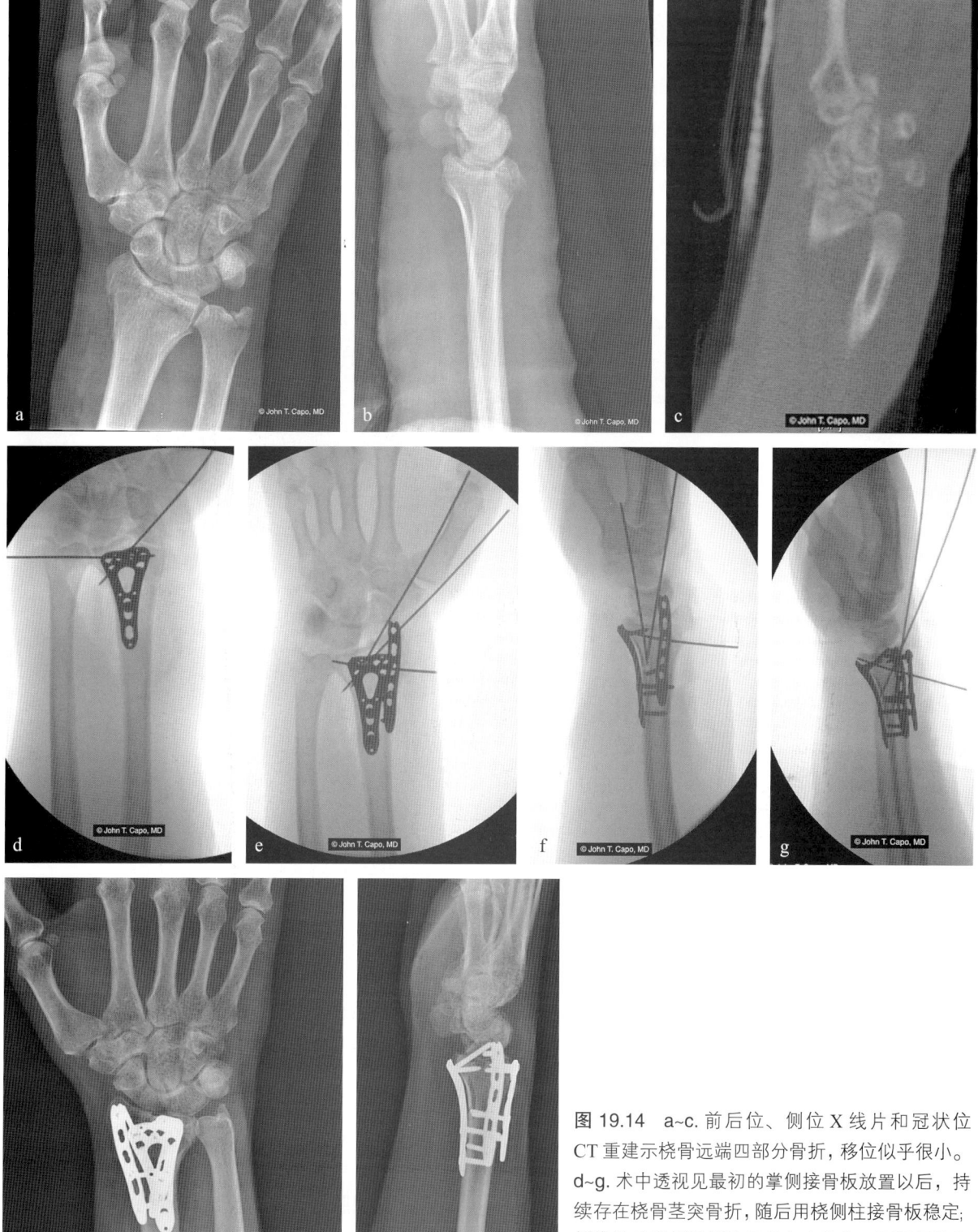

图 19.14 a~c. 前后位、侧位 X 线片和冠状位 CT 重建示桡骨远端四部分骨折，移位似乎很小。d~g. 术中透视见最初的掌侧接骨板放置以后，持续存在桡骨茎突骨折，随后用桡侧柱接骨板稳定；侧位片示背侧骨折块仍然存在移位，需要复位和用小的背侧接骨板稳定。h，i. 术后 1 年 X 线片示关节面恢复良好

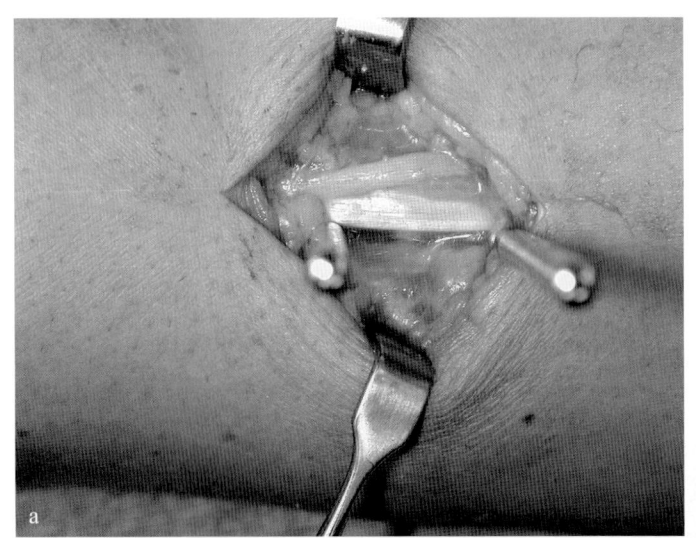
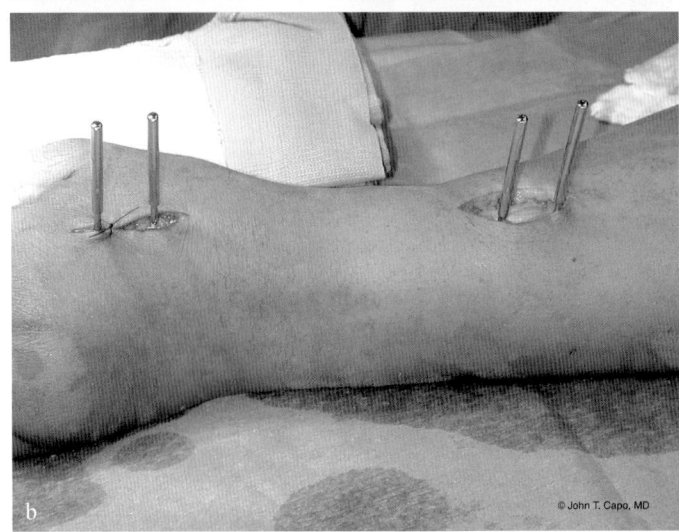
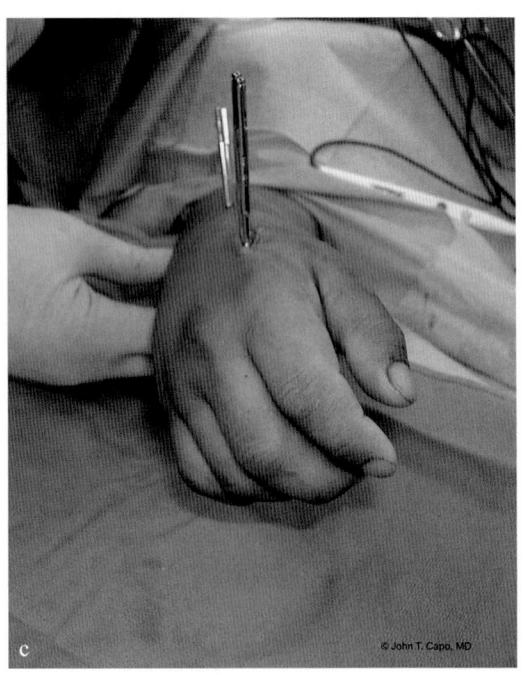

**图 19.15** 跨越式外固定架固定针的正确放置。a. 近端固定针位于桡腕长伸肌腱和桡腕短伸肌腱之间，这在固定针和桡神经浅支之间提供了一个"缓冲"。b，c. 固定针的正确平面应该在正背侧与正桡侧之间的45°平面，这样可以允许拇指和手指全范围活动

安装连接杆之前必须先复位骨折。避免向掌侧过度屈曲，因为这种姿势会引起腕管内压力升高，可能导致腕管综合征。重要的复位动作是牵引、掌侧平移和腕骨轻微（<10°）屈曲。尺偏不应超过20°，否则可能对三角纤维软骨复合体（triangular fibrocartilage complex，TFCC）形成过度张力[52]。如果骨折复位不能达到这些生理参数，则需要额外的复位或固定技术。

手术结束时，在拧紧框架前，必须严格评估腕关节的位置和撑开的程度。腕关节弯曲不应超过10°，否则可能会妨碍手的用力抓握，并可能引起正中神经刺激。要保证手指能很容易地完全被动屈曲至手掌，如果不能达到，则提示撑开过度，需要减少。手指僵硬是由指伸肌腱的张力引起的，对手指的活动范围会产生不利影响。最后的透视检查显示所有腕关节均撑开。与桡腕关节相比，腕骨间关节不应该有不对称的增宽。最后的透视，在侧位片上应显示骨折复位，腕骨同心圆复位；在后前位片上，应显示月骨、舟状骨位于其各自的窝内。

## 增强外固定支架（外固定支架结合克氏针辅助固定）

放置跨越式外固定支架后常需要补充固定。生物力学证明，外固定支架加用克氏针，可以增加结构的稳定性[53]；如果单靠撑开不能使骨折复位，或者腕关节需要在一个极度的、非功能位的位置才能维持复位，那么可能需要使用这些方法。在复杂病例中，外固定支架可以作为临时复位工具。一开始，骨折充分复位常需要极度屈曲、极端尺偏和向掌侧大幅度平移；此时，可以先复位，然后锁定外固定支架，随后用经皮穿克氏针固定。在桡骨茎突放置1~2根交叉克氏针（0.062英寸或0.054英寸），再在桡骨尺侧角加用1根克氏针，构成最佳的克氏针结构。桡侧克氏针从正桡侧穿至尺侧，或从掌侧穿至背侧；尺侧角克氏针从背侧斜穿至掌侧。生物力学研究表明，0.062英寸的交叉针是足够的，并且具有最强的结构刚度[53, 54]。完成辅助固定后，调整外固定支架至中立位和生理位置。许多研究表明，增强外固定支架获得了可接受的功能结果[49, 50, 53]。

在一项研究中，20例不稳定的桡骨远端骨折患者接受单独外固定或联合经皮克针治疗，对其功能和影像学结果进行评估[55]。患者均采用跨越式外固定支架治疗，随访至少2年，术后7周拆除外固定支架；在末次随访时，放射学测量显示桡骨茎突高度为12.3 mm，尺偏角为18.7°，掌倾角为3.7°；功能结果评级，1例患者为优秀，15例患者为良好，4例患者为一般，没有患者为差。高能量损伤患者更有可能需要辅助固定（经皮克氏针），功能结果一般更差。功能评级为一般的患者，平均桡骨茎突高度缩短3.5 mm，尺偏角12.3°，掌倾角4.5°。

> **要点与技巧**
> 
> - 对于高度不稳定骨折，使用外固定支架有助于保持骨折处对线，方便术中操作。
> - 对于自掌侧到背侧完全粉碎的骨折，可在应用外固定支架后加用一块掌侧板，有助于以掌侧皮质支撑为基础进行重建。
> - 除非关节面完全复位，否则掌侧板端的螺钉长度不应超过掌-背距离的一半。掌侧板螺钉过长可能会妨碍背侧骨折碎片的复位。
> - 如果有未复位的掌背侧骨折碎片，应先用经皮克氏针使其复位。如果失败，则应通过背侧开放入路直接进行复位和固定。
> - 在高能量骨折，干骺端在发生嵌插后会出现空隙，使用骨移植材料填充有助于支撑关节面，促进愈合。

## 组合技术（内固定与外固定联合应用）

外固定支架只作为桡骨远端骨折固定结构的一部分，这种情况常见于干骺端和关节都严重粉碎的极高能量骨折。外固定支架用于稳定干骺端骨折，而小的接骨板或经皮克氏针用于复位和固定关节骨块。理想情况下，将外固定支架置于标准的桡背侧45°位置并施加牵引力，可以提供从背侧、掌侧或桡侧进入桡骨的入路。极度牵引和极端成角有助于复位骨折块并用辅助方式固定。为了复位、手术入路和固定各种骨折块，可能需要将外固定支架置于各种极端的位置。附加固定包括掌侧或背侧接骨板、经皮克氏针和空心螺钉。固定完成后，调整外固定支架至中立、轻度撑开的位置，外固定支架留在原位作为支持固定，避免了腕骨的负荷压在桡骨远端。利用这种技术，通过外固定支架、掌侧接骨板和经皮克氏针等方法可能有效治疗高能量桡骨远端骨折（图 19.16）。

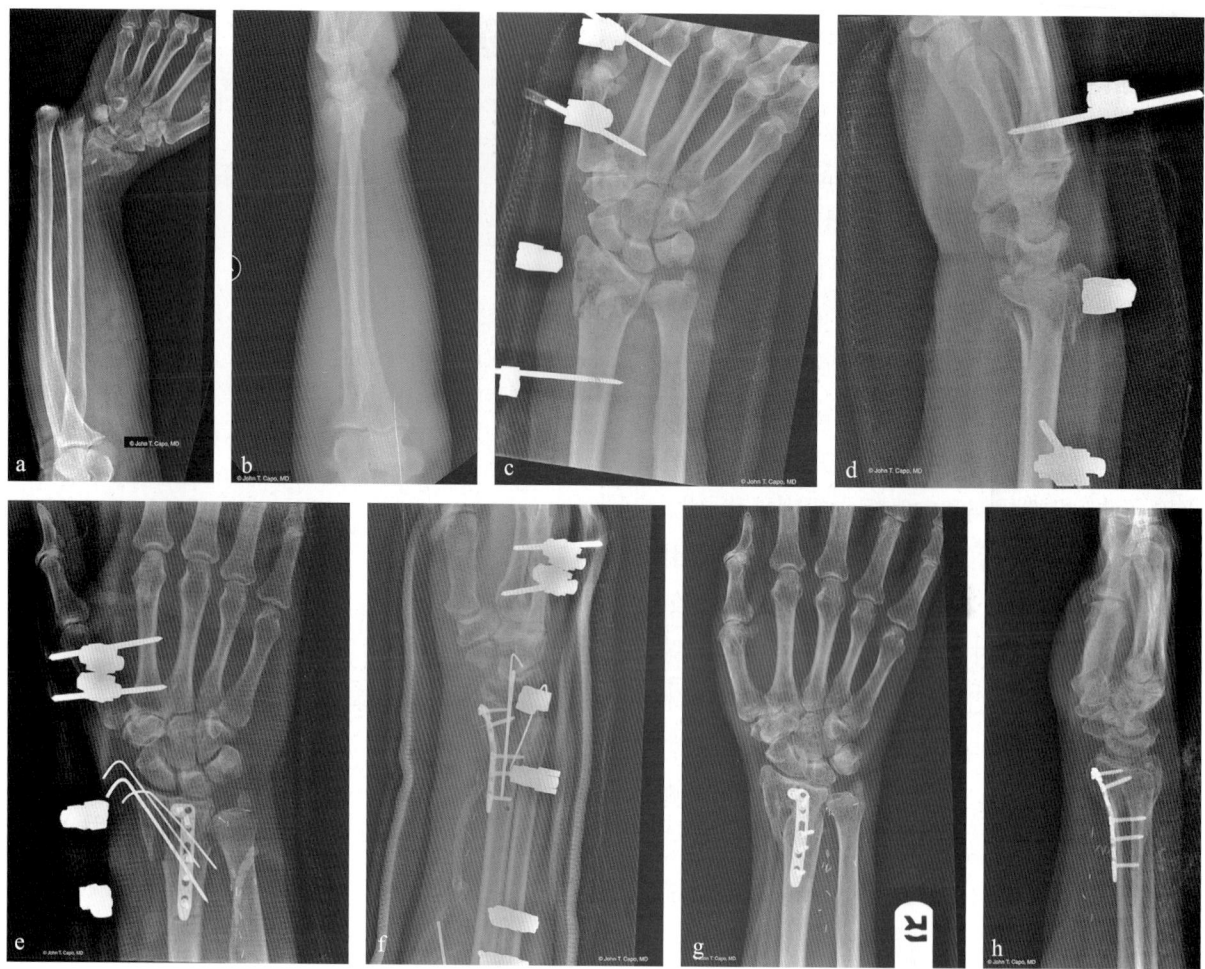

图 19.16　a，b. 严重移位的桡骨远端开放性骨折的前后位和侧位片。c，d. 受伤当晚，患者接受了清洗和清创术，并放置了跨越式外固定支架。桡骨远端的对线得到改善，但关节面不平整，掌侧和背侧的骨折块仍存在移位。e，f. 通过掌侧入路复位并用小的 L 形接骨板固定，桡骨茎突用经皮克氏针稳定，背侧骨折块的固定通过小的背侧入路。g，h. 5 周时拆除外固定支架，伤后 6 个月的前后位和侧位 X 线片示关节复位和骨折已经愈合

### 关节镜辅助内固定

关节镜可以直视下确认关节复位，对于复杂的桡骨远端关节内骨折的固定有一定的价值[56，57]。这种技术通常与透视下固定相结合，包括经皮克氏针或空心螺钉（图 19.17），学习曲线较长，手术室内的设备数量较多。有研究回顾了 18 例接受该技术治疗的患者，除 1 例患者外，所有患者在 6 个月时都恢复原来的工作；平均随访 25 个月，在影像学上，2 例患者有轻微的复位丢失[56]。

与标准的影像学方法相比，使用关节镜能更准确地发现关节面的不平整。15 例桡骨远端关节内骨折采用关节镜辅助复位治疗，结果显示关节间隙率更高，而普通 X 线片或透视检查无法发现[58]；然而，在该组病例中，透视法与关节镜法在发现关节面台阶方面的准确性相似。关节镜还有助于辨别和治疗伴随的软组织损伤。Shih 等[59]研究了 33 例患者，发现此类损伤的发生率较高：舟月韧带撕裂的发生率约为 18%，月三角韧带撕裂的发生率约为 12%，三角纤维软骨复合体撕裂的发生率约为 54%。

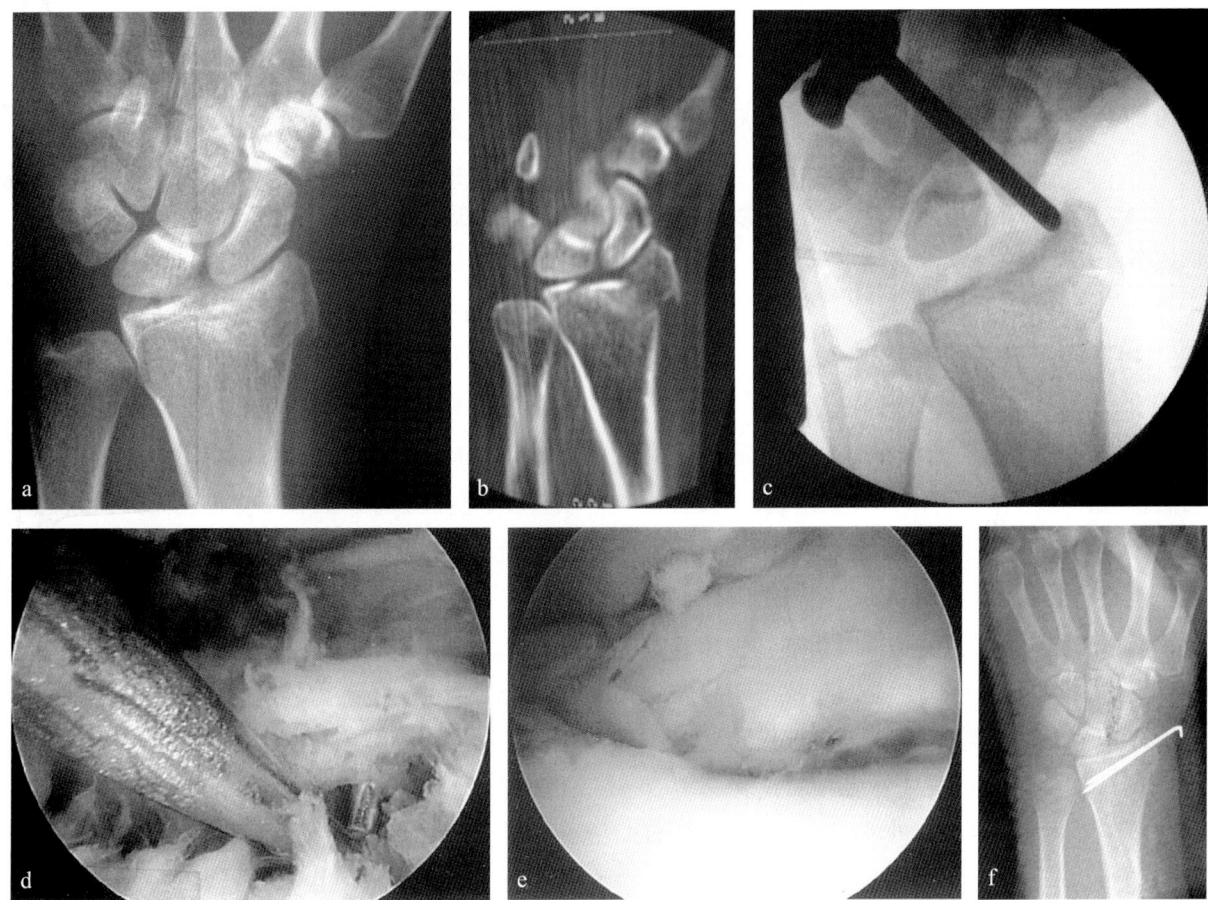

**图 19.17** 桡骨茎突骨折伴关节面不平整和压缩的病例。腕关节镜检查可以直接评估关节面是否有台阶或间隙，韧带是否有撕裂。克氏针可作为操纵杆（joystick）用于复位骨折块，然后将骨折块一起固定至干骺端。复位和固定过程中关节镜下直视关节面有助于确保稳定和关节面平整。a. 损伤时的 X 线片，桡骨茎突明显骨折，关节面压缩。b. CT 扫描确认关节面压缩。c. 术中透视显示小的关节镜进入桡腕关节。d. 关节面压缩清楚可见。e. 抬起压缩的关节面后的镜下观。f. 术后 X 线片示关节重建并用两根克氏针固定

人们经常争论的问题是，所有这些相关的软组织损伤是否都需要紧急治疗。

## 伴随的软组织损伤

桡骨远端骨折伴随软组织损伤很常见，可以预期，随着能量增加，损伤也会更严重。韧带或 TFCC 损伤很常见，发生率超过 78%。据报道，在高能量骨折中，高达 54% 的患者至少有舟月韧带的部分撕裂。一项 63 例尸体标本的研究显示，过伸力作用于腕关节直至发生桡骨远端骨折，40 例（63%）发生三角纤维软骨复合体损伤，20 例（32%）发生舟月骨间韧带损伤，11 例（17%）发生月三角韧带损伤[60]。关节镜辅助下对桡骨远端骨折进行复位和内固定时，已经注意到有舟月韧带、月三角韧带和三角纤维软骨复合体的撕裂[57]。仔细评估这些软组织损伤是必要的，因其可能影响骨折的功能结果[61]。

肌腱撕（断）裂可继发于桡骨远端骨折或治疗过程。据报道，桡骨远端骨折闭合治疗后发生肌腱断裂的发生率约为 3%[62]。最常受累的肌腱是拇长伸肌（extensor pollicis longus,

EPL）腱，最常见于Lister结节，因为这个位置是肌腱血供的分水岭。手术治疗过程中，肌腱也可能会受损。背侧接骨板会刺激伸肌腱，导致其发生磨损性断裂。掌侧接骨板可因螺钉穿出背侧，或者在桡骨茎突处与肌腱接触而对其形成激惹[63~65]。

## 伴发尺骨远端骨折

桡骨远端无论采取何种方式进行固定，固定后都应评估尺骨远端和DRUJ。尺骨茎突骨折大体可分为三种类型，评估的关键因素是DRUJ的稳定性：1型，尖部骨折；2型，中间体部骨折；3型，基底部骨折。头部骨折通常稳定，基底部骨折通常不稳定，中间体部骨折不一定，但这仅是一个普遍规律，稳定性（或缺乏稳定性）可能与预测的不同。有研究发现，尺骨茎突骨折多伴有DRUJ不稳以及相关的三角纤维软骨复合体撕裂[61, 66~73]。

May等[74]对166例桡骨远端骨折进行了评估，其中约58%伴发尺骨茎突骨折；在所有患者中，约11%的患者出现了DRUJ不稳，所有这些DRUJ不稳患者均有尺骨茎突骨折。尺骨茎突基底部骨折移位超过2 mm就会严重影响DRUJ的稳定性[74]。相比之下，其他研究表明，尺骨茎突骨折与伴随的DRUJ病理状况（发生率较低）几乎没有临床相关性[74~76]。通过对桡骨远端和乙状切迹的坚强固定，可使这种不稳定最小化，为尺骨头提供稳定的凹面并与之构成关节。最近的研究表明，桡骨远端接骨板固定使尺骨茎突骨折固定的需求最小化。来自世界各地的大量比较研究表明，尺骨茎突不修复不会产生显著影响[75, 77, 78]。然而，仔细阅读这些研究发现，所有病例都对DRUJ进行了评估，如果存在不稳定，腕关节都被固定在旋转稳定的位置。

无论尺骨茎突骨折的外观如何，都应该按照以下方法评估DRUJ的不稳定性：患者肘部屈曲90°并支撑在稳固的桌子上，检查者一只手握住其桡骨远端和手，另一只手对尺骨远端施力，分别在旋转中立位、完全旋前位和完全旋后位平移尺骨远端来评估。通常情况下，个体的尺骨远端在中立位时有50%的位移，在极度旋转的情况下更小。如果不清楚不稳定的是否病理性的，外科医生应评估对侧进行比较。

如果发现DRUJ不稳定，可以通过几种方式解决。对于尺骨茎突骨折块较大的，可用张力带钢丝或空心螺钉固定。如果尺骨茎突骨折块较小，复位DRUJ后在中立位用克氏针固定，两根较粗的（0.062英寸或0.078英寸）克氏针从尺骨干远端穿至桡骨干远端。克氏针应放置在DRUJ的近端，并穿出桡骨远端皮质，这样的话如果克氏针发生疲劳失效，更容易取出。置入克氏针8~10周可使韧带愈合。克氏针固定时，在康复师的指导下允许肘关节和腕关节的屈曲和背伸，在不锻炼的时候应佩戴长臂夹板固定。另外，可选择通过切开或关节镜下修复TFCC，然后用夹板或管型固定腕关节。

远端尺骨颈和尺骨头骨折是尺侧柱损伤的不同亚组。当桡骨远端发生高能量骨折并严重粉碎时，可以通过支持尺骨柱来预防不稳定。远端尺骨颈和尺骨头的稳定可以采用锁定固定，如刃接骨板或小型（2.0~2.7 mm）锁定接骨板[79]。固定的需求再次与DRUJ不稳定有关。如果尺侧远端粉碎性骨折在桡骨远端固定后是稳定的，可以考虑行非手术治疗。高度粉碎的尺骨远端骨折难以进行坚强固定，因为尺骨远端大部分被关节软骨所覆盖，因此不能进行双皮质螺钉固定。

## 桡骨远端骨折的预后

对比研究有助于明确桡骨远端骨折的治疗，但仍存争议。对于高度粉碎的复杂骨折，混合固定（外固定支架联合克氏针）已被证明是一种合理的选择，据报道，腕关节的活动范围和力量可恢复至未受伤时的75%~80%[53]。Kreder等[80]进行了一项前瞻性随机研究,发现与单纯管型外固定相比,外固定支架联合或不联合克氏针固定的效果明显更好。

Kapoor等[81]进行了一项前瞻性随机试验,比较了管型、外固定支架和内固定,平均随访4年,结果优良率分别为43%、80%和63%。相反,后来的一项前瞻性随机试验比较了外固定支架和掌侧接骨板以及柱接骨板,早期结果明显支持ORIF[50]。然而,在术后1年随访时,比较结果并没有明显差异。Wei等[49]分析了12项随机试验,比较了内固定和外固定,发现内固定的功能结果明显更好。具体来说,切开复位接骨板固定组在臂-肩-手功能障碍评分(Disabilities of the Arm, Shoulder, and Hand scores, DASH)、旋后、愈合后影像学上的掌倾角等方面表现更好。

对于低切迹锁定接骨板,特定骨折块固定和可变角度装置,还需要进行进一步的临床比较试验[82-86]。正在进行的前瞻性随机试验,如ORCHID切开复位内固定术与石膏固定治疗高度粉碎的桡骨远端关节内骨折(Open Reduction and internal fixation versus Casting for Highly comminuted and Intraarticular fractures of the Distal radius, ORCHID)的对比研究,从15个中心纳入了500例65岁以上患者进行评估,将为治疗选择提供更明确的答案[87]。

## 并发症

即使掌侧接骨板固定具有很多优点,仍有接骨板激惹肌腱的报道,包括掌侧拇长屈肌腱断裂,以及螺钉和钻头穿透背侧骨皮质引起伸肌腱断裂等[83-85]。对此,可以通过确保接骨板放置不超过分水岭,以及螺钉不穿出背侧骨皮质来尽量降低风险。手术结束时应进行各种角度透视检查,以确保没有螺钉过长。由于桡骨远端是梯形的,同时由于Lister结节的存在,普通前后位和侧位X线片可能具有欺骗性。

背侧接骨板固定的并发症发生率较高,但随着新一代接骨板的出现而有所降低。对采用掌侧或背侧接骨板治疗的100例桡骨远端骨折患者进行比较,有18例发生并发症[47],3例背侧和4例掌侧的患者需要完全拆除接骨板,3例背侧需要拆除螺钉,掌侧患者没有需要拆除螺钉的;1例掌侧肌腱断裂,1例背侧肌腱断裂。掌侧接骨板有更多的神经并发症。因此,在目前的现代接骨板设计中,桡骨远端背侧和掌侧接骨板的并发症发生率相似。

应避免桡骨远端畸形复位。大量患者已证明关节面台阶将导致关节病[88];然而,并不清楚有多少比例的关节病患者最终会出现症状。如前所述,适当的透视(与关节面相切)有助于恢复关节的正常解剖。腕骨半脱位比关节面不平整更有害,在任何情况下都应避免。

桡骨远端闭合性骨折手术治疗的感染率较低,在许多研究中感染发生率为零[89]。虽然经皮穿针法的感染率要更高(5%~21%),但这些感染多为浅表性的,可口服抗生素治疗[90]。开放性骨折的感染率大大增加,而高度污染的伤口感染率更高[91]。通常通过冲洗、清创、适当的抗生素可以成功治疗,必要时可拆除内置物。前臂、腕关节和手的良好血供,有助于防止此类并发症。

如前所述,桡骨远端骨折合并软组织损伤的发生率较高。尽管如此,其重要性和修复需求仍存在争议[57, 60, 61]。重要的是判断真正不稳定的伴发损伤。有时,桡骨远端骨折患者伴有舟月(scapholunate, SL)间隙增宽,可能出现SL韧带撕裂。这通常是一种慢性损伤,可以通过既往损伤史和与对侧腕关节进行放射学对比来证实。如果SL韧带损伤是急性的,需要进行评估,通过背侧切开或关节镜入路治疗。漏诊DRUJ半脱位产生的问题较多,急性期治疗更容易[92]，可以通过前臂固定在稳定位置，或手术治疗尺骨茎突骨折或修复 TFCC 来处理。

## 新进展

**视频 19.4　桡骨远端骨折采用背侧髓内接骨板固定**

桡骨远端骨折的治疗趋于采用手术固定。掌侧接骨板的出现使许多外科医生相信这是唯一的治疗选择。虽然这项技术是有效的，但绝不能把它视为唯一的治疗方法。有时，对于特殊的骨折类型或伴发某些损伤时，外固定支架、背侧接骨板或经皮克氏针可能更合适。

掌侧和背侧接骨板技术不断发展，可变角度锁定螺钉的出现，使桡骨远端骨折采用接骨板内固定更具灵活性，可以根据桡骨远端骨性解剖将接骨板准确置于最适合的位置，锁定螺钉也可以根据需要放置在精确位置。此外，已设计出需要时可以置于更远端的接骨板，这种"掌侧缘"接骨板可用于治疗桡骨远端掌侧唇小的"泪滴"样骨折（掌侧剪切骨折），而这些骨折的小骨折块对稳定性至关重要，因其包含了掌侧桡腕韧带的附着点，如果不能正确修复，可能导致掌侧腕骨半脱位。目前的标准接骨板不适用于这些骨折。

髓内钉（Intramedullary，IM）因创伤小、可减少潜在的软组织问题等优势，用于治疗桡骨远端骨折有一定的吸引力，最近的若干报道显示了髓内钉的有效性，但缺乏广泛的应用。最近的一项研究表明，与闭合治疗相比，髓内钉治疗桡骨远端骨折的功能效果更好[93]。现有的 IM 有许多不同的设计和尺寸，要么是弯曲的，要么是刚性的，通常都有锁定螺钉。

## 小　结

桡骨远端骨折很常见，可见于各年龄段，占了骨科医生临床实践的很大一部分。桡骨远端骨折的治疗选择取决于骨折的特点、患者的活动水平和外科医生的经验。许多骨折可以采用非手术治疗，只要复位可接受，或可能不是很理想，但是对于需求较低的患者可以提供足够的功能。近 20 年来，桡骨远端骨折掌侧接骨板固定的出现是骨科实践中最大的变化之一，成功改变了骨科医生的治疗选择，使越来越多的骨折采用手术治疗而不是保守治疗。有研究人员质疑这种越来越多地采用内固定的做法，认为还缺乏明显更好的数据来支持[37, 94]。虽然已经证明接骨板固定是很成功的，但掌侧和背侧接骨板均有发生肌腱断裂和其他并发症的报道[48, 95~101]。其他研究报道则认为手术治疗与非手术治疗相比并没有提供显著改善[94]。外固定支架的使用，特别是以桥接方式，联合或不联合辅助固定，对于复杂的桡骨远端骨折来说是一个非常重要的工具。对于不稳定的、移位的桡骨远端骨折，采用掌侧锁定接骨板可获得良好的功能和影像学结果。

桡骨远端骨折切开复位内固定可以通过多种内置物和手术技术来实现。市场上至少有 45 种掌侧接骨板。无论采用何种内置物，手术的目标是使关节骨折块解剖复位并牢固固定，以便早期活动，减少内置物突出和肌腱刺激。目前的趋势已演变为使用预塑形接骨板，以固定角度固定关节骨折块，掌侧应用接骨板。内置物的设计多种多样，应该使每一个单独的骨折都能用一种适当的、特殊的方法固定。采用目前的工具可对骨折进行解剖复位、牢固固定和重建，方法多样。仔细的术前计划，采用一致的方法修复桡侧柱、中间柱和尺侧柱，并选择合适的手术入路，是治疗成功的关键。然而，复位技术是必不可少的，因为即使是最新的预塑形解剖型接骨板也不能仅通过接骨板来复位骨折。

> **视　频**
>
> **视频 19.1　采用桡骨远端骨折掌侧接骨板行 ORIF**
> 视频演示了经桡骨远端掌侧入路对桡骨远端骨折行 ORIF，用为桡骨远端设计的掌侧接骨板固定骨折，同时还用了桡骨茎突接骨板。
>
> **视频 19.2　采用腕背侧跨越式接骨板 ORIF 治疗桡骨远端骨折**
> 患者有桡骨远端粉碎性骨折，背侧有大量小骨折块。
>
> 采用跨越式接骨板、韧带整复和克氏针治疗。
>
> **视频 19.3　桡骨远端外固定支架和克氏针固定**
> 对桡骨远端骨折行闭合复位，并用外固定支架结合经皮克氏针固定。
>
> **视频 19.4　桡骨远端骨折采用背侧髓内接骨板固定**
> 视频演示了采用髓内固定和背侧接骨板固定治疗桡骨远端骨折。

## 参考文献

1. Colles A. On the fracture of the carpal extremity of the radius. Edinb Med Surg J 1814;10:181 Clin Orthop Relat Res 2006;445:5–7
2. Alffram PA, Bauer GC. Epidemiology of fractures of the forearm. A biomechanical investigation of bone strength. J Bone Joint Surg Am 1962;44–A:105–114
3. Owen RA, Melton LJ III, Johnson KA, Ilstrup DM, Riggs BL. Incidence of Colles' fracture in a North American community. Am J Public Health 1982;72:605–607
4. America's Bone Health. Atlanta, GA: National Osteoporosis Foundation; 2002
5. Margaliot Z, Haase SC, Kotsis SV, Kim HM, Chung KC. A meta–analysis of outcomes of external fixation versus plate osteosynthesis for unstable distal radius fractures. J Hand Surg Am 2005;30:1185–1199
6. O'Neill TW, Cooper C, Finn JD, et al; UK Colles' Fracture Study Group. Incidence of distal forearm fracture in British men and women. Osteoporos Int 2001;12:555–558
7. Singer BR, McLauchlan GJ, Robinson CM, Christie J. Epidemiology of fractures in 15,000 adults: the influence of age and gender. J Bone Joint Surg Br 1998;80:243–248
8. Solgaard S, Petersen VS. Epidemiology of distal radius fractures. Acta Orthop Scand 1985;56:391–393
9. Mackenney PJ, McQueen MM, Elton R. Prediction of instability in distal radial fractures. J Bone Joint Surg Am 2006;88:1944–1951
10. Lill CA, Goldhahn J, Albrecht A, Eckstein F, Gatzka C, Schneider E. Impact of bone density on distal radius fracture patterns and comparison between five different fracture classifications. J Orthop Trauma 2003;17:271–278
11. King GJ, McMurtry RY, Rubenstein JD, Gertzbein SD. Kinematics of the distal radioulnar joint. J Hand Surg Am 1986;11:798–804
12. Adams BD. Effects of radial deformity on distal radioulnar joint mechanics. J Hand Surg Am 1993;18:492–498
13. Palmer AK, Werner FW. Biomechanics of the distal radioulnar joint. Clin Orthop Relat Res 1984;187:26–35
14. Dobyns JH, Linscheid RL, Cooney WP III. Fractures and dislocations of the wrist and hand, then and now. J Hand Surg Am 1983;8(5Pt 2):687–690
15. Frykman G. Fracture of the distal radius including sequelae—shoulder–hand–finger syndrome, disturbance in the distal radioulnar joint and impairment of nerve function. A clinical and experimental study. Acta Orthop Scand 1967;Suppl 108:3
16. Short WH, Palmer AK, Werner FW, Murphy DJ. A biomechanical study of distal radial fractures. J Hand Surg Am 1987;12:529–534
17. Brogren E, Hofer M, Petranek M, Dahlin LB, Atroshi I. Fractures of the distal radius in women aged 50 to 75 years: natural course of patient–reported outcome, wrist motion and grip strength between 1 year and 2–4 years after fracture. J Hand Surg Eur Vol 2011;36:568–576
18. Cheng HS, Hung LK, Ho PC, Wong J. An analysis of causes and treatment outcome of chronic wrist pain after distal radial fractures. Hand Surg 2008;13:1–10
19. Chirpaz–Cerbat JM, Ruatti S, Houillon C, Ionescu S. Dorsally displaced distal radius fractures treated by fixed–angle volar plating: Grip and pronosupination

strength recovery. A prospective study. Orthop Traumatol Surg Res 2011;97:465–470
20. Jupiter JB, Fernandez DL, Whipple TL, Richards RR. Intraarticular fractures of the distal radius: contemporary perspectives. Instr Course Lect 1998;47: 191–202
21. Melone CP Jr. Distal radius fractures: patterns of articular fragmentation. Orthop Clin North Am 1993;24:239–253
22. Trumble TE, Culp RW, Hanel DP, Geissler WB, Berger RA. Intraarticular fractures of the distal aspect of the radius. Instr Course Lect 1999;48:465–480
23. Simic PM, Weiland AJ. Fractures of the distal aspect of the radius: changes in treatment over the past two decades. Instr Course Lect 2003;52:185–195
24. Capo JT, Accousti K, Jacob G, Tan V. The effect of rotational malalignment on X-rays of the wrist. J Hand Surg Eur Vol 2009;34:166–172
25. Smith DW, Henry MH. Volar fixed-angle plating of the distal radius. J Am Acad Orthop Surg 2005;13:28–36
26. RikliDA, CampbellDA. Distal radius and wrist. In: Ruedi TP, Buckley RE, Moran CG, eds. AO Principles of Fracture Management, 2nd ed. New York: Thieme; 2007
27. Gartland JJ Jr, Werley CW. Evaluation of healed Colles' fractures. J Bone Joint Surg Am 1951;33–A:895–907
28. Melone CP Jr. Articular fractures of the distal radius. Orthop Clin North Am 1984;15:217–236
29. Jupiter JB, Fernandez DL. Comparative classification for fractures of the distal end of the radius. J Hand Surg Am 1997;22:563–571
30. Henry MH. Distal radius fractures: current concepts. J Hand Surg Am 2008;33:1215–1227
31. Jeong GK, Kaplan FT, Liporace F, Paksima N, Koval KJ. An evaluation of two scoring systems to predict instability in fractures of the distal radius. J Trauma 2004;57:1043–1047
32. Leone J, Bhandari M, Adili A, McKenzie S, Moro JK, Dunlop RB. Predictors of early and late instability following conservative treatment of extra-articular distal radius fractures. Arch Orthop Trauma Surg 2004;124: 38–41
33. Handoll HH, Madhok R. Closed reduction methods for treating distal radial fractures in adults. Cochrane Database Syst Rev 2003;1: CD003763
34. Bong MR, Egol KA, Leibman M, Koval KJ. A comparison of immediate postreduction splinting constructs for controlling initial displacement of fractures of the distal radius: a prospective randomized study of long-arm versus short-arm splinting. J Hand Surg Am 2006;31:766–770
35. Beumer A, McQueen MM. Fractures of the distal radius in low-demand elderly patients: closed reduction of no value in 53 of 60 wrists. Acta Orthop Scand 2003;74:98–100
36. Fernández DL. Fractures of the distal radius: operative treatment. Instr Course Lect 1993;42:73–88
37. Mattila VM, Huttunen TT, Sillanpää P, Niemi S, Pihlajamäki H, Kannus P. Signifcant change in the surgical treatment of distal radius fractures: a nationwide study between 1998 and 2008 in Finland. J Trauma 2011;71:939–942, discussion 942–943
38. Hobbs RA, Magnussen PA, Tonkin MA. Palmar cutaneous branch of the median nerve. J Hand Surg Am 1990;15:38–43
39. Catalano LW III, Zlotolow DA, Hitchcock PB, Shah SN, Barron OA. Surgical exposures of the radius and ulna. J Am Acad Orthop Surg 2011;19:430–438
40. Hershman SH, Immerman I, Bechtel C, Lekic N, Paksima N, Egol KA. The effects of pronator quadratus repair on outcomes after volar plating of distal radius fractures. J Orthop Trauma 2013;27:130–133
41. Orbay JL, Touhami A. Current concepts in volar fixed-angle fixation of unstable distal radius fractures. Clin Orthop Relat Res 2006;45:58–67. Review. PMID: 16505728
42. Prommersberger KJ, Lanz UB. Corrective osteotomy of the distal radius through volar approach. Tech Hand Up Extrem Surg 2004;8:70–77
43. Capo JT, Kinchelow T, Brooks K, Tan V, Manigrasso M, Francisco K. Biomechanical stability of four fixation constructs for distal radius fractures. Hand (NY) 2009;4: 272–278
44. Liporace FA, Gupta S, Jeong GK, et al. A biomechanical comparison of a dorsal 3.5-mm T-plate and a volar fixed-angle plate in a model of dorsally unstable distal radius fractures. J Orthop Trauma 2005;19:187–191
45. Kamath AF, Zurakowski D, Day CS. Low-profile dorsal plating for dorsally angulated distal radius fractures: an outcomes study. J Hand Surg Am 2006;31:1061–1067
46. Tavakolian JD, Jupiter JB. Dorsal plating for distal radius fractures. Hand Clin 2005;21:341–346
47. Yu YR, Makhni MC, Tabrizi S, Rozental TD, Mundanthanam G, Day CS. Complications of low-profile dorsal versus volar locking plates in the distal radius: a comparative study. J Hand Surg Am 2011;36:

1135–1141

48. Jeudy J, Steiger V, Boyer P, Cronier P, Bizot P, Massin P. Treatment of complex fractures of the distal radius: a prospective randomised comparison of external fixation "versus" locked volar plating. Injury 2012;43:174–179

49. Wei DH, Poolman RW, Bhandari M, Wolfe VM, Rosenwasser MP. External fixation versus internal fixation for unstable distal radius fractures: a systematic review and meta-analysis of comparative clinical trials. J Orthop Trauma 2012;26:386–394

50. Wei DH, Raizman NM, Bottino CJ, Jobin CM, Strauch RJ, Rosenwasser MP. Unstable distal radial fractures treated with external fixation, a radial column plate, or a volar plate. A prospective randomized trial. J Bone Joint Surg Am 2009;91:1568–1577

51. Capo JT, Rossy W, Henry P, Maurer RJ, Naidu S, Chen L. External fixation of distal radius fractures: effect of distraction and duration. J Hand Surg Am 2009;34(9):1605–1611

52. Gausepohl T, Pennig D, Mader K. Principles of external fixation and supplementary techniques in distal radius fractures. Injury 2000;31(Suppl 1):56–70

53. Wolfe SW, Austin G, Lorenze M, Swigart CR, Panjabi MM. A biomechanical comparison of different wrist external fixators with and without K-wire augmentation. J Hand Surg Am 1999;24:516–524

54. Naidu SH, Capo JT, Moulton M, Ciccone W II, Radin A. Percutaneous pinning of distal radius fractures: a biomechanical study. J Hand Surg Am 1997;22:252–257

55. Zanotti RM, Louis DS. Intraarticular fractures of the distal end of the radius treated with an adjustable fixator system. J Hand Surg Am 1997;22:428–440

56. Chen AC, Chan YS, Yuan LJ, Ye WL, Lee MS, Chao EK. Arthroscopically assisted osteosynthesis of complex intraarticular fractures of the distal radius. J Trauma 2002;53:354–359

57. Freeland AE, Geissler WB. The arthroscopic management of intraarticular distal radius fractures. Hand Surg 2000;5:93–102

58. Edwards CC II, Haraszti CJ, McGillivary GR, Gutow AP. Intraarticular distal radius fractures: arthroscopic assessment of radiographically assisted reduction. J Hand Surg Am 2001;26:1036–1041

59. Shih JT, Lee HM, Hou YT, Tan CM. Arthroscopically-assisted reduction of intraarticular fractures and soft tissue management of distal radius. Hand Surg 2001;6:127–135

60. Pechlaner S, Kathrein A, Gabl M, et al. [Distal radius fractures and concomitant lesions. Experimental studies concerning the pathomechanism]. Handchir Mikrochir Plast Chir 2002;34:150–157

61. Lindau T, Arner M, Hagberg L. Intraarticular lesions in distal fractures of the radius in young adults. A descriptive arthroscopic study in 50 patients. J Hand Surg [Br] 1997;22:638–643

62. Helal B, Chen SC, Iwegbu G. Rupture of the extensor pollicis longus tendon in undisplaced Colles' type of fracture. Hand 1982;14:41–47

63. Al-Rashid M, Theivendran K, Craigen MA. Delayed ruptures of the extensor tendon secondary to the use of volar locking compression plates for distal radial fractures. J Bone Joint Surg Br 2006;88:1610–1612

64. Bell JS, Wollstein R, Citron ND. Rupture of flexor pollicis longus tendon: a complication of volar plating of the distal radius. J Bone Joint Surg Br 1998;80:225–226

65. Koo SC, Ho ST. Delayed rupture of flexor pollicis longus tendon after volar plating of the distal radius. Hand Surg 2006;11:67–70

66. af Ekenstam F, Jakobsson OP, Wadin K. Repair of the triangular ligament in Colles' fracture. No effect in a prospective randomized study. Acta Orthop Scand 1989;60:393–396

67. Hauck RM, Skahen J III, Palmer AK. Classification and treatment of ulnar styloid nonunion. J Hand Surg Am 1996;21:418–422

68. Villar RN, Marsh D, Rushton N, Greatorex RA. Three years after Colles' fracture. A prospective review. J Bone Joint Surg Br 1987;69:635–638

69. Melone CP Jr, Nathan R. Traumatic disruption of the triangular fibrocartilage complex. Pathoanatomy. Clin Orthop Relat Res 1992;275:65–73

70. Oskarsson GV, Aaser P, Hjall A. Do we underestimate the predictive value of the ulnar styloid affection in Colles fractures? Arch Orthop Trauma Surg 1997;116:341–344

71. Stoffelen D, De Smet L, Broos P. The importance of the distal radioulnar joint in distal radial fractures. J Hand Surg [Br] 1998;23:507–511

72. Tsukazaki T, Iwasaki K. Ulnar wrist pain after Colles' fracture. 109 fractures followed for 4 years. Acta Orthop Scand 1993;64:462–464

73. Kaukonen JP, Karaharju EO, Porras M, Lüthje P, Jakobsson A. Functional recovery after fractures of the distal forearm. Analysis of radiographic and other factors affecting the outcome. Ann Chir Gynaecol 1988;

77:27–31

74. May MM, Lawton JN, Blazar PE. Ulnar styloid fractures associated with distal radius fractures: incidence and implications for distal radioulnar joint instability. J Hand Surg Am 2002;27:965–971

75. Souer JS, Ring D, Matschke S, Audige L, Marent-Huber M, Jupiter JB; AOCID Prospective ORIF Distal Radius Study Group. Effect of an unrepaired fracture of the ulnar styloid base on outcome after plate-and-screw fixation of a distal radial fracture. J Bone Joint Surg Am 2009;91:830–838

76. Noda K, Goto A, Murase T, Sugamoto K, Yoshikawa H, Moritomo H. Interosseous membrane of the forearm: an anatomical study of ligament attachment locations. J Hand Surg Am 2009;34:415–422

77. Zhao L, Wang BJ, Li YD, et al. [Clinical follow-up study of ulnar styloid fractures and classification of distal radial fractures]. Beijing Da Xue Xue Bao 2011;43:675–680

78. Kim JK, Koh YD, Do NH. Should an ulnar styloid fracture be fixed following volar plate fixation of a distal radial fracture? J Bone Joint Surg Am 2010;92:1–6

79. Ring D, McCarty LP, Campbell D, Jupiter JB. Condylar blade plate fixation of unstable fractures of the distal ulna associated with fracture of the distal radius. J Hand Surg Am 2004;29:103–109

80. Kreder HJ, Agel J, McKee MD, Schemitsch EH, Stephen D, Hanel DP. A randomized, controlled trial of distal radius fractures with metaphyseal displacement but without joint incongruity: closed reduction and casting versus closed reduction, spanning external fixation, and optional percutaneous K-wires. J Orthop Trauma 2006; 20:115–121

81. Kapoor H, Agarwal A, Dhaon BK. Displaced intraarticular fractures of distal radius: a comparative evaluation of results following closed reduction, external fixation and open reduction with internal fixation. Injury 2000;31:75–79

82. Wall LB, Brodt MD, Silva MJ, Boyer MI, Calfee RP. The effects of screw length on stability of simulated osteoporotic distal radius fractures fixed with volar locking plates. J Hand Surg Am 2012;37:446–453

83. Dahl WJ, Nassab PF, Burgess KM, et al. Biomechanical properties of fixed-angle volar distal radius plates under dynamic loading. J Hand Surg Am 2012;37:1381–1387

84. Park JH, Hagopian J, Ilyas AM. Variable-angle locking screw volar plating of distal radius fractures. Hand Clin 2010;26:373–380, vivi.

85. Pensy RA, Brunton LM, Parks BG, Higgins JP, Chhabra AB. Single-incision extensile volar approach to the distal radius and concurrent carpal tunnel release: cadaveric study. J Hand Surg Am 2010;35:217–222

86. Klos K, Rausch S, Löfer M, et al. A biomechanical comparison of a biodegradable volar locked plate with two titanium volar locked plates in a distal radius fracture model. J Trauma 2010;68:984–991

87. Bartl C, Stengel D, Bruckner T, et al. Open reduction and internal fixation versus casting for highly comminuted and intraarticular fractures of the distal radius (ORCHID): protocol for a randomized clinical multicenter trial. Trials 2011;12:84

88. Knirk JL, Jupiter JB. Intraarticular fractures of the distal end of the radius in young adults. J Bone Joint Surg Am 1986;68:647–659

89. Anakwe R, Khan L, Cook R, McEachan J. Locked volar plating for complex distal radius fractures: Patient reported outcomes and satisfiaction. J Orthop Surg 2010; 5:51

90. Lakshmanan P, Dixit V, Reed MR, Sher JL. Infection rate of percutaneous Kirschner wire fixation for distal radius fractures. J Orthop Surg (Hong Kong) 2010;18:85–86

91. Glueck DA, Charoglu CP, Lawton JN. Factors associated with infection following open distal radius fractures. Hand (NY) 2009;4:330–334

92. Leversedge FJ, Srinivasan RC. Management of soft-tissue injuries in distal radius fractures. Hand Clin 2012; 28:225–233

93. Tan V, Bratchenko W, Nourbakhsh A, Capo J. Comparative analysis of intramedullary nail fixation versus casting for treatment of distal radius fractures. J Hand Surg Am 2012;37:460–468.e1

94. Paksima N, Panchal A, Posner MA, Green SM, Mehiman CT, Hiebert R. A meta-analysis of the literature on distal radius fractures: review of 615 articles. Bull Hosp Jt Dis 2004;62:40–46

95. Berglund LM, Messer TM. Complications of volar plate fixation for managing distal radius fractures. J Am Acad Orthop Surg 2009;17:369–377

96. Egol KA, Walsh M, Romo-Cardoso S, Dorsky S, Paksima N. Distal radial fractures in the elderly: operative compared with nonoperative treatment. J Bone Joint Surg Am 2010;92:1851–1857

97. Grewal R, MacDermid JC, King GJ, Faber KJ. Open reduction internal fixation versus percutaneous pinning

with external fixation of distal radius fractures: a prospective, randomized clinical trial. J Hand Surg Am 2011;36:1899–1906

98. Soong M, Earp BE, Bishop G, Leung A, Blazar P. Volar locking plate implant prominence and flexor tendon rupture. J Bone Joint Surg Am 2011;93:328–335

99. Soong M, van Leerdam R, Guitton TG, Got C, Katarincic J, Ring D. Fracture of the distal radius: risk factors for complications after locked volar plate fixation. J Hand Surg Am 2011;36:3–9

100. Ward CM, Kuhl TL, Adams BD. Early complications of volar plating of distal radius fractures and their relationship to surgeon experience. Hand (NY) 2011;6: 185–189

101. Wilcke MK, Abbaszadegan H, Adolphson PY. Wrist function recovers more rapidly after volar locked plating than after external fixation but the outcomes are similar after 1 year. Acta Orthop 2011;82:76–81

# 20 腕部骨折与脱位

著者：Jeffry Todd Watson
译者：潘奇

## 腕关节不稳定

腕关节不稳定的确切定义是指腕部存在有症状的腕骨排列紊乱，不能承受正常的生理负荷，而且腕关节活动弧的任何部分出现异常运动学表现的病理状态。腕关节不稳定可由腕部急性损伤所致，也可以是关节炎等引起内在的韧带过度松弛或弱化而导致的慢性、进行性过程。本书重点是讨论创伤性损伤，所以本章讨论的腕关节不稳定主要是指腕骨与重要韧带结构的急性损伤，通常将这类疾病称为"月骨周围损伤"。

在讨论腕关节不稳定前，我们先简要回顾一下维系腕关节稳定、协调运动的腕部关键解剖结构。手术治疗这些腕部损伤的目的在于恢复腕关节结构、相关功能的完整性。概括来说，腕骨通常由近排腕骨（舟状骨、月骨、三角骨和豌豆骨）和远排腕骨（大多角骨、小多角骨、头状骨和钩骨）组成。腕骨之间的静态与动态的位置关系主要通过相邻腕骨间（内在）以及跨越相应腕骨的韧带（外在）来维系。

外在的韧带起于尺骨和桡骨远端的背侧和掌侧面，止于近排或远排腕骨。掌侧韧带非常坚韧（图 20.1），自桡侧至尺侧分别为桡舟头韧带（RSC）、桡月长韧带（LRL）、桡月短韧带（SRL）和尺腕韧带。桡舟头韧带穿行于舟骨腰部的掌侧面，附着于头状骨，对舟骨起到支撑作用，在腕关节尺偏和桡偏时，此韧带可使舟骨屈曲伸直。与其相邻的桡月长韧带，起于桡骨掌侧缘，止于月骨掌侧缘，两者可悬吊桡侧腕骨，并防止腕"下沉"及腕骨相对桡骨向掌侧半脱位。桡月短韧带起自桡骨月状窝的掌侧缘，向月骨延伸，止于桡月长韧带的尺侧缘。尺腕韧带起自三角纤维软骨复合体的掌侧缘，止于月骨和三角骨。它们作用主要是支撑尺侧腕骨，防止其向掌侧沉降以及相对尺骨远端的半脱位。

在腕关节的背侧面，桡腕背侧韧带起自桡骨远端中部背侧缘，与关节囊纤维共同止于三角骨背侧面。背侧腕骨间韧带（DIC）主要连接三角骨背侧面，以及头状骨与大多角骨的背侧面（图 20.2）。

当腕关节桡偏和尺偏时，连接舟骨、月骨和三角骨的内在韧带可使近排腕骨完成屈伸运动（图 20.3）。舟月韧带在形态上有三个不同区域，其背侧部分最厚[1, 2]，而月三角韧带在掌侧面则更为坚韧[3]。

目前有多种理论被用于解释腕关节运动学，在此不一一阐述。其中最为关键的是，近排和远排腕骨间的相互运动主要依赖腕骨间存在的完整而稳定的韧带和骨性连接（图 20.4）。对此，"腕骨环"的概念则更为大家所接受[4]。腕关节尺偏时，近排腕骨伸展而远排腕骨屈曲，桡偏时腕骨间运动则相反。近排腕骨的任何骨或韧带组织结构出现异常都可导致腕关节运动协调性丧失，并可能伴随进行性骨塌陷、疼痛性关节炎和功能障碍。手术治疗的目的在于恢复腕骨间骨与韧带组织的连接。

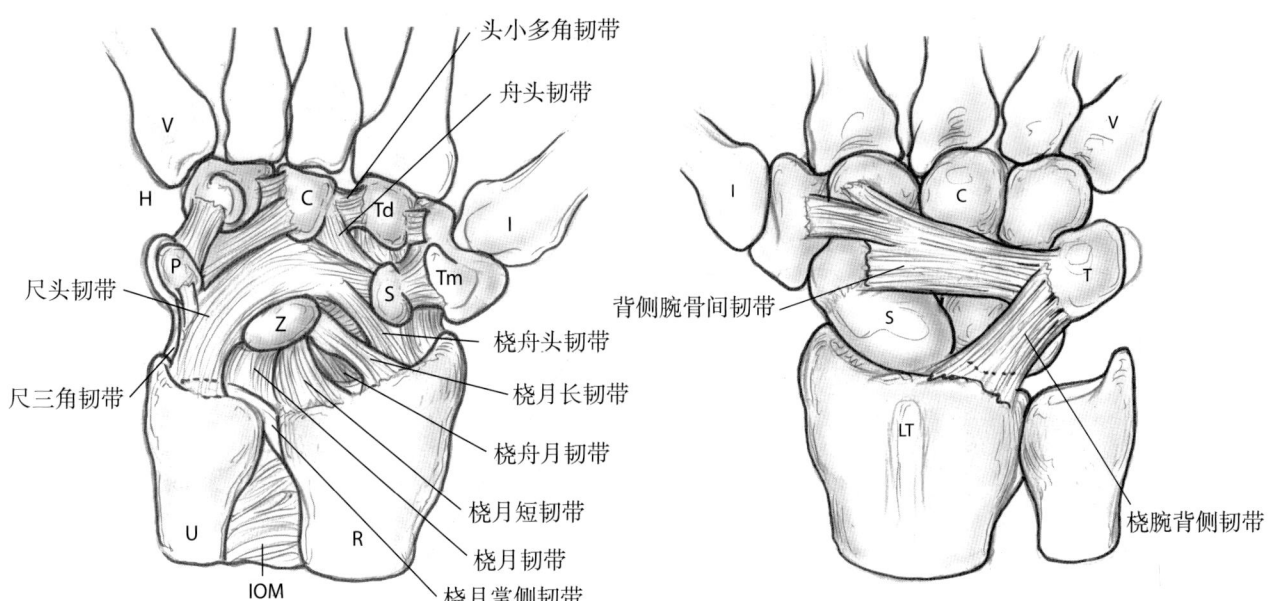

图 20.1　腕关节掌侧的外在韧带：桡舟头韧带、桡月长韧带、桡月短韧带和尺腕韧带

图 20.2　腕关节背侧韧带与关节囊融为一体。桡腕背侧韧带起自桡骨远端中部的关节边缘，止于三角骨背侧面。背侧腕骨间韧带连于三角骨背侧面和舟骨与大多角骨的背侧面，对腕骨而言并非真正的外在韧带

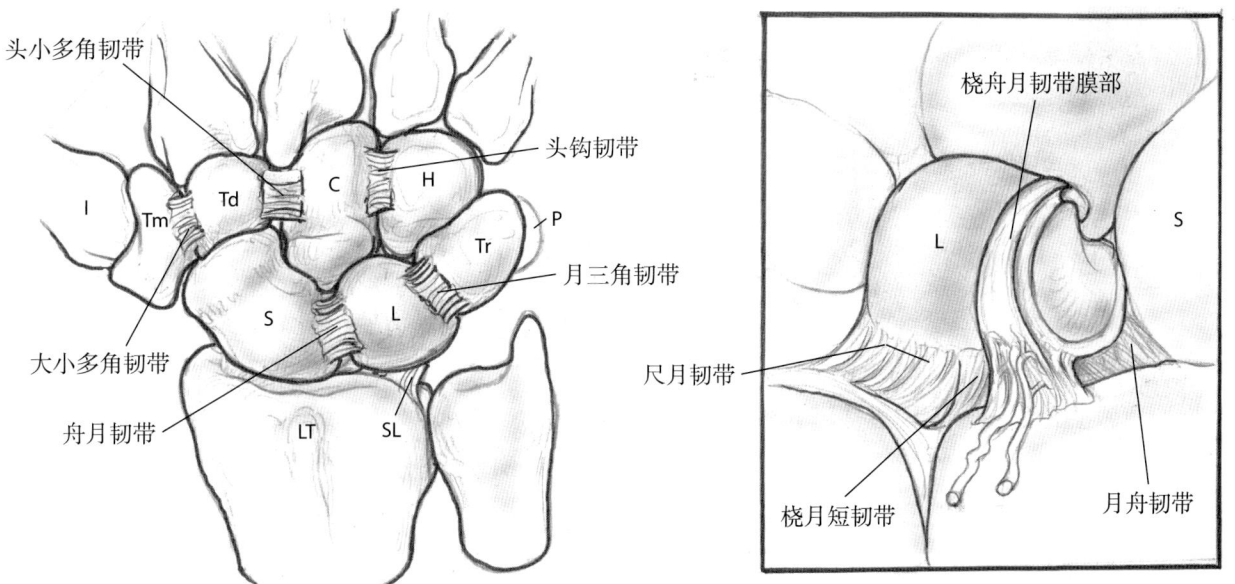

图 20.3　近排腕骨的内部韧带为腕骨提供连续的机械性连接，可使近排和远排腕骨协调运动。值得注意的是，舟月韧带是一条月形韧带，其背侧部分（韧带部分）比中央部分（膜性结构）更为坚韧，具有更重要的力学性能。而月三角韧带的掌侧部分则比其背侧面具有更高的强度

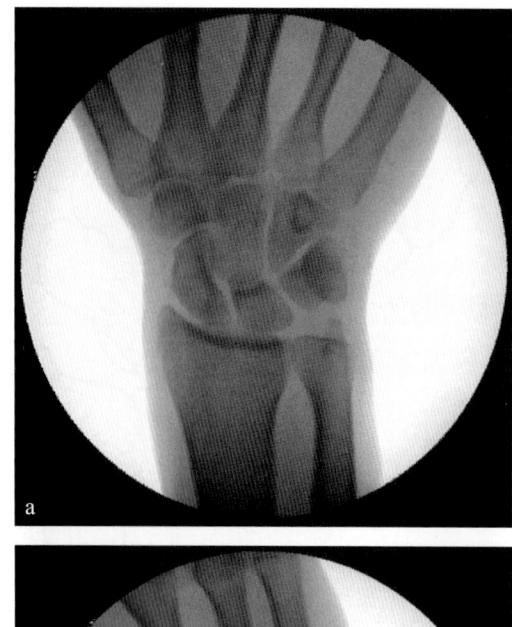
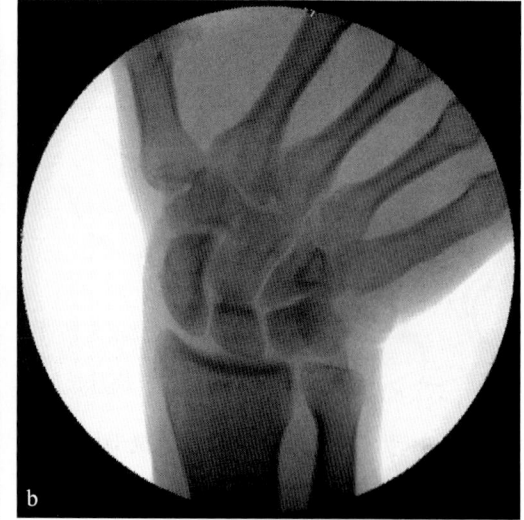
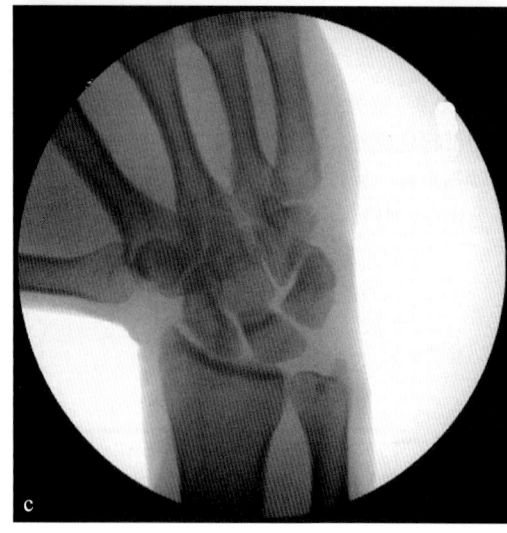

图20.4　a.腕关节正位片。b.腕关节尺偏，近排腕骨伸展，正位片可见舟状骨的轮廓更为狭长。c.桡偏则相反，可见近排腕骨屈曲和舟骨的"皮质环"。近排腕骨中，骨间韧带的完整性以及腕骨间的正常关系，是保持腕骨运动协调性的关键因素

## 分　型

并非所有腕关节不稳都会有阳性X线表现，但损伤所致的静态不稳定则通常可在标准的X线影像中有所发现。如腕骨骨折时，相关X线影像上可见舟月关节或月三角骨关节间隙增宽，侧位影像上可见舟月关节角度增大等。动态不稳定一般需在应力作用下（应力位）才能评价，如握拳或尺偏时拍摄X线片或进行透视[1]。

Mayfield等[5]根据损伤机制与解剖结构破坏顺序的关系，对月骨周围损伤进行了分类，目前在临床上应用最为广泛。当患者摔倒时，腕关节承受负荷，伸腕尺偏，腕部相对于桡骨极度旋后。若暴力使腕关节继续旋后，桡侧的腕骨或韧带首先发生损伤，随后暴力经由腕骨使腕部尺侧也发生损伤。因此，Mayfield认为月骨周围不稳定应分为4型：

- Ⅰ型：舟月韧带和桡舟头韧带掌侧出现撕裂，在静态或应力位影像上可见舟月关节间距增宽，在侧位影像上可见舟月关节角度增大（图20.5）。
- Ⅱ型：舟月关节脱位。
- Ⅲ型：月骨周围脱位，月三角韧带和尺腕韧带撕裂。月骨仍位于桡骨的月骨窝内，而其

余腕骨则向背侧脱位（图20.6）。

- Ⅳ型：月骨脱位，桡腕韧带背侧部分和关节囊撕裂，月骨向掌侧脱位并嵌入腕管。由于桡月韧带十分坚韧，月骨通常仍帖服掌侧，侧位X线影像出现"茶杯溢出"征（图20.7）。与Ⅲ型的月骨周围脱位相反，其余腕骨相对桡骨的位置并没有发生改变。

值得注意的是，上述分型方法仅从韧带损伤的角度进行分型，而暴力通过腕部时往往并不仅仅导致韧带损伤。在暴力传导过程中，从桡侧开始，桡骨茎突、舟骨、头状骨、三角骨和尺骨茎突等处均可能发生骨折（图20.8）。如Mayfield所描述，腕骨大弓损伤时，暴力通常会通过较大范围的骨性结构传递，往往伴有骨折。腕骨小弓损伤主要是指涉及月骨周围小范围的软组织韧带的损伤。在腕骨下弓损伤中，由于暴力自腕骨近端传至月骨，导致桡腕和尺腕韧带撕裂，可伴有或不伴有尺骨或桡骨茎突骨折。急性腕关节不稳通常包含骨与韧带损伤，而且以Ⅲ型经舟骨-月骨周围脱位较为常见（图20.9）。当暴力传导通过月骨及其周围时，时常会导致相应的腕骨骨折。

单纯月三角关节不稳定也称为反月骨周围损伤。一般认为，摔倒时手处于背伸桡偏位（在月骨周围损伤中，手处于尺偏位置）可造成此类损伤。月三角韧带的背侧和中部损伤一般不会引起腕骨的力学改变，但是该韧带的掌侧部分断裂，合并背侧关节囊副韧带（桡三角韧带和三角韧带）损伤，则会引起进行性的近排腕骨掌侧不稳（VISI）畸形（见后）。

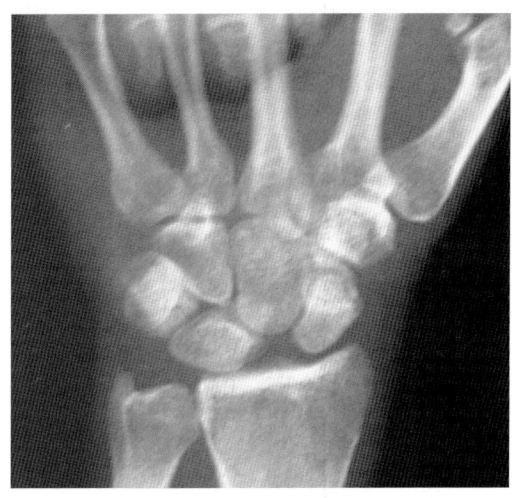

图20.5 Mayfield Ⅰ型损伤的X线影像。在正位片中，舟月关节间隙增宽（>3 mm），在侧位片上舟月关节角度增加（>60°），提示舟月关节分离

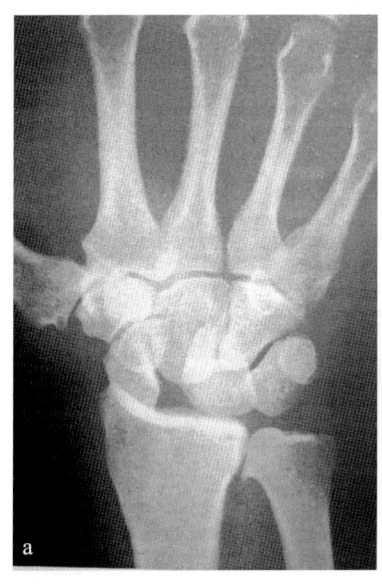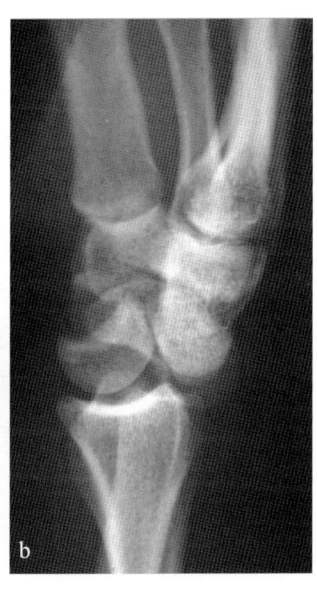

图20.6 Mayfield Ⅲ型损伤的X线影像。作用于月骨周围的暴力传向腕关节尺侧缘，致月三角韧带断裂，月骨与其他腕骨之间的实质性的连接中断；其余腕骨（和手）向背侧移位，月骨仍位于桡骨月骨窝内，出现月骨周围脱位。值得注意的是，该脱位也并不总是发生在急性韧带损伤的基础之上

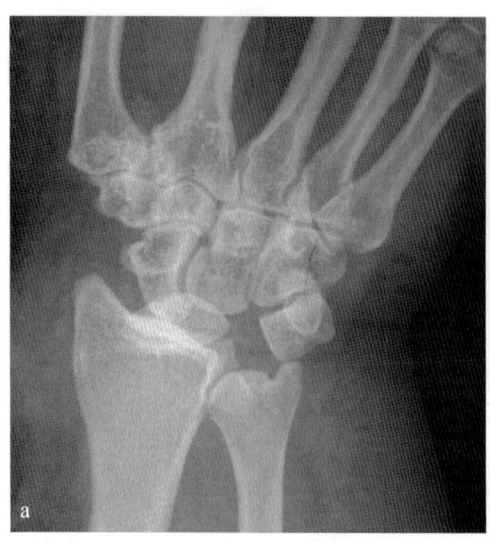
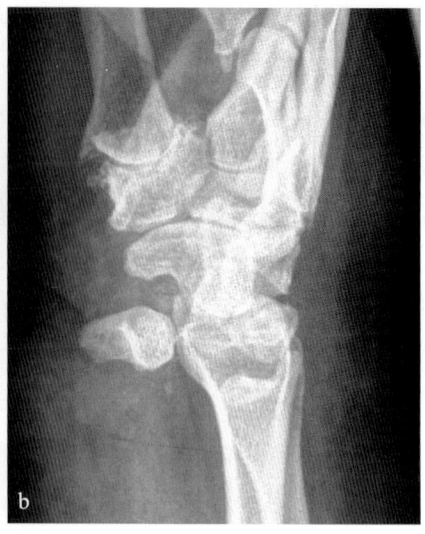

图 20.7 Mayfield Ⅳ型损伤的 X 线影像。桡腕背侧韧带断裂；月骨脱出桡骨月骨窝，向掌侧移位；由于强韧的桡月韧带仍保持完整，月骨掌侧部分仍紧靠桡骨，在侧位影像上可见月骨"茶杯溢出"征，提示月骨脱位

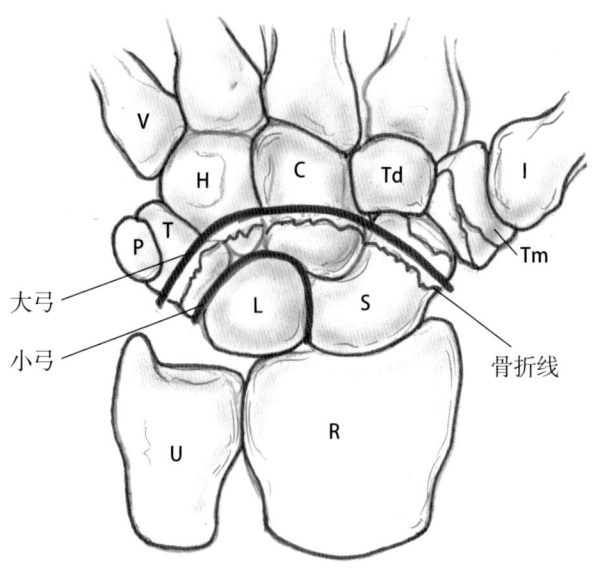

图 20.8 腕骨小弓损伤主要累及韧带，当暴力经腕部自桡侧向尺侧传导时，通常造成舟月韧带和月三角韧带撕裂。腕骨大弓损伤，暴力通过月骨周围更大范围的骨性结构，导致骨、韧带等结构同时发生损伤的情况（经舟骨月骨周围脱位）也并不少见

当压缩应力作用于腕关节时，如果没有舟骨的稳定连接或支撑桥接作用，则进行腕关节屈伸活动时，近排腕骨很容易出现塌陷，并且远排腕骨也会向近端移位。近排腕骨背侧不稳定（DISI）性畸形是指在侧位影像上月骨相对桡骨处于伸直位，而舟骨向近端移位。同样，月骨相对桡骨呈屈曲位，舟骨向近端移位时形成 VISI 畸形。

出现创伤后腕部疼痛时，无论伴有还是不伴有临床可见的畸形，对于标准正侧位影像上腕骨关系的理解可以避免遗漏腕关节周围损伤。任何形式的三条 Gilula 线破坏或者中断提示应对韧带或骨性损伤保持警惕（图 20.10）。来自 Gilula[6] 的参考文献对腕骨损伤影像资料的分析有重要意义，在正位影像上舟头宽度 >2 mm，在侧位影像上舟头角度 >60°，或者桡骨、月骨与头骨的共线关系丢失，是月骨周围不稳的重要标志。在尺偏腕骨的正侧位与斜位影像中，经常可以发现常规垂直位影像无法显示的舟骨骨折。

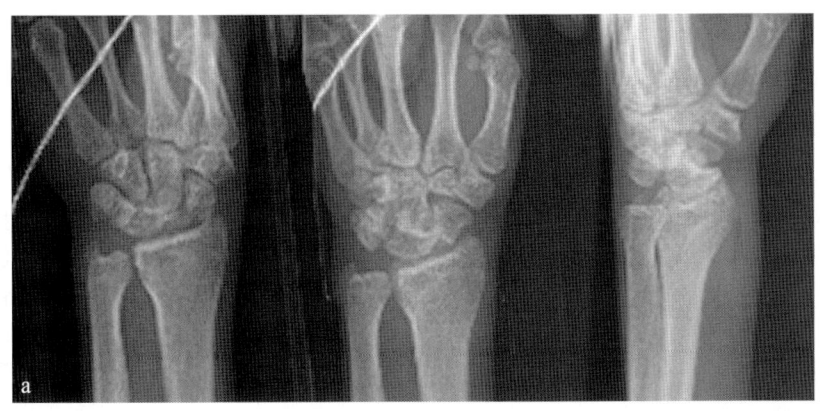
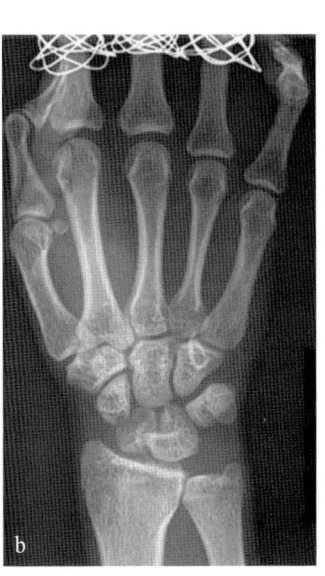

图 20.9 经舟骨月骨周围骨折脱位。X 线影像上骨性结构的重叠可妨碍对损伤类型的判断，牵引位影像能更好地显示损伤。a. 损伤时的普通 X 线影像。b. 牵引位 X 线影像

## 非手术治疗

作用于腕骨的负荷传导至有活动度的两排腕骨时，两排腕骨在任何体位下都应该保持稳定的位置关系。这主要依赖于舟骨的完整性，舟骨在两排腕骨间起到坚强支撑或连接作用。其内在韧带分别连接舟骨、月骨和三角骨，这些结构的任何一部分损伤后，由于桡骨远端和腕骨的骨性解剖结构与通过腕部的肌腱组织产生的压缩应力，可能会导致进行性腕骨塌陷。通常并不需要很强大的外在暴力便可引起近排腕骨的进行性塌陷，进而导致远排腕骨向近端移位以及继发性的关节炎改变。因此，采用非手术治疗处理这些损伤通常并不是很合适，除确实无移位且稳定的舟骨腰部骨折或韧带部分撕裂，其他损伤并不能通过单纯制动而自愈[7,8]。

对于这类损伤，尽管手术固定是确切有效的治疗方法，然而在急诊处理时进行临时固定仍然很有必要。在月骨周围脱位和月骨脱位中，必须考虑存在月骨移位压迫正中神经的可能。对于有正中神经感觉障碍的患者，其腕关节可能仍处于未复位的位置，而这种进行性的压迫可能对神经功能的恢复产生不良影响。对于此

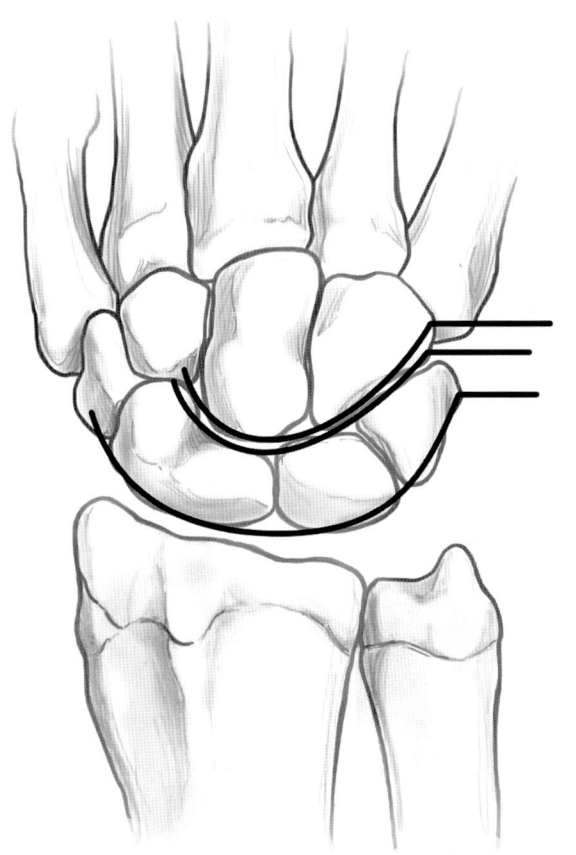

图 20.10 Gilula 线。在腕关节的标准正位影像上，Gilula 线是三条大体平行的平滑弧线：一条沿着近端腕骨的近端表面，一条沿着近端腕骨的远端表面，第三条沿着远端腕骨的近端表面。任何一条线的中断均提示存在韧带损伤或腕骨骨折，意味着需要对相关影像和患者进行更详细的检查

类损伤，可以参照桡骨远端骨折背侧移位的复位方法，在局部麻醉下进行闭合复位。

在应用或不用静脉注射镇静剂的情况下，通过指套或徒手牵引手指，与近端的前臂进行对抗，术者用拇指在掌侧按压月骨、头状骨开始伸展，继而向掌侧移位与月骨远端关节面相吻合（图20.11）。复位过程中，可能不会听到关节复位的"咔哒"声。通过透视或拍摄X线片检查复位情况。然后用糖钳夹板将腕关节固定在伸直位，直至手术时为止。

有时月骨周围脱位或月骨脱位很难进行闭合复位。由于韧带损伤，月骨单独与其他腕骨分离，则月骨可能"扣锁"在掌侧坚韧的关节囊中（图20.12）。手法整复时牵引腕关节，关节囊的裂口只会更加绷紧，使月骨更难回到相对于其他腕骨的正常解剖位置。遇到这种情况，则必须进行切开复位。此外，部分合并骨折的月骨周围损伤也很不稳定，在停止牵引后，即使采用良好塑形的夹板固定也无法维持复位。对于这些损伤，闭合复位失败后，虽然必须通过手术重建其稳定性，但并不一定必须立即手术。对于部分肢体肿胀较轻且没有或仅有轻度自主感觉障碍的闭合性损伤，可将其维持在难复性脱位的位置上，然后择期手术。然而，如果患者出现进行性的感觉障碍、肿胀明显加重，则必须急诊行腕管切开神经减压，并进行切开复位。

## 手术治疗

视频 20.1　月骨周围脱位的修复

### 手术指征

正如上文所强调的，此类损伤极不稳定，闭合复位外固定通常无效。虽然通过手法操作和牵引能可完成闭合复位，但经骨和经韧带的损伤都存在腕骨塌陷和向近端移位的趋势，通常最好在伤后2周内进行手术治疗。超过这个期限，关节囊形成瘢痕，则需要充分地剥离相关的骨与软组织方能完成复位，会导致腕骨血供的进一步破坏。

此外，如前所述，腕部出现明显肿胀并伴有进行性麻木或运动功能障碍时，应急诊行腕管减压。

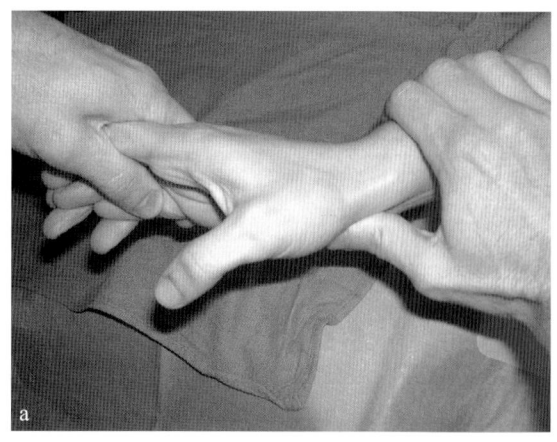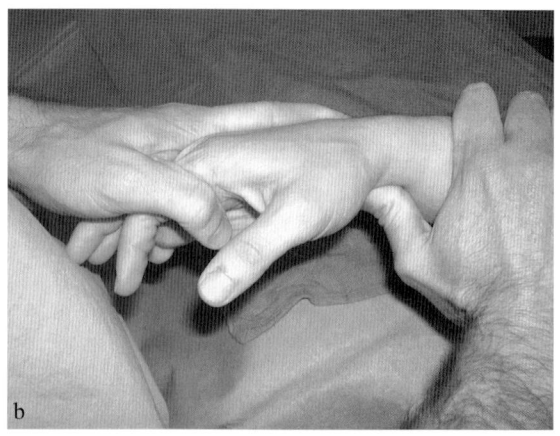

图20.11　临时闭合复位月骨和月骨周围脱位的操作技巧。a. 术者一只手固定前臂远端，拇指顶于腕管处向月骨施压。如果月骨在腕管内脱位，自近端向远端"推挤"月骨复位至月骨窝内。b. 术者另一只手牵引手部，维持腕部牵引的同时向掌侧移动，以恢复与月骨的正常对线，应用指套进行对抗牵引有利于复位

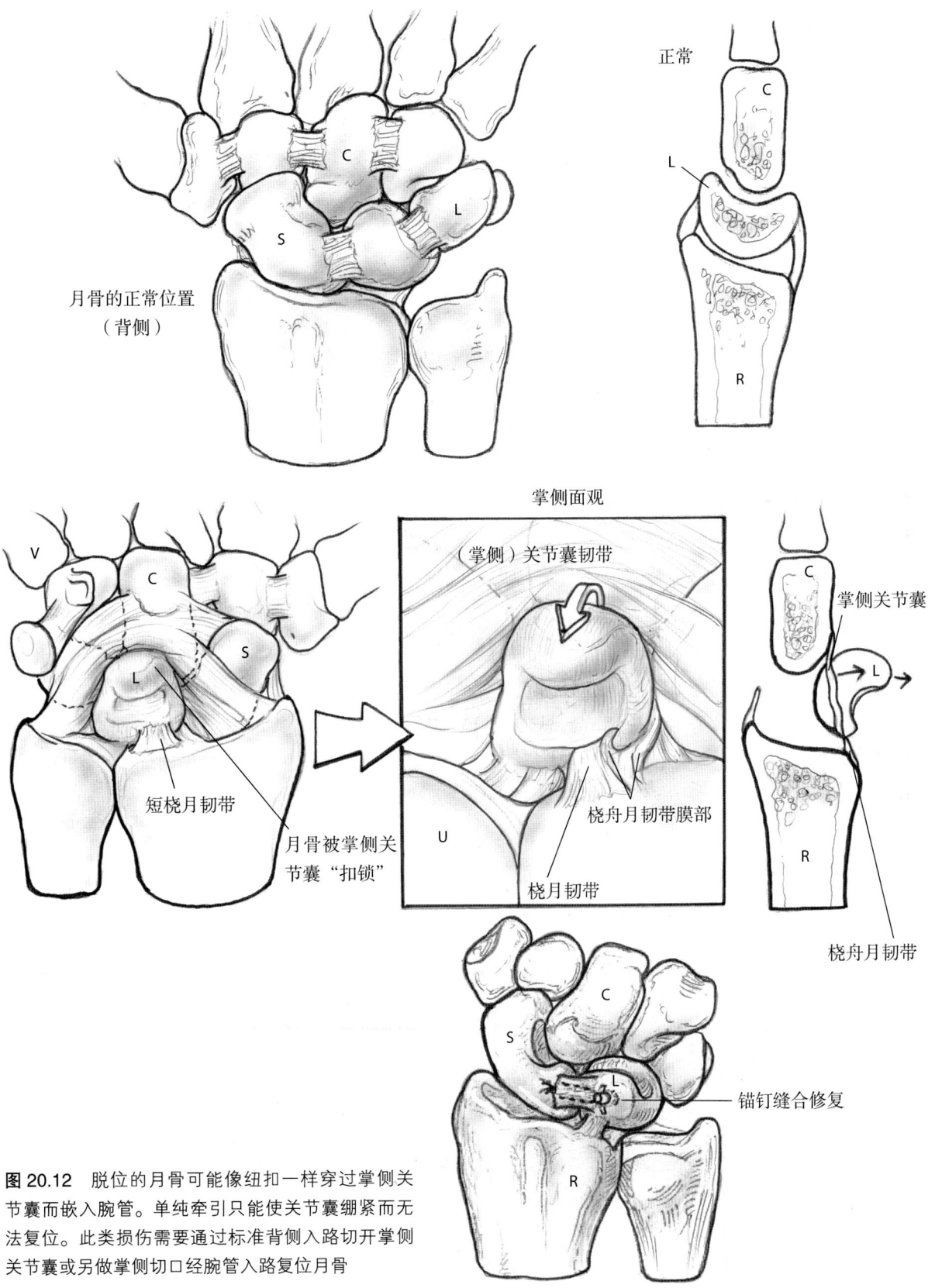

图 20.12 脱位的月骨可能像纽扣一样穿过掌侧关节囊而嵌入腕管。单纯牵引只能使关节囊绷紧而无法复位。此类损伤需要通过标准背侧入路切开掌侧关节囊或另做掌侧切口经腕管入路复位月骨

## 手术解剖与手术方案的选择

制订术前计划时，首先要对损伤的机制和范围进行评估。要意识到当致畸应力导致腕关节不稳时，就意味着一系列结构可能被破坏。损伤时的 X 线影像可能不能完全反映受损的结构。例如，最初的 X 线影像可能仅有小块的桡骨茎突骨折，但这可能是更严重的舟月分离或者舟骨骨折唯一的提示。因此，必须强调仔细的体格检查（舟月或月三角韧带处出现压痛）或拍摄应力位 X 线片。最初在牵引下拍摄 X 线片对于明确诊断可能非常有用（图 20.9）。

明确损伤结构后，则可制订手术暴露和修复的计划。对于大块桡骨茎突骨折，必须进行修复，以在恢复桡骨关节面的平整同时修复桡舟头韧带，恢复其悬吊作用。舟骨骨折或舟月韧带撕裂则需要切开复位坚强内固定或直接修复韧带，头状骨或三角骨骨折也要求切开复位坚强内固定，但对是否有必要直接修复月三角韧带仍有争议。很多外科医生认为单纯应用克氏针固定可以满意地恢复月三角关节的解剖关系，并没有必要通过骨隧道或锚钉进行韧带重建。然而，也有学者推荐通过背侧和掌侧联合入路直接修复更为重要的掌侧月三角韧带。如果尺骨茎突的骨折块非常大，累及三角纤维软骨深层的止点，也需要进行修复。然而，如果在发生尺骨茎突骨折的同时还存在腕关节桡侧的骨或韧带损伤，则提示腕部可能存在更为复杂的损伤。

如果患者存在任何正中神经损伤的征象，作者倾向于在整复和稳定腕骨的同时行腕管减压，即通过背侧单独的切口进行复位。

## 手术技巧

手术室内合适的设备以及相应的器械准备非常重要。患者仰卧于普通手术床上，并附装一张坚固的上肢手术板。进行 X 线检查的标准或微型 C 臂也必须用无菌巾覆盖，上肢手术板不一定要求可透射 X 线。许多外科医生更倾向于将微型 C 臂侧倾，平行于地板投照，可避免透过手术板成像。常需用到 0.045 英寸和 0.062 英寸克氏针钻头以及相应尺寸的附件。准备卡头以及配套的卡头附件，钻孔后置入加压螺钉。作者目前更倾向于置入标准尺寸的 Acutrak 螺钉（Acumed LLC，Hillsboro，Orehon），当然也可选用其他加压螺钉系统。不论采用哪种螺钉系统，其螺钉都必须是空心的，可先准确地置入导针，然后再拧入螺钉固定。修复韧带时，作者更偏向选用小号（2~4 mm）锚钉。最后，为了准确地经皮置入骨圆针，并使卷入周围软组织（桡神经浅支或尺神经背侧感觉支，形成疼痛性的神经瘤，则可能会影响成功固定）的风险降至最低，推荐用 14 号金属针头作为引导（图 20.13）。术中必须应用止血带，因为固定骨圆针和螺钉时通常需要术者和助手 4 只手来维持复位，此时很难同时进行止血或使用吸引器清晰地显露术野。在可以使用止血带的 2 小时内可以完成大部分手术操作。

> **急诊处理**
>
> 腕管综合征（CTS）和开放性损伤需要急诊处理。急性 CTS 的表现与以月骨周围损伤为特征的慢性、原发性 CTS 和正中神经挫伤相似，但更严重，包括快速进展性疼痛、正中神经分布区持续感觉异常，以及可能存在的由急性神经缺血造成的运动和感觉功能障碍。与筋膜室综合征一样，对此应作为急症进行处理，通过掌侧入路切开腕管进行减压。尽管此时并不需要对腕部进行最终的稳定，但应将月骨或其他骨折碎片通过"纽孔"自掌侧关节囊复位。正中神经挫伤患者会有感觉缺失，但没有像急性 CTS 那样伴有疼痛的正中神经分布区感觉异常的快速出现和发展。

除非合并大块的桡骨茎突或尺骨骨折，否则单纯背侧切口通常就已经足够了。若伴有急性腕管综合征或月骨脱位，仅通过背侧入路切开关节囊无法达成复位时，则需要另做掌侧切口。

根据术者个人偏好采用腕背侧纵向或横向切口。横切口可沿桡骨和尺骨茎突完全暴露腕骨，与纵切口相比，横切口产生的瘢痕也不太明显。然而，如果必须暴露桡骨或尺骨干骺端时，应用这一切口则会受到限制。笔者更倾向于采用经Lister结节的纵切口。暴露、固定桡骨和尺骨茎突时，则推荐另做经茎突的纵切口，这样皮瓣坏死的风险也较小（图20.14）。

以Lister结节为中心做背侧纵切口，切开皮肤4~6 cm，越过近排腕骨，形成全厚皮瓣直到伸肌支持带，沿拇伸肌腱切开支持带远侧部分。在第三和第四间室之间切开一部分隔膜，应用自动牵开器充分暴露背侧关节囊，将第二和第三间室牵向桡侧，第四间室则牵向尺侧。如果背侧关节囊有创伤性撕裂，则可通过该破口行背侧关节囊切开术，否则即可沿Lister结节做2~3 cm切口全层切开关节囊。如舟月韧带完整，刀片切入过深则可能造成该韧带的医源性损伤。因此，一经穿透关节囊后，即应将刀片放平，自腕骨背侧关节囊的附着处开始进行分离。同时也应避免在舟骨远侧做太多的背侧剥离，这样可能会损伤舟骨背侧嵴的主要血供。术中必须充分暴露腕骨背侧自舟骨背侧嵴至三角骨桡侧缘的区域。根据具体个体损伤的程度和部位，选择适当的复位和固定技术。

舟骨损伤无论是经过舟骨腰部还是近极，均可在背侧向两骨折块内临时置入0.045英寸克氏针作为操纵杆，这样对于控制和复位骨折块都很有帮助（图20.15）。应用牙科刮匙并冲洗骨折端，轻柔地清除骨折周围的血肿。一名术者用克氏针操作杆维持复位，另一名术者于舟骨中间三分之一处横穿骨折线置入空心加压螺钉的导针（图20.16）。准确定位该克氏针非常

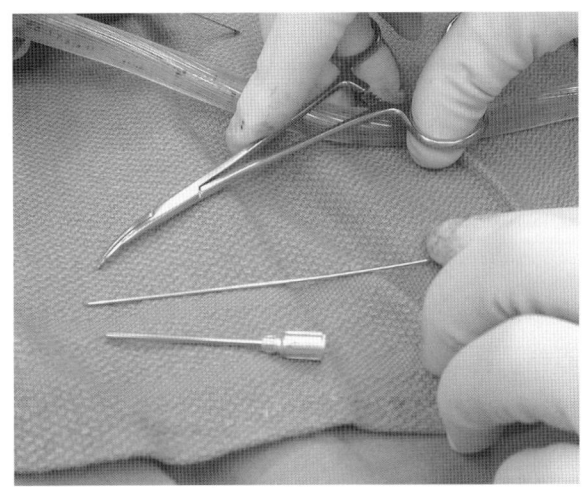

图20.13　0.045英寸克氏针，14号钝头金属针头作为套筒可保护周围软组织

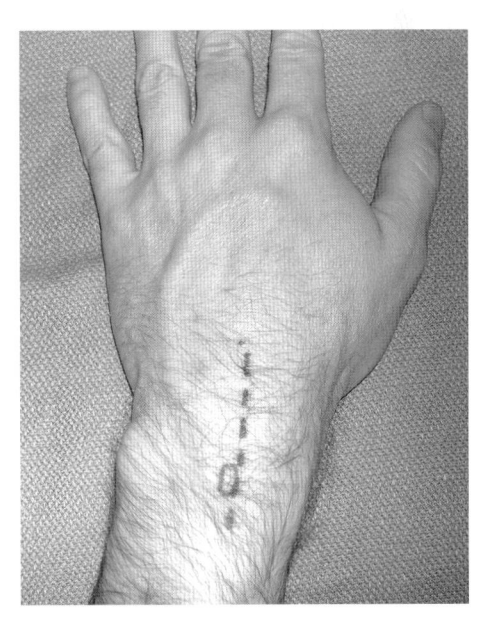

图20.14　腕关节背侧纵切口，起自腕关节桡背侧Lister结节近端，向远端延伸至腕掌关节水平，通常可为骨与韧带的修复提供足够的显露

关键，进针点通常位于舟骨的尺背侧"角"。应用无菌巾覆盖的C臂进行监视，沿舟骨中三分之一的轴线准确地置入导针，不断停下来检查正侧位X线影像，确认导针的位置。检查正位影像时，在腕关节伸直的情况下应避免桡骨背侧缘碰撞并折弯导针。导针远端不应穿透舟

骨远侧皮质骨。确认导针的位置和深度满意后，用附带的测深器或相同长度的导针测量导针穿入的深度。选择置入的螺钉时，应注意螺钉的长度至少应比所测深度短 4 mm，所选螺钉太长是很常见的错误。

确定螺钉长度后，进一步旋入导针穿过舟大多角骨关节，置入大多角骨内，以防止在用空心钻扩孔时导针不慎退出。为了避免钻孔和拧入螺钉时造成骨折旋转移位，可再置入一枚 0.045 英寸克氏针，但应注意不要妨碍通过另一枚导针置入螺钉。用手动空心钻钻孔，注意观测钻头侧面的标志线，钻孔深度要比所选螺钉长 2 mm（图 20.17）。扩孔和置入螺钉时，应仔细观察骨折的位置并用操作杆对抗可能发生的移位。穿过导针拧入螺钉，随着螺钉接近扩孔骨道的末端，会对骨折端产生加压，同时阻力也会增加。在拧入螺钉的最后阶段，拔除导针和抗旋钢针，进一步加压骨折块。必须用埋头钻将螺钉近端的头部埋于近端皮质之下。如果有突起，则需要重新安置导针并更换更短的螺钉。

与上文提到的舟状骨类似，头状骨骨折也可采用空心加压螺钉进行固定。头状骨骨折合并舟骨骨折时，必须先固定头状骨，这样有利于暴露、复位头状骨骨折，并可在其近折端准确地置入螺钉。有时，头状骨近极可能会翻转 180°，关节软骨面朝向远端。由于头状骨远端骨折块固定不动，可用克氏针操作杆或牙科刮匙复位近端骨折块。骨折块复位后，穿入导针以及随后其他的固定操作步骤与上文所述的舟骨骨折一致（图 20.18）。

对于月骨完全脱位（Mayfield IV 型）的患者，尚未复位的月骨位于腕管内。如前所述，掌侧关节囊可能会阻碍闭合复位。在这种情况下，可经背侧入路显露掌侧关节囊，扩大裂口，使月骨"向上翻转"复位至月骨窝内。如果经通过背侧入路未能成功，或者患者合并急性进行性的腕管综合征，则应再行掌侧入路。

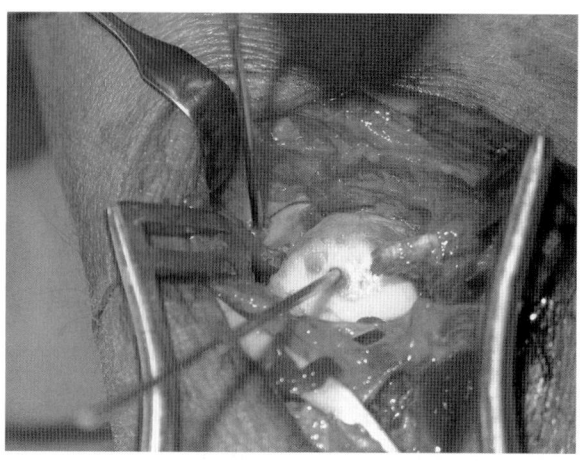

图 20.15　应用 Joysticks 技术，在舟骨近折端与远折端骨块分别置入一枚 0.045 英寸克氏针，获得并维持满意的复位，通过克氏针或置入导针后用空心螺钉固定骨折

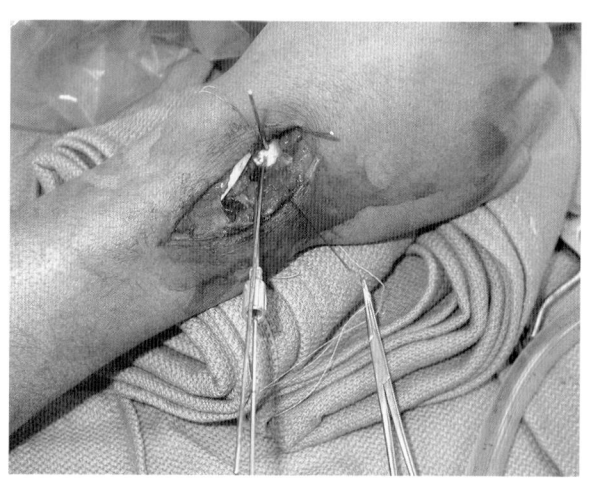

图 20.16　于舟骨中三分之一处置入一枚导针固定舟骨骨折

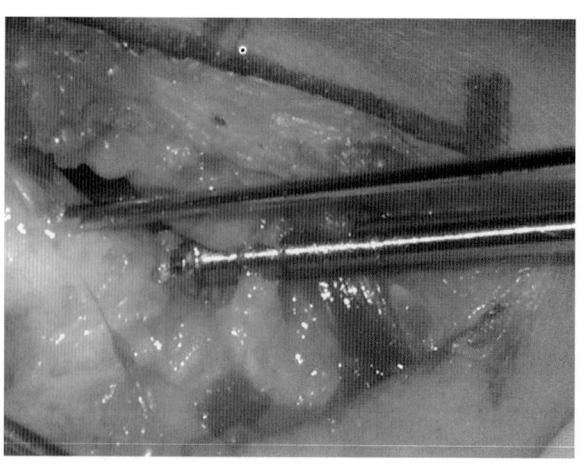

图 20.17　用标记的空心手摇钻穿入一枚导针。一位术者维持复位。在骨折部位再穿入一枚克氏针，对抗螺钉固定时造成的移位

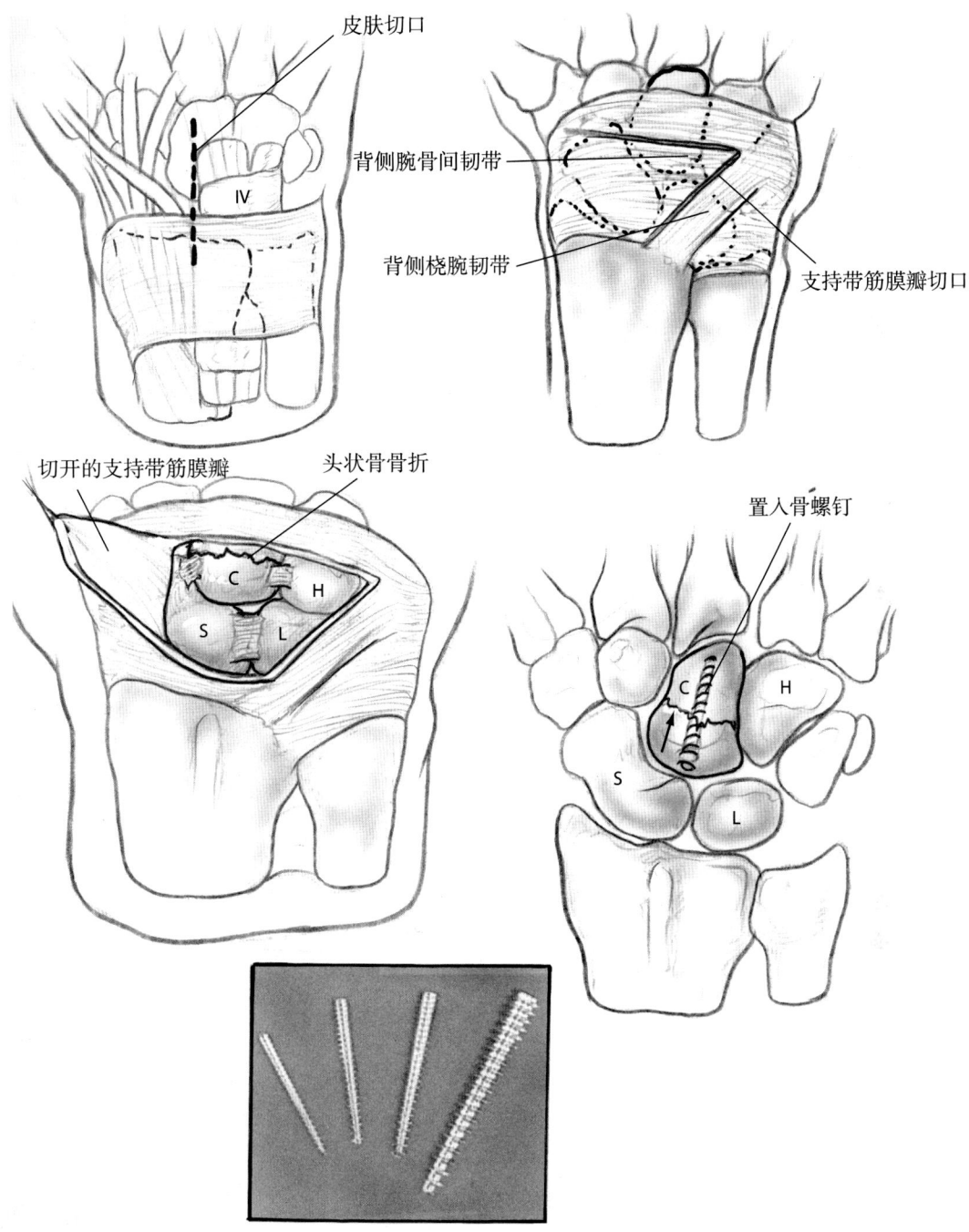

图 20.18 加压螺钉固定头状骨骨折，操作方法与舟骨一样

月骨复位至月骨窝后，开始进行舟月关节的复位与固定。同样，在月骨背侧和舟骨近极穿入克氏针作为操作杆进行复位。通常由于舟月韧带断裂，月骨相对舟骨倾向于处于伸展位。因此，在此方向上穿入克氏针作为操作杆，有利于月骨屈曲、舟骨伸直进行复位。检查舟月关节复位最有效的方法是在直视下观察，因为单纯依赖X线影像可能很难发现轻微的旋转移位。在桡舟月关节间隙用骨膜剥离器进行撬拨，可充分地观察复位情况。

在确切复位之前，应先行准备好置入0.045英寸固定针，这样可以避免损伤桡神经感觉支和桡动脉。为了确定导针皮肤进针点的大致水平，可将克氏针穿置于创口内，估计经舟月关节穿出舟头关节间隙的进针角度（图20.19）。然后在合适的进针点处，用尖刀穿透真皮层做一个小切口。用小号有齿血管钳向下分离，暴露覆盖于舟骨远端进针点处的关节囊。撑开血管钳，插入14号金属套管至舟骨表面，透视下确定空心套筒正确的斜度，助手维持复位，确保该方向上导针能准确地穿过舟月间隙。保持空心套筒位于舟骨上，钻入克氏针穿过舟月间隙，在月骨内获得足够的把持力，同时应避免穿透桡腕关节。用同样的方法，将第2枚0.045英寸克氏针穿过关节置入月骨，以获得更好的稳定性。第3枚克氏针则应穿过舟头关节。

虽然多数手外科医生倾向于使用克氏针稳定舟头关节，但舟头关节临时加压螺钉固定也是一个备选方案。与克氏针相比，其优势在于提高的固定强度，降低了针道感染和钢针移位的风险。通过置入导针，使3.0~3.5 mm的加压螺钉通过舟头关节的中心，并注意不要影响腕横关节和桡腕关节。通过克氏针维持冠状位的排列后，螺钉穿过舟头关节的并加压闭合缝隙（图20.20）。然后如前文所述，应用锚钉修复损伤的韧带。3~4个月后取出螺钉。这项技术的效果与应用克氏针复位的相似[9, 10]。

舟月关节复位固定后，用带4-0缝合线的锚钉编织缝合修复韧带。通常韧带自一侧骨附着点撕脱，大部分附着于另一侧。用小号咬骨钳或刮匙清创，准备一小块骨面进行韧带重建（图20.21）。将2~3枚锚钉置入骨的近极以修复韧带，用附带的4-0缝合线穿过韧带进行水平褥式缝合，并将韧带打结固定于准备好的骨

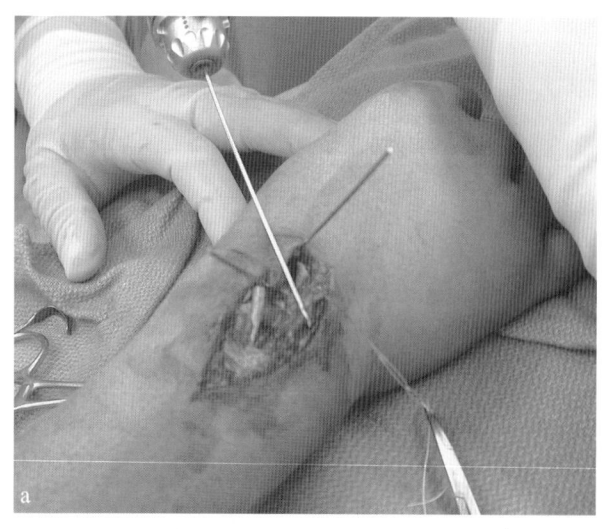 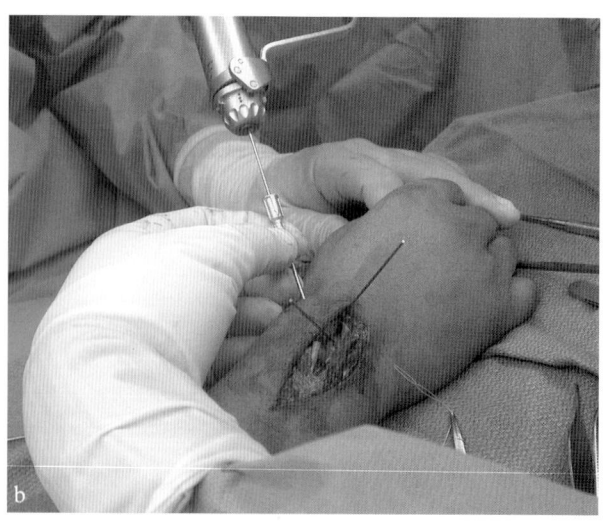

图20.19 a. 在穿钢针之前，先将导针置于切口内，确定准确的进针角度和进针点。b. 采用钝头针头作为软组织套筒，将钢针穿过舟月关节

床（**图 20.22**）。

某些情况下（通常见于损伤几周后亚急性状态）会缺乏足够的韧带组织进行坚强的一期修复。很多作者推荐通过背侧关节囊固定术，用近端以背侧关节囊为基底的筋膜瓣进行增强的韧带修复[11]。通过钻孔建立骨隧道或应用锚钉，将背侧关节囊的远侧部分的舌瓣固定在舟骨远极的远侧部（在其复位到相对于月骨的解剖位置以后）。一般制动 8~12 周。此方法可以防止舟骨屈曲移位，而修复薄弱的舟月韧带则通常是不够的。

如上所述，有些外科医生仅穿针固定月三角关节，而不对韧带进行修复。如需进行韧带修复，则可应用上文提到的修复舟月韧带的方法。月三角韧带撕裂后，三角骨相对于月骨倾向于背侧移位。应自三角骨背侧挤压进行复位，然后用骨圆针穿入该关节进行固定。同样，应用 14 号金属套管可将损伤尺神经背侧感觉支的风险降到最低。若月三角韧带有足够的组织，则可用小号锚钉或钻孔建立骨隧道后直接进行修复。然而，月三角韧带背侧部分比掌侧韧带更薄弱，因此，有学者主张另做掌侧切口，经腕管底部直进行掌侧韧带修复。

腕部固定后，将钢针剪短埋于皮下或者折弯暴露于皮外。如选择剪短后埋于皮下，则须确保针尾被剪得足够短，否则皮下突起的针尾可能最终使局部皮肤侵蚀、穿破，进而在管型石膏下形成感染。

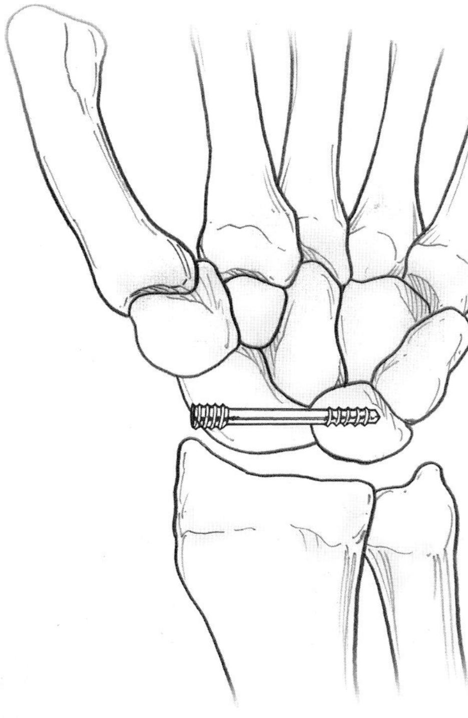

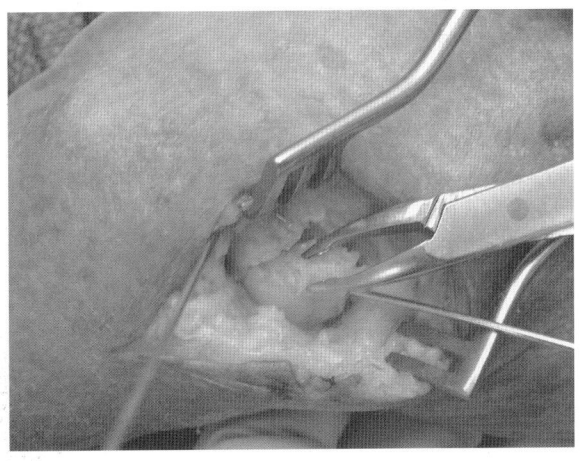

**图 20.21** 用小型骨刀或牙钻，在韧带附着部进行清创直至骨面出血，用锚钉固定修复韧带

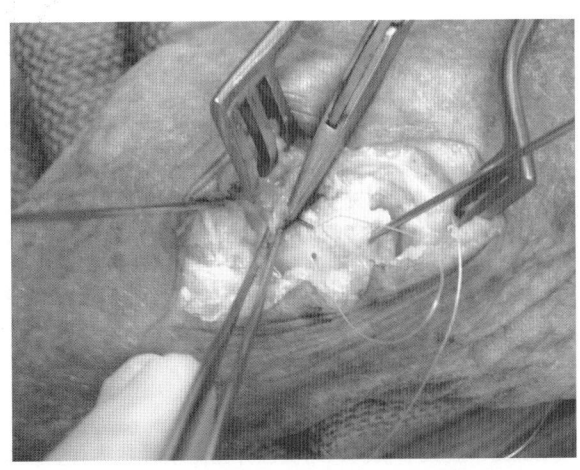

**图 20.22** 锚钉固定后，在撕裂的韧带残端穿线

**图 20.20** 临时螺钉固定保护韧带修复技术。螺钉位置在侧位影像上稍低于舟头关节中心。应用锚钉修复损伤韧带

如果桡骨茎突骨折块很大且累及桡舟头韧带，或舟骨窝处出现明显畸形，则应予以复位固定。若采用横行皮肤切口治疗腕关节不稳，则可向桡侧延伸切口，在背侧第一肌间室下显露桡骨茎突。若选用纵向背侧切口，则可以桡骨茎突为中心另做背侧纵向切口（图20.23）。不论选择哪一种切口，都需要仔细辨别并牵开桡神经感觉支，若损伤此神经会产生疼痛性神经瘤或手背桡侧麻木。有时尽管有望取得良好的结果，但患者则会将注意力集中于并发症。

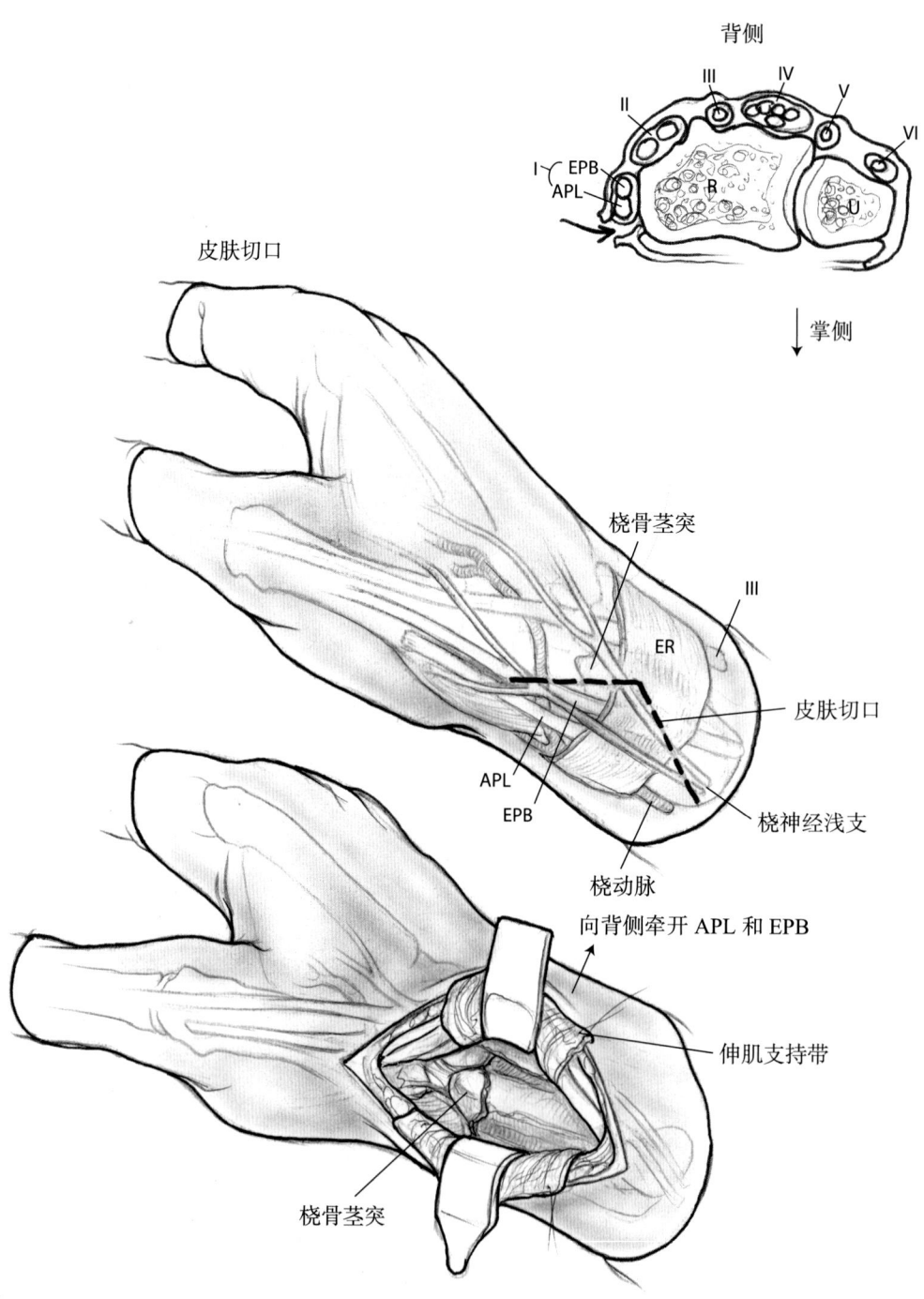

**图20.23** 腕关节桡侧入路复位并固定桡骨茎突骨折。切至真皮层，用精细手术剪分离背侧第一肌间室的支持带，避免损伤桡神经感觉支。沿其背侧缘切开第一肌间室，注意避免造成第一肌间室内肌腱向掌侧半脱位

辨明神经牵开保护后，在背侧第一肌间室处分离伸肌支持带，牵开下面的肌腱组织，充分显露桡骨茎突和肱桡肌腱附着点。桡动脉自该肌腱深部走行，位于桡骨茎突浅面，术中应注意保护。尽管有时桡骨茎突似乎已与桡骨干骺端恢复对位，但经透视或直视下确认其关节面恢复平整也非常重要。骨折块轻微的旋转畸形可能导致明显的关节不平整。确定复位后，采用一枚加压螺钉穿过骨折线固定于桡骨干骺端。应用一枚 4.0 mm 空心螺钉或 3.5 mm 普通螺钉，通过垫片作为拉力螺钉来固定通常已经足够。加压螺钉会起到良好的固定作用，同时还可避免钉头突起对软组织产生激惹（图 20.24）。

当然，并不是所有的尺骨茎突骨折都需要进行固定。如尺骨茎突骨折累及三角纤维软骨的深部止点，则必须进行固定（图 20.25）。在完成桡骨远端和其他腕骨损伤的固定后，可通过在矢状面向桡尺远侧关节施加应力，评价其稳定性。如果关节不稳定，则需要固定尺骨茎突，修复三角纤维软骨在尺骨的附着点。作者认为应用克氏针张力带技术可提供稳定且对软组织激惹很小的固定。

自尺骨茎突近端 4 cm 处沿皮下可触及的尺骨嵴做纵向切口，充分显露尺骨远端。在切口远端，尺神经背侧感觉支在茎突尖端附近横向走行，应注意保护。松解伸肌支持带尺侧扩张部，暴露骨折端。用手术刀或骨膜剥离器暴露尺骨尺侧面的质骨，并向近端剥离 2~3 cm。用牙科刮匙复位骨折后，用 0.045 英寸克氏针自尺骨茎突尖端穿入，至尺骨干骺端近端骨皮质进行固定（图 20.26）。采用 24 号钢丝行张力带固定。在茎突基底部环扎钢丝，这一操作通过折弯的 18 号针头穿过茎突基底部会更为简便。将钢丝插入针头，并从尖端穿出。如果钢丝不能穿过针头，可以简单回抽针头使钢丝穿出。钢丝穿至尺骨皮质骨后，在尺骨茎突近端 2~3 cm 处钻一骨洞，使钢丝横行穿过。拧紧环行钢丝形成张力带，对骨折断端形成加压。折弯克氏针，剪短并向尺骨茎突尖部推入（图 20.27）。

腕管切开或复位扣锁的月骨脱位时，通常应选择掌侧入路。该切口可能比传统的腕管解压切口更长一些，起自 Kaplan 主线水平（图 20.28），近端位于鱼际纹与钩骨钩之间，止于掌侧腕横纹近端 2 cm 处。分离皮下组织显露腕横韧带，沿切口全长锐性切开，避免损伤下方的正中神经。清除血肿后，牵开腕管内容物暴

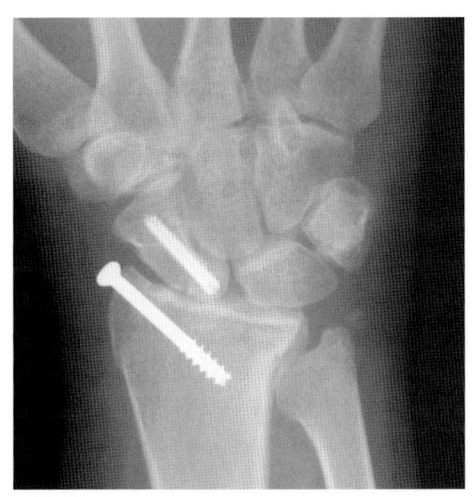

图 20.24 桡骨茎突骨折术后 X 线影像（背侧入路修复舟骨近极骨折）

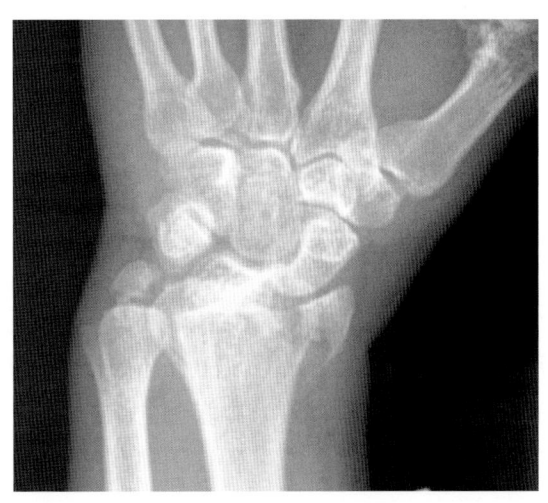

图 20.25 大块尺骨茎突骨折需要修复，三角纤维软骨附着点位于不能稳定骨折块的基底部位置

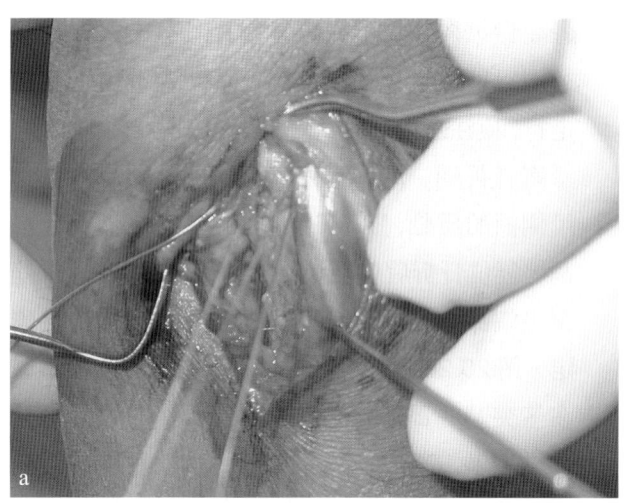
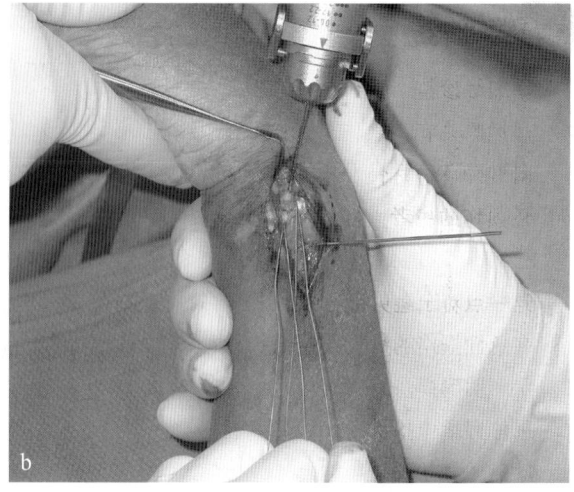

图 20.26　a. 三角软骨复合体附着的尺骨茎突骨折的复位与固定。b. 将 0.045 英寸克氏针自尖部进针并穿过骨折断端固定至尺侧皮质骨

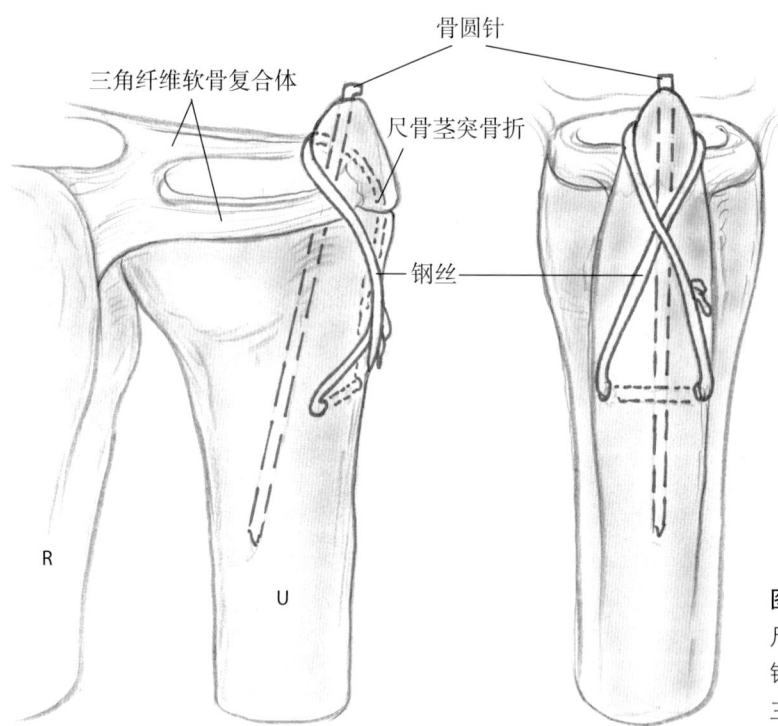

图 20.27　钢丝穿过茎突基底部周围并在尺侧干骺端穿过横行骨洞后,用针头旋紧钢丝起到张力带作用,对骨折、TFCC、三角纤维软骨复合体提供加压力

露扣锁的月骨。避免沿着正中神经的桡侧面放置拉钩并进行操作,因为可能会造成正中神经(运动)返支损伤。若月骨被扣锁在腕管中,则可稍切开掌侧关节囊进行松解,然后将月骨复位至月骨窝。

> **要点与技巧**
> - 仔细触诊整个腕关节的所有结构（桡骨远端、桡尺远侧关节、桡骨和尺骨茎突、腕骨和关节等），对准确评价月骨周围损伤十分重要。即使对于急性损伤的患者，腕关节出现特殊的骨折或韧带损伤时，特定部位的触痛也会比其他部位更明显。这一点对于避免漏诊部分隐匿性损伤十分关键。
> - 在急性损伤的病例中，牵引状态下拍摄 X 线片有利于明确损伤的类型。
> - 尺偏握拳位拍摄的 X 线片，可以从不同的角度显示普通 X 线影像中难以发现的舟月间隙或舟骨骨折。
> - 仔细检查关节内是否存在骨或软骨骨折块，这些都可能出现迟发的问题。

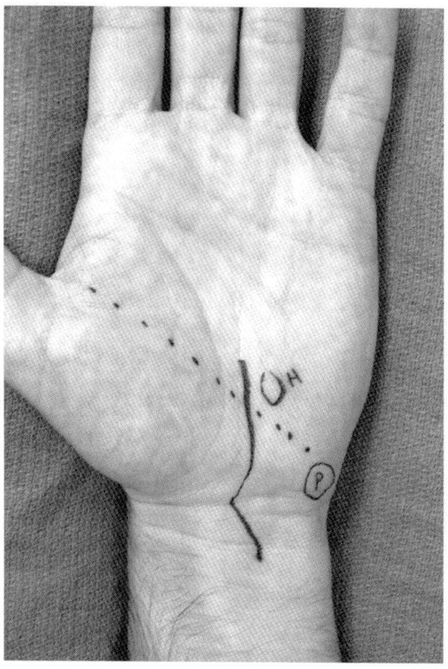

图 20.28 腕管减压延长切口的体表标志（皮肤标志），位于鱼际纹和钩骨钩之间。拇指充分外展后延长 Kaplan 线至豌豆骨远端，可作为定位掌浅弓的标志

## 康　复

术后，将腕关节于中立位用"人"字形夹板固定 4~6 周，然后再换成长臂石膏或 Muenster 石膏固定。术后 8 周拔除钢针，再换用短臂石膏固定直至 12 周。术后立即开始进行康复活动，鼓励进行手指主动运动。患者此时可用可拆卸的腕关节夹板固定，同时开始进行强化训练和关节活动的练习。

## 新技术

有时，腕关节镜对于腕部的软组织问题来说也是一种有效的诊疗手段，尤其在尺侧缘（三角纤维软骨撕裂）。随着手术经验不断积累，有些外科医生认为此方法对腕部骨折和不完全的韧带损伤均效果较好[12, 13]。

对于急性舟月韧带损伤部分撕裂，舟月关节间隙增宽或舟月角度增加，在普通 X 线影像上可能显示不清，尽管完全损伤时表现得非常明显。如果患者出现肢体肿胀、局部压痛，舟月提拉试验出现疼痛，并且存在舟月关节损伤的相关暴力机制，则应用腕关节镜来评价软组织损伤和舟月关节紊乱的程度是一种非常理想的方法。这种关节紊乱可能由舟骨背侧缘相对月骨背侧缘向背侧旋转所致，应用腕关节镜可以直接观测。此外，经腕骨间入路用关节镜和探针可更为明确地探明轻微的关节增宽。

对于舟月关节部分损伤的病例，可将关节镜下协助穿针固定作为最终治疗。关节镜下的复位更为确切，骨圆针置入也更为准确，有文献报道认为此技术是对急性损伤一种有效的终极治疗手段[12, 13]。

## 治疗结果

对此类损伤相关治疗结果的讨论，都应该首先评价漏诊或未处理的月骨周围损伤导致的较差的临床结果。除了骨间韧带部分撕裂且不伴有继发性分离或运动失调外，其余损伤若单纯应用夹板或制动通常是不充分的，可能会开展为进行性腕骨塌陷和不稳定，类似的结果在未经治疗的损伤中较为常见[7]。

即便对于及时复位和稳定的舟骨周围损伤，患者一般也会有20%~35%的活动范围缩小和抓握力的减弱。近期对于18例患者的随访（平均13岁）显示，患者均有腕骨间或桡腕关节的骨关节炎的影像学表现，伴有低、中度的疼痛症状[14]。延误治疗、开放损伤、畸形愈合及关节破坏，往往预后不良[8]。

尽管对于腕关节不稳的诊断以及病理机制的认识有了很大的提高，但治疗结果相关的可靠数据却很有限，这可能与损伤类型和治疗方法众多难以进行比较有关[7,15]。然而，延迟治疗、开放性损伤、骨折畸形愈合（舟骨短缩，屈曲）和关节面破坏，都可能导致治疗效果较差。

闭合处理急性舟月关节损伤，无论用或不用克氏针进行固定，远期疗效的满意度以及复位维持的效果都很差。多数学者推荐采用切开复位克氏针固定，并同时修复韧带以恢复腕骨间正常的解剖关系。关节镜辅助下复位和钢针固定也是一种理想的方法（见上）。多位学者报道采用背侧或掌背侧联合入路复位和固定可取得满意的疗效[15~17]。

对腕骨间出现分离、脱位、继发退行性改变，并伴有关节活动部分丧失，疼痛无法完全缓解的患者，应进行挽救性治疗。其中，四角关节融合术以及近排腕骨切除术最为常用。虽然最近有研究发现两种术式短期的主观和客观疗效的差异都很小，但也有研究认为行近排腕骨切除的患者关节活动范围和握力略优于关节融合组[18,19]。

## 并发症

可能大部分造成腕关节不稳的损伤所产生的并发症都无法立即明确或诊断清楚[8]。尽管损伤造成了舟骨骨折或者明显韧带损伤，但最初的X线影像上仍可能显示为正常。如果这些损伤未被发现，则可能进展为腕骨塌陷而导致继发性的关节疼痛和功能障碍。如上文所述，如果手术延迟超过3周，骨折端会出现硬化，发生移位的骨折块很难移动，这就需要术中剥离更多的软组织，而且可能很难达到解剖复位。这些不太理想的结果或许也可以被视为延迟治疗造成的并发症。

损伤导致的骨软骨损伤以及永久性的对线不良，可能会导致进行性的继发性关节炎。有多中心研究证实，手术治疗后56%的病例可出现继发性的创伤性关节炎[8]。所以要特别注意骨折的复位质量，尤其是舟骨或头状骨的粉碎性骨折。应用加压螺钉固定粉碎性骨折，可能导致明显的短缩、塌陷和畸形。对于舟骨骨折愈合不良导致继发背侧成角畸形者，可通过传统的掌侧入路行舟骨掌侧楔形开口进行复位，并用皮质骨移植[20]。这些损伤不但会导致退行性关节炎、关节僵硬，而且还可能在韧带撕裂部位和关节囊处形成瘢痕[21]。

正中神经功能障碍通常继发于创伤后肢体肿胀引起的长时间压迫（急性腕管综合征）或创伤时的直接损伤。很显然，及早诊断并对急性腕管综合征进行急症减压是最理想的方法，以避免延长的甚至永久性正中运动感觉神经缺失。创伤引起神经麻痹则通常需要通过观察来辨别。

钢针穿入损伤组织是常见的医源性并发症。经皮穿刺而不采取软组织保护，可能损伤桡神经和背侧感觉神经浅支。桡动脉走行于桡骨茎突的远端，固定克氏针时也非常容易伤及此动脉。采用套筒保护软组织，轻柔操作扩大进入关节囊的通路，可将发生此类损伤的风险降到最低。

最后，不论术者手术技巧有多精湛，韧带修复效果均可能出现弱化或失效，并进展为继发性关节炎。保证钢针固定8周、石膏固定12周，有可能降低此发生率。

> **经 验**
>
> - 舟月关节静态失稳的X线表现：
>   - 在侧位X线影像上，舟月关节角度增加（30°~60°）；
>   - 舟月关节间隙>3 mm；
>   - 在前后位影像上观察舟骨皮质的"戒指"（ring）征，环至舟骨近端皮质骨的距离<7 mm（提示舟骨过度屈曲）。
> - 切开复位钢针固定配合韧带修复，是治疗急性舟月韧带分离的标准手术。对于月骨周围骨折脱位，需行坚强固定配合相关韧带修复。
> - 延迟治疗月骨周围骨折或脱位疗效差。
> - 可以预计舟月骨进行性塌陷（SLAC）多按照以下顺序依次发生关节炎：桡骨茎突，舟骨窝，舟头关节，头月关节，最后导致全腕关节炎，而月骨窝一般不受累。
> - 舟骨不连进行性塌陷（SNAC）通常按照以下顺序发生：自桡骨茎突开始，然后进一步累及舟头关节、头月关节，最终可能导致全腕关节炎。同样，月骨窝通常也不受累。

## 舟骨骨折

在上文中，对舟骨骨折作为月骨周围损伤的一部分进行了讨论。然而，舟骨骨折作为最常见的腕骨骨折，通常并不伴有其他腕部损伤。令人遗憾的是，移位的舟骨骨折如进行非手术治疗时，有症状的骨不连或畸形愈合的发生率高达50%，从而导致棘手的并发症[22]。此外，此类损伤往往症状并不明显而被误诊为扭伤导致治疗不当，通常在后期出现痛性骨不连时才被发现。此处将舟骨骨折作为一个独立的损伤，重点讨论其诊断、治疗（非手术治疗和手术治疗）、并发症和治疗结果。

上文讨论腕骨脱位及腕关节不稳时，已对舟骨相关的解剖学和生物力学特点进行过论述，但仍有几点值得强调。如上文所述，舟骨位于近排腕骨桡侧，在近排和远排腕骨间起到坚强的支持作用。舟骨缺失或者出现结构性损伤，往往会导致远排腕骨向近端移位，并逐渐出现塌陷和继发性关节炎改变，与月骨周围韧带损伤后未予治疗的结果类似。

舟骨与月骨相邻，近端与桡骨远端舟骨窝相关节。桡骨远端有一平滑的骨嵴将舟骨窝与月骨窝分开。舟骨与月骨以舟月韧带相连（图20.3），此韧带是舟骨和月骨之间重要的功能连接结构，可保证近排腕骨的稳定性和运动的协调性。舟骨远侧凹陷与头状骨近端相邻。舟骨远端、大多角骨和小多角骨共同构成"三舟"或舟大小多角关节。

舟骨通常分为三个主要的部分：远极、腰部和近极。这一分类也意味着不同部位的骨折预后差异很大：远极骨折往往比较容易愈合；腰部骨折即使移位很轻微，应用传统的制动方法，其愈合率也会明显下降[22]；而移位的近极骨折不愈合率很高。

在不同部位的骨折预后的差异如此明显，主要是因为舟骨特定的血供。Gelberman和Menon[23]证实，自舟骨背侧嵴进入的桡动脉分支是其最主要的血供来源，可为舟骨提供70%~80%血供，而近极则为100%，这一部分完全被软骨所覆盖，并且没有独立的血供来源。另一个次要的血供来源于桡动脉的另一条分支，从舟骨远端结节进入舟骨，仅提供远端约30%的血运。因此，任何累及近侧半的有移位的舟骨骨折都会严重危及近折端血供，并可能导致愈合时间延长以及舟骨近端部分缺血性坏死。

如前所述，舟月韧带和桡舟头韧带是舟骨周围的重要韧带。桡舟头韧带（图20.1）起自桡骨掌侧缘距桡骨茎突4 mm处，跨过舟骨腰部，止于头状骨侧面。该韧带的功能主要是悬吊桡侧腕骨，并可作为舟骨的支点，使其在桡偏和尺偏的同时完成屈伸运动。

## 诊 断

同月骨周围损伤一样，诊断舟骨骨折的关键是患者在腕关节背伸位时摔倒撑地或遭受类似的负荷后，出现轻度的腕关节桡侧疼痛。当过伸暴力作用于舟骨时，舟骨近端通常会固定在桡骨的舟骨窝中；如暴力继续传导，则可能导致舟骨骨折。另一个比较少见的损伤机制是"钻孔者骨折"，是由于舟骨直接遭受轴向负荷而发生骨折。

无论其受伤机制如何，在伤后的不同时期，患者都会出现不同程度的腕部桡侧疼痛、肿胀。在伤后的最初几天，患者腕部桡侧的疼痛肿胀可能相对较为弥散，很难确定最明显的压痛点；腰部骨折通常在鼻烟窝有压痛点，近极和远极骨折依次在舟骨背侧面和掌侧面有更广泛的压痛。同样的受伤机制也可能造成舟月韧带撕裂而不是舟骨骨折，其压痛通常在腕背侧，Lister结节稍远端最为明显。

标准的影像学检查包括正位、侧位、斜位（旋前45°）和尺偏"握拳"正位影像。损伤初期，在普通X线影像上可能很难观察到骨折。如果通过X线影像没有发现骨折，但患者有明确的外伤史且体格检查提示损伤，则可考虑将其视为无移位骨折用石膏固定，2~3周后再重复拍摄系列X线片。如确有骨折，那么此时骨折端可能会出现比较明显的再吸收，骨折线在X线影像也会显示得更清晰。

在没有明确诊断存在骨折的情况下，有的患者可能并不愿意接受2~3周的固定。当然，也可应用其他方法进行早期诊断。损伤初期，当X线影像不能明确诊断时，以往通常选择进行骨扫描诊断是否存在舟骨骨折。损伤24小时后进行骨扫描，其吸收会开始增加。然而，合并的软组织损伤、滑膜炎或关节炎可能会导致骨扫描的诊断出现假阳性；而且，骨扫描也并不能显示骨折的解剖学特征。

前面已经谈到骨扫描存在诸多不足，而应用MRI则可避免这些问题。MRI诊断隐匿性舟骨骨折的优势越来越明显，已经证实其比骨扫描有着更高的敏感性和特异性[24]。MRI不仅没有辐射暴露的弊端，还具有更多的优势，如可以更为具体地显示骨折的解剖细节，甚至近折块的血供状态等。尤其是各个时期的缺血性坏死都会在T1WI和T2WI中显现出特征性的信号改变，这对治疗计划具有重要的指导意义。然而，费用和可获得性是这种手段的潜在不足。

CT也是一种有效的诊断工具，但是其敏感性不如MRI。对于部分隐匿性损伤，可能仅存在轻度的骨髓水肿和细微的皮质断裂，这些改变在CT都无法体现出来。然而，CT在明确骨骼的解剖形态以及舟骨骨折后的畸形等方面还是很有价值的。舟骨背侧成角畸形在X线影像上可能无法显示出来，但是矢状面CT平扫则可显示骨折的成角畸形，而通常这一成角只能通过手术来证实。

一项对比在可疑舟骨骨折的早期诊断中MRI和CT扫描的作用的研究表明，它们具有相似的敏感性、特异性、准确性以及阳性和阴性预测值。两者排除骨折的效率要高于诊断骨折[25]。

超声检查是另一种无辐射的诊断方法，也可用于隐匿性舟骨骨折的早期诊断，并且费用远比MRI低廉，但是诊断结果的可靠性则对检查者的经验和技术水平依赖性较大。超声并不能像MRI一样观测骨折解剖和血供等细节特征。

## 非手术治疗

在决定舟状骨骨折是进行石膏固定还是手术固定时，需要考虑多方面的因素，包括患者相关的因素（年龄、职业、活动度、合并伤）和骨折相关的因素（骨折位置、移位程度、稳定性、血供）。对于真正无移位的、稳定的舟骨腰部骨折或新鲜的远极骨折，都可安全地应用石膏固定进行治疗。而对于 X 线影像显示移位超过 1 mm 的骨折，若采用非手术治疗，骨折不愈合率将明显增高[22]。不仅如此，通常认为通过 X 线影像可能会低估骨折真实的移位程度，有学者提倡在制订治疗计划前应进行 CT 扫描，明确骨折的具体状况。

对于具体采用何种固定方式最有利于促进此类骨折的愈合，目前仍存在很大争议。最常争论的问题之一便是长臂石膏还是短臂石膏的效果更好。Gellman 等[26]对长臂石膏和短臂石膏固定无移位的舟骨骨折进行了比较研究，结果显示对于舟骨腰部和近极骨折，采用长臂石膏固定 6 周后再换用短臂石膏固定的方法，骨折愈合率率稍高于单纯采用短臂石膏固定的方法，并且前者的固定时间更短。Clay 等[27]则对采用短臂石膏和短臂拇指"人"字形石膏处理的无移位骨折进行了比较，认为两组并没有明显的差异。Burge 于 2001 年对一组 262 例患者应用拇指"人"字形石膏和短臂石膏固定进行比较，也得出两组愈合率无明显差异的结论[28]。目前仍无法明确对于舟骨骨折进行石膏固定最理想的位置和类型，这或许是因为这些骨折都相对稳定，只要妥善保护、避免不当的负荷和异常的活动，一般都能直接愈合。

## 手术适应证

### 适应证

正如上文所述，患者和骨折相关的因素对于决定行手术治疗还是非手术治疗都可能产生影响。患者活动的需求、骨折的稳定性、骨折位置和合并损伤都可能产生影响，必须都予以考虑。

尽管对于无移位的新鲜舟骨腰部骨折，石膏固定是一种安全且久经验证的治疗方法，但是有研究显示经皮螺钉固定（经背侧或掌侧入路）可促进骨折愈合，患者可更早地恢复伤前的活动水平[29]。与单纯石膏固定相比，这一方法可缩短石膏固定的时间，恢复更快，更早恢复对抗性运动或体力劳动，而且与切开复位内固定相比并发症发生率也很低[30~32]。一项近期发表的荟萃分析文章显示，在随机对照研究中，对于轻微移位或者无异味的腕骨骨折，手术治疗和非手术治疗的效果无统计学差异[33]。

对移位性舟骨骨折很少进行保守治疗。有研究指出，若对移位的新鲜骨折进行保守治疗，骨折不愈合率近 50%[22]。切开复位并用无头加压螺钉固定，可立即恢复骨骼解剖结构，促进骨愈合。此外，坚强固定也可缩短固定时间，允许早期功能锻炼。有报道证实经背侧或掌侧入路进行手术，骨折愈合率可达 93%[34]。移位的骨折除了容易出现不愈合外，还可能导致畸形愈合造成腕关节不稳、关节强直以及创伤性关节炎。粉碎性骨折通常也很不稳定，应该进行坚强的内固定。

舟骨近极骨折由于血供较差，也很容易出现有症状的不愈合（图 20.29）。因此，甚至对于无移位的舟骨近极骨折，目前也开始主张早期手

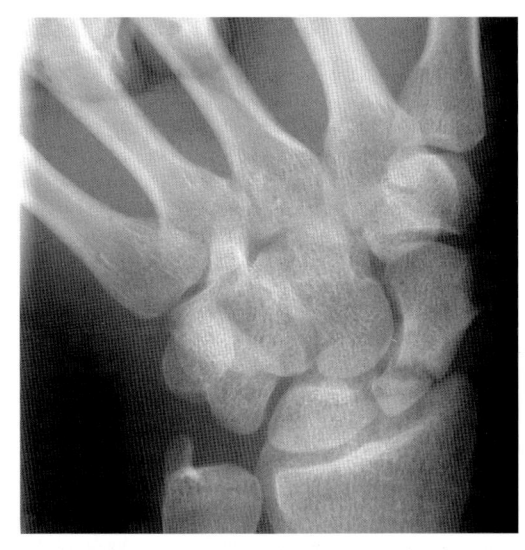

**图 20.29** 舟骨近极骨折，损伤初期无移位，立即行石膏固定，最终还是出现骨不连

术干预，以避免骨折继发移位，导致愈合时间延长；而通过背侧入路进行空心加压螺钉固定治疗，可以将并发症的发生率降到最低[30]。

最后，正如在"急性腕关节不稳定"中所述，舟骨骨折如果是任何月骨周围损伤的一部分，则都应该进行切开复位坚强内固定。此类损伤通常很不稳定性，闭合解剖复位而不进行坚强内固定，很可能会导致骨不连、持续性不稳定和腕骨塌陷。当舟骨骨折作为这些损伤的一部分时，通常通过同一背侧切口处理舟骨骨折并复位其余腕骨。

> **急诊处理**
> 
> 舟骨骨折或单纯腕骨骨折多无须急诊处理，开放性骨折除外，但不多见。

## 手术解剖与治疗的选择

舟骨骨折可通过掌侧和背侧两种手术入路进行固定。在有或无关节镜辅助下，从掌侧或背侧都可进行经皮固定。手术入路的选择主要根据骨折的部位、合并伤、畸形或粉碎的程度以及术者的操作习惯进行。对移位的舟骨远极骨折，最好经掌侧入路进行切开或经皮固定，通过这一入路显露骨折块进行复位和固定，操作更为简便。与之类似，对于舟骨近极骨折，最好从腕关节背侧面进行操作，而舟骨腰部骨折两种手术入路均可选择。早期的非空心加压螺钉固定通常应自掌侧置入，通过钻模测深钻孔，因此这一方法治疗部分舟骨腰部或近极的骨折会非常困难。目前应用空心加压螺钉进行固定时，可精确地测量长度，准确地置入螺钉，而且按照术者的习惯，从掌侧和背侧均可操作。对于舟骨背侧成角畸形或典型的掌侧粉碎的腰部骨折，选用掌侧入路进行固定更为合适，这样可以分离掌侧皮质骨，并将其置于合适的位置，起到植骨的潜在作用。如果合并月骨周围的骨折或韧带损伤，可通过同一个背侧切口进行舟骨的复位和固定。通过背侧入路可将螺钉置入舟骨的中轴线下方，固定更可靠。需要注意的是，这一方法会使近极关节面出现片状缺损，但目前还没有发现与其相关的负面影响。最近，关节镜辅助下复位经皮固定的方法广受关注，对于部分复位困难的特殊类型的骨折，熟练掌握这一方法还是很有好处的。

对于新鲜的舟骨骨折，如骨折部位存在明显的粉碎和塌陷，一般建议进行植骨。在桡骨远端干骺端的掌侧或背侧用小骨刀开槽，便可获取足量的自体骨进行植骨。由于在新鲜骨中并不会出现骨吸收或者囊性变，所以通常没有必要取髂骨进行植骨。

## 手术技巧

取掌侧入路，跨过舟大多角关节向近端经桡侧腕屈肌腱至腕掌侧横纹水平处做一斜切口（图20.30）。桡动脉浅支穿过切口的中部，应予电凝或结扎。切除桡侧腕屈肌腱鞘，用自动牵开器拉开此肌腱。在桡骨远端掌侧缘切开屈肌腱鞘的底层组织和掌侧关节囊，显露舟骨及其腰部。跨舟大多角关节延长关节囊切口，显露远极，附于舟骨远极的关节囊通常需用手术刀进行锐性剥离。在此位置切开关节囊会导致桡舟头韧带分离，结束手术前必须予以修复。

用0.045英寸克氏针固定每个骨折片并作为操作杆复位骨折，通过这些操作杆维持复位，将空心加压螺钉的导针自远极经骨折端通过舟骨中1/3向近端置入（图20.31）。此时，大多角骨的近侧部分悬吊于舟骨的远侧，很难确定导针理想的进针点。在此情况下，可以用咬骨钳去除部分大多角骨突出的骨质，并不会产生不利影响。将腕部置于卷筒状手术巾上，使腕关节过伸，有利于暴露舟骨远极进针点。通过多个角度的透视确认导针位置。该导针可以穿入舟骨近极骨皮质，但不能进入桡腕关节。

用附带的测深器或者等长的导针测量导针置入的深度。选择螺钉的长度应比所测得的导针进入的深度短 4 mm。此外，置入比预定长度还要稍短一些的螺钉，总比螺钉过长突出于近端或远端更可取。

接下来，再置入一枚克氏针控制旋转，然后用可测深的空心钻头钻孔（图 20.32），固定螺钉的方法与"腕关节不稳定"中提及的背侧入路固定骨折的方法一致。需要注意的是在闭合关节囊时，务必修复桡舟头韧带。

背侧入路固定舟骨近极和腰部骨折的手术操作与"腕关节不稳定"中提到的方法一致。采用皮肤横切口，但没有必要与处理月骨或月骨周围骨折脱位时的切口一样长。

对于无移位或轻度移位的舟骨骨折，经皮螺钉固定也可作为一种治疗选择。经皮固定理论上的优势包括避免了韧带的切开与修复，减少可潜在的软组织剥离以及对骨折块血供的破坏，可早期进行运动康复，并可能更快地恢复正常活动或返回工作岗位。

经皮固定通过背侧（图 20.33）或掌侧入路均可完成手术。对于近极骨折，背侧入路更有利于螺钉固定小骨折块；而对于腰部骨折，虽然两种入路均可选择，但最近一项尸体研究比较了两种入路，结果发现，背侧近端入路向远极置入螺钉时更有利于将其置于舟骨中央，但腰部螺钉的位置没有差异[35]。

进行掌侧经皮螺钉固定时，腕关节下方加垫卷筒状手术巾，使其处于尺偏过伸位，这一点与掌侧切开手术类似（图 20.34）。导针的进针点位于舟骨远端结节处，朝向舟骨近端偏尺背侧。通过透视证实导针的轨迹经舟骨中三分之一下方并朝向舟骨近端尺侧角。背伸腕关节尽可能牵开大多角骨足部，是充分暴露舟骨远

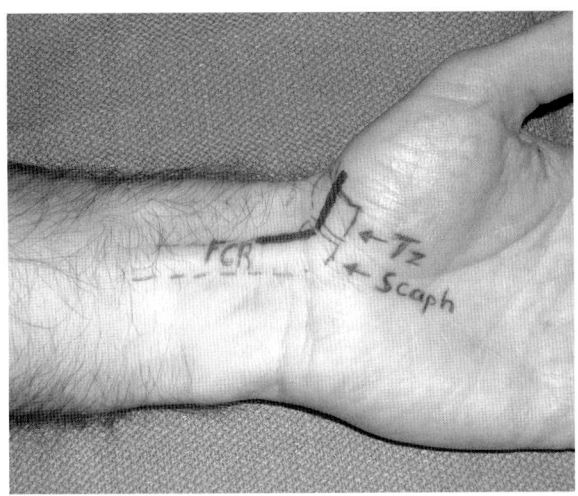

图 20.30 掌侧入路的皮肤切口。经大多角掌骨关节（如图示）向下至桡侧腕屈肌与腕掌侧横纹交叉处。经此切口在鞘膜上向近端延伸 3 cm

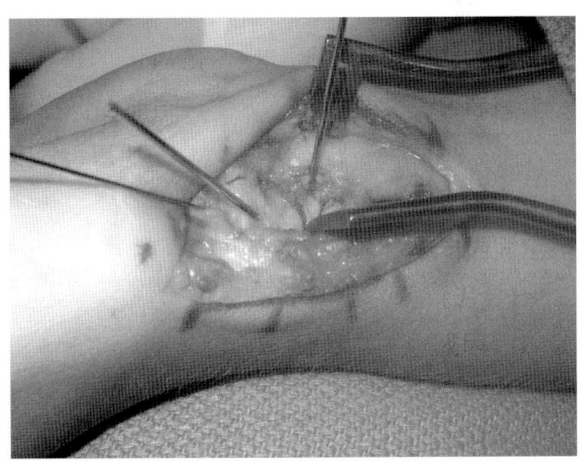

图 20.31 经掌侧入路，在舟骨中部置入一枚导针。助手通过操作杆维持复位

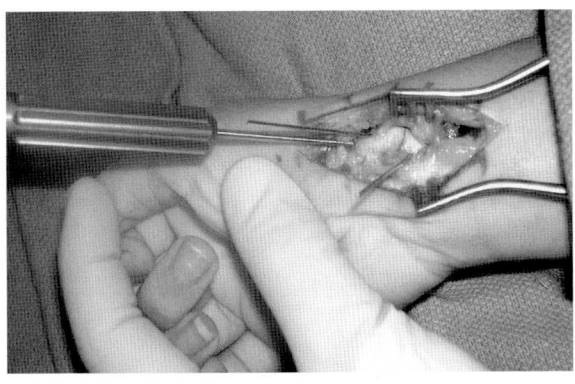

图 20.32 抗旋转导针穿过骨折端固定后，通过钻头上的刻度标记，确保钻孔深度比测得的导针深度长 2 mm

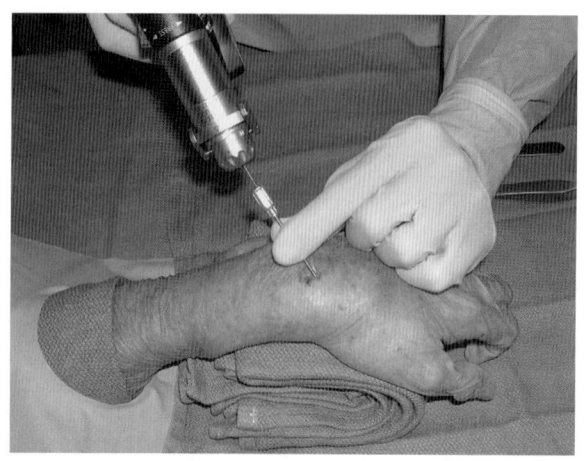

图20.33 采用钝头针头保护软组织,自背侧经皮置钉固定舟骨骨折!保护周围软组织。钻孔和螺钉固定时,背侧第四肌间室很容易造成损伤,需注意牵引保护

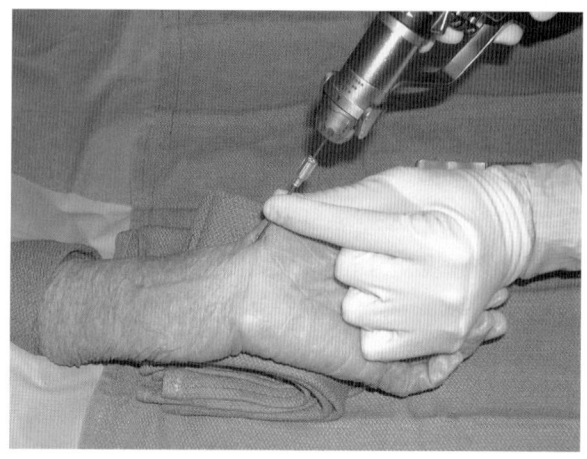

图20.34 经大多角腕掌关节处做纵切口(1~2 cm),于掌侧经皮穿针固定舟骨骨折端。为获得准确的进针角度,应尽量将钻头平放并与鱼际和腕骨持平,通过该方法可维持导针进针角度,进针时要主要保护周围软组织

极中央部的关键。此外,还可切除小部分大多角骨悬垂的足部。置入导针位置满意后,经骨折断端穿入0.045英寸克氏针控制旋转,应避免该克氏针过于接近导针而干扰空心钻钻孔及螺钉固定。螺钉长度、钻孔和螺钉位置的选择都与开放置钉手术的方法一致。通常以进针点为中心做3~4 mm的手术切口,钻孔置入螺钉。

> **要点与技巧**
>
> - 移位超过1 mm的舟骨骨折都具有手术固定的适应证。通过X线影像通常会低估移位的程度,CT可更准确地评价骨折的情况。
> - 对于隐匿性舟骨骨折的诊断,MRI结合普通X线影像已逐渐取代骨扫描。MRI的敏感性和特异性更高。

## 康 复

舟骨骨折的稳定性决定了术后关节活动及运动恢复的进程。对于无移位的骨折采用经皮螺钉固定,术后1~2周可以去除夹板,换用可拆卸拇指"人"字形夹板固定,允许其解除夹板适当地进行日常活动以及轻度的功能锻炼。术后至少6周内应避免撞击负荷或抗阻运动。

对于移位的粉碎性骨折或者舟骨近极骨折,术后活动的进程则应适当延长。术后可以立即开始进行手指运动,待骨折端有少量骨痂形成,再进行主动和被动的腕关节活动,通常需要6周或更长的时间。必须证实骨折愈合后(可通过CT扫描)才能恢复抗阻运动。

## 新技术

治疗舟骨骨折的新进展主要体现在通过MRI进行更明确的诊断(如上文所述),以及更好的螺钉固定器械,尤其是一些低切迹的空心加压螺钉配合微创技术,可对骨折进行准确的固定。

腕关节镜在腕关节不稳的治疗中发挥了重要作用,这一技术也可有效应用于复位和经皮固定舟骨骨折。Slade等报道一组25例舟骨骨折,都用该技术进行治疗,愈合率达到100%,平均愈合时间12周(早期治疗的病例在8周内愈合）[32]。关节镜理论上的优势是可以判断骨折的对线并可评估合并的软组织损伤。

## 并发症

舟骨骨折最棘手的并发症可能是骨不连，确切发病率目前并不清楚，因为并不是所有骨不连的患者都会去医院就诊。然而，舟骨不连如不进行治疗预后往往很差，发生进行性骨塌陷和关节炎几乎不可避免[34, 36, 37]。如上文所述，舟骨脆弱的血供是影响骨折愈合的重要因素。另一个原因则是没有对隐匿性损伤做出明确诊断并进行合适的治疗。因此，在进行评估这类损伤时应该特别谨慎，以避免这一问题。应该特别注意骨折的特征，包括粉碎性骨折、近极骨折、合并腕骨或韧带损伤（这些特征预示了非手术治疗后发生骨不连的风险）等，从而尽可能降低治疗不当导致的骨不连的风险。

虽然目前对舟骨骨折进行螺钉固定较为可靠已获公认，但仍无法完全避免骨不愈合及其他并发症。将导针准确地置入舟骨的中三分之一，在固定螺钉时，小心操作避免出现骨折旋转移位或骨折断端分离，可将延迟愈合或不愈合的发生率降到最低。然而，选用过长螺钉固定可能造成螺钉突出，穿入桡腕关节或舟大多角关节造成疼痛。此外，过早进行无保护的完全抗阻或有负荷活动也可能出现造成骨折不愈合。一般推荐进行CT扫描判断骨折是否愈合，其效果要优于X线影像。

一般不主张经背侧入路处理移位的舟骨腰部骨折，因为这可能会破坏自舟骨桡背侧嵴进入舟骨的血供。过大的显露范围或粗暴的固定操作，都可能破坏近端骨折块的血供，导致骨折不愈合。

舟骨腰部掌侧粉碎性骨折或者延期治疗都可能会出现舟骨背侧成角畸形，使舟骨角度大于35°。对于这种畸形，术前CT平扫可更好地进行评估。如果在这一位置进行固定并获得愈合，那么该畸形愈合可能会导致慢性疼痛、活动范围缩小，最终出现创伤性关节炎[22]。

对舟骨骨折进行手术或保守治疗通常都可能出现腕关节强直，屈伸运动受限尤其多见。因此，有学者认为对这一骨折应该采取更为积极的治疗措施，如坚强的螺钉固定，以便进行早期功能活动，缩短固定时间，尽可能减少关节强直。然而，有随机研究对无移位的骨折分别应用石膏固定和经皮螺钉固定，结果发现，虽然进行早期关节活动者术后4个月随访时结果较好，但术后2年随访却发现两组在握力和关节活动范围方面并没有明显差异[29]。

此外，还有一些与腕背侧或桡侧入路密切相关的并发症。术中仔细显露并保护桡神经感觉支和前臂外侧皮神经的终末支，以免术中误伤而产生疼痛性神经瘤。此类手术感染率虽然较低，但术中不注意无菌操作仍有可能导致感染。

## 治疗结果

评估舟骨骨折的治疗结果必须考虑其骨折类型。可以肯定的是，采用石膏固定治疗无移位的稳定性骨折的效果要好于移位的骨折。多项研究表明，保守治疗移位或不稳定的骨折，骨不连的发生率更高。

对于舟骨腰部和远极骨折，石膏固定仍是一种有效的固定方式，必要时可以选用。有报道指出对于无移位骨折，若能早期诊断并予以固定，愈合率可达95%以上[38, 39]。关键在于确认骨折是否真正无移位，而对于不稳定的骨折避免进行不恰当的固定。

对稳定的或无移位的骨折进行手术治疗也越来越受到关注，目的在于通过稳定的固定，以便尽早活动关节，恢复运动功能。然而，如前所述，进行石膏固定和经皮螺钉固定治疗后，2年随访时最终的活动度和握力差别不大[29]。

各类对比手术及非手术治疗对于稳定型骨折的疗效的研究并没有达成一致，即未能证明其中一种更有优势。

多项研究显示，切开复位空心加压螺钉内固定治疗移位的新鲜舟骨骨折的疗效较为理想，愈合率可达90%以上[30]；掌侧和背侧入路均可选择，无论采取哪种入路，最重要的是满意的复位以及螺钉确切地固定骨折块。

由于舟骨近极骨折的血运往往很容易遭到破坏，因此，这一部分的骨折通常很难愈合。固定6个月后，超过1/3的骨折可能仍未愈合，对于外科医生来说这是一个非常棘手的问题[40,41]。因此，采用背侧入路早期进行螺钉固定备受关注。有研究对一组17例新鲜的不稳定性舟骨近极骨折进行早期手术固定，结果治疗愈合率达到100%，平均愈合时间为10周[30]。这是唯一的系列病例研究，而其他报告都是与非手术治疗进行比较的研究。

## 其他腕骨骨折

由于舟骨骨折是最常见的腕骨骨折且通常不能很好地愈合，因此在讨论腕关节损伤时，自然成为最受关注的话题。当发生其他腕骨骨折时，通常是属于月骨周围损伤的腕骨大弓损伤，这一点在腕关节不稳一节曾讨论过。其他腕骨的单独骨折也有可能发生，并且可能更加脆弱。与舟骨类似，这些腕骨的表面大部分覆有软骨，血供较差。此外，这些腕骨的态复杂，骨折线往往很不规则，因此在X线影像上诊断这些骨折极其困难。如怀疑这些腕骨存在损伤时，一般推荐通过CT进行准确评估。

三角骨骨折通常为关节囊撕扯其背侧骨嵴造成的撕脱骨折。对小的背侧骨片或撕脱骨折，4~6周的石膏固定即可。大块撕脱骨折则提示存在明显腕关节不稳，并可能造成背侧桡腕韧带和背侧腕骨间韧带附着点的损伤。一般来说，单纯月三角韧带撕裂并不会导致VISI畸形；但是如果合并背侧关节囊撕裂，则很可能形成VISI畸形，需要手术治疗。

由于背侧或尺侧的撞击导致的轻微移位的三角骨体部骨折，一般只需石膏固定。但如果三角骨体部骨折是月骨周围大弓损伤的一部分，则推荐采用克氏针或加压螺钉固定。

三角骨骨折通常是由腕骨基底部传递而来的暴力造成的，可能导致多种骨折，包括垂直劈裂骨折、横形骨折、粉碎性骨折和前嵴（包含腕横韧带起点）骨折[42]。依据骨与关节面的移位程度，大部分三角骨骨折都可经石膏固定4~6周而获得愈合。若关节面骨折块的间隙和/或台阶过大，则应用1.5 mm或2.0 mm螺钉固定。若合并第一掌骨基底部骨折，可能会导致明显的轴向不稳定，对于此类损伤也推荐采用手术固定。粉碎性骨折最好通过牵引并固定第一掌骨进行治疗。特别的是，用0.062英寸克氏针将第一、二掌骨固定在一起维持牵引，可维持三角骨小粉碎骨折块的位置，促进其愈合，避免造成塌陷。有些三角骨前内侧嵴骨折是由挤压损伤导致的腕横韧带过度撕扯造成的，多会发生骨不连，可予以切除。

钩骨骨折主要有两种类型：钩骨钩骨折和钩骨体骨折。钩骨钩骨折通常由单纯直接暴力打击（如打高尔夫球时挥动的球棒打在坚硬的地面上）或较为复杂的撞伤（如进行网球、棒球等运动时）引起。这一骨折也可为腕骨直接的挤压损伤，腕横韧带止点撕脱而导致钩骨钩撕脱骨折。掌部触诊时钩骨钩处可出现局限性压痛，活动小指指屈肌腱时疼痛明显。累及邻近的尺侧神经血管束时，则可能出现尺神经掌侧支配区域的麻木。如不及时处理，钩骨钩骨折可能会造成持续的腕掌侧疼痛、握力下降以及小指和环指屈肌腱的疲劳性断裂。仅通过X线影像很难诊断，一般推荐进行CT检查。

对无移位的钩骨钩骨折，石膏固定即可。

钩骨钩的腰部为血管供应的分界线，这一部位的损伤很有可能造成骨不连。若存在钩骨钩腰部骨折（如慢性疼痛，CT显示骨折边缘硬化），推荐采用掌侧入路切除骨折块[43]。对于期望早期回归锻炼的运动员，可经掌侧入路切除钩骨，注意避免损伤尺血管神经，尤其是胫骨钩骨基底远端边缘的运动支。

钩骨体骨折通常是腕关节骨折脱位的一部分，通常由腕关节尺侧直接暴力、挤压伤或者握拳时经第5掌骨的纵向暴力冲击所致。对轻微移位或无移位骨折，可进行石膏固定，固定范围包括或不包括尺侧两个掌指关节均可。对明显移位的骨折则应行ORIF。如果是第4或第5腕掌（CMC）关节背侧脱位造成钩骨体大块背侧移位的骨折，则须通过轴向牵引进行复位，根据钩骨骨折块的大小选用钢针或螺钉进行固定，防止CMC关节半脱位复发。用钢针将损伤不稳定的掌骨经基底部与邻近的第三掌骨基底部固定在一起，可减少相关的致畸应力。

对没有明确腕部支撑损伤史的月骨骨折，则应持怀疑的态度，或许自发性缺血性坏死（Kienbock病）才是导致这一损伤的真正原因，并且对有良好血供的腕骨骨折的常规处理方法可能并不适用此类骨折的治疗。一般来说，月骨背侧和掌侧的血供很充足，但是有20%的人月骨只有一条掌侧滋养动脉[44]。骨折累及有血供区的边缘部分，则通常会出现骨不连和骨塌陷。

根据月骨的血供和骨折发生的部位，可将月骨骨折分为5型[45]。对于任何经过月骨体部的移位骨折均主张用钢针或螺钉进行手术固定。月骨近端关节面软骨下骨骨折通常范围较小，可进行临时固定。如疼痛持续，则可考虑切除不稳定的骨折块，以缓解疼痛。

头状骨骨折一般由腕关节极度背伸的暴力造成的，可单独出现，也可以是月骨周围骨折脱位的一部分。在上述损伤机制中，常伴发舟骨骨折，应通过全面的影像学检查明确诊断。同样，如果舟骨腰部出现骨折，也可能会造成头状骨隐匿性骨折。头状骨可在任何平面发生无移位的骨折，可能通过CT或MRI明确诊断。

头状骨近端部分位于关节内，缺乏独立的血供[46]。因此，对于头状骨腰部横形骨折，任何程度的移位都会导致此部分的血供缺失。起初症状轻微、移位很小的骨折可能会进一步发展为痛性骨不连，所以ORIF是治疗头状骨移位骨折的主要手段。如果在X线影像或MRI提示明显的缺血性骨坏死，则可以考虑进行植骨。

在单个腕骨骨折中，小多角骨骨折最少见，通常由来自第2掌骨的轴向暴力所致。单纯的裂纹骨折采用石膏固定即可。任何移位的骨折或伴有第2掌骨向近端移位的病例均需手术治疗。尤其是经体部的大块骨折，应用1.5 mm或2.0 mm螺钉进行固定。如果骨折为粉碎性，可通过牵引第2掌骨纠正轴向压缩，并将其与第3掌骨基底部固定在一起。如果最终出现骨塌陷或关节炎，可融合小多角骨-掌骨关节。

---

**视 频**

视频20.1 月骨周围脱位的修复

视频演示了对发生月骨周围脱位5周的患者进行手术修复。对此骨折必须采用掌侧和背侧两种入路进行准确复位，通过钢缆临时固定和舟月韧带重建进行稳定。

## 参考文献

1. Linscheid RL, Dobyns JH, Beabout JW, Bryan RS. Traumatic instability of the wrist. Diagnosis, classification, and pathomechanics. J Bone Joint Surg Am 1972;54:1612-1632
2. Berger RA, Blair WF, Crowninshield RD, Flatt AE. The scapholunate ligament. J Hand Surg Am 1982;7:87-91
3. Ritt MJ, Bishop AT, Berger RA, Linscheid RL, Berglund LJ, An KN. Lunotriquetral ligament properties: a comparison of three anatomic subregions. J Hand Surg Am 1998;23:425-431
4. Lichtman DM, Schneider JR, Swafford AR, Mack GR. Ulnar midcarpal instability-clinical and laboratory analysis. J Hand Surg Am 1981;6:515-523
5. Mayfield JK, Johnson RP, Kilcoyne RK. Carpal dislocations: patho-mechanics and progressive perilunar instability. J Hand Surg Am 1980;5:226-241
6. Gilula LA. Carpal injuries: analytic approach and case exercises. AJR Am J Roentgenol 1979;133:503-517
7. Adkison JW, Chapman MW. Treatment of acute lunate and perilunate dislocations. Clin Orthop Relat Res 1982;164:199-207
8. Hezberg G, Comtet JJ, Linscheid RL, Amadio PC, Cooney WP, Stalder J. Perilunate dislocations and fracture-dislocations: a multicenter study. J Hand Surg Am 1993;18:768-779
9. Souer JS, Rutgers M, Andermahr J, Jupiter JB, Ring D. Perilunate fracture-dislocations of the wrist: comparison of temporary. screw versus K-wire fixation. J Hand Surg Am 2007;32:318-325
10. Larson TB, Gaston RG, Chadderdon RC. The use of temporary screw augmentation for the treatment of scapholunate injuries. Tech Hand Up Extrem Surg 2012;16:135-140
11. Lavernia CJ, Cohen MS, Taleisnik J. Treatment of scapholunate dissociation by ligamentous repair and capsulodesis. J Hand Surg Am 1992;17:354-359
12. Ruch DS, Poehling GG. Arthroscopic management of partial scapholunate and lunotriquetral injuries of the wrist. J Hand Surg Am 1996;21:412-417
13. Whipple TL. The role of arthroscopy in the treatment of scapholunate instability. Hand Clin 1995;11:37-40
14. Forli A, Courvoisier A, Wimsey S, Corcella D, Moutet F. Perilunate dislocations and transscaphoid perilunate fracture-dislocations: a retrospective study with minimum ten-year follow-up. J Hand Surg Am 2010;35:62-68
15. Apergis E, Maris J, Theodoratos G, Pavlakis D, Antoniou N. Perilunate dislocations and fracture-dislocations. Closed and early open reduction compared in 28 cases. Acta Orthop Scand Suppl 1997;275:55-59
16. Kozin SH. Perilunate injuries: diagnosis and treatment. J Am Acad Orthop Surg 1998;6:114-120
17. Minami A, Ogino T, Ohshio I, Minami M. Correlation between clinical results and carpal instabilities in patients after reduction of lunate and perilunar dislocations. J Hand Surg [Br] 1986;11:213-220
18. Wyrick JD, Stern PJ, Kiefhaber TR. Motion-preserving procedures in the treatment of scapholunate advanced collapse wrist: proximal row carpectomy versus four-corner arthrodesis. J Hand Surg Am 1995;20:965-970
19. Cohen MS, Kozin SH. Degenerative arthritis of the wrist: proximal row carpectomy versus scaphoid excision and four-corner arthrodesis. J Hand Surg Am 2001;26:94-104
20. Tomaino MM, King J, Pizillo M. Correction of lunate malalignment when bone grafting scaphoid nonunion with humpback deformity: rationale and results of a technique revisited. J Hand Surg Am 2000;25:322-329
21. Cooney WP, Bussey R, Dobyns JH, Linscheid RL. Difficult wrist fractures. Perilunate fracture-dislocations of the wrist. Clin Orthop Relat Res 1987;214:136-147
22. Cooney WP, Dobyns JH, Linscheid RL. Fractures of the scaphoid: a rational approach to management. Clin Orthop Relat Res 1980;149:90-97
23. Gelberman RH, Menon J. The vascularity of the scaphoid bone. J Hand Surg Am 1980;5:508-513
24. Fowler C, Sullivan B, Williams LA, McCarthy G, Savage R, Palmer A. A comparison of bone scintigraphy and MRI in the early diagnosis of the occult scaphoid waist fracture. Skeletal Radiol 1998;27:683-687
25. Mallee W, Doornberg JN, Ring D, van Dijk CN, Maas M, Goslings JC. Comparison of CT and MRI for diagnosis of suspected scaphoid fractures. J Bone Joint Surg Am 2011;93:20-28
26. Gellman H, Caputo RJ, Carter V, Aboulafia A, McKay M. Comparison of short and long thumb-spica casts for non-displaced fractures of the carpal scaphoid. J Bone Joint Surg Am 1989;71:354-357
27. Clay NR, Dias JJ, Costigan PS, Gregg PJ, Barton NJ. Need the thumb be immobilised in scaphoid fractures?

A randomised prospective trial. J Bone Joint Surg Br 1991;73:828-832
28. Burge P. Closed cast treatment of scaphoid fractures. Hand Clin 2001;17:541-552
29. Bond CD, Shin AY, McBride MT, Dao KD. Percutaneous screw fixation or cast immobilization for nondisplaced scaphoid fractures. J Bone Joint Surg Am 2001;83-A:483-488
30. Rettig ME, Raskin KB. Retrograde compression screw fixation of acute proximal pole scaphoid fractures. J Hand Surg Am 1999;24:1206-1210
31. Slade JF III, Jaskwhich D. Percutaneous fixation of scaphoid fractures. Hand Clin 2001;17:553-574
32. Slade JF III, Gutow AP, Geissler WB. Percutaneous internal fixation of scaphoid fractures via an arthroscopically assisted dorsal approach. J Bone Joint Surg Am 2002;84-A(Suppl 2):21-36
33. Ibrahim T, Qureshi A, Sutton AJ, Dias JJ. Surgical versus nonsurgical treatment of acute minimally displaced and undisplaced scaphoid waist fractures: pairwise and network meta-analyses of randomized controlled trials. J Hand Surg Am 2011;36:1759-1768. e1
34. Rettig ME, Kozin SH, Cooney WP. Open reduction and internal fixation of acute displaced scaphoid waist fractures. J Hand Surg Am 2001;26:271-276
35. Chan KW, McAdams TR. Central screw placement in percutaneous screw scaphoid fixation: a cadaveric comparison of proximal and distal techniques. J Hand Surg Am 2004;29:74-79
36. Ruby LK, Stinson J, Belsky MR. The natural history of scaphoid nonunion. A review of fifty-five cases. J Bone Joint Surg Am 1985;67:428-432
37. Mack GR, Bosse MJ, Gelberman RH, Yu E. The natural history of scaphoid non-union. J Bone Joint Surg Am 1984;66:504-509
38. Eddeland A, Eiken O, Hellgren E, Ohlsson N-M. Fractures of the scaphoid. Scand J Plast Reconstr Surg 1975;9:234-239
39. Russe O. Fracture of the carpal navicular. Diagnosis, non-operative treatment, and operative treatment. J Bone Joint Surg Am 1960;42-A:759-768
40. Dickison JC, Shannon JG. Fractures of the carpal scaphoid in the Canadian army. Surg Gynecol Obstet 1944;79:225-239
41. Barton NJ. Twenty questions about scaphoid fractures. J Hand Surg[Br] 1992;17:289-310
42. Tracy CA. Transverse carpal ligament disruption associated with simultaneous fractures of the trapezium, trapezial ridge, and hook of hamate: a case report. J Hand Surg Am 1999;24:152-155
43. Walsh JJ IV, Bishop AT. Diagnosis and management of hamate hook fractures. Hand Clin 2000;16:397-403, viii
44. Gelberman RH, Bauman TD, Menon J, Akeson WH. The vascularity of the lunate bone and Kienböck's disease. J Hand Surg Am 1980;5:272-278
45. Teisen H, Hjarbaek J. Classification of fresh fractures of the lunate. J Hand Surg [Br] 1988;13:458-462
46. Vander Grend R, Dell PC, Glowczewskie F, Leslie B, Ruby LK. Intraosseous blood supply of the capitate and its correlation with aseptic necrosis. J Hand Surg Am 1984;9:677-683

# 21 手部骨折和脱位

著者：Lance M. Brunton, Thomas J. Graham, James P. Higgins
译者：张弛

手部管状骨骨折很常见，因为在商务活动、社会交际、职业劳动和体育运动等几乎所有的活动中都有手和上肢的参与。总的来说，大部分手部骨折可以用闭合性方法治疗，但也有一部分需要复杂的手术治疗以取得理想的预后。

与那些传统闭合性治疗足以处理的骨折相比，复杂性手部骨折在理论和技术上都对医生提出了挑战。因为手的功能非常精巧，任何轻微的活动度丧失都会引起明显的功能受损。很大一部分手部骨折是由挤压性损伤造成的，因为手处于肢体骨架的末端。

手有着复杂的骨架，精巧的肌肉、神经、血管组织结构和相对固定的软组织。因而，在手部骨折的处理中，软组织覆盖、神经卡压、筋膜室综合征和手指血供等问题都是需要慎重考虑的。由于手部的肌腱和骨架结构复杂而精密，即使达到了良好的骨折复位、固定和愈合，最终手功能的恢复也可能不够理想。

本章针对腕部以远的手部管状骨——掌指骨的骨折和关节脱位的治疗进行讨论。必须强调的是，没有哪一种损伤有绝对的开放治疗指征，也没有哪一种治疗方法适用于所有病例，每个患者的治疗都要考虑到其个体情况和骨折的特点。如果治疗方案个性化，而且医生的手术技术熟练，康复方案完善，则可望取得理想的预后。

本章以从肢体最远端向近端的顺序，对手部特殊骨折/脱位进行介绍。总的来说，无论是手还是手指，尽管推荐的技术各有不同，但手术治疗决策和原则是相似的。本章强调了损伤的多样性，以下为读者提供一般手术指征的基础列表，内容贯穿全章：

1. 开放性骨折/脱位；
2. 合并肌腱、神经、血管和/或软组织损伤的复合性损伤；
3. 不能闭合复位的骨折/脱位；
4. 移位的近关节或关节内骨折；
5. 相邻的多发骨折；
6. 干骺端、骨干区骨折；
7. 骨折伴有旋转畸形，特别是螺旋形骨折。

## 远节指骨骨折

本节讨论远节指骨三类骨折的治疗：①关节外的粗隆和骨干骨折，②伸肌腱撕脱性骨折，③屈肌腱撕脱性骨折。

远节指骨关节外骨折多是由挤压性损伤造成的，多表现为粗隆部粉碎性骨折或骨干部骨折。软组织和骨的损伤都要检查，因为其会影响治疗选择。鉴于指甲的特殊结构及其与远节指骨的内在关系，这一点尤其重要。

远端指间关节（DIP）关节内骨折是骨干部粉碎性骨折的延伸，或是由屈肌腱（运动衫指）或伸肌腱（锤状指）的撕脱性损伤引起的（图21.1）。如果DIP关节的屈曲活动受限，如橄榄球运动员做阻截动作抓扯对方的运动衫时，可能发生指深屈肌腱（FDP）撕脱。相反，多数伸肌腱撕脱（锤状指）是因为对伸直的手指施加了纵向的牵拉。伴有大骨折块的锤状指，可能是由于受到了过伸和纵向挤压的双重暴力作

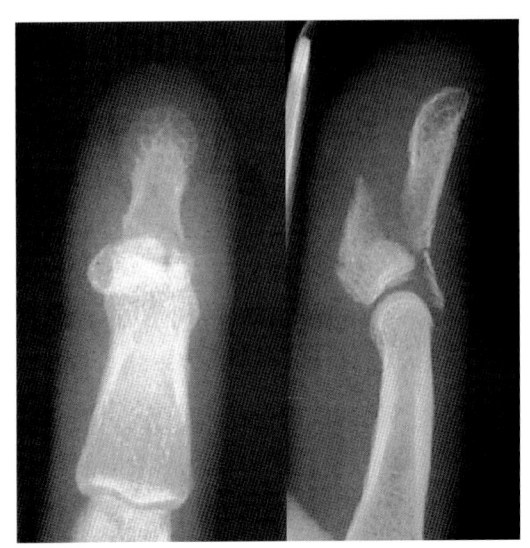

图 21.1 远节指骨关节内粉碎性骨折正侧位影像。掌侧骨折块的屈曲移位提示指深屈肌腱附着处的牵拉作用

用。这种特殊的骨折常会造成大部分关节面的破坏，引起远节指骨掌侧半脱位。

## 非手术治疗

### 远节指骨的关节外干骺端骨折

远节指骨关节外粗隆挤压性损伤常表现为高度粉碎性骨折，形成多块小的骨折块。伴有甲床损伤提示骨折为开放性，通常需要手术处理。甲床修复不到位，会导致后期指甲"翘起"和相应的畸形。

有骨折块刺入甲床的开放性骨折，可能只需要冲洗、清创、复位和支具固定。如果复位良好，远节指骨干骺端粉碎性骨折或者骨干骨折在对软组织套进行修复并加以制动后稳定性就已足够。如果骨折类型允许，可以使用克氏针固定来稳定某些骨折块，为修复甲床提供可靠的基础。要注意清除所有嵌入骨折处的软组织和甲床。术后最初几天使用短臂支具制动以减轻水肿和不适，然后改换指夹板固定 DIP 关节于伸直位，使近端指间关节（PIP）可以自由

活动，以免造成不必要的活动度丧失。

### 锤状指骨折

伸肌腱撕脱性骨折导致的锤状指常可用伸直位支具固定行闭合性治疗。手术治疗的相对指征与下列因素有关：受损关节面的大小比例、DIP 关节半脱位，或者伸肌结构完整性的破坏对于手指姿态的影响（如形成鹅颈畸形）[1-3]。

对于锤状指治疗更为重要的决定因素是关节的稳定性。如果在伸直位支具支持下仍不能消除远节指骨的掌侧半脱位，则需要对肌腱末端的骨折块进行固定。如果没有发生半脱位，则可用支具维持 DIP 关节于伸直位 6~8 周，随后的 2 周逐渐开展主动活动。有些作者推荐在全天应用支具的阶段后，夜间佩戴 DIP 伸直支具 4~6 周作为过渡。

### 指深屈肌腱撕脱性损伤

无论是否合并有骨折，指深屈肌腱撕脱性损伤的非手术治疗预后较差，通常都采用手术治疗。但有些特殊情况例外，如患者不能配合术后康复治疗，或者对手功能要求低，以及手术风险大于收益的患者。

## 手术治疗

### 远节指骨关节外骨折

指伸肌腱止点位于远节指骨骺端背侧唇，甲根（指甲生发基质）恰好位于其远端。掌板附于远节指骨的骺端和近侧干骺端，而指深屈肌腱附着于干骺端。骨质在干骺端形成膨大且掌侧较背侧明显，使得骨髓腔位于手指中轴的背侧。

对所有的远节指骨骨折都要检查甲床。如疑有甲床撕裂，就要拔除指甲修复甲床。指甲可以作为辅助固定或替代固定物来稳定远节指骨骨折的小骨折块，所以如果甲床损伤不严重或者只有少量的甲下积血，指甲可以保留。

如果骨折块足够大，可以用克氏针固定粗隆骨折。虽然一般来说远节指骨的简单骨折经非手术治疗效果良好，但对某些更为复杂的损伤，内固定治疗可以减少发生有症状的骨不连、指甲畸形和指端软组织垫不稳定的风险[4]。手术常在透视引导下用直径 0.045 或 0.062 英寸的克氏针经皮逆向穿针。通常单针固定已经足够，但是有两个问题：首先，一枚单独的纵向克氏针可以维持骨块对线但不能使其与指骨基底部紧密结合，骨折块需要相互压紧以增加接触和稳定；第二个潜在的问题是骨折即使获得了良好复位，术后也可能轻易地被沿着固定针拉开或者旋转。因此，只要骨折结构容许，就要穿入另一枚克氏针，并与第一枚不平行。

### 要点与技巧

- 手部骨折愈合缓慢，原则上克氏针要保留 6~8 周。多数患者因为会勾到针或者内置物会产生不适感，需要提前拔除。
- 尽管位置暴露，但应用克氏针引发的钉道感染发生率相当低，但可由于缺乏把持力或者发生重复的微损伤而引发无菌性松动。为了避免无意中拔出固定针或过度活动，应将克氏针穿过 DIP 关节，这可以提供更高的把持力，同时稳定软组织，可以促进骨愈合。DIP 关节有可能发生僵硬，但多较轻微。
- 纵行穿针更富有挑战性。骨髓腔相对于手指的中轴来说靠背侧，需要把克氏针恰好从甲床下钻入。如果遇到困难，可行术中 X 线透视。要避免多次穿针导致骨质丢失，从而不能提供足够的把持力来维持精确对线。

## 伸肌腱撕脱性骨折

绝大多数锤状指骨折不需要手术固定，可以像单纯的伸肌腱止点撕脱一样使用伸直位支具治疗。即使影像学提示撕脱骨块没有得到良好复位，DIP 关节的关节面也可以很好地重塑，并获得足够的伸直能力。

少数情况下，伸肌装置、支持韧带斜束、侧副韧带的损伤和远节指骨背侧的骨折可以引起掌侧半脱位，建议对这些严重的锤状指畸形进行手术干预。

伴有半脱位的锤状指有两种治疗选择：闭合复位克氏针固定或开放修复。

由于皮肤纤薄、指甲潜在畸形和感觉神经末梢分布等因素，远节指骨的开放性治疗很有挑战性。我们建议首选闭合性治疗。医生必须重视背侧的髁部骨折块的复位，基本目标是要使 DIP 关节面复位，尝试使关节面和骨折块同时复位较为合理。

一种创新的"撬拨"技术可以同时达到两个目标，通过间接穿针和撬拨使移位的背侧骨块复位，同时通过纵向经关节穿针获得稳定（图 21.2）[5]。"撬"针以一个锐角经皮插入，针尖刺过终腱以后顶到中节指骨髁部背侧的关节边缘，位于移位的远节指骨骨折块的掌侧；用针撬拨远节指骨骨折块，使其接近于解剖位置，然后把针钻入中节指骨头部。此时，背侧骨折块及相连的终腱位置得到了改善，再用一枚纵向克氏针固定来维持手指的对线。

和所有复杂性骨折一样，闭合性方法或者经皮穿刺治疗技术可能都达不到理想的效果。

对于闭合性方法不能奏效的一些少见的锤状指损伤，以及那些明显的远节指骨掌侧半脱位，需要行开放性治疗。在 DIP 关节背侧横纹处做纵向的 Z 形切口，注意去除所有阻挡关节和骨折复位的软组织。反复的骨折固定操作将不可避免地引起骨块碎裂和移位，难以取得良

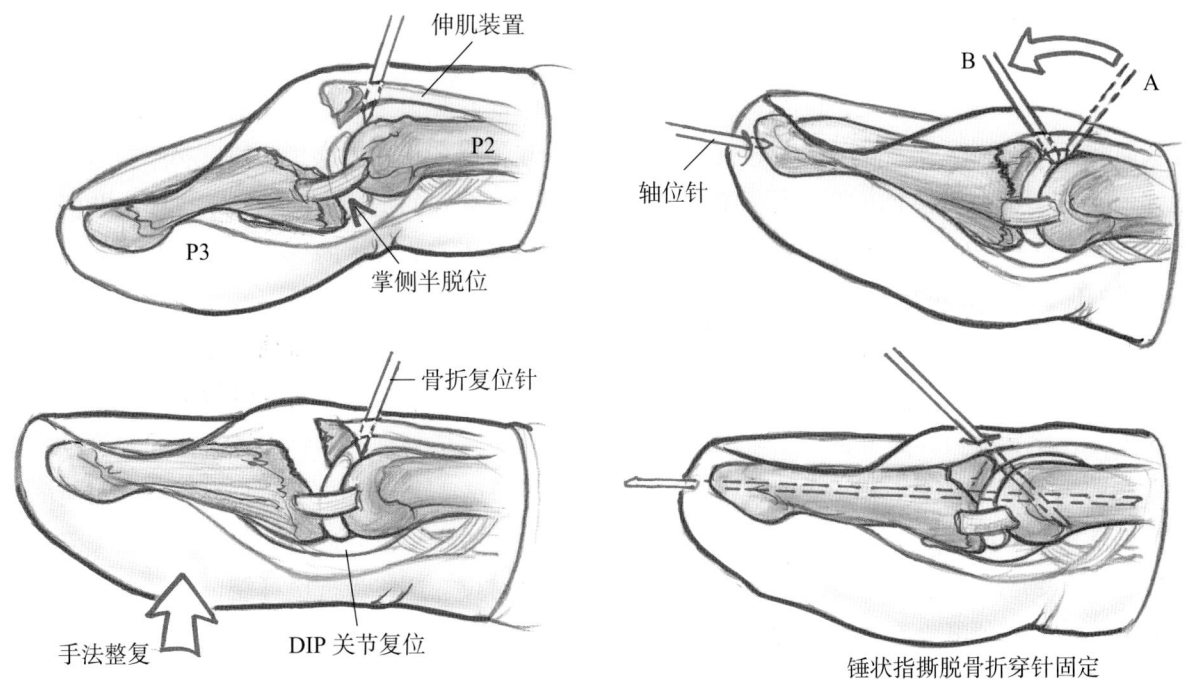

**图 21.2** 伴有掌侧半脱位的锤状指骨折的复位固定技术。通过背侧的克氏针"撬拨"撕脱骨块使其复位。复位指骨，用经关节克氏针固定。DIP，远侧指间关节

好的预后。

为取得最好的治疗效果，要仔细地遵循以下操作步骤。用一枚直径 0.045 英寸的克氏针从远节指骨关节面向指尖穿出，进针点位于骨折线的掌侧，将尾端退至关节面以下，在骨折复位后回钻通过 DIP 关节。不能把针置于骨折线处，否则会阻碍完全复位。在屈曲位打开 DIP 关节，伸直 PIP 关节并过伸掌指（MCP）关节，使骨折块复位。

第二枚克氏针与冠状面成 45°角，在骨折块近端经伸肌腱钻入中节指骨头，作为阻挡钉阻止骨折块向近端移位。这枚钉在矢状面上从中线向侧方偏斜，在中线处留出足够的空间。骨折复位后伸直 DIP 关节，再将纵行克氏针穿过骨折线。若骨折块足够大，此时可垂直于骨折面置入第三枚针。

可用于此类骨折的其他治疗方法有不使用阻挡针的克氏针固定、张力带钢丝，以及使用纽扣固定的抽出式缝合或锚钉固定等。用微型螺钉固定锤状指骨折在技术上具有挑战性，效果多不满意，同时还有破坏小骨折块的可能性。然而，所有病例的治疗目标都是在使 DIP 关节复位的同时阻止终腱进一步退缩。还有一个注意事项是不能把 DIP 关节固定在极度过伸位（大于 20°）。虽然用支具将 DIP 关节固定在过伸位往往能获得良好的屈曲功能，但是被克氏针固定在此位置的手指倾向于遗留关节僵硬和功能受限。

### 指深屈肌腱撕脱性骨折

指深屈肌腱可于止点处断裂，伴或不伴骨折。此型损伤最常见于环指，但据文献报道可以发生于所有的手指。Leddy 和 Packer 提出了一种被广泛接受的分类系统[6]，将其分为四种类型：1 型损伤没有撕脱性骨块，肌腱回缩入手掌；

2型撕脱包含一个小的骨折块，回缩至PIP关节水平，被A3滑车阻挡而不能通过腱鞘向近端进一步回缩；3型撕脱并不常见，撕脱骨折块较大，但仅回缩至A4滑车水平，恰在DIP关节的近侧。上述所有类型都会引起DIP关节主动屈曲活动的丧失，需要手术处理。由于肌腱发生损伤后，如不予处理，随着时间的延长会发生过度挛缩，所以要特别重视手术重建的时机。

1型撕脱越早治疗越好。回缩的肌腱已经与正常的掌侧腱钮分离，完全丧失了血供。修复应在伤后7~10天内进行，以避免肌腱残端的退变和回缩。对于2型和3型撕脱，虽然在7~10天内进行修复是最容易的，但也可以远期修复。这些损伤的初次修复没有特殊的时间限制，伤后数周或数月都可以，但有些情况需要早期手术。虽然骨折块的位置可以通过X线影像确定，但是肌腱-骨折块连接部位也可能发生分离，导致肌腱回缩至手掌，而骨折块还留在手指（4型损伤）。这种合并骨折/撕脱的情况不常发生，但是和无骨折的1型撕脱一样，需要急诊处理。通常，延迟修复能缓解肿胀和改善关节活动度，但是因为骨折块持续嵌顿于屈肌腱鞘处，延迟修复的好处难以获得。

手术入路采用旁中线或掌侧Z形切口，注意避免损伤腱鞘及其内容物。对于1型撕脱，要在手掌A1滑车部位做一个附加切口。可用一根婴儿饲管由远端穿过腱鞘到近端，引导肌腱通过完整的腱鞘。在掌部可以找到回缩的肌腱，因为蚓状肌起点会阻止其进一步向近端移动。在撕脱部位掀起一个蒂在远端的骨膜瓣，把骨皮质打磨粗糙，供肌腱残端重建后粘连愈合。从重建点到指甲背侧月状线水平预钻孔道，用牢固的单纤维缝线牵拉肌腱通过孔道，用纽扣或垫片加固。骨膜瓣覆盖于肌腱重建点掌面并缝合，以进一步加固。4周后愈合强度已足够，可剪断缝线，拆除纽扣。采用这种技术时要注意不要在缝合点产生间隙。一种替代方案是使用埋入型锚钉于止点部位进行固定，也是通过上述的骨膜窗，无须纽扣固定，为愈合期间的修复提供了长期的保护。锚钉必须斜行放置，在取得良好的把持力的同时不应损伤背侧骨皮质和甲床。此技术的一个潜在的并发症是锚钉自骨拔出[7]。

2型骨折的骨折块通常很小，在切除或固定骨折块并缝合修复肌腱-骨块界面后可以同1型撕脱一样处理。锚钉或者纽扣固定可以牢靠地维持这些小骨折块的良好复位。3型骨折的骨折块大小足够供克氏针固定。要注意关节面的精确对位。这些骨折块可能包含了大部分关节面，如果没有解剖复位的话会导致关节不稳定。多枚克氏针固定常是必要的，其中一枚应将DIP关节固定于伸直位。

## 近、中节指骨的关节外骨折

近、中节指骨的解剖相似，都是两端有关节面的管状骨，其远端是几乎相同的双髁结构。值得注意的是，每节指骨远端都有一个髁下陷窝，在关节屈曲时容纳远端的指骨。尽管两者的近端关节面弧度不同，但都是凹形并且干骺端膨大。

考虑这些骨损伤及其后续治疗时，需要留意两者在软组织关系上有着轻微的差别。MCP关节和PIP关节都有侧副韧带支持，MCP关节部位韧带附着于干骺端和髁部，而在PIP关节部位则只附着于髁部。伸肌腱中央束止于中节指骨的骺端背侧。近节指骨没有伸肌止点，而指浅屈肌止点横跨中节指骨掌侧嵴的中间60%。

近节和中节指骨的关节外骨折可以按照部位分类，因其表现和治疗相当类似，所以可以一同考虑。

## 指骨颈骨折

发生指骨颈骨折者绝大部分是儿童，也见于成人的运动损伤或工伤。骨折没有移位时可行闭合复位，但是通常还是需要开放复位内固定（ORIF）。移位的指骨颈骨折，骨折块常向背侧移位、成角或旋转90°，使得指骨头关节面朝向背侧（图21.3）。

## 指骨干骨折

指骨干骨折可为简单骨折（横形、斜形、螺旋形）或粉碎性骨折，可以伴有骨缺损。必须检查这些骨折是否可以整复及其稳定性。无移位的骨折可行闭合性治疗，注意保持正确的旋转对位；对于不稳定的骨折要密切随访，发生移位要及时处理。螺旋形骨折倾向于发生短缩和旋转，多采用手术治疗。骨干横形骨折闭合复位后也需要密切随访，因为骨折容易发生成角移位。近节指骨干骨折因为骨间肌对骨折近端的强力牵拉，可发生向掌侧成角的移位。中节指骨的骨折根据受伤机制及骨折线相对于指浅屈肌和伸肌中央束止点位置的不同，可以向掌侧或向背侧成角移位。

## 指骨基底部骨折

近节指骨基底部骨折如果没有移位或者复位后表现稳定，应该采用闭合治疗。复位操作是先屈曲MCP关节和骨折近端，再屈曲骨折远端。要严格检查复位情况，因为很容易发生旋转畸形。活动手指检查是否有交指畸形，否则难以确认是否存在旋转畸形。轻微的掌侧成角和短缩也可以导致功能障碍。可以接受的闭合复位要维持在安全的位置[MCP关节最大屈曲，同时指间（IP）关节伸直]。固定3~4周后，开始在治疗师的指导下进行柔和的活动练习。

## 非手术治疗

对此，总体规则是对于闭合的关节外指骨骨折，如果横向移位小于50%，在任一平面上成角小于10°且没有旋转移位，那么可以采用闭合治疗。有时，在指神经阻滞麻醉下，急性的移位性骨折可成功实现闭合复位，并用支具固定在内在肌阳性位置（"安全位"，即MCP关节屈曲的同时IP关节伸直）。稳定性骨折完全固定的时间不超过3周。随后改用更小的可以拆卸支具或者邻指绑扎带，在恢复活动和固定保护之间取得平衡，直到临床和影像学确认骨折完全愈合。

## 手术治疗

关节外指骨骨折的手术指征包括开放性骨折、闭合复位失败、不稳定性骨折（尤其是螺旋形骨折）和旋转畸形。手术方案要根据特定的骨折类型来选择。根据骨折类型选择合适的固定器械，在提高内在稳定性的同时尽可能保

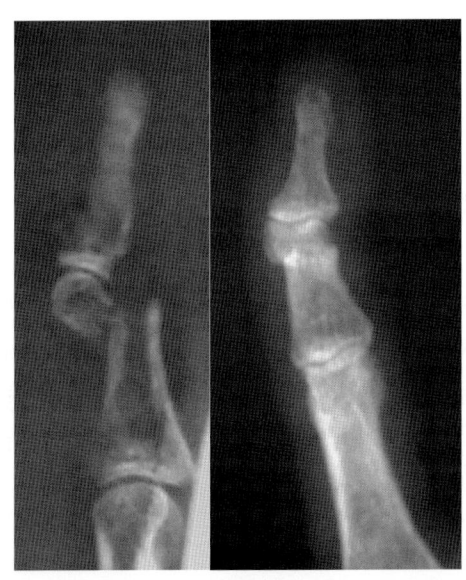

图21.3 中节指骨髁下或颈部骨折，骨折远端向背侧移位

持手指的灵活性,从而保证最终的功能恢复,这是十分具有挑战性的。

## 骨干横形骨折

管状骨横形骨折的治疗选择包括克氏针固定和接骨板固定,不适合单纯用骨折块间螺钉固定。根据骨折特征选择行穿针还是接骨板固定,并且在减少手术并发症(倾向于闭合穿针固定)和早期功能锻炼(倾向于接骨板固定)之间取得平衡。

侧隐窝穿针技术仍然是最有效的方法之一,但在技术上有难度。采用这种技术时,将1~2枚克氏针从指骨头部区域逆行钻入,经过骨折平面达软骨下骨或骨折近端的骨内膜下。如果骨髓腔容许,钻入交叉2枚克氏针可以有效控制旋转。为了尽量减轻关节僵硬,克氏针在指骨远端不能穿入关节。指间(IP)关节的侧副韧带起于指骨头旋转轴的背侧,在此部位有一个可扪及的骨性标志,可提示侧隐窝的位置。这里的骨干表面不规则,有利于克氏针以很斜的角度钻入,而避免在皮质骨处打滑(图21.4)。

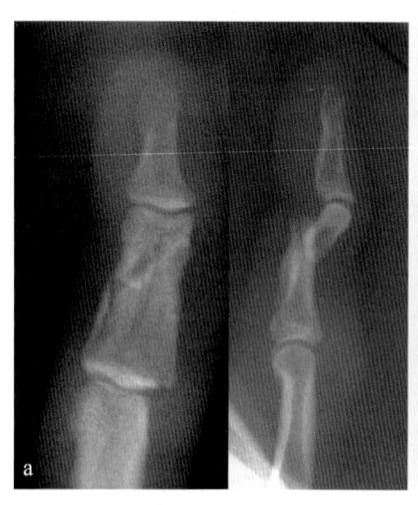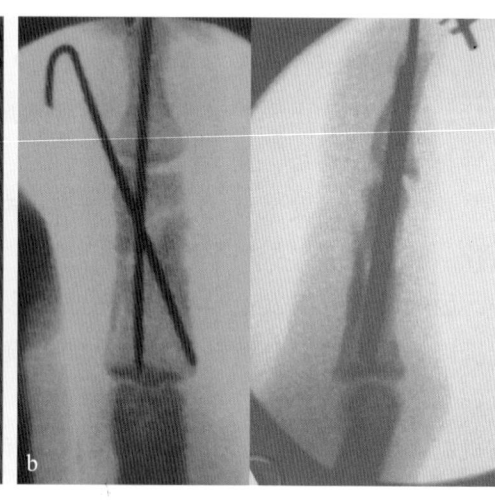

图21.4 a.一例中节指骨关节外骨折的正、侧位X线影像,伴有骨干部位纵形骨折。b.术后X线影像显示经侧隐窝和经关节置入克氏针固定

### 要点与技巧

- 在使用侧隐窝穿针技术时,可以运用以下两个技巧。一开始时应该把2枚针恰好钻到骨折线处,把其中一枚作为操纵杆,在第二枚针钻入固定时于透视下帮助骨折复位。在穿入第二枚针前要检查是否存在旋转畸形。难度最大的步骤是首先把针斜向钻入,以免干扰随后的骨折复位和单针固定。第二个技术问题是软组织的处理。必须在内在肌阳性位置(指间关节伸直)下穿针,这可以避免经皮钻入的克氏针刺激软组织或者阻碍指间关节伸直。
- 近节指骨基底部的关节外横形骨折不稳定,可能不适用髁接骨板固定。一种特殊的经关节穿针方法可为骨折提供稳定并将MCP固定于屈曲位,在此位置下侧副韧带被拉伸。此技术由Belsky等提出[8],比侧隐窝穿针技术更简单,也避免了对PIP关节处的软组织的影响(图21.5)。在MCP屈曲的情况下对骨折进行牵引复位。经掌骨头将1枚克氏针钻至近节指骨骨折近端的骨折线处,可稳定近端的小骨折块,更容易在影像辅助下达到精确复位。然后,将克氏针通过骨髓腔钻过骨折线维持复位。当第一枚针到位以后,要仔细检查是否存在旋转畸形。在第二枚克氏针非平行地钻入以控制旋转前,还可以对复位进行调整(图21.6)。第二枚针可以经掌骨头或者从侧方皮质钻入——此技术在桡侧边缘的示指和尺侧边缘的小指尤为适用。

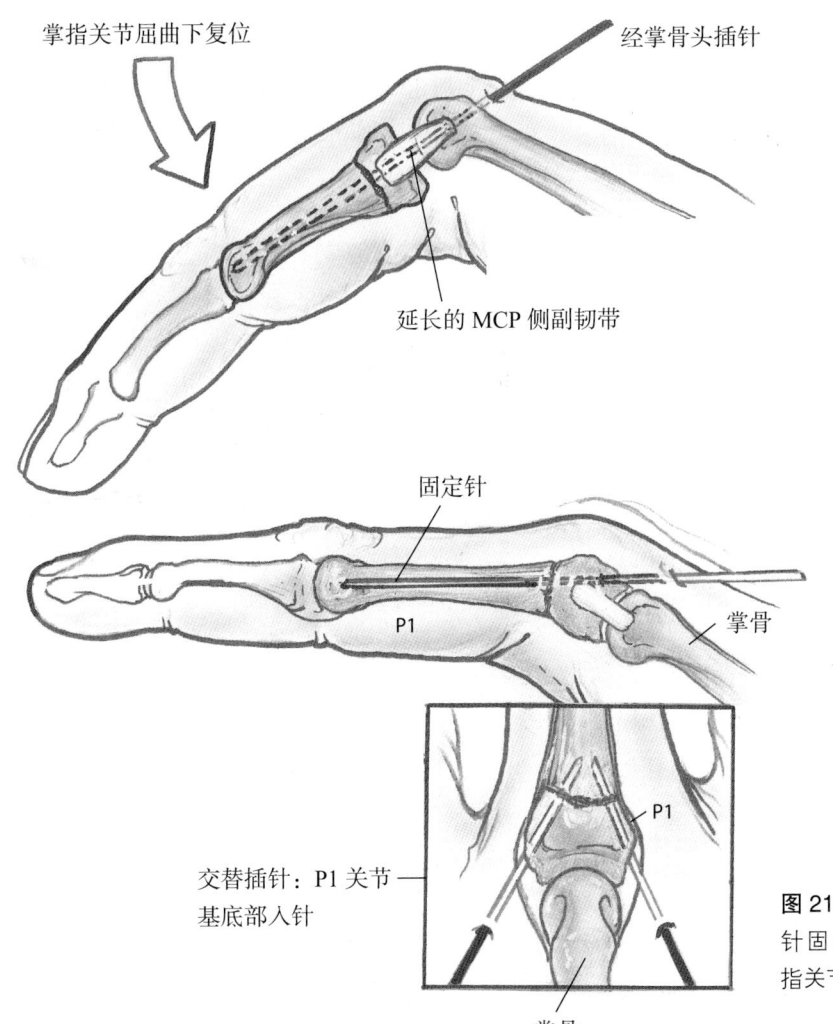

图 21.5 近节指骨基底部骨折的髓内针固定（Eaton-Belsky）。MCP，掌指关节

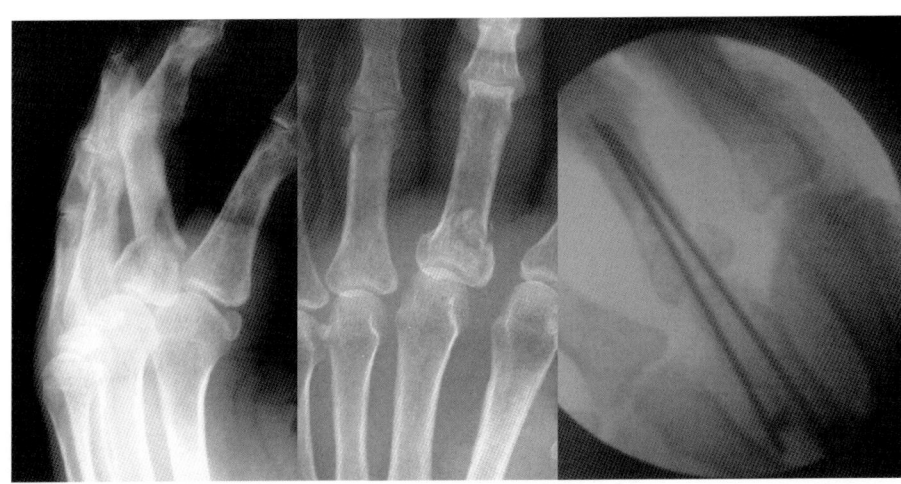

图 21.6 近节指骨的特殊骨折，可以使用 Eaton-Belsky 技术穿入 1~2 枚克氏针固定。图示一例移位的近节指骨干骺端骨折，使用 2 枚 0.045 英寸克氏针维持骨折复位

## 螺旋形骨折

此类骨折多见于近节指骨。以作者的经验，这类骨折的最佳治疗是骨折块间螺钉固定（图21.7），既可靠，又利于早期活动，而且没有接骨板突起和对肌腱的激惹。手术入路可采用指背弧形切口，切口在 PIP 关节并向掌侧延伸至手指侧中线，以获得充分的暴露。虽然伸指肌腱中央劈开的办法被广泛使用，但是我们要推荐其他一些处理伸肌腱的方法，可以在完成显露同时又尽可能地减少术后粘连的发生。

从 MCP 关节矢状束的远侧与伸肌腱中央束的侧方切除腱帽的一侧斜行纤维，这样可以扩大显露（图21.8）。切除此三角形结构也减少了术后深部粘连的机会[9]。

对于骨折线穿行整个骨干或者甚至影响 PIP 关节的情况，另一种可以提供深部显露的方法是 Chamay 法[10]，较为实用但较少用到：在伸肌腱上掀起一个以远端为蒂的 V 形瓣，保留中央束在远节指骨的附着点为基底（图21.9）。

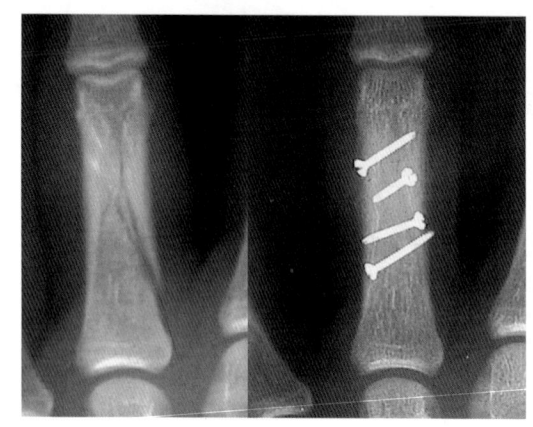

图21.7 近节指骨斜形骨折术前和术后 X 线影像，用骨折块间螺钉固定

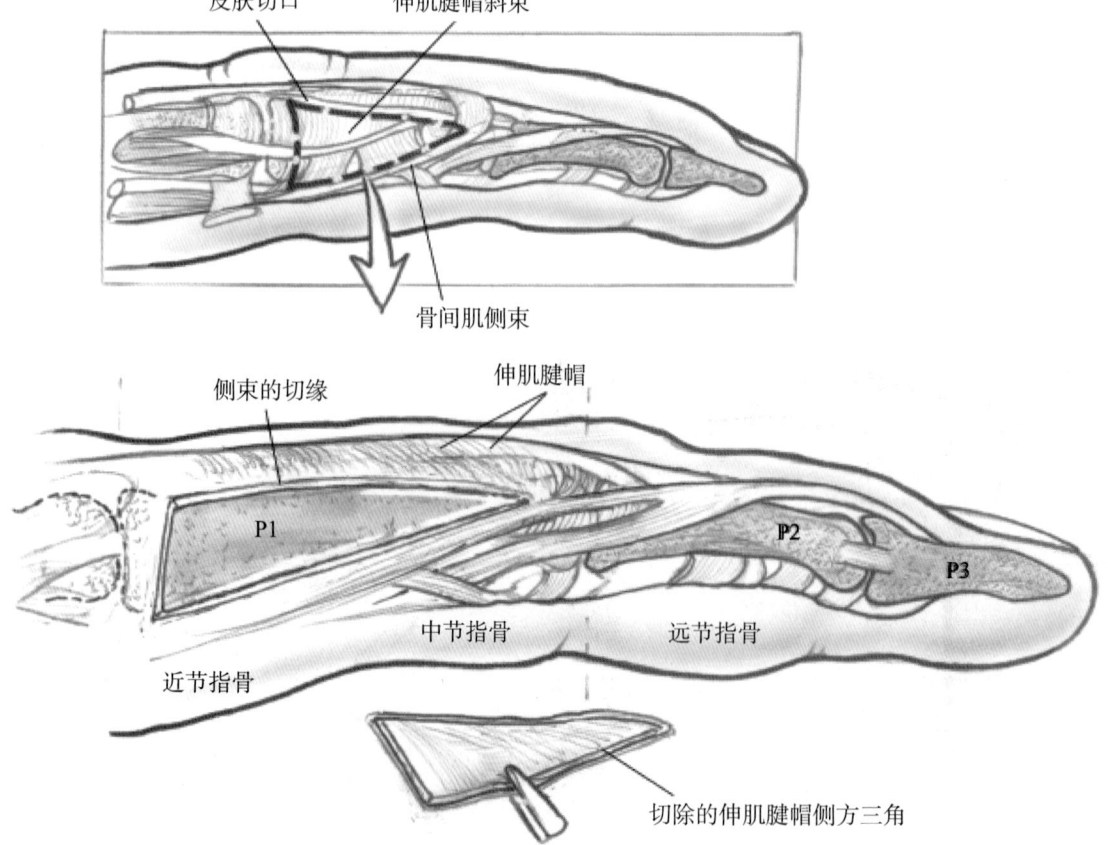

图21.8 切除伸肌腱帽的侧方"三角"部分，显露近节指骨侧方，可以使对背侧伸肌装置的干扰降至最低

彻底清理骨折端、仔细复位、克氏针临时固定和规范的技术操作，是取得良好预后的要素。与其他骨折块间螺钉固定操作一样，注意螺钉要固定在不同平面，螺钉之间以及螺钉与骨折线之间要有足够的间隔，以避免造成医源性骨折。

### 指骨干粉碎性骨折

这类骨折往往是源自高能量损伤，常伴有软组织损伤。在判断皮肤状况和骨折类型的同时，要特别重视评估神经血管状况。与指骨干简单骨折相比，其预后较差，内固定更为困难。

如果骨折粉碎程度较轻，经皮克氏针固定可以为主要骨折块提供足够的把持力，在愈合过程中保持对线。而较为严重或者很严重的粉碎性指骨骨折，指骨基底部和头部常保持完整，主要是骨干部位的破坏。对于这些骨折，最好使用微型髁接骨板进行固定（**图 21.10**），其结构牢固，可防止短缩和旋转。对近节和中节指骨骨折，应采用 1.5 mm 微型内固定系统。接骨板刃部用于骨长度较短的一端（就是最需要接骨板刃部提供稳定性的一端），置于近端或远端都可以。

接骨板可否放置到理想位置受某些关键的因素影响：接骨板刃部和近关节螺钉的固定，骨折复位后皮质接触最大化和骨干部位螺钉的固定。接骨板常置于指骨侧面，可以尽量减少与伸肌结构的接触。

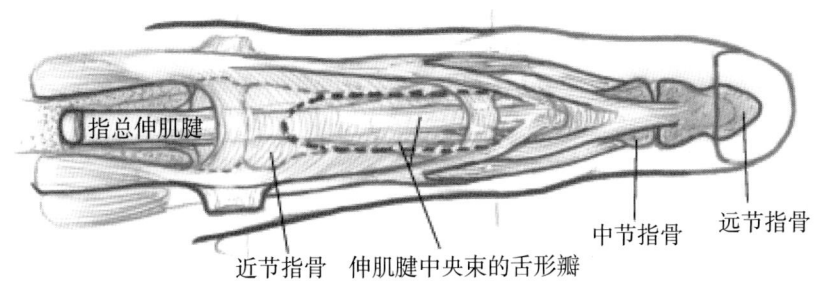

**图 21.9** 背侧 Chamay 入路显露近节指骨背侧和 PIP 关节。从近节指骨掀起中央束，以远端为蒂，保留其在中节指骨的抵止。侧束保留完整

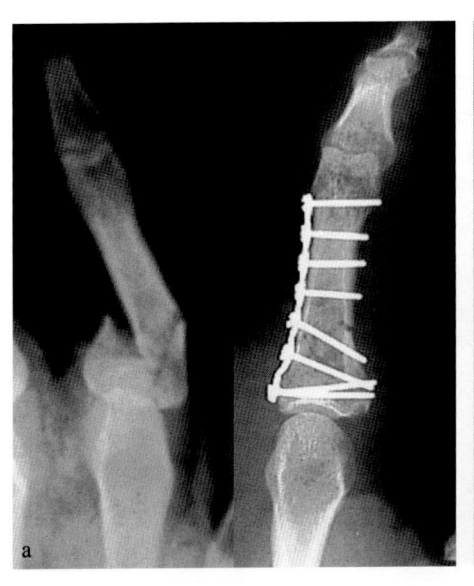
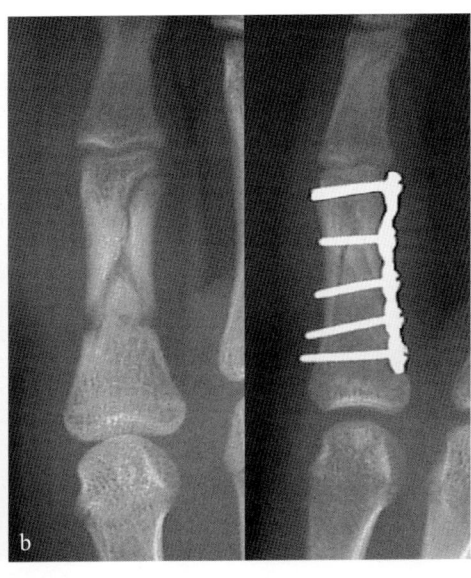

**图 21.10** 应用微型髁接骨板技术治疗近节指骨粉碎性骨折的术前与术后影像。注意接骨板刃部可以放置于近端或远端，以稳定较为粉碎的部分。a. 接骨板刃部置于近端，治疗 MCP 关节粉碎性骨折。b. 接骨板刃部置于远端，治疗 PIP 关节粉碎性骨折

良好显露伸肌腱侧方后，首先置入接骨板刃部。我们常用一枚光滑的 0.045 克氏针进行临时复位；这枚针要以稍偏心的方向钻入，这样置入接骨板后可以换用螺钉。在直视下确定接骨板刃部的位置。先用 1.5 mm 钻头平行于关节面钻孔，测量孔深，将接骨板刃部剪至适宜的长度。多数产品已作塑形以适应干骺端的膨大，但可能还是需要进一步的弯折。将靠近接骨板刃部的螺钉孔套在克氏针上，从而将接骨板置于正确位置。

我们发现使用复位钳或其他加压器械可以比较方便地把接骨板刃部确切地安置到位。确认复位和接骨板长度和位置合适后，在接骨板尾部平行地钻入一枚螺钉，将接骨板锁定在当前位置，然后置入其他螺钉。

对较严重的指骨粉碎性骨折，接骨板或克氏针固定都不适用，此时可以考虑选择外固定架。外固定架可以由克氏针和弹性材料组装而成，也可采用市售外固定器。在接下来的 PIP 关节骨折部分中，详细讨论了外固定架在指骨骨折中的特殊应用。固定器可以跨越或者不跨越关节（图 21.11），也可以是固定的或者动力化的。

无论采用何种方法对此类粉碎性骨折进行固定，都需要考虑植骨。这类骨折常发生压缩，骨折块间缺少接触。从第二伸肌间室底部的 Lister 结节近侧可以取得少量松质骨。有些医生推荐从掌侧入路（Henry 掌侧入路）做小切口，自指长屈肌和桡动脉之间进行分离，在旋前圆肌下方取骨。在此部位能获取质量较好的皮质松质骨块，可供大的骨缺损区植骨。第三个选择是在多发性指骨创伤的情况下，如果截下的手指尚可利用，则用来取骨。

## 近端指间关节骨折和脱位

近端指间关节（PIP 关节）曾被称为"手的中心点"，其重要性备受关注，并已成为解剖学、外科学和数学穷举法（斐波拉契数列，Fibonacci）研究的重要课题。

PIP 关节的活动对于手的灵巧功能非常重要，但同时也很容易受伤。其双髁铰链式关节结构具有 110° 的屈曲范围，在半屈状态下只允许 7°~10° 的侧屈[11]。这种稳定性是由某些解剖学特性决定的。髁状的近节指骨头和中节指骨基底部凹形关节面之间形成了一个稳定结构。坚强的掌板和侧副韧带支撑关节囊，加强了内在的稳定性。手指的长屈肌和止于中节指骨基底背侧的伸肌腱以及斜行和横行支持带是外在

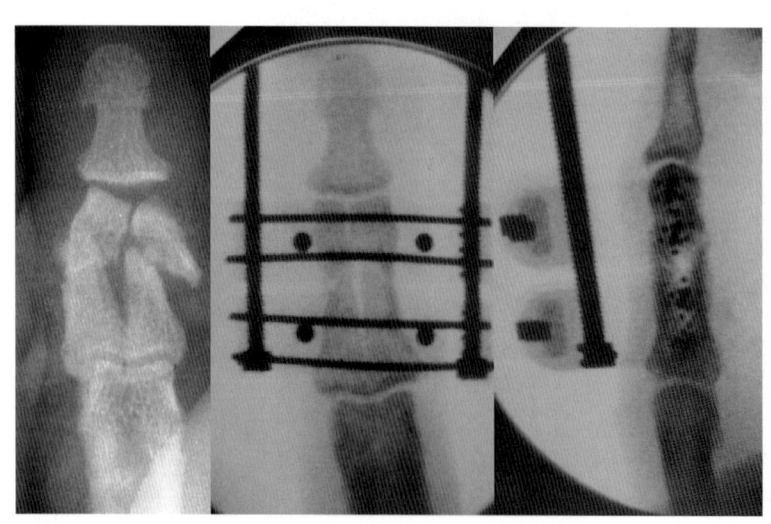

图 21.11 中节指骨粉碎性骨折，使用非跨关节外固定架固定的术前与术后影像

的稳定因素。骨和韧带结构共同维持关节功能及其完整性，这一组合结构抵抗着轴向、伸展、旋转和侧翻的应力。

中节指骨基底有110°的关节面，近节指骨头有210°~220°的关节面，两者形成的关节的活动范围为100°~110°。与凸形的MCP关节不同，指间关节旋转轴到关节面的距离在整个旋转弧中都是等距的。与其相适应，近节指骨颈部是一个骨性峡部，髁下有一小窝，在最大屈曲时可容纳中节指骨掌侧唇。这些构造上的特点使得PIP关节容易受损，同时也不能耐受即便是十分轻微的错位。

要透彻地理解PIP关节脱位、中节指骨基底部的骨折-脱位和近节指骨头的骨折，就需要检查PIP关节的侧副韧带和掌板结构。侧隐窝是位于近节指骨头旋转轴背侧的骨性凹陷，侧副韧带由此发出，分两束分别向远端和掌侧延伸，较大的是主要侧副韧带（PCL），止于中节指骨基底掌侧四分之三和掌板远侧边缘；副侧副韧带（ACL）主要止于掌板和屈肌腱鞘的背侧。ACL起着屈肌腱鞘吊索的作用，在关节的整个活动范围内保持同一长度。位于关节屈曲面的掌板（VP）是坚韧的纤维结构，远端止于中节指骨基底侧方边缘处最为坚强，也是ACL的止点。掌板的纤维软骨基质在此是横行的，使得远端止点易在纵向应力下导致PIP关节脱位。

### 近端指间关节背侧脱位

PIP关节可以向背侧、掌侧和侧方脱位，指的是中节指骨相对于近节指骨头的位置。

最常见的PIP关节脱位是背侧脱位，是由过伸和轴向负荷造成的。脱位提示内在支持系统的损伤，首先是掌板止点的撕脱。单纯此种损伤可以表现为关节在过伸位的半脱位。如果损伤应力足够强大，则可发生副侧副韧带和主要侧副韧带的撕裂。在这种情况下，中节指骨可以向背侧完全脱位，仅有PCL附着于中节指骨基底部[11]。

生物力学研究发现，作用于PIP关节的背向应力造成的损伤，约三分之一会导致"传统"的骨折脱位[12]。在这种情况下，掌板发生撕脱，并带有中节指骨掌侧唇中部薄弱的松质骨。更多的损伤类型表现为在稍大的轴向负荷下引起的中节指骨基底部压缩骨折，也称为Pilon骨折，特征表现是中节指骨基底部关节面的压缩（图21.12）。掌侧唇（掌板附着部位）和背侧唇（中央束止点）可以保持完整，或者因为松质骨压缩塌陷而"散开"。

对于背侧脱位或骨折脱位，或许最重要的特性是能否闭合复位，以及复位是否可以维持关节的同轴关系。因此，可以根据在伸直位下能否保持复位，将这些损伤分为稳定性的和不稳定性的。

如果骨折块包含大于40%的中节指骨关节面，由于缺少掌侧唇对关节的支撑，复位后容易发生不稳定（图21.13）。众所周知，此类损伤治疗困难，文献描述有多种方法帮助复位并尽可能地改善预后[13, 14]。

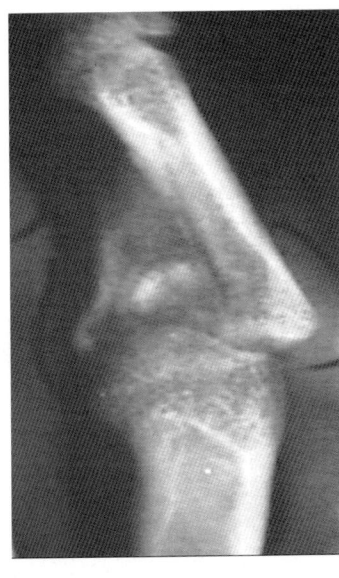

图21.12 中节指骨基底部Pilon骨折的侧位影像，注意关节面中央被压缩的骨块

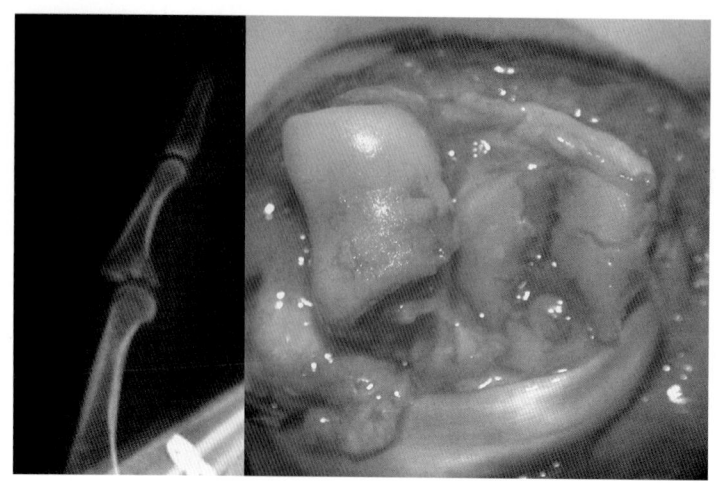

图 21.13 不稳定的近侧指间关节脱位。注意 X 线片和关节探查所见的粉碎并被压缩的掌侧关节面。相对的 PIP 关节面被翻开以更好地显示骨折

## 非手术治疗

简单的 PIP 关节背侧脱位在指神经阻滞麻醉下可以很容易地进行手法复位：施加纵向牵引，同时向掌侧挤压近节指骨头，即可以达到满意的复位。操作后应行 X 线检查，以确认是否达到同轴复位。术后使用背侧支持夹板固定几天，然后开始积极的关节活动锻炼，避免发生永久性的关节僵硬。

骨折 – 脱位同样也可以在指神经阻滞麻醉下进行复位，并在伸直位下检查稳定性。McElfresh 等推荐对于那些伸直位稳定的指骨骨折采用背侧支具固定[15]。如果确认关节在屈曲 30°~45° 的范围内复位是稳定的，就可以用背侧支具来阻挡后 45° 的伸直活动，并允许进行无痛的屈曲活动；5~7 天后换用 30° 支具，1 周后再改用 10°~15° 的支具或者直接与邻指绑扎，后者更为常用。伤后 3 周时，手指可以达到屈曲大于 95°~100°，基本能伸直（可能有 10°~15° 的受限），仍会有轻微的肿胀。此时，可通过更进一步的特殊康复技术来完全恢复活动能力。

## 手术治疗

对于某些不稳定的 PIP 关节骨折 – 脱位，最好采用手术治疗。极少数情况下，不稳定的 PIP 关节骨折 – 脱位难以复位，表现为顽固的背侧半脱位，就需要手术整复并维持复位，恢复关节面的对合关系。如果牵引并向掌侧推挤中节指骨基底能使不稳定的骨折 – 脱位复位并达到关节面对合，那么可以考虑给予动力化外固定、切开复位内固定（ORIF），或者两者联合。对于手法整复不能获得足够关节面复位的骨折，需要使用克氏针或螺钉行 ORIF 或掌板关节成形术。

### 动力化外固定架

动力化外固定架作为一种治疗手段，可用来中和造成骨关节畸形的应力，维持骨折复位并对其他固定方式给予额外的保护。但是，不要将其作为首选的复位和固定方式，或者把外固定架当成万能的，转而抛弃其他近指间关节骨折 – 脱位的有效治疗手段。

改良的 PIP 关节外固定器的特点是允许患者术后早期活动。对于粉碎性骨折，如果在牵引下活动关节，骨折还能维持复位，那么选择外固定架就具有优越性，因其只需微创操作，无须充分暴露。外固定架可以是单边式或者双边式的，由医生自制或者使用市售的固定器（**图 21.14**）。以我们的体会，双边式外固定架的稳定性高于单边式的。不对称的压缩性骨折和广泛的软组织破坏通常需要双边式外固定架来提供稳定。单边式外固定架最适于 PIP 关节的挛缩松解，其他对基本骨关节结构没有影响或影响很小的轻微损伤。

在市售的外固定器中，只有一种可以提供双边式固定，就是 BioSymMetRic 固定器（Biomet, Warsaw, Indiana），其结构强度符合生物力学要求。框架可透射 X 线，方便在术中术后对 PIP 关节进行 X 线检查；静态固定与动力化固定之间转换方便；用在复杂性骨折早期时，可以作为微型（静态）外固定架，然后转换为动力牵引装置，允许早期活动。

罗盘式外固定器（Smith–Nephew Richards, Inc. Memphis, Tennessee）是一种普遍使用的单边外固定器，静态固定与动力化固定的转换非常便捷。然而，部分部件和蜗轮装置不能透射 X 线，妨碍了对关节进行 X 线检查。这种外固定器的单边结构对严重骨折-脱位的稳定能力有限。另外，固定指骨的克氏针也会随着时间变形和松弛。它巧妙的独特设计允许关节进行被动活动，依从性好的患者也可以通过康复训练而达到此目的。不过，罗盘式外固定器是唯一能通过被动活动来增加 PIP 关节活动度的器械。

## 自制弯针外固定架

自制弯针外固定架（bent wire fixation）成本低廉，材料易得（**图 21.15**），在顾及治疗成本或者没有市售外固定器可用时是个好选择。每名手外科医生都要有一些可以制作这种支架的工具，在处理复杂性手部创伤时可以使用。在过去五年出现了用克氏针"自制"外固定架的潮流，Agee[16]、Slade 等[17]和其他作者[18-20]都曾经报道过他们设计的一些创新装置。

多数这种外固定架可以用于纵向的动力牵引，而 Agee force-couple 式外固定架有一个部件，能对中节指骨基底施加向掌侧应力。如果单纯纵向牵引会造成背侧移位，或者透视下发现关

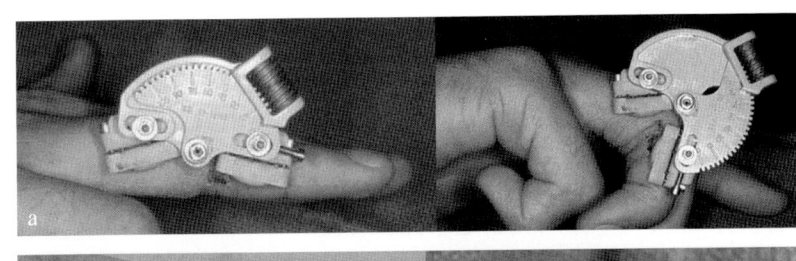

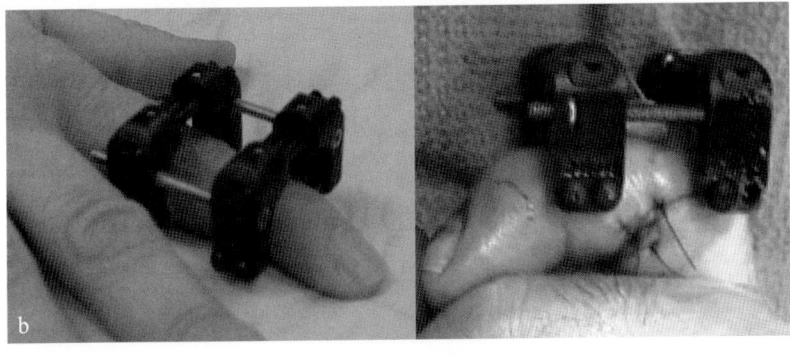

图 21.14　用于近侧指间关节的动力化外固定架。a. 单侧罗盘式外固定器（Smith-Nephew Richards, Memphis, Tennessee）。b. BioSymMetRic 外固定器（Biomet, Warsaw, Indiana）

> **要点与技巧**
>
> - 无论选择使用何种外固定架，最关键的步骤是判断 PIP 关节的旋转轴，并以此作为参照来安装外固定架。PIP 关节的旋转轴是一个与近节指骨关节面的掌侧、背侧和远端等距的点。
> - 在透视下使近节指骨双髁重叠，可获得标准侧位像，然后把一枚固定针插入指骨头中心。
> - PIP 关节屈曲时，掌侧指横纹与侧中线的交点大致为旋转轴的位置。将导线沿射线束平面置入，随后垂直于旋转轴置入固定针。如果位置准确，固定针在近节指骨标准侧位像上表现为点状。
> - 克氏针准确钻入旋转轴后，平行于中节指骨中放置 2 枚克氏针。外固定架有不可透过射线的标志物可以用来引导穿针。在安置框架前，要确认留有牵引的余地。中节指骨的 2 枚克氏针必须相互平行地垂直于轴线钻入。安装框架后，近、中节指骨的正常对线关系得以维持。四边形结构的框架可从双侧控制 PIP 关节，而且在不对称的压缩性骨折中可以对关节进行不对称牵引。
> - 两条横杆从背侧连接并固定外固定架的两侧。框架有一定的宽度，可以容纳手指的肿胀，避免激惹。用于牵引的螺钉位于框架远端，后期可以调整。框架的桡侧和尺侧都可以用于牵张，并允许两侧不对称的牵引矫正，适于更为粉碎的 Pilon 骨折或用来保护纤细的内固定物、受损的软组织。
> - 某些情况下（如骨缺损、使用纤弱内固定的严重粉碎性骨折、某些儿童的近指关节损伤、骨干中部骨折），可以将固定架作为静力装置，经固定架平行于近节指骨钻入第四枚克氏针就可以实现。
> - 开始进行功能锻炼时，取掉这枚克氏针就可以实现外固定架动力化，无须放松外固定架的牵引。

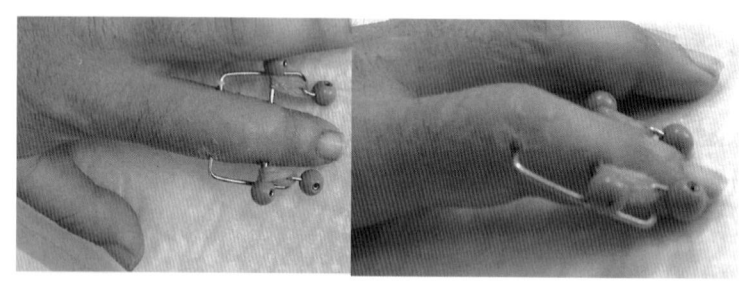

图 21.15　结合弹力带牵引的近侧指间关节外固定架

节活动会造成复位丢失时，可以采用这种外固定架。

如前所述，弯针外固定架的基本构件是于近节指骨头沿旋转轴置入一枚克氏针。第二枚平行克氏针沿中节指骨骨干置入。前者在手指的两侧向指尖方向折弯 90°，折弯后的克氏针长度必须足够超出指尖，然后把前端弯成 S 形。再把中节指骨的克氏针弯成 U 形。这就制成了可供弹力带把两枚针拉拢的固定点，从而对 PIP 关节进行牵引。为了让这个架构更加稳定，可以在中节指骨更靠近端的中轴处置入第三枚针，把针的远端弯成钩形，绕在旋转轴克氏针长臂上，可以在手指活动过程中维持长臂与手指的对线。通过增加或减少弹力带来调整牵引力，术后调整起来比较方便。

还有一种值得注意的相当特别的设计。Agee force-couple 式的设计对中节指骨基底部施加掌侧应力，同时对近节指骨头施加背侧应力[16]。这种结构简单的外固定架通过巧妙的杠杆和弹性张力作用，在 PIP 关节活动范围内提供了持续的复位力量。

Agee force-couple 式外固定架使用三枚针。第一枚横针于近节指骨头沿旋转轴置入，过程与前述相同。这枚针是第二枚针产生杠杆作用的支点。第二枚针于中节指骨基底部置入，位于骨折线以远，在指骨侧中线偏背侧。针的两端向近端弯折成 90°角，靠在第一枚针（旋转轴处）掌侧，再于相交处向背侧弯折 90°。

第三枚针至少应采用直径 0.062 英寸的克氏针，约于中央束止点远端 1 cm 处垂直钻入中节指骨背侧。然后把弹力带绑在第三枚和第二枚针近端弯曲的垂直臂上，通过远端弯针经旋转轴针形成杠杆作用，产生使关节复位的力量，并且这种应力在手指主动活动的过程中持续发生作用。

Ruland 等[21]采用一种简单的动力牵张外固定架治疗了 34 例军人患者，后者罹患 PIP 关节的不稳定骨折 - 脱位；平均随访 16 个月后，活动度达平均 88°，所有患者都恢复工作。浅表的针道感染常见，但是需要静脉应用抗生素、住院治疗或者手术清创的深部感染发生率极低。

### 使用外固定装置的术后处理

术后 3~5 天，在手外科治疗师指导下开始主动活动锻炼，控制水肿。每隔 2 周行 X 线复查，4 周后或者等到 X 线片上观察到骨折愈合征象后，可在门诊拆除外固定架，然后继续主动和被动的关节活动锻炼，并开始逐步加强力量训练。

### 开放复位和内固定

如果无法通过牵引维持 PIP 关节面复位，就需要行开放复位或结合外固定的开放复位。对此类骨折进行广泛的开放性操作，会导致显著的活动度丧失，所以应尽可能地采用微创技术，常可用经皮克氏针撬拨骨折块使其复位并固定（常结合外固定架）。另一方面，某些损伤需要采用"霰弹枪"入路——于不稳定的中节指骨基底部从掌侧向背侧置入微型螺钉进行固定。

以关节面中央压缩而掌侧缘完整的 Pilon 骨折为例，牵引不能使其复位，但常可采用微创技术进行治疗（图 21.16）。对于这些骨折，可以从手指中节背侧做小切口，切除位于中央束止点远端的三角韧带，显露背侧骨皮质。在骨皮质上开窗，达到骨髓腔，于中节指骨基底部植骨并压实，这样同时可以处理中央压缩的骨折块，然后在透视下检查关节面对合情况。对于部分病例，应该加用外固定来中和作用于 PIP 关节的压缩应力（图 21.17）。

### 掌板成形术

如果上述方法失败，则需要采用侵入性更大的操作，通过侧中线或掌侧 Bruner 切口显露 PIP 关节处的屈肌腱鞘。在最为严重的不稳定性骨折 - 脱位，掌侧基底部骨折粉碎程度高，关节面不能完全复位。此时，选择掌板关节成形术是合理的[22]，即对中节指骨基底掌侧软组织进行修复，以恢复其与近节指骨头的关节对合。在 A2 和 A4 滑车之间打开屈肌腱鞘，显露掌板，尽量无创地向侧方牵开屈肌腱。

清除掌板远端的掌侧骨折块。清理骨折处碎骨片，显露平滑的软骨缘。仔细操作，沿掌板进行清理，直至其与背侧软骨相邻处，显露近节指骨关节面。切断侧副韧带有助于使掌板充分前移。掌板远端缝合固定于靠近背侧软骨的部位。通常缝在掌板侧缘，通过钻好的骨道至中节指骨背侧，即中央束止点远端三角韧带的部位。

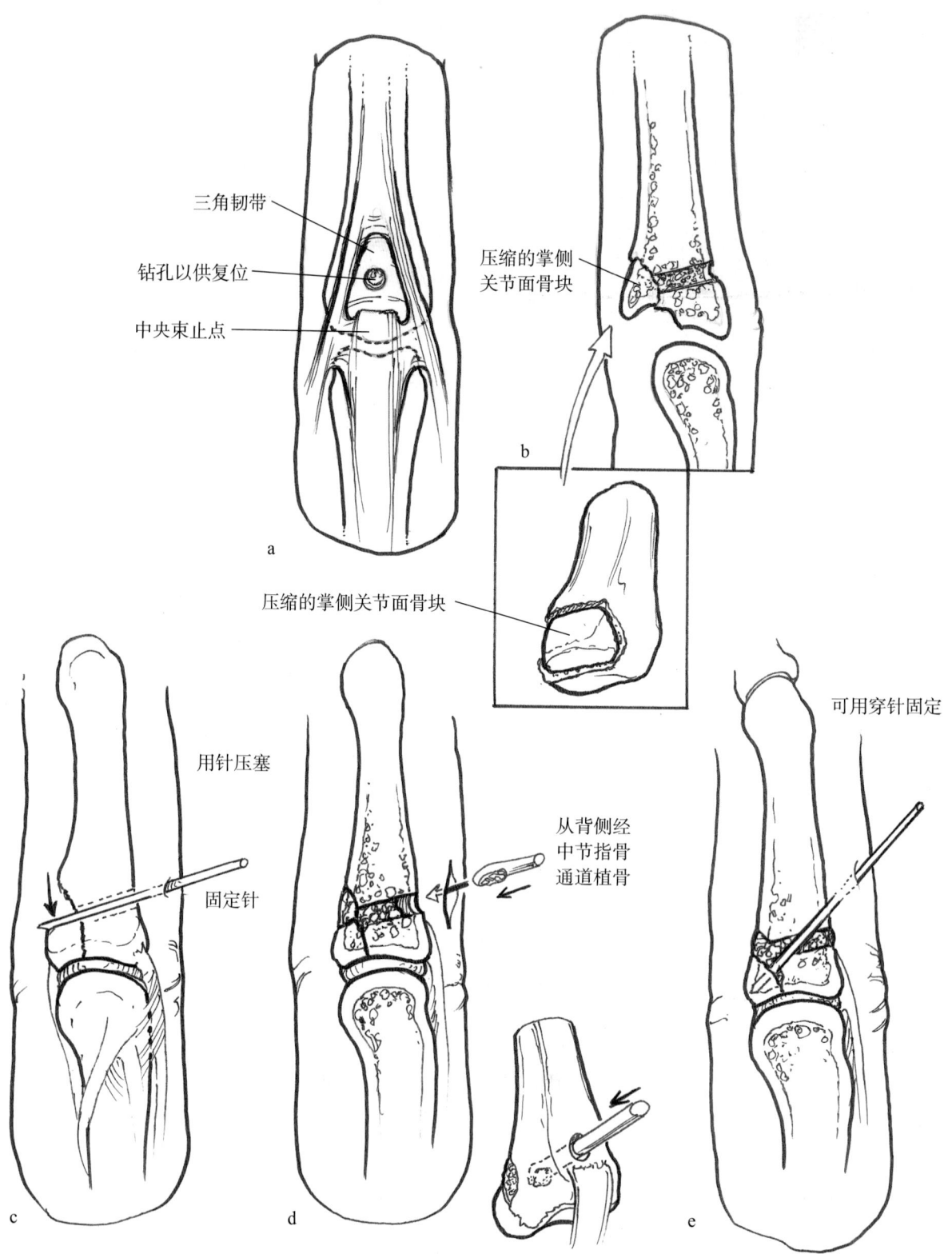

**图21.16** 伴有压缩的近侧指间关节骨折-脱位的植骨复位技术。在中节指骨背侧切除三角韧带,保留其他伸肌结构,钻孔打开骨皮质。a. 于中央束止点远端的三角韧带部位做骨皮质开窗。b. 经骨窗可以到达掌侧骨折块。c. 经骨窗处插入克氏针,撬拨骨折块使其复位。d. 经相同路径植骨支撑骨折块。e. 用克氏针和外固定维持骨折块复位

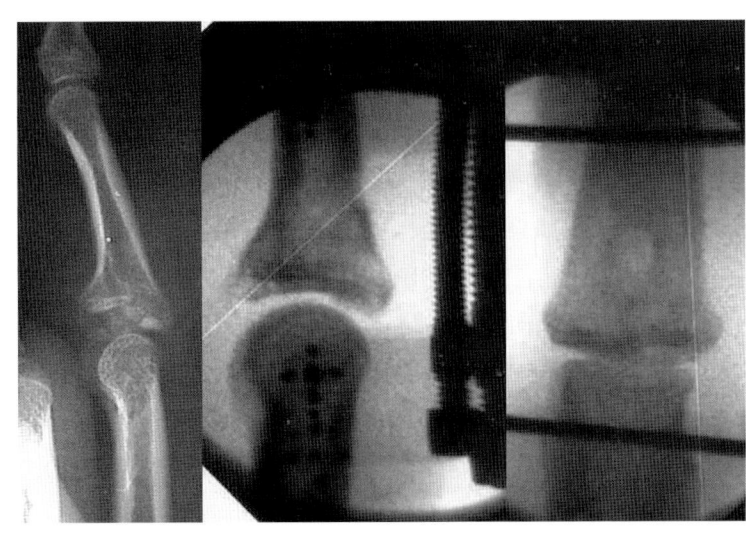

图 21.17 近侧指间关节压缩性骨折 – 脱位的手术前后影像，经中节指骨背侧钻孔复位植骨，并结合外固定架保护

### 开放手术后的处理

PIP 关节骨折 – 脱位的术后康复训练因患者的个体情况而异，与医生对骨折固定稳定程度的把握不同也有关系。然而，在骨折解剖复位和稳定固定基础上的早期主动活动是有益的。

当然，很少有手部骨折像 PIP 关节骨折行开放手术后一样不能接受长期的制动。多数损伤和固定装置要用外固定保护，中和向背侧半脱位的应力和轴向压缩负荷，避免半脱位或骨折压缩，同时允许康复训练。在使用外固定架的病例中，康复要遵循前述章节介绍的原则。

掌板关节成形术需要在手指屈曲状态下进行，此时掌板 – 关节面间的张力较低，而关节伸直时会受到可导致背侧半脱位的应力。很多医生会选择术中将 PIP 关节于屈曲位穿针固定，或者在近节指骨头置入阻挡针以保持关节屈曲，术后 3 周拔针，换用背侧阻挡支具。4 周后允许自由主动背伸活动。如果第 5 周还没有达到完全伸直，则要使用动力化伸直支具。

### 新技术

对于中节指骨基底部严重粉碎性骨折和嵌插的骨折 – 脱位，有学者建议用钩骨远端关节面行自体关节面移植[23]。钩骨有双关节面，分别与第四、第五掌骨基底形成关节，与近节指骨基底部关节面很相似（图 21.18）。这种手术技术要求较高，需要进行广泛的显露并用微型螺钉固定，早期研究结果提示良好的前景。术后最少随访 4 年，8 例采用这种技术治疗的患者 PIP 关节无痛，平均活动度达到 67°[24]。

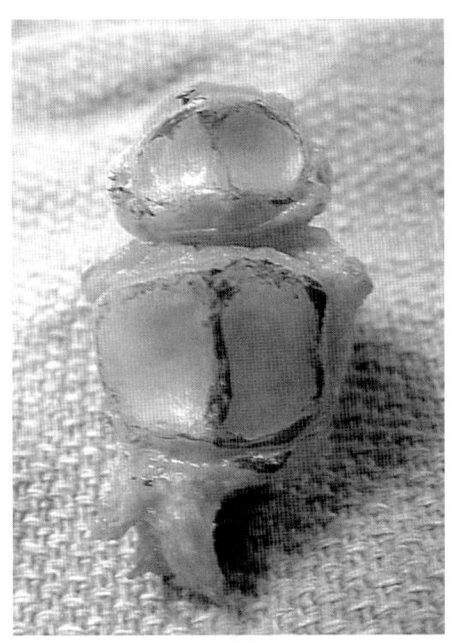

图 21.18 中节指骨基底部（上）和钩骨（下，注意钩部）的掌骨关节面的解剖形态比较

另一组的33例患者术后1年时PIP关节活动度最少达到70°，握力可以达到对侧手的90%以上，也取得了较好的效果[25]。患者应该被告知理论上的风险，包括骨软骨移植物吸收、塌陷，以及PIP关节创伤后继发性骨关节病。

## 近端指间关节的侧方和掌侧脱位

另外两种骨折脱位类型比较少见。PIP关节的侧方脱位源自扭曲或侧方应力，导致维持关节稳定的软组织破裂，特征性表现是首先发生主要侧副韧带起点从近节指骨侧隐窝的撕裂，然后在副侧副韧带和主要侧副韧带之间发生撕裂，并最终导致掌板远端在中节指骨止点处的撕裂[12]。单纯脱位很少需要手术干预。手术指征有：闭合性方法不能治疗的完全性侧方撕裂引起的PIP关节不稳定，或者因为侧副韧带嵌顿于关节内导致闭合复位失败[26]。此类病例的关节前后位影像显示关节对合不平衡，而且闭合手法复位未能成功或维持。

此类侧副韧带撕脱伤也可以表现为主要侧副韧带的止点处带有撕脱性骨块的骨折–脱位，治疗类似前述的关节面掌侧唇骨折–脱位，要重建并维持关节面平整，方法包括闭合手法复位，或使用克氏针、外固定架、开放性螺钉固定。

掌侧脱位在这三种类型中最少见也最特殊，是由向掌侧的平移或者旋转应力造成的，易于复位。对于此类脱位，处理时要记住两点：首先，近节指骨头向背侧隆起，髁部可能突出于伸肌腱中央束和侧束之间；如果在MCP关节伸直位进行复位，牵引指间关节可能会拉紧环绕髁部的伸肌装置而阻碍复位。复位必须在MCP关节和指间关节屈曲位进行，以降低向掌侧移位的侧束的张力。如果闭合复位失败，那么对这种掌侧旋转脱位则需要行手术复位，将近节指骨髁从伸肌装置的"套索"中解脱出来。

第二，要注意可能发生的中央束断裂或撕脱性骨折。所有掌侧脱位都必须在闭合复位后或者开放复位术中检查中央束的完整性。闭合复位后可以按照Elson介绍的方法进行检查[27]：检查者将患者的PIP关节顶在坚硬的物体表面（如桌面）上，被动屈曲呈90°，要求患者抗阻力主动伸DIP关节。中央束完整时，侧束会被牵向关节远侧。松弛的侧束不能伸直DIP关节，此时DIP关节会感觉到松软无力。如果中央束完全断裂，那么侧束则可以不受牵制地向近侧滑移，从而能够主动伸直DIP关节，此时DIP关节能够"坚强地"抵抗被动屈曲。

存在轴向损伤应力时，中央束撕脱伤可能伴有中节指骨背侧唇撕脱性骨折。这些骨块多很小，但其存在则提示中央束严重损伤，若不处理，会形成纽扣畸形。

中央束撕裂或者撕脱性骨折需要手术重建止点。大的骨折块可以用1.5 mm螺钉或者克氏针固定，小的骨折块或者单纯肌腱断裂可以用锚钉固定以对抗中央束的拉力，固定方向是从背侧向掌侧并偏向远端。不管使用何种固定方式，都必须细心地重建中央束的正常解剖。将中央束过分移向远端会打破伸肌装置的整体平衡，导致DIP关节伸直无力。肌腱修复后需要用克氏针固定保护并维持3周，然后在治疗师指导下使用伸直支具开始限制性活动锻炼。

## 近端指间关节髁部骨折

近节指骨头髁部骨折是另一种常见的骨折亚型，属于关节内骨折，可以发生在冠状面或矢状面，涉及单髁或双髁。此类骨折并不伴有撕脱性损伤，而是由不同角度的轴向应力作用于关节而导致的。此类骨折不稳定，但对于PIP关节的活动却很重要，处理起来比较困难。无移位的髁部骨折如采用闭合治疗，最终常会发生移位，需要后期干预。因此对此类骨折最好采用手术进行处理，骨折块良好复位后可以用多针固定获得稳定，而开放复位和骨块间螺钉固定则有助于术后早期康复训练（图21.19）。螺钉固定的可行性由骨折块的大小和形状决定的，常用1.3 mm或1.5 mm螺钉。双髁骨折尤其难以处理，可以选用微型髁接骨板或者克氏针结合跨PIP关节的外固定架进行固定。

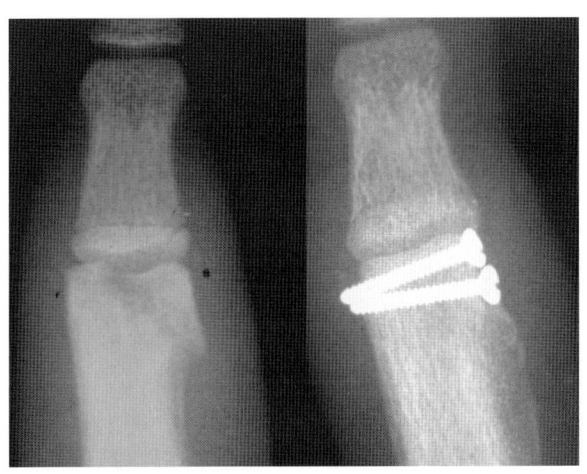

图21.19 近节指骨头单髁骨折的手术前后影像，使用骨块间螺钉固定

## 掌指（MCP）关节脱位

MCP关节的韧带结构相当坚韧，因此成人MCP关节脱位要比PIP关节少得多。掌板和侧副韧带提供了相似的掌侧和侧方支持，而背侧没有显著的关节囊韧带稳定结构。坚强的掌骨间韧带连接第二到第五掌骨的掌板，构成了一个内在稳定链，使得MCP关节结构更稳定。这些结构和周围软组织一起，使得MCP关节脱位比PIP关节要少见得多。

脱位通常发生在位于手指边缘，示指最为常见。绝大多数是过伸应力导致的背侧脱位，极少发生掌侧脱位。临床表现为MCP关节疼痛且不能屈曲，可见MCP关节轻度过伸，而指间关节轻度屈曲；关节掌面可见特征性的皮肤皱褶，掌骨头向掌面凸起，可以触及。影像学检查可以发现掌骨头背侧特征性的骨软骨剪切骨折[28]。

### 非手术治疗

MCP关节半脱位可以采用非手术治疗。发生脱位时，掌板近端撕裂并被拖向掌骨头背侧而处于过伸位。复位操作通常在关节区域局部麻醉下进行，将近节指骨基底向掌侧推挤。不应纵向牵引或者加大过伸畸形，这会让掌板进一步向背侧移位而嵌于掌骨头和近节指骨基底之间，使得原本可以整复的MCP关节半脱位变得不能复位。复位成功后，患者应以指背阻挡支具固定，防止超过中立位的过伸动作。伤后1周内可在治疗师的指导下进行早期主动活动。

与半脱位相比，完全性背侧脱位很少能闭合复位。此时，掌板被拖至掌骨头背侧，而A1滑车和屈肌腱依旧附着于掌板上，所以屈肌腱也被拖至掌骨头背侧。示指MCP关节发生脱位时，屈肌腱滑到掌骨尺侧，而蚓状肌则滑到桡侧。在进行纵向牵引尝试闭合复位时，这两个结构会形成一个包绕掌骨颈的"套索"。这种情况亦见于中、环指MCP关节脱位。小指则有些不同，小指的屈肌腱构成套索的桡侧部分，小鱼际肌绕过掌骨头尺侧。医生必须认识到这种解剖"陷阱"，避免反复用力复位而对掌骨头关节面造成不必要的损伤。

### 手术治疗

难复性MCP关节脱位的手术入路应根据实际情况来决定。对于有经验的医生来说，掌侧和背侧入路都是安全、可行的，关键是要在安全的前提下取得预期的效果，所以背侧入路成为首选。在背侧做一个稍弯的纵切口，纵向切开伸肌腱和关节囊，或者沿伸肌腱切开矢状束。

此入路可以很方便地显露关节，检查向背侧半脱位的近节指骨。常可发现掌板挤在掌指骨之间。用钝头工具如Freer剥离器向掌侧推挤掌板，往往可以轻松地使其从关节中脱出。如果简单直接推挤未能成功，可以纵向切开掌板，随后将掌板推出会比较容易。对于合并掌骨头骨软骨剪切骨折，背侧入路也可很好地显露。

掌侧入路可以显露关节内在和外在屈肌。如前所述，这些结构常会阻挡复位。但此入路不能显露背侧的剪切骨折，显露掌板也相对较难。掌侧入路确实可以显露其他相关的组织结构，在医生的初步尝试受阻时，可以成为显露关节的另一个选择。

掌侧入路是在突出的掌骨头部位做一个Z形切口，此区域的指神经恰位于皮下（示指脱位涉及桡侧指神经，小指脱位涉及尺侧指神经），切开时要小心。分离软组织，使近节指骨进一步向背侧脱位，掌骨头则从伤口中突出，再将A1滑车纵向松解。这些步骤减轻了肌肉-肌腱套索的张力，使得关节可以进一步过伸，从而显露掌板。再将掌板和肌肉-肌腱套索拉至掌骨头掌侧。操作应小心，不要破坏关节软骨面。闭合切口，无须重建软组织，即不需要缝合掌板。术后使用背侧阻挡支具保护2周，然后在治疗师指导下开始主动和被动活动锻炼。

## 掌骨骨折

掌骨也是手部骨折常见部位，但是和指骨相比较，骨的特点、周围软组织情况及相邻关节的关系都有不同。因此，掌骨骨折类型和治疗与指骨骨折是有区别的。

在讨论掌骨骨折的固定时，我们按照解剖区域进行分类：①掌骨基底部骨折和腕掌关节（CMC）脱位；②掌骨干骨折；③掌骨颈骨折或"拳击者"骨折。有趣的是，不同类型的掌骨骨折的固定方法类似。例如，侧隐窝穿针技术可以用于颈部骨折、骨干中段骨折，甚至用于腕掌关节骨折-脱位的固定。我们运用"成束"（bouquet）髓内针技术成功地治疗了很多骨折，甚至包括掌骨颈和掌骨头劈裂骨折。我们在讨论这些骨折时会详细描述相应的掌骨骨折固定技术。

### 掌骨基底部骨折和腕掌关节脱位

掌骨基底部解剖比较独特。腕骨没有任何外在肌附着，而部分肌腱止于掌骨。掌骨基底部的松质骨容易发生骨折，边缘手指更是如此。CMC关节的连接在桡侧的手指非常稳定，而在尺侧则较松弛。

### 掌骨基底部骨折

掌骨基底部可以发生各种骨折：腕伸肌或屈肌止点可以发生撕脱性骨折，还可见到关节外压缩性骨折。这些骨折在治疗上难度不大，多可以采用保护性支具短期固定进行非手术治疗。要重点关注处理较为困难的骨折类型，即第一掌骨基底部骨折。特别是Bennett骨折和Rolando骨折[29]，以及第五掌骨反Bennett关节内骨折。

### 拇指掌指关节骨折-脱位

Bennett骨折

第一掌骨基底部骨折亦称Bennett骨折，因关节解剖独特和治疗要求比较特殊，需要特别注意。其受伤机制是在关节屈曲位受到了纵向暴力，造成关节面劈裂，在腕掌关节留有与前斜韧带相连的尺掌侧小骨折块，而关节面的较大部分与拇指一同向桡背侧、近侧移位。因为拇长展肌对掌骨基底部以及拇收肌对掌骨远端的牵拉作用，骨折相当不稳定。

如果关节复位不完全，影像和功能学结果都不会满意。Bennet 骨折很少出现骨不连，但若早期未能正确复位并维持，则最终会导致畸形愈合。

闭合复位技术难以达到使关节面正确复位并维持，所以对此类骨折最好采用闭合复位经皮穿针固定或者切开复位内固定。如果尺掌侧骨折块太小，不能用螺钉固定，则可选择经皮穿针固定，使骨折获得闭合解剖复位。如果闭合复位不满意，或者骨折块大于关节面的三分之一，则需要进行开放复位并用螺钉固定。随着微型内固定器械和克氏针的应用，骨折块非常小的不稳定骨折也可以被牢固固定了。

闭合复位的操作是将拇指行纵向牵引并外展，同时向尺掌侧推压掌骨基底部。一旦关节面复位成功，就用直径 0.045 英寸的克氏针从第一掌骨基底桡侧斜行穿入大多角骨和/或相邻的第二掌骨基底部。没有必要过分追求对小的掌骨尺侧骨折块的固定，因为随着主要骨折块复位并固定于大多角骨，小骨块也会随其复位。保留克氏针 5~6 周，并用拇指"人"字形支具保护。

用克氏针固定除了不能进行早期活动锻炼之外，基本可以满足骨折固定的大部分要求。

某些骨折类型本身或者患者（如运动员、医生等）的特殊需求，可能要求更积极的骨折固定。若需行切开复位固定，则沿掌侧赤白肉际做弧形 Wagner 切口显露腕掌关节。切口近端不要向尺侧延伸到桡侧腕屈肌（FCR），以免损伤正中神经的掌皮支。向深层锐性分离，将肌肉向尺侧剥离，暴露腕掌关节囊。小心切开关节囊，后期需做缝合。直视下从关节掌侧暴露骨折，用克氏针或牙科探针临时维持关节面复位。从背侧钻入 2 枚 1.5 mm 或 2.0 mm 的拉力螺钉进行固定，前端固定于小骨折块。因为骨折块位置隐蔽，螺钉固定不应沿从骨折块向掌骨进行。确定螺钉的位置和随后置入时均应仔细，术中通过透视确认位置，从而保证良好预后。

Rolando 骨折

掌骨基底部骨折中的关节内粉碎性骨折也称 Rolando 骨折，在治疗上更具挑战性。从 T 形三部分骨折到骨折块粉碎得不能分辨的骨折，骨折的形态各不相同。治疗的首要目标是关节面复位并保持平整，所以都需要手术复位并固定（图 21.20）。必须指出的是，对某些骨折粉碎程度较高、老年以及拒绝手术的患者，应制订早期活动方案，这样即使不能达到解剖复位，

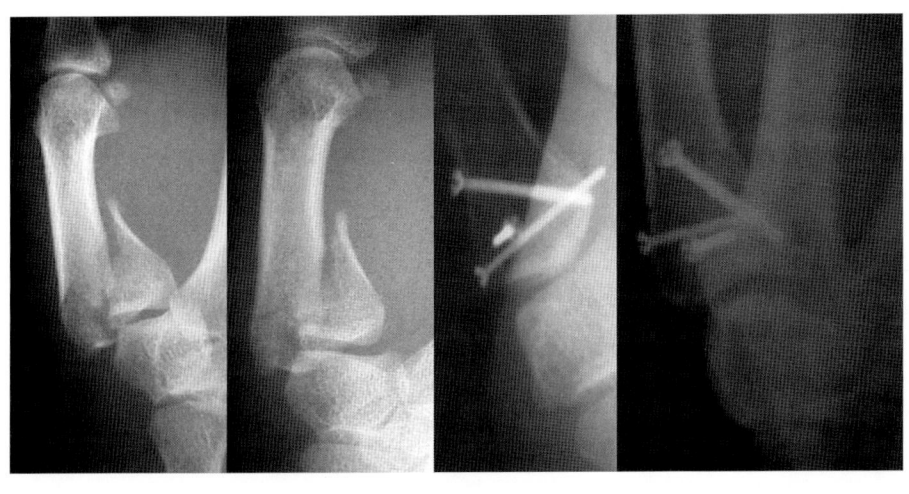

图 21.20 Rolando 骨折的治疗前、后影像，使用骨折块间螺钉固定

也可以恢复关节的大部分功能。

三部分骨折常可用 2 mm T 形接骨板或微型髁接骨板固定。如果关节骨块太小，也可以行切开复位克氏针固定。少数病例骨折粉碎程度较高，克氏针不能控制关节面骨折块，可以采用跨关节外固定架固定，近端的针打在大多角骨，远端针打在掌骨远端。这些技术也可应用于掌侧入路，以方便关节面复位。

接骨板或者螺钉固定手术 1 周后开始活动锻炼。克氏针固定患者需要用拇指"人"字形支具固定 5~6 周，严重的粉碎性骨折要采用外固定架固定 6 周，随访时根据影像学表现来决定固定时间，但是在拆除前应该鼓励患者活动掌指关节和指间关节。

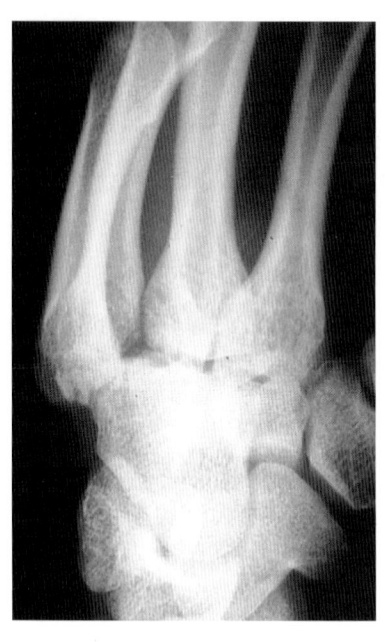

图 21.21　斜位像显示第四、第五腕掌关节骨折–脱位

### 第二到第五指列的腕掌关节骨折–脱位

腕掌关节的骨折–脱位是由掌骨的轴向负荷造成。桡侧两个指列的腕掌关节骨折–脱位很少单独发生，但在高能量损伤同时影响四个腕掌关节时可以合并出现。

第五（小指）和第四（环指）指列的骨折脱位要常见得多（图 21.21）。掌骨基底关节面与钩骨陡峭的关节面相对。最常见的情况是，第五掌骨基底部发生骨折，桡掌侧骨块未移位，而其余部分向尺侧、背侧移位。合并钩骨背侧缘骨折（往往较大）也并非罕见。在普通前后位 X 线片上钩骨和第五掌骨基底的重叠较多，因此在标准 X 线片上难以做出诊断[30]。

腕掌关节损伤的重要临床征象是"气球手"（balloon hand）征：掌背肿胀明显，通常提示腕掌关节受损（图 21.22）。有趣的是，肿胀皮肤的张力却不像看起来感觉那么高。掌背的网状结缔组织可以容纳大量的积液，肿胀提示浅筋膜处潜在间隙内的液体积聚[31]。

可以通过查体和特殊投照位的影像检查（半旋前位、半旋后位或牵引应力位）来确诊。腕掌关节的突起或台阶样改变，尤其是伴有明显不稳时，提示了损伤的机制和程度，包括整复的可能性。

从完全旋后位前旋 30° 行影像学检查，可以很好地观察这类骨折–脱位。半旋后位影像可以观察第二、第三指列。在牵引应力位可以发现腕掌关节的排列关系紊乱、不规则的关节间隙和撕脱/压缩性骨折。如果查体和 X 线检查结果模棱两可，可以行 CT 扫描来确定骨折移位和粉碎程度的细节，包括钩骨受损的情况。

### 非手术治疗

选择对这些损伤进行闭合性治疗时应谨慎。在急诊检查时，骨折块可能易于复位，但不够稳定。由于软组织明显肿胀和影像分析的困难，复位的丢失难以发现。此类骨折–脱位的特点是不稳定和复位丢失不易发现，为了复位后保持稳定，多数医生闭合复位后会采用经皮穿针固定。

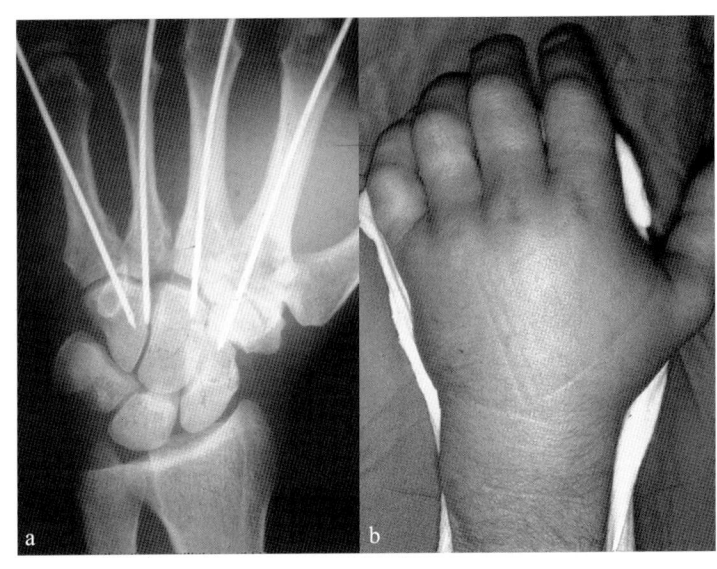

图 21.22　a. 克氏针固定治疗第二到五腕掌关节脱位。b. 典型的"气球手"外观

## 手术治疗

为了保证准确复位，手术最好在可透视的情况下进行。克氏针穿过腕掌关节以维持复位。可以从侧隐窝纵向穿针，或者从第五掌骨基底尺侧穿入钩骨、相邻的第四掌骨基底（如果第四、五掌骨基底部都有损伤，则穿针到第三掌骨基底部）。6 周后拔除克氏针，开始活动手指。

开放复位和侧隐窝穿针固定技术用于此类骨折 – 脱位的治疗优势明显。很多骨折块移位可达 180°，也可嵌入关节腔或骨折线内。直视下显露小骨折块可以使关节面得到精确复位。另外，此类损伤多伴有筋膜室综合征，探查腕掌关节的同时可以很方便地进行筋膜室减压（掌侧和背侧）。少数病例的钩骨背侧骨质被压缩，常需要将之抬高使关节面复位；可以在骨压缩部位填入移植骨来支撑关节面。在罕见的严重粉碎性骨折伴关节面毁损的情况下，可急诊手术行腕掌关节植骨融合，示、中指的融合术要比环、小指、腕掌关节（相对活动度更大）更易于耐受。

## 手术技巧

侧隐窝穿针技术在前面 PIP 关节骨折部分已进行过讨论，其实这种技术应用最为普遍的部位是掌骨。在 MCP 关节可以触及侧隐窝的"肩部"，为单侧穿针或者交叉克氏针固定提供了很好的入点，从掌骨颈部到腕掌关节逆向斜行穿过骨折部位（图 21.23）。用手捏持克氏针并插入，感触侧隐窝最突出的部位，然后再钻透皮质穿入克氏针。针尖贴着骨干中段的厚皮质顺髓腔达到掌骨基底部，最好钻入近端的掌骨基底部软骨下骨。对于腕掌关节骨折 – 脱位，需要穿过腕掌关节来取得稳定，如果空间足够，就要用两枚克氏针交叉置入来控制旋转。在示指、中指和小指用此技术是最适合的，环指因第四掌骨颈侧方骨突较小而且骨髓腔细小，采用此技术有些难度。

最后，必须在手指的内在肌阳性位（MCP 关节最大限度屈曲）穿针，可以避免支具固定后经皮克氏针刺激手部软组织。另外，在这个姿势下侧副韧带的长度最长。

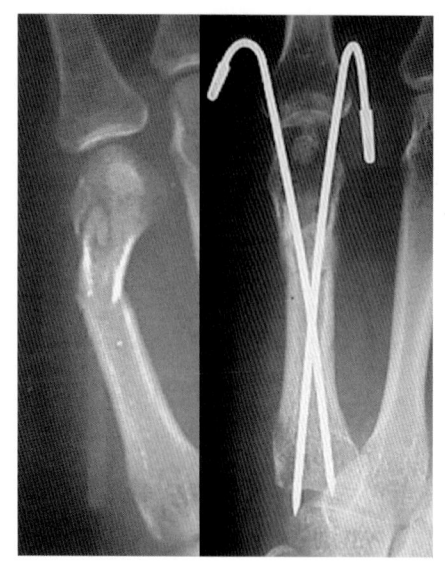

图 21.23 掌骨的干骺端骨折，使用侧隐窝穿针技术固定

## 掌骨颈骨折

掌骨颈骨折也很常见，受伤机制是掌骨头碰撞坚硬物体时受到了纵向的暴力，常造成向背侧成角。对此类骨折的手术指征存在争议。传统观点认为即便是骨折有严重移位也应该避免手术治疗，而且不愈合很少见，愈合不良也多无症状[32]。多数医生认同一些基本的手术指征，包括闭合复位不能纠正的旋转畸形、因掌骨头过度屈曲导致明显的伸直困难、多发性骨折，或者过度移位（>50°）。

掌骨头向掌侧移位会导致手指伸直受限，可以通过腕掌关节的活动和掌指关节的过伸来代偿。相对而言，示指和中指的腕掌关节活动度非常小，掌骨颈骨折成角大于 15°~20° 就会引起掌指关节伸直受限，所以手术的指征更为严格；环指和小指的腕掌关节有 20°~30° 的活动度，可以耐受掌骨颈骨折向背侧成角 20°~30° 而没有明显的伸直受限[33]。

除了这些功能性指标之外，医生必须对每例患者做个体化处理，综合考虑可能的预后：闭合性治疗可能在掌侧触到掌骨头，而在背侧看不到掌指关节的突起；开放性治疗将遗留瘢痕，可能丧失活动度。

Jahss 手法可用于掌骨颈骨折的闭合整复，操作是屈曲掌指关节，通过近节指骨向背侧推挤掌骨头。要注意和相邻手指对照比较指甲位置，检查是否有旋转。在掌指关节屈曲和 PIP 关节伸直位用支具固定 2~3 周，然后改换支具允许 PIP 关节活动。4~5 周时把掌指关节从支具中释放出来，再给患者戴用槽状热塑形支具保护 2 周，同时允许腕部和掌指关节活动。

### 掌骨颈骨折的开放治疗

掌骨颈骨折的手术治疗需要医生掌握髓内针（bouquet 技术）和侧隐窝穿针技术（图 21.24），后者见本章之前部分。运用此技术的决定因素是侧隐窝骨突的完整性，这在普通 X 线片上可以清楚地判断，用动态透视也可确认；或者于 Brewerton 位摄片，这是评估掌骨头区域的最佳影像学手段。Brewerton 位是让患肢掌心向上，MCP 关节屈曲 65°，指间关节伸直，手指平贴片盒，球管自中线尺偏 15° 投照。此体位影像可以非常好地显示 MCP 关节面。

Bouquet 穿针技术对位于边缘的手指（示指和小指）掌骨颈骨折最为适用，而侧隐窝穿针技术可以用于任何手指。

### 术后处理

通常在采用 Bouquet 技术进行固定的术后 3~7 天，开始在可耐受的前提下进行主动和辅助主动活动锻炼。实际上，坚强制动已被淘汰，目前倾向于使用厚敷料包扎（bulky dressing）以允许手指各关节活动，包括掌指关节。鼓励患者积极活动，训练间歇用可脱卸的短臂支具将手固定于安全的体位。在活动恢复至正常 50%~75% 时，可以开始力量训练。多数患者可以在术后第 8 周恢复重体力劳动。

接受侧隐窝穿针治疗的患者要在监护下开展治疗。考虑到针道松动和针道感染，未拔除固定针前要给予适当的制动。开始 3~4 周采用坚固制动，然后行间歇支具固定，可以小心地进行相邻手指乃至伤指其他部分的活动。术后 1 个月去除固定针后，开始 DIP、PIP 和 MCP 关节的主动和辅助主动活动锻炼。继续佩戴矫形支具 2 周。当临床和影像学显示愈合征象后，逐步弃用支具。

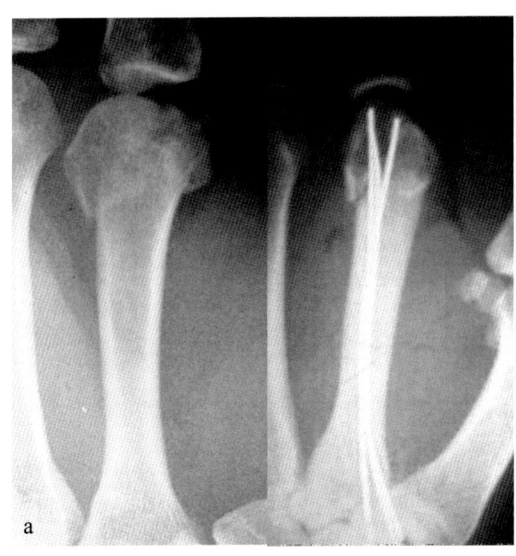
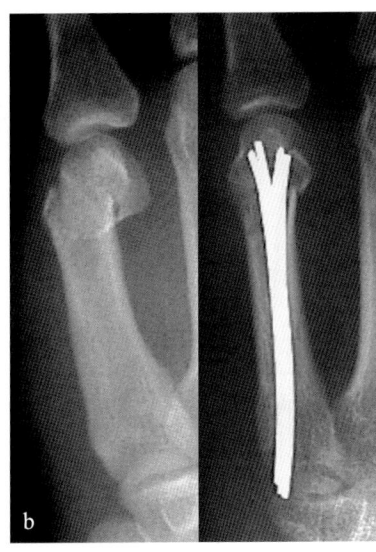

图 21.24 （a）第二和第五（b）掌骨颈骨折的手术前、后影像，使用 bouquet 穿针技术治疗

### 要点与技巧

**第五掌骨的 Bouquet 穿针方法**[34]

- 于尺侧腕伸肌（ECU）水平在手的赤白肉际处做一个 2~3 cm 切口（图 21.25），注意保护尺神经背侧支。沿 ECU 抵止的尺侧边缘分离，可以将此肌腱纵行劈开或向背侧翻转。
- 在掌骨基底尺侧缘可以见到一个小骨突或"肩部"，骨突与 CMC 关节间倾斜的皮质表面就是打开髓腔的入口处。建议在透视下确认入口位置以免失误。
- 在此处使用手动工具或动力钻开一个骨窗。打开髓腔后，用刮匙扩大，大小要足够容纳需要置入克氏针（通常是 3 枚）。孔径为 4~6 mm。
- 首先剪钝克氏针的尖端，因为尖头克氏针可能刺穿对侧皮质，难以沿髓腔内壁偏转。然后把针体轻度预弯，使头端能顶住髓腔远端，更牢固地控制远侧骨折块。
- 在顺行穿针时，最好用两把大的持针器把持针体，可以在穿针过程中控制克氏针并使其最终达到掌骨头的理想位置。用一把持针器推进克氏针，另一把夹在靠近插入点处，能使内置物更为"坚硬"而易于推进。
- 把手偏向桡侧也可以使进针更容易。
- 先对骨折行手法复位后，再使针通过骨折线。
- 克氏针通过骨折线时会遇到困难，穿到髓腔外。此时，应把针退回骨折平面，旋转调整针头方向，整复骨折后再次推进。
- 骨折复位、克氏针固定到位后，要把克氏针尾端尽可能地在靠近髓腔入口处剪断。再用骨锤轻轻地敲击克氏针，将近端针尾埋入髓腔。
- 通常用 3 枚克氏针来获得多平面的稳定。多枚针的置入常会受到骨干中段髓腔狭窄的限制。

**第二掌骨的 Bouquet 穿针技术**

- 显露掌骨基底部后，把桡侧腕长伸肌（ECRL）在掌骨基底桡侧的部分纤维牵开或劈开。
- 余下的步骤如前所述。腕部尺偏可方便导入克氏针。

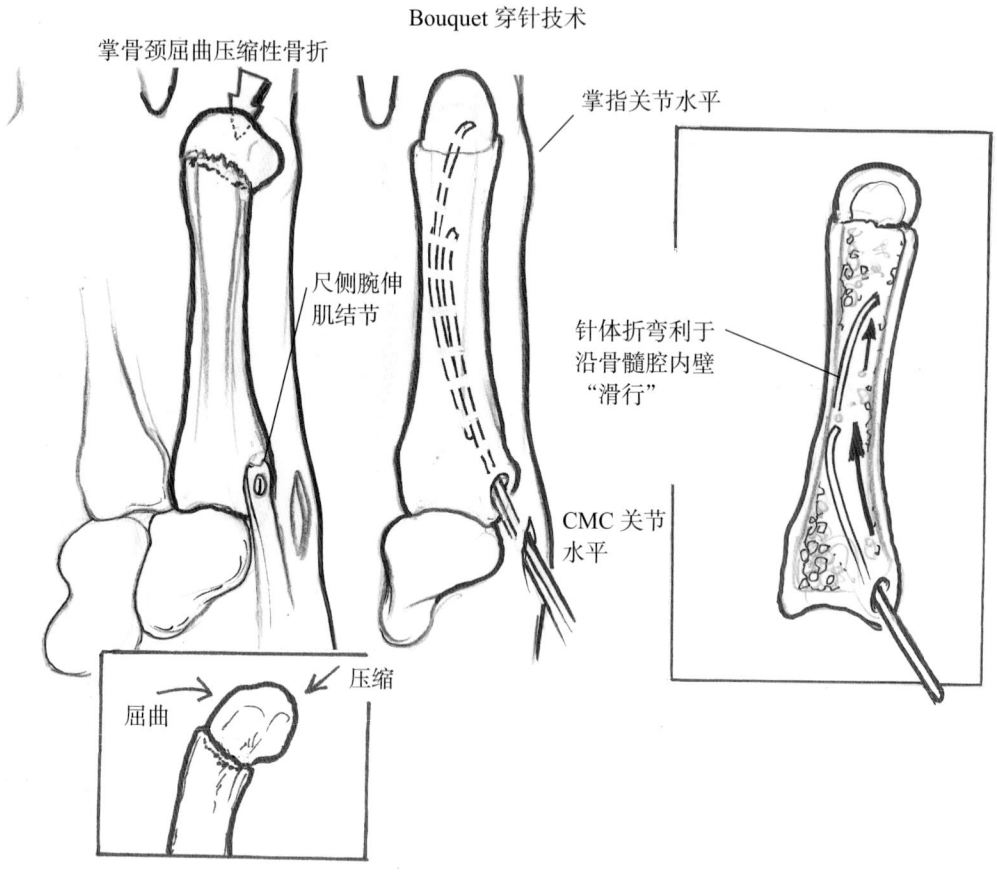

图 21.25 小指掌骨颈骨折的 bouquet 穿针治疗。CMC，腕掌关节

## 掌骨干骨折

掌骨干骨折可以分为横形、螺旋形和粉碎性骨折。所有掌骨干骨折的手术指征是通用的，但具体的治疗方案还应根据骨折类型来确定。多发性掌骨骨折、开放性骨折、旋转畸形和复位后不稳定是 ORIF 的一般指征。有经验的手外科医生可准确把握骨折复位标准，并可预估骨折稳定性，从而可以判断是否存在上未述及的手术指征。骨干中段骨折遗留轻度的背侧成角在功能上是可以接受的。第五、第四掌骨可以接受的向背侧成角最大分别为 30° 和 20°；而第二、第三掌骨由于 CMC 关节活动度很小，所以需要解剖复位。

任何手指复位后都不应遗留旋转畸形，因为轻微的旋转就可以造成屈指时明显的交指畸形，5° 的旋转畸形就可以导致 1.5 cm 的交指畸形。掌骨间远端有坚固的掌骨间韧带维系稳定，所以中间的掌骨骨折时会被相邻未受损的掌骨支持，不会发生过度短缩。

边缘手指的掌骨骨折没有这种稳定结构，如果骨折不稳定则倾向于行开放手术治疗。骨折类型可以预期骨折的稳定性，也影响治疗决策的制定，螺旋形骨折就是一个好的例子。这些骨折在承受轴向负荷时不稳定，稍有旋转复位不良就会形成明显的旋转畸形。这些骨折只有在条件很理想（无移位，中央指列，青枝骨折）时才可在密切的随访下行闭合治疗。

## 非手术治疗

用闭合性办法治疗骨折患者时一般用短臂石膏管型固定3~4周，保持MCP关节屈曲，IP关节不固定。然后去除石膏管型，开始活动。常用不固定MCP关节的可脱卸式支具继续保护2周；邻指绑扎固定在允许活动的同时对于维持稳定也颇为有效。根据骨折类型以及患者的年龄和活动能力，制动时间和恢复手部自由活动的时机会有所区别。

## 手术治疗

和所有骨折的处理一样，掌骨干骨折的治疗需要医生熟悉多种固定技术，应选择坚强固定又可以达到功能预后最优的方法。

骨干横形骨折不适用骨块间螺钉固定，部分医生此时会使用髓内bouquet穿针技术（如前所述）[35,36]。根据作者的经验，这种技术用于掌骨颈骨折最合适，用于骨干骨折常会造成骨折间隙。

掌骨骨折的金标准或许是接骨板内固定，接骨板内固定可以获得解剖复位和骨折端的加压坚强固定。早期开展被动功能锻炼，可以降低肌腱粘连和活动度丧失的风险。

掌骨内固定的标准入路是纵向或轻微弧形的背侧切口。切口可以直接位于受累掌骨上；如果有相邻掌骨需要内固定，可取掌骨间切口。采用此切口时要注意保护桡神经和尺神经的掌背分支。

牵开伸肌腱，暴露骨折端。要注意尽量保留骨膜和骨间肌筋膜，在闭合切口时可供覆盖内置物，术后则成为内置物和伸肌腱之间的保护性缓冲结构，在理论上可以提供更利于愈合的生理环境。

在骨折线周围剥离骨膜，但尽量避免过度剥离。清理骨折端后，可以用克氏针纵向固定来临时维持解剖复位。多数掌骨骨折可以用2.0 mm或2.4 mm接骨板置于背侧或侧方来固定，也可以用动力加压接骨板（DCP）使用标准的AO技术获得骨折端加压。骨折两端各需要固定至少四层皮质。骨块间螺钉经接骨板放置可以提高整个结构的稳定性，但是不能用于骨干中段横形骨折。固定前后应检查复位情况，并通过影像确认。要注意防止掌骨骨折旋转移位。对于非粉碎性骨折，观察骨折端的咬合情况有助于判断复位精确程度；对于粉碎性骨折，这个方法可能产生误导。要克服这个困难，可以在术中唤醒非瘫痪患者，检查患者手指的主动活动，这是最可靠的方法；但是对躺在手术台上的镇静状态下的患者，更有可能的是检查腕部固定状态下的被动手指活动，并与对侧的手做比较。

固定成功后，用筋膜和骨膜覆盖接骨板，闭合切口。术后1周内要用支具固定以控制肿胀，然后在手部康复师的指导下开始活动训练和消肿治疗。

螺旋形骨折一般用克氏针或骨块间螺钉固定。要努力取得精确对位，稍有旋转复位不良都会导致明显的交指畸形。因此，克氏针的应用有限。

对骨折行切开复位螺钉固定，可以获得解剖复位和骨折端加压，并可早期活动（图21.26）。骨折线的倾斜程度也决定了固定方式，因为骨块间螺钉固定要求骨折线长度是骨干直径的2~3倍。如果比值小于2，则不足以应用拉力螺钉技术，需要使用接骨板固定以对抗扭转和弯曲应力。如果使用骨块间螺钉，应使用2枚以上螺钉，而且螺钉之间需要有至少2倍于螺钉直径的距离，以避免劈裂骨皮质[37]。

骨块间螺钉固定的手术入路与前述相似。长斜形骨折常有骨膜和小骨片嵌于骨折处，需要仔细清理骨折线全长。要尽量在直视下完全显露骨折线以获得精确的复位，避免遗留旋转复位不良。

如前所述，术中可以使用克氏针临时固定。螺钉垂直于掌骨干放置可以最大限度地抵抗纵向应力，而垂直于骨折线的螺钉可以抵抗旋转应力。可能的话，最好在每一个平面至少放置 1 枚螺钉。一般可置入 2~3 枚直径 2.4 mm 的螺钉。

应用螺钉技术要慎重。拉力螺钉技术可以对骨折端加压，但是对于斜形骨折，也可能导致复位丢失。如果未达精确复位之前就用拉力螺钉固定，那么施加于对侧皮质的加压应力会使骨折沿斜形骨折线滑移。

对粉碎性掌骨干骨折，最好采用接骨板螺钉固定技术进行处理，可获得良好的复位和纠正旋转移位，是维持骨折长度的最佳方法（**图 21.27**）。这类骨折常发生在干骺区，使得掌骨基底部可供固定的骨质很少。

此时，用 2.0 mm 的髁接骨板或 T 形接骨板可以获得足够的近端稳定。严重的粉碎性骨折可能需要松质骨植骨，但是污染的开放性骨折是禁止植骨的。伴有节段性骨缺损的开放性骨折，软组织的情况常决定了治疗方式。如果有足够的软组织覆盖，则可以用接骨板行桥接固定，可以一期或延期行植骨。

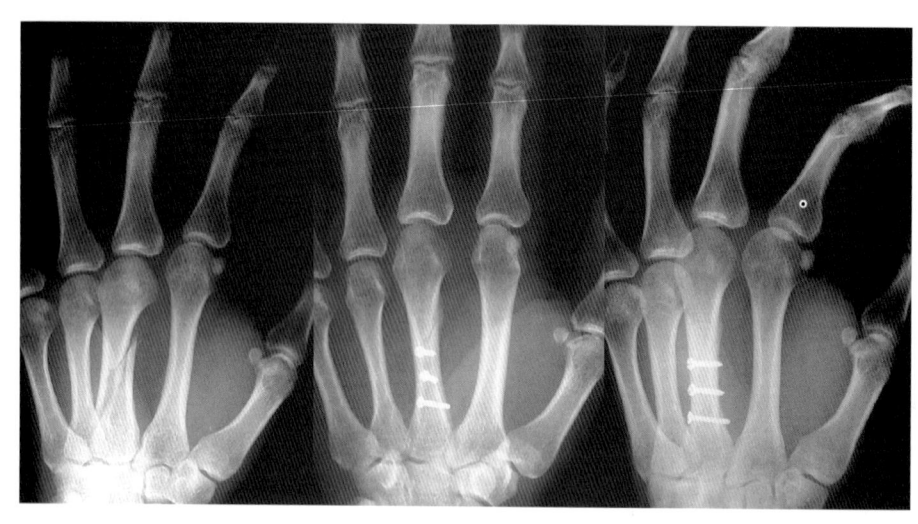

**图 21.26** 第三掌骨螺旋形骨折的手术前后影像，使用骨块间螺钉固定

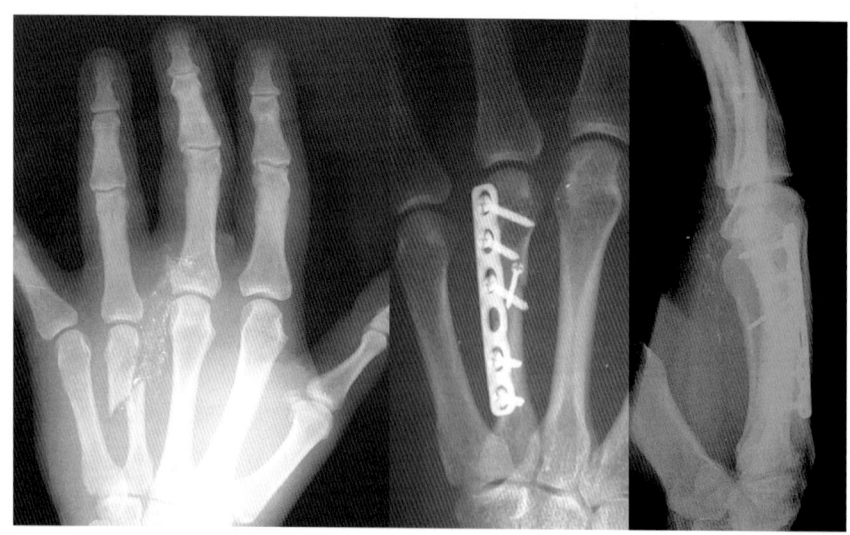

**图 21.27** 枪伤造成的第四掌骨开放性粉碎性骨折的手术前后影像，使用接骨板固定。注意附加的骨块间螺钉固定

对于伴有明显软组织缺损的开放性骨折，可以在彻底清创之后行一期皮瓣覆盖。如果软组织覆盖条件属于临界状态，或者要做后期修复，那么在进行最终修复前可以用外固定架行桥接固定，维持骨折长度并稳定软组织。用简单的弯针外固定架跨越骨干粉碎区段做临时固定也是有效的。可以在后期行皮瓣修复时把外固定架更换为坚强内固定；如果确认软组织条件良好，也可以行嵌入植骨。

部分医生建议对伴有节段性骨缺损的掌骨粉碎性骨折使用掌骨间克氏针固定，以维持掌骨长度[38]。尽管这种横行穿针的方法简单且具有吸引力，但也有很多不足之处：在骨折的掌骨和相邻的单根掌骨间做横行穿针的稳定性低，尤其在屈伸平面上；如果为了增强稳定性而横穿骨折的掌骨和相邻的两根掌骨，那么会使生理性掌弓变平；穿针靠近掌骨头远端则会增加相邻的掌指关节僵硬的发生率；对于合并有显著软组织损伤和骨折的伤手，应用这种方法需要延长制动时间从而预后较差。相对来说，如果取得足够的稳定就可以支持早期康复训练。因此，我们对于前面提到的所有骨折都不推荐这种技术，除非别的合理方法都无效。

### 急诊处理

多数手部骨折和脱位患者不需要急症手术治疗。一般情况下，遭受手部闭合损伤的和轻微开放损伤的患者由急诊医务人员处理后，会在数日内转至手外科医生处接受进一步的评估和治疗。对于移位的掌骨或指骨骨折和小关节脱位，可以在局部麻醉阻滞下尝试闭合复位，然后应用合适的支具。不完美的结果不会导致灾难性后果，除非随访被延误，或者本可以在早期治疗中获益的损伤被漏诊（如 CMC 关节脱位）。特殊情况是累及远节指骨或指甲复合体的开放性损伤，需要在初诊时行冲洗、修复和固定。累及手部的无污染创口没有必要都进行手术清创，根据环境进行个体化评估。

手部开放性创伤的总感染率相当低。只要密切随访，而且患者能够依从治疗，很多患者经过最初的冲洗、清创、无菌敷料包扎、口服抗生素等，就已经得到了有效的治疗。一项新近的研究报告显示，在一家独立机构处理的 145 例开放性手部创伤中，有 102 例在急诊室进行了有效处理而没有进手术室正式清创，总感染率只有 1.4%。他们始终坚持的原则如上一条所述——只有严重毁损的手和那些需要紧急重建血运的损伤需要送进手术室处理[39]。

关节脱位的反复整复失败，是徒劳无功的。对于不可整复的脱位，尤其在 MCP 关节有软组织嵌顿的情况下，需要紧急手术来将血运阻碍最小化，并降低创伤后骨关节病的风险。治疗 PIP 关节骨折 - 脱位时需要考虑的因素包括：不稳定的程度、相关软组织的肿胀和 / 或损伤，是否可以取得固定所需的医疗器械。

如前所述，手背可以容纳大量液体（水肿或血液）而不出现筋膜室综合征。然而，遭受严重挤压伤的手可能表现为整体肿胀，伴有正中神经和尺神经支配区的感觉异常。对此，接诊医生应紧急切开筋膜减压并松解腕横韧带（急性腕管综合征），以避免肌肉缺血时间过长和发生永久性的神经功能障碍。手部一共有 10 个肌筋膜室：4 个骨间背侧间室、3 个骨间掌侧间室、1 个大鱼际间室、1 个小鱼际间室以及 1 个拇收肌间室。筋膜切开一共需要做 4 个切口：2 个位于手背，另外 2 个分别位于大、小鱼际区。尽管腕管本身不是一个真正的筋膜室，但在此时还是建议常规行减压。多发管状骨骨折或 CMC 关节脱位因损伤类型特殊，需要同期进行固定。

### 经 验

- 锤状指治疗的最关键是稳定关节。关节半脱位而非骨折块的大小和位置是手术指征之一。
- 屈肌腱撕脱分类：
  - 1 型：无骨折块的屈肌腱撕脱，肌腱回缩至手掌。
  - 2 型：撕脱的小骨块回缩至 PIP 关节水平，被 A3 滑车阻挡而不能通过腱鞘进一步向近端回缩。
  - 3 型：撕脱的大骨折块回缩到 DIP 关节近端。
- 近节指骨干骨折因骨间肌对骨折近端的强力牵拉，可发生向掌侧成角移位。根据受伤机制及骨折线相对于指浅屈肌和伸肌中央束止点位置的不同，中节指骨的骨折可能向掌侧或向背侧成角。
- 手部小骨折内固定常用的移植取骨部位：
  - 在桡骨远端背侧，经第二间室底部取骨；
  - 在桡骨远端掌侧，经旋前圆肌下方取骨；
  - 从手部多发损伤被截除的部分取可用的移植骨。
- 若 PIP 关节骨折/脱位的骨折块大于中节指骨关节面的 40%，则丧失了掌侧唇的支撑作用，复位后是不稳定的。
- 手指外固定架的分类：
  - 静态的和动力化的；
  - 跨关节的和不跨关节的；
  - 单边的和双边的；
  - 市售固定器产品和用克氏针自制的。
- 伴有中节指骨掌侧基底部破坏大于 40% 的 PIP 关节不稳定性骨折–脱位的手术选择：
  - 掌板关节成形术；
  - 半钩骨自体植骨重建；
  - 补救性手术——关节融合/关节置换术。
- 难复性 PIP 关节脱位常为掌侧脱位，指骨髁嵌于中央束和侧束之间，较少见。相反，难复性 MCP 关节脱位是背侧脱位，掌骨头嵌于内在和外在肌之间，较多见。
- Elson 试验可用于检查中央束的完整性：被动屈曲 PIP 关节后不能主动伸直 DIP 关节，提示中央束未完全断裂。
- MCP 关节半脱位的整复手法是在近节指骨基底背侧向掌侧推挤。纵向牵引或者加大过伸畸形，会让掌板向背侧移位而处于掌骨头和近节指骨基底部之间，从而使得可以整复的 MCP 关节半脱位变成不能整复的脱位。
- 导致 Bennett 骨折不稳定的应力：
  - 拇长展肌；
  - 拇长屈肌；
  - 拇收肌。
- Bennett 骨折的闭合复位方法：
  - 纵向牵引拇指；
  - 外展拇指；
  - 向尺掌侧推压掌骨基底。
- 掌骨颈骨折的手术指征：
  - 闭合手法不能复位的旋转畸形；
  - 掌骨头过度屈曲导致的显著伸直无力；
  - 多发性骨折；
  - 过度成角畸形。
- Brewerton 投照位（为了观察掌骨头）：掌心向上，MCP 关节屈曲 65°，指间关节伸直。手指平贴片盒，掌骨离开片盒，球管自手的中线尺偏 15°投照。

## 参考文献

1. Kronlage SC, Faust D. Open reduction and screw fixation of mallet fractures. J Hand Surg [Br] 2004;29:135–138
2. Pegoli L, Toh S, Arai K, Fukuda A, Nishikawa S, Vallejo IG. The Ishiguro extension block technique for the treatment of mallet finger fracture: indications and clinical results. J Hand Surg [Br] 2003; 28:15–17
3. Takami H, Takahashi S, Ando M. Operative treatment of mallet finger due to intraarticular fracture of the distal phalanx. Arch Orthop Trauma Surg 2000;120:9–13
4. Zook EG, Guy RJ, Russell RC. A study of nail bed injuries: causes, treatment, and prognosis. J Hand Surg Am 1984;9:247–252
5. Hofmeister EP, Mazurek MT, Shin AY, Bishop AT. Extension block pinning for large mallet fractures. J Hand

Surg Am 2003;28:453–459
6. Leddy JP, Packer JW. Avulsion of the profundus tendon insertion in athletes. J Hand Surg Am 1977;2:66–69
7. Ruchelsman DE, Christoforou D, Wasserman B, Lee SK, Rettig ME. Avulsion injuries of the flexor digitorum profundus tendon. J Am Acad Orthop Surg 2011;19:152–162
8. Belsky MR, Eaton RG, Lane LB. Closed reduction and internal fixation of proximal phalangeal fractures. J Hand Surg Am 1984;9:725–729
9. Freeland AE, Sud V, Lindley SG. Unilateral intrinsic resection of the lateral band and oblique fibers of the metacarpophalangeal joint for proximal phalangeal fracture. Tech Hand Up Extrem Surg 2001; 5:85–90
10. Chamay A. A distally based dorsal and triangular tendinous flap for direct access to the proximal interphalangeal joint. Ann Chir Main 1988;7:179–183
11. Kiefhaber TR, Stern PJ, Grood ES. Lateral stability of the proximal interphalangeal joint. J Hand Surg Am 1986;11:661–669
12. Rhee RY, Reading G, Wray RC. A biomechanical study of the collateral ligaments of the proximal interphalangeal joint. J Hand Surg Am 1992;17:157–163
13. Calfee RP, Sommerkamp TG. Fracture-dislocation about the finger joints. J Hand Surg Am 2009;34:1140–1147
14. McAuliffe JA. Dorsal fracture dislocation of the proximal interphalangeal joint. J Hand Surg Am 2008; 33:1885–1888
15. McElfresh EC, Dobyns JH, O'Brien ET. Management of fracture-dislocation of the proximal interphalangeal joints by extension-block splinting. J Bone Joint Surg Am 1972;54:1705–1711
16. Agee JM. Unstable fracture dislocations of the proximal interphalangeal joint. Treatment with the force couple splint. Clin Orthop Relat Res 1987;214:101–112
17. Slade JF, Baxamusa TH, Wolfe SW, Gutow A. External fixation of proximal interphalangeal joint fracture-dislocations. Atlas Hand Clin 2000;5:1–29
18. Hastings H II, Ernst JM. Dynamic external fixation for fractures of the proximal interphalangeal joint. Hand Clin 1993;9:659–674
19. Inanami H, Ninomiya S, Okutsu I, Tarui T. Dynamic external finger fixator for fracture dislocation of the proximal interphalangeal joint. J Hand Surg Am 1993;18:160–164
20. Suzuki Y, Matsunaga T, Sato S, Yokoi T. The pins and rubbers traction system for treatment of comminuted intraarticular fractures and fracture-dislocations in the hand. J Hand Surg [Br] 1994;19: 98–107
21. Ruland RT, Hogan CJ, Cannon DL, Slade JF. Use of dynamic distraction external fixation for unstable fracture-dislocations of the proximal interphalangeal joint. J Hand Surg Am 2008;33:19–25
22. Eaton RG, Malerich MM. Volar plate arthroplasty of the proximal interphalangeal joint: a review of ten years' experience. J Hand Surg Am 1980;5:260–268
23. Williams RM, Kiefhaber TR, Sommerkamp TG, Stern PJ. Treatment of unstable dorsal proximal interphalangeal fracture/dislocations using a hemi-hamate autograft. J Hand Surg Am 2003;28:856–865
24. Afendras G, Abramo A, Mrkonjic A, Geijer M, Kopylov P, Tägil M. Hemi-hamate osteochondral transplantation in proximal interphalangeal dorsal fracture dislocations: a minimum 4 year follow-up in eight patients. J Hand Surg Eur Vol 2010;35:627–631
25. Calfee RP, Kiefhaber TR, Sommerkamp TG, Stern PJ. Hemi-hamate arthroplasty provides functional reconstruction of acute and chronic proximal interphalangeal fracture-dislocations. J Hand Surg Am 2009;34: 1232–1241
26. Kato H, Minami A, Takahara M, Oshio I, Hirachi K, Kotaki H. Surgical repair of acute collateral ligament injuries in digits with the Mitek bone suture anchor. J Hand Surg [Br] 1999;24:70–75
27. Elson RA. Rupture of the central slip of the extensor hood of the finger. A test for early diagnosis. J Bone Joint Surg Br 1986;68:229–231
28. Green DP, Terry GC. Complex dislocation of the metacarpophalangeal joint. Correlative pathological anatomy. J Bone Joint Surg Am 1973;55:1480–1486
29. Huang JI, Fernandez DL. Fractures of the base of the thumb metacarpal. Instr Course Lect 2010;59:343–356
30. Jupiter JB, Hastings H II, Capo JT. The treatment of complex fractures and fracture-dislocations of the hand. Instr Course Lect 2010;59:333–341
31. Graham TJ. The exploded hand syndrome: logical evaluation and comprehensive treatment of the severely crushed hand. J Hand Surg Am 2006;31:1012–1023
32. Statius Muller MG, Poolman RW, van Hoogstraten MJ, Steller EP. Immediate mobilization gives good results in boxer's fractures with volar angulation up to 70 degrees: a prospective randomized trial comparing immediate mobilization with cast immobilization. Arch Orthop Trauma Surg 2003;123:534–537

33. Amadio PC, Beckenbaugh RD, Bishop AT, et al. Fractures of the hand and wrist. In: Jupiter JB, ed. Flynn's Hand Surgery. Baltimore: Williams & Wilkins; 1991:122–185

34. Rettig LA, Graham TJ. Closed pinning and bouquet pinning of fractures of the metacarpals. In: Strickland JW, Graham TJ, eds. Master Techniques in Orthopaedic Surgery: The Hand. Philadelphia: Lippincott Williams & Wilkins; 2005:27–46

35. Gonzalez MH, Hall RF Jr. Intramedullary fixation of metacarpal and proximal phalangeal fractures of the hand. Clin Orthop Relat Res 1996;327:47–54

36. Gonzalez MH, Igram CM, Hall RF Jr. Flexible intramedullary nailing for metacarpal fractures. J Hand Surg Am 1995;20:382–387

37. Kozin SH, Thoder JJ, Lieberman G. Operative treatment of metacarpal and phalangeal shaft fractures. J Am Acad Orthop Surg 2000;8:111–121

38. Galanakis I, Aligizakis A, Katonis P, Papadokostakis G, Stergiopou-los K, Hadjipavlou A. Treatment of closed unstable metacarpal fractures using percutaneous transverse fixation with Kirschner wires. J Trauma 2003;55:509–513

39. Capo JT, Hall M, Nourbakhsh A, Tan V, Henry P. Initial management of open hand fractures in an emergency department. Am JOrthop 2011;40:E243–E248

# 22 骨盆环骨折

著者：Kyle F. Dickson
译者：刘万军 毛彦杰 李旭

骨盆环损伤通常是涉及中轴骨和盆腔内容物的一系列复杂损伤，包括胃肠道、膀胱和下泌尿生殖道及盆底结构。急性骨盆环损伤常危及生命。幸存者可由于神经血管损伤、骨盆的畸形或骨盆环不稳定，以及周围软组织或内脏器官损伤的后遗症等。可能导致持续性疼痛，坐位不平衡，肢体长度差异，性/生殖功能障碍，肠道或膀胱功能障碍等。显然，对骨盆环损伤的处理必须考虑所有这些因素，治疗可能非常困难。轻微跌倒导致得低能量骨盆环损伤，很少需要手术治疗；相反，高能量骨盆损伤往往需要手术治疗，以挽救生命，防止由于骨盆不稳定或骨盆畸形而导致的并发症。高能量骨盆损伤的患者通常伴有血流动力学不稳以及相应的组织器官损伤，患者能否存活取决于骨盆损伤以及其他损伤的急诊处理。骨盆损伤的急诊、急救不在本章的所诉范围之内，可参见"急诊处理"部分。

本章主要讨论的是有关骨盆损伤治疗的手术技巧，包括各种形式的骨盆损伤的外固定技术及最终的切开复位内固定技术。很多骨科医生不熟悉骨盆复杂的三维骨性和软组织结构，因而治疗骨盆损伤很难获得成功。骨盆损伤分类系统涉及解剖、骨盆的稳定性及畸形以及暴力方向等方面，有助于指导骨盆骨折和潜在合并损伤的治疗[1]。当计划对骨盆损伤进行最终固定时，一定要充分考虑骨盆的稳定性和骨折畸形。一旦确定致畸暴力的方向，就可结合各种闭合和开放复位的技术计划复位。第二位重要的是固定方式。通常情况下，在各种高能量骨盆损伤的患者中，内固定的力学效果要优于外固定[2]。在实施最终内固定前，为了初步稳定患者，临床更多使用外固定进行治疗。唯一例外的情形是当骨盆后部结构稳定时只需采取外固定治疗（如骨盆内部旋转畸形或开书样损伤），此时骨盆前部的外固定可以作为最终固定。本章对骨盆骨折分类系统进行了简单回顾，有助于对骨盆骨折手术适应证的把握和内固定的选择。除了描述常见的骨盆骨折畸形类型，重点将放在手术方式以及治疗骨盆骨折所需的特殊手术技巧和手术入路。

## 分类和解剖

在对骨盆损伤进行分类前，骨科医生必须充分理解骨盆损伤的相关解剖和损伤机制。骨盆的内在骨性稳定性是有限的。图22.1阐明了韧带对维持骨盆稳定性的重要作用。很容易看出由于缺乏内在骨性结构的稳定性，韧带损伤会导致骨盆完全失稳。

当骨盆出现不稳定时，手术解剖复位、固定通常可提高骨盆的稳定性。骨盆环后部骨折的准确复位尤其重要，因为骨折复位不良可能会导致无法安全置入骶髂关节螺钉[3]。在对骨盆损伤进行分类时，需要确定重要信息包括：①骨盆骨折的位置；②骨折的稳定性；③骨盆的真实畸形。损伤的具体位置很容易通过影像学来确定，如骨盆的前后位、入口位/出口位X线片和CT扫描。骨盆稳定性的界定则更加复杂，可定义为骨盆环支持正常生理活动而不导致出

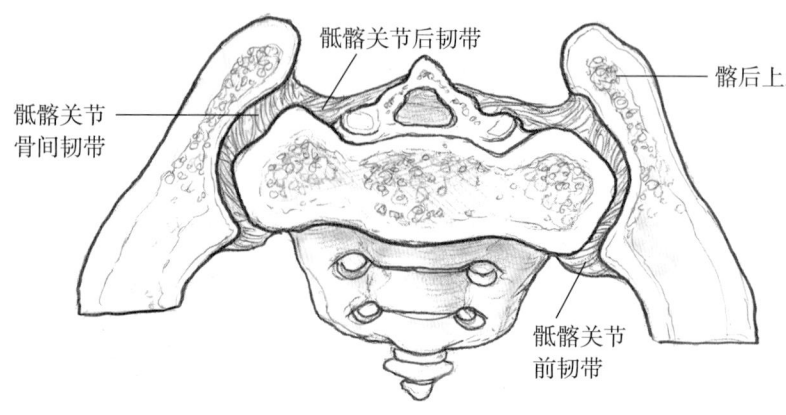

图 22.1 骨盆入口位示意图，显示去除脊柱椎体的骶髂关节。骶髂关节的稳定性由骶髂关节前韧带、骨间韧带和坚强的骶髂关节后韧带提供

现异常畸形的能力。骨盆的稳定性可以通过物理学检查和影像学检查来确定。物理学检查是通过触诊来确定髂前上棘、髂骨翼、耻骨联合是否处于正确的位置。此外，也应该进行髂前上棘和髂骨翼挤压试验。髂前上棘挤压试验是将施术者的双手手掌置于患者的左、右髂前上棘处并摇晃骨盆，以确定骨盆是否是作为一个整体还是作为完全分离的两个部分运动，对血流动力学不稳定的患者这种试验只能进行一次。髂前上棘压缩试验用于评价半骨盆的外旋稳定性。髂骨翼压缩试验是施术者的双手手掌置于髂骨翼的外侧并对向挤压，用以评估内旋的稳定性。

垂直不稳定很难通过物理检查确定。在透视下牵拉或压紧患肢（"牵压"试验）可发现半侧骨盆的尾端和头端位移。两侧半骨盆分离会造成一定程度的垂直不稳定。髂前上棘和髂骨翼压缩试验通常可在床边进行，垂直迁移试验则在手术室麻醉状态下更容易完成。发现骶骨骨折时不宜进行垂直稳定性试验，因有损伤骶神经根的危险。影像学不稳定的标志包括在任何平面上骶髂关节位移大于 5 mm 或存在后部结构（髂骨或骶骨）分离骨折而不是压缩。部分影像学资料可以清楚地显示不稳定，同时其他影像的变化却是很细微的（图 22.2，3）。通过理学检查结合影像学检查，骨科医生可以判

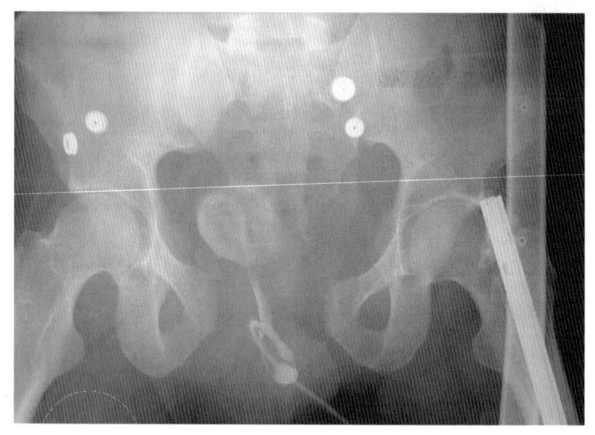

图 22.2 骨盆前后位 X 线片，显示明显的左、右侧半骨盆不稳定，耻骨联合分离和双侧骶髂关节增宽。此患者有双侧髂内动脉损伤，需要紧急的骨盆外固定和血管栓塞术

定骨盆的稳定性，相应采用保守治疗或手术复位与固定。

目前提出了数种骨盆环损伤的分型，作者所在中心使用的是简单的 Bucholz 分型[4]。Ⅰ型损伤稳定并且不需要固定。此类损伤包括单支耻骨支骨折或小于 2 cm 的耻骨联合分离，可能伴随无移位的或压缩的骶骨骨折。Ⅱ型损伤具有旋转不稳定性，具有内旋或外旋畸形，可能需要复位和固定。Ⅲ型损伤为半骨盆与躯体的完全分离移位，并且有垂直和旋转两个方向的不稳定（图 22.4）。

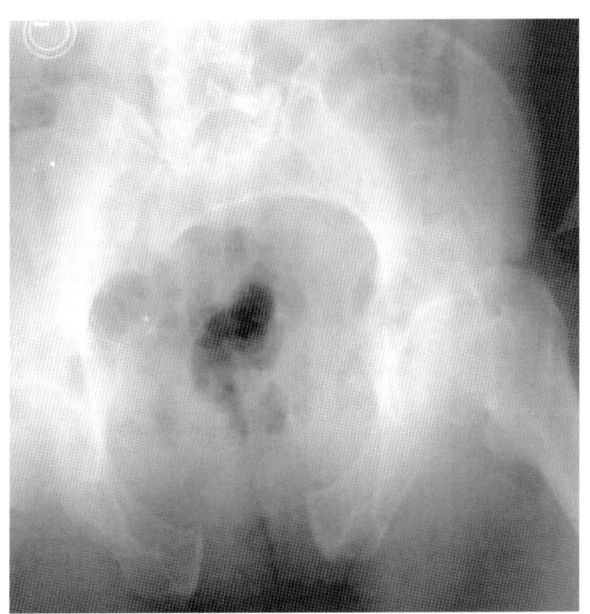

**图22.3** 骨盆入口位X线片，显示一种较难辨认的骨盆不稳定。与**图22.2**所显示的明显的不稳定病例相比，其力学不稳定性可能相当。该X线片显示患者存在耻骨联合的分离，但难以通过这张X线片评估骨盆后环的稳定性。诊断完全的后方不稳定（除了物理检查之外）的关键是骶髂关节前后部的关节间隙增宽，该X线片提示左侧半骨盆完全不稳定

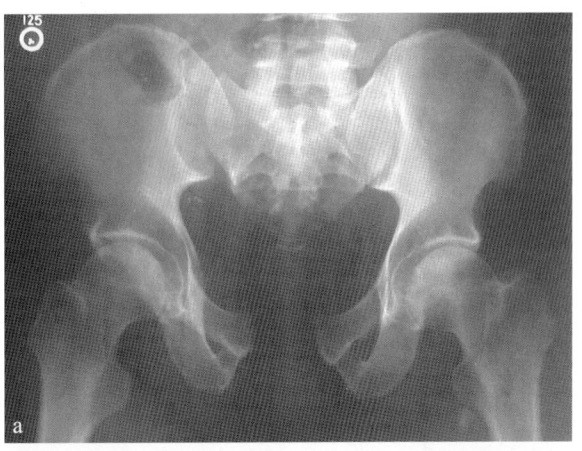

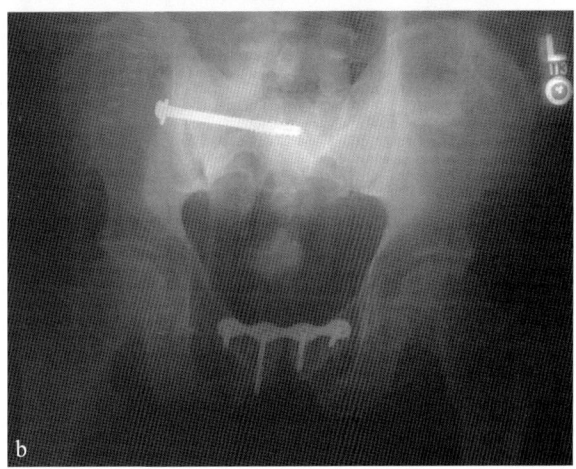

**图22.4** a. Bucholz Ⅲ型骨盆环断裂的病例，右侧半骨盆完全分离。在这种损伤中，存在旋转和垂直不稳定。b. 切开复位内固定的术后图片

进行固定前，最关键的是分析骨盆损伤的实际畸形。只有正确认识骨盆骨折畸形，骨科医生才能够确定正确的复位方法和手术计划，以解剖复位骨盆骨折。不幸的是，骨盆结构的复杂性使正确分析骨盆畸形非常困难。研究认为，通过 $x$、$y$、$z$ 轴分析畸形是很有帮助的（**图22.5**，**表22.1**）[5-7]，每个轴都可出现轴向位移畸形和旋转畸形。旋转畸形包括围绕 $x$ 轴的前屈与后伸，围绕 $y$ 轴的内旋与外旋，围绕 $z$ 轴的内收与外展。骨盆的横向移位畸形包括沿 $x$ 轴的分离移位与压缩，沿 $y$ 轴的头端或尾端移位，以及沿 $z$ 轴的前后移位。

任何骨盆损伤所造成的骨盆畸形通常既有旋转畸形又具有轴移畸形。充分理解影像学标志及其在发生畸形时的变化，有助于确定畸形并制订周密的复位计划，对评估复位也是非常重要的。如果没有对骨盆进行水平测量或标注，测量头端移位大于1 cm时很难接受（标注方法是在骶骨的头端缘画一根水平的线，一根测量穹顶高度的垂线，该线用来明确有无双腿长度的差异和测量坐骨高度，明确有无坐位不平衡）。评价旋转畸形时，如果骨科医生没有将X线球管置于骨盆中心点取得标准的骶骨前后位X线影像，同样是非常困难的。明显的半骨盆畸形可能是创伤所致的真正畸形，也可能是患者在骨盆倾斜状态下的影像学表现，或者两者兼而有之。

理解创伤机制有助于骨科医生对畸形种类进行预判。Burgess等基于创伤的机制提出了一

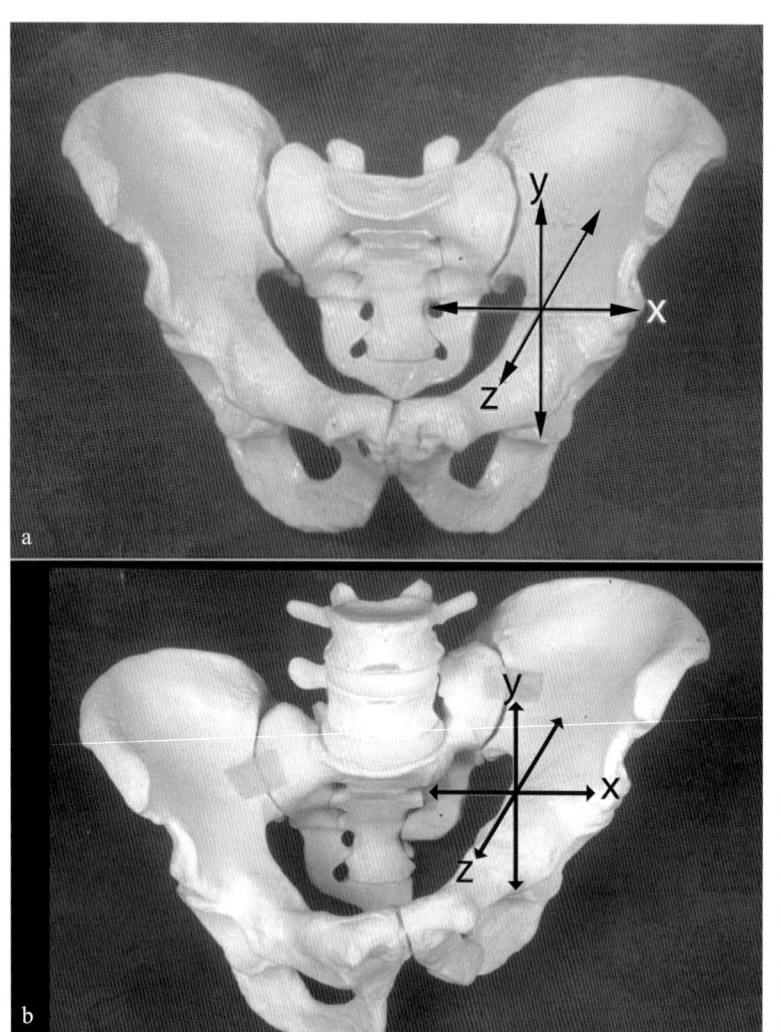

图 22.5 与三维坐标轴叠加的骨盆，每一个轴都有轴向畸形和旋转畸形。a. 正常骨盆。b. 骨盆损伤模型：在 $x$ 轴上存在压缩损伤，在 $y$ 轴上存在头端移位，在 $z$ 轴上存在后方移位；在 $x$ 轴上存在旋转伸直损伤，在 $y$ 轴上存在内旋损伤，在 $z$ 轴上存在内收损伤

表 22.1 骨盆畸形

| 轴向 | 畸形 | 效果 |
| --- | --- | --- |
| $x$ | 轴向 | 压缩/分离 |
|  | 旋转 | 屈曲/伸直 |
| $y$ | 轴向 | 头端/尾端 |
|  | 旋转 | 内旋/外旋 |
| $z$ | 轴向 | 前后 |
|  | 旋转 | 外展/内收 |

种骨盆环损伤的分型[8]，骨盆环损伤被分为前后压缩、侧方压缩、垂直剪切力和综合型（表22.2），前后与侧位压缩性损伤则按照不稳定的程度（从轻到重）又区分为 3 个亚型。此种分型方法被证明是有价值的，因为它有助于预测具体病例的骨折不稳定性，并依此决定适当的复位与固定策略。例如，一例患者在车祸中受到侧方压缩暴力的损伤，由此导致半侧骨盆的内旋、屈曲、内收畸形[6,7]（图 22.6，图 22.7）同样，患者仰面跌伤背部着地或从前部的挤压伤通常导致开书样损伤，由此导致外旋和外翻畸形（图 22.8~22.10）。

表22.2 骨盆环损伤的分类[8]

| | 类型 | 骨折 | 稳定性 |
|---|---|---|---|
| 前后压缩，外旋 | APC-Ⅰ | 耻骨分离<2.5 cm，或孤立的耻骨骨折 | 稳定 |
| | APC-Ⅱ | 耻骨分离>2.5 cm，骶髂关节（SI）前部增宽 | 旋转不稳定，垂直稳定 |
| | APC-Ⅲ | 耻骨分离>2.5 cm，骶髂关节（SI）完全分离 | 旋转和垂直均不稳定 |
| 侧向压缩，内旋 | LC-Ⅰ | 骶骨前部压缩，耻骨水平支骨折 | 稳定 |
| | LC-Ⅱ | 骶骨前部压缩，髂骨翼后部新月形骨折，骶髂关节（SI）后方结构断裂 | 旋转不稳定，垂直稳定 |
| | LC-Ⅲ | LC-Ⅱ合并对侧半骨盆的外旋 | 旋转和垂直均不稳定 |
| 垂直剪切 | | 垂直方向移位 | 不稳定 |
| 混合型 | | 完全移位 | 不稳定 |

引自 Burgess A, Eastridge BJ, Young JWR, et al. Pelvic ring disruptions: effective classification system and treatment protocols. J Trauma 1990;30:848–856.

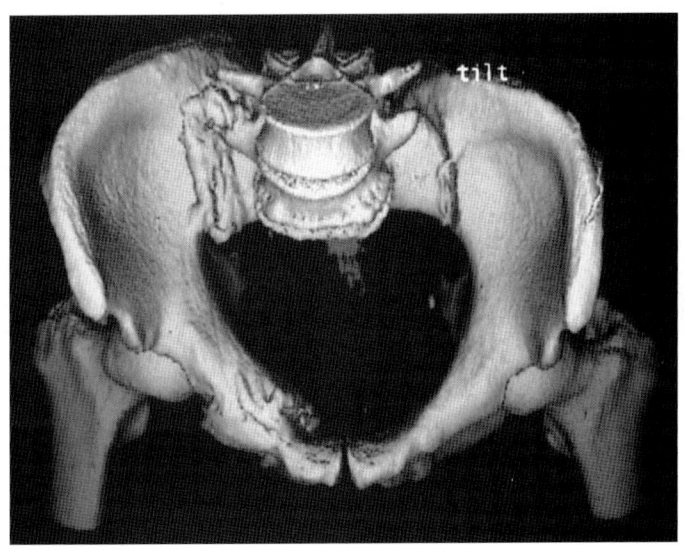

图22.6 三维CT显示由于机动车侧面碰撞引起的损伤，导致患者右侧骨盆轻度的内旋和屈曲畸形。根据Young与Burgess分型属于LC-Ⅰ型损伤，伴有骶骨体前部稳定压缩骨折

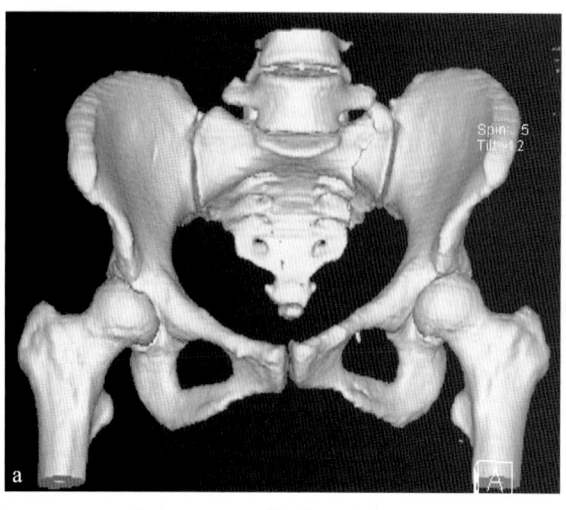 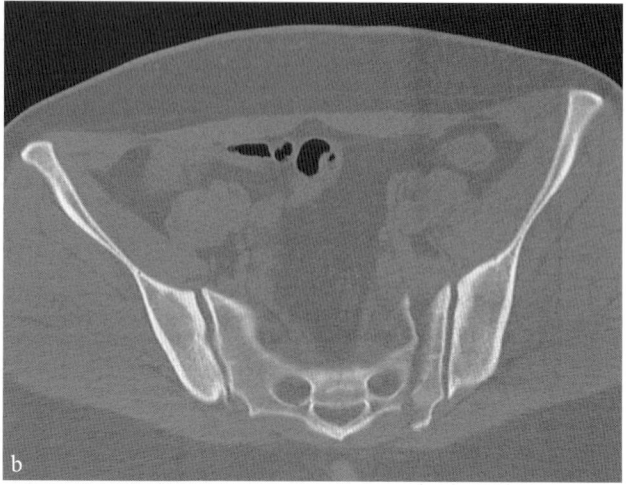

图 22.7 不稳定 LC-Ⅱ型损伤,存在骶骨的未压缩的完全骨折。a. 三维 CT 显示骨盆内旋畸形,伴有骶骨的无压缩的完全骨折。b. CT 扫描通过骶骨体,清晰显示骶骨的不稳定骨折

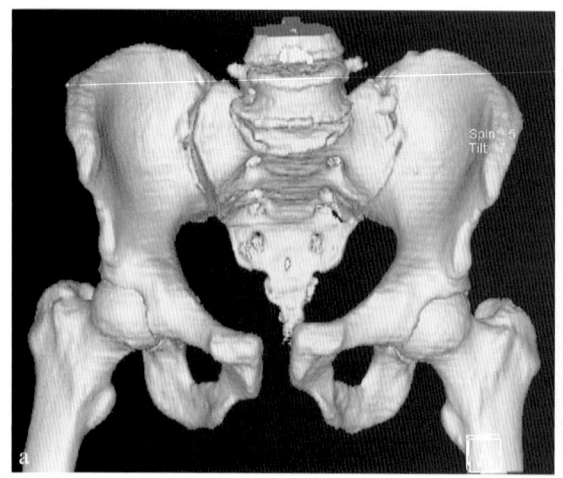 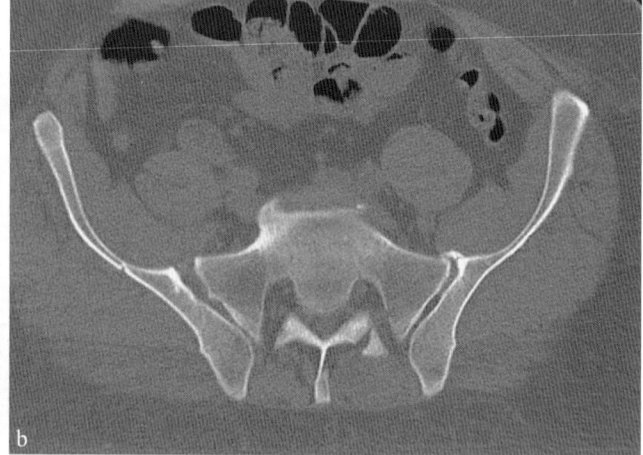

图 22.8 APC-Ⅱ型前后压缩骨折。a. 这种损伤以耻骨分离 >2.5 cm、骶髂关节(SI)前部增宽为特征。b. 骶髂关节后方韧带是完整的

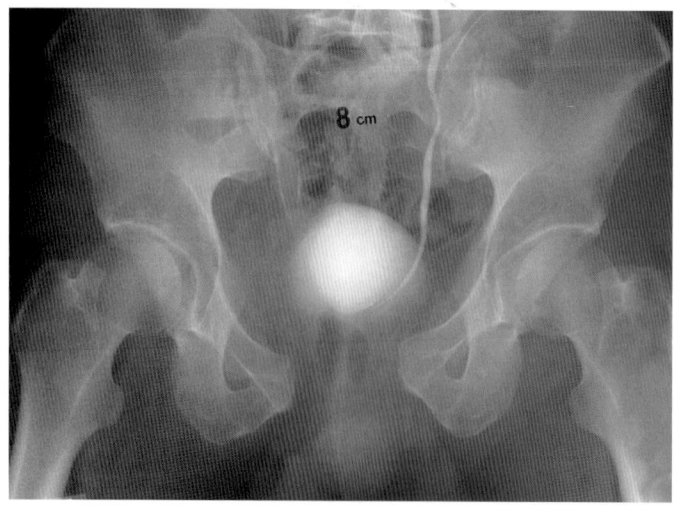

图 22.9 一例自马上坠落患者的骨盆前后位 X 线片,显示开书样损伤,耻骨联合分离约 8 cm 但后部稳定性存在

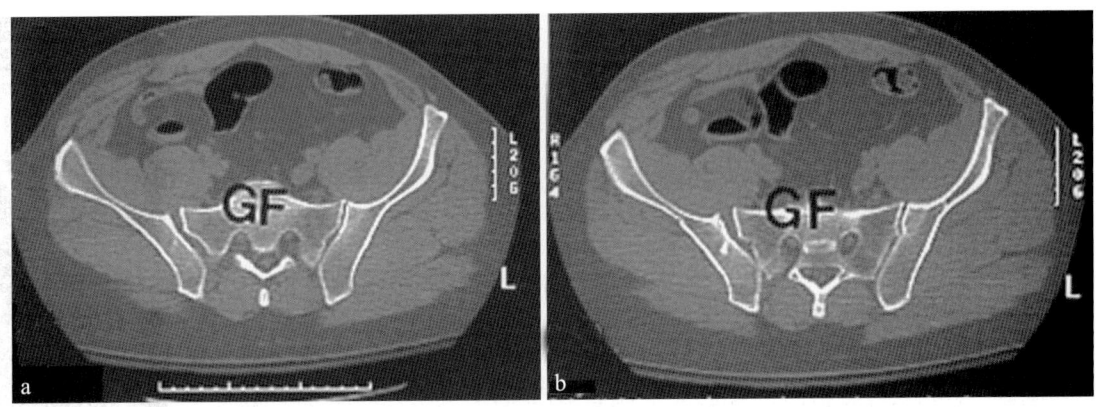

图 22.10 与图 22.9 所示为同一位患者，耻骨联合分离超过 6 cm，可能存在的骶髂关节（SI）完全断裂。a 图为 CT 扫描骶髂关节上部横切面，提示骶髂关节（SI）前、后部完全断裂。然而，CT 扫描骶髂关节下部横切面（b）提示骶髂关节后下方的韧带是完整的

## 非手术治疗

Bucholz Ⅰ型骨盆骨折是稳定骨折，应采取非手术治疗。另外一种宜采取非手术治疗的侧方压缩性骨盆环损伤是骶骨压缩骨折与骨盆前环微小移位性骨折（图 22.6，图 22.11）。此外，耻骨支骨折而没有明显的后部结构损伤，同样也无须手术治疗。坐骨、髂前上棘、髂前下棘撕脱骨折相对罕见，虽然可能有骨片的显著移位，但此类病例骨盆环是稳定的。目前尚未见文献报道有关对移位撕脱骨折采取手术或非手术治疗的确切建议，采用何种治疗方法应根据具体情况来决定（个体化原则）。本文作者采用移位大于 1 cm 作为撕脱骨折的手术标准。骨盆的微小移位和压缩损伤在影像学和力学上都是稳定的。对于此类病例，采用脚趾部分点地负重 6~8 周，每周应复查 X 线片以确保无其他额外的畸形发生即可。20% 的外侧压缩损伤在随访中被发现有移位发生，68% 的骶骨完全骨折和双侧的上、下耻骨支骨折也会发生移位[9]。6~8 周后建议采取更加积极的功能锻炼和增加关节活动度的步行活动等物理治疗。

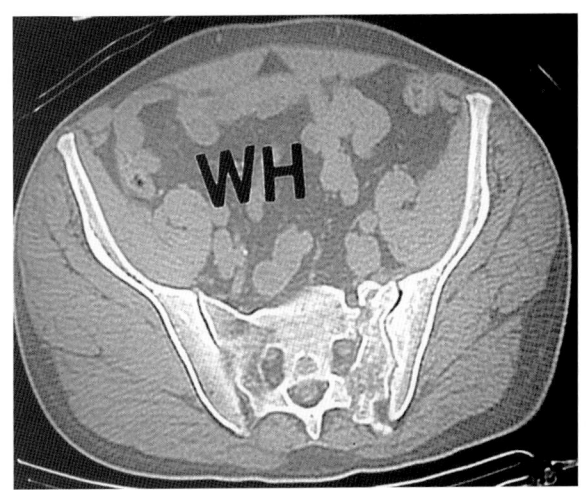

图 22.11 CT 扫描显示稳定的骶骨压缩骨折。外科医生必须评估畸形的严重性，继续复查 X 线片，以确定没有远期的畸形加重

## 手术治疗

### 适应证

手术治疗骨盆环损伤的适应证包括非手术治疗失败，以及骨盆环不稳定或有难以接受的骨折畸形。正如在非手术治疗部分提到的，撕脱骨折的治疗应遵循个体化原则，通常撕脱骨折且移位大于 1 cm 可导致严重疼痛和肌无力，

因此作者建议对这种损伤采用手术固定治疗。另外一种手术治疗的适应证包括虽然骨盆环可能稳定但有明显的畸形，如侧方挤压伤导致半骨盆具有超过20°的内旋畸形，或下肢不等长超过1 cm[6, 7]等（图22.12）。此种内旋畸形可导致耻骨支骨折刺破膀胱或阴道，通常有必要外旋骨盆以从膀胱和阴道中移出骨组织。由于这些损伤是稳定的，简单的外固定可外旋骨盆，恢复正常骨盆的解剖结构；但如果仍然存在畸形，则应在外旋骨盆之前行截骨术[7]（图22.12，13）。

通常情况下，对于耻骨支骨折，不论是单纯的前部损伤还是合并后部结构损伤，一般都无须固定。但耻骨支骨折分离移位大于15 mm并伴随后部结构损伤，此时坚强的耻骨筋膜可能破损，需要切开复位内固定[10]。在外旋畸形或开书样骨盆损伤中，耻骨联合分离移位大于2.5 cm为手术指征；如果分离移位小于2.5 cm但伴随后部结构损伤，同样也需要手术固定；如果骨盆后部分离移位大于2.5 cm，则可能存在骶髂韧带破坏。有些看上去是单纯耻骨联合分离的损伤，实际上也包括了骨盆后部结构的破坏。对于这样的损伤，单纯使用前部外固定框架复位会使骨盆后部复合结构的间隙加大，并出现后部结构的不稳定（图22.14）。

需要手术治疗的骨盆损伤主要是指半骨盆完全不稳定。这些损伤可能通过骶髂关节，或合并骶骨、髂骨翼的骨折脱位，也可能只累及骶骨或髂骨翼后部。不稳定可通过体格检查和影像学检查来证实。不稳的影像学标志在之前已经介绍，包括大于5 mm的骶髂关节分离移位或和相对于压缩骨折的骨折分离移位。此外，在物理学检查时发现半骨盆存在活动是手术治疗适应证。手术治疗骨盆骨折主要包括3个步骤：手术入路，复位，固定。高能量骨盆损伤患者的致死率通常较高。在急诊外固定骨盆时，骨科医生应该有能力控制复位并防止并发症发生。对骨盆解剖和骨折畸形的充分理解，将有助于处理。

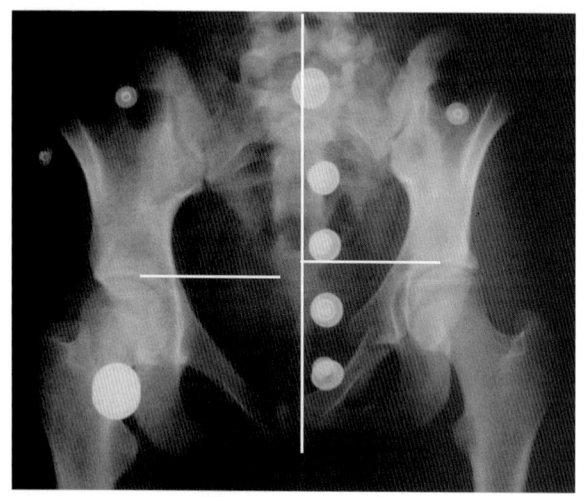

图22.12 一例左侧骨盆严重内旋畸形的年轻女性患者的骨盆前后位X线片。起初的畸形较轻，但几周以后畸形加重，患者出现下肢不等长和坐位平衡问题（坐骨高度不一致），髂前上棘可见不对称。通过白色的参考线可以看出左侧骨盆向中线移位，左下肢短缩

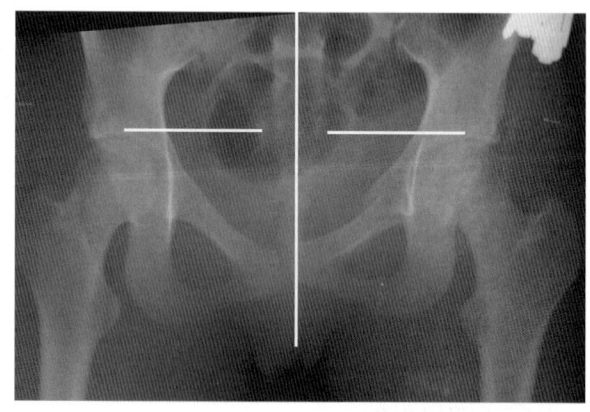

图22.13 与图22.12为同一病例。使用外固定器纠正内旋畸形，术中拍摄的骨盆前后位X线片。运用外固定器产生斜向的向量，把左侧骨盆向外侧和远端撑开。通过白色参考线可看出，左髋的偏心距已恢复，双下肢等长

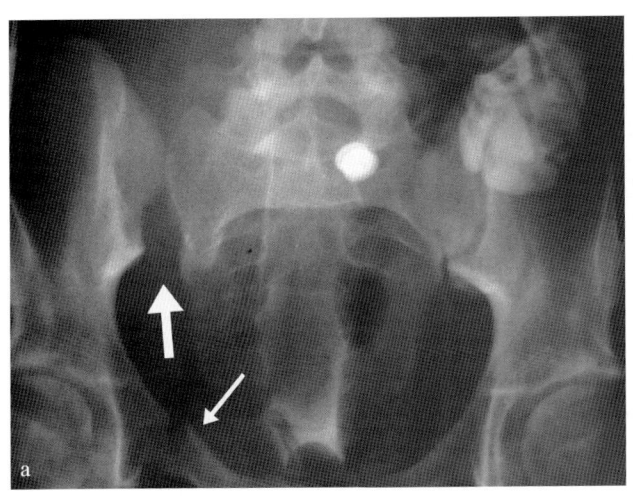
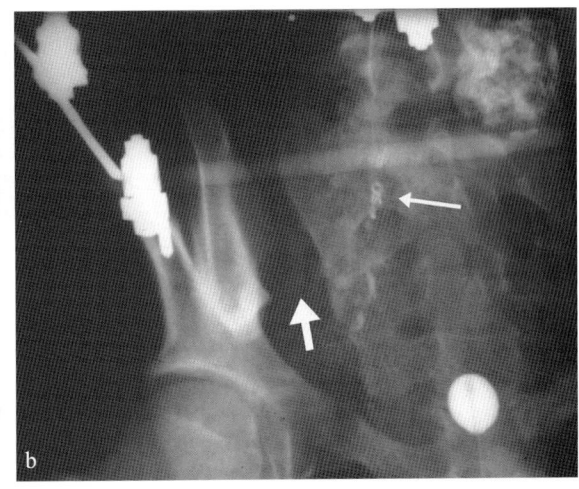

**图 22.14** 采用前方固定来稳定骨盆后环失败的病例。a. 术前前后位 X 线片提示右侧半骨盆不稳定，右侧骶髂关节分离（宽的白色箭头）。存在少许移位的耻骨支骨折，在影像的下部很难看到（窄的白色箭头）。患者有血流动力学不稳定，尽管没有前后明显的骨盆前环移位，仍然采用了前方外固定。b. 患者应用前方的外固定后 X 线影像依旧显示骨盆环后方不稳定，甚至右侧骶髂关节间隙增宽（宽的白色箭头）。注意右侧髂内动脉处的栓塞弹簧圈（窄的白色箭头）

### 急诊处理

对骨盆损伤的急诊处理的完整描述，并不是本章节讨论的范围，我们仅提供一些有用的提示。处理急性骨盆损伤需要多学科团队协作。幸运的是，90%以上的骨盆损伤患者是血流动力学稳定的。如果患者存在机械不稳定的骨盆骨折，合并收缩压<90 mmHg，则需要急诊复苏。那些机械性不稳定的骨盆患者，如果其生命体征稳定，需要密切监护可能发生的失代偿情况。骨科医生在处理机械不稳定的骨盆患者的首要任务就是稳定骨盆。在急诊室，用巾钳将床单或骨盆带围绕在大转子两侧可以临时稳定骨盆。床单或骨盆带可以根据需要上下滑动少许，方便普外科医生检查腹部，或血管外科医生检查腹股沟。通常来说，在固定床单或者骨盆带前可以轻柔地牵引使足内旋，这样达到使骨折复位的效果。然而，稳定骨盆的目标是稳定并控制血凝块（在骨盆骨折损伤中，会有 20 L 以上的液体渗出到腹膜后间隙），而不是减少盆腔容积[6]。

在将患者转移到一级的创伤中心时，床单或者骨盆带可以保留在原位不动。由于皮肤可能会发生压力性溃疡，所以在使用骨盆带和床单 8 小时时应检查皮肤。如果患者血压可以稳定，每隔 2 小时放松几分钟，让皮肤可以恢复灌注。如果患者需要因为其他原因去手术室并且需要复位骨盆后环，可以使用外固定支架

（见后）。通常来说，在采用床单或者腹带固定后如果患者出现血流动力学不稳定，大部分社区医院没有血管介入科医生来栓塞血管。所以在用床单或者骨盆带固定后应该立刻转送一级创伤中心。同时，为患者保持体温，良好复苏，氧气吸入，输全血或者 1 : 1 的浓缩红细胞、血小板、新鲜冰冻血浆、冷沉淀等，能够使致死性凝血障碍的发生率降低约 30%。

不稳定的骨盆损伤可以引起 L2~S4 的神经根损伤，通常以 L5~S1 多见。如果神经症状逐步加重，需要行神经减压，则应转运到更高一级的创伤中心。

尿道损伤、腹膜内/外的膀胱破裂是常见的泌尿系损伤。导尿管内有血、直肠指诊发现前列腺升举征阳性，可以作为诊断泌尿系损伤的依据。等到血流动力学稳定后，所有骨盆前方损伤的患者都应该接受逆行尿路造影，造影剂可通过膀胱破损处进入盆腔，使得通过栓塞出血的血管来止血变得更加困难。虽然采用球囊导尿管更好，但如果已行耻骨上膀胱穿刺，最好请泌尿科医生将导管于皮下走行，从耻骨联合上方引出更佳。这样可以保护耻骨联合处的皮肤，有利于随后可能进行的切开复位内固定术。

开放骨盆骨折的死亡率很高，一定需要通过阴道/直肠检查来明确诊断，并早期使用抗生素。开放骨盆

骨折需要和其他开放骨折一样进行彻底清创，这就意味着需要彻底清除血肿。粪便污染伤口时，应行横结肠造口术或降结肠造口术，造口的位置最好能远离以后骨盆内固定手术的切口。

## 前骨盆环损伤

视频 22.1　耻骨联合 ORIF 并置入骶髂关节螺钉

### 耻骨联合分离

耻骨联合分离大于 2.5 cm 是手术指征，可以采用外固定或接骨板内固定。外固定能够成功，但其有一定的风险，如果没有发现后方结构的破坏将导致骨盆后环畸形（图 22.14）。外固定的另外一个问题是针道感染和肥胖患者的皮肤坏死，患者对外固定治疗的接受度也不佳。前方皮下的内固定可以消除针道感染问题，并且能更好地被患者接受[12]。外固定可以通过前方或后方框架固定。如前所述，多数外固定是在急诊情况下用于稳定半侧骨盆的，多用于骨折机械不稳定类型和血流动力学不稳的患者（心脏收缩压低于 90 mmHg）。放置前方和后方的外固定框架的技巧将在随后描述。前方安装外固定框架是比较安全的，绝大多数骨科医生对前方技术感觉比较满意；但是单一的前方外固定不能为完全不稳定的骨盆骨折提供足够的支持。通常采用四点外固定方法。了解骨折畸形，使得外科医生可以更好地选择合适的切口来放置固定针。例如，如有外旋畸形，医生应该选择靠近髂嵴内侧的切口，以降低复位后固定针造成的皮肤张力。臀中肌结节是放置前方固定针的理想位置。

## 技　巧

髂嵴固定器

穿刺切口为髂前上棘的后方 2.0~2.5 cm，切口直达髂嵴。侧方的髂骨翼通常有一个结节，中间和内侧的髂骨翼在此融合成嵴。因此，沿着内侧皮质骨放置一根克氏针有助于确定臀中肌结节，帮助外科医生在骨内安装一段较长的固定针。作者置入针时多将间隔设为 4 cm，首先通过髂嵴顶端的皮质骨钻一个导航孔，将 Schanz 针通过钻孔置入，位于髂骨翼两侧皮质骨之间。如果穿出骨盆，固定针仍然具有较好的双层皮质骨把持力量。其余针同法置入。典型的错误是将克氏针沿与患者躯体垂直的方向拧入，而不是按照臀中肌结节方向拧入（向着远端和躯干的垂直方向夹角 60°，向内侧倾斜 30°）。当两侧各安装两根固定针后，可将两根固定针间通过连接杆组装起来，就可以通过与髂骨翼固定的连接杆来进行复位。完成复位后，再将这两根杆与第三根连接杆连接。对血流学动态不稳定的急诊患者，手术医生必须了解获得骨盆复位所需要施加的力的方向[6]。通常情况下，对于完全的不稳定骨盆损伤，后方骨盆的复位对控制出血和获得血流动力学稳定是十分重要的。结合完全伸髋位牵引或屈髋 45°位牵引和挤压骨盆的后部，通常能够达到比较好的骨盆复位效果。经常犯的一个错误是在试图压缩纠正前方的分离时造成半骨盆的屈曲内旋畸形，加大了骨盆的后方分离（图 22.14）。

在急诊情况下，稳定和复位骨盆的后方结构比减少骨盆容积更重要[11]。成功复位后，外固定钳的收紧能够帮助手术医生获得半骨盆的相对稳定。固定针周围的皮肤减张，可以防止后期的皮肤坏死和感染。可以用第二平面的固定棒来增加稳定性。

### 髋臼上方固定器

作为另外一个选择，我们可以在骨盆髋臼上方区域来放置固定针，依次进行双固定针的外固定器安装[12]。在髂前下棘上方做一个切口，闭孔出口斜位透视影像可以明确髋臼上方的骨柱结构，在内侧和外侧髂骨皮质之间，放置固定针。髂翼斜位透视影像有助于确定固定针所需要的长度。这些固定钉可以在髋臼上方骨组织产生很好的把持作用，能够与前方的固定架结合起来，或双边应用对后方损伤进行加压。固定棒交联可以置于皮下隧道内（InFix 技术[12]，Spinal Concepts Inc.），把固定针剪短至皮下，整个固定器都可以置于皮下，避免钉道感染。双针固定的一个缺点是在骨盆的每一边用单针固定很难纠正骨盆的内收 – 外展旋转畸形。

### 后方固定器

后方外固定装置（C 形钳）有稳定骨盆后结构的额外优势，适应证和前方固定器一样。禁忌证为髂骨翼骨折自前方累及骶髂关节，因其对于关节加压无助于髂骨翼骨折的复位。另外，在骶骨粉碎性骨折时使用需要特别的关注，因为过度压缩会造成伤害。安装后方钳的技术如下：患者仰卧，将自患者髂前上棘到髂后上棘的线分为三等份，纵向穿刺切口位于中、后三分之一交界处（图 22.15），约在股骨大转子延长线上。长钳通过穿刺口至骨面，通过用长

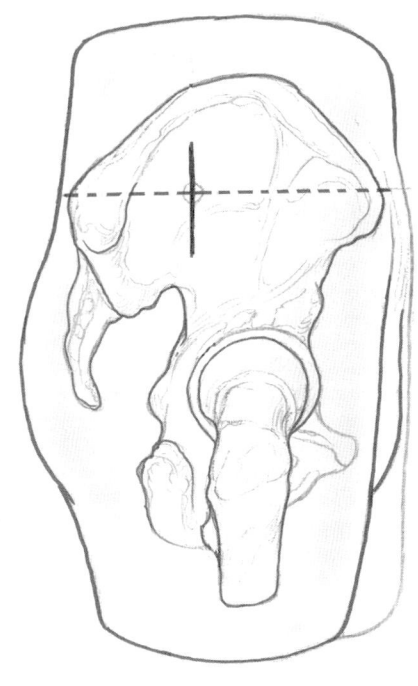

图 22.15　放置后方 C 形钳的理想位置，在骨盆侧位影像上髂前上棘与髂后上棘连线的中、后 1/3 的交界处

钳触及骨面定位髂骨外侧嵴的斜面，这个斜面在骶髂关节前方的末端。如果固定针横穿过髂骨，就有向前进入腹腔的危险。斜面的后方附近是固定针的放置位置。位置确定后，固定针放于骨盆两边，通过锤击使其进入髂骨翼。固定夹放于固定针上，手术医生手动对固定夹适当加压。长钳有可插入的套管结构、带螺纹的螺栓结构，可以在固定针上滑动。用扳手上紧后，可为骨盆后方结构损伤提供另外的加压作用。在不稳定的完全骨盆损伤中，在后方加压前进行牵引有助于复位（图 22.16）。

上面已经说过，过度压缩有潜在的并发症。因此，在应用外固定装置后进行放射学评估必不可少，一个担心是在骶髂螺钉作为有限处理骨盆后方结构时，C 形钳夹的针可能导致后期感染。作者的 20 多例患者采用了上述的治疗步骤，未见骶髂螺钉感染发生，但这样的担心仍然存在。

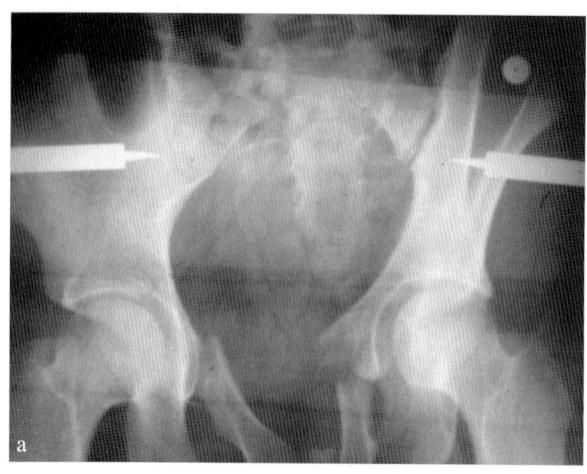 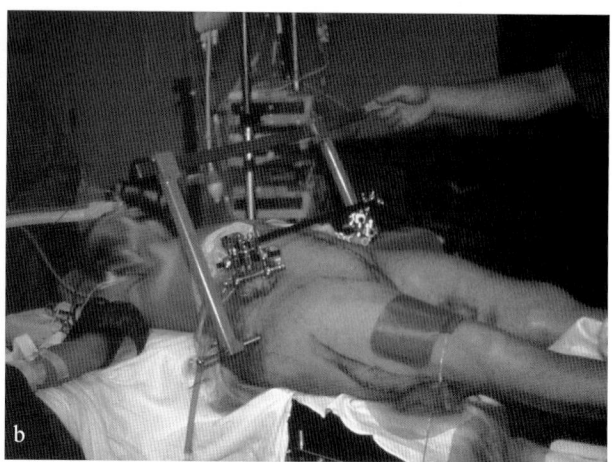

图 22.16 后方 C 形钳应用病例，患者被机器挤伤伴有血流动力学不稳定。a. 患者在复苏期间的骨盆前后位 X 线片显示 C 形钳置于髂骨。b. 患者在后期手术中的照片，显示骨盆 C 形钳的应用。由于该患者骨盆后方有严重皮肤缺损，因此认为后方的最终内固定有风险，故加用前方的外固定器来作为补充

### 内固定

耻骨联合损伤一般通过切开复位内固定来治疗。常用的入路有两条：一条是 Pfannenstiel 入路，另一条为正中切口。正中切口一般为是普外科进行剖腹探查并治疗腹部疾病时最常用切口的延长；Pfannenstiel 切口更常用，起于耻骨联合上方 1 cm，长约 10 cm（图 22.17）。手术显露的关键是保留腹直肌在耻骨支前方的附着，无须切断腹直肌就可以有充分的手术视野并完成骨折复位。如果肌肉纤维在止点处被剥离，术后患者会有疼痛。通常腹直肌的一头由于创伤而断裂，需要修复腹直肌的止点使其重新连接，维持腹直肌功能。在皮肤深层可辨别覆盖在腹直肌两头表面的筋膜，正中线可以通过 V 形的筋膜束加以辨别。两侧相互交叉的纤维束有助于指导手术医生在腹直肌的两头间做正中切口。如可以看见肌肉，可改变切口角度继续保持在腹直肌的两头之间。分开这些组织后，可以从耻骨的上方分离腹直肌，但保留其与耻骨前方的连接。对腹直肌耻骨支上方的分支，可以先自内侧进行电灼分离，继而向两边于骨膜下分离而使其得到松解。腹直肌上方止点处于耻骨联合两边进行松解，将 Hohman 牵开器置于腹直肌的下面有助于改善显露。使用弹性牵开器用于阻挡膀胱避免其损伤，以改善显露（图 22.18）。

另外，将剖腹探查所用的棉垫置于耻骨联合与膀胱之间，可为两者提供缓冲，既可以向后牵开膀胱，又可以保护膀胱。清理耻骨支前方后，用 Weber 钳复位。将皮肤与腹直肌分离，Weber 钳通常穿过腹直肌前部止点，置于耻骨结节处，如图 22.19 所示。可以通过在骨上钻小的导向孔来增加 Weber 钳的把持力。通常除了外旋损伤外，也存在骨盆的屈曲 - 伸展畸形。通过 Weber 钳的调整，这两种畸形能够得到纠正，从而获得完美的解剖复位。耻骨联合之间的软骨要保留不要去除。假如需要更大的力量来获得复位，可联合 4.5 mm/3.5 mm 复位螺钉与 Farabeuf 或 Jungbluth 复位钳在前方进行固定（图 22.20）。如果一侧骨盆向后方移位导致骨盆环完全中断，移位的半骨盆必须通过向前的牵拉来复位。要想获得此方向的复位，通常要使用 Jungbluth 钳。即使需要复位的力量很大，也很

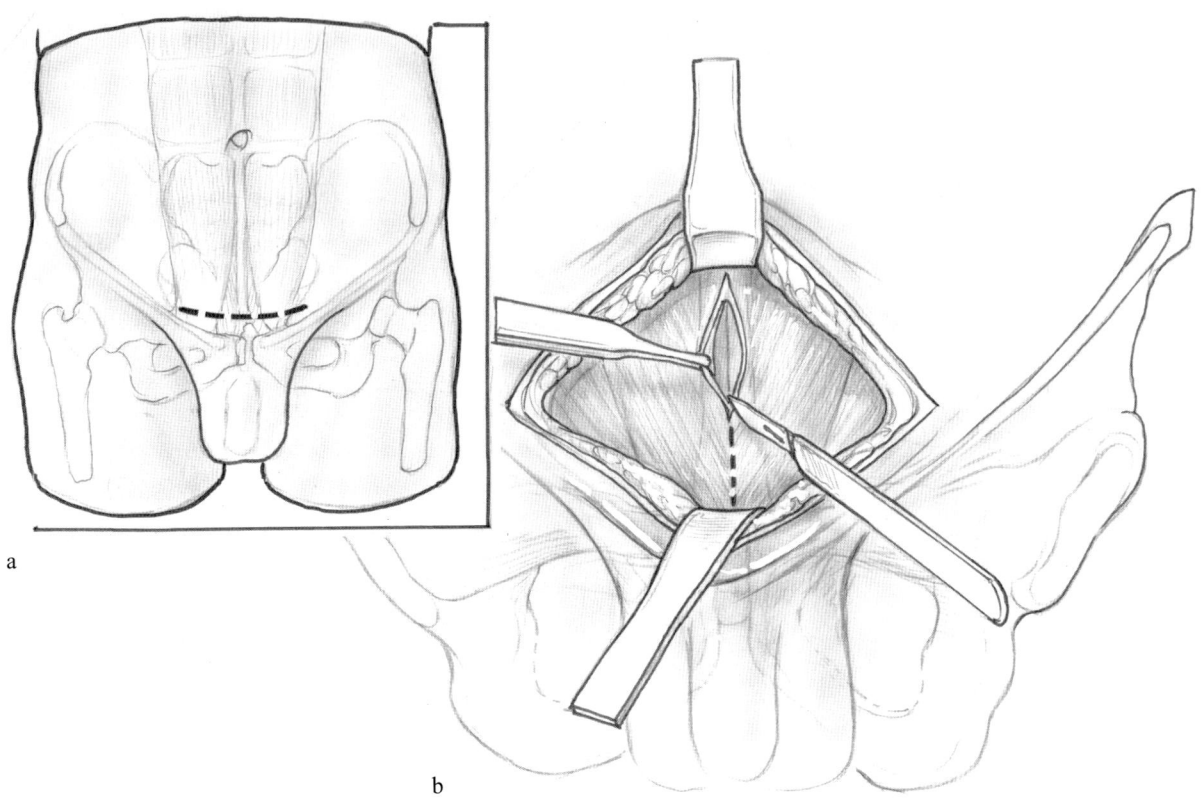

图 22.17 耻骨联合接骨板的使用。a. Pfannenstiel 皮肤切口起于耻骨联合上方一指处。b. 腹直肌的两部分通过 V 字形的相互交叉纤维进行鉴别与分离

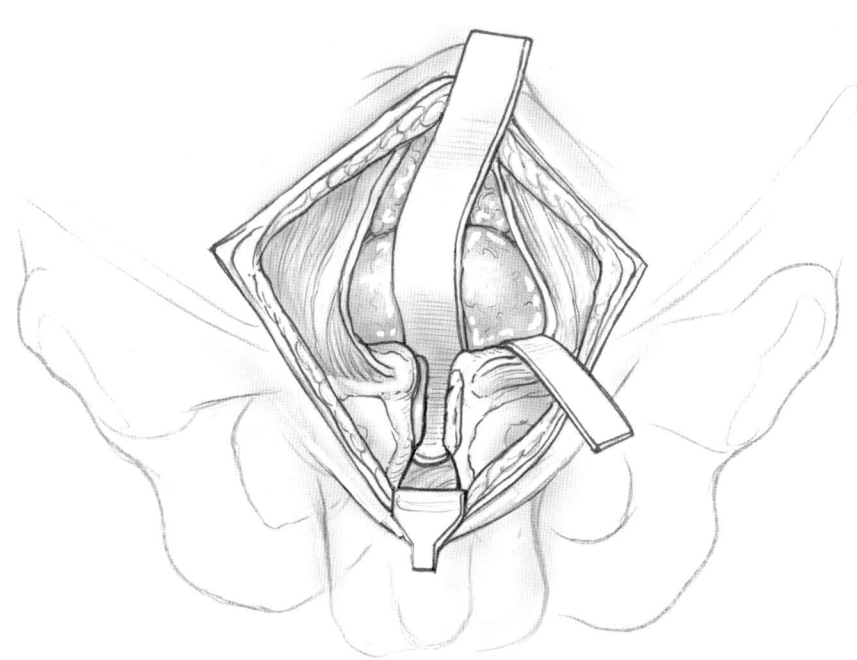

图 22.18 通常一次显露一边，用 Hohman 拉钩在耻骨支表面向头端牵开腹直肌，用弹性牵开器保护膀胱

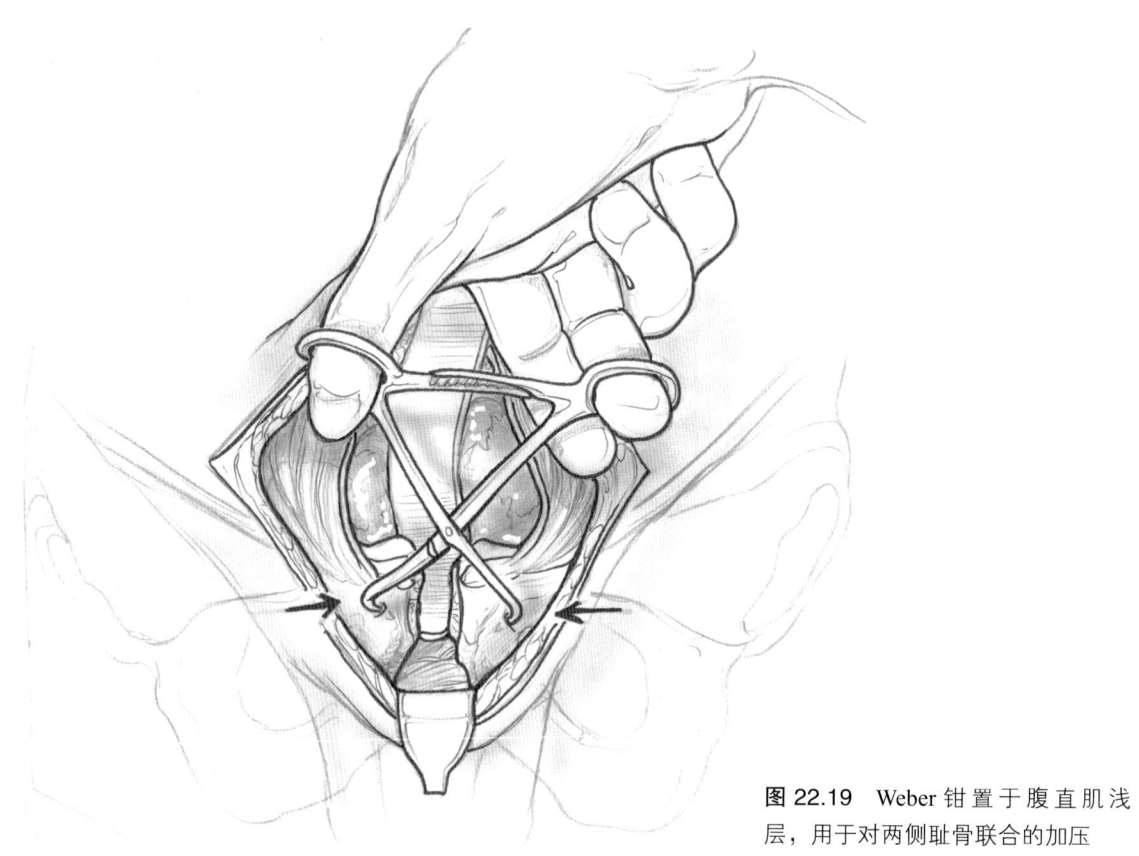

图 22.19 Weber 钳置于腹直肌浅层，用于对两侧耻骨联合的加压

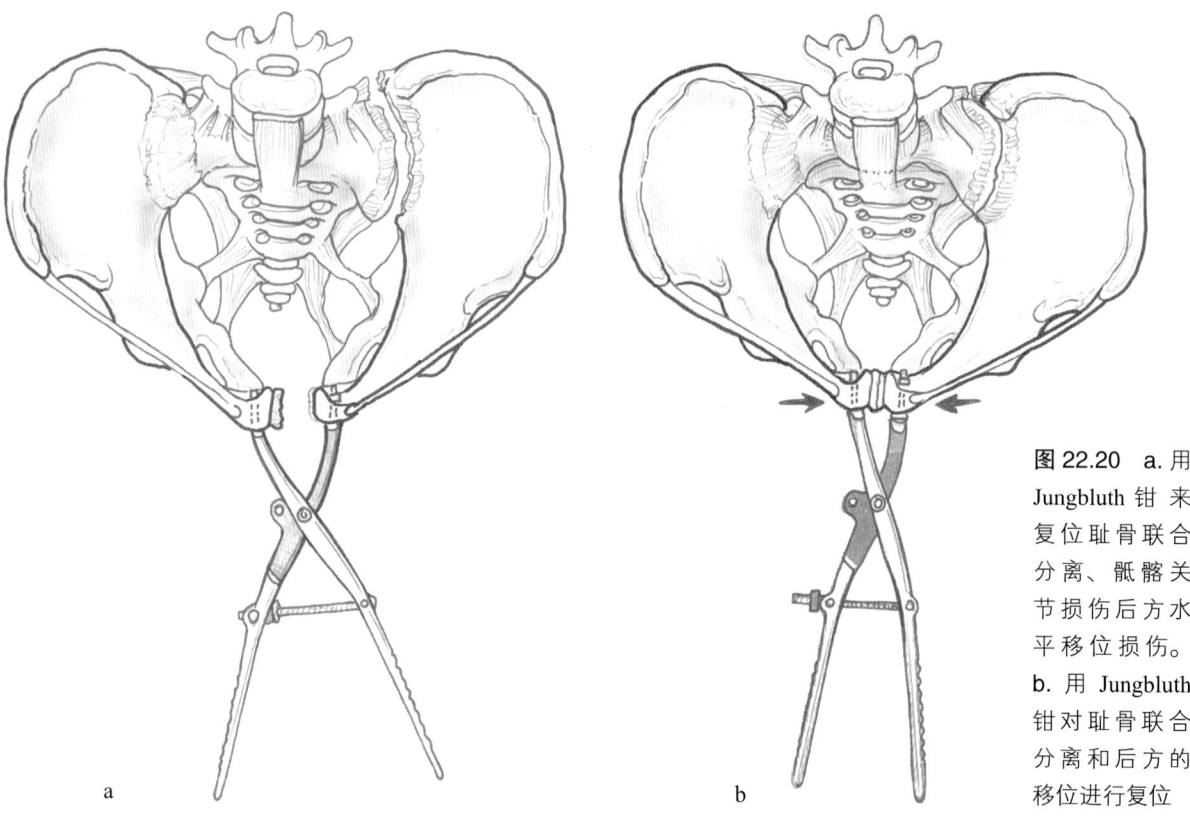

图 22.20 a. 用 Jungbluth 钳来复位耻骨联合分离、骶髂关节损伤后方水平移位损伤。b. 用 Jungbluth 钳对耻骨联合分离和后方的移位进行复位

少见到复位螺钉被拔出。在螺钉远端放置一个螺母，可以在复位时维持螺钉的位置。进行这些操作时，额外的耻骨前方的解剖分离会导致腹直肌止点和阴茎悬韧带的损伤。这些措施只是在初期复位失败时才采用。

一旦耻骨联合复位满意，手术医生必须确认骨盆后方间隙未变宽，即骨盆后方稳定性存在。应用耻骨联合接骨板有不同的选择：4.5 mm 或 6.5 mm 螺钉双孔接骨板；小的 3.5 mm 或 4.5 mm 的螺钉的四孔或六孔接骨板。因为双孔接骨板经常缺乏愈合所需要的稳定性，故作者喜欢用 3.5 mm 或 4.5 mm 螺钉的六孔弧形接骨板。接骨板置于耻骨支的上方，还可以通过在前方放置第二块接骨板与第一块接骨板成 90°角，来提高固定强度。处理新鲜的损伤时不需要置入两块接骨板[10]；畸形愈合的陈旧病例偶尔需要置入双接骨板[5]。手术医生需要把上方的接骨板在每边的第二孔和第三孔之间，或者耻骨和耻骨支结合的地方，向下折弯 15°，耻骨支在此区域的上方会有解剖性倾斜。安装在耻骨平面上方的螺钉长度能达到 90 mm，平均 60~70 mm；闭孔上方的螺钉长度较短，通常为 20~30 mm。

对泌尿生殖系统损伤的修复时机目前尚存争议，泌尿外科医生通常会在几个月后修复。对于此类病例中，通常会在耻骨上方置入导尿管，但是感染风险较高。把耻骨上膀胱造瘘管通过皮下隧道自远离耻骨联合损伤的部位引出，有助于在使用 Pfannenstiel 切口的时候预防皮肤污染。多数病例可以在输尿管膀胱镜的辅助下用 Foley 导尿管恢复尿道连续性，是比较好的处理方式，并且在任何可能情况下都应该优先尝试。对于延期的 ORIF，应该等到尿液不再渗到骨盆区域后再进行，以防止感染。作者通常在尿道损伤后等待 3~5 天再行耻骨联合固定。不管是腹膜内/外膀胱破裂，在固定耻骨联合时均应予以修复。

## 耻骨支骨折

视频 22.2 骨盆斜形骨折 ORIF

如前所述，多数耻骨支骨折能用非手术治疗进行处理，而且那些发生在耻骨和耻骨支结合处的骨折伴随骨盆后方结构不稳定时，非手术治疗不会导致任何的复位丢失[10,13]。虽然耻骨支骨折的固定能够提高骨盆的稳定性，但并不是必需的。出现下面情况时有手术治疗指征：由于损伤半骨盆的内旋导致耻骨支骨折断端触及膀胱或阴道；半侧骨盆内旋畸形大于 20°；下肢不等长大于 1 cm。对这些病例，外固定提供了一种能够外旋半侧骨盆并把骨折断端移离膀胱和阴道的简单方法（**图 22.12**，**图 22.13**）。另外，耻骨骨折手术治疗的适应证还包括骨盆后环损伤并且耻骨骨折移位大于 15 mm[10]等。在这些病例中，如果需要用接骨板固定比较高的耻骨支骨折时，Pfannenstiel 切口可以延伸成改良的 Stoppa 入路[14]。采用改良 Stoppa 入路，接骨板可以从一侧骶髂关节绕过耻骨联合置于对侧骶髂关节，也可将接骨板置于耻骨支上方、骨盆边缘或者沿骨盆内侧面放置。耻骨骨折断端移位大于 1.5 cm 时，通常合并髂耻筋膜损伤。在这些病例中，即使后部损伤复位也不一定能够使耻骨骨折复位，而且耻骨骨折的不稳定性可能会更高，因此手术复位和内固定是有适应证的。

此外，从耻骨结节固定到髋臼上方的耻骨螺钉能够也可用于内固定[15]，拧入髓内螺钉需要在透视下进行，确保耻骨支螺钉不进入关节。向头端倾斜的闭孔斜位影像有助于看清楚骨性通道，使得螺钉可以安全置入。

固定的时机尚存争议，需要根据具体病例来规划。固定时间越早，越容易通过开放或闭合方法获得复位。通过外固定支架、经皮骶髂螺钉或同时使用两者来获得初始稳定的方法，可以获得完美的成功。但是如果通过闭合方法不能达到完全解剖复位，在患者达到血流动力学稳定前进行开放复位，可能会导致更多的出血和患者死亡。一般而言，对于血流动力学不稳定伴有骨盆机械不稳定的患者，作者倾向于在急诊室用床单或骨盆带来固定骨盆。假如患者由于别的情况需要急诊手术时，可以在手术室安装外固定装置，可以同时通过闭合复位与经皮固定处理后方被破坏的结构。超过 24 小时后，通过闭合的方法来获得解剖复位会变得越来越困难。偶尔可以在剖腹探查的同时用耻骨联合接骨板来恢复骨盆前方的稳定性。不管怎样，前方轻微（几度）的畸形愈合就能够使后方的移位达 1 cm。比较理想的情况是在患者稳定和正向补液平衡后（伤后 5~7 天）实施最终的确切内固定治疗。

## 后环损伤

视频 22.3　骶髂关节拉力螺钉

### 骶髂关节脱位

无论采用前侧入路或者后侧入路来获得后方结构损伤的解剖学复位，良好的影像学评估是必要的。良好的透视片定义如下：不可以曝光过度或不足；可以清晰地骨组织的结构；骨盆没有旋转（如 L5 没有旋转，在尾骨和耻骨联合上方居中）。偶尔肠道影像可能会妨碍清晰透视，但是通过良好的技术调整，还是可以完成手术的。因此，手术医生需要把患者骨盆位置放好，确保获得良好的前后位、侧位、入口位、出口位影像以评估复位情况，并据此来固定骨盆。

对于所有骨盆损伤，复位骶髂关节或骨盆后方结构损伤，比随后固定更重要。在受伤最初的阶段（48 小时内），可能会实现闭合复位和固定，如果拉力螺钉平行于分离的关节置入，可将骶髂关节螺钉作为复位的辅助手段，但笔者很少使用该方法。闭合复位技术包括牵引，使用特殊的骨科牵引床和用外固定支架或半钉（髂嵴前下方）作为复位辅助工具。用打入髂后上棘或髂嵴的半钉，把没有受伤的半侧骨盆固定于手术床，大转子可以作为获得闭合解剖复位的重要标记（图 22.21）[16]。骶髂关节的最终确切固定一般使用骶髂关节拉力螺钉。虽然可以使用全螺纹的位置螺钉，但作者认为此类螺钉固定能力弱，因而倾向于使用骶髂关节拉力螺钉来获得加压。前方的骶髂接骨板以及髂骨骨棒或接骨板也是可以接受的选择。如果不能获得闭合解剖复位，或受伤超过 48 小时，则骨盆后方结构损伤有切开复位内固定（ORIF）的指征。骶髂关节损伤的手术治疗可以采用前入路或后入路。前入路的优势为可以很好地直视关节，可以保持患者处于仰卧位（在患者有多发伤时，手术医生更倾向于使患者保持此体位），不会使后方严重的软组织损伤加重。前路手术的主要问题是难以获得对后方半骨盆移位的复位，在最后置入确切内固定后，后方移位很难通过前路来复位并保持。通常情况下，置入内固定物时必须徒手维持复位。存在骶骨骨折时，前路手术也会特别困难，因为这类损伤很难使用前方接骨板进行固定，从前方复位骶骨骨折也十分困难。最后，采用前路手术时，损伤 L5 神经根的风险极高（图 22.22）。当存在后方挤压所致的软组织损伤而无法进行后路手术，患者有复合创伤不能取俯卧位时，髂骨翼骨折累及骶髂关节前方时，前路手术才有指征。

与前路手术相比，后路手术很容易应用钳夹技术对骨盆后方结构进行复位。手术医生可以在 L5 神经根损伤风险极低的情况下对关节进行清理。对从受伤到最终内固定间隔时间较长的患者来说，使用后方入路和钳夹技术可以更容易地实现复位。进行后路手术时，医生有比较多的内固定选择（如骶髂螺钉、跨髂骨棒或接骨板、腰骶椎的固定系统）。后路手术的首要问题是创伤所致的软组织损伤会妨碍此入路

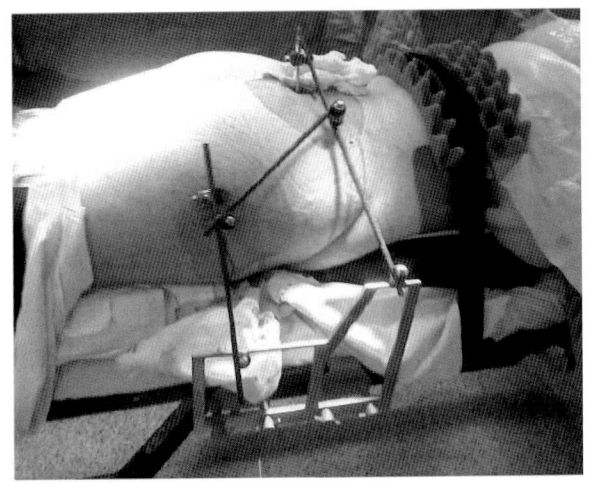

图 22.21 用半钉打入髂后上棘和大转子，将没有受伤的骨盆固定于手术床。通过框架连接这些钉子，而框架则用一个大型外固定器固定在床上。在骨盆固定的情况下，可以通过对对侧的腿进行操作来获得闭合解剖复位。患者取俯卧位，头朝向右面

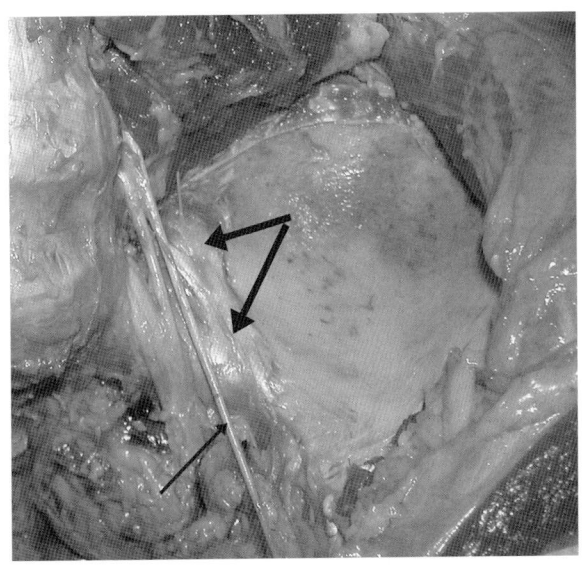

图 22.22 L5 神经根（细箭头）于髂骨前方、骶髂关节内侧仅 2 cm 处走行。骶髂关节可以通过闪亮的关节囊来辨识（粗箭头）

的安全建立，另外一个缺点是手术医生没有与前路手术相同的骶髂关节的视野。骶骨骨折、骨折线主要在骶髂关节后方，新月形骨折（髂骨翼骨折）需要神经根解压时，有后路手术的指征。

## 手术技巧

### 前路手术

前路手术时，患者取仰卧位，下肢单独包裹，便于手术医生自由屈曲髋关节和放松腰大肌，对下肢进行牵引和旋转来帮助复位。切口是髂腹股沟切口上部窗或髂窗，从髂前上棘开始向后至髂嵴开始下降处，髂嵴于此处不再容易被触及。解剖分离到髂嵴。切断腹部肌肉和外展肌之间的腱性部分，经此入路不应该切断肌肉。假如直接切到髂嵴，通常覆盖在上方的腹部肌肉将会被横断。因此，在稍微靠外下方的髋外展肌和腹部肌肉附着于髂嵴处进行分离达髂嵴

效果更好，不会损伤肌肉，缝合起来安全容易。这在非常瘦的患者显得尤其重要，他们常会抱怨两侧髂嵴上方的软组织不平衡。显露髂嵴后，自髂骨内板剥离髂肌和髂腰肌，可以一直从髂嵴显露至骶髂关节。一旦从前方能够触及骶髂关节，必须小心仔细解剖，跨过骶髂关节剩余的韧带来显露骶骨。L5 神经根位于骶髂关节上方偏内侧 2~3 cm 处。L5 神经根跨过骶髂关节，向下方的骶骨走行（图 22.22）。

由于这种解剖关系，在骶骨上方进行解剖时务必小心，以防止损伤 L5 神经根。显露骶骨达 2 cm 后，将锐性 Hohman 牵引器轻轻打入骶骨，通过牵开来实现完美的骶髂关节视野。尽量避免牵拉 L5 神经根，以防发生神经麻痹。如前所述，骶髂关节复位可能有困难。存在耻骨联合损伤时，用 Jungbluth 钳来控制并复位耻骨联合，偶尔有助于骶髂关节复位（图 22.20）。此外，通过置于髂骨翼的 Farabeuf 钳来旋转复位半骨盆并压缩骶髂关节，通常有助于骶髂关节复位。复位也能通过外固定支架或将钢针置于髂嵴作

为操作杆来完成。在此区域放置复位钳可能非常困难。偶尔，瘦的患者可通过屈曲髋关节放松腰大肌，结合将 Farabeuf 或 Jungbluth 钳跨骶髂关节放置能够实现复位。另外，可用一把不对称的 King Tong 钳来辅助复位，将其长头端固定于髂嵴后方，短头端固定于骶骨前方。由于不对称的 King Tong 钳未夹闭，通常在最后确切内固定时需要用手把持来维持复位。

骶髂关节解剖复位后，可以采用多种固定方式。虽然存在技术要求，但骶髂螺钉可以通过前路放置。在患者下方垫单子，将患者从透射 X 线的手术床上抬高，可方便该技术的使用。因为已经显露了骶髂关节，另外一个选择是置入 2 块接骨板，4.5 mm 或 3.5 mm 接骨板都可以，要 90° 交叉成角放置。这个区域最好的骨组织是骨盆边缘，三孔接骨板上的一枚螺钉应置于骶骨上，另外 2 枚螺钉应沿着骨盆边缘置于髂骨上，以此来获得最佳的内固定效果。手术医生必须知道骶髂关节向内倾斜成 10° 角。因此，为了防止螺钉进入关节，必须调整螺钉的入钉角度。沿着骨盆边缘安放好前内侧接骨板后，第二块接骨板可以放在更靠后上的方向上，与第一块接骨板成 90° 角；再者，1 枚螺钉固定在骶骨上，2 枚螺钉固定在髂骨上。针对此区域已发展了一些特殊接骨板，但上述固定理念的优势还没有得到临床证实。

## 后路手术

**视频 22.4 左侧骶骨骨折 ORIF**

对于后路手术，患者应该在透射 X 线床上取俯卧位。骨盆应该置于在术前可以进行入口位和出口位透视的体位，通常要求大腿下方垫 6 英寸（15 cm）的毯子或单子来防止骨盆屈曲，以便于获得良好的 AP 位 X 线片。手术前最重要的是对软组织情况进行评估，Morel-Lavallkee 损伤常见，可造成超过约 1/3 患者发生感染[17]。此类软组织脱套样损伤需要在最终确切固定前进行彻底清创。因此，如患者有此类脱套样损伤，作者将在最终内固定前进行彻底清创并取标本行细菌培养。如果清创时血肿无感染表现，那么应在清创后重新准备和铺单，在同一次手术中进行确切内固定。在再次准备消毒铺单前，应用 C 臂成像进行评估，确保可获得良好的入口位、出口位、侧位、前后位影像。

切口起于髂后上棘外侧 1 cm，向内侧直行或向尾端延伸，至臀部中部的骨嵴处（**图 22.23**）。从皮肤解剖分离到臀大肌的筋膜层。这些筋膜层比较薄，向内侧分离皮瓣后维持血供有困难。所以做这个切口的关键是保留全厚皮瓣。臀大肌起源于上方的髂嵴和下方的腰背筋膜，如果切口垂直向下达髂后上棘的话，会将切断臀大肌。如果肌肉被切断，覆盖髂后上棘将很困难，术后切口裂开发生率较高。

手术入路达到后方骨盆的关键一步是将臀大肌皮瓣从腰背筋膜处掀起，有助于术后安全而容易地覆盖髂后上棘和减少感染的发生[18, 19]。由此向下，臀大肌起点如不在棘突处也应在其附近。在显露臀大肌全部起点后，从髂嵴和腰背筋膜掀起皮瓣，显露髂骨和坐骨切迹。在髂骨折弯处即尾骨开始的地方，自骶骨外侧剥离梨状肌侧方起点。从远端向近端松解梨状肌，可以使得坐骨切迹内的组织结构远离手术操作区，从而避免医源性损伤[19]。此时，梨状肌仍然固定于骶骨前方但侧缘已被松解，方便通过坐骨切迹置入固定钳。随后，将臀大肌从髂骨翼的外侧和后侧剥离。

去除关节内的骨折碎片，使用薄的牵开器会有帮助。应用薄层牵开器应小心，以防过度扩大骶髂关节而致腰骶丛损伤。骶髂关节内的软骨永远不要去除，但可以去除游离的碎软骨片。从后方完成骶髂关节清理后，可以直视关节的一小部分来帮助判断复位情况。骶骨表面是一个凹面，与髂骨的凸面相匹配。骶髂关节

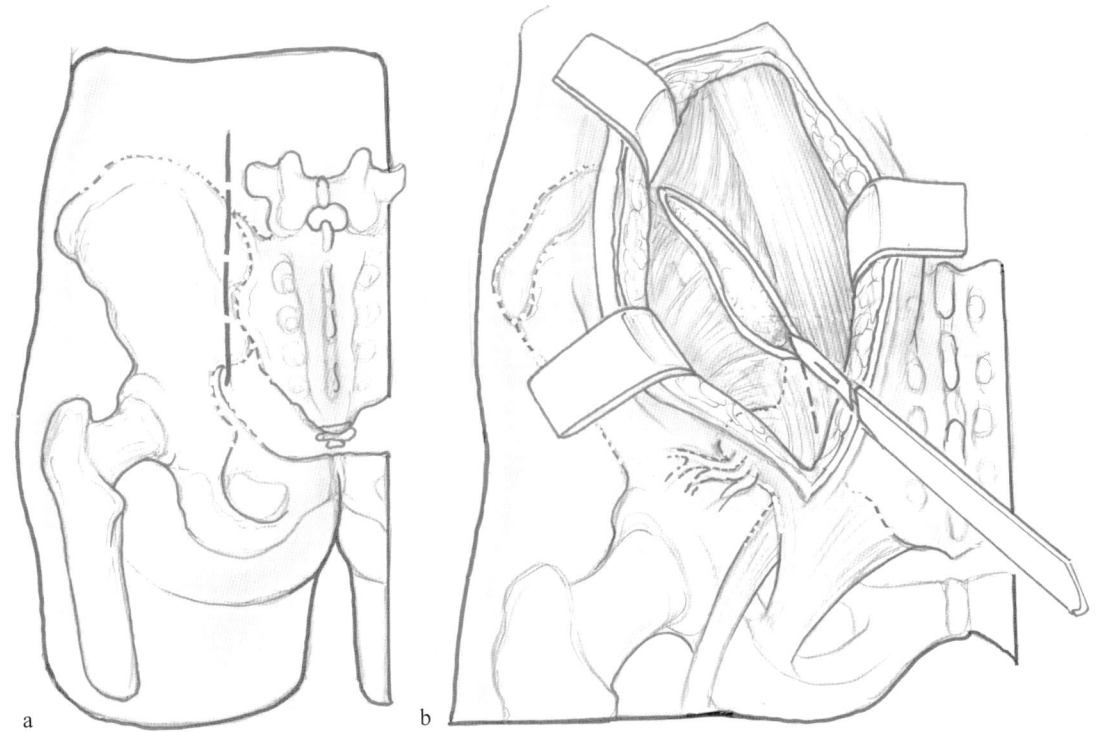

**图 22.23** a. 骨盆后方入路的皮肤切口起于髂后上棘外侧 1 cm、上方 2 cm 处,直至臀中部。b. 将皮肤从臀肌筋膜处分离,接着将臀大肌从腰背筋膜处掀起

有点像"L"形,L 的底部可被视为向后,L 的长的部分可被视为向前。

在这些损伤的处理中,对骶髂关节的复位是最困难的一步。用于复位的钳包括带有角度的 Matta 钳,可以通过坐骨切迹放置,一端放于骶骨翼,另一端放到髂骨翼的外边,对复位外旋骨盆畸形、后方移位和骶髂关节的分离很有帮助。此外,通过髂后上棘到骶骨的棘突放置一把 Weber 钳,可以复位半侧骨盆向头端移位和内旋畸形。结合恰当位置应用这两把钳并适当调整,通常可以达到解剖复位(**图 22.24**,**图 22.25**)。

对于骶骨骨折,在 S1 椎体上放置成角 Matta 钳有助于复位[19]。为了安全地进行操作,在 S1、S2 神经根之间从骶骨前面向外触诊骨折位置。放置复位钳的一端时,应沿手术医生手指内侧滑到 S1,同时避免钳夹任何血管神经结构。

复位的关键是利用不同的固定钳组合形成一个恰当的复位向量。在需要手术的骨盆后部损伤中,常见畸形包括向头端和向后方的移位、分离、旋转损伤(外展/内收、内旋/外旋)[6]。通常移位畸形容易纠正,但会残留旋转畸形。正确辨识骨性标志有助于医生识别和纠正残留的旋转畸形。巧妙操作复位钳将会纠正这些畸形。

一旦在入口位、出口位、前后位、侧位影像上确认获得解剖复位,骶髂螺钉固定是首选(**图 22.26**);后方张力接骨板(详见后述骶骨骨折部分)也可使用,具体方法是在髂后上棘下方、坐骨切迹上方放置 12~16 孔重建接骨板(**图 22.27**)。张力带接骨板用于严重的骶骨粉碎性骨折或骨质疏松患者,作为骶髂螺钉固定的补充。

如上所述,后方固定目前以骶髂螺钉固定为主。放置骶髂螺钉需要充分了解骨盆后方结构的解剖,牢记螺钉位置不正确的危害。骶髂

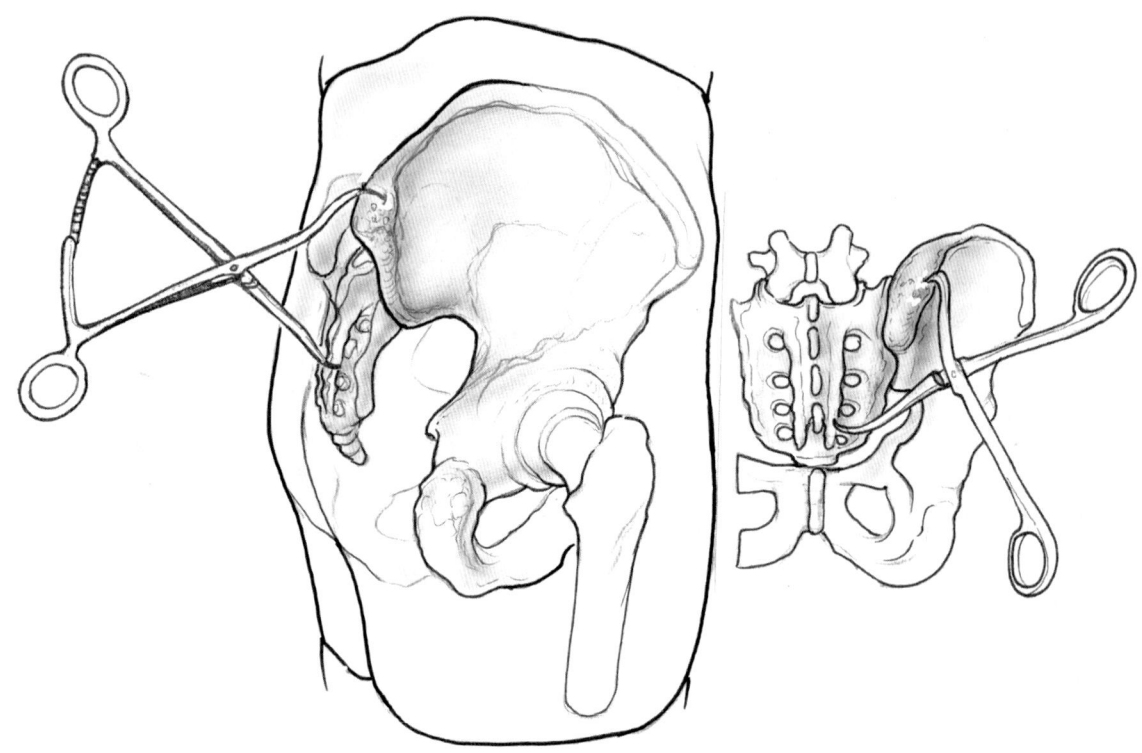

图22.24　放置复位钳来纠正半骨盆的头端移位，可以纠正骶髂关节分离或骶骨骨折

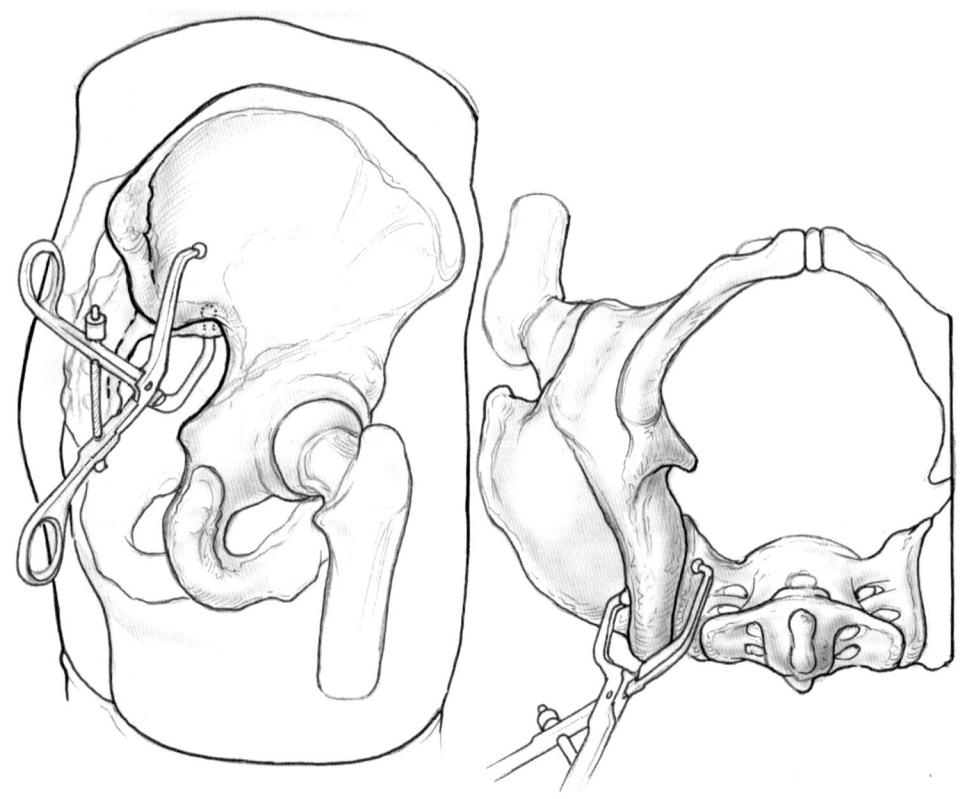

图22.25　从两个不同的视角显示安全置入复位钳，以此来纠正骶髂关节分离及其导致的半骨盆外旋畸形。此方法可用于治疗骶髂关节分离或者骶骨骨折

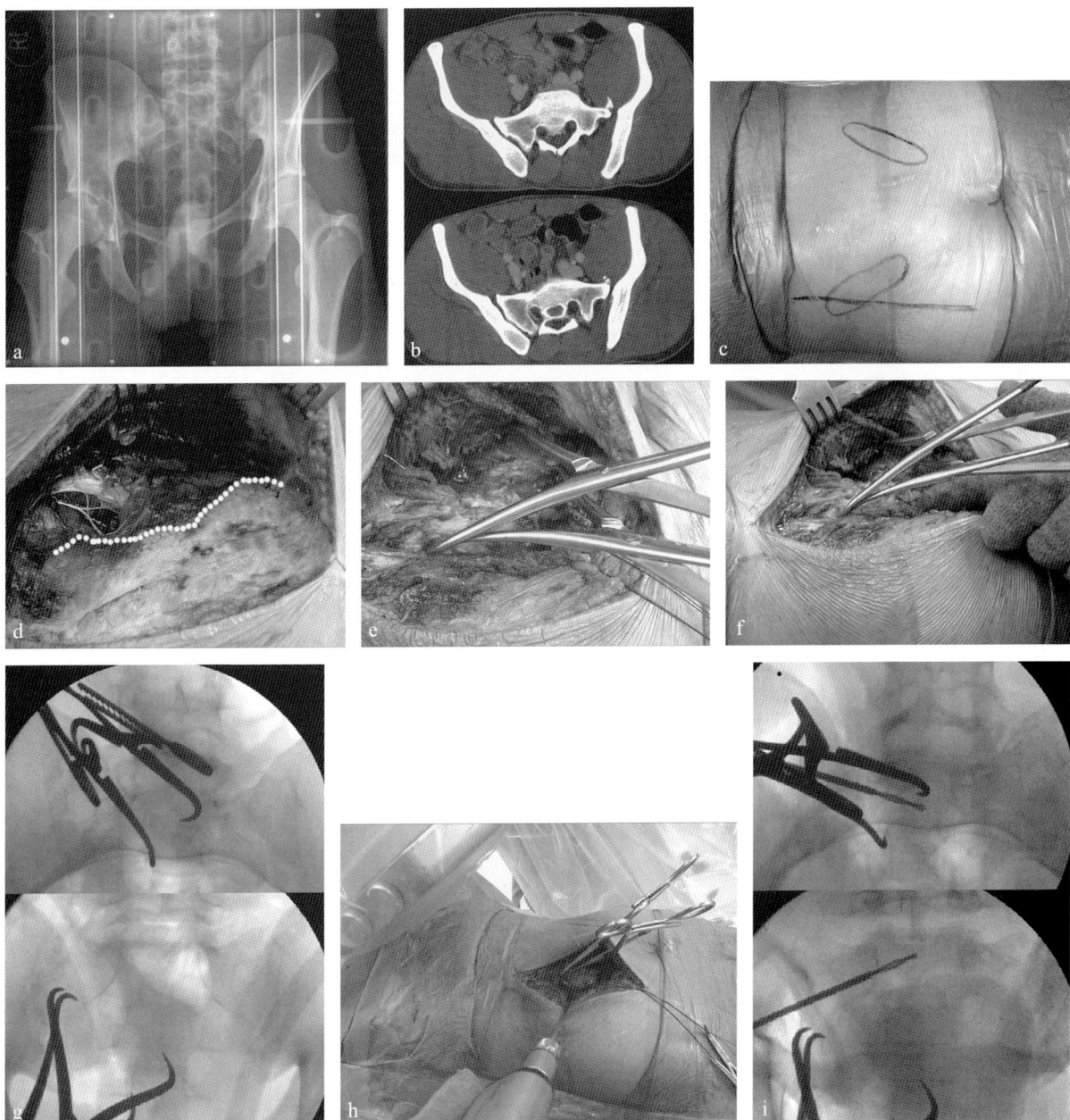

图 22.26 采用后路手术对骶髂关节完全断裂进行复位和固定。a. 前后位影像显示，受伤的骨盆右侧骶髂关节间隙轻度加宽，右侧耻骨支基底部骨折，左侧骶髂关节完全脱位，左侧半骨盆向头端移位。b. CT 扫描进一步证实了骨盆前后位 X 线片的发现。c. 选择左侧骶髂关节后入路，患者俯卧于可透射 X 线的手术床，患者的头向左，注意左侧髂后上棘向头端移位。术者位于患者左侧。皮肤切口通常略靠外。d. 通过切口直接切开肌肉筋膜层。此患者有轻度的皮肤脱套伤，臀大肌向外侧翻转，便于暴露骶髂关节；臀大肌起于骶骨上方腰背筋膜和髂嵴，起点用虚线标识。e. 应用两点复位钳进行复位，通常一只钳口置于髂嵴后方，一只钳口置于骶骨前面。f. 在前方，术者用示指通过触摸来探查骶髂关节的复位。g. 通过入口位、出口位透视确定复位良好。h. 在透视的指导下，进行骶髂关节置钉的钻孔。当钻头钻入骶骨时会有力量反馈。i. 通过入口位、出口位的透视确定钻头位置

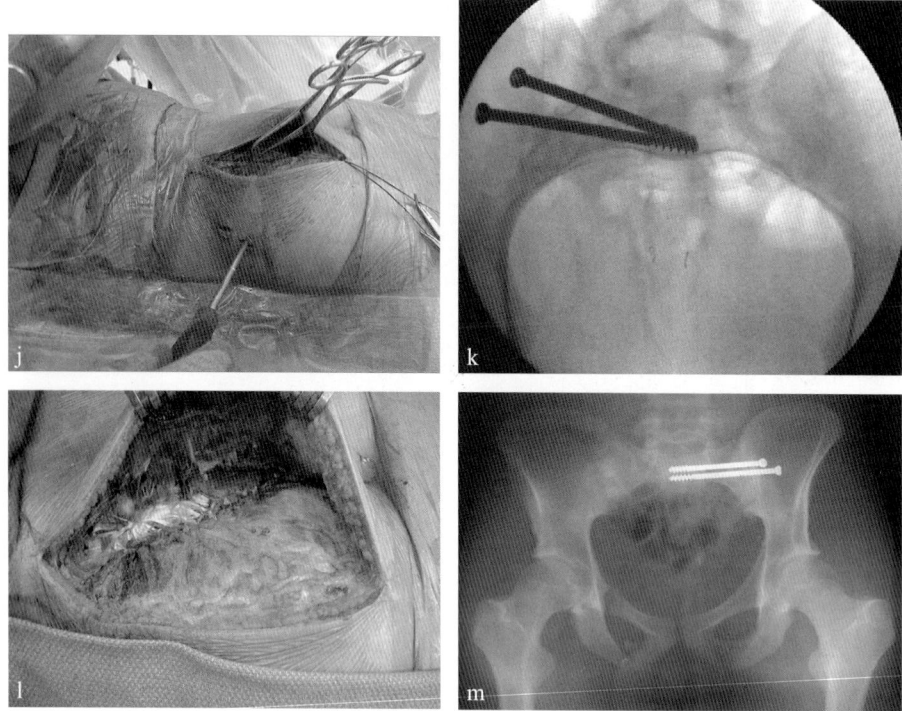

图 22.26（续） j. 比较偏前的骶髂螺钉置入可以通过小的经皮切口完成。k. 手术过程中的入口位透视证实复位情况与螺钉的位置。l. 臀大肌瓣用多根可吸收线缝合，缝合覆盖在负压引流的上方。m. 术后骨盆前后位 X 线影像。考虑移位较小，未对右侧骶髂关节进行处理（Philip. Kregor, MD. 提供）

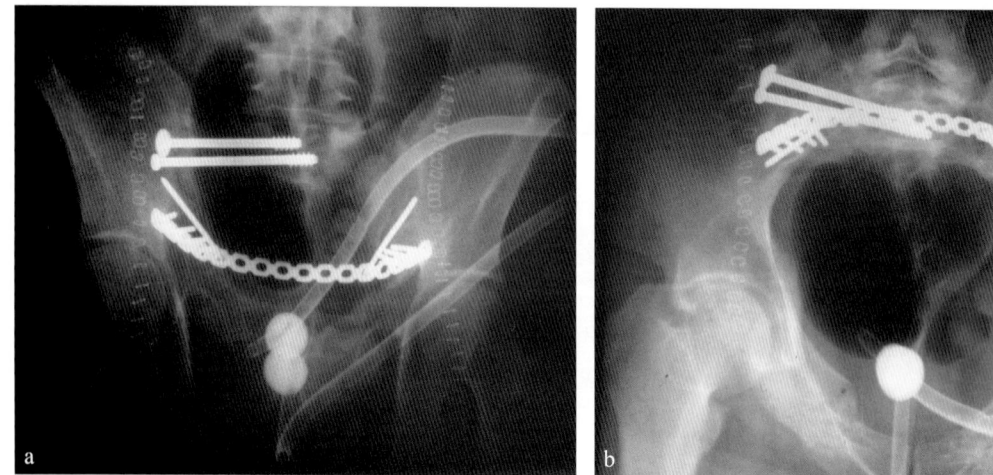

图 22.27 骨盆后方张力接骨板固定。a. 骨盆前后位 X 线影像显示骨盆后方的张力接骨板和骶髂螺钉，2 枚骶髂螺钉固定骶骨骨折。b. 骨盆的入口位影像显示骨盆内固定在位，残留少许的半侧骨盆内旋畸形。后路手术对此很难评估和纠正（Dave Templeman, MD 与 Andrew Schmidt, MD 提供）

关节螺钉位置不良会导致明显致残、截肢甚至死亡（图 22.28）。确切的骶髂螺钉置入位置可变，但也为骨解剖结构所限制（如 S1 腰椎化畸形或显著的骶骨翼倾斜）。在部分骶骨腰椎化病例中，S2 骨通道可能比 S1 骨通道还大（可在术前通过 CT 扫描分析得出）。部分作者认为，与前路手术相比，后路手术因远离前方骶髂关节而获益更大，这种操作对于骶髂关节损伤的患者有益。然而，打入的螺钉可能变短并且螺钉大部分固定在骶骨翼上，与固定于 S1 椎体相比，固定在

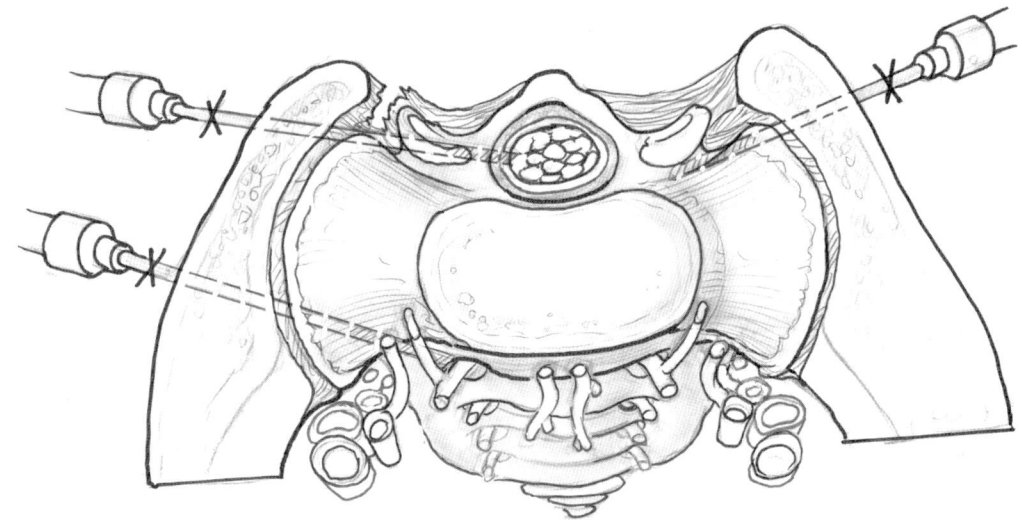

图22.28 错误放置导针、钻头和螺钉会导致灾难性并发症。置入位置过于靠后可能会造成神经根损伤，而过于靠前又可能会导致 L5 神经或血管损伤（骶静脉丛、髂动脉、髂静脉）

骶骨翼上的钉的力量会弱不少。作者喜欢在 S1 椎体上置入长螺钉，并且认为 S1 最坚硬部分在 S1 终板的上方。这些钉通常会进入关节软骨，多于置入 1 年后去除。空心钉技术提高了手术医生经皮置入螺钉的能力。空心钉螺钉固定的缺点是在打入螺纹克氏针时缺乏触觉反馈，所以应该使用尖端不带螺纹的克氏针来保持触觉力反馈。骶髂关节没有获得解剖复位时，经皮螺钉固定可能会变得更加困难，因为复位不良时骨性通道变得狭窄，影响骶髂螺钉置入的安全性。

高质量的前后位、入口位、出口位、侧位透视影像，对确保骶髂螺钉安全置入十分重要（图22.29）。作者采用 2 条线来确定骶骨螺钉入钉点：一条线为从坐骨切迹的后缘向头端画线，一条线是髂骨翼结节线（骶髂关节前方终点），2 条线的交点处即为入钉点。自此交叉点后移数毫米（进入骶髂关节区域）到髂骨翼的平坦处，在透视下钻第一个孔，用入口位、出口位、前后位透视检查钻孔是否正确。在开始钻孔时将钻头来回振荡，以增强触觉反馈，确认穿过 3 层骨皮质而不是 4 层骨皮质。在钻孔的过程中，

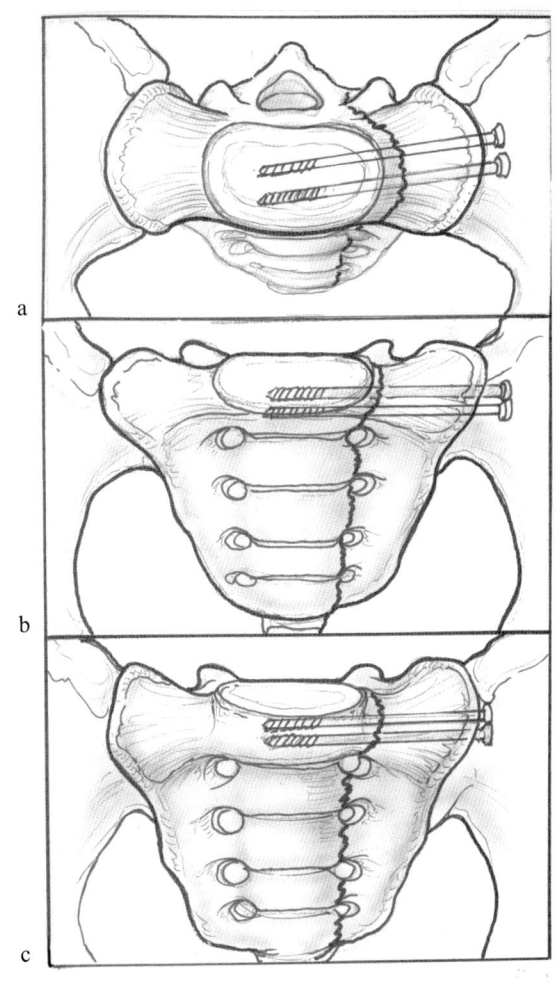

图22.29 骶骨骨折用2枚骶髂螺钉固定。a.入口位。b. 前后位。c. 出口位

作者用 3.2 mm 的振荡钻头穿透 3 层皮质中的每层时都有穿破感，以此来确认钻头始终在骨组织内。这 3 层被穿透的皮质是髂骨翼的内、外两层和骶骨内侧。在钻头轻柔前进的过程中，通过前后摆动来感觉钻头保持在骨头内，确保穿破第 3 层皮质骨后钻头仍然留在骨内，没有穿破第四层骨皮质。当穿透三层皮质骨后，行入口位、出口位、前后位透视来确认钻头连续安全地通过了骨通道，并打入了 S1 和 S2 的椎体。

钻头进入 S1 椎体后保留于此位，于侧位透视下确认其准确位置。侧位透视对预防在骶髂螺钉置入过程中发生严重并发症很重要。例如，有时在前后位、入口位、出口位影像上骶髂螺钉看似很安全，但其实钻头在骶骨翼穿破了第四层骨皮质，损伤了 L5 神经根并随后再次进入 S1 椎体（图 22.22，图 22.28）。在侧位透视影像上使螺钉保持在骶骨翼线的后方，可以避免此并发症。用一个额外的同样长短的钻头去测量椎体内的钻头长度，以此来推测螺钉长度。在用第 2 个钻头安全置入第 2 枚骶髂螺钉前，将第一个钻头保留于原位。第二枚螺钉的理想位置比第一个螺钉位置稍偏前方和头端。固定螺钉有不同的选择，包括实心螺钉或空心螺钉、全螺纹钉或半螺纹钉。对绝大多数病例，作者多应用螺纹长度最短的实心半螺纹钉。螺纹钉最薄弱的点在螺纹与螺杆结合处，因此应使此处尽可能远离骶髂关节（或骶骨骨折）处，会使螺钉承力明显增加，降低发生断裂的危险。

应用半螺纹钉在理论上的一个不足是可能会使骶骨骨折过度压缩，随后导致神经麻痹。作者应用骶髂螺钉治疗骶骨骨折超过 100 例，未发生医源性神经麻痹。部分人会使用全螺纹螺钉或位置螺钉来预防骶骨粉碎骨折时的过度加压。但是螺钉上的螺纹部分比拉力螺钉的钉杆部分要脆弱，并且可能会导致骨折移位，最终造成骨不连、内置物失败[5]。存在骨质疏松时，可以在固定螺钉时加用垫圈以防螺钉穿破

髂骨翼的外侧骨皮质。此外，螺钉置入也可以从一边髂骨翼穿过 S1 椎体到达另一侧髂骨翼。要想安全地打入这枚螺钉，必须高度重视前面所述的原则。横向螺钉可能加强对垂直方向位移的抵抗，因此可在骶骨粉碎性骨折复位后防止位置丢失[20]。如果骶骨骨折复位良好，打入 2 枚骶髂关节螺钉固定一般是足够的，而且不会损伤对侧未受伤的骶髂关节[19]。有时候可以使用 S2 骶髂螺钉，在部分骶骨畸形病例中则必须使用。放置 S2 骶髂关节螺钉对技术的要求更高，因为利用安全放置骶髂螺钉的骨通道更窄。在关闭伤口前，需要拍摄前后位、入口位、出口位和侧位 X 线片，以保证解剖复位和螺钉位置满意。

总之，对于完全不稳定的骨盆损伤，要优先完成后方半骨盆的复位，即使涉及髋臼骨折也是如此。后方骨盆复位有利于髋臼复位。有时虽然通过前方固定可以获得稳定，但哪怕前方存在几毫米或者几度的移位，后方的移位也将会大于 1 cm。因此，后方的复位和固定应该优先于前方的复位与固定。

需要避免的主要潜在并发症是放置骶髂螺钉时损伤 L5 神经根。如是操作时不加注意，导针、钻头或螺钉可能自骶骨翼处（S5 神经根的区域）穿破第四层皮质，造成 L5 神经根损伤后再次进入 S1 椎体。应通过良好的触感确保固定针或钻头通过三层皮质骨并留在骨组织内。另外，良好的放射学评估对防止并发症的发生也十分重要。

## 新月形骨折——骶髂关节脱位

新月形骨折可以采用前入路手术治疗，然而对于多数此类病例来说，直视骨折部位比较困难（骶骨骨折在骶髂关节的后方）。对于这些病例，在软组织条件允许的情况下，作者倾向于采用后方入路。后方入路允许直视骨折位

置，后者多位于骶髂关节后方或骨折线进入骶髂关节后部。通常情况下，髂骨后方的骨折碎片通过骶髂关节韧带连于骶骨；假如骨折被复位和固定，损伤将会变成稳定的（图 22.30）。对于新月形骨折来说，治疗难点在于获得可接受的复位。最大的问题是半骨盆的内旋或外旋畸形很难通过后方入路复位。应用复位钳和半钉作为操作杆，可以允许对骶髂关节和骨折的旋转进行复位。另一个办法是在后路切开复位内固定前，在前方用外固定支架来减少骨盆的旋转畸形。

手术从髂骨翼的后方新月形骨折复位开始。髂骨翼后方的表浅骨组织比较脆弱。因此，常将一把小的持螺钉钳（Farabeuf 或 Jungbluth）置于坐骨切迹头端，可对钳上、下的骨折进行复位。此区域骨质坚硬，固定螺钉可承受解剖复位所需要的力量。此钳与置于髂嵴的 Weber 钳、Farabeuf 钳或 Jungbluth 钳联合使用，通常可以对新月形骨折行解剖复位。坐骨切迹上方和髂嵴的骨质良好，支持这些新月形骨的解剖复位。根据新月形骨折的大小和受伤机理，新月形骨折固定后，骶髂关节可能存在稳定或不稳定这两种情况。

初步复位技术包括使用两把 Farabeuf 钳，一把置于髂嵴处，另一把置于靠近坐骨切迹处。于骨折线两侧各置入 1 枚 3.5 mm 螺钉，2 枚螺钉彼此错开，确保两枚螺钉重新对线后新月形骨折能被复位。仔细清理骨折端，操作 Farabeuf 钳达到解剖复位。如复位有困难，可以采用成角 Mattta 复位钳：该钳穿过坐骨切迹放置，一点置于骶骨翼结节，另一点置于髂骨翼。根据钳放置的位置的不同，可以内旋或者外旋半侧骨盆。放置 Farabeuf 钳时需要仔细计划，避免该钳对固定造成阻碍。总之，作者将 Farabeuf 钳放在坐骨切迹上缘之上，使接骨板能够沿坐骨切迹固定于良好的骨质上。另一把钳的位置更靠上，但在髂嵴之下，这样可以在需要时于髂嵴上另外放置一块接骨板。置入复位螺钉时，手术医生应意识到骨折线的倾斜度，以防复位螺钉阻碍复位。在获得解剖复位后，用拉力螺钉确保复位，最终用中和接骨板固定。接骨板偶尔可辅助复位，对骨折块进行牵拉或挤压。拉力螺钉从髂后上棘向髂前上棘方向打入，最长可达 130 mm。

通常使用两块接骨板来支持拉力螺钉固定，接骨板的长短取决于骨折的大小，接骨板最靠后的孔在髂嵴后部成 90° 角，在这个孔内可以用一枚通过髂骨内、外侧皮质的拉力螺钉作为内固定的补充。注意不要妨碍接骨板内其余螺钉的置入。一旦这枚拉力螺钉固定好且接骨板贴服良好，可以将其余螺钉固定于骨折的两边。作者喜欢选用 3.5 mm 螺钉、3.5 mm 和 4.5 mm 重建接骨板。一旦新月形骨折固定好，应对骶髂关节的不稳定进行评估。许多病例由于对新月形骨折进行复位和固定后稳定性已经足够，无须再采取骶髂关节稳定措施（图 22.30）。

## 骶骨骨折

视频 22.4 左侧骶骨骨折 ORIF

同前面所讨论的两种后方损伤一样，骶骨骨折的复位相当困难（图 22.31）。使用上述技术，可以实现骶骨骨折解剖复位。骶骨骨折并发神经损伤的概率较大。部分作者认为，置入部分半螺纹螺钉会对骶骨产生加压作用，造成神经损伤。在超过 100 例采用骶髂螺钉固定的骶骨骨折中，作者还没有发现采用半螺纹螺钉而导致医源性神经损伤的情况。

骶骨骨折的手术入路与前述骶髂关节损伤相似。清除骶骨骨折线内的软组织，注意保护神经根。结合后方的 Weber 钳和通过坐骨切迹置入的成角 Matta 钳，能够实现解剖复位（图 22.24）[6, 19]。在骶骨骨折中，成角 Matta 钳子的钳夹点在骶骨骨折的内侧。手术医生的示指

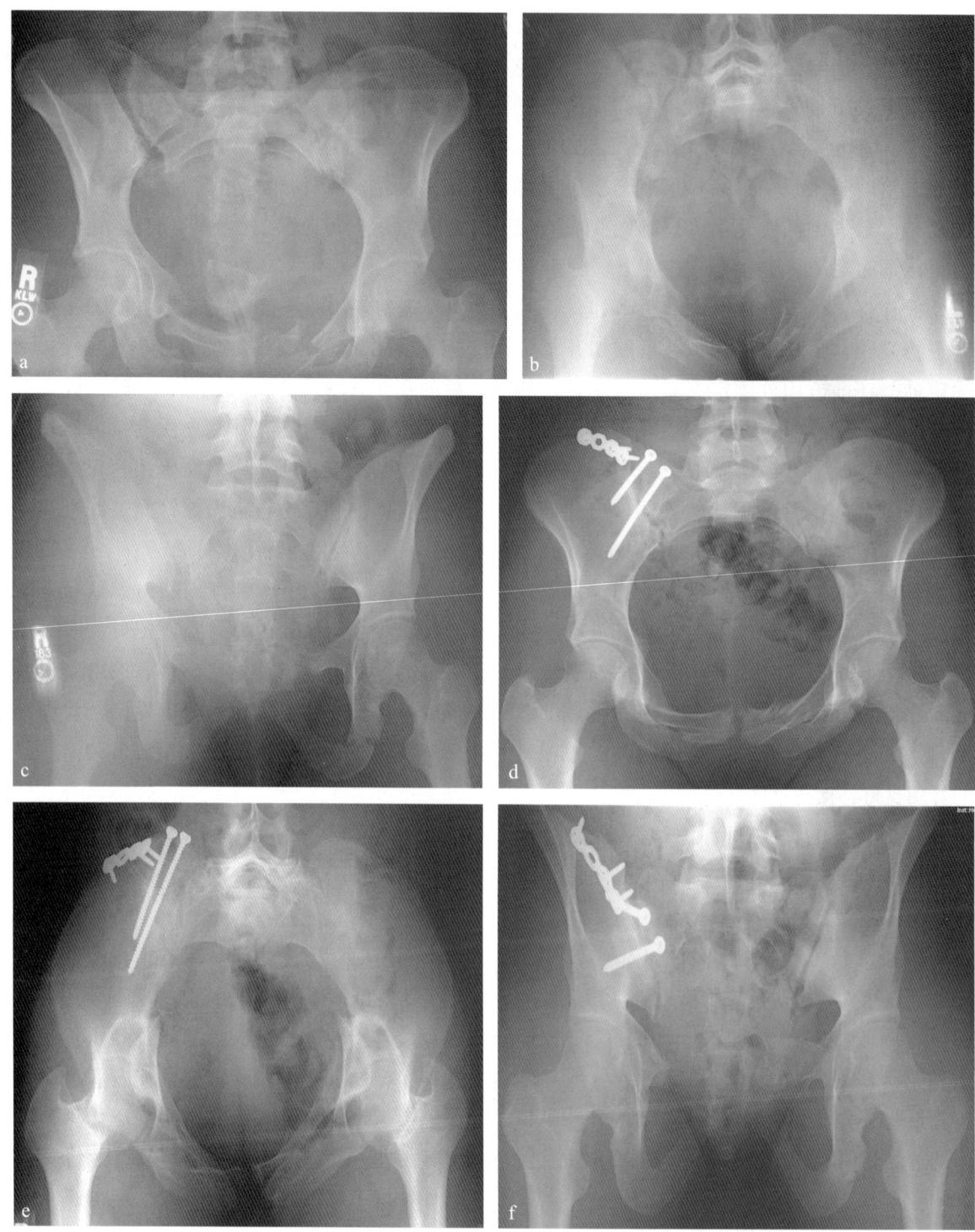

**图 22.30** 侧向压缩损伤所致的骶髂关节骨折脱位。a. 受伤时的前后位（AP）X 线影像，注意在此位置很难观察到髂骨翼后方（新月形）骨折。右侧半骨盆内旋并有轻度屈曲，耻骨四支均骨折。骨盆损伤的入口位（b）和出口位（c）X 线片。新月形骨折在入口位 X 线影像中容易被发现。对后方髂骨骨折采用四孔重建接骨板和 2 枚拉力螺钉复位固定后几个月的骨盆前后位（d）、入口位（e）和出口位（f）X 线影像。注意前环骨折无须固定

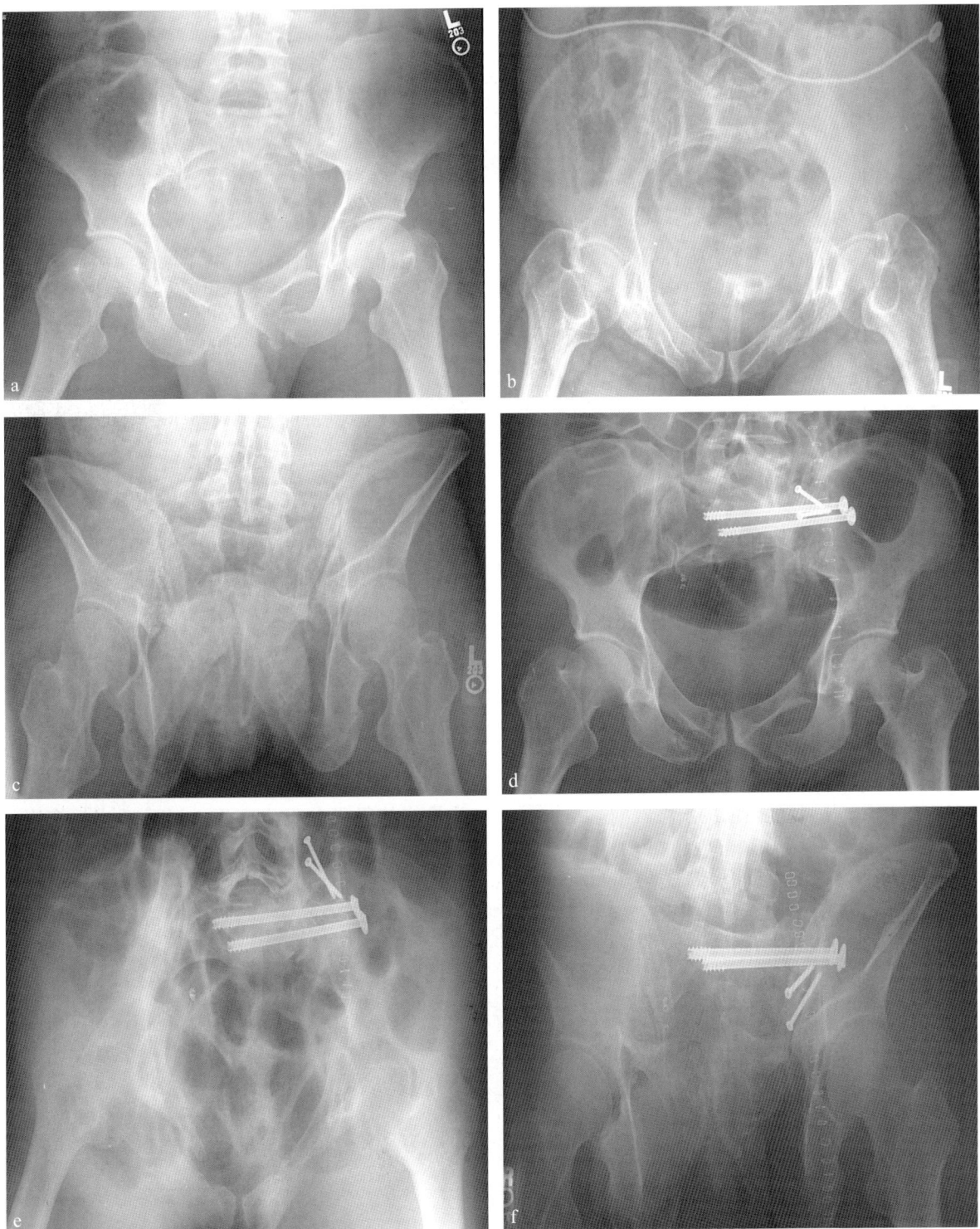

**图 22.31**　a. 不稳定骨盆损伤的 X 线影像表现为左侧骶骨骨折（非压缩性）伴左侧骨盆的垂直和侧向移位，但没有明显的旋转畸形。b. 入口位 X 线影像未见明显畸形。c. 在出口位 X 线影像上，双侧坐骨结节高度的不同提示左侧骨盆存在明显的头端移位。通过左侧骶骨骨折切开复位、置入 2 枚骶髂螺钉、修复后方髂骨翼的小的新月形骨折，稳定了左侧半骨盆。d. 前后位 X 线影像。e. 入口位 X 线影像。f. 出口位 X 线影像

放在 S1 椎体上的 S1 和 S2 的神经根之间，另外一侧的钳尖顺着示指滑动，直到尖端滑动到 S1 体部，通过这种操作可以确保钳子的安全操作和随后的复位。与骶髂关节脱位类似，手术医生需要联合使用两把钳子，逐步调整钳子的尖端和施加的压力，直到最后达到解剖复位。

如果骶骨骨折为严重粉碎性骨折，除了骶髂关节螺钉外可能需要其他内固定的支持。对这些病例，作者多使用后方张力带接骨板，从一侧的髂骨翼桥接到另一侧的髂骨翼。如前所述，我们会把一块 12~16 孔接骨板置于髂后下棘尾端（即坐骨切迹上缘头端）、骶骨棘突之间，这样接骨板不会突出，并且在两侧髂翼允许各打入 3 枚螺钉。接骨板在背部肌肉的下方滑动，并在末端都折弯。通常情况下，作者选用双侧各有 3 个孔在骶髂关节外侧的接骨板。两侧自末端数第三枚螺钉置于髂骨翼的两层皮质骨之间，最长可超过 130 mm。接骨板在两侧的第二孔和第三孔之间折弯，这样最后的两个螺钉都可以横穿髂骨翼。接骨板通常在中线处稍微折弯，与骶骨后面的轻度向前的斜坡匹配。

另外一种诊断和治疗都比较困难的骶骨骨折是 H 或 U 型骨折。此类双侧骶骨骨折常由从极高处坠落造成，骶骨尾端连同下肢与脊柱完全分离。此类患者有严重的骶骨后突畸形，需要摄取腰骶部侧位片或行矢状位 CT 重建来明确诊断畸形。在急性期，可以通过将患者置于俯卧位，将双腿向后过伸使骨盆离开桌面而吊起来，这些损伤很容易复位。用这个办法可以使后凸畸形自动复位，两侧的骶髂关节螺钉固定可以稳定骨折。如果诊断延迟至伤后 1 周，这种损伤则会很难复位，此时需要对整个骨盆进行牵引（图 22.32）。作者处理此类少见的骨折时采用的技术是从 L5（偶尔在 L4）到髂后上棘置入椎弓根螺钉，这样允许在完好的 S1 部分（连着脊柱）和髂骨翼（连着骶骨尾端）之间进行牵引。骨盆和下肢的牵引与过伸对于获得复位是必要的。在消毒铺巾前，应该把患者置于下肢过伸位并进行牵引。在新鲜损伤中，这么做可以使骨折复位。通过椎弓根螺钉和髂后上棘的螺钉进行牵引，可以将骨盆向外侧、远端和屈曲位置推挤，并最终使得骨盆发生变形。通过适当折弯脊柱

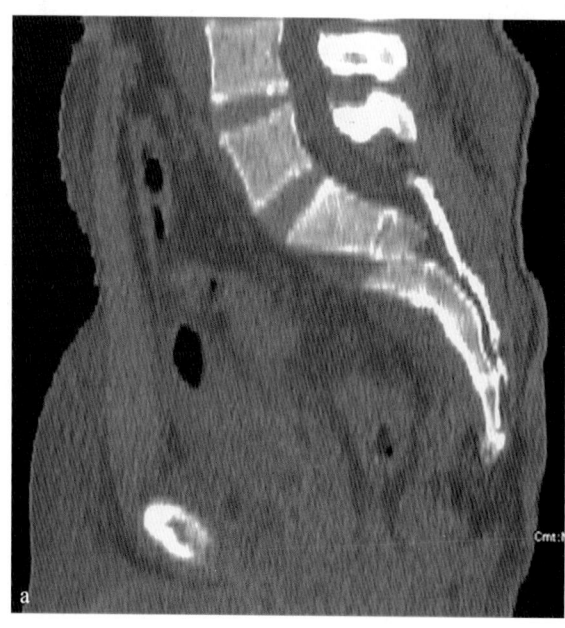 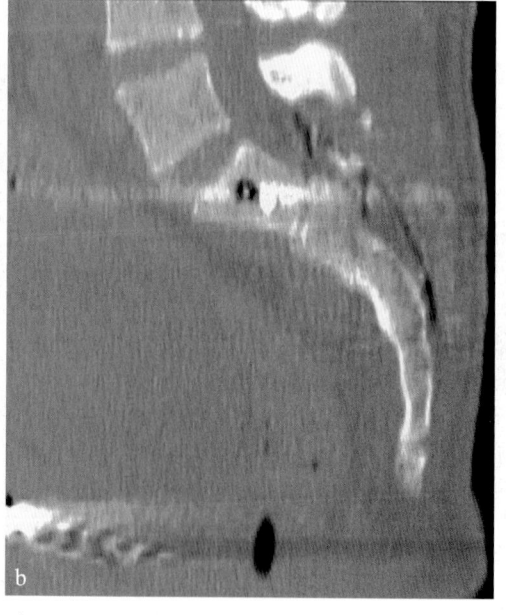

图 22.32  a. H 型骶骨双侧骨折的矢状位 CT 重建显示典型的骶骨后突畸形。b. 骨折复位并用两侧骶髂螺钉固定后的矢状位 CT 重建影像

棒，外科医生能够在牵开后通过旋转脊柱棒来使得远端的骶骨达到伸展的复位位置。通常常规对神经根进行减压，偶尔也可通过髓腔用骨刀作为杠杆来将骨折的骶骨尾部撬拨复位到完整的S1体部。一旦达到解剖复位，使用骶髂螺钉将两侧半骨盆固定于S1椎体。此外，也可在后方放置张力接骨板以增加稳定性。

骨盆固定完成后，去除脊柱固定。部分脊柱外科医生可能为了额外的稳定性而保留椎弓根螺钉，认为这样做可以允许即刻负重活动和快速康复，而不这样做则需要保持8周后方可触地负重。然而，保留于腰、骨盆的内固定装置也有不足，如需要再次手术取出内置物，同时也可能会造成持久的疼痛和畸形（如在S1-L5连接处的成角畸形）。作者的经验是腰骨盆的内固定装置去除不会导致复位的丢失，也没有因为增加的固定导致残留症状的增加。虽然康复会变慢，但没有额外内固定的长期预后相同或更好。这些骨折的主要问题是未能明确骨折类型，造成后凸畸形未能纠正，会对患者造成严重影响，而在骨折愈合后畸形很难纠正。

另外一个复位困难骨折是风吹样畸形（图22.33）[7]。这是由于双侧骨盆损伤导致两侧半骨盆分别内旋和外旋。根据在本章前面描述的原

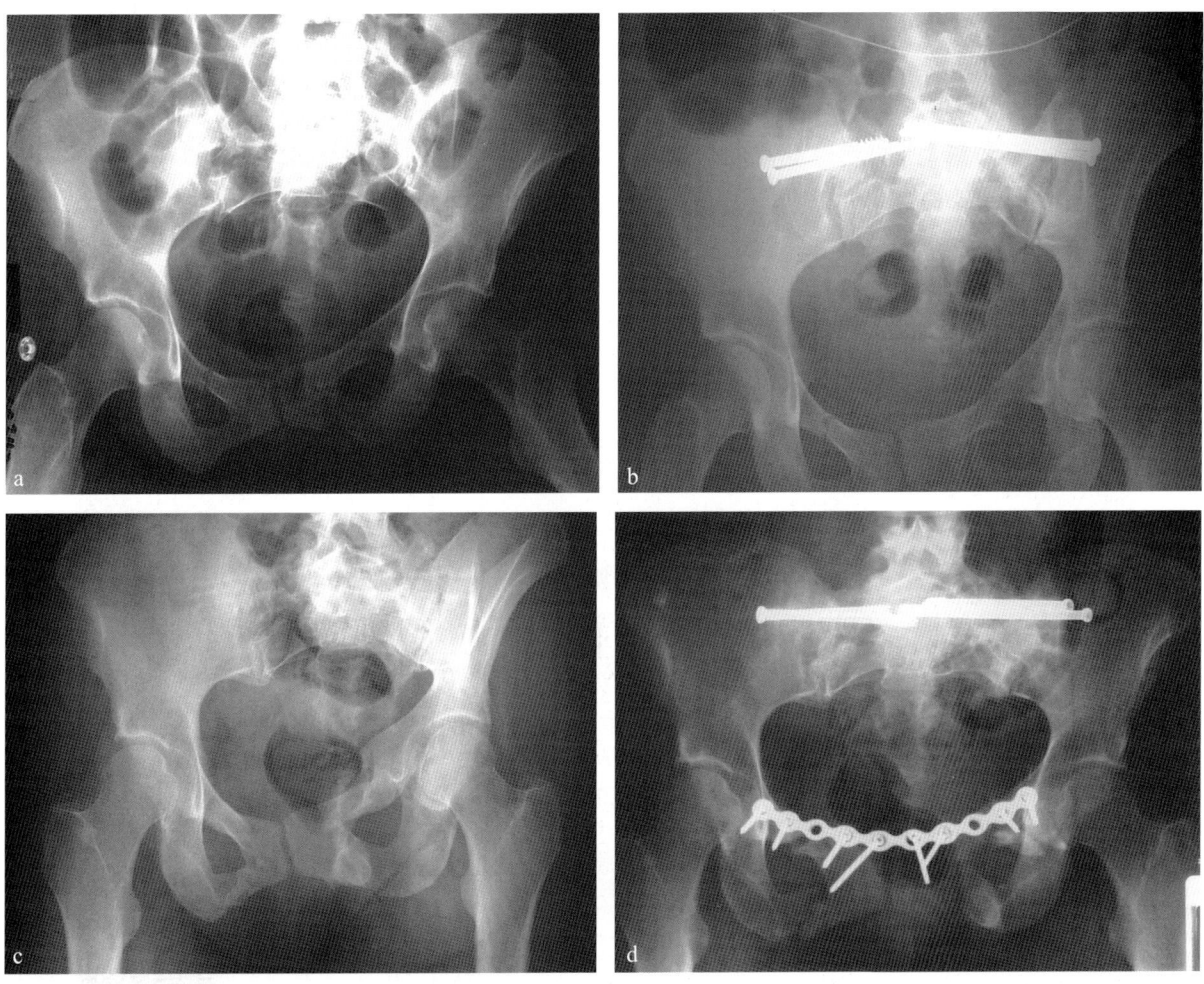

图22.33　a.风吹样骨盆畸形患者的骨盆前后位（AP）X线影像，显示右侧骨盆外旋，左侧骨盆内旋。b.用骶髂螺钉固定后的前后位X线影像。c.去除骶髂螺钉后前后位X线影像，随后拟行三阶段重建，即前后方韧带的松解、骶骨两侧和两侧闭孔支上方和下方的截骨、骨盆的复位和固定。d.风吹样骨盆畸形的三阶段骨盆重建后的X线影像。为实现畸形改善，手术较大。因此，如果最初给予恰当复位与固定，对患者来说可能效果更佳

则，在急性期畸形能够达到解剖复位，在用骶髂螺钉进行确切的后方固定前，优先在前方通过外固定来纠正旋转畸形。

## 康 复

完全不稳定的骨盆损伤患者需要保持足尖点地负重8周，8周后患者可以进行可忍受的负重、适度的关节活动与抗阻力运动。双侧骨盆损伤的患者限于轮椅活动8周，绝大多数患者可以使用手杖和助行器靠健侧肢体活动。

## 新技术

未来的技术将有助于骨盆损伤的治疗，包括新的计算机辅助技术、微创骨盆复位固定导航技术等。这些技术正在迅速发展，在不久的将来，外科医生可以使用微创技术，在置入螺钉前就可以更精确地测量畸形和复位情况。骨盆治疗的难点一直是复位，联合计算机技术和微创手术进行固定的技术已经存在。但是，额外配套的复位钳和复位技术还需要进一步的发展和提高，以使微创复位与固定技术可以充分展示真正的优点。

一种防止钉道感染的新技术是将外固定支架置于皮肤下方（见髋臼上方固定部分中的InFix技术）[12]。作者未将其应用于急性血流动力学不稳定的患者，仅在体型比较大的患者（皮肤充盈较好）中使用过。该患者骨盆损伤垂直稳定，内旋畸形大于20°。这套InFix系统可以维持骨盆复位长达8周，没有牵引钉道感染的风险。在置钉时需要小心，防止股神经或者股外侧皮神经的医源性损伤。

## 预 后

多项研究表明，尽管骨盆损伤程度不同，但预后无明显差异。在这些研究中，严重不稳定性骨盆损伤通常采用保守治疗或只用外固定器固定。另有研究表明，半骨盆位移的程度影响患者的预后[21-23]，骨盆骨折后能够重返工作的比例率为40%~100%。总之，关于骨盆损伤预后的研究表明，与骨盆损伤本身相比，伴发损伤在对预后的影响更大。在所有决定预后的因素中，最重要的因素是神经损伤的程度。神经损伤能够导致患者的严重残疾。一般情况下，外科医生应该将骨盆解剖复位，恢复患者的功能，防止骨盆的远期畸形[5]。有研究揭示，假如能够达到解剖复位，约90%的患者能够重返工作和预后良好[19]。

目前，骨盆损伤后导致的性功能障碍得到了充分注意。Majeed[24]于1992年报告在其患者中，勃起障碍发生率为75%。Collinge等[25]报告约90%的男性鞍区损伤患者出现性功能障碍。在笔者的骶骨骨折患者中，约33%出现勃起障碍；约10%的女性出现性交疼痛[19]，最高可达50%。对住院患者进行详细宣教，有助于减轻随后的焦虑。

## 并发症

治疗骨盆骨折有两个目的，即解剖复位和防止并发症的发生。损伤过程中发生的并发症不能预防，但可以预防医源性并发症的发生。Kellam等报告了后路手术的感染率约为25%[18]。感染率高的原因是手术入路经过损伤的软组织，直接切到骨组织（而不是通过臀大肌皮瓣）。仔细考虑软组织问题，采用解剖学入路可以将这种感染率的发生率降至2.8%[13]。如果后方软组织受损严重，则应该选择前路手术。仔细评估和治疗Morel-Lavallkee损伤，可以降低感染的发生率。最后，针对动脉出血采用非选择性骨盆栓塞可能会导致医源性组织缺血损伤。针对出血的特定动脉分支进行选择性栓塞，可以防止肌肉和皮肤坏死的发生。

虽然外伤也可能导致神经损伤，但是手术治疗必须努力防止医源性神经损伤。仔细了解相关解剖结构，以及适当的复位和固定技术，可以防止可能已有轻微损伤的神经再次受损。体感诱发电位以及其他神经监测技术的作用，有助于降低神经损伤的发生率。然而，对新鲜骨折行神经监测是否有利尚有争议。作者仅将神经监测用于纠正畸形愈合需要垂直复位的陈旧病例[5]，认为在新鲜骨折中没有必要进行神经监测。

最后，由于骨盆骨折和相关伴发损伤的复杂性，复位和功能之间的绝对关系尚未明确。然而作者强烈建议，这也是被文献证实的和基于作者1 000余例骨盆损伤治疗的个人经验，越是接近解剖复位，患者的后期功能预后越好[13, 21~23]。每一位外科医生的目标都是应该去解剖复位和固定骨盆，避免并发症。

> **要点与技巧**
>
> - 外固定针应该通过髂嵴定位孔置入，于髂骨内外板之间走行。在血流动力学不稳定的开书样损伤患者中，如果已经使用了床单来固定骨盆，那么应该在床单上开个洞再打入外固定支架，而不是去除床单后打入。
> - 臀中肌结节是放置前方外固定针的理想位置。
> - 沿髂骨翼的内侧皮质置入1枚克氏针，有助于定位臀中肌结节的角度，从而方便将一根更长的固定针置入骨内（与远端成60°角，与内侧成30°角）。
> - 当因膀胱或尿路损伤而使用耻骨上膀胱造瘘导管时，请泌尿外科医生进行皮下置管，并将其置于高位，为将来可能的ORIF保护耻骨联合处的皮肤。
> - 骨盆后方不稳定的有效复位要综合应用各种牵引方法，伸展或屈曲最多达45°，联合骨盆后方部分C形钳加压复位。
> - 骶髂关节前方的髂骨翼骨折是后方C钳复位的禁忌证。
> - 采用Pfannenstiel入路时，应保留腹直肌在耻骨支前方的附着部。将断裂处缝合于完整的腹直肌；如有必要的话，远端损伤可行锚定缝合。
> - 如果所需复位力量较大，耻骨联合处的复位螺钉可能被拔出。在这种情况下，可以在螺钉的远端放置一个螺母，在复位时帮助维持螺钉的固定。
> - 在放置耻骨支髓内螺钉时，在向头端倾斜的闭孔斜位透视下，可以看清安全置入螺钉的骨通道。
> - 可以通过前路或后路来固定骨盆，选择可行复位和内固定且不会因皮肤损伤导致感染的入路。
> - 采用前方入路来获得后方骨盆稳定性的指征：骨盆后方的软组织挤压损伤，不能采用后方手术方法；患者有多发创伤不能采用俯卧位；髂骨翼骨折累及骶髂关节前方。
> - 采用后方入路获得后方骨盆稳定性的指征：骶骨骨折，骶髂关节后方的髂骨翼新月形骨折，需要行神经根减压。
> - 患者取俯卧位治疗后方骨盆骨折时，通常在大腿下方垫毯子或单子可以防止骨盆屈曲，并获得良好的前后位的骨盆透视影像。
> - 当骶髂关节分离合并前方耻骨联合分离时，可以用Jungbluth钳来控制并复位耻骨联合，对骶髂关节后方移位偶尔也是一种有用的复位办法。
> - 另外一个技巧是用Farabeuf钳夹住髂骨翼，用来控制半骨盆的旋转和对骶髂关节加压。
> - 骶骨表面有凹的骨性标记，髂骨有凸的骨性标记，有助于指导从后方复位骶髂关节。
> - 在置入骶髂关节螺钉时，良好的三层皮质的穿透感（不是四层）和侧位X线透视影像，对于预防严重的并发症非常重要。
> - 在进行后路手术时，暴露腰背筋膜处的臀大肌起点，不要直接切到髂后上棘（PSIS），那样会导致臀大肌损伤。不要去除骶髂关节软骨，但可以去除碎裂的软骨片。从远端向近端松解梨状肌，可以使得坐骨切迹内容物远离，避免造成医源性损伤。
> - 通常来说，骨盆后部损伤的复位应先于髋臼骨折或骨盆前部损伤的处理。如果从前方开始复位，手术医生必须意识到前方几毫米或几度的复位不良可以导致后部的移位达1 cm以上。

## 经 验

- 不稳定的后方损伤需要内固定治疗。
- 外固定器可以用于机械不稳定和血流动力学不稳定骨盆损伤患者，作为挽救生命的临时设备。
- 尽管作者喜欢使用耻骨联合接骨板，但外固定器可以用于相对稳定（即无垂直移位）的后部垂直损伤（即开书样骨盆骨折）。当一侧骨盆内旋畸形超过20°，或存在大于1 cm的下肢不等长，或者当耻坐骨支断裂刺入膀胱或阴道时，外固定器可以作为一种治疗选择。
- 可以通过前后和侧方骨盆压缩试验来确认骨盆稳定性。
- 影像学不稳定表现为骶髂关节移位大于5 mm、髂骨骨折，或骶骨骨折（骨折有间隙而不是压缩）等。但需要记住的是，骨盆损伤可能移位轻微但非常不稳定。对骨盆的稳定性评估，需结合物理检查和放射学诊断。
- 有骶骨骨折时不应该测定垂直的稳定性，因为有损伤骶神经的风险。
- 后下骶髂韧带对于骨盆稳定最为重要，判断稳定性前先要采用CT扫描观察，上部切面可显示骶髂关节间隙加宽，然而下部切面显示骶髂关节解剖复位。
- 骨盆损伤的非手术治疗适应证包括：骶骨压缩损伤、单一耻骨支骨折，或小于1 cm分离移位的撕脱骨折等。对于这些骨折，需要每周摄前后位X线片，连续4周，可以确认畸形有无进一步的发展。骶骨骨折合并双侧耻骨上、下支骨折，将来发生移位的可能性较大。
- 耻骨联合分离达到2.5 cm时有手术指征；小于此宽度时，假如有后方损伤也需要固定，注意不要忽视后方完全不稳定的骨盆损伤。
- 后方的外固定装置（C夹）可能会提供更好的后方加压效果，但部分如髂骨骨折在骶髂关节的前方时禁止应用。
- 采用接骨板固定耻骨联合时保留腹直肌附着于骨盆，不要去除耻骨联合的软骨面。
- 假如稳定的骨盆骨折的半骨盆内旋大于20°，或下肢不等长大于1 cm，或耻坐骨支损伤膀胱和阴道（斜形骨折）时，有开放手术指征。
- 多数耻坐骨支骨折可采用保守治疗；对于移位大于1.5 cm伴有后方不稳定的损伤，一般采用手术治疗，主要原因是髂耻筋膜被破坏。
- 骶髂螺钉固定的主要并发症是L5神经根损伤，可能由导针、钻或螺钉位置太偏前，以及导针在骶翼区穿出骶骨并再次进入骶骨所致。
- 骶骨的双侧骨折和U/H型骨折形式多会被误诊为简单的骶骨骨折。由于能够导致神经根损伤，因而有重大的致残性。这些损伤使骨盆、四肢与脊柱完全分离，通常会造成后凸畸形，可以通过侧位骶骨X线影像或骶骨冠状位CT重建观察到。
- 影响骨盆损伤的预后最重要因素是术前神经系统检查结果，其次是伴发损伤和复位的质量。

## 视 频

**视频 22.1　耻骨联合 ORIF 并置入骶髂关节螺钉**

视频演示了耻骨联合接骨板固定和经皮骶髂关节螺钉固定，强调了 Pfannenstiel 入路、耻骨联合复位技巧和接骨板固定。

**视频 22.2　骨盆斜形骨折 ORIF**

年轻女性的前骨盆骨折畸形愈合，造成性交困难。通过 Pfannenstiel 入路可以显示畸形愈合部位，通过截骨和 ORIF 进行治疗。

**视频 22.3　骶髂关节拉力螺钉**

视频回顾了骨盆后方的解剖结构，放置骶髂关节螺钉的风险，以及安全使用这项技术的技巧。

**视频 22.4　左侧骶骨骨折 ORIF**

视频演示了采用后路手术对明显移位的左侧骶骨 Denis Ⅱ 型骨折行 ORIF，以及骶髂关节螺钉的置入技巧。

## 参考文献

1. Dalal SA, Burgess AR, Siegel JH, et al. Pelvic fracture in multiple trauma: classification by mechanism is key to pattern of organ injury, resuscitative requirements, and outcome. J Trauma 1989;29:981–1000, discussion 1000–1002
2. Kellam JF. The role of external fixation in pelvic disruptions. Clin Orthop Relat Res 1989;241:66–82
3. Reilly MC, Bono CM, Litkouhi B, Sirkin M, Behrens FF. The effect of sacral fracture malreduction on the safe placement of iliosacral screws. J Orthop Trauma 2003; 17:88–94
4. Bucholz RW. The pathological anatomy of Malgaigne fracture-dislocations of the pelvis. J Bone Joint Surg Am 1981;63:400–404
5. Matta JM, Dickson KF, Markovich GD. Surgical treatment of pelvic nonunions and malunions. Clin Orthop Relat Res 1996;329:199–206
6. Dickson KF, Matta JM. Skeletal deformity after anterior external fixation of the pelvis. J Orthop Trauma 2009; 23:327–332
7. Frigon VA, Dickson KF. Open reduction internal fixation of a pelvic malunion through an anterior approach. J Orthop Trauma 2001;15:519–524
8. Burgess AR, Eastridge BJ, Young JWR, et al. Pelvic ring disruptions: effective classification system and treatment protocols. J Trauma 1990;30:848–856
9. Bruce B, Reilly M, Sims S. OTA highlight paper predicting future displacement of nonoperatively managed lateral compression sacral fractures: can it be done? J Orthop Trauma 2011;25:523–527
10. Matta JM. Anterior fixation of rami fractures. Clin Orthop Relat Res 1996;329:88–96
11. Grimm MR, Vrahas MS, Thomas KA. Pressure-volume characteristics of the intact and disrupted pelvic retroperitoneum. J Trauma 1998;44:454–459
12. Vaidya R, Colen R, Vigdorchik J. Tonnos F, Sethi A. Treatment of unstable pelvic ring injuries with an internal anterior fixator and posterior fixation: initial clinical series. J Orthop Trauma 2012;26:1–8
13. Matta JM, Tornetta P III. Internal fixation of unstable pelvic ring injuries. Clin Orthop Relat Res 1996;329: 129–140
14. Cole JD, Bolhofner BR. Acetabular fracture fixation via a modified Stoppa limited intrapelvic approach. Description of operative technique and preliminary treatment results. Clin Orthop Relat Res 1994;305:112–123
15. Rout ML Jr, Simonian PT, Grujic L. The retrograde medullary superior ramus screw for the treatment of anterior pelvic ring disruptions. J Orthop Trauma 1995; 9:35–44
16. Matta JM, Yerasimides JG. Table-skeletal fixation as an adjunct to pelvic ring reduction. J Orthop Trauma 2007; 21:647–656
17. Hak DJ, Olson SA, Matta JM. Diagnosis and management of closed internal degloving injuries associated with pelvic and acetabular fractures:the Morel–Lavallée lesion. J Trauma 1997;42:1046–1051
18. Kellam JF, McMurtry RY, Paley D, Tile M. The unstable pelvic fracture. Operative treatment. Orthop Clin North Am 1987;18:25–41
19. Hsu JR, Bear RR, Dickson KF. Open reduction of displaced sacral fractures: techniques and results. Orthopedics 2010;33:730–732
20. Griffin DR, Starr AJ, Reinert CM, Jones AL, Whitlock S. Vertically unstable pelvic fractures fixed with percutaneous iliosacral screws: does posterior injury pattern predict fixation failure? J Orthop Trauma 2003; 17:399–405
21. Semba RT, Yasukawa K, Gustilo RB. Critical analysis of results of 53 Malgaigne fractures of the pelvis. J Trauma 1983;23:535–537
22. Tile M. Pelvic ring fractures: should they be fixed? J Bone Joint Surg Br 1988;70:1–12
23. Henderson RC, Nepola JV, Claverie JG. Nonoperatively treated major traumatic pelvic disruptions: an evaluation of the long term results. Iowa Orthop J 1986;6:100–106
24. Majeed SA. Neurologic deficits in major pelvic injuries. Clin Orthop Relat Res 1992;282:222–228
25. Collinge CA, Archdeacon MT, LeBus G. Saddle-horn injury of the pelvis. The injury, its outcomes, and associated male sexual dysfunction. J Bone Joint Surg Am 2009; 91:1630–1636

# 23　髋臼骨折

著者：Philip J. Kregor，Michael D. Stover
译者：刘万军　毛彦杰　李旭

髋臼是由髂骨、坐骨和耻骨Y形融合而形成的骨性臼槽样结构，与股骨头共同构成高度限制性关节。Judet等[1]和Letournel[2]将这一臼槽样结构定义为由坐骨所支撑的双柱结构：前柱（由髂骨和耻骨构成）和后柱（由坐骨构成）（图23.1）。一旦发生髋臼骨折，会导致股骨头与其上方剩余的完整关节面丧失匹配，往往会导致不良后果。对此类损伤进行外科治疗时，如果能够避免手术并发症，通常能够保留髋关节并维持其功能[3-6]。医师对于处理此类损伤的积累的经验，可以帮助其进一步优化相关技能：正确进行术前影像学评估、确定最佳手术入路、进行适当的复位，以及了解并发伤对于治疗的影响。由于髋臼骨折相对罕见且通常为较高能量损伤，故最好由在专注于治疗多发性创伤患者的专科医院工作、接受过高级训练的骨科医师来进行处理。所有的骨科医师均应熟悉此类损伤的诊断和初步治疗方式，而对于髋臼骨折的初步治疗往往会影响其最终的治疗方案。当然，最佳的初步治疗同样也需要了解有关最终治疗方式的相关知识。

对髋臼骨折的初始影像评估首先应包括骨盆前后位X线片。对于外伤后主诉腹股沟区或髋外侧疼痛、多发伤或钝挫伤的患者，骨盆前后位片均应列为必要的常规检查之一。在初始的放射学评估中，累及髋臼的骨折首先需要根据Judet和Letournel等所描述的6条"放射学线"来进行界定（图23.2）。尽管其并非特定的解剖学结构，但这些"放射学线"代表了在放射学影像中骨的切线，对髋臼的支撑柱或壁进行了定义。对这些线进行详尽评估，是了解髋骨这个复杂的三维结构的二维放射学表现的重要一步。此外，骨盆的前后位片也有助于与对侧的正常髋关节进行对照，以明确股骨头与其上

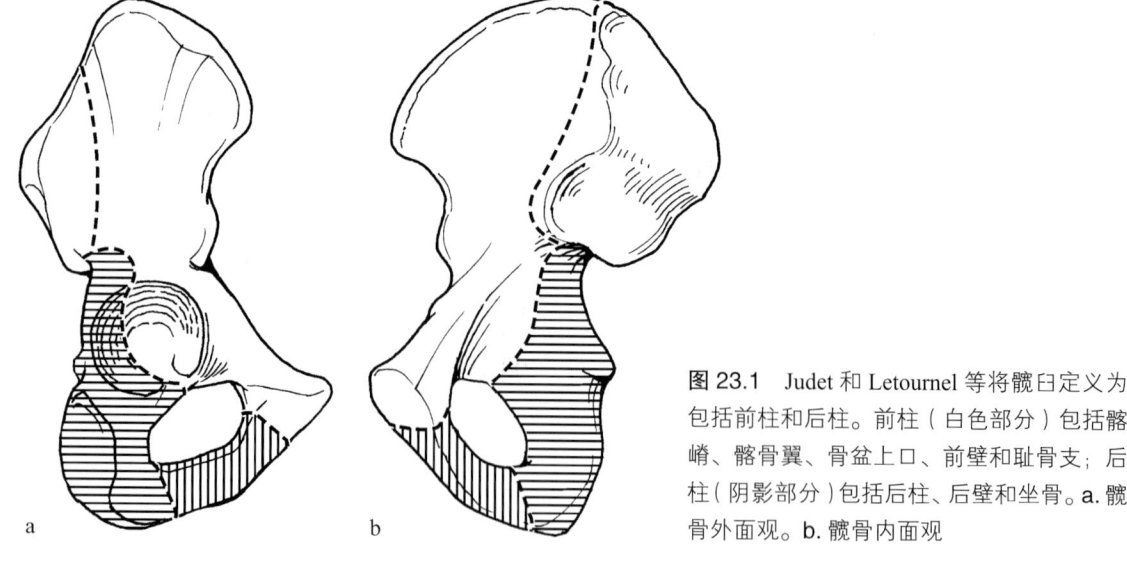

图23.1　Judet和Letournel等将髋臼定义为包括前柱和后柱。前柱（白色部分）包括髂嵴、髂骨翼、骨盆上口、前壁和耻骨支；后柱（阴影部分）包括后柱、后壁和坐骨。a. 髋骨外面观。b. 髋骨内面观

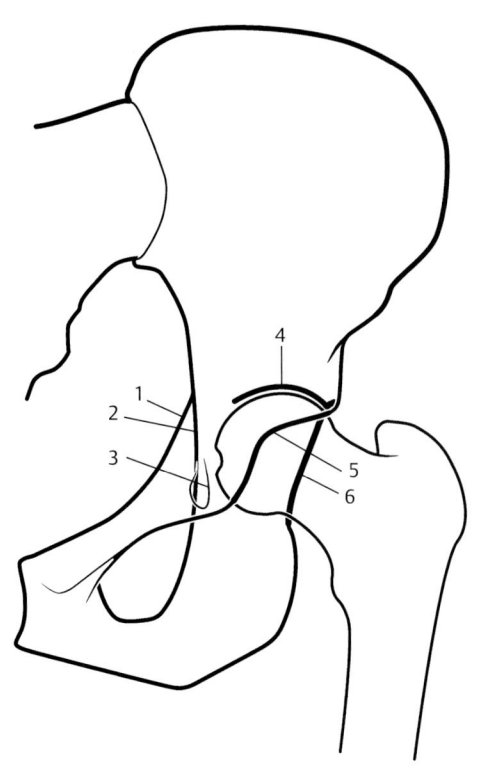

1. 髂耻线；2. 髂坐线；3. 泪滴；4. 臼顶；5. 前壁；6. 后壁
图 23.2　髋关节前后位 X 线片可见髋臼的 6 条标志线。注意前壁在髋臼的外侧缘后壁的稍外侧

**髋关节前后位 X 线片上 6 条髋臼线**

1. 髂耻线
2. 髂坐线
3. 放射学泪滴
4. 放射学臼顶
5. 前壁
6. 后壁

方的"放射学穹顶"的关系是否发生了改变。当对骨盆前后位片进行阅片时，应当在未受伤侧保证尾骨和耻骨联合排列在一条线上，否则应认为影像发生了旋转，对骨盆畸形进行评估时必须考虑到这一因素。

尽管部分髋臼骨折可伴有明显的骨折移位、股骨头的脱位或半脱位，但也有部分在骨盆前后位像上未见明显的移位。斜位或 Judet 位像是在患者平卧并向任一方向侧翻 45°时进行投照，可以对髋骨进行垂直角度的评估（图 23.3）。其中，闭孔斜位像较易获得，应为患者滚动远离患侧，其得名于显示出了闭孔环的轮廓。从这个角度可以观察前柱、后壁和坐骨支。在评价诉有腹股沟区疼痛但骨盆前后位片未见明显异常的高能量损伤患者时，闭孔斜位像非常重要，可以很好地显示后壁、股骨颈或股骨头的细小骨折。与闭孔斜位像相对应的髂骨斜位像，投照时需要使患者侧翻而使患侧承重，由于疼痛而多难以承受，患者往往无法旋转到位，不能获得满意的投照角度。髂骨斜位像有助于显示后柱、前壁和髂骨翼。要获得满意的投照角度和充分的旋转，必须进行镇痛。拍摄标准 Judet 位像时，侧方翻转角度应使得在 X 线片上股骨头内侧缘触及尾骨尖部为宜。如果确实无法实现标准 Judet 位，也可以使用 CT 轴向扫描数据来重建 Judet 位像[7]。

## 分　型

对骨折 X 线片的系统、有效的评估，有助于对骨折做出恰当的可信诊断，据此可制定相应的后续治疗策略。基于对尸体骨和 X 线片的分析，Judet 等[1]和 Letournel[2]建立了一种髋臼骨折的分类系统，包括 5 种基本类型和 5 种复合骨折类型，并允许过渡类型存在（图 23.4）。

Letournel 分型不仅描述了损伤特点，更重要的是能够指导合适手术入路的选择[2-4, 6]。准确的影像学诊断有助于医生选择最佳手术入路，提高骨折获得充分复位的可能性。

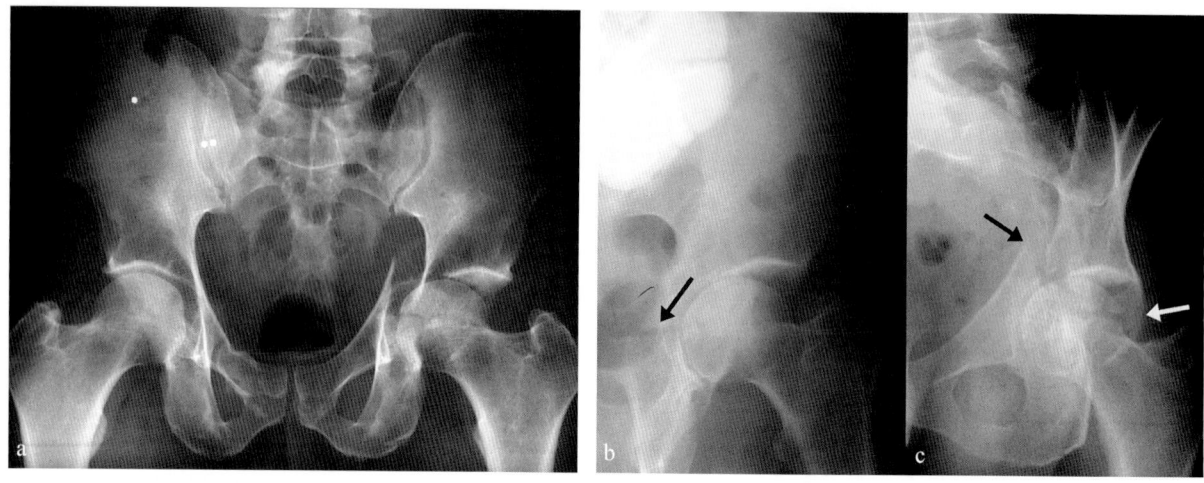

**图 23.3** 髋臼后壁横形骨折 X 线片。a. 前后位 X 线片显示髂耻线和髂坐线连续性中断，股骨头相对于髋臼顶向内移位。b. 髂翼斜位片显示后柱骨折（黑色箭头），股骨头向内侧半脱位。c. 闭孔斜位片显示，前柱明显移位（黑色箭头），如前所述股骨头向内侧半脱位。后壁骨折较为轻微（白色箭头）

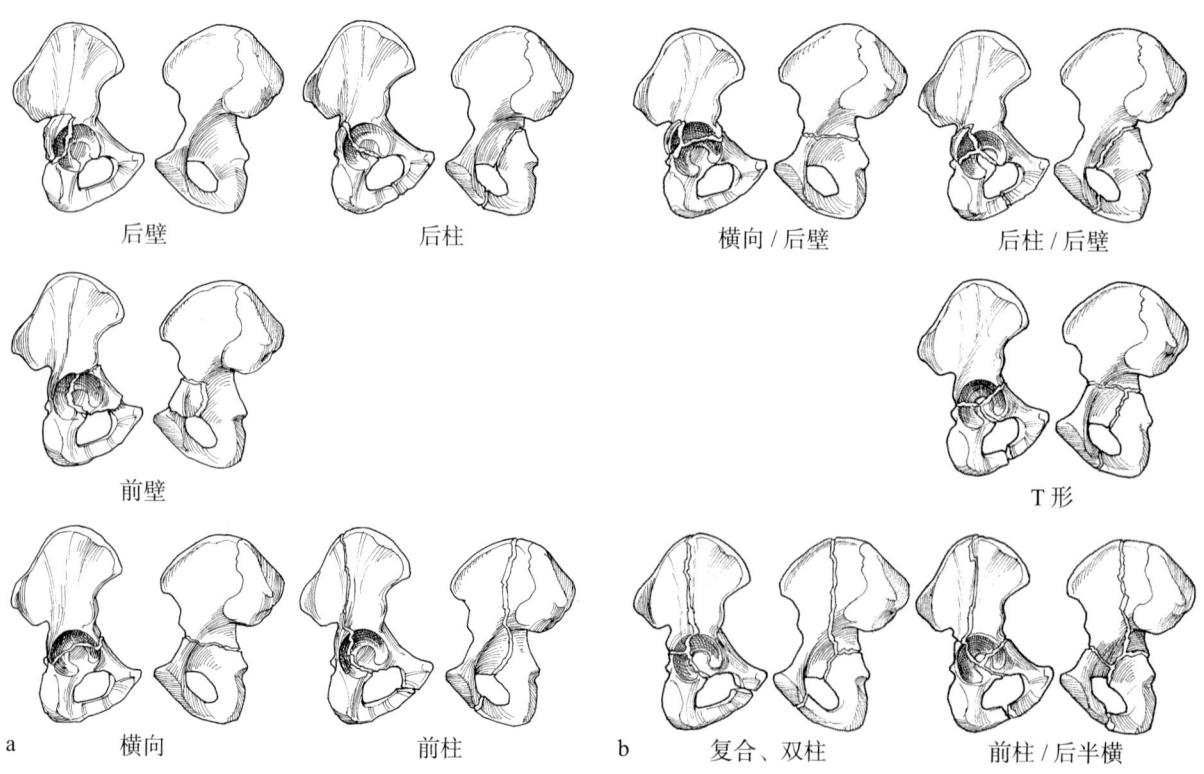

**图 23.4** 髋臼骨折的 Judet 和 Letournel 分型，包括 5 种基本类型（a）和 5 种复合类型（b），见正文

| Letournel 和 Judet 髋臼骨折分型 |
| --- |
| · 基本类型
  · 后壁骨折
  · 后柱骨折
  · 前壁骨折
  · 前柱骨折
  · 横形骨折
· 复合类型
  · 后柱 / 后壁
  · 横形 / 后壁
  · T 形
  · 前柱（壁）/ 后半横形
  · 双柱 |

本章假设读者已经有一定的采用 Letournel 分型进行工作的基本知识，这在 Letourel 和 Judet 的经典专著里都有详细论述[6]，其简明但详细的分型和手术入路在 Letournel 的著作中也已有记录[2]。然而，Letournel 分型中的一些基本观点仍然十分重要，以下逐一回顾[6, 8]：

- 5 种基本类型的髋臼骨折是根据骨折线的"简单纯粹"及其"基本"的特性来区分的。
- 髋臼骨折的分型相对来说在不同医生之间的可重复性较高。也存在一些过渡类型，无法将它们归入任何一个大的类别，尤其是介于 T 型骨折、前柱 / 后半横形骨折和双柱骨折之间的类型。
- 柱的骨折使柱同髋骨分离，而壁的骨折仅在部分关节面的分离。柱的骨折可有一条骨折线进入闭孔，另一条骨折线位于坐 / 耻骨支（下部）。
- 前柱骨折的骨折线的另一个出口可以在高位（髂嵴）、中间（髂前上棘）、低位（髂前下棘水平的腰大肌沟）或极低位（耻骨粗隆）等任何位置。
- 前柱骨折常会累及四边体，这一征象合并典型的前柱外旋，使得易于发生股骨头的内移。
- 横形骨折累及双柱，但并不称为双柱骨折，因为双柱骨折是作为一种术语来描述另一种特殊类型的骨折。横形骨折属于基本型中的一种，其骨折线单一。此类骨折使髋骨的上半部分连同部分臼顶与下半部的耻骨坐骨部分离。耻坐骨部的旋转有两种形式：首先，其绕通过耻骨联合的垂直轴旋转，影像学表现为髋臼向内侧移位；其次，可沿经过骨折的后半部和耻骨联合的水平轴旋转。横形骨折可以按照骨折线累及臼顶关节面的不同位置而进一步分为三个亚型：穿过臼顶（经顶型）；穿过髋臼窝的高点（近顶型）；穿过髋臼窝并累及前、后壁的下部（顶下型）。
- 累及髂嵴的骨折包括前柱、前柱 / 后半横形和双柱骨折。
- 前柱 / 后半横形骨折可以视为前柱骨折和横形骨折后半部分的结合。后柱骨折发生移位的趋势较小，这一点与双柱骨折累及后柱时明显不同。
- 老年人低能量跌倒性损伤所导致的髋臼骨折，多为前柱或前柱 / 后半横形骨折。这两种骨折类型均可累及四边体（图 23.5），导致髋臼顶内侧内陷（鸥翼征）（图 23.6）或后壁压缩。
- 复合骨折中的双柱骨折的特点是髋臼穹顶的骨折块未与完整的髂骨相连（图 23.7）。另外，骨折线将前柱（已从髂嵴分离）和后柱分开。股骨头通常向内侧移位，前柱向外侧旋转，后柱向内侧旋转，髋臼上唇一般保持完整，因此股骨头与髋臼可保持匹配，称为继发性匹配。如果存在放射学上的"马刺征"，则是双柱骨折的典型征象，该征象在闭孔斜位片中显示的是与髋臼窝穹顶分离的髂骨下半部分的外侧。

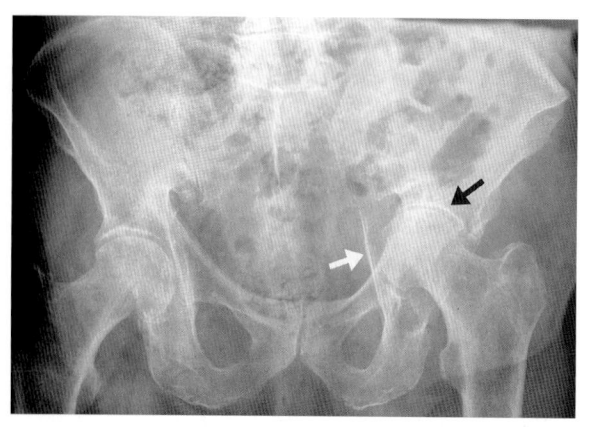

图 23.5　骨盆前后位（AP）片，显示左侧髋臼骨折。骨折线通过髂嵴，但在正位骨盆片上较难辨认。髂坐线明显中断并移位、成角，提示四边体的表面断裂（白色箭头）。股骨头向内侧移位，臼顶向后移位、成角（黑色箭头），提示髋臼上方的松质骨受到压缩并形成粉碎性骨折

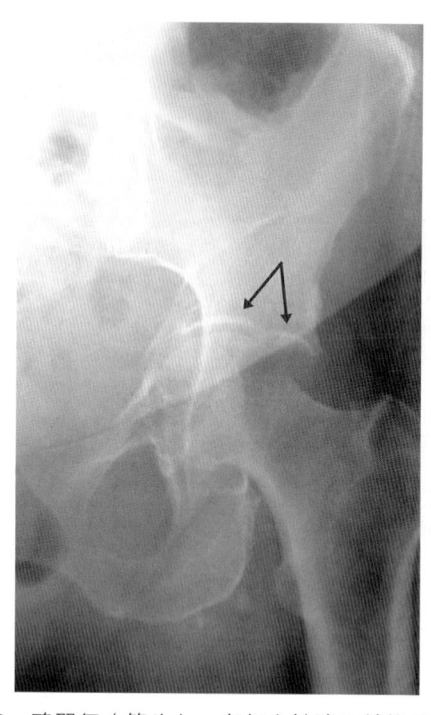

图 23.6　鸥翼征（箭头）。老年女性髋臼前柱骨折，显示臼顶受到压缩，注意到股骨头的内侧缘移位到髂坐线内侧。"鸥翼"的外侧部分是尚保持完整的部分髋臼窝，内侧部分是压缩或移位的前柱关节面

　　Beaule 等[8]证实，在每年都进行大量的髋臼骨折手术（>40例/年）的医生中，Letoumel分型方法具有很好的组间和组内可靠性。研究证实，CT扫描对于明确分型并无帮助，但可以对骨折块的数目（粉碎性）、骨折线的走行方向、骨折块脱位的情况、骨折的移位旋转的情况、髋关节内是否有游离体，以及髋关节边缘压缩情况进行观察。因此，适时的CT扫描对于术前计划还是必要的。

　　骨折线和骨折的移位对髋关节最终预后的影响，取决于骨折部位、骨折块移位程度以及骨折对髋关节稳定性的影响。最初，人们普遍认为涉及关节面上部的骨折会增加创伤后关节炎的发生率。Matta 等[9]随后的研究采用髋臼顶弧角的概念描述关节面上部的受累情况。这一角度定义为，在未牵引状态下，垂直于股骨头几何中心的直线及股骨头中心与髋臼关节面骨折线之间的夹角（图23.8），应分别在三个投照位置上进行测量。

　　测量此角要求股骨头不能半脱位。顶弧角不能用于评估双柱骨折（鉴于发生继发性匹配，髋臼随着股骨头的半脱位而向内侧移位）或后壁骨折（此类型骨折通常几乎在各个投照位上均不出现上关节面的破坏）。目前顶弧角的定义较之初期发表的时候已经有所改变，现在认为如骨折线以小于45°角进入髋臼，则是波及关节面上部的骨折。利用数学模型将此定义推导至髋臼CT可知，当骨折线出现于自髋臼头端致密的软骨下骨1cm内的CT层面时，则认为骨折累及髋臼承重部[10]。

　　Vrahas[11]等通过尸体标本研究提出了骨折对稳定性影响的客观标准。前柱骨折发生于髂前上棘以上（闭孔斜位髋臼顶弧角30°），以及后柱骨折发生于坐骨棘以上（髂骨斜位顶弧角70°），可以导致单足站立位时发生股骨头半脱位，提示后柱骨折和稳定性有很大的关系。

这是由于骨盆倾斜以及在模拟单足站立时对髋关节产生了向后的向量所致。在后续治疗中，这可能会对骨折的稳定性及髋关节的安全活动范围造成影响。

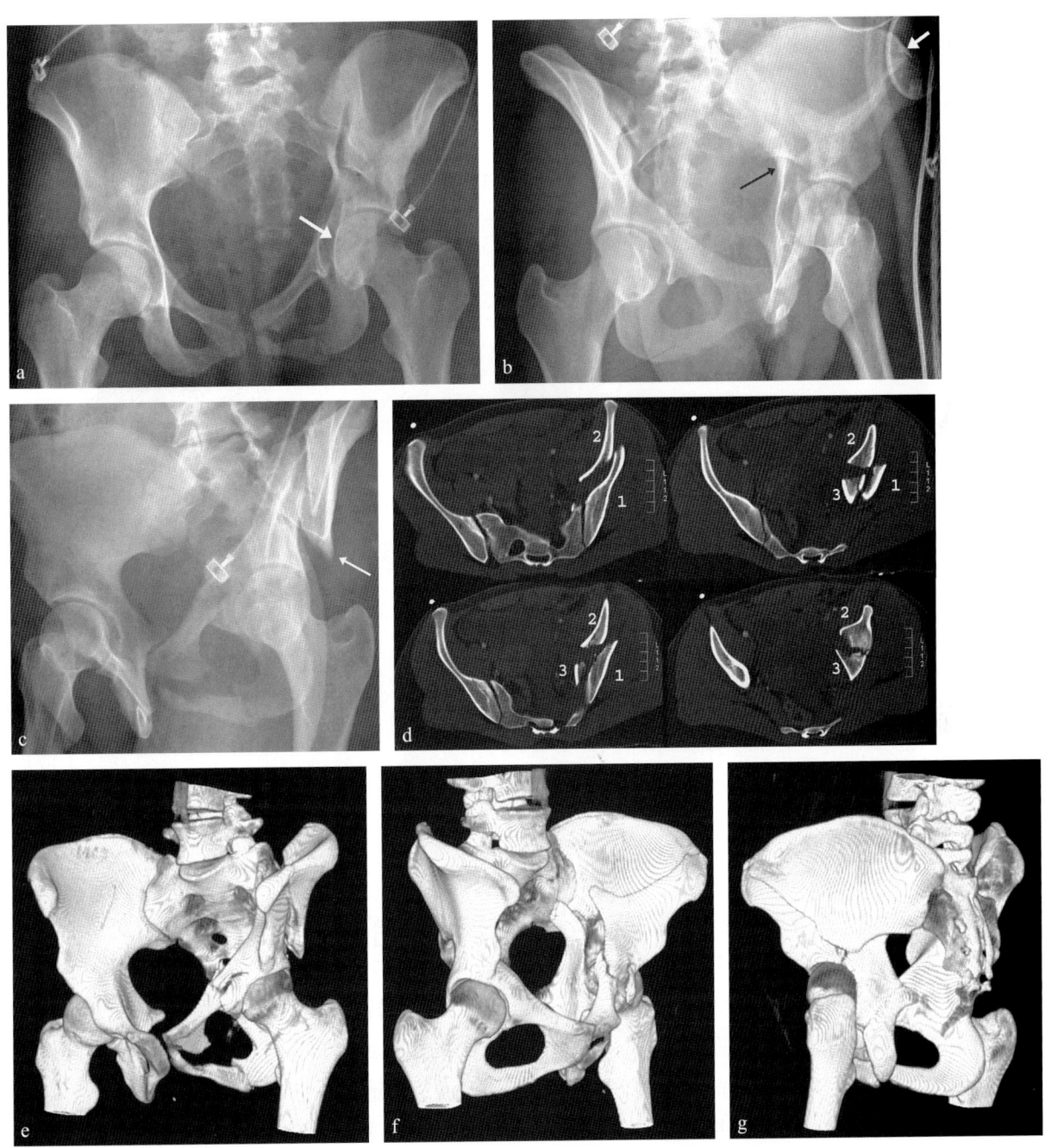

图 23.7 髋臼复合双柱骨折。a. 骨盆前后位片显示股骨头移位至髂坐线前方，表明髋关节向内侧脱位（箭头）。b. 髂翼斜位片显示骨折线延伸至离髂前上棘约 2.5 cm 的髂骨翼处（白色箭头），也可见后柱的明显移位（黑色箭头）。c. 闭孔斜位显示马刺征（箭头），由髂骨的下/外侧缘构成。没有关节面和未受损的髂骨相连接。d. 轴位 CT 扫描显示骨折的情况。图中骨块 1 为完整的髂骨，2 为前柱，3 为后柱。1 的下侧面构成了马刺征。e. 骨折的三维重建：闭孔斜位，以及（f）髂骨斜位、（g）髂骨翼的外侧"正面"观

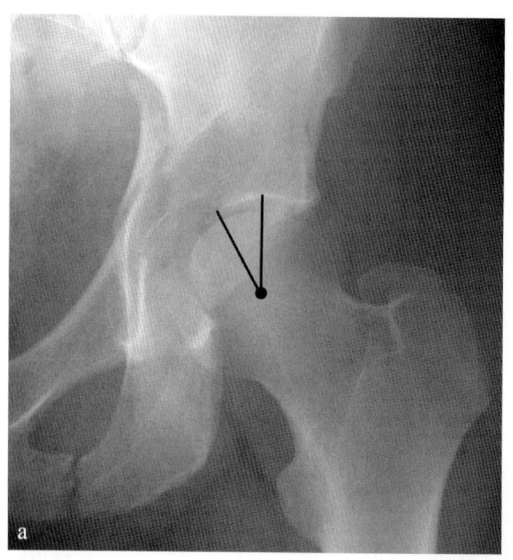

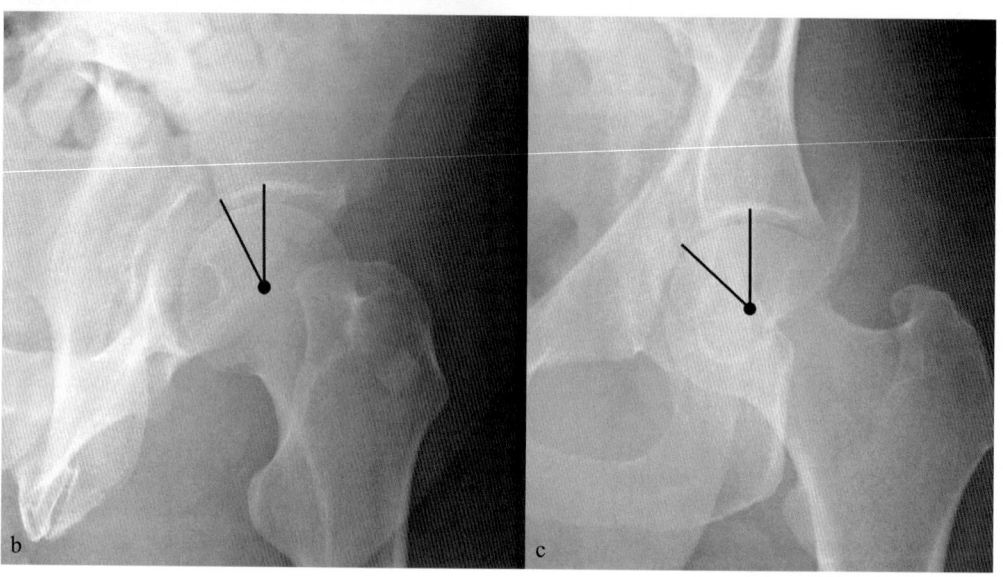

图 23.8 顶弧角在（a）前后位、（b）髂骨斜位和（c）闭孔斜位片上的测量。在股骨头几何中心画一点，经过此点做垂线，经过此点及髋臼骨折线做另一条直线，两线的交角即为顶弧角，需要在 3 个投射位上测量

尸体研究显示，当骨折累及关节面上部时，多种情况都会导致关节面的接触压力发生改变[12]。尸体标本压力敏感胶片测试显示，经顶型（高位）横形髋臼骨折如果有阶梯状复位不良，可导致髋臼关节面上部接触面的峰值接触压力增大。如有经顶型横形髋臼骨折空隙状复位不良，以及近顶型横形髋臼骨折阶梯状或空隙状复位不良，则不会导致髋关节接触面压力的增加。这一结论结合骨折移位的情况，或许在预测手术或非手术治疗后发生关节炎方面有临床重要价值。

# 非手术治疗

髋臼骨折的非手术治疗适用于以下情况：

- 在 X 线片或 CT 上用顶弧角来判断骨折未累及关节承重面；
- 伤侧大腿未牵引时，关节面上方骨折移位小于 2 mm，股骨头与髋臼之间保持匹配；
- 后壁骨折累及的关节面小于 20%，并且关节内无骨块嵌顿；
- 双柱骨折发生继发性匹配。

同轴双柱骨折及伴发的股骨头内侧移位会共同造成关节应力的改变。大部分双柱骨折应进行手术治疗，除非存在禁忌证。微小移位的骨折有时难以归类，但是如果骨折移位确实十分微小，并且股骨头能够和髋臼同心复位，是否分类对这类骨折意义不大。如果条件允许，考虑到其他合并损伤的影响，应尽早给予患者伤肢30磅（10~15 kg）的部分负重。作者不推荐对髋臼创伤常规进行应力位评估，除非损伤为髋臼头端的边缘性后壁骨折或髋臼骨折伴有继发性骨盆环损伤。坚持这些评判标准，有助于对特定类型的骨折的保守治疗获得成功。另外，如果由于患者的一般情况不佳，如之前存在关节疾病、严重的粉碎性骨折、骨质情况不佳、手术切口区皮损或感染等而存在手术禁忌，则保守治疗十分有必要。

对后壁骨折进行保守治疗时，医生一定要谨慎。骨折的发生部位和大小都必须予以考虑。即使骨折波及的关节面在20%以内，仍有可能造成髋关节不稳，尤其当骨折波及后壁上部时（图23.9）。如果在最初的静态放射学影像上对于髋关节是否存在轻微不稳存疑，则可以在应力位动态摄片进行诊断。Toraetta[13]描述了一种方法，该方法对符合保守治疗标准的髋臼骨折患者，在其开始活动前对髋关节进行应力位动态摄片，研究股骨头和髋臼保持匹配的能力。他认为保守治疗的指征为：在3个投照位置上的顶弧角大于45°，CT扫描在弧顶的软骨下骨10 mm以内的层面中见后壁移位小于50%，髋臼在三个投照位都保持匹配。

共有41例骨折患者接受了应力位动态摄片，以评估股骨头和髋臼顶的失匹配情况。骨折的平均移位为7 mm。12例患者在动态摄片时发现移位骨折块移位，但仅有3例患者的匹配程度发生了变化（1例横形骨折，伴有耻骨联合分离；2例后壁骨折）。这3例患者接受了手术治疗，其他38例接受了非手术治疗。在非手术治疗组，患者预后良好或极好的比例为91%。

### 急诊处理

如在第22章中所述，合并股骨头脱位的髋臼骨折需要尽快复位。既可以在急诊室在有清醒镇静下进行，也可在手术室全麻下进行（根据医疗机构的情况）。偶尔可能无法获得并维持复位。无法获得闭合复位的原因可能是股骨头穿出后方关节囊，或者在梨状肌和闭孔内肌间卡住了，形成了纽扣-纽扣洞的机制；也有可能是由于后壁骨折块阻碍了股骨头的复位。最常见的无法闭合复位的原因是存在非常大的后壁骨折块。如果无法闭合复位，则应采用切开复位内固定。部分医生倾向于在受伤后6~18个小时进行手术。但是如果骨科医生对于髋臼骨折手术不熟悉或者没把握，应该更加谨慎，等待有这种手术经验的医生前来，或者将患者转诊至有经验的医生。

不是所有的髋臼骨折都需要使用股骨远端牵引。相对明确的骨牵引指征包括：

- 前柱、前柱后半横形骨折，或者股骨头明显内移，累及双柱的骨折。
- 横形、横形伴后壁或T形骨折。在这些类型的骨折中，股骨头可能会骑跨于髂骨下半部分受损的松质骨上。
- 在股骨头上方和完好的上方髋臼穹顶之间有游离的骨软骨碎片。

另外，有大的后壁骨折块的髋臼骨折可能会导致髋关节不稳定，采用下肢骨牵引并外展可能会有帮助。

骨盆骨折可导致大量失血。急症外科医生必须意识到髋臼骨折可能和大量失血相关，所以这些患者需要接受积极的液体复苏，必要时应接受输血治疗。

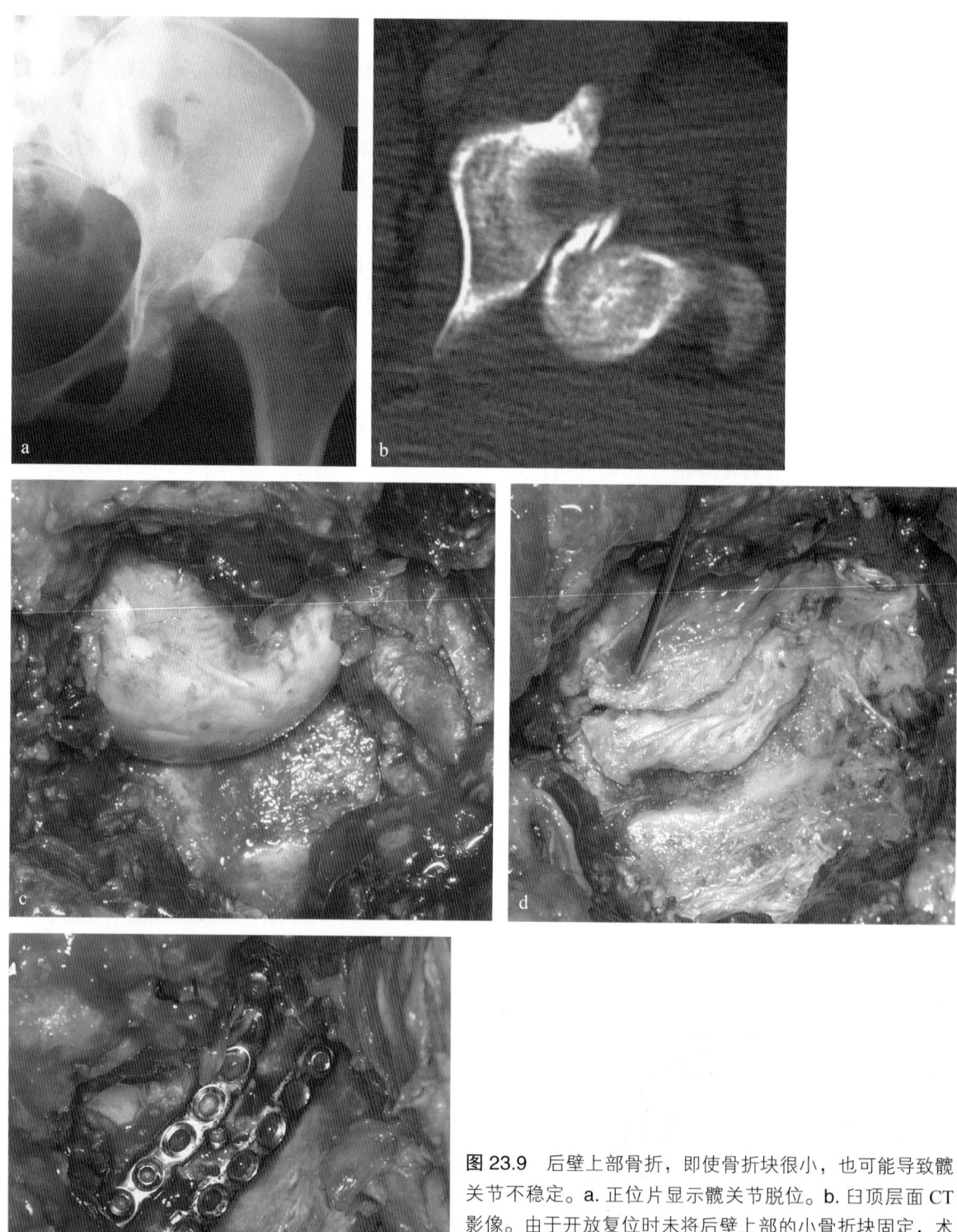

**图 23.9** 后壁上部骨折，即使骨折块很小，也可能导致髋关节不稳定。a. 正位片显示髋关节脱位。b. 臼顶层面CT影像。由于开放复位时未将后壁上部的小骨折块固定，术后股骨头发生了再脱位。患者需要再次接受手术治疗。c. 术中照片显示股骨头明显磨损。d. 术中照片显示髋臼后壁上部相对较小的骨折。e. 对后壁上部的骨折用接骨板进行固定

# 手术治疗

## 手术指征

不论从短期还是长远来看,手术治疗髋臼骨折都是有利的。短期来看,手术可以恢复髋关节的稳定性,有利于患者的早期活动。从长远来看,手术可以推迟创伤后关节炎的发生,从而在未来很多年都可以保留髋关节的功能。只要能避免并发症的发生,绝大部分接受手术治疗的髋臼骨折都可以实现这种优势[3, 4, 14]。任何伴有股骨头半脱位或股骨头与髋臼的失匹配的情况,都是手术的适应证。这些情况可能继发于骨折脱位或髋关节内残留骨折块。如果髋关节的位置正常,关节面上部骨折且移位大于2 mm也是手术治疗的强烈指征,应依据患者的个体因素确定个体化治疗方案。例如,与一位年纪较大、虚弱的、对功能要求不高的老年人相比,手术治疗更适用于一位20岁左右、单纯性髋关节损伤的年轻人。如果计划手术,需对骨折的类型、合并伤可能对手术造成的影响等方面进行全面考虑。医生应对自己是否有足够的经验处理该类型损伤有清醒的认识,还应有合适的手术团队,患者的身体情况也必须稳定且能承受手术打击。如果上述的任何一点不能达到,则应延期手术或将患者转往处理此类损伤更有经验的医学中心进行治疗。

## 手术解剖与入路

了解每种骨折类型的受伤机制,明确每种骨折移位的骨折线的位置和走行,将更有助于理解外伤后髋臼的病理解剖学。髋臼(髋关节窝)的破损是由于股骨在不同位置间接受力,从而使股骨头撞击髋臼所致。在合力的作用下,股骨头最终撞入髋关节窝,导致骨质损伤。典型的骨折块移位(综合考虑水平移位、旋转移位后的最终位置)取决于附着在骨折块上的软组织和损伤后股骨头的最终位置。由于骨折块受撞击而移位,倾向于绕股骨头旋转。牵引闭合将股骨头复位至接近正常的位置,可能可以减少移位,但很少能使骨折块复位到可以接受的位置或提供骨折的稳定性(图23.10)。在尝试对骨块进行复位前,参考相对完整的关节面,采用牵引的方法使股骨头复位,去除使股骨头致畸的外力,有利于后期的复位。这是手术治疗髋臼骨折时推荐使用牵引床的主要的原因[3-5]。明确牵引后尚残留的骨折移位,可以使医生在手术中实现可靠复位,以达成功重建髋臼的目的。

## 皮肤准备与抗生素使用

髋臼固定术后感染是极严重的并发症。因此皮肤准备及术区皮肤的覆盖应十分注意。切皮前应使用一次抗生素。用塑料膜覆盖术区,使其与身体其他区域分隔开。这一点对创伤患者尤其重要,这些患者可能有皮肤挫伤或者其他开放伤口。皮肤的清洁需结合使用碘伏/酒精或酒精/碘伏混合物(Duraprep, 3M Corporation,

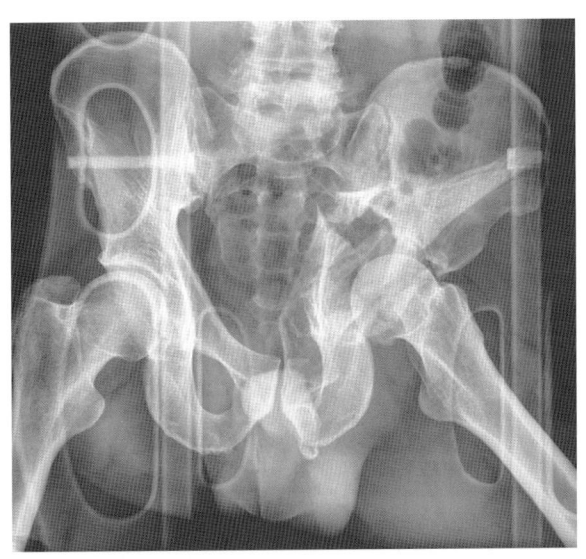

图23.10 复合骨折中的双柱骨折,伴股骨头明显向内侧移位。不可能通过单纯骨牵引达到使骨折复位的目的

St.Paul.MN）。切口部位用 Ioban（手术贴膜，3M Corporation）覆盖。切皮前 30 分钟使用一代头孢菌素（头孢唑林）或万古霉素并常规持续使用 48 小时。如果有革兰阴性菌感染的顾虑（如尿道损伤、多发伤患者），需加用氨基糖苷类抗生素，术前及术后 48 小时持续使用（庆大霉素 300 mg，IV，q24 h）。

## Kocher-Langenbeck 入路

视频 23.1 通过 Kocher-Langenbeck（KL）入路治疗髋臼后壁横形骨折

Kocher-Langenbeck 入路适用于后壁骨折、后柱骨折、后柱/后壁骨折、大部分横形骨折、多数横形伴后壁骨折以及部分 T 形骨折。患者俯卧或侧卧，最好于可透射 X 线的手术床上。多数情况下首选在经特殊设计的骨科手术床上的俯卧位，采用这种体位有如下优点：

- 俯卧位有助于沿四边体表面进行触诊，以感知坐/耻骨部的复位。
- 有利于术者沿坐骨大切迹到前柱/骨盆边缘位置放置复位钳。
- 该体位使的患侧肢体置于伸髋屈膝位，便于放松坐骨神经。
- 俯卧位和轻柔牵引均可减少股骨头作用于骨折部位的应力，以利于骨折复位。
- 患者俯卧，伸髋屈膝，以安全、可控地牵引髋关节，便于清除关节腔内的碎骨片并便于对复位进行评估。
- 有助于对手术肢体隔离，更好地进行皮肤准备及铺单。

侧卧位的优点包括必要时可以进行大粗隆翻转截骨术，以达到术中使髋关节脱位的目的。另外，这种体位无需特殊的手术床和设备。

Kocher-Langenbeck 入路可以直视坐骨大切迹、髋臼上部、后柱、髋臼下沟等区域，有利于触诊骨折部位和用操作复位钳对四边体复位。

患者在髋臼骨折手术床上的体位十分重要。一定要保证患者身体水平，将手术侧和非手术侧的腿/足套入足套中。检查臂丛，确保其未受到过度牵拉，使上肢和躯干成 70° 角可以确保臂丛的安全。术侧需要将髋关节置于轻微伸展、膝关节屈曲 60° 的位置。髋关节的屈曲可以放松前方髂股韧带，以利于术中牵拉髋关节，方便评估骨折复位情况和取出关节内游离体。在执行髋关节牵拉操作的时候，便用拉钩或牵引器应避开坐骨切迹，以免对神经造成过度牵拉。

切口从髂后上棘约 5 cm 处开始，向大粗隆定点延伸，然后转向下至股骨中部外侧（图 23.11，12）[2, 15]，向下锐性分离至与髂胫束相连的臀大肌筋膜，然后沿近端股骨中外侧从远端向近端分开髂胫束。注意，分离髂胫束时不应太靠近股骨后方，因为这样有可能损伤臀大肌与股骨近端后外侧缘的附着点。将髂胫束分离至大粗隆水平后，必须触摸臀大肌的纤维，确定其上三分之一与下三分之二交界处的缝隙，据此可以确定臀上动脉（臀大肌上三分之一）和臀下动脉（臀大肌下三分之二）的血管间距。确定该分界线时，才可以分开覆盖在此区域的筋膜，然后将臀大肌从股骨近端距其附着点约 1.5 cm 处切断，这样可以较容易地牵开后方的皮瓣。采用 Kocher-Langenbeck 入路时，较容易犯的两个错误是切口向远端显露不足以及未充分分离臀大肌，都将导致牵开后方皮瓣变得困难。切开臀大肌后，于大粗隆处放置 Charnley 牵开器，将臀大肌筋膜向后方牵开，将髂胫束向前牵开。

下一个重要步骤是确认并保护坐骨神经。在接受择期髋关节重建的患者中，坐骨神经一般位于梨状肌肌腹附近。然而，在髋臼骨折的患者，这一区域的解剖结构被破坏，寻找坐骨神经的最佳位置是在股方肌后缘。找到坐骨神经后，可以将其从周围的蜂窝脂肪组织中游离。大部分病例的坐骨神经位于闭孔内肌后、梨状

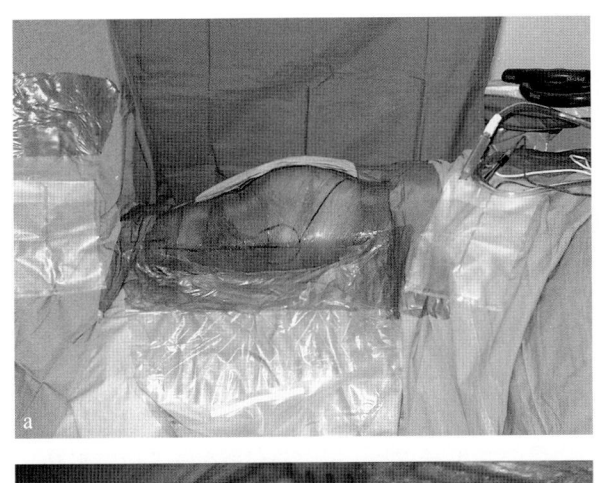
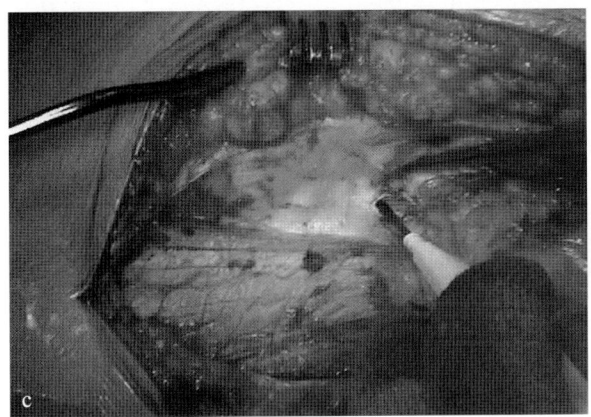
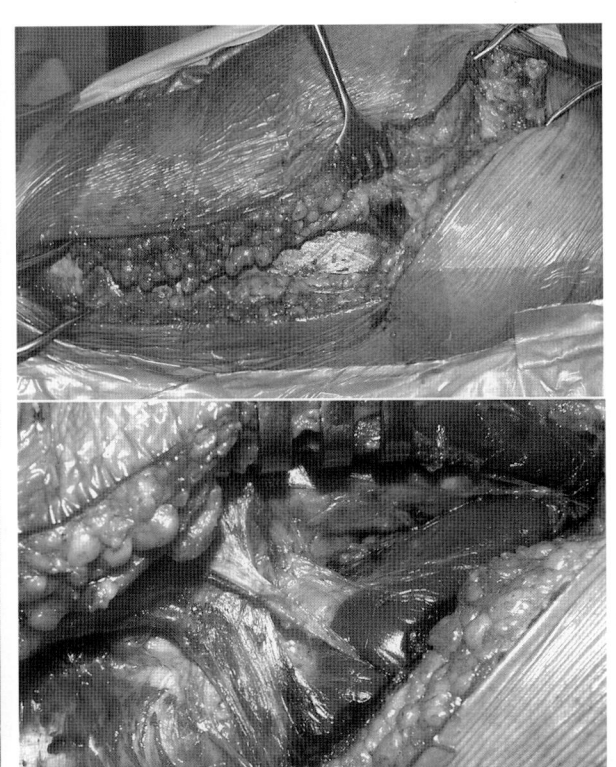

图 23.11 俯卧位 Kocher-Langenbeck 切口。a. 皮肤切口。下肢的切口从大粗隆定点延伸到股骨全长约一半的地方，上部的肢体与水平部分成 110°角，并指向髂后上棘。b. 切开皮下组织和髂胫束，切开覆盖于大粗隆囊（下层）上的臀大肌筋膜（上层）。c. 在臀大肌与股骨后外侧的连接点约 1.5 cm 处将其切断，在此结构下，距此肌腱止点顶端端约 1.5 cm 处为第一穿动脉的分支

肌前，有时也存在变异[16]。进一步确认股方肌和孖肌的间隙。联合腱由上孖肌、闭孔内肌和下孖肌组成。

术者应在联合腱下方和髋关节囊之间进行分离，具体操作方法是：用手在联合腱上段下端触及一条较厚的肌腱，此为闭孔内肌腱。联合腱包含闭孔内肌和上下孖肌，于距离大粗隆 1.5 cm 处将其横断，注意附近的旋股内侧动脉深支的位置。在此处，该动脉位于闭孔内肌腱前面，靠近股骨近端[17]。基于同样的原因，切断闭孔内肌/联合腱后，于距其止点处 1.5 m 横断梨状肌。

在确认并切断闭孔内肌后，可沿肌腹确认坐骨小切迹，顺梨状肌逆行确认坐骨大切迹。在闭孔内肌和髋关节囊/后柱的深面有一条系带，因其从坐骨小切迹发出，可以在坐骨小切迹和闭孔内肌肌腱水平处分离。在闭孔内肌腱和坐骨小切迹深面有一个滑液囊，有助于辨别坐骨小切迹。由于骨折的类型不同，所需的手术显露范围也不一样，必要时可将臀小肌从下方向上方牵起以扩大显露范围，髋臼后方的表面也可因此得以显露。

完成髋臼后方的显露后，不同类型骨折的复位将随后详述。在复位过程中，必要时可通过坐骨大切迹向髋臼内侧壁（四边体）进行触诊。为达到这一目的，可在坐骨大切迹处用弯的拉钩将短外旋肌从四面体表面牵开，梨状肌和短外旋肌的肌腹就被从四边体上拉开了。

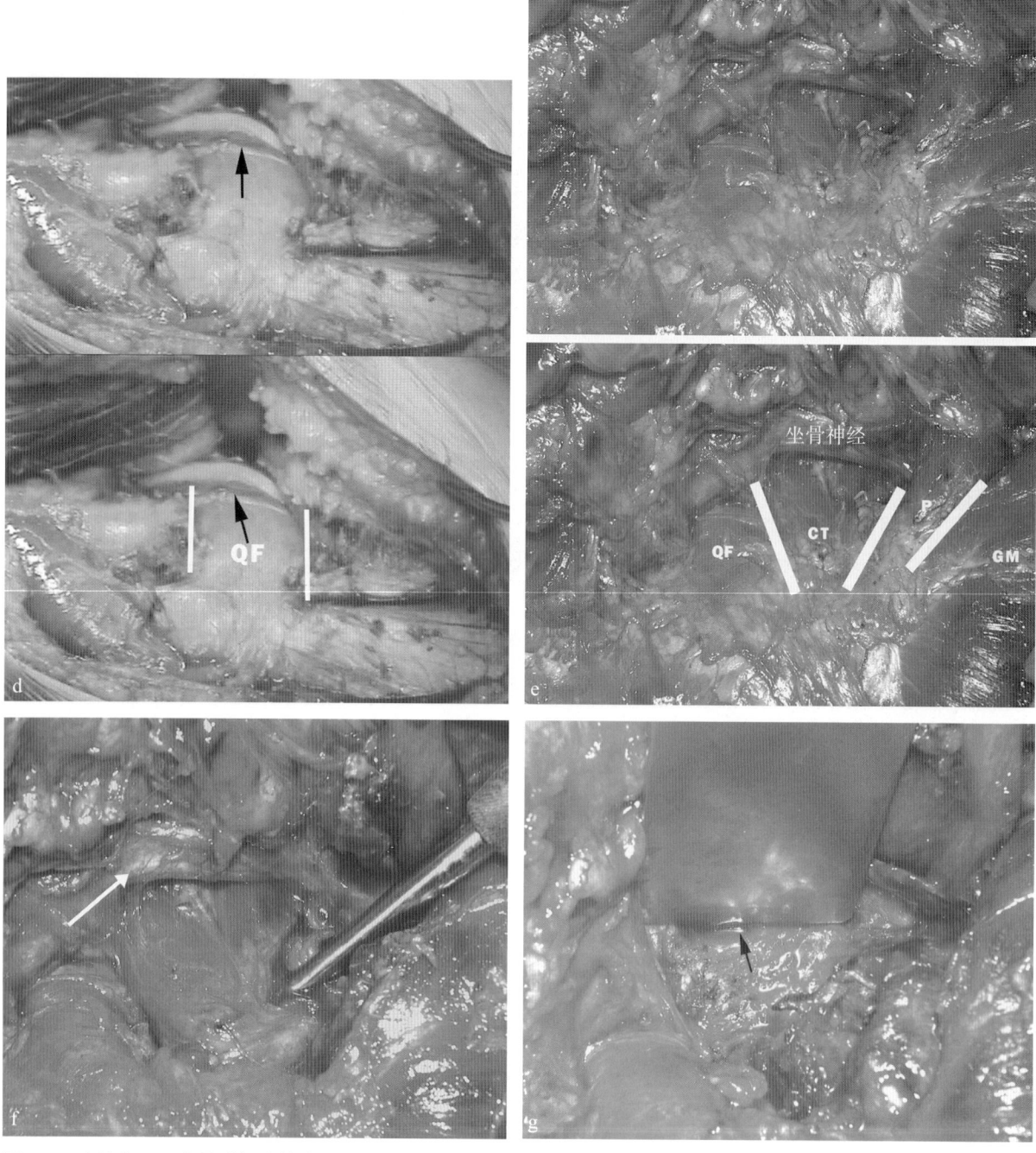

图 23.11（续） d. 坐骨神经（箭头）于股方肌（QF）后缘可见，后者较宽，肌肉比较丰满，肌腹指向臀大肌附着处。e. 外旋短肌和坐骨神经解剖。坐骨神经多位于股方肌（QF）后、联合腱（CT）后和梨状肌（P）前。向头端牵拉臀中肌（GM）显露臀小肌。f. 用曲柄提升器可以分离联合腱下面与髋关节囊之间的界面，于联合腱后缘可见坐骨神经（箭头）。g. 于坐骨小切迹（箭头）置入坐骨神经牵开器以保护坐骨神经，助手于对侧牵拉牵开器以及标记的闭孔内肌和孖肌肌，有助于保护坐骨神经

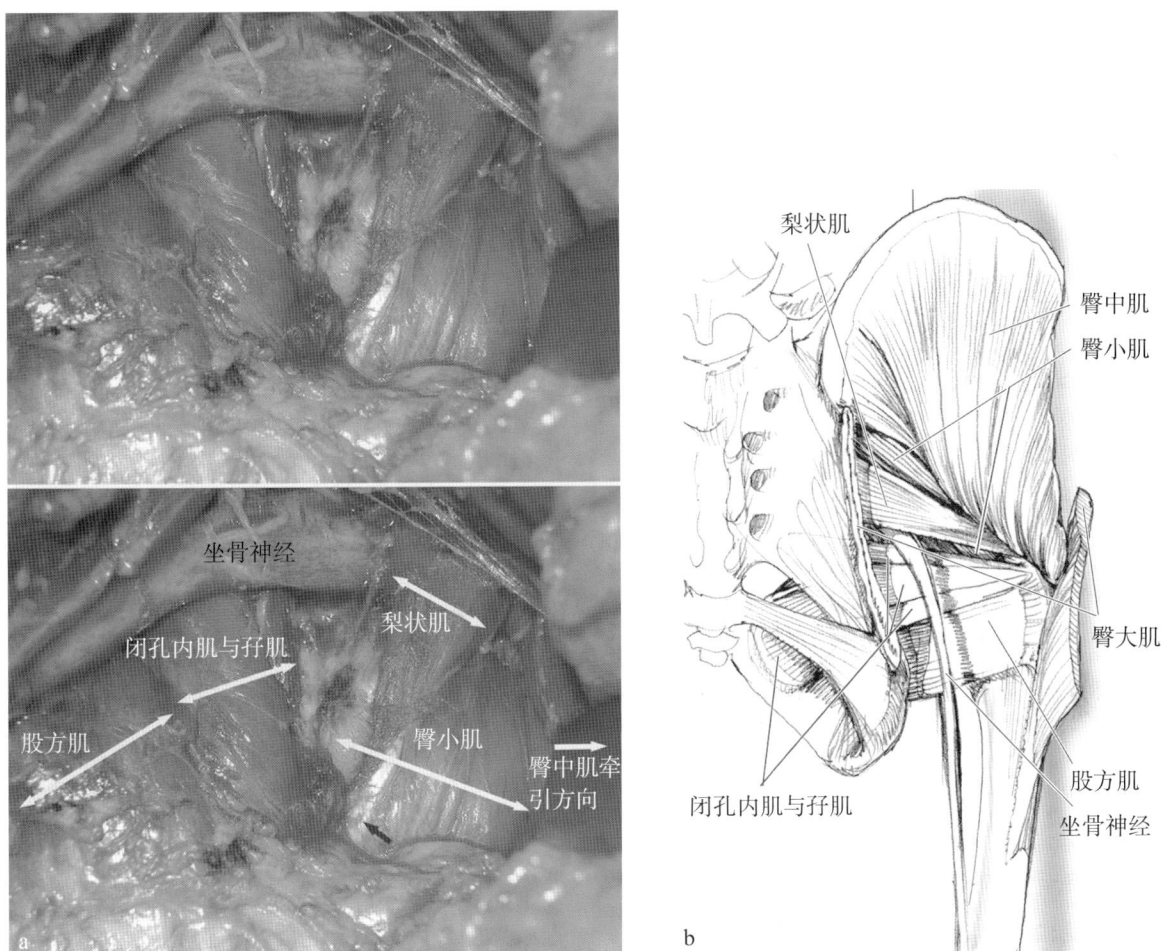

**图 23.12** 俯卧或侧卧位 Kocher-Langenbeck 入路。坐骨神经在股方肌后缘最易发现,其从联合腱(闭孔内肌/上下孖肌)后方通过,多数情况下经过梨状肌肌腹的前面。注意臀小肌延伸到梨状肌肌腹的深部和下部。a. 术中图像,黑色箭头指示梨状肌肌腱。b. 示意图

髋臼骨折复位后,采用高压冲洗装置对术野进行彻底冲洗,一般需使用 6 L 无菌盐水。用 1 号可吸收缝线修复梨状肌肌腱和联合腱(注意保护旋股内侧动脉),臀大肌肌腱采用 5 号丝线缝合。在筋膜层以下置入 2 根长 18 英寸的负压引流管。用 1 号线缝合筋膜,冲洗皮下组织,然后用不可吸收线缝合,最后闭合皮肤切口。

## 髂腹股沟入路

### 视频 23.2 采用髂腹股沟入路治疗双柱骨折

髂腹股沟入路最初由 Letoumel 描述,能从耻骨联合显露到骶髂关节,以及整个骨盆前环[5, 6, 15, 17, 18]。之前的前方入路(如延长的 Smith-Petersen 入路)对骨盆内侧到腰大肌沟显露有限,对四边体的显露也不够充分。髂腹股沟入路可通过三个"窗口"显露以下结构:内侧髂窝、前柱、骨盆上口、耻骨联合周围区域及四边体。"窗口"由髂腰肌及髂外血管形成,并且需要游离和牵拉上述结构。外侧窗可以显露髂窝和骨盆上口的上部。中间窗位于髂腰肌和髂血管束之间,可以显露四边体和髂耻隆起。内侧窗可显露达耻骨上支、耻骨联合以及耻骨后隙。

髂腹股沟入路适用于前柱骨折、前柱/后半横形骨折以及复合双柱骨折，也可以用于骨折移位主要发生于前部的前壁骨折和横形骨折，最适合对从耻骨联合到髂耻隆起范围内累及耻骨的骨折，以及延伸到髂骨前部和髂嵴的骨折进行手术复位和固定。髂腹股沟入路的主要局限是缺乏直接到达关节的方法，对关节内骨折只能行间接复位。对于前柱/后半横形骨折以及双柱骨折，在后部骨折块和完好或骨折髋臼缘之间存在软组织铰链，有助于间接复位骨折的后柱部分。

患者取仰卧位，髋关节稍屈，以放松髂腰肌。术中使用肌肉松弛剂，可以使腹部/髋关节的肌肉群更容易回缩。使患者仰卧于骨折手术床上，保持患肢活动度，并对术区进行准备。经典的髂腹股沟切口（图 23.13）始于耻骨联合上方 1~2 cm 处，向上弯曲延伸至髂前上棘下方，于髂嵴下方经过髂嵴最外侧缘凸起。切开皮肤和皮下组织后，辨认腹外斜肌筋膜，以及在髂嵴处的腹肌和髋外展肌的间隙。外侧窗是通过松解腹肌在髂嵴处的止点及髂肌在髂骨内面的止点来显露的。将髂腰肌从内侧髂窝松解到前方的骨盆上口和后方的侧骶髂关节。正确处理髂骨滋养动脉十分重要。要用骨蜡封住骶髂关节外侧约 1.5 cm、前方约 1.5 cm 处的滋养动脉口，否则可能会导致大出血。然后用湿海绵填充该区域。

在前方辨认腹股沟外环后，在该环上方从腹直肌外缘到髂前上棘上方劈开腹外斜肌筋膜。将腹外斜肌牵向远端，辨认腹股沟管内容物（精索，髂腹股沟神经），并用"烟卷"（Penrose）引流管将其分开。腹股沟管的底壁为腹内斜肌和腹横肌的联合腱，其最远端边缘为腹股沟韧带。该韧带的外侧部分较发达且清晰可辨，内侧于耻骨结节的部分较薄。在该韧带与腹外斜肌筋膜反折处近端 2~3 mm 处切开，可显露真骨盆。由于在大部分人群中股外侧皮神经位于腹股沟韧带的下方，分离该韧带外侧时要小心，需要对神经进行保护。一般情况下，该神经位于髂前上棘内侧 1~2 cm 处，但可能有变异。由于联合腱的外侧在髂前上棘处被切断，可将更多的髂腰肌前部从棘突间和阔筋膜张肌筋膜处牵向远端。进一步屈髋，可以向内侧掀起髂腰肌至髂耻隆起和骨盆上口前部。在骨盆上口上方内侧进行分离至四边体表面，会因髂耻筋膜的存在而受限。

在腰大肌前面从外侧向内侧进行钝性分离，有助于辨识位于髂腰肌腹内侧的股神经。为了到达真骨盆，需要分开位于髂腰肌内侧的髂耻筋膜。髂耻筋膜分隔髂腰肌和股神经同邻近的髂外血管，因此分离时必须十分小心。在髂腰肌腹和髂外血管间常存在小的血管交通支，应予以结扎。可在髂耻筋膜内侧触及髂外动脉/股动脉的搏动。用烟卷（Penrose）引流管将股神经和腰大肌分开，有助于向外侧牵拉肌肉。在中间窗进行操作时注意保护股神经。通过中间窗在四边体上放置牵开器并将血管向内侧牵开，将髂腰肌和股神经向外侧牵开，有助于显露该区域。应注意不能将髂外动脉和静脉向内侧牵开时间过久，定期检查牵开器远端的动脉搏动情况，因为股动脉阻塞对中间窗操作带来很大麻烦。

可选择于中间窗将组织从耻骨上支和四边体上分离开之前先分离内侧窗。在腹壁中线、弓状线的下面，腹肌的筋膜融合为一层，覆于腹直肌前方。为了分离内侧窗，可将之前的腹外斜肌腱膜切口延伸过中线并越过腹直肌。在腹直肌远端将这一层筋膜牵开，保留其进入骨盆前环的部分，以待手术结束时进行修复。从耻骨上支处横断腹直肌，进入耻骨后 Retzius 间隙，将膀胱从耻骨体后移开。不建议切开腹直肌外缘的浅层，以免破坏该处的淋巴管。然后用一根手指分别从中间窗和外侧窗沿耻骨支后面进行触摸，感受是否存在耻骨后血管的吻合支[19]。

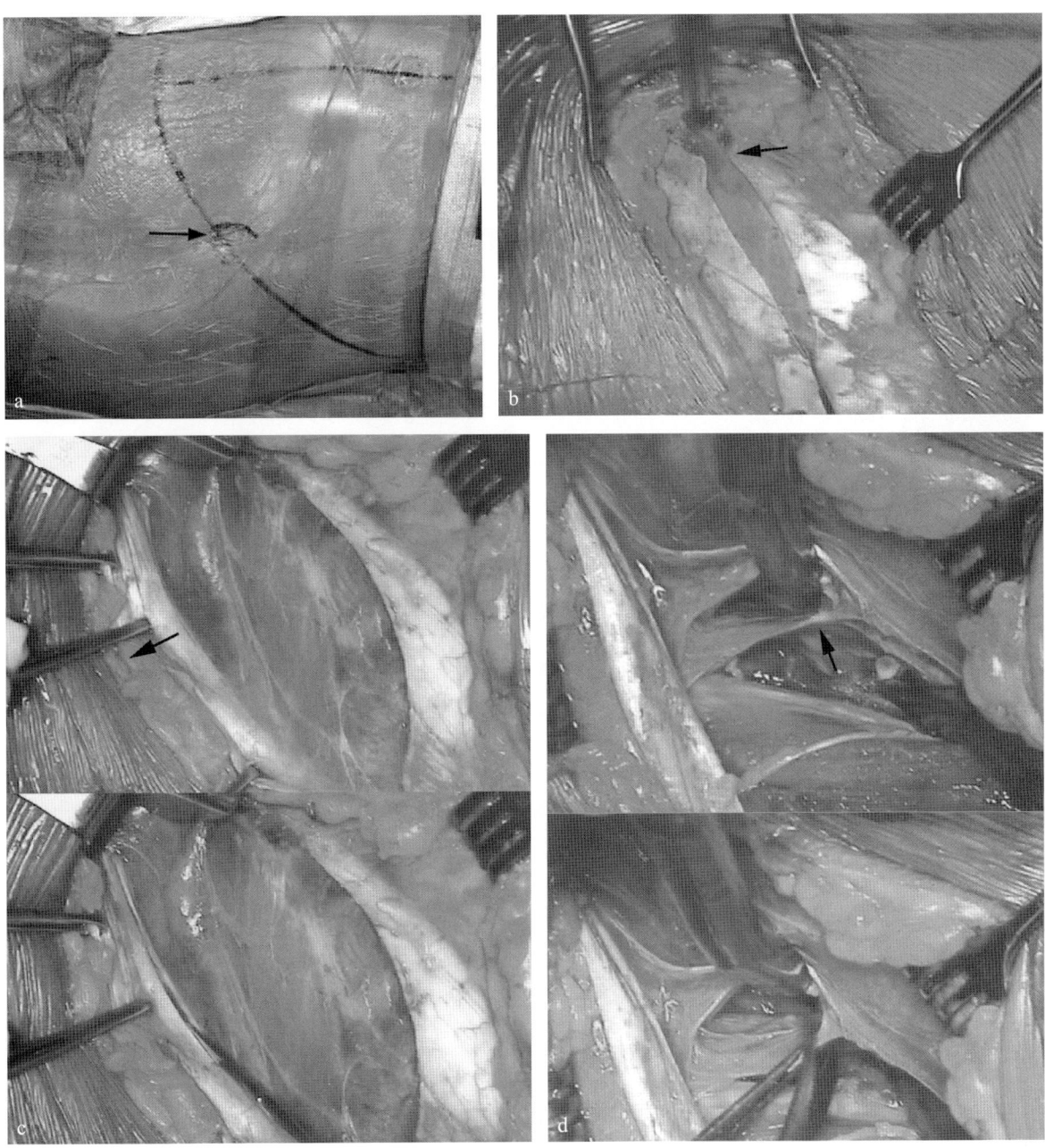

**图 23.13** 髂腹股沟入路。a. 皮肤切口，从耻骨联合上方 2 cm 弯向髂前上棘外侧（标记）并沿髂嵴外侧延伸。皮肤上设计的切口线，同样画出腹中线，代表腹白线。注意此为从侧方观察。b. 切开皮下组织以后，找到腹股沟外环（箭头），下一步分离腹外斜肌。c. 腹外斜肌筋膜翻向远端（箭头），分离腹股沟韧带（腹股沟管的底壁），保留腹股沟韧带头端的 3~4 mm 纤维。d. 分开腹股沟韧带后，可见髂耻筋膜（箭头）。将此筋膜向下分离（下图）至耻骨肌隆突及骶髂关节

在用血管夹或烧灼法处理血管后，即可安全地对耻骨上支和四边体进行骨膜下暴露。为了从外侧窗显露四边体，髋关节应屈曲 50°~60°。使用骨折手术床时则无法做到这一点。因此，采用骨折手术床时更多通过中间窗进行直视，对后柱进行间接复位。

多种改良髂腹股沟入路也被推出，分别可以在特定情况下显露髋骨和髋关节的特定区域。

Weber 和 Master[20] 描述了一种向后延伸的改良入路，可用于骨折累及骶髂关节时显露髂骨的后外侧部分。Kloen 等[21] 描述了一种联合髂腹股沟入路与 Smith-Peterson 前方入路的手术入路，以显露髋臼前缘并可进入髋关节。

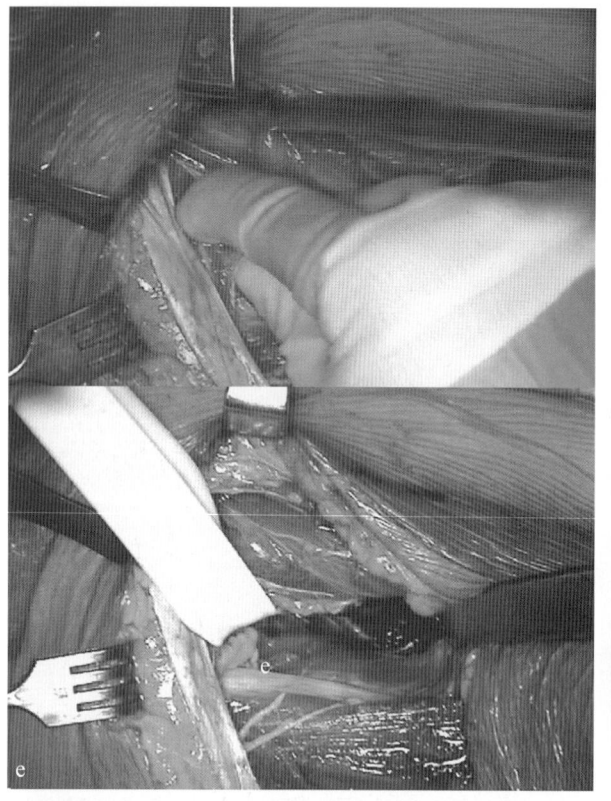

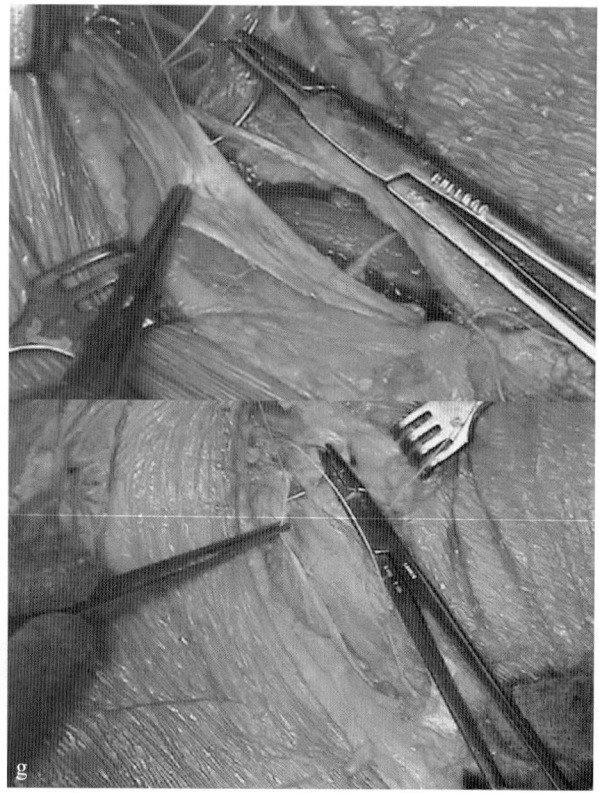

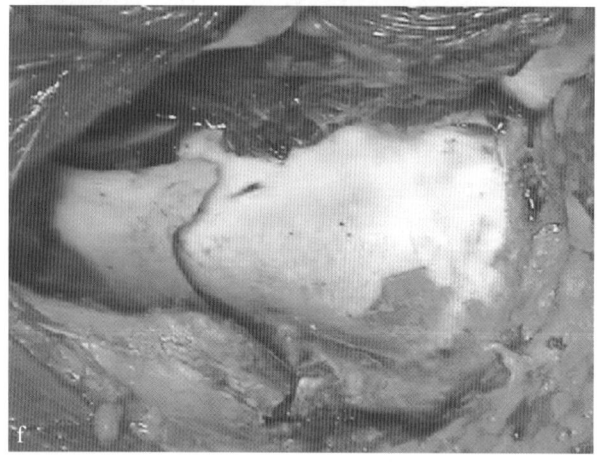

图 23.13（续） e. 触知髂外动、静脉后，用烟卷引流管将其隔离。下图展示的是中间窗，医生可以通过将弯曲的拉钩置于坐骨棘上来直视四边体。f. 术中照片示外侧窗，可显露内侧髂窝，也可见前柱；需要时，该窗可用于显示和复位骶髂关节。g. 在髂腹股沟入路的最后，腹股沟管的底壁（上图）采用连续缝合法修复，腹外斜肌腱膜也予以闭合（下图）

## 前方骨盆内入路（Stoppa）

前方骨盆内入路（AIP）在最早由Hirvensalo等[22]，以及Cole和Blhofner[23]描述，称为Stoppa入路、改良Stoppa入路、延长Pfannenstiel入路，有助于处理累及四边体表面和后柱的骨折。该入路最早是由Stoppa等[24]描述并用于治疗腹壁疝的。目前认为该入路可以最大化髂腹股沟入路的第三窗或外侧窗。虽然在Letournel并未阐述具体步骤，但目前被业已明确[25]。Guy[26]描述的前方骨盆内入路（AIP）的潜在优势包括如下：

- 能够直视并复位上方和后方关节面的压缩。
- 能够对四边体的表面从内向外施加复位的力量。
- 能够使用骨盆内使用自行折弯的接骨板。
- 能够从前方入路直接直视和钳夹后柱。
- 能够同时处理骨盆环和髋臼的损伤（如耻骨联合的损伤合并髋臼横行骨折）。

对于前方骨盆内入路（AIP），术者站在损伤的对侧，先用Pfannenstiel或髂腹股沟切口切开皮肤，在中线处劈开腹直肌。小腿消毒单独进行，使患侧髋关节可以屈曲。从内向外沿骨盆环在骨膜下分离软组织。可以用手术巾将膀胱向中线牵开。注意保护闭孔外上方的闭孔神经血管束。将闭孔内肌从四边体表面分离并抬起，在头灯的帮助下显露耻骨支、耻骨基底、四边体、内侧骨盆，直到骶髂关节（图23.14）。该入路可以针对四边体的内侧移位，在复位和最终固定时施加一个由内向外的力，并且既可以直视又可以钳夹后柱的骨折线，因此很有用处。

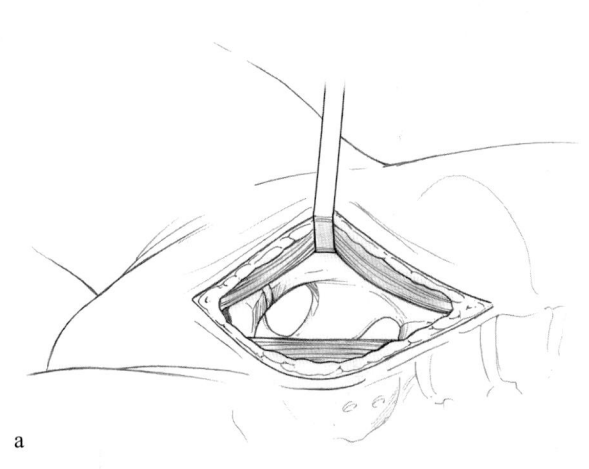

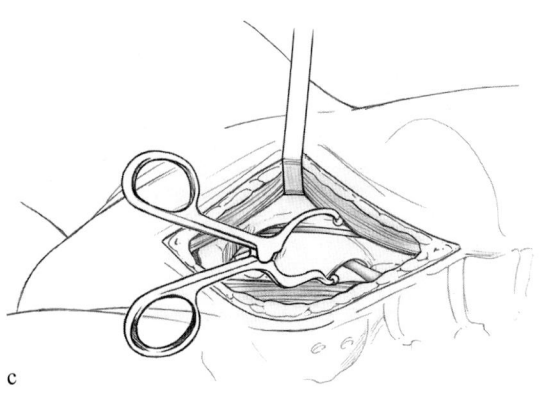

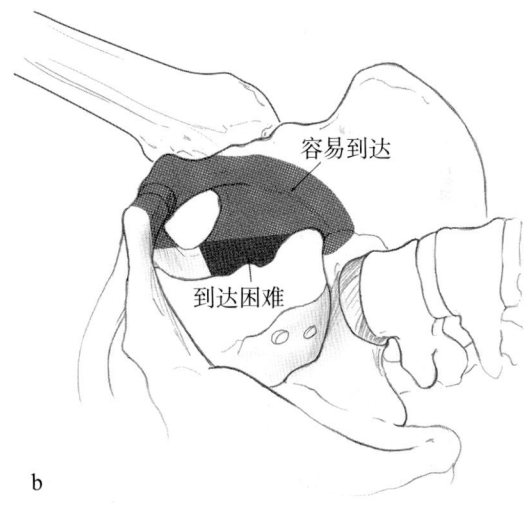

图23.14 前方内侧骨盆入路，或Stoppa入路。a.髋关节屈曲，采用标准的Phanansteil切口，白线被劈开。b.屈髋45°~60°。术者站在患侧的对面，在头灯帮助下，可以获得耻骨支、耻骨隆起、四边体、内侧骨盆从后柱一直到骶髂关节的视野。c.置入复位钳来复位后柱的骨折。如图所示，复位钳的一钳口放在骨盆边缘，另一钳口放在后柱上。此入路在必要时候在四边体置入支撑接骨板时同样有帮助。术者必须注意辨识闭孔神经/动脉/静脉（ON），以及坐骨神经（SN），并加以保护

## 扩展入路

扩大入路应用于复杂性骨折的重建,可以直接到达前柱、后柱及关节面,以外侧为基底,需将外展肌从髂骨外侧牵开,包括Y形切口[27]、T形可延伸切口[28]以及扩大的髂股入路切口[2, 15]。这些入路通常用于同时累及前柱和后柱的骨折,以及某些特殊损伤类型的骨折,单纯Kocher-Langenbeck入路或髂腹股沟入路无法可靠地复位对侧柱的骨折,包括:

- 双柱骨折累及骶髂关节,相关的后柱或后壁粉碎性骨折并有明显移位。
- 双柱骨折,前柱与后柱的边缘在移位后失去彼此紧密连接(提示前、后柱在髋关节盂处存在错位,后柱的间接复位变得困难)。
- 高位(经顶型)横形骨折,横形骨折伴后壁骨折及T形骨折,尤其是伴有骨盆环前侧损伤(耻骨联合分离或骨盆耻骨坐骨支骨折)。
- 累及双柱的骨折超过3周,骨折处出现骨吸收和骨痂形成,在直视下进行复位的话很难充分复位。

扩大入路的相对禁忌证包括:高龄(>50岁),软组织脱套伤,病理性肥胖,髂内血管主干闭塞及创伤性脑病等。最终决定是否采用扩大入路时候,需在扩大术野与可能导致并发症增加之间进行权衡[3, 4, 29]。

作者常采用的扩展髂股入路,随后将对此进行详细介绍。

## 扩展髂股入路

通过扩展髂股入路,可以到达整个髂骨外面、坐骨大切迹区、骶髂关节区,以及耻骨隆起水平以下的骨盆环。Letoumel[2]介绍了扩展Smith-Peterson延伸入路,通过该入路可以到达髋臼后缘和坐骨支尾端。患者侧卧,股骨远端牵引,髋关节置于中立位屈曲,膝关节屈曲以松弛坐骨神经。入路可分为4个部分(图23.15)。切口始于髂后上棘上方,在髂嵴稍下方走行,随髂嵴弯向髂前上棘,于髂前上棘后方切口转向远端,沿着阔筋膜张肌表面直到髌骨外缘。首先于髂嵴辨认腹肌和髂外展肌的分界线。在髂嵴处将臀中肌和臀大肌的起点剥离,然后将其与臀小肌一起将从髂骨外侧向坐骨大切迹的头端和髋臼上缘翻开,需要将臀大肌的髂嵴起点处完全向后剥离。

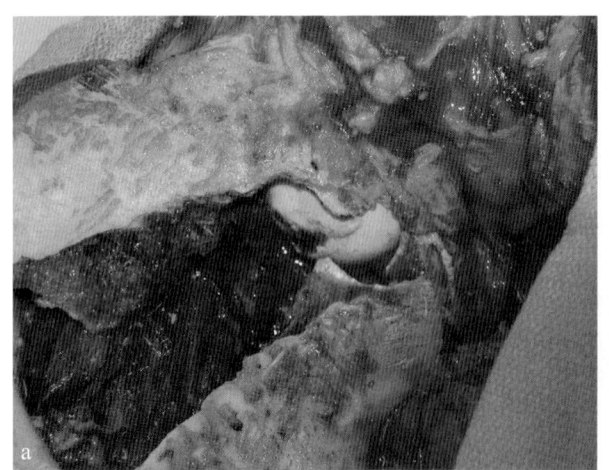 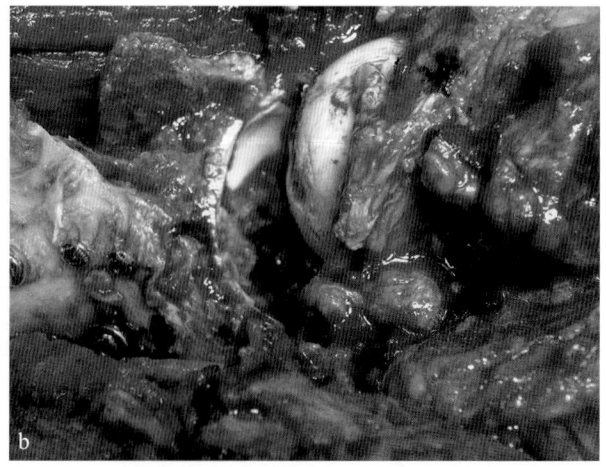

**图 23.15** 扩展髂股入路。a.通过髂股入路显露髂骨外面。b.通过扩展髂股入路切除关节囊后(如果必要的话),可以分离髋关节并直视髋臼关节面

下肢切口需要向足端延伸至腿部一半的长度，越过阔筋膜张肌汇入髂胫束处。劈开阔筋膜张肌表面筋膜，将肌肉从其髂骨前外侧的起始处抬起，与外展肌一起牵向后方。在远端，切开有覆膜的阔筋膜张肌后部并将其向外侧牵开，辨认位于股直肌表面的另外一层筋膜。切开这一层筋膜时应小心，因为旋股外侧血管升支即在其下，分离该血管并结扎可使肌瓣有着足够的活动度。辨识切口远端的股直肌和股外侧肌比较容易。随后向后方和外侧进一步分离外展肌近端，沿腹直肌腱反折头至髋臼上方。将臀上动脉从坐骨大切迹前部牵开。在切口内可很容易地触及股骨转子前部，其位于一层致密结缔组织下方。通常可在髋臼上缘发现臀小肌腱，可追踪到大转子尖端。在远端，用手指沿股外侧肌可触及其位于股嵴的止点。以这两个标志为引导切开结缔组织，常需用组织剪刀剪开臀小肌位于股骨转子前外侧的止点。

将臀小肌腱从转子处游离。然后用手指绕粗隆后方，从近端和远端分离倾斜插入的臀中肌，于转子处切断其肌腱或采用大转子截骨的方法游离臀中肌。如切断肌腱，需一次性以小截面切断，并沿肌腱走行在两断端埋置丝线，以标记其走行和位置，方便术毕缝合。如行截骨，应在梨状肌插入点外缘截骨，以保护供应股骨头的血管[30]。最后，后柱和坐骨大切迹的暴露与前述的 Kocher-Langenbeck 入路相似。将梨状肌和闭孔内肌从转子处切断，从髋臼后缘抬起一直到坐骨大、小切迹。在前上方切开关节囊可以直视关节面。从坐骨大切迹可以用手指到达四边体和真骨盆的内侧。从上方或前方到达骨盆内面时应十分小心。如果存在沿着髂嵴走行的骨折线，则需保留附着于髂前上、下棘的组织，以保护前柱骨折块的血供。也可用手指或复位钳从棘间区域至骨盆缘，进行复位和固定。对于横形或 T 形骨折，需保护附着于髂嵴的软组织，以保护前方髂骨的血供。在这种情况下，可以切断股直肌止点，以便看清横形骨折时延伸到髋臼前缘的骨折线前支。可将髂腰肌从骨盆边缘牵开，以便直视下复位和在前方放置复位钳，同时保留腹肌在髂嵴上的附着点。

## 手术技巧

### 通过 Kocher-Langenbeck 入路处理后壁骨折

对后壁骨折进行术前评估时，应注意以下几个重要的问题。

- 术前应该明确后壁骨折向前延伸的程度，通过 Kocher-Langenbeck 入路能否获得满意的直视和骨折复位。在某些病例中，后壁骨折线会向上延伸很远，臀中肌和臀小肌的存在会使术者无法充分直视后壁，或为了显露骨折而使肌肉组织失活。如果骨折线向上或向前延伸较远，采用 Ganz 转子翻转截骨术可能效果满意[31, 32]。
- 后壁骨折的特征，包括骨折块的大小以及骨块数量，可以通过前后位和闭孔斜位 X 线片获得充分评估，然后通过 CT 扫描来进一步证实。
- 重视关节内骨折块的问题。如果存在关节内骨折块，必须对骨折块的大小和数量予以评估。
- 对髋臼边缘压缩骨折的大小和位置必须予以重视。
- 必须明确是否存在不完全或轻微移位的横形骨折。
- 必须明确是否合并股骨头骨折、损伤或兼而有之。

如前所述，髋臼后壁骨折的手术治疗从 Kocher-Langenbeck 入路开始，注意避免破坏外展肌群的血运。显露完成后，对后壁骨折块以及复位骨床的边缘和松质骨表面进行清理。术者必须"牢记"小的、游离的骨软骨块的原始位置，以便随后准确复位。然后牵开髋关节，直视下对关节腔进行清理。可以让患者屈膝俯卧于骨折牵引床上，或在侧卧位下使用股骨牵开器来完成操作（图 23.16，17）。使用头灯照明、抽吸以及咬骨钳，有助于辨别并清除髋关节腔中的碎骨片。多数情况下圆韧带是撕裂的，由于其往往附有小的软骨或骨软骨碎片，故应将圆韧带清除。碎骨片偶尔也可能位于股骨头的前方，可以使用直角钳取出。术者须注意任何股骨头软骨的损伤。之后放松牵引床或股骨牵开器，使股骨头复位。在股骨头复位后以股骨头作为模板，对后壁骨折进行复位。

髋臼边缘压缩骨折可以表现为骨软骨块移位、旋转 70°~90°，并嵌入后柱松质骨内。边缘压缩骨折可见于 11%~23% 的病例[2, 4, 33]。如果存在边缘压缩骨折，应将嵌入的骨软骨块复位（图 23.18），从大转子取自体松质骨在已复位的髋臼压缩骨块后方进行植骨，自体骨在大转子皮质开 1.5 cm 见方骨窗取出。对于小的、游离的骨软骨块，可将其复位，必要时可用微型螺钉（2.0 mm 或 2.7 mm 拉力螺钉）固定。后壁骨折块多向头端和周围移位，术中常用 1~2 枚球钉顶棒协助复位。如果后壁骨折块较大，也可用拉力螺钉固定。螺钉的置入方向应在后壁复位前即予以计划，以避免打入关节。螺钉不宜拧得过紧，否则会在放置接骨板前造成移位。最后跨过后壁放置一块已塑形的 3.5 mm 重建接骨板，对后壁骨折起到加压和支撑作用（图 23.19）。接骨板的形状非常重要。髋臼后壁的外皮质面是凸形的，因此首先在接骨板远端的第一和第二孔之间进行预弯，在远端折出一个角，以便于将一枚长螺钉（通常 50~70 mm）置入坐骨内；接骨板的下半部略凹向前，以适应髋臼后壁的曲度；接骨板的上部轻度预弯，故接骨板上部可能悬空，但中部应与后壁接触。

然后，使用球钉顶棒置于接骨板上部的钉孔内，将接骨板顶向骨面。这个操作对后壁骨折块的凸皮质面施加一个巨大的压力。接骨板的长度应足够长，保证至少有 2 枚螺钉可以向上置入髂骨内，必要时也可以通过接骨板置入拉力螺钉。内固定完成后，通过手指触摸和对骨折线的观察再次明确对复位和固定是否满意，行透视确认螺钉没有进入关节[34]。术中也可以利用闭孔斜位像来评估复位，但应明确其可能存在 2 mm 的精确度误差。直视确认骨折复位最佳（图 23.20）。

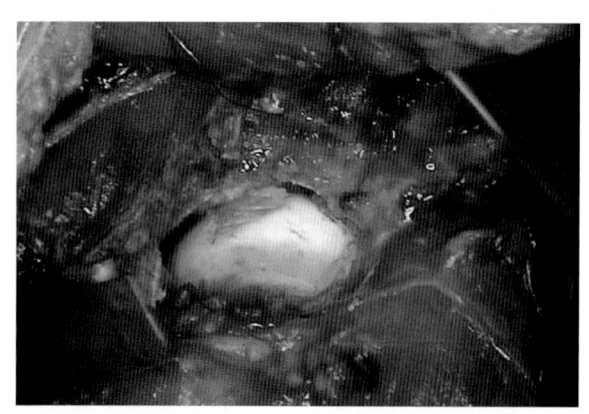

图 23.16 患者俯卧，经 Kocher-Langenbeck 入路，在髋臼骨折手术床的帮助下，牵开髋关节

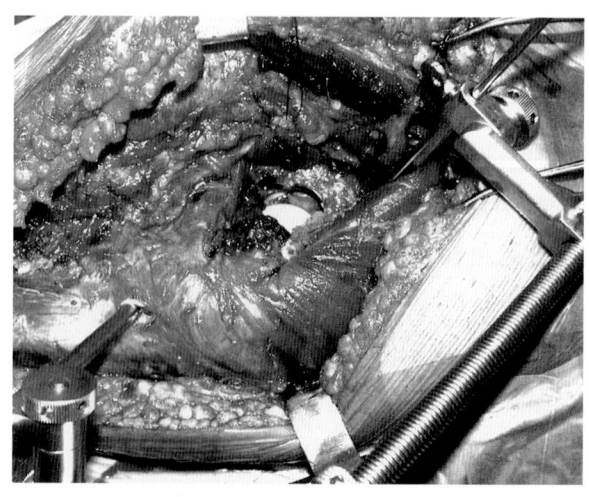

图 23.17 患者侧卧，经 Kocher-Langenbeck 入路，借助股骨牵开器显露并牵开髋关节

23 髋臼骨折

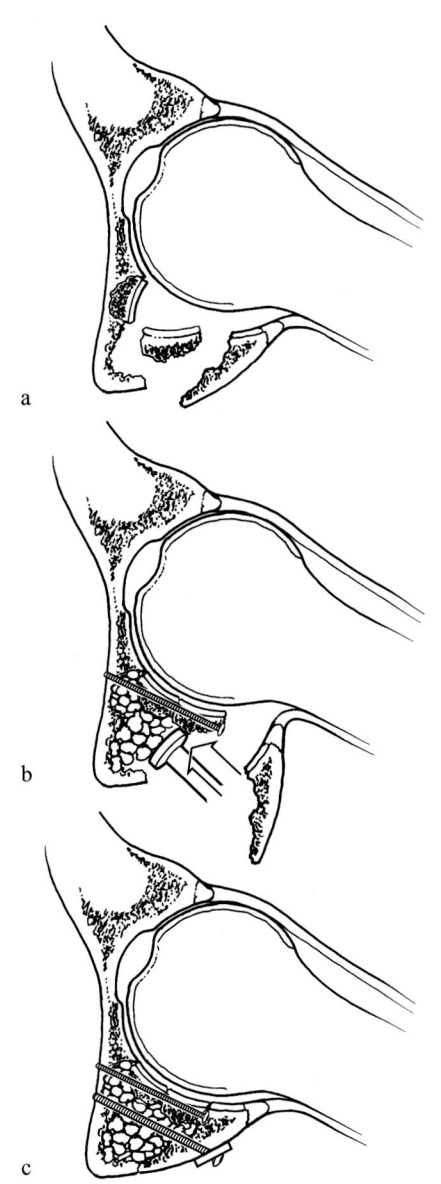

图 23.18 髋臼后壁骨折，可见边缘压缩和游离的骨软骨块。a. 可见边缘压缩骨折（箭头所示），骨折块旋转移位约70°，并嵌入松质骨；此外，还可见游离骨软骨块。后壁的骨折块仍然通过关节囊相连。b. 以股骨头为模板，将边缘压缩骨块旋转复位，游离的骨软骨块也被复位。在这些复位的骨块后方进行植骨，用微型螺钉（2.0 mm 或 2.7 mm）贯穿固定以进一步提供支撑。c. 完成上述操作后，后壁获得完全复位，此时可放置后壁重建接骨板

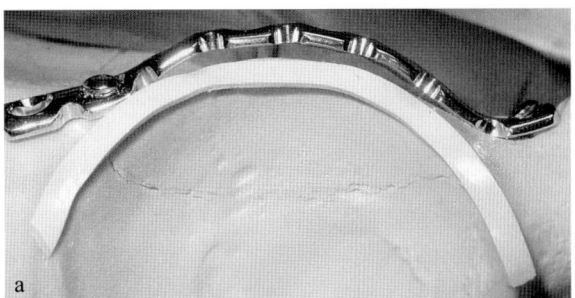
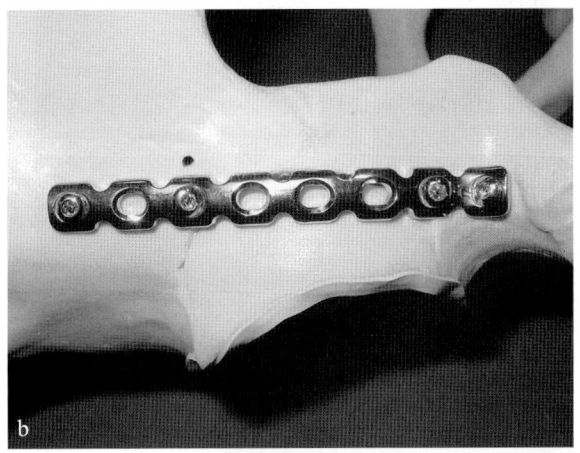
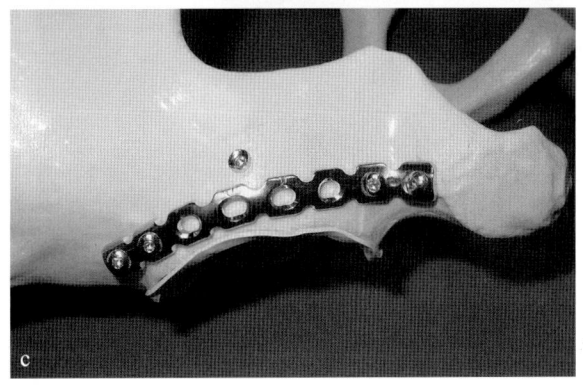

图 23.19 对于后壁骨折重建，接骨板预弯的方向和放置的位置非常重要。a. 接骨板的过度预弯难以发挥对后壁骨折块的支撑作用。b. 另一个常见的错误是接骨板不塑形，接骨板未能良好贴服后壁骨质。此外，将接骨板置于后柱时过于垂直并超过坐骨大切迹头端，会增加损伤臀上血管神经束的风险。c. 适当预弯的后壁接骨板

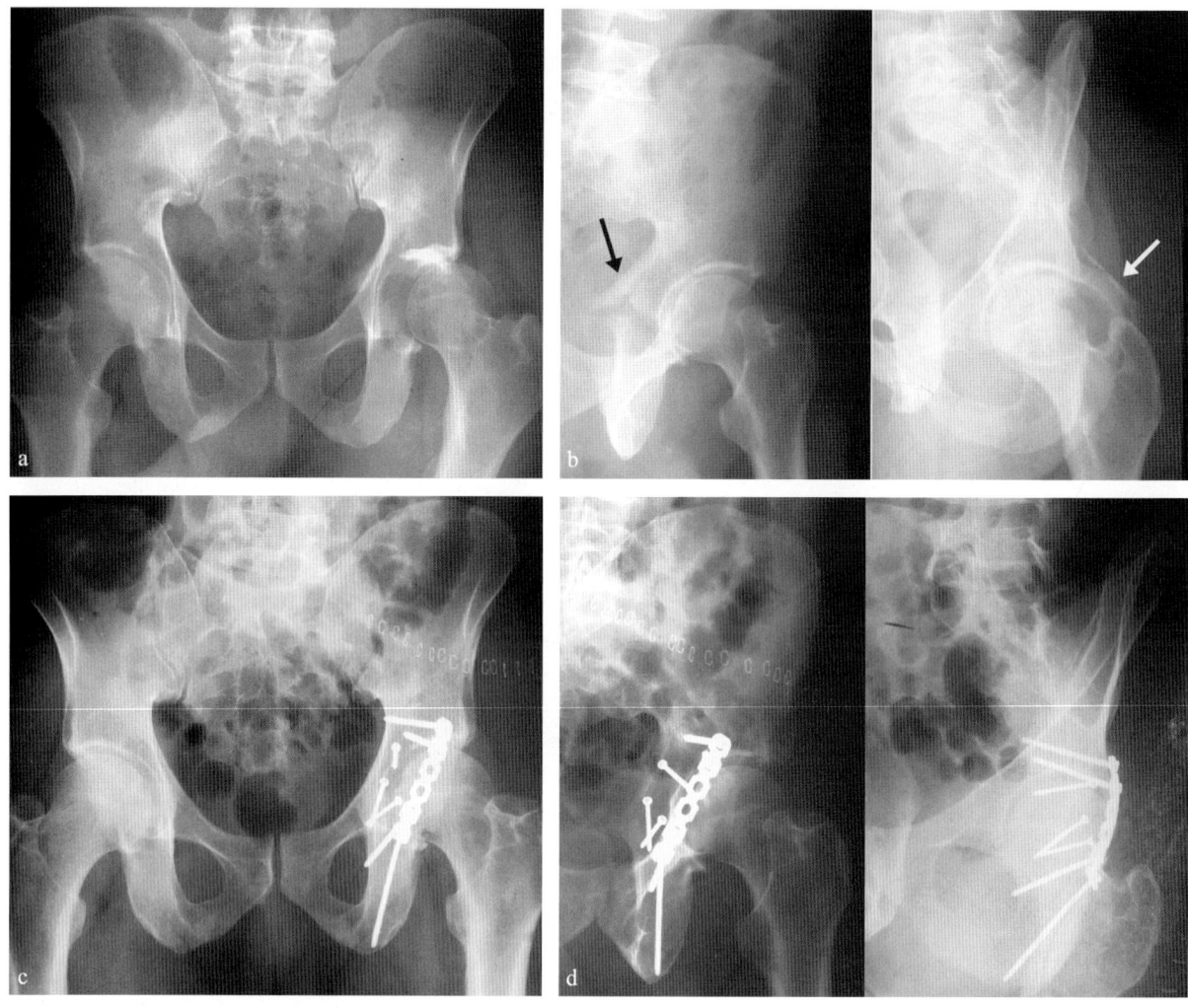

图 23.20　髋臼后壁骨折。a. 正位片显示内侧关节间隙增宽，提示可能存在关节内游离骨块。b. 在 Judet 位、闭孔斜位（右侧）影像中，移位的后壁骨块（白色箭头所示）清晰可见。注意，在髂骨斜位像（左侧）中，沿坐骨大切迹可见分离的皮质骨块（黑色箭头所示），为后壁骨折延伸。c. 术后骨盆正位影像，单独的骨折块螺钉用于固定延伸的后壁骨折，后壁支撑接骨板提供稳固支撑，影像学上的主要标志均已恢复。d. 术后 Judet 位影像

复位时常见的错误包括外展肌缺血、后壁骨折上方的显露不佳，以及关节内骨片未处理等。尝试从头端或前方到达髋臼的上部时，会牵拉外展肌和臀上神经，增加了发生损伤的风险。髋关节外展有助于放松肌肉，但如采用扩展入路，则需要行大转子截骨。无论是何种类型的骨折，后壁的血运均应予以保留。对于后壁骨折来说，通常可以通过保留关节囊和盂唇的附着点来实现。另一个可能的错误是对关节内骨碎片的清创不彻底。因此，术前对关节内骨片的分类评估有助于避免此类失误。以股骨头为模板，以及在髋臼边缘压缩骨块的后方积极植骨，均有助于尽量消除压缩骨块的复位不良和无法获得充分支撑的可能。

后壁骨折固定时的常见错误包括：接骨板过度预弯，会使得接骨板的上部和下部与骨质接触，而中部则不足以支撑后壁（图 23.19a）。有关接骨板预弯的另外两个常见错误包括：接骨板放置未能充分靠近髋臼缘，从而无法获得足够的后壁支撑；另一个错误是在接骨板中部未

提前塑形，接骨板未能直接贴服后柱，而是弯曲在髋臼上方。后方的接骨板置于坐骨大切迹上方（当接骨板直接位于后柱上方），会增加发生臀上血管和神经损伤的风险（图 23.19b）。

## 通过 Kocher-Langenbeck 入路处理后柱骨折

治疗后柱骨折时应选用 Kocher-Langenbeck 入路。患者取俯卧位，因为该体位对于经大切迹评估后柱的旋转移位非常关键。术中复位非常困难。常见的后柱畸形是上方的轻微骨折裂隙，合并向头端或旋转移位。用手指穿过大切迹触摸后柱的上部，可以对骨折进行充分评估。一种对后柱骨折有用的复位方法是用短的弯嘴复位钳、不对称 Verbrugge 钳或者 Weber 钳（点状复位钳）穿过大切迹（钳夹固定）进行复位。在坐骨内置入 1 枚 Schanz 钉或有助于控制旋转。通常首先由后柱向完好的髂骨置入 1 枚拉力螺钉。但在肥胖患者中，拉力螺钉置入往往比较困难，此时也可以利用 1 块双孔接骨板在大切迹区域进行临时固定。然后沿后柱置入一块 6 孔接骨板。该接骨板的作用并非为了支撑，因此无须像处理后壁骨折一样将其沿髋臼缘放置。在更靠近髋臼缘处可以再置入 1 枚拉力螺钉，以协助固定后柱。

## 通过 Kocher-Langenbeck 入路处理横形骨折

如前所述，多数横形骨折患者均应在俯卧位进行复位与固定。用于髋臼横形骨折复位的工具包括：股骨远端牵引；置入坐骨结节内的 Schanz 钉，以控制坐/耻骨部的旋转；弯嘴钳、Weber 钳或偏位 Verbrugge 钳，穿过大切迹进行固定；或者一把沿后柱放置的 Farabeuf 钳或小的骨盆复位钳（图 23.21，22）。术中经常会出现横形骨折的后柱部分似乎获得了完美复位，但当以手指越过大切迹触摸骨折的前部时，则发现仍然遗有旋转移位和骨折间隙。上述问题可以通过坐骨结节内的 Schanz 钉控制旋转，和（或）复位钳越过大切迹钳夹固定骨折的前柱部分予以解决。骨折复位后，可由后柱向前柱置入 1 枚拉力螺钉，另一枚拉力螺钉可以跨过后柱骨折进行固定。然后可去除所有复位钳，并跨过后柱放置接骨板。对于多数横形骨折，用一块接骨板进行固定即可。

## 通过 Kocher-Langenbeck 入路治疗横形伴后壁骨折

治疗横形伴后壁骨折关键是：先处理骨折的横形部分，随后修复骨折的后壁部分（图 23.23，24）。如此，术者可以将复杂的横形/后壁骨折变为 2 种简单骨折：①已经复位并固定的横形骨折，②残留的后壁骨折。通过初始的入路可以缝合后壁骨折碎片，从而使术者在处理骨折横形部分时不会受后壁骨折的干扰。对于多数病例，可跨越骨折的横形部分于后柱置入 1 枚拉力螺钉。此外，可以自后柱向前柱置入 1 枚拉力螺钉。如后壁骨折块比较大且横形骨折呈水平走向，沿坐骨大切迹的接骨板固定可以取代后方的骨折块间螺钉固定。随后，如前所述对后壁骨折块进行清理和复位，选择合适大小的接骨板进行固定。如果后壁骨折块过小或过于靠近边缘，可能需要 2 块接骨板进行固定。此时，可用较短的接骨板更向后放置（接近坐骨支撑柱）来修复横形骨折，第二块接骨板用于处理后壁骨折（图 23.24）。

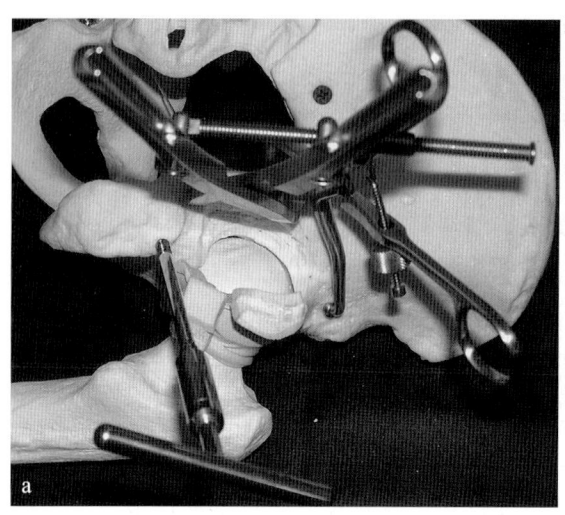
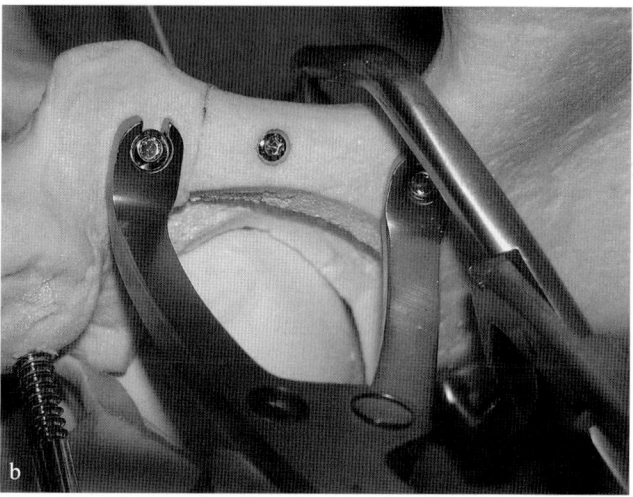
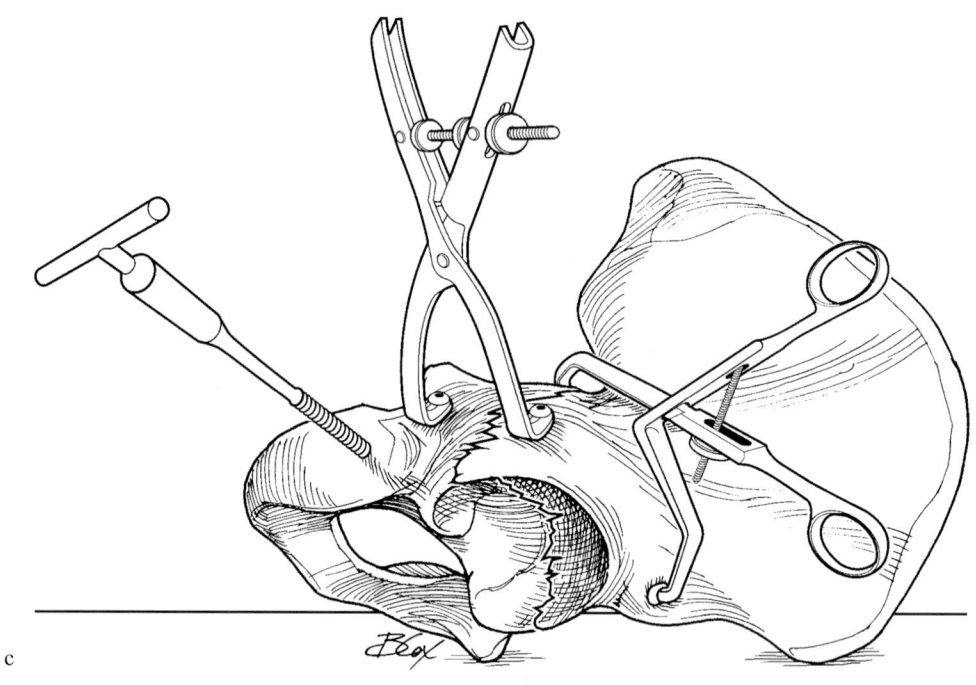

**图 23.21** 通过多种复位操作并使用复位钳对横形骨折进行复位。a. 用一把短的弯嘴复位钳穿过坐骨大切迹以固定前柱；一把骨盆复位钳跨过后柱放置，骨折线两侧各置入 1 枚复位螺钉；于坐骨结节处置入一枚 Schanz 钉，以控制坐/耻骨部的旋转。b. 横形骨折复位后，图中可见 1 枚拉力螺钉从完好的髂骨置入坐/耻骨骨块中。c. 上述复位技术的示意图

23 髋臼骨折

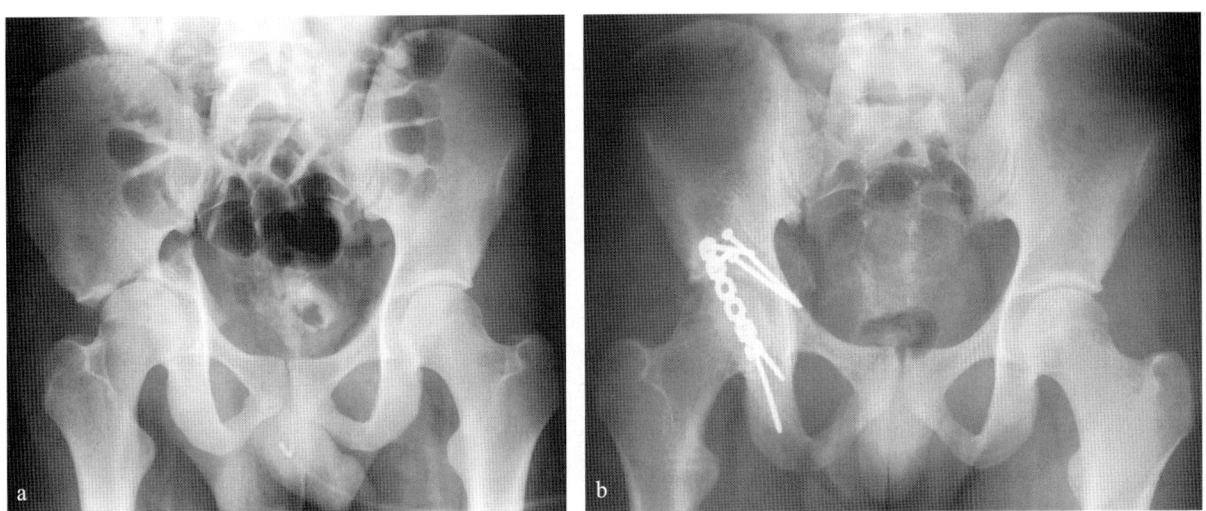

图 23.22 一例 18 岁男性，经臼顶的横形髋臼骨折，经 Kocher-Langenbeck 入路进行复位。a. 术前骨盆正位像。b. 术后 2 年骨盆正位像

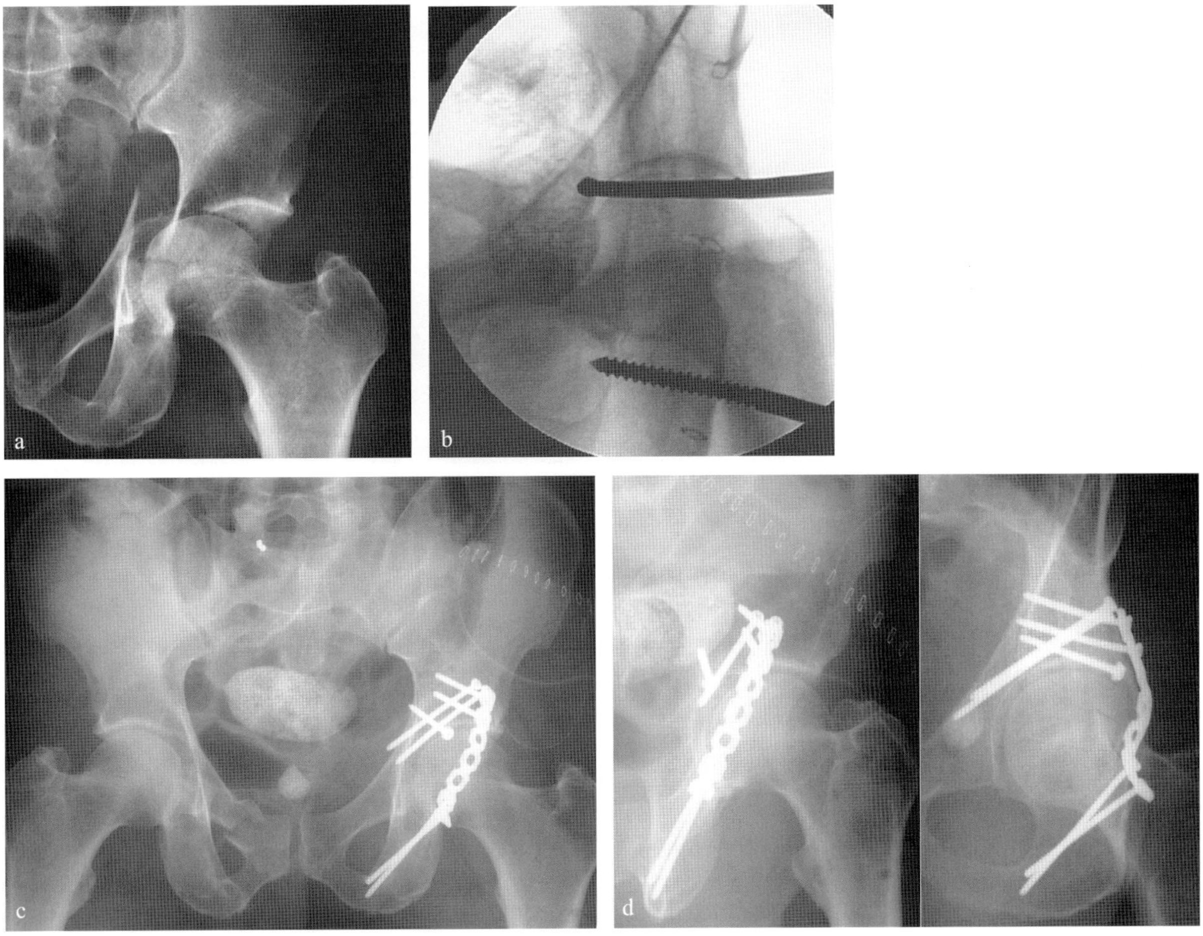

图 23.23 经 Kocher-Langenbeck 入路对横形伴后壁髋臼骨折进行复位和固定，患者俯卧。a. 术前影像。b. 用一把短的弯嘴复位钳经坐骨大切迹置于前柱，于坐骨结节置入 1 枚 Schanz 钉控制旋转。c. 术后影像。d. 术后 Judet 位影像

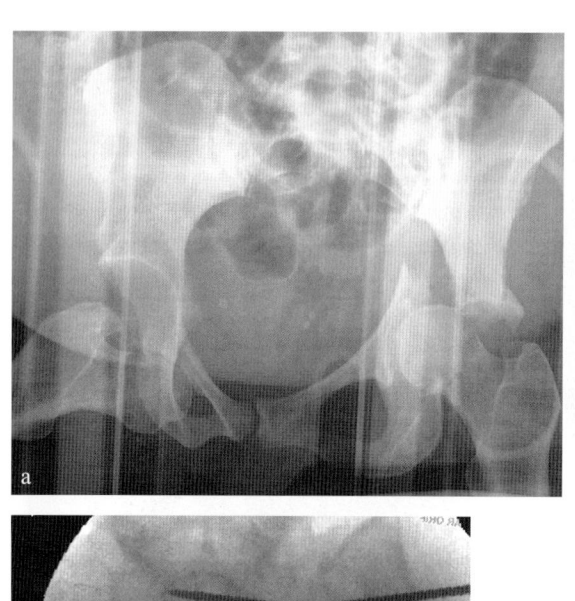
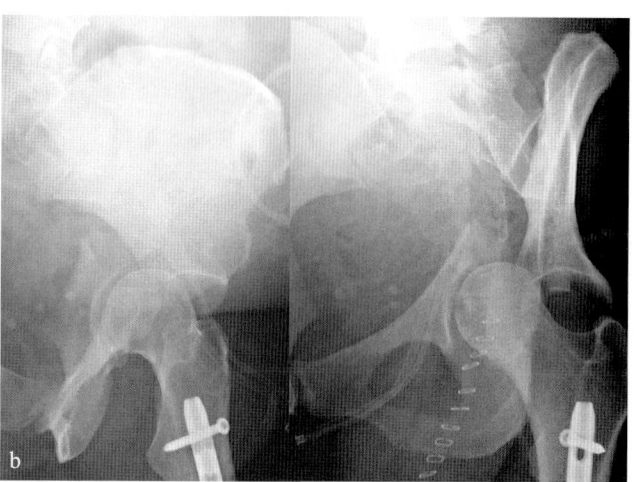
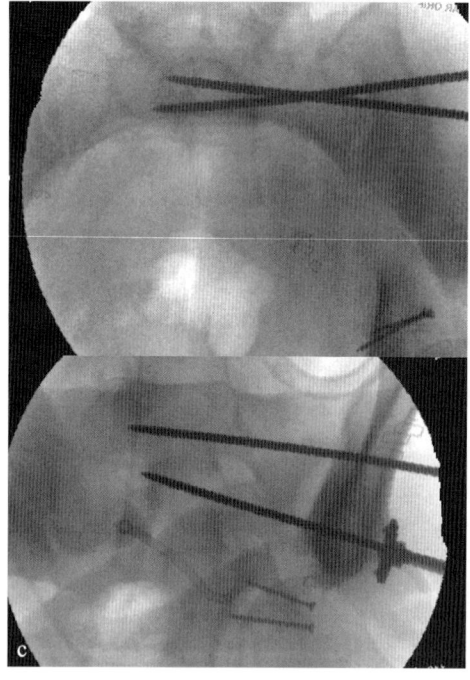
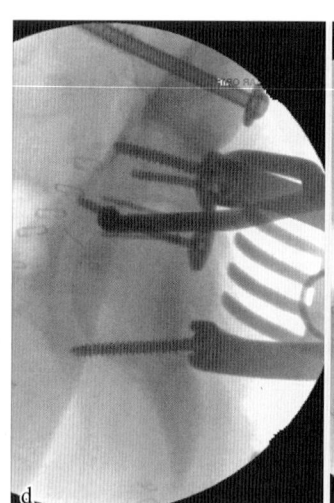
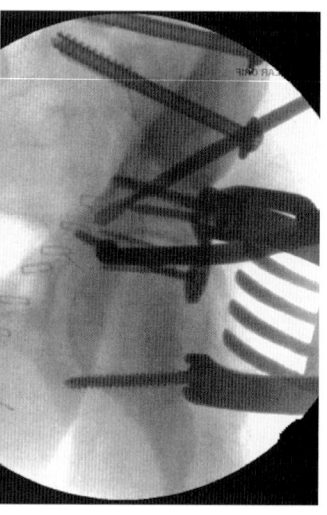

图 23.24 一位 63 岁患有糖尿病的老年女性患者，横形伴后壁髋臼骨折合并骨盆环损伤。a. 左侧横形伴后壁髋臼骨折，可见左侧骶髂关节分离，左侧半骨盆轻度外展、外旋移位。此患者同时合并右髋关节前/下脱位和左侧股骨干骨折。b. Judet 位影像。c. 采用左侧 Kocher-Langenbeck 入路，用微型螺钉固定游离的骨软骨块。虽然横形骨折没有复位，但用经皮骶髂螺钉固定了左侧骶髂关节。注意图中显示将一个带圆盘的球钉顶棒（ball-spike pusher）置于坐骨的支撑区域，以矫正左侧半骨盆的外展/外旋畸形。d. 术中闭孔斜位影像显示横形骨折已复位。在本例中，横形骨折复位是通过将一把短的弯嘴复位钳经坐骨大切迹放置（固定前柱），以及一把骨盆复位钳固定于后柱来完成的。1 枚拉力螺钉从后柱置入前柱

## 通过 Kocher-Langenbeck 入路处理 T 形髋臼骨折

T 形骨折处理的关键是坐/耻骨部骨折块（下方）的前柱部分和后柱部分是分离的。T 形骨折可以使用扩大的髂股入路、联合入路或 Kocher-Langenbeck 入路来进行显露，后者特别适用于年龄较大的患者（55 岁以上），或前柱骨块位置较低、有轻度移位时。使用 Kocher-Langenbeck 入路时，前柱骨折的复位可能会有

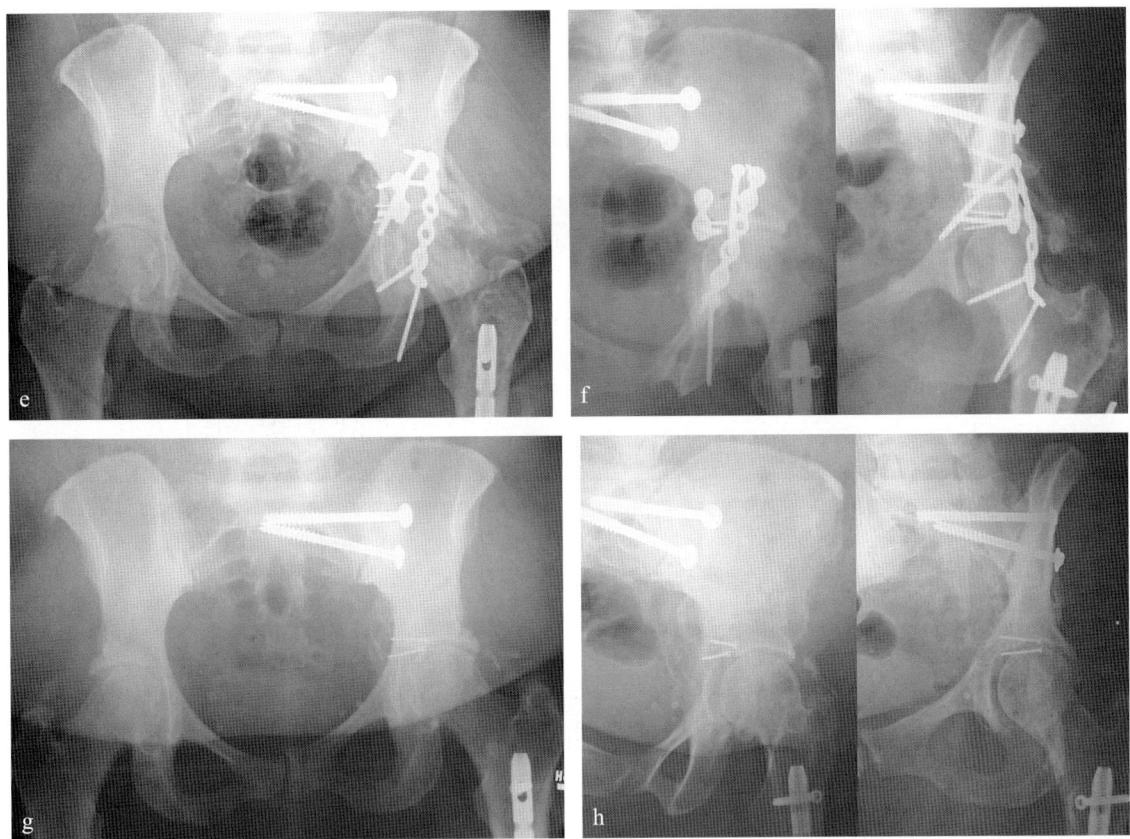

图 23.24（续） e. 术后 6 个月骨盆正位影像，提示发生了 Broker Ⅲ 期异位骨化。f. 术后 6 个月 Judet 位影像。g. 患者再次接受手术，去除了异位骨并行左髋内固定，术后 2 年正位影像。h. 术后 2 年 Judet 位影像，患者有轻微疼痛感（改良 d'Aubigne 与 Postel 评分为 5/5/5）

困难。

使用 Kocher-Langenbeck 入路处理 T 形骨折时的三种可能的方法包括：①先复位前柱骨折，然后复位后柱骨折；②先复位后柱骨折，然后复位前柱骨折；③先恢复坐/耻骨部的完整性，然后将其复位至完整的髂骨上。最后一种方法用于坐骨的 T 形骨折，其骨折线的垂直部分进入坐骨。俯卧位 Kocher-Langenbeck 入路最常使用的方法是：先复位骨折的前柱部分，然后复位和固定骨折的后柱部分。对于绝大多数病例，于完整髂骨和后柱之间使用椎板撑开器（lamina spreader）可以使骨折的后柱部分发生移位，然后利用骨科牵引床牵开股骨头，置入一把复位钳并钳夹前柱。有时，也可将骨钩或旋转复位辅助装置如 Schanz 钉等置于前柱协助复位。然后，将一枚拉力螺钉由后柱置入前柱，骨折的后柱部分即获得复位。如果同时还伴有后壁骨折，则如前文所述对其进行复位和固定。相反，也可以先复位后柱，然后处理前柱（图 23.25）。

### 经髂腹股沟入路处理前柱骨折

通常适用于经髂腹股沟入路的骨折类型为前柱骨折、前柱伴后半横形骨折、双柱骨折，较少用于横形或 T 形骨折。对于上述前三种骨折类型进行复位时，均应先复位前柱骨折。通过髂腹股沟入路中的三个窗显露髂骨内侧面后，通常沿髂翼在邻近骨折线处（无论在臀中肌结节的前或后）切开外展肌的部分起点，以便在

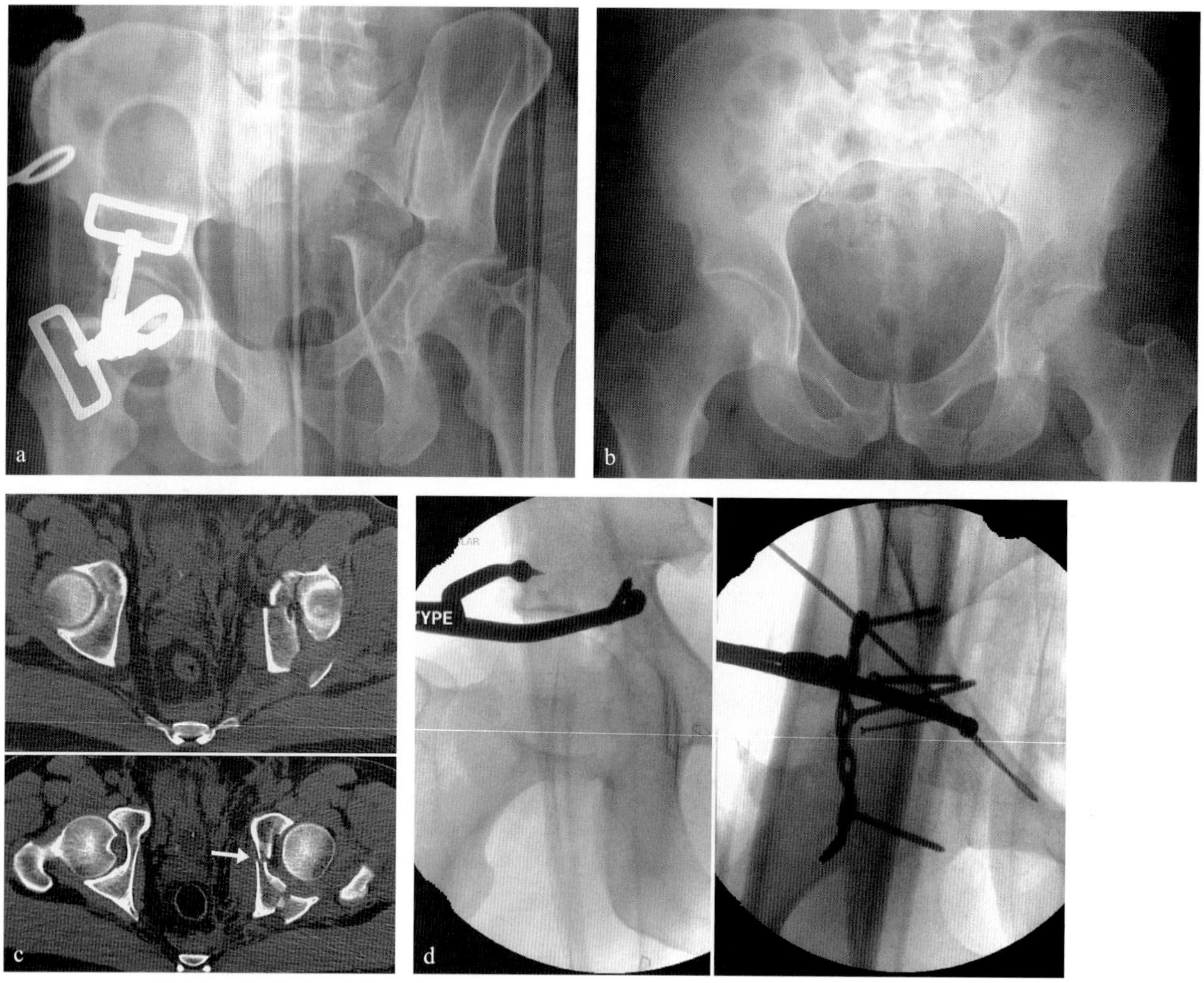

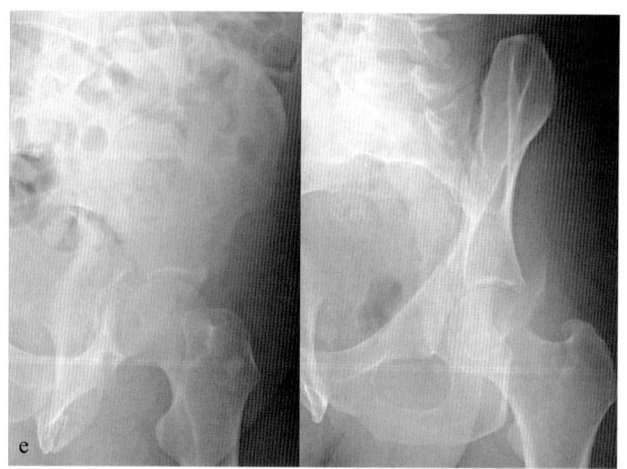

图23.25 一例42岁男性患者，髋臼T形伴后壁骨折。a. 骨盆正位影像显示股骨头后脱位。注意图中显示后柱严重移位，前柱轻微移位。b. 左髋闭合复位后骨盆正位影像。c. 股骨头复位后Judet位影像，注意后柱骨折已向上累及坐骨大切迹，前柱骨折轻微移位，后壁骨折。d. 骨盆CT平扫，显示典型的由前到后的髋臼横形骨折。e. 髋臼下部的CT平扫，显示冠状面上的前后柱分离（箭头所示），明确了T形髋臼骨折合并后壁骨折的诊断

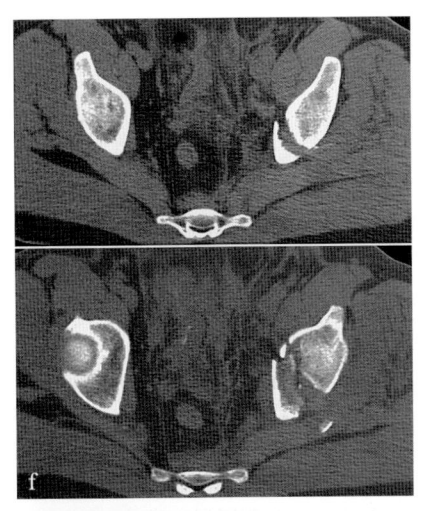

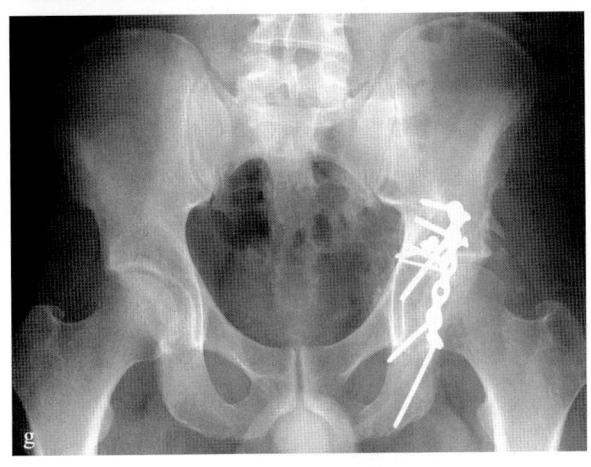

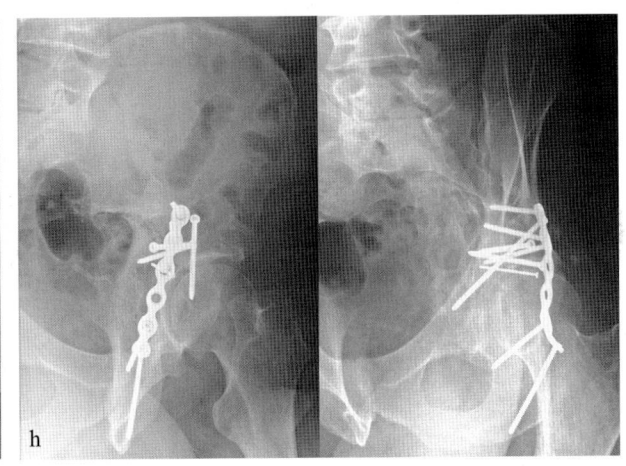

图 23.25（续） f. 术中透视显示复位和固定。在本例中，先复位后柱骨折并以拉力螺钉和接骨板固定，然后复位前柱骨折并以拉力螺钉由后向前固定。g. 术后 1 年骨盆正位影像。h. 术后 1 年 Judet 位影像

髂骨外侧面触摸骨折的复位情况。在髂骨外侧面上将软组织抬起 2~3 cm，复位则通常按由前向后、由头端向足端的顺序进行。合并前柱骨折时，需使用多种器械以辅助控制内旋/外旋转畸形。复位钳可用于控制骨折块的侧向移位及其在矢状面的屈、伸活动度。因此，通常使用一把 Farabeuf 钳固定髂骨翼前面（夹持于棘间切迹或髂嵴）以控制旋转（图 23.26），将 1 枚 Schanz 钉置入髂前上棘也能起到相同的作用。前柱骨折复位后采用下面的方法进行复位：首先进行纵向牵引以恢复下肢的长度，然后恢复前柱骨块的旋转移位，包括髂嵴和骨盆上口的骨折线。用一把复位钳（可以使点状复位钳或弯嘴复位钳）固定于髂嵴以维持复位，然后将 KingTong 钳、三爪复位钳或弯嘴钳置于完好髂骨的外侧面和骨盆上口，以协助控制骨块的侧方移位和屈曲（图 23.26，图 23.27）。

触摸髂骨的外侧面，确定前柱骨折块的侧方移位和旋转移位的情况，同时亦可沿髂骨和骨盆上口的内侧面探查复位的情况（图 23.28）。前柱骨折通常可见髂骨有一"馅饼"状的楔形骨块，此时应首先将该楔形骨块（在髂嵴后上方）复位至完整的髂骨上，并以螺钉固定；通常用一块接骨板来中和随后用于前柱骨折复位的应力。有时还会见到一块小的皮质骨折块从骨盆上口向后移位，应将其解剖复位，因其通常作为前柱复位的关键标志。

邻近同侧骶髂关节的坐骨支撑区的上面通常也会有一块骨折块（图 23.29）。对骨床行清创和清理之后，将此骨折块行解剖复位至关重

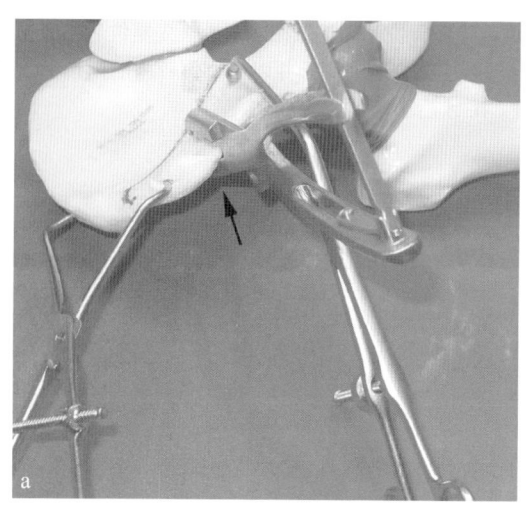
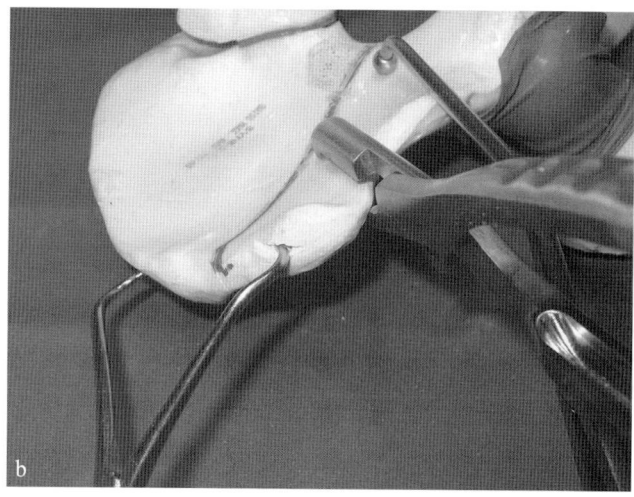

**图 23.26** 对前柱骨折、复合双柱骨折或前柱并后半横形骨折行前柱复位。a. 用 Weber 钳（点状复位钳）、大的弯嘴钳（或 KingTong 钳）将前柱固定于髂骨。此外，可用一把 Farabeuf 钳或 Schanz 钉置于棘间切迹（interspinous notch）控制前柱的旋转（箭头所示）。b. 特写照片

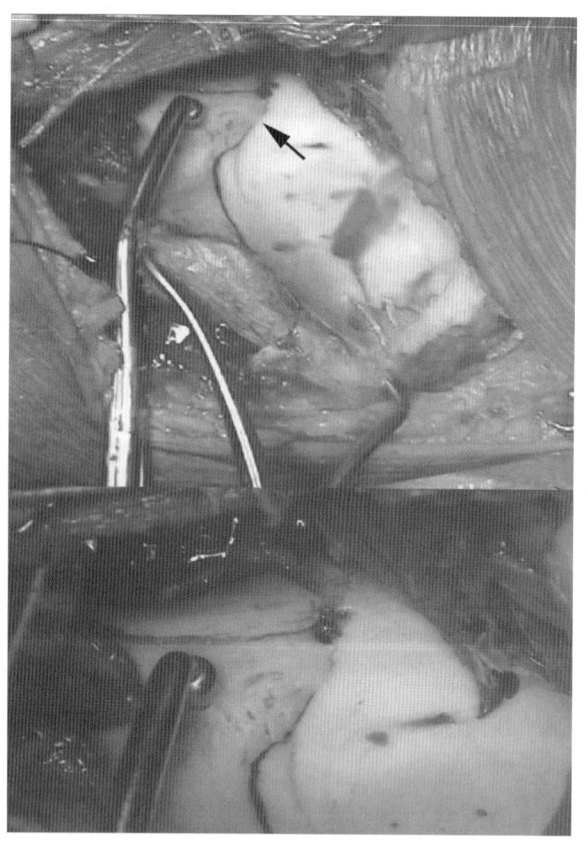

**图 23.27** 与图 23.25 类似的骨折，前柱复位术中所见，使用一把弯嘴复位钳将前柱复位于完整的髂骨（箭头所示）。复位满意应表现为骨折线的交错重合。此次单独使用一把复位钳无法复位不完美，需要结合使用另一把复位钳以矫正复位

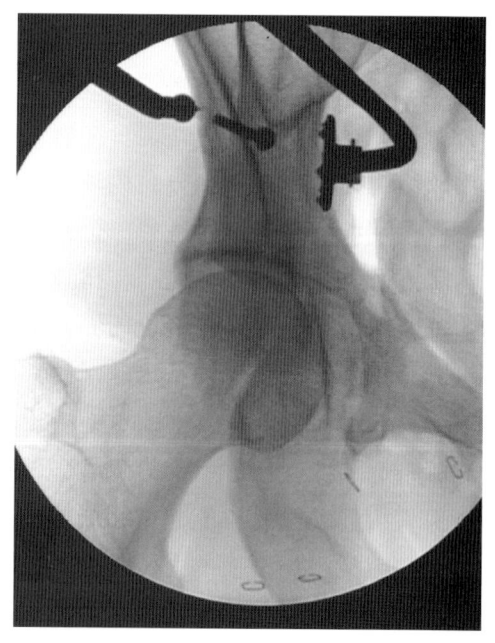

**图 23.28** 术中照片显示将前柱复位至完好的髂骨，该操作多用于前柱骨折、复合双柱骨折，或前柱并后半横形髋臼骨折。前柱和完好髂骨之间的骨折平面位于冠状面，因此当复位完成后，即可用一枚拉力螺钉由前向后固定

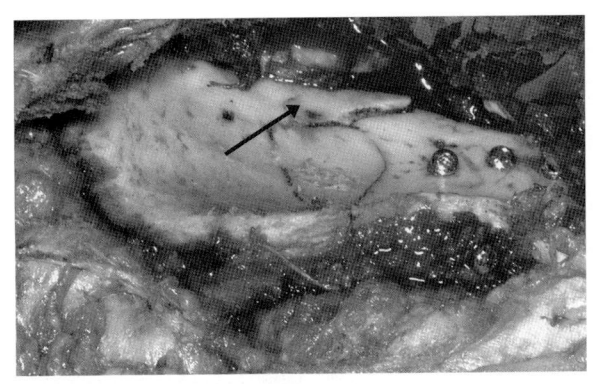

图 23.29 髂腹股沟入路术中所见，外侧窗口可见左侧髂窝内侧，现在前柱已复位至完整的髂骨。在坐骨支撑区常见一游离的皮质骨折块（箭头所示），应解剖复位，并据此判断前柱骨折复位情况

要，因为坐骨支撑是整个前柱重建的基础。当前柱的主要骨折块完成复位并钳夹维持稳定后，即可置入骨块间螺钉完成固定：1 枚螺钉置入髂嵴，另 1 枚由髂前下棘沿髋臼上方的狭长骨通道置入髂后上棘，有助于维持前柱的复位。可能的话，将 1 枚螺钉置入骨盆上口外侧的前柱骨质，并进入坐骨支撑区，有助于维持骨盆上口的复位。然后，即可沿骨盆上口由完整的髂骨向耻骨上支放置支撑接骨板，多用 10~14 孔的重建接骨板，方可跨越整个骨盆上口直至耻骨结节。接骨板应置于骨盆上口的外侧骨面，预弯并帖服耻骨支的后上缘和耻骨体的上方。如果接骨板放置过于偏外，则将位于髂耻隆起的上方并进入至耻骨支前上面的凹面，会显著增加接骨板预弯的难度。

固定接骨板时应适当预弯，有利于将其推至前柱并使之与前柱良好帖服。接骨板首先应于骶髂关节的外侧固定在完整的髂骨，如此螺钉可以向后置入髂嵴区域。随后沿耻骨上支的上表面进行固定，通常在内侧窗进行操作。此接骨板的作用是中和作用于前柱骨折块的屈曲和内收的旋转应力。有时也可使用较短的接骨板从完好的髂骨固定至髂耻隆起，尤其适用于骨质较差、单用螺钉难以固定，并且前柱在耻骨上支水平没有明显骨折块的情况。这种所谓的"推板"（push plate）技术有助于稳定前柱，也可作为随后置入后柱的螺钉的垫片。复位后拍摄骨盆前后位（AP）和闭孔斜位片，以对前柱复位进行评估（图 23.23）。用于评估前柱复位质量的放射学标记包括：①髂耻线；②前柱骨折块在闭孔斜位片上是否充分靠外。如果术者对前柱复位感到满意，并且不伴有其他部位骨折时，即可将多枚螺钉通过接骨板置于髂耻隆起近端，或通过外侧窗置入后柱内以增加固定强度，或通过内侧窗置入耻骨支和耻骨体（图 23.30）。

## 通过髂腹股沟入路复位和固定后柱骨折

在前柱/后半横形骨折或复合双柱骨折中，如前所述，应先复位前柱再复位和固定后柱。如果后柱骨折块较大且该骨折块包括四边体和髋臼后表面的大部分，则可只用螺钉固定。后柱的复位操作需要经四边体施加一个向外的力，可以用一把大的弯嘴复位钳来完成：钳口的一支经棘间切迹置于髂骨的外侧面，钳口的另一支经中间窗插入并固定于四边体表面。如有需要，可加用一块接骨板来分散应力。复位钳放置偏后，则可使后柱骨折块外移。一个常见的错误是在后柱复位前未能通过牵引恢复足够长度。如果位于髋臼后表面的骨折线方向是斜向的，牵引不足将无法对后柱骨折块施加向外的力。因此，在这一步中应对患侧下肢施加牵引，以帮助后柱复位。后柱骨折块移动后充分向外，可经中间窗置入第二把小的复位钳（图 23.31），钳口的一支置于髂耻隆起或髋臼前壁，另一支置于四边体，向头端牵拉后柱骨折块，使其沿骨盆上口的骨折线复位。将一把骨钩置于坐骨小切迹或可有助于复位。

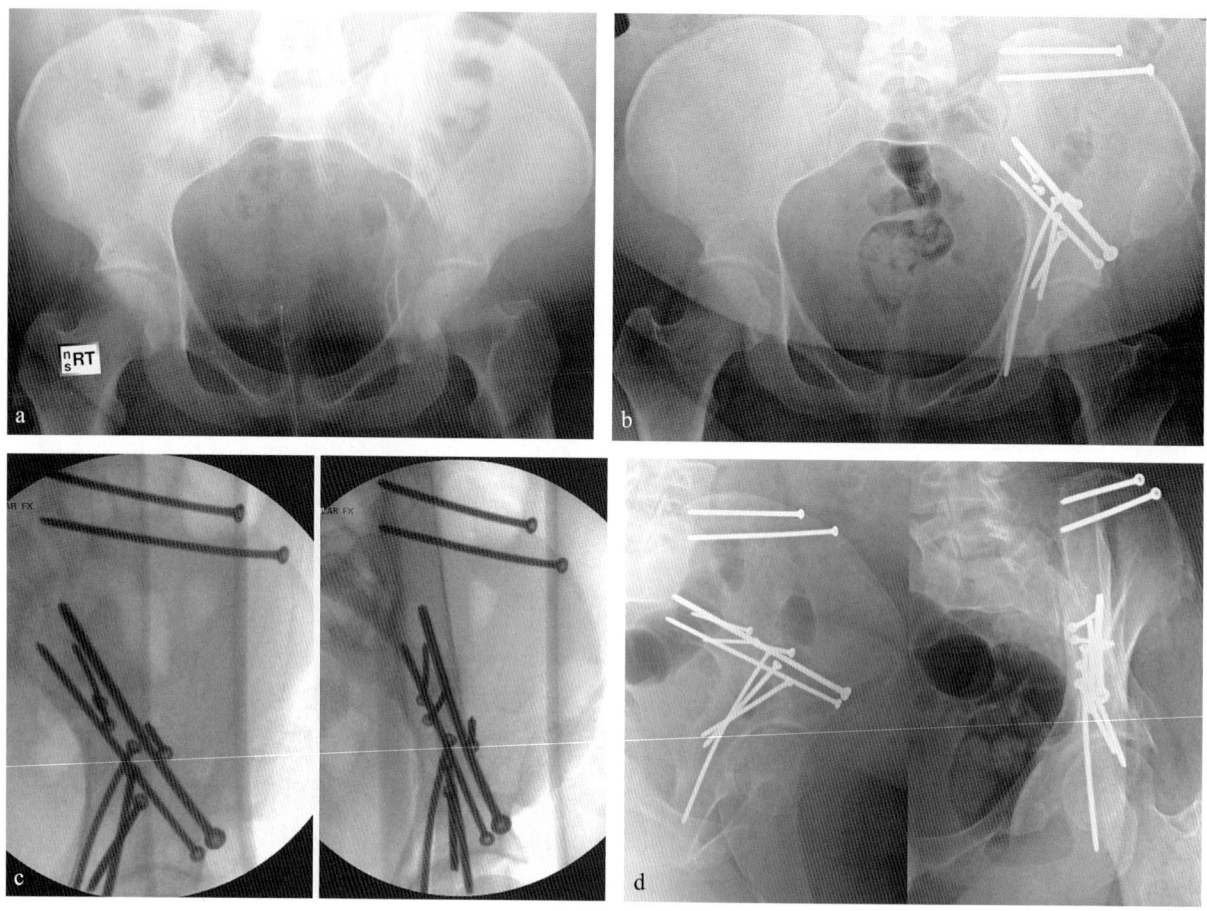

图 23.30　1 例年轻患者双柱复合骨折伴有大的骨块，用多枚拉力螺钉固定。a. 1 例病理性肥胖的 22 岁女性患者，骨盆正位影像示双柱复合髋臼骨折。b. 术后正位片显示从髂前下棘外侧沿髂嵴向后在髂后上棘置入多枚拉力螺钉，将前柱固定于完整的髂骨（由前向后）和后柱。c. 术中透视影像，注意多枚螺钉由髂前下棘的外侧面向后置入髂后上棘，主要依赖于这一区域有厚的骨通道。d. 术后 2 年 Judet 位影像

后柱固定螺钉应沿后柱走行朝向前方足端，使其自骨远端穿出至坐骨棘。螺钉可以经接骨板或在接骨板外置入。常用的螺钉入点是骨盆上口外侧 1 cm、骶髂关节前方 2 cm 处（图 23.32），钻头应朝向坐骨大切迹后缘和闭孔后缘连线的中点。如果需要对骨折端进一步加压，或希望螺钉能够有助于复位，则也可使用拉力螺钉。如果仅靠螺钉来维持复位，则不推荐使用拉力螺钉。术中常见的问题是螺钉没有垂直于骨折线置入，从而导致复位不良。第二枚螺钉可经接骨板或于接骨板外置入，方向应朝向外侧，以使后柱骨折外侧部闭合。

## 通过前方骨盆内侧入路复位和固定四边体和后柱骨折（图 23.33）[23, 25, 26, 35~38]

AIP 骨盆内侧入路通常用于前柱骨折中的前柱、前柱后半横形和双柱骨折。在这些骨折中，最常见的畸形是前柱外旋和四边体内旋，最终导致股骨头内移。在股骨近端置入 5 mm 或 6 mm 的 Schanz 钉有助于将股骨头牵向远端和外侧。此枚 Schanz 钉连接于外侧牵引装置，该装置又连接于手术床。对前柱骨折，采用髂腹股沟入路中所描述的方法来纠正旋转畸形，通常需要使用髂腹股沟入路中间窗来进行复位和内

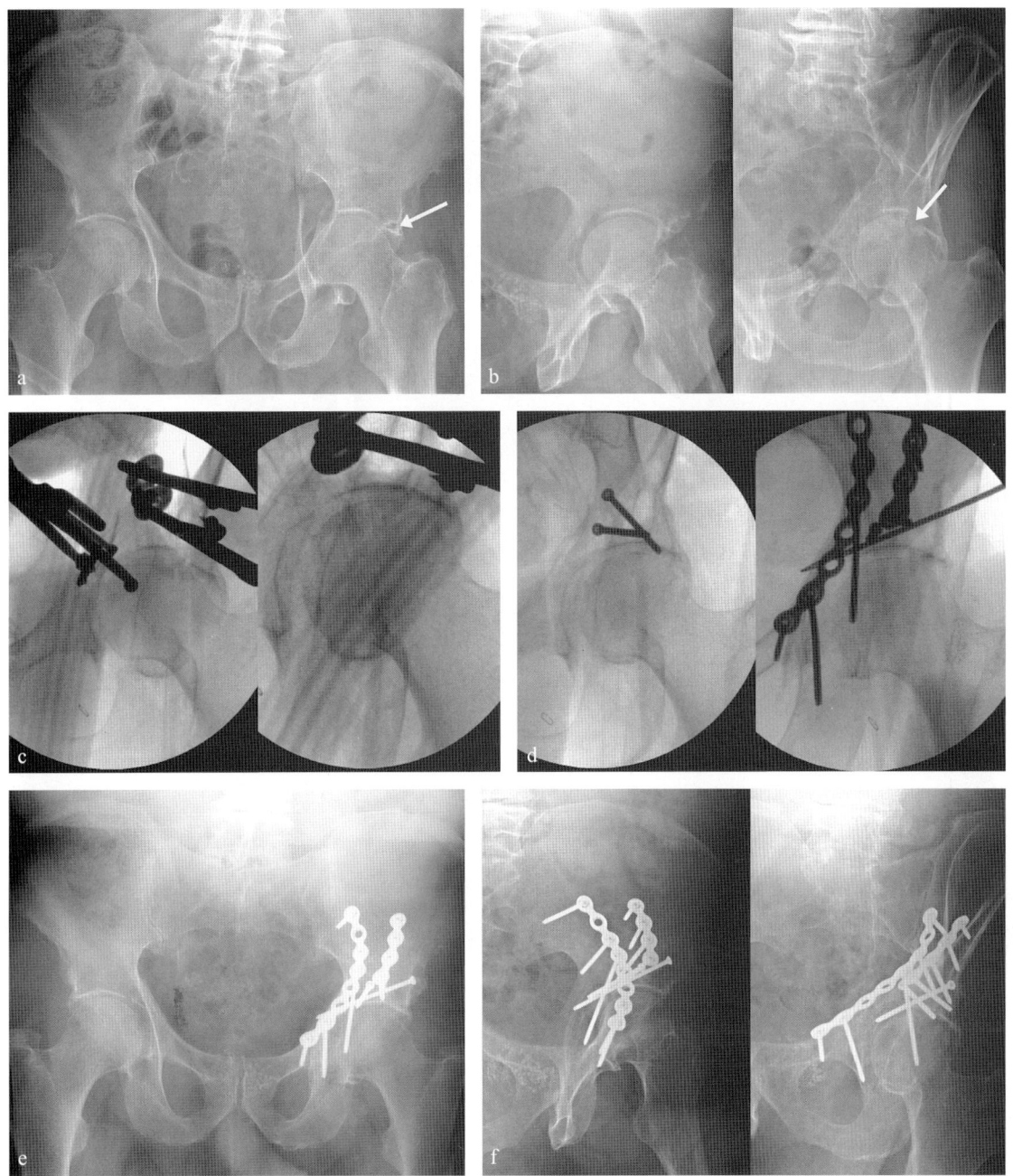

图 23.31 61 岁男性，低能量摔伤，前柱骨折并累及四边体。a. 关节面压缩和股骨头内移。完整的放射学臼顶仅可见于最外侧约 2 cm 处（箭头）。b. Judet 位影像。髂翼斜位（左侧）片显示后柱未受累，正位片显示髂坐线连续性中断，继发于严重的四边体受累；闭孔斜位（右侧）片显示股骨头内移、前柱骨折移位，在移位的前柱关节面（箭头）和完整髂骨之间可见明显的移位。c. 术中透视显示经髂腹股沟入路，将前柱复位至完好的髂骨。左图示骨折无法复位，直到在股骨近端小转子水平置入 1 枚 Schanz 钉后才复位。随后施加向外的力，使前柱可以被钳夹固定于完整的髂骨。d. 从前柱向完好的髂骨上置入多枚拉力螺钉。由于患者有严重的骨质疏松，术中将 2 块接骨板从完好的髂骨放置到前柱。髋臼上方最后一枚拉力螺钉用于固定四边体。e. 术后 1 年骨盆正位影像。f. 术后 1 年 Judet 位影像

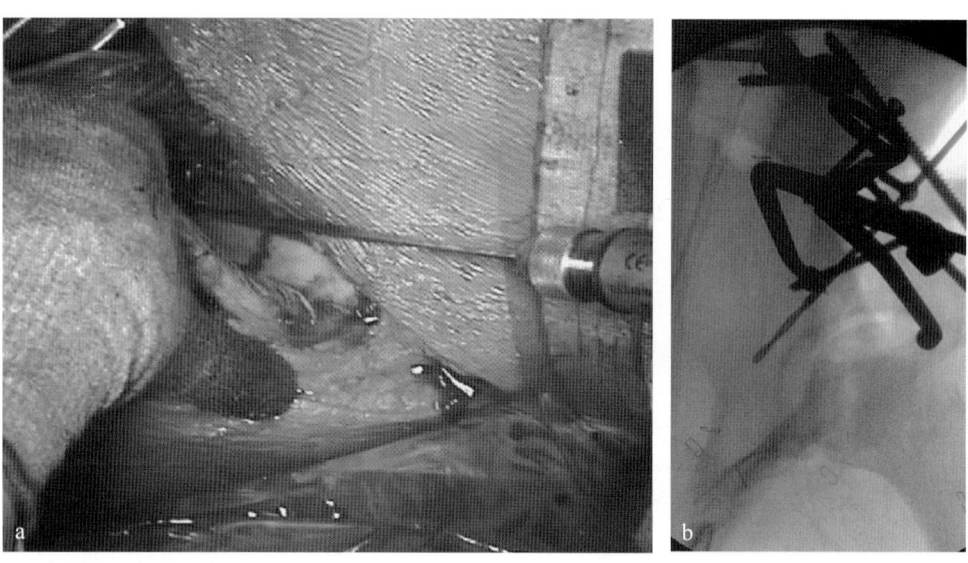

图 23.32 在前柱/后半横形或联合双柱骨折中,前柱复位后对后柱进行复位。用短弯嘴钳通过中间窗自耻骨隆起置于四边体表面上。钝头螺钉自内侧髂窝向后柱进行固定。a. 术中照片。b. 术中成像

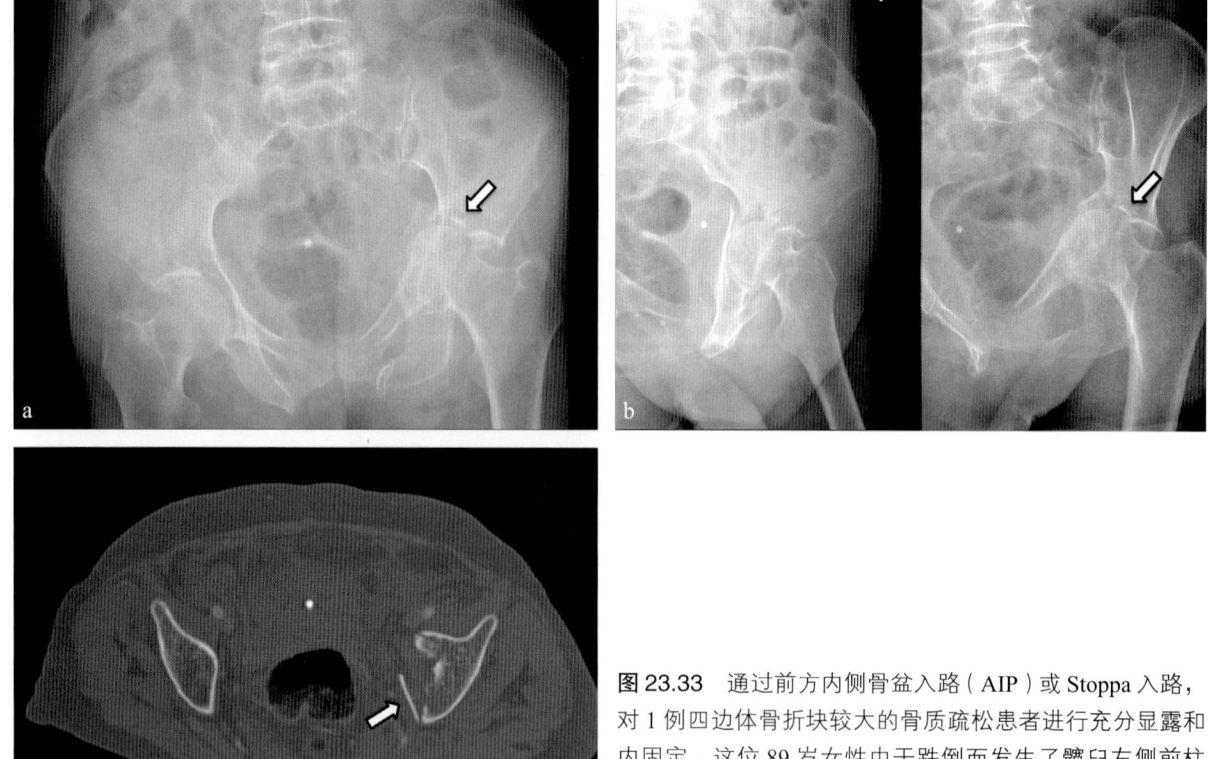

图 23.33 通过前方内侧骨盆入路(AIP)或 Stoppa 入路,对 1 例四边体骨折块较大的骨质疏松患者进行充分显露和内固定。这位 89 岁女性由于跌倒而发生了髋臼左侧前柱骨折。a. 骨盆正位影像显示股骨头严重内移,由前柱外旋、四边体内旋导致。b. 损伤后 Judet 位影像。c. 髋关节 CT 扫描显示四边体有一个巨大骨折块(箭头)

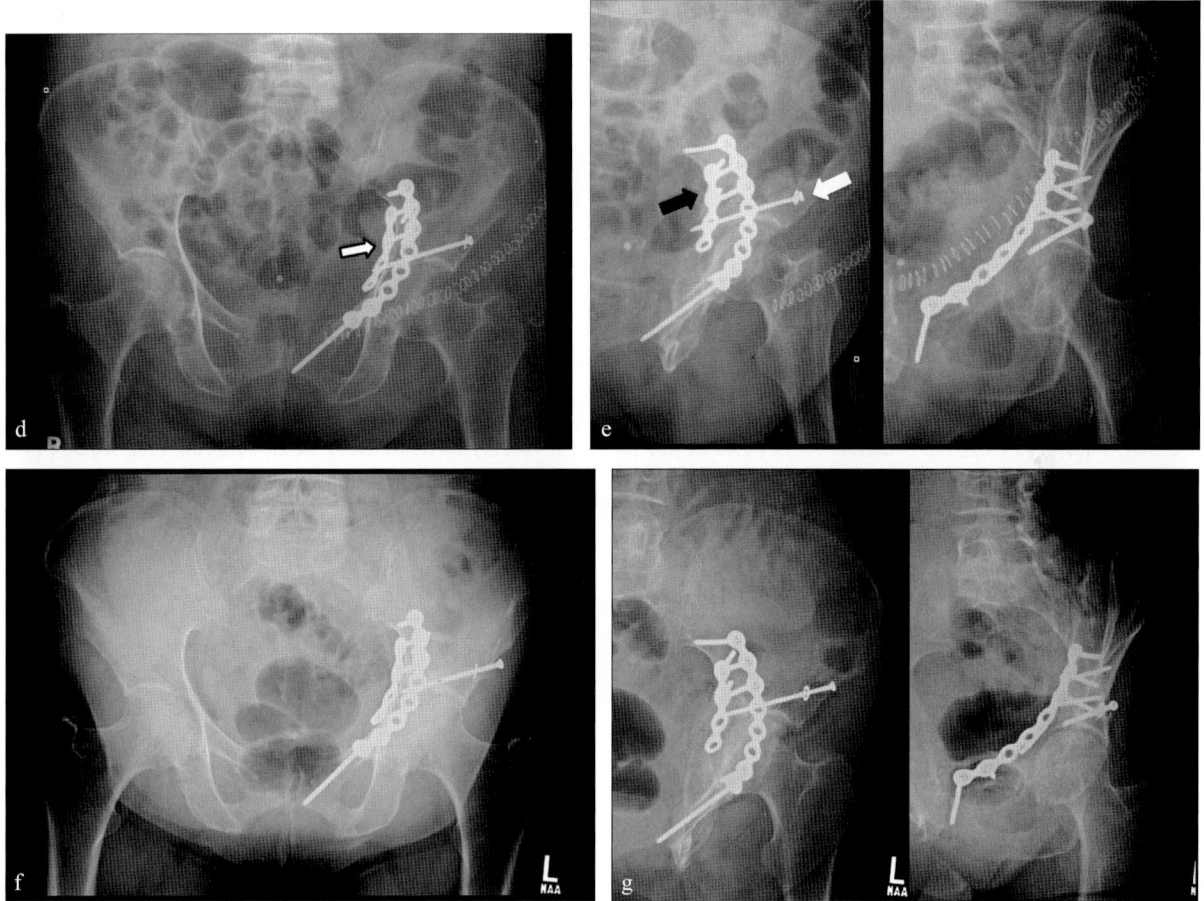

图 23.33（续） d. 通过髂腹股沟入路联合 AIP 入路进行处理。AIP 入路有助于在直视下复位和固定四边体。通过髂腹股沟入路的外侧窗和中间窗对后柱进行复位和固定，然后通过 AIP 入路置入球顶复位钳来帮助四边体骨折复位。最后，将一块预塑形的接骨板（箭头）置于四边体表面。即使对骨质疏松患者，在接骨板近端末端坐骨支撑区域用螺钉固定也有良好的把持力。e. 术后 Judet 位影像显示骨盆内侧的接骨板为四边体提供支撑（箭头）。f，g. 术后 2 年随访时的 AP 位和 Judet 位 X 线影像，可见髋臼上方螺钉已经松动，患者有创伤性关节炎。患者无髋部疼痛，可以不使用辅助设备行走，可以爬两段台阶

固定，骨折的固定通过在骨盆上口放置预塑形接骨板来实现。如四边体仍存在移位，可以股骨头为模板纠正关节面压缩，然后用球顶复位器来处理，由术者从手术床对侧进行推挤操作，施加由内向外的力量，来复位四边体骨折。然后在骨盆内用一块塑形接骨板，将螺钉置入坐骨支撑区域来进行固定。当然，也可以使用商业化的解剖型接骨板来处理四边体骨折。

Cole 和 Bolhofner[23] 在 1995 年描述了在 55 例髋臼骨折中使用 AIP 入路。2010 年，Sagi 等[39] 描述了在 57 例髋臼骨折中使用该入路的结果。在这些病例中，60% 的病例联合使用了髂腹股沟入路（或 Stoppa 或 AIP 入路）内侧支和髂腹股沟入路外侧支，此入路可用于双柱、前柱、前柱后半横形、横形以及 T 形骨折。Archdecon 等[40] 于 2013 年描述了在 39 位髋臼骨折中使用该方法的结果，这些患者年龄大于 70 岁且股骨头严重内移突出，主要为前柱后半横形（56%）、前柱（18%）和双柱（23%）骨折。

## 通过髂腹股沟入路复位和固定横形骨折

经髂腹股沟入路对横形骨折进行复位通常比较困难，由于耻骨联合完整，会使骨折块发生旋转。多数横形骨折都会有坐／耻骨连接处后部的内移，以及坐／耻骨部围绕移位的股骨头在矢状面上的旋转畸形，而经髂腹股沟入路控制此矢状面移位可能较为困难。通过外侧窗，从骨盆上口至前缘范围内，可以在直视下进行复位。经中间窗可以直视并触摸横形骨折的后支，或者经 Stoppa 扩大入路（AIP 入路）获得更佳的显露并直视骨折端[23, 25, 26, 35-37, 41]。如前所述，复位钳的两个钳口可以分别经中间窗置于靠近坐／耻骨部的边缘，以及经棘间切迹置于髂骨外侧面，以使后柱外移并纠正其旋转畸形。在纠正旋转畸形时应牵引股骨头，然后由骨盆上口向后柱下外侧置入螺钉来获得固定。可以通过向外侧闭合骨折后支来帮助纠正旋转移位。横形骨折前支亦可使用经皮螺钉固定。接骨板固定则有助于中和旋转应力。使用经髂腹股沟入路处理横形骨折时，最佳指征是骨折线离耻骨粗隆较远，在上方高位且明显向前移位，而通过后柱的骨折线往往很低且移位轻微。由于坐／耻骨部围绕股骨头在矢状面上形成旋转畸形，通常这些骨折线在骨盆上口处的移位最大。由于合并内移和后方移位并不常见，纠正骨块旋转移位的步骤则可以相对简化（图 23.34）。

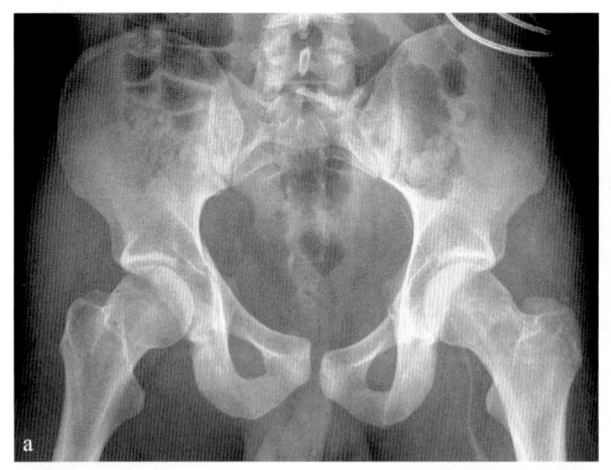
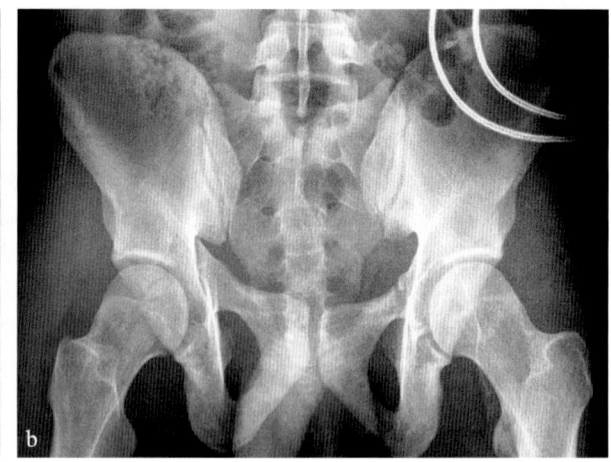
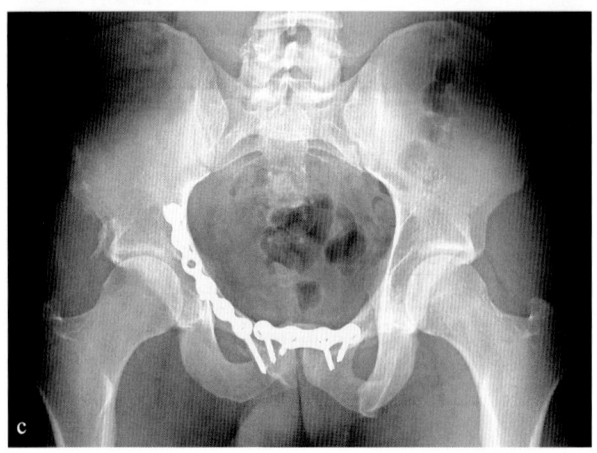

图 23.34 腹股沟入路可用于特定的横向髋臼骨折：臼顶旁型髋臼横形骨折伴耻骨联合分离。a. 受伤时骨盆 AP 位片。b. 骨盆出口位片，可见右侧关节间隙轻度不对称，是手术治疗的适应证。c. 1 年后骨盆 AP 位片

## 扩展髂腹股沟入路

如果双柱骨折的骨折线从髂嵴向后进入骶髂关节，则通过髂腹股沟入路难以进行复位。Weber 和 Mast[20] 曾描述过一种"懒散侧卧位"（lazy lateral position），便于在某些情况下将髂腹股沟入路延长至髂骨后部外侧，有助于直视外侧骨折线。对关节内侧面的骨折线，则不能进行间接复位，宜通过髂腹股沟入路来显露骨盆内侧面。此后的操作如螺钉复位、骨折线上方接骨板固定、前柱后柱骨折的复位和固定，均可按本章节的前述内容来完成。双柱骨折也是扩大的髂股入路的良好适应证。

## 通过扩展髂股入路进行复位和固定

通过扩展髂股入路完成显露后，整个髂骨上部外侧面、髋臼上方至髂前下棘的骨面、后柱至髋臼下沟，以及髂骨的整个后缘均可得到良好显露。如有需要，也可以进一步解剖显露髂骨内侧面。需要注意的是，广泛显露时切勿完全剥离整个髂骨周围的软组织，否则可能影响骨折块的血运。因此，如果骨折线向上延伸至髂嵴，则在髂嵴前上和前下范围内的附着于髂骨前部的软组织应予保留。在髂骨的内、外侧面均可行直视下复位。在延迟处理的横形、T形或复合横形后壁髋臼骨折中，从髂嵴上剥离腹肌以及从髂骨内侧面剥离髂腰肌均可能导致髂骨前部的失血运。因此，在上述情况下，推荐沿髂骨前部进行分离，包括松解股直肌和从后方腰大肌沟处的髂骨内侧面分离髂腰肌的入路，有利于直视和对骨块进行钳夹固定，因为骨折线均为从骨盆上口延伸至髋臼的前缘。

经扩展髂股入路处理复合双柱或前柱/后半横形骨折，应从后部髂嵴开始，将其向足端移至坐骨支撑区域，以此首先来复位前柱，随后行后柱复位。在处理陈旧性骨折特别是有横形骨折块时，从坐骨大切迹的前上方分离臀上血管神经束非常有必要。随后可从四边体和坐骨支撑区域剥离软组织，以便对此区域的骨折块进行钳夹固定和触摸评估。

### 前柱/后半横形骨折和复合双柱骨折

处理此类骨折时，常要限制对骨外侧面的剥离。从髂嵴对腹肌进行小范围的剥离，即可允许针对内侧髂窝的骨折线插入复位钳和触摸评估。如果合并前柱楔形骨折，则在处理更靠前的骨折块之前，应先对其予以复位和固定。对于前柱或后柱的骨折，如果骨折线沿髂骨内侧面进入骶髂关节，则经扩展髂股入路沿后方外侧面可很轻松地直视骨折线。楔形骨折块复位之后，通常可在髂嵴下方沿外侧面放置一块小接骨板以稳定骨折块，中和腹肌向内侧的牵拉力和随后的复位操作中使骨块移位的应力。以经髂腹股沟入路进行复位操作为例，将一把 Farabeuf 钳置入棘间区或将一枚 Schanz 钉置于髂前上棘，均将有助于在复位时控制前柱的旋转。在患者侧卧位时控制股骨头的内移也非常重要，使用骨科手术床可有助于复位股骨头，以间接大致对骨折复位进行。

完成上述操作后，可通过一种双螺钉技术，以及将一把 Fambeuf 钳置于髋臼上方和髂嵴处，将前柱骨折块进一步牵向外侧；同时在髂嵴使用点状复位钳，多数情况下可以复位前柱。如要使前柱进一步外移，可用 1 把 KingTong 钳，钳口一端置于骨盆上口，另一端置于完整髂骨的外侧面，有助于复位。将 1 枚 Schanz 钉置于股骨近端，有助于将向内侧移位的股骨头拉向外侧。复位完成后，应置入骨折块间螺钉进行固定，置入方向首选从髂前下棘外侧区向坐骨支撑区域或髂后上棘，也可沿髂嵴方向置入。可用 1 块小的重建接骨板中和前柱的旋转应力，接骨板应置于坐骨大切迹上方并跨越前柱骨折线。接骨板与坐骨大切迹的距离应在一横指以内，以保证接骨板的对侧有良好的骨质。后柱复位与 Kocher-Langenbeck 入路中所描述的方法类似，于坐骨置入 1 枚 Schanz 钉有助于控制后柱的旋转。

根据骨折线的方向，可用 2 枚螺钉技术联合 Farabuf 钳来沿髋臼后表面进行复位。同样，在骨盆外缘最适合使用点式复位钳。在坐骨大切迹附近放置第二把钳子有助于髋臼边缘的复位，以此来完成后柱的复位。可以在坐骨大切迹前方沿四边体或者坐骨后缘将短的骨折块间螺钉打入后柱，从后方臀中肌结节的前表面向坐骨棘打入更长的骨折块间螺钉。于从髋臼下沟到髋臼上方的骨质，靠近髂前下棘处置入中和接骨板来固定后柱（图 23.35）。

### 横形骨折

对于横形骨折，应同时控制骨折的前、后两部分，复位步骤与俯卧位操作类似。于坐骨置入 1 枚 Schanz 钉，有助于控制坐/耻骨部低位骨折块的旋转。以复位钳同时控制横形骨折的前、后骨折块。将点状复位钳或弯嘴复位钳穿过坐骨大切迹置于四边体或骨盆上口前缘，同时在前方可采用双螺钉技术（联合 Farabeuf 钳），也可以在前柱和后柱均采用双螺钉技术。随后可于髋臼上骨向后柱骨折后缘或沿四边体表面进行骨折块间螺钉固定，螺钉也可以由髋臼上方 3~4 m、臀中肌结节后缘处向前柱置入。类似双柱骨折的后柱固定，也可以由坐骨大切迹上方稍偏前处朝向后柱内置入 1 枚螺钉。螺钉置入后，应在沿外缘从髋臼下沟至髋臼上方处放置一块中和接骨板。

对于 T 形骨折，经扩展髂股入路很容易探及后柱的骨折线，因此应先复位后柱骨折，具体步骤见前述。复位后应沿后柱骨折的后缘置入中和接骨板来固定后柱，与前柱骨折无关。T 形骨折的前部往往难以复位，骨折线可沿髂骨内侧面达骨盆上口。可以在前柱骨折块置入 1 枚小的 Schanz 钉以辅助复位。复位钳固定于髋臼上方的骨质到骨盆上口，以及髂耻隆起至髋臼后表面，有助于复位前柱和 T 形骨折的垂直部分。前柱的固定类似之前描述的横形骨折的固定，螺钉应由臀中肌结节的后方置入前柱。随后，沿坐骨结节至髋臼上方骨质的外侧缘放置一块中和接骨板，以固定整个骨折区域。通常，接骨板头端的螺钉应由完整髂骨置入前柱骨折块，以方便进一步的固定（图 23.35，36）。

### 经序贯入路进行复位和固定

尽管已有同时采用 Kocher-Langenbeck 和髂腹股沟入路的报道[42, 43]，但作者仍倾向于按照 Letournel 小组[2, 6, 44]和 Matta 小组[3, 4]的建议，以一条优化入路对骨折进行复位。髂腹股沟入路联合 Kocher-Langenbeck 入路的应用指征之一即为 T 形骨折合并前、后柱的显著移位，并且没有理由采用扩展髂股入路（图 23.37）。

## 康 复

髋臼骨折患者术后 8~12 周内可进行足尖点地负重（<10 kg）。术后即刻开始髋关节活动范围内的功能锻炼，主要包括屈伸和内外旋活动；CPM 术后并不常规应用，但对于部分病例可能会有帮助。外展肌增力训练强调在术后 6 周开始，静止踏车和低阻力负重训练在术后 6~12 周进行，渐进性负重应在术后 8~12 周开始，此后 2~6 周可由用腋杖或助行器逐渐过渡到手杖辅助行走。应该告知患者，肌力在术后一年内会逐渐改善，因此在这段时间内的训练非常重要。如果患者从事办公室工作，通常在术后 6~12 周恢复工作；恢复重体力劳动工作能力，则至少要到术后 4~6 个月。

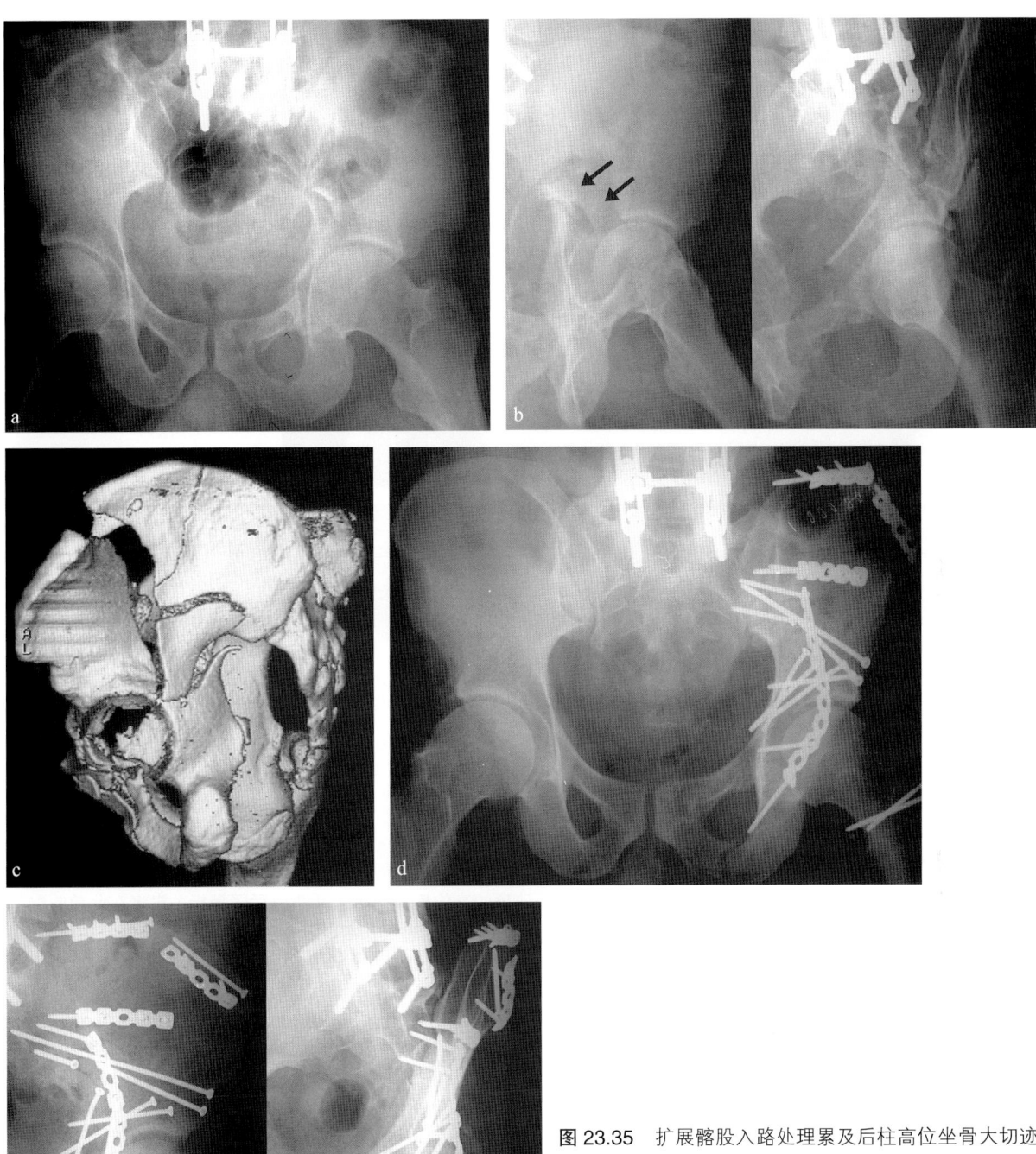

图 23.35 扩展髂股入路处理累及后柱高位坐骨大切迹的髋臼双柱骨折。患者为22岁男性,合并腰椎损伤。a. 骨盆正位影像。b. Judet 位影像,注意髂骨斜位影像中可见在坐骨大切迹处有一分离的皮质骨块(箭头)。c. 损伤的三维 CT 重建。d. 术后 1 年骨盆正位影像。e. 术后 1 年 Judet 位影像

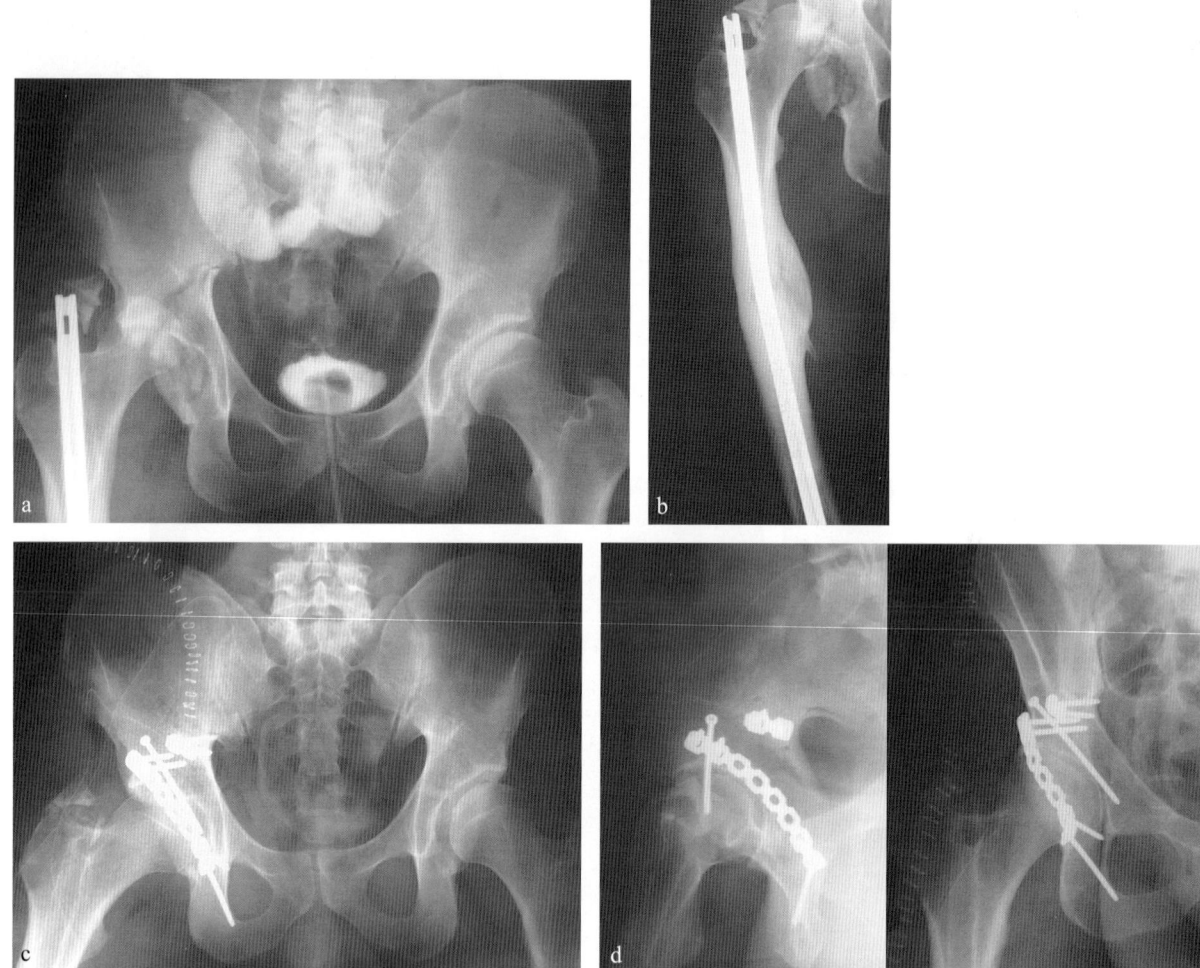

图 23.36 难复性髋关节后脱位。患者为 32 岁男性，为经臼顶的高位横形骨折合并髋臼后壁骨折。患者在此前曾置入了 1 枚股骨髓内钉，图中显示在钉尾凸起处形成了异位骨化。以扩展髂股入路进行复位和固定。a. 伤后骨盆正位影像。b. 伤后的股骨正位影像。c. 术后骨盆正位影像。d. Judet 位影像显示术后骨折复位良好。此患者在伤后 18 个月出现股骨头无菌性坏死，需要行全髋关节置换术

## 新技术

### 粗隆翻转截骨术

Siebenrock 的治疗小组[31,32]描述了 Ganz 转子翻转截骨术，其入路类似于 Kocher-Langenbeck 入路，但还包括了约 1.5 cm 的大转子截骨，从近端和远端附着于大转子的肌肉均可予以完整保留，即所谓的二腹肌截骨术。截下的大转子骨块上方保留臀中肌和臀小肌的附着，下方则保留了股外侧肌的附着。随后"Z"形切开髋关节前方关节囊，即可屈髋、内收、外旋，使股骨头脱出。此入路也可用于治疗 Pipkin Ⅳ型损伤（股骨头骨折并髋臼骨折，图 23.39）[45]。利用此术式，通过合适的手术入路，股骨头骨折和髋臼后壁骨折均可得到处理。此外，此术式也可无须使股骨头脱位即可显露髋臼后壁骨折的前/头侧，并且不会损伤髋外展肌群（图 23.39，40）

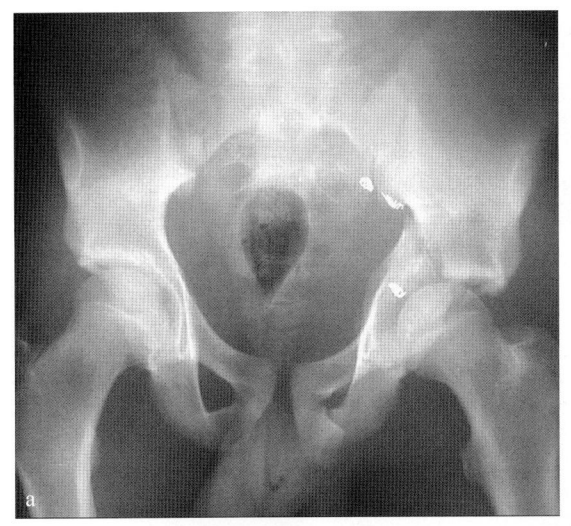
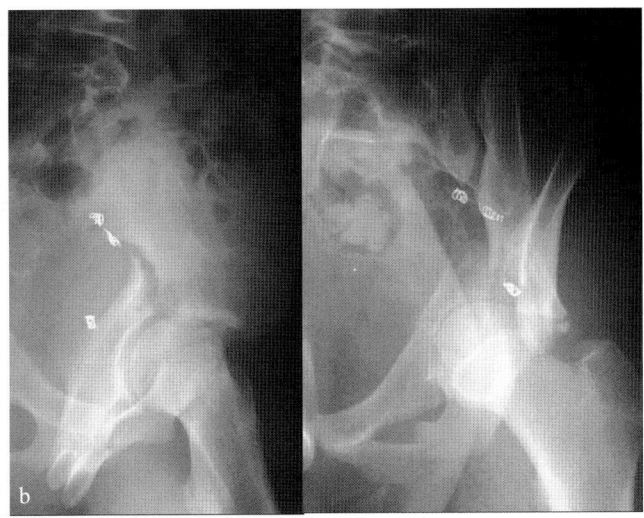
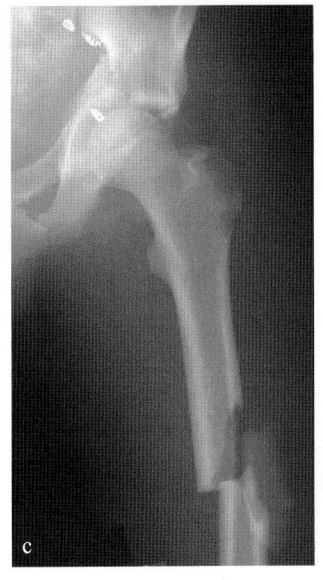
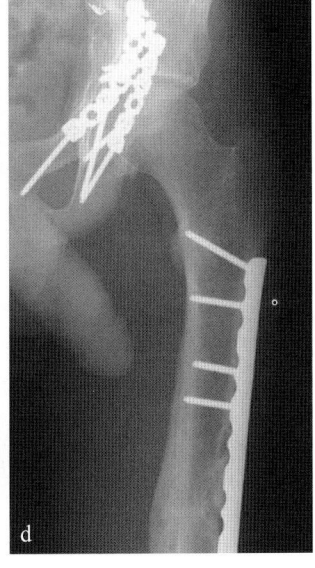

图 23.37　一例 16 岁男性，T 形髋臼骨折合并股骨干骨折，按照计划的序贯入路进行手术。此患者在伤后初期出现血流动力学不稳定，对其进行了血管造影、栓塞止血。a. 伤后骨盆正位影像。b. Judet 位影像，髂骨斜位影像显示髋臼后柱高位骨折且有明显移位，闭孔斜位影像显示前柱高位骨折且有明显移位。c. 股骨干骨折。d. 术后 2 年骨盆正位像，患者髋关节功能正常

## 急诊全髋关节置换术

以往在髋臼骨折后行全髋关节置换，由于常发生髋臼假体的松动，翻修率较高[46]。近年来，随着全髋置换手术技术和假体设计的进步，结合相应的骨盆固定技术，其临床疗效大大改善[46~49]；特别是对于伴有严重骨质疏松、粉碎骨折和关节面损伤/压缩的老年患者，髋臼骨折后急诊行全髋置换的预后良好。髋臼骨折后的 I 期全髋置换，通常需首先固定骨折，再行关节置换。对于横形、横形/后壁和后壁骨折，可以使用 Kocher-Langenbeck 入路（图 23.41，42）[48]。对于前柱、前柱-后半横形和双柱骨折，可以使用 Levine 入路[50]。

## 经皮螺钉固定

近来有学者主张对于有移位髋臼骨折的老年患者和轻微移位的年轻患者，行闭合复位和经皮螺钉固定[51~56]。该技术的优点是微创，但也有学者质疑其能否获得良好复位。Starr 等[52]报道使用该技术遗留平均 3 mm 的移位。但在某些情况下，如患者生命体征不稳定或合并严重的软组织损伤时，使用该方法亦情有可原。而

对于这一部分接受微创手术地患者来说，其功能预后，以及转而行全髋关节置换率（30.6%）也是合理的[54,55]。

> **要点与技巧**
>
> - 对于高能量损伤患者，如腹股沟区疼痛且骨盆正位片没有阳性发现时，闭孔斜位影像（图23.3c）非常重要，可以很好地显示髋臼后壁、股骨颈或股骨头的微小的骨折。
> - 必须在患肢未行牵引时测量顶弧角，并且髋关节不能处于半脱位状态。顶弧角不能用于评估髋臼双柱骨折或后壁骨折。
> - 对符合非手术治疗标准的患者，可以拍摄动态应力位影像。
> - 采用Kocher-Langenbeck入路的常见错误是切口向下肢远端延伸不足，以及未充分分离臀大肌的止点，从而导致外展肌群不能充分牵开以获得最佳显露。
> - 采用Kocher-Langenbeck入路时，在股方肌后缘最容易发现坐骨神经。术者不应首先试图在梨状肌范围内找寻该神经，应为这个区域通常为骨折所破坏。
> - 采用Kocher-Langenbeck入路时，需注意勿伤及股方肌，因该肌腹下方有旋股内侧动脉深支走行，是股骨头的主要供血结构。
> - 在Kocher-Langenbeck入路中，应在距离梨状肌和闭孔内肌在股骨近端止点约1.5 cm处横断这两块肌肉。横断位置过于靠近其在骨的附着点，会增加损伤旋股内侧动脉的风险。
> - 发生髋臼后壁骨折时，关节囊附着点应予保留。
> - 发生髋臼后壁骨折时，臀小肌的下1/3~1/2部分通常会丧失血供，应将此部分清除以防止形成异位骨化。
> - 在髂腹股沟入路中，髂耻筋膜分隔肌肉窗（髂腰肌和伴行的股神经）和血管窗（髂外动、静脉）。髂耻筋膜起自耻骨隆起，止于骶髂关节，术中需将其分离或切除。
> - 扩展髂股入路前方可显露三层筋膜层：阔筋膜张肌上筋膜，股直肌上筋膜和股外侧肌上腱膜层。最后一层的下方有旋股外侧动脉走行，术中应将其结扎。
> - 在对髋臼后壁骨折进行固定时，常见的错误为：骨折的头侧部显露不清，边缘压缩骨折的复位不佳，以及后壁接骨板过度预弯。
> - 经Kocher-Langenbeck入路处理横形或横形伴后壁骨折时需注意几个问题，包括：经顶型骨折、损伤对侧骶髂关节、损伤骨盆前环（耻骨联合分离或联合旁骨折），以及臼顶部存在游离骨软骨块。特别是对于年轻患者（45岁以下），如果存在上述1个或1个以上的问题，强烈建议采用扩展髂股入路。
> - 后柱横形骨折复位效果貌似良好，但沿四边体和骨盆上口多会残留旋转畸形，这种情况并不少见，以手指穿过坐骨大切迹触摸骨折线即可发现。在坐骨结节置入1枚Schanz钉和/或在前柱骨块上放置一把复位钳，即可解决上述问题（图23.21）。
> - 处理复合横形/后壁髋臼骨折的一个关键问题是先处理横形骨折，然后再处理后壁骨折。
> - 前柱骨折通常会发生内移和外旋（图23.38）。以一把点状复位钳沿髂嵴固定，第二把钳固定于前柱的骨盆上口部和完好髂骨的外侧面，可完成复位。在棘间区放置一把Farabeuf钳以控制旋转，可有助于复位。通过髂腹股沟入路的外侧窗和内侧窗可以直视前柱复位至完好髂骨，而以手指触摸髂骨的外侧面可评估复位质量。
> - 经扩展髂股入路有助于经顶型或陈旧性（损伤后超过3周）横形髋臼骨折的复位。此入路便于直视，可在横形骨折的前、后两部分放置复位钳，同时也便于直视关节面的复位。
> - 骨盆损伤（如骶髂关节分离、耻骨联合损伤）的复位和固定，通常宜在髋臼骨折固定之前进行。

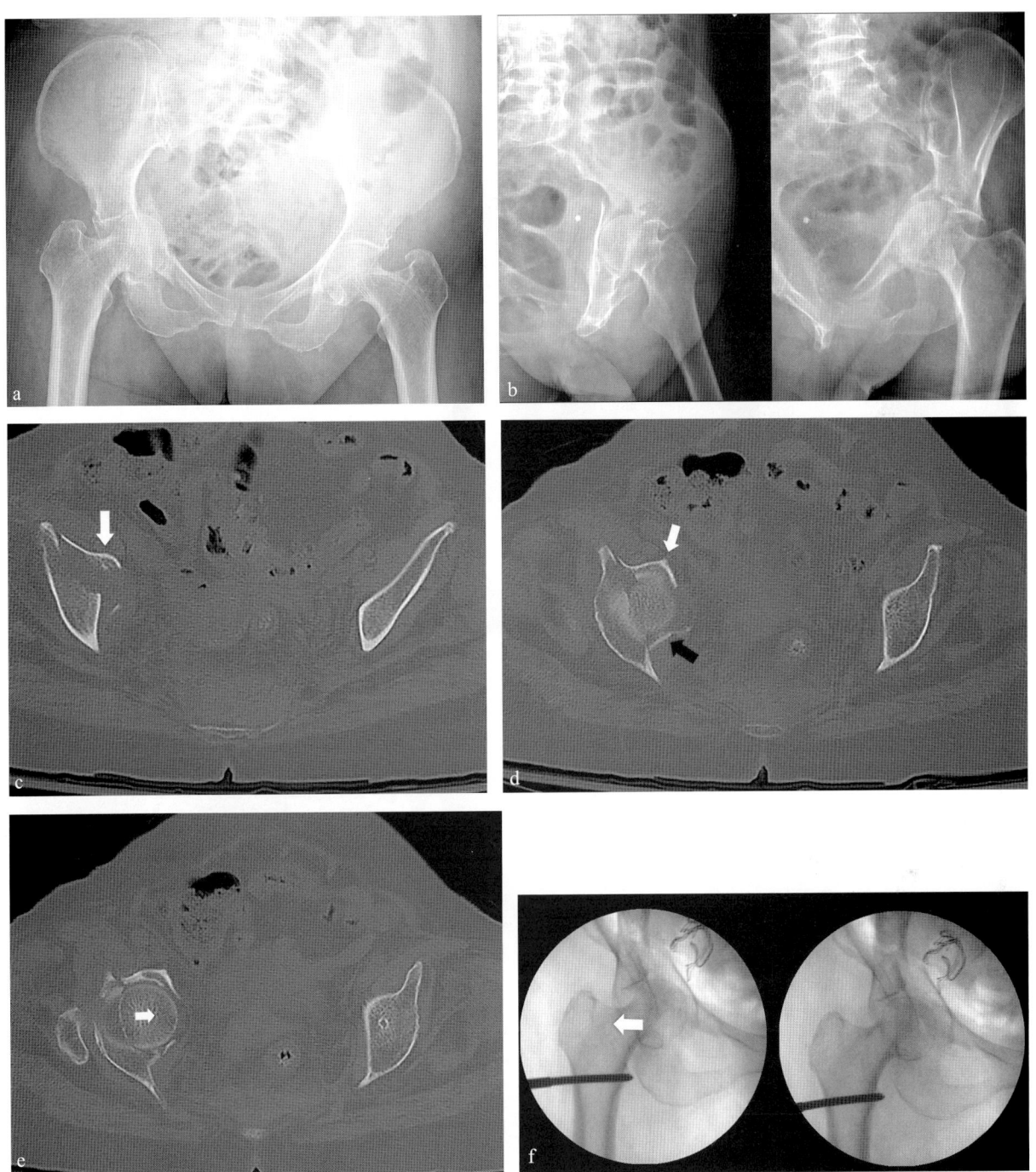

**图 23.38** 88 岁骨质疏松女性，因跌倒发生前柱骨折并有移位，图示采取的复位策略。a. 骨盆正位影像显示股骨头内移。b. 损伤后的 Judet 影像。c，d. CT 扫描显示前柱极度外旋（白色箭头），四边体内旋（黑色箭头）。e. 前柱外旋和四边体内旋导致股骨头顺着箭头方向内移。f. 手术通过髂腹股沟入路进行，在股骨近端打入 1 枚 Schanz 钉，沿箭头方向使股骨头外移

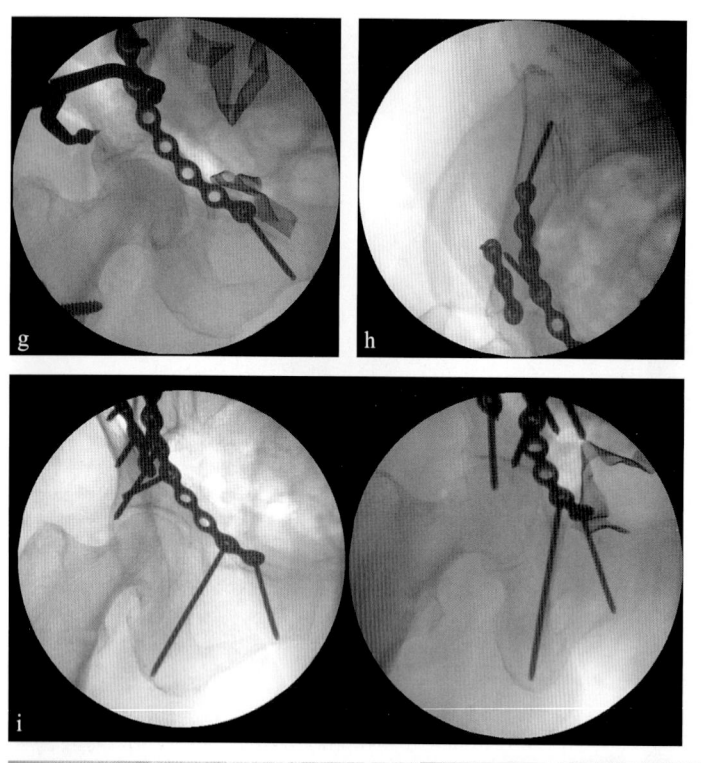

**图 23.38（续）** g. 沿骨盆入口放置一块预弯接骨板，用一把短弯嘴钳复位前柱骨折，钳口一端置于骨盆入口，另外一端置于髂骨的外侧。h. 在合适的骨上置入螺钉，对于骨质疏松的髋臼骨折内固定来说是十分重要的。即使对于骨质疏松患者，在髂嵴后部/坐骨支撑区域的骨通道置入螺钉一般也能获得良好的把持力。i. 在髋关节下方、靠近闭孔通道的闭孔上外侧部分打入 1 枚螺钉是非常有帮助的。j, k. 术后正位和 Judet 位影像。l, m. 术后 6 个月的正位和 Judet 位影像，患者髋关节无痛

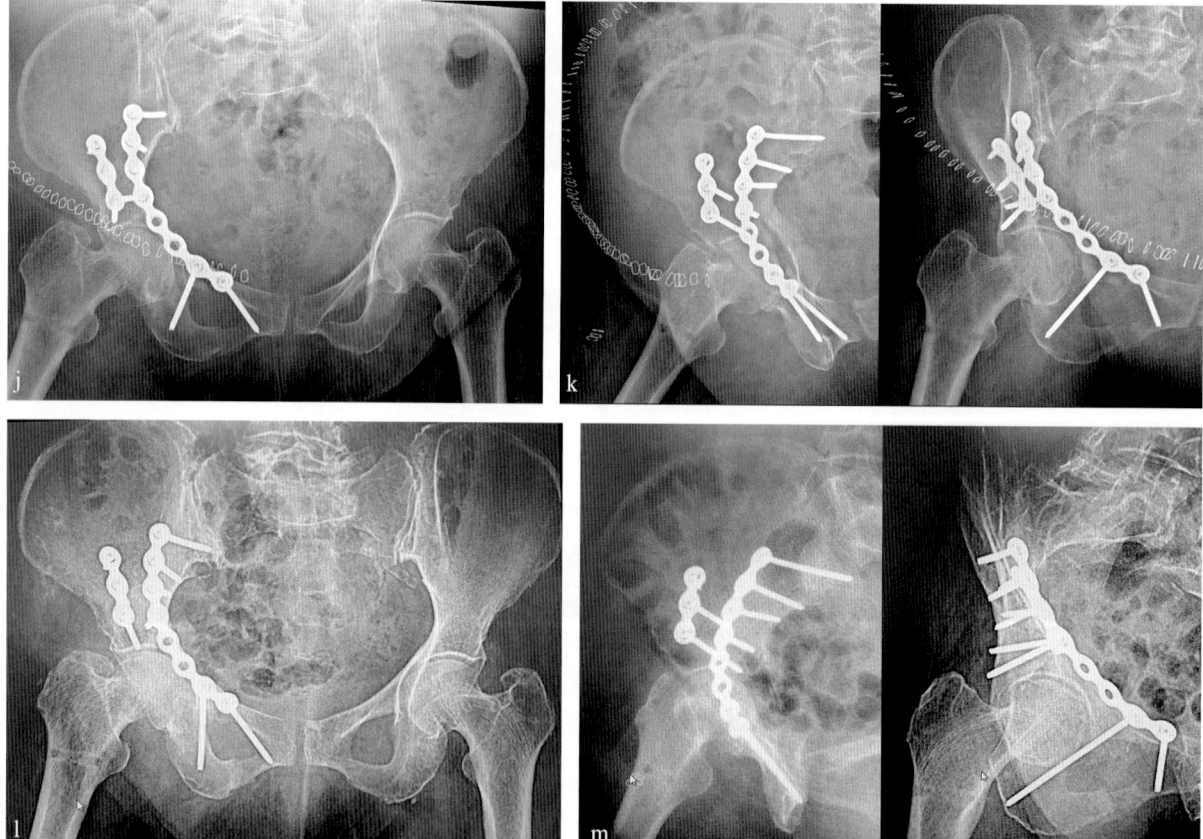

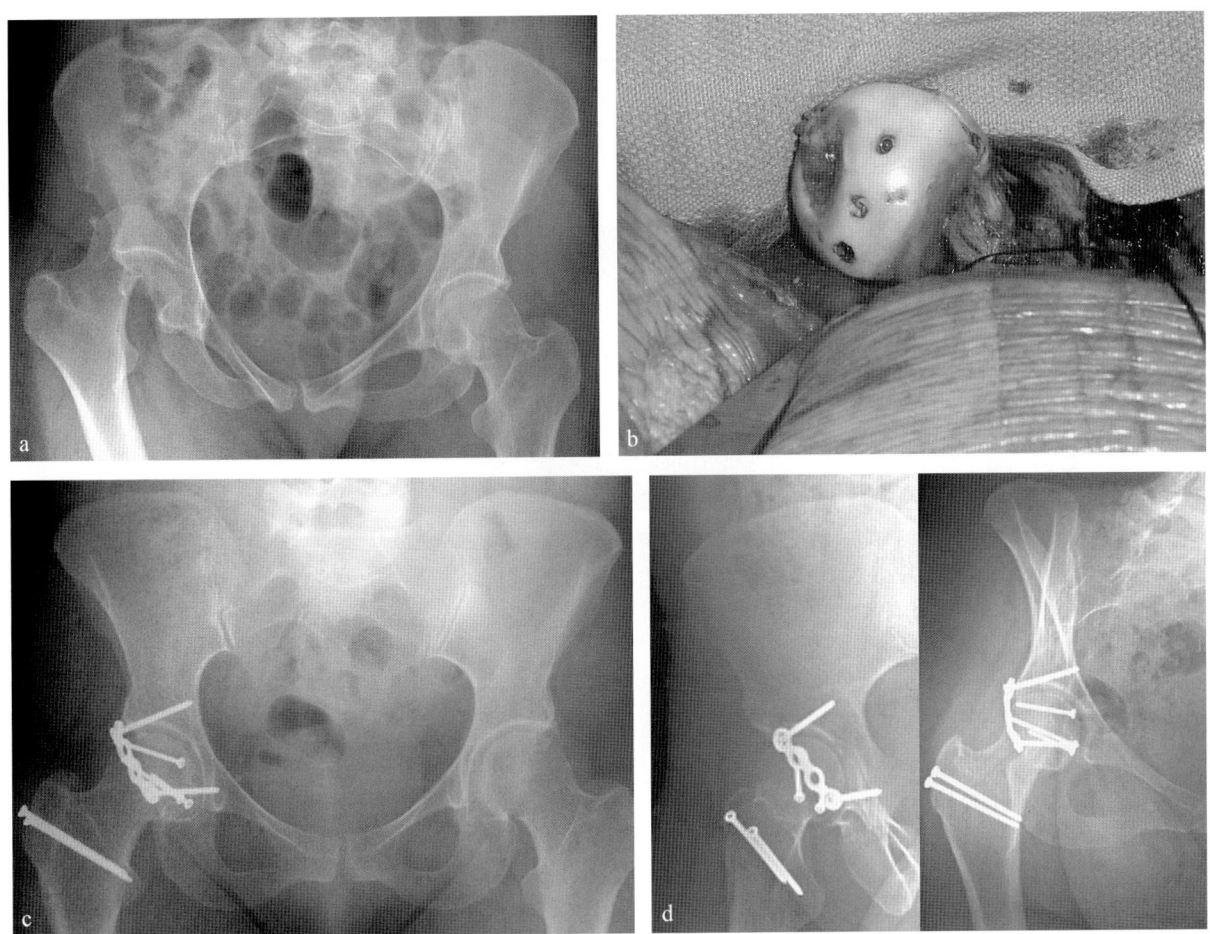

**图 23.39** 通过 Ganz 粗隆翻转截骨和术中脱位治疗 Pipkin Ⅳ 型右髋骨折。a. 受伤时骨盆正位影像。b. 术中影像，显示已经置入并固定股骨头。c. 术后 1 年骨盆正位影像。d. 术后 1 年 Judet 位影像

## 结　果

自 20 世纪 70 年代后，手术治疗髋臼骨折的临床结果获得了质的飞跃，其中 Emile Letournel 教授居功至伟[2, 6, 44]。他对骨盆 X 线片进行了全面诠释和解读，提出了一个新的髋臼骨折分类系统，并针对各类型骨折开发了不同的手术入路和处理方法。Letournel 强调对于髋臼骨折 X 线片解读的重要性；强调对于一种给定的骨折移位来说，使用恰当的骨折分类可以使医生选择正确的手术入路和复位技术。最后，他还强调髋臼骨折切开复位内固定的最终目标是获得完美复位。复位质量和患者的临床结果之间具有高度相关性，详见后述。

## 骨折复位的质量

Letournel 和 Judet[6] 分析了 569 例髋臼骨折伤后 3 周的临床结果，把复位的质量分为复位满意（X 线片上所有放射学标志均恢复）和复位不满意（所有放射学标志均未恢复）；对于经手术获得的继发性匹配（通常见于双柱骨折）也进行了定义。在这些病例中，对股骨头周围的髋臼关节面已尽可能地予以解剖复位和固定，但髋骨和关节之间仍有可见的复位不良。Letournel 报道的复位满意率为 73.7%，其中 4.8% 可获得继发性匹配。骨折类型与复位质量之间的相关性详见**表 23.1**。作者发现，伤后 2 周内满意复位率为 75%，至伤后 3 周时降到了 62%。此外，

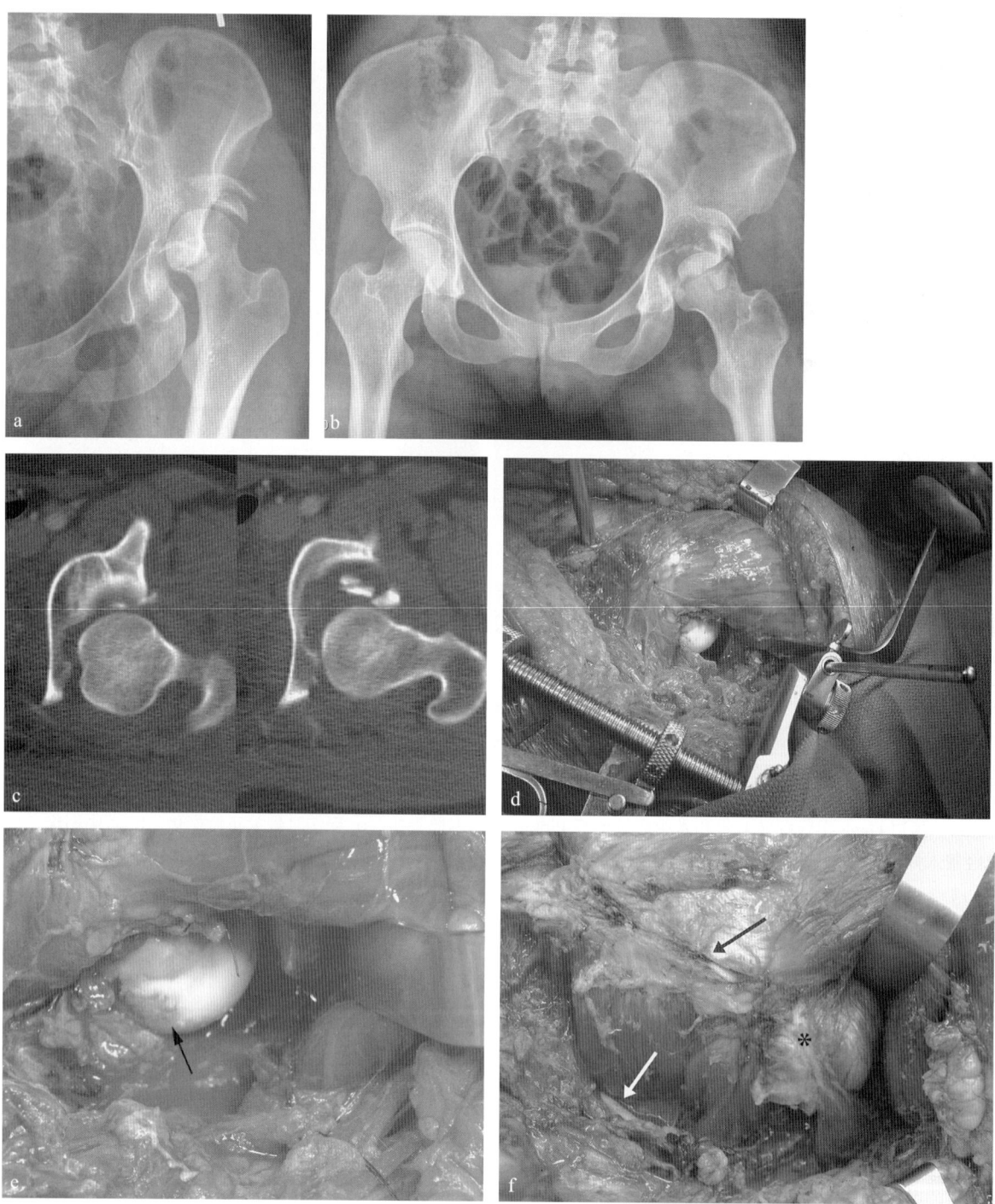

图23.40 一例复杂的髋臼上、后壁骨折，需行转子翻转截骨。a.伤后髋关节前后位影像。b.尝试闭合复位，显示未能获得同心复位。c. CT重建显示巨大的髋臼后壁骨折，骨折线向前延伸较多，接近髂前下棘，关节腔内可见碎骨片。d.从术者视角所见术中照片。术者站在患者身后。术野中的臀中肌和臀小肌被牵向前方，使用股骨牵开器牵开关节间隙。e.股骨头后方可见明显的挫伤（箭头所示）。f.术中照片，显示后壁骨折明显向头端移位，于股方肌下缘可见坐骨神经（白色箭头），辨认梨状肌（*），臀肌被牵向前方，在进行转子翻转截骨前，截骨线已标记（黑色箭头）

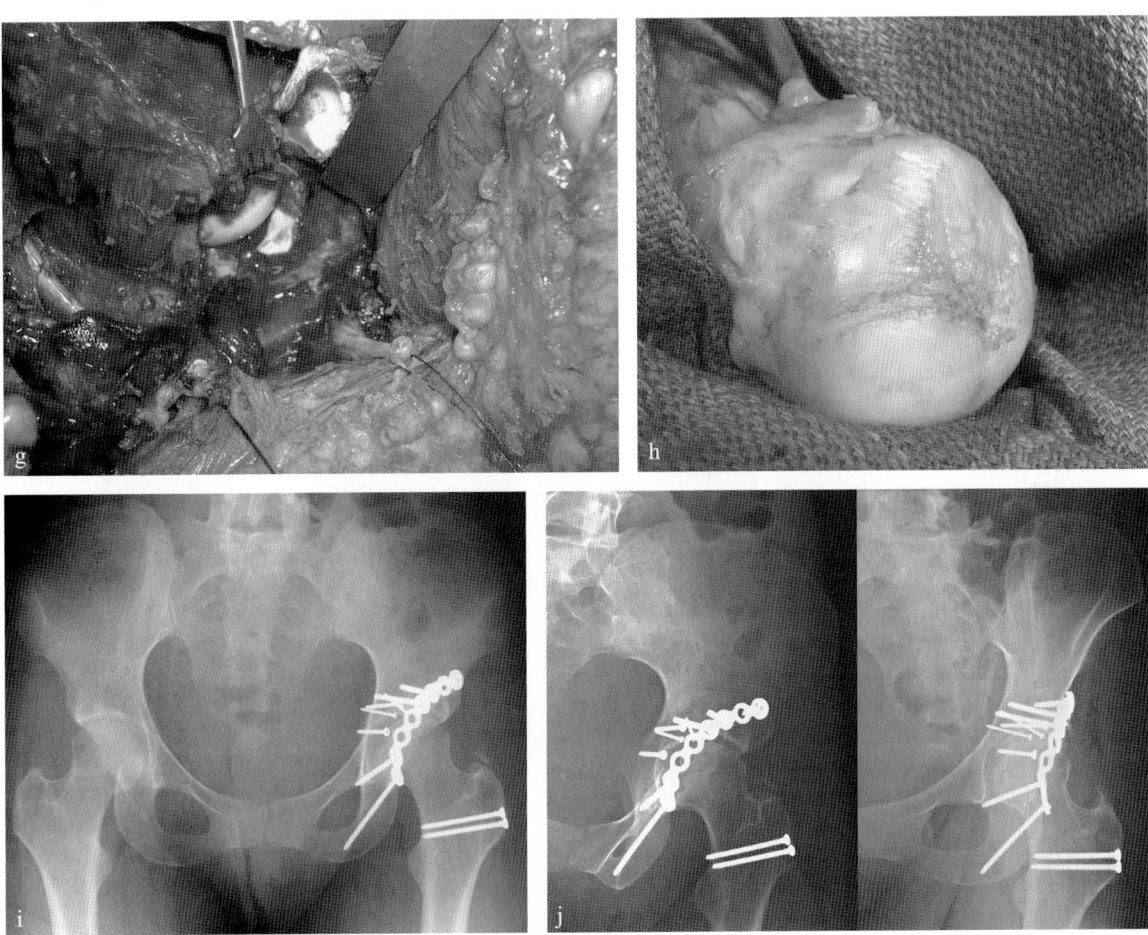

图 23.40（续） g. 截骨完成后，股骨头的整个上面和髋臼上、后壁均直接可见。h. 股骨头后方可见明显的全层软骨损伤。i. 术后 2 年骨盆正位影像，尽管未见明显的髋关节骨性关节炎表现，但由于已知的股骨头软骨损伤的存在，其远期预后需非常谨慎。j. 术后 2 年 Judet 位影像

复位质量随着经验的积累亦在逐渐改善。在其手术治疗髋臼骨折的最初 5 年里（1958~1962），复位满意率为 68%；而在其记录的最后 6 年里（1984~1990），复位满意率可以达到 90%。

Matta[4] 报道了一项 262 例手术治疗髋臼骨折的病例分析，对复位质量的评价基于在三个投射位的骨盆 X 线片上，相对于正常骨折 X 线影像的最大移位距离："解剖复位"被定义为移位在 1 mm 以内；"不完美复位"为移位在 2~3 mm；"不良复位"为移位大于 3 mm。对于部分术后获得了继发性匹配的复位，他也进行了评估。总的来说，71% 的病例获得了解剖复位，不完美复位率为 20%，不良复位率为 7%；3% 的病例可达到继发性匹配。同时，作者还注意到复位质量与骨折类型相关，约 96% 的简单骨折可以获得解剖复位，而在复合类型骨折中这一比例仅为 64%；40 岁以上年龄的复位质量显著低于 40 岁以下者，前者获得解剖复位的比例仅为 57%，而后者则可以达到 78%；骨折的初始移位与复位质量之间并无相关性。

Moed[57] 等指出，对于后壁骨折复位质量的评估，术后 CT 扫描作为最佳手段要显著优于 X 线片。他们对 67 例患者进行了回顾性分析，其中 61 例已随访平均 4 年以上。根据在骨盆 X 线片上测量的骨折复位情况，67 例中有 65 例可达解剖复位。然而，CT 扫描显示有 11 例患者

关节面有 2 mm 不匹配，52 例患者的复位后骨折间隙大于 2 mm；在 24 例髋当中，至少有一处的骨折间隙在 1 cm 以上。CT 扫描显示，在 67 例中只有 15 例髋确实达到了解剖复位。骨折间隙在 10 mm 以上或总的间隙面积在 35 mm² 以上，提示预后不足。

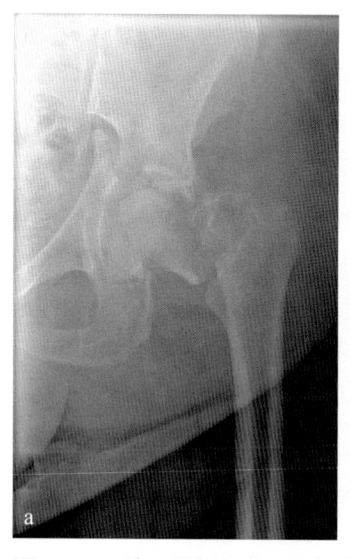
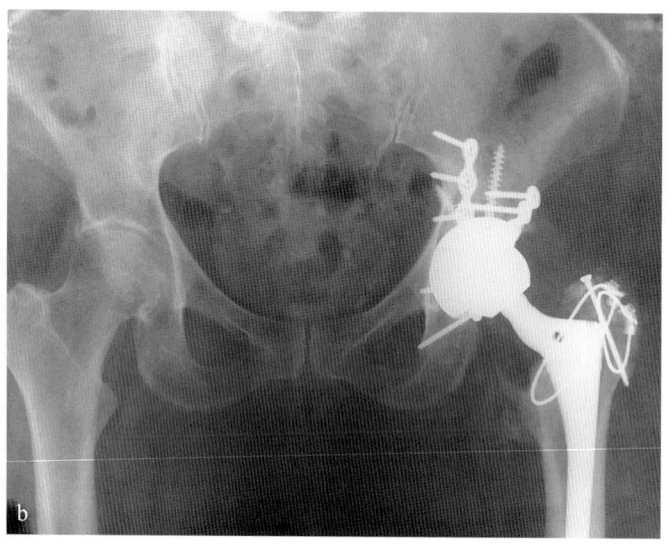

图 23.41　髋臼骨折固定后行复诊全髋关节置换，患者为一位 72 岁病理性肥胖女性，患有 1 型糖尿病。a. 髋关节正位影像，显示经臼顶的高位横形伴后壁髋臼骨折，垂直方向的股骨颈骨折和粉碎性大转子骨折。患者接受了切开复位内固定和全髋关节置换，均通过 Kocher–Langenbeek 入路完成。b. 术后 6 个月骨盆正位片

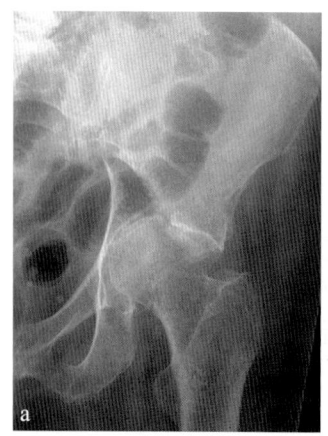
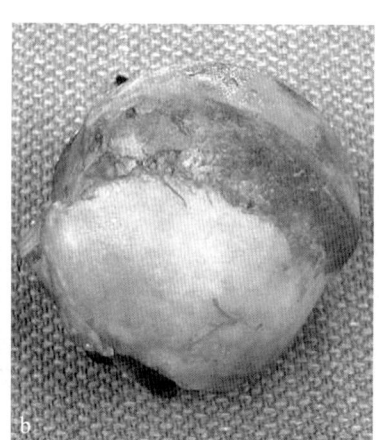
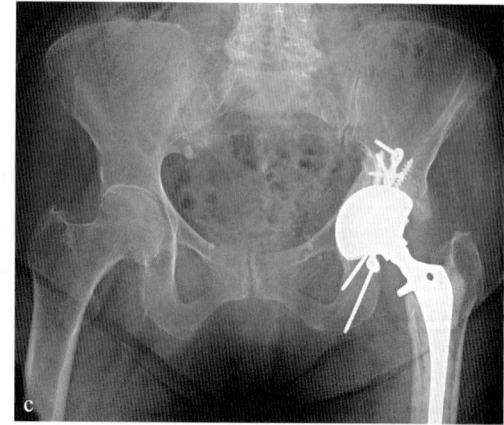

图 23.42　一例 82 岁女性，发生横形伴后壁髋臼骨折并有移位，接受了急诊全髋关节置换术。患者在伤后早期曾行保守治疗 3 周。a. X 线片显示有明显的股骨头压缩。b. 在全髋置换时确认股骨头损伤，对髋臼骨折的横形部分进行固定并行全髋置换。c. 术后 2 年骨盆正位影像

表 23.1 Letoumel 和 Judet 关于骨折类型与骨折复位质量的关系

| 骨折类型 | 满意复位的百分率 |
| --- | --- |
| 后壁 | 93.7 |
| 后柱 | 76.9 |
| 前壁 | 77.7 |
| 前柱 | 86.4 |
| 横向 | 71.4 |
| T 型 | 70.0 |
| 横形/后壁 | 67.5 |
| 后柱/后壁 | 90.0 |
| 前柱/后半横 | 68.0 |
| 双柱 | 60.7 |
| 完全复位的总比例 | 73.7 |

引自 Letoumel E, Judet R.Fractures of the Acetabulum. 2nd ed.Berlin:Springer-Verlag:1993:524.

## 手术治疗髋臼骨折的放射学和临床结果

Letournel[2]、Letournel 和 Judet[6] 阐述了复位质量与骨性关节炎之间高度相关。经过至少 1 年的随访观察，复位满意者的骨关节炎发生率为 10.2%，而复位不满意者的骨关节炎发生率高达 35.7%。

临床最为常用的评估分级系统为改良的 Merle d'Aubigne-Postel 分级，最初用于评估全髋置换的临床结果[58]，后被 Letoumel 和 Judet 用[6]于评价髋臼骨折，并由 Matta 进行了改良[4]。该分级系统包括疼痛、步态和髋关节活动度三项，每项最高得分为 6 分，三项得分相加之后即得出最后的临床评分。

在一组最少随访 2 年的 262 例髋臼骨折的系列病例分析中，Matta[4] 报道了总的临床结果：优占 40%，良为 36%，可占 8%，差为 16%，临床结果与复位质量平行相关（表 23.2）。其中，满意复位的临床结果优良率可以达到 83%，不完美的复位（任一角度的髋臼像显示移位 2~3 mm）的临床结果优良率为 68%，复位质量差（18 例髋中有 9 例）的临床结果优良率仅为 50%。在本组病例中，平均随访 6 年的结果显示，有 6% 患者接受了全髋置换。

Matta[4] 归纳了与较差的临床结果相关的若干因素：

- 不完美的复位（任一角度的髋臼影像显示移位大于 2 mm）。
- 髋臼关节面或股骨头损伤。
- 年龄大于 40 岁。年龄本身并不能作为独立的预后提示因素，因其与获得满意复位的能力之间也具有相关性。

表 23.2 髋臼骨折复位质量与临床结果之间的关系

| 复位质量 | 临床结果 | | | |
| --- | --- | --- | --- | --- |
| | 优 | 良 | 中 | 差 |
| 解剖复位（n=185） | 82（46%） | 68（37%） | 10（5%） | 25（12%） |
| 不完美复位（n=52） | 17（33%） | 18（35%） | 7（14%） | 10（18%） |
| 差（n=18） | 3 | 6 | 2 | 7 |
| 手术继发性匹配 | 2 | 3 | 2 | |

引自 Matta JM. Fractures of the acetabulum: accuracy of reduction and clinical results in patients operated within three weeks after the injury. J Bone Joint Surg Am 1996; 78-A:1632–1645.

无论是 Letournel 和 Judet 组[6]，还是 Matta 组[4]的病例均显示，临床结果与骨折类型之间并不具备相关性（表 23.3）。

最后，Tannast 等[3]详述了 816 例采用切开复位内固定治疗的髋臼骨折患者术后 20 年的髋关节生存率，通过十分有用的计算图表来预测术后 2 年内需要行全髋关节置换（髋关节融合）的概率（图 23.43）。结果显示，20 年的总的关节生存率是 79%，最好的和最坏的病例的生存率分别是 86% 和 52%。需要第二次补救性手术的负性预测是：骨折的非解剖复位（大于 1 mm 的移位残留），年级大于 40 岁，髋关节前脱位，术后髋臼顶部的不一致性，骨折累及后壁，髋臼压缩，股骨头软骨缺损，关节面初始移位大于 20 mm，使用了延长的髂股入路。

表 23.3 临床结果优良率与骨折类型的关系量的关系

| 骨折类型 | Letournel（%） | Matta（%） |
| --- | --- | --- |
| 后壁 | 82 | 68 |
| 后柱 | 91 | 63 |
| 前壁 | 78 | 67 |
| 前柱 | 88 | 83 |
| 横向 | 95 | 89 |
| T 形 | 88 | 77 |
| 横形/后壁 | 74 | 70 |
| 后柱/后壁 | 47 | 90 |
| 前柱/后半横行 | 85 | 87 |
| 双柱 | 82 | 77 |
| 总平均数 | 81 | 76 |

引自 Letournel E, Judet R. Fractures of the Acetabulum. 2nd ed. Berlin: Springer-Verlag; 1993 and Matta JM. Fractures of the acetabulum: accuracy of reduction and clinical results in patients operated within three weeks after the injury. J Bone Joint Surg Am. 1996:78–A:1632–1645.

## 髋臼后壁骨折手术固定的临床结果

尽管髋臼后壁骨折通常被认为是相对"简单"的骨折类型，但研究显示其临床结果却并不总能达到最佳。尽管采用 X 线片进行评估时，Letournel 和 Judet 组[6]以及 Matta 组的复位满意率可高达 93%~100%，但在 Letournen 和 Judet 组中，后壁骨折的临床结果总优良率为 83%，而 Matta 组[4]的病例则仅为 68%。这也验证了 Moed 等[57]所提出的 X 线片不足以评价后壁骨折的复位质量的观点。在另一篇文章中，Moed 等[59]还报道了一组 100 例髋臼后壁骨折的临床结果。合并髋关节脱位时，作者强调急诊复位关节脱位，并强调了解剖重建髋臼的关节面的治疗目标。在本组病例中，临床结果率为良优 89%，8% 则需要行二次髋关节手术。导致临床结果不佳的因素包括：受伤时年龄大于 50 岁，合并髋脱位时未能及时复位，以及关节内粉碎性骨折。可导致明显预后不佳的其他因素还包括髋臼边缘压缩骨折和臼顶负重区的骨折。

## 延迟治疗或翻修的髋臼骨折的临床结果

髋臼骨折延迟固定的结果和新鲜骨折后立即固定比起来不尽如人意。Letournel 和 Judet 等[6]报道在伤后 3 周到 4 个月内接受治疗的髋臼骨折，临床结果优良率仅为 64.4%。Johnson 等[60]报道了一组 188 例髋臼骨折，平均在伤后 43 天进行手术治疗，临床结果优良率为 65%。该组病例中并发症的发生率也很高：20 例出现术后坐骨神经瘫痪，8 例出现感染，5 例出现肺动脉栓塞，还有 26 例发生了股骨头缺血性坏死。

研究甚至显示未复位的髋臼骨折进行翻修后临床结果更差。Mayo 等[61]报道了一组初次手术未复位或发生了继发性复位丢失的 64 例患者，重行手术后 56% 的复位的移位被控制在 2 mm 以内。平均随访 4.2 年，临床结果的优良率为

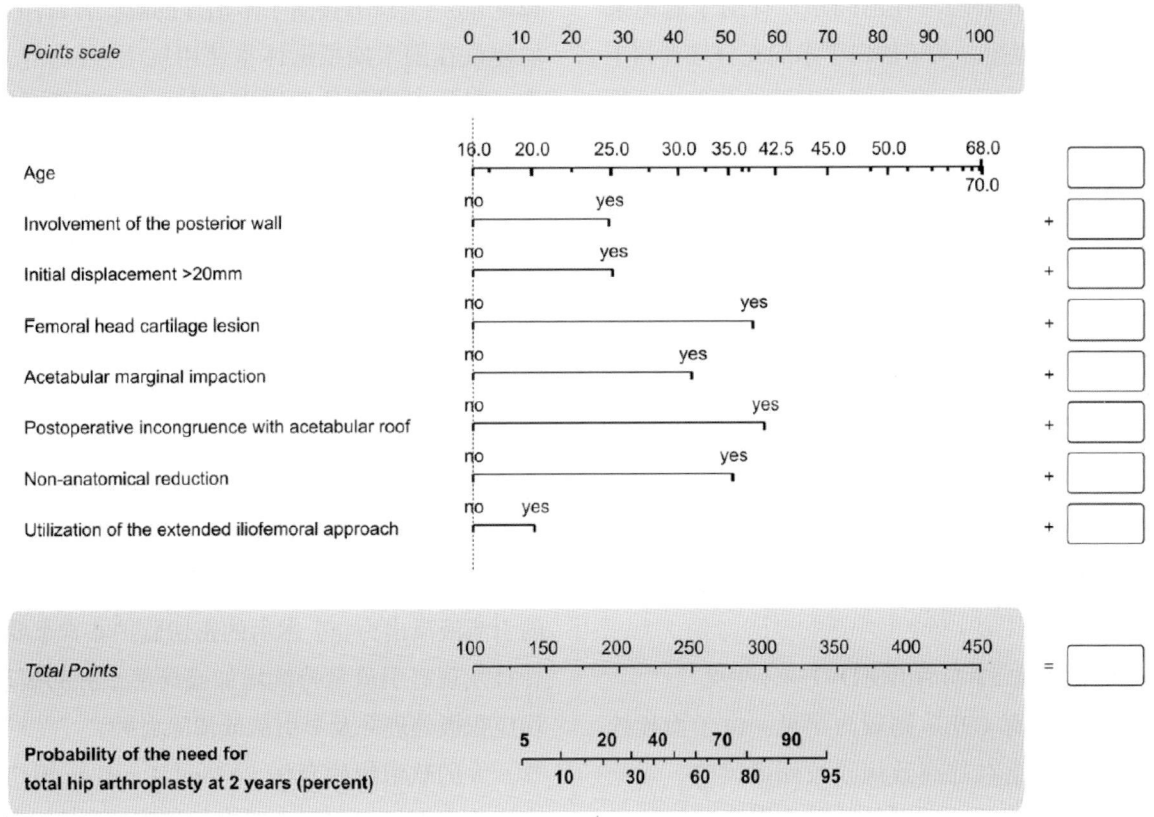

图 23.43 Tannast 等[2] 的计算图表。该图标基于预后因素，可以预测在髋臼骨折内固定术后需要行二次挽救手术的可能性，该预测图表有助于为患者提供建议和辅助术前决策（引自 Tannast M, Najibi S, Matta JM. Two to twenty-year survivorship of the hip in 810 patients with operatively treated acetabular fractures. J Bone Joint Surg Am 2012; 94:1559–1567.）

42%。此外，从初次受伤到再次手术的时间对临床结果也有影响：在伤后 3 周之内进行再手术者，临床结果的优良率为 57%；而再手术时间超过 12 周者，临床结果优良率仅为 29%。

## 功能性结果

尽管改良的 Merle d'Aubigne 和 Postel[58] 评分是目前最为常用的临床评分系统，但其却并非真实从患者处得到的功能性评分。Moed 等[62] 证实，接受手术治疗的髋臼骨折患者的肌肉骨骼系统功能评分（MFA）较高，该评分与 d'Aubigne 和 Postel 评分具有相关性。MFA 评分高提示患者要完全回到受伤之前的功能水平可能性不大。

## 并发症

髋臼骨折通常为高能量损伤所致，因此患者多合并其他肌肉骨骼或多系统的损伤。髋臼骨折手术重建对体力和时间均要求极高。因此，术前患者的身体状况必须尽可能调整到最佳状态。尽管如此，各种并发症仍时有发生。创伤后尽早发现并处理潜在的问题，有助于避免某些并发症的发生。关于髋臼手术的充分培训和丰富的经验，也会大大降低某些医源性并发症发生的概率。

针对髋臼原发伤的手术以及重建手术，与诸多并发症如DVT、感染、神经损伤、血管损伤、复位不良、内固定穿入关节内及固定失败等相关。术后晚期并发症则包括骨不连、畸形愈合、缺血性坏死、异位骨化和创伤性关节炎等。避免早期并发症的发生，可以显著降低晚期并发症和临床结果不良的发生率。

## 深静脉栓塞（DVT）

骨盆或髋臼骨折后出现DVT并不少见[63,64]，而肺动脉栓塞（PE）则较为罕见。由于血栓栓塞所导致的潜在的高致病或致死率风险，对绝大多数术后病例已采用各种围术期预防措施进行预防，如使用于下肢机械装置以及某些化学药物等。作者建议使用低分子肝素（依诺肝素，40 mg皮下注射，qd）至术前一晚，术后第二天开始重复使用并持续3~4周，随后口服肠溶阿司匹林325 mg，一天两次[65]。另一个选择是术后使用华法林。术前超声扫描的应用目前越来越多；特别是对于那些从其他医疗中心转运而来行最终固定的患者，以及手术延误已超过2天的患者，术前超声检查的意义更大。如果超声检查结果为阳性，则术前宜放置腔静脉滤器以防PE的发生。对于那些围术期无法使用化学药物进行预防的患者，应考虑预防性置入腔静脉滤器来预防PE。这些患者通常多为多发性创伤患者，包括脑实质损伤，以及正在接受监护的脾脏或肝脏损伤的患者。

## 感 染

有报道髋臼骨折后感染的发生率为4%~12%[4,61,66]。所有接受手术治疗的髋臼骨折患者，均建议在围术期根据体重使用抗生素以预防感染。对软组织条件的详细评估，包括可能的擦伤、开放伤或软组织脱套伤等，均将有助于制订最佳手术方案以避免软组织并发症的发生。避免在软组织脱套部位做手术切口，或在脱套部位做可能的经皮治疗，切口远离手术重建部位等，均可降低术后发生软组织并发症的风险。术前精心准备、术区的消毒铺单、精细的软组织操作以及小心保护骨血运，对于预防感染具有重要意义。在关闭切口前必须清除无血运的肌肉组织，在潜在的腔隙处必须放置引流，持续应用抗生素至拔除引流或伤口内不再有清亮的引流液流出为止。术后的密切监护非常重要，一旦发现有引流量持续增加或局部血肿的表现，均应积极处理并及早引流或清除血肿。

大的软组织脱套伤（Morel-Lavallee损伤）表现为皮下组织与下方肌肉的筋膜层分离。Hak等[67]报道在24例脱套伤中，46%的患者局部组织细菌培养结果为阳性。对这些病例进行内固定治疗，即使积极清创，24例患者中仍有3例发生了感染。Tseng和Tometta[68]报道了一组包括19例患者的Morel-Lavallee损伤，均进行了早期（伤后3天内）经皮清创"刷洗"和灌洗引流，而需要的仅为两个长2 cm的小切口。骨折的固定均在Ⅱ期进行，没有发生深部感染。

## 神经损伤

在重建手术前进行仔细的神经系统检查，可以发现由于损伤导致的神经受损。术前必须对神经系统进行完整而彻底的检查，并将结果记录在案。已有报道髋臼骨折致坐骨神经损伤的发生率可高达30%[69]。

有文献报道，高达16%的患者手术后可继发坐骨神经损伤。Letournel和Judet[2]建议在患者俯卧位下进行手术，屈膝、后伸髋关节以松弛坐骨神经，使用特殊的神经拉钩，以降低医源性神经损伤的风险。还有其他作者建议通过术中躯体感觉诱发电位或自发性肌电图来评估神经的功能[70]。Middlebrooks等[71]认为，如果术中采用了相应的预防措施来保护神经，则术中监测对于术后轻微的神经功能障碍并无意义。术中监测可能更适于作为医生在学习曲线中的一种保护措施，或者在延期手术中需要对软组织和骨进行广泛显露时使用。与医源性损伤相比，坐骨神经原发伤的功能恢复预后更差[72]。

医源性神经损伤或根据术前计划对股外侧皮神经进行横断多见于采用髂腹股沟入路时[18, 73]，可导致大腿外侧麻木，少数情况下可导致较严重疼痛。术前向患者告知神经损伤的可能性很有必要。术中行神经功能监测或一旦发现损伤时将之锐性切开，均可减低术后感觉异常性股痛的发生率。

## 血管损伤

髋臼骨折并发血管损伤虽然比骨盆骨折少见，但仍有此种可能。髋臼后柱高位骨折并发臀上动脉损伤可由骨折本身引起，也可能是骨折块移动或复位所致。如果损伤发生在术中，则医生首先的反应是钳夹止血。其实应避免这样做，因为可能会损伤臀上神经。实际上，多数情况下局部填塞即可成功止血。如果必要的话，也可以将血管分离出来进行结扎。在极少数情况下，如果术中出血无法控制，则应行急诊血管造影来栓塞止血。血管造影可以在用止血海绵填塞和浅层切口关闭后再进行。

曾有作者主张在扩大切口前行血管造影来评估臀上动脉的情况[74]，并建议证实有血管损伤时应考虑改变手术入路。Reilly等[75]检测了41例采用扩展入路进行手术的患者的臀上动脉的闭合情况，发现只有1例患者行多普勒超声检查时未发现血流信号。在这组采用扩展髂股入路的病例中，也未见有肌瓣并发症的发生。

髂外动脉损伤也可见于髂腹股沟入路，常见原因为锐器所致的撕裂伤或血栓形成。采用髂腹股沟入路时，在中间窗的长时间牵拉也可致股动脉血栓形成，因此术中在中间窗进行操作时，必须以手指触摸股动脉的搏动以确保安全。此外，术后亦应密切监护血管的情况，术后12小时内应每1~2小时检查一次血管搏动。如果术中发生了血管撕裂，应予直接修补。同样，如果髂外动脉在术中形成血栓，也可能需要探查。如果关闭伤口后发现下肢血流情况存在异常，应急诊行血管造影，并按照髂外动脉血栓形成来进行处理。

## 创伤后关节炎

髋臼骨折固定手术的目标是恢复正常的、无关节炎的髋关节。显然，髋臼骨折后最常见的远期并发症即为创伤性关节炎，此前已有所阐述。

## 缺血性坏死

股骨头缺血性坏死（AVN）的发生率为1%~5%[3, 5, 6, 18]。必须要在股骨头内见到典型的放射学改变，包括软骨下透亮区、股骨头塌陷以及最终的关节破坏等，方可确诊AVN（图23.44）。缺血性坏死的放射学改变首先发生于股骨头，然后可进展至整个髋关节。关节间隙的进行性变窄以及股骨头畸形或碎裂，更多见于复位不良、股骨头磨损而不是AVN。如果早期见到上述表现，也可能是髋关节感染的征象。

## 异位骨化

髋关节的原发伤以及任何手术重建均可能继发异位骨化。某些患者的异位骨化发生率会

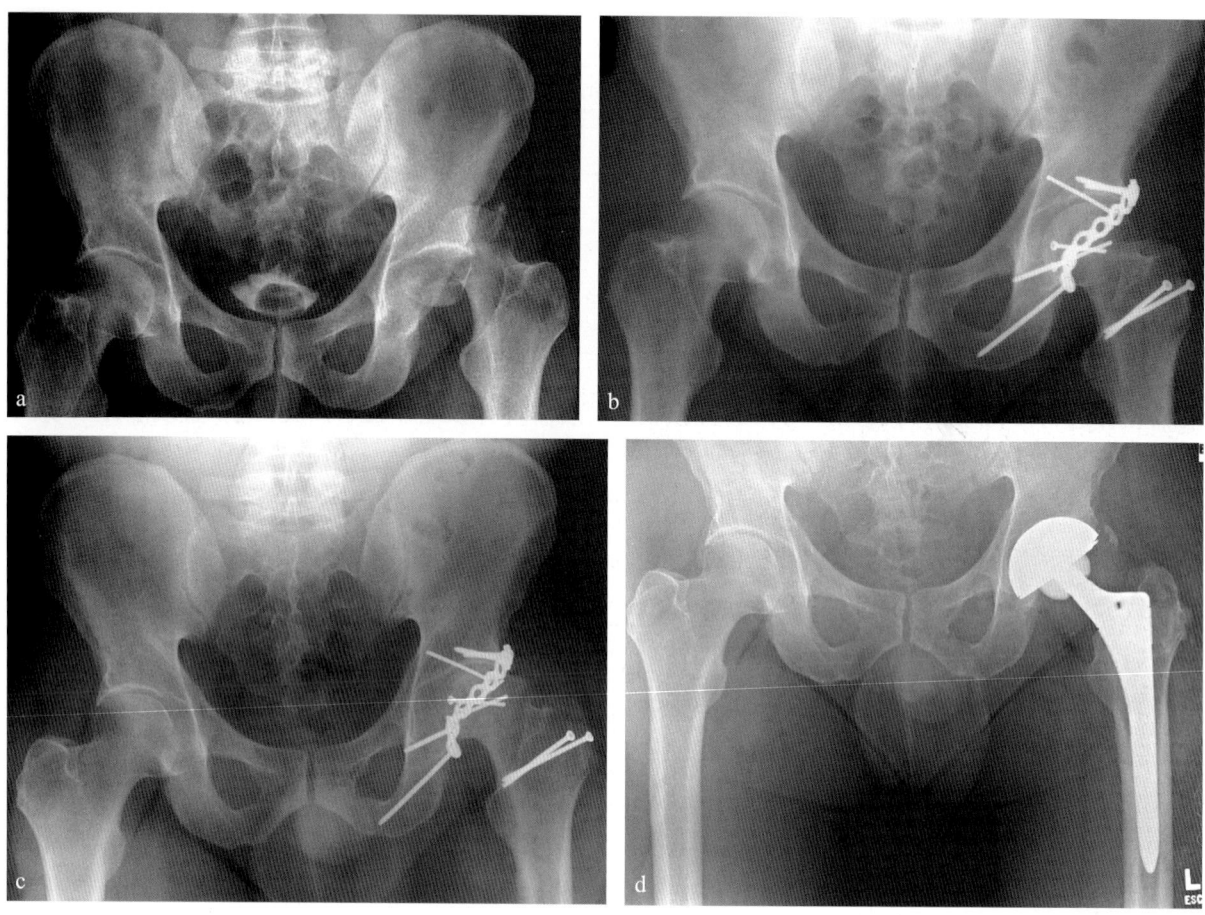

**图 23.44** 髋臼骨折后缺血性坏死。病变首先累及股骨头，随后出现髋臼受累。a. 难复性髋关节脱位合并股骨头骨折及小的髋臼上后壁骨折，药物镇静下闭合复位未能成功。采用 Ganz 转子翻转截骨和髋关节术中脱位技术对股骨头和后壁骨折行切开复位内固定术后 1 年，骨盆前后位影像。b. 术后 1 年患者症状已完全消失。c. 术后 22 个月，患者开始出现明显的左髋疼痛，股骨头的上外侧面可见缺血性坏死；髋臼侧关节面相对保持良好。d. 患者接受了全髋关节置换术。尽管髋臼杯没有获得足够的前倾，但关节置换术后 12 年髋功能良好

较高。典型的异位骨化多见于男性、合并脑外伤以及骨折延误治疗时[76-79]。

不同的手术入路对于术后严重异位骨化的发生率也有影响。扩展手术入路如扩展髂股入路的异位骨化发生率最高，而髂腹股沟入路的发生率最低[4, 78]。术中清除无血运的肌组织[80]、术后口服吲哚美辛[81-83]以及放疗[77, 79, 82, 84, 85]都有被推荐（来降低异位骨化的发生率）。一项随机对照研究表明，与对照组相比，术后连续 6 周应用吲哚美辛可有限抑制异位骨化的发生[86]。

相反，Moore 等[87]进行的一项随机对照研究结果则显示，髋臼骨折手术后患者分别接受 6 周的吲哚美辛或 800 cGy 剂量的放疗，异位骨化发生率在两组无显著差异。对于伴有高危因素的患者，推荐使用 700 cGy 的术后单次照射。如果临床已证实发生了异位骨化，通常建议在术后 4~12 个月进行早期切除。尽管目前尚没有研究关于对异位骨化进行早期干预有效性的结果报道，但目前复发并没有变成问题（图 23.45）。

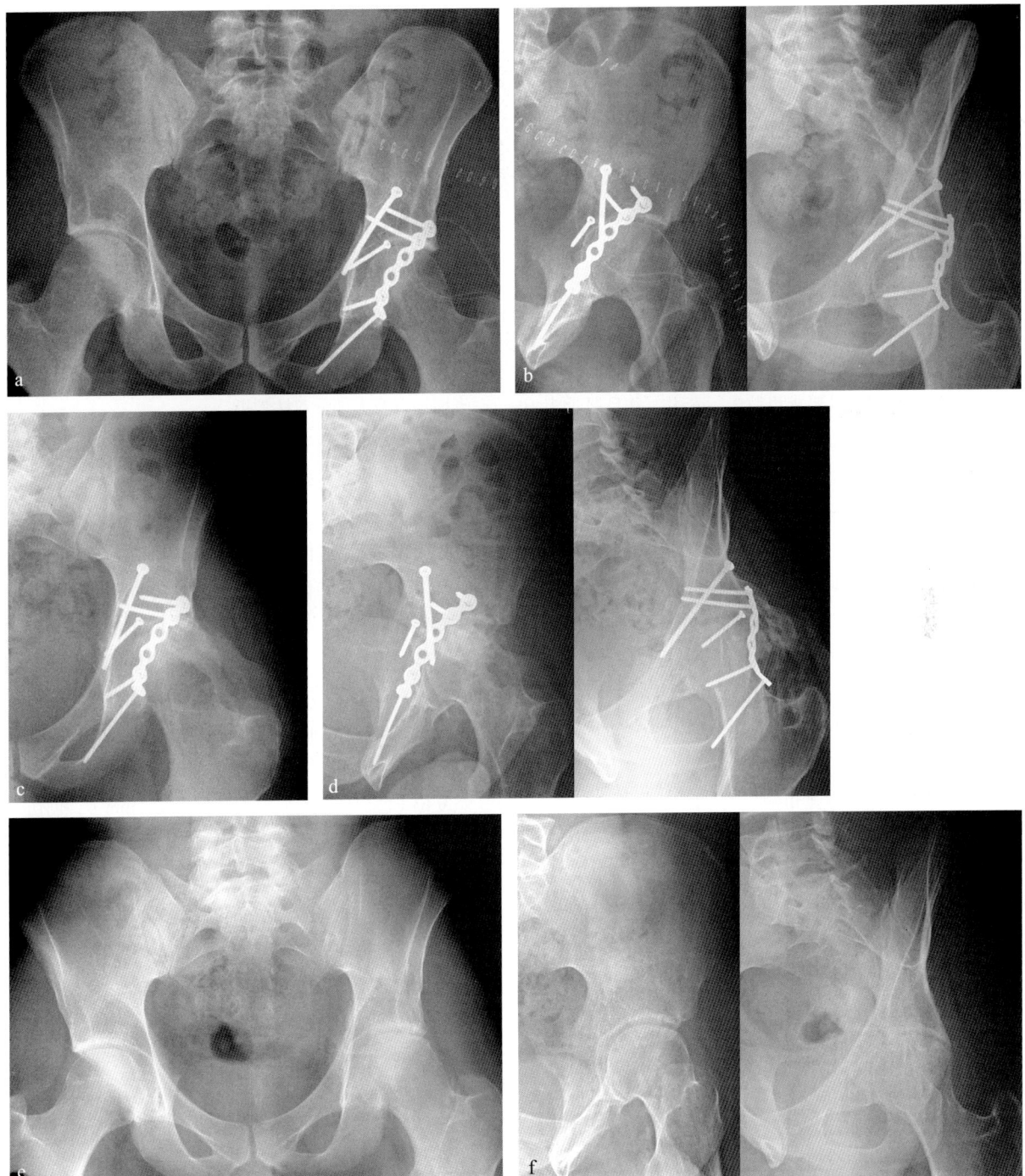

**图 23.45** 髋臼骨折后出现异位骨化。a. 经 Kocher–Langenbeck 入路对髋臼横形伴后壁骨折行切开复位内固定术后，术后骨盆正位影像。b. 术后 Judet 位影像。c. 术后 4 个月，患者髋关节周围出现 Brooker Ⅳ级异位骨化。d. 术后 4 个月 Judet 位影像。e. 术后 6 个月，患者行手术取出了内固定和异位骨化灶，其左髋关节重新获得了几乎正常的功能。f. 取出异位骨化灶后的 Judet 位影像

## 经 验

- 闭孔斜位影像可以评估前柱、后壁和坐骨支（图23.3c）。
- 髂骨斜位影像（图23.3b）可用于评估后柱、前壁和髂骨翼。
- Letournel 和 Judet 分型系统包括 5 种基本类型和 5 种复合类型（图 23.4）。
- 顶弧角用于定义髋臼顶的受累程度，其被描述为在三张骨盆 X 线片的每一张上，垂直于双侧股骨头几何中心连线的直线，与髋臼关节面骨折线之间的夹角。顶弧角的测量要求患肢未行牵引，并且股骨头不能处于半脱位状态[9]。
- 顶弧角不能用于评估双柱骨折（鉴于发生继发性匹配，髋臼随着股骨头的半脱位而向内侧移位）或后壁骨折（此类型骨折通常在各个投照位置上均不表现为髋臼上关节面的破坏）。
- 如果 CT 扫描显示骨折线累及白顶致密区下方 1 cm 内的软骨下环，则应视为白顶的负重区受累[10]。
- 生物力学研究表明，在步态周期的单支撑相中，后柱对于髋关节的稳定性远比前柱重要[87]。
- 髋臼骨折的非手术治疗应考虑以下几点：
  - 根据 X 线片的顶弧角测量或 CT 扫描结果，证实骨折未累及关节面负重区。
  - 在患肢未牵引状态下，骨折限于上关节面且骨移位小于 2 mm，股骨头和髋臼关节面之间仍保持匹配。
  - 后壁骨折累及关节面不足 20%，并且没有嵌顿在关节内的骨块。
  - 复合双柱骨折仍保持继发性匹配。
- 向上累及髂嵴的骨折包括前柱、前柱/后半横形和复合双柱骨折。

- 老年患者跌倒所致的髋臼骨折，通常为前柱或前柱/后半横形骨折。
- 复合双柱骨折的关节穹顶部分与髂骨完全分离。典型征象为髂骨完好部分的下外侧缘表现"马刺"征，在闭孔斜位影像中该征象最明显。
- Kocher-Langenbeck 入路的指征包括：后壁、后柱、后柱/后壁、大部分横形、大部分横形伴后壁以及大部分 T 型骨折。
- 髂腹股沟入路的指征包括：前壁、前柱、前柱/后半横形以及大部分双柱骨折。
- 扩大髂股入路的手术指征包括：经顶横形或横形伴后壁骨折，T 型骨折前、后柱明显移位，以及双柱骨折伴骶髂关节明显受累。此入路可同时控制前柱和后柱，股骨头牵引脱位后即可直视关节面进行复位。
- Matta[3] 的系列临床研究证实，复位质量与临床结果之间密切相关。满意复位的临床结果总优良率可达 83%，不完美复位（髋臼任一投照角度显示移位 2~3 mm）的临床结果优良率为 68%，不良复位（移位大于 3 mm）的临床结果优良率仅为 50%。Matta 发现，可导致临床结果较差的相关因素包括：不满意复位（髋臼任一投照角度显示移位 2 mm），创伤导致关节面或股骨头骨质受损，以及年龄大于 40 岁。6% 的患者最终改行全髋置换术。
- 有经验的医生处理髋臼骨折并发术后缺血性坏死少见（1%~3%）[2-4]。
- 异位骨化多见于需要分离髋外展肌群的手术入路。按照发生率的顺序（从低到高）依次为：髂腹股沟入路，Kocher-Langenbeck 入路，扩展入路（如扩大的髂股入路）。吲哚美辛的使用目前仍存争议。

## 视 频

**视频 23.1 通过 Kocher-Langenbeck（KL）入路治疗髋臼后壁横形骨折**

视频演示了使用特殊骨折床在俯卧位进行 KL 入路手术的详细步骤，通过牵引髋关节可以很方便地取出关节内的后壁骨块。视频中可见多个骨块的精细解剖复位。

**视频 23.2 采用髂腹股沟入路治疗双柱骨折**

视频显示了髂腹股沟入路的三个窗的显露。该入路用于对复杂损伤的阶梯重建。夹钳复位、螺钉固定，以及评估复位的质量是关键。

## 参考文献

1. Judet R, Judet J, Letournel E. Fractures of the acetabulum: classification and surgical approaches for open reduction: preliminary report. J Bone Joint Surg Am 1964;46:1615-1646
2. Letournel E. Acetabulum fractures: classification and management. Clin Orthop Relat Res 1980;151:81-106
3. Tannast M, Najibi S, Matta JM. Two to twenty-year survivorship of the hip in 810 patients with operatively treated acetabular fractures. J Bone Joint Surg Am 2012;94:1559-1567
4. Matta JM. Fractures of the acetabulum: accuracy of reduction and clinical results in patients managed operatively within three weeks after the injury. J Bone Joint Surg Am 1996;78:1632-1645
5. Mayo KA. Open reduction and internal fixation of fractures of the acetabulum. Results in 163 fractures. Clin Orthop Relat Res 1994;305:31-37
6. Letournel E, Judet R. Fractures of the Acetabulum, 2nd ed. Berlin: Springer-Verlag;1993
7. Borrelli J Jr, Peelle M, McFarland E, Evanoff B, Ricci WM. Computer-reconstructed radiographs are as good as plain radiographs for assessment of acetabular fractures. Am J Orthop 2008;37:455-459, discussion 460
8. Beaulé PE, Dorey FJ, Matta JM. Letournel classification for acetabular fractures. Assessment of interobserver and intraobserver reliability. J Bone Joint Surg Am 2003;85-A:1704-1709
9. Matta JM, Anderson LM, Epstein HC, Hendricks P. Fractures of the acetabulum. A retrospective analysis. Clin Orthop Relat Res 1986;205:230-240
10. Olson SA, Matta JM. The computerized tomography subchondral arc: a new method of assessing acetabular articular continuity after fracture (a preliminary report). J Orthop Trauma 1993;7:402-413
11. Vrahas MS, Widding KK, Thomas KA. The effects of simulated transverse, anterior column, and posterior column fractures of the acetabulum on the stability of the hip joint. J Bone Joint Surg Am 1999;81:966-974
12. Hak DJ, Hamel AJ, Bay BK, Sharkey NA, Olson SA. Consequences of transverse acetabular fracture malreduction on load transmission across the hip joint. J Orthop Trauma 1998;12:90-100
13. Tornetta P III. Non-operative management of acetabular fractures. The use of dynamic stress views. J Bone Joint Surg Br 1999;81:67-70
14. Ferguson TA, Patel R, Bhandari M, Matta JM. Fractures of the acetabulum in patients aged 60 years and older: an epidemiological and radiological study. J Bone Joint Surg Br 2010;92:250-257
15. Jimenez ML, Vrahas MS. Surgical approaches to the acetabulum. Orthop Clin North Am 1997;28:419-434
16. Babinski MA, Machado FA, Costa WS. A rare variation in the high division of the sciatic nerve surrounding the superior gemellus muscle. Eur J Morphol 2003;41:41-42
17. Letournel E. The treatment of acetabular fractures through the ilioinguinal approach. Clin Orthop Relat Res 1993;292:62-76
18. Matta JM. Operative treatment of acetabular fractures through the ilioinguinal approach. A 10-year perspective. Clin Orthop Relat Res 1994;305:10-19
19. Teague DC, Graney DO, Routt ML Jr. Retropubic vascular hazards of the ilioinguinal exposure: a cadaveric and clinical study. J Orthop Trauma 1996;10:156-159
20. Weber TG, Mast JW. The extended ilioinguinal approach for specific both column fractures. Clin Orthop Relat Res 1994;305:106-111
21. Kloen P, Siebenrock KA, Ganz R. Modification of the ilioinguinal approach. J Orthop Trauma 2002;16:586-593
22. Hirvensalo E, Lindahl J, Böstman O. A new approach to the internal fixation of unstable pelvic fractures. Clin Orthop Relat Res 1993;297:28-32
23. Cole JD, Bolhofner BR. Acetabular fracture fixation via a modified Stoppa limited intrapelvic approach. Description of operative technique and preliminary treatment results. Clin Orthop Relat Res 1994;305:112-123
24. Stoppa R, Moungar F, Henry X. [The repair of inguinal hernias with a large Dacron-mesh prosthesis and the preperitoneal approach]. Ann Ital Chir 1993;64:169-175
25. Hagen JE, Weatherford BM, Nascone JW, Sciadini MF. Anterior intrapelvic modification to the ilioinguinal approach. J Orthop. Trauma 2015;29 (Suppl 2):S10-S13
26. Guy P. Evolution of the anterior intrapelvic (Stoppa) approach for acetabular fracture surgery. J Orthop Trauma 2015;29(Suppl 2):S1-S5
27. Mears D, MacLeod M. Acetabular Fractures: Triradiate and Modified Triradiate Approaches. Philadelphia: Lippincott-Raven;1998

28. Reinert CM, Bosse MJ, Poka A, Schacherer T, Brumback RJ, Burgess AR. A modified extensile exposure for the treatment of complex or malunited acetabular fractures. J Bone Joint Surg Am 1988;70:329–337
29. Griffin DB, Beaulé PE, Matta JM. Safety and efficacy of the extended iliofemoral approach in the treatment of complex fractures of the acetabulum. J Bone Joint Surg Br 2005;87:1391–1396
30. Gautier E, Ganz K, Krügel N, Gill T, Ganz R. Anatomy of the medial femoral circumflex artery and its surgical implications. J Bone Joint Surg Br 2000;82:679–683
31. Tannast M, Krüger A, Mack PW, Powell JN, Hosalkar HS, Siebenrock KA. Surgical dislocation of the hip for the fixation of acetabular fractures. J Bone Joint Surg Br 2010;92:842–852
32. Siebenrock KA, Gautier E, Ziran BH, Ganz R. Trochanteric flip osteotomy for cranial extension and muscle protection in acetabular fracture fixation using a Kocher–Langenbeck approach. J Orthop Trauma 2006;20 (1, Suppl):S52–S56
33. Brumback RJ, Holt ES, McBride MS, Poka A, Bathon GH, Burgess AR. Acetabular depression fracture accompanying posterior fracture dislocation of the hip. J Orthop Trauma 1990;4:42–48
34. Norris BL, Hahn DH, Bosse MJ, Kellam JF, Sims SH. Intraoperative fluoroscopy to evaluate fracture reduction and hardware placement during acetabular surgery. J Orthop Trauma 1999;13:414–417
35. Collinge CA, Lebus GF. Techniques for reduction of the quadrilateral surface and dome impaction when using the anterior intrapelvic (modified Stoppa) approach. J Orthop Trauma 2015;29(Suppl 2):S20–S24
36. Archdeacon MT, Kazemi N, Guy P, Sagi HC. The modified Stoppa approach for acetabular fracture. J Am Acad Orthop Surg 2011;19:170–175
37. Karunakar MA, Le TT, Bosse MJ. The modified ilioinguinal approach. J Orthop Trauma 2004;18:379–383
38. Kistler BJ, Sagi HC. Reduction of the posterior column in displaced acetabulum fractures through the anterior intrapelvic approach. J Orthop Trauma 2015;29 (Suppl 2):S14–S19
39. Sagi HC, Afsari A, Dziadosz D. The anterior intrapelvic (modified Rives–Stoppa) approach for fixation of acetabular fractures. J Orthop Trauma 2010;24:263–270
40. Archdeacon MT, Kazemi N, Collinge C, Budde B, Schnell S. Treatment of protrusio fractures of the acetabulum in patients 70 years and older. J Orthop Trauma 2013;27:256–261
41. Kistler BJ, Sagi HC. Reduction of the posterior column in displaced acetabulum fractures through the anterior intrapelvic approach. J Orthop Trauma 2015;29 (Suppl 2):S14–S19
42. Routt ML Jr, Swiontkowski MF. Operative treatment of complex acetabular fractures. Combined anterior and posterior exposures during the same procedure. J Bone Joint Surg Am 1990;72:897–904
43. Harris AM, Althausen P, Kellam JF, Bosse MJ. Simultaneous anterior and posterior approaches for complex acetabular fractures. J Orthop Trauma 2008;22:494–497
44. Matta JM, Letournel E, Browner BD. Surgical management of acetabular fractures. Instr Course Lect 1986;35:382–397
45. Solberg BD, Moon CN, Franco DP. Use of a trochanteric flip osteotomy improves outcomes in Pipkin IV fractures. Clin Orthop Relat Res 2009;467:929–933
46. Mears DC, Velyvis JH. Acute total hip arthroplasty for selected displaced acetabular fractures: two to twelve-year results. J Bone Joint Surg Am 2002;84-A:1–9
47. Romness DW, Lewallen DG. Total hip arthroplasty after fracture of the acetabulum. Long-term results. J Bone Joint Surg Br 1990;72:761–764
48. Lin C, Caron J, Schmidt AH, Torchia M, Templeman D. functional outcomes after total hip arthroplasty for the acute management of acetabular fractures: 1-to 14-year follow-up. J Orthop Trauma 2015;29:151–159
49. D'Aubigne RM, Postel M. Functional results of hip arthroplasty with acrylic prosthesis. J Bone Joint Surg Am 1954;36-A:451–475
50. Beaulé PE, Griffin DB, Matta JM. The Levine anterior approach for total hip replacement as the treatment for an acute acetabular fracture. J Orthop Trauma 2004;18:623–629
51. Parker PJ, Copeland C. Percutaneous fluoroscopic screw fixation of acetabular fractures. Injury 1997;28:597–600
52. Starr AJ, Jones AL, Reinert CM, Borer DS. Preliminary results and complications following limited open reduction and percutaneous screw fixation of displaced fractures of the acetabulum. Injury 2001;32 (Suppl 1):SA45–SA50
53. Attias N, Lindsey RW, Starr AJ, Borer D, Bridges K, Hipp JA. The use of a virtual three-dimensional model to evaluate the intraosseous space available for

percutaneous screw fixation of acetabular fractures. J Bone Joint Surg Br 2005;87:1520–1523

54. Gary JL, VanHal M, Gibbons SD, Reinert CM, Starr AJ. Functional outcomes in elderly patients with acetabular fractures treated with minimally invasive reduction and percutaneous fixation. J Orthop Trauma 2012;26:278–283

55. Gary JL, Lefaivre KA, Gerold F, Hay MT, Reinert CM, Starr AJ. Survivorship of the native hip joint after percutaneous repair of acetabular fractures in the elderly. Injury 2011;42:1144–1151

56. Bates P, GaryJ, Singh G, Reinert C, Starr A. Percutaneous treatment of pelvic and acetabular fractures in obese patients. Orthop Clin North Am 2011;42:55–67, vi

57. Moed BR, Carr SE, Gruson KI, Watson JT, Craig JG. Computed tomographic assessment of fractures of the posterior wall of the acetabulum after operative treatment. J Bone Joint Surg Am 2003;85-A:512–522

58. D'Aubigne RM, Postel M. Functional results of hip arthroplasty with acrylic prosthesis. J Bone Joint Surg Am 1954;36-A:451–475

59. Moed BR, WillsonCarr SE, Watson JT. Results of operative treatment of fractures of the posterior wall of the acetabulum. J Bone Joint Surg Am 2002;84-A:752–758

60. Johnson EE, Matta JM, Mast JW, Letournel E. Delayed reconstruction of acetabular fractures 21–120 days following injury. Clin Orthop Relat Res 1994;305:20–30

61. Mayo KA, Letournel E, Matta JM, Mast JW, Johnson EE, Martimbeau CL. Surgical revision of malreduced acetabular fractures. Clin Orthop Relat Res 1994;305:47–52

62. Moed BR, Yu PH, Gruson KI. Functional outcomes of acetabular fractures. J Bone Joint Surg Am 2003;85-A:1879–1883

63. Geerts WH, Code KI, Jay RM, Chen E, Szalai JP. A prospective study of venous thromboembolism after major trauma. N Engl J Med 1994;331:1601–1606

64. Stover MD, Morgan SJ, Bosse MJ, et al. Prospective comparison of contrast-enhanced computed tomography versus magnetic resonance venography in the detection of occult deep pelvic vein thrombosis in patients with pelvic and acetabular fractures. J Orthop Trauma 2002;16:613–621

65. Fishmann AJ, Greeno RA, Brooks LR, Matta JM. Prevention of deep vein thrombosis and pulmonary embolism in acetabular and pelvic fracture surgery. Clin Orthop Relat Res 1994;305:133–137

66. Kaempffe FA, Bone LB, Border JR. Open reduction and internal fixation of acetabular fractures: heterotopic ossification and other complications of treatment. J Orthop Trauma 1991;5:439–445

67. Hak DJ, Olson SA, Matta JM. Diagnosis and management of closed internal degloving injuries associated with pelvic and acetabular fractures: the Morel–Lavallée lesion. J Trauma 1997;42:1046–1051

68. Tseng S, Tornetta P III. Percutaneous management of Morel-Lavallee lesions. J Bone Joint Surg Am 2006;88:92–96

69. Helfet DL, Schmeling GJ. Management of complex acetabular fractures through single nonextensile exposures. Clin Orthop Relat Res 1994;305:58–68

70. Helfet DL, Anand N, Malkani AL, et al. Intraoperative monitoring of motor pathways during operative fixation of acute acetabular fractures. J Orthop Trauma 1997;11:2–6

71. Middlebrooks ES, Sims SH, Kellam JF, Bosse MJ. Incidence of sciatic nerve injury in operatively treated acetabular fractures without somatosensory evoked potential monitoring. J Orthop Trauma 1997;11:327–329

72. Fassler PR, Swiontkowski MF, Kilroy AW, Routt ML Jr. Injury of the sciatic nerve associated with acetabular fracture. J Bone Joint Surg Am 1993;75:1157–1166

73. de Ridder VA, de Lange S, Popta JV. Anatomical variations of the lateral femoral cutaneous nerve and the consequences for surgery. J Orthop Trauma 1999;13:207–211

74. Juliano PJ, Bosse MJ, Edwards KJ. The superior gluteal artery in complex acetabular procedures. A cadaveric angiographic study. J Bone Joint Surg Am 1994;76:244–248

75. Reilly MC, Olson SA, Tornetta P III, Matta JM. Superior gluteal artery in the extended iliofemoral approach. J Orthop Trauma 2000;14:259–263

76. Ghalambor N, Matta JM, Bernstein L. Heterotopic ossification following operative treatment of acetabular fracture. An analysis of risk factors. Clin Orthop Relat Res 1994;305:96–105

77. Johnson EE, Kay RM, Dorey FJ. Heterotopic ossification prophylaxis following operative treatment of acetabular fracture. Clin Orthop Relat Res 1994;305:88–95

78. Webb LX, Bosse MJ, Mayo KA, Lange RH, Miller

ME, Swiontkowski MF. Results in patients with craniocerebral trauma and an operatively managed acetabular fracture. J Orthop Trauma 1990;4:376–382
79. Bosse MJ, Poka A, Reinert CM, Ellwanger F, Slawson R, McDevitt ER. Heterotopic ossification as a complication of acetabular fracture. Prophylaxis with low-dose irradiation. J Bone Joint Surg Am 1988;70:1231–1237
80. Rath EM, Russell GV Jr, Washington WJ, Routt ML Jr. Gluteus minimus necrotic muscle debridement diminishes heterotopic ossification after acetabular fracture fixation. Injury 2002;33:751–756
81. McLaren AC. Prophylaxis with indomethacin for heterotopic bone. After open reduction of fractures of the acetabulum. J Bone Joint Surg Am 1990;72:245–247
82. Moed BR, Letournel E. Low-dose irradiation and indomethacin prevent heterotopic ossification after acetabular fracture surgery. J Bone Joint Surg Br 1994;76:895–900
83. Moed BR, Maxey JW. The effect of indomethacin on heterotopic ossification following acetabular fracture surgery. J Orthop Trauma 1993;7:33–38
84. Burd TA, Lowry KJ, Anglen JO. Indomethacin compared with localized irradiation for the prevention of heterotopic ossification following surgical treatment of acetabular fractures. J Bone Joint Surg Am 2001;83-A:1783–1788
85. Anglen JO, Moore KD. Prevention of heterotopic bone formation after acetabular fracture fixation by single-dose radiation therapy: a preliminary report. J Orthop Trauma 1996;10:258–263
86. Matta JM, Siebenrock KA. Does indomethacin reduce heterotopic bone formation after operations for acetabular fractures? A prospective randomised study. J Bone Joint Surg Br 1997;79:959–963
87. Moore KD, Goss K, Anglen JO. Indomethacin versus radiation therapy for prophylaxis against heterotopic ossification in acetabular fractures: a randomised, prospective study. J Bone Joint Surg Br 1998;80:259–263

# 24 髋关节脱位与股骨头骨折

著者：Mark R. Adams，Mark C. Reilly
译者：莫国枢　李旭　赵志钢

创伤性髋关节脱位是一种相对较少见的高能量创伤，损伤机制通常为当髋关节内旋、屈曲、内收时股骨受到轴向应力，使股骨头自髋臼脱出，可伴髋臼或股骨头骨折。约70%的创伤性髋关节脱位合并髋臼骨折[1]。创伤性髋关节脱位典型的情形是在机动车事故中，汽车仪表盘将轴向荷载传递到股骨远端，导致髋关节后脱位。这种事例占创伤性髋关节脱位总数的42%~84%。其他损伤机制还包括行人被机动车撞击、跌倒和摩托车事故等[2,3]。除了后脱位，髋关节脱位也可以合并股骨头向下方（闭孔脱位）或前方移位（**图 24.1**）。

髋臼和股骨头的解剖匹配能同时为人体提供负重时所需的稳定性和行走时所需的灵活性。髋关节的解剖特点与肩关节相类似，但与肩关节相比，髋关节连接紧密，髋臼对股骨头的覆盖范围大，使其稳定性较高而活动范围较小。除了骨性关节之外，关节稳定也得源于软组织的限制，这些软组织包括纤维软骨构成的盂唇、髋臼横韧带和关节囊，因此关节脱位与上述软组织的损伤密切相关。譬如在髋关节后脱位行开放复位时，可发现股骨头经撕裂的关节囊后壁脱出，并伴有不同程度的盂唇和外旋肌群损伤。通过关节镜对创伤性髋关节进行探查时，通常可见关节内结构的破坏[4]。

髋关节脱位可累及股骨颈基底部、关节囊外血管环发向股骨头的血管分支。目前认为股骨头最主要的血供来自旋股内侧动脉的后方升支[5]，当髋关节脱位时上述血管可被扭转、牵拉，并导致股骨头血供暂时性中断。因此，尽早复位关节可减少股骨头缺血坏死的风险。

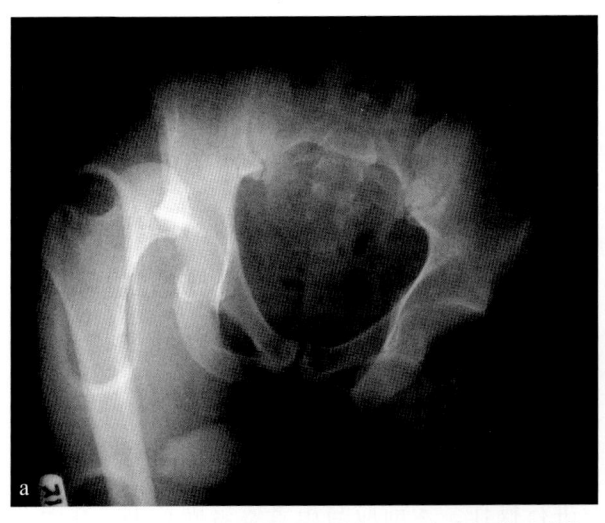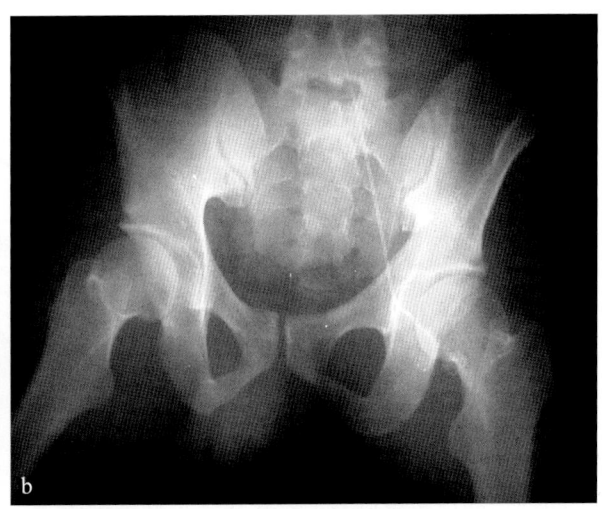

图 24.1　双侧髋关节脱位。a. 右髋关节后脱位，左髋关节前脱位。b. 复位后的骨盆正位 X 线影像

## 分　型

脱位所合并骨折的类型通常会影响髋关节脱位的治疗,因此使用分类系统将这类创伤进行区分将帮助进行治疗决策。目前将髋脱位分为四类:

1. 髋关节脱位不合并骨折;
2. 髋关节脱位合并髋臼骨折;
3. 髋关节脱位合并股骨头骨折;
4. 髋关节脱位合并股骨头、髋臼骨折。

髋臼骨折在第23章已讲述,本章重点讨论合并或不合并股骨头骨折的髋关节脱位。确定骨折部位和股骨头位置,对于治疗方案的选择以及医师之间的交流很重要。如前所述,股骨头脱位最常见为后脱位(89%~92%),继而为前脱位(8%~11%),下脱位罕见(闭孔部脱位)[2, 6]。髋关节中心脱位合并髋臼四边体表面骨折在第23章与髋臼骨折已一并讨论。此外,还有文献报道了"漂浮骨盆"(双侧髋关节脱位合并不稳定腰椎骨折)和单纯双侧髋关节脱位。双侧脱位通常见于摩托车事故,可出现双侧反方向脱位[7~12]。

股骨头骨折可作为创伤性髋关节脱位的一种伴发表现,发生率约为16%,通过普通X线影像多难以识别。由于后脱位最常见,因此骨折常表现为股骨头脱出时与髋臼后壁之间的剪切力使其前内侧部分发生骨折(图24.2),而前内侧骨折块的具体位置、大小取决于受伤当时下肢所处的位置[13]。尽管前脱位罕见,但其伴发股骨头骨折的概率相对后脱位更高,并且通常为凹下嵌入型骨折[6]。Pipkin[13]根据骨折线与股骨头小凹的相对位置、骨折的类型对股骨头骨折进行了分类(图24.3,表24.1)。

在Pipkin分型中,Ⅰ型和Ⅱ型的骨折块位于髋臼内,通过圆韧带的完整性和骨折线相对于圆韧带的位置来区分。在PipkinⅠ型骨折中,股骨头脱位和骨折会造成圆韧带撕裂并且游离

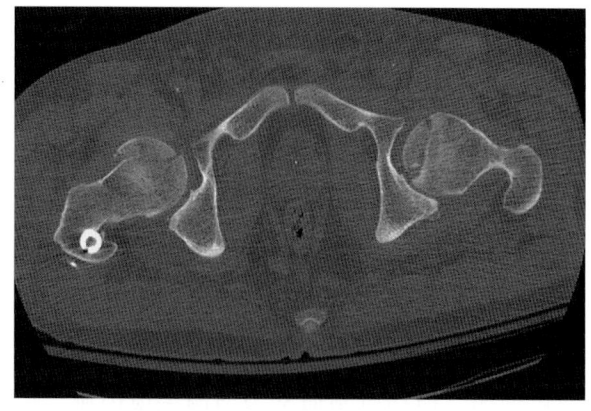

图24.2　CT显示冠状切面上典型的股骨头前内侧受累的股骨头骨折

骨块位于圆韧带止点的尾侧,即股骨头凹下方,通常游离骨块与股骨头之间仍保留着小片的骨膜或关节囊。在PipkinⅡ型骨折中,发生股骨头脱位、骨折时圆韧带与骨折块保持连接。PipkinⅢ型骨折除了股骨头脱位、骨折外,还合并股骨颈骨折,而Ⅳ型为脱位合并股骨头骨折、髋臼骨折。发生股骨头后脱位时,股骨头与髋臼后缘撞击使股骨头前内侧部分受到剪切力,此时拍摄闭孔斜位X线片可帮助于评估股骨头前内侧(图24.4)。压缩应力损伤和伴随小骨折块最好通过CT来评估。

## 非手术治疗

### 髋关节后脱位的闭合复位

诊断为创伤性髋关节脱位后应及时进行闭合复位,伴随的髋臼、股骨头骨折不是闭合复位的禁忌证。不管后续是否对髋脱位及伴随骨折进行手术干预,良好的闭合复位都是必需的。

理想情况下,应在患者深度镇静或全身麻醉(全麻)下进行闭合复位。若计划在手术室进行操作,术前应与患者签署同意书,在闭合复位失败需改行开放复位。进行闭合复位时,

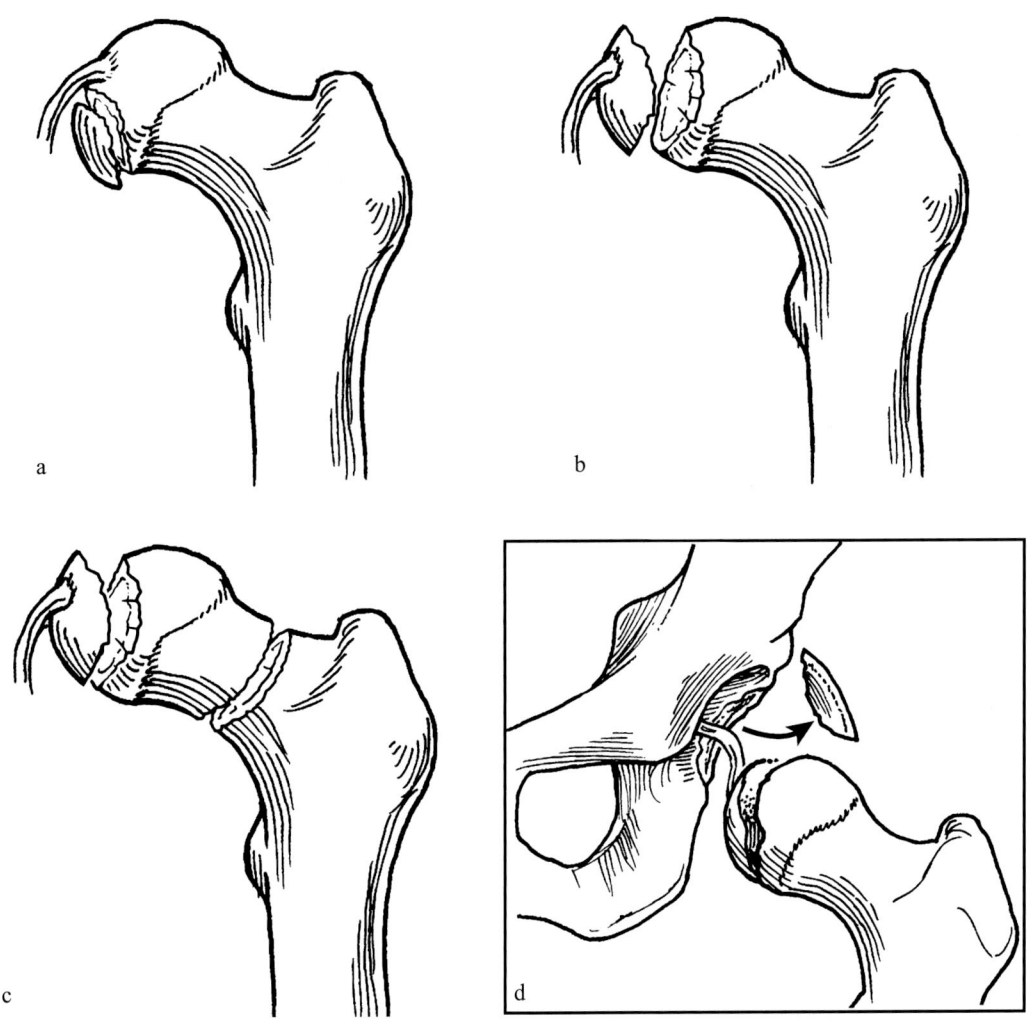

图 24.3 股骨头骨折的 Pipkin 分型。a. Ⅰ型，骨折块位于股骨头凹下方。b. Ⅱ型，骨折线在股骨头凹上方。c. Ⅲ型，股骨头骨折合并股骨颈骨折。d. Ⅳ型，股骨头骨折合并髋臼骨折

表 24.1 Pipkin 分型

| | |
|---|---|
| Ⅰ型 | 股骨头凹下方 |
| Ⅱ型 | 股骨头凹上方 |
| Ⅲ型 | Ⅰ型或者Ⅱ型 + 股骨颈骨折 |
| Ⅳ型 | Ⅰ型或者Ⅱ型 + 髋臼骨折 – 脱位 |

通常将患肢置于屈曲、内旋和内收位以重现脱位发生时的相对位置，防止股骨头与髋臼后缘在复位时发生撞击。当下肢摆于这个体位后，在股骨远端施加轴向牵引力使股骨头跨过髋臼边缘，此时若髋臼内没有游离骨软骨组织，那么关节周围肌群所产生的反作用力会使髋关节同心复位。

对于髋关节脱位闭合复位，目前最常用的是 Bigelow 手法，通常由 3 名操作者一同进行：患者取仰卧位，一名助手双手垂直于床面向髂前上棘施加压力，另一名助手负责观察患者并提醒医师。此时医师从后方抓握膝关节，使髋关节屈曲、内收，轴向牵拉股骨或者轻柔地内外旋转患髋（图 24.5）。

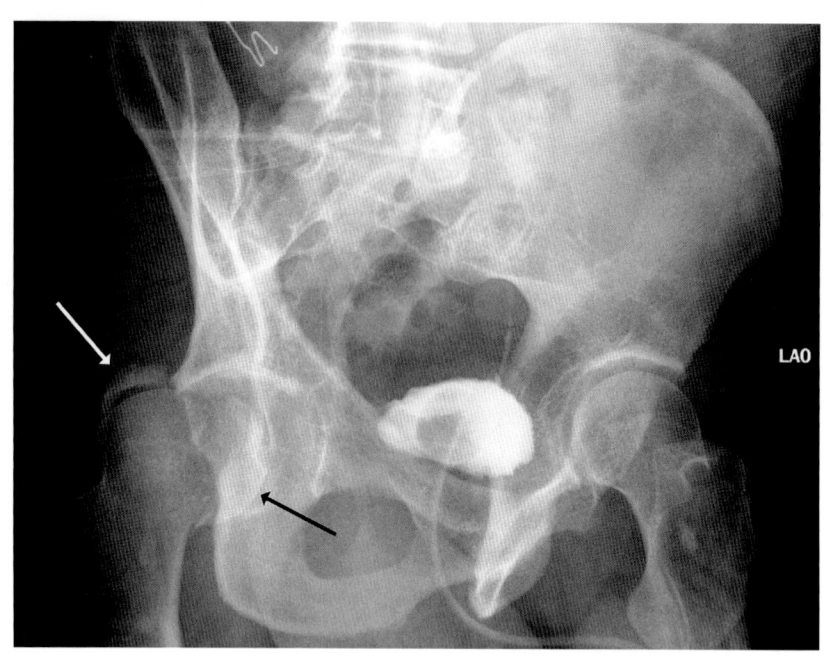

图 24.4 闭孔斜位影像，显示股骨头前部骨折（黑色箭头）。本例患者合并的髋臼后壁骨折同样也可在这个体位的 X 线影像上看到（白色箭头）

采用 Allis 手法时，患者取仰卧位，由一名助手固定骨盆，然后医师对患肢轴向牵引，此时屈髋 90°并轻柔地内、外旋患髋，引导关节复位（图 24.6）。

采用 Stimson 手法时，患者俯卧于检查床，患肢悬空，助手固定骨盆，医师抓握患侧小腿使患肢屈髋屈膝 90°，然后向小腿施加垂直于地面的力（图 24.7）[14]。此手法应在全麻下进行。

## 髋关节前脱位、下脱位的闭合复位

牵引和对抗牵引均可应用于髋关节前脱位的治疗。Allis 曾描述相应手法，具体为在肢体远端施加牵引，同时保持轻度屈髋并内旋患髋；前脱位时也可采取伸髋体位。对于下脱位的手法复位，Walker 提出了改良方案，即在用上述手法进行复位的同时，向股骨近端施加向外的应力，如用布单缠绕大腿根部，使着力点在股部内侧，两头在股骨外侧用于施加拉力。

无论何种类型的脱位，采用何种手法进行复位，操作过程中应持续牵引使得髋周肌群松弛。对患者的镇静也是必需的，目的是在成功复位的同时，避免进一步加重关节或周围骨质的损伤。手法复位失败的原因包括肌肉松弛不充分、股骨头从关节囊薄弱处凸出并嵌顿，以及由于下肢韧带或骨组织损伤而无法安全有效地进行牵引（图 24.8）。

镇静下复位不成功时，须改为全麻下手法复位，外科医师应对此做好充分准备，在手法复位不可行而改为开放复位的同时，一并处理伴随的韧带、髋臼损伤。全麻下进行手法复位时，预先在股骨小转子水平置入 Schanz 半钉可有效帮助复位操作，尤其是当髋关节脱位合并股骨干骨折时。然而对于单纯髋关节脱位，如通过镇静使肌群充分放松的情况下仍不能获得满意复位，即使改为全麻下操作也很可能不会成功，此时手术医师应做好准备改行开放复位。

完成闭合复位后应对患者行 X 线、CT 检查以排查合并的股骨头或髋臼骨折。若检查结果未发现合并骨折，在患者能忍受的情况下令其下地负重，必要时可给予拐杖或助行器，若存在关节不稳定，则可考虑在再次全麻下查体。

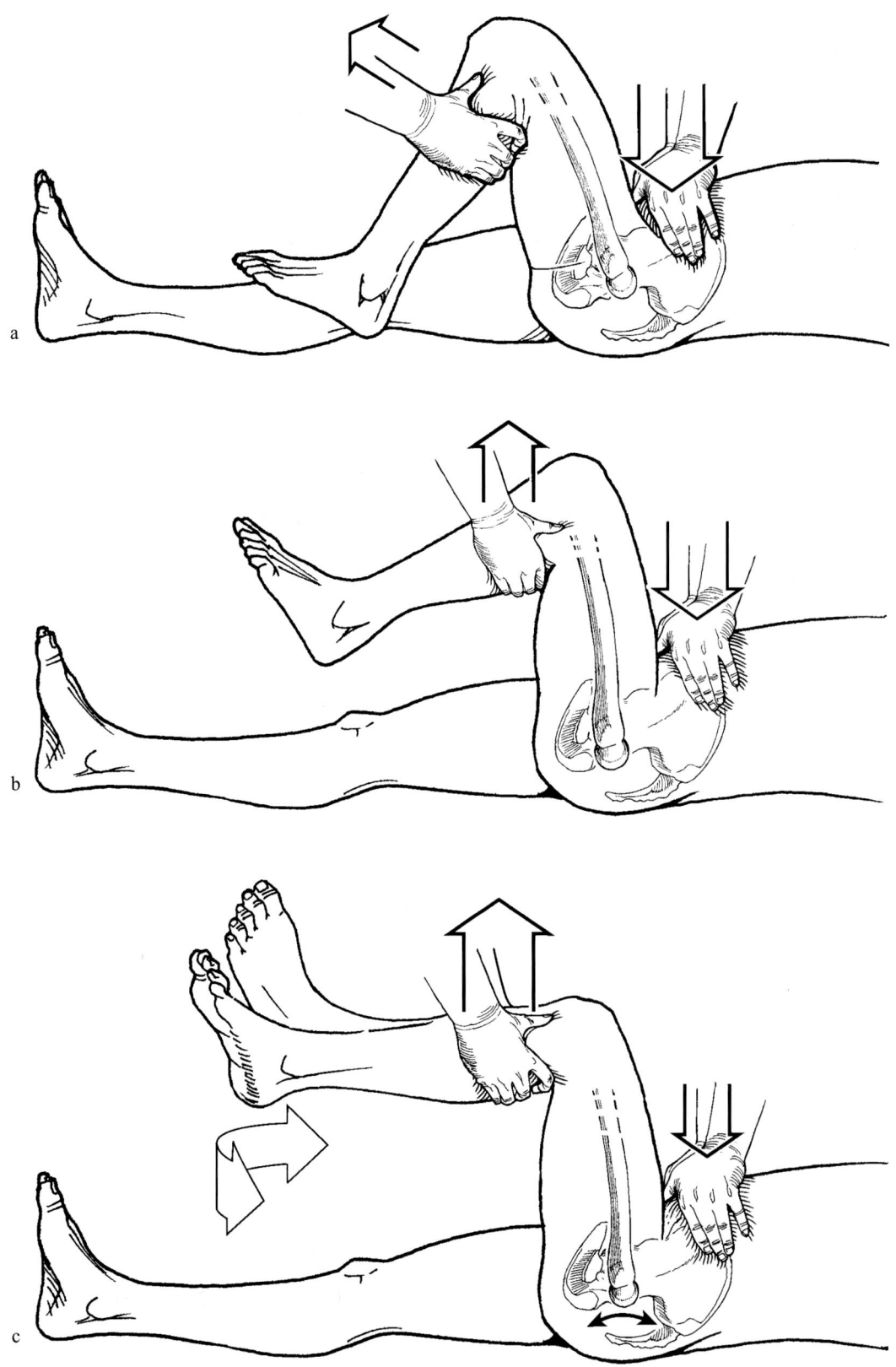

**图 24.5** 髋关节后脱位 Bigelow 手法复位。患者仰卧。a. 一名助手对髂前上棘垂直于床面施加压力，同时负责复位的医师轴向牵引患肢体。b. 屈髋 90°，随后（c）内收、内旋患髋直至完成复位

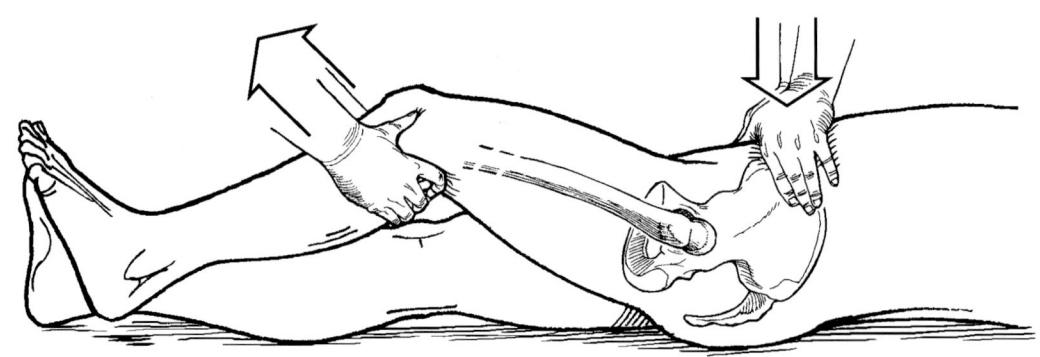

图 24.6 髋关节后脱位 Allis 手法复位。一名助手固定骨盆,同时医师对患肢进行轴向牵引。屈髋 90°,轻柔内旋或外旋髋关节,使股骨头复位

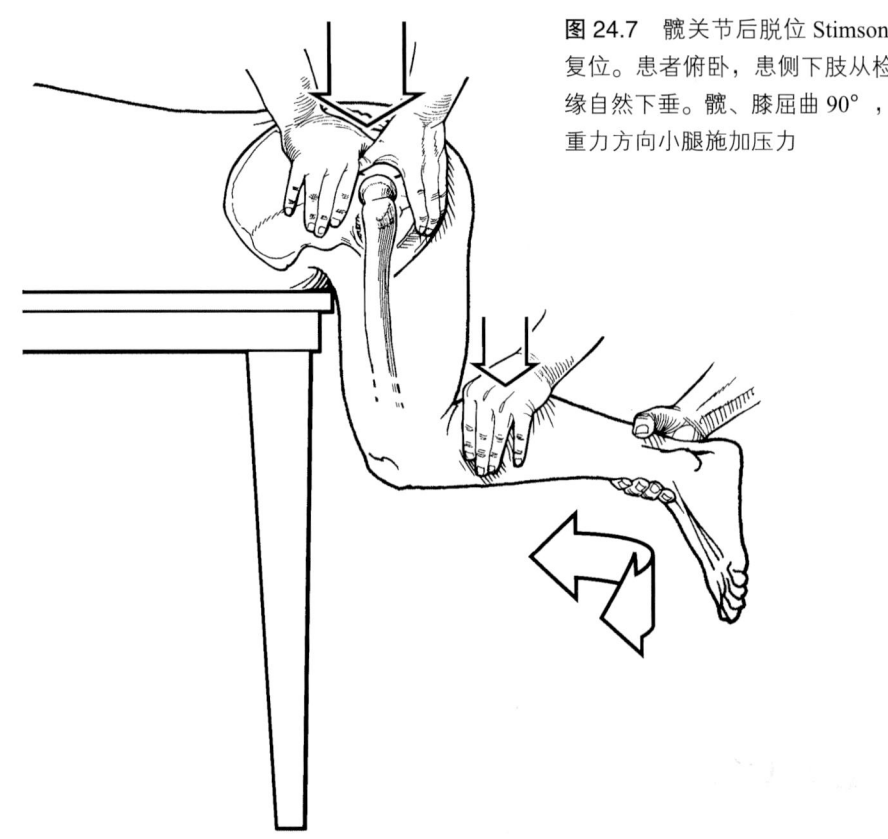

图 24.7 髋关节后脱位 Stimson 手法复位。患者俯卧,患侧下肢从检查床缘自然下垂。髋、膝屈曲 90°,沿着重力方向小腿施加压力

查体时将患髋置于不稳定的体位并施加轴向牵引,若再次出现关节半脱位则应通过手术修复损伤的韧带、关节囊等结构。闭合复位的操作细节可解释患者的损伤机制,提示哪些体位可引发再脱位。闭合复位后极少需要使用外展支具,其对关节稳定、缓解疼痛并无益处,当患者疼痛缓解后即可独立行走。

对于合并髋臼后壁或股骨头下方(股骨头凹下方)小范围骨折的病例同样可采用手法复位,但适应证仅限于关节可同心复位、骨折移位 <1 mm 的股骨头凹下骨折,关节腔内无骨碎块(图 24.9)。

24 髋关节脱位与股骨头骨折

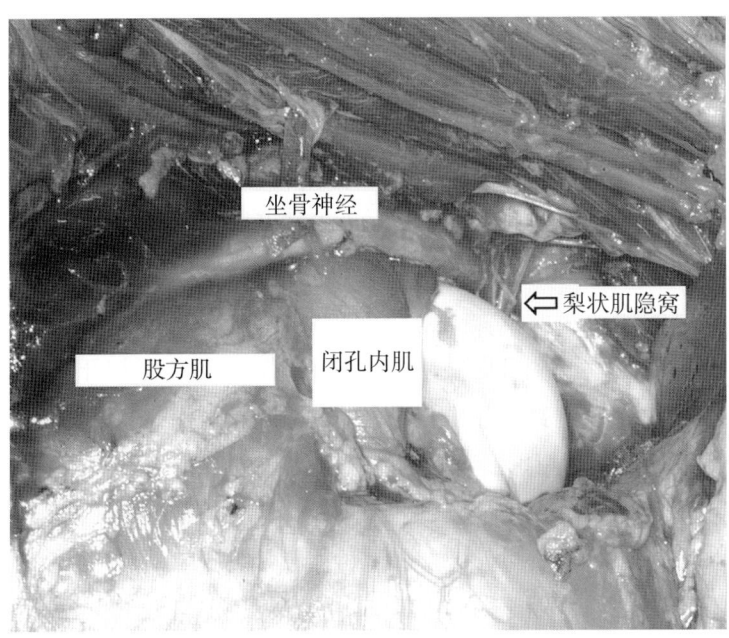

图 24.8 无法手法复位的髋关节脱位。关节囊撕裂处可见股骨头且卡顿在梨状肌与闭孔内肌之间

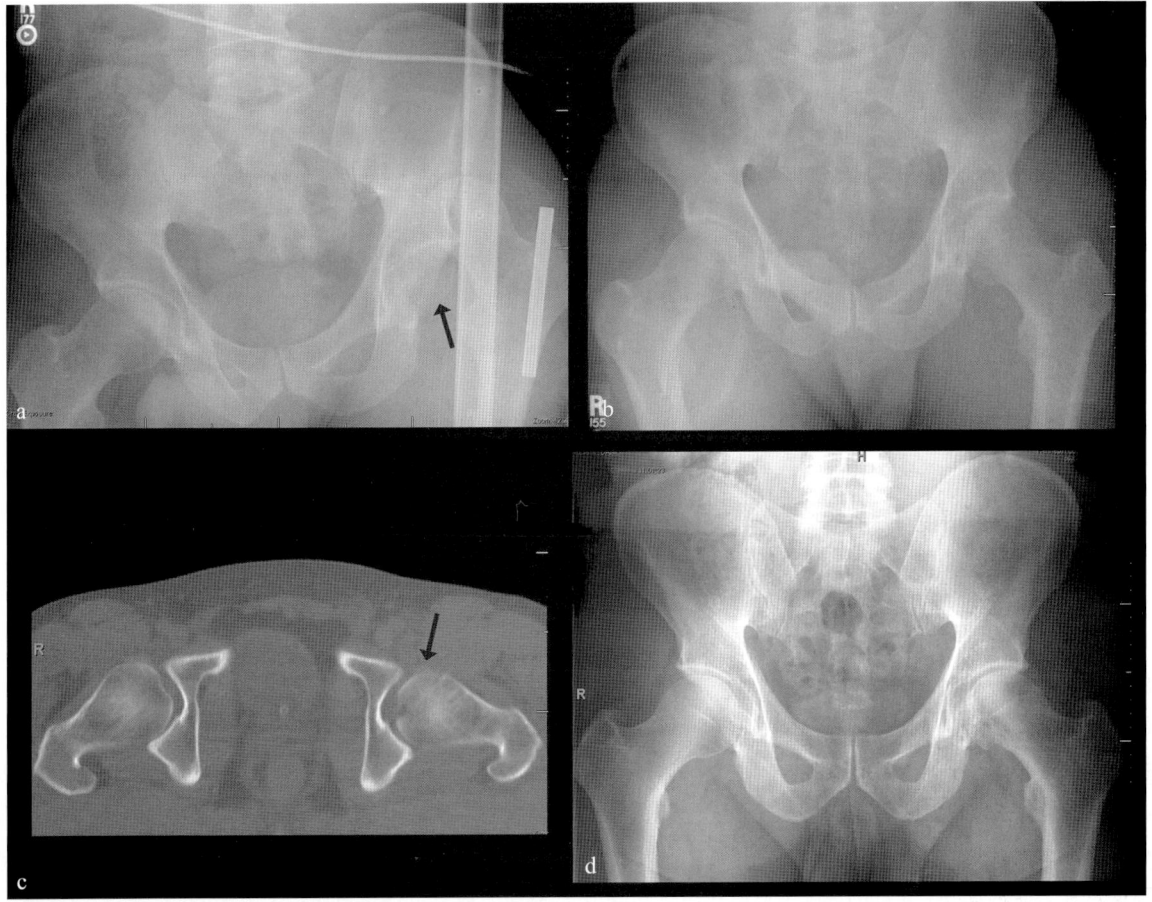

图 24.9 a. 37 岁男性，左侧髋关节脱位，注意髋臼内可见股骨头骨折块（箭头）。b. 复位后骨盆前后位 X 线影像，可见股骨头已经复位，关节间隙轻度增宽，无明显可见的遗留骨块。c. 轴位 CT 显示接近解剖复位的股骨头凹下骨块。d. 受伤后 14 年的随访 X 线影像，显示关节间隙无塌陷，髋臼骨质呈轻度退变

## 手术治疗

对单纯髋关节脱位进行开放复位时，通常选取与脱位方向一致的手术入路，以便处理伴随的软组织损伤。相反，在脱位合并股骨头骨折的情况下，由于骨折块通常在前方，故此时通常选取前方入路。Swiontkowski 等[20]的研究证明通过前方入路对后脱位行开放复位是安全的。

## 入 路

股骨头骨折进行内固定的手术入路取决于骨折碎块的大小和位置、是否合并髋臼骨折、预计骨折部位的稳定性等，通常包括 Smith-Petersen、Kocher-Langenbeck 入路，需要行大转子截骨（双腹肌截骨）时可选择 Kocher-Langenbeck 或 Gibson 切口。

Smith-Petersen 入路切口以髂前上棘为起点，向髌骨外缘延伸 10~15 cm，切开皮下组织后，暴露阔筋膜张肌（髂胫束）、缝匠肌间隙。切开阔筋膜张肌并向外侧牵拉，继续向间隙分离寻找股直肌。由于其可妨碍手术脱位的进行，必要时可在两头汇合处或翻折处切断。髂腰肌腹从髋关节囊前方自上而下通过，将其牵向内侧可提供关节囊切开所需路径。T形切开关节囊，其中一臂沿着股骨颈方向切开，另一条臂则与盂唇走向平行。可在牵引并将下肢摆成"4"字形使股骨头向前脱位。在牵引床辅助下，将患髋过伸、外旋也可使股骨头向前脱位。当股骨头处于脱位状态时可完全直视其前半部分，而骨折块通常留在髋臼内，此时应切断圆韧带以移动并复位骨折块。固定骨折块并复位股骨头后修复关节囊，随后放置深部引流管，并使用吲哚美辛来预防可能的异位骨化[21]。Smith-Petersen 入路可用于绝大多数 Pipkin Ⅰ和Ⅱ型骨折。

### 急诊处理

由于创伤性髋关节脱位可并发坐骨神经损伤、股骨头缺血坏死，故是一种需紧急进行评估、治疗的急症[3, 15-17]。在急诊室遇到此类患者时，医师必须迅速有效地完成骨科评估。因此类患者多合并头、胸、腹部的创伤，创伤外科团队应遵照"高级创伤和生命支持指南"对患者进行初次评估。查体发现一侧下肢呈短缩、屈髋、内收、内旋畸形，是怀疑髋关节后脱位可靠的线索；相反，前脱位通常表现为患髋伸直、外旋。在进行任何手法治疗（见闭合复位部分）前应先完善影像学检查，通过骨盆前后位 X 线影像可有效诊断脱位及伴随的髋臼、股骨近端骨折（图 24.1）。预计复位操作不会加重患者的损伤（如使无移位的股骨颈骨折发生移位）时，应进行闭合复位。

手法复位失败是急症手术的指征之一，失败原因包括股骨头无法被复位、非同心复位等。当闭合复位不可行时，在患者情况允许的情况下应尽快转行开放复位。若术前检查发现关节腔内嵌顿者可活动的骨折碎块，在医师能力允许的情况下应尽早行开放手术治疗，否则应予以骨牵引直至术前。通过 X 线影像应对关节内小块的骨软骨碎片或股骨头骨折碎块进行鉴别，因为后者可能需行 ORIF。骨盆 CT 对排查骨质或软组织是否会妨碍复位，是否存在需要开放复位并内固定的骨碎块可发挥极大的作用。旷置的脱位可并发股骨头缺血坏死、神经损伤，预后较差，因而及时有效的复位十分重要[3, 15-17]。髋关节脱位超过 6 小时未行复位，股骨头缺血坏死发生率高达约 52.9%，而及时复位时仅约 4.8%[18]。

Metha 和 Routt[19]曾指出，在 7 例不可手法复位的后脱位合并股骨头骨折的病例中，其患肢均锁定在内/外旋中立位同时轻度屈髋。相反，那些能手法复位的髋脱位病例，患肢均表现为内旋畸形且被动活动度保留。影像学研究表明，在不可手法复位的髋关节脱位病例中，关节囊内均可见股骨头来源的碎块，股骨头、股骨近端呈后脱位但紧贴外侧盂唇。当发现这些临床特征时，Metha 和 Routt 建议无须尝试手法复位而直接紧急进行 ORIF。

采用 Kocher-Langenbeck 入路时患者常取侧卧位，一般仅适用于无法复位的后脱位且不合并股骨头骨折的情况。脱位的股骨头常位于梨状肌与闭孔内肌腱之间且常伤及上孖肌，须注意分辨并保护紧邻的坐骨神经（图 24.8）。应理清短外旋肌群和坐骨神经的解剖关系。切断外旋肌肌腱时应与大转子后缘保持 1 cm 的距离，以避免损伤向股骨头供血的旋股内侧动脉升支。破损的关节囊通常需要沿着髋臼边缘扩大破口，以复位脱出、嵌顿的股骨头。最后修复关节囊和盂唇的损伤。

二腹肌截骨或称"大转子截骨"可通过 Kocher-Langenbeck 或 Gibson 入路完成[22]。此种截骨手术最适用于存在复杂股骨头骨折的 Pipkin Ⅳ 型脱位，通过一个入路即可清楚直视复杂的股骨头和髋臼后壁骨折（通常在上方）并完成复位。患者取侧卧位，将大转子后半劈开厚约 1.5 cm 的骨块。短外旋肌群通常不用处理，向下分离外展肌到关节囊的上方和前方。Z 形切开关节囊使股骨头前脱位，完全暴露股骨头和髋臼内部。如同时合并髋臼后上壁骨折，切开关节囊时可能需要稍作调整。修复股骨头骨折时需将其前脱位并将患肢置于屈曲、外旋的体位。然后复位股骨头，修复关节囊或盂唇，同时修复髋臼后壁骨折（图 24.10）。二腹肌截骨联合 Kocher-Langenbeck 或 Gibson 入路可用于所有类型的股骨头骨折，因为其可用于修复髋关节脱位所有的软组织和骨性损伤而被广泛采用。

## Pipkin Ⅰ 型和 Ⅱ 型骨折

视频 24.1　对股骨头凹骨折行 ORIF

视频 24.2　经 Smith-Peterson 入路对 Pipkin Ⅱ 型股骨头骨折行 ORIF

对 Pipkin Ⅰ 型和 Ⅱ 型骨折，应评估骨折块的大小、部位和移位。小的 Pipkin Ⅰ 型骨折块异位愈合后可引起关节撞击，故应切开固定而非闭合复位。仔细分析 CT 影像，确定通过前入路还是后入路更容易暴露骨块。对股骨头下方、后方的骨块可采用 Kocher-Langenbeck 入路，但关节囊尾端、股骨头下方的小骨块不大可能会造成关节撞击。股骨头前方的骨块或关节间隙内碎片影响同心复位，通常可采用 Smith-Petersen 入路暴露。大的 Pipkin Ⅰ 型骨折块最好行切开复位，用空心拉力钉固定。

Pipkin Ⅱ 型骨折通常需要开放复位内固定。对于此类骨折，采用 Smith-Petersen 入路或二腹肌截骨联合手术脱位可有效修复损伤，术中常

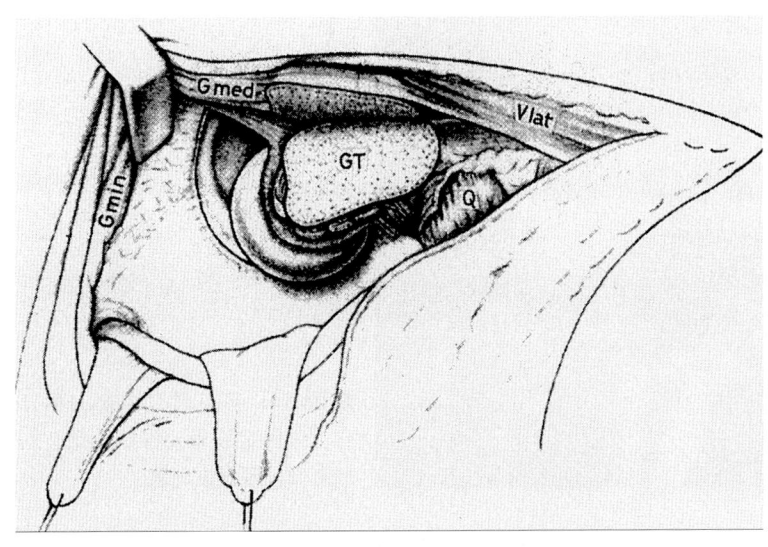

图 24.10　Ganz 经大转子截骨手术脱位入路示意图，可用于 Pipkin Ⅳ 型骨折。Gmin，臀小肌；Gmed，臀中肌；Vlat，股外侧肌；GT，大转子；Q，股方肌（引自 Siebenrock KA, Gautier, E, Ziran BH, et al. Trochanteric flip osteotomy for cranial extension and muscle protection in acetabular fracture fixation using a Kocher-Langenbeck approach. J Orthop Trauma 1998; 12:387-391.）

需要将骨折块与圆韧带分开。推荐使用直径2.0~3.0 mm的空心螺钉固定骨折块，并将钉帽埋于关节软骨面下。术中助手可在无菌台上对骨折块进行钉道开路，并穿刺克氏针作为复位时的操纵杆。完成骨折复位、置入内固定后，有必要在透视下旋转髋关节以确保钉的长度合适。当采用Smith-Petersen入路时，完成内固定、复位后，应进行压力测试检查后方稳定性，发现不稳定时必须经后路修复关节囊（图24.11）。

部分合并骨折的Pipkin Ⅱ型脱位无法行闭合复位。不合并后壁骨折的、不可复位的股骨头骨折是一种处理困难的临床急症，有独特的临床和影像学表现。体查时通常能发现一侧下肢锁定在轻度屈髋、旋转中立位，双下肢不等长明显。骨盆前后位X线影像可见股骨头碎块仍留在髋臼内，脱位的股骨头位于髋臼的后上方并紧紧地抵住髋臼上缘。Mehta和Routt[19]描述了对7例此类病例的治疗，均通过Smith-Petersen入路松解后外方嵌压的软组织后再进行股骨头复位。其中2例因为手术治疗延误最后发展为缺血坏死。因此，不可对这类损伤行暴力复位，否则可造成股骨颈骨折。

## Pipkin Ⅲ 型骨折

股骨头骨折合并股骨颈骨折同样可采用Smith-Petersen入路或二腹肌截骨治疗。如果采用Smith-Petersen入路，需要在外侧再做一切口来完成股骨颈骨折内固定；或者，采用Watson-Jones入路能用同一切口完成股骨颈骨折内固定和关节暴露，但不能处理股骨头骨折。制订术前计划时，需要考虑股骨颈骨折的位置、骨折线方向、移位程度，以及股骨头骨折的部位和骨折块大小。术中首先将股骨头颈结合部复位，然后评估股骨头骨折块，股骨头骨折块较小时可直接在当前的骨折复位位置进行内固定。股骨颈骨折稳定有利于术者处理股骨头骨折。当股骨头骨折块较大时，必须同时复位股骨颈骨折和股骨头骨折。对于老年患者，进行假体置换为最佳选择（图24.12）。

## Pipkin Ⅳ型骨折

Pipkin Ⅳ型骨折可概括为股骨头发生骨折，脱位的股骨头施加暴力于髋臼后缘并导致后缘

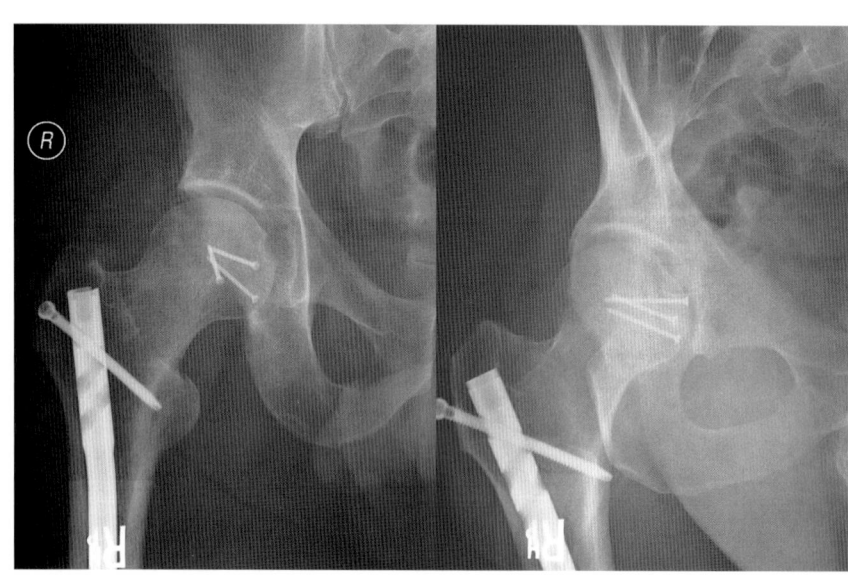

图24.11 可见螺钉由前向后穿行，以固定股骨头骨折。闭孔斜位影像显示复位满意

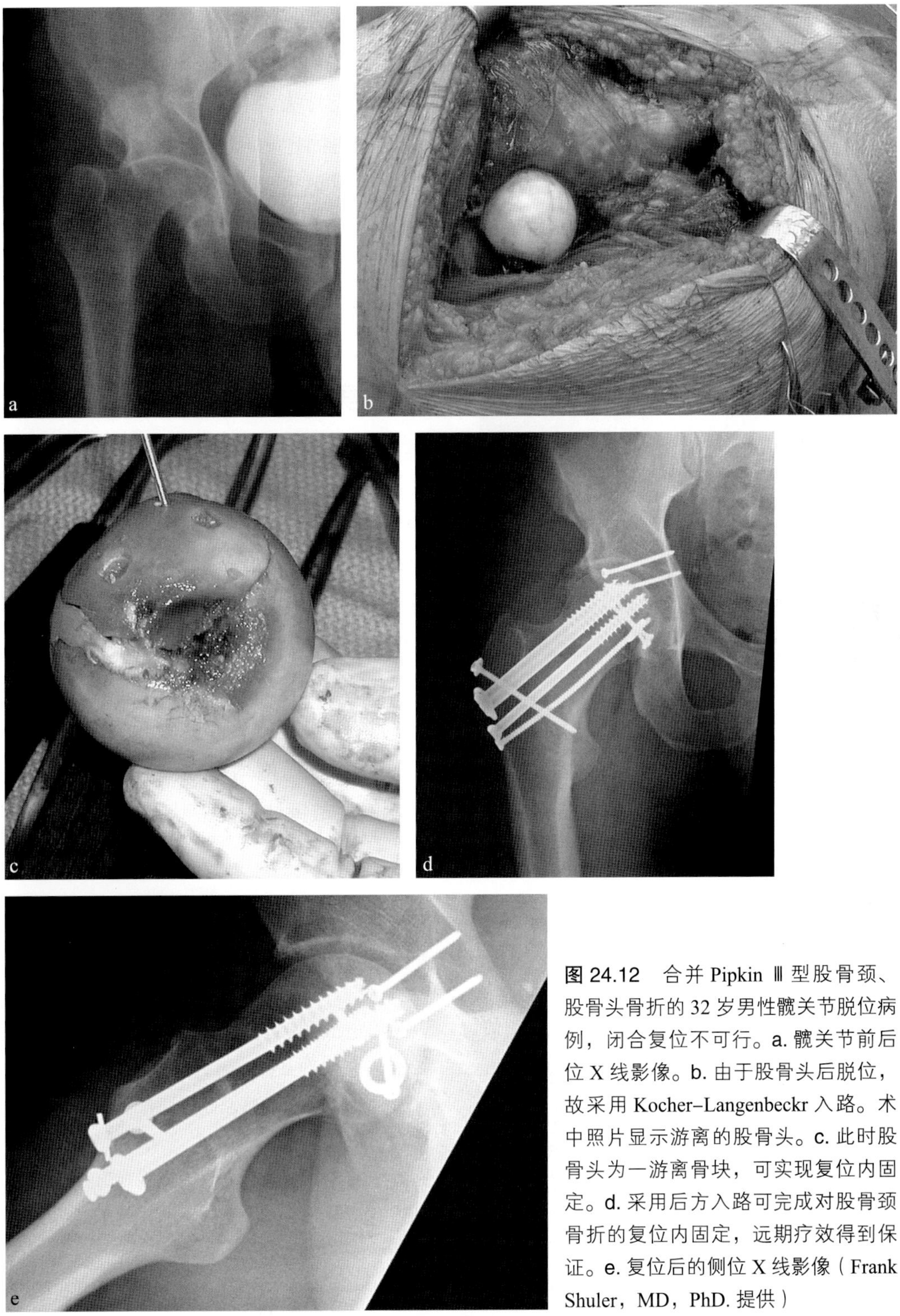

24 髋关节脱位与股骨头骨折

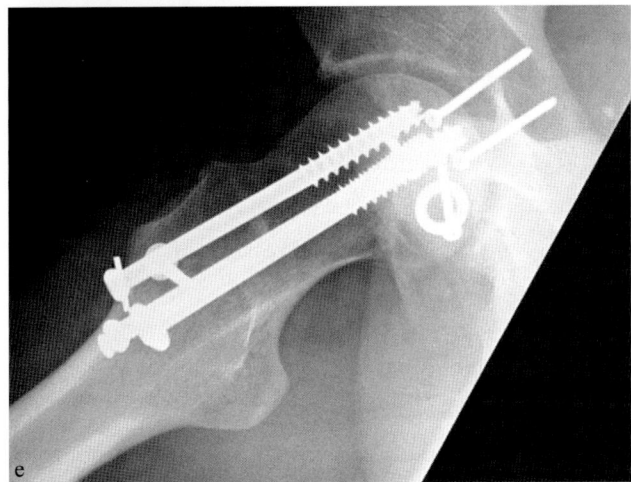

图 24.12 合并 Pipkin Ⅲ 型股骨颈、股骨头骨折的 32 岁男性髋关节脱位病例，闭合复位不可行。a. 髋关节前后位 X 线影像。b. 由于股骨头后脱位，故采用 Kocher-Langenbeckr 入路。术中照片显示游离的股骨头。c. 此时股骨头为一游离骨块，可实现复位内固定。d. 采用后方入路可完成对股骨颈骨折的复位内固定，远期疗效得到保证。e. 复位后的侧位 X 线影像（Frank Shuler，MD，PhD. 提供）

骨折。此外，发生脱位时关节囊还可通过牵拉将后壁的一部分撕脱，通常会形成小片骨折块。并发的股骨头骨折可分为凹下型或凹上型（图24.13），两者应有区别地选择相应的手术治疗，但不论凹下型还是凹上型，少有需要将股骨头或髋臼骨折块复位内固定的情况。通过Kocher-Langenbeck或Gibson入路行大转子截骨、前方关节囊切开、手术脱位，均可同时处理股骨头和髋臼后壁。也可选用Smith-Petersen入路复位、内固定股骨头骨折块，以重建其稳定性。完成复位、内固定后应检查其稳定性，若关节对位丢失，则必须立即经后方入路复位固定髋臼后壁骨折。对于那些髋臼后壁骨折块较大的病例，股骨头骨折块通常较小，故无须将股骨头骨折块复位内固定。

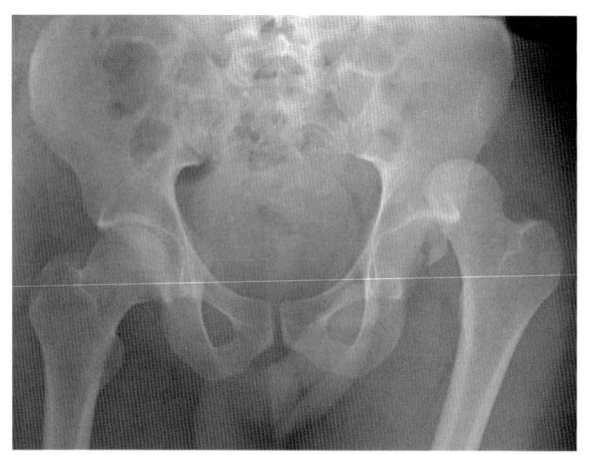

图24.13 Pipkin Ⅳ型骨折的典型X线片，可见小块的后壁周围骨折

## 结 果

因为髋关节的内在稳定性，外伤性髋脱位不可避免地会造成关节及关节周围结构的损伤。Ilizaliturri等[4]曾对17例病例行关节镜探查，这些病例在平均脱位3个月后均出现机械症状。6例（35%）存在后方盂唇撕裂，14例（82%）存在前方盂唇撕裂，14例（82%）存在关节间隙内骨碎块，16例（94%）存在髋臼关节软骨损伤，所有病例均存在股骨头软骨损伤，所有病例经关节镜处理后症状得到缓解。

---

**要点与技巧**

- 如果患者有不可复位的Pipkin Ⅳ型损伤，需要对股骨头和髋臼后壁进行固定，应首选后方入路。试图从前方对髋关节脱位进行复位是不明智的，因为此时股骨头多嵌顿于髋外旋肌。可以通过二腹肌截骨实现通过一条入路同时控制上述两处损伤的效果。
- 用螺钉对股骨头骨折进行固定时应行埋头处理，使钉头位于关节软骨平面以下，以防激惹。
- 对Pipkin Ⅳ型损伤的股骨头骨折进行复位和固定后，应使髋关节屈曲、内收，同时对股骨施加轴向压力来测试其稳定性。如发现不稳定，透视可发现泪滴样骨折碎片与股骨头之间的距离增大。
- 偶尔，小的、靠上的后壁骨折对Pipkin Ⅳ型损伤的稳定性会产生明显影响。如果因骨折碎片太小而无法固定，建议对关节囊进行修复并行锚定缝合。
- 如通过Smith-Peterson入路对股骨头骨折进行固定，应注意避免造成阔筋膜张肌失活，因为可能导致异位骨化。
- 典型的股骨头骨折复位不良表现为股骨头骨折碎片下移。因此，直视股骨头上方对于判断复位质量很重要。
- 如通过Smith-Peterson入路对股骨头骨折进行固定，下肢取"4"字形体位有助于在直视下对股骨头进行内固定，可以通过下肢屈曲、外展、外旋，同时在同侧臀部下加垫来实现。另外，使用手术床有助于实现髋关节的伸展和外旋。

> **要 点**
> - 闭孔斜位影像对股骨头前内侧部分的评估可发挥极大的辅助作用（图 21.4）。对骨盆直接暴力创伤和伴随的骨折，最好采用 CT 扫描进行观察。
> - 查体可发现髋关节后脱位时患髋取屈曲、内收、内旋位；前脱位时，患髋通常取伸直、内收外展中立位或轻度外展位。
> - 后脱位在创伤性髋脱位中最常见，据报道其发生率占比为 89%~92%[3, 8]。
> - 对股骨头骨折的病例，当骨折块较小、凹下骨折、移位小于 1 mm、无关节间隙内碎片时，可采用非手术治疗。换而言之，由于创伤性髋脱位致残率高、相关并发症多，非手术治疗少用[20]。
> - 采用 Kocher-Langenbeck 入路时，即使将患髋最大屈曲、内旋、内收，也不能完全暴露股骨头前内侧骨折块。因此，对多数股骨头骨折的闭合复位内固定，建议采用 Smith-Petersen 入路。
> - 对于 Pipkin Ⅳ 型骨折，Ganz 翻转截骨是一种可同时对股骨头骨折和髋臼后壁进行暴露、复位以及内固定的手术入路[18]。
> - Hougaard 和 Thomsen[18] 报道了 100 例平均随访 14 年的髋脱位病例，在受伤后 6 小时内完成复位。其中，约 88% 的患者能获得良好或优秀的效果；而在 6 小时内不能完成复位的病例，只有约 42% 的患者能获得良或优的远期效果。

目前只有少数研究涉及髋脱位治疗的远期效果。Dreinhöfer 等[23] 研究了 50 例受伤后 3 小时内得到复位的病例，随访 2~17 年，30 例后脱位的病例仅有 14 例获得良或优的结果，而 12 例前脱位的病例中有 9 列取得良或优的结果。Sahin 等[24] 报道了 62 例外伤髋脱位或脱位合并骨折的病例，平均随访 9.6 年（3.6~18.4 年），包括 47 例男性、15 例女性，年龄 1~72 岁。其中，50 例接受闭合复位，12 例接受开放复位，35 例（56.5%）在伤后 12 小时获得复位，术后平均 8 周后开始全负重（2~10 周）。所有病例均使用 Merle d'Aubigné 功能评估系统进行评估，其中 44 例（71%）获得非常好或者优良的结果，只有 10 例（8.1%）发展为髋关节骨关节炎，5 例（8.1%）发生股骨头坏死。作者认为创伤到复位的时间和并发伤为长期预后最重要的因素。

Swiontkowski 等[20] 对一组 43 例病例进行研究，其中 26 例因单纯股骨头骨折接受手术治疗；其中 24 例能完成随访，12 例经后方入路治疗，12 例经 Smith-Petersen 入路。后者可令术者更好地直视股骨头，无一出现缺血性坏死。异位骨化在 Smith-Petersen 入路更常见。

有研究报道采用大转子劈开截骨和手术脱位能获得良好的治疗效果。Solberg 等[25] 回顾了 12 例采用本术式治疗的 Pipkin Ⅳ 骨折病例，所有病例的髋臼骨折均愈合，11 例的股骨头骨折愈合，只有 1 例并发缺血性坏死。

## 并发症

创伤性髋脱位的并发症可分为即时并发症、短期或远期并发症。即时并发症包括受伤时即出现的神经损伤，10% 的后脱位病例出现坐骨神经损伤[4]，血管损伤少见但后果严重[26]。股骨头缺血坏死可在受伤数周至数月后被发现，故应尽早复位以减少这种风险。合并关节面损伤的病例，创伤后骨关节炎是最常见的远期并发症（图 24.14）。有单纯髋脱位病史的人群，髋关节骨关节炎的发生率约为 20%，5 倍于正常人群[27]。

## 新技术

视频 24.3 股骨头新鲜同种异体骨植骨

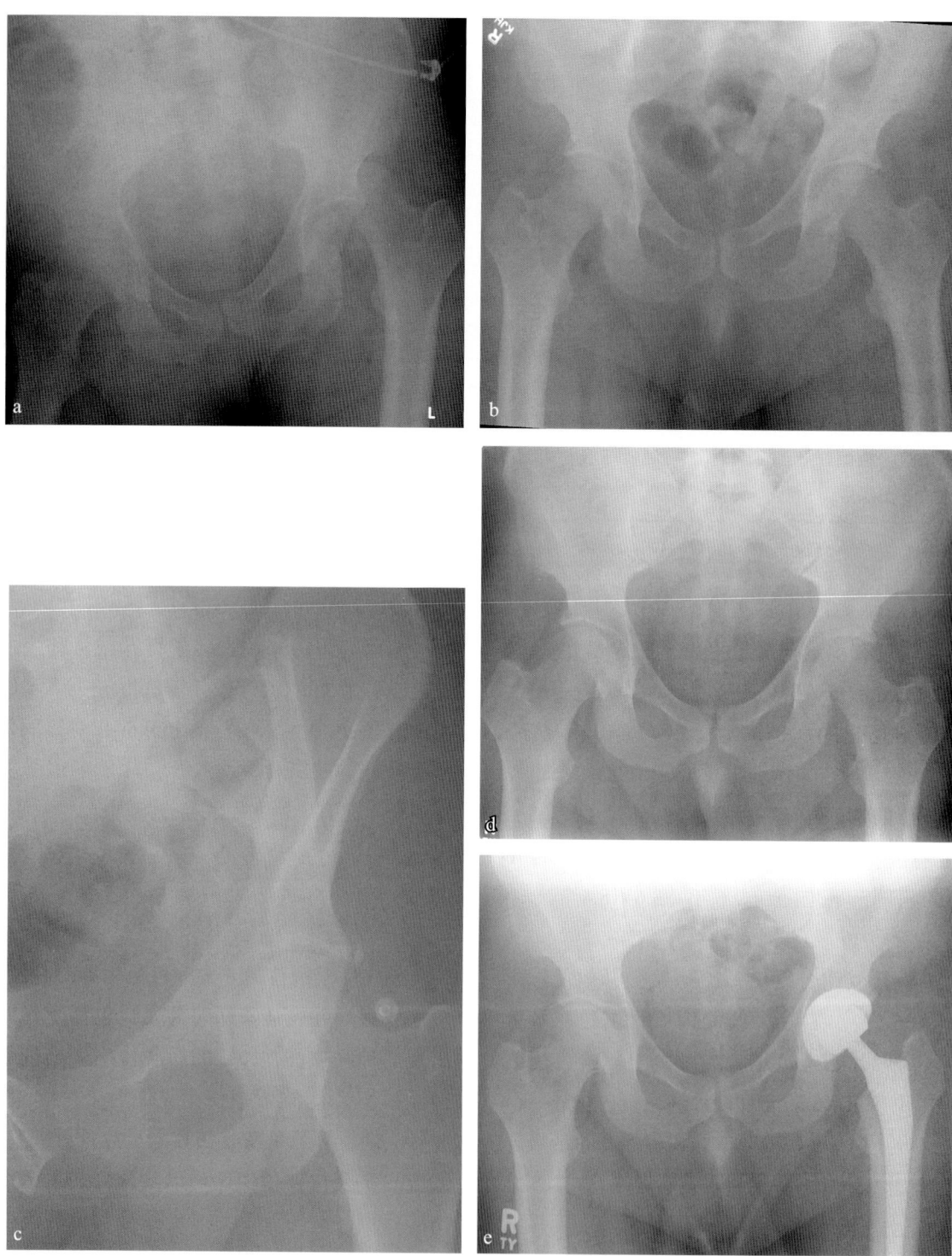

**图 24.14** 创伤后骨关节炎是股骨头骨折最常见的并发症。a. 一例 37 岁摩托车碰撞导致的 Pipkin Ⅳ 骨折病例，骨盆前后位影像显示左侧髋关节脱位。b. 左侧髋关节前后位影像提示股骨头同心复位，无关节不稳定，可见小块的髋臼后壁骨折。c. 左侧髋关节闭孔斜位影像显示复位满意。d. 基于以上，通过非手术治疗完成复位。然而，受伤 4 个月后的骨盆前后位 X 线影像显示左髋关节间隙明显变窄。实验室检查结果显示无感染迹象。此病例提示了髋关节脱位对关节软骨的影响，造成关节软骨轻微的畸形复位。e. 对患者行全髋置换后的骨盆前后位影像

## 视 频

**视频 24.1 对股骨头凹骨折行 ORIF**

视频演示了对大的 Pipkin Ⅰ型股骨头骨折用埋头螺钉行 ORIF。

**视频 24.2 经 Smith-Peterson 入路对 Pipkin Ⅱ型股骨头骨折行 ORIF**

视频演示了通过 Smith-Peterson 入路对 Pipkin Ⅱ型股骨头骨折行 ORIF，并讨论了入路的细节。

**视频 24.3 股骨头新鲜同种异体骨植骨**

视频演示了对股骨头软骨全层丧失的年轻患者用同种异体骨进行植骨。

## 参考文献

1. Hak DJ, Goulet JA. Severity of injuries associated with traumatic hip dislocation as a result of motor vehicle collisions. J Trauma 1999;47:60-63
2. Sahin V, Karakaş ES, Türk CY. Bilateral traumatic hip dislocation in a child: a case report and review of the literature. J Trauma 1999;46:500-504
3. Yang RS, Tsuang YH, Hang YS, Liu TK. Traumatic dislocation of the hip. Clin Orthop Relat Res 1991;265:218-227
4. Ilizaliturri VMJr, Gonzalez-Gutierrez B, Gonzalez-Ugalde H, Camacho-Galindo J. Hip arthroscopy after traumatic hip dislocation. Am J Sports Med 2011;39 (39, Suppl):50S-57S
5. Kalhor M, Beck M, Huff TW, Ganz R. Capsular and pericapsular contributions to acetabular and femoral head perfusion. J Bone Joint Surg Am 2009;91:409-418
6. DeLee JC, Evans JA, Thomas J. Anterior dislocation of the hip and associated femoral-head fractures. J Bone Joint Surg Am 1980;62:960-964
7. Kuhn DA, Frymoyer JW. Bilateral traumatic hip dislocation. J Trauma 1987;27:442-444
8. Levine RG, Kauffman CP, Reilly MC, Behrens FF. "Floating pelvis." A combination of bilateral hip dislocation with a lumbar ligamentous disruption. J Bone Joint Surg Br 1999;81:309-311
9. Sethi TS, Mam MK, Kakroo RK. Bilateral traumatic anterior dislocation of the hip. J Trauma 1987;27:573-574
10. Sinha SN. Simultaneous anterior and posterior dislocation of the hip joints. J Trauma 1985;25:269-270
11. Soltanpur A. Bilateral traumatic dislocation of the hip. Injury 1983;14:349-350
12. Tezcan R, Erginer R, Babacan M. Bilateral traumatic anterior dislocation of the hip: brief report. J Bone Joint Surg Br 1988;70:148-149
13. Pipkin G. Treatment of grade IV fracture-dislocation of the hip. J Bone Joint Surg Am 1957;39-A:1027-1042, passim
14. Stimson LA. A Treatise on Fractures and Dislocations, 7th ed. New York and Philadelphia: Lea Brothers & Co., 1912:797
15. Cornwall R, Radomisli TE. Nerve injury in traumatic dislocation of the hip. Clin Orthop Relat Res 2000;377:84-91
16. Epstein HC, Wiss DA, Cozen L. Posterior fracture dislocation of the hip with fractures of the femoral head. Clin Orthop Relat Res 1985;201:9-17
17. Garrett JC, Epstein HC, Harris WH, Harvey JP Jr, Nickel VL. Treatment of unreduced traumatic posterior dislocations of the hip. J Bone Joint Surg Am 1979; 61:2-6
18. Hougaard K, Thomsen PB. Traumatic posterior dislocation of the hip-prognostic factors influencing the incidence of avascular necrosis of the femoral head. Arch Orthop Trauma Surg 1986;106:32-35
19. Mehta S, Routt ML Jr. Irreducible fracture-dislocations of the femoral head without posterior wall acetabular fractures. J Orthop Trauma 2008;22:686-692
20. Swiontkowski MF, Thorpe M, Seiler JG, Hansen ST. Operative management of displaced femoral head fractures: case-matched comparison of anterior versus posterior approaches for Pipkin I and Pipkin II fractures. J Orthop Trauma 1992;6:437-442
21. Molnar RB, Routt ML Jr. Open reduction of intracapsular

hip fractures using a modified Smith-Petersen surgical exposure. J Orthop Trauma 2007;21:490-494
22. Ganz R, Gill TJ, Gautier E, Ganz K, Krügel N, Berlemann U. Surgical dislocation of the adult hip a technique with full access to the femoral head and acetabulum without the risk of avascular necrosis. J Bone Joint Surg Br 2001;83:1119-1124
23. Dreinhöfer KE, Schwarzkopf SR, Haas NP, Tscherne H. Isolated traumatic dislocation of the hip. Long-term results in 50 patients. J Bone Joint Surg Br 1994;76:6-12
24. Sahin V, Karakaş ES, Aksu S, Atlihan D, Turk CY, Halici M. Traumatic dislocation and fracture-dislocation of the hip: a long-term follow-up study. J Trauma 2003;54:520-529
25. Solberg BD, Moon CN, Franco DP. Use of a trochanteric flip osteotomy improves outcomes in Pipkin IV fractures. Clin Orthop Relat Res 2009;467:929-933
26. Holt GE, McCarty EC. Anterior hip dislocation with an associated vascular injury requiring amputation. J Trauma 2003;55:135-138
27. Della Rocca GJ, Crist BD, Murtha YM. Hip dislocations. In:Bhandari M, ed. Evidence-Based Orthopedics. Oxford: Blackwell Publishing;2012:468-473

# 25　股骨颈骨折

著者：Gregory J. Della Rocca
译者：陶春杰　李旭　赵志钢

股骨颈骨折是最常见的骨折类型之一，主要见于骨骼质量不佳的老年患者遭受轻微外伤后，但较年轻的患者在遭受高能量损伤后也会发生。老年患者孤立性股骨颈骨折的治疗与年轻患者不同，需要根据患者的机体状况进行处理。较年轻的高能量髋部骨折患者常伴有其他损伤，某些可能危及生命，需在髋部骨折治疗前、后进行治疗。

老年（通常指65岁以上）患者的股骨颈骨折在骨科医生治疗的四肢骨折中占了很高比例，并且该比例仍在上升。髋部骨折诊治对医疗保健系统以及对患者和其家庭所形成的成本巨大，并且在不断增高。恰当的治疗策略可通过提高生存率、提高恢复至骨折前生活和行走状态的可能性以及减少医疗资源的使用，从而使老年患者髋部骨折的负累最小化。对于年轻患者，股骨颈骨折甚至可能是一个命运转折点。保髋是治疗年轻患者的优选方法。不充分的治疗（未实现解剖复位，使用无法维持复位的内置物）和愈合困难等，可能导致严重残疾和持续疼痛，以及因诊治而占用患者的家庭生活和工作时间，并且后续可能需要接受重建手术。对于固定尝试失败且活动活跃的年轻患者，关节置换有时是有必要的，但只是次优选择（年轻患者的活动需求更高，对内置物预期寿命、耐久性的要求更高）。

骨科医生在处理股骨颈骨折时会面临很多挑战。对于老年患者，外科医生就必须决定行非手术治疗还是手术治疗。如果表明需要手术，许多问题都必须先解答：骨折是非移位的还是移位的？是否需要开放复位？是否需要关节置换术而非复位内固定？行哪种关节置换术，为什么？什么手术入路可以产生最有益的结果？对年轻患者，保留自然髋关节是优先选择的方法，也需要回答许多问题：如何获得复位？需要使用什么内固定装置？如果股骨颈骨折伴有同侧股骨干或髋臼骨折怎么办？骨折治疗的紧迫事宜是什么？

详尽的病史采集、体格检查以及影像检查，对股骨颈骨折患者的治疗至关重要。骨科医生应当明确受伤机制为高能量（如机动车车祸）、低能量（如站立位跌倒）还是非创伤性（如自发性骨折），有助于指导治疗。低能量性或非创伤性股骨颈骨折提示骨质量较差，可能是由骨质疏松（老年患者）、代谢异常或肿瘤（任何患者）所致。高能损伤提示应寻找同侧下肢（尤其是股骨干、膝关节和髋臼骨折）以及其他肢体和骨盆（包括考虑头部、颈部和胸腹外伤）的相关损伤。特别是高能损伤机制，应密切注意下肢损伤后的神经血管状况。需要各种体位的骨盆、下肢影像来排查其他相关损伤，如髋臼、骨盆或者股骨干骨折，这些都可能会引起股骨颈骨折治疗措施的调整。

## 分　型

髋部骨折分型方案被常规用于描述股骨颈骨折。现已提出多种方案，每种都解释了骨折本身的一些不同特点。即使这些分型方案被广泛应用，但对其是否足以使临床医师进行准确交流成为可能仍然存疑。一种分型方案应当能准确描述伤情、指导治疗、提示预后，具有观察者内和观察者间信度，并易于使用。因为很多分型系统都有内在的问题，所以很多外科医生宁愿只关注股骨颈骨折有否移位而不是分型。

最广泛被应用及为人所理解的分型系统是Garden 股骨颈骨折分型（图 25.1）。据其最初的表述[1]，其可靠性有限。Garden Ⅰ 型骨折被认为是非移位的而实际上是外翻嵌插的，是无须复位或经皮治疗就有良好效果的稳定性损伤；它们也可能是不完全骨折，有完整的低位铰链样结构。Garden Ⅱ 型骨折事实上是非移位骨折，骨折后的股骨颈对线与骨折前情况一致。Garden Ⅲ 型和 Ⅳ 型骨折为对线的内翻移位骨折。Garden Ⅲ 型骨折在骨折表面之间仍残留骨质接触，从而形成骨折成角（以及影像学上的骨小梁定向紊乱）。Garden Ⅳ 骨折是一种完全移位的骨折，而且即使二者间有移位，股骨头和下方股骨颈的骨小梁往往仍维持正常方向。简化版的 Garden 分型的使用可靠性更高，"非移位"骨折包括 Garden Ⅰ 型和 Ⅱ 型，"移位"骨折包括 Garden Ⅲ 型和 Ⅳ 型[2]。

另一种用于股骨颈骨折的分型方案由国际内固定协会（Arbeitsgemeinschaft fur Osteosynthesefragen，AO）与骨科创伤学会（Orthopaedic Trauma Association，OTA））合作编制的（图 25.2）[3]。该分型方案纳入了骨折移位情况、骨折在股骨颈的位置（头下、经颈或颈基底部）以及骨折线的垂直程度，这些都被认为会影响治疗的方法和最终结果。

然而，骨科临床医师常用的分型方案却是Pauwels 分型（图 25.3）。同 Garden 分型一样，其可靠性也有限[4]。Pauwels 分型描述了骨折垂直方向相对于水平方向的角度，该角度越小（骨折线越趋水平），承重越可能导致骨折线受到剪切应力。骨折的"垂直程度"在愈合过程中影响骨折的表现，并可能对外科治疗方法和内置物相关并发症产生影响。年轻患者的股骨颈骨折往往为高能量损伤，与低能量损伤所致的老年患者的骨折相比，更易导致趋于垂直（如 Pauwels Ⅲ 型）的骨折。

## 非手术治疗

股骨颈骨折的非手术治疗传统上被保留用于部分老年患者，这些患者无法步行且无法沟通，或者被认为有可能会在术中或术后即刻死亡。然而，股骨颈骨折治疗的非手术治疗指征并不明确。无法步行且无法沟通的老年患者会有疼痛。不稳定性股骨颈骨折（如 Garden Ⅲ 型

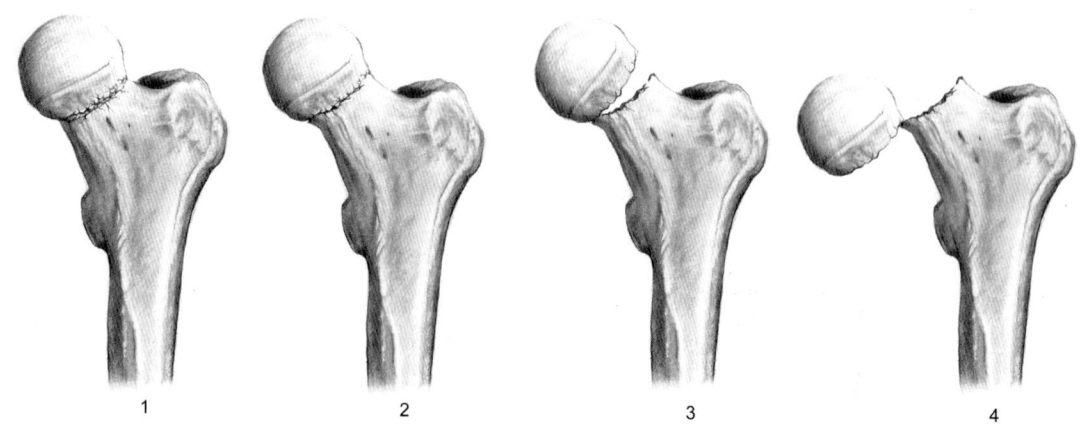

图 25.1　股骨颈骨折的 Gartland 分型。1 型：外翻嵌插型。2 型：无移位型。3 型：部分内翻移位。4 型：完全移位型。改良 Gartland 分型将 1 和 2 型骨折划归为"无移位型"，而将 3 和 4 型归为"移位型"

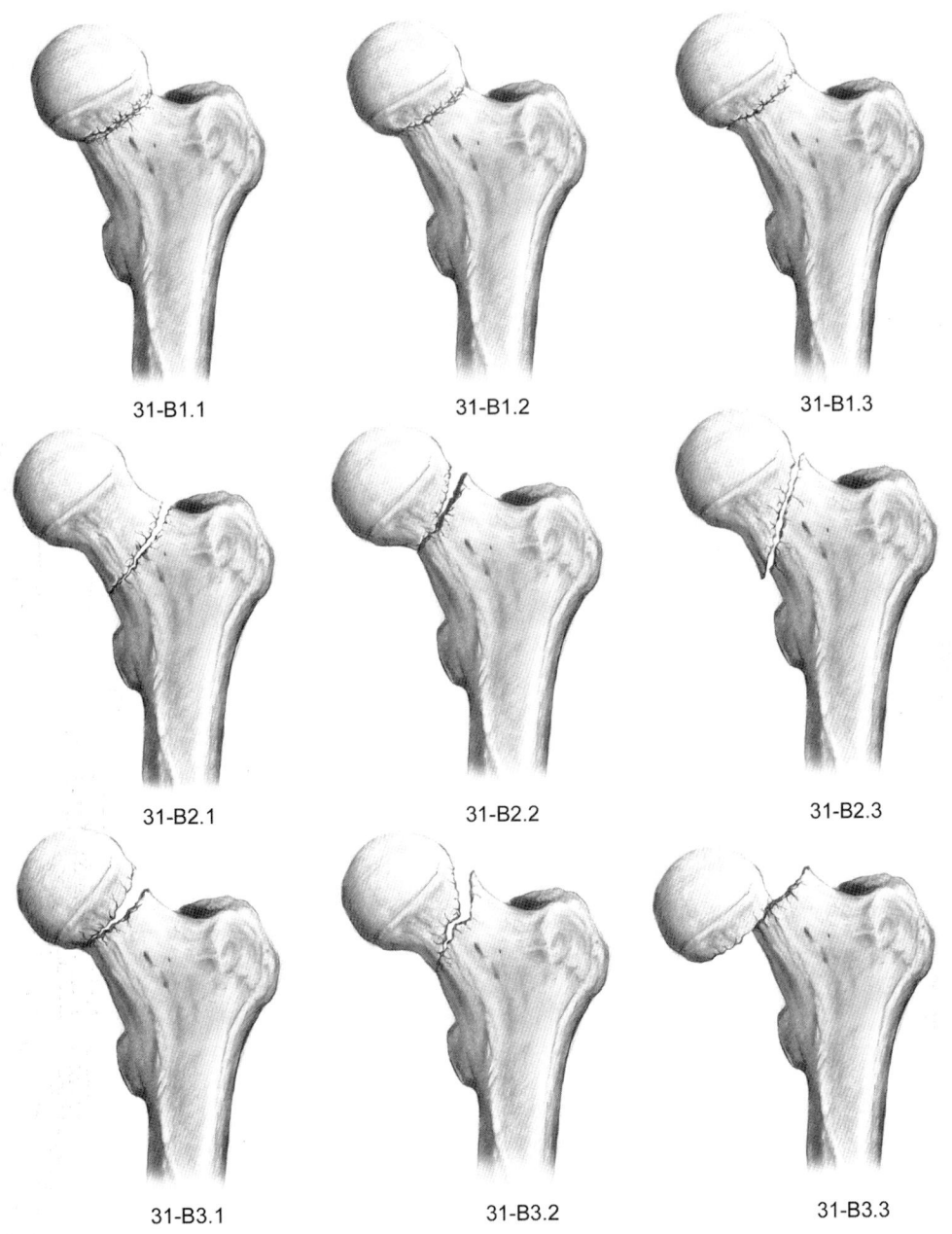

图 25.2　内固定学会/创伤骨科协会（AO/OTA）股骨颈骨折分型

或Ⅳ型骨折）可能较稳定性骨折的疼痛更剧烈。对于虚弱的老年患者来说，下床活动的能力很重要，而活动导致的严重疼痛可能会使其尽量避免下床活动。对于此类患者，卧床休息往往和血栓栓塞、肺炎及压力性溃疡形成等有关。虚弱老年患者通常在骨折后有很大可能会健康状况恶化或发生疾病，健康状况恶化迅速且可能无法耐受。一项关于老年人髋部骨折患者手术治疗与非手术治疗的人口数据库回顾性综述发现，非手术治疗患者的 30 天死亡率约为 18.8%，而手术治疗患者约为 11%[5]。然而，也是在这项研究中，对 62 例非手术治疗患者与 108 例手术

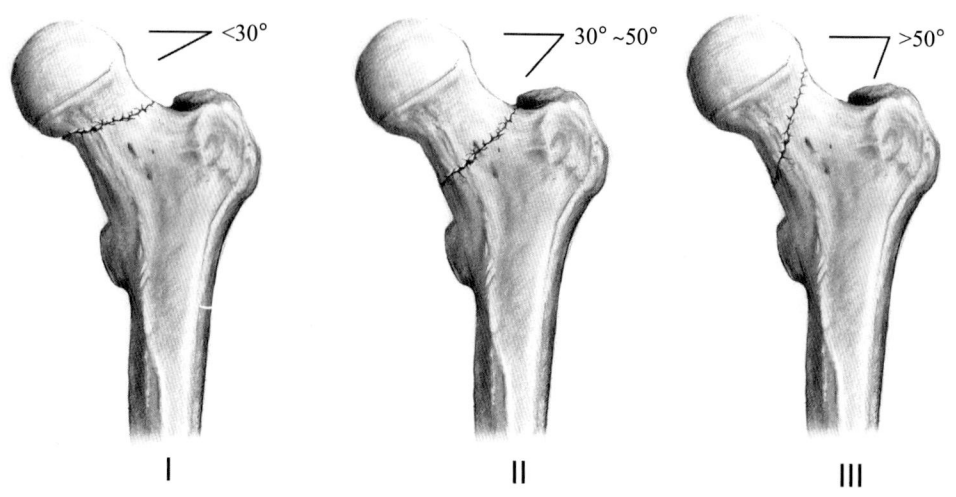

**图 25.3** 股骨颈骨折 Pauwels 分型。Ⅰ型：骨折线与水平面夹角 <30°。Ⅱ型：骨折线与水平面夹角介于 30°~50° 之间。Ⅲ型：骨折线与水平面夹角 >50°

治疗患者进行队列对比研究，发现非手术治疗组的死亡率约为 73%。基于进一步的调查，当将非手术治疗患者根据活动和卧床进行分组，手术患者（29%）和早期活动的非手术患者（19%）的 30 天死亡率未发现有显著不同。文献作者发现髋部骨折非手术治疗后卧床可导致 30 天死亡率上升 2.5 倍。

对非移位或外翻嵌插骨折进行非手术治疗应当谨慎。纵然这类骨折通常被认为是稳定的，但骨不连的发生率可能很高（非手术治疗时可高达 39%）[6-9]。另外，晚期移位股骨颈骨折的手术修复比未移位的稳定骨折可能更加困难。尽管早期直接行螺钉或内置物固定是合理的，但晚期移位的患者可能需要行关节置换术。骨不连和骨坏死的发生率可随着骨折晚期移位而升高。鉴于上述原因，对于稳定性骨折，包括无移位或嵌插的稳定性骨折，都应早期手术治疗。

对股骨颈骨折的年轻患者应行手术修复，一般不考虑非手术治疗。偶尔，股骨颈骨折的年轻患者因伴有严重创伤，即刻或早期固定会有困难，应在患者生理状态稳定后行延迟固定。

## 手术指征

对于年轻的股骨颈骨折患者，只要身体情况允许，一般应行手术治疗，及早固定。对于老年患者，通常采用内固定治疗非移位或外翻嵌插骨折，采用髋关节置换术（完全或半关节置换术）治疗移位骨折。"年轻"的定义是可变的，多视术者的经验以及患者创伤前和预期创伤后活动水平基线水平而定。部分年龄小于 65 岁的患者可能有多种合并症，惯于久坐；而许多年纪较大的患者可能健康且活动活跃，因而可被认为是"年轻"患者。仔细考量患者的健康状态、对治疗方案偏好，以及活动水平的基线水平（对于工作、娱乐、日常活动），对治疗股骨颈骨折老年患者是必要的。

## 内置物的选择

股骨颈骨折的老年患者的治疗措施取决于其骨质量（股骨颈中几乎没有小梁骨）；相反，年轻患者的股骨头和股骨颈中都有小梁骨。年轻患者的损伤机制通常为高能量损伤而不是简单的站立位跌倒，多导致粉碎性骨折，因此必须进行处理，以防在愈合过程中股骨颈短缩。同样，年轻患者股骨颈骨折的方向较大多数老年患者会更趋垂直，需要能抵抗步行过程中剪切应力的内置物。

目前，对老年患者的股骨颈骨折，多采用三螺钉固定技术。这些螺钉多有部分螺纹，置入后会对骨折处进行加压。对老年患者来说，骨质量差意味着螺钉固定对骨折面的加压效果可能较差。反之，这些螺钉依赖于三点固定，其中一个关键接触点位于骨折以下稳定的股骨颈皮质内侧。对于较年轻的患者，良好的骨质量可使螺钉置入后对股骨颈骨折的加压力增大。然而，低位内侧股骨颈粉碎性骨折可使垂直方向的承重不受完整内侧皮质的支持，从而导致进一步的移位。年轻患者股骨颈骨折趋于垂直的特性可能会加剧这一情况。为了处理 Pauwels Ⅲ型股骨颈骨折并获得固定螺钉和完整低位内侧皮质的接触，可能会需要在小粗隆水平置入的高度倾斜的螺钉。通常不推荐这种做法，因为该位置的螺钉可能会增加发生股骨转子下假体周围骨折的风险。

三螺钉固定可成功用于某些股骨颈骨折的年轻患者。如果骨折线的方向垂直于股骨颈轴线（如 Pauwels Ⅱ型），则与该轴线平行排列的拉力螺钉也将垂直于股骨颈骨折线，可对骨折处良好加压（图 25.4）。并且，除非出现环周骨折，否则骨折线的交错有利于长度稳定的加压（防止股部短缩）和骨折的旋转控制。如果术者担心在愈合过程中骨折的短缩，那么可在术中用有部分螺纹的拉力螺钉对骨折进行加压，

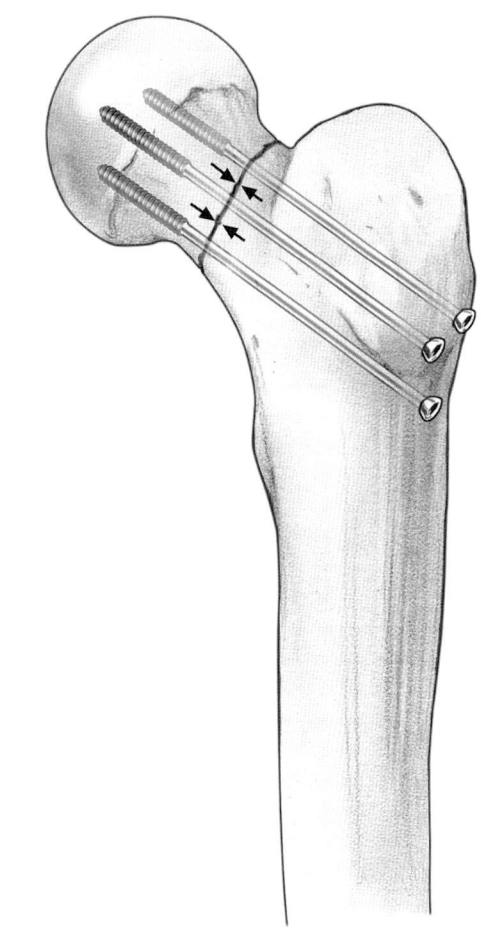

图 25.4　用于固定股骨颈骨折的三螺钉结构示意图。螺钉与股骨颈长轴平行置入，并使得几乎垂直于螺钉方向的骨折线被加压

然后用全螺纹、长度稳定螺钉加强或替代这些拉力螺钉，从而可防止进一步的骨折塌陷，避免股部短缩[10]。

对于年轻患者，还有其他多种固定选择。使用平行于股骨颈轴线螺钉的三螺钉固定技术，对于抵抗股骨颈骨折垂直方向的剪切力（Pauwels Ⅲ型）来说可能并不够。这些螺钉通常并不垂直于骨折线，因此螺钉对骨折加压效果并不理想。为了使最低位的螺钉能固定于稳定、完整的内侧股骨矩以防止股骨头部分的低位移位，必须冒着导致转子下骨折的伴随风险将螺钉从小转子水平以下打入。因此，常采用

其他固定方式。

也可采用一枚垂直于垂直向骨折线（Pauwels Ⅲ型）的水平向螺钉和一枚或多枚股骨颈轴向螺钉组成的非平行螺钉技术（效果不一）进行固定[11-13]。此时，首先进行复位，随后通过置入第一枚（水平向）螺钉实现对骨折的加压。在这里，应用拉力螺钉是有益的，随后置入另外2枚螺钉以进一步加强固定（图25.5）。

有研究对单独的螺钉结构和固定角度内置物进行了对比。生物力学研究证明，由3枚平行于股骨颈轴线的螺钉组成的结构对垂直方向股骨颈骨折的稳定作用，不如由1枚髋加压螺钉、1枚髁动力螺钉加1块股骨近端锁定接骨板组成的结构[14]。目前，关于何种内置物对于稳定股骨颈骨折的效果尚存争议，一项大样本国际性前瞻性研究正在进行，目的是比较在治疗股骨颈骨折时[15]，传统的三螺钉结构固定与髋加压螺钉固定的效果[16]。因不需要内侧股骨矩的支撑抵抗承重来防止骨折移位，髋加压螺钉通常用于股骨颈基底部骨折，可为垂直方向的股骨颈骨折治疗提供一种可选择方案。即使从生物力学角度来说股骨近端锁定接骨板比其他用于稳定股骨颈纵向骨折的结构效果更佳，但其本身并非为股骨颈骨折的治疗而专门设计的[14]。最新研究显示，约36.8%的接受股骨近端锁定接骨板治疗的股骨颈骨折患者发生了灾难性失败[17]。

> **急诊处理**
>
> 年轻患者股骨颈骨折由高能量损伤机制导致，因此通常伴随其他创伤。原则上，年轻患者股骨颈骨折是一种外科急症[18]，应迅速（例如急诊）手术。
>
> 处理年轻的股骨颈骨折患者应当谨慎。患者整体状况是怎样的？有没有颅脑、脊柱、胸腔、腹部、骨盆或者其他肢体的损伤？有时，髋关节骨折应该放在其他会直接影响患者生理状态的创伤治疗后处理。
>
> 对年轻的孤立性髋关节骨折急诊患者应当如何处置呢？应尽快进行完美复位和良好固定。良好的复位与股骨颈骨折修复后的远期结局改善有关[19]。股骨颈骨折急症手术对于病情稳定的患者来说不是最好的选择。日间手术，有休息充分的医生、常规的骨科手术团队（包括熟悉骨科手术和骨折狐狸的手术室全体成员），以及平时医院资源（包括透视服务）有益于改善结局。一项前瞻性研究显示日间手术的股骨、胫骨干骨折患者的轻微并发症（疼痛导致的取钉）的发生率比夜间手术的患者要稍低[20]；日间股骨颈骨折修复手术（可能比胫骨或股骨置钉更复杂）可能比夜间手术有更好的结局。有证据表明髋关节骨折患者的死亡率日间在专用创伤手术室行手术时降低，而夜间手术则相反[21]。

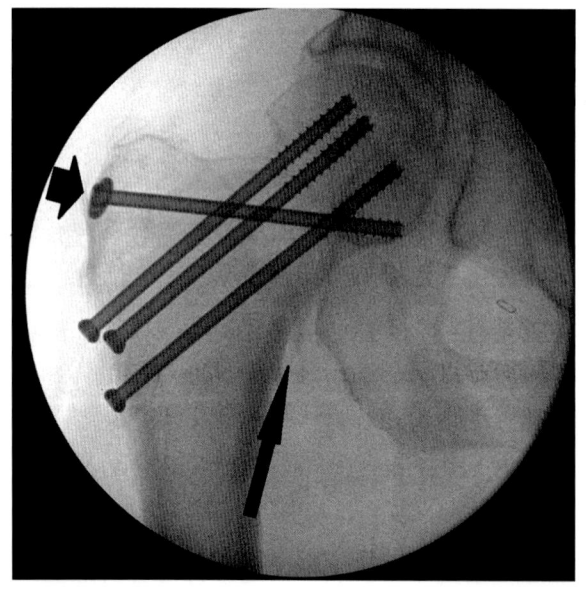

图25.5 水平置入的螺钉（短黑箭头所示）用于达成竖直方向骨折线（Pauwels Ⅲ）加压的图示，辅以三枚与股骨颈轴线平行的空心螺钉

## 股骨颈骨折老年患者的治疗原则

股骨颈骨折主要见于老年人，往往是老年患者入院的最常见原因，但并不是唯一需要处理的问题。许多髋部骨折老年患者都有多种合并症，如高血压、糖尿病、痴呆以及肾功能不全。很多此类患者每天要多次服用多种药物，某些药物可以导致感知障碍或失调，从而导致跌倒的风险增加。此外，脱水引起的直立性低血压也使老年患者面临更高的跌倒风险。感染（如尿道感染、肺炎）可能不会表现为经典的疼痛、不适和发热，有可能表现为认知失调和定向力障碍，并可能引起跌倒。不能正确辨识并处理导致跌倒的原因，会使老年患者一直处于较高的发生髋部骨折风险中。

过去，对髋部骨折老年患者的治疗单纯集中于骨折。但是，髋部骨折老年患者多伴有各种合并症，骨折可能并不是需要处理的最紧迫问题。在适当的时机使骨折变得稳定，对患者活动来说是十分重要的，长时间卧床对预后是不利的。大量证据表明，入院和骨折手术治疗之间等待的时间长于72 h[22]、48 h[23]或者甚至是24 h[24]的髋部骨折老年患者，死亡率会增高。一项最新的荟萃分析证实了这一发现[25]，而这导致了将这些骨折患者草率地直接推入了手术室。但是，延迟手术会直接导致髋部骨折老年患者死亡率的上升吗？或者说，健康状况较差的患者在术前可能需要更长的时间才能好转。从表面上来看，此类患者因有多种合并症而有更高的死亡风险——手术延迟只是患者健康状况差的结果吗？

多学科团队的合作有四种基础模式，在髋部骨折老年患者的治疗中十分重要[26, 27]：①患者被收入骨科，只在骨外科医师有需求时才咨询老年内科医生[28]；②患者被收入骨科，常规咨询老年内科医生[29, 30]；③患者被收入老年病科，骨科医生提供咨询服务[31-33]；④内科与骨科治疗的整合——真正的共同管理[34-37]。

近年来，Rochestor髋部骨折老年患者护理模式引起了人们的注意[36]，它实际上是上述四种模型的一个例子。Highland 医院（Rachesctor, New York）于2004年仿照Cleveland老年紧急护理（Cleveland Clinic's Acute Care for the Elderly, ACE）单元建立了一个老年骨折中心[38]，按照以下规则运作：多数（即便不是全部的话）髋部骨折患者都需要外科治疗；医源性疾病（如肺炎、压疮、静脉血栓栓塞）通过迅速的外科治疗和真正的共同管理（老年病科和骨科服务的"共有"）而被消除；标准化规程降低了治疗疏漏而导致预后较差的可能性；患者入院时即开始制订出院计划[34]。这一套管理程序明显改善了髋部骨折老年患者的治疗结果，并且患者的总体花费更低[37]。

## 半关节置换术

老年患者的股骨颈骨折移位常规采用关节置换术而不是固定手术来治疗。对于此类患者，骨折复位固定后失败率较高，因而需要再次手术干预，多采用关节置换术进行处理[39]。关节置换术的优势在于有早期无困难承重的能力和能减少二次手术干预的需要[39]；缺点包括内置物缺乏耐用性（翻修是必需的），脱位风险、感染风险增加，以及残留髋部疼痛（半关节置换术的患者）。有时，为活动活跃、生理较年轻的移位股骨颈骨折老年患者选择最佳治疗方案很困难：如果选择关节置换术，那么应该选骨水泥型还是非骨水泥型假体呢？应该全髋关节置换还是半关节置换？如果选半关节置换，应该选双极头还是单极头呢？

## 骨水泥与非骨水泥半关节置换术

对于股骨颈骨折移位老年患者，通常采用半髋关节置换术治疗（图 25.6）。早期半关节置换术的内置物设计似乎纯粹是作为垫片，几乎没有考虑功能问题。Austin-Moore 假体是一种具有非长入表面的非骨水泥假体。有时，通过在假体近端开两个较大的骨窗，通过骨生长达到使假体稳定的目的，但其即刻稳定性会极低，股骨近段假体通常是活动的，行走时会残留疼痛[40]。这看起来会有违其应用的基本原理——内置物应耐用且使患者早期活动成为可能。

目前的半关节置换骨水泥假体置入后会立即实现股骨近段假体的即刻稳定性，股骨和假体之间不存在微动，因此承重所致疼痛被最小化。对于虚弱患者，术后尽早活动很重要，承重时没有疼痛有助于早期承重活动。择期髋关节置换手术采用骨水泥加压注射技术，已被证明会引起骨髓栓塞，包括骨水泥聚合物和单体[41]，骨水泥单体被认为与复苏不足患者的心衰有关[42]。虽然这对已经针对健康状况进行优化的择期髋关节置换患者来说并不常见，但对患病的或虚弱的髋部骨折患者来说则是一个巨大的隐患。对于接受骨水泥填充的半关节置换术的老年患者，应避免对超出拇指深度的材料进行加压。用骨水泥固定股骨半关节置换组分，会引起一过性的、明显的心脏输出减少[43]。最新数据表明，骨水泥和非骨水泥半关节置换术后心肺并发症的发生情况相似[44]，骨水泥半关节置换术的术后早期死亡率没有明显增高[45]。

相对于原始的 Austin-Moore 假体，目前的非骨水泥半关节置换假体的设计已有极大的不同。此类假体部件的近端外表面多为部分或整体多孔，使得假体置入后骨长入成为可能。这些部件的几何形状也更多是成角而非球形，使得步行时有一定旋转稳定性。锥形假体设计使部件置入后更加稳固，可减少步行或起身时假体组件的沉降（开始运动时下肢疼痛更轻）。但是，非骨水泥半关节置换术设计仍需要通过骨长入来确保假体的稳定性，这一过程需时数周至数月。最后，非骨水泥半关节置换术比骨水泥半关节置换术的手术时间更短。术者应根据患者的需求和实际情况，权衡骨水泥和非骨水泥半关节置换术设计的风险与获益。

## 双极与单极半关节置换术

半髋关节置换术的假体设计包括不同类型的假体头——双极头和单极头。单极头假体的金属（通常为钴铬合金）头直接连接假体颈，通过莫氏锥压接扣紧。双极头假体设计包括一个小的金属头，假体颈与聚乙烯衬里的金属头铰接，聚乙烯衬里金属头转而与天然髋臼铰接。因此，与单极头仅有唯一表面与髋臼铰接相比，双极头设计有两个可活动的表面。从理论上来说，双极头假体可改善髋部活动并减轻自然髋臼的磨损。目前改善活动的理论已受到挑战[46]，正如软骨磨损降低的理论受到挑战一样[47]。聚乙烯表面确实有可能会降低向自然髋臼软骨的载荷传递，从而减轻磨损，但与单极半关节假体相比，双极半关节假体的设计增加的花费几乎没有已证实的临床获益[48]。

## 全髋关节成形术

过去，对于同侧髋关节已有关节假体的股骨颈骨折移位的老年患者，全髋关节成形术多作为保留治疗。因为脱位发生率高（与择期 THA 患者相比），并不推荐采用 THA 治疗股骨颈骨折。因为有已有髋关节假体的股骨颈骨折患者相对不常见，而且股骨颈骨折后 THA 脱位率相对较高，故 THA 未被作为老年股骨颈骨折患者的常规治疗手段。

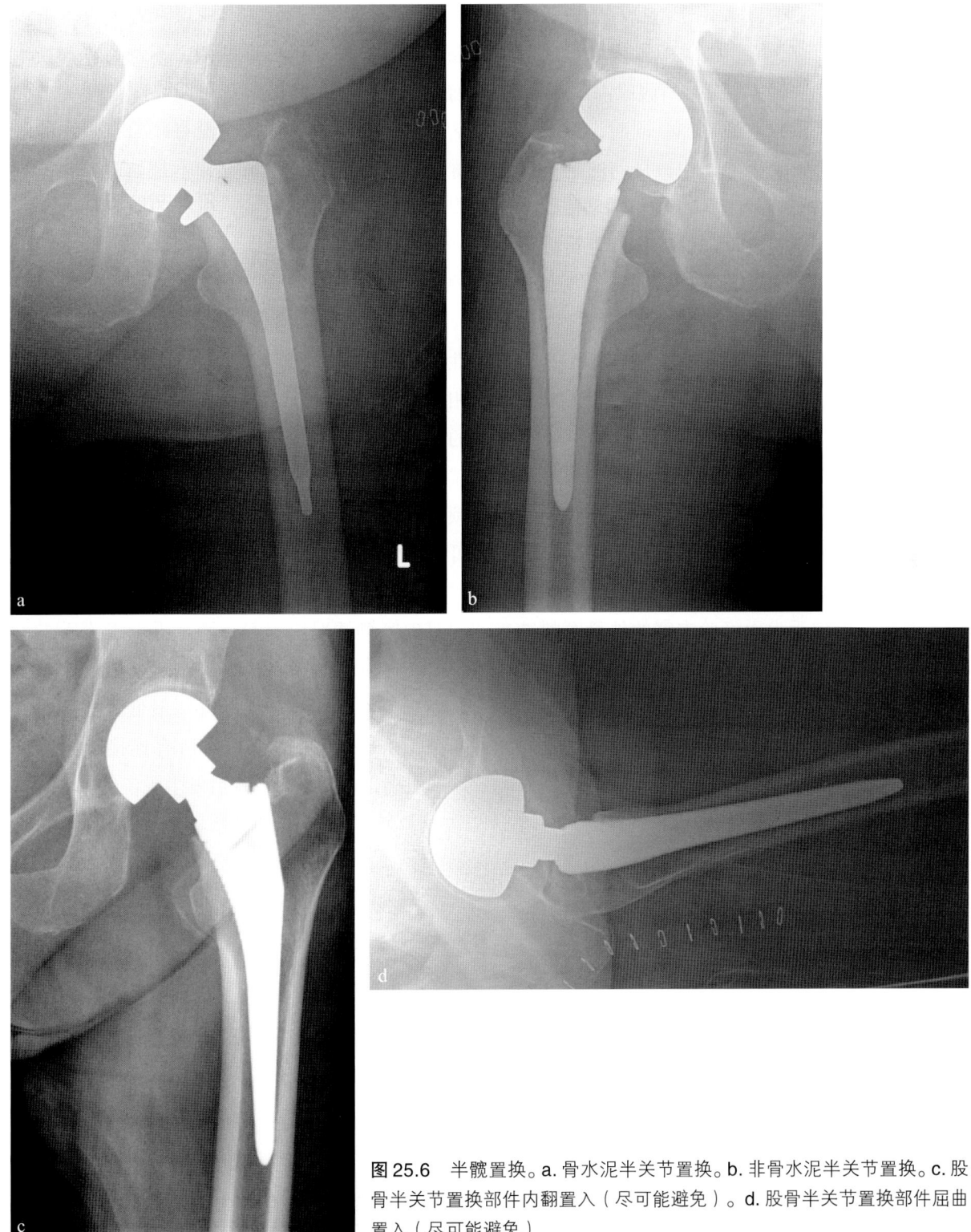

图 25.6 半髋置换。a. 骨水泥半关节置换。b. 非骨水泥半关节置换。c. 股骨半关节置换部件内翻置入（尽可能避免）。d. 股骨半关节置换部件屈曲置入（尽可能避免）

近来，有研究将THA用于治疗部分股骨颈骨折患者（图25.7）。半髋关节置换术后的髋臼软骨磨损[49~51]，轻者可能导致腹股沟区疼痛，严重者可导致严重致残性疼痛。同时，患者寿命正在变长，与数十年前相比，目前的老年患者多活动高度活跃。因此，对于一位活动活跃、其他方面保持健康的股骨颈骨折移位且难重建的55岁患者，应当如何处置呢？美国人预期寿命为78.7岁[52]，因此55岁的患者在发生股骨颈骨折后还有20年以上的预期寿命。对于这样一位希望维持高活动水平的患者，半髋关节置换术是最好的治疗选择吗？

全髋关节置换术较半髋关节置换术有很多优势。首先，它消除了金属假体与自然髋臼铰接导致疼痛的风险；同时，THA也不存在髋臼软骨磨损问题。然而，与因原发髋关节病行THA相比，即使手术由经验丰富的外科医师进行，股骨颈骨折后THA脱位率始终较高（原发THA为3%以下[53~56]，股骨颈骨折后THA为9%以下[57]）。已提出许多理论来解释这一现象。例如，早期的THA使用的是小假体股骨头（如22 mm）设计，在降低聚乙烯内衬磨损的同时增加了脱位的风险；髋关节病患者普遍有关节囊僵硬和髋关节周围肌肉紧张。不论关节置换术前或者术后，上述因素都可明显降低髋关节的活动度。对于发生骨折时没有髋关节假体的股骨颈骨折患者来说，情况并不是如此：髋关节周围组织可能更加松弛，患者的期望可能是即刻恢复髋关节活动性，这些都会导致发生脱位的风险增高。

采用THA治疗股骨颈骨折的脱位率比原发性髋关节病THA更高，因此应采取措施来降低相关风险。目前，承载关节面（陶瓷或金属材料）的聚乙烯以及其他非聚乙烯材料内衬的使用，减轻了人们对THA部件磨损的忧虑。大的股骨颈假体（作者常规使用36 mm的股骨头假体）可以降低脱位的风险，但尚未在THA治疗股骨颈骨折中得到证实。髋臼部件位置和髋关节周围肌肉紧绷情况应引起重视。手术入路历来与脱位率有关，如前外侧入路（Watson-Jones入路）有助于使发生脱位的风险降至最低。直接前方入路（Heuter入路）保留了所有连接于股骨近端的肌肉，可明显降低术后发生脱位的风险。

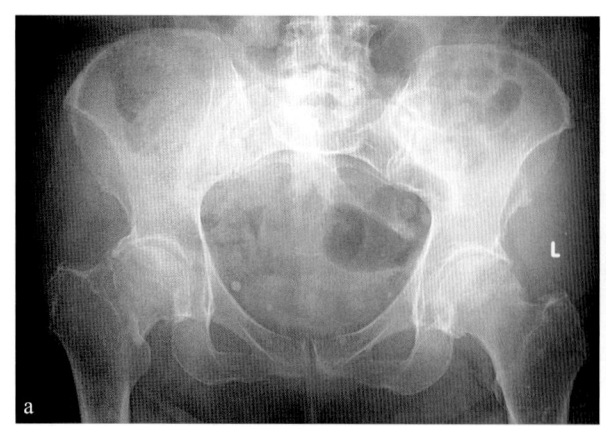 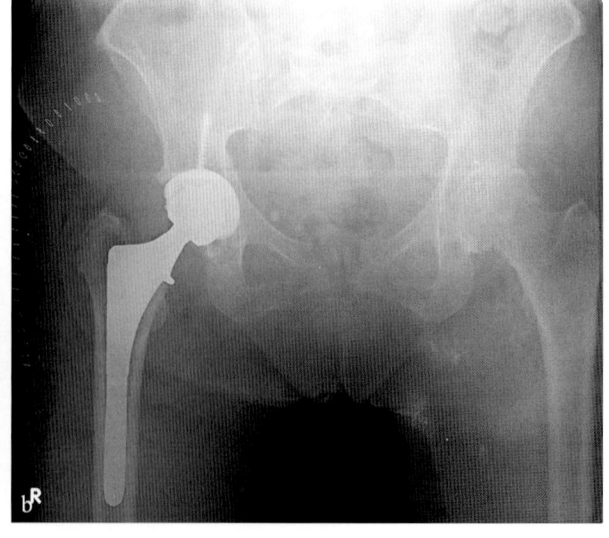

**图25.7** 全髋关节置换。a. 预先存在双侧髋关节炎的老年右侧股骨颈骨折移位的老年患者的正位片。患者再跌倒和骨折前已有双髋疼痛。b. 用于治疗该移位的股骨颈骨折的右侧非骨水泥全髋关节置换

## 手术解剖

### 骨性解剖

股骨颈与股骨干形成约131°的夹角，并且前倾10°以内，大、小转子相对靠后。治疗股骨颈骨折时，重建正常骨性解剖对骨折稳定（固定）、髋关节稳定（关节置换术）、保持髋关节周围正常肌肉的平衡有重要作用，以及恢复正常步态有重要作用。不确定股骨颈解剖是否正常时，可通过对侧髋关节或骨盆正位X线片进行比较，包括双侧小转子的轮廓。如果置换侧股骨颈的轮廓与对侧相符，则股骨正确的旋转已实现。在对比小转子轮廓时，应仔细观察下肢旋转和髋关节屈曲的情况。

### 血管解剖

股骨头的血供主要来自旋股内侧动脉升支[58]。该血管经过闭孔外肌后方、闭孔内肌和梨状肌前方，紧贴股骨颈向髋关节囊发出一条穿支。股骨颈的其他血供来源包括旋股外侧动脉的下干骺分支和圆韧带动脉等。在旋股内侧动脉受损时，仅靠这些小动脉（中央凹的圆韧带动脉，股骨头下部的下干骺动脉等）供血不足以维持股骨头活力。旋股内侧动脉和圆韧带动脉之间有交通支，在部分股骨颈骨折中对重建股骨头血供很重要[59]。

旋股内侧动脉是股骨头的主要供血动脉，采用髋关节后方入路（如髋臼后壁骨折的Kocher-Langenbeck入路）时有损伤风险。有必要时，推荐在距梨状肌腱和联合腱的股骨近端止点15 mm以内处行肌腱离断术，以保护股骨头血供[58]。同时，在显露髋关节前方的过程中，术者应清楚了解旋股内侧动脉终末分支位于股骨颈的后上方，避免在股骨颈上方使用牵开器。

即使相关血管没有被切断或阻塞，骨折畸形引起的血管扭结或关节囊内压力升高也可能影响股骨头的血供。理论上来说，髋关节脱位和股骨颈骨折的迅速复位可以缩短血管扭结、闭塞的时间，从而可降低孤立性髋关节脱位[60]或股骨颈骨折后发生骨坏死的风险[19]。已证实当关节囊内压力较对侧高30 mmHg或30 mmHg以上时，股骨颈骨折后发生骨坏死的风险会更高[61]。股骨颈骨折治疗后，对关节囊进行减压以防止股骨头坏死的临床效果并不确定，但是可能是有益的[62]。多数骨外科医师在治疗股骨颈骨折时并不常规实施关节囊切开[63]，通常会在透视引导下用刀或软组织剥离子从前方进行关节囊切开（以避开后方血管）（图25.8）。

关节囊切开术中出血并不常见，评价经皮关节囊切开是否成功也有困难。然而，在一项最新研究中，在20例尸体标本上经皮关节囊切开术都获得了成功[64]。

> **要点与技巧**
>
> - 股骨颈骨折开放复位时，避免拉钩放在股骨颈的后上方，因为可能进一步损害股骨头血供。

> **要点与技巧**
>
> - 经皮固定轻微移位股骨近端骨折后行关节囊切开会有好处。通过透视下将刀或者剥离子沿股骨颈前面推进，从前方切开关节囊。为了避免手术刀片从刀柄上脱落，在刀片-刀柄交界处周向缠绕贴膜会有帮助。

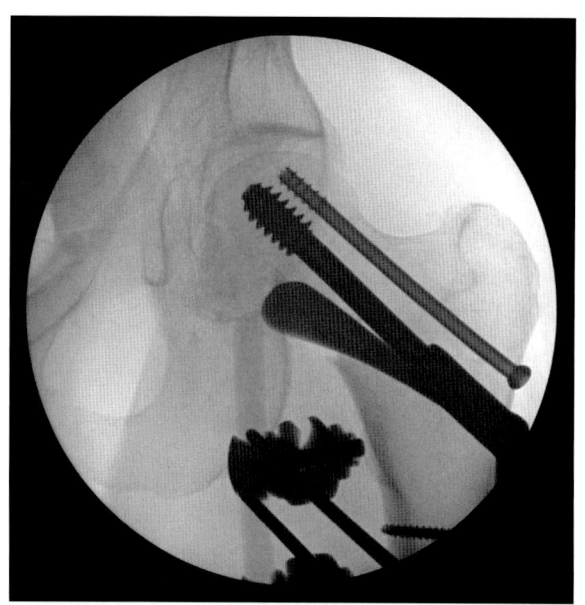

图 25.8 用髋拉力螺钉修复轻微移位股骨颈骨折后，透视证实在关节囊切开术中软组织剥离子沿着股骨颈前面推进

## 手术入路

### Watson-Jones 入路

视频 25.1 经 Watson-Jones 入路对股骨颈骨折行 ORFI

Watson-Jones 入路可以髋关节前外侧进行显露，通常只需要一个切口。患者取仰卧位，同侧身下垫一个垫子。若患者被置于可透射 X 线的手术台上，那么术前准备区位于肋缘水平以下，并包括整个患侧下肢；若患者被置于骨折手术台上，足部用固定靴维持复位，则足部不行术前准备。骨牵引是可取的，牵引针置于同侧股骨远端、胫骨近端或跟骨。使用可透射 X 线的手术台时，在下肢未固定或牵引的情况下做术前准备，缺点是不采用侵入性手段（如牵引针）无法对伤侧下肢实现静态牵引，而使用骨折手术台的一个潜在缺点是术中无法从固定靴中取出下肢（足与踝非无菌）进行操作，以及消除骨折处闭合复位可能会出现的后方塌陷。

沿髂嵴做切口，于髂前上棘与臀中肌束之间向大转子尖走行，然后向大腿近端前外侧向远端延伸（图 25.9）。切开皮肤、软组织直至覆盖于前方阔筋膜张肌和后方臀中肌之间的筋膜，建立手术间隙。将股外侧肌近端自髋关节囊前面牵开。倒 T 形切开髋关节囊，倒 T 形的横行部分位于股骨颈基底处并与股骨颈垂直，向近端延伸到髋臼上唇，应注意避免损伤。牵开软组织，将 Hoffmann 拉钩置于髋臼前壁。此入路对股骨颈基底部的显露优于对股骨头下区域的显露。

### Smith-Petersen 入路（图 25.10）

股骨颈骨折开放复位内固定的直接前入路通过一个单独的侧方切口完成内置物的置入（改良 Smith-Petersen 入路——Heuter 入路——在前方 THA 中更常用）。患者仰卧于可透射 X 线的手术台或骨折床上，同侧身下垫一个垫子。术前准备区域达同侧肋缘。自髂前上棘远端向髌骨外侧面做长 10~15 cm 的纵切口。切开皮肤和皮下组织，确认缝匠肌和阔筋膜张肌之间的间隙，在该间隙切开筋膜。股外侧皮神经就在附近筋膜下，辨识并将其移开以防损伤。旋股外侧血管通常在手术野远端，需在进行进一步的解剖前结扎（或电凝）并切断。

深部间隙位于髂前下棘（AIIS）的股直肌直接头（内侧）和臀中肌（外侧）之间。尽管有人认为切断股直肌腱可改善股骨颈的显露（手术结束时需要修复肌腱）[65]，但该间隙通常无须切断肌腱即可建立。股直肌直接头的深面为股直肌反折头，起自髋臼前缘、盂唇及关节囊。如果其尚未被松解，有需要时可将其牵开。髂腰肌（髂囊）纤维多起自前髋关节囊，可用软组织剥离子将其向内侧分离。随后 T 形切开关节囊，横臂位于髋臼盂唇远端，切开时注意保护盂唇。这样可以避开股骨颈基底处的支持带血管，这

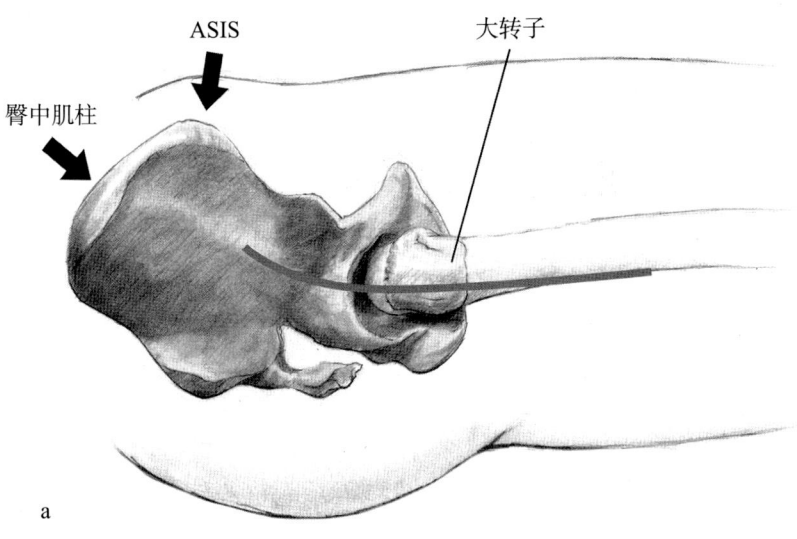
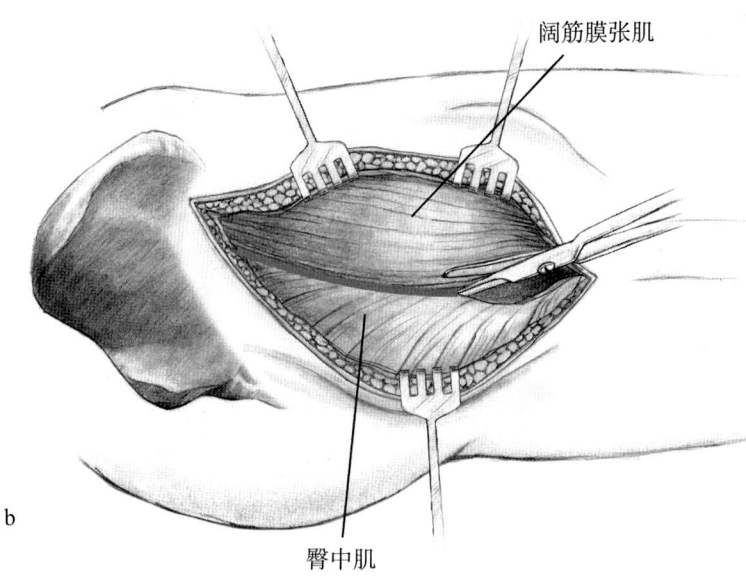
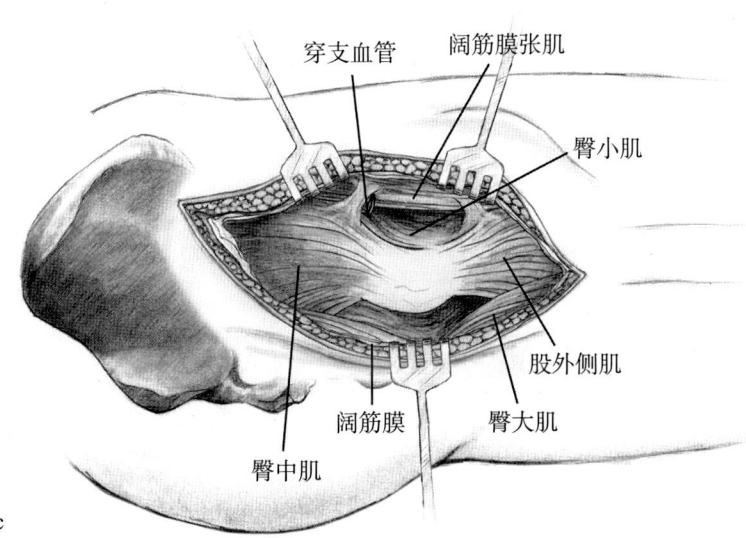

图 25.9 Watson-Jones 髋入路。a. 髋外侧切口，以大转子为中心，近端绕向髂翼臀中肌柱，远侧沿股骨外侧。ASIS，髂前上棘。b. 进一步切开阔筋膜张肌后缘。c. 深部显露大转子和髋周肌肉。穿支血管可能需要结扎和离断

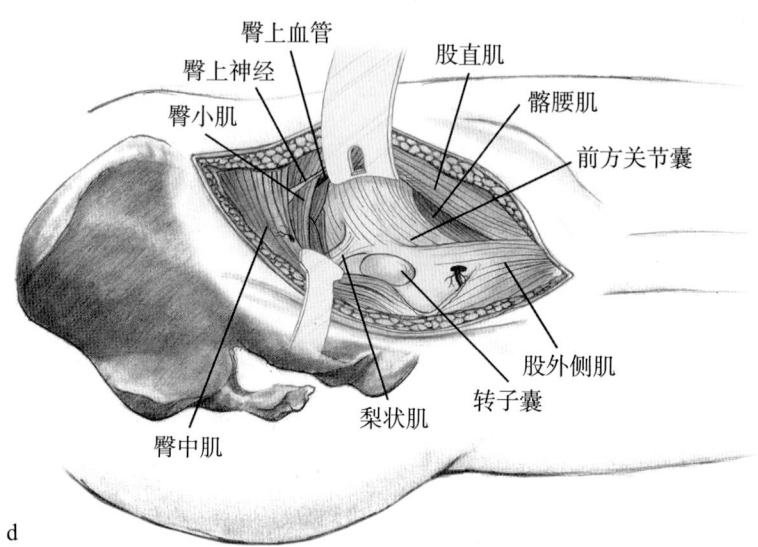

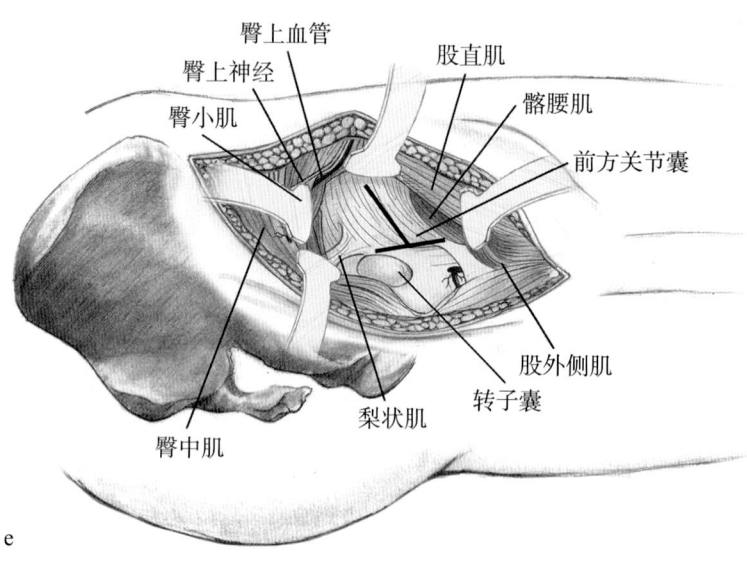

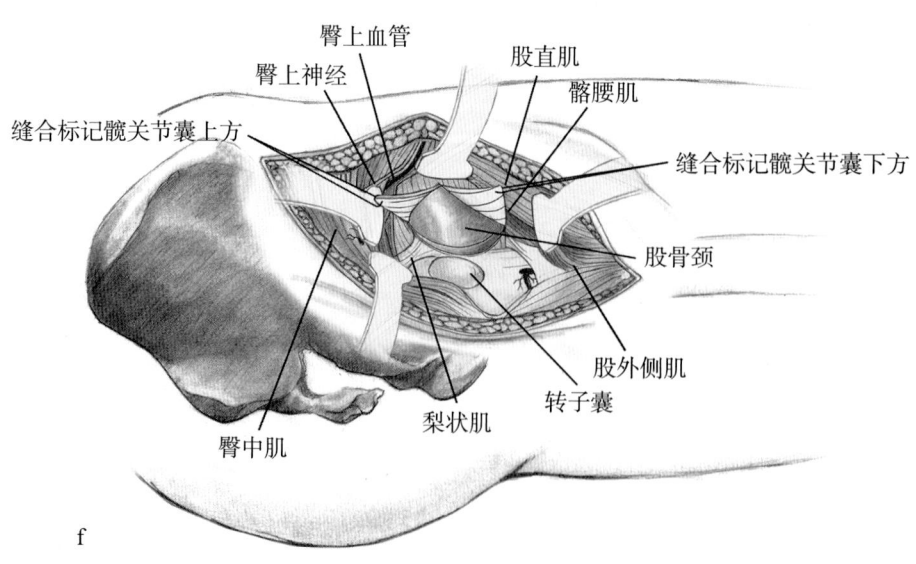

图 25.9（续） d. 不离断股直肌或髋外展肌显露前方髋关节囊。切口从臀中肌和股直肌之间进入。e. 用于股骨颈骨折显露的"T"形切口。f. 通过"T"形切口显露前方股骨颈

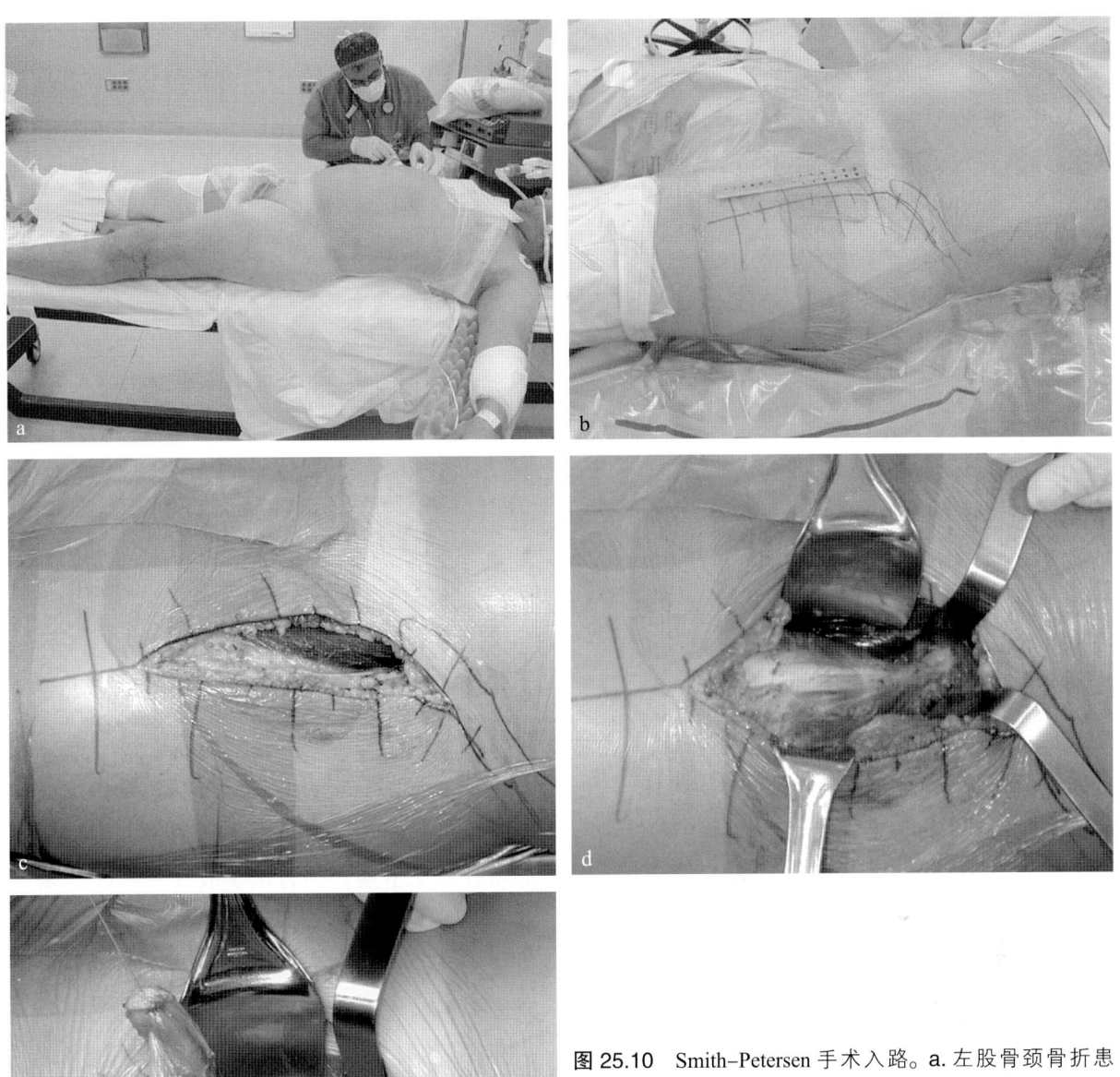

图 25.10 Smith-Petersen 手术入路。a. 左股骨颈骨折患者取俯卧位。b. 消毒铺巾后于皮肤上做切口标记,表明切口的纵臂从髂前上棘正下方向髌骨外缘推进。c. 表层手术切口及通过缝匠肌(可见红色肌腹)和阔筋膜张肌(照片下,缝匠肌外侧)之间的筋膜的切口。d. 在分开缝匠肌和阔筋膜张肌间隙后向深部显露股直肌直接头。e. 离断股直肌直接头肌腱,于肌腱离断处深部暴露股直肌反折头和髋关节囊

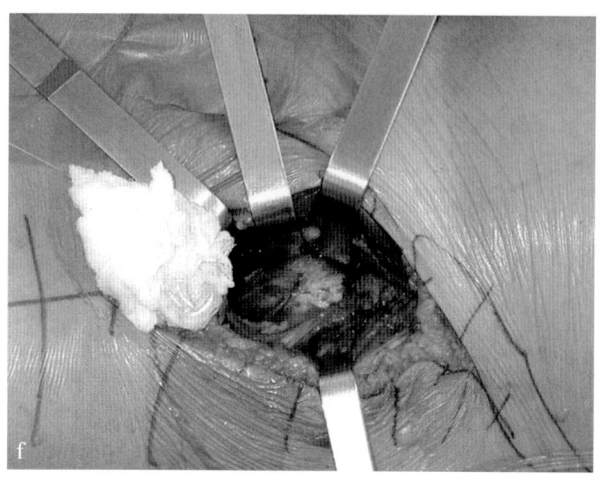
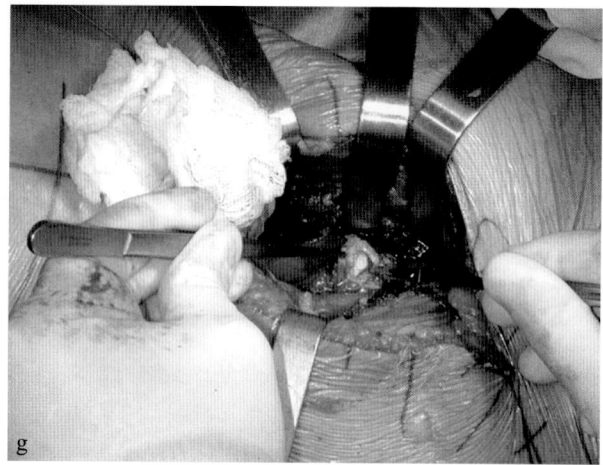

图 25.10（续） f. 牵开股直肌反折头及剥离髋关节囊表面髂囊后暴露关节囊前面。g. 倒"T"形切口切开关节囊，其纵臂与股骨颈前面平行，起自股骨头末端止于此前确认并保护的前方盂唇，随后在前方盂唇远侧与之平行作两横向臂切口，不损伤盂唇（由 M.L."Chip" Routt，MD. 提供）

些血管可能是此区域血供的次要来源[66]。T形切口的纵臂与股骨颈长轴平行。该入路可良好显露股骨颈近端，但对股骨颈基底暴露欠佳。

## Kocher-Langenbeck 入路

采用关节成形术治疗股骨颈骨折时，主要通过后入路到达髋关节，有损伤旋股内侧动脉升支的风险，需要小心保护股骨头血供。不推荐通过后入路对股骨颈骨折进行复位与固定，因为切开关节囊和显露骨折容易损伤股骨头血供。

患者取侧卧位，骨折侧髋关节向上。术前准备包括同侧整个下肢，上达肋缘。以大转子外侧面为中心做曲棍球棍样切口，斜臂在髂前上棘和大粗隆的连线上，纵臂于大腿近端外侧沿股骨干向远端延伸。切开皮肤、皮下组织、臀大肌筋膜和髂胫束。于臀下动脉第一条神经血管束水平钝性分离臀大肌纤维。置入牵开器（Charnley 牵开器），以显露切口深部。

置入 Charnley 牵开器后，切开大转子处关节囊，确认臀中肌和梨状肌腱之间的间隙。保护臀中肌，用刀或电刀将髋袖结构（短旋肌）自骨分离，由近及远包括梨状肌、联合腱和股方肌，同时注意保护臀中肌。在切断联合腱时多会碰到旋股内侧动脉，应用电凝或结扎来控制。此时，用非可吸收线标记梨状肌和闭孔内肌腱。并 T 形切开后关节囊，横臂位于股骨颈基底，纵臂与股骨颈轴平行，直至后髋臼盂唇但并不切开盂唇。随后用非可吸收线常规标记关节囊小叶，方便手术结束时修复关节囊。做好股骨和髋臼的准备（若有指征），随即开始下阶段手术操作。

## Heuter 入路

视频 25.2 经 Heuter 入路对股骨颈骨折行 ORIF

Heuter 入路是前方髋关节 Smith-Petersen 入路的一种变体。两种入路的主要不同在于 Smith-Petersen 入路（如上所述）在缝匠肌和阔筋膜张肌之间的间隙切开筋膜，可能需要将股直肌自 AIIS 切离断；Heuter 入路更常用于前路 THA，采用阔筋膜张肌肌腹上方的浅筋膜切口（Smith-Petersen 入路的外侧）。因此，可推测，采用该入路时需要牵开的筋膜更少；同时，股直肌腱离断不是常规操作。该入路的优点与对肌肉起点和附着处的保护,以及对髋臼的显露较佳有关,但潜在的缺点是股骨近端显露困难。

## 手术技巧

### 经皮闭合复位与固定(有或无关节囊切开)

**视频 25.3** 股骨颈骨折闭合复位穿针固定

股骨颈骨折经皮闭合复位与固定主要用于股骨颈外翻嵌插骨折的老年患者,以及无移位或移位轻微的股骨颈骨折患者(**图 25.11**)。尽管股骨颈外翻嵌插骨折的顶点 – 前方成角畸形多会被发现,但往往不实施复位,通过内旋髋关节或通过前方穿刺口置入相应的器械对股骨颈进行操作来改善。此处描述的技术最常用于头下型和经股骨颈型骨折。股骨颈基底型骨折通常采用滑动髋螺钉结构来处理。

患者可被置于骨折床或可透射 X 线的手术床上。使用骨折床时,健侧下肢应小心摆放,使得术中可对获取患肢行正侧位透视(如取半截石位,可能会导致健侧下肢的筋膜室综合征或腓总神经损伤)。依据外科医师的偏好和骨折结构选择使用牵引与否及如何使用。如果使用可透射 X 线的手术床,患者通常安置于手术台边缘,身下往往垫一小垫块,患侧髋关节悬于床外,以防止手术台妨碍内置物的置入。手术区域包括下至整个下肢(在可透射 X 线的手术床上进行手术),向下达踝部(在骨折床上进行手术),向上达肋缘。

对于轻微移位的股骨颈骨折,最常采用经皮置入 V 形(远端)分布的 3 枚空心螺钉对股骨头/颈进行固定(**图 25.12**),也可通过股骨近端外侧面的小切口置入。采用这种方法进行固定时应十分小心。首先,螺钉置入不应低于小转子水平,因为研究显示这样会造成股骨近段松质骨和粗隆下皮质骨移行处形成应力梯级,导致医源性粗隆下骨折[67]。其次,不推荐倒 V 形布局(∧,尖向近端),因为此时 2 枚低位螺钉向外穿透更厚的骨质,即使置于小转子水平以上也可导致转子下骨折[68, 69]。第三,至少一枚螺钉应尽可能接近股骨颈骨折的下方,尽量紧贴未受

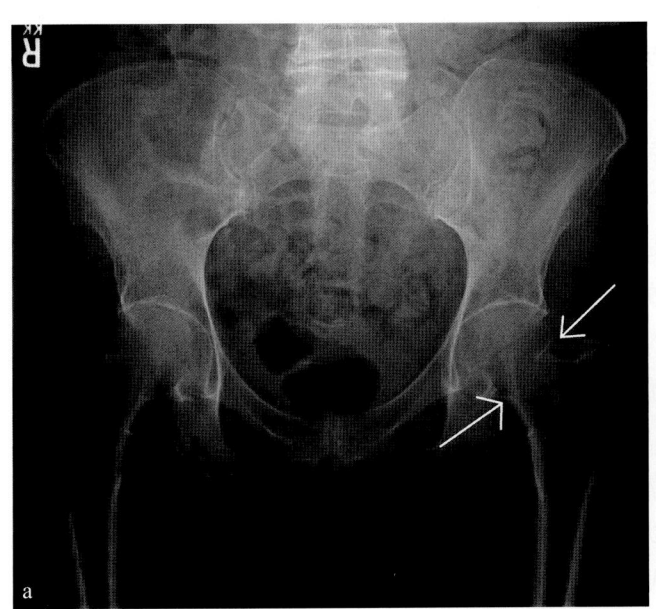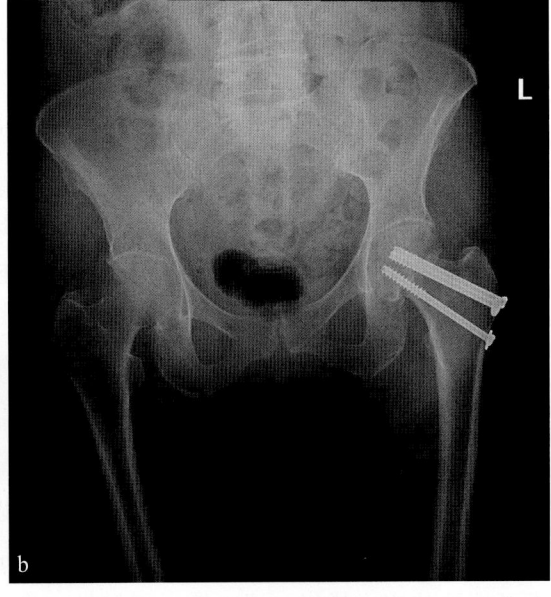

**图 25.11** a. 外翻嵌插及轻度移位左股骨颈骨折(白箭头)的骨盆正位(AP)平片。b. 空心螺钉固定的骨盆 AP 位片

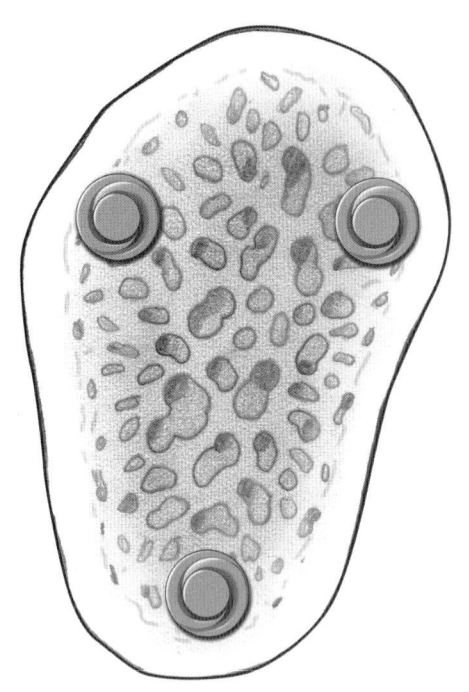

图 25.12 头下型和经股骨颈型骨折三螺钉固定所需的 V 形螺钉布局。低位螺钉进钉尽可能接近下方完整的股骨颈，以防止承重时骨折内翻移位。后上方螺钉进钉应尽可能靠近完整的后方股骨颈以防止承重时骨折尖端前移。第三枚螺钉最常置于前上方（Curators of the University of Missouri ©2013）

影响的股骨矩区域以防止出现内翻移位[70]。第四，至少一枚螺钉应当尽可能靠近未受损的股骨颈后方，以防止骨折固定后出现尖端 – 前方成角[70]。第五，螺钉分布应尽可能分散[71]。第六，后方螺钉不应过高，否则螺钉可能会向后上方进入头 – 颈交界处，并影响股骨颈血供。对于粉碎性骨折，可置入第四枚平行螺钉以提高骨折固定的稳定性[72, 73]。部分作者认为 2 枚螺钉（一枚低位，一枚后上方）固定已足够[70]。

完成了复位（如有指征）后，于大腿近端外侧从股骨近端外侧面向股骨头 – 颈插入导针。首先置入最低位导针，调整位置使其尽可能靠近完整股骨颈下方。不推荐钻取多个皮质孔以钢缆进行固定，因为这会在股骨近段外侧形成不可接受的应力梯级。置入第一根导针，尖端接近股骨头软骨下骨时停止，透视检查导针位置。随后置入另外两根导针，一根在后方（紧邻完整的后方股骨颈），另一根靠近前方。平行导针有助于第二、第三根针的置入，但这通常需要一个稍大的切口来置入平行导向器。确认导针位置可接受后测深，随后置入螺钉。许多系统使用自钻自攻螺钉，了解这些系统有助于确定提前钻孔和攻丝的必要性。对于外侧骨皮质质量较好的年轻患者，在置入螺钉前可能需要用空心钻进行外侧皮质准备，使用自钻自攻螺钉也是如此。

偶尔会使用冲洗器来防止外侧骨皮质被螺钉穿破。通常使用部分螺纹螺钉，应注意将螺纹完全置于骨折股骨头端，以防阻碍骨折处的加压。多数空心螺钉系统提供不同长度螺纹的螺钉。用部分螺纹螺钉对骨折进行加压后，全螺纹螺钉用于股骨颈骨折治疗也取得了成功[10]。

螺钉置入后，移除导针，冲洗并关闭切口。如果要进行关节囊切开（见前述），应在关闭切口前完成，不关闭关节囊。用粗的可吸收缝线间断缝合筋膜切口，皮肤切口通常用非可吸收线或皮钉关闭。

对轻微移位的股骨颈基底型骨折，通常不采用三枚空心钉固定。在这类骨折中，骨折线位于股骨颈低位，可供置入螺钉的股骨颈外侧的完整骨皮质很小（图 25.13）。钉道要紧贴完整的股骨颈下方，则进钉点必须远低于小转子，会形成不可接受的转子下应力梯级。因此，固定角度器械如髋加压螺钉更常用于股骨颈基底型骨折，可直接提供支撑不依赖完整股骨颈来防止内翻和尖端 – 前方成角（图 25.14）。

### 开放复位内固定

对于股骨颈骨折，作者多在可透射 X 线的手术床上采用 Smith-Petersen 入路进行开放复位内固定，即通过 Watson-Jones 入路或 Hardinge

25 股骨颈骨折

> **要点与技巧**
> 
> - 推荐对年轻患者股骨颈骨折行开放复位以防止畸形复位。对该高危人群,通过透视确认复位不可靠。

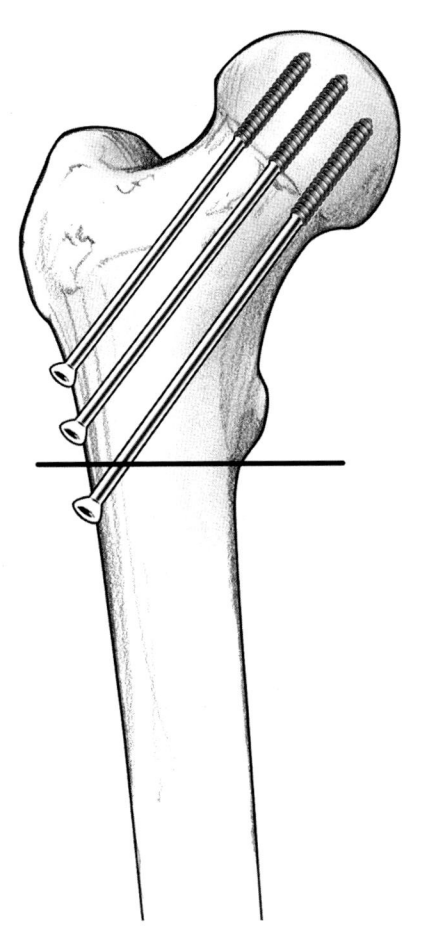

**图 25.13** 于股骨近端置入螺钉以稳定股骨颈骨折时,所有螺钉应当由小转子水平(黑色水平线)以上的股骨皮质外侧置入。图示最低的螺钉股骨近端进钉处过于靠下,可导致股骨转子下骨折

入路(类似 Watson-Jones 入路,其涉及臀中肌的分离和松解)对股骨颈基底型骨折的显露有帮助。患者取仰卧位,在患侧躯干下方垫一个小垫子,整个患侧下肢向上达肋缘水平的区域做术前准备,并经皮于股骨远端置入牵引针,通过床尾的牵引滑轮进行牵引。术中为了方便操纵,下肢牵引在必要时可解除。使用药物肌松一直维持到固定完成为止。切皮前预防性使用抗生素,切开过程如上所述。

对移位的股骨颈骨折尝试进行闭合复位通常会失败。完美复位使骨折稳定,因此术中透视时应仔细检查,评估应包括正位影像中的颈干角,侧位影像中的前倾角、股骨颈长度,以及骨折上、下骨皮质的直径(提示旋转复位);Shenton 线应当完美重建并与对侧对称。健侧髋关节的放射学影像十分有用。如果闭合复位内固定成功,可在透视引导下用软组织剥离子或手术刀沿股骨颈前方进行关节囊切开术(**图 25.8**)。使用手术刀时应严密观察,因为刀片可能会脱落。在刀片 – 刀柄交界处用贴膜缠绕,可降低此风险[74]。

如果无法实现或维持完美的闭合复位,则应行开放复位内固定(**图 25.15**)。开放复位的优势之一在于可直视观察骨折复位的质量。术中误判透视结果,通过术后影像才发现骨折处存在缝隙或者旋转畸形的情况并不罕见。开放复位时,常可发现骨折处发生嵌插,股骨头部分成角并被推到股骨颈上方。通过解除骨折处的骨牵引(如通过股骨远端牵引针)、手动牵引转子下 Schanz 钉、通用牵引器(第二枚钉置入同侧髋臼上髂骨,以用于对抗牵引),或者置于近段股骨上的骨钩实施牵引,从而消除骨折部位的嵌插(**图 25.16**)。复位后,可用小的尖钩、带刺球形顶棒、置入股骨头骨块的小 Schanz 钉,或于骨折两侧骨块各置入 1 枚单螺钉,以 Farabeuf 或 Jungbleuth 钳进行调整(**图 25.17**)。

有时,复位可用改良 Weber(点式复位)钳实施;钳的一个尖齿稍直,通过导向孔置于股骨颈骨折内侧;另一个尖齿置于股骨近端外侧(**图 25.18**),可用克氏针或低位重建接骨板临时固定[65],但不应干扰最终骨折固定内置物置

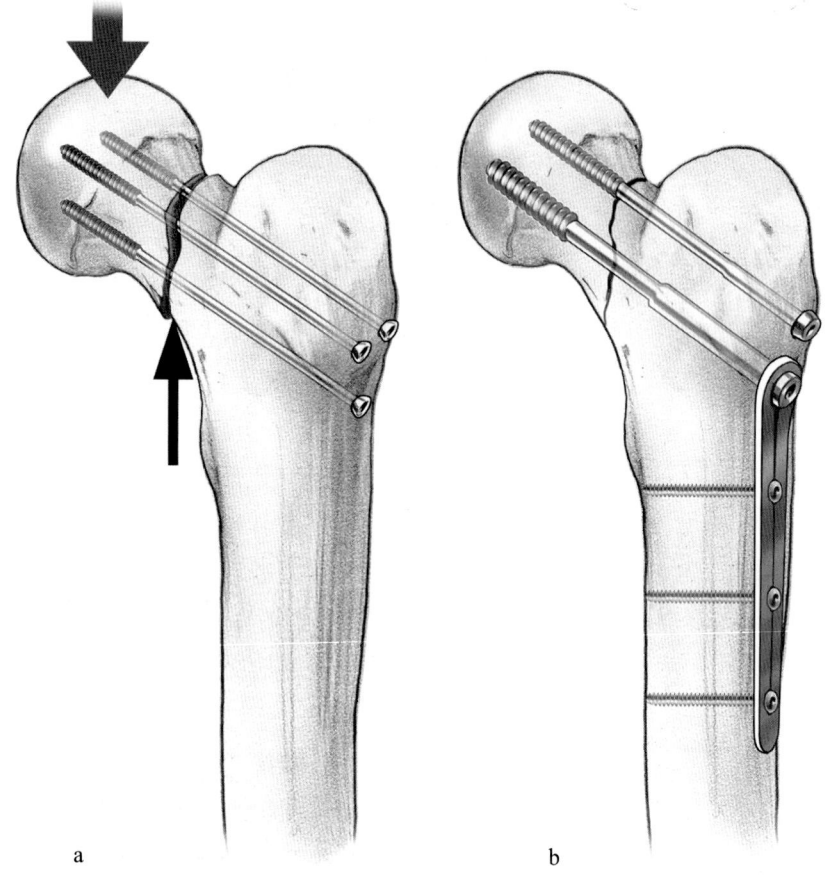

图 25.14 a. 对于股骨颈基底部骨折或垂直方向的股骨颈骨折，三螺钉 V 形布局可能无法完全承重（宽箭头）。除非低位螺钉紧贴完整的股骨颈下部（窄箭头），否则有可能出现移位。b. 固定角度装置，如髋拉力螺钉（图示上部置入防旋转螺钉），不依赖完整股骨颈来支持骨折处承重

入。通过直视、扪诊及透视仔细评估骨折部位，确认解剖复位，尤其是在粉碎性骨折的情况下。随后置入最终内固定物，移除临时固定。充分冲洗伤口和髋关节后，关节囊保持开放或松弛关闭（以便关节积血持续排出），用粗的可吸收缝线关闭筋膜切口（避免损伤股外侧皮神经分支），以非可吸收缝线或皮钉关闭皮肤切口。

Smith-Petersen 和 Watson-Jones 入路都可用于股骨颈骨折开放复位内固定。理论上来说，Watson-Jones 入路的缺点之一是其位置靠外，对头下型或经股骨颈型骨折显露困难。但是，Watson-Jones 入路的一个优势在于骨折复位和内置物置入可以通过同一个切口进行。Smith-Petersen 入路对股骨颈基底型骨折来说有一点过于偏内，但是对头下型和经股骨颈型骨折却提供了极好的直视视野。Smith-Petersen 入路的一个缺点是需要另外一个外侧切口来置入内置物。

> **要点与技巧**
>
> · 股骨颈骨折复位辅助物包括股骨远端牵拉钉、置入股骨近端用于牵拉和操纵的 Schanz 钉、应于万能牵开器的置于股骨和髋臼上髂骨上的 Schanz 钉、用于骨折块直接操纵的骨钩或顶棒、骨折块上用作复位"操纵杆"的粗针（如 2.5 mm 末端螺纹钉），以及骨折块辅助固定钳（如 Farabeuf 或 Jungbleuth 钳）或临时维持复位的螺钉。

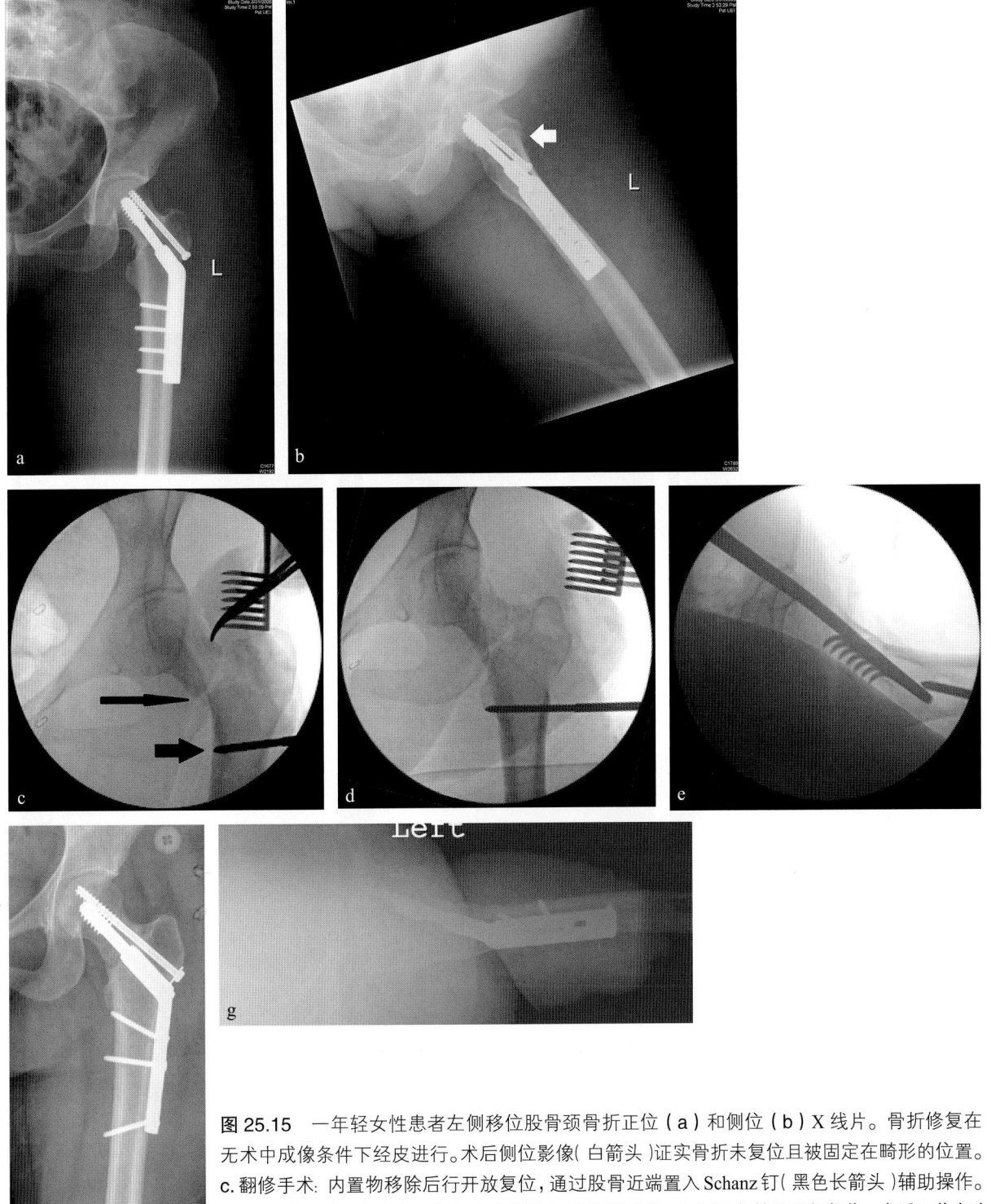

图 25.15 一年轻女性患者左侧移位股骨颈骨折正位（a）和侧位（b）X 线片。骨折修复在无术中成像条件下经皮进行。术后侧位影像（白箭头）证实骨折未复位且被固定在畸形的位置。
c. 翻修手术：内置物移除后行开放复位，通过股骨近端置入 Schanz 钉（黑色长箭头）辅助操作。
d, e. 翻修手术：分别为正位（d）和侧位（e）透视图像，显示了完美的骨折复位。术后正位（f）和侧位（g）X 线片证实左股骨颈骨折在髋拉力螺钉和额外抗旋转螺钉的稳定下解剖复位

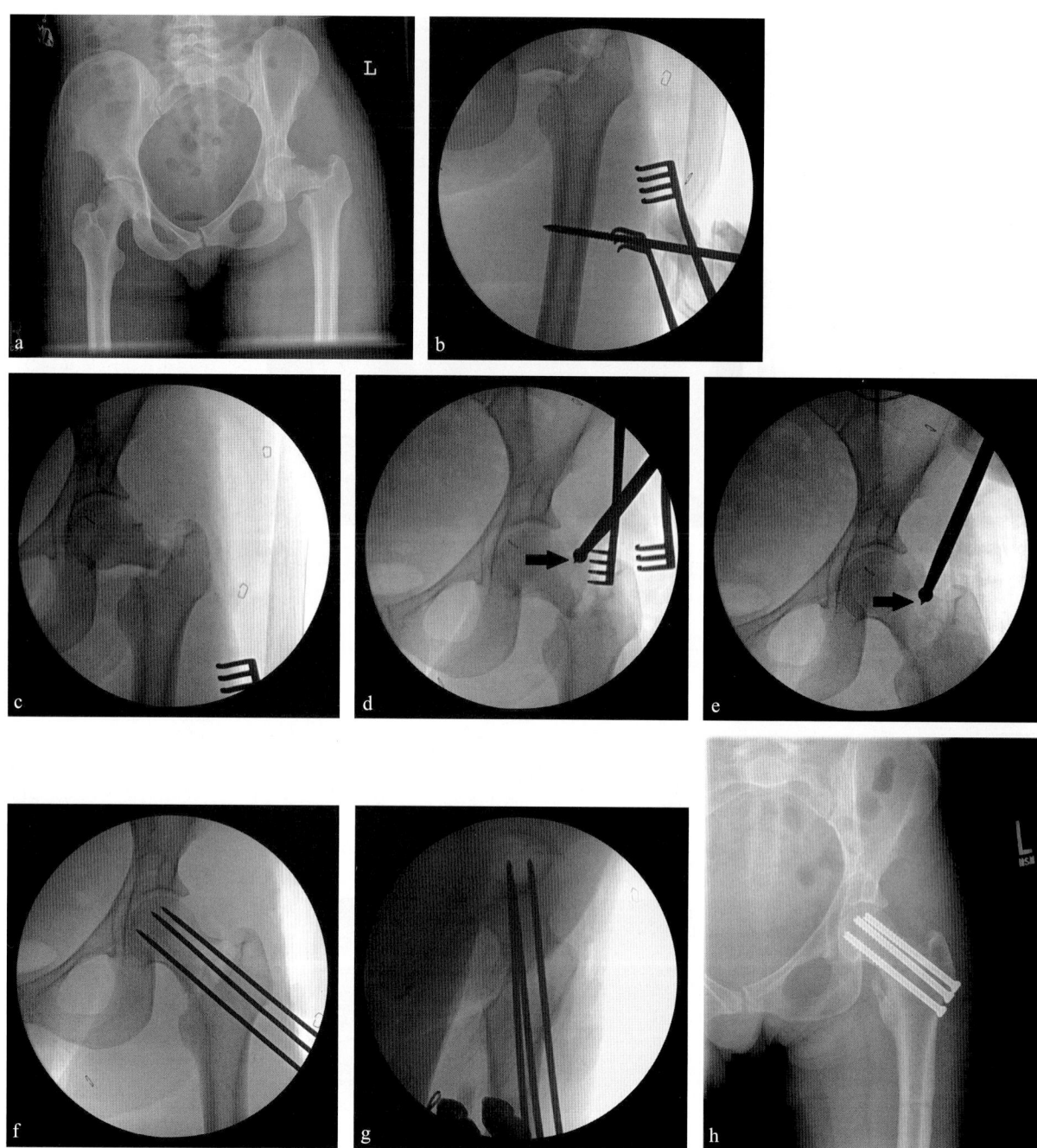

**图 25.16**　a. 女性多发伤患者骨盆 AP 位片显示左股骨颈基底型骨折。b. 置入 Schanz 针以帮助骨折复位。c~e. 系列透视影像显示，在牵引和之前置入的 Schanz 针的辅助下行开放复位，用球柄杆（黑箭头）对复位进行微调。f，g. 正侧位透视影像用 3 枚 V 形分布的针对骨折进行临时固定。h. 术后 6 个月 AP 位片显示复位得以维持，并有骨折愈合迹象

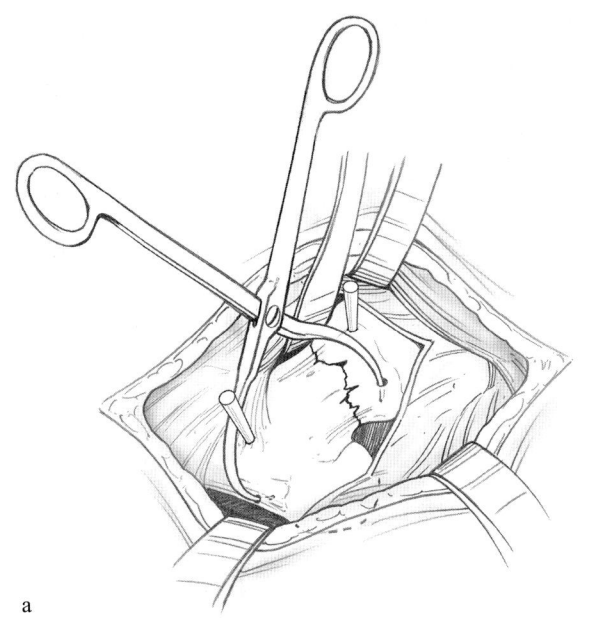
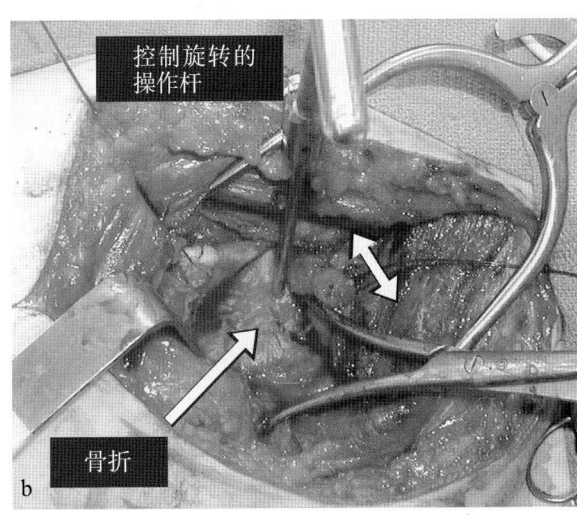

**图 25.17** 经 Watson-Jones 入路股骨颈骨折复位。a. 股骨颈骨折复位示意图。T 形切开关节囊，股骨颈骨折清楚可见。b. 在该临床案例中，置于股骨颈的 Schanz 钉使得股骨头 / 颈的旋转得以控制，点式复位钳使股骨颈骨折得以加压。长箭头所指为骨折。双头箭头示阔筋膜张肌和臀中肌之间的间隙

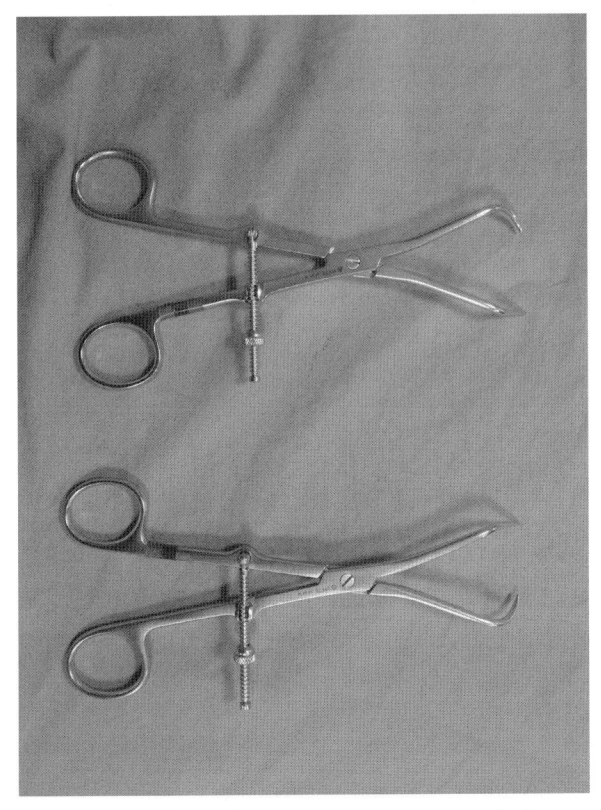

**图 25.18** 改良 Weber（旋转点式复位）钳。每个钳子的一个尖头变直，在骨折复位时在钻孔中使用

## 同侧股骨颈和股骨干骨折

**视频 25.4** 对股骨颈和转子下骨折用股骨近段锁定接骨板行 ORIF

同侧股骨颈骨折和股骨干骨折同时出现的概率高达 9%，尤其在较年轻的患者中[75, 76]。这类股骨颈骨折的骨折线趋于横向（Pauwels Ⅲ型骨折），通常轻微移位或无移位。较年轻患者在高能量创伤下发生股骨干骨折后，应警惕同侧股骨颈骨折的可能。据报道，同侧股骨颈和股骨干骨折的漏诊率高达 30%[75, 76]。

在股骨干骨折患者中，通过股骨和骨盆标准 X 线片评估轻微移位的股骨颈骨折来说并不充分。股骨近端在股骨干骨折后常会有外旋畸形，使得此时的骨盆或髋关节正位 X 线片无法提供真实的股骨颈正位 X 线影像。仔细阅读同侧髋关节的穿桌位 X 线片，有助于发现轻微移位骨折处的骨质小裂隙。目前，创伤中心对高能创伤患者常规行胸腹部和骨盆 CT 扫描，可作为发现骨折的一种补充手段[76]。

如果在治疗股骨干骨折前确诊股骨颈骨折，那么两者可同时处理，有助于改善预后。外科医师必须按重要性安排治疗次序；对于多发伤患者，未复位的不稳定性股骨颈骨折可增加股骨头坏死的风险，不稳定的股骨干骨折还可增加股骨颈生理性恶化的风险。下列稳定股骨颈和股骨干的方法可供使用：

- 股骨颈骨折用空心螺钉或接骨板-螺钉固定，随后于股骨干逆行置钉。
- 股骨颈骨折用空心螺钉固定，随后于股骨干顺行置钉。
- 复位股骨颈骨折，随后两处骨折均用重建型头髓装置治疗。
- 股骨颈骨折复位并临时固定，随后于股骨干顺行或逆行置钉，用螺钉固定股骨颈骨折。
- 用适当技术固定股骨颈骨折，随后复位并用接骨板固定股骨干骨折。

没有哪一种单一方法对于治疗同侧股骨干和股骨颈骨折是最佳的，但是某些方法可能比其他方法操作更困难。如计划在股骨颈骨折固定后于股骨干顺行置钉，则要求股骨颈内置物不应造成妨碍。如果用同一种装置同时处理两处骨折（如顺行重建头髓装置），或者先固定股骨颈骨折，随后顺行置入髓内针固定股骨干骨折，以期在髓内钉置入后再对股骨颈进行最终固定（如所谓的脱钉技术）时，可能会导致股骨颈骨折发生移位。分别用接骨板固定同侧股骨颈和股骨干骨折时，接骨板之间会形成压力差，可能增加两者之间发生骨折的可能性。

上述同侧股骨颈和股骨干骨折的治疗方法均可获得良好疗效。也有人描述了顺行置入髓内针并用空心螺钉固定治疗股骨干骨折的技术[77]，但许多人认为难度比较大，因为置钉时股骨颈骨折可能会发生移位并且随后可能无法复位。

用单枚头髓钉（重建钉）同时处理两处骨折的方法已有报道，并在患者较多的知名创伤中心获得了成功[78,79]。部分作者推荐在对股骨颈骨折进行复位和最终固定后逆行置入髓内钉治疗股骨干骨折，治疗应以股骨颈骨折为中心（类似保髋手术）[78,80-82]。然而，也有人推荐临时固定股骨颈骨折后逆行置入髓内钉处理股骨干骨折，随后再对股骨颈进行最终固定，在治疗中以股骨干骨折为中心（多发伤患者可因不稳定性股骨干骨折而导致的生理威胁）[83]。

有时，同侧股骨颈骨折在对股骨干骨折进行固定时或者之后才被发现（**图25.19**），原因包括：首先，股骨颈骨折可能因为创伤而出现，而影像学检查和治疗团队未注意，从而没发现骨折；其次，股骨颈骨折可能无移位，影像检查无法发现，而对股骨干骨折的操作导致了移位，使股骨颈骨折被发现；最后，股骨颈骨折可能由股骨干骨折固定操作本身所导致。

如果在股骨干骨折顺行置钉的过程中发现股骨颈骨折，那么应迅速对股骨颈骨折进行复位（必要时）和固定（**图25.19**）。多数顺行髓内钉制造商一直致力于制造可专门用于引导螺钉经过股骨颈骨折处的夹具。如果该钉有重建型（头髓钉）锁定装置可选，那么这类装置可代替标准锁定器械用于置钉时发现的股骨颈骨折的稳定。如果必须对股骨颈骨折进行复位，则需要明确已置入的股骨髓内钉是否会阻挡股骨颈骨折的解剖复位，在股骨颈骨折复位和固

> **要点与技巧**
>
> - 用空心螺钉股骨颈骨折固定时应注意：
>   - 所有螺钉应于小转子或以上水平进入。
>   - 应避免倒"V"形（∧）三螺钉结构布局；应使用正"V"形布局。
>   - 尽可能贴近股骨颈骨折下面放置一枚螺钉，如果可以的话要紧靠下方的股骨矩。
>   - 尽可能贴近股骨颈骨折后面另外放置一枚螺钉，紧靠完整的股骨颈后方皮质。
>   - 螺钉位置最大化散开。

25 股骨颈骨折

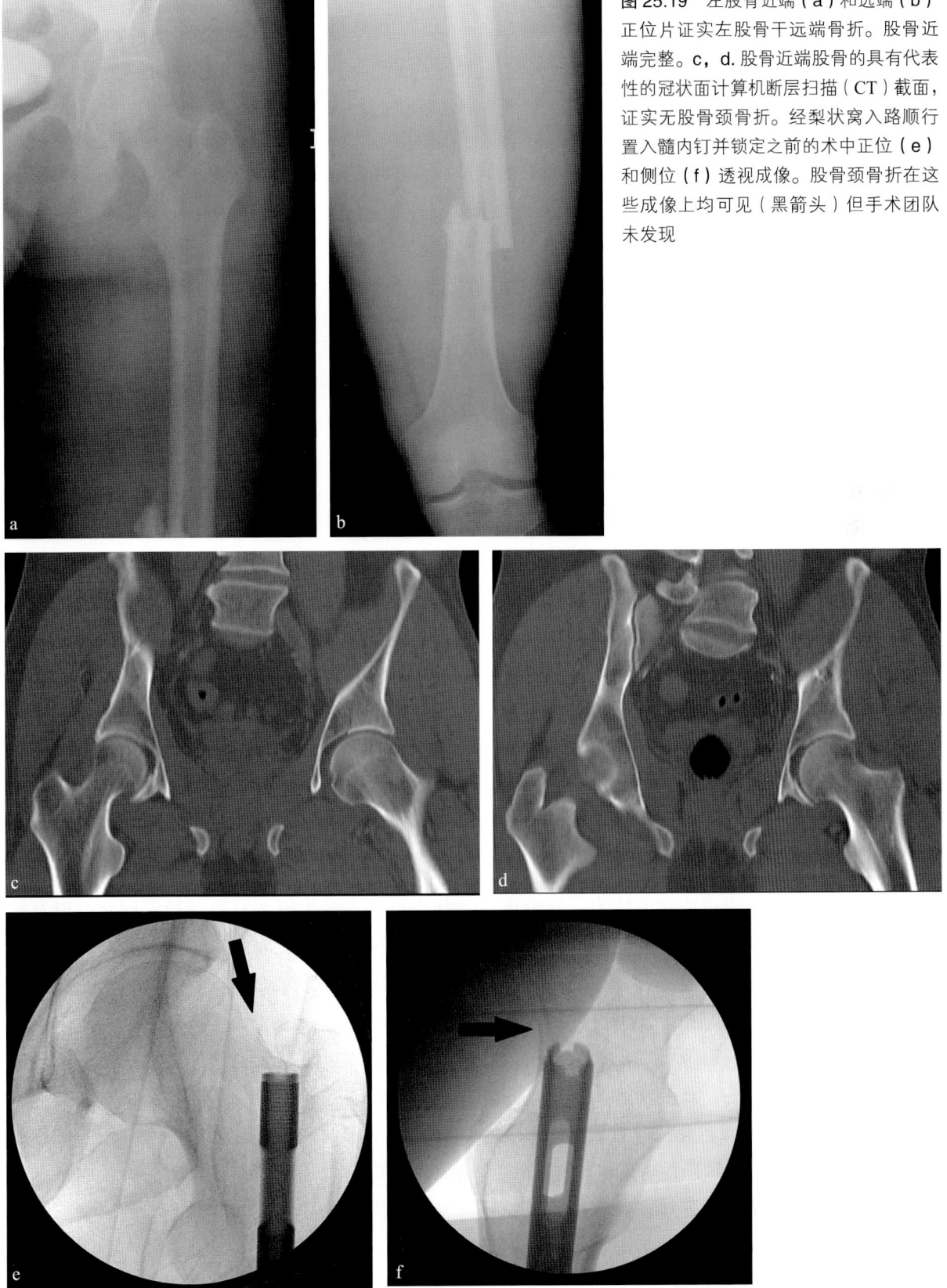

图 25.19 左股骨近端（a）和远端（b）正位片证实左股骨干远端骨折。股骨近端完整。c，d. 股骨近端股骨的具有代表性的冠状面计算机断层扫描（CT）截面，证实无股骨颈骨折。经梨状窝入路顺行置入髓内钉并锁定之前的术中正位（e）和侧位（f）透视成像。股骨颈骨折在这些成像上均可见（黑箭头）但手术团队未发现

743

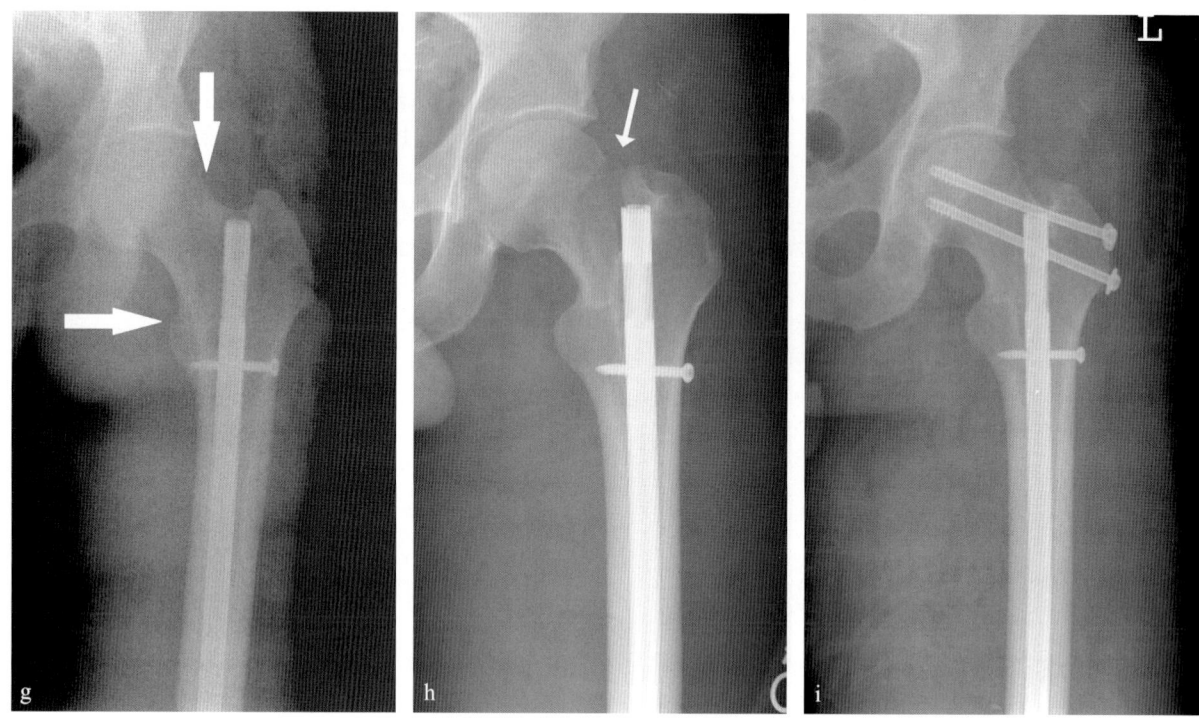

**图 25.19（续）** g. 左股骨近端术后 X 线影像证实左股骨颈骨折（白箭头），术中始终未被手术团队发现。h. 患者出院 3 天后因左髋疼痛加重返回医院。左髋正位片显示股骨颈骨折移位（白箭头）。i. 股骨颈骨折开放复位，在不移除髓内钉的情况下行枚空心螺钉内固定后，左髋正位 X 线片上可见解剖复位

定前可能要退出髓内钉，随后再重新置钉或采用其他技术处理股骨干骨折。

对于股骨干骨折，在顺行置钉过程中，违反置钉原则可能会导致医源性股骨颈骨折。对于自股骨梨状窝插入的顺行髓内钉，起始点过于靠前可在置钉过程中形成过度应力，导致近段股骨爆裂[84, 85]。此时，在正位影像中可见股骨颈正上方的进针点在股骨颈髓腔的前方，可通过向后调整进针点避免上述情况的发生。仔细检查股骨侧位透视影像可发现一条与梨状窝一致的"细线"，进针点就在这条线上（图 25.20）。进针点过于靠内会在股骨颈上部形成压力梯级（张力），可导致患者承重时发生骨折。最后，进针点过于靠外或进针点位置正确但髓内钉基底部过大可导致夹具撞击大转子内侧，使髓内钉向内移位，从而可能造成股骨颈骨折。所有的问题都可以通过小心细致的手术操作得以避免。

## 同侧股骨颈骨折与髋臼骨折

同侧股骨颈骨折和髋臼骨折同时发生不常见[86]。对于这种复合骨折，治疗目标与两种骨折分别单独出现时是一样的：保护或者重建股骨头血供，骨折解剖复位并稳定固定，以及髋关节的远期保护。应制订合适的治疗方案，同时处理这两种骨折又不会使两者的固定受影响。例如，采用后入路（Kocher-Langenbeck 入路）对这两处骨折进行复位和固定似乎不是很好的方案，可能会导致股骨颈血供的破坏。然而，从理论上来说，可以通过经后入路使髋关节脱位来治疗股骨颈骨折：脱位向前，在前方进行复位和固定，理论上可以保护后方残存的股骨颈血供。在某些情况下，分期手术方案，无论是在一期还是二期进行，先在前方对股骨颈骨折进行固定，然后在后方对髋臼骨折进行固定的方案是有价值的。两种骨折手术治疗的关键

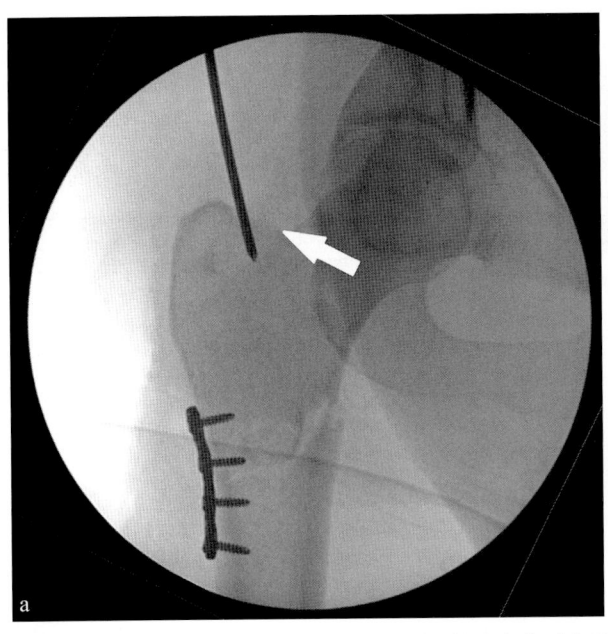 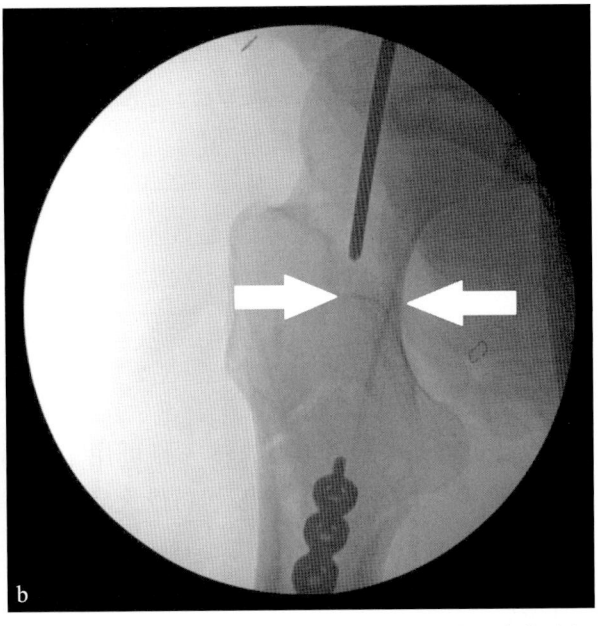

**图25.20** a.梨状窝入路顺行股骨置钉导针恰当定位避免股骨近端置钉过程中爆裂。若针尖置于股骨颈顶部(白箭头),则位置过于靠前。b.影像上的"平台",即在近端股骨侧位透视成像上的黑线(白箭头),是梨状窝的底面,也就是通过梨状窝顺行股骨置钉的恰当进针点

是尽可能多保护骨折周围的正常解剖结构,以及手术切口设计应保证不会影响两处骨折。

## 关节成形术

视频25.5 移位的股骨颈骨折的半关节置换术

### 后入路

髋关节的半关节置换术和THA多采用Kocher-Langenbeck入路,前文已有描述,此处仅描述在关节置换术中的应用。

患者通常取侧卧位。大范围手术准备和铺巾,预防性静脉注射抗生素后,做曲棍球棍形切口,中心位于股骨大转子外侧。切开筋膜与关节囊后,逐步内旋下肢使外旋短肌群紧张,其通常会直接撕脱。如果关节囊和短外旋肌群一起被分离,则用缝线对肌肉进行标记。如果单独分离关节囊,则分别进行缝线标记。随后牵出股骨头。可用"红酒开瓶器"样器械、凿子、"髋撬"来完成。如果要进行半关节置换术,此时应谨慎,因为这些操作可能会损伤髋臼关节面。有时,先切断股骨颈将股骨头牵出会更简单,会提供更多的操作空间。通常,切断股骨头的设计是通过探查或者用电子模板软件进行的,并根据术中测量的数据设计方案,自小转子上面实行。

随后可以进行髋臼和股骨的准备(对于THA)。部件置入和充分灌洗后,在大转子后面钻2个孔,随后用粗的非可吸收缝线通过这些钻孔用来修复关节囊和韧带。如果有指征,应置入闭合负压引流管深达筋膜,筋膜使用粗可吸收缝线间断缝合。引流管有时需要置于皮下。进一步用非可吸收线间断缝合或者皮钉关闭皮肤。对于肥胖的髋臼骨折患者,建议使用创口真空敷料[87],在肥胖的股骨颈骨折患者中也可能有用。

> **要点与技巧**
>
> - 为使关节置换时股骨头牵出更顺利，应先将股骨颈切断。这将提供更多的操作空间。

## 前外侧入路

Watson-Jones 或者 Hardinge 入路可用于髋关节置换术。患者取侧卧位，切口以大转子为中心。切口本为纵向，如果需要 Hardinge 入路（直接横向），切口也可向后弯折。Watson-Jones 入路的细节见上文。Hardinge 入路涉及分离 30%~40% 外展肌（臀中肌）至前缘后方（图 25.21）。对于前方的 30%~40% 肌肉，可直接将其自大转子离断，或仅保留部分与大转子相连。随后倒 T 形切开关节囊，横臂位于股骨颈基底并垂直于股骨颈。如果计划行半关节置换术，应保护盂唇。随后下肢可内旋。依据术前计划，根据测量结果自小转子顶行股骨颈离断。将股骨头从髋臼中牵出，继续进行关节置换术。

关节置换术完成后对手术区进行灌洗，用粗的缝线间断缝合关节囊。离断的外展肌用粗的非可吸收缝线重新连接于大转子。如果大转子薄片仍连接于离断的展肌上，可用经骨的缝线或螺钉加固（如果骨片足够大且股骨颈周围有足够空间进行螺钉固定），使其紧密复位。常规关闭筋膜和皮肤，依据指征可用或不用负压引流。

## 前入路

Heuter 入路与前述的 Smith-Petersen 前入路相仿（图 25.22）。最先由 Judet 和 Judet 描述[89]，Matta 等[88]进行了详细的阐释。Matta 等常规使用专科手术台，该手术台可以进行股骨近段的钉道准备以及试模和最终内置物置入的透视引导。采用前入路行髋关节置换术因为脱位率低及对相关所有肌肉的保护而颇具吸引力，并可缩短康复所需时间。对于 THA，前入路的效果是令人鼓舞的[90]。对于股骨颈骨折的治疗，采用前入路行半关节置换术似乎短期结果更好，并且长期效果与传统后入路半关节置换术手术相似[91]。

## 髋臼准备

当股骨颈骨折患者有指征行 THA 时，在进行股骨准备前往往先要行髋臼准备。股骨头牵出和选型（对于初始髋臼铰刀的选择有重要作用）后，锐性切除圆韧带和髋臼盂唇的残留部分，保留髋臼横韧带。如果出现骨质增生，应用咬骨钳或骨刀去除。髋臼更多的暴露可通过 Hohmann 和眼镜蛇拉钩依据实际情况在髋臼唇置入得以达成。

使用比切除的股骨头稍小的铰刀开始铰窝，在整个过程中始终维持髋关节适度的外展（<40°）和前倾（<15°）。有些接受 THA 治疗的股骨颈骨折患者可能有髋关节病或髋臼软骨下骨硬化，必须小心防止在内侧、上方或者髋臼的前、后柱等处铰除过量骨质。按顺序连续进行铰窝，直至铰出同心型松质骨，铰刀的最终尺寸与术前计划的髋臼部件尺寸大致相同。

对于非骨水泥型髋臼部件，选用的壳应较最后使用的髋臼铰刀大 1~2 mm。维持可接受的外展和前倾，使壳嵌入就位。如果对髋臼杯稳定性有需要，可能置入一枚或多枚螺钉。随后在壳中依据制造商规范置入聚乙烯内衬。骨水泥型髋臼部件通常用于有明显骨质疏松的病例。在铰出的髋臼窝中用刮匙开槽后加入骨水泥（因为骨水泥凝成的"钉"可提高稳定性），将髋臼部件置入骨水泥衬垫的臼窝中并维持在该位置直至骨水泥固化。去除过量的骨水泥，以防

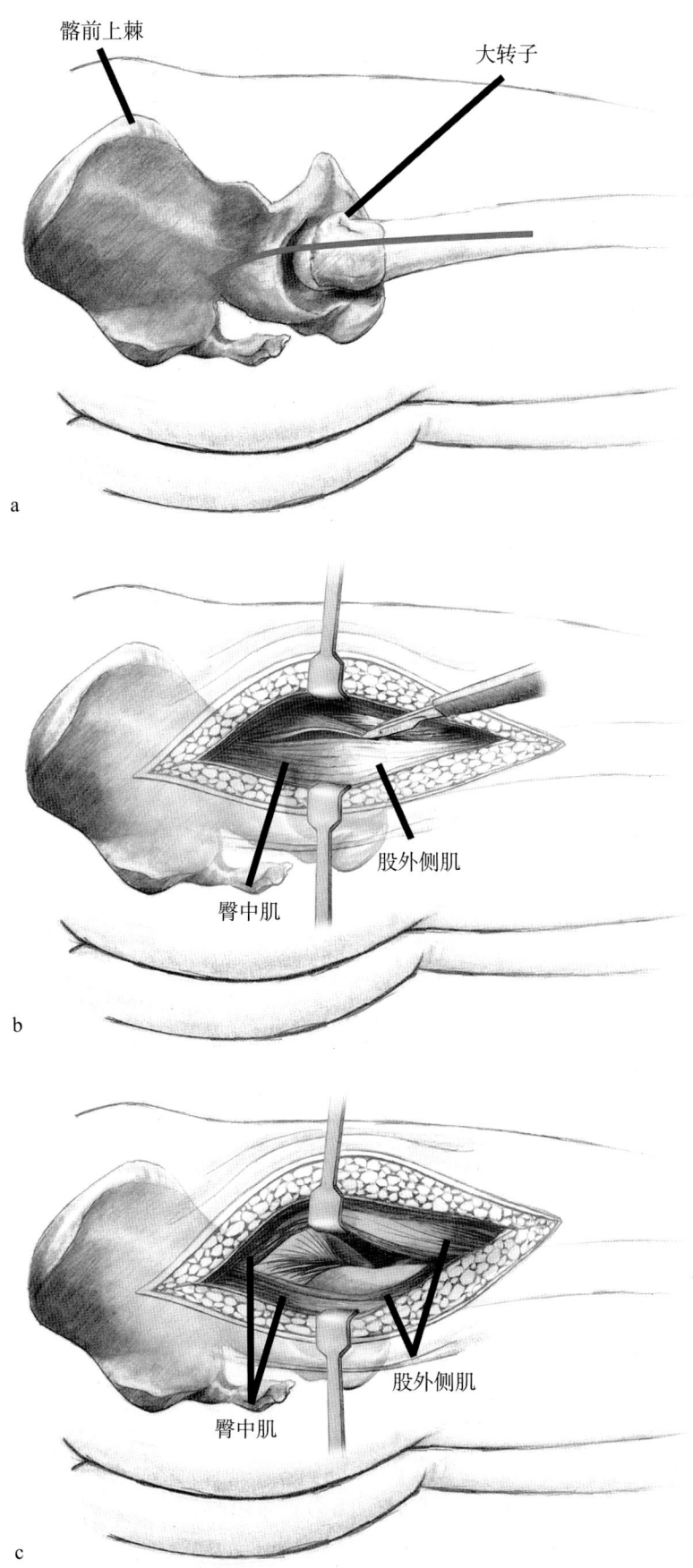

图 25.21　a. 用于 Hardinge 入路的 Achematic 皮肤切口。b. 筋膜切开在臀中肌前缘 30%~40% 的位置进行并通过股外侧筋膜向远端推进。c. 牵开筋膜和切开的肌肉，显露前方关节囊

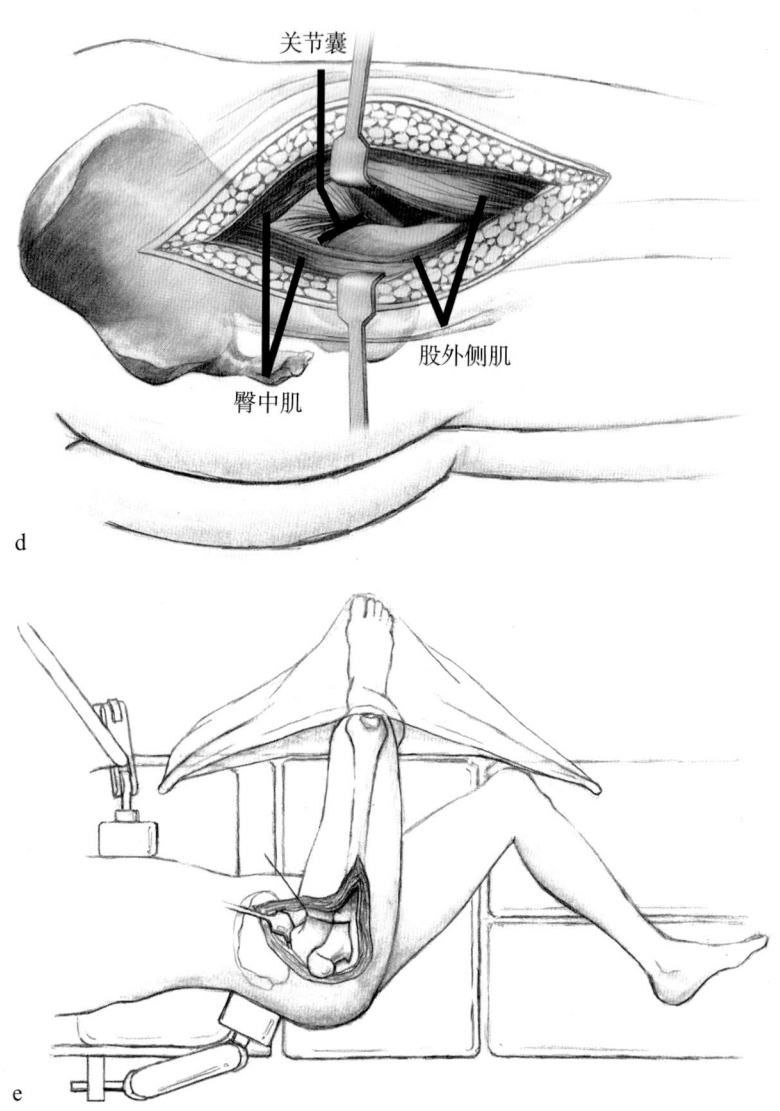

图 25.21（续） d. 行前方 T 形关节囊切开术显露股骨颈。e. 髋关节外旋导致前方脱位，此后可切断股骨颈做关节置换准备

发生撞击。随后继续进行股骨准备。在髋臼部件中放一块手术海绵，可以防止最终的髋关节假体置入前有铰落的骨或骨水泥碎屑（来源于股骨准备和部件置入过程）掉入。

### 股骨近端准备

不论使用什么入路，股骨近端的准备（通常于 THA 髋臼准备之后）都需要谨慎、小心，尽量降低位置不佳或发生假体周围骨折的风险。对于半关节置换术，测量牵出的股骨头（最好是一整块）并将股骨头试模置入髋臼以检查尺寸。尺寸过大的假体头不能恰当就位，在承重时导致髋臼边缘承重，并导致髋关节不稳和疼痛。尺寸过小的假体头因其可在髋臼中"游走"而导致髋关节不稳和疼痛。通常来说，假体头的大小与切除的股骨头一致，但用股骨头试模模拟就位进行仔细检查是十分重要的，尤其是在股骨头通过打碎后移除时，此时直接进行测量不可靠。

股骨近端用咬骨钳或铰刀（当它们与软组织维持连接时）移除任何股骨颈的骨折碎片，随

25 股骨颈骨折

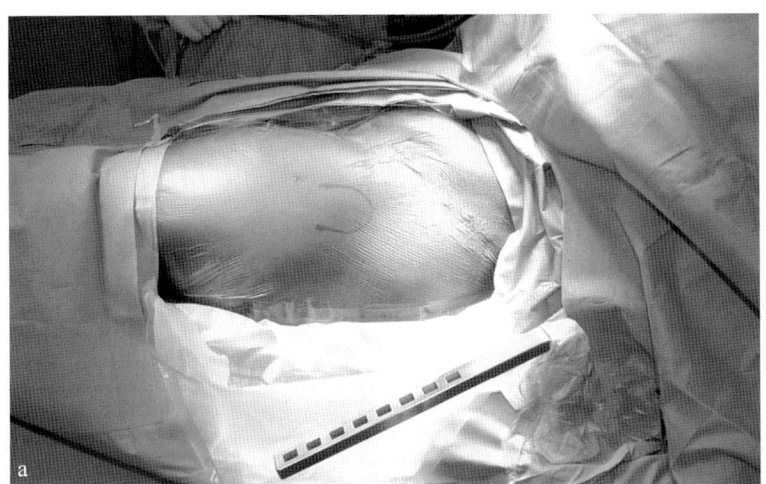

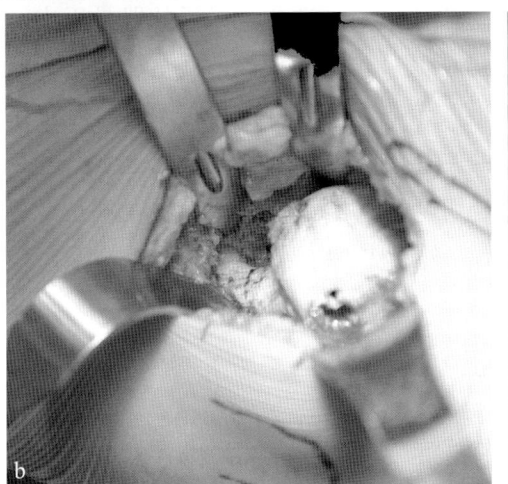
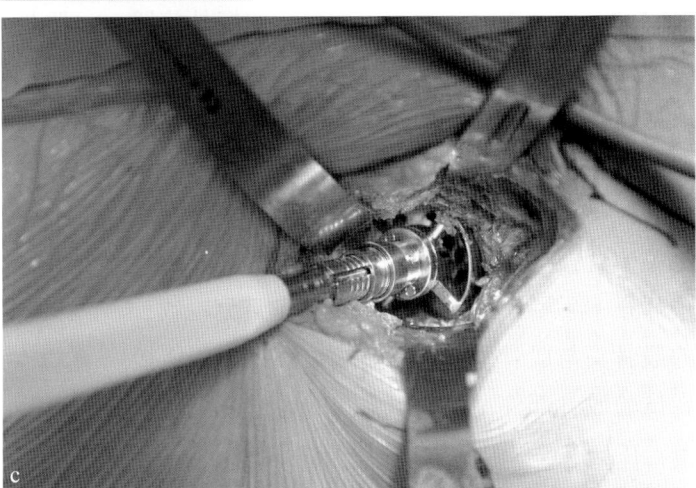
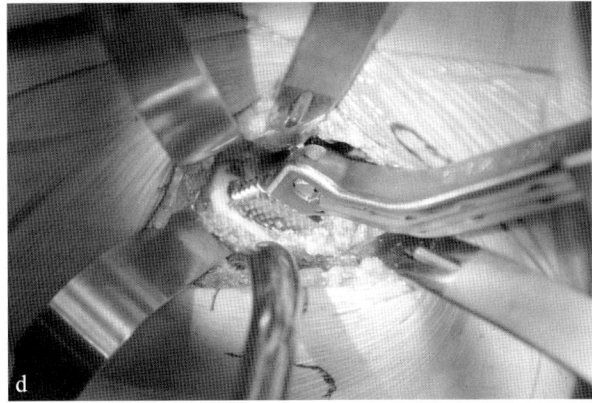
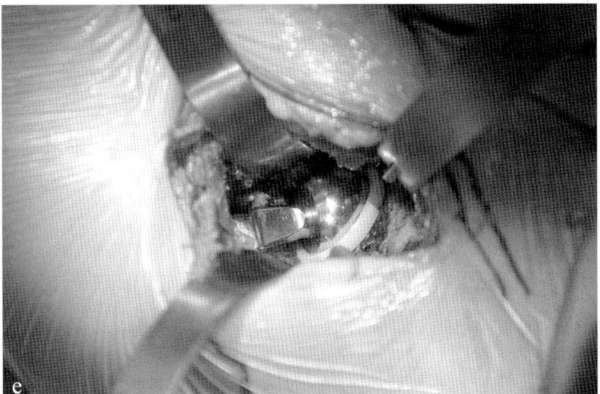

图 25.22 采用 Heuter 入路的全髋关节置换（头在照片右侧，足在照片左侧。）a. 皮肤画出大转子轮廓区域并贴膜。b. 外科入路开放后，可容易见到股骨头。预计的股骨颈切断处用黑线标出。c. 髋臼铰窝前显露。d. 股骨近端准备。e. 全髋置换部件的最终就位

后开始准备钉道。如上所述，通常在股骨头牵出前已经切断股骨颈。常手动插入钉道定位铰刀，定位股骨骨松质钉道。随后完成序列铰窝（若有指征）和拉削。在手术的该部分有损伤外展肌的风险，需要注意保护。也就是说，铰窝和拉削应在内翻、屈曲位进行，这样可使铰刀、拉刀与外展肌的接触最小化。这样的铰刀和拉刀的位置必须避免，否则可导致部件位置不正（图25.6）。同时，必须小心避免铰刀或拉刀碰撞大转子，因为这样会造成大转子骨折。采用后入路时，有时后内侧大转子处离断的短外旋肌腱（尤其是梨状肌）残余部分将迫使拉刀内翻，可对这些残余部分进行锐性切除（之前分离的肌腱会直接通过钻孔和粗缝线重新连接于骨）。最终拉削就位后，通常就用锉（通常包含在人工关节置换置入装置里）去除凸出的股骨颈残余部分。将大小合适（且通常与术前计划一致）的股骨头与股骨颈（对于模块化假体）假体接在试验股骨部件，随后用柔和的力量复位髋关节。在复位过程中，必须小心避免卡压关节囊、坐骨神经及其他肌腱。

此时，评估下肢长度和稳定性很重要。肢体长度通过手动触诊和与另一侧下肢（非手术）的比较来评价。部分骨科医师（作者也是如此）在试复位后通过获得术中骨盆正位透视影像来判断内置物的位置和下肢的长度（对比小转子水平和坐骨水平间的距离）。也可选择双侧髋关节透视对比评价。骨性或软组织的撞击（部件过度前倾、骨赘，以及股骨颈边缘突出都是潜在原因）可使不稳定性增加。采用后入路或前外侧入路时，髋关节应被置于屈曲90°、外展/内收中立位，随后逐步内旋以检查后方稳定性。部件半脱位前内旋至少应达到60°。

核实部件尺寸、稳定性和肢体重建长度后，移除试模，冲洗钉道。如果计划行用骨水泥，则将骨水泥限位器置于比计划置入股骨干深度深2 cm以内的位置，并将骨干通道吸干。对生理状态不稳定的患者，只推荐用拇指填料，而加压可用于康复的和健康的患者。在髋臼中置入一块手术海绵（阻挡偏离的骨水泥）后，置入最终的股骨部件，使其就位并维持恰当的前倾位置，直至骨水泥固化。移除过量的骨水泥。对于非骨水泥关节置换术，应敲击骨干直至其完全就位。随后将股骨头（以及模块化系统的股骨颈）假体置于灌洗并干燥后的股骨干中，通过敲击使其就位。清理髋臼残渣、灌洗，随后复位髋关节。髋关节复位后必须持续注意保持下肢的位置，以免无意间造成髋关节脱位。冲洗和缝合切口后，用无菌敷料覆盖，并在患者清醒前放置一外展枕（主要是在后入路手术后）。

## 并发症

### 内科并发症

随着共同管理方案的出现，股骨颈骨折老年患者早期内科并发症的发生逐渐减少[34-36, 92]。然而，随着人口老龄化，以及许多成人对老年时期仍维持充满活力的生活方式的期望，股骨颈骨折的并发症（如深静脉血栓形成、心脏事件、压疮、肺炎）有可能会再次上升。对老年髋关节骨折患者采取共同管理方案的成功事例已得到广泛报道。笔者所在的机构也采用了"髋关节骨折管理方案"，为髋关节骨折老年患者提供老年病初级服务，被证明有应用前景[93]。为股骨颈骨折老年患者提供最优化治疗、迅速手术稳定并早期下地活动，以及术后良好的护理和康复，对于预防并发症的发生是至为重要的。

## 骨折不愈合

股骨颈骨折不连的治疗十分具有挑战性，患者会出现疼痛、同侧下肢无力（尤其是髋关节周围肌肉），以及肢体长度不等。外科医师必须应对偏心承重的骨力学环境，患者通常体质不佳。对于老年患者来说，关节置换术是股骨颈骨折不连时可以接受的治疗方案；但是对于较年轻的患者，人们普遍更倾向于保髋治疗。

股骨颈骨折不连的最好治疗方法是预防。年轻患者的股骨颈骨折有倾向于发生骨不连的某些特征：首先，骨折通常是垂直的（即Pauwels Ⅲ型），使得传统髋关节骨折固定结构如股骨颈轴向空心螺钉效果不佳。其次，此类骨折通常是粉碎性的，可能会阻碍稳定复位或导致过度塌陷，造成短髋畸形和大转子附近内置物突出（内置物滑出）。达成稳定的解剖复位，防止过度塌陷，以及使用可维持骨折复位的内置物，对防止股骨颈骨折不连有重要作用。

股骨颈骨折不连的补救手术包括关节置换术、游离（可带血管）腓骨移植以及股骨转子间外翻截骨术。关节置换术早前已讨论，但已证实对于股骨近端因早前用于固定骨折的内置物过大或松动而被破坏者，行关节置换会比因股骨颈骨折一期关节置换术更困难。带血管游离腓骨自体移植辅以翻修固定，已被成功用于治疗股骨颈骨折顽固性不愈合[94,95]。带血管游离腓骨移植也被用于治疗股骨颈骨折不愈合并获得成功[96]。腓骨自体移植可使骨折愈合，但无法纠正下肢偏距负重和长度畸形。

股骨转子间外翻截骨术已得到了广泛讨论[97~100]。简要来说，该截骨术允许在股骨颈骨折骨不连平面重定向时对截骨处进行加压。股骨转子间外翻截骨术可将垂直向（Pauwels Ⅲ型）骨折不连转变为更为横向的骨折，减少承重时骨不连处的剪切力（图25.23）。虽然其他固定角度结构也可使用，但截骨和骨不连常规用接骨板固定。这一技术可使股骨颈骨折不连治疗获得良好结果。

## 骨坏死

股骨头坏死在股骨颈骨折患者中的发生率高达25%[101,102]。股骨颈骨折早期复位或关节囊切开对防止骨坏死有益[103,104]，尽管有早期报道质疑关节囊内压力升高是否对髋关节骨折后的股骨头血流有不利影响[105,106]。股骨颈骨折后如出现相关症状或相关影像学表现明显，则骨坏死风险在创伤后5年内都升高[107~109]。作者会在股骨颈骨折后对患者随访2年，提醒患者骨折后的5年内任何时间都可能发生骨坏死并出现症状；如有必要，即使在2年后仍应继续随访。有症状的骨坏死的补救手术包括股骨头髓芯减压、关节融合、关节置换（包括髋关节表面置换术）或截骨术。伴转子下塌陷相关影像学征象的有症状的骨坏死预后不良。

在股骨颈骨折治疗中，延迟手术是否导致骨坏死的危险因素呢？对于股骨颈骨折，尤其是年轻患者，都被认为是外科急诊。Swiontkowski等[18]的文献表明，伤后8小时内手术多结局良好。但是，后续研究对该手术的紧迫性提出了质疑[8,110,111]。股骨颈骨折的结局似乎更多地与骨折的初始移位和术中复位的质量有关[19]；如果夜间紧急就诊的股骨颈骨折患者等到天亮后进行治疗可期望获得更好的复位，那么短暂推迟手术可能没有害处，但这并不是说年轻患者的移位性股骨颈骨折手术可归入择期手术。

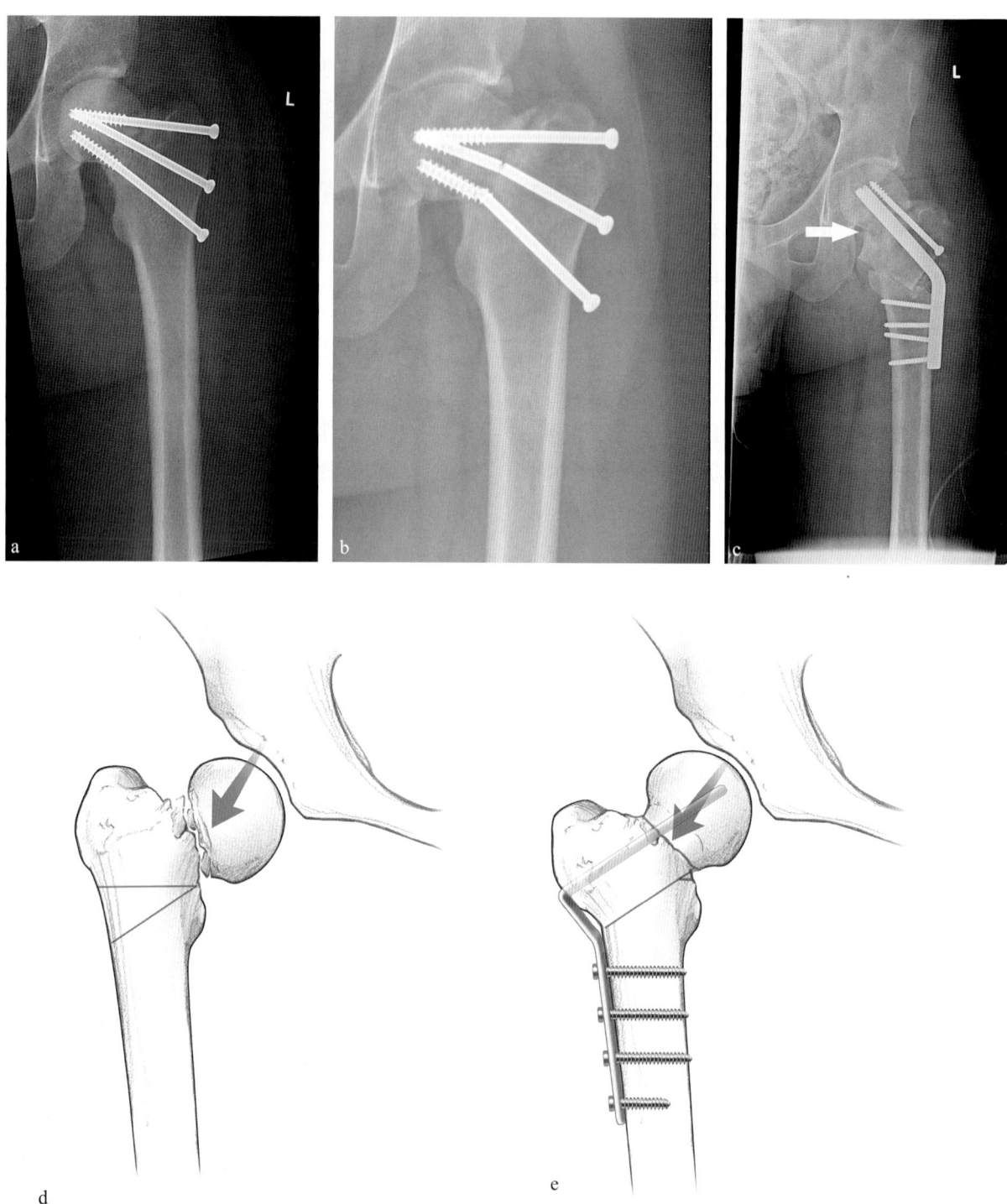

图 25.23　a. 一年轻患者股骨颈纵向（Pauwels Ⅲ型）骨折固定后正位片。b. 同一患者左股骨颈骨折术后 6 个月后正位平片，显示复位丢失和内置物失败并股骨颈骨折不愈合。该患者诉疼痛、乏力、僵硬及跛行。c. 左髋内置物取出并行外翻股骨转子间截骨后正位片，用角接骨板稳定辅以部分螺纹松质骨螺钉进行固定。d. 计划的截骨术示意图。e. 注意骨折线在截骨术后相对承重力（箭头）较 d 图中更加垂直

> **经 验**
>
> - 股骨头的主要血供是旋股内侧动脉的深支[58]。
> - 年轻患者的移性股骨颈骨折发生骨坏死和不愈合概率高[98, 102]。
> - 年轻股骨颈骨折患者治疗包括迅速的外科护理、骨折完美复位的开放复位技术，以及用滑动髋螺钉结构或空心螺钉的稳定固定。
> - 闭合复位和经皮固定中常规切开关节囊的作用尚待阐明。
> - 外翻转子间截骨是治疗股骨颈骨折不愈合的有效方法[597-100]。
> - 将空心螺钉用于股骨颈骨折固定时，最好用2~4枚螺钉，最常用的是V形的三螺钉布局。从技术层面来说，一枚螺钉应低位置入，紧邻完整的下方股骨颈；另一枚应后上方置入，紧邻完整的后方股骨颈。对于股骨颈基底型骨折，最好用髋滑动螺钉，因其具有角稳定性。
> - 对任何外伤性股骨干骨折的患者都应怀疑股骨颈骨折。股骨颈骨折通常在有同侧股骨干骨折时被漏诊[75, 76]。充分的髋筛查X线片，有条件时行CT扫描，以及术中谨慎小心，都对避免漏诊股骨颈骨折有帮助。骨坏死率在同侧股骨颈和股骨干骨折的患者中较低[75]，可能是由于通常伴随这些合并伤发生的股骨颈骨折移位较小。
> - 对于因患病而无法承受手术干预的患者或者能轻易下地活动并不会有过度疼痛的患者，可行保守治疗[5]。即便模式被认为是稳定的，非手术治疗股骨颈骨折的不愈合率仍然高[6-9]。
> - 股骨颈骨折内固定的翻修率比关节置换更高。然而，关节置换后感染、1年死亡率，以及脱位率较内固定高[39]。

---

> **视 频**
>
> **视频 25.1 经 Watson-Jones 入路对股骨颈骨折行 ORFI**
> 该入路可理想显露股骨颈骨折并进行固定，复位辅助工具的使用能确保解剖复位。
>
> **视频 25.2 经 Heuter 入路对股骨颈骨折行 ORIF**
> 视频演示了采用 Heuter 入路治疗移位的股骨颈骨折。
>
> **视频 25.3 股骨颈骨折闭合复位穿针固定**
> 视频演示了使用 7.3 mm 空心螺钉治疗股骨颈骨折，强调恰当地置入螺钉。
>
> **视频 25.4 对股骨颈和转子下骨折用股骨近段锁定接骨板行 ORIF**
> 视频演示了采用 Watson-Jones 入路治疗复杂股骨颈/转子下股骨骨折 ORIF，演示复位和固定的步骤，以及使用固定角度股骨近端锁定接骨板固定骨折。
>
> **视频 25.5 移位的股骨颈骨折的半关节置换术**
> 视频演示了使用 Kocher-Langenbeck 入路的半髋关节置换术，回顾了入路的细节。

## 参考文献

1. Oakes DA, Jackson KR, Davies MR, et al. The impact of the garden classification on proposed operative treatment. Clin Orthop Relat Res 2003;409:232–240
2. Van Embden D, Rhemrev SJ, Genelin F, Meylaerts SA, Roukema GR. The reliability of a simplified Garden classification for intracapsular hip fractures. Orthop Traumatol Surg Res 2012;98:405–408
3. Marsh JL, Slongo TF, Agel J, et al. Fracture and dislocation classification compendium–2007: Orthopaedic Trauma Association classification, database and outcomes committee. J Orthop Trauma 2007;21 (10, Suppl):S1–S133
4. van Embden D, Roukema GR, Rhemrev SJ, Genelin F, Meylaerts SA. The Pauwels classification for intracapsular hip fractures: is it reliable? Injury 2011;42:1238–1240
5. Jain R, Basinski A, Kreder HJ. Nonoperative treatment of

hip fractures. Int Orthop 2003;27:11-17
6. Parker MJ, Raghavan R, Gurusamy K. Incidence of fracture-healing complications after femoral neck fractures. Clin Orthop Relat Res 2007;458:175-179
7. Karaeminogullari O, Demirors H, Atabek M, Tuncay C, Tandogan R, Ozalay M. Avascular necrosis and nonunion after osteosynthesis of femoral neck fractures: effect of fracture displacement and time to surgery. Adv Ther 2004;21:335-342
8. Haidukewych GJ, Rothwell WS, Jacofsky DJ, Torchia ME, Berry DJ. Operative treatment of femoral neck fractures in patients between the ages of fifteen and fifty years. J Bone Joint Surg Am 2004;86-A:1711-1716
9. Tanaka J, Seki N, Tokimura F, Hayashi Y. Conservative treatment of Garden stage I femoral neck fracture in elderly patients. Arch Orthop Trauma Surg 2002;122:24-28
10. Boraiah S, Paul O, Hammoud S, Gardner MJ, Helfet DL, Lorich DG. Predictable healing of femoral neck fractures treated with intraoperative compression and length-stable implants. J Trauma 2010;69:142-147
11. Parker MJ, Porter KM, Eastwood DM, Schembi Wismayer M, Bernard AA. Intracapsular fractures of the neck of femur. Parallel or crossed garden screws? J Bone Joint Surg Br 1991;73:826-827
12. Nowotarski PJ, Ervin B, Weatherby B, Pettit J, Goulet R, Norris B. Biomechanical analysis of a novel femoral neck locking plate for treatment of vertical shear Pauwel's type C femoral neck fractures. Injury 2012;43:802-806
13. Probe R, Ward R. Internal fixation of femoral neck fractures. J Am Acad Orthop Surg 2006;14:565-571
14. Aminian A, Gao F, Fedoriw WW, Zhang LQ, Kalainov DM, Merk BR. Vertically oriented femoral neck fractures: mechanical analysis of four fixation techniques. J Orthop Trauma 2007;21:544-548
15. Zielinski SM, Viveiros H, Heetveld MJ, et al; FAITH trial investigators. Central coordination as an alternative for local coordination in a multicenter randomized controlled trial: the FAITH trial experience. Trials 2012;13:5
16. Bhandari M, Tornetta P III, Hanson B, Swiontkowski MF. Optimal internal fixation for femoral neck fractures: multiple screws or sliding hip screws? J Orthop Trauma 2009;23:403-407
17. Berkes MB, Little MT, Lazaro LE, Cymerman RM, Helfet DL, Lorich DG. Catastrophic failure after open reduction internal fixation of femoral neck fractures with a novel locking plate implant. J Orthop Trauma 2012;26:e170-e176
18. Swiontkowski MF, Winquist RA, Hansen ST Jr. Fractures of the femoral neck in patients between the ages of twelve and forty-nine years. J Bone Joint Surg Am 1984;66:837-846
19. Crist BD, Ferguson T, Murtha YM, Lee MA. Surgical timing of treating injured extremities. J Bone Joint Surg Am 2012;94:1514-1524
20. Ricci WM, Gallagher B, Brandt A, Schwappach J, Tucker M, Leighton R. Is after-hours orthopaedic surgery associated with adverse outcomes? A prospective comparative study. J Bone Joint Surg Am 2009;91:2067-2072
21. Chacko AT, Ramirez MA, Ramappa AJ, Richardson LC, Appleton PT, Rodriguez EK. Does late night hip surgery affect outcome? J Trauma 2011;71:447-453, discussion 453
22. Zuckerman JD, Skovron ML, Koval KJ, Aharonoff G, Frankel VH. Postoperative complications and mortality associated with operative delay in older patients who have a fracture of the hip. J Bone Joint Surg Am 1995;77:1551-1556
23. Moja L, Piatti A, Pecoraro V, et al. Timing matters in hip fracture surgery: patients operated within 48 hours have better outcomes. A meta-analysis and meta-regression of over 190, 000 patients. PLoS ONE 2012;7:e46175
24. Hamlet WP, Lieberman JR, Freedman EL, Dorey FJ, Fletcher A, Johnson EE. Influence of health status and the timing of surgery on mortality in hip fracture patients. Am J Orthop 1997;26:621-627
25. Simunovic N, Devereaux PJ, Sprague S, et al. Effect of early surgery after hip fracture on mortality and complications: systematic review and meta-analysis. CMAJ 2010;182:1609-1616
26. Pioli G, Giusti A, Barone A. Orthogeriatric care for the elderly with hip fractures: where are we? Aging Clin Exp Res 2008;20:113-122
27. Kammerlander C, Roth T, Friedman SM, et al. Ortho-geriatric service-a literature review comparing different models. Osteoporos Int 2010;21 (Suppl 4):S637-S646
28. Kennie DC, Reid J, Richardson IR, Kiamari AA, Kelt C. Effectiveness of geriatric rehabilitative care after fractures of the proximal femur in elderly women: a randomised clinical trial. BMJ 1988;297:1083-1086
29. Roberts HC, Pickering RM, Onslow E, et al. The

effectiveness of implementing a care pathway for femoral neck fracture in older people: a prospective controlled before and after study. Age Ageing 2004;33: 178-184

30. Fisher AA, Davis MW, Rubenach SE, Sivakumaran S, Smith PN, Budge MM. Outcomes for older patients with hip fractures: the impact of orthopedic and geriatric medicine cocare. J Orthop Trauma 2006;20:172-178, discussion 179-180

31. Gilchrist WJ, Newman RJ, Hamblen DL, Williams BO. Prospective randomised study of an orthopaedic geriatric inpatient service. BMJ 1988;297:1116-1118

32. Boyd RV, Hawthorne J, Wallace WA, Worlock PH, Compton EH. The Nottingham orthogeriatric unit after 1000 admissions. Injury 1983;15:193-196

33. Adunsky A, Lusky A, Arad M, Heruti RJ. A comparative study of rehabilitation outcomes of elderly hip fracture patients: the advantage of a comprehensive orthogeriatric approach. J Gerontol A Biol Sci Med Sci 2003;58:542-547

34. Friedman SM, Mendelson DA, Kates SL, McCann RM. Geriatric co-management of proximal femur fractures: total quality management and protocol-driven care result in better outcomes for a frail patient population. J Am Geriatr Soc 2008;56:1349-1356

35. Khasraghi FA, Christmas C, Lee EJ, Mears SC, Wenz JF Sr. Effectiveness of a multidisciplinary team approach to hip fracture management. J Surg Orthop Adv 2005;14:27-31

36. Kates SL, Mendelson DA, Friedman SM. Co-managed care for fragility hip fractures (Rochester model). Osteoporos Int 2010;21(Suppl 4):S621-S625

37. Kates SL, Mendelson DA, Friedman SM. The value of an organized fracture program for the elderly: early results. J Orthop Trauma 2011;25:233-237

38. Covinsky KE, Palmer RM, Kresevic DM, et al. Improving functional outcomes in older patients: lessons from an acute care for elders unit. Jt Comm J Qual Improv 1998;24:63-76

39. Bhandari M, Devereaux PJ, Swiontkowski MF, et al. Internal fixation compared with arthroplasty for displaced fractures of the femoral neck. A meta-analysis. J Bone Joint Surg Am 2003;85-A:1673-1681

40. Sharif KM, Parker MJ. Austin Moore hemiarthroplasty: technical aspects and their effects on outcome, in patients with fractures of the neck of femur. Injury 2002;33:419-422

41. ParviziJ, Holiday AD, Ereth MH, Lewallen DG. The Frank Stinchfield Award. Sudden death during primary hip arthroplasty. Clin Orthop Relat Res 1999;369:39-48

42. Karlsson J, Wendling W, Chen D, et al. Methylmethacrylate monomer produces direct relaxation of vascular smooth muscle in vitro. Acta Anaesthesiol Scand 1995;39:685-689

43. Clark DI, Ahmed AB, Baxendale BR, Moran CG. Cardiac output during hemiarthroplasty of the hip. A prospective, controlled trial of cemented and uncemented prostheses. J Bone Joint Surg Br 2001;83:414-418

44. Taylor F, Wright M, Zhu M. Hemiarthroplasty of the hip with and without cement: a randomized clinical trial. J Bone Joint Surg Am 2012;94:577-583

45. Ahn J, Man LX, Park S, Sodl JF, Esterhai JL. Systematic review of cemented and uncemented hemiarthroplasty outcomes for femoral neck fractures. Clin Orthop Relat Res 2008;466:2513-2518

46. Eiskjaer S, Boll K, Gelineck J. Component motion in bipolar cemented hemiarthroplasty. J Orthop Trauma 1989;3:313-316

47. Dalldorf PG, Banas MP, Hicks DG, Pellegrini VD Jr. Rate of degeneration of human acetabular cartilage after hemiarthroplasty. J Bone Joint Surg Am 1995;77:877-882

48. Ong BC, Maurer SG, Aharonoff GB, Zuckerman JD, Koval KJ. Unipolar versus bipolar hemiarthroplasty: functional outcome after femoral neck fracture at a minimum of thirty-six months of follow-up. J Orthop Trauma 2002;16:317-322

49. Kim YS, Kim YH, Hwang KT, Choi IY. The cartilage degeneration and joint motion of bipolar hemiarthroplasty. Int Orthop 2012;36:2015-2020

50. Sen D, AlsousouJ, Fraser J. Painful hemiarthroplasty due to acetabular erosion: a new technique of treatment. J Bone Joint Surg Br 2009;91:530-532

51. Figved W, Dahl J, Snorrason F, et al. Radiostereometric analysis of hemiarthroplasties of the hip-a highly precise method for measurements of cartilage wear. Osteoarthritis Cartilage 2012;20:36-42

52. Hoyert DL, Xu J. Deaths: preliminary data for 2011. Natl Vital Stat Rep 2012;61:1-51

53. Patel PD, Potts A, Froimson MI. The dislocating hip arthroplasty: prevention and treatment. J Arthroplasty 2007;22(4, Suppl 1):86-90

54. Pellicci PM, Bostrom M, Poss R. Posterior approach to total hip replacement using enhanced posterior soft

tissue repair. Clin Orthop Relat Res 1998;355:224–228
55. Morrey BF. Instability after total hip arthroplasty. Orthop Clin North Am 1992;23:237–248
56. Soong M, Rubash HE, Macaulay W. Dislocation after total hip arthroplasty. J Am Acad Orthop Surg 2004;12:314–321
57. Burgers PT, Van Geene AR, Van den Bekerom MP, et al. Total hip arthroplasty versus hemiarthroplasty for displaced femoral neck fractures in the healthy elderly: a meta-analysis and systematic review of randomized trials. Int Orthop 2012;36:1549–1560
58. Gautier E, Ganz K, Krügel N, Gill T, Ganz R. Anatomy of the medial femoral circumflex artery and its surgical implications. J Bone Joint Surg Br 2000;82:679–683
59. Sevitt S. Avascular necrosis and revascularisation of the femoral head after intracapsular fractures: a combined arteriographic and histological necropsy study. J Bone Joint Surg Br 1964;46:270–296
60. Della Rocca GJ, Crist BD, Murtha YM. Hip dislocations. In: Bhandari M, ed. Evidence-Based Orthopaedics. Chichester, England: Wiley-Blackwell;2012:468–473
61. Rawall S, Bali K, Upendra B, Garg B, Yadav CS, Jayaswal A. Displaced femoral neck fractures in the young: significance of posterior comminution and raised intracapsular pressure. Arch Orthop Trauma Surg 2012;132:73–79
62. Bonnaire F, Schaefer DJ, Kuner EH. Hemarthrosis and hip joint pressure in femoral neck fractures. Clin Orthop Relat Res 1998;353:148–155
63. Kakar S, Tornetta P III, Schemitsch EH, et al; International Hip Fracture Research Collaborative. Technical considerations in the operative management of femoral neck fractures in elderly patients: a multinational survey. J Trauma 2007;63:641–646
64. Christal AA, Taitsman LA, Dunbar RP Jr, Krieg JC, Nork SE. Fluoroscopically guided hip capsulotomy: effective or not? A cadaveric study. J Orthop Trauma 2011;25:214–217
65. Molnar RB, Routt ML Jr. Open reduction of intracapsular hip fractures using a modified Smith-Petersen surgical exposure. J Orthop Trauma 2007;21:490–494
66. Sevitt S, Thompson RG. The distribution and anastomoses of arteries supplying the head and neck of the femur. J Bone Joint Surg Br 1965;47:560–573
67. Kloen P, Rubel IF, Lyden JP, Helfet DL. Subtrochanteric fracture after cannulated screw fixation of femoral neck fractures: a report of four cases. J Orthop Trauma 2003;17:225–229
68. Oakey JW, Stover MD, Summers HD, Sartori M, Havey RM, Patwardhan AG. Does screw configuration affect subtrochanteric fracture after femoral neck fixation? Clin Orthop Relat Res 2006;443:302–306
69. Jansen H, Frey SP, Meffert RH. Subtrochanteric fracture: a rare but severe complication after screw fixation of femoral neck fractures in the elderly. Acta Orthop Belg 2010;76:778–784
70. Lindequist S. Cortical screw support in femoral neck fractures. A radiographic analysis of 87 fractures with a new mensuration technique. Acta Orthop Scand 1993;64:289–293
71. Gurusamy K, Parker MJ, Rowlands TK. The complications of displaced intracapsular fractures of the hip: the effect of screw positioning and angulation on fracture healing. J Bone Joint Surg Br 2005;87:632–634
72. Kauffman JI, Simon JA, Kummer FJ, Pearlman CJ, Zuckerman JD, Koval KJ. Internal fixation of femoral neck fractures with posterior comminution: a biomechanical study. J Orthop Trauma 1999;13:155–159
73. Huang TW, Hsu WH, Peng KT, Lee CY. Effect of integrity of the posterior cortex in displaced femoral neck fractures on outcome after surgical fixation in young adults. Injury 2011;42:217–222
74. Porter SE, Russell GV, Sledge JC, Cole PA, Graves ML. A novel way to prevent lost scalpel blades during percutaneous placement of iliosacral screws. J Orthop Trauma 2010;24:194–196
75. Alho A. Concurrent ipsilateral fractures of the hip and shaft of the femur. A systematic review of 722 cases. Ann Chir Gynaecol 1997;86:326–336
76. Tornetta P III, Kain MS, Creevy WR. Diagnosis of femoral neck fractures in patients with a femoral shaft fracture. Improvement with a standard protocol. J Bone Joint Surg Am 2007;89:39–43
77. Bennett FS, Zinar DM, Kilgus DJ. Ipsilateral hip and femoral shaft fractures. Clin Orthop Relat Res 1993;296:168–177
78. Gary JL, Taksali S, Reinert CM, Starr AJ. Ipsilateral femoral shaft and neck fractures: are cephalomedullary nails appropriate? J Surg Orthop Adv 2011;20:122–125
79. Jain P, Maini L, Mishra P, Upadhyay A, Agarwal A. Cephalomedullary interlocked nail for ipsilateral hip and femoral shaft fractures. Injury 2004;35:1031–1038
80. Bedi A, Karunakar MA, Caron T, Sanders RW,

Haidukewych GJ. Accuracy of reduction of ipsilateral femoral neck and shaft fractures–an analysis of various internal fixation strategies. J Orthop Trauma 2009;23:249–253

81. Watson JT, Moed BR. Ipsilateral femoral neck and shaft fractures: complications and their treatment. Clin Orthop Relat Res 2002;399:78–86

82. Swiontkowski MF, Hansen ST Jr, Kellam J. Ipsilateral fractures of the femoral neck and shaft. A treatment protocol. J Bone Joint Surg Am 1984;66:260–268

83. Oh CW, Oh JK, Park BC, et al. Retrograde nailing with subsequent Screw fixation for ipsilateral femoral shaft and neck fractures. Arch Orthop Trauma Surg 2006;126:448–453

84. Johnson KD, Tencer AF, Sherman MC. Biomechanical factors affecting fracture stability and femoral bursting in closed intramedullary nailing of femoral shaft fractures, with illustrative case presentations. J Orthop Trauma 1987;1:1–11

85. Tencer AF, Sherman MC, Johnson KD. Biomechanical factors affecting fracture stability and femoral bursting in closed intramedullary rod fixation of femur fractures. J Biomech Eng 1985;107:104–111

86. Wei L, Sun JY, Wang Y, Yang X. Surgical treatment and prognosis of acetabular fractures associated with ipsilateral femoral neck fractures. Orthopedics 2011;34:348

87. Reddix RN Jr, Tyler HK, Kulp B, Webb LX. Incisional vacuum-assisted wound closure in morbidly obese patients undergoing acetabular fracture surgery. Am J Orthop 2009;38:446–449

88. Matta JM, Shahrdar C, Ferguson T. Single-incision anterior approach for total hip arthroplasty on an orthopaedic table. Clin Orthop Relat Res 2005;441:115–124

89. Judet J, Judet R. The use of an artificial femoral head for arthroplasty of the hip joint. J Bone Joint Surg Br 1950;32-B:166–173

90. Bhandari M, Matta JM, Dodgin D, et al; Anterior Total Hip Arthroplasty Collaborative Investigators. Outcomes following the single-incision anterior approach to total hip arthroplasty: a multicenter observational study. Orthop Clin North Am 2009;40:329–342

91. Tsukada S, Wakui M. Minimally invasive intermuscular approach does not improve outcomes in bipolar hemiarthroplasty for femoral neck fracture. JOrthop Sci 2010;15:753–757

92. Friedman SM, Mendelson DA, Bingham KW, Kates SL. Impact of a comanaged Geriatric Fracture Center on short-term hip fracture outcomes. Arch Intern Med 2009;169:1712–1717

93. Della Rocca GJ, Moylan KC, Crist BD, Volgas DA, Stannard JP, Mehr DR. Comanagement of geriatric patients with hip fractures: a retrospective, controlled, cohort study. Geriatr Orthop Surg Rehabil 2013;4:10–15

94. Sen RK, Tripathy SK, Goyal T, et al. Osteosynthesis of femoral-neck nonunion with angle blade plate and autogenous fibular graft. Int Orthop 2012;36:827–832

95. Elgafy H, Ebraheim NA, Bach HG. Revision internal fixation and nonvascular fibular graft for femoral neck nonunion. J Trauma 2011;70:169–173

96. Jun X, Chang-Qing Z, Kai-Gang Z, Hong-Shuai L, Jia-Gen S. Modified free vascularized fibular grafting for the treatment of femoral neck nonunion. J Orthop Trauma 2010;24:230–235

97. Anglen JO. Intertrochanteric osteotomy for failed internal fixation of femoral neck fracture. Clin Orthop Relat Res 1997;341:175–182

98. Angelini M, McKee MD, Waddell JP, Haidukewych G, Schemitsch EH. Salvage of failed hip fracture fixation. J Orthop Trauma 2009;23:471–478

99. Magu NK, Rohilla R, Singh R, Tater R. Modified Pauwels' intertrochanteric osteotomy in neglected femoral neck fracture. Clin Orthop Relat Res 2009;467:1064–1073

100. Min BW, Bae KC, Kang CH, Song KS, Kim SY, Won YY. Valgus intertrochanteric osteotomy for non-union of femoral neck fracture. Injury 2006;37:786–790

101. Haidukewych GJ, Berry DJ. Hip arthroplasty for salvage of failed treatment of intertrochanteric hip fractures. J Bone Joint Surg Am 2003;85-A:899–904

102. Min BW, Kim SJ. Avascular necrosis of the femoral head after osteosynthesis of femoral neck fracture. Orthopedics 2011;34:349

103. Jain R, Koo M, Kreder HJ, Schemitsch EH, Davey JR, Mahomed NN. Comparison of early and delayed fixation of subcapital hip fractures in patients sixty years of age or less. J Bone Joint Surg Am 2002;84-A:1605–1612

104. Gordon JE, Abrahams MS, Dobbs MB, Luhmann SJ, Schoenecker PL. Early reduction, arthrotomy, and cannulated screw fixation in unstable slipped capital femoral epiphysis treatment. J Pediatr Orthop 2002;22:352–358

105. Drake JK, Meyers MH. Intracapsular pressure and hemarthrosis following femoral neck fracture. Clin Orthop Relat Res 1984;182:172-176
106. Melberg PE, Körner L, Lansinger O. Hip joint pressure after femoral neck fracture. Acta Orthop Scand 1986;57:501-504
107. Lafforgue P. Pathophysiology and natural history of avascular necrosis of bone. Joint Bone Spine 2006;73:500-507
108. Hernigou P, Poignard A, Nogier A, Manicom O. Fate of very small asymptomatic stage-I osteonecrotic lesions of the hip. J Bone Joint Surg Am 2004;86-A:2589-2593
109. Barnes R, Brown JT, Garden RS, Nicoll EA. Subcapital fractures of the femur. A prospective review. J Bone Joint Surg Br 1976;58:2-24
110. Upadhyay A, Jain P, Mishra P, Maini L, Gautum VK, Dhaon BK. Delayed internal fixation of fractures of the neck of the femur in young adults. A prospective, randomised study comparing closed and open reduction. J Bone Joint Surg Br 2004;86:1035-1040
111. Damany DS, Parker MJ, Chojnowski A. Complications after intracapsular hip fractures in young adults. A meta-analysis of 18 published studies involving 564 fractures. Injury 2005;36:131-141

# 26 髋部转子间骨折

著者：Thomas A. Russell
译者：张晓强

髋部近端关节外干骺端骨折通常称为转子间骨折，是最常见的需手术治疗的成人长骨骨折。因此类骨折治疗花费昂贵，耗费大量的时间和资源，政府、保险公司、医院管理层、外科医生、老年病学专家、康复中心，尤其是患者对其非常重视。尽管如此，其死亡率和永久致残率仍较高。

Brown 等[1]预估了美国未来转子间骨折的发病率，提出了两种可能的趋势。他指出，到 2050 年，保守估计每年会发生约 45.8 万例此类骨折，可能会多达 1 037 000 例，年龄超过 65 岁的女性发病率最高。英格兰、威尔士、北爱尔兰和海峡群岛 180 家医院 2011~2012 年的 59 000 多例髋部骨折数据库，报告了非常详细的髋部骨折人口统计数据。股骨转子部骨折约占所有髋部骨折的 34%[2]。

股骨转子部因其位于皮质骨和松质骨结合的部位，解剖形态变异较大。血运良好的转子周围区域的完整性依赖于以下结构：起源于股骨头和骨骺，围绕 Ward 三角直到小转子的层状松质骨拱形结构，在此处，坚固的结构变为股骨髓腔起点处的管状结构；后方的厚骨板被称为股骨矩，Robert Adams[3]在 18 世纪中期首次对其进行了描述并将其称为 Adams 弧。此区域在后内侧粉碎性骨折中最常受累，导致只有前内侧皮质具有潜在的修复稳定性（图 26.1）。

附着于股骨近端的主要结构包括髋关节囊、臀中肌和臀小肌的止点（大转子）、髂腰肌（小转子）、梨状肌和短外旋肌（转子间后嵴）、股直肌斜头（前关节囊）、股外侧肌（大转子

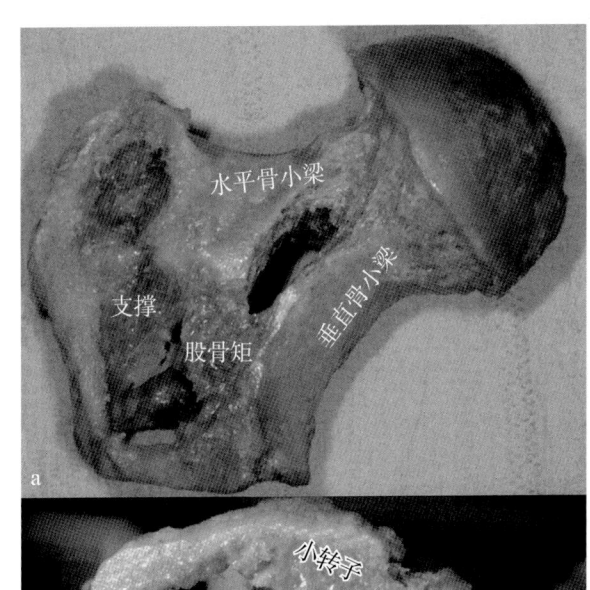

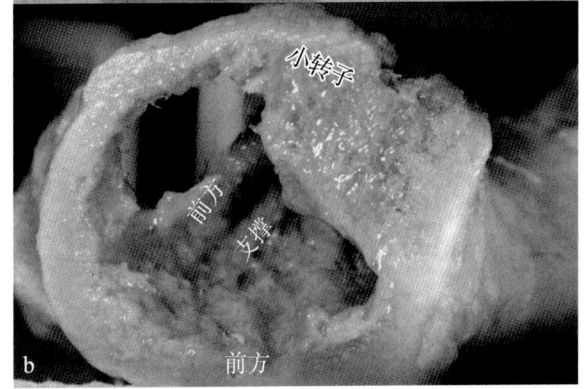

图 26.1 股骨近端横断面显示 Adams 弧和股骨头颈处的骨小梁形态。a. 冠状位横断面。b. 轴位横截面（引自 Hammer A. The structure of the femoral neck: a physical dissection with emphasis on the internal trabecular system. Ann Anat 2010;192:168–177.）

远端股骨外侧）。髋关节囊在股骨转子部骨折的复位中尤其重要，并与远端骨折块的软组织相连，使得稳定复位成为可能。

关节囊破裂后，骨折碎片的移位取决于各自附着的肌肉。大转子受臀中肌和短外旋肌牵

拉会外展和外旋，股骨干受内收肌和腘绳肌牵拉而会向后、向内移位，临床表现为下肢短缩和髋内翻畸形。随着年龄增长，髋部形态发生改变，骨皮质变薄而髓腔直径增宽。年轻骨折患者干骺端相对狭窄，股骨峡部高窄，股骨干皮质骨较厚。随着年龄增长，干骺端轻度增宽，皮质变薄，骨量丢失，骨干皮质骨储备减少，股骨峡部增宽。高龄人群的股骨干近端干骺端空泡化，髓腔明显增宽，骨小梁张力和压力均消失，股骨峡部收缩消失，管状股骨圆形膨大，骨皮质变薄。

Dorr 等[4] 于 1993 年描述了 3 种不同的解剖学形态，可在骨水泥与非骨水泥股骨假体时参考（图 26.2），同样的原理也适用于髋部骨折患者的内置物选择。A 型多见于年轻人，表现为股骨干骺端狭窄、骨皮质厚和峡部位置高且极其狭窄。对于髓内器械来说，必然需要切除过多骨组织，而接骨板型结构或较小直径的重建钉可能更能保留骨组织。B 型多见于中年人，表现为股骨近端干骺端和髓腔宽大，而骨皮质和峡部结构相对较好。C 型多见于老年人，表现为干骺端及髓腔较宽，峡部收缩缺失，这与股骨干皮质骨和股骨头的骨量储存缺失相关，最容易产生问题。

患者通常表现为髋或膝关节疼痛，有摔倒或其他损伤后不能行走的病史。疼痛位于大腿近端，髋关节屈曲和旋转时加重。髋关节骨折移位的体征为休息位时肢体缩短和旋转畸形。髋关节轴向负载时的疼痛与隐匿性骨折密切相关。Lippmann 听诊器试验对股骨近端或骨盆隐匿骨折相当敏感[5]：将听诊器置于耻骨联合，并且轻轻叩击双侧髌骨，当骨盆和髋关节有骨连续性中断时，声音传导会发生变化，音调降低或音量降低提示骨折。通常通过 X 线检查即可确诊，包括骨盆正位（AP 位）片和患侧髋关节正侧位片。转子下骨折需要拍摄股骨全长正侧位片以便选择内置物的长度。如果选择长的髓内钉，需拍摄患侧股骨全长正侧位片，特别要注

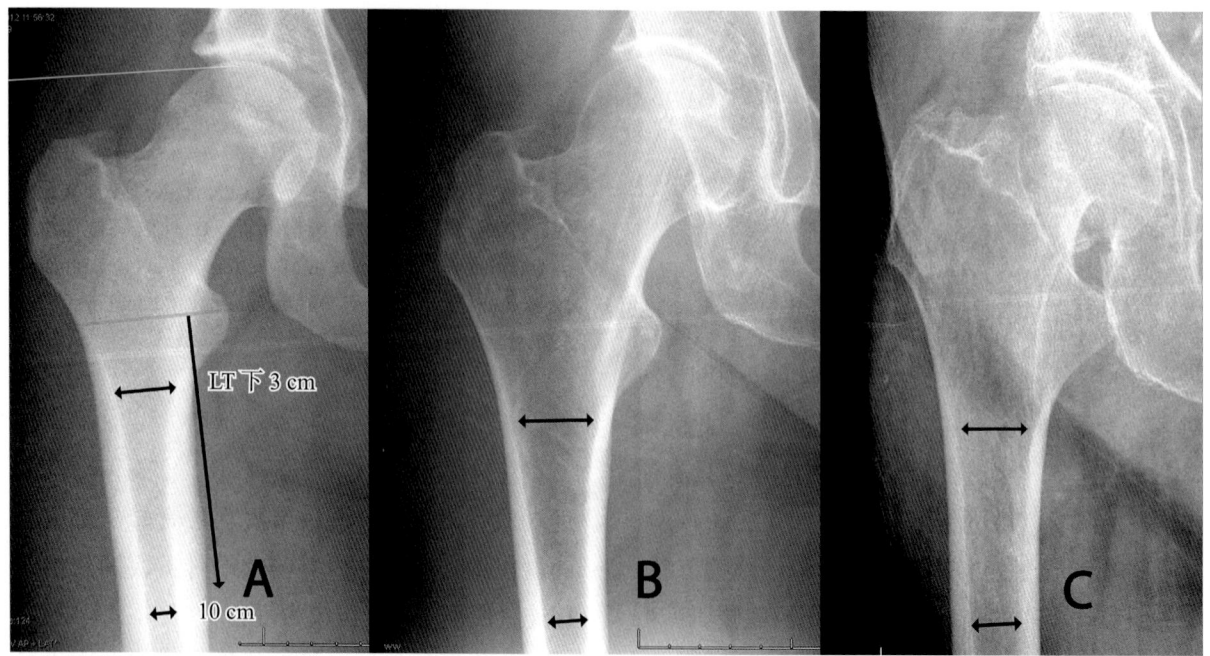

图 26.2 股骨近端形态的 Dorr 分型。股骨近端从年轻的 A 型到中年的 B 型，再到老年的 C 型。此分类基于股骨矩部位髓腔宽度（小转子中心以下 3 cm 处）和与股骨髓腔（小转子下方 10 cm 处）

意股骨前弓和髓腔直径。术前内旋－牵引位有助于选择内固定物（图 26.3）[6]。临床实践中，C 臂透视对髋部骨折的显示最佳，可实现对复杂骨折的即时分析和复位后骨折稳定性的确认。很多医疗机构目前不再在术前进行侧位影像学检查，尽管这可减少患者一次行影像学检查的痛苦，但是外科医生可能因观察不到仅在侧位片上可见的移位或骨折线而影响内置物的选择。

CT 或 MRI 很少用于移位骨折，但有助于高能创伤中不明显或不典型骨折的确诊[7]。MRI 的敏感性和特异性高于 CT 或放射性核素扫描，有助于快速诊断[8, 9]。如果临床怀疑髋部骨折，X 线检查无阳性发现，冠状位 T1WI 是最佳的成像序列（图 26.4）[10]。

20 世纪后期的内固定研究主要聚焦于尽量减少内置物失败及避免股骨头和股骨颈部内固定物的切出失败，骨折复位失败是可接受的，骨折畸形愈合与功能恢复无关。由于骨折与骨质疏松有关，目前关于髋部骨折的处理模式主要有 3 个：①通过积极筛查和治疗易发生骨折的高危患者来预防；②髋部骨折治疗标准化，采用积极的早期干预和方案以避免并发症；③优化骨折复位，针对骨质疏松骨采用新的内置物固定，提高固定稳定性，优化骨－内置物界面。

## 分　类

对髋部骨折进行分类的目的是识别那些内固定失败率高的骨折，而不是预测患者的预后。因此，术前分类的实际效果值得商榷。常见的鉴别指标是影像学检查而不是体格检查，包括移位与不移位，骨折延伸至股骨颈近端囊外区域与小转子下延伸，股骨转子部内侧或外侧壁的粉碎和移位。随着对内置物失败模式理解的深入，在置入内固定过程中的骨折充分复位和医源性损伤得到了重新强调[11, 12]。正如 Evans[13] 最初报道的，对骨折复位和稳定的术后评估更能预测患者的预后。同时，精神社会因素会影响最终的结果，包括患者受伤前的活动状态、独立程度和情感状态。

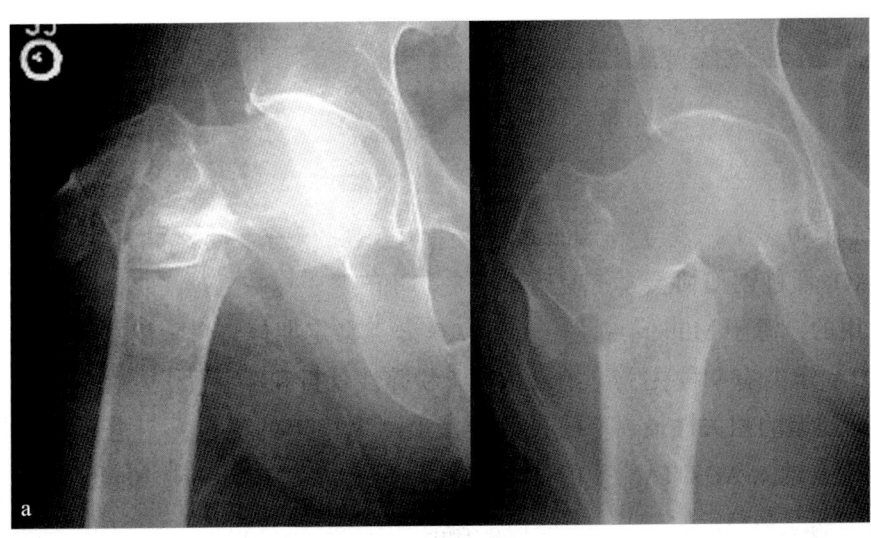
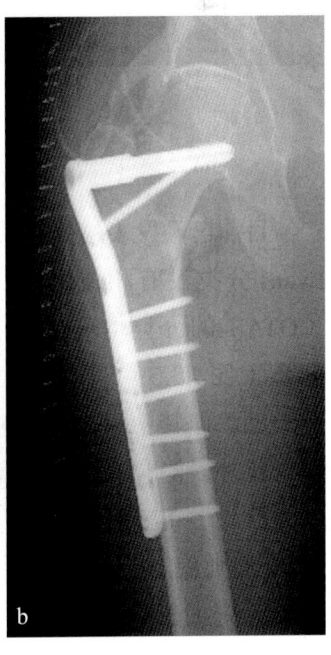

图 26.3　牵引位 X 线检查。a. 成角的、不明确的骨折。b. 牵引位影像清楚地显示这是一种反斜形骨折，需要用滑动髋螺钉进行固定

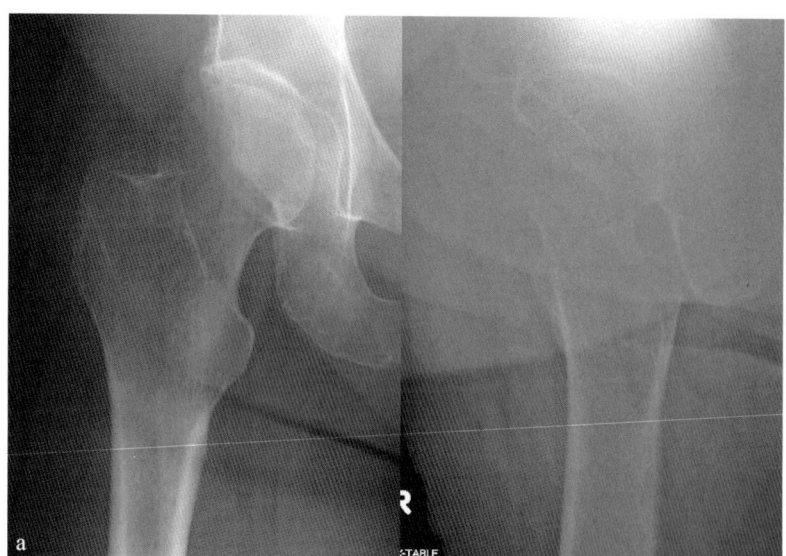
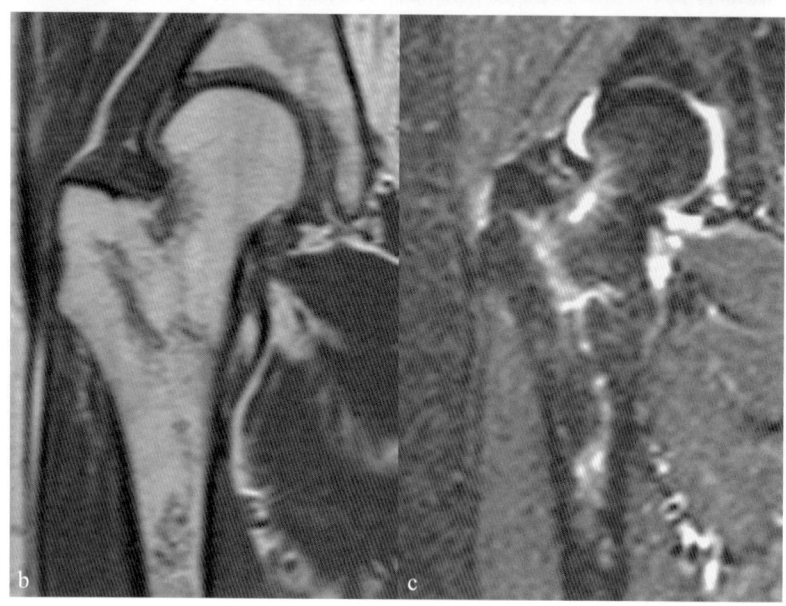

图 26.4 股骨转子间隐匿性骨折。a. 老年人跌倒后髋关节疼痛，X 线检查无阳性发现。b，c. T1WI（b）和 T2WI（c）示大转子区域的骨髓水肿和骨折线。对患者采取了非手术治疗

目前已经发表的分类系统有 30 多个，多与 Evans 分类没有相似之处。AO/骨科创伤协会（OTA）的分类是现在最常用的，源于 Müller 分型（图 26.5）[14]。AO/OTA 分类有 9 种主要类型，但其中只有 3 个主要类型的相关性最好。此外，侧位 X 线片参数没有纳入 AO/OTA 分类[15]。一般来说，31A1 型骨折是最稳定的，32A2 型则稳定性较差，而 31A3 型骨折使用接骨板固定时最不稳定。AO/OTA 分类比 Evans/Jensen 分类具有较高的观察者间一致性，但都没有达到可接受阈值[16, 17]。

OTA/AO 分类会定期修订，希望它最终能纳入小转子粉碎性骨折和侧壁延长。在已发表的文献中，预测为稳定的复位并不总是稳定的。文献中稳定性骨折固定后的二次移位率为 3%~15%[18]，不稳定性骨折的二次移位率为 11%~67%。这些发现对目前分类的实用性提出了质疑。

26 髋部转子间骨折

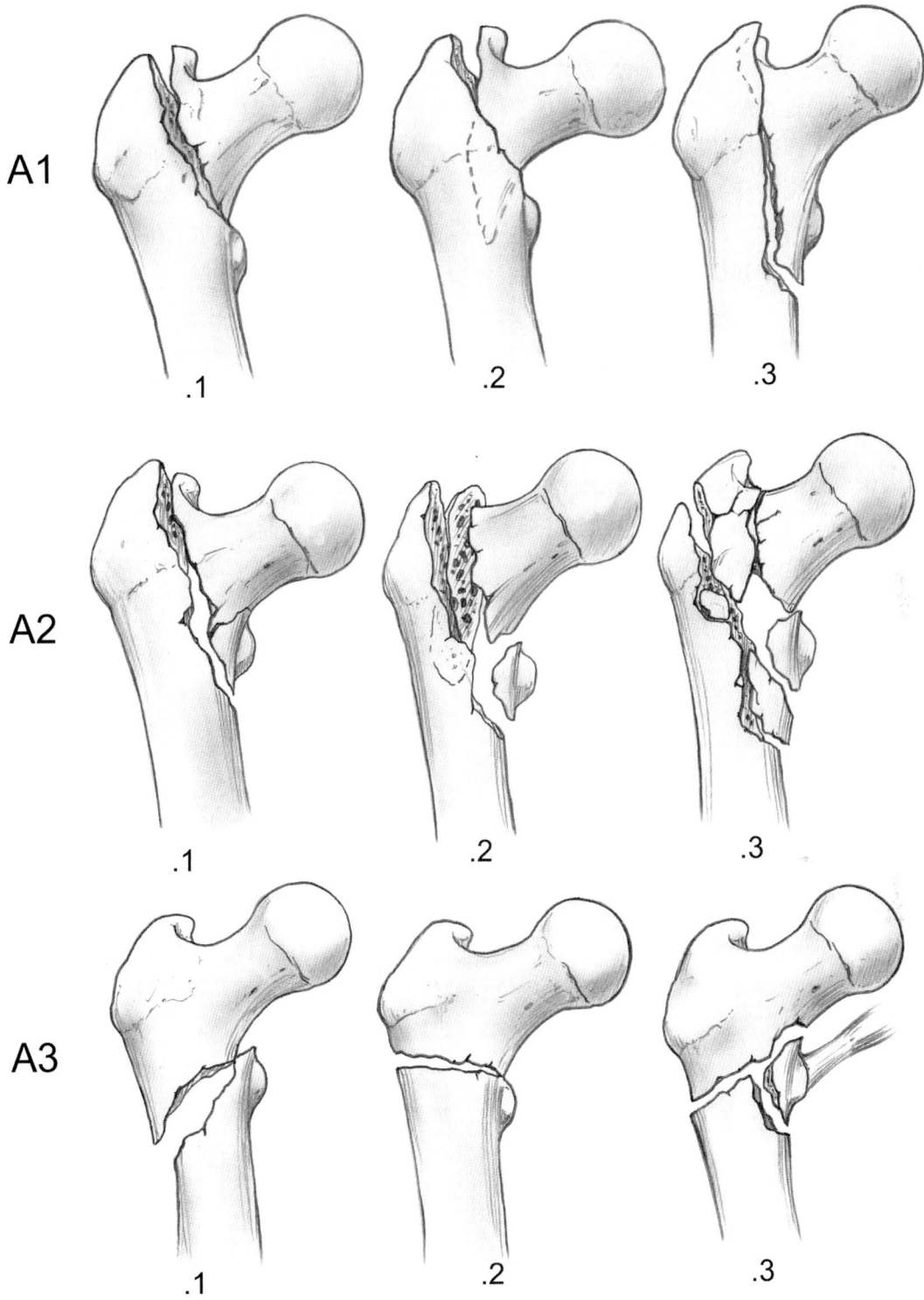

**图 26.5** AO/骨科创伤协会（OTA）股骨近端骨折分类

## 非手术治疗

非手术治疗只应考虑无行走需求或行走需求很低，疼痛可通过止痛药和休息来控制的患者（如严重痴呆）。适应证包括患有晚期恶性疾病，预期剩余寿命少于6周；患有无法治愈的合并症而不能进行手术；患有活动性感染而不能使用内置物的。例外情况包括股骨转子间不完全骨折，MRI显示特定的患者可以通过保守治疗措施治愈[19, 20]。如果患者的麻醉和手术死亡风险过高；或患者无下地行走的需求，骨折仅有轻度的不适感；或没有现代的医疗设施可供使用时，也应选择非手术治疗。此种情况下，建议将患者快速移到椅子上并保持挺胸位。制动可减少褥疮、肺炎和痴呆的发生。

卧床休息，下肢伸直，通常需要用垫枕或护垫支撑1~2周以控制疼痛。股骨远端或胫骨近端骨牵引通常只适用于延长至转子下的骨折或术前髋关节屈曲挛缩的患者。非手术治疗需要注意以下护理：经常改变体位以避免发生褥疮，注意营养和体液平衡，适当应用止痛药/麻醉镇痛。3周时骨折处形成骨痂，可显著减少运动相关疼痛；6周时多数患者可以被抬上轮椅或躺椅；12~16周内骨折愈合。

荟萃分析未能发现关节囊外股骨骨折的非手术治疗效果与手术治疗效果有明显差距，手术治疗仅住院时间缩短，康复更佳[21]。通常认为非手术治疗后患者的活动能力较差，但部分患者也确实恢复了部分活动能力[22, 23]。

## 手术治疗

### 适应证

在全球范围内，股骨转子间骨折被视为最适合手术治疗的一种骨折。因为骨折模式不一致，股骨形态存在明显的变异，以及老年患者更容易发生并发症，外科医生必须掌握多种手术方式。纠正患者的代谢紊乱及血流动力学、器官不稳定后，应立即进行手术治疗。对于大部分患者来说，手术应在骨折后24~48小时进行。文献研究指出，骨折24~48小时后死亡率会增高，但同样重要的是，与不必要的延误有关的患者痛苦增加和医院效率低下。Holt等[24]发现，在校正了骨折和治疗之间的时间间隔、入院时间或手术和麻醉人员的经验后，组合变量[包括年龄、性别、骨折类型、骨折前居住、骨折前活动度和美国麻醉师学会（ASA）评分]是死亡率的关键预测因素[24]。在具备髋部骨折快速诊断和治疗经验的治疗中心进行治疗，可以有效缩短这类损伤的住院时间，降低发生并发症的风险[25, 26]。有趣的是，没有发现早期手术与较高的死亡率或并发症发生率相关[27]。因此，总的来说，髋部骨折应优先考虑早期手术治疗。

### 内置物

固定物包括用于固定股骨头的带有一枚钉或者螺钉的钉板结构及髓内钉结构，以及外固定装置和关节置换装置。一般来说，这些选项可以按设计分组，包括常见的生物力学行为、技术、并发症和结果。在这方面有大量详尽的文献，有一系列具体的技术和内置物设计，以及大量的荟萃分析和随机前瞻性研究，但仍然有很多争议。目前正在开发新技术，用以增强骨质疏松髋关节，从而解决内置物-骨界面失败问题。

Parker和Handoll[28]研究发现，关于动态加压钉或接骨板固定的优劣目前尚未达成共识。尽管滑动髋螺钉（SHS）是世界上使用最多的内固定装置，但它有两种严重的并发症：无法控制的股骨头坍塌和拉力螺钉移位导致的内翻畸形愈合，可能发生股骨头切出。后者更可能发生于畸形复位骨折和外侧壁医源性骨折，导致

> **急诊处理**
>
> 因为髋部骨折多发生于下午和傍晚,当患者被送进医院进行评估时,手术团队已疲惫不堪。在美国,多数医院只有紧急情况下才考虑夜间手术。麻醉科和内科/老年病专家的参与,使患者的处理速度有所减慢。不能因为缺少治疗团队指挥人员而束手无策,最佳的解决方案是制订髋部骨折团队方案,用以规范患者的处理,提供处理术前稳定和术后康复的框架。作为骨科医生,我们需要为患者的手术准备和康复提供便利。
>
> 最佳方案是指按计划对髋部骨折进行"首次启动"。这一类患者往往年纪大、脱水、复苏不足、疼痛且整夜不能进食。术前准备的过程也是一项风险/效益分析的训练。髋部骨折具有较高的死亡率,因此患者应尽快恢复疼痛可控、可活动、营养重建的状态。贫血、脱水和电解质异常应在入院时予以处理。除非患者在入院时出现急性心绞痛、不稳定型心律失常或严重的心脏瓣膜功能不全,否则进行各种心脏检查导致手术延迟数天对患者来说是不必要的。医疗延误会增加发生血栓栓塞的风险。通常,对于正在接受抗凝治疗的老年患者,不应排除在24~48小时内进行手术[135]。
>
> 应制订髋部骨折的标准治疗方案,包括治疗凝血疾病的方案[国际标准化比值(INR)>1.5],如入院时服用维生素K(1 mg静脉注射)[136]。除非不稳定骨折延伸至股骨干,否则牵引患肢不比垫枕更好。建议在检查维生素D水平后服用维生素D(10 000单位)。必须确认矫正了电解质紊乱,尤其是血清钠和钾,因为这些可被校正,但常会延迟治疗。

骨折继发不稳定、结构塌陷,以及因髋关节生物力学改变而导致外展肌功能不全。Gotfried将后一种并发症描述为"股骨近端外侧壁术中医源性损伤引起的股骨全转子区骨折"[29]。加压髋螺钉技术的主要优点是廉价且组装容易。一般来说,内置物的成本可以在不影响患者预后的情况下作为一个因素加以考虑。也有证据表明,与加压髋螺钉(CHSs)相比,髓内钉内固定更容易发生并发症[30]。尽管如此,在美国,髓内钉固定的趋势仍然在增加,这与外科医生对髓内钉技术的熟悉程度,以及外科医生避免骨折畸形愈合和塌陷的愿望有关。

## 接骨板螺钉固定

接骨板可分为四种类型:①打入类:包括打入类钉板装置(如刀片、固定角度钉板装置)。②动力加压类:包括一个大的钉或螺钉固定股骨头,附着于滑动接骨板上(SHSs)。③线性加压接骨板类:利用多个股骨头固定物来控制旋转和移位,从而实现线性加压(如Gotfried经皮加压接骨板PCCP;Orthofix,Lewisville,TX)。④混合锁定类:此类结构采用多种方法固定,最初用加压接骨板使骨折复位,然后用锁定螺钉防止进一步轴向加压。该类型是最坚强的内固定[如股骨近端锁定板(Synthes,Paoli,PA;and Smith & Nephew,Memphis,TN)]。转子外侧支撑接骨板也属于这一类,可用于股骨近端骨折的坚强固定(图 26.6,表 26.1)。

## 打入类

打入或固定角接骨板最常用于截骨矫形术而不是髋部骨折的治疗。MacEachern和Heyse-Moore[31]报道了使用SHS和Jewett钉固定时发生关节内侧穿透的失败机制。行截骨术时,钉板结构同SHS装置相比没有明显优点,但使用SHS达到解剖复位时失血量更少,手术时间更短。

1999年,Chinoy和Parker[32]对2 855例患者进行了荟萃分析,比较了使用滑动内置物和可实现精确固定的钉接骨板结构的结果,显示与

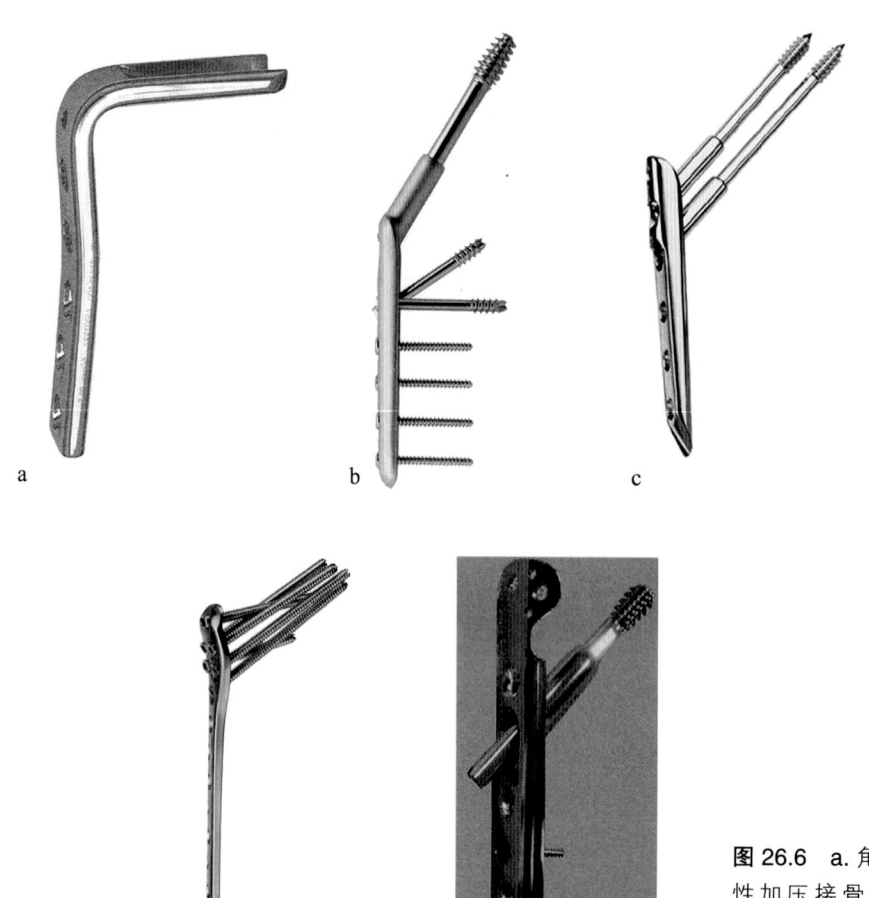

图 26.6　a. 角接骨板。b. 加压髋螺钉。c. 线性加压接骨板（PCCP，Orthofix, Lewisville, TX）。d. 股骨近端锁定接骨板。e. 转子支撑接骨板

表 26.1　接骨板分型

| | 打入类 | 动力加压类 | 线性加压类 | 混合锁定类：锁定接骨板和转子支撑接骨板 |
|---|---|---|---|---|
| 类型 | 钉接骨板<br>刀片接骨板 | 滑动髋螺钉 | Gotfried PCCP | 股骨近端锁定接骨板<br>转子支撑接骨板<br>增强接骨板 |
| 特征 | 固定角度，静态装置，股骨头内置物是刀片或螺旋刀片 | 股骨头内置物是螺钉，通过拧紧螺钉和负载的动态滑动实现骨折碎片间的加压 | 2 枚平行螺纹螺钉置入股骨颈和股骨头内 | 通过锁定螺钉或防止滑动的外侧支撑来避免过度塌陷 |
| 失败模式 | 中心穿透；接骨板断裂 | 内翻切出；接骨板拔出；侧壁失效 | 内翻切出；较少发生 | 接骨板和螺钉断裂；螺钉退出 |
| 旋转稳定性 | 好 | 差 | 好 | 好 |

滑动内置物相比，钉板固定的切出（13%：4%）、骨不连（2%：0.5%）、内置物断裂（14%：0.7%）和再手术率（10%：4%）增加。此外，使用钉板固定治疗的患者死亡率较高，幸存者更可能出现髋关节残余疼痛和活动能力受损。

## 动力加压类

### 视频 26.1 使用滑动髋螺钉和侧板治疗转子间骨折

从 20 世纪 80 年代到 2000 年，滑动式 CHSs 成为髋部骨折固定的金标准，许多外科医生仍然推荐在所有骨折的处理中使用，这是因为 2000 年至今 Clawson[33] 以及 Mulholland 和 Gunn[34] 所做的报道，以及 Parker 和 Handoll[35] 从 2000 年至今所做的荟萃分析。该装置包括一个大的侧板，可用 4.5 mm 皮质螺钉固定在股骨干上；在接骨板近端有一个套筒状结构，用于连接一枚大螺纹螺钉，该螺钉通过导针插入股骨头。这类装置由不锈钢或钛合金制成，具有 125°~150° 不等的筒体角度，带有直径约 12.5 mm 的拉力螺钉，长 65~130 mm。这些板通常有 2~4 个孔，也有更长的型号。全球范围内其作为通用设备，许多制造商均在制造。

### 患者体位

麻醉完成后，患者被转移到骨折手术台，以减少疼痛。患者取仰卧位，双足牵引，双膝伸直，双腿交叉。患肢抬高至 20°~30°，非手术肢体伸展 20°~30°。腿与身体成一条直线，以避免髋内翻。C 臂从另一侧引入，基底平行于以股骨中部为中心的手术肢体，这样通过 C 臂的头尾运动能够很好地显示股骨头和股骨干正侧位影像。髋部的真实正位视图通常是通过 C 臂在顶部旋转 10°~20° 获得的，真实的侧位视图对应于水平方向上旋转 15°~30°（图 26.7）。对于肥胖患者，非手术侧髋关节屈曲和 C 臂置于在两腿之间可以更好地显示患侧髋关节，但必须注意，长时间抬高弯曲正常侧肢体，可能会引发骨筋膜室综合征。

作者喜好采用的股骨近端复位技术包括下述四步（表 26.2）：

1. 安装好足板、会阴柱固定，从后向前施加力量，矫正骨折部位向后下垂并维持。

2. 对于股骨转子间骨折，通过脚座使腿从中立位屈曲 20°~30°；对于股骨转子下骨折，应屈曲 30°~40°，同时保持以股骨干为中心的从后向前的复位力。

3. 恢复肢体长度，按照身体方向施加牵引力。避免任何内翻畸形复位。牵引力不应太大，因其可能会破坏剩余的软组织附着，进一步加重骨折的不稳定。

4. 旋转腿部，使其与近端骨块对齐，多数转子下骨折外旋 5°~15°，转子间骨折内旋 0°~10°，根据术中 X 线图像验证。

表 26.2 闭合复位步骤

| | |
|---|---|
| 1. 牵引前，将脚放在牵引架上，并向上抬起股骨干。 | 复位向后的下垂，过度矫正前侧壁 |
| 2. 膝关节伸直位屈曲患肢，A1-2 型 20°~30°，A3 型 30°~40° | 复位后方移位 |
| 3. 施加牵引：无内翻 | 如果关节囊仍然完整，则行韧带整复术 |
| 4. 旋转腿部，使其与近端骨折块对齐（内旋 10°~15°，或外旋 10°~20°） | 通常是被忽略的一步；记住前倾的可变性；有些股骨颈是后倾的 |

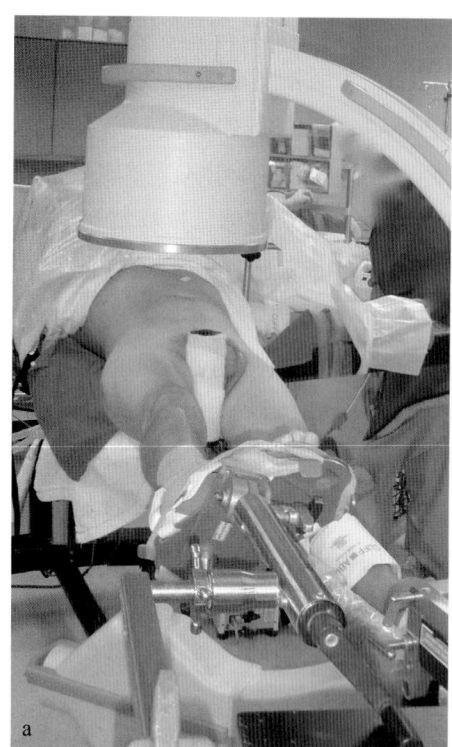
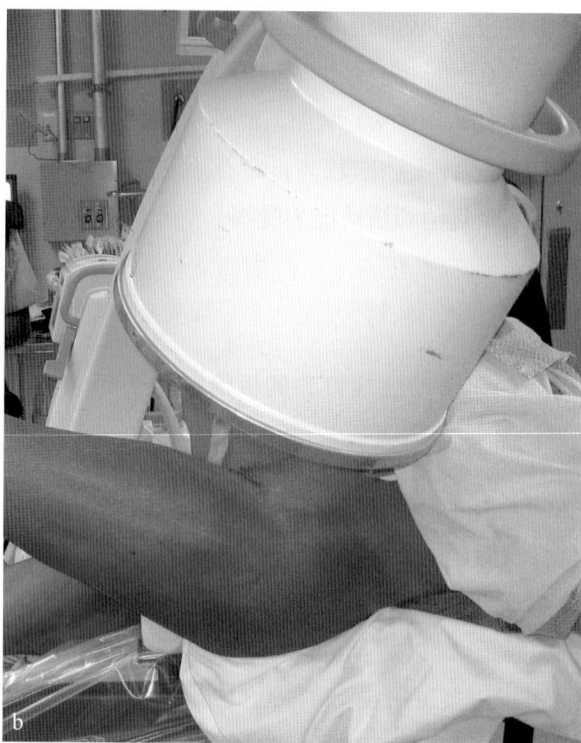
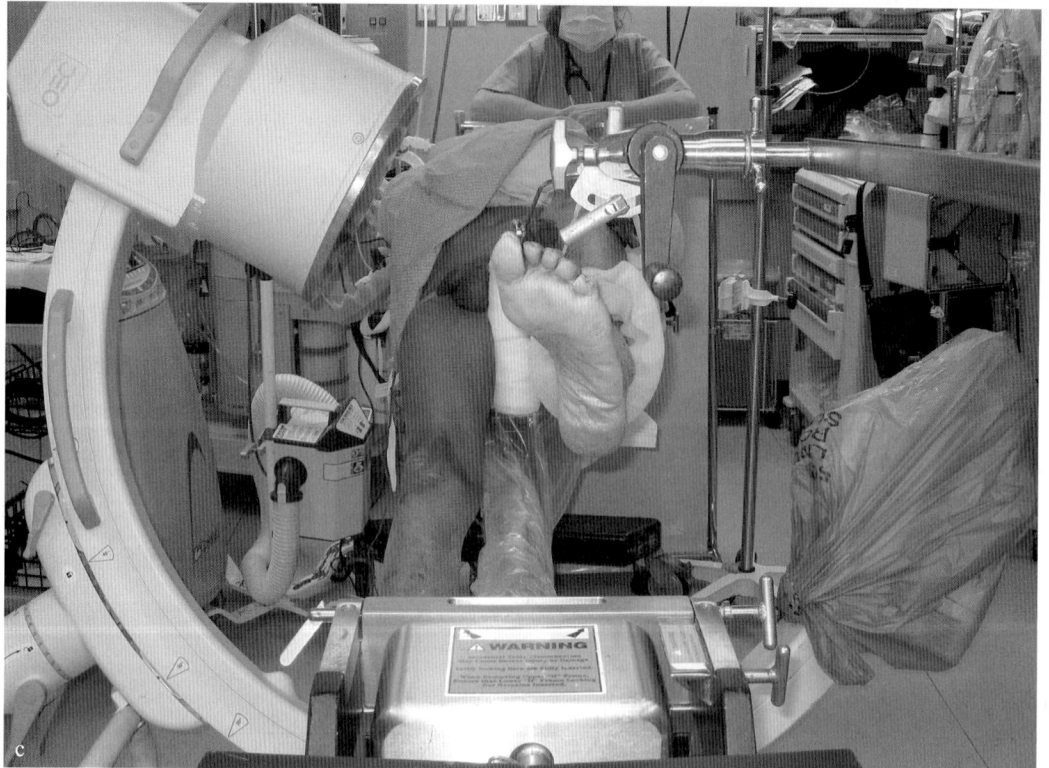

图 26.7　a. 调节 C 臂以获得真实的髋关节前后位和侧位影像。b. C 臂的标准设置不考虑股骨颈前倾和髋关节屈曲。c. 将 C 臂旋转 10°~15°，以获取真正的前倾角影像，并将其头端倾斜 10°~15° 以代偿肢体的屈曲。侧位影像通过瞄准对侧髋关节上方的 15°~20° 水平向上获取

## 手术入路

在过去的70年里，股骨近端外侧入路接骨板固定手术方式相对标准化。手术通常在骨折手术台上进行，闭合复位后，稳定患者下肢。从髂骨区到整个大腿近端是以标准的方式准备的。切口长度根据预计使用接骨板的长度确定。切口开始参考术中C臂透视所见，中心在小转子上方。通常长为5~10 cm。纵行切开髂胫束，近端延伸至转子间区，以便在前方触诊，通常在股外侧肌起点的近端。在股外侧肌筋膜附着点的附近，股骨粗线的后方切开，后方留下足够的筋膜（5~10 mm）方便缝合。识别所有的穿支动静脉结构并止血，向前牵拉股外侧肌，显露股骨干外侧。有时为显露和复位骨折，需要松解股外侧肌的起点。这种方法没有明显的神经或血管损伤风险（图26.8）。

为获取更广泛的暴露，可采用Watson-Jones前外侧入路，是前述直接外侧入路的近端延伸。肌肉间隙近端位于阔筋膜张肌和臀中肌之间，在这两块肌肉之间进行分离时最好从远端向近端显露。沿股外侧肌前缘近端到达股骨前嵴和髋关节囊。在股骨近端置入斯氏针有助于牵开肌肉以更好地观察股骨，并可用于股骨干的操作（图26.9）。对于股骨转子部骨折的处理，很少需要进一步切开关节囊和股骨转子部截骨。此处主要的血管是旋股外侧动脉上行支，应将其分离并结扎。没有必要完全分离臀中肌和阔筋膜张肌近端；行全近端剥离时，臀上神经至阔筋膜张肌的分支将被牺牲，但这在临床上并不重要。

## 手术技巧

通常很困难达到解剖复位，前内侧骨皮质的复位是成功的关键，任何内固定物都无法代偿复位的失败。1963年，Sarmiento[36]提出要注意股骨转子间骨折的复位：

无论是简单骨折还是粉碎性骨折，只有在股骨前内侧骨皮质的骨折精确复位的情况下，患肢的负重才是安全的。由于股骨前内侧骨皮质的厚度较厚、强度很大，不容易发生复位后的内侧皮质的骨吸收和不稳定。如果因骨折粉碎程度较高或技术上的困难而不能达到精确复位，则患肢在骨愈合完成之前不能承重。内侧和前方骨皮质的解剖复位非常重要，这是因为骨折的稳定性和髓内钉的有效性取决于这部分骨质的复位。

通常认为内旋位是髋部骨折复位的正确位置，但根据Bannister等[37]和May、Chacha的研究[38]，股骨顺向转子间骨折在内旋或外旋状态下复位的机会相等。过度内旋会形成后侧间隙，并伴有较大的后内侧骨缺损，进一步破坏骨折的稳定性。Ramanoudjame等[39]近来报道，采用CT扫描评估骨折复位时，使用CHSs或髓内钉治疗转子间骨折，40%患者的旋转不良超过15°。

Carr[12]更新了Sarmiento关于重视前内侧骨皮质的观点[36]，并描述了促进复位的技术。通过从前方触诊股骨转子间骨折线来评估复位。外科医生应该通过寻找台阶样结构，来确定向后移位的股骨干与向前移位的头颈部骨折块重叠的位置。首先，向外侧牵拉股骨干，使其与股骨头、颈部骨折块分离，这可以通过将骨钩于骨膜下绕过股骨干向外侧牵拉，远侧可至小转子来实现。在向外侧牵拉股骨干情况下，于股骨头和颈干部之间插入一把窄的Jocher或Key骨撬，向前撬起股骨头、颈部，同时对股骨干施加一个后向力，以对齐骨折端（图26.10）。此时可能需要调整肢体的长度或旋转。松开股骨干上向外侧的牵引力，用C臂确认前方复位。

此时，髋关节的正位片可显示股骨颈、干连接处解剖复位，表现为细裂纹状复位；在侧位片上，可见前侧皮质线重新建立。用1~2根

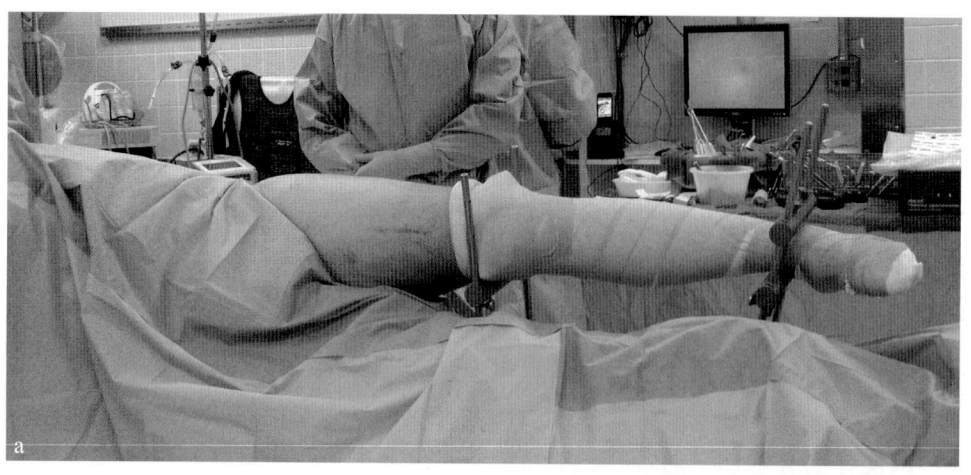

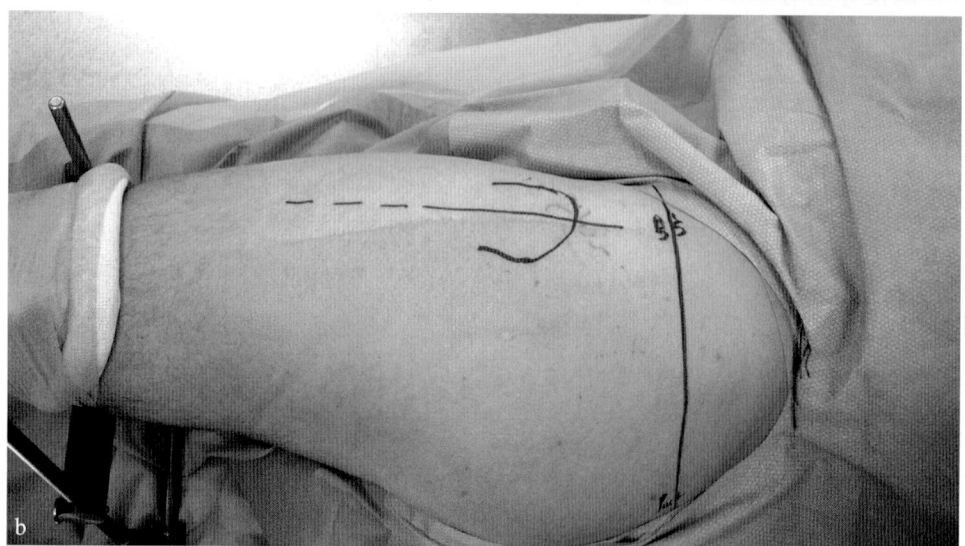

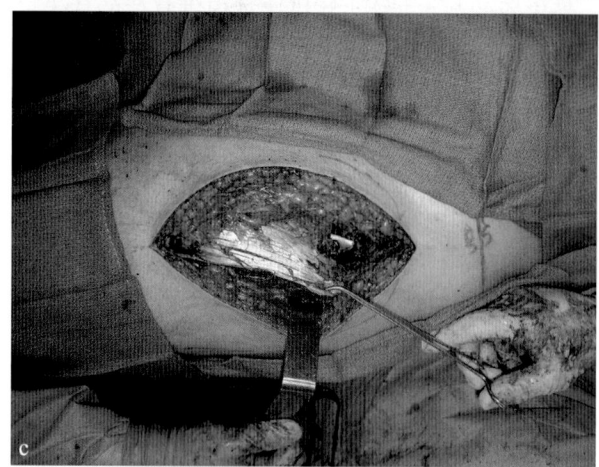
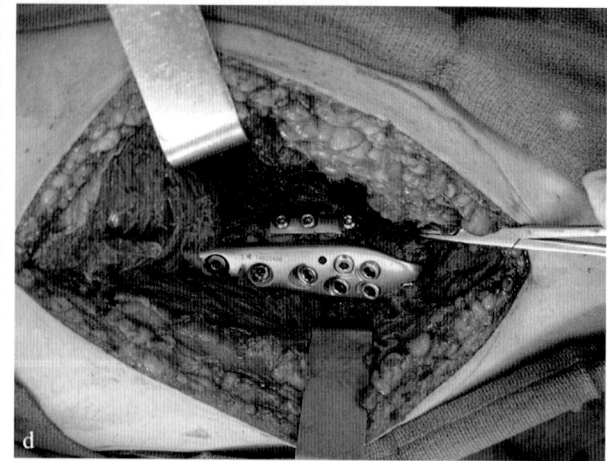

图 26.8 a. 髋关节外侧入路。b. 患者取侧卧位，髋关节屈曲 0°~10°，于中立位到轻度外展，髌骨旋转指向对侧壁。c. 通过皮肤和髂胫束的标准 Watson-Jones 入路切口。d. 通过 L 形切口牵开股外侧肌显露股骨干和股骨颈前内侧区。前壁使用 3.5 mm 接骨板固定，股骨头到股骨干用外侧锁定接骨板固定。所有的骨折均被修复

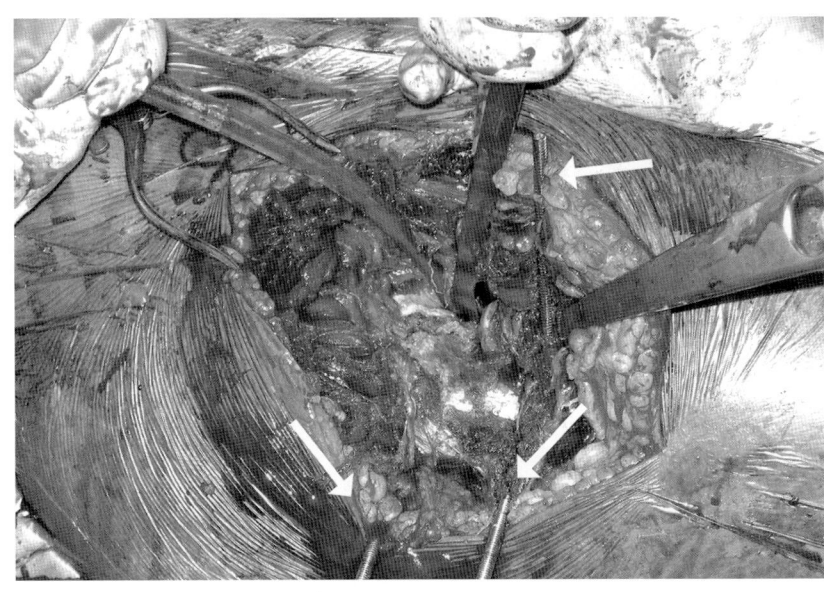

图 26.9 股骨转子间骨折前内侧移位的深层显露。斯氏针（白色箭头）用于牵拉软组织和操作股骨干

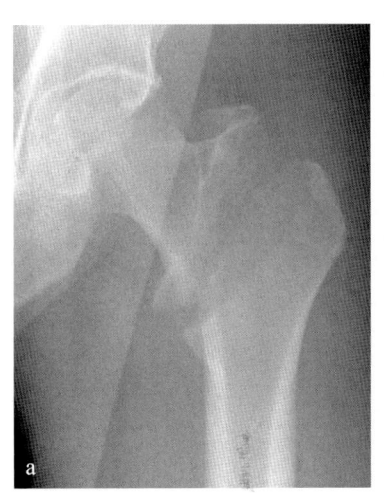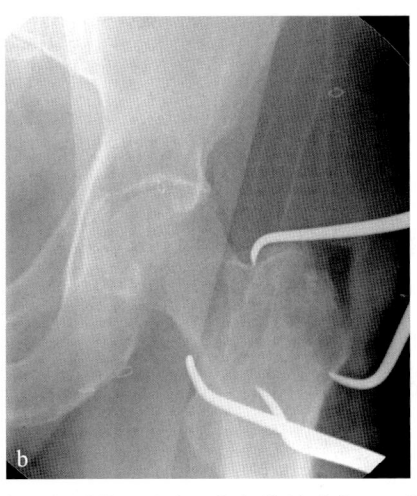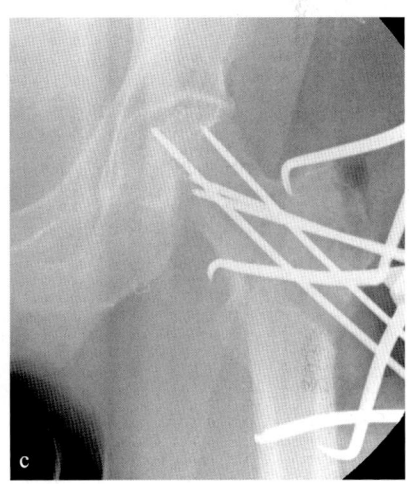

图 26.10 a. 高能量创伤的股骨转子间骨折移位，注意骨折部位的分离。b. 钳夹临时复位。c. 加用 2 枚临时固定克氏针以保持稳定，以及为最终螺钉置入的中心 – 中心导针置入

3.2 mm 的导针固定复位，导针应远离拉力螺钉放置区域。在置入髋关节加压螺钉过程中应避免前侧复位丢失，因为此操作会使股骨头、颈部骨折旋转。缺乏足够的临时固定是造成复位丢失的最常见原因。必须放置临时固定装置，以免干扰最终固定；或者，对于长斜形骨折，可用克氏针从股骨干前方纵行区域固定到股骨颈内侧（**图 26.11a，b**）。沿内侧骨皮质或大转子内侧有限切开复位，可联合使用宽颌 Weber 钳与骨钩以实现骨折复位。如果远端骨折向后方移位，则没有软组织结构可供利用，需要手动将骨干向前复位。移位需要牵引、远端骨折块的平移和一定程度的旋转矫正。旋转复位最好通过术中影像学检查来评估。

骨折解剖复位并临时固定后，确定接骨板置入位置。必须注意，应使接骨板与进入股骨头的正确轨迹一致，并与股骨干对齐。通常情况下，接骨板总是放得靠前。在术中影像引导

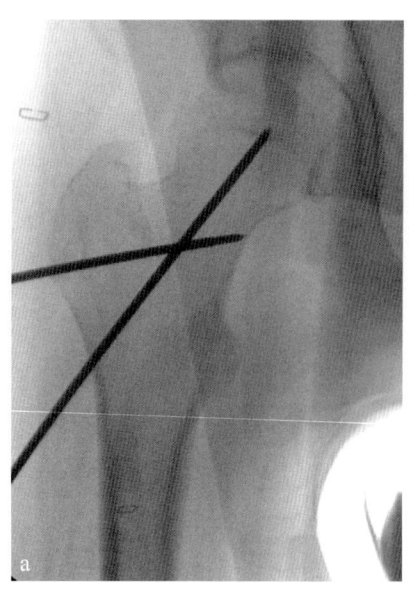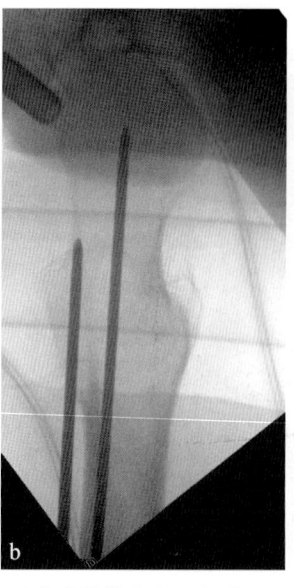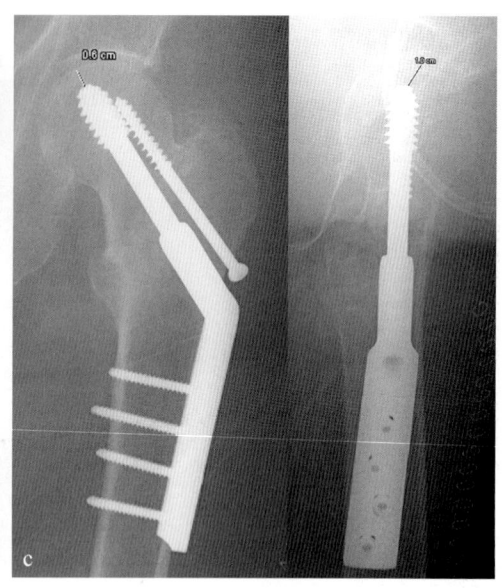

**图 26.11** a. 适当深度插入的中心导针，以实现最佳的尖顶距（TAD）和临时固定。克氏针从股骨干上外侧指向股骨颈下内侧区域，以抵抗拉力螺钉钻孔和插入时产生的旋转。b. 前后位影像。c. 侧位影像。理想螺钉定位实例，两幅影像中螺钉尖端和股骨头顶点之间的距离小于 1 cm。如图所示，TAD 为 16 mm

下，可在股骨干前上方钻入一根 3.2 mm 的临时克氏针，以股骨颈为中心，并将其打入股骨头，为接骨板置入提供指导。克氏针穿过股骨头部的关节囊，只要保持在骨的前表面就比较安全。这枚克氏针在矢状面上的方向指示股骨近端的前倾角和相对颈干角，正如 Tronzo 最初描述的那样[40]。

接下来，用 125°~135° 角导杆将 3.2 mm 导针引入股骨头。导针位于小转子水平，并与先前的前倾针平行。在较硬的骨质中，用 4.5 mm 钻头预钻孔可能有助于将导针引至股骨头中心。然后在正侧位片中股骨颈的中心钻入导针，位置不应太靠前或太靠后。要了解导针在股骨头中的理想位置，一个重要的概念是 Baumgaertner 等[41]提出的尖顶距（TAD）。TAD 测量的是从股骨头顶点到插入导针尖端的距离。TAD 在正侧位片上从内置物顶点到股骨头弧顶端（图 26.11c）的距离之和，单位为毫米。TAD 超过 25 mm 时，螺钉切出的风险明显增加。导针应钻至软骨下骨 5~10 mm，以满足 Baumgaertner 等所述的 TAD 小于 25 mm 的要求。

然后测量导针的长度，使用三刃铰刀准备将拉力螺钉插入股骨头，并且在股骨外侧骨皮质准备放置侧板的套筒，对该接骨板扩孔至导针指示的深度。通常螺钉长度比导针短 5 mm。如果骨质较为致密，应轻轻敲动并保持对骨折块的临时固定，以确保不因敲动发生旋转而致复位丢失。选择好螺钉后将其置入，通常使用空心钉固定，应固定在距软骨下骨 5~10 mm 范围内。选择的侧接骨板通常有 2~4 个孔：2 个孔用于简单的两部分稳定骨折，长型接骨板用于更不稳定的骨折或骨质疏松患者。如果侧板不容易与骨对齐，则可能为板筒角度错误，此时，不要用暴力使侧板贴服骨面，防止内侧皮质裂开导致复位变形。滑动装置不能补偿前内侧复位的丢失，从股骨干上拔出或从股骨头上切出会导致接骨板过早失败（图 26.12）。

放置侧板于股骨干并用钳夹夹紧，用标准钻头（直径 3.2 mm 或 3.5 mm）固定拉力螺钉，并于近端皮质置入一枚 4.5 mm 皮质螺钉。应确

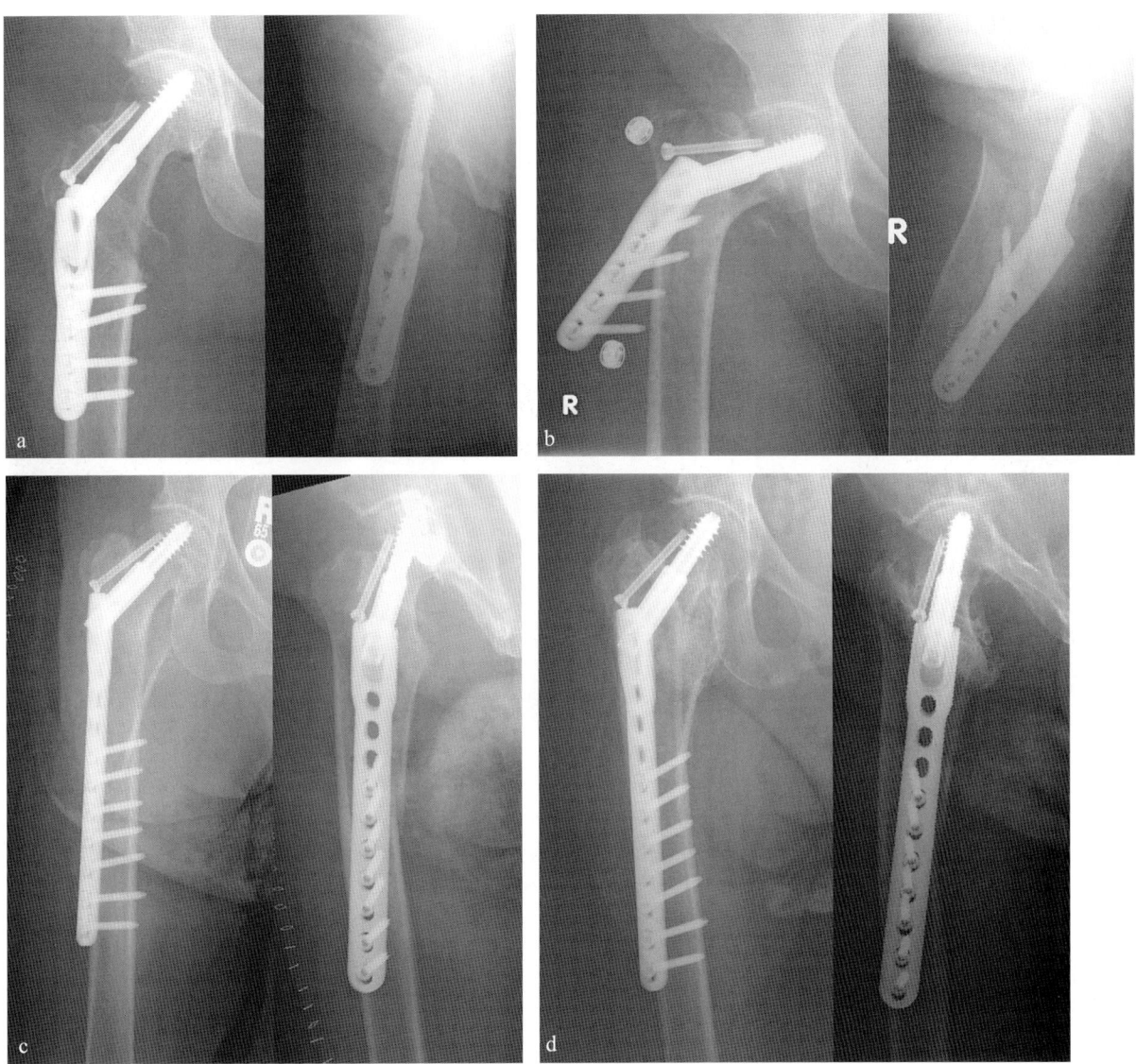

**图 26.12** a. 前内侧壁复位丢失，骨折部位分离。b. 接骨板从股骨干上拔下，头端螺钉位置良好。c. 前内侧复位翻修，使用加长接骨板。d. 骨折愈合良好，下肢长度得以保持

定接骨板与股骨干纵向对齐，以免产生偏距、偏心及远端螺钉单皮质固定。然后，松开牵引，用击打器击打接骨板，以确保其与股骨干贴服；注意接骨板旋转不当可能会导致其相对于股骨弯曲或伸展，从而使远端螺钉变为单皮质固定。Mohan 等[42]讨论了螺钉置入过程中临时固定的重要性，指出复位不良的患者会随着拉力螺钉的拧紧会出现复位丢失。多数固定系统都有加压螺钉，可以通过接骨板置入大拉力螺钉，释放牵引力后实现加压。同时应避免过度加压，因为这可能会破坏股骨头部的固定，使结构不稳定。此外，由于预计会有 5 mm 的滑动，固定螺钉不应伸出超过接骨板的位置，因为这会形成突出，导致术后疼痛。股骨颈过度缩短是一个问题，即使在最佳复位情况下，SHS 也不能解决这个问题（**图 26.13**）。加压螺钉是否留在原位取决于医生，没有关于支持加压螺钉移除或保留的明确资料。然后用 4.5 mm 皮质螺钉固

定进一步牢固固定接骨板。充分止血，分层闭合伤口。除非患者正在接受抗凝治疗，否则不常规使用引流管。术中应在正侧位影像上确认正确的复位，并行影像学记录。表26.3总结了影响骨折复位稳定性的关键因素。

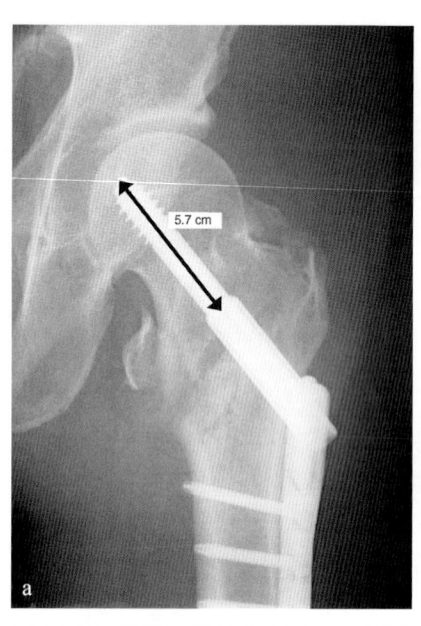 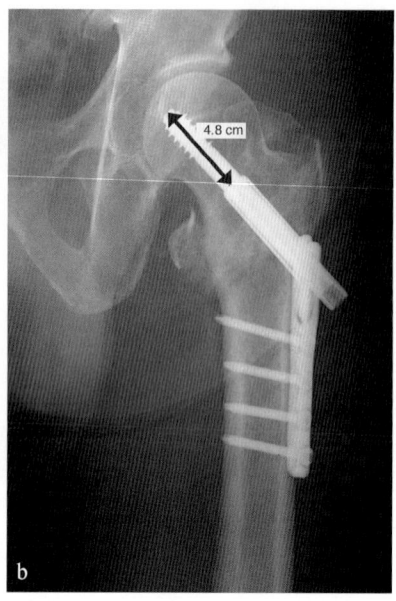 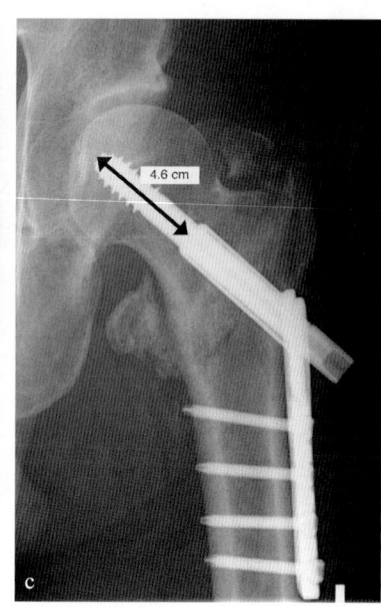

**图 26.13** 髋部螺钉轴向加压。a. 术后影像学检查：注意螺钉伸出筒外的长度为5.7 cm，螺钉末端在接骨板的侧方几乎看不到。b. 术后1个月复查X线片，更多的筒结构延伸到侧板外侧，超出套筒的螺钉长度减少到4.8 cm。c. 术后3个月的另一张X线片显示骨折塌陷11 mm，拉力螺钉突出进入软组织

**表 26.3** 骨折复位稳定型：11点

| 稳定的骨折复位 | 不稳定的骨折复位 |
| --- | --- |
| 前内侧皮质复位 | 前内侧皮质不可复位/复位不良 |
| 解剖性外翻复位 | 内翻复位 |
| 股骨干内侧复位 | 股骨干内移 |
| 外侧壁完整（大转子到股外侧嵴以下） | 外侧壁骨折 |
| 骨密度正常 | 骨质疏松性骨折 |
| 骨折压缩复位 | 分散性骨折 |
| 尖顶距≤25 mm | 尖顶距>25 mm |
| 股骨头侧固定部件在关节表面15 mm范围内和中心–中心放置 | 股骨头固定部件在关节表面大于15 mm或<5 mm，以及偏离中心–中心轴线放置 |
| 拉力螺钉放置于扩孔钻的实际深度 | 拉力螺钉小于扩孔钻的实际深度 |
| 骨折区域位于转子间线（近端）和小转子基底部（远端）之间 | 骨折区域延伸至股骨颈和小转子远端 |
| 小转子完整 | >50%的小转子骨折 |

## 术后处理

在手术室中拍摄术后骨折部位的正侧位片，以评估骨折部位结构并确保其稳定性。如果需要进行调整，应在患者仍处于麻醉状态时进行。X线片应显示整个骨折区域，包括完整内置物。术后第2天，鼓励患者在椅子上坐直。在医护人员监督下开始步行，允许负重，并使用步行器或拐杖，重点是练习足跟着地和直立平衡。多发性创伤或有并发症的患者应延迟恢复行走，但应尽快开始以尽量减少继发性并发症的发生。在髋部骨折患者中，延迟活动与术后2个月时功能低下和6个月时生存率下降有关[43]。研究显示，早期活动可降低肺炎、尿路感染和痴呆的发生率[44]。除了加速康复，术后活动能力也是生存率的预后因素[45]。个体化的骨折治疗和康复方案可将30天死亡率从22%降至7%[46]。

负重是最重要的，可使患者获得最佳康复，并能减轻患者对跌倒的恐惧心理和缺乏独立性。内置物结构的负重稳定性提高了患者的活动能力[47]。骨折端必须有足够的稳定性，以便进行积极的物理治疗，特别是对于认知受损的髋部骨折患者[48]。Koval等[49]报道，患者将自动调节其负重。

术后疼痛控制对患者康复也很重要。休息时疼痛评分较高的患者住院时间明显更长，更可能错过物理治疗或提前离开，术后第3天行动的可能性更低，恢复行走能力所花费的时间更长，6个月时运动评分显著较低[50]。适当的疼痛控制与内置物的稳定性有重要关系。如果内置物在术后6周内不稳定，疼痛和缺乏活动可能会影响长期功能恢复。

蛋白质和能量、营养与包括补充维生素D在内的骨质疏松症治疗，对康复的成功非常重要[51]。双侧髋关节外展运动锻炼配合适当的平衡和步态训练是必需的；直到恢复正常步态，不应丢弃拐杖或助行器。由于存在较高的血栓栓塞风险，应告知患者将任何肿胀或呼吸窘迫的出现或加重作为紧急情况进行报告。出院时，患者需要服用维生素D（>1 000 IU/d）；如果患者维生素D水平较低，考虑每周服用50 000 IU，持续12周。应向患者的家庭或社会支持小组提供防跌倒教育和进行家庭安全检查。患者在2周后进行复查和X线检查，然后每月复查一次，直到骨折愈合以及患者运动能力得到最大限度的恢复，通常在伤后6个月。

美国骨科协会（AOA）建议骨科医生制订一项计划，以鉴别继发性骨质疏松症，进行骨密度测试，并在适当的情况下进行相关药物治疗。骨折风险评估（FRAX）计算工具（http//www.shef.ac.uk/FRAX/）是一项免费服务，可对未接受骨质疏松症治疗的患者进行教育和风险评估[52]。美国骨科医师学会（AAOS）、AOA和骨质疏松基金会鼓励在出院总结中评估脆性骨折和诊断骨质疏松症。双磷酸盐治疗应在术后2周内开始。老年人骨折的主要危险因素包括先前的脆性骨折、年龄增长、骨密度低、低体重、骨质疏松性骨折家族史、糖皮质激素使用、继发性骨质疏松、肝肾疾病、克罗恩病、类风湿关节炎、甲状腺功能亢进、抗癫痫药物、原发性甲状旁腺功能亢进、全身炎症、吸烟和维生素D缺乏[53, 54]。

Boonen等[55]报道，阿仑磷酸盐和利塞磷酸盐在降低髋部骨折风险方面有效。AOA的"拥有骨骼"（Own the Bone）倡议指出，髋部骨折患者几乎都有可治疗的继发性骨质疏松症，通常是低维生素D症（骨软化症）[56]。同样，40%的女性和60%以上的男性患者的骨质疏松属于继发性的，并且导致骨密度低的原因是可治疗的（**表26.4**）。

"拥有骨骼(Own the Bone)"倡议要点如下：

1. 钙片（每天1 200 mg）。
2. 应用维生素D（每天至少1 000 IU；如果患者维生素D水平低，则应达每周50 000 IU，

表 26.4 治疗转子周围骨折的技巧

| 关键点 | 应用 |
| --- | --- |
| 前内侧皮质是复位的关键 | 最好的防止塌陷/短缩的因素 |
| 骨质量和骨折模式决定固定方式 | 不要对有高度不稳定风险的骨折应用低稳定性装置 |
| 外侧壁连续性是功能恢复的关键因素 | 防止损伤外侧壁，尽可能修复 |
| 患者恢复 | 患者享受的是生活质量 |
| "拥有骨骼"的倡议 | 骨科医生处理 |
| 问题 | 技巧 |
| 骨折未复位 | ・松开牵引<br>・暴露前方骨折线<br>・使用 Jocher 或者 Cobb 钳撬拨骨折端<br>・检查颈干角，骨折部位前后方向移位以及旋转：内旋骨折端后并非所有骨折都会复位 |
| 骨折过度牵引 | 无软组织附着可供韧带整复术；继续切开复位，使用克氏针和斯氏针作为操纵杆，使用 Weber 钳进行复位加压 |
| 应用接骨板后骨折复位丢失 | 接骨板角度选择不正确；检查中心导针是否位于股骨头颈部中心 |

为期 12 周）。

3.把患者转诊给内科医师，进行防跌倒教育。

4.家人或朋友进行家庭安全检查。

## 线性加压类：旋转稳定性接骨板

旋转稳定接骨板不同于动力加压接骨板，它通过在股骨头内用多枚螺钉固定来提高旋转稳定性。由于螺钉与接骨板连接，旋转稳定性比与标准单枚螺钉固定加相邻的螺钉辅助要好得多。Gotfried 经皮加压接骨板（Orthofix, Lewisville, TX）有 2 枚直径较小的拉力螺钉/套筒组件，用于稳定股骨头颈部，是为微创手术而设计的。2 枚拉力螺钉（直径 9.3 mm 和 7.0 mm）的应用增强了近端骨折的旋转稳定性[57]。该装置只能在 135° 角下使用。Gotfried[58] 初次报告了 98 例骨折，使用后效果良好，没有发生塌陷、股骨头部穿透或切口。

## 手术技巧

使用标准骨折手术台进行骨折复位后，常规消毒和贴膜。首先，于大转子外侧做一长 2 cm 切口。然后，将接骨板连接于导向器，沿股骨干外侧上方滑动。在图像增强器引导下检查接骨板的正侧位影像，并对接骨板位置进行必要的调整。再在远端做一个长 2 cm 的切口，经皮置入骨钩，使接骨板贴服股骨。通过接骨板的斜孔插入主套筒，将主导针插入股骨颈，使其在前后位影像上靠近股骨矩近端 2~3 mm 处，在侧位片上位于股骨颈的中间三分之一。然后将蝶形钢针插入侧板，将接骨板临时固定于股骨。用第 2 个钻套和 7.0 mm 空心钻导向器代替主要导向器和第 1 个钻套，钻一个 7.0 mm 的孔。接下来，钻取 9.3 mm 孔用于置入螺钉筒。第一枚股骨颈螺钉通过接骨板和股骨颈向上拧至软骨下骨，压缩骨折端。移除主要套筒，插入股骨干短套筒，通过第二个切口钻孔并固定另外 3

枚股骨干螺钉。置入第1枚股骨干螺钉后，移除骨钩和蝶形针。然后，以与第1枚同样的方式置入第2枚近端股骨颈螺钉。移除导向器，冲洗伤口并吸引，闭合伤口（图26.14）。

### 混合锁定类：滑动髋螺钉的股骨转子支撑接骨板增强术

历史上，转子支撑接骨板与CHS联合使用，可解决SHS的不受控制的塌陷问题，尤其有助于Boyd和Griffin最初描述的反斜形骨折[59]。Matre等[60]报告与InterTan线性加压髓内钉相比，转子支撑接骨板在治疗反斜形转子间骨折方面的效果相当。由于担心内置物激惹增加，支撑接骨板固定在美国并不受欢迎[61]。在三部分和四部分骨折中，即使使用支撑接骨板，骨折平均短缩（塌陷）仍达到9.5 mm，因而对该技术防止短缩的有效性提出了质疑[62]。然而，支撑接骨板的应用成功防止了大转子骨折向头端的移位。

随着锁定接骨板和混合锁定接骨板在股骨远端不稳定骨折中的成功应用，锁定概念已经应用于股骨近端。最初的报告涉及用于股骨近端的股骨远端微创稳定系统（LISS）锁定接骨板，实现了令人惊奇的解剖学一致性；随后开发了针对股骨近端特定接骨板，新装置提供了拉力螺钉的初始加压和锁定螺钉的固定角度稳定性[63]。股骨近端锁定接骨板的最初始结果喜忧参半，与原始设计（只有3枚螺钉）相比具有较高的早期失败率。然而，这些内置物设计也在不断改进。Connelly和Archdeacon[45]报道了AO/OTA A3型复杂股骨近端骨折的手术治疗策略，使用股骨近端锁定接骨板（Synthes, Paoli, PA）采用侧卧位治疗10例复杂股骨近端骨折，解剖复位率达70%。此类接骨板的主要适应证是股骨近端高度粉碎性骨折伴外侧壁移位和矢状面骨折，以及延伸至小转子远端的后内侧皮质粉碎性骨折。

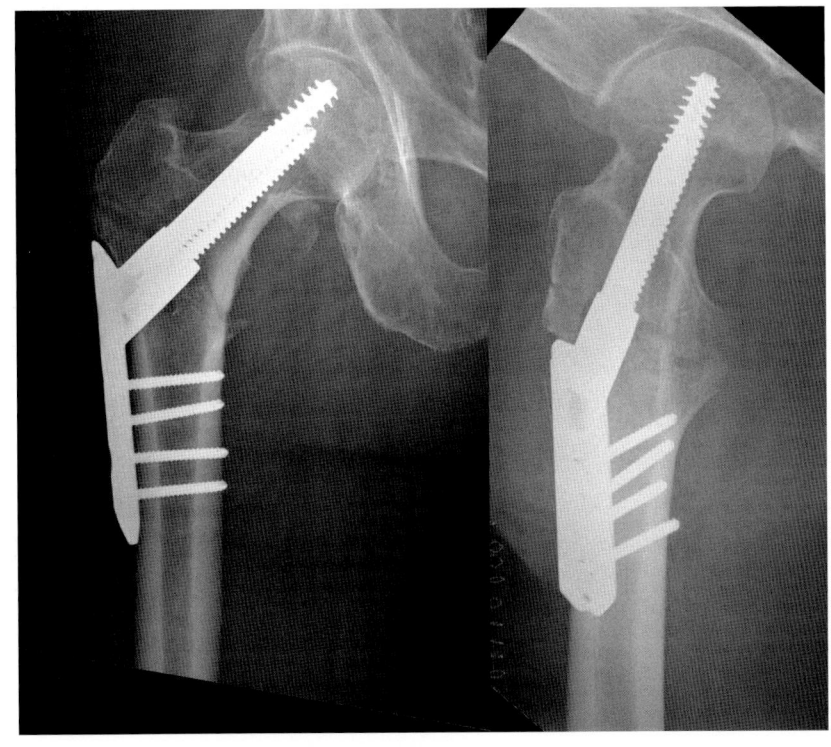

图26.14 线性加压接骨板用于31A3型骨折

## 手术技巧：侧卧位股骨近端锁定接骨板

侧卧位最有助于修复包括大转子移位在内的转子周围骨折，可以在股骨头颈和股骨干临时固定后，自由操作骨折远端，然后活动骨折端，使大转子复位（图 26.8）。

手术入路是 Watson-Jones 入路[64]。自近端起点处松解股外侧肌，在近端保留软组织袖套，以便骨折固定后使软组织重新附着。为了更好地显露前方关节囊，向前放置钝的 Hohmann 拉钩并撬起内侧近端股骨颈。显露前内侧壁以进行复位，并将斯氏针插入股骨干，在前方将骨折远端复位至骨折近端，并用钳夹和四孔半管接骨板固定。此操作可同时纠正骨折的旋转畸形和对位。复位后方骨折块，用钳夹和克氏针临时固定。下肢轻度外展以复位大转子骨折块，用钳夹和克氏针临时固定，选择一定长度的股骨近端锁定接骨板，使头部螺钉沿着股骨颈轴线处于正确的轨迹。用拉力螺钉将接骨板固定于股骨颈和大转子，并通过 C 臂透视确认。继续用拉力螺钉将接骨板固定在股骨干上，最后根据制造商建议的方法锁紧螺钉。用锁定螺钉更换初始拉力螺钉。按标准方式冲洗伤口、止血，分层缝合关闭伤口。

除了在 12 周内需使用拐杖以及负重限制于 50 磅以内以避免接骨板固定过早失败，其余术后处理与 CHS 相同。允许进行关节活动度锻炼和抬腿锻炼，与 CHS 康复相同。通常在术后 8~10 周，如果影像学上显示新骨形成和临床症状改善，则允许增加负重。采用这项技术治疗的是最不稳定的骨折，对于依从性差的患者或在骨折延迟愈合的情况下，内置物断裂和螺钉退出的发生率更高。如果影像学上观察到任何内置物移位或弯曲的影像学表现，则应采取主动性治疗措施（包括骨移植或早期翻修）。

## 头髓钉固定术

### 视频 26.2 不稳定股骨转子间骨折的髓内钉固定

根据设计，头髓钉可通过梨状窝、大转子外侧或内侧置入。其股骨头部分由 1 枚或多枚螺钉/刀片组成，螺钉/刀片与主钉交锁。头髓钉通常用于转子间和转子下骨折；虽然区域偶有重叠，但骨折的特性使其分为不同的骨折类型。按照进钉点设计，髓内钉分为经梨状窝入钉型，在正位影像中显示为直型；或者为经大转子入钉型，其在近端向外侧成角。现代的大转子部设计已经逐渐转移到位于小转子上方的 4°~6° 近端弯曲区域，似乎更适合股骨近端[65]。

Russell 根据发明的年代顺序，大致将头髓钉分为 4 类（表 26.5）：①打击类或 Y 形钉类，源于 Kuntscher Y 形髓内钉，目前以转子固定钉（TFN；Depuy Synthes, West Chester, PA）为代表；②动力加压类，或由 Grosse、Kempf 倡导的伽马（γ）钉类，目前以伽马钉（Stryker, Mahwah, NJ）为代表，包括一个大头主钉组件（15.5~18 mm）以及一个大的拉力螺钉组件；③由 Russell 和 Taylor 设计的重建钉（Smith & Nephew, Memphis, TN），特点为头部直径较小（13~15 mm）、2 枚相互独立的拉力螺钉 [此类中较新的标志包括限制螺钉（TargonPFN, Braun, Melsungen, Germany）] 和大转子入钉设计；④线性加压类（InterTan, Smith & Nephew），由 Russell 和 Sanders 设计，一种由近端梯形横截面组成的大转子内侧入路设计，可为关节置换提供髋关节柄的稳定性，以及在骨折部位应用线性加压的一体式双螺钉结构（图 26.15）[66]。

作者根据股骨形态学 Dorr 分类（图 26.2）来优化选择不同的内固定物，以最大限度保留骨质[4]。对于髓腔较小的 Dorr A 型骨折，使用接骨板或重建钉。对于 Dorr B 型骨折，短型髓

表 26.5 髓内钉分型

| | 打击类 | 动力加压类 | 重建类 | 线性加压类 |
| --- | --- | --- | --- | --- |
| 类型 | TFN（Synthes） | Gamma 钉（Stryker） | TriGen 转子重建钉（Smith & Nephew） | InterTan（Smith & Nephew） |
| 特征 | 角度固定，股骨头内置物是刀片或螺旋刀片 | 股骨头内置物是一枚螺纹钉；骨折块间的加压依靠螺钉拧紧和滑动实现 | 2 枚平行的螺纹钉置于股骨颈和股骨头部 | 整体平行的螺纹钉用于主动加压和稳定 |
| 失败模式 | 中心穿透；钉断裂 | 内翻切出；外侧壁失效 | Z 效应 | 内翻切出，少见；部分 Z 效应 |
| 旋转稳定性 | 好 | 差 | 差 | 好 |

内钉和侧板固定同样有效。对于 Dorr C 型骨折，由于干骺端宽大和髓腔容量较大，较大的头髓钉可提供适配和填充的优势。作者个人的喜好是用长型钉治疗 OA-OTA 型 A3 骨折。

术中用 C 臂测量正常股骨长度，有助于选择正确长度的髓内钉。术前确定颈干角和髓腔直径对于正确选择钉也有重要意义，因为生产厂家不同，钉的颈干角和直径也不同。对于长钉，需要考虑钉的曲率，多数情况下选用曲率半径为 1.5~2.0 m 的髓内钉。在制订髋部骨折治疗方案时，需要考虑各个方面。由于髋部骨折的进钉点从梨状窝或大转子外侧入口移动到大转子内侧入口，长钉的曲度应更符合股骨远端的解剖结构。有报道发现使长钉时发生股骨前方皮质穿孔，这可以通过不使用后方入钉点来避免；将导针插入远端骨骺骨痂，保持导针到位，直到钉尖最终固定；对于股骨过度弯曲者，可使用曲率半径为 1.5 米的钉，尤其是在亚洲人群中[67]。对于中等大小的股骨，接骨板、螺钉装置或短髓内钉均可选用。

## 定 位

采用股骨近端髓内钉技术时，最好使用具有影像增强（C 臂）功能的现代骨折治疗床。尽管患者采用侧卧位可能有助于反斜型骨折的处理，但因为仰卧位容易设置，通常作为首选，并且可以在熟悉的参考框架内进行影像学检查。定位与使用接骨板的切开复位内固定（ORIF）相同。

## 手术入路

进钉点由髂前上棘直接向后的直线与平行于股骨长轴的直线相交确定。于前外侧皮肤置入一根 3.2 mm 的导针，并用 C 臂确认与股骨近端对齐。切开大转子附近皮肤，通常 3~5 cm 的切口足矣。切开筋膜但不分离臀中肌纤维，尽量减少股骨近端软组织损伤。靶向引导和套管系统的应用可保护臀中肌。固定股骨头的切口为通过股骨外侧入路的小切口（图 26.16）。

### 头髓钉手术技巧

Russell 等[68]基于股骨近端髓内钉准备的 3 个因素，描述了微创髓内钉置入技术的手术入路，可最大限度地减少骨折对位不良的发生：①精确的进钉点，②轨迹控制，③入路保护。无论采用改良的大转子入路还是梨状窝入路，精确的进钉点是确保股骨近端骨折精确复位的

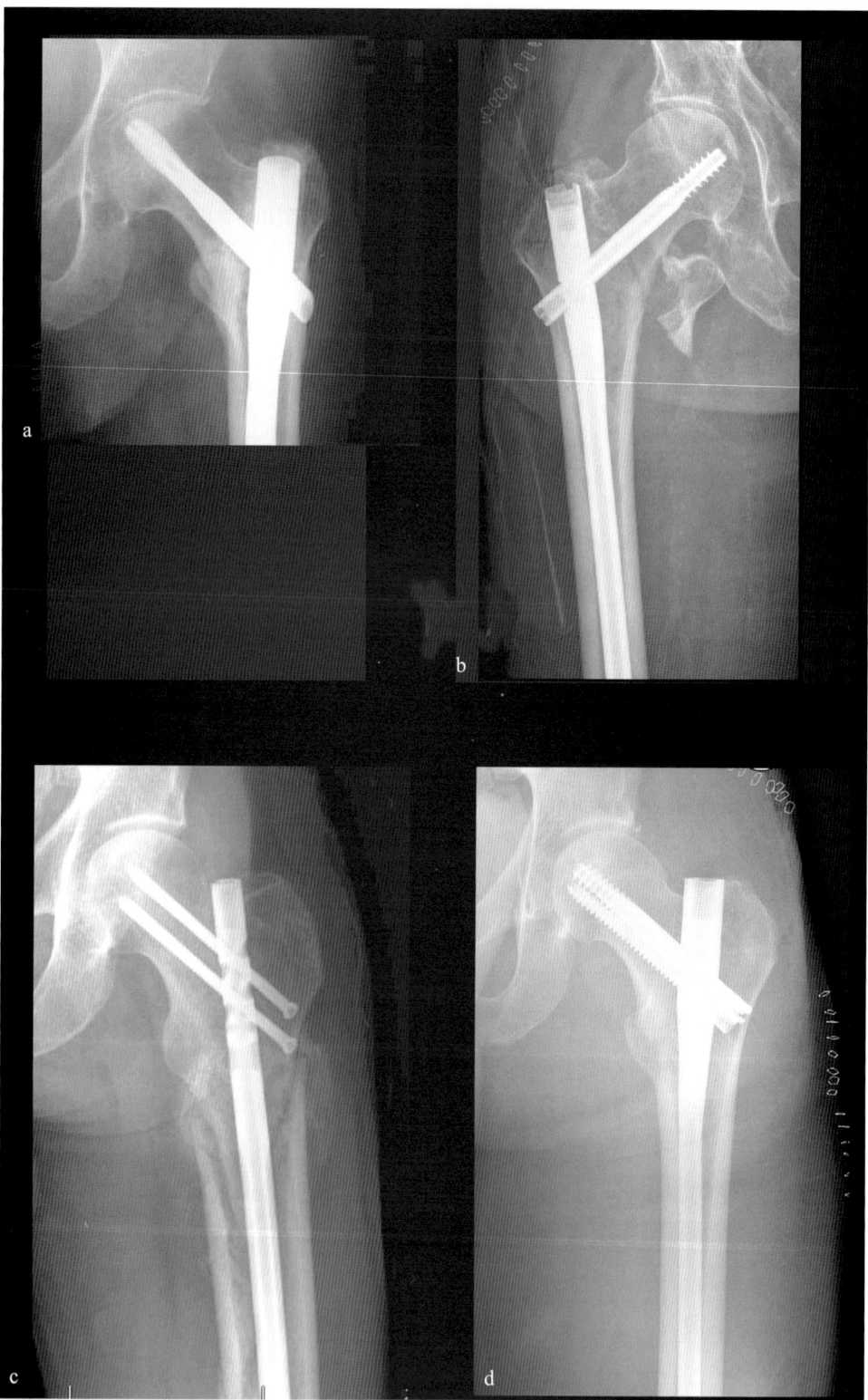

**图 26.15** 髓内钉类型。a. 打击类：TFN（Depuy Synthes, West Chester, PA）。b. 动力加压类：第 3 代 Gamma 钉（Stryker, Mahwah, NJ）。c. 重建钉：TriGen trochanteric 钉，重建模式（Smith & Nephew, Smith & Nephew, Memphis, TN）。d. 线性加压缩类：InterTan（Smith & Nephew, Memphis, TN）

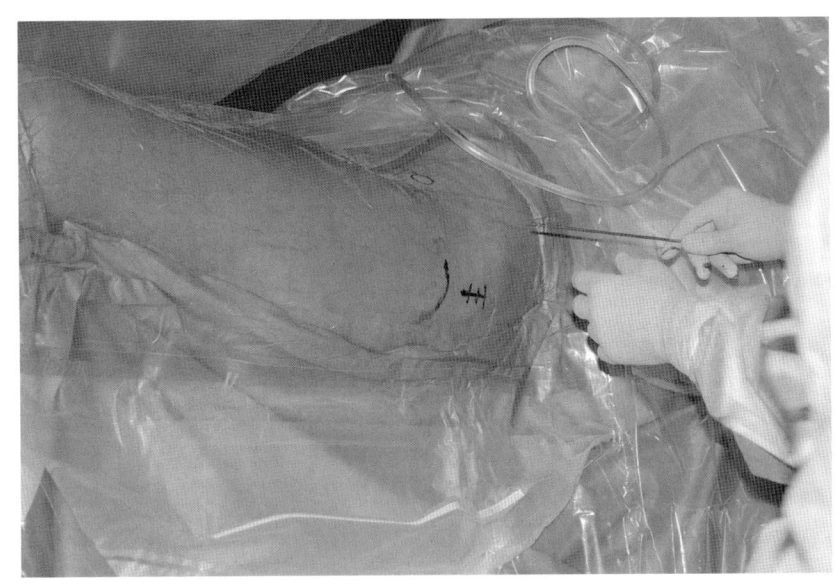

图 26.16 头髓钉于仰卧位置入，手术切口起点参考髂前上棘，切口在大转子近端

首要条件。因为机械稳定性高、对臀中肌的软组织损伤小，大转子内侧和转子尖入钉点已经成为髋部骨折髓内钉置入技术的首选[69]。股骨近端从股骨头区域到小转子下方的水平面（髓腔开始处）充满了坚实的松质骨结构。轨迹控制是指为髓内钉建立一条精确的路径，使其穿过实心松质骨，从而在前、后、内、外侧平面恢复近端对齐。这一正确的轨迹平行于股骨近端的前皮质，使钉能够与坚实的皮质骨结构并置。不正确的轨迹会导致钉插入后对线不良，与松质骨的并置不稳定，使钉移到后方皮质，造成近端骨折的屈曲畸形。一旦确定了正确的轨道，必须保护进钉点和大转子侧壁，免受随后的骨折复位和手术器械带来的破坏。患者取仰卧位时，这种多破坏发生在后外侧，会进一步导致近端骨折块的屈曲和内翻，多在股骨近端部件扩孔及髓内钉置入时发生。逐步的髓腔准备方法简化了髓内钉置入技术。

### 进钉点获取

将有软组织保护功能的导针系统插入大转子区域，并将 3.2 mm 导针插入大转子外侧骨内 5~10 mm。这是一枚支点针，可用于调整蜂窝靶向器，以最终精确地将导针置于大转子顶端。在 C 臂正位影像中，导针应位于大转子顶端内侧，在 C 臂侧位影像中，导针应位于股骨颈的中心。最终导针应插入转子 10~15 mm，不必要求髓腔对线正确，因为最终的轨迹将在随后获得（图 26.17）。

使用空心刚性扩髓钻，最好有可模拟钉近端形状的末端切割模块，如槽形扩孔钻（Smith & Nephew, Memphis, TN）或一步锥形扩孔钻（Stryker, Mahwah, NJ）。将其穿过保护套筒（图 26.18）引入导针上方。将扩孔器向髓腔中心的投射点推进，该点正好位于小转子远端。对于内侧延伸的股骨转子下骨折，导针应靠近外侧皮质。逐步推进扩孔钻，确定轨迹的正确。插入扩孔钻约 20 mm 后，通过 C 臂侧位影像确认扩孔钻轨迹。扩孔钻应沿股骨近端的前方皮质行进。插入扩孔钻，直到它到达小转子下方的髓腔。拆下内扩孔钻同时保留外扩孔钻，以便在下一步中保护近端扩孔钻。不要强迫扩孔钻穿过大转子，因其会产生两个有害的影响：①快速置入扩髓钻会使骨折端分离，导致近端骨折块内翻；②它可能在干骺端无法移除足够的骨

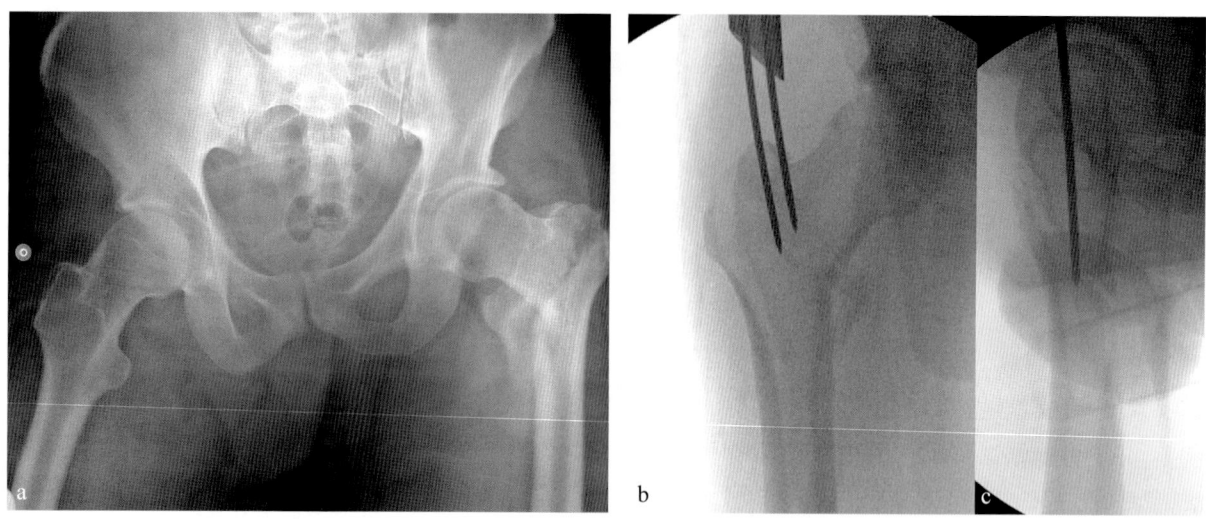

图 26.17　a. A2 型骨折伴较大的小转子骨折块。b，c. 理想的进钉点的透视影像。在正位影像（b）上，精确进钉点位于大转子顶端或稍内侧。在侧视影像（c）上，进钉点投影应与前方皮质平行

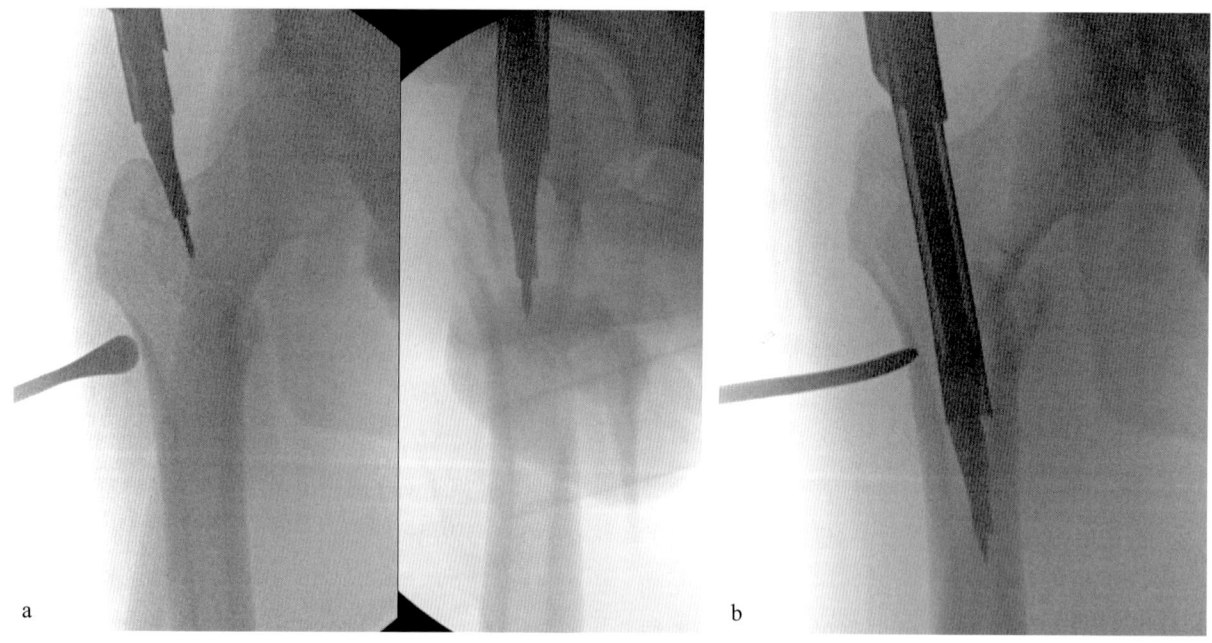

图 26.18　a. 用通道扩孔钻进行轨迹控制，如图所示。注意，在侧位影像上，扩孔钻要平行于前方皮质而不是后方皮质。b. 在扩孔钻穿过骨折部位之前，使用经皮 Cobb 骨撬对股骨干进行复位。避免扩孔钻的偏侧化将有助于防止内翻塌陷和髓内钉近端不稳定

质，从而在钉置入过程中会造成骨折端分离。

将骨折复位器（TriGen、Smith & Nephew）或类似的弯曲空心器械通过保留的通道扩孔器插入骨折部位，并在适当的平面上使其跨骨折部位穿入远端髓腔，以使骨折端对线。将经皮斯氏针与经皮球顶推器联合应用于远端股骨干前方部位，可以实现复位。然后，可将克氏针从前外侧大转子沿纵向引入小转子区域正上方的近端骨折块的内侧皮质，以进行临时固定。Ookuma 和 Fukuda[70] 报告，采用与 Carr 在切开

手术中所描述的相同的方法，用一根 3.2 mm 导针可以经皮获得前内侧皮质复位。他们制定了一个确定稳定性的复位分类，指出用伽马钉治疗两部分骨折时，在前内侧复位后正侧位片上仅有 2 mm 的塌陷；但将近端内侧皮质髓内复位至远端髓腔时，移位会 ≥ 5 mm。

对于更复杂的骨折类型，应行有限的切开复位。股骨头、股骨颈到股骨干的复位可以通过类似侧板技术的方式进行操作。可在拉力螺钉插入处的前方取外侧入路，以便根据需要放置骨钩或 Weber 钳夹。于股骨颈水平处股骨前方做一个小辅助切口，可以插入 Jocher 骨撬或球尖推进器。

如果需要置入长型钉，插入一根长导针至膝关节，确认导针不会撞击股骨远端前方皮质。最理想的是将导针插至远端的旧骨痂，并在正侧位影像上均位于中心位置。去除复位器械，并在近端应用闭孔器保持导针位置。用尺确定钉的长度，使骨折复位并确定主钉置于最终位置。股骨干需扩髓至大于所需主钉直径 1 mm；对于前弓过大者，可扩髓至大于 2 mm。钉的近端应用入口扩孔钻进行扩孔。移除扩孔钻并保留导针，根据钉的设计插入选定的主钉，使用固定针或钳夹临时固定。插入钉子时注意保持复位。近端或远端交锁取决于钉的类型。沿着 3.0 mm 导针插入选定的髓内钉。在侧位影像上检查前倾，并将定位导板对准钉的侧方螺钉钉孔中心，股骨头应被钉平分。将钉打入髓腔内，C 臂移动到正位，保持钉导向器的前倾位置。与 CHS 技术一样，中心 – 中心位置（或双螺钉设计的下方 – 中心位置）是固定股骨头的最佳方法（图 26.19）。以下将讨论各类髓内钉的特定技术。

## 打击类技术

PFNA（股骨近端抗旋转，Depuy-Synthes, West Chester, PA）装置为股骨头引入了一个击打钉组件，螺旋刀片设计为 11 mm，插入具有 17 mm 近端几何形状的钉中，有长短不一的交锁型号[71]。

仅在骨质疏松骨中，在股骨外侧壁用 11 mm 扩孔钻。确定头钉长度，轻轻敲击打入股骨头钉。不要将此技术用于非骨质疏松骨，因其会导致牵拉和复位丢失。最终固定后，通过旋转嵌塞连接将钉锁定于钉主钉上。对于短钉，用近端靶臂进行远端锁定；对于长钉，则徒手进行远端锁定。

## 动力加压类技术（伽马钉）

自从 20 世纪 80 年代早期推出伽马钉以来，已有一系列详尽的研究指导了其使用和改进。其最初采用 10° 的转子侧方入路钉和短钉，现在的设计是第 3 次改进型，其近端直径从 17 mm 减少到 15.5 mm；近端外翻角度减少到 4°，可使用大转子尖端进钉点；远端几何结构逐渐变细，以降低发生内置物周围骨折的风险（避免了早期的主要缺点）。

使用近端定位导向器，将钉插入一定深度，使导针从略低于股骨头和股骨颈中心的位置通过，并在侧位影像上确认旋转定位。伽马钉不应使用锤子敲入，因为这可能导致插入困难，需要进行额外的近端扩孔以确保足够的深度。在大腿上做一个切口，使其与钉套管的前倾位置一致，并将套管针插入骨内。注意，在此步骤中前倾可能会错位。在确定插入深度和前倾角之前，不要插入用于固定近端螺钉的钻头。在距软骨下骨 5 mm 范围内钻孔，确认骨折复位，测量到外侧皮质的长度。如果需要压缩（通常为 5 mm），则为螺钉钻孔并选择比测量值短 5 mm 的螺钉。将头部固定螺钉或钉插入所需深度，并在 C 臂正侧位影像上确认。拧入主钉近端锁紧螺母，拧紧拉力螺钉使其就位，防止股骨头内固定移位。

使用双皮质螺钉固定进行远端锁定，最好

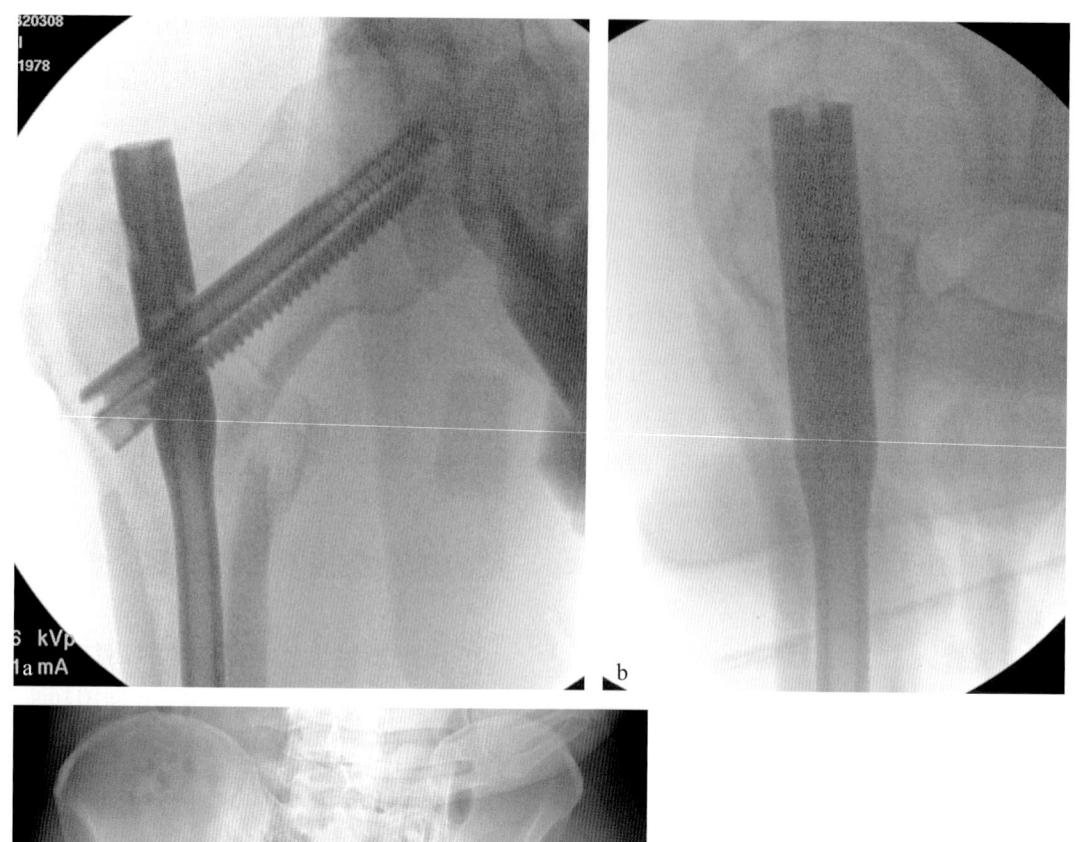

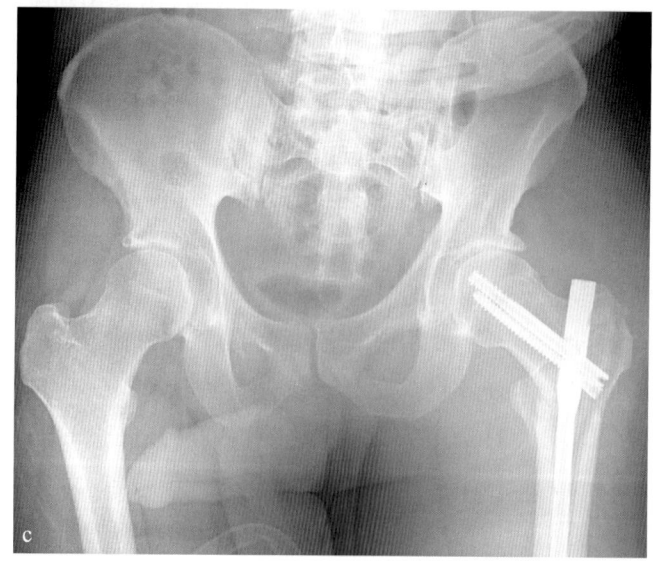

图 26.19 a. 髓内钉置入，前后位片。b. 侧位片显示：髓内钉平分股骨头，且螺钉叠加位于股骨头中心。c. 骨盆前后位片可见颈干角和长度恢复后

在动力模式下进行。通常 1 枚螺钉足以治疗多数不延伸至小转子下方的转子周围骨折。对于远端扩展至小转子下方的骨折，最好使用长钉，需用徒手进行远端锁定。

### 重建钉类技术

重建钉（Smith & Nephew）由 Russell 和 Taylor 于 1984 年发明，主要用于复杂的转子下骨折和病理性骨折。这一类内置物的不同版本均有相同之处：包括 1 个较小直径的头部（13~15 mm），带有 2 枚不同直径的拉力螺钉，有长锁定钉和短锁定钉两个版本。重建钉原来采用梨状窝进钉点设计，目前改良为大转子内侧及尖端进钉点，如 Holland 钉、Variwall 钉、TriGen 钉、Targon-PF 钉等，简化了转子周围骨折的治疗。通过梨状窝插入的重建钉由于其相对于股骨头、颈部比较靠后，在大转子中没有最佳的包容，

并且它们基本上将所有的负荷转移到了头钉上。股骨大转子进钉的设计可以更好地包容股骨近端钉,并且是减少股骨颈缩短的最佳位置。

对于大转子入钉的长髓内钉,在插入髓内钉的前半部分时应向前旋转90°,以尽量减少股骨近端的环向应力;部分插入后,将钉旋转至股骨头固定所需的预期前倾角。通过充分牵引使骨折复位,插入最后 5 cm 髓内钉,保持正确的旋转对位。多数商业指南使用参考标记与 C 臂侧位影像上的股骨头对齐,可用于验证正确的插入深度,以实现最佳的股骨头固定。拆下长的导向器,继续锁定。

正确的前倾对线需要旋转 C 臂来获得真实的髋关节侧位影像。旋转手柄,将钉导向器和钉叠加在一起,直到在钉和导向器前面和后面显示等量的股骨头;在侧位影像中,于此位置将导针置于股骨头中心。在真正的前后位影像中,用近端导向器插入髓内钉,直到深度达到导针的中心。使用安装在髓内钉上的近端导向器,在股骨颈下方 5 mm 范围内沿股骨矩置入远端导针,导针在 C 臂侧位影像上位于股骨颈中心,钻至软骨下骨 5 mm 范围内。通过连于髓内钉上的近端导向器插入近端导针,该导针与第 1 根导针平行,靠近股骨头中心,通过 C 臂确认其位置。去除拉力螺杆的下方导针及扩孔钻等,置入下方螺钉。近端螺钉置入采用相同的步骤。在最后拧紧拉力螺钉前松开牵引,实现骨折端加压。在 C 臂引导下继续用徒手技术锁定远端螺钉。

对于不稳定骨折,已经开发了约束螺钉设计,以避免上、下 2 枚螺钉前后位移差形成的 Z 效应(图 26.20)。对于不稳定的股骨近端骨折,如前内侧皮质无法复位,或股骨外侧壁功能不全导致股骨头拉力螺钉的侧方稳定性不足,应慎用重建钉。

## 线性加压类(Intertan 钉)技术

InterTan 钉(Smith & Nephew)是一种钛合金钉,股骨近端横截面类似压配式关节置换假体柄,用于保持股骨干的稳定。这是一种集成的螺钉机制,在使股骨柄向股骨内侧皮质移动的同时,可对骨折端提供线性加压,对外侧壁进行加压和应力释放。其近端为梯形设计,直

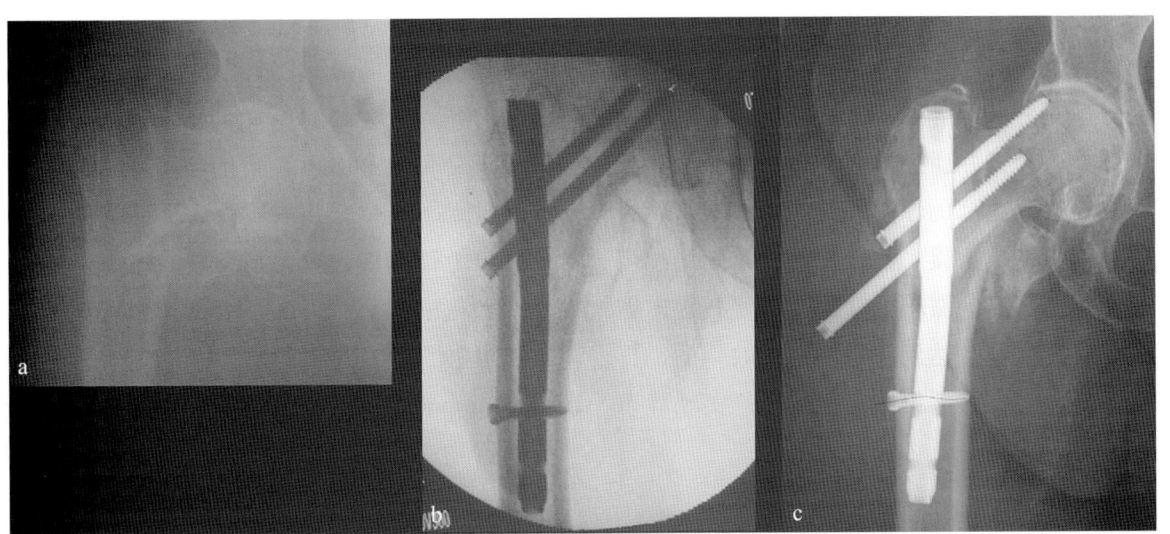

图 26.20 Z 效应。a. 转子间三部分骨折,并有内翻成角、骨折块向后内侧移位。b. 用短钉与股骨头内 2 枚拉力螺钉修复股骨大转子骨折。c. 固定失败。2 枚拉力螺钉反向移位(William Ricci 供图)

径为 16 mm；髋部柄呈锥形，并提供 4° 弯曲，方便于大转子内侧进钉。它有 125° 和 130° 两种设计、长钉和短钉两种版本。短钉包括分裂锥尖设计之上的动态锁定，以尽量减少股骨干的应力。像伽马钉和 Y 型钉一样，InterTan 钉也适用于老年股骨转子周围骨折和 Dorr B/C 型患者（图 26.2）。

连接外部导向器，并通过旋转 C 臂纠正判读误差，直到其相对于股骨稍微倾斜约 10°，应使外部导向器的阴影与近端髓内钉上的孔对齐。击打髓内钉，维持前倾直到上方螺钉位于股骨头中心-中心位置。确认股骨前内侧皮质保持复位。通过导向器插入近端钻套，切开皮肤和筋膜并推进导向器（图 26.21），但无须接触股骨。使用钻套在外侧皮质钻一个 4.0 mm 的孔，然后插入 3.2 mm 钻头导向器，并通过近端靶向导钻置入 3.2 mm 导针，推进到股骨头中心-中心位置，直到距软骨下骨 5 mm 以内。缓慢插入导针，使其不会向头端移动。

用阶梯钻通过靶向导向器钻透下外侧皮质，清除骨碎屑，然后钻下方螺丝孔至导针尖端距中心-中心处 5 mm 以内。将去旋杆插入下方孔内，以增强大螺钉扩孔时股骨头颈部的稳定性。确认拉力螺杆的长度，如果需要，可从测量长度中减去 5~10 毫米以进行压缩。用 10.5 mm 空心钻沿着 3.2 mm 导针扩钻，将大拉力螺钉插入距软骨下骨 5~10 mm 处。

拆下去转杆并通过导向器驱动加压齿轮置入螺钉，松开腿部的牵引并开始加压。直到齿轮驱动螺钉的头部接触到髓内钉，开始通过齿轮传动进行加压。加压可以通过 C 臂和导向器上的刻度来确认。达到满意的加压效果后，拆除螺钉导向器，将螺钉固定于主钉，实现静态锁定（图 26.22）。

## 远端交锁

所有现代头髓钉均可实现远端交锁，既可提供加长的动态锁钉孔，也可提供常规的静态交锁孔。多数远端交锁需要通过近端钉的导向器来实现，使用短钉时通常 1 枚双皮质螺钉固定就足够了。长钉具有远端锁定能力，可以是静态孔，也可以是静态孔和动态孔的组合。对于长度稳定的近端骨折，1 枚双皮质螺钉的动态固定就足够了。相反，对于多节段骨折或粉碎性骨折，首选 2 枚螺钉固定。远端交锁最常用的方法与传统的股骨交锁钉技术的徒手置钉技术相同（表 26.6，表 26.7）。

## 内置物增强

联合使用骨水泥 PMMA 与骨折固定，最初是由 Harrington 提出的[72]。他报道了 42 例老年患者在骨折固定后，通过在干骺端区域开放式填塞软质骨水泥，成功治疗了骨质疏松性髋部骨折。Bartucci 等[73]报道了内固定后经进钉口注射 PMMA。根据他们的经验，注射 PMMA 的患者在随访时功能较差，尽管固定失败的次数较少。1987 年，Tronzo[74]报道了早期通过改良的 CHS 注射 PMMA，但从未报道过大规模的临床试验。目前的做法是在股骨头上使用骨水泥，避开骨折区域[75-77]。Kammerlander 等[78]报道了一种向 PFNA 的穿孔刀片内注射骨水泥的新技术，通过有孔的股骨头螺钉将骨水泥注入螺钉上部周围，取得了良好的效果，没有发生骨水泥并发症，使用了约 4.2 g 的 PMMA，有效地防止了 59 例患者的螺钉切出或内置物移位。

Moroni 等[79]研究了羟基磷灰石（HA）涂层内置物的应用。他们报道了一项对 120 例骨质疏松 AO 分型 A1 或 A2 型转子间骨折的研究。患者分为两组，随机接受 1 枚 135° 的四孔动力

26 髋部转子间骨折

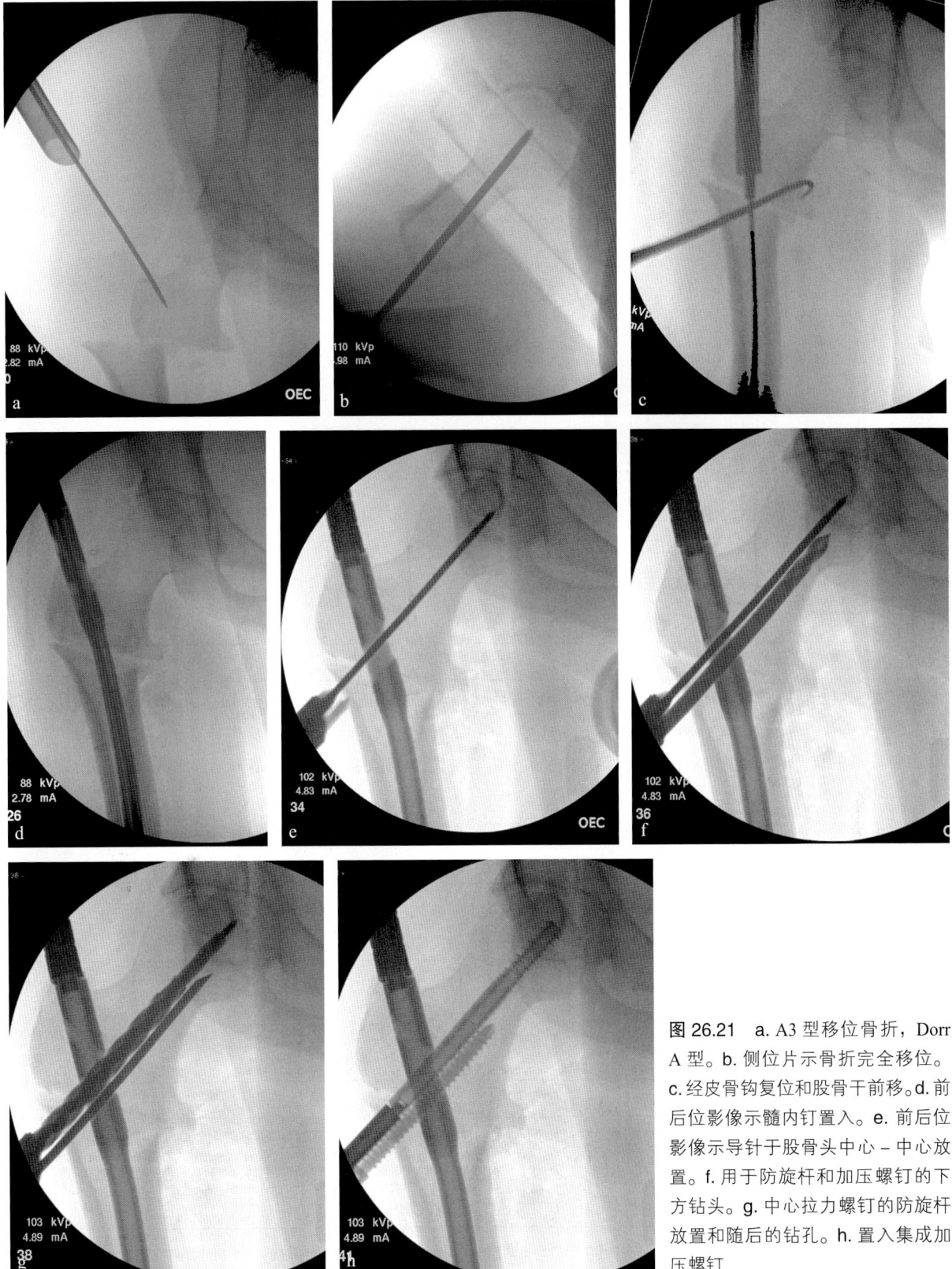

图 26.21　a. A3 型移位骨折，Dorr A 型。b. 侧位片示骨折完全移位。c. 经皮骨钩复位和股骨干前移。d. 前后位影像示髓内钉置入。e. 前后位影像示导针于股骨头中心 – 中心放置。f. 用于防旋杆和加压螺钉的下方钻头。g. 中心拉力螺钉的防旋杆放置和随后的钻孔。h. 置入集成加压螺钉

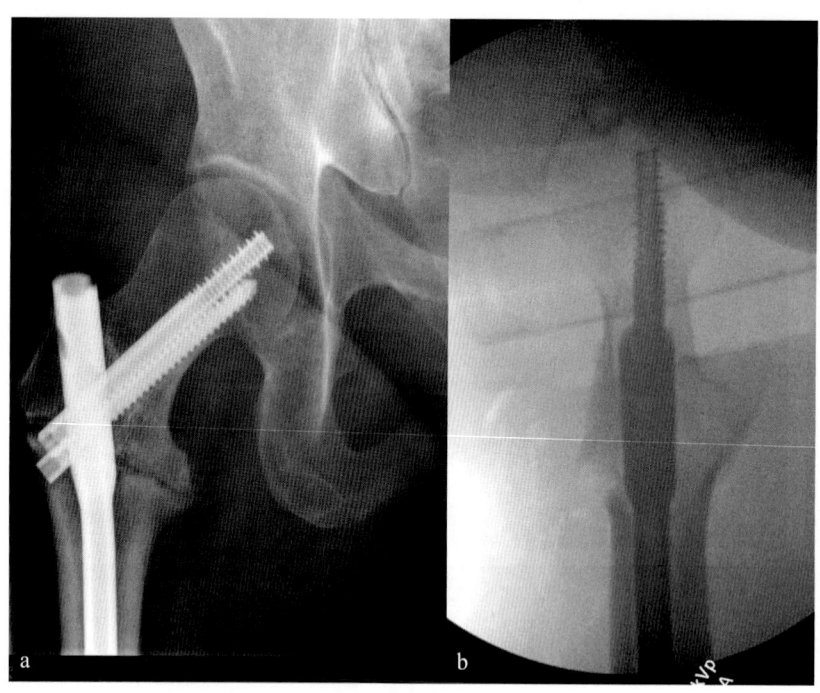

图 26.22 线性加压钉固定后的最终正位（a）和侧位（b）影像

表 26.6 头髓钉治疗转子周围骨折的技巧

| 问题 | 技巧与要点 |
| --- | --- |
| 髓内钉置入致复位丢失 | 充分打实髓内钉，然后向内推近端钉导向器，减小和调整颈干角；用针临时固定骨折并重新插入髓内钉 |
| 螺钉位置不正确 | 如果螺钉处于外翻或内翻位置，复位失败，则去除螺钉，用导向器纠正内外翻，重新钻孔，并在新的路径中插入螺钉 |
| 髓内钉位于大转子后方 | 扩孔钻时入钉后损坏；提起髓内钉导向器，并重新钻入导针；可考虑使用阻挡螺钉技术 |
| 打击螺钉移位 | 距关节面 >10 mm 处放置［尖顶距（TAD）］ |
| 拉力螺钉移位 | 距关节面 <25 mm 处放置［TAD 中心 - 中心（CHS）；TAD 中心 - 下方（钉）］ |
| 骨折裂隙扩大 | 不要强行将钉打入股骨；如果钉不能以合理的力量前进，则将其拔出并再扩孔 |

表 26.7 可供手术选择的内置物

| 形态学 | A 型股骨 | B 型股骨 | C 型股骨 |
| --- | --- | --- | --- |
| AO/OTA A1 型 | RSP∶CHS∶CMN-SD | RSP∶CHS∶CMN-SD | CMN-SD∶RSP∶CHS+TSP∶LP |
| AO/OTA A2 型 | RSP∶CHS∶CMN-SD | RSP∶CHS∶CMN-SD | CMN-LD∶TSPCHS∶RSP |
| AO/OTA A3 型 | CMN-SD∶TSPCHS∶LP | CMN-SD∶TSPCHS∶LP | CMN-SD∶TSPCHS∶LP |

缩写：OTA，Orthopaedic Trauma Association（骨科创伤协会）；RSP，rotationally stable plate/screws（旋转稳定接骨板/螺钉）；CHS，compression hip screw（加压髋螺钉）；CMN-SD，cephalomedullary nail, small diameter proximally（头髓内钉-近端小直径）；CMN-D，cephalomedullary nail, large diameter proximally（头髓内钉-近端大直径）；TSP，trochanteric support or buttress plate（转子支持或支撑接骨板）

髋螺钉的固定，分为标准的拉力螺钉和皮质骨螺钉（AO/ASIF 国际内固定研究学会），以及带 HA 涂层的拉力螺钉和皮质骨（AO/ASIF）螺钉。传统无涂层拉力螺钉组有 4 例发生螺钉切出，而 HA 涂层拉力螺钉组无螺钉切出。在标准的 CHS 组中，股骨颈干角从术后的平均 134°降至 127°；在 HA 涂层组中，股骨颈轴角在术后约 134°，6 个月时为 133°。HA 涂层组的 Harris 髋关节评分在 6 个月时更高（60：71）。骨生长涂层的应用将导致新的研究和策略。也有在骨质疏松性患者中使用阿仑磷酸盐来促进 HA 涂层骨长入的报道[80]。

# 结　果

关于转子间骨折的治疗结果已有大量文献报道，下面将讨论死亡率和功能结果，以及基于不同的手术方法和内置物的结果比较。

## 死亡率

在 20 世纪中叶，积极的外科治疗降低了髋部骨折的死亡率，但其仍维持在 25%~30%。一项丹麦登记资料的回顾研究发现，1981~2001 年间，髋部骨折的死亡率增加，而非髋部骨折对照组的死亡率下降[81]。在另一项研究中，死亡率的增加被证明是骨折及其并发症的结果，而不是疾病前的结果[82]。2009 年，Abrahamsen 等[83]发表了一篇流行病学综述，表明与非骨折对照组相比，低能量创伤造成的髋部骨折的死亡风险相当高：髋部骨折术后第 1 年的死亡率较高，约为 8.4%~36%；与年龄匹配的对照组相比，髋部骨折后死亡的初始风险是对照组的 2 倍多，但在年龄较大的组中，这种差异不那么明显；在所有年龄组中，男性的死亡率均高于女性，并且在髋部骨折后的几天和几周内最高。大量文献明确指出，脆性相关髋部骨折患者过早死亡的风险增加，这种风险在骨折后持续多年，以及确定减少这种风险的干预措施的重要性。

## 功能结果

Bentler 等[84]报告了 1993~2005 年髋部骨折术后功能恢复不良的数据。与骨折前相比，51% 的患者运动功能下降，39% 的患者自认为健康状况恶化，51% 的患者的工具性日常生活活动的表现（IADL）恶化。这一下降幅度较未发生髋部骨折的患者高 3 倍。目前，术后疼痛被认为是导致功能恢复不良和痴呆的重要因素。Feldt 和 Oh[85]将疼痛与患者预后联系起来，发现在术后第 2 天和第 5 天的运动疼痛明显高于休息疼痛者，2 个月时功能较差。Foss 等[86]报道不同的手术方式，在髋关节屈曲疼痛和行走疼痛程度上有显著差异；在使用 CHSs 或髓内钉而不是关节置换患者中，行走疼痛水平最高；髋关节屈曲和行走时的步行评分和疼痛评分均呈显著负相关。

髋部骨折术后疼痛程度随手术方式的不同而不同，这应该在未来的结果研究中考虑，可能将写入髋部骨折内置物的应用指南。在纽约 4 家医院进行的前瞻性队列研究进一步记录了术后疼痛控制的重要性。该研究登记了 541 例髋部骨折，入院时无谵妄表现；541 例患者中 87 例（16%）发展为谵妄[87]。在所有受试者中，谵妄的危险因素包括认知障碍［相对危险度（RR）：3.6；95% 可信区间（CI）：1.8~7.2］、血压异常（RR：2.3；95% CI：1.2~4.7）和心力衰竭（RR：2.9；95% CI：1.6~5.3）。与接受更多的镇痛治疗的患者相比，每天注射少于 10 mg 硫酸吗啡等效物的患者更容易发生谵妄（RR：5.4；95% CI：2.4~12.3）。对于认知完整的患者，剧烈疼痛可明显增加谵妄的发生（RR：9.0；95% CI：1.8~45.2）。与充分镇痛的患者相比，认知完好但镇痛不足的患者发生谵妄的概率高 9 倍。

镇痛不足是体弱老年人发生谵妄的危险因素。

接受常规内固定治疗者比接受关节置换者要经历更长的康复时间和更多的痛苦，反映了单螺钉股骨头固定这一最常见的治疗方式的相对不稳定性。如果手术治疗的风险足够低、性价比足够高的话，未来应考虑对高危患者行预防性外科治疗，以避免第二次髋部骨折甚至再次骨折。

## 骨折塌陷

约 25% 的股骨转子间骨折患者的功能在置入 CHS 后会得到恢复。CHSs 疗效最好的为 AO/OTA 分型 A1 型骨折伴有解剖复位。在一项 142 例应用 SHSs 固定解剖复位的股骨转子间骨折的术后骨折塌陷的回顾性分析中，Bendo 等[88] 发现，在不稳定骨折中，26 例发生塌陷；在中度或重度塌陷的患者中，93% 的患者功能不佳；所有轻度骨折塌陷的患者没有症状。尽管应用滑动髋螺钉固定具有可早期愈合、愈合率高、内置物失败率低等优点，但其过高的骨折塌陷发生率仍是需要解决的问题。

Gotfried[89] 发现由于股骨的继发性塌陷和内移，CHSs 固定后发生医源性侧壁骨折的患者失败率很高，并将其归因于在侧板壁上钻孔导致外侧皮质损伤。在最近的一篇文章中，Gotfried 估计 SHSs 中此类并发症的发生率约为 15%。Palm 等[11] 关于外侧壁破坏的报告也支持这一点[29]。

Ekström 等[90] 比较了在不稳定的经转子或转子下骨折中应用股骨近端髓内钉（PFN, Depuy Synthes, West Chester, PA）和 Medoff 滑动接骨板（MSP; Swemac, Linköping, Sweden）的效果，6 周时 PFN 组步行 15m 的能力明显优于 MSP 组（OR: 2.2；95%CI: 1.03~4.67；$P=0.04$）；PFN 组再次手术的发生率（9%）高于 MSP 组（1%），但无显著性差异。

Peyser 等[91] 进行了一项随机试验，对动力髋螺钉和 Gotfried PCCP 进行了比较，发现 PCCP 组术后 6 周时的疼痛评分和负重能力明显改善；影像学上，PCCP 组（2 例，4%）的内侧移位比 CHS 组（10 例，18.9%）少。

Panesar 等[92] 对动力髋螺钉和 PCCP 进行了荟萃分析，发现 PCCP 组总死亡率呈下降趋势（比值比：0.84，95% CI：0.48~1.47）。关于 PCCP 的其他研究也发现类似优点。Yang 等[93] 报道了一项比较动力髋螺钉与 PCCP 的随机前瞻性研究，记录了疼痛、活动能力和 SF-36 评分的改善。

Langford 等[94] 报道了一项前瞻性随机研究，其中 SHS 组侧壁骨折的发生率约为 20%，PCCP 组约为 1.4%（$P<0.01$），得出以下结论：解剖复位以及在转子外侧壁使用产生小直径缺损的装置（PCCP），可基本上消除术期发生转子外侧壁骨折的可能。在这些研究的基础上，在线性加压接骨板的设计中，主要通过较高的愈合率来避免过度塌陷，具备替代滑动式 CHS 的潜力。

锁定接骨板是治疗股骨转子间骨折的新型内置物，因此关于其疗效的信息有限。其主要适应证是股骨近端高度粉碎性骨折伴外侧壁移位和矢状面骨折，以及延伸至小转子远端的后内侧皮质粉碎性骨折。Zha 等[95] 报道用股骨近端锁定接骨板治疗股骨转子间骨折，愈合率约 95%。Connelly 和 Archdeacon[45] 报道了 AO/OTA A3 型复杂股骨近端骨折的手术策略，其中 10 例使用股骨近端锁定接骨板。患者采用侧卧位，70% 的病例获得了解剖复位。Streubel[96] 报道了 29 例患者应用 4.5 mm 股骨近端锁定加压接骨板（Synthes, Paoli, PA）治疗的结果，在这项研究中，37% 发生机械性失败，平均失败时间为 18 周。最常见的失败模式是内翻塌陷和螺钉切出。

Davis 等[97] 评估了 230 例应用 SHS 或

Küntscher Y 钉固定股骨转子间骨折机械性失败的预后和病因。Y 钉的切出率约为 8.8%，而 SHS 约为 12.6%。螺钉切出与骨折复位的质量相关，年龄、行走能力和骨密度对螺钉切出无显著影响。中心放置股骨头固定部件可降低螺钉切出的发生率，后侧放置股骨头部件在两组中螺钉切出率均增高。钉尖距关节表面 <10 mm，Y 钉切出或内侧穿透发生率增高（23% Y 钉，11% CHS）；而钉尖距关节表面 > 10 mm，Y 钉切出或内侧穿透率降低（3% Y 钉，18% CHS）。

Gill 等[98]比较了 CHS 和 TFN，发现 TFN 组的愈合率相当，但手术时间更短。Gardner 等[71]报告了 TFN 的良好结果，但注意到所有骨折中都会发生刀片尖端在股骨头内的细微移动（2 mm），但并不妨碍维持复位和骨折愈合。作者还注意到发生了平均 4 mm 的缩短，但不影响固定的稳定性或骨折愈合。所有位置改变均发生在术后 6 周内。Weil[99]报告了与前面描述的 Y 钉穿透类似的 TFN 内侧穿透，8 例均为不稳定性转子间骨折。

Paul 等[100]报道了使用 TFN 装置进行股骨矩前内侧复位和骨折端加压的重要性。在骨折愈合时，不稳定组的平均塌陷为 3.3 mm［标准差（SD）=2.41 mm］，而稳定组的平均塌陷为 1.2 mm（SD=0.81 mm）（$P$=0.004），提示股骨矩前内侧解剖复位和稳定的内固定结构具有重要作用。

Adams 等[101]报道了一项前瞻性随机研究，比较了 SHS 与髓内钉治疗股骨转子间骨折的疗效：203 例患者用短伽马钉稳定，197 例患者接受了 SHS。随访 1 年，结果显示伽马钉的使用与术后并发症、等效愈合和功能结果的风险无关。

Hardy 等[102]报道，与 CHS 相比，髓内髋螺钉装置可明显减少拉力螺钉的滑动以及随之产生的肢体缩短。在 1 个月和 3 个月随访时，使用髓内髋螺钉固定的患者的活动度明显提高，但这一优势在 6 个月和 12 个月时已不复存在。接受髓内髋螺钉装置的患者在任何时候均具有更好的户外行走能力。

在伽马钉（1~2 代）的早期研究中，Ahrengart 等[103]发现，与 CHSs 相比，伽马钉发生进展性畸形较少。多数使用伽马钉的错误是技术性的，在愈合和二次手术方面的结果与 CHSs 相同。他们建议用伽马钉治疗复杂的骨折，用 CHS 治疗简单骨折。Bojan 等[104]回顾了法国 Strasbourg 医院于 1990~2002 年在伽马钉的设计中心——创伤和矫形中心，对 3 066 例患者使用早期伽马钉治疗转子间骨折的经验，结果显示伽马钉的并发症发生率较低。术中发生骨折相关并发症 137 例（4.5%），术后及随访中共发现并发症 189 例（6.2%）。股骨头拉力螺钉切出是最常见的机械性并发症（57 例，1.9%），术后股骨干骨折 19 例（0.6%）；1 980 例患者至少有一次随访记录。2005 年，Utrilla 等[105]报道了第 3 代伽马钉，其长度为 180 mm，近中外侧角度为 4°，近端直径为 17 mm，远端直径逐渐变细至 11 mm。在这项随机前瞻性研究中，新的设计和技术改进在围术期并发症发生率、固定失败率和内置物周围骨折率方面取得了相当良好的效果。唯一的功能差异是伽马钉组在不稳定骨折患者中提高了行走能力。

Bhandari 等[106]对伽马钉与 CHSs 进行了荟萃分析，并验证了新一代伽马钉技术解决了股骨干骨折风险增加的问题。

2010 年，Barton 等[107]将再手术率作为主要的疗效指标，重新研究了 AO/OTA 型 31A2 骨折的钉板争论，发现长伽马钉再手术率约为 3%，而 CHS 约为 1.8%。在对 210 例患者的研究中，通过 EuroQol（EQ）-5D 问卷调查，发现与 CHS 相比，长伽马钉的死亡率或功能性结局没有显著性差异。因此，作者认为内置物费用是选择 CHS 的主要原因。然而，Kamath 等[108]的记录显示，与重建钉相比，股骨颈基底部骨折中使用 CHSs 时的塌陷明显增多。在小转子完整情况下，接骨板固定的塌陷发生率是髓内钉固定的10倍以上（8.1 mm：0.7 mm）；小转子完全移位时，接骨板组的相对缩短发生率是髓内钉组的2倍多（16.1 mm：8.1 mm）。

Su等[109]报道，与转子间骨折相比，采用CHSs治疗股骨颈基底部骨折时，发生塌陷和疼痛增加的可能性更大。Pajarinen等[110]报告，与SHS相比，使用髓内钉的畸形较少，建议将髋关节过度矫正至外翻，以防止SHS引起的内翻塌陷。Parker等[111]最近报道了一项涉及598例患者600例髋部骨折的随机前瞻性研究，发现与SHS相比，使用Targon-PF钉（由护士执行的盲法研究评估）的患者活动改善良好，支持Hardy最初的观察结果。两组内置物在伤口愈合并发症和术后输血的需求方面无统计学差异，医疗并发症在两组中的分布相似。在髓内钉组，内固定翻修或转为关节置换的可能性较低，但差异无统计学意义（9例：3例，$P=0.14$）；髓内钉治疗组的活动度恢复优于对照组（伤后1年，$P=0.01$）。

Ruecker等[112]在一项对100例患者的前瞻性研究中报告了一种新的转子顺行髓内钉（InterTan; Smith & Nephew, Memphis, TN）的结果。其中，37例患者死亡。在存活的患者中，所有的骨折均在10~16周内愈合。对48例患者进行了详细的影像学分析，没有发生复位丢失、不可控的股骨颈部塌陷、骨不连、股骨干骨折，也没有内置物失败；2例复位较差，最终导致内翻畸形，其余46例骨折未见内翻错位。作者报道了骨折前Harris髋关节平均评分（75.1±13.4）和随访评分（70.3±14.5，$P=0.003$），58%的患者恢复了骨折前状态。

Wu等[113]对76例OTA/AO型31A2、31A3骨折的InterTan钉进行了影像学分析，随访1年。股骨颈干角平均变化为3°，拉力螺钉平均缩短3.8 mm，拉力螺钉移位多发生于术后8周内。

Matre等[60]在先前提到的随机前瞻性试验中，通过1年的随访发现InterTan钉和CHS的功能结果基本相同，InterTan钉组的疼痛稍轻，30%的SHS患者需要转子支撑接骨板；29%的SHS使用长钉；32%的A2型骨折和74%的A3型骨折加用了支撑接骨板，这增加了在术中使用CHS治疗不稳定时加用转子支撑接骨板的可能性。

# 并发症

## 医疗并发症

对8 930例的回顾性多中心队列研究显示，60岁及以上髋部骨折患者术后医疗并发症发生率为19%[114]，81%髋部骨折术后无医疗并发症。其中，心脏和肺部并发症最常见（分别占8%和4%），其他并发症包括胃肠道出血（2%）、心肺并发症（1%）、静脉血栓（1%）和短暂性脑缺血发作或中风（1%），肾功能衰竭和脓毒性休克较罕见。除上述并发症之外，416例患者发生额外的并发症587例。严重心脏或肺部并发症的死亡率相似（30天：分别为22%和17%；1年：分别为36%和44%），多重并发症的死亡率最高（30天：29%~38%；1年：43%~62%）。

## 心理社会并发症

患者经常担心他们即将死亡，特别是如果他们有亲人在髋部骨折后死亡的经历时。患者也有关于他们是否有能力再次行走或独立返家的问题。多数外科医生认为，任何类型的骨折愈合都是一种成功的治疗方法；而从患者的角度来看，骨折愈合是一种功能活动的恢复，是一种理想家庭环境的恢复。

对于患者康复来说，害怕跌倒可能是一个毁灭性并发症，最好的解决方法是通过提高患者对受伤肢体的信任来恢复负重[115, 116]。早期活动的患者在 3 个月和 6 个月时表现出更好的功能恢复[117]。Zidén 等[118] 报道了患者的人生境遇发生了多方面和剧烈的变化,包括存在主义思想和对余生岁月的重新评价。结果表明,骨折导致的不仅是骨折本身,而且还可能导致社会和生存的裂痕,部分患者会形成积极的社会互动生活方式,而另一些患者则会出现抑郁、失败、退缩的心态,对生活的热情降低。

## 血栓形成与栓塞

考虑到所需的预防和医疗监督费用的增加,以及对术后出血的关注,正确预防血栓形成与栓塞也很重要[22, 119]。对此,美国胸科医师学会、美国骨科医师学会和政府机构对最佳治疗方案的意见却并不一致。《预防骨科手术患者静脉血栓栓塞(VTE)与美国胸科医师学会抗血栓和溶栓治疗循证医学临床实践指南》(第 9 版)推荐使用磺达肝素、低分子量肝素、低剂量普通肝素、阿司匹林、维生素 K 拮抗剂,或用于髋部骨折手术后患者的间歇气压加压装置(确保每天使用 18 小时)[120]。指南还建议髋部骨折患者至少接受 10~14 天的血栓预防治疗,并提倡患者根据抗凝剂出血的风险做出知情的决策治疗。不建议预防性使用下腔静脉滤器。预防性抗凝可以减少肺栓塞的发生,但 17% 的患者有出血的危险,部分外科医生认为,机械性防治措施在这一人群中是更安全的选择[121]。

## 骨不连、内置物机械性失效,以及骨-内置物界面失效

据报道,老年患者中行内固定手术的转子间骨折骨不连的发生率为 1%~5%,通常采取全髋关节置换术治疗[122]。对年轻患者,多采取截骨术、植骨术和内置物翻修治疗骨不连。Vidyadhara 等[123] 应用外侧闭合楔形外翻股骨转子间截骨术和动力髋螺钉接骨术成功治疗 7 例股骨转子间骨折内翻骨不连。术前平均髋内翻 94°(85°~104°),术后 X 线片显示股骨颈干角为 139°(134°~145°),所有骨折和截骨均愈合。平均随访 11 个月(7~13 个月),髋关节 Harris 评分从 34 分(22~47 分)提高到 89 分(83~95 分)。其他研究报告的截骨术和切开复位内固定术(ORIF)的成功率也很高(82%)[124, 125]。Haidukewych 和 Berry[126] 报告联合多种技术,包括接骨板、动力髋螺钉(DHS)、动力加压螺钉(DC)和 Zickel 器械,骨折愈合率可达 95%;17 例自体髂骨移植,3 例异体骨移植,20 例骨不连患者中 19 例愈合。Talmo 和 Bono[127] 报告了人工全髋关节翻修术的成功率,10 例患者在术后 30 个月时的髋关节 Harris 评分平均为 86 分。

据估计,约 5% 的病例会发生内置物故障或失效,通常是由内置物疲劳失效、股骨干螺钉断裂导致的固定失效、股骨头内侧穿透、螺钉切出和内固定装置的解体等综合因素造成的。由于目前对制造和质量控制的要求比较严格,内固定装置故障引起的失效的在北美很少见。多数内置物失效实际上是与骨折不愈合相关的疲劳性失效。

Parker[128] 分析了 27 例发生固定失败的 SHS 治疗的转子间骨折的影像学特点,并与 74 例骨折平稳愈合者进行了比较。在特定的骨折类型中,股骨内移更为常见,特别是在拉力螺钉插入部位的股骨外侧皮质粉碎的情况下。股骨内移与固定失败密切相关,如果内移超过三分之一,失败的风险增高 7 倍。Parker 认为,使用内置物预防特定类型的股骨转子间骨折的股骨内移值得进一步评估。

Im 等[129] 回顾了 66 例稳定 AO/OTA 31A1 型骨折的 CHSs 治疗,术后有 10 例(15.2%)出现股骨干过度内移而发生复位丢失。其中,7 例在手术过程中发生外侧皮质移位骨折,3 例在术

后4周内发生外侧皮质移位骨折。术前活动度评分相似，术后骨折失稳患者与未失稳患者的活动度评分有显著差异。

骨-内置物界面失效是髋部骨折结构失效的主要原因。结构稳定性的丧失表现为股骨头的塌陷和螺钉的内翻移位，最糟糕的情况是螺钉和主钉结构的切出失败。这种情况的丢失发生率很低，因为滑动冲击的设计目的是尽量减少灾难性的切出，但往往由于缺乏稳定的复位而加重。正如许多作者报道的那样，股骨头内单螺钉装置的中心-中心放置可以最大限度地防止螺钉切出。接骨板和髓内钉均可发生此种失败。

与内置物失败类似的问题是内置物周围骨折，可能发生在大转子侧壁周围，也可能发生在髓内钉或侧板末端的骨头区域，甚至股骨的远端。处理这些骨折需要考虑移除之前的内置物，或增加固定。Gotfried[29,89]、Palm等[11]已明确外侧壁骨折的严重性，常发生于使用CHS时。这些复杂骨折需要用支撑板重新连接大转子[130]。接骨板远端骨折可采用逆行髓内钉进行治疗，取下侧板的下方2~3枚螺钉，以确保髓内钉的重叠固定。假体周围骨折多用第1代短的转子伽马钉，原因可能是远端直径大（可达16 mm）、近端弯曲较大及远端锁定螺钉较大。在早期的系列病例中，假体周围骨折的发生率高达17%。随着设计的改进，股骨假体周围骨折的发生率大幅下降，但仍是一个值得关注的问题。2012年，Norris[131]发表的一项荟萃分析发现，内置物设计的改进使采用长钉和短钉的内置物周围骨折发生率大致相当；然而，与动态锁定相比，静态交锁固定的骨折发生率明显较低，第3代伽马钉的股骨干骨折率仍高于其他短头髓内钉（1.7%：0.7%）。如果大转子移位，短钉远端的骨折需要用长钉翻修或锁定接骨板固定。

在考虑内固定失败后的翻修手术时，术者必须评估与内固定接触界面的骨质量，之前内置物在股骨头颈部造成的骨缺损、对股骨头关节面和髋臼的损伤以及股骨干的内移。成功重建需要恢复机械定位、旋转、长度、头颈角度、偏移和转子高度。如果这些目标达不到，关节成形术是最合理的抢救方法。

在过去的50年里，畸形愈合一直是一个被忽视的因素，因为它与髋部骨折有关。一般而言，复位后内翻小于125°、屈伸畸形大于15°、短缩大于或等于10 mm、股骨干内移大于10 mm，可能影响功能恢复，应作为并发症报告。

## 感 染

术后感染发生率为1%~2%，术前应用抗生素（通常是头孢菌素类或万古霉素）可最大限度地减少感染的发生，但也不能完全避免。对于免疫功能低下和营养不良患者，标准的护理措施包括隔离、致病菌敏感性检测、适当静脉抗生素应用（经传染病专家会诊）以及伤口清创和冲洗。如果内置物稳定，则应保留。很少需要行切除关节成形术[132]。Edwards等[133]报道在3 000余例患者中，深部感染的发生率为1.2%，浅部感染的发生率为1.1%。在80例感染中，57例由金黄色葡萄球菌引起，占71.3%；39例由耐甲氧西林金黄色葡萄球菌（MRSA）引起，占48.8%。术前危险因素检测无统计学意义。深部感染患者住院时间、治疗费用和出院前死亡率均明显增加。全部患者的1年死亡率为30%，而在感染患者中这一比例增加到50%（$P<0.001$）。深部感染可导致手术费用加倍，检查费用增加2倍，住院费用增加3倍。与非MRSA感染相比，MRSA感染的治疗花费、住院时间和出院前死亡率均增加。Edwards等建议对任何伤口炎症迹象或引流均应保持高度警惕。对表浅感染，建议口服抗生素7~10天；发生深部感染时，则应紧急行正规的外科清创和灌洗术。如内置物稳定，则

应该予以保留。抗生素串珠可用于处理软组织死腔。Wu 等[134]回顾了 23 例转子周围骨髓炎的治疗经验，并提出了两阶段治疗方案：一期彻底清创后，先使用外固定架或 Buck 架牵引，再在二期进行重建。随访中，23 例患者中有 12 例（52%）成功地控制了感染，4 例（17.4%）感染复发。不推荐使用外固定架治疗转子周围骨髓炎。使用两阶段治疗方案很难成功。

> **经　验**
>
> - 转子间骨折最好归为不稳定性或者潜在不稳定性骨折。区分稳定性和不稳定性转子间骨折的最重要特征是小转子部位是否存在移位骨折块，或骨折是否累及大转子外侧壁（包括术中骨折，意味着如果术中发生大转子外侧壁骨折的话，稳定性骨折可以"变成"不稳定性骨折）。
> - MRI 在隐匿性股骨转子间骨折的早期诊断方面比 CT 扫描和骨显像更精确、更有效。
> - 尖顶距超过 25 mm 时，使用在股骨头部用 1 枚螺钉固定的接骨板固定系统或髓内钉固定系统发生骨折愈合并发症的风险明显增高。
> - 旋转不稳定是导致螺钉切出的主要因素。

> **要点与技巧**
>
> - 牵引 - 内旋位 X 线影像为术前制订手术计划时确定内置物置入角度提供了最佳视角，因为其可真实反映颈干角和骨折解剖结构。这常在手术室麻醉后行手术切开之前进行，在闭合复位后通过术中成像来证实。
> - 骨折复位必须在固定前进行，因为内置物不能纠正畸形复位，也不允许置入内置物后再处理骨折。
> - 注意仰卧位患者的后垂，并在整个过程中对其保持手动校正。
> - 在复位过程中，用一把尖式复位钳或骨钩从股骨矩内侧向股骨干外侧牵拉，有助于在固定时保持复位状态。
> - 导针放置过程中的一个常见错误是在股骨干上开始时太靠前，正如在侧位和倾斜 20° 侧位所见，或者起点太靠近端。如果出现上述错误，就不可能将导针尖端置于股骨头顶点。为确保在侧位适当放置螺钉，导向器开始时应后外侧放置，可弥补正常股骨 20° 的前倾角。
> - 测量拉力螺钉的长度时，要注意多数系统在此测量中不包括导针的螺纹末端 10 mm，因此应在测量值的基础上增加 5 mm。
> - 一般来说，没有必要扩孔钻至导针的末端，而应止于距其尖端 5 mm 的位置。
> - 对于老年骨质疏松患者，通常不需要攻丝。
> - 当插入 SHS 时，确保股骨头大螺钉在侧板套筒内有足够的咬合，以便形成加压。如果螺钉太短，则有螺钉自侧板脱离和被卡住的风险，导致灾难性失败。
> - 如果不可使用髓内钉的话，联合使用转子外侧支撑接骨板与侧板，可能有助于处理不稳定的反斜型转子间骨折。
> - 使用转子髓内钉时，进钉点在侧位和 20° 倾斜侧位影像上位于大转子的前三分之一，在前后位影像上位于大转子顶点内侧。使用梨状窝钉时，进钉点在前后位影像上位于梨状窝的外侧，在侧位和 20° 倾斜侧位影像上位于梨状窝的前侧。
> - 一个有用的钻孔方法是：当扩孔钻进入进钉孔时，在扩孔器的外侧面放置一根顶棒；通过顶棒施加一个向内侧的力，防止进钉孔的外侧化和大转子外侧皮质的丢失。
> - 一般来说，首选较长的髓内钉，因为其可减少内置物尖端迟发性骨折的风险，并且在处理延伸到小转子远端的骨折时，可降低固定失败的风险。然而，置入长型转子髓内钉时要注意股骨弓和髓内钉之间的不匹配，可能导致股骨远端前部的穿孔。

## 视频

**视频 26.1 使用滑动髋螺钉和侧板治疗转子间骨折**

视频演示了一名49岁男子因滑雪受伤导致股骨转子间高能量骨折，回顾了如何在股骨头和股骨颈上正确放置螺钉以避免切出，以及尖顶距的测量。

**视频 26.2 不稳定股骨转子间骨折的髓内钉固定**

视频演示了使用髓内钉治疗股骨转子间骨折，讨论了髓内钉固定的正确进钉点和适应证。

## 参考文献

1. Brown CA, Starr AZ, Nunley JA. Analysis of past secular trends of hip fractures and predicted number in the future 2010–2050. J Orthop Trauma 2012;26:117–122
2. Currie C, Partridge M, Plant F, Roberts J, Wakeman R, Williams A. National hip fracture database national report 2012. National Hip Fracture Database 2012:1–115. http://www.nhfd.co.uk
3. Bartoníček J. Internal architecture of the proximal femur–Adam's or Adams' arch? Historical mystery. Arch Orthop Trauma Surg 2002;122:551–553
4. Dorr LD, Faugere MC, Mackel AM, Gruen TA, Bognar B, Malluche HH. Structural and cellular assessment of bone quality of proximal femur. Bone 1993;14:231–242
5. Lippmann RK. The use of auscultatory percussion for the examination of fractures. J Bone Joint Surg Am 1932;14-A:118
6. Koval KJ, Oh CK, Egol KA. Does a traction-internal rotation radiograph help to better evaluate fractures of the proximal femur? Bull NYU Hosp Jt Dis 2008;66:102–106
7. Rizzo PF, Gould ES, Lyden JP, Asnis SE. Diagnosis of occult fractures about the hip. Magnetic resonance imaging compared with bone-scanning. J Bone Joint Surg Am 1993;75:395–401
8. Bartoníček J, Sprindrich J, Skála-Rosenbaum J, Fric V. [Diagnosing occult pertrochanteric fractures of proximal femur with MRI]. Rozhl Chir 2007;86:379–383
9. Hossain M, Barwick C, Sinha AK, Andrew JG. Is magnetic resonance imaging (MRI) necessary to exclude occult hip fracture? Injury 2007;38:1204–1208
10. Iwata T, Nozawa S, Dohjima T, et al. The value of T1-weighted coronal MRI scans in diagnosing occult fracture of the hip. J Bone Joint Surg Br 2012;94:969–973
11. Palm H, Jacobsen S, Sonne-Holm S, Gebuhr P; Hip Fracture Study Group. Integrity of the lateral femoral wall in intertrochanteric hip fractures: an important predictor of a reoperation. J Bone Joint Surg Am 2007;89:470–475
12. Carr JB. The anterior and medial reduction of intertrochanteric fractures: a simple method to obtain a stable reduction. J Orthop Trauma 2007;21:485–489
13. Evans EM. The treatment of trochanteric fractures of the femur. J Bone Joint Surg Br 1949;31B:190–203
14. Classification/AO OTA. Orthopaedic trauma association fracture and dislocation compendium. J Orthop Trauma 2007;21:S31–S32
15. Jin WJ, Dai LY, Cui YM, Zhou Q, Jiang LS, Lu H. Reliability of classification systems for intertrochanteric fractures of the proximal femur in experienced orthopaedic surgeons. Injury 2005;36:858–861
16. Fung W, Jonsson A, Buhren V, Bhandari M. Classifying intertrochanteric fractures of the proximal femur: does experience matter? Med Princ Pract 2007;16:198–202
17. Schipper IB, Steyerberg EW, Castelein RM, van Vugt AB. Reliability of the AO/ASIF classification for pertrochanteric femoral fractures. Acta Orthop Scand 2001;72:36–41
18. Jensen JS. Classification of trochanteric fractures. Acta Orthop Scand 1980;51:803–810
19. Alam A, Willett K, Ostlere S. The MRI diagnosis and management of incomplete intertrochanteric fractures of the femur. J Bone Joint Surg Br 2005;87:1253–1255
20. Schultz E, Miller TT, Boruchov SD, Schmell EB, Toledano B. Incomplete intertrochanteric fractures: imaging features and clinical management. Radiology 1999;211:237–240
21. Handoll HH, Parker MJ. Conservative versus operative

treatment for extracapsular hip fractures. Cochrane Database Syst Rev 2008;3:CD000337
22. Hefley FG Jr, Nelson CL, Puskarich-May CL. Effect of delayed admission to the hospital on the preoperative prevalence of deep-vein thrombosis associated with fractures about the hip. J Bone Joint Surg Am 1996;78:581-583
23. Jain R, Basinski A, Kreder HJ. Nonoperative treatment of hip fractures. Int Orthop 2003;27:11-17
24. Holt G, Smith R, Duncan K, McKeown DW. Does delay to theatre for medical reasons affect the peri-opertive mortality in patients with a fracture of the hip? J Bone Joint Surg Br 2010;92:835-841
25. Pedersen SJ, Borgbjerg FM, Schousboe B, et al;Hip Fracture Group of Bispebjerg Hospital. A comprehensive hip fracture program reduces complication rates and mortality. J Am Geriatr Soc 2008;56:1831-1838
26. Tha HS, Armstrong D, Broad J, Paul S, Wood P. Hip fracture in Auckland: contrasting models of care in two major hospitals. Intern Med J 2009;39:89-94
27. Khan SK, Kalra S, Khanna A, Thiruvengada MM, Parker MJ. Timing of surgery for hip fractures: a systematic review of 52 published studies involving 291, 413 patients. Injury 2009;40:692-697
28. Parker MJ, Handoll HH. Gamma and other cephalocondylic intramedullary nails versus extramedullary implants for extracapsular hip fractures in adults. Cochrane Database Syst Rev 2008;3:CD000093
29. Gotfried Y. The pantrochanteric hip fracture: an iatrogenic entity. J Orthop Trauma 2012;26:197-199
30. Anglen JO, Weinstein JN;American Board of Orthopaedic Surgery Research Committee. Nail or plate fixation of intertrochanteric hip fractures: changing pattern of practice. A review of the American Board of Orthopaedic Surgery Database. J Bone Joint Surg Am 2008;90:700-707
31. MacEachern AG, Heyse-Moore GH. Stable intertrochanteric femoral fractures. A misnomer? J Bone Joint Surg Br 1983;65:582-583
32. Chinoy MA, Parker MJ. Fixed nail plates versus sliding hip systems for the treatment of trochanteric femoral fractures: a meta analysis of 14 studies. Injury 1999;30:157-163
33. Clawson DK. Trochanteric fractures treated by the sliding hip screw plate fixation method. J Trauma 1964;4:737-752
34. Mulholland RC, Gunn DR. Sliding screw plate fixation of intertrochanteric femoral fractures. J Trauma 1972;12:581-591
35. Parker MJ, Handoll HH. Osteotomy, compression and other modifications of surgical techniques for internal fixation of extracapsular hip fractures. Cochrane Database Syst Rev 2009;2:CD000522
36. Sarmiento A. Intertrochanteric fractures of the femur: 150-degree angle nail plate fixation and early rehabilitation: a preliminary report of 100 cases. J Bone Joint Surg Am 1963;45-A:706-722
37. Bannister GC, Gibson AG, Ackroyd CE, Newman JH. The closed reduction of trochanteric fractures. J Bone Joint Surg Br 1990;72:317
38. May JM, Chacha PB. Displacements of trochanteric fractures and their influence on reduction. J Bone Joint Surg Br 1968;50:318-323
39. Ramanoudjame M, Guillon P, Dauzac C, Meunier C, Carcopino JM. CT evaluation of torsional malalignment after intertrochanteric fracture fixation. Orthop Traumatol Surg Res 2010;96:844-848
40. Tronzo RG. Use of an extramedullary guide pin for fractures of the upper end of the femur. Orthop Clin North Am 1974;5:525-527
41. Baumgaertner MR, Curtin SL, Lindskog DM, Keggi JM. The value of the tip-apex distance in predicting failure of fixation of peritrochanteric fractures of the hip. J Bone Joint Surg Am 1995;77:1058-1064
42. Mohan R, Karthikeyan R, Sonanis SV. Dynamic hip screw: does side make a difference? Effects of clockwise torque on right and left DHS. Injury 2000;31:697-699
43. Siu AL, Penrod JD, Boockvar KS, Koval K, Strauss E, Morrison RS. Early ambulation after hip fracture: effects on function and mortality. Arch Intern Med 2006;166:766-771
44. Kamel HK, Iqbal MA, Mogallapu R, Maas D, Hoffmann RG. Time to ambulation after hip fracture surgery: relation to hospitalization outcomes. J Gerontol A Biol Sci Med Sci 2003;58:1042-1045
45. Connelly CL, Archdeacon MT. The lateral decubitus approach for complex proximal femur fractures: anatomic reduction and locking plate neutralization: a technical trick. J Orthop Trauma 2012;26:252-257
46. Parker MJ, Pryor GA, Myles J. 11-year results in 2, 846 patients of the Peterborough Hip Fracture Project: reduced morbidity, mortality and hospital stay. Acta Orthop Scand 2000;71:34-38
47. Sherrington C, Lord SR, Herbert RD. A randomized

controlled trial of weight-bearing versus non-weight-bearing exercise for improving physical ability after usual care for hip fracture. Arch Phys Med Rehabil 2004;85:710–716
48. Moseley AM, Sherrington C, Lord SR, Barraclough E, St George RJ, Cameron ID. Mobility training after hip fracture: a randomised controlled trial. Age Ageing 2009;38:74–80
49. Koval KJ, Friend KD, Aharonoff GB, Zukerman JD. Weight bearing after hip fracture: a prospective series of 596 geriatric hip fracture patients. J Orthop Trauma 1996;10:526–530
50. Morrison RS, Magaziner J. McLaughlin MA, et al. The impact of post-operative pain on outcomes following hip fracture. Pain 2003;103:303–311
51. Bruyere O, Brandi ML, Burlet N, et al. Post-fracture management of patients with hip fracture: a perspective. Curr Med Res Opin 2008;24:2841–2851
52. Kanis JA, Johnell O, Oden A, Johansson H, McCloskey E. FRAX and the assessment of fracture probability in men and women from the UK. Osteoporos Int 2008;19:385–397
53. Cauley JA, Lacroix AZ, Wu L, et al. Serum 25-hydroxy-vitamin D concentrations and risk for hip fractures. Ann Intern Med 2008;149:242–250
54. Gaugris S, Heaney RP, Boonen S, Kurth H, Bentkover JD, Sen SS. Vitamin D inadequacy among postmenopausal women: a systematic review. QJM 2005;98:667–676
55. Boonen S, Laan RF, Barton IP, Watts NB. Effect of osteoporosis treatments on risk of non-vertebral fractures: review and meta-analysis of intention-to-treat studies. Osteoporos Int 2005;16:1291–1298
56. Tosi LL, Gliklich R, Kannan K, Koval KJ. The American Orthopaedic Association's "own the bone" initiative to prevent secondary fractures. J Bone Joint Surg Am 2008;90:163–173
57. Gotfried Y, Cohen B, Rotem A. Biomechanical evaluation of the percutaneous compression plating system for hip fractures. J Orthop Trauma 2002;16:644–650
58. Gotfried Y. Percutaneous compression plating of intertrochanteric hip fractures. J Orthop Trauma 2000;14:490–495
59. Boyd HB, Griffin LL. Classification and treatment of trochanteric fractures. Arch Surg 1949;58:853–866
60. Matre K, Vinje T, Havelin LI, et al. TRIGEN INTERTAN intramedullary nail versus sliding hip screw: a prospective, randomized multicenter study on pain, function, and complications in 684 patients with an intertrochanteric or subtrochanteric fracture and one year of follow-up. J Bone Joint Surg Am 2013;95:200–208
61. Matre K, Havelin LI, Gjertsen J-E, Vinje T, Espehaug B, Fevang JM. Sliding hip screw versus IM nail in reverse oblique trochanteric and subtrochanteric fractures. A study of 2716 patients in the Norwegian Hip Fracture Register. Injury 2013;44:735–742
62. Babst R, Renner N, Biedermann M, et al. Clinical results using the trochanter stabilizing plate (TSP): the modular extension of the dynamic hip screw (DHS) for internal fixation of selected unstable intertrochanteric fractures. J Orthop Trauma 1998;12:392–399
63. Hasenboehler EA, Agudelo JF, Morgan SJ, Smith WR, Hak DJ, Stahel PF. Treatment of complex proximal femoral fractures with the proximal femur locking compression plate. Orthopedics 2007;30:618–623
64. Watson-Jones R. Fractures of the neck of the femur. Br J Surg 1936;23:787–808
65. Ostrum RF, Marcantonio A, Marburger R. A critical analysis of the eccentric starting point for trochanteric intramedullary femoral nailing. J Orthop Trauma 2005;19:681–686
66. Russell TA. Introduction to proximal femoral fractures. Tech Orthop 2008;23:1–2
67. Ostrum RF, Levy MS. Penetration of the distal femoral anterior cortex during intramedullary nailing for subtrochanteric fractures: a report of three cases. J Orthop Trauma 2005;19:656–660
68. Russell TA, Mir HR, Stoneback J, Cohen J, Downs B. Avoidance of malreduction of proximal femoral shaft fractures with the use of a minimally invasive nail insertion technique (MINIT). J Orthop Trauma 2008;22:391–398
69. Perez EA, Jahangir AA, Mashru RP, Russell TA. Is there a gluteus medius tendon injury during reaming through a modified medial trochanteric portal? A cadaver study. J Orthop Trauma 2007;21:617–620
70. Ookuma S, Fukuda F, et al. The relationship of reduction and telescoping in the stable 2-part femoral trochanteric fracture. Fracture 2009;31
71. Gardner MJ, Briggs SM, Kopjar B, Helfet DL, Lorich DG. Radiographic outcomes of intertrochanteric hip fractures treated with the trochanteric fixation nail. Injury 2007;38:1189–1196

72. Harrington KD. The use of methylmethacrylate as an adjunct in the internal fixation of unstable comminuted intertrochanteric fractures in osteoporotic patients. J Bone Joint Surg Am 1975;57:744–750
73. Bartucci EJ, Gonzalez MH, Cooperman DR, Freedberg HI, Barmada R, Laros GS. The effect of adjunctive methylmethacrylate on failures of fixation and function in patients with intertrochanteric fractures and osteoporosis. J Bone Joint Surg Am 1985;67:1094–1107
74. Tronzo RG. Fenestrated hip screw and method of augmented fixation. U. S. patent 4653489. 1987
75. Augat P, Rapp S, Claes L. A modified hip screw incorporating injected cement for the fixation of osteoporotic trochanteric fractures. J Orthop Trauma 2002;16:311–316
76. Choueka J, Koval KJ, Kummer FJ, Zukerman JD. Cement augmentation of intertrochanteric fracture fixation: a cadaver comparison of 2 techniques. Acta Orthop Scand 1996;67:153–157
77. Goodman SB, Bauer TW, Carter D, et al. Norian SRS cement augmentation in hip fracture treatment. Laboratory and initial clinical results. Clin Orthop Relat Res 1998;348:42–50
78. Kammerlander C, Gebhard F, Meier C, et al. Standardised cement augmentation of the PFNA using a perforated blade: A new technique and preliminary clinical results. A prospective multicentre trial. Injury 2011;42:1484–1490
79. Moroni A, Faldini C, Pegreffi F, Giannini S. HA-coated screws decrease the incidence of fixation failure in osteoporotic trochanteric fractures. Clin Orthop Relat Res 2004;425:87–92
80. Moroni A, Faldini C, Hoang-Kim A, Pegreffi F, Giannini S. Alendronate improves screw fixation in osteoporotic bone. J Bone Joint Surg Am 2007;89:96–101
81. Vestergaard P, Rejnmark L, Mosekilde L. Has mortality after a hip fracture increased? J Am Geriatr Soc 2007;55:1720–1726
82. Vestergaard P, Rejnmark L, Mosekilde L. Increased mortality in patients with a hip fracture-effect of pre-morbid conditions and post-fracture complications. Osteoporos Int 2007;18:1583–1593
83. Abrahamsen B, van Staa T, Ariely R, Olson M, Cooper C. Excess mortality following hip fracture: a systematic epidemiological review. Osteoporos Int 2009;20:1633–1650
84. Bentler SE, Liu L, Obrizan M, et al. The aftermath of hip fracture: discharge placement, functional status change, and mortality. Am J Epidemiol 2009;170:1290–1299
85. Feldt KS, Oh HL. Pain and hip fracture outcomes for older adults. Orthop Nurs 2000;19:35–44
86. Foss NB, Kristensen MT, Palm H, Kehlet H. Postoperative pain after hip fracture is procedure specific. Br J Anaesth 2009;102:111–116
87. Sieber FE, Mears S, Lee H, Gottschalk A. Postoperative opioid consumption and its relationship to cognitive function in older adults with hip fracture. J Am Geriatr Soc 2011;59:2256–2262
88. Bendo JA, Weiner LS, Strauss E, Yang E. Collapse of intertrochanteric hip fractures fixed with sliding screws. Orthop Rev 1994;(Suppl):30–37
89. Gotfried Y. The lateral trochanteric wall: a key element in the reconstruction of unstable pertrochanteric hip fractures. Clin Orthop Relat Res 2004;425:82–86
90. Ekström W, Karlsson-Thur C, Larsson S, Ragnarsson B, Alberts KA. Functional outcome in treatment of unstable trochanteric and subtrochanteric fractures with the proximal femoral nail and the Medoff sliding plate. J Orthop Trauma 2007;21:18–25
91. Peyser A, Weil YA, Brocke L, et al. A prospective, randomised study comparing the percutaneous compression plate and the compression hip screw for the treatment of intertrochanteric fractures of the hip. J Bone Joint Surg Br 2007;89:1210–1217
92. Panesar SS, Mirza S, Bharadwaj G, Woolf V, Ravikumar R, Athanasiou T. The percutaneous compression plate versus the dynamic hip screw: a meta-analysis. Acta Orthop Belg 2008;74:38–48
93. Yang E, Qureshi S, Trokhan S, Joseph D. Gotfried percutaneous compression plating compared with sliding hip screw fixation of intertrochanteric hip fractures: a prospective randomized study. J Bone Joint Surg Am 2011;93:942–947
94. Langford J, Pillai G, Ugliailoro AD, Yang E. Perioperative lateral trochanteric wall fractures: sliding hip screw versus percutaneous compression plate for intertrochanteric hip fractures. J Orthop Trauma 2011; 25:191–195
95. Zha GC, Chen ZL, Qi XB, Sun JY. Treatment of pertrochanteric fractures with a proximal femur locking compression plate. Injury 2011;42:1294–1299
96. Streubel PN, Moustoukas MJ, Obremskey WT. Mechanical failure after locking plate fixation of unstable intertrochanteric femur fractures. J Orthop Trauma 2013;27:22–28

97. Davis TR, Sher JL, Horsman A, Simpson M, Porter BB, Checketts RG. Intertrochanteric femoral fractures. Mechanical failure after internal fixation. J Bone Joint Surg Br 1990;72:26-31

98. Gill JB, Jensen L, Chin PC, Rafiei P, Reddy K, Schutt RC Jr. Intertrochanteric hip fractures treated with the trochanteric fixation nail and sliding hip screw. J Surg Orthop Adv 2007;16:62-66

99. Weil YA, Gardner MJ, Mikhail G, Pierson G, Helfet DL, Lorich DG. Medial migration of intramedullary hip fixation devices: a biomechanical analysis. Arch Orthop Trauma Surg 2008;128:227-234

100. Paul O, Barker JU, Lane JM, Helfet DL, Lorich DG. Functional and radiographic outcomes of intertrochanteric hip fractures treated with calcar reduction, compression, and trochanteric entry nailing. J Orthop Trauma 2012;26:148-154

101. Adams CI, Robinson CM, Court-Brown CM, McQueen MM. Prospective randomized controlled trial of an intramedullary nail versus dynamic screw and plate for intertrochanteric fractures of the femur. J Orthop Trauma 2001;15:394-400

102. Hardy DC, Descamps PY, Krallis P, et al. Use of an intramedullary hip-screw compared with a compression hip-screw with a plate for intertrochanteric femoral fractures. A prospective, randomized study of one hundred patients. J Bone Joint Surg Am 1998;80:618-630

103. Ahrengart L, Törnkvist H, Fornander P, et al. A randomized study of the compression hip screw and Gamma nail in 426 fractures. Clin Orthop Relat Res 2002;401:209-222

104. Bojan AJ, Beimel C, Speitling A, Taglang G, Ekholm C, Jönsson A. 3066 consecutive Gamma Nails. 12 years experience at a single centre. BMC Musculoskelet Disord 2010;11:133

105. Utrilla AL, Reig JS, Muñoz FM, Tufanisco CB. Trochanteric gamma nail and compression hip screw for trochanteric fractures: a randomized, prospective, comparative study in 210 elderly patients with a new design of the gamma nail. J Orthop Trauma 2005;19:229-233

106. Bhandari M, Schemitsch E, Jönsson A, Zlowodzki M, Haidukewych GJ. Gamma nails revisited: gamma nails versus compression hip screws in the management of intertrochanteric fractures of the hip: a meta-analysis. J Orthop Trauma 2009;23:460-464

107. Barton TM, Gleeson R, Topliss C, Greenwood R, Harries WJ, Chesser TJ. A comparison of the long gamma nail with the sliding hip screw for the treatment of AO/OTA 31-A2 fractures of the proximal part of the femur: a prospective randomized trial. J Bone Joint Surg Am 2010;92:792-798

108. Kamath G, BorelliJ, Ricci WM. Stability of intertrochanteric femur fracture fixation: a critical analysis of extramedullary versus intramedullary implants and the effect of lesser trochanter comminution. Paper No. 56, Orthopaedic Trauma Association Annual Meeting, San Diego, CA, 2006. http://www.hwbf.org/ota/am/ota06/otapa/OTA061056.htm

109. Su BW, Heyworth BE, Protopsaltis TS, et al. Basicervical versus intertrochanteric fractures: an analysis of radiographic and functional outcomes. Orthopedics 2006;29:919-925

110. Pajarinen J, Lindahl J, Savolainen V, Michelsson O, Hirvensalo E. Femoral shaft medialisation and neck-shaft angle in unstable pertrochanteric femoral fractures. Int Orthop 2004;28:347-353

111. Parker MJ, Bowers TR, Pryor GA. Sliding hip screw versus the Targon PF nail in the treatment of trochanteric fractures of the hip: a randomised trial of 600 fractures. J Bone Joint Surg Br 2012;94:391-397

112. Ruecker AH, Rupprecht M, Gruber M, et al. The treatment of intertrochanteric fractures: results using an intramedullary nail with integrated cephalocervical screws and linear compression. J Orthop Trauma 2009;23:22-30

113. Wu Y, Watson JT, Isreal H, Kudjonov D, Jackman J. Radiological outcomes of intertrochanteric intertrochanteric hip fractures treated with the Intertan Nail. Combined 33rd International Society of Orthopaedic Surgery and Traumatology (SICOT) and 17th Pan Arab Orthopaedic Association (PAOA) Orthopaedic World Conference. Dubai, United Arab Emirates, 2012. http://news.sicot.org/resources/File/Dubai/Dubai%20Abstract%20Book%20-%20Oral%20presentations.pdf

114. Lawrence VA, Hilsenbeck SG, Noveck H, Poses RM, Carson JL. Medical complications and outcomes after hip fracture repair. Arch Intern Med 2002;162:2053-2057

115. Becker C, Fleischer S, Hack A, et al. [Disabilities and handicaps due to hip fractures in the elderly]. Z Gerontol Geriatr 1999;32:312-317

116. Oude Voshaar RC, Banerjee S, Horan M, et al. Fear of falling more important than pain and depression for functional recovery after surgery for hip fracture in older people. Psychol Med 2006;36:1635–1645
117. Talkowski JB, Lenze EJ, Munin MC, Harrison C, Brach JS. Patient participation and physical activity during rehabilitation and future functional outcomes in patients after hip fracture. Arch Phys Med Rehabil 2009;90:618–622
118. Zidén L, Wenestam CG, Hansson-Scherman M. A life-breaking event: early experiences of the consequences of a hip fracture for elderly people. Clin Rehabil 2008;22:801–811
119. Handoll HH, Farrar MJ, McBirnie J, et al. Heparin, low molecular weight heparin and physical methods for preventing deep vein thrombosis and pulmonary embolism following surgery for hip fractures. Cochrane Database Syst Rev 2000;2:CD000305
120. Falck-Ytter Y, Francis CW, Johanson NA, et al. Prevention of VTE in Orthopedic Surgery Patients: Antithrombotic Therapy and Prevention of Thrombosis, 9th ed. American College of Chest Physicians Evidence-Based Clinical Practice Guidelines. Chest 2012:141(Suppl):e278S–e325S
121. Perez JV, Warwick DJ, Case CP, Bannister GC. Death after proximal femoral fracture–an autopsy study. Injury 1995;26:237–240
122. Waddell JP, Morton J, Schemitsch EH. The role of total hip replacement in intertrochanteric fractures of the femur. Clin Orthop Relat Res 2004;429:49–53
123. Vidyadhara S, Rao SK, Pandian S, Gnanadoss J. Closing lateral wedge valgus osteotomy with dynamic hip screw for the treatment of varus nonunion of pertrochanteric fracture: can restoration of biomechanics and stabilization alone heal? Arch Orthop Trauma Surg 2009;129:827–832
124. Sarathy MP, Madhavan P, Ravichandran KM. Nonunion of intertrochanteric fractures of the femur. Treatment by modified medial displacement and valgus osteotomy. J Bone Joint Surg Br 1995;77:90–92
125. Mariani EM, Rand JA. Nonunion of intertrochanteric fractures of the femur following open reduction and internal fixation. Results of second attempts to gain union. Clin Orthop Relat Res 1987;218:81–89
126. Haidukewych GJ, Berry DJ. Salvage of failed treatment of hip fractures. J Am Acad Orthop Surg 2005;13:101–109
127. Talmo CT, Bono JV. Treatment of intertrochanteric nonunion of the proximal femur using the S-ROM prosthesis. Orthopedics 2008;31:125
128. Parker MJ. Trochanteric hip fractures. Fixation failure commoner with femoral medialization, a comparison of 101 cases. Acta Orthop Scand 1996;67:329–332
129. Im GI, Shin YW, Song YJ. Potentially unstable intertrochanteric fractures. J Orthop Trauma 2005;19:5–9
130. Gupta RK, Sangwan K, Kamboj P, Punia SS, Walecha P. Unstable trochanteric fractures: the role of lateral wall reconstruction. Int Orthop 2010;34:125–129
131. Norris R, Bhattacharjee D, Parker MJ. Occurrence of secondary fracture around intramedullary nails used for trochanteric hip fractures: a systematic review of 13, 568 patients. Injury 2012;43:706–711
132. Heikkinen T, Partanen J, Ristiniemi J, Jalovaara P. Evaluation of 238 consecutive patients with the extended data set of the Standardised Audit for Hip Fractures in Europe (SAHFE). Disabil Rehabil 2005;27:1107–1115
133. Edwards C, Counsell A, Boulton C, Moran CG. Early infection after hip fracture surgery: risk factors, costs and outcome. J Bone Joint Surg Br 2008;90:770–777
134. Wu CH, Yuan LJ, Chan YS, Chen AC, Lee MS, Ueng SW. Conditions affecting treatment of pertrochanteric osteomyelitis. Chang Gung Med J 2007;30:414–422
135. Collinge CA, Kelly KC, Little B, Weaver T, Schuster RD. The effects of clopidogrel (Plavix) and other oral anticoagulants on early hip fracture surgery. J Orthop Trauma 2012;26:568–573
136. Bhatia M, Talawadekar G, Parihar S, Smith A. An audit of the role of vitamin K in the reversal of International Normalised Ratio (INR) in patients undergoing surgery for hip fracture. Ann R Coll Surg Engl 2010;92:473–476

# 27 股骨转子下骨折

著者：Stephen H. Sims, William D. Lack, Ari D. Levine
译者：扈延龄　李绪文

股骨近端转子下骨折的治疗很困难，往往需要特别注意，以期获得满意的治疗效果。股骨转子下部通常是指股骨小转子下缘以远 5 cm 的区域范围或股骨干近端三分之一与中间三分之一的交界区域（图 27.1）。主要移位发生在该区域的骨折被认为股骨转子下骨折，尽管有时骨折线可能延伸至转子部或股骨干远端。股骨转子下骨折在两个年龄阶段的患者中比较多见[1-5]：年轻患者的骨折多由高能量损伤所致，往往粉碎严重；老年患者则多由于低能量损伤所致。老年患者低能量损伤导致的股骨转子下骨折被认为是脆性骨折。因此，随着人口老龄化的进展，老年性股骨转子下骨折的发病率将进一步增加。此外，与髋部骨折患者相比，股骨转子下脆性骨折的患者更多是肥胖或患有痴呆症的患者[6]。

股骨转子下骨折由于其独特的解剖学与生物力学特征，因而治疗较为复杂。股骨转子下部主要由皮质骨构成，骨折常为粉碎性，愈合较慢。由于股骨粗隆部髓腔较大，固定的稳定性差，并且骨折发生畸形愈合的风险较高，因此在这一区域进行髓内固定尤为困难。髓内钉无法充满股骨近端宽大的髓腔，通过骨折部位时不能像骨干骨折那样对骨折端产生复位作用。如果髓内钉通过时骨折端对位对线不佳，则骨折将会被固定在畸形的位置。因此，在完成髓内钉固定时必须将骨折妥当复位。在转子下部，导致骨折块移位的力量很强，复位骨折时可能需要一些特殊的方法。从生物力学上来说，股骨近端转子下部是高应力集中区域，因此，这一部位的骨折内固定失败率很高[7]。

由于多块强大的肌肉止于股骨近段，对骨折块有很强的牵拉作用，而使骨折复位较为困难。臀中肌和臀小肌止于大转子，使髋关节外展；梨状肌、上孖肌、下孖肌也止于这一区域，使髋关节外旋；髂腰肌止于小转子，使髋关节屈曲、外旋。正是由于这些肌肉的作用，才导致了这一部位骨折的典型畸形（图 27.2）：近折端常屈曲、外展、外旋，远折端则由于内收肌群以及腘绳肌的作用而内收、短缩与移位。与其他

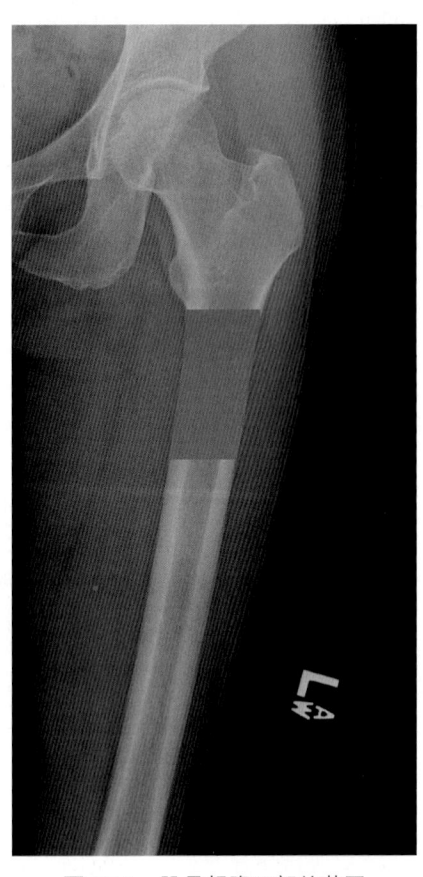

图 27.1　股骨粗隆下部的范围

部位骨折复位时远端对近端不同，这一骨折复位时仅移动远端骨折块很难与近折端实现满意的对线，必须通过调整两端的位置才能完成复位。不管选用何种内固定，认识到这一点对于获得满意的对位、对线都至关重要。

转子下部是应力十分集中的部位，一方面由于身体的重量对转子下部的压应力，另一方面则是由于止于骨折块上的肌肉产生的牵拉应力。很多学者对这些应力进行了研究，小转子以下1~3英寸（0.5~1.6 cm）的内侧皮质是股骨压应力最大的区域，每平方英寸超过1 200磅[7]，这也是人体内承受应力最大的部位；拉伸应力较前者小约25%，主要位于稍近端的外侧皮质[7]。

## 分 型

股骨转子下骨折有多种分型系统，最近的一篇综述回顾了15种分类[8]，此处仅介绍几种实用的分型方法。Russell-Taylor分型的要点主要是骨折线是否累及小转子和内后方皮质，以及骨折线是否延伸至大转子和梨状窝（图27.3）[2]。这一分型方法对于治疗股骨转子下骨折时选择具有合适生物力学性能的内置物具有重要的指导价值。有两个问题需要注意：①骨折线是否延伸至梨状窝？②小转子和后内侧壁是否完整？在这一分型中，Ⅰ型骨折不累及梨状窝和股骨大转子，一般认为最适合应用髓内钉治疗，标准梨状窝进针点或大转子进针点均可。ⅠA型骨折小转子以及股骨后内侧壁完整，可以应用普通的交锁髓内钉进行治疗。ⅠB型骨折累及小转子，不宜应用普通的交锁髓内钉，而应选用股骨近端交锁髓内钉（螺钉或刀片向上插入股骨头的髓内钉系统）。Ⅱ型骨折累及股骨梨状窝

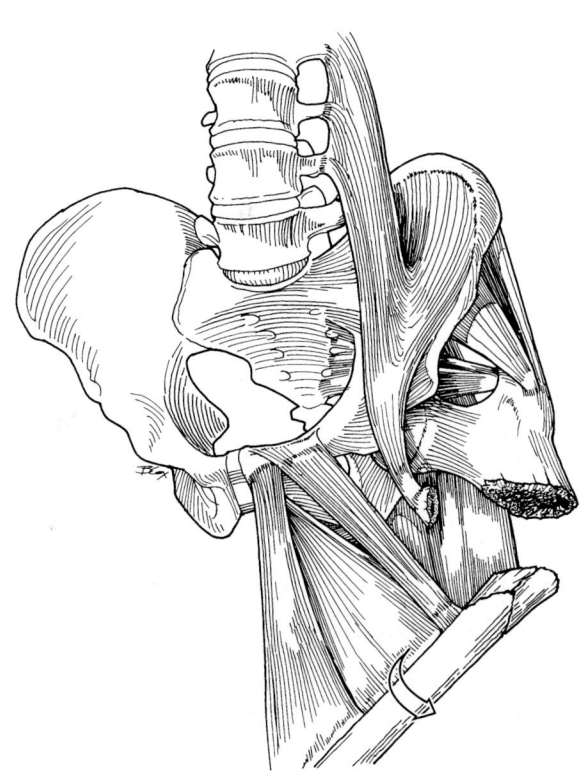

图27.2 止于股骨近端的肌肉，使股骨转子下骨折具有典型的移位特征

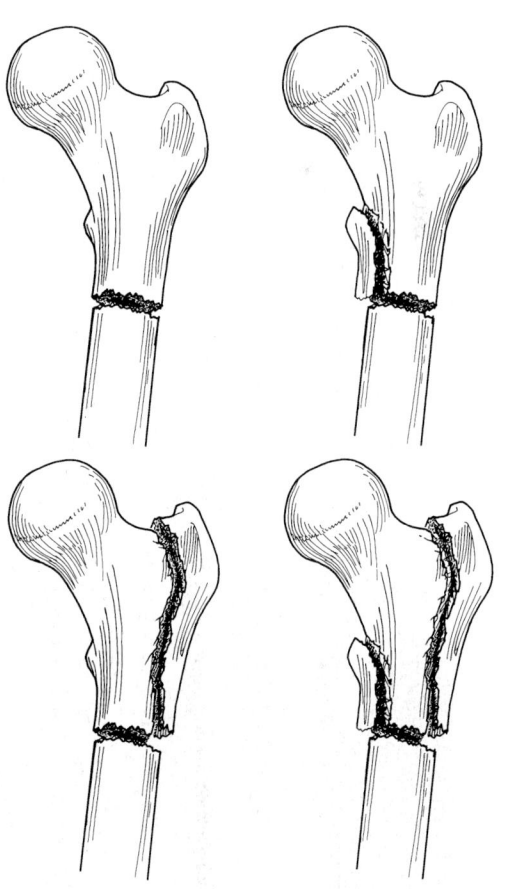

图27.3 转子下骨折Russell-Taylor分型

和大转子，因此不太适合采用自梨状窝进针的髓内固定装置，应用95°角内固定装置或以大转子尖为进针点的髓内钉更合适。ⅡA型骨折的骨折线没有延伸到小转子部，具有完整的后内侧壁支撑。ⅡB型骨折则累及小转子部，后内侧壁不完整，内置物失败的风险很高。之前，当骨折延伸至梨状窝时，接骨板固定优于髓内钉固定，因为无法使用从大转子尖进针的髓内钉。如今，多种大转子进针的股骨近端交锁髓内钉已经问世，并且使用髓内钉的经皮闭合复位技术也已经得到改进。因此，髓内固定在Ⅱ型骨折中的应用更普遍，可实现良好的对位、对线。

国际内固定研究协会/美国骨创伤协会（AO/OTA）骨折分型将此类骨折归为骨干骨折[9]。按照其分类，股骨干为第3个长管状骨的第二部分（骨干部分），骨干近端以经过股骨小转子下缘的横线为界。虽然该骨折分型在临床并没有得到广泛应用，但这对于收集资料、进行研究表述则是很有用处的。

没有独立的分类用于描述非典型股骨转子下骨折，但后者正变得越来越常见[10]。尽管关于这些损伤仍有许多问题，但现有的证据表明它们可能是患者接受双磷酸盐治疗中出现的应力骨折或不完全性骨折[10-13]。这类损伤的骨折模式已被详细描述且一致，并已证明相对于标准的转子下骨折其愈合率较低，这可能会影响治疗方式的选择[11,13,14]。这些非典型骨折发生于股骨转子下区，表现为横形或短斜形骨折，通常发生在极小的创伤或者无创伤的情况下，完全骨折时内侧多有尖端，无粉碎。此外，常可见皮质增厚、外侧和双侧皮质骨膜反应[12]（图27.4）。应同时拍摄对侧股骨的X线片，因为非手术治疗应力骨折或者不完全骨折具有较高的二次移位率和较低的愈合率，对于诊断时发现的非移位骨折，进行内固定治疗可能会获益[12]。

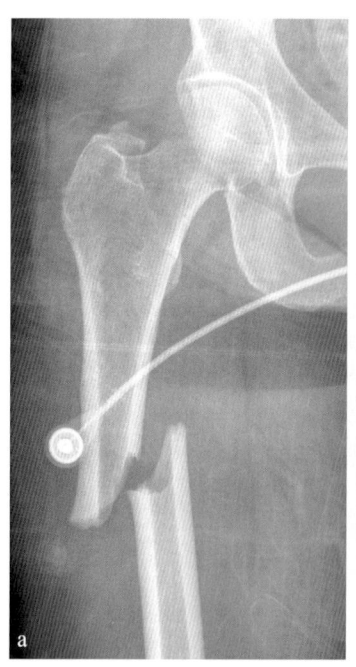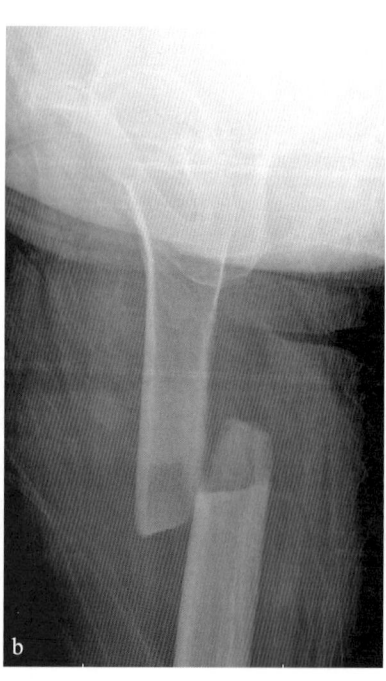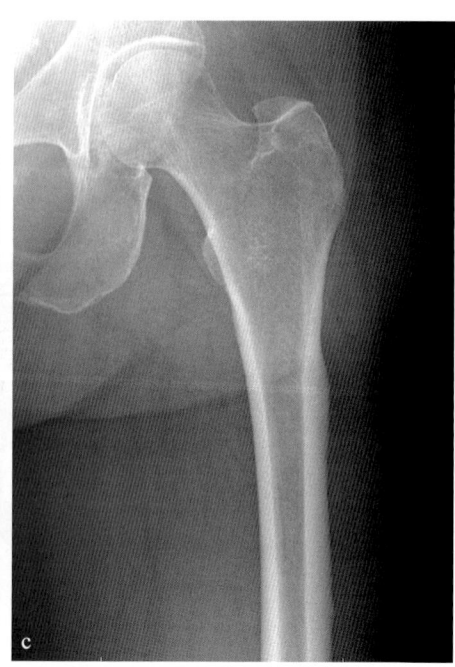

**图27.4** 非典型股骨转子下骨折的正位（AP）（a）和侧位（b）X线片，显示横向短斜形骨折的常见特征，内侧有尖端，无粉碎性，多继发于轻微创伤。可见皮质增厚和外侧骨膜反应。c. 对侧股骨出现应力反应的征象

## 非手术治疗

成人股骨转子下骨折多不适合选择非手术治疗。非手术治疗需长期制动，明显增加患者的致病率和致死率。不仅如此，保守治疗的局部并发症发生率也很高，主要并发症包括骨折不愈合、畸形愈合以及软组织并发症等[15~17]。对于极少数长期卧床的患者，由于低能量骨折疼痛轻微且从死亡率的角度来说手术风险极大，则可考虑非手术治疗。

## 手术治疗

### 适应证

成人股骨转子下骨折以手术治疗为主，可选择接骨板或髓内固定装置。置入髓内钉常可应用闭合方法进行，当然，有些移位明显或不稳定的骨折偶尔也需要切开复位置入髓内钉。相反，股骨骨折接骨板内固定通常通过开放入路进行，但最近也有报道应用微创方法间接对骨折进行复位和接骨板内固定[18~25]。

髓内固定包括经梨状窝或以大转子顶点为进钉点的标准近端锁定螺钉和股骨近端交锁髓内钉，以及自大转子进针的髋部髓内钉。接骨板系统则主要有95°角固定装置（包括股骨髁部角接骨板或动力髁螺钉）、股骨近端锁定接骨板、135°滑动髋螺钉，以及Medoff滑动接骨板（Medpac, Inc., Valencia, CA）[26]等。固定角接骨板应作为首选，而滑动加压接骨板处理股骨转子下骨折时并发症发生率较高，当骨折存在反转子骨折线时尤其如此[27~29]（图27.5）。这些内固定物各自的优势、不足、手术技巧以及适应证等见下文。

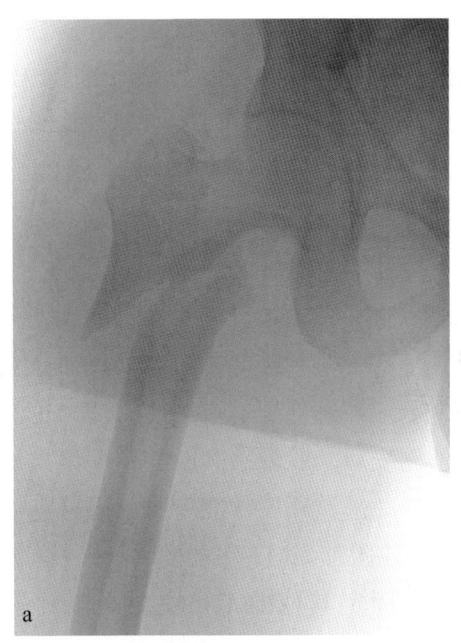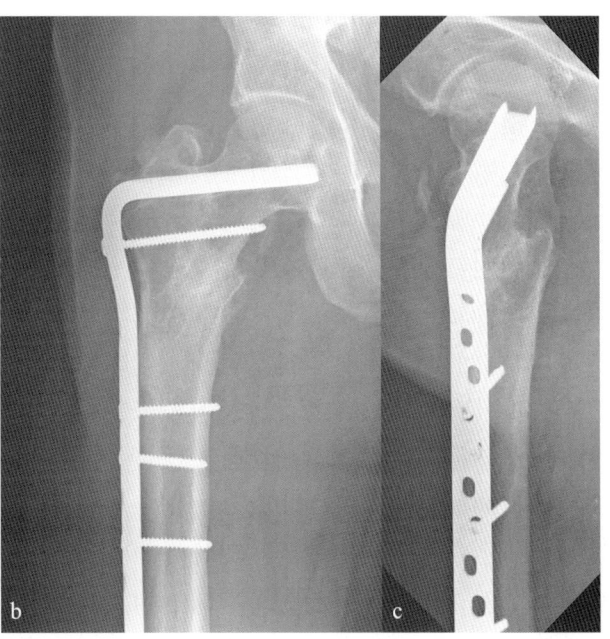

图27.5 反转子骨折。a. 股骨近端正位X线影像，显示反转子方向的骨折线。b，c. 切开复位固定角接骨板内固定后的正侧位X线影像

> **急诊处理**
>
> 术者需要仔细评估是高能量还是低能损伤，因为这两种损伤的并发症（急性或慢性）不同，术前需要注意的情况也不同。高能量损伤所致股骨转子下骨折很少单独发生，而低能量损伤所致股骨转子下脆性骨折在健康的患者中也很少见。这两个患者群体往往需要包括普外科和内科在内的多学科团队来处理。
>
> 高能量创伤常伴有明显的失血，稳定骨折有助于减少骨折相关出血，同时减轻疼痛。可以通过让急救技术人员使用市售的牵引装置，在院前急救阶段完成骨折临时稳定。患者到达医院后，骨牵引应当由专业的骨科医生进行。如果由于患者的临床情况而导致最终处理延迟，则应考虑调整骨牵引的重量以适应作用于骨端的力[30]。在手术固定前，必须对骨折类型有充分的了解。具体来说，外科医生应确定骨折线是否延伸至梨状窝，或大转子是否在冠状面存在粉碎。股骨近端牵引位影像或 CT 扫描有助于对上述情况进行分析。
>
> 患者的一般情况得到改善，并有合适的医生和内固定材料时，内固定手术应尽早进行。尽早手术能够避免持续的失血和疼痛。需要持续复苏的重伤患者和需要进一步改善的合并严重内科疾病的患者，可能在很长一段时间内不能进行手术。这些患者一般可以持续进行骨牵引，虽然在某些情况下可以将骨盆一起进行外固定。
>
> 与其他常见肢体损伤一样，筋膜室综合征虽然罕见，但也可能见于股骨骨折患者，可导致严重的并发症。必须认识到发生骨筋膜室综合征的可能性，治疗方法是紧急行筋膜切开术[31, 32]。

## 髓内钉

视频 27.1　非扩髓髓内钉治疗双侧股骨骨折

视频 27.2　采用髓内钉治疗股骨转子下反斜形骨折

普通交锁髓内钉的优势在于多数外科医生都很熟悉。髓内固定具有生物力学上的优越性，可以闭合置钉，临床疗效肯定。具有近端交锁螺钉的普通髓内钉仅适用于骨折线完全位于小转子以下的股骨转子下骨折（图 27.6）。具有股骨头锁定螺钉的髓内钉（有时也称第二代髓内钉）同样也具有髓内固定的优势，但由于其近端锁定螺钉必须固定在合适的股骨头位置，因而在技术上的要求更高。这些内固定物适用于骨折线超过小转子下缘但未累及梨状窝和大转子的骨折（图 27.7）。然而，通过精细的技术和非常仔细地获得复位，这些内置物已经被扩展应用于累及股骨大转子和梨状窝区域的骨折（图 27.8）。对于延伸至股骨近端转子部的复杂骨折，髋部髓内钉也是一种新的治疗选择。

髋部髓内钉（也称为粗隆部髓内钉）在设计上要求自大转子进钉，并在股骨头内插入一枚大的髋部螺钉或螺旋刀片（图 27.9）。这一内置物不仅具有前述髓内装置的优势，而且还扩大了髓内固定的适应证。然而，转子部髓内钉也有不足之处，那就是置入过程中需要去除较多的股骨近端骨质。而为了容纳大的股骨头螺钉，维持其生物力学上的可靠性，髓内钉的近端部分必须足够大，通常为 17 mm。这导致外科医生必须预先在股骨大粗隆顶端开一个较大的孔，就必须去除较多的骨质并破坏部分髋外展肌止点。同时，为了置入髋部螺钉或螺旋刀片，也需要从股骨外侧皮质、股骨头和股骨颈取出大量的骨质。这样一来，外展功能障碍、进钉点疼痛以及后期重建困难等均有可能发生。

髓内固定其他的不足主要是复位较为困难，在插入导针前必须完成复位，并且必须维持复位直到完全置入髓内钉和近端锁定螺钉（图 27.10）。这通常要求同时处理远端和近端的骨折片。由于之前提到的原因，髓内钉并不能辅助复位。此外,由于近折端外展移位,在没有复位的情况下进针点的定位也很困难。因此,在这一类型骨折中,选择大转子作为进钉点可能更容易。如果选择了大转子作为进针点,应注意避免内翻畸形。

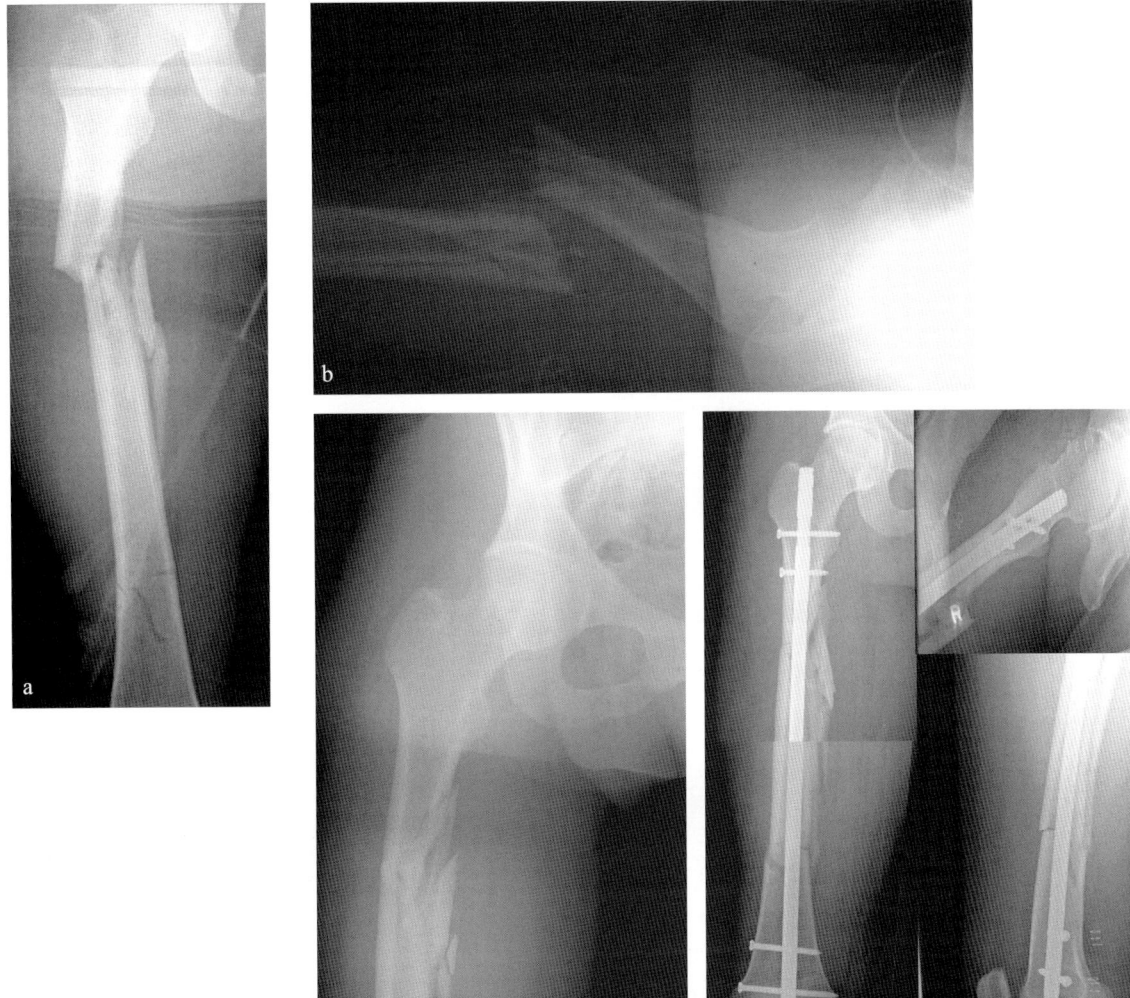

图 27.6 应用普通股骨交锁髓内钉治疗 Russell–Taylor ⅠA 型骨折。a,b. 骨折正侧位 X 线影像。c. 闭孔位影像,更加垂直于屈曲外旋的近端骨折块,使对骨折的显示更加准确。由于近折段的屈曲,在正位片上的影像相对缩小。d. 自梨状窝进针的普通交锁髓内钉固定后的正侧位影像

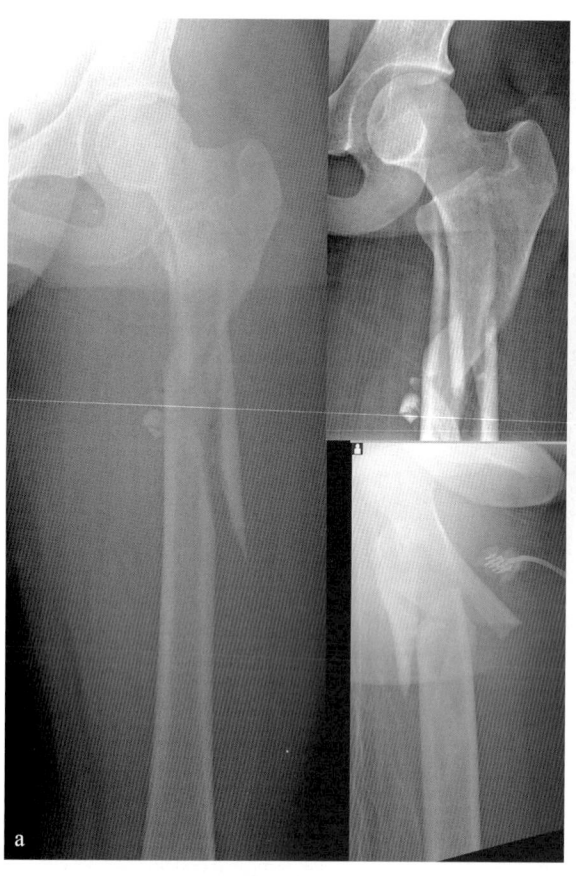

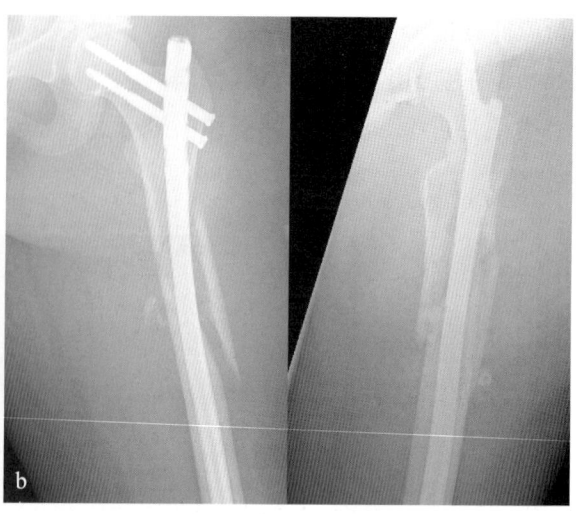

**图 27.7** 应用股骨近端交锁髓内钉治疗 Russell-Taylor IB 骨折。a. 正侧位 X 线影像，可以看出为反转子骨折，累及小转子。b. 第二代股骨近端交锁髓内钉固定后的正侧位 X 线影像，采用股骨大转子入路

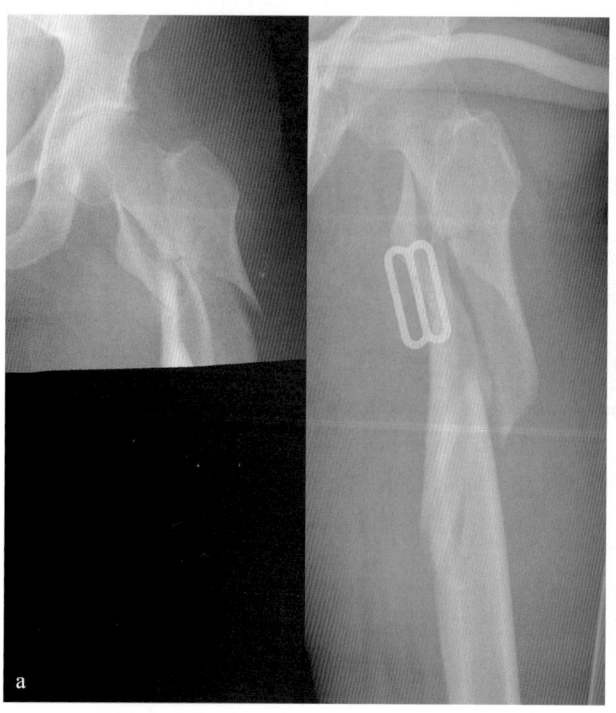

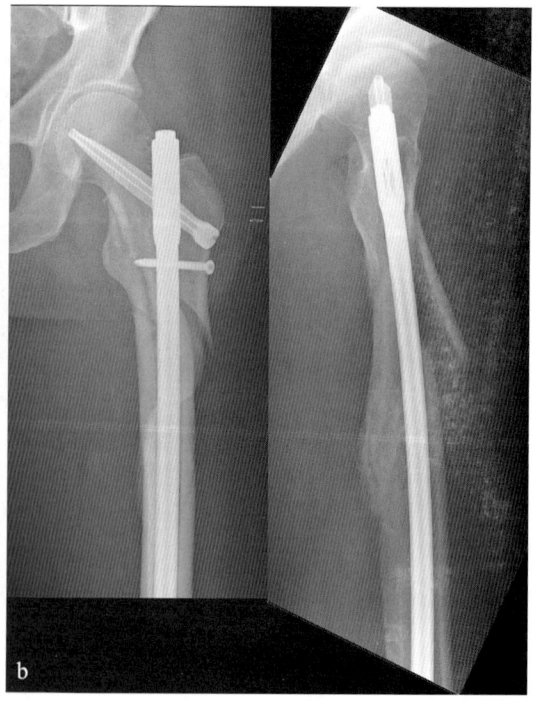

**图 27.8** 应用股骨近端转子髓内钉治疗 Russell-Taylor Ⅱ型骨折。a. 股骨近端的正侧位 X 线片。正位片显示反转子骨折，近折端可见一斜面部分，提示冠状面上亦存在骨折。虽然侧位片上很难观察到，但骨折线已延伸进入梨状窝。b. 转子部髓内钉固定术后的影像

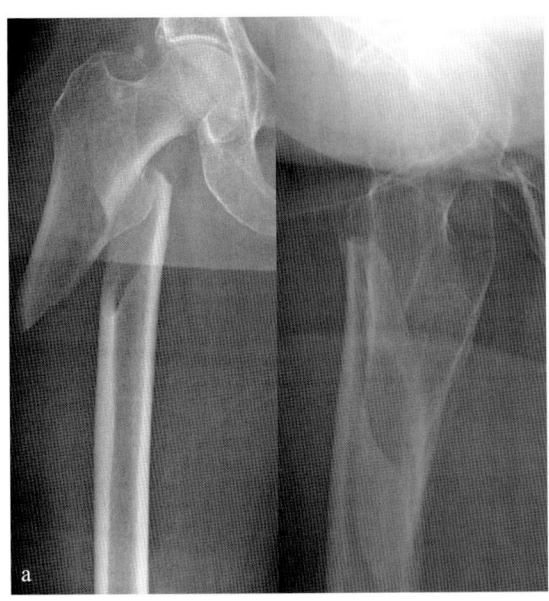
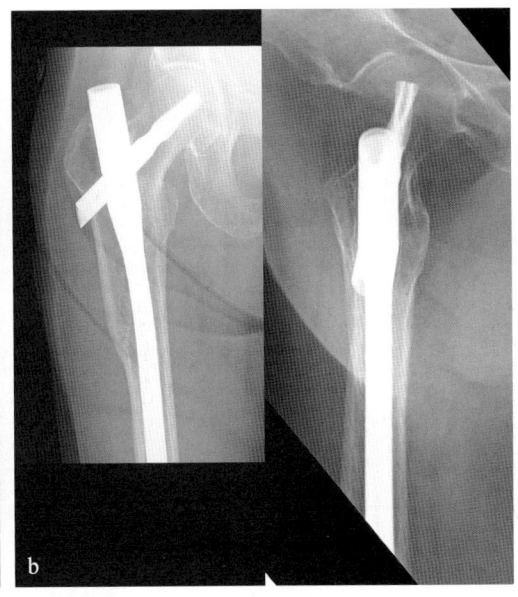

**图 27.9** 髋部髓内钉（粗隆髓内钉）用于治疗股骨转子下骨折，可见骨折线延伸到大转子区域。a. 术前正侧位 X 线影像，显示低能量螺旋形转子下骨折，并累及转子区域。b. 应用髋部髓内钉治疗后，骨折对位、对线良好

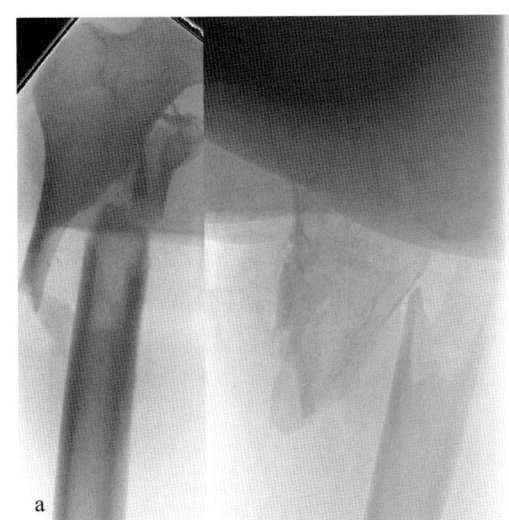
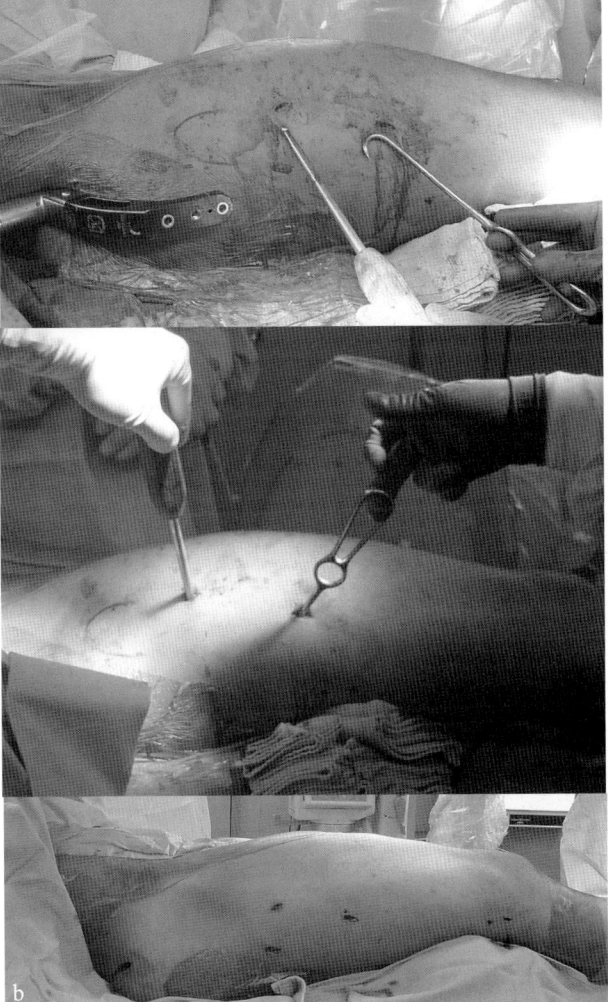

**图 27.10** 复位方法举例。a. 股骨转子下骨折的正侧位 X 线影像，显示其典型的移位方式。注意侧位片上近折端的移位。b. 使用骨钩、球形顶棒的术中照片，图示其各自的插入部位

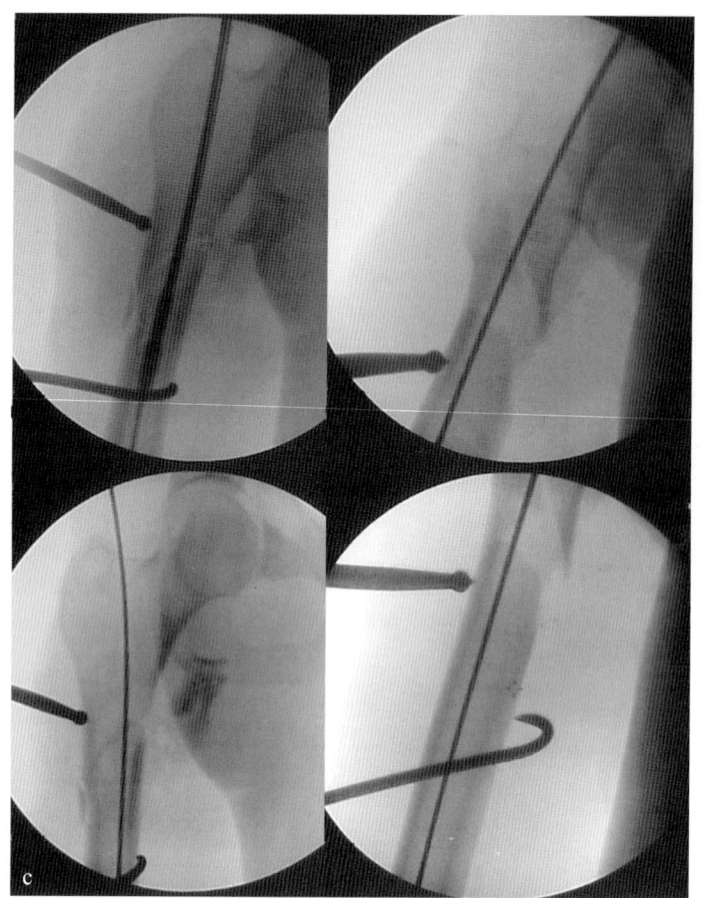

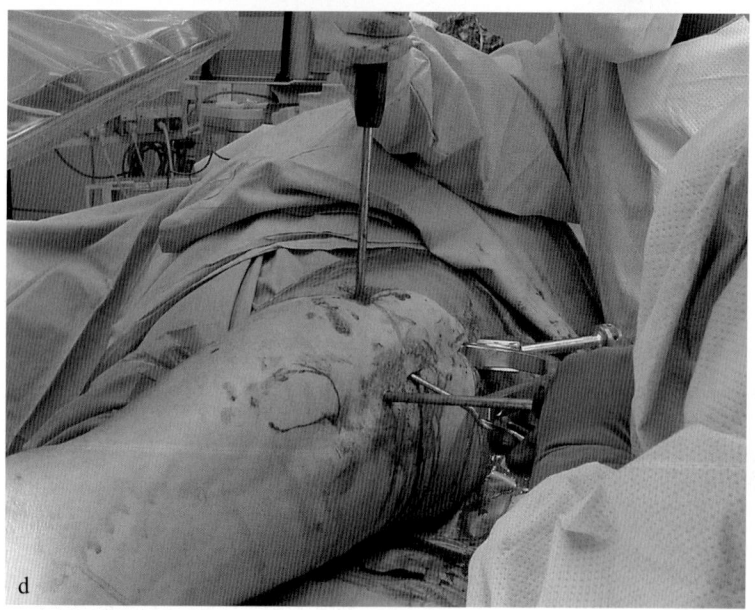

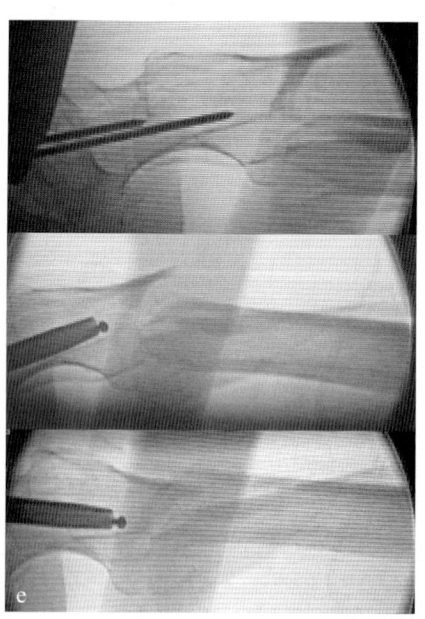

**图27.10（续）** c.应用这些器械复位骨折后的正侧位X线影像。d.这些器械的术中使用照片。e.另一术中X线片，使用复位棒将骨折近端与远端对齐，并用球顶棒纠正近端的屈曲畸形

## 接骨板

视频 27.3　采用 95°角接骨板治疗 Russell-Taylor IA 型股骨近端骨折

视频 27.4　股骨近端锁定接骨板治疗骨质疏松性股骨转子下骨折

视频 27.5　切开复位结合股骨近端锁定接骨板治疗股骨颈和转子下骨折

95°角接骨板装置可以应用于所有股骨转子下骨折，尤其适合于骨折累及股骨转子部、梨状窝或者近端节段非常短的患者，因为在这些情况下，自梨状窝或者大转子进钉的髓内钉很难置入（图 27.11）。股骨髁部角接骨板的独特优势在于需要去除的骨质极少，并且刃板放置在股骨头的合适位置后还可对骨折端进行间接复位。因此，使用接骨板有助于骨折的复位。其主要的不足则在于其生物力学特征，在股骨外侧皮质的髓外固定使得内置物以及内置物 -

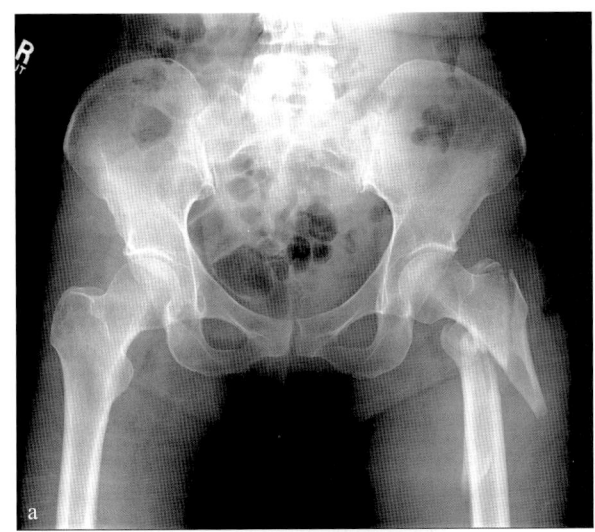

图 27.11　Russell-Taylor ⅡB 型骨折不适宜应用髓内钉，应选用角接骨板固定。a. 骨盆正位片，显示高位股骨转子下骨折，累及梨状窝。b. 受伤时的正侧位片。c. 术后 3 个月的影像

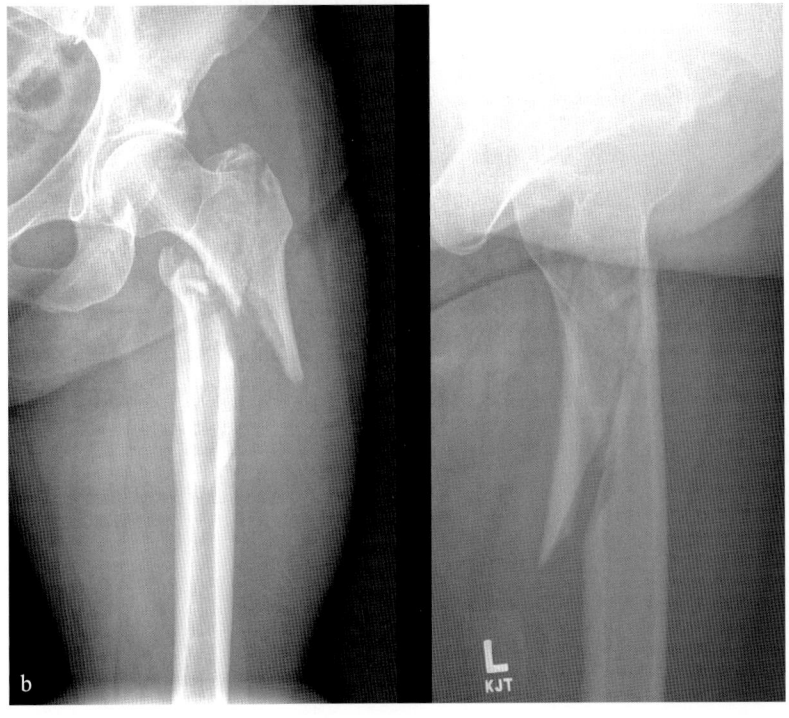
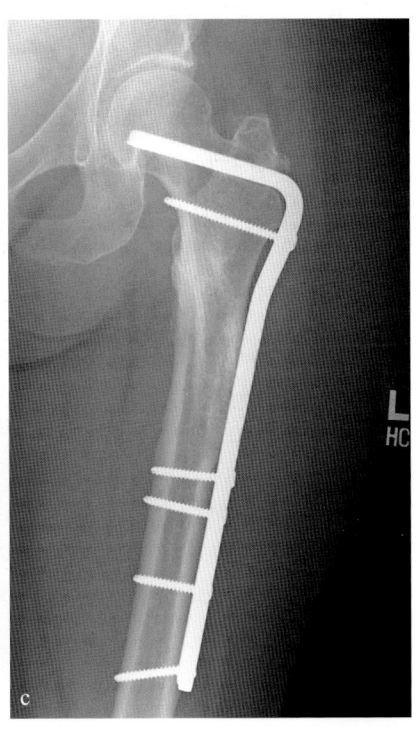

骨表面所承受的应力明显增加。另一个缺点是很多外科医生对该器械不熟悉。

作者治疗股骨转子下骨折主要遵循以下原则：对于转子下 2~3 cm 或更远的股骨转子下骨折，可应用自梨状窝进针的普通交锁髓内钉；而对于骨折线向近端延伸至大转子或梨状窝的股骨转子下骨折，可选用 95°股骨髁部角接骨板或股骨近端交锁髓内钉，取决于骨折的粉碎程度、骨质量、骨折远端延伸量以及股骨是否存在其他骨折。骨质较差的老年患者使用股骨转子髓内钉，使单独的大螺钉能够置于骨质最好的股骨头部位；骨折累及小转子但大转子或梨状窝完整的病例，可根据具体情况，选用 95°股骨髁部角接骨板或股骨近端交锁髓内钉。

## 手术技巧

下文将详细介绍三种常用的股骨转子下骨折固定方法的手术技术：①以梨状窝或大转子为进钉点的股骨近端交锁髓内钉，②股骨近端转子髓内钉，③95°角接骨板。

## 体 位

对于以上三种固定方式，患者均可采用同样的体位。外科医生可依据其个人喜好以及患者的合并损伤、身体状况等因素选用仰卧位或侧卧位。

> **要点与技巧**
>
> - 复位股骨转子下骨折时近折端和远折端可能都需要移动，而仅通过移动远折端恢复与近折端的对线不太容易实现，这主要是因为股骨近端位于屈曲、外展、外旋位。无论选用何种内固定物，认识到这一点对于获得满意的对线是很有帮助的。

侧卧位有利于显露股骨近端，并且可避免仰卧位时发生的骨折端后坠。作者推荐将患者置于可透视手术床上，在患髋和同侧肩部下方加垫，使其维持在半侧卧位（图 27.12）。患侧的手臂用软垫垫好并置于胸部上方。衬垫必须足够大，以使患侧可尽量朝上，当 C 臂处于完全侧位时（即 X 线投照方向与地板平行），即可拍摄无障碍的髋部侧位片。如患髋影像与对侧大腿的软组织影相重叠，则可加用更大的衬垫，使患侧的位置更高。一般来讲，可将患者置于与手术床成 40°~50°角的位置。受短外旋肌的牵拉，骨折近折端往往外旋移位。因此，在这一体位时即可拍摄标准的患髋侧位片。

消毒范围包括下腹部、骨盆以及整个下肢，常规铺巾。在摆放体位和铺巾前，需测量对侧肢体的旋转程度和长度。旋转对线的测定可通过对大腿的大体测量确定内/外旋；对于粉碎严重的病例，可通过 X 线透视尺测量长度与患肢固定后的长度来进行比较（图 27.13）。

## 髓内固定技术

应用头颈型髓内钉进行手术治疗，要求首先完成骨折复位。近折端由于附着肌肉的牵拉，往往有屈曲、外展、外旋。完成骨折复位需纠正近折端与远折端的这些移位。复位时可应用骨盆骨折器械中的球顶棒或类似器械，在近折段远端前方做穿刺切口置入（图 27.10），这一工具可推顶近折端来纠正屈曲移位。然后将另一根球顶棒通过近折段远端外侧的穿刺切口置入，通过推顶纠正近折端的外展移位。有时仅应用一根球顶棒置入前外侧推顶骨折近端亦可同时纠正屈曲、外展移位，也可以在近端骨折块上置入 Schanz 螺钉来实现。使用 Schanz 螺钉时必须小心，避免因堵塞髓管而妨碍置钉及造成医源性骨折。远折端常向内侧移位，复位时可通过远折段近端外侧的穿刺切口置入骨钩，

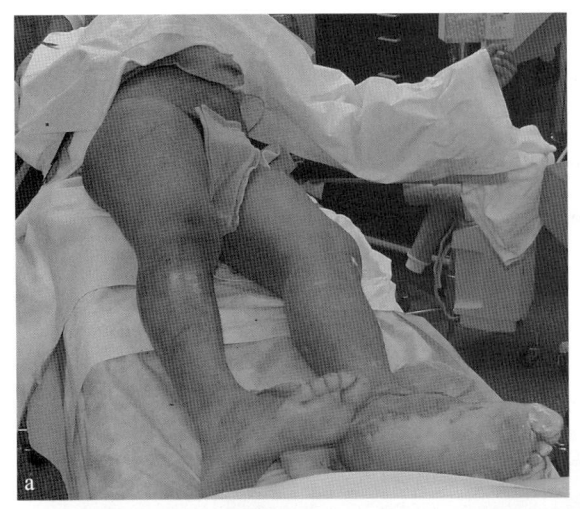
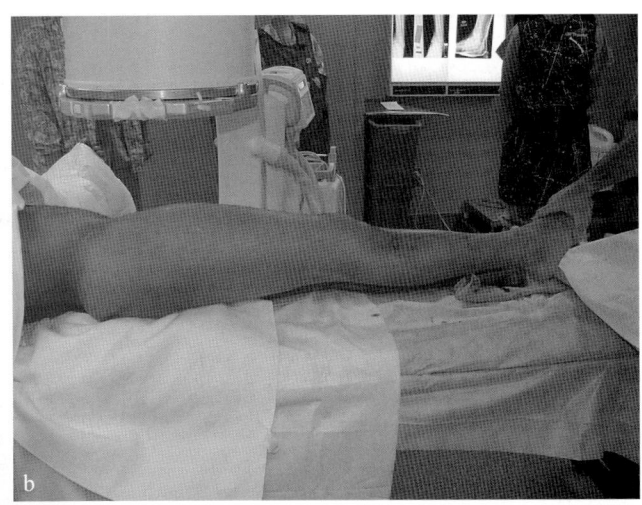
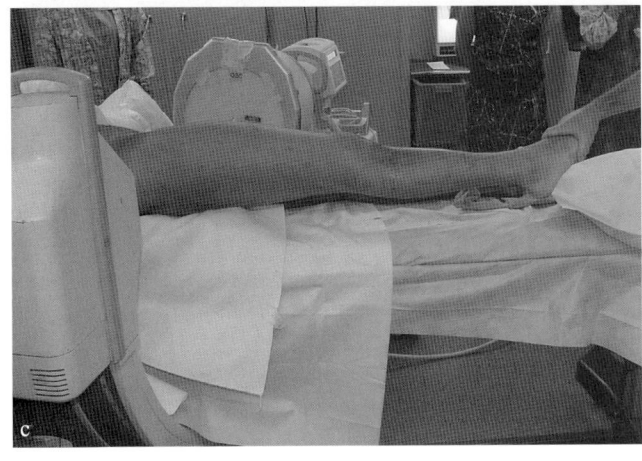

图 27.12 作者推荐的手术体位。a. 患者置于可透射 X 线的手术床上，在患者臀部加垫，使骨盆倾斜 30°~50°。b. 拍摄正位片的投照方式。由于骨盆倾斜，这一体位拍摄通常能很好地显示股骨颈的轮廓。c. 拍摄侧位片的投照方式

将股骨远折端拉向外侧，使其与近折端实现对线。在整个手术过程中必须持续对患肢进行牵引，如果没有助手来完成这项工作，则必须应用骨折牵引床。将近折端维持在正常的解剖位置后，通过梨状窝进针则往往很容易获得成功；相反，近折端如未能良好复位，仍位于外展、屈曲位时，则很难顺利进针。大转子处的进针点可能比梨状窝处的进针点更容易定位。然而，重要的依然是进行骨折复位，避免导丝、扩髓钻和髓内钉在骨折近端从外侧到内侧、从前面到后面穿出，造成内翻、屈曲畸形。

对简单骨折还可选用复位杆进行复位（图 27.10e），这是一种大多数股骨髓内钉器械包内都包含的空心短杆。应用这一装置时，需在近折端与股骨干没有实现复位的情况下，在髓内钉进针点开口，近端扩髓，通常直径达 11 mm，以容纳复位杆。然后将装置插入髓腔，应用复位杆的手柄使近折端与远折端复位。复位成功后，导针穿过骨折线，开始沿导针扩髓。移除复位杆时，必须有其他的措施维持复位。这一方法用于 Russell-Taylor ⅠA 型骨折最为合适（小转子以下简单型股骨转子下骨折）。

其他的骨折复位方法包括使用经皮或通过骨折处的小切口放置的夹钳。对于螺旋形或长斜形骨折，Collinear 钳（Synthes, Paoli, PA）能够很方便地完成骨折复位，而只需要在侧面做一个小切口（图 27.14）。钳子的头端从股骨前方穿过，通过收紧钳子，使骨折近端自屈曲的畸形恢复。在透视下见骨折复位满意后收紧夹钳并临时固定，通常可使骨折近于解剖复位。

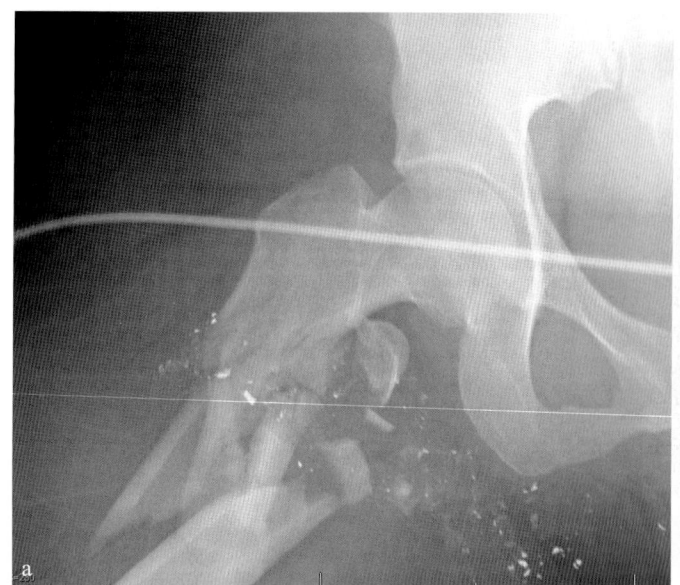
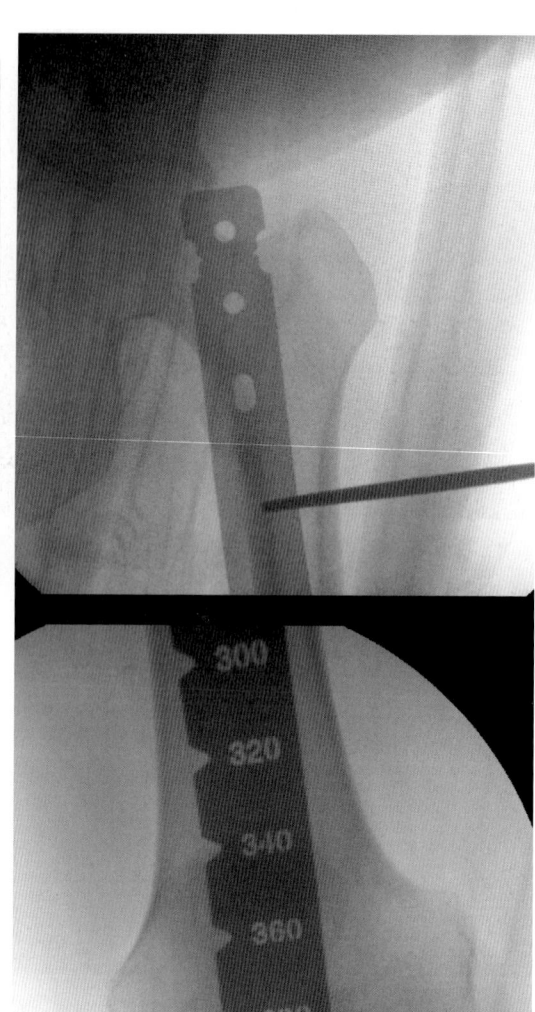

**图 27.13** 在股骨转子下骨折呈粉碎性且预期复位时无骨接触的情况下，患肢长度很难确定。a. 典型病例正位 X 线片。b. 使用放射尺测量对侧股骨的长度。在完成固定后也可用于测量患肢，以恢复正确的股骨长度

此外，有人提出了一种微创手术入路来直接操作骨折碎片使其复位，但要注意避免任何不必要的骨剥脱[33]（图 27.15）。

插入髓内钉、拧入锁定螺钉均可通过小切口完成。邻近臀部用于插入髓内钉的切口位置可通过髓内钉置入器械中的导针以及 X 线透视来确定（图 27.16）。导针置于大腿皮肤表面与股骨干轴线重合。X 线透视证实导针与股骨髓腔

---

**要点与技巧**

- 当使用髓内钉治疗股骨转子下骨折时，髓内钉本身并不能确保骨折的复位。因此，在插入导针扩髓前必须达成满意的复位，并且在整个操作过程中均应维持复位。

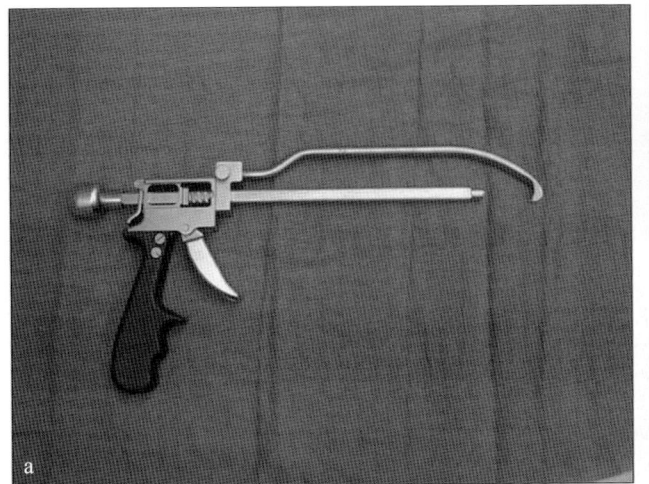
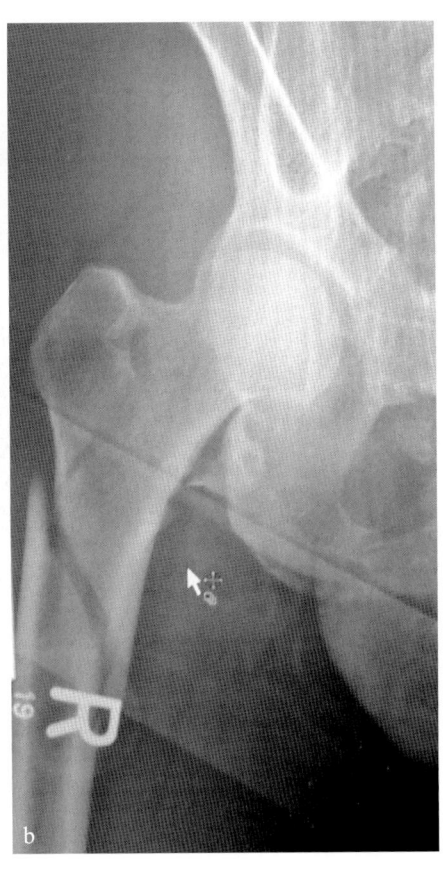
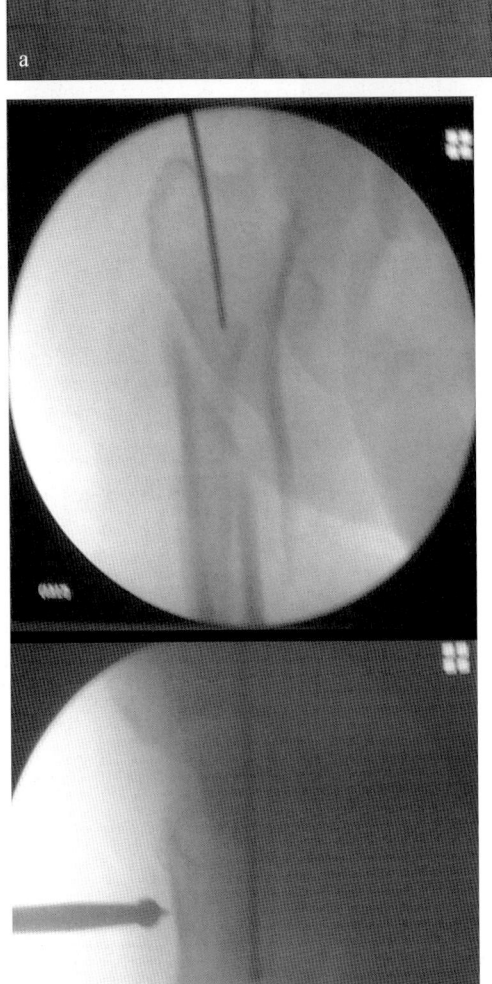

图 27.14 使用 Collinear 钳完成复位。a. Collinear 钳的设计使其对软组织的损伤降至最低。b. 股骨转子下螺旋形骨折，并延伸至梨状窝。c. 导针插入近折端时的正侧位 X 线影像，此时骨折未复位

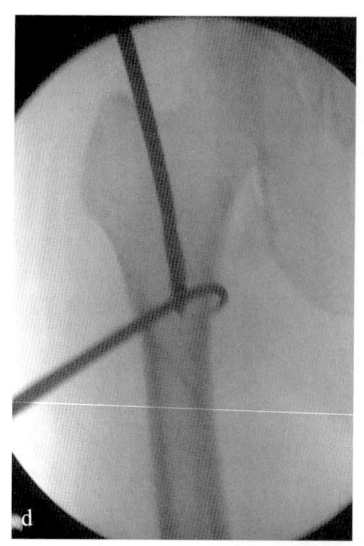
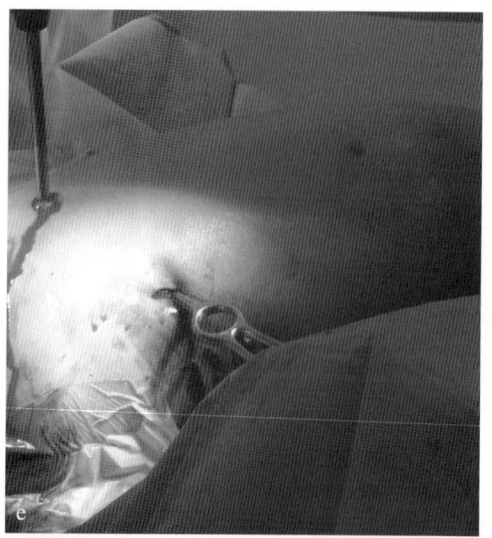
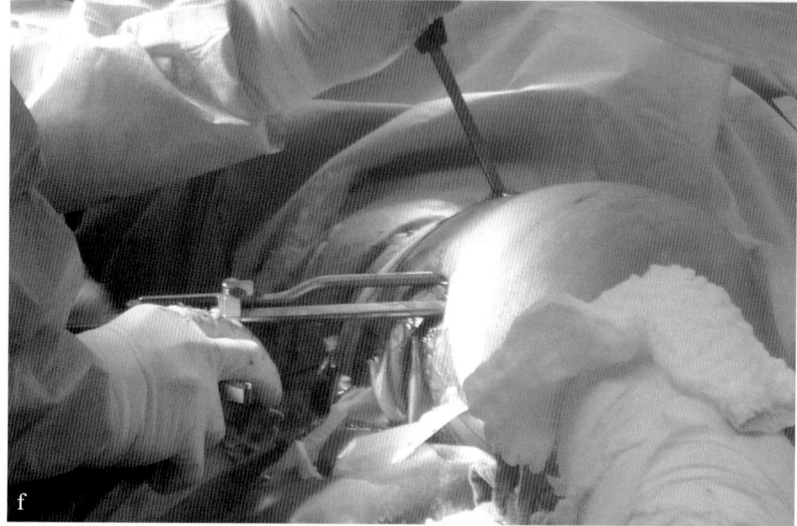
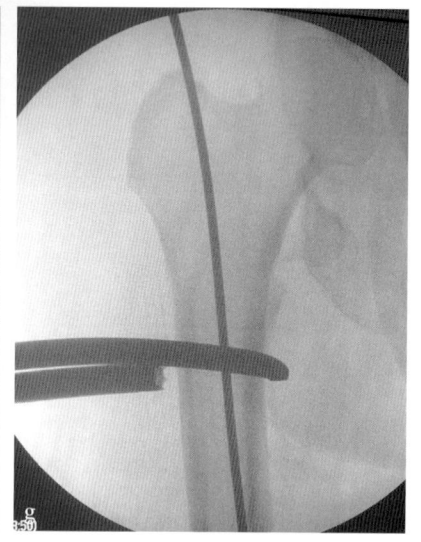

图 27.14（续） d. 使用骨钩和复位棒复位骨折断端。e. 术中骨钩和球形顶棒的位置。f. 术中用 Collinear 钳替代骨钩和球形顶棒。g. 用 Collinear 钳复位骨折，位置满意

成一直线且通过梨状窝或大转子尖端，取决于术者决定的进针位置。导针进针处的皮肤切口通常更接近大转子，尤其是当选择梨状窝进针点时。前后方向上导针的位置应在梨状窝上部，亦应经 X 线影像证实。外科医生可以在导针的近端做一标记，标记出向股骨头内插入螺钉时的皮肤切口。前后方向上的位置则可通过触摸股骨大转子以及股骨近端来确定，然后按照这些标志直接确定切口。

在已确定的进针点上通过皮肤插入导针，在正侧位 X 线影像上导针的位置应与股骨髓腔成一直线（图 27.17，图 27.18），根据导针插入点做皮肤切口，长约 2 cm。第一代髓内钉的进针点直接位于髓腔的延长线上。由于股骨颈位于股骨干的稍前方，头颈型髓内钉的进针点则位于梨状窝偏前的位置，以使侧位片上股骨颈螺钉位于中心位置。置入导针时必须维持复位，确保导针通过股骨近折端时位置恰当。导针需与股骨近端绝对平行。如股骨近端仍可屈曲、外展，导针通过股骨近端时则可能自近端外侧插向远端内侧，导致内翻移位。在侧位片上，导针可能自近端前方插向远端后方，导致

27 股骨转子下骨折

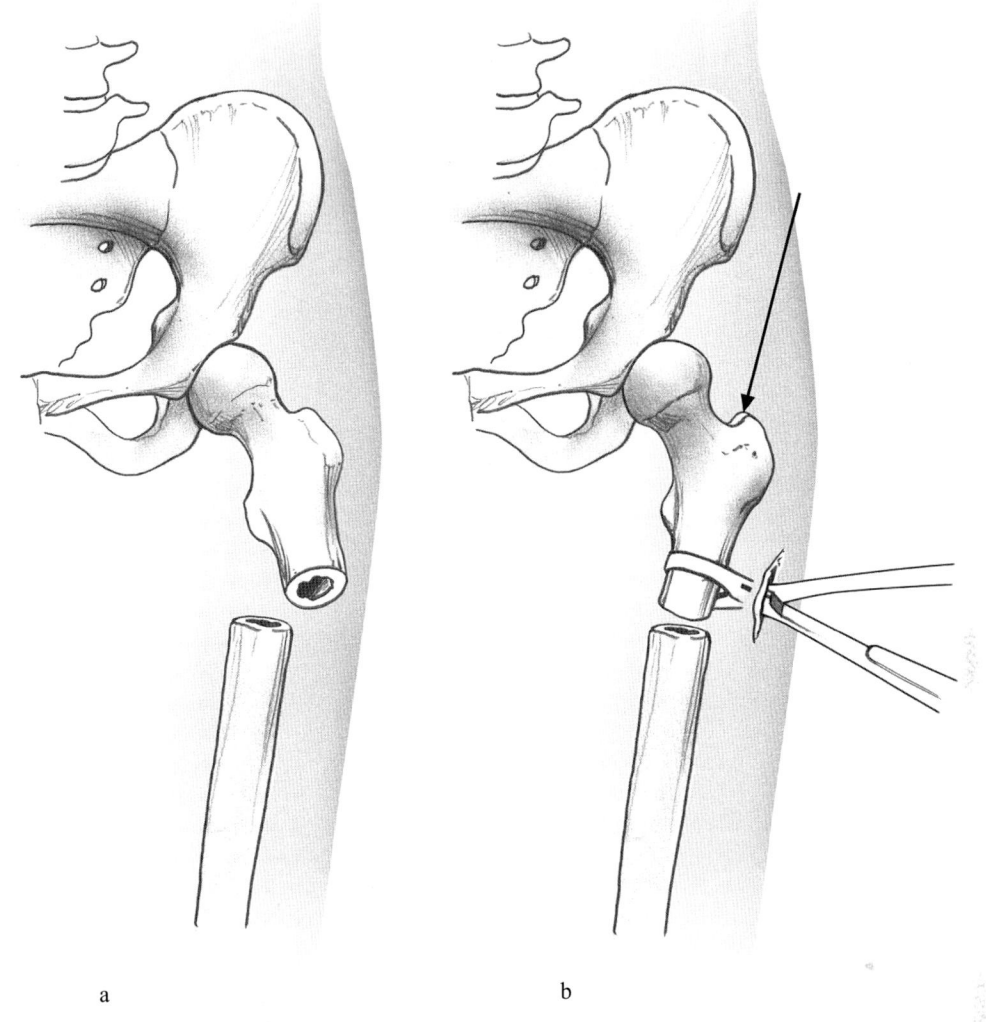

**图 27.15** 股骨转子下骨折直接复位。a. 骨折近端移位,表现为典型的屈曲、外展畸形。b. 持骨器夹持骨折近端使其与远端对齐

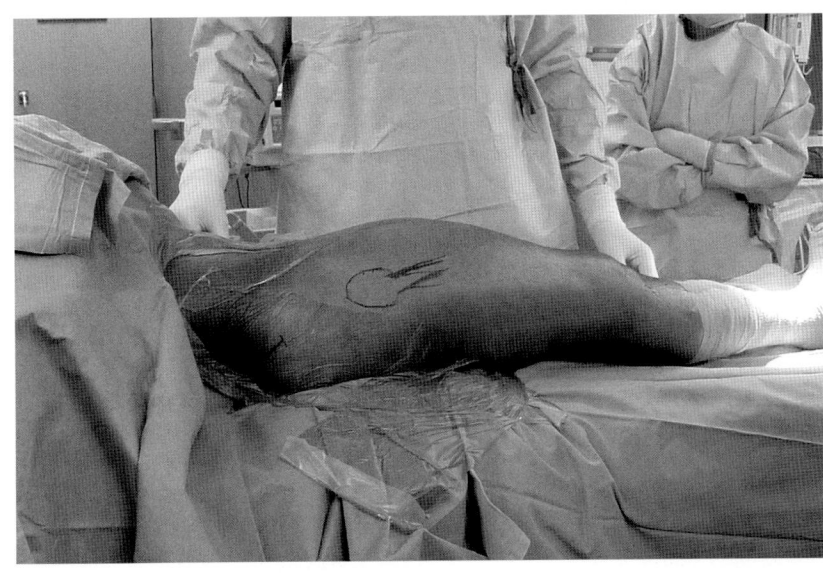

**图 27.16** 患侧肢体消毒铺巾后,确定经皮进针点。图中标出骨性标志,进针点应在冠状位和矢状位上均位于股骨髓腔的延长线上

817

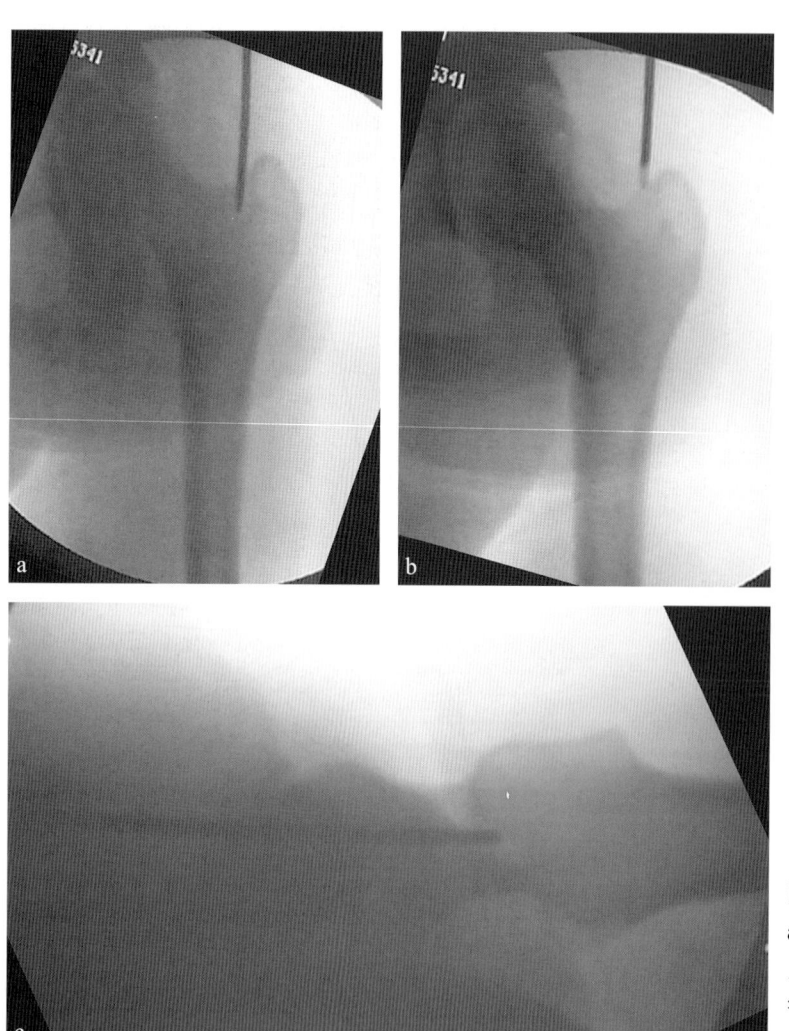

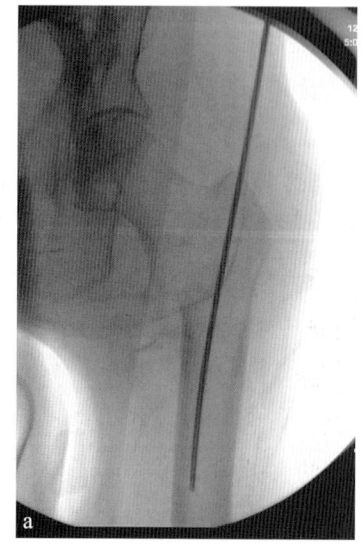

图 27.17 确定股骨髓内钉的进针点。a. 当导针放置在理想的位置时,在正位片上顶端应位于梨状窝的基底部。b. 导针顶端位于股骨颈上部时,意味着位置太偏前。c. 侧位片上的理想位置

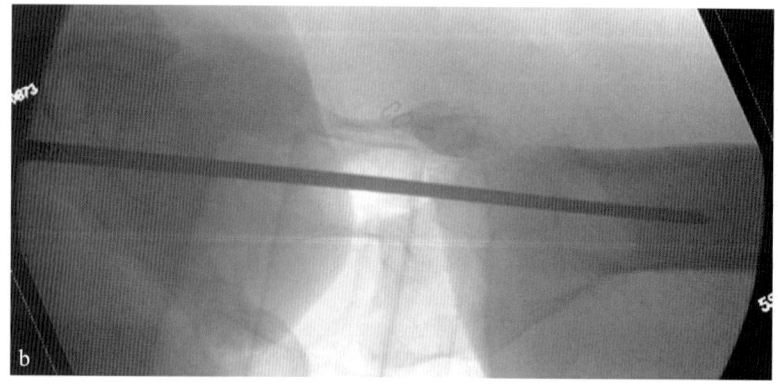

图 27.18 术中 C 臂透视显示转子部髓内钉适当的进针点。术中股骨上段 X 线影像显示导针的理想位置

> **要点与技巧**
> - 由于股骨颈位于股骨干的稍前方,头颈型髓内钉的进针点应位于梨状窝偏前的位置,以使股骨颈螺钉在侧位片上位于股骨颈的中心。

> **要点与技巧**
> - 应用头颈型髓内钉时,必须扩髓至比所选髓内钉的直径大 1.5 mm,以允许髓内钉在髓腔内能适当旋转,使股骨颈螺钉能置于股骨头中心的最佳位置。
> - 几乎所有的转子部髓内钉都要求额外扩髓才能插入,因为很多髓内钉的近端直径较大(15~17 mm)。

骨折处出现成角畸形且随后很难矫正。将导针正确地置入股骨近端后,应用扩孔钻沿导针打开股骨近端髓腔。移除导针和扩孔钻,将球头导杆(bead-tip guide)插入股骨近折端。此时,可应用前文所述技术维持复位。导杆可通过骨折端插向股骨远端。拍摄膝关节正侧位 X 线片,证实导杆沿股骨远端中心通过骨折端。

逐渐扩髓以使髓内置入物能顺利插入,扩髓直径必须比所选髓内钉直径大 1.5 mm。确定髓内钉长度时,可通过有刻度的标尺放在导针上方进行直接测量,也可以通过另一根长度相同的导杆进行间接测量。在整个扩髓过程中维持复位非常关键,因为髓内钉必须通过股骨近端导杆扩髓的路径置入髓腔。由于多数头颈螺钉的近端部分直径较大(15~17 mm),股骨近端部分常要求更大直径的扩髓,以使髓内钉能顺利置入。在维持复位的情况下,通过导杆置入髓内钉。重要的一点是通过观察近端锁钉导向器的位置,确定髓内钉的旋转程度。使用头颈型髓内钉时,髓内钉的旋转应维持在合适的位置,以保证近段锁定螺钉的导针可顺利地置于股骨头中心位置。在完全置入髓内钉前拍摄股骨近段侧位 X 线片,明确股骨头和股骨颈的位置,同时也可观察近端锁钉导向器的方向。旋转髓内钉使近端锁钉导向器对准股骨颈与股骨头的轴线,在侧位 X 线影像上锁钉导向器应与股骨颈和股骨头重合。置入髓内钉,并使正位 X 线影像上近端锁钉导向器在股骨头内获得良好的位置。

将导针插入股骨头,再次检查正位 X 线影像,确认位置合适。在侧位 X 线片上,导针的位置可通过向前和向后旋转锁钉导向器来检查,以确定导针位于股骨头中心,确认无误后置入近端锁定螺钉。最后,应用标准的徒手技术置入远端锁定螺钉。在完全置入髓内钉之前,再次检查股骨远端侧位 X 线影像非常重要,可确保髓内钉位于髓腔中心(**图 27.19**)。由于髓内钉的前弓比股骨干前弓小,在股骨近端骨折进行髓内钉固定时,可能导致髓内钉穿出股骨远端前方皮质。如果置入髓内钉的整个过程中始终维持骨折复位,则可较好地恢复轴向对线。应用正侧位 X 线影像即可直接评价骨折对线情况。相反,旋转对位则较难判断。如果股骨近端水平侧位投照出的是髋部真正侧位影像,则膝关节必定处于内旋位以抵消髋部的前倾(通常为 10°~15°)。置入髓内钉之前、之后,以及拧入远端锁定螺钉之前、之后,都应该检查骨折端的旋转情况。通过膝关节标准侧位片即可简便而又准确地测量旋转,拍摄这一影像通常须将 C 臂旋至侧位,记录下 C 臂的旋转度数(如 90°),然后再将机器移至髋部,以 5° 为单位旋转 C 臂进行拍摄,直到获得髋部标准侧位时再记录下 C 臂旋转的度数(如 75°)。两个度数之间的差值就是股骨的前倾角(在本例中为 15°)。

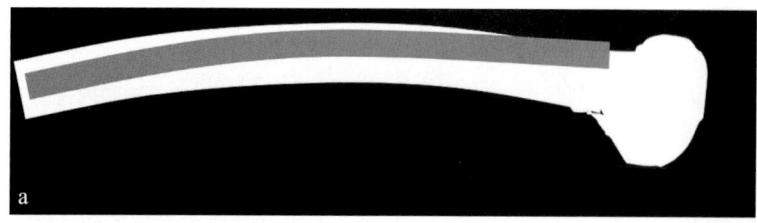
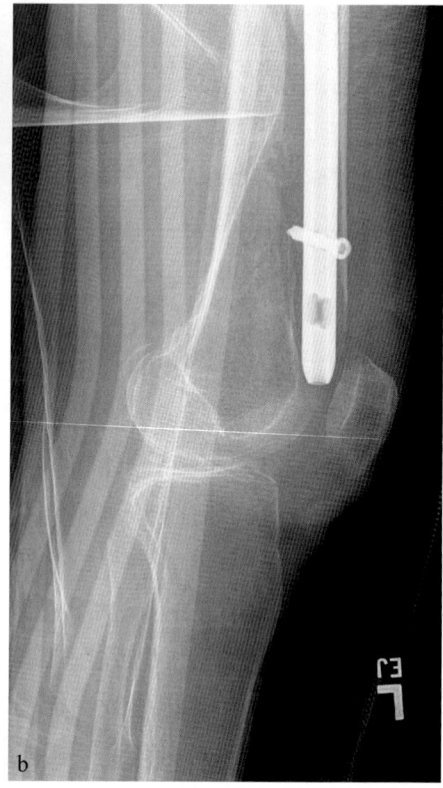

图 27.19　a. 图示股骨曲率半径可能与目前使用的髓内钉不匹配，可导致股骨远端骨折。b. 股骨近端低能骨折髓内钉术后 X 线片，显示髓内钉穿透远端前皮质导致股骨远端骨折，需行翻修手术

> **要点与技巧**
>
> ·由于髓内钉的前弓小于股骨前弓，股骨近端骨折进行髓内钉内固定时，髓内钉可能会穿破股骨远端前方皮质。

若干因素有助于确定真实的股骨长度。通常，通过判断骨折类型，仅需观察骨与骨之间的接触情况即可判定其长度；而对于粉碎性骨折，通过骨折块的形状难以直接判断骨干的长度，但可通过与对侧肢体的对比来确定，如在术前 CT 定位片上应用光标直接测量对侧肢体股骨的长度，而且测量对侧肢体自梨状窝顶点至股骨远端干骺端的距离也可间接地确定髓内钉的长度。此类骨折患者通常由于其他原因需行 CT 扫描，因此这种测量方法一般是可行的。最后，由于很多股骨髓内钉置入器械都提供长的 X 线测量尺，对侧肢体的长度也可在手术室摆放体位之前进行测量（图 27.13）。

手术结束后，无菌敷料包扎，去除手术巾，将患者平置于手术床上，所有器械均保持无菌，C 臂仍留在手术室内，以备有所变动。通过测量对侧肢体比较患肢的长度，同时旋转双髋。如果发现不对称，只要器械还没有被污染，宁可此时直接拆除远端锁定螺钉，调整妥当后再置入远端锁定螺钉。

## 95° 股骨髁部角接骨板

应用 95° 股骨髁部角接骨板对股骨转子下骨折行切开复位内固定，其优势包括：去除的骨量较少，允许对骨折端施加预应力，还可通过接骨板进行间接复位。其不足之处主要是很多外科医生都不熟悉这一内固定物的应用，技术要求较高，通常需进行开放手术。患者的体位和上文所述髓内钉固定手术相同，C臂置于手术床的对侧。如有必要，患者可置于骨折牵引床上，与使用髓内钉一样，侧卧位便于显露和固定。换而言之，对于有明显短缩的粉碎性骨折，股骨牵引有利于恢复长度。消毒铺巾前，术者须确认可以很好地拍摄股骨和髋部正侧位X线片。由于骨折近端多存在屈曲、外展、外旋，为术中能够拍摄良好的股骨近端正侧位X线片，需要在消毒铺巾和开始手术前进行预演。如前所述，按照作者推荐的体位摆放方法，在患侧臀部和肩部加垫使患者位于40°~50°侧卧位，这一体位可以矫正髋部的外旋畸形，因此可以直接垂直于地板拍摄正位片，并且能够拍摄股骨远端至近端的侧位片。如果近折端明显屈曲，则可将图像向尾部调整，以抵消髋部屈曲，使其垂直于近折端。这样虽然处在骨盆闭孔出口位，但其实拍摄的是近折端屈曲、外旋时真正的正位片。如果患者取完全侧卧位，C臂垂直，则将其上部向患者头部倾斜20°~30°，方可获得股骨颈真正的侧位影像。拍摄髋关节侧位片时，由于外展移位，C臂投照的方向应自患者的近端向远端倾斜，以获得近折端和髋部真正的侧位片。

确认可以拍摄出良好的X线影像后，对包括足趾至髂嵴上方范围内的整个下肢都进行消毒铺巾。最初仅在股骨近端做一小切口，用于开槽打入凿子，然后再向远端延长切口以置入接骨板。切口的远端部分在近端开槽后再行延长，可以减少出血。最初的切口起自大转子顶点上方2~3 cm，沿股骨后缘向远端延伸，长约10 cm。切口仅暴露股骨近端，旋入克氏针引导开槽以便打入凿子（图27.20）。由于近折端外旋，采用这一方法将克氏针和凿子以合适的方向插入股骨颈和股骨头，避免过多地干扰局部的软组织。劈开髂胫束和臀肌筋膜，显露股骨大转子和股外侧肌在股骨粗线上的起点，延长最终置入接骨板时的远端切口，剥离股外侧肌起点的后1/3~1/2，牵向前方显露股骨。

在侧位片上从股骨外侧皮质向股骨头中心旋入一根直径7/64英寸（2.8 mm）的克氏针，在正位片上位于股骨头内，约成95°角。术者在制订术前计划时，应在高质量的对侧髋部X线片上确定克氏针的方向。也就是说，角接骨板的位置是通过模板在对侧股骨近端内旋视图上确定的。克氏针置入的位置应接近于凿子的理想位置，置入过程中以克氏针作为参考。外侧皮质上的进针点应位于股骨粗线近端，从大转子远侧打入，直达股骨头下部的软骨下骨。拍摄近折端高质量的正侧位X线片，骨折复位前向近折端打入克氏针（图27.20）。应用95°导向器检查近折端的95°角，如克氏针的位置良好，则以其为参考，于克氏针下缘打入凿子，在正侧位片上均保持凿子与克氏针平行；在侧位片上凿子应打入股骨头中心，正位片上应保持95°角。有些内固定系统采用了带套管的凿子，对于这种情况，可沿导针的上方插入凿子。在侧位片上纠正骨折端的矢状移位。置入凿子时，在侧位片上较长的一面应垂直于近折端的轴线。

导针可在凿子上方滑动，在侧位片上应与股骨头、股骨颈近端以及近折块远端至股骨颈的骨质平行。由于近折端通常会屈曲，在置入凿子时其位置相对远折端应偏前并适当屈曲。在正位和侧位X线片上确定其位置正确。仔细地置入凿子是最为重要的一步，因为这决定了最终的股骨对线。用4.5 mm钻头在股骨外侧皮质开2~3个连续的骨孔，以备插入凿子之用。插入凿子时应该来回地敲击（如每进入5~10 mm就回撤一下），由于股骨头内的骨质不能去除，这样敲击可以防止其插入时太紧。打入最后10~15 mm时最为关键，此时周围骨的密度已经变得相当高了。凿子必须插入邻近软骨下骨的位置，成人患者置入刃板的长度通常在70~80 mm。测量深度时，在股骨外侧皮质读出凿子的长度，如在两个型号之间，则一般选用短一些的刃板，

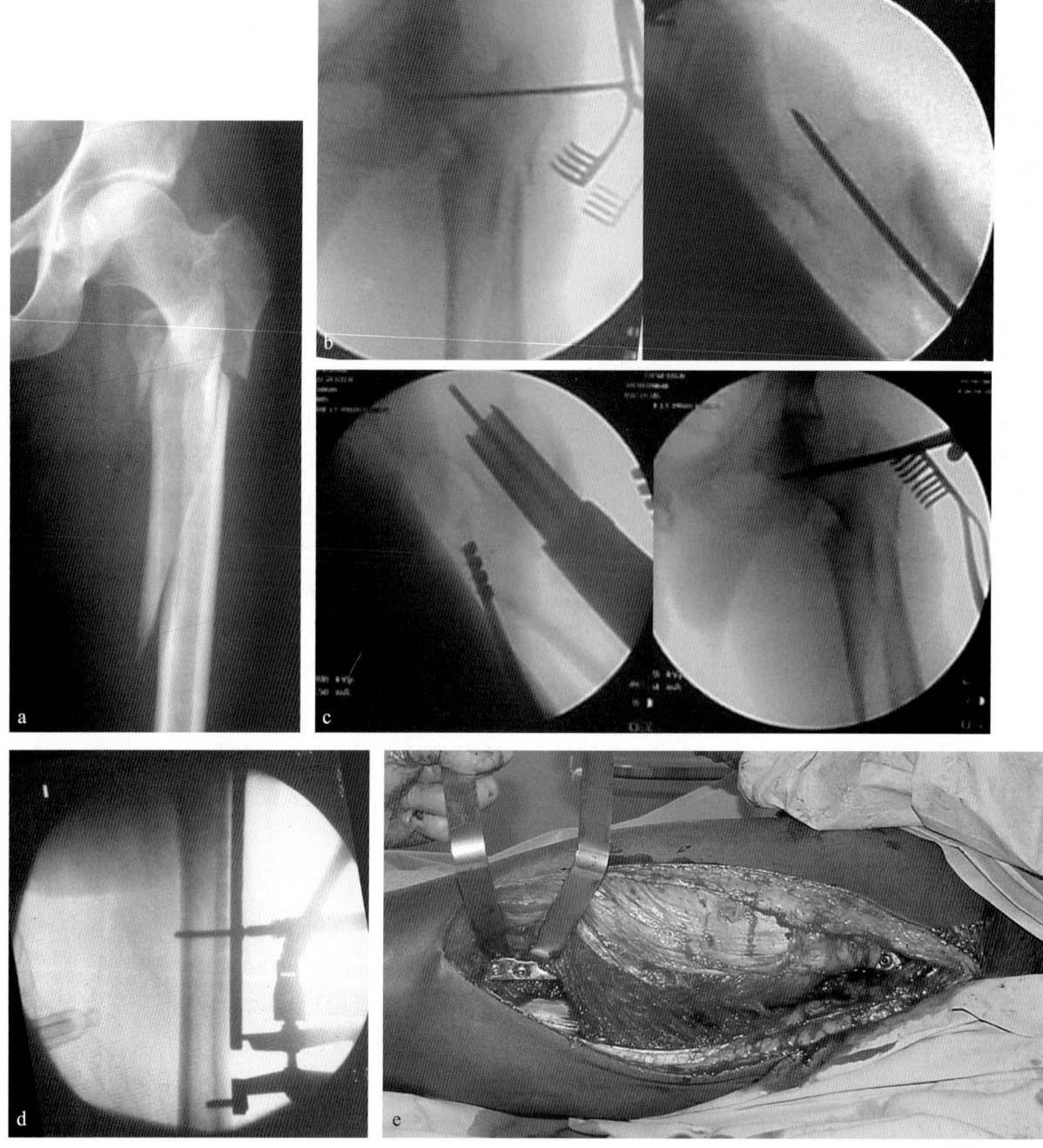

**图 27.20** 应用 95°角接骨板治疗股骨转子下骨折。a. 股骨高位转子下骨折的正位影像。b. 术中置入凿子导针时的正侧位影像。c. 凿子紧贴导针的下方。d. 插入角接骨板后，应用铰链式的牵拉装置对断端进行加压。e. 术中可见骨折周围软组织得到保护

以防止穿出股骨头。接下来向远端延伸切口，准备置入选定的接骨板。纵行劈开切口内的髂胫束，将股外侧肌牵向前方。

应特别注意保护骨折部位的血供，保留所有骨片的软组织附着。这就意味着术中不能使用自动撑开器、钢丝环扎，也不能进行内侧剥离，仅暴露股骨外侧面。对于某些骨折，甚至可以不损伤骨折部位的肌肉，将接骨板从该区域的肌肉下方插入。移除凿子，顺凿子在股骨头内的孔道插入95°股骨髁部角接骨板的刃板，

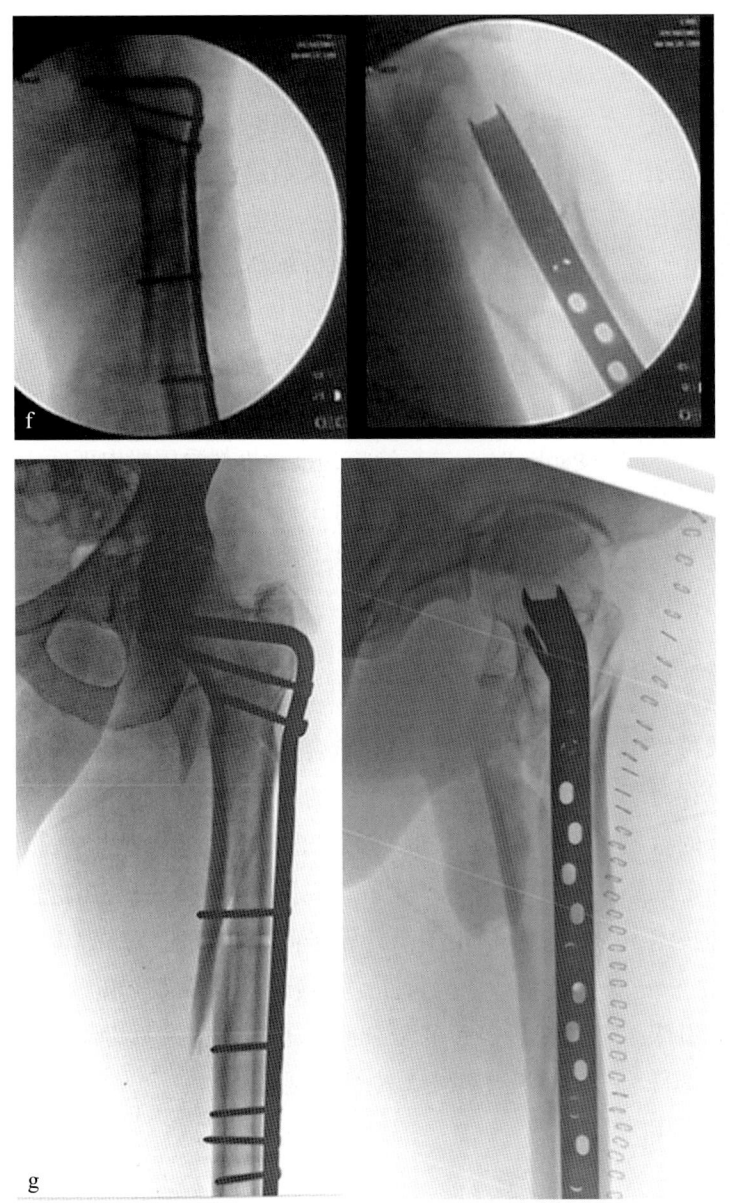

图 27.20（续） f. 术中置入内固定物时的影像。
g. 末次随访时的正侧位 X 线片

应用接骨板夹维持其合适的方向。最后移除接骨板夹，用打击器敲入。相对股骨远折端，接骨板应屈曲并稍偏前。旋转接骨板并用持骨钳将接骨板与骨夹紧，从而复位骨折。这也是应用接骨板对骨折进行间接复位的一个例证。也就是说，骨折本身不受钳夹或直接复位的控制。必须仔细检查骨折的旋转情况，并按照前述的方法，通过髋部和膝部的侧位 X 线片进行比对。

按照上文的方法，通过 C 臂影像或 X 线直尺检查骨干的长度，某些情况下尤其应该注意其长度。在接骨板近端的螺钉孔内旋入一枚 Schanz 螺钉，然后再在接骨板远端的股骨上旋入第二枚 Schanz 螺钉，当作简易牵引器来使用。如使用牵引床，即使骨块间的接触恢复了，简易牵引器还可反向用力对断端进行加压。如果没有使用简易牵引器，当骨折端的接触基本恢复后，也可应用铰链式牵拉装置对断端进行加压（图 27.20）。如骨折部位的肌肉仍保持完整，则置入刃板时应将下肢外展，同时通过预先插入的克氏针使髋部内收。近折端可增加 1~2 枚螺钉以增加稳定性，而远折端则可通过接骨板上的多枚螺钉来进行固定。

和髓内钉一样，手术器械及内固定物都应保持无菌，直到患者平卧于手术床上，去除所有手术巾，确认伤侧下肢长度与旋转的恢复都满意为止。如果有误，应将患者重新消毒铺巾，去除远端螺钉，确认矫正后再拧入远端诸螺钉。

股骨近端锁定接骨板由医疗设备制造商提供，以解决使用95°角接骨板的部分问题（图27.21）。使用95°角接骨板需要一定的经验，凿子和接骨板位置的调整十分困难，并且在插入时需要一个较大的切口。而股骨近端锁定接骨板通常在近端部分有一个95°角的螺钉，因此这些接骨板同95°角接骨板一样可以实现间接复位，而且不像角接骨板那样难以二次调整，尤其是在矢状面上。股骨近端锁定接骨板可以和角接骨板一样通过大切口放置，也可以在骨折闭合复位满意时微创置入。锁定接骨板的置入技术与角接骨板类似，不同之处在于锁定螺钉可以通过导针放置，在多数人看来这种技术对于外科医生更为友好。

如应用插入技术，可使患者于骨科牵引床或标准放射治疗台上取仰卧位。如果使用骨科牵引床，对于老年患者的低能量骨折，应采用足部牵引；对年轻患者的高能量骨折，一般在远折端打入骨圆针进行牵引。术前复位方法与髓内钉相似，应在透视下进行。外侧切口起自大转子上方，向远端延伸8~10 cm。在股外侧肌股骨粗线上的起点处L形切开，沿股骨近端外侧剥离4~5 cm。经该入路，在X线透视引导下沿股骨外侧缘于肌肉下插入接骨板。以接骨板为模板，在牵引下间接复位。可在大转子内旋入一枚Schanz螺钉，调整近折端，纠正外旋和内翻移位，应用木柄起子纠正近折端的屈曲移位。置入近端锁定螺钉的导针，拍摄正侧位X线片确认其位置。在接骨板远端做一小切口，确认接骨板与股骨外侧皮质的轴线对合良好后，用导针固定接骨板远端。如需在矢状面加压，则可用锥形非锁定螺钉固定近端，置入这些螺钉也可使接骨板与骨皮质贴合得更紧密。该接骨板允许在近折端置入锁定螺钉，远端的固定则可沿股骨干做经皮小切口来完成。关闭切口前将近端的非锁定螺钉更换成锁定螺钉，若骨质的固定强度已经非常可靠则无须更换。

近来有报道[34]，对连续的31例股骨转子周围骨折应用股骨近端锁定接骨板（Synthes，Paoli，PA）进行治疗，接骨板都采用肌肉下插入的方式置入。其中有1例患者不愈合，愈合率为97%；无感染。除1例外，其他患者伤侧的颈干角均基本恢复，与对侧相比差值都在5°以内。1例内翻复位不良，1例内翻塌陷，2例患者均为枪弹伤，骨折粉碎严重伴有骨缺损。此2例患者最终均顺利愈合。其他关于锁定接骨板治疗股骨转子下骨折的报道也显示了类似的结果[25, 33]。同时也有报道认为锁定接骨板的失败率高于预期，但是这些失败案例似乎是在将锁定接骨板用于治疗转子间骨折或股骨颈骨折时发生的[35]。可能这类接骨板更多地被用于治疗有大量碎片的复杂股骨近端骨折，尤其是那些涉及股骨颈或大转子的骨折。

## 康 复

如患者条件允许，应鼓励其术后尽早活动。术后第一天便开始负载肢体的重量触地行走，以对抗关节肌肉的反作用力。有限负重延续10~12周，直到X线影像上出现愈合的迹象。髋、膝、踝活动度的练习也从术后第一天开始，同时进行抬腿及等长练习。告知患者跛行至少需要6个月，而完全康复则可能需要12~18个月。

如为单纯骨折应用髓内钉内固定，骨折轴向稳定，对合良好，骨折线不累及近端的大转子，则可不采用前文所述康复计划；如能耐受，术后即可允许其负重锻炼。

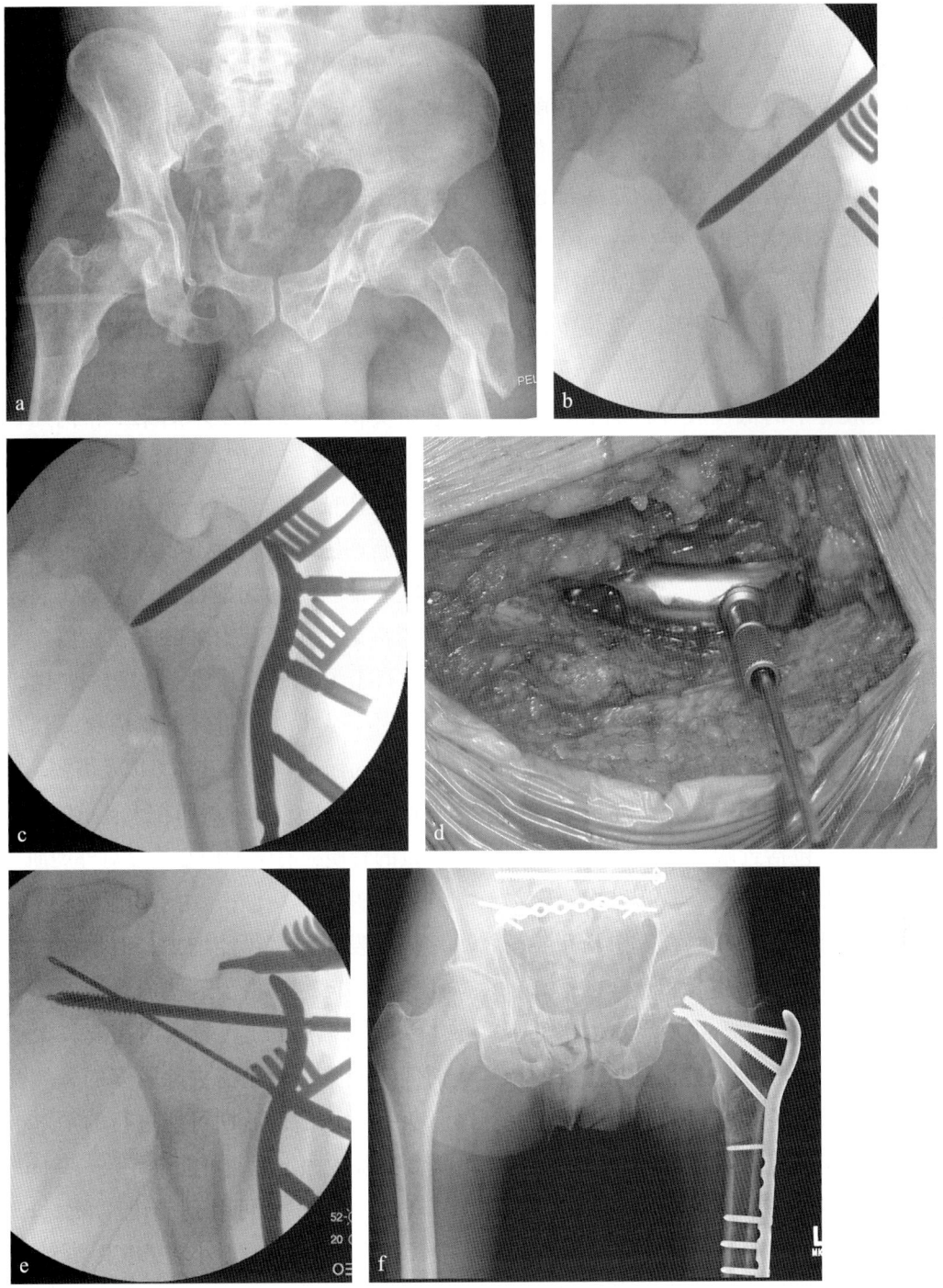

**图 27.21** 股骨近端锁定接骨板的应用。a. 骨盆正位片，显示左股骨近端骨折和 II 区骶骨骨折，虽然股骨骨折本身适合髓内钉内固定，但由于骶骨骨折不稳定，这样可能会损伤腰骶神经丛，因此选用了接骨板内固定。b. 在股骨远端牵引下，应用一枚 Schanz 螺钉针矫正近折端的内翻外旋畸形。c. 股骨近端锁定接骨板自股外侧肌下插入后的影像。d. 置入股骨近端导针后的术中照片。e. 应用锥形（非锁定）螺钉将接骨板压紧使其与骨皮质服帖，这一操作没有使用对组织损伤较大的持骨钳，稍后再将该螺钉换成锁定螺钉。可以看到此时股骨干仍存在内侧移位。f. 为 5 个月后的骨盆 X 线片，可见股骨远端已复位，复位时应用了 4.5 mm 非锁定螺钉。如图所示，患者的骨盆环损伤也已稳定

# 结 果

上文曾经提到，由于股骨转子下部在解剖学和生物力学上的特征，对此处的骨折要获得满意的治疗结果是富有挑战性的。这一部位的骨折不愈合以及内固定失败，早年经常有文献报道。然而，由于更符合生物力学原理的内置物、强调保护骨折部位的血供以及间接复位等的应用，近年来有不少报道均获得了满意的结果。

对于累及股骨干的低位股骨转子下骨折，应用自梨状窝进针的普通交锁髓内钉（第一代髓内钉）进行治疗较为合适。其结果与股骨干骨折的报道[36~40]类似，愈合率和功能恢复满意的概率都很高。

应用自梨状窝进针的普通髓内钉和股骨重建钉，即第二代髓内钉，与普通股骨近端交锁髓内钉相比生物力学稳定性更好，因而广泛应用于小转子部或累及小转子但骨折线没有延伸至大转子和梨状窝的骨折。部分研究结果支持其应用范围扩大，包括近端延伸至转子区和梨状窝的骨折，效果良好[41~47]。应用该内固定物治疗股骨转子下骨折能较好地恢复伤侧下肢长度和对线[2, 48~52]，文献报道骨折愈合率很高。平均愈合时间为10~12周，并发症发生率低，很少需要额外的手术[50]。功能恢复与患者的年龄以及伤前功能状况关系密切，年轻患者能完全恢复活动度并能恢复骨折前的运动水平，而年龄大于60岁的患者获得良好功能结果者则明显较少[53, 54]。

从大转子进针的髓内钉，其应用范围有所扩展，对于股骨近端骨折累及梨状窝的患者，也可用其进行髓内固定。此外，由于该内固定物插入简便，具有生物力学上的优势，因而推荐用于所有股骨近端复杂骨折。有几项大样本研究[1, 4, 48, 53~55]应用这一内置物治疗股骨转子下骨折，报道骨折愈合率高，并发症发生率低。在1年的随访报告中，骨折愈合率为96%~98%，8%~12%的患者由于愈合不佳或其他并发症再次手术。有一项大样本的研究[53]专门对老年（平均年龄78.5岁）患者低能量转子下骨折进行了观察，应用从大转子进针的长髓内钉进行固定，211例患者经至少1年的随访，结果发现98%的患者骨折愈合，8.9%的患者接受再次手术。功能结果与采用其他方法治疗的老年股骨近端骨折类似，但后者在术后第一年内死亡率很高（24%），生活中需依赖社会援助的趋势明显增加（受伤前居住在自己家中的患者仅有53.1%能重新回家），患者不能自己行走或需要辅助措施才能行走的比率也较高（受伤前无须援助就能行走的患者仅有44.9%在伤后1年能恢复自由行走）。

对于从大转子进针的髓内钉，存在的顾虑主要是对肌肉止点的破坏，以及需要从股骨近端去除较多骨质。从外展肌在大转子的止点处去除大量的骨质，有学者担心这会对外展肌力和步态产生长期影响。此外，由于内置物较大，插入点疼痛的发生率也可能增加，但目前尚没有研究证实这一问题。由于这些内置物近端直径较大（一般为17 mm），置入时需要较大的孔道，而固定股骨头时也需去除较多的骨质。大量的骨丢失对该部位后期可能进行的手术，以及因需拆除内固定后，可能会导致一些问题。

95°角接骨板可用于所有股骨转子下骨折，包括骨折线累及大转子、小转子以及梨状窝的病例。早期的报道认为，应用该内固定装置，骨折不愈合率高达16%~20%，感染率亦高达20%[3, 5, 19]。预防性应用抗生素，术中强调间接复位，尽可能保留骨折部位的血供，对断端加压等措施则可明显减少并发症，使其不愈合率降至0~7%，感染的发生率也非常低[4, 18, 19, 21~23, 25, 27]。

## 并发症

股骨转子下骨折的治疗在不断进步，通过改进手术方法、应用更符合生物力学原理的内固定物，并发症的发生率已经降低到较为满意的范围。文献中报道的常见且多发的并发症，主要与治疗这些骨折所选用的手术方法、骨折类型、受伤前的状态，以及患者的合并损伤等因素密切相关。常见的并发症包括固定失效或内固定断裂导致的骨折延迟愈合、不愈合、感染、持续的疼痛、功能障碍等[1, 3~5, 21, 29, 37, 38, 56~64]。所有这些并发症在本章中均已论及。术中仔细操作，术后密切随访，熟悉治疗这一骨折的多种手术方法，则可将这些并发症的发生率及其长期影响降至最低。多数畸形愈合都是由于手术时对线不佳所致，而不是术后对线丢失。因此，至关重要的是术中仔细检查患肢的对线，离开手术室前与对侧肢体认真比对；如果对线不佳，应该果断地进行调整。最常见的对线不良是远折端的内翻、屈曲、外旋，而短缩也有可能发生。对骨折不愈合进行翻修，植骨后重新内固定，骨折愈合率往往较高，临床与功能结果都能得到明显改善[64~66]。

> **要点与技巧**
> 
> · 为了获得准确的长度和旋转，复位必须非常小心。在手术完全结束前，器械都应保持无菌。当患者平卧于手术台上时，应确认受伤的股骨与未受伤的股骨长度相等，并呈对称的旋转对齐。

> **经验**
> 
> · 发生股骨转子下骨折后，股骨近折段屈曲、外展、外旋，而远折段则由于内收肌和腘绳肌的牵拉作用内收并短缩。
> · 股骨承受压应力最大的部位位于小转子下 1~3 英寸内的内侧皮质，所承受的应力超过 1 200 磅/平方英寸。
> · 与股骨转子间骨折不同，固定角度装置尤其适合于股骨转子下骨折，应用滑动接骨板的并发症发生率较高。
> · 应用髓内钉治疗股骨转子下骨折时，近折端的外旋是一个应该引起高度重视的问题。因此，手术结束前应认真检查比较双侧髋关节的旋转角度。

---

### 视 频

**视频 27.1 非扩髓髓内钉治疗双侧股骨骨折**

视频演示了对双侧股骨骨折的多发伤患者用非扩髓髓内钉进行固定，以最大限度地减少对患者肺部的损伤，评估患者在第一次入钉后的肺功能，以确定患者是否能够承受再次置钉。

**视频 27.2 采用髓内钉治疗股骨转子下反斜形骨折**

视频演示了用股骨转子钉（ITST, Zimmer, Warsaw, IN）固定股骨近端反斜形骨折，包括详细的定位、进钉点、骨折复位和置钉等。

**视频 27.3 采用 95° 角接骨板治疗 Russell-Taylor IA 型股骨近端骨折**

视频演示了将 95° 角接骨板放置在股骨近端适当的位置并协助复位，角接骨板的放置及连接张紧装置的步骤。

**视频 27.4 股骨近端锁定接骨板治疗骨质疏松性股骨转子下骨折**

视频演示了肌下接骨板置入技术，优点包括避免外展肌无力，用接骨板进行复位以及骨质疏松骨折的满意固定。

**视频 27.5 切开复位结合股骨近端锁定接骨板治疗股骨颈和转子下骨折**

视频演示了通过 Watson-Jones 入路使用股骨近端锁定解剖接骨板治疗复杂股骨颈和转子下骨折。

## 参考文献

1. Cheng MT, Chiu FY, Chuang TY, Chen CM, Chen TH, Lee PC. Treatment of complex subtrochanteric fracture with the long gamma AP locking nail: a prospective evaluation of 64 cases. J Trauma 2005;58:304-311
2. Russell TA, Taylor JC. Subtrochanteric fractures of the femur. In: Browner BD, Jupiter JB, Levine AM, Trafton PG, eds. Skeletal Trauma: Fractures, Dislocations, Ligamentous Injuries, 1st ed. Philadelphia: Saunders;1992:1485-1525
3. Sanders R, Regazzoni P. Treatment of subtrochanteric femur fractures using the dynamic condylar screw. J Orthop Trauma 1989;3:206-213
4. Vanderschot P, Vanderspeeten K, Verheyen L, Broos P. A review on 161 subtrochanteric fractures-risk factors influencing outcome: age, fracture pattern and fracture level. Unfallchirurg 1995;98:265-271
5. Waddell JP. Subtrochanteric fractures of the femur: a review of 130 patients. J Trauma 1979;19:582-592
6. Maravic M, Ostertag A, Cohen-Solal M. Subtrochanteric/femoral shaft versus hip fractures: incidences and identification of risk factors. J Bone Miner Res 2012;27:130-137
7. Koch JC. The laws of bone architecture. Am J Anat 1917;21:177-298
8. Loizou CL, McNamara I, Ahmed K, Pryor GA, Parker MJ. Classification of subtrochanteric femoral fractures. Injury 2010;41:739-745
9. Orthopaedic Trauma Association Committee for Coding and Classification. Fracture and dislocation compendium. J Orthop Trauma 1996;10 (Suppl 1):v-ix, 1-154
10. Shane E, Burr D, Abrahamsen B, et al. Atypical subtrochanteric and diaphyseal femoral fractures: second report of a task force of the American Society for Bone and Mineral Research. J Bone Miner Res 2014;29:1-23
11. Prasarn ML, Ahn J, Helfet DL, Lane JM, Lorich DG. Bisphosphonate-associated femur fractures have high complication rates with operative fixation. Clin Orthop Relat Res 2012;470:2295-2301
12. Ha YC, Cho MR, Park KH, Kim SY, Koo KH. Is surgery necessary for femoral insufficiency fractures after long-term bisphosphonate therapy? Clin Orthop Relat Res 2010;468:3393-3398
13. Nieves JW, Cosman F. Atypical subtrochanteric and femoral shaft fractures and possible association with bisphosphonates. Curr Osteoporos Rep 201;8:34-39
14. Weil YA, Rivkin G, Safran O, Liebergall M, Foldes AJ. The outcome of surgically treated femur fractures associated with long-term bisphosphonate use. J Trauma 2011;71:186-190
15. Hibbs RA. The management of the tendency of the upper fragment to tilt forward in fractures of the upper third of the femur. NY Med J 1902;75:177-179
16. Johnson KD, Johnston DW, Parker B. Comminuted femoral-shaft fractures: treatment by roller traction, cerclage wires and an intramedullary nail, or an interlocking intramedullary nail. J Bone Joint Surg Am 1984;66:1222-1235
17. Velasco RU, Comfort TH. Analysis of treatment problems in subtraochanteric fractures of the femur. J Trauma 1978;18:513-523
18. Kinast C, Bolhofner BR, Mast JW, Ganz R. Subtrochanteric fractures of the femur. Results of treatment with the 95 degrees condylar blade-plate. Clin Orthop Relat Res 1989;238:122-130
19. Kulkarni SS, Moran CG. Results of dynamic condylar screw for subtrochanteric fractures. Injury 2003;34:117-122
20. Nungu KS, Olerud C, Rehnberg L. Treatment of subtrochanteric fractures with the AO dynamic condylar screw. Injury 1993;24:90-92
21. Neher C, Ostrum RF. Treatment of subtrochanteric femur fractures using a submuscular fixed low-angle plate. Am J Orthop 2003;32(9, Suppl):29-33
22. Siebenrock KA, Müller U, Ganz R. Indirect reduction with a condylar blade plate for osteosynthesis of subtrochanteric femoral fractures. Injury 1998;29 (Suppl 3):C7-C15
23. Vaidya SV, Dholakia DB, Chatterjee A. The use of a dynamic condylar screw and biological reduction techniques for subtrochanteric femur fracture. Injury 2003;34:123-128
24. Boopalan PR, Jepegnanam TS, Nithyananth M, Venkatesh K, Cherian VM. Functional outcome of biological condylar blade plating of subtrochanteric fractures. J Orthop Sci 2012;17:567-573
25. Saini P, Kumar R, Shekhawat V, Joshi N, Bansal M, Kumar S. Biological fixation of comminuted subtrochanteric fractures with proximal femur locking compression plate. Injury 2013;44:226-231
26. Miedel R, Ponzer S, Törnkvist H, Söderqvist A,

Tidermark J. The standard Gamma nail or the Medoff sliding plate for unstable trochanteric and subtrochanteric fractures. A randomised, controlled trial. J Bone Joint Surg Br 2005;87:68–75

27. Haidukewych GJ. Israel TA, Berry DJ. Reverse obliquity fractures of the intertrochanteric region of the femur. J Bone Joint Surg Am 2001;83–A:643–650

28. Senter B, Kendig R, Savoie FH. Operative stabilization of subtrochanteric fractures of the femur. J Orthop Trauma 1990;4:399–405

29. Wile PB, Panjabi MM, Southwick WO. Treatment of subtrochanteric fractures with a high-angle compression hip screw. Clin Orthop Relat Res 1983;175:72–78

30. Scannell BP, Waldrop NE, Sasser HC, Sing RF, Bosse MJ. Skeletal traction versus external fixation in the initial temporization of femoral shaft fractures in severely injured patients. J Trauma 2010;68:633–640

31. Verwiebe EG, Kanlic EM, Saller J, Abdelgawad A. Thigh compartment syndrome, presentation and complications. BosnJ Basic Med Sci 2009;9 (9, Suppl 1):28–33

32. Schwartz JTJr, Brumback RJ, Lakatos R, Poka A, Bathon GH, Burgess AR. Acute compartment syndrome of the thigh. A spectrum of injury. J Bone Joint Surg Am 1989;71:392–400

33. Afsari A, Liporace F, Lindvall E, Infante A Jr, Sagi HC, Haidukewych GJ. Clamp-assisted reduction of high subtrochanteric fractures of the femur: surgical technique. J Bone Joint Surg Am 2010;92(Suppl 1 Pt2):217–225

34. Kregor PJ, Corr BR, Zlowodzki MP. Submuscular locked plating of pertrochanteric femur fractures: early experience in a consecutive, one-surgeon series; Presented at the annual meeting of the American Academy of Orthopedic Surgeons, Chicago, March 22–26, 2006

35. Wirtz C, Abbassi F, Evangelopoulos DS, Kohl S, Siebenrock KA, Krüger A. High failure rate of trochanteric fracture osteosynthesis with proximal femoral locking compression plate. Injury 2013;44:751–756

36. Brumback RJ, Uwagie-Ero S, Lakatos RP, Poka A, Bathon GH, Burgess AR. Intramedullary nailing of femoral shaft fractures. Part II: Fracture-healing with static interlocking fixation. J Bone Joint Surg Am 1988;70:1453–1462

37. Thoresen BO, Alho A, Ekeland A, Strømsøe K, Follerås G, Haukebø A. Interlocking intramedullary nailing in femoral shaft fractures. A report of forty-eight cases. J Bone Joint Surg Am 1985;67:1313–1320

38. Wiss DA, Brien WW, Becker V Jr. Interlocking nailing for the treatment of femoral fractures due to gunshot wounds. J Bone Joint Surg Am 1991;73:598–606.

39. Wiss DA, Brien WW, Stetson WB. Interlocked nailing for treatment of segmental fractures of the femur. J Bone Joint Surg Am 1990;72:724–728

40. Wiss DA, Fleming CH, Matta JM, Clark D. Comminuted and rotationally unstable fractures of the femur treated with an interlocking nail. Clin Orthop Relat Res 1986;212:35–47

41. Bredbenner TL, Snyder SA, Mazloomi FR, Le T, Wilber RG. Subtrochanteric fixation stability depends on discrete fracture surface points. Clin Orthop Relat Res 2005:432:217–225

42. Kraemer WJ, Hearn TC, Powell JN, Mahomed N. Fixation of segmental subtrochanteric fractures. A biomechanical study. Clin Orthop Relat Res 1996;332:71–79

43. Roberts CS, Nawab A, Wang M, Voor MJ, Seligson D. Second generation intramedullary nailing of subtrochanteric femur fractures: a biomechanical study of fracture site motion. 2002. J Orthop Trauma 2003;17 (8, Suppl):S57–S64

44. Wheeler DL, Croy TJ, Woll TS, Scott MD, Senft DC, Duwelius PJ. Comparison of reconstruction nails for high subtrochanteric femur fractre fixation. Clin Orthop Relat Res 1997;338:231–239

45. Froward DP, Doro CJ, O'Toole RV, et al. A biomechanical comparison of a locking plate, a nail, and a 95 degree angled blade plate for fixation of subtrochanteric femoral fractures. J Orthop Trauma 2012;26:334–340

46. Rahme DM, Harris IA. Intramedullary nailing versus fixed angle blade plating for subtrochanteric femoral fractures: a prospective randomised controlled trial. J Orthop Surg (Hong Kong)2007;15:278–281

47. Mack AW, Freedman BA, Groth AT, Kirk KL, KeelingJJ, Andersen RC. Treatment of open proximal femoral fractures sustained in combat. J Bone Joint Surg Am 2013;95:e13, 1–8)

48. Bose WJ, Corces A, Anderson LD. A preliminary experience with the Russell-Taylor reconstruction nail for complex femoral fractures. J Trauma 1992;32:71–76

49. Broos PL, Reynders P. The use of the unreamed AO femoral intramedullary nail with spiral blade in nonpathologic fractures of the femur: experiences with eighty consecutive cases. J Orthop Trauma

2002;16:150-154

50. Garnavos C, Peterman A, Howard PW. The treatment of difficult proximal femoral fractures with the Russell-Taylor reconstruction nail. Injury 1999;30:407-415

51. Kang S, McAndrew MP, Johnson KD. The reconstruction locked nail for complex fractures of the proximal femur. J Orthop Trauma 1995;9:453-463

52. Smith JT, Goodman SB, Tischenko G. Treatment of comminuted femoral subtrochanteric fractures using the Russell-Taylor reconstruction intramedullary nail. Orthopedics 1991;14:125-129

53. Borens O, Wettstein M, Kombot C, Chevalley F, Mouhsine E, Garofalo R. Long gamma nail in the treatment of subtrochanteric fractures. Arch Orthop Trauma Surg 2004;124:443-447

54. Robinson CM, Houshian S, Khan LA. Trochanteric-entry long ceph-alomedullary nailing of subtrochanteric fractures caused by lowenergy trauma. J Bone Joint Surg Am 2005;87:2217-2226

55. Pakuts AJ. Unstable subtrochanteric fractures-gamma nail versus dynamic condylar screw. Int Orthop 2004;28:21-24

56. Bedi A, Toan Le T. Subtrochanteric femur fractures. Orthop Clin North Am 2004;35:473-483

57. Craig NJ, Sivaji C, Maffulli N. Subtrochanteric fractures. A review of treatment options. Bull Hosp Jt Dis 2001;60:35-46

58. DiCicco JD III, Jenkins M, Ostrum RF. Retrograde nailing for subtrochanteric femur fractures. Am J Orthop 2000;29 (9, Suppl):4-8

59. Fielding JW, Magliato HJ. Subtrochanteric fractures. Surg Gynecol Obstet 1966;122:555-560

60. Froimson AI. Treatment of comminuted subtrochanteric fractures of the femur. Surg Gynecol Obstet 1970;131:465-472

61. Lechner JD, Rao JP, Stashak G, Adibe SO. Subtrochanteric fractures. A retrospective analysis. Clin Orthop Relat Res 1990;259:140-145

62. Sims SH. Subtrochanteric femur fractures. Orthop Clin North Am 2002;33:113-126, viii

63. Whitelaw GP, Segal D, Sanzone CF, Ober NS, Hadley N. Unstable intertrochanteric/subtrochanteric fractures of the femur. Clin Orthop Relat Res 1990;252:238-245

64. Barquet A, Mayora G, Fregeiro J, López L, Rienzi D, Francescoli L. The treatment of subtrochanteric nonunions with the long gamma nail: twenty-six patients with a minimum 2-year follow-up. J Orthop Trauma 2004;18:346-353

65. Haidukewych GJ, Berry DJ. Nonunion of fractures of the subtrochanteric region of the femur. Clin Orthop Relat Res 2004;419:185-188

66. Pascarella R, Maresca A, Palumbi P, Boriani S. Subtrochanteric nonunion of the femur. Chir Organi Mov 2004;89:1-6

# 28 股骨干骨折

著者：Brent L. Norris，Nikola Marko Dobrasevic
译者：方志　李旭　赵志钢

股骨干骨折往往是高能量损伤的结果。股骨是人体最长的骨，也是最强壮的骨之一。股骨干骨折最常见的原因是机动车交通事故，其次是机动车撞击行人、高处坠落和枪弹伤[1]。在美国，股骨干骨折的发生率为 1~1.3 例每年每万人。股骨干骨折存在两个发病年龄高峰：年轻男性（高能量损伤导致）和老年女性（低能量损伤导致）[2]。此外，长期接受双磷酸盐治疗的老年骨质疏松症患者常出现非典型的股骨骨折[3,4]。

虽然目前股骨干骨折的死亡率不像之前那样高，但双侧股骨干骨折的死亡率仍近 30%[5,6]。部分原因是单侧闭合性股骨干骨折的失血量即可达 500~700 mL（开放性骨折失血会更多），即使是健壮的年轻患者，这种大量失血也可能严重影响其血流动力学稳定性[6]。导致死亡最主要的原因是合并其他损伤[6]。

维持股骨干的力学稳定性对正常行走来说至关重要。股骨干必须能够承受运动过程中强大的轴向应力、折弯应力和扭转应力。股骨周围有多块强大的肌肉，这些肌肉为髋关节和膝关节的活动提供动力，并为站立状态下的肢体提供稳定性。由于有大量肌肉附着，股骨干骨折常伴有明显移位，尝试通过手法复位是很困难的。

股骨干内含有大量造血细胞和骨髓脂肪，骨折时骨髓脂肪会进入静脉和淋巴系统中形成脂肪栓塞，对股骨干骨折进行内固定会让这一过程更严重[7,8]。对股骨干骨折进行髓内固定后，这种脂肪栓塞可能造成"继发性伤害"，甚至出现脂肪栓塞综合征[9]。

股骨干骨折常合并其他损伤，可分为全身性损伤（头部损伤、胸部损伤、腹部损伤以及其他部位的骨骼肌肉损伤）和局部损伤（同侧肢体的骨骼肌肉损伤）。常见的全身性损伤是头部和胸部损伤。合并头部或胸部损伤时，股骨干骨折的固定时机和固定方式的选择会变得复杂[10,11]，相关内容已经在第 1 章中进行了详细的讨论。

与股骨干骨折伴发的常见局部损伤是股骨近端的第二处骨折，特别是股骨颈骨折[12]，2%~6% 的股骨干骨折合并股骨颈骨折[12]，因此，当股骨干骨折时，应高度警惕是否存在股骨颈骨折。伴发的股骨颈骨折有时在影像学检查中易被漏诊，或者其本身就是易被忽视的隐匿性骨折，甚至也可能是在股骨干骨折固定过程中出现的医源性骨折。这种伴发于股骨干骨折的股骨颈骨折通常是 Pauwels 角很大的 C 型骨折（由垂直剪切应力所致）[12]，因此建议在固定股骨干之前先固定股骨颈[12]。其他相关的髋部合并损伤包括髋关节后脱位、髋臼骨折以及罕见的转子间或转子下骨折。有时也合并肢体远端损伤，如股骨髁上骨折、股骨髁骨折、髌骨骨折以及胫骨平台骨折，这些合并损伤在由机动车交通事故引起的股骨干骨折中更常见[13]，会使股骨干骨折的治疗更加复杂。

# 分　型

目前，已有若干股骨干骨折的分型方法。其中，描述性分型方法是最实用的。这种分型方法描述了骨折的部位（近段、中段或远段）、形态（简单骨折、楔形骨折、蝶形骨折或粉碎性骨折），以及是开放性骨折还是闭合性骨折。及时发现并评估股骨干骨折相关的合并损伤非常重要，因为这些合并损伤常会影响股骨干骨折的治疗时机和治疗方法，以及是否需要其他治疗。其他的分型方法主要用于学术交流、科学研究或评估手术疗效。在解剖分型之外，最常用的两个分型方法是 Winquis-Hansen 分型[14]和 AO/OTA 分型[15]。

Winquist-Hansen 分型根据股骨干的粉碎程度，将其分为 1~4 型（图 28.1）[14]。骨折的粉碎程度越严重，提示骨与软组织的损伤程度就越严重，恢复和维持力线越困难，骨折愈合出现问题的可能性就越大。Ⅰ型，横形或短斜形骨折，粉碎范围小于 25%；Ⅱ型，粉碎性骨折占骨干宽度的 25%~50%；Ⅲ型，粉碎性骨折占骨干宽度的 50%~100%；Ⅳ型为整段粉碎性骨折。

AO/OTA 分型主要用于学术研究，便于文献数据的相互比较[15]。在 AO/OTA 分型中，股骨以数字 3 表示，股骨干由数字 2 表示，骨折再进一步分为 A、B、C 三个亚型，A 型为简单骨折，如横形、短斜形或螺旋形骨折；B 型指有一个蝶形碎骨块或成角移位的骨折；C 型指整段粉碎性骨折（图 28.2）。该分型系统并非指导骨折治疗所必需的，但有利于更好地理解骨折的特点、骨折愈合所需时间和可能出现的骨折治疗相关并发症。

与其他所有骨折一样，股骨干开放性骨折与闭合性骨折的分型是不一样的。最常用的 Gustilo-Anderson 分型（最初用于胫骨开放性骨折）[16]并不适用于股骨干开放性骨折，因其不能真实反映股骨干骨折后软组织的损伤程度。与胫骨开放性骨折表现不同的是，大腿上小的皮肤伤口往往意味着高能量损伤，这是因为大腿的开放性伤口往往是由显著的骨折移位所导致的。

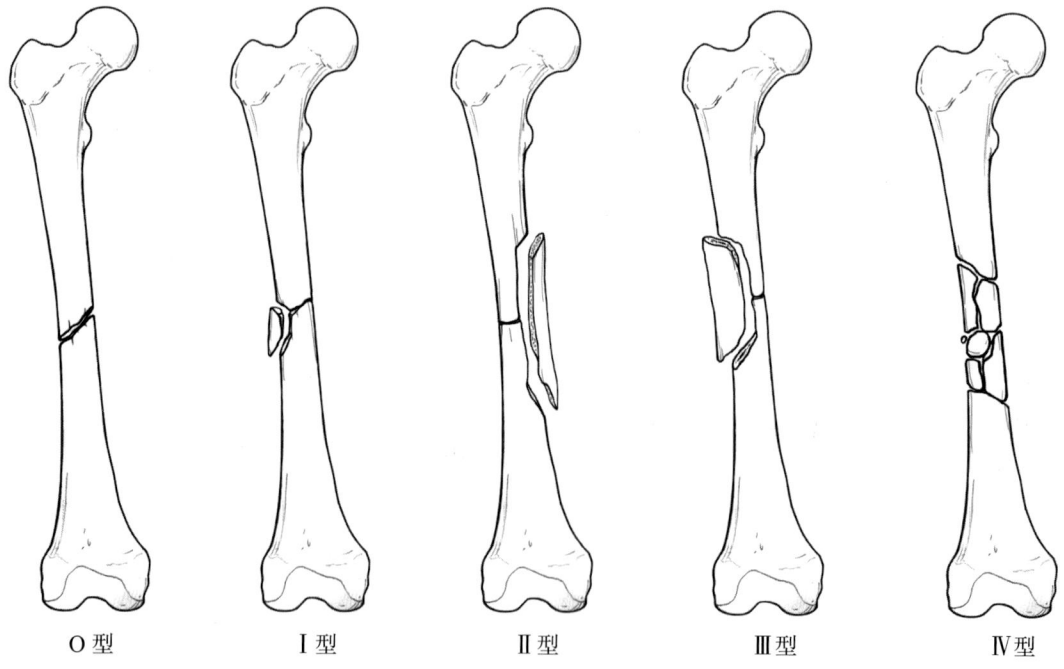

图 28.1　Winquist-Hansen 分型取决于股骨干的粉碎程度。粉碎程度与其轴向、侧方和旋转稳定性有关

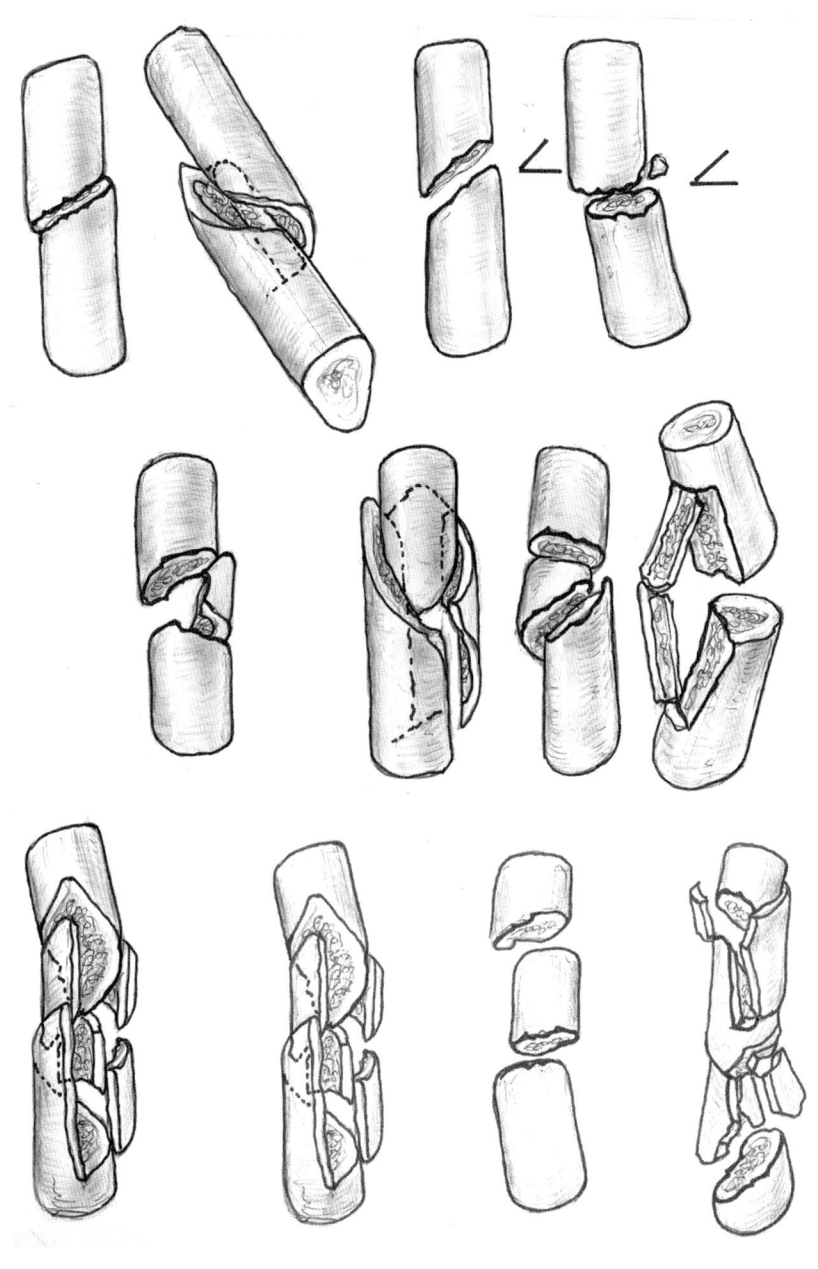

图 28.2 股骨干骨折的 AO/OTA 分型

此外，开放性股骨干骨折往往都伴有严重的肌肉软组织损伤。因此，伴有任何程度开放性软组织损伤的股骨干骨折都意味着高能量损伤，并且通常都是 Gustilo-Anderson 3 型的。

## 非手术治疗

成人股骨干骨折经非手术治疗往往出现严重并发症和高死亡率，因此目前已不再采用非手术治疗，手术治疗为首选。曾经的非手术治疗方法是闭合复位加皮牵引或骨牵引，牵引过程中需要定期检查和调整，以维持正常的肢体力线。患者需要卧床牵引至少 8~10 周。牵引之后更换为石膏或支具固定。但其治疗效果通常不佳[17]。庆幸的是，Gerhard Kuntscher 于 1940 年发明了股骨干骨折髓内钉固定技术[18]，他的开创性工作将股骨干骨折的治疗由非手术治疗引向了目前主流的手术治疗。

## 手术治疗

### 手术适应证

成人股骨干骨折有明确的手术指征。骨折类型和接诊时间是决定治疗策略的关键因素。少数情况不适合手术治疗，包括危重患者（合并危及生命的损伤）、不宜进行麻醉的患者以及因大量失血所致的濒危患者。除此之外的其他所有患者均应行手术治疗，复位并稳定固定骨折，缓解疼痛并尽可能恢复肢体功能。

> **急诊处理**
>
> 多数股骨干骨折可以通过牵引暂时稳定骨折断端；通常急救医护人员在受伤现场就为多数患者用股骨牵引夹板进行了处理。合并同侧股骨颈骨折、血管损伤或开放性污染伤口的股骨干骨折，更需要紧急处理。股骨干骨折合并股骨颈骨折时，应优先治疗股骨颈骨折。股骨颈骨折内固定的选择会影响股骨干骨折内固定的选择。合并股骨颈骨折时，通常会选用逆行髓内钉来固定股骨干骨折。对股骨干骨折的治疗一般应在对股骨颈骨折的治疗之后进行，根据患者的情况，股骨干骨折的治疗甚至可能会推迟。伴发血管损伤也是一种外科急症，尽快恢复受伤肢体远端的血运至关重要。固定骨折可以使肢体的长度得以恢复，并且稳定肢体以助于修复血管。在伴发血管损伤的情况下，通常会选用外固定架来固定骨折，以尽量缩短急诊手术的时间。外固定架一般会在二期更换为髓内钉。修复大腿部血管之后，通常还有必要预防性切开同侧小腿间室的筋膜。对于开放性股骨干骨折，在治疗股骨干骨折的同时需要重视对软组织损伤和伤口污染的处理。与污染严重的大伤口相比，小而相对清洁的内-外型伤口的清创可以适当推迟，污染特别严重的伤口应尽快手术清创。

### 手术方式

由于各医疗机构的医疗条件、手术医生的经验和具体的临床情况各不相同，股骨干骨折的手术方式也是多样的。手术方式和手术时机，更多地是由相关的伴发因素决定的而不是股骨干骨折本身。评估其他合并损伤，与评估骨折类型和骨折部位同样重要。其他影响手术策略的因素还包括局部软组织的损伤程度以及骨折是开放性还是闭合性的。股骨干骨折的手术方式包括外固定架、接骨板（加压接骨板、桥接接骨板或经皮桥接接骨板）和髓内钉。

髓内钉固定已成为衡量其他治疗方法疗效的参考标准。虽然髓内钉是最常用的治疗方式，但关于股骨干骨折髓内钉固定的具体实施仍存在争议，主要集中在进钉方向（顺行或逆行）和髓内钉如何固定于股骨（标准锁定、头端髓内锁定、静态锁定或动态锁定）。其他还需要考虑的方面包括患者的体位，以及是否需要使用骨科对抗牵引床。可将患者置于骨折牵引床或普通放射手术床，取仰卧位或侧卧位，消毒铺巾后只露出患肢。另外，还有一些特殊情况会影响股骨干骨折的治疗决策，包括合并股骨颈骨折、严重的软组织损伤、开放性骨折、合并节段性骨缺损、合并动脉损伤、多发性损伤、合并严重胸部损伤以及合并头部损伤。有很多患者自身因素和损伤因素会影响治疗策略的选择，本章会详细讨论这些情况。

### 手术解剖

股骨干是指从小转子以下5 cm到膝关节以上8~9 cm之间的区域，近端是转子下区，远端是股骨髁上区。股骨颈通过转子间区和转子下区与股骨干近端相连。大转子从该连接处向近端、向外和向后上方凸出，并作为臀中肌和臀小肌的附着点。小转子从该连接处向后内侧凸出，作为髂腰肌的附着点。股骨近端干骺端主要由松质骨组成，在股骨近端向远端移行过程中逐渐变细，在小转子水平转变为致密的皮质骨。股骨干的大部分由致密的皮质骨组成。股骨干的直径在峡部（股骨近端三分之一）最小。

在远端，股骨干逐渐膨大，逐渐变为以松质骨为主的结构，终端为股骨髁。在冠状面上，股骨近端髓腔的中轴线向上延伸经过梨状窝，因此，梨状窝是髓内钉最理想的进钉点。经大转子入路置入髓内钉的进钉点位于梨状窝稍外侧，所以大转子入路的轴线相对股骨髓腔的轴线是偏外移的。如果从大转子置入的髓内钉从在冠状面上是直的话，就有可能会导致复位后的力线内翻。考虑到股骨近端这一解剖特点，从大转子入路置入的髓内钉通常会设计 4°~10° 的外翻角[19]。在矢状面上，股骨干还存在一个前弓。Harma 等[20]测量了 104 名正常人股骨干后侧骨皮质前弓的曲率半径，平均值为 77 cm，而这明显小于他们测得的 150~300 cm 的髓内钉的曲率半径。此外，他们发现女性股骨干的前弓曲度会随着年龄的增加而增加，直到 55 岁左右才会停止进展，而男性股骨干的前弓曲度和年龄没有显著的相关性。

在横断面上，股骨髁向后方凸出，内侧髁比外侧髁凸出更明显。股骨内、外侧髁后缘的连线与股骨头颈轴线的夹角，可以用来量化股骨的扭转程度。Yoshioka 和 Cooke[21]将连接股骨头中心和股骨颈最窄处中点的线定义为股骨头颈轴，并将该轴称为功能性颈轴（图 28.3）。如果此轴相对股骨内、外髁后缘连线向前成角，则称为前倾；如果此轴相对于股骨内外髁后缘连线向后成角，则称为后倾。Yoshioka 和 Cooke 研究 32 具尸体后发现该角度的平均值为前倾 13.1°。

不同个体的股骨扭转情况可以有很大的差异。Hoagland 和 Low[22]报道了 -2°~+35° 的角度变化。但在同一个体的不同肢体上，该角度的差异很小，Kingsley 和 Olmsted[23]报道的该角度的平均差值为 1°，但 Reikeras 等[24]报道的差值可高达 11.8°。

理解股骨前倾对股骨干骨折复位过程中的旋转对位非常重要。尽管同一个体两侧股骨的前倾角存在差异，但出于临床实际考虑，必须认为其两侧前倾角是相等的。通过临床查体量化股骨扭转的程度是非常困难的[25]。包括体格检查、X 线片、超声和 CT 在内的多种方法已用

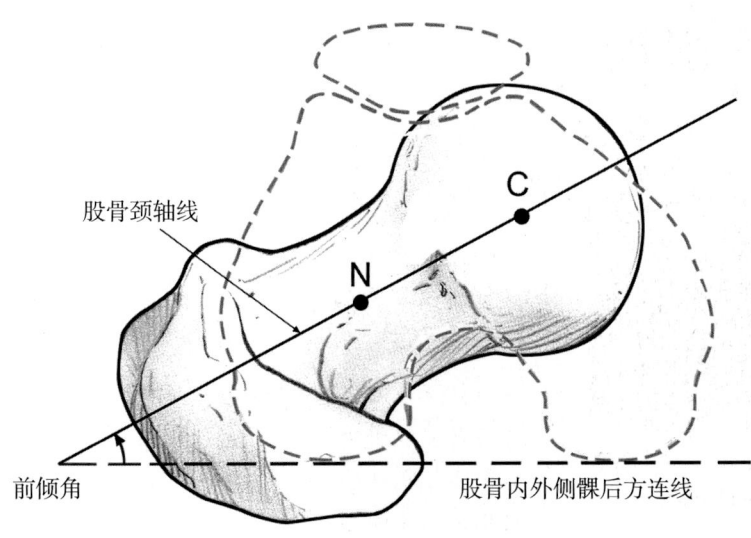

图 28.3 股骨头颈轴：C，股骨头中心；N，股骨颈中心

于评估和量化股骨扭转的情况。Tornetta 等[26]报道了在 12 例不稳定股骨干骨折的髓内钉固定术中，在标准体位下，以测量健侧肢体的前倾角为参考，能够使所有患者两侧股骨前倾角的差异控制在 10°以内（经术后 CT 证实）。该方法利用 C 臂上的角刻度进行测量，在髋、膝的真实侧位片上角度的差值可代表股骨的前倾角。使股骨内外侧髁的后缘重叠在一起可获得标准的膝关节侧位影像，便于确定也操作简单。该方法的局限性是很难确定真正的髋侧位，测量可重复性差。

我们的经验是：由于转子下区的股骨相对较直，将该段股骨的轴线与 Yoshioka 和 Cooke[21]定义的功能性颈轴（图 28.3）相比较，当这两条轴线平行时认为是真实的髋部侧位影像（图 28.4）。当两条轴线平行时，功能性颈轴线通常位于转子下区股骨轴线的前方。但股骨旋转对位不良的临床意义以及多大程度的旋转对位不良会影响功能预后目前尚不清楚。

要确定一个安全、可重复性强的髓内钉进钉点，需要掌握股骨近端的解剖及其影像学特点。

梨状窝入路的进钉点，在侧位片上应在梨状窝中心，在正位片上应在股骨颈最高点以下 5~6 mm（图 28.5a）。这一进钉点位于骨髓腔的轴线上。如果进钉点太靠前，股骨颈可能会发生骨折[27]；如果进钉点太靠后，有扩髓时从股骨近端后方穿出的风险。

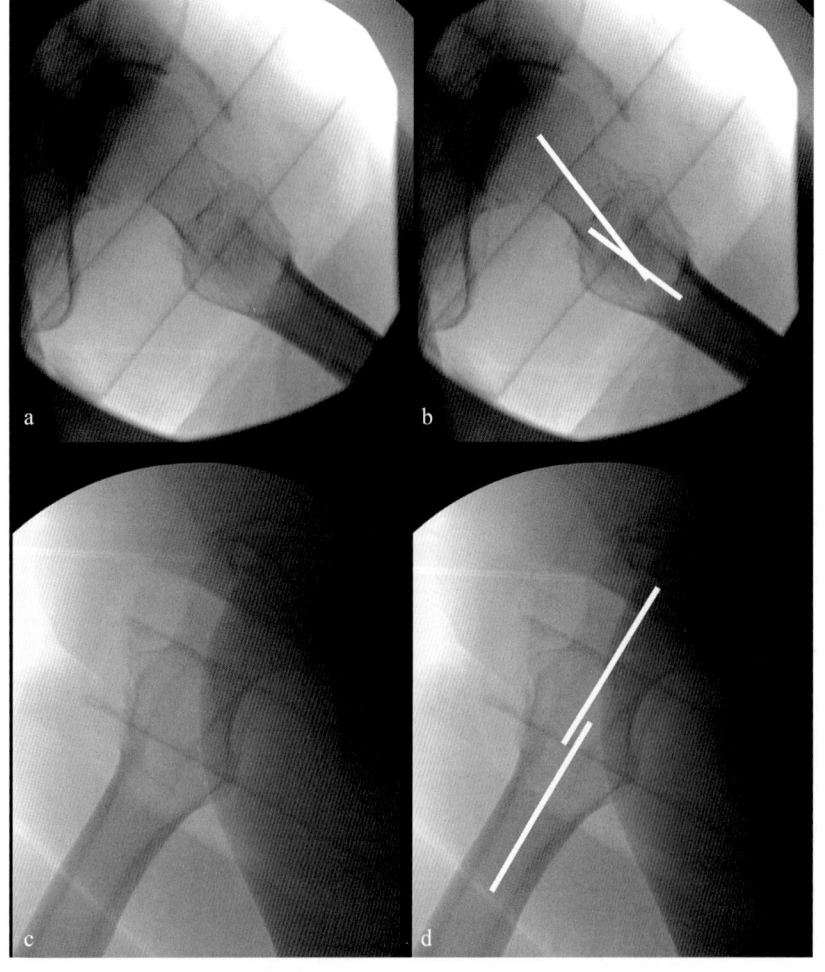

图 28.4 真实的髋侧位影像。a. 不够标准的股骨近端侧位像。b，d. 白线分别代表股骨头颈轴线和转子下区股骨轴线。b. 两条线不平行，不是真实的髋侧位影像。c. 真实的髋侧位影像。d. 两条线平行时，才是真实的髋侧位影像

大转子入路的进钉点，在正位片上应是位于大转子的最高点，在髋真实侧位片上应位于股骨颈的正中（图 28.5b）。置入髓内钉的导针时，应对准正位像和侧位像上小转子下方的髓腔中心。

在对股骨干骨折行切开复位内固定之前，需要掌握股骨干周围的软组织解剖。大腿外周有结构复杂的阔筋膜包裹，阔筋膜外侧增厚形成髂胫束。内、外侧肌间隔从阔筋膜深层发出并延伸至股骨粗线，将大腿分为前间室和后间室。在连接到阔筋膜之前，内侧肌间隔形成包裹缝匠肌的分隔，并在此区域参与组成大腿内侧中段的内收肌管。尽管没有筋膜将后间室再进行分隔，但其前内侧区域的肌肉由相同的神经支配且具有相同的功能，通常将此区域称为内侧间室。前间室内有由股神经所支配的股四头肌，内侧间室内有由闭孔神经所支配的内收肌，后间室内有由坐骨神经分支所支配的腘绳肌。

股动脉由髂外动脉延续而来，从腹股沟韧带下方进入大腿，出股三角后分为浅支和深支。浅支在大腿内侧的长收肌前进入内收肌管，然后通过内收肌管裂孔进入后间室，延伸为腘动脉。深支在长收肌与大收肌之间向下延伸，并发出 4 条穿支动脉。穿支动脉穿过股骨内侧大收肌腱膜后，在股骨后方继续延伸，然后通过外侧肌间隔进入大腿前间室[28]。采用经股外侧入路时，必须找到这些穿支动脉并予以结扎。股骨干接骨板内固定通常是经股外侧入路进行，可通过两种方式显露股骨：将股外侧肌纵行劈开，或经肌间隔将股外侧肌分离并拉向前方。后一种方法对肌肉的损伤更小，并且可以直接找到穿支动脉。但为肥胖或肌肉发达的患者进行手术时，过多的软组织可能会影响股骨的显露。

## 手术技巧

### 外固定

对股骨干骨折采用外固定治疗是一种损伤控制策略，适用于还在复苏中的多发伤患者、合并严重颅脑损伤、合并严重污染的软组织开放伤、合并严重的血管损伤或合并其他部位损伤需立即进行手术等情况[29, 30]。使用外固定架的一个主要特点是可以快速完成操作，于股骨

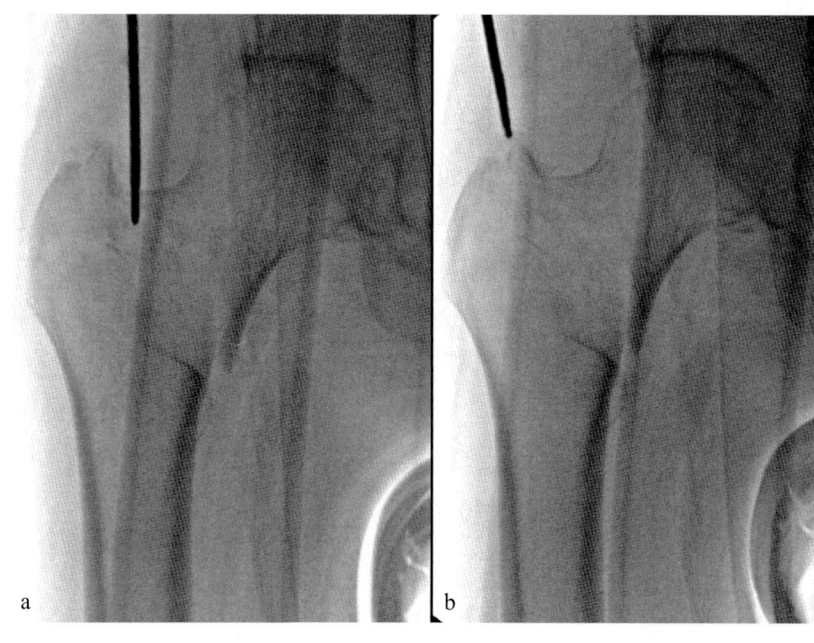

图 28.5  a. 梨状窝入路进钉点。b. 大转子入路进钉点

一个四针外固定架需要 15~20 分钟，并可以使肢体获得足够的稳定性。

在进行外固定术前，必须掌握髋部、大腿、膝部的解剖以及全股骨的影像学特点。需要对股骨颈（内旋位）、股骨干全长及膝关节进行 X 线检查，以排除合并其他骨性损伤。需要确定骨折部位及骨折部位与股骨主要骨性标志（如外侧髁和大转子顶点）之间的相对关系，将骨性标志作为参照有助于医生在术中判定骨折的具体位置，这在无法使用 C 臂透视而又需行外固定架固定时，如在重症监护室（ICU），是非常重要和便利的。

应将患者置于可透视的手术床上，暴露伤侧整个下肢，将同侧髋关节和髂嵴在内的整个手术区域消毒铺单。术中分别置入 4 枚外固定针，2 枚尽量靠近骨折断端，另 2 枚则远离骨折断端（图 28.6）。第一枚针通常置于大转子下方数横指的位置，位于小转子水平。第二枚针的位置取决于骨折部位，应位于骨折近端并应尽量靠近骨折断端。第三枚针应置于骨折线下方。最后一枚针应位于股骨髁上至少 2 横指处。尽管没有硬性要求，但应尽量使固定每一端的两枚针位于一条直线上。通常将 200 mm×5 mm 的斯氏针用于双连杆外固定架（如需要），而肥胖患者可能需要更长的针 [（250~300）mm× 5 mm]。在大腿前外侧经皮穿刺置针可以降低损伤软组织、肌肉、神经和血管的风险。

切开深筋膜，钝性分离肌肉至股骨干，显露骨皮质，使用 3.5 mm 钻头在导向器引导下在股骨干钻孔，然后将固定针固定于股骨干的两层皮质上。置入固定针时应小心操作，以免置入太深。通常情况下，如果固定针是用电钻或手动置入的，则当针尖与对侧骨皮质接触时会感觉到阻力增大。置入固定针后，将两根固定针同侧端用连接杆连接起来，这样就可以为手术医生提供一个"把手"，然后利用此"把手"可以纵向牵引和适当移动以进行骨折复位。

如果两个连接杆的位置很好，在骨折复位后它们处于同一条线上，那么可以再用一个连接器将它们连接起来。如果骨折复位后两根连接杆没有处于同一条线上，则可以再加用一根连接杆，还可以添加第二根连接杆来增强外固定结构的稳定性（即双连杆外架）。如果外固定架仅用于临时固定（通常如此），那么单排外架即可满足固定要求，并且外固定架的经济成本较低。但如果使用的是碳纤维连杆或直径小于 11 mm 的金属连杆，那么要装 2 根。

如果固定针周围的皮肤被牵拉，则应该切开少许皮肤以解除张力，并用无菌纱布包裹，以助针道的止血和引流。允许并鼓励对髋、膝关节进行适当的活动。外固定术后软组织激惹问题十分常见，针道渗出液可随着肢体活动特别是膝关节的活动而增多。膝关节活动受限是用外固定架治疗股骨干骨折的主要缺点之一。

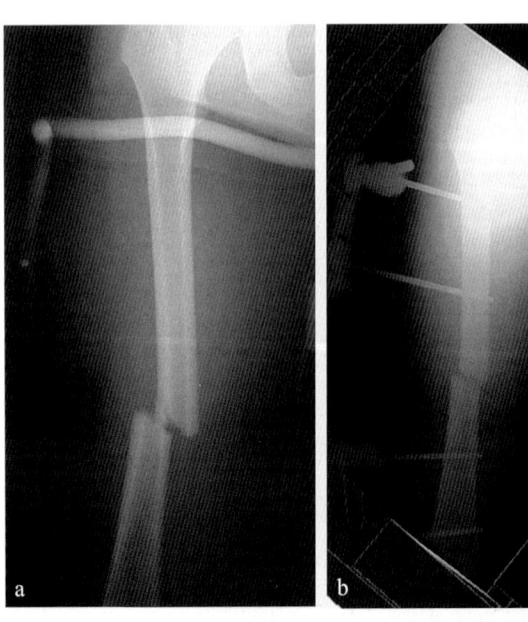

图 28.6　a.股骨干中段骨折经 Hare 牵引夹板固定时的 X 线片。b.外固定架固定，骨折近、远端各 2 枚针

## 接骨板固定

股骨干骨折接骨板内固定有加压接骨板和桥接接骨板两种。加压接骨板适用于简单的骨折，包括横形骨折、短斜形骨折和螺旋形骨折。骨折的粉碎程度越重，用加压接骨板固定就越困难。对于粉碎性骨折，使用桥接接骨板固定更合适。

股骨干骨折应用接骨板固定的适应证，包括合并大的开放性伤口、严重的头部损伤或胸部损伤。这是因为在合并严重头部或胸部损伤时，应用髓内钉固定可能引起这些器官或系统的进一步损伤[29]。合并股骨颈骨折、股骨远端髁间骨折或关节假体周围骨折，也是接骨板固定的适应证[31]。接骨板置入的理想位置是股骨干的前外侧，以控制骨折端的张力。但与髓内钉相比，接骨板固定属于偏心固定，存在明显的力学缺陷。因此，如果使用加压接骨板固定股骨干骨折，传统上推荐使用 4.5 mm 接骨板，并且在骨折远、近端至少固定 8 层皮质。新的接骨板技术要求使用更长的接骨板和更少的螺钉，一般来说，骨折的两端应各不少于 3 枚螺钉固定，接骨板要有足够的长度以确保骨折两端还能有 2~3 个空钉孔。这一新的接骨板技术的早期效果很好，但最佳的螺钉数量仍有待进一步研究。手术医生应尽可能使骨折两端有相同数量的钉孔并置入相同数量的螺钉。

### 加压接骨板

患者仰卧于可透视的手术床上，整个伤肢消毒铺单，范围包括髋部和髂骨。以骨折处为中心做股外侧切口（图 28.7），在外侧肌间隔表面纵行切开阔筋膜，沿外侧肌间隔分离并向前方牵开股外侧肌（图 28.8）。术中常见穿支动脉出血，必须妥善止血。另一种方法经伤口置入接骨板，但这种情况必须遵循两个原则：第一，伤口必须清洁无污染；第二，应注意避免进一步损伤肌肉包膜。

如果骨折端形态允许，可直接用尖头复位钳进行复位；或者先将接骨板的一端用 1~2 枚螺钉固定于骨折的一端，然后恢复股骨的长度和旋转对位，再将骨折的另一端与接骨板另一端进行固定。不推荐使用锯齿状（蟹螯）的持骨钳辅助复位，因为它会造成更多的软组织损伤。术中可能需要使用持板钳，但也需要小心使用，以避免进一步损伤骨及其血供。如果是斜形骨折或螺旋形骨折，可使用拉力螺钉来辅助复位，然后在股骨外侧放置一块厚 4.5 mm 的长接骨板进行固定。如果骨折不适合用拉力螺钉来辅助复位（如横形骨折），则可通过在接骨板上应用偏心螺钉、关节加压装置、推-拉螺钉、加压钳来辅助复位。建议术后留置引流管以防止股四头肌下形成血肿。鼓励早期活动膝关节和髋关节，持续关节被动活动仪（CPM）非常有用。此外，推荐行股四头肌等长收缩训练并禁止负重 8~10 周。

### 桥接接骨板

拉力螺钉不能对严重的粉碎性骨折进行有效固定，此时可考虑使用桥接接骨板。桥接接骨板应有足够的长度以跨越骨折区域，要保证骨折两端各有 3~4 个双皮质螺钉固定，并保证接骨板远近端各有 2~3 个空钉孔。先将接骨板置于骨折近端，使其与骨面平行；然后用 2 枚 4.5 mm 螺钉固定。骨折通常闭合间接复位，可以通过人工牵引、骨牵引、临时外固定架或股骨牵引器来完成。在开放性骨折中，可以直接复位某些骨折块，但应避免过多操作，以避免进一步损伤股骨的血供。恢复骨的长度、力线及旋转对位非常重要，必要时可以与健侧肢体进行透视对比，以确保获得满意的复位，特别是长度的恢复和旋转纠正（关于评估骨折对线

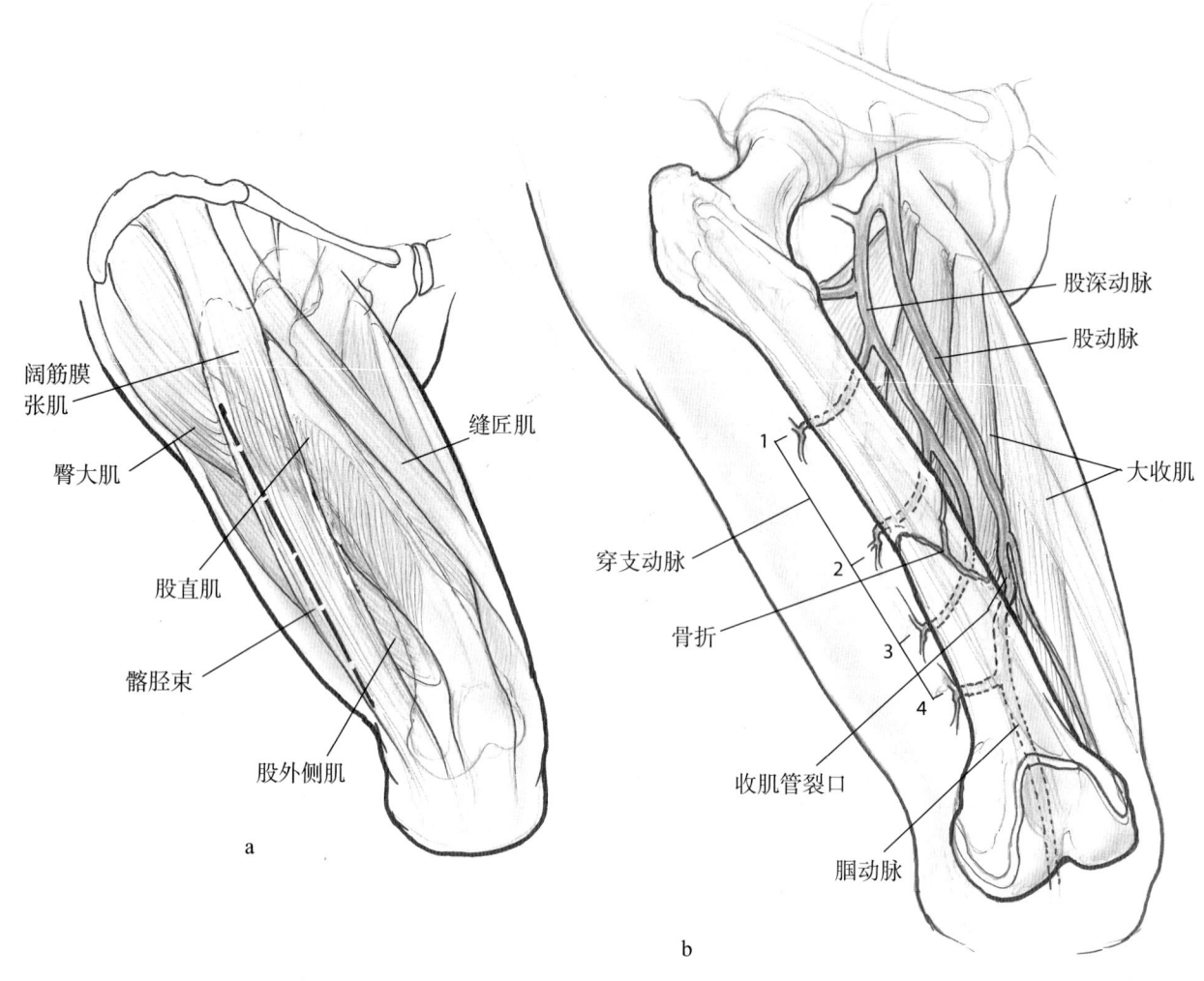

图 28.7　a. 股外侧入路的手术切口和浅层解剖。b. 大腿血管解剖和外侧入路穿支动脉分布情况

的详细内容，见第 5 章以及图 28.19~22）。如果粉碎性骨折对线良好，则可用持板钳将接骨板固定于骨折远端。考虑到股骨干存前弓，此时必须注意将接骨板尽量靠前放置。如果骨折断端出现短缩，则可使用提拉钉联合撑开器或加压／撑开器来恢复股骨的长度，再用 2 枚 4.5 mm 螺钉将接骨板固定于股骨远端，最后再移除持板钳。

术中使用 C 臂透视有助于恢复股骨的力线和旋转对位。其余钉孔应使用 4.5 mm 双皮质螺钉固定。然后用软组织筋膜覆盖接骨板，并于阔筋膜下放置引流管。如果术中切开了骨膜，可以考虑早期植骨，不必担心植骨术后发生感染和骨折移位，但不建议常规早期植骨。一般来说，如果有必要，植骨应在创伤后的 8~12 周进行。在开放性骨折中，可以使用抗生素骨水泥珠链来清除可能存在的潜在感染。

术后应尽早开始膝、髋关节的康复功能锻炼，必要时可使用持续关节被动活动仪（CPM）。患肢应进行连续的接触性负重锻炼并鼓励行股四头肌等长收缩锻炼，限制性负重应持续到桥梁骨痂出现为止（闭合性骨折通常 12~14 周，开放性骨折可能更晚）。桥梁骨痂出现之后，即可开始负重锻炼并逐渐增加负重，以促进骨折更快愈合。

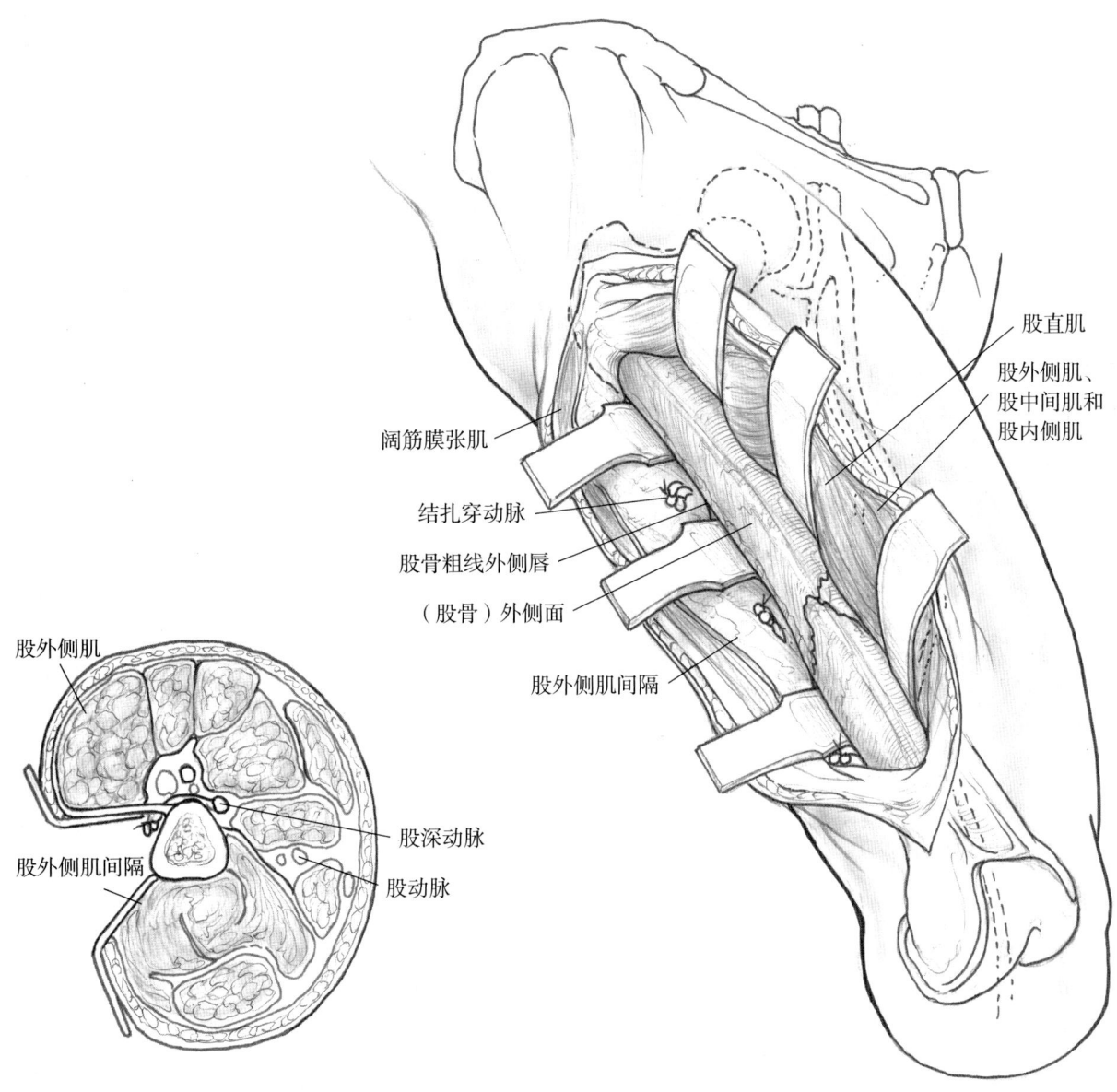

图 28.8 股外侧入路的深部解剖

### 经皮桥接接骨板

桥接接骨板也可以经皮置入。与传统桥接接骨板类似，本技术适用于股骨干中段粉碎性骨折而不宜行髓内固定的情况。患者仰卧于可透视的手术床上，整个患肢从髂嵴到足消毒铺巾，患侧骶髂关节处垫高以抬高大转子，同时更好地显露大腿近端外侧。在复位骨折和纠正肢体旋转对位时，需要考虑到上述垫子的影响，该垫子将同侧骨盆抬高并使股骨颈内旋，如果复位骨折时骨折远端没有相应内旋，则会使股骨颈发生相应的后倾。

可将患肢置于一个可透视的三脚架上，以便于拍摄股骨干侧位影像。将一根骨牵引针穿过胫骨近端或股骨远端，安装牵引弓，将无菌牵引绳的一端连接于牵引弓，牵引绳的另一端悬挂在手术台末端的螺栓上，然后通过该牵引装置对肢体施加15~20磅的纵向牵引力。一般来说，在肌肉完全放松的情况下，这一牵引力足以使肢体长度恢复到接近正常水平。此外，也可以用股骨牵引器来进行牵引复位。如果是骨折粉碎程度严重，术前拍摄健侧肢体的全长片（或CT）是有帮助的。

作者推荐在手术开始前通过透视来进行测量评估肢体长度，用不透射X线的尺子测量从大转子尖端到膝关节线的长度，是一种可重复的好办法。在消毒铺巾和牵引之前测量并记录健侧股骨的长度，然后以此为参照复位和重建伤侧股骨。在测量健侧肢体之前，需要将其摆成与伤侧肢体术中所处的相同体位，以减小测量误差。消毒铺巾之前将可透视的三角架放在健侧膝下，并将健侧髋关节垫高，同时要特别注意C臂的位置和倾斜角度，以保证术中再次使用C臂时其位置和角度相同。如果不注意这些细节，后面可能会出现较大的误差。肢体长度大体恢复之后，就可选择一块长4.5 mm的宽接骨板，能从股外侧嵴跨到股骨髁上膨大处。为了更好地适应股骨干骺端的形状和股骨干的前弓，可以使用折弯器对接骨板适当预弯。

在股骨干外侧的大腿表面，于股骨髁上和股外侧肌近端水平分别做两个小切口（图28.9a）。然后将接骨板由远端逆行插入大腿肌肉下，直到在近端切口内看到接骨板。在小转子水平置入1枚双皮质螺钉固定接骨板。然后通过牵引、按压、推挤，或使用经皮Schanz针（5 mm的"操纵杆"）、顶棒等方法来复位骨折。

当骨折近端与接骨板良好对合后，可在C臂透视下经皮置入第二枚螺钉（螺钉位置应尽量靠近骨折端），此时骨折近端已有2枚螺钉固定。然后通过推挤、牵引或使用经皮Schanz钉、顶棒等方法来辅助骨折远端复位（图28.9b），注意维持股骨正常的长度和旋转对位。然后经皮置入第三枚双皮质螺钉，以将接骨板固定于骨折远端。一旦置入第三枚螺钉，股骨的长度和旋转对位就确定了。于股骨髁上水平置入第四枚螺钉（图28.9c）。再次评估股骨长度和旋转对位后，经皮置入其他螺钉，需保证骨折远近端各有3~4枚双皮质螺钉固定。

术中最难确定的是旋转对位，建议反复仔细评估以确保无误。可靠的、可重复性强的测量方法和良好的旋转对位，可以确保股骨的前倾角恢复正常。C臂透视下股骨头颈轴线与股骨干轴线平行时的真实股骨近端侧位影像所在平面，与股骨内外侧髁后侧面（透视时不搬动肢体）所在平面所成的夹角，即近似等于股骨的前倾角。应尽量使该角度和术前测量的健侧股骨的该角度相等（详见本章）。

冲洗创面，关闭切口，移除手术单。检查伤肢髋膝关节活动，再次检查肢体长度、力线及旋转对位，可以与健侧肢体进行对比以确保无误。采用肌肉下接骨板固定技术时，常会看到愈合过程中形成大量骨痂，这是由肌肉封套没有被破坏，有助于早期的骨膜成骨。术后12~14周内禁止负重，以使桥梁骨痂充分形成并有足够的强度。术后应鼓励患者早期进行髋、膝关节的功能锻炼。

### 新型股骨接骨板

近年来，一些新型接骨板（既有锁定又有非锁定）被用于治疗股骨干骨折。这些接骨板可以很好地贴合股骨远近端骨面，同时长度更长，使手术医生只用这一个内置物就可以治疗股骨任何部位的骨折。作者发现了一种特别实用的接骨板：有轻度前弓的4.5 mm宽接骨板。此接骨板有助于经皮固定粉碎性股骨干骨折，并且能与股骨外侧面更好地贴合，接骨板的锁定功能也能使骨质疏松患者的骨获得更好的固定。近年来，关节假体周围骨折和假体间骨折似乎越来越多，使用接骨板治疗的效果最好。因此，强烈建议读者去了解那些最新的内置物以及如何使用。

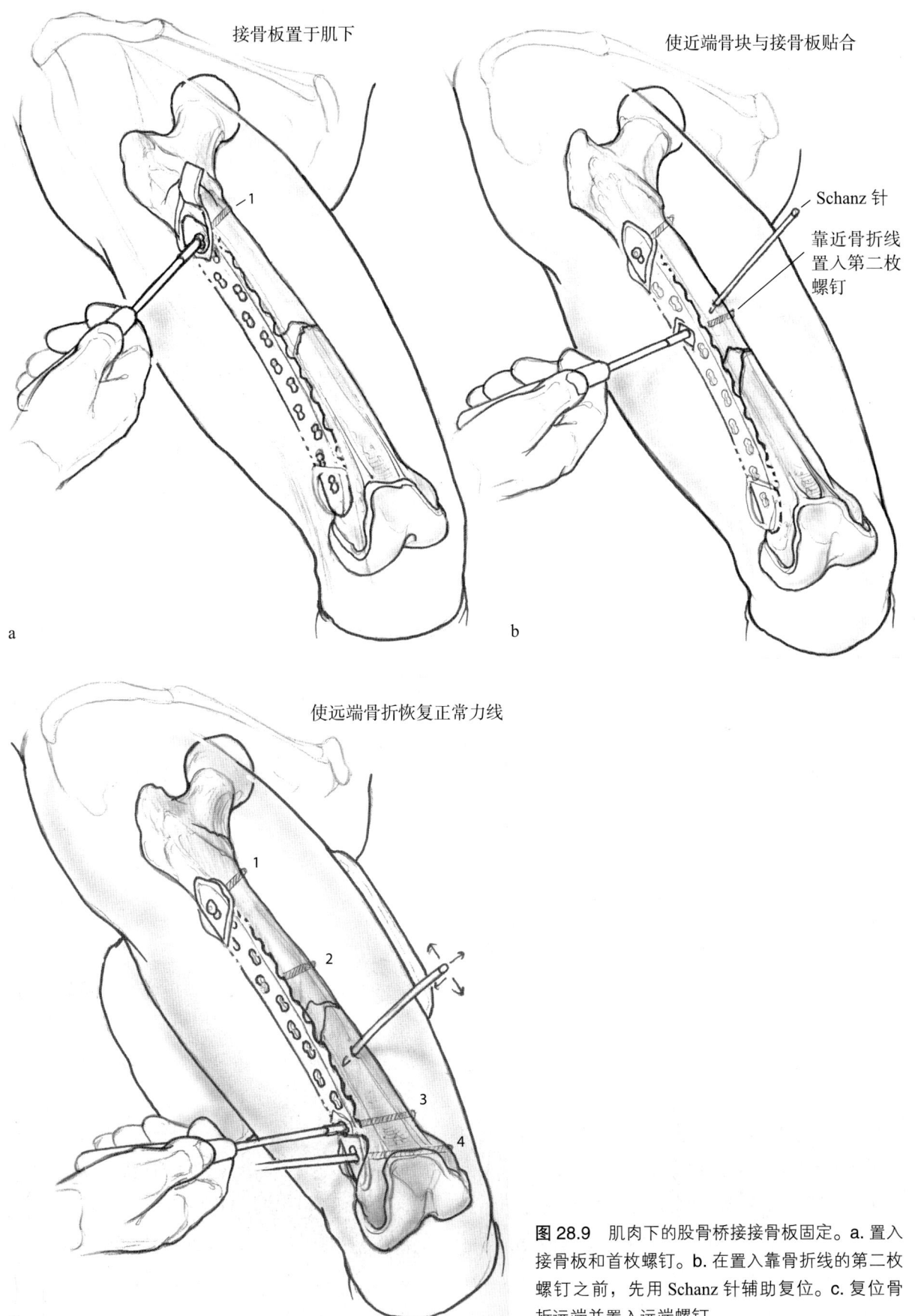

图 28.9 肌肉下的股骨桥接接骨板固定。a. 置入接骨板和首枚螺钉。b. 在置入靠骨折线的第二枚螺钉之前，先用 Schanz 针辅助复位。c. 复位骨折远端并置入远端螺钉

## 顺行髓内钉

### 视频 28.1　股骨髓内钉的操作

髓内钉是目前治疗股骨干骨折的最佳方法。虽然髓内钉的类型和使用方法有多种，但其临床治疗效果都很好，并发症也较少。

### 梨状窝入路

### 视频 28.2　经皮顺行髓内钉固定

患者仰卧于现代骨折牵引床上，牵引床应能使健侧肢体以患肢为参照行髋外展动作。牵引患肢的方法有多种：可将患侧的足放在牵引靴里进行牵引，或者在胫骨近端、股骨远端安装牵引装置进行牵引。如果是择期手术，则需要行骨牵引的可能大；而对于多数新鲜骨折，牵引靴就可以达到牵引效果。如果行胫骨近端骨牵引，必须排除胫骨平台骨折或膝关节韧带损伤。股骨远端骨牵引的优点是可以直接对骨折端施加牵引力，但其会影响肢体的消毒和铺巾，并且牵引针可能会影响髓内钉的置入。综上所述，临床医生需要权衡各种牵引方法的利弊，为每位患者选择最佳方案。

必须小心安装牵引针，位置不当的牵引针会影响骨折的复位。如果出现这种情况，应调整牵引针的位置。牵引装置可选用张力克氏针加 Kirschner 牵引弓，或使用较粗的牵引针行直接牵引。带螺纹的钢针并非必需，而更粗的针是首选。患者仰卧于牵引床上，患肢术区消毒铺单，消毒范围应从髂嵴至牵引针，患者的体位对于在股骨近段的器械操作非常重要。外周区域的消毒尽管并非必需，但如能做到则更佳。术野需暴露大腿外侧面至少 270° 的范围，而股内侧区域则无须铺单。C 臂置于健侧并处于术区的正上方。健侧肢体应处于髋后伸、外展位（非截石位）（图 28.10）。患者的上半身应与患肢成一定角度，以便于触及大转子，该体位主要靠移动患者的上半身而不靠患肢的内收来完成（图 28.11）。

对于更靠近端的骨折，应使髋关节处于更大的屈曲位，以帮助骨折远端复位到近端。可以用无菌保护套包裹一根顶棒，然后向上推挤骨折远端，以纠正骨折远端的向后移位。患肢适度内收也有助于减小骨折近端所受的应力（屈

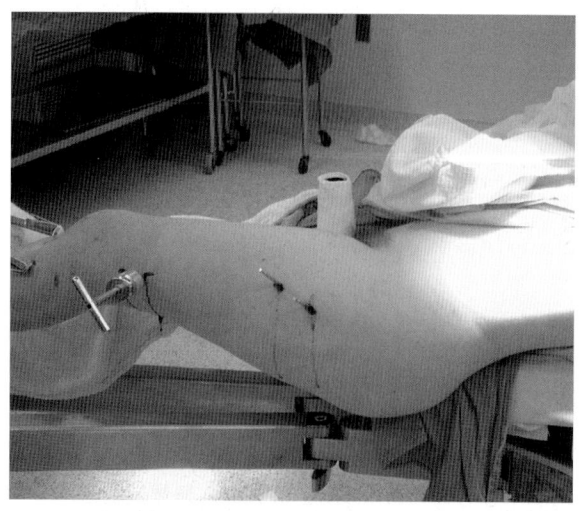

图 28.10　患者卧于骨折牵引床上，双下肢呈剪刀样交叉，牵引患肢

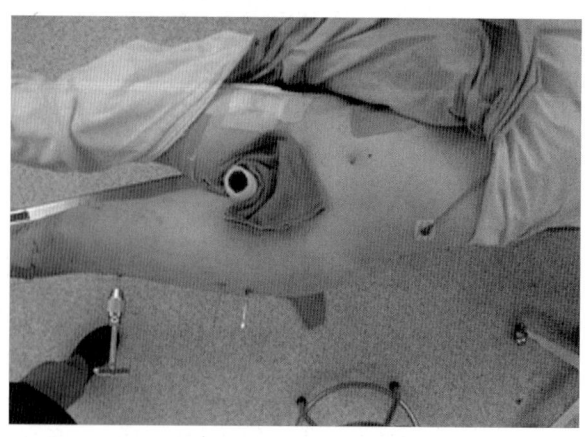

图 28.11　主要靠摆动躯干和头部来使患肢相对内收，患肢自身的内收占其次

曲、外展和外旋），并有助于显露/定位股骨近端的梨状肌起点。检查旋转对位及对线，使髌骨外缘与髂前上棘位于一条直线上。根据这些标志，将 C 臂置于股骨近端，透视下应显示股骨颈的轮廓和梨状窝（图 28.12）。我们建议在消毒铺巾和切开前，在 C 臂透视下行闭合复位。

消毒铺巾后，于大转子上方做长 10~12 cm 的切口，切开深筋膜，将一根直径 3 mm 的导针向远端穿过肌肉组织，沿股骨轴线方向紧贴大转子内缘插入梨状窝。进针点如果偏内或偏前，可能会造成股骨颈骨折或破坏股骨头的血供，于梨状肌窝中央进针是最理想的。侧位透视下确定导针方向没有偏离髓腔，透视下将导针穿过梨状窝至略低于小转子水平，再次正侧位透视下确定导针位于髓腔的中央，以 13 mm 空心髓腔锉套过导针进行扩髓直至小转子水平。另外，还可以使用骨锥在梨状窝上进行开口。

对于肥胖患者，进针点的位置不易确定（尤其是当髋外展时）。为了避免这种情况发生，一个窍门是：将患者的骨盆尽量向外摆，使患肢内收，然后在骨折近端的外侧和偏前方经皮插入一根顶棒或一枚 5 mm 单皮质 Schanz 钉，使近端骨块进一步内收和后伸（图 28.13）。

"开孔"完成之后，则将圆头导针由开孔处插入，然后穿过近端骨折块并越过骨折端，需要对骨折远、近端进行适当的操作才能完成以上过程。一些特殊的技术有助于骨折复位以完成上述操作。一种髓内复位器（空心，尖端弯曲）可以从髓腔内对骨折进行复位（图 28.14）。一旦骨折复位，圆头导针即可进入骨折远端的髓

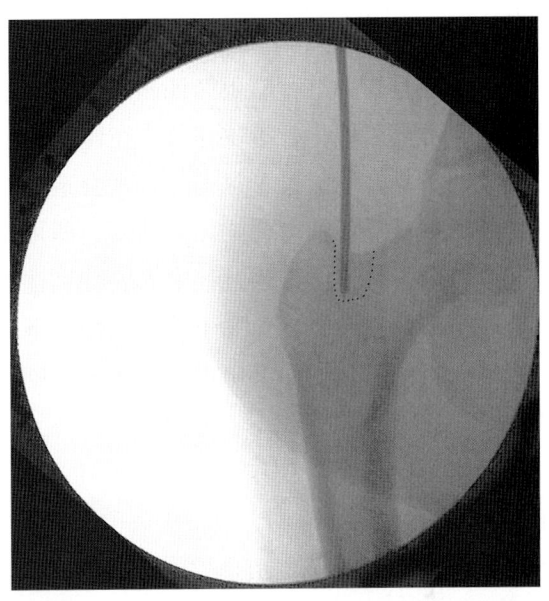

图 28.12 股骨近端侧位影像，虚线示梨状窝的轮廓

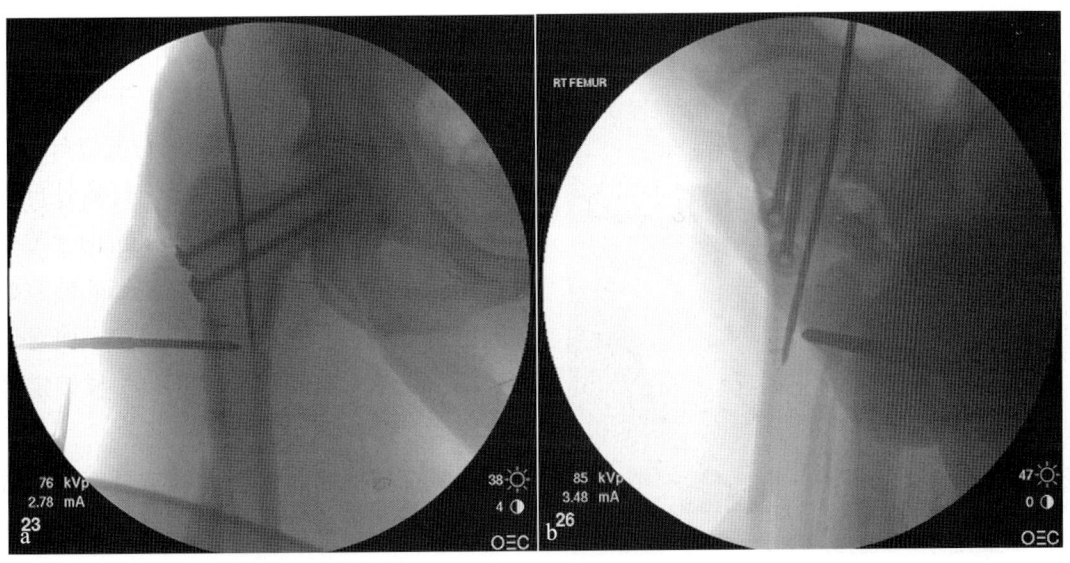

图 28.13 正位（a）和侧位影像（b），显示用 Schanz 钉调整骨折近端，从而使导针易于插入

腔。如果没有上述髓内复位器，则可用 Schanz 针固定骨折远端，然后通过髓外方式使骨折复位。其他微创方法还包括将一根顶棒置于股骨远端后方，以纠正骨折远端的向后移位，也可以从前方、内侧或外侧手动推挤骨折的近端或远端以使骨折复位。

圆头导针进入骨折远端髓腔后，将 C 臂移至患肢膝部，然后将导针继续插入直至干骺端的最远处。行正侧位透视以确定圆头导针位于骨折远端髓腔的中央非常重要，特别是在股骨远端粉碎性骨折中，有助于保证髓内钉在髓腔的正中，也可以防止骨折块移位。在侧位像上应注意圆头导针不能过于靠前，否则会造成偏心扩髓而过多破坏前方骨皮质。然后，即可开始连续扩髓，但连续扩髓过程中需要特别注意维持骨折端的复位，以免发生偏心扩髓，继而而影响骨折的复位。如果出现偏心扩髓，则需

要使用阻挡螺钉来调整髓内针的方向，以协助复位。髓内钉的直径需要根据术前对髓腔的测量来决定，通常选择比第一个触及内层骨皮质扩髓器直径小 1 mm 的髓内钉。但是，髓内钉的尺寸应该保证足以置入较粗大的锁定螺钉（不锈钢 6.4 mm，钛合金 5 mm），以防止行走后出现早期内固定失败。一般来说，髓内钉的直径至少是 11 mm 或 12 mm。连续扩髓完成后，可用一根光滑的导针更换圆头导针，但这一步对某些髓内钉系统来说是非必需的，因为这些髓内钉的尖端可以允许圆头导丝通过。

髓内钉的长度可以用一把可透视的尺子通过差值法来测量。差值法使用两根相同长度的导针，一根导丝位于股骨髓腔内，另一根则位于体表的对应位置（图 28.15）。如果为节段性粉碎性骨折，则长度的测量可以参照健侧肢体大转子顶点至膝关节的距离。如果双侧股骨都为粉碎性骨折，则应选用同样尺寸的髓内钉，并参照同样的体表骨性标志。另外，某些器械公司的测量尺可以直接测量导丝的长度。选择合适长度和粗细的髓内钉后，将髓内钉沿着光滑的导丝打入髓腔，拔除导针，以锁定螺栓固定。在扩髓、置钉和固定过程中要特别注意维持骨折的复位，只有完成最后一颗交锁螺钉固定后，才不用再维持骨折的复位。

锁定钉一般是静态锁定，除非需要进行动态加压。通常是 2 枚锁定钉位于骨折线近端，2 枚位于骨折线远端，锁定钉位置应与骨折线距离 5cm 以上。适用于动态锁定钉的骨折类型为 Winquist 1 型骨折以及部分 Winquist 2 型骨折，这主要是由于髓内钉在股骨峡部的髓腔处与周围紧密接触，骨折固定比较稳定。而对于股骨峡部以下的骨折，则要求远端 2 枚锁定螺钉尽可能远离骨折线。

所有辅助髓内钉插入的工具都有近端锁定导向装置，通常可以准确地进行锁定。偶尔也会找不到锁定孔，此时需要在标准侧位透视下

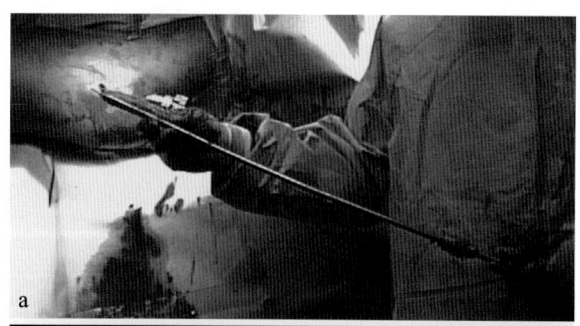
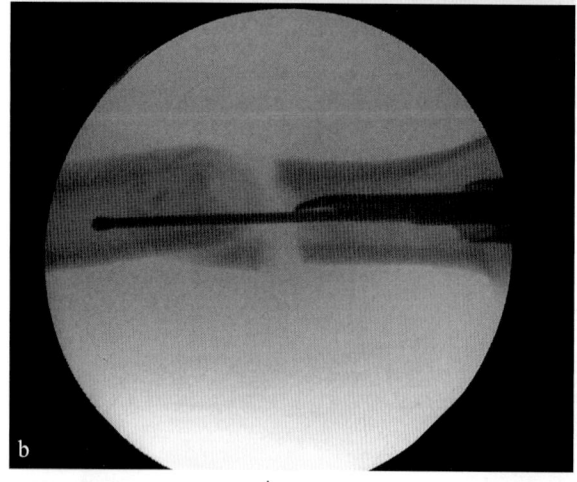

图 28.14  a. 髓内针复位器插入股骨之前。b. 在髓内针复位器的辅助下，圆头导丝通过骨折断端

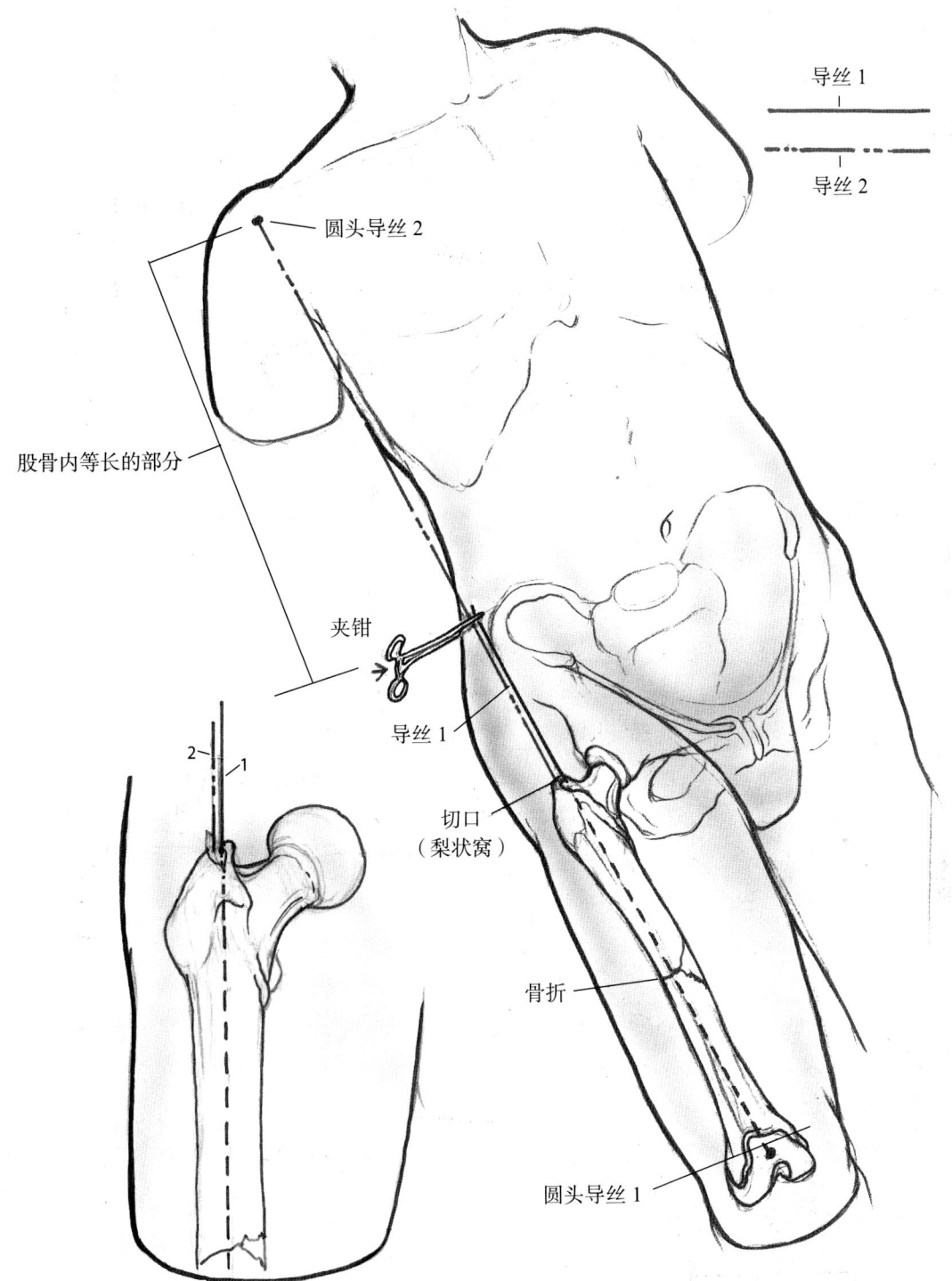

**图28.15** 用两根长度相等的圆头导丝以截取法来测量计算髓内钉的长度,测量时骨折断端应对位良好,无短缩或分离,以保证获取真实的股骨长度

确认。顺行髓内钉的远端锁定钉仍需要徒手锁定，徒手锁定技术完全依赖于 C 臂透视，透视时 C 臂屏幕中央的锁眼应该是一个正圆（图 28.16）。在这个圆的皮肤投影处做一个小切口，切开浅筋膜，用止血钳钝性分离皮下组织至骨表面，然后用钻头在这个正圆的圆心钻孔（图 28.17）。如果钻头未能对准正圆的圆心，当垂直骨干钻孔时就会钻偏或导致锁钉偏心固定，当钻头钻透双层皮质后，用测深探针测量深度同时在 C 臂透视下确定探针通过锁孔（侧位像观察）并到达合适的深度（正位像观察）。置入螺钉后再次透视，确认螺钉穿过钉孔、螺钉长度合适并向下固定于股骨外侧皮质。最新一代的髓内钉可以置入角度固定的锁定螺钉，当骨质量差或骨折线延伸到钉孔附近时，用这种髓内钉固定会比之前的髓内钉固定更稳定。

最后，再次透视检查股骨颈，以排除股骨颈骨折。最好在股骨近端内旋位来检查，因为此时显示了股骨颈的真实侧面。还有一种方法是通过牵引和外旋来使股骨颈"受力"。可以在动态透视下仔细观察股骨颈，以确定是否存在股骨颈骨折。肢体的对线和旋转对位应按照前述方法进行评估（见经皮桥接接骨板技术）。将髓内钉近端锁定后，瞄准器连在髓内钉上，作为操纵近端骨块的把手。

拍摄真正的髋侧位片后，将 C 臂移至膝关节，并根据术前健侧肢体测量角度做相应旋转。固定瞄准器的方向，旋转肢体，直至出现真正的膝关节侧位影像（即股骨后髁重叠时），以确认恢复正常的股骨前倾。然后按照前述方法，在不移动肢体的情况下，锁定远端螺钉。

将患者从骨折手术台上抬下，移除牵引装置，检查膝关节有无韧带损伤，再次确认股骨的长度、力线及旋转对位。术后鼓励患者进行股四头肌等长收缩锻炼。对于粉碎性骨折，过去都要求术后限制负重，但随着强度更高和具有更好生物力学特性的内固定材料的应用，临床研究表明患者早期即开始逐步负重锻炼是安全的[32]。目前，大部分患者仍会自行限制负重直至骨折基本愈合。术后需加强深静脉血栓形成（DVT）的预防，直至患者能够正常地控制肢体的活动。

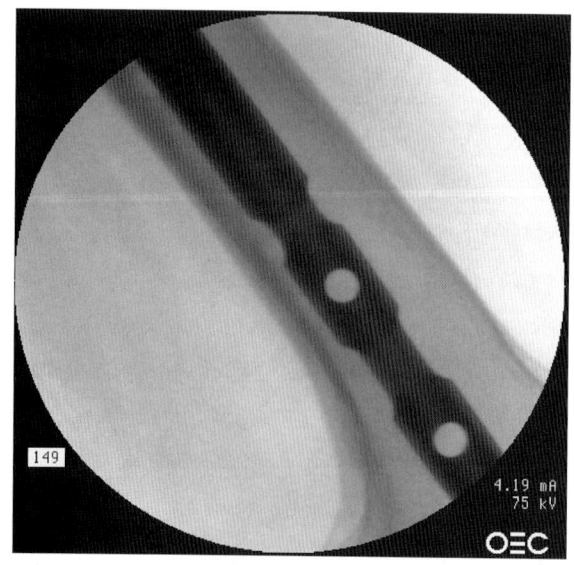

图 28.16 徒手置入股骨交锁钉时，透视下锁眼应该是一个正圆

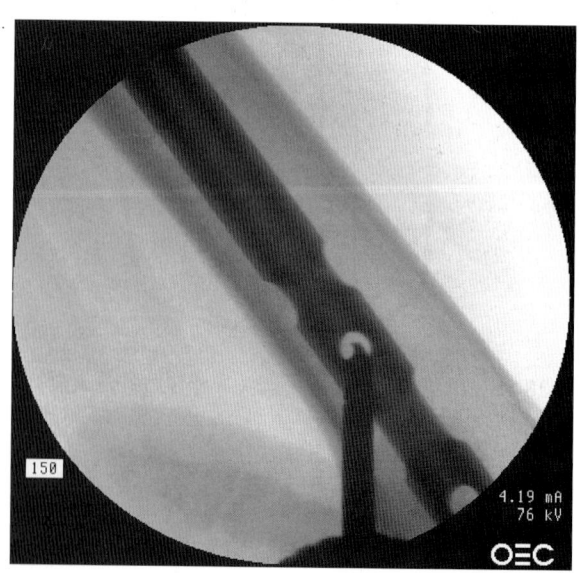

图 28.17 在股骨远端锁孔（正圆）的中心钻孔，然后置入交锁螺钉

## 大转子入路

**视频 28.3 股骨大转子入路顺行髓内钉固定**

目前，经股骨大转子入路顺行髓内钉固定是治疗股骨干骨折的常用方法。大转子入路要求使用不同的形状的髓内钉——冠状面上近端向外成角 5°~8°。使用笔直的髓内钉则常会导致肢体力线不正。手术解剖和梨状窝入路相同的，只是进钉点更偏外，这样有助于肥胖患者的置钉。梨状窝入路的进钉点在肥胖患者中很难确定，尤其是骨折偏近端时。

使用与梨状窝入路相同的置钉装置，用 C 臂透视定位骨折近端，包括大转子、梨状窝、股骨头和股骨颈。导针由大转子顶点向正侧位片上的骨髓腔中心插入。需要注意的是，进钉点应位于大转子的内侧缘（图 28.18），不应太偏外或太偏前（图 28.19）。在正位片上，导针插入至小转子下端。如果导针的方向太偏外，在后续扩髓过程中可能发生大转子骨折。在侧位片上，如果进钉点或开口扩髓时太偏前，可能会发生大转子、股骨颈或转子下区的骨折。

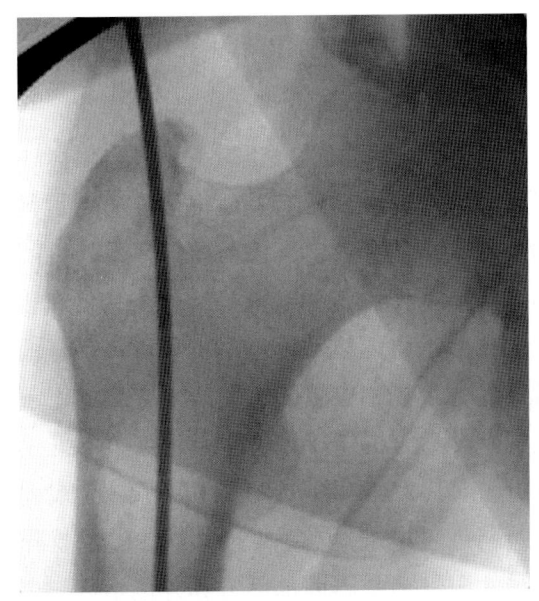

**图 28.18** 大转子入路的进钉点应位于大转子顶点，不能太偏外

然后用管状扩髓器扩髓至小转子基底部，此过程中应注意避免损伤骨内侧皮质。

随后采用相同的方法依次操作：置入导丝，测量髓内钉和置入髓内钉。从大转子顶点置钉存在一定的危险性，这是因为髓内钉的方向是倾向于指向小转子，需要在透视观察髓内钉尖端通过股骨这一特殊区域（高应力区）的过程。如损伤内侧骨皮质，则可能致骨折区域扩大甚至股骨近段的爆裂骨折。过度扩髓 2 mm 后，使前弓的髓内钉弯向外侧（图 28.20），插入髓内钉，再将髓内钉转回 90°，可使髓内钉较容易地通过转子下区。此外，对于过于靠近股骨近端的骨折，使用经大转子入路髓内钉治疗易导致髋内翻畸形，术中应注意预防（图 28.19）。幸运的是，当髓内钉完全占据髓腔时，股骨干骨折的移位常能自行纠正。术后护理与梨状窝入路是相同的。

## 不同的顺行置钉方法

如果让患者取侧卧位，则可有几种不同的置钉方法。侧卧位有利于显露梨状窝的进钉点，这是因为侧卧位时脂肪组织会下垂。侧位片上很难清楚地显示进钉点，但可以通过骨盆向前或向后轻度旋转来克服，而且可以避免患侧与健侧的股骨近端图像发生重叠。侧方置钉的一个最大的问题是存在旋转移位的可能，这通常发生在术中锁定时，主要是由于术者在术前和术中没有仔细评估肢体的旋转对位[33]。侧卧位置钉的另一个问题是，当出现粉碎性骨折和缩短畸形时如何恢复肢体的长度。当倾斜骨盆以显示进钉点后，往往很难再进行下肢的牵引操作。此外，在这种体位下，也很难使用牵引器。

另一种方法是在患者取仰卧位但不使用骨折牵引床的情况下操作。在以下情况置入股骨髓内钉时宜选用可透视的普通手术床而非骨折牵引床：同侧肢体下段发生骨折伴有严重开放

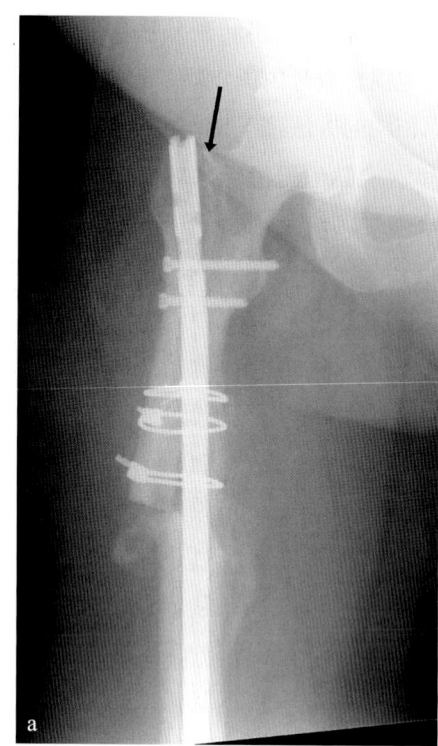
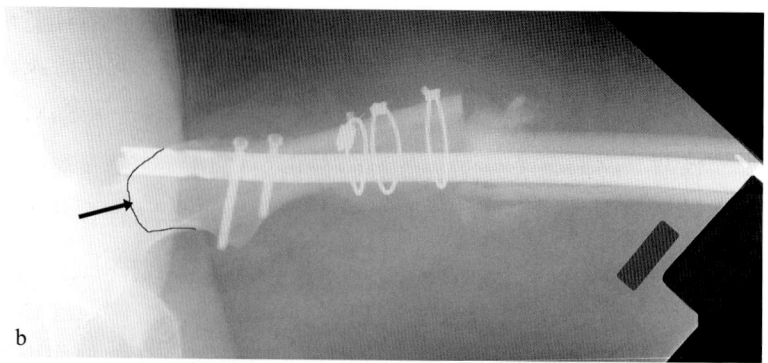
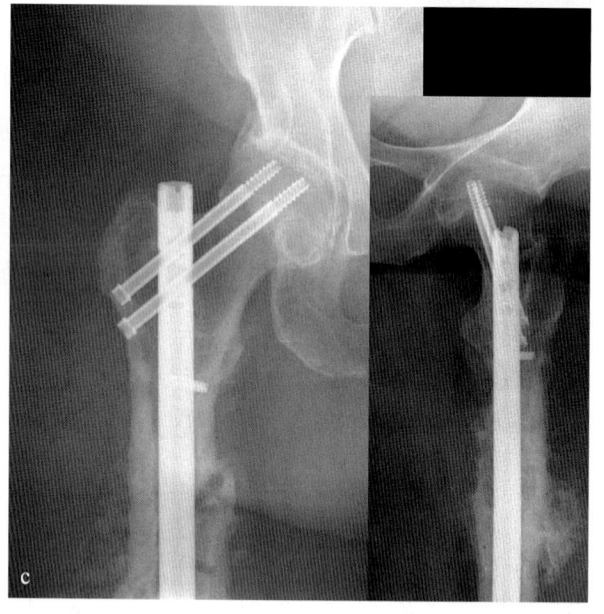

**图 28.19** 错误的进钉点：进钉点太靠外太靠前，导致髓内钉从前外向后内方向走行。a. 正位影像上股骨断端呈现明显的内翻成角，用钢丝捆扎以辅助复位因进钉点太靠外而造成对位不良，黑色箭头标记了合适的进钉点。b. 在侧位影像上，同样也因进钉点太靠前而导致骨折断端之间出现了明显的成角。c. 同一个病例，经梨状窝入路进行翻修，在调整进钉点后，很容易就获得了解剖复位

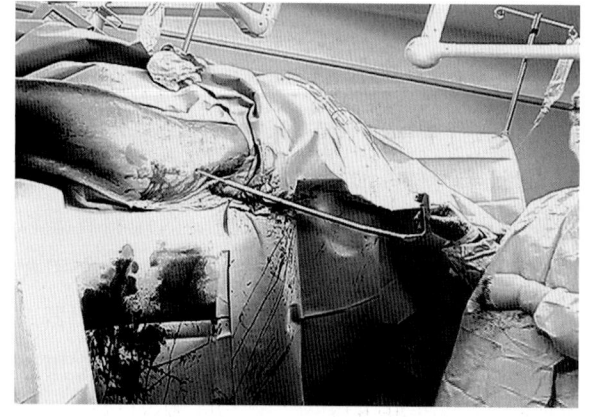

**图 28.20** 通过使用手柄置入大转子髓内钉，可使髓内钉的前弓转向外侧，从而使其易于通过股骨近端

性伤口需行广泛清创者（尤其是下肢内侧伤口），相关血管损伤以及伴有其他损伤需要多学科协助手术治疗的患者，其他需要与其他外科团队同时进行手术治疗的损伤患者[34]。患者在普通可透视手术台上取仰卧位时，获得一个好的进钉点的方法是，在患侧髋关节或臀部的正下面放置一个适合的垫子（通常是将一个标准手术单折叠成其 1/3 宽并卷起），以抬高患侧骨盆，同时将患者尽量摆在手术台边缘。这些操作能使最大限度地暴露髋部后方和外侧术区。患侧下肢也可以临时置于健侧下肢上方，以助于患

肢内收，从而更好地显露股骨近端手术入路。有效地利用Schanz钉等工具有助于骨折的复位。一位经验丰富的助手是十分必要的，他可以协助术者维持肢体的长度、力线及旋转对位。由于大腿强壮的肌肉收缩会造成骨折短缩移位并妨碍手术复位，因此需要在肌肉完全松弛的情况下才能获得良好复位。

非扩髓的髓内钉现在已很少使用。最初使用非扩髓髓内钉的指征，包括极不稳定的骨折或合并严重胸外伤者。欧洲的研究表明，肺栓塞相关的肺损伤与扩髓有关[7~9]。部分北美学者的临床研究显示，非扩髓钉的骨折愈合率低于扩髓髓内钉[35, 36]。当患者生理状况不稳定时，不建议使用非扩髓髓内钉，而是建议推迟髓内钉手术，直到患者全身情况稳定（纠正酸中毒和高乳酸）且肺功能恢复正常。目前的研究表明，这种情形行延迟的扩髓髓内钉固定是安全的。

手术医生必须认识到，使用非扩髓髓内钉可能会影响股骨干损伤的治疗效果，和/或增加需要再次手术干预获得骨愈合的概率。

### 逆行髓内钉

视频28.4  采用弹性髓内钉固定治疗儿童股骨骨折

视频28.5  逆行髓内钉固定治疗A型股骨髁上骨折

视频28.6  股骨逆行髓内钉固定

逆行置入股骨髓内钉要关注的主要是膝关节和股骨近端的影像解剖。髓内钉在膝关节的进针点位于髁间窝上方（侧位影像上位于Blumensaat线上方）及后交叉韧带的上缘（Blumensaat线前方至少7 mm）（图28.21a）。逆行髓内钉的适应证包括肥胖、妊娠、

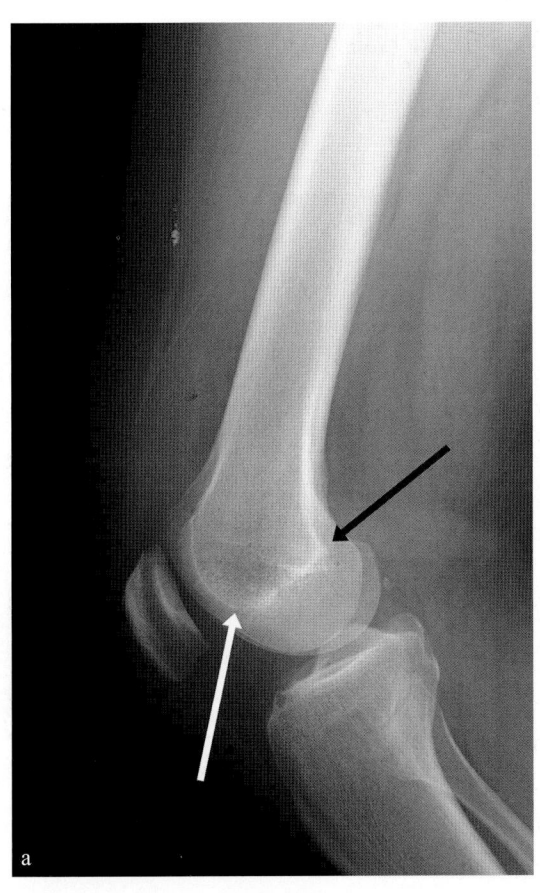

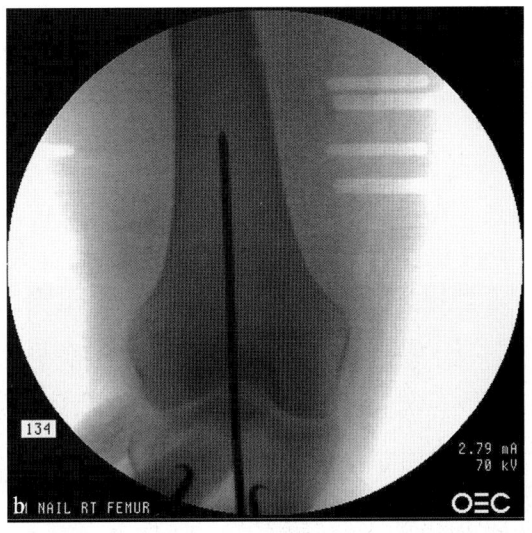

图28.21  a. 侧位影像上逆行髓内钉的进钉点（白色箭头）恰好位于Blumensaat线（黑色箭头）之前。b. 正位像上进钉点应位于中线稍偏外，以使髓内钉进入髓腔正中心

同侧股骨颈骨折、同侧髋臼骨折、同侧更远端肢体骨折和双侧股骨干骨折[38]。然而，逆行髓内钉已经变得非常流行，以至于部分医生将其变成了股骨干骨折的常规标准治疗方法。

扩髓逆行髓内钉

将患者置于可透视的手术床上，露出髋部，可能需要在髋部下方放一个小垫子以抬高大转子，方便术区消毒铺巾。对足部到髂嵴的整个下肢消毒，大腿根部环形铺巾。可透射 X 线的三脚架在逆行髓内钉术中非常有帮助，因为它可以使膝关节屈曲 30°，并有利于避开髌骨，从而顺利到达进钉点（图 28.22）。消毒铺巾之后，首选切口为髌韧带中央纵切口，然后沿髌腱于中线处切开，或者做一个大的内侧髌旁切口将髌腱向外侧牵开。开口导针经皮向髁间窝置入，进针点在侧位影像位于 Blumensaat 线前上方（图 28.21a）。开口位置应位于后交叉韧带前方的髁间窝内最低处，以减少对髌股关节的损伤。

同时，进钉点应位于正位像的中线上，从而使导针从髓腔中心进入（图 28.21b）。

然后在正侧位透视监视下将导针顺着髓腔中心推进。在正位影像上，导针应平行于股骨远端的外侧皮质，在侧位影像上应使导针位于 Blumensaat 线之前 7 mm 处（避免从髁间窝顶部穿出），并使导针与股骨后侧皮质平行。开口钻通过软组织保护套筒插入膝关节，以避免损伤髌腱、髌骨、胫骨平台前部和髌下脂肪垫（图 28.23）。开口扩孔器钻入股骨远端 5~7 cm 后，退出绞钻，进行冲洗，清除脂肪垫上和关节腔内的碎屑。

随后将圆头导丝插入髓腔，越过骨折部位，并进入股骨近端小转子附近的干骺端。可以使用前述的类似顺行髓内钉的复位技术以完成复位。复位并维持位置，然后依次从直径 9 mm 至可能的最大直径 13 mm 进行扩髓。应避免使用更粗的扩髓器，以免损伤髌股关节面和后交叉韧带。然后置入一个 12 mm 或更细的髓内钉，髓内钉远端至少应进入关节面 3~5 mm，髓内钉近端应

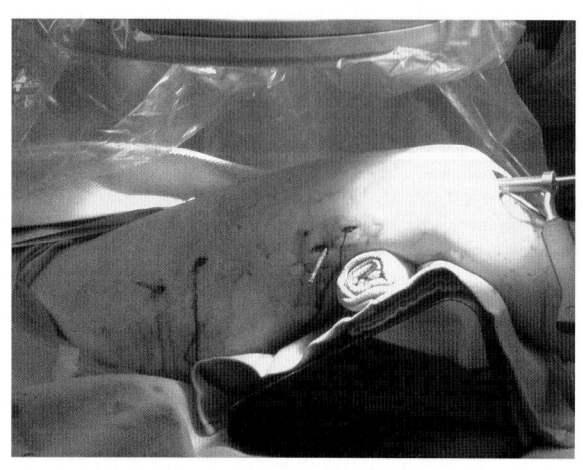

图 28.22 可透射 X 线的三角架使膝关节屈曲 30°，以方便逆行髓内钉的置入

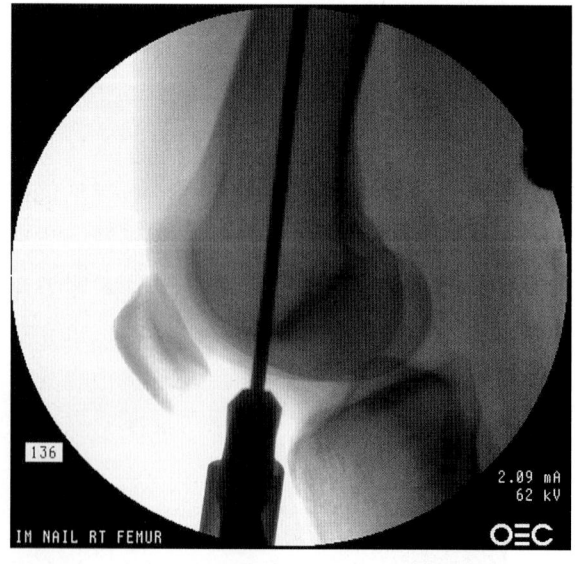

图 28.23 扩髓时使用软组织保护套，以减少软组织损伤

到达小转子以近的股骨近端。在侧位影像上可以更好地观察髓内钉在骨折远端内的长度。

然后，在近端用 1~2 枚锁定螺钉固定（前后方向），在远端用 2 枚锁定螺钉固定（内外方向）。在小转子近端，从前后方向置入股骨近端锁定螺钉是最安全的，这样可以最大限度地减少对股神经血管的损伤[39]。有时候，骨折远端还需要置入一枚阻挡螺钉以辅助骨折复位和防止力线偏移。阻挡钉打在前方可纠正过伸，打在后方可纠正弯曲畸形。这些阻挡螺钉可以引导髓内钉在骨折远端处于更理想的位置，在侧位片上看到的骨折对线更好。有时需要利用外侧或内侧阻挡钉来使髓内钉处于髓腔内更偏内或更偏外的位置，以使肢体获得更佳的内/外翻力线。取出髓内钉置入装置后，需要进行大量的冲洗，以免骨碎片或软骨碎片残留于膝关节腔内。建议术后尽早开始膝关节活动度锻炼和股四头肌收缩锻炼，以防止出现膝关节僵硬。建议限制负重 8~10 周或直至有足够的骨痂形成。

## 需要特别注意的问题

### 视频 28.7 股骨干和股骨颈骨折的 ORIF

股骨干骨折合并股骨颈损伤是一种具有挑战性的联合损伤[12, 31]。多数骨科医生都将注意力放在了股骨颈骨折上，以期在治疗股骨干骨折之前能使股骨颈获得良好的复位。当且仅当股骨颈骨折已经获得并被维持解剖复位，或者已经获得了初步的临时稳定固定后，才可以考虑使用单一内固定同时治疗两处骨折。对于这种联合损伤，可以在临时固定股骨颈骨折后应用头端髓内钉进行治疗，也可以使用两种单独的固定技术分别治疗两处骨折。股骨颈骨折可用空心螺钉或固定角度的螺钉进行治疗，股骨干骨折可以使用逆行髓内钉、接骨板或顺行髓内钉（在髋部螺钉之间小心置入）进行治疗。无论选择何种内固定方式，股骨颈骨折的解剖复位应首先进行且是最为重要的，股骨颈骨折的处理应优先于股骨干骨折的处理[12, 31]。

很不幸，枪击伤在美国相当常见，继发于弹道伤的股骨干骨折的治疗应参照闭合性损伤进行[1]。对低速枪弹伤，无须再行扩大清创，标准的传统髓内钉技术操作安全且感染率低。围术期 24 小时内应予以抗生素预防感染。但是，霰弹枪或高速步枪弹所致损伤与低速手枪所致损伤的治疗原则是完全不同的，需要行扩大清创，并用外固定架临时固定骨折，当枪击伤口变为清洁伤口后，根据情况选择合适的接骨板或髓内钉治疗股骨干骨折。

如前所述，钝性创伤造成的开放性骨折的治疗非常具有挑战性。当骨折伴有骨缺损时，可能会出现多种并发症，包括但不限于感染、骨折延迟愈合和骨折不愈合[40]。积极处理软组织损伤对于最大限度恢复肢体的功能是至关重要的，失活的肌肉组织应予以清除，但清创过程应小心慎重，以免造成过多的正常肌肉组织缺失。对于缺血性伤口，可以采用一些辅助治疗措施如负压闭合引流（VAC）或高压氧疗法，有助于尽可能多地保留正常的肌肉组织[41]。对高能量损伤造成的开放性损伤，应行序贯性伤口清创[41, 42]；而对低能量损伤造成的开放性损伤（包括小面积的皮肤脱套伤），可行早期积极清创并一期关闭伤口。

如果出现部分骨缺损，并且在伤口中发现游离的碎骨片，那么应当将这些碎骨片清除以降低感染的风险。当出现部分骨缺损时，在骨折断端之间放置抗生素珠链，可以填补由骨缺损造成的腔隙，并为后期的植骨做好准备[42]。作者目前的做法是放置含抗生素的不可被吸收的聚甲基丙烯酸甲酯（PMMA）团块（每 80 mg PMMA 含有万古霉素 2~4 g 和妥布霉素 3.6 g）。抗生素的释放取决于若干因素，包括抗生素的剂量和载体选择。载体内抗生素的浓度越大，局部组织内的抗生素浓度就越高[43]。载体内抗生素的初始浓度越高，那么抗生素释放的时间也就越长。PMMA 可以在数周内持续释放抗生素，并暂时填补由骨缺损造成的腔隙，同时还可以诱导形成一种有生物活性的软组织包膜。PMMA 团块一般在二期植骨时取出。

有时候，软组织包膜可以越过骨缺损区，并使骨缺损区内形成大量的骨痂，从而促进骨折愈合，甚至减少后期植骨的可能性。此外，应在术后第 6、10 周时摄片，以观察骨折愈合情况。如果骨缺损区太大，或者缺损区内形成的骨痂不足以完全填补该缺损区，则应取出骨水泥团块并进行植骨[42]。再次手术时，应对之前置入的内固定装置进行评估，以判断其稳定性和强度是否能满足使骨折最终愈合的要求。如果内固定装置松动，则应进行调整使之稳定。应对深层组织进行细菌培养，以排除隐性感染[42]。用髓内钉治疗股骨干骨折发生骨不连时，作者会在后期植骨手术时再加用一块接骨板进行固定。可以将 2.7 mm 或 3.5 mm 的接骨板用单皮质螺钉或双皮质螺钉固定于股骨干外侧[44]，这种额外的固定对骨不连的治疗是有作用的，因其可以使骨折断端获得一个稳定的力学环境，从而促进骨折愈合（图 28.24）[45]。

股骨干骨折合并动脉损伤可能会危及肢体的存活。在肢体缺血 6 小时以内应尽快恢复动脉血供，缺血超过 6 小时常会导致肌细胞死亡和肢体功能障碍性纤维挛缩[46]。对于这种复杂损伤的处理目前仍存在争议，但无论如何都应尽快恢复肢体的血供。可以通过临时的分流措施使远端肢体获得灌注，当分流灌注成功后，可以采用三种方法来固定股骨干骨折：外固定架、接骨板或髓内钉。对于大的开放性骨折，可以选择接骨板进行固定，便于直视下操作。对于严重粉碎性骨折，可以选择髓内钉，有助于维持肢体的力线和长度。多数情况下可能还需要进一步清创，此时外固定架是最好的选择。手术治疗应重建肢体的长度，然后随即直接修

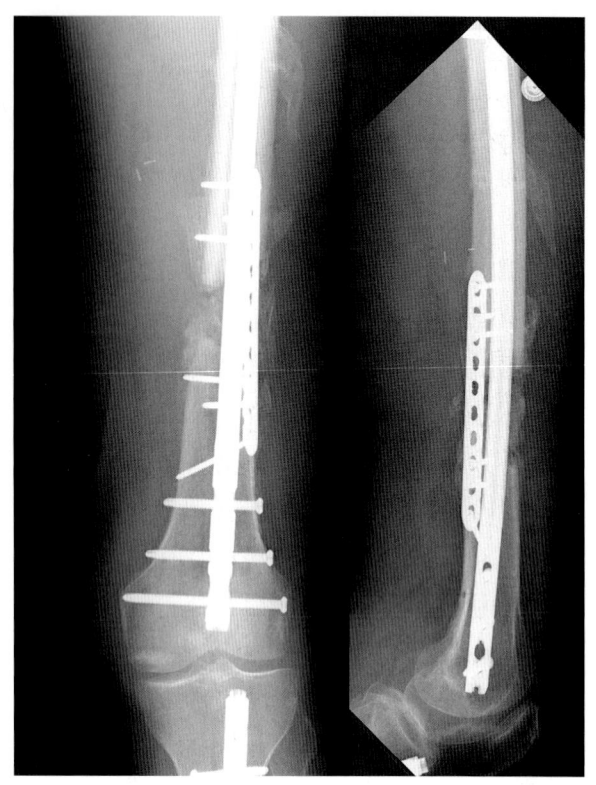

图 28.24　股骨骨折髓内钉术后骨不连，加用接骨板固定

复动脉损伤（少见）或取一段静脉做反向移植以修复动脉（更常见）。此外，还应修复静脉，以改善肢体的血液回流。除非腿部缺血时间很短（1~2 小时），否则应行腿部筋膜切开减压术。如果在血管修复之后再用外固定架固定骨折，此时应格外小心，以免修复后的血管再次受损。同样值得注意的是，在换钉时也应避免损伤已修复的血管。

在过去十年中，在接受股骨干骨折外科治疗（特别是经髓内钉治疗）的多发伤患者中发现了一种有害的"二次打击"[9]（详见第 1 章）。对这些严重损伤患者来说，需要采取分阶段处理的策略以限制手术对机体的打击，如先用外固定架临时固定骨折，待全身情况好转后再行最终固定。对这种多发伤患者来说，使用外固定架固定骨折往往是合适的。

对于合并颅脑损伤的股骨干骨折的最佳手术固定时机，目前还存在争议[10, 11]。支持早期

> **要点与技巧**
>
> - 外固定架：第一枚针应置于大转子下 4 横指处（小转子水平）。
> - 外固定架：最后一枚针应置于外侧髁上方至少 2 横指处。
> - 接骨板：如果骨折端存在缩短，可以使用带撑开装置的提拉钉或加压 / 撑开装置（铰链式撑开装置）来恢复长度。
> - 接骨板：垫高臀部以抬高大转子。
> - 经皮接骨板：在进行临时固定之后，应重新评估肢体长度和旋转对位，然后经皮置入螺钉。
> - 髓内钉：股骨近段骨折的复位比较困难，屈髋有助于将骨折远端复位到骨折近端。可以利用无菌的顶棒来辅助消除骨折远端的后倾。
> - 髓内钉：对于体形较大的患者，梨状窝进针点很难准确找到，尤其是患者处于仰卧位时。使患者尽量卧于骨折牵引床的边缘，以立柱为支点将股骨内收，用经皮推顶器推顶骨折近端以使其进一步内收。
> - 髓内钉：一般选择比第一个卡住髓腔的扩髓器直径小 1 mm 的髓内钉。
> - 粗隆钉：导针应从大转子顶点置入。
> - 粗隆钉：插入髓内钉时将其前弓转向外侧，可以使其易于通过股骨近端。
> - 逆行髓内钉：利用可透视的三角架使膝关节屈曲 30°~40°，方便寻找进钉点。
> - 前倾角的影像学评估：应通过透视健侧股骨远、近端的旋转差来确定其前倾角，伤侧股骨的前倾角应参考健侧前倾角进行重建（图 28.4）。
> - 前倾角的影像学评估：理解和重复术中对股骨近端的透视，对获得合适的前倾角是至关重要的。
> - 髓内钉置入之后，利用透视仔细检查股骨颈的旋转，从侧面观察股骨颈，并通过牵引下肢来对股骨颈施加压力。
> - 不管使用哪种方法固定股骨干骨折之后，还应检查：①是否有股骨颈骨折，②伤侧膝关节的稳定性，③将伤侧肢体的长度和旋转对位与健侧肢体进行对比。

固定的人认为这可以使患者更早地开始活动，并保持头 / 胸部高位，可能更有助于康复。反对早期固定的人认为，早期手术会加重组织肿胀，从而引起颅内压增高，对整体预后是有害的。作者认为，如果对已有效复苏的患者进行颅内压监测，同时避免术中出现低血压，那么进行早期的髓内钉固定是安全的。维持正常的颅内灌注压非常重要，因此必须进行颅内压监测，但要做到这一点，需要神经外科医生的协助，还需要普通外科医生等协助监测和管理患者术前、术中和术后的血压和容量问题。

## 新技术

股骨髓内钉技术在不断发展，部分外科医生已经开始使用其他类型的交锁髓内钉。髓内钉的安装过程需要多次 X 线透视，特别是在寻找进钉点和置入远端锁定螺钉时。计算机辅助技术的使用将减少医生的辐射暴露。市场上已有几种设备，使得术中只需一次透视，便能正确置入导针和内固定。此外，许多制造商已经开发出具有固定锁定角度螺钉的髓内钉，这些锁定螺钉与髓内钉上的锁孔一一匹配，从而形成一个角度稳定的锁定结构。对于骨质疏松的股骨干骨折，或用髓内钉固定较短的干骺端骨折断端时，这种螺钉是非常有帮助的。最后，冲洗 – 灌流 – 扩髓器（RIA）不仅可以用于治疗股骨干骨折，而且还能收集扩髓后的物质用于植骨，其收获的物质含有干细胞和大量生长因子[47]。这些令人兴奋的新技术目前正在多家机构进行研究，并将在今后一段时间内成为治疗股骨干骨折和自体骨移植的前沿。

## 结 果

关于股骨干骨折患者的描述性结果已有许多报道[48, 49]。单纯的股骨干骨折一般预后较好，多数患者可以获得完全恢复。术后肢体功能障碍很大程度上与软组织损伤有关，而与骨折的类型关系不大。防止出现并发症非常重要，包括短缩、对位不良、感染和神经血管损伤。用髓内钉治疗单纯股骨干骨折的多组病例研究报道称其愈合率为98%~99%，感染率小于1%，短缩和对位不良的发生率不足10%[31, 48]。严重的神经和血管损伤极为罕见。有报道称桥接骨板（尽管有限）有较高的骨折对位不良发生率，因此其已不再那么受推崇，但其骨折愈合率仍然较高（90%~95%）。对经验丰富的医生来说，加压接骨板的骨折愈合率可达92%~93%，感染率为1%~2%[50]。

因内固定失败导致的骨折延迟愈合和/或不愈合的发生率为3%~5%。关于以外固定架作为治疗股骨干骨折的最终固定方式的报道很少，因此外固定架的治愈率难以确定。在用外固定架固定股骨之后，出现钉道问题（60%~70%）、骨折延迟愈合、骨不连、畸形愈合、膝关节僵硬等并发症的概率较高，这就是这种治疗方法被放弃的原因。外固定架现主要用于骨折的临时固定。

有报道称合并多发伤和头部损伤的股骨干骨折患者仍有较高的骨折愈合率[51]，而何时对这种合并多发伤的股骨干骨折进行固定仍存在争议。严重开放性损伤或合并大块骨缺损时，骨折愈合率会降低。随着软组织损伤严重程度的增加，感染风险也增加，严重开放性损伤（3B型或更严重者）感染的发生率接近7%~10%[52]。股骨干骨折有时需要行二期植骨，尤其是在开放性骨折或有较大骨缺损的情况下。如果临床和影像学检查提示骨折延迟愈合，应尽早（8~10周）进行植骨。当使用髓内钉固定骨折之后，在做出植骨的决定前，医生可以有更长的观察时间。

## 并发症

据报道，合并有临床意义的膝关节韧带损伤的患者占所有股骨干骨折患者的20%~30%[53]。此外，有患者常在股骨干骨折后出现膝前疼痛，髌股关节面软骨损伤或者半月板的微小撕裂多是引起这种疼痛的原因。后期半月板出现异常的概率约为20%，又以外侧半月板异常多见[53]。与股骨干骨折同侧的下肢损伤包括胫骨干骨折、踝关节骨折/脱位和严重的足损伤等，所有的这些损伤在高速机动车事故中很常见。远隔部位的骨损伤，包括锁骨损伤和上肢损伤也很常见，可能会限制患者早期活动。

与股骨干骨折相关的神经和血管损伤是罕见的。股骨周围大量的肌肉保护着主要的血管和神经。发生血管损伤之后，最重要的是采取合适的紧急处理，因为血管损伤常威胁肢体的安全。当没有动脉搏动或动脉搏动减弱时，应进一步评估血管完整性，踝臂指数（ABI）小于0.9被认为是血管损伤的标志[54]。ABI应在腿处于牵引状态并尽可能伸直的情况下进行测量。如果发现股骨干骨折合并血管损伤，应立即行动脉造影以明确血管损伤的情况。随后再进行血管修复和股骨干骨折的固定。除非股骨长度已完全重建，否则应避免端－端直接吻合修复血管断端。

股骨干骨折治疗过程中有很多并发症，应积极处理，其处理通常基于所实施的固定方法。

## 感 染

髓内钉术后感染虽然罕见，但其一旦发生，又很难诊断和根治。感染的评估应包括实验室检查，包括全血细胞计数（CBC）、血沉和C

反应蛋白，这些参数的变化可以提示治疗是否有效（还可以提示是否有感染）。虽然一些新方法通过分子生物学技术能够检测细菌 DNA 以明确诊断，但感染的最终确诊只能通过细菌培养来确定[55]。

一旦发生感染，则需要对感染的软组织进行清创，有时需要去除内固定、清理髓腔并进行局部清创，可能还需要用外固定架进行临时固定。当发现感染并经静脉注射（IV）抗生素治疗时，扩髓交锁髓内钉可能仍能保持良好的疗效[56, 57]。治疗髓内感染是非常困难的，但有研究表明，使用抗生素骨水泥涂层的髓内钉可有助于根治髓内感染[58]。使用冲洗灌流扩髓器有助于清除胫骨髓内骨髓炎，也可作为治疗股骨髓内骨髓炎的辅助手段[59]。治疗的目标是使骨折愈合，如果感染持续存在，那么可以在骨折愈合后拆除内固定。如果接骨板或外固定失败，则应将其拆除。在髓内钉置入和植骨术后，静脉应用抗生素是一种间接促进骨折愈合的有效手段。逆行髓内钉术后发生感染是非常棘手的，因为感染可能会扩散至膝关节，所以其需要积极治疗。幸运的是，在目前已发表的文献中这种并发症很少见[60]。

## 漏诊的损伤

已知因治疗股骨干骨折而漏诊其他伴发骨折的发生率为 3%~7%[12]。这些伴发损伤常和股骨干骨折同时发生，并且常常是隐匿性的，最可怕的是漏诊股骨颈骨折。因此，应在术前应行骨盆 / 腹部 CT 扫描以检查股骨颈。术中在撤除无菌手术单之前，应利用透视仔细检查股骨颈有无骨折，最好在髋内旋位检查，牵引可能更有帮助。另外，所有髓内钉置入术后都应拍摄髋内旋位的髋关节正位片，以排除隐匿性股骨颈骨折[61]。如果确实存在股骨颈骨折，应立即复位并稳定。除非股骨颈骨折移位明显且无法获得或维持良好的复位，否则一般不拔出髓内钉。

其他易漏诊的骨折或医源性损伤，包括简单的骨折变得更复杂，可以通过使用静态交锁髓内钉进行固定。当使用髓内钉固定股骨干峡部以下远端骨折时，应注意避免漏诊累及股骨髁的隐匿性螺旋形骨折，如果出现这种情况，则应在置入髓内钉之前用拉力螺钉临时固定股骨髁[62]。

## 再骨折

常规拆除内固定装置后也可能出现再骨折，因此建议髓内钉应固定 18~24 个月，接骨板通常无须拆除（尤其是股骨远端接骨板）。建议在拆除接骨板或髓内钉后的数周内保护性负重，并限制接触性运动至少 2 个月。

## 骨折延迟愈合 / 不愈合

视频 28.8　采用加压接骨板治疗股骨不连

应用髓内钉后出现的骨折延迟愈合或不愈合，有时可以通过将承载应力的静态锁定髓内钉更换为分担应力的动态锁定髓内钉来解决。去除静态锁钉操作简单，可以使机械应力传递到骨折断端，从而促进骨折愈合。如果确实出现骨不连，更换髓内钉可以使骨折愈合率达到 50%~90%[56, 57]。研究表明，如果更换髓内钉，则新髓内钉应比原髓内钉直径大 2 mm 以上，以促进骨折愈合[63]。其他治疗方法包括：开放性植骨加小接骨板、更换髓内钉联合开放性植骨、更换髓内钉联合开放性植骨和附加接骨板、将髓内钉更换为接骨板[45]。

庆幸的是，骨折延迟愈合和骨不连很少见，在闭合性骨折中，其发生率不足 3%~5%[64]。出现骨折延迟愈合或骨不连时要除外感染。合并感染时的处理非常棘手，需要采用多种方法促进骨折愈合。

如果接骨板固定后出现骨不连，通常随即会发生接骨板的失败。因此，如果接骨板固定术后骨折愈合缓慢，则应在内固定失败前早期积极地进行植骨。如果不尽早植骨，则后期可能需要更换接骨板并同时植骨，或者更换为髓内钉（植骨或不植骨）。应在深层取细菌培养，以排除和骨不连相关的隐性感染（扩髓所得物也可以送去培养）。

## 骨折畸形愈合

不幸的是，髓内钉术后骨折畸形愈合的发生率比之前报道或预期得要高，为5%~10%，与骨折部位和髓内钉方向（顺行/逆行）有关[33,36]。髓内钉术后最常见的畸形愈合是股骨短缩后出现的扭转畸形[65,66]。骨折越靠近股骨近端或者远端，冠状面上畸形（内翻和外翻）的发生率就越高。股骨干中段骨折经合适的髓内钉治疗后出现畸形愈合者很少见。如果使用骨科牵引床，缩短畸形会很少见，但仍可能出现旋转畸形。正确安装锁定螺钉可以防止发生扭转畸形。如果髓内钉在髓腔内偏外，那么出现扭转畸形的风险将变大。若果临床检查扭转畸形超过20°，则需要对股骨颈和股骨髁进行CT扫描，以排除前倾角异常。一般认为，大于15°的旋转畸形应予以矫正。

值得注意的是，在侧卧位行顺行髓内钉固定时，外扭转畸形是最常见的。如果发现扭转畸形，矫正比较容易，可以先在骨折近端和远端的正前方经皮置入2根克氏针，然后去除骨折远端锁定螺钉，再将骨折远端进行内旋，直到前方克氏针之间出现对应的角度变化，最后将静态锁定螺钉重新置入股骨远端。建议将使用参考针进行矫正与前文所提到的术中力线透视相结合。如果已经出现畸形愈合，则可能需要截骨矫形。可以用髓内锯进行闭合性截骨以纠正扭转畸形，但严重冠状面和矢状面畸形则需要开放截骨。

## 内固定物凸出

股骨髓内钉无论是顺行置入还是逆行置入，都可能会出现内固定物凸出的现象。顺行髓内钉凸出通常表现为外展肌受刺激症状和类Trendelenburg步态。大转子上方的进钉点和锁定螺钉（横向或斜向转子间）的凸起处可发生滑囊炎；远端锁定螺钉，特别是逆行髓内钉的锁定螺钉，也可以导致膝关节内侧或外侧组织的滑囊炎。如果逆行髓内钉的进钉点在侧位片上没有位于Blumensaat线近端，则会凸出于髁间凹并损伤髌股关节，所以应注意将逆行髓内钉置入得足够深，以避免这种并发症。在骨折愈合前，应该小心护理这些内固定凸出。骨折愈合后，伴有症状的螺钉可以选择早期拆除。髓内钉一般应固定18~24个月，但对于某些症状非常严重的患者，可能需要更早地拆除。

幸运的是，接骨板凸出非常少见。但是当接骨板置于股骨远端或近端时，可能会出现，需要注意处理。应注意的是，如果可能的话只拆除有症状那部分内固定。

## 筋膜间室综合征

股骨干骨折后很少出现大腿筋膜间室综合征，但有些情况应该警惕。筋膜间室综合征的危险因素包括血管损伤、严重的凝血功能障碍、长时间外部挤压（挤压伤）、持续性低血压和使用抗休克裤[67]。如果判断很可能发生筋膜间室综合征，则必须早期切开减压。由于大腿内侧极少出现筋膜间室综合征，所以一般行大腿外侧切开以减压外侧和后方筋膜间室就足够了。由于大腿筋膜间室综合征可引起广泛的肌肉损伤，释放大量的肌红蛋白，如果在治疗早期不认识到这一点并及时处理，后果可能是致命的。后果的严重性和诊治是否及时有关。

## 神经损伤

股骨干骨折伴发神经损伤很罕见，但在治疗过程中可能会出现医源性神经损伤。已经有关于髓内钉治疗后出现坐骨神经和阴部神经损伤的报道[62]。阴部神经损伤会导致阴唇或阴囊感觉缺失，甚至可能导致阳痿。一项研究显示，在骨折牵引床上置入顺行髓内钉的神经损伤发生率为10%[68]。一旦骨折获得了复位并完成固定，应及时释放用于辅助复位的牵引力。神经损伤的程度与牵引的时间和牵引力的大小有关[62]。虽然开放复位接骨板固定偶尔可引起血管损伤，但神经损伤非常少见，接骨板固定的过程中的复位操作会使血管更容易受损。

## 异位骨化

顺行髓内钉手术后，在髋外展肌周围可发生异位骨化（HO）[69]。引起异位骨化的可能因素有：肌肉的损伤程度、扩髓后遗留的碎屑以及患者当时的生理状态，以及其他可能与异位骨化形成相关的因素，如严重的头部损伤和严重烧伤（具体机制不明）等。严重的异位骨化可限制髋关节的活动，引起明显的疼痛并导致跛行。这些患者需要通过连续的X线检查和CT扫描进行评估，以明确异位骨化的部位和范围。如果异位骨化很严重，则可能需要适时拆除内固定并切除异位骨化灶。如果在异位骨化成熟前将其切除，术后有必要行放疗[70]。

开放性骨折创口和肌肉组织损伤也可以导致异位骨化。出现这种情况时，主要影响的是股四头肌的力量，并会显著影响膝关节的活动。如果异位骨化的范围很大，可能会发生膝关节挛缩。因此需要对受损肌肉组织进行仔细、彻底的清创，同时建议放置负压引流以防止形成血肿。这种类型的异位骨化不建议行常规预防处理，但如果发生严重的异位骨化，可能需要将其切除以恢复膝关节的功能。

## 新观点

### 非典型股骨干骨折

随着人口老龄化，骨质疏松和与之相关的脆弱性骨折也随之增多。股骨干通常不是脆性骨折常见的发生部位，但有研究报道了一种新型股骨干骨折，称为非典型股骨干骨折[3, 4]。这种骨折通常发生在服用双磷酸盐（抑制骨质吸收）的老年骨质疏松患者。如果长期使用这类药物，特别是超过3~5年，会发现其与股骨近端三分之一的病理性骨折有关。这种骨折是典型的横形骨折，可以自发发生，也可以由轻微的外伤导致。如果此类患者出现大腿疼痛症状，那么可能是发生此类骨折的前驱症状。影像学上也可以在即将发生骨折的部位发现因应力改变引起的相关变化，如外侧骨皮质增厚（有时甚至可以呈鸟嘴状）等（图28.25）。如果出现了这些表现，应该告知患者并建议停药8~12个月（休药期）。预防性固定有争议，但也可以与患者商议；如果已经发生了骨折，通常会采用髓内钉治疗。应注意的是，由于这些骨是病态的，所以这些骨折有不愈合的倾向。要使骨折愈合可能不是那么容易，恢复骨折局部区域的正常生物学环境通常是必要的（如使用刺激成骨的药物或直接植骨）。应继续骨质疏松症的治疗（如有指征，包括重新使用双磷酸盐），因为使用双磷酸盐药物预防骨质疏松性骨折的好处，要远远大于因此造成非典型股骨骨折的风险。

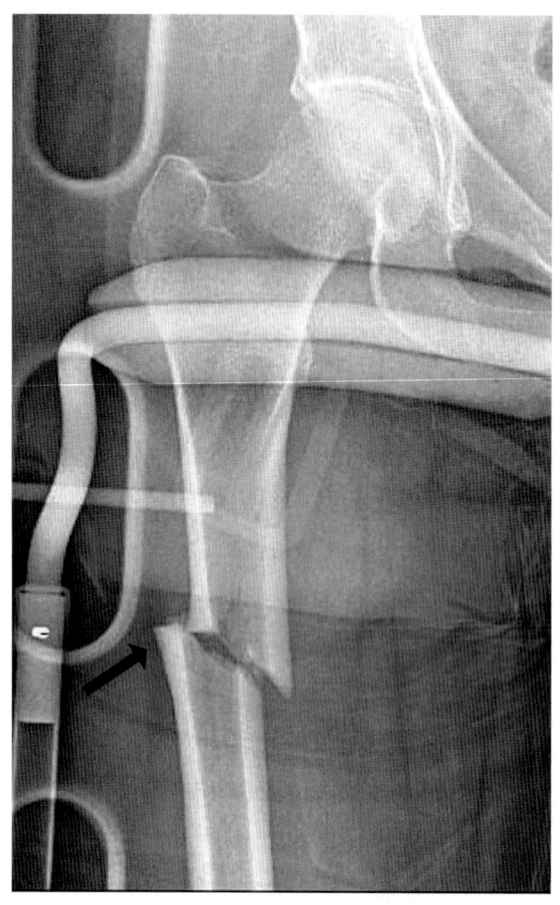

图 28.25 双膦酸盐相关的非典型骨折：这是一例由低能量损伤（站立时摔倒）引起的股骨干横形骨折，可见骨折断端外侧骨皮质增厚（黑色箭头）

### 经 验

- 股骨干相关区域性损伤包括：同侧股骨颈骨折、股骨髁上骨折、胫骨干或足踝部骨折。
- 双侧股骨干骨折的死亡率可达 17%[71]。
- 股骨干骨折的发生率为每年每万人 1~1.3 次。
- 股骨干骨折合并股骨颈骨折的发生率接近 5%。
- 股骨骨折合并膝关节韧带损伤的发生率为 20%~30%。
- 股骨干骨折合并膝关节半月板损伤的发生率为 20%，以外侧半月板损伤更为常见。
- 逆行性髓内钉的适应证包括肥胖，合并同侧股骨颈骨折、同侧髋臼骨折，孕妇和双侧股骨干骨折。
- 单侧闭合性股骨干骨折的愈合率为 98%~99%，感染率小于 1%，缩短或扭转畸形的发生率 5%~10%[23, 33]。
- 桥接接骨板的愈合率为 90%~95%，但可能会发生对位、对线不良（特别是旋转对位）[22]。
- 加压接骨板的愈合率为 92%，感染率 2%，内固定失败率 3%~5%[35]。
- 严重开放性骨折（3B 型）的感染发生率为 7%~10%。
- 因治疗股骨干骨折而漏诊其他骨折的发生率为 3%~7%[13]。

### 视 频

**视频 28.1  股骨髓内钉的操作**

视频演示了顺行扩髓技术、体位的摆放、梨状窝的定位，以及如何在常规手术床上行髓内钉固定。

**视频 28.2  经皮顺行髓内钉固定**

视频演示了经梨状窝入路行顺行髓内钉固定的技术，以及转子区的局部解剖、相应皮肤切口的位置。

**视频 28.3  股骨大转子入路顺行髓内钉固定**

视频演示了经股骨大转子入路行顺行髓内钉固定的技术，强调了准确定位进钉点和正确复位。

**视频 28.4  采用弹性髓内钉固定治疗儿童股骨骨折**

视频演示了用钛合金弹性髓内钉固定治疗一例 8 岁的儿童股骨干横形骨折，2 枚髓内钉分别从内侧髁和外侧髁逆行置入。

**视频 28.5  逆行髓内钉固定治疗 A 型股骨髁上骨折**

视频演示了以髌骨内侧 2.5 cm 为进钉点固定 A 型股骨髁上骨折，强调了准确定位进钉点和正确复位。

**视频 28.6  股骨逆行髓内钉固定**

视频演示了劈开肌腱以逆行置入髓内钉固定股骨髁上骨折的技术和原则，强调了准确定位进钉点的重要性。

**视频 28.7  股骨干和股骨颈骨折的 ORIF**

视频演示了经 Wstson-Jones 入路对股骨颈骨折行 ORIF，并同时用髓内钉固定股骨干骨折。

**视频 28.8  采用加压接骨板治疗股骨不连**

视频演示了用钛合金有限接触动力加压接骨板（LCDCP）治疗股骨不连，强调了股外侧入路、骨不连处的清理以及断端的加压固定。

## 参考文献

1. Taylor MT, Banerjee B, Alpar EK. Injuries associated with a fractured shaft of the femur. Injury 1994;25:185–187
2. Singer BR, McLauchlan GJ, Robinson CM, Christie J. Epidemiology of fractures in 15, 000 adults: the influence of age and gender. J Bone Joint Surg Br 1998;80:243–248
3. Lenart BA, Lorich DG, Lane JM. Atypical fractures of the femoral diaphysis in postmenopausal women taking alendronate. N Engl J Med 2008;358:1304–1306
4. Shane E, Burr D, Ebeling PR, et al; American Society for Bone and Mineral Research. Atypical subtrochanteric and diaphyseal femoral fractures: report of a task force of the American Society for Bone and Mineral Research. J Bone Miner Res 2010;25:2267–2294
5. Copeland CE, Mitchell KA, Brumback RJ, Gens DR, Burgess AR. Mortality in patients with bilateral femoral fractures. J Orthop Trauma 1998;12:315–319
6. Nork SE, Agel J, Russell GV, Mills WJ, Holt S, Routt ML Jr. Mortality after reamed intramedullary nailing of bilateral femur fractures. Clin Orthop Relat Res 2003;415:272–278
7. Giannoudis PV, Pape HC, Cohen AP, Krettek C, Smith RM. Review: systemic effects of femoral nailing: from Küntscher to the immune reactivity era. Clin Orthop Relat Res 2002;404:378–386
8. Pape HC, Grimme K, Van Griensven M, et al; EPOFF Study Group. Impact of intramedullary instrumentation versus damage control for femoral fractures on immunoinflammatory parameters: prospective randomized analysis by the EPOFF Study Group. J Trauma 2003;55:7–13
9. Pape HC, Hildebrand F, Pertschy S, et al. Changes in the management of femoral shaft fractures in polytrauma patients: from early total care to damage control orthopedic surgery. J Trauma 2002;53:452–461, discussion 461–462
10. Starr AJ. Early fracture fixation may be deleterious after head injury. J Trauma 1997;42:981–983, author reply 983
11. Starr AJ, Hunt JL, Chason DP, Reinert CM, Walker J. Treatment of femur fracture with associated head injury. J Orthop Trauma 1998;12:38–45
12. Wolinsky PR, Johnson KD. Ipsilateral femoral neck and shaft fractures. Clin Orthop Relat Res 1995;318:81–90
13. Barei DP, Schildhauer TA, Nork SE. Noncontiguous fractures of the femoral neck, femoral shaft, and distal femur. J Trauma 2003;55:80–86
14. Winquist RA, Hansen ST Jr. Comminuted fractures of the femoral shaft treated by intramedullary nailing. Orthop Clin North Am 1980;11:633–648
15. Orthopaedic Trauma Association Committee for Coding and Classification. Fracture and dislocation compendium. J Orthop Trauma 1996;10 (Suppl 1):v–ix, 1–154
16. Gustilo RB, Anderson JT. Prevention of infection in the treatment of one thousand and twenty-five open fractures of long bones: retrospective and prospective analyses. J Bone Joint Surg Am 1976;58:453–458
17. Crotwell WH III. The thigh-lacer: ambulatory non-operative treatment of femoral shaft fractures. J Bone Joint Surg Am 1978;60:112–117
18. Bick EM. The intramedullary Nailing of Fractures by G. Küntscher. Translation of article in Archiv für Klinische Chirurgie, 200:443, 1940. Clin Orthop Relat Res 1968;60:5–12
19. Ostrum RF, Marcantonio A, Marburger R. A critical analysis of the eccentric starting point for trochanteric intramedullary femoral nailing. J Orthop Trauma 2005;19:681–686
20. Harma A, Germen B, Karakas HM, Elmali N, Inan M. The comparison of femoral curves and curves of contemporary intramedullary nails. Surg Radiol Anat 2005;27:502–506
21. Yoshioka Y, Cooke TD. Femoral anteversion: assessment based on function axes. J Orthop Res 1987;5:86–91
22. Hoaglund FT, Low WD. Anatomy of the femoral neck and head, with comparative data from Caucasians and Hong Kong Chinese. Clin Orthop Relat Res 1980;152:10–16
23. Kingsley PC, Olmsted KL. A study to determine the angle of anteversion of the neck of the femur. J Bone Joint Surg Am 1948;30A:745–751
24. Reikerås O, Høiseth A, Reigstad A, Fönstelien E. Femoral neck angles: a specimen study with special regard to bilateral differences. Acta Orthop Scand 1982;53:775–779
25. Hawi N, Liodakis E, O'Loughlin PF, et al. Progress towards intra-operative measurement of femoral antetorsion. Technol Health Care 2012;20:57–63
26. Tornetta P III, Ritz G, Kantor A. Femoral torsion after interlocked nailing of unstable femoral fractures. J Trauma 1995;38:213–219

27. Johnson KD, Tencer AF, Sherman MC. Biomechanical factors affecting fracture stability and femoral bursting in closed intramedullary nailing of femoral shaft fractures, with illustrative case presentations. J Orthop Trauma 1987;1:1-11
28. Farouk O, Krettek C, Miclau T, Schandelmaier P, Tscherne H. The topography of the perforating vessels of the deep femoral artery. Clin Orthop Relat Res 1999;368:255-259
29. Nowotarski PJ, Turen CH, Brumback RJ, Scarboro JM. Conversion of external fixation to intramedullary nailing for fractures of the shaft of the femur in multiply injured patients. J Bone Joint Surg Am 2000;82:781-788
30. Scalea TM, Boswell SA, Scott JD, Mitchell KA, Kramer ME, Pollak AN. External fixation as a bridge to intramedullary nailing for patients with multiple injuries and with femur fractures: damage control orthopedics. J Trauma 2000;48:613-621, discussion 621-623
31. Watson JT, Moed BR. Ipsilateral femoral neck and shaft fractures: complications and their treatment. Clin Orthop Relat Res 2002;399:78-86
32. Brumback RJ, Toal TR Jr, Murphy-Zane MS, Novak VP, Belkoff SM. Immediate weight-bearing after treatment of a comminuted fracture of the femoral shaft with a statically locked intramedullary nail. J Bone Joint Surg Am 1999;81:1538-1544
33. Ricci WM, Bellabarba C, Lewis R, et al. Angular malalignment after intramedullary nailing of femoral shaft fractures. J Orthop Trauma 2001;15:90-95
34. Wolinsky PR, McCarty EC, Shyr Y, Johnson KD. Length of operative procedures: reamed femoral intramedullary nailing performed with and without a fracture table. J Orthop Trauma 1998;12:485-495
35. Shepherd LE, Shean CJ, Gelalis ID, Lee J, Carter VS. Prospective randomized study of reamed versus unreamed femoral intramedullary nailing: an assessment of procedures. J Orthop Trauma 2001;15:28-32, discussion 32-33
36. Tornetta P III, Tiburzi D. Reamed versus nonreamed anterograde femoral nailing. J Orthop Trauma 2000;14:15-19
37. Morshed S, Corrales LA, Lin K, Miclau T. Femoral nailing during serum bicarbonate-defined hypoperfusion predicts pulmonary organ dysfunction in multi-system trauma patients. Injury 2011;42:643-649
38. Ostrum RF, DiCicco J, Lakatos R, Poka A. Retrograde intramedullary nailing of femoral diaphyseal fractures. J Orthop Trauma 1998;12:464-468
39. Riina J, Tornetta P III, Ritter C, Geller J. Neurologic and vascular structures at risk during anterior-posterior locking of retrograde femoral nails. J Orthop Trauma 1998;12:379-381
40. Mitchell SE, Keating JF., Robinson CM. The treatment of open femoral fractures with bone loss. J Bone Joint Surg Br 2010;92:1678-1684
41. Herscovici D Jr, Sanders RW, Scaduto JM, Infante A, DiPasquale T. Vacuum-assisted wound closure (VAC therapy) for the management of patients with high-energy soft tissue injuries. J Orthop Trauma 2003;17:683-688
42. Christian EP, Bosse MJ. Robb G. Reconstruction of large diaphyseal defects, without free fibular transfer, in Grade-IIIB tibial fractures. J Bone Joint Surg Am 1989;71:994-1004
43. Amin TJ, Lamping JW, Hendricks KJ. McIff TE. Increasing the elution of vancomycin from high-dose antibiotic-loaded bone cement: a novel preparation technique. J Bone Joint Surg Am 2012;94:1946-1951
44. Lin CJ, Chiang CC, Wu PK, et al. Effectiveness of plate augmentation for femoral shaft nonunion after nailing. J Chin Med Assoc 2012;75:396-401
45. Hakeos WM, Richards JE, Obremskey WT. Plate fixation of femoral nonunions over an intramedullary nail with autogenous bone grafting. J Orthop Trauma 2011;25:84-89
46. Zhang H, Wang X, Guan M, Li C, Luo L. Skeletal muscle evaluation by MRI in a rabbit model of acute ischaemia. Br J Radiol 2013;86:20120042
47. Sagi HC, Young ML, Gerstenfeld L, Einhorn TA, Tornetta P. Qualitative and quantitative differences between bone graft obtained from the medullary canal (with a reamer/irrigator/aspirator) and the iliac crest of the same patient. J Bone Joint Surg Am 2012;94:2128-2135
48. Winquist RA, Hansen ST Jr, Clawson DK. Closed intramedullary nailing of femoral fractures. A report of five hundred and twenty cases. J Bone Joint Surg Am 1984;66:529-539
49. Brumback RJ, Reilly JP, Poka A, Lakatos RP, Bathon GH, Burgess AR. Intramedullary nailing of femoral shaft fractures. Part I: Decision-making errors with interlocking fixation. J Bone Joint Surg Am 1988;70:1441-1452
50. Seligson D, Mulier T, Keirsbilck S, Been J. Plating

of femoral shaft fractures. A review of 15 cases. Acta Orthop Belg 2001;67:24-31

51. Bosse MJ, MacKenzie EJ, Riemer BL, et al. Adult respiratory distress syndrome, pneumonia, and mortality following thoracic injury and a femoral fracture treated either with intramedullary nailing with reaming or with a plate. A comparative study. J Bone Joint Surg Am 1997;79:799-809

52. Patzakis MJ, Wilkins J. Factors influencing infection rate in open fracture wounds. Clin Orthop Relat Res 1989;243:36-40

53. Blacksin MF, Zurlo JV, Levy AS. Internal derangement of the knee after ipsilateral femoral shaft fracture: MR imaging findings. Skeletal Radiol 1998;27:434-439

54. Mills WJ, Barei DP, McNair P. The value of the ankle-brachial index for diagnosing arterial injury after knee dislocation: a prospective study. J Trauma 2004;56:1261-1265

55. Palmer M, Costerton W, Sewecke J, Altman D. Molecular techniques to detect biofilm bacteria in long bone nonunion: a case report. Clin Orthop Relat Res 2011;469:3037-3042

56. Hak DJ, Lee SS, Goulet JA. Success of exchange reamed intramedullary nailing for femoral shaft nonunion or delayed union. J Orthop Trauma 2000;14:178-182

57. Weresh MJ, Hakanson R, Stover MD, Sims SH, Kellam JF, Bosse MJ. Failure of exchange reamed intramedullary nails for ununited femoral shaft fractures. J Orthop Trauma 2000;14:335-338

58. Paley D, Herzenberg JE. Intramedullary infections treated with antibiotic cement rods: preliminary results in nine cases. J Orthop Trauma 2002;16:723-729

59. Zalavras CG, Sirkin M. Treatment of long bone intramedullary infection using the RIA for removal of infected tissue: indications, method and clinical results. Injury 2010;41(Suppl 2):S43-S47

60. O'Toole RV, Riche K, Cannada LK, et al. Analysis of postoperative knee sepsis after retrograde nail insertion of open femoral shaft fractures. J Orthop Trauma 2010;24:677-682

61. Tornetta P III, Kain MS, Creevy WR. Diagnosis of femoral neck fractures in patients with a femoral shaft fracture. Improvement with a standard protocol. J Bone Joint Surg Am 2007;89:39-43

62. Butler MS, Brumback RJ, Ellison TS, Poka A, Bathon GH, Burgess AR. Interlocking intramedullary nailing for ipsilateral fractures of the femoral shaft and distal part of the femur. J Bone Joint Surg Am 1991;73:1492-1502

63. Shroeder JE, Mosheiff R, Khoury A, Liebergall M, Weil YA. The outcome of closed IM Exchange nailing with reamed insertion in the treatment of femur shaft nonunion. J Orthop Trauma 2009;23:653-657

64. Brumback RJ, Virkus WW. Intramedullary nailing of the femur: reamed versus nonreamed. J Am Acad Orthop Surg 2000;8:83-90

65. Jaarsma RL, Pakvis DF, Verdonschot N, BiertJ, van Kampen A. Rotational malalignment after intramedullary nailing of femoral fractures. J Orthop Trauma 2004;18:403-409

66. Krettek C, Miclau T, Grün O, Schandelmaier P, Tscherne H. Intraoperative control of axes, rotation and length in femoral and tibial fractures. Technical note. Injury 1998;29(Suppl 3):C29-C39

67. Schwartz JTJr, Brumback RJ, Lakatos R, Poka A, Bathon GH, Burgess AR. Acute compartment syndrome of the thigh. A spectrum of injury. J Bone Joint Surg Am 1989;71:392-400

68. Brumback RJ, Ellison TS, Molligan H, Molligan DJ, Mahaffey S, Schmidhauser C. Pudendal nerve palsy complicating intramedullary nailing of the femur. J Bone Joint Surg Am 1992;74:1450-1455

69. Brumback RJ, Wells JD, Lakatos R, Poka A, Bathon GH, Burgess AR. Heterotopic ossification about the hip after intramedullary nailing for fractures of the femur. J Bone Joint Surg Am 1990;72:1067-1073

70. Anglen JO, Moore KD. Prevention of heterotopic bone formation after acetabular fracture fixation by single-dose radiation therapy: a preliminary report. J Orthop Trauma 1996;10:258-263

71. Kobbe P, Micansky F, Lichte P, et al; TraumaRegister DGU. Increased morbidity and mortality after bilateral femoral shaft fractures: myth or reality in the era of damage control? Injury 2013;44:221-225

# 29　股骨远端骨折

著者：Philip J. Kregor，Michael P. Zlowodzki
译者：扈延龄　李绪文

无论是否合并关节内骨折，AO/OTA 分型 33A 型和 33C 型股骨髁上骨折的手术治疗历来都是个难题。骨折的某些伴随情况也使得处理尤为困难，如骨质疏松、多平面关节内骨折、股骨远端可供内固定置入部分过于短小、开放性创口，以及可能存在的伸膝装置损伤等。并发症较为常见，包括感染、膝关节僵硬、植骨的需要、骨折畸形愈合和骨不连等[1-3]。股骨远端骨折的治疗理念在过去的 40 年间不断演变。在 20 世纪 60 年代和 70 年代早期非手术治疗是主流，尽管应用这些方法后骨折的愈合并不十分困难，但是后期常合并明显的畸形和关节僵硬[4,5]。

在经历了非手术治疗之后，外科医生们开始尝试开放复位和坚强内固定。这是由 AO 组织在 20 世纪 70 年代中期开始推广的。在此期间，Olerud[6]、Wenzl[7]、Schatzker[8,9] 等开始应用 95° 角接骨板、髁支撑接骨板和动力髁螺钉（DCS）进行坚强内固定，治疗股骨髁上/髁间骨折。这些装置提供了足够的稳定性，允许膝关节早期活动，减少了关节僵硬，改善了患者的活动能力。然而，这些早期的外科技术有着较高的感染发生率，并且常需要植骨。这两者都与早期此类骨折开放复位内固定手术中切口暴露相对广泛有关。经典切开复位内固定手术中植骨的比例从 0~87% 不等[1]。

Mast、Jakob 和 Ganz 提出了生物学固定的理念[10,11]，其原则如下：
- 保留骨折块的软组织连接和血运。
- 关节面的解剖复位。
- 对干骺/骨干区使用间接复位技术恢复适宜的肢体长度、旋转对位和对线，而不必追求完全解剖复位。

Bolhofner 等论证了生物学固定技术对于股骨髁上骨折的治疗效果[12]。与早期的内固定效果相比较，保留骨折周围的软组织血运使得骨折愈合率达到了 100%。从那时起，大量文献记录了间接复位技术对股骨髁上骨折的疗效[13-19]。

医生们在生物学固定技术经验的基础上探索更进一步的方法，以减小干骺/骨干区骨折的手术切口和显露。在 20 世纪 90 年代，两种外科技术的发明使这一目标得以实现。首先是逆行髓内钉的应用[20-27]，用于治疗股骨远端骨折的感染率较低。第二个是肌下接骨板技术，同样有助于保留股骨远端骨折周围的软组织[28-30]。此技术是将接骨板从肌下沿骨干插入，同时可以对股骨远端骨折的关节面进行最大限度的显露与固定。与股骨逆行钉治疗相同，肌下接骨板技术的不愈合率和感染率都很低[13-19,31]。然而可以预见的是，不直接显露骨折区容易产生复位不良的问题[14,32]。

一个关于股骨远端骨折治疗的新进展是股骨远端锁定式内固定架的应用。首先，维持股骨远端骨折块复位非常重要，尤其是对伴有明显骨质疏松或远端骨块较小的患者。于是，在早期内固定的基础上发展了锁定接骨板，其源自早期使用 "Schüli nuts"（Schüli nuts 即 Schuhli 锁定螺母，是 Synthes 公司设计的一种用于早期加压接骨板的辅助装置，为一中空带螺纹的环形螺母，置于接骨板的螺钉孔与螺钉头端之间，三个尖端与骨面接触，以增加对特别是骨质疏松骨质的把持力；同时使接骨板与骨面间保留了约 2.5 mm 的距离，从而减少了对血运的破坏。——译者注）治疗严重的骨质疏松和用于翻修手术[33]，以及使用 PC-Fix（Synthes，Paoli，PA）治疗前臂骨折的经验[34]。一项在尸体标本生物力学研究显示，与角接骨板和逆行髓内钉相比较，锁定接骨板的轴向疲劳负荷更高，而远端固定失败的比例较低，在骨质疏松存在的情况下也是如此[35]。锁定接骨板的临床应用，对于股骨远端的多平面关节内骨折、骨质疏松性骨折、远端骨块较小的骨折和膝关节假体周围骨折很有帮助[13~19, 31, 32, 36, 37]。

股骨髁上/髁间骨折的治疗目标是：
- 恢复关节面。
- 恢复肢体正常力线。
- 恢复正常或接近正常范围的无痛活动。
- 无须植骨的顺利愈合。
- 恢复伤前的活动能力，根据现代功能评分标准有着良好的功能。

为了实现上述治疗目标，医生要能够对骨折进行分型，决定是否手术治疗，选择可行的手术方式，并且对一定的手术方式能够判断其预后。本章将详细讨论这些问题。

## 骨折分型

良好的分型系统可以指导医生选择恰当的手术方式和入路，并评估预后[38]。AO/OTA 股骨远端骨折分型比较实用（图 29.1），有助于医生选择手术方式、内固定物，进行康复计划和判断预后。A 型是关节外骨折，B 型是部分关节内骨折，C 型是完全关节内骨折合并干骺端骨折。

为了确定分型，要拍摄质量良好的前后位和侧位片。如果还不能明确，则需要拍摄牵引应力下的前后位、侧位及斜位片。冠状位和矢状位 CT 扫描重建可以用来分辨关节损伤。对这些影像要明确以下的关键问题：

1. 是否有髁间劈裂？
2. 如果有髁间劈裂，是单纯的还是复杂的？
3. 髁间窝区域或髁间骨折间隙中是否有游离的骨软骨碎片？
4. 是否合并 Hoffa 骨折（冠状面）？（股骨远端侧位片上显示最佳）

第一个问题区分了 A 型和 C 型骨折；第二个问题在 C1/C2 和 C3 型骨折之间做出鉴别；第三和第四个问题的答案指导医生判断是否需要可扩大的（髌旁外侧入路）还是相对局限的入路（前外侧入路）。第四个问题很重要。Nork 等发现在 C 型骨折中冠状面（Hoffa）骨折的发生率为 38%[39]。

对于 B 型骨折（部分关节内骨折），要确切描述髁部骨折的类型，即究竟是内侧髁、外侧髁还是冠状面骨折，这对于选择手术入路和内固定物很有意义。

## 非手术治疗

1967 年，Neer 等回顾了 110 例股骨髁上骨折患者的治疗结果，其中 52% 接收内固定的患者对效果满意，而非手术治疗的满意率则为 90%。他们认为，"在此部位没有一种骨折适合行内固定治疗"[4]。但是，作者并没有记录使用功能性石膏、支具或牵引等非手术治疗的患者中常见的显著膝内翻/内旋畸形的发生情况。1966 年，Stewart 等回顾了 215 例股骨髁上骨折的治疗结果，也得出了类似的结论[5]。然而，这些结论是在多半个世纪之前得出的，显而易见的是，运用恰当的技术，内固定手术的临床效果已经得到了显著提高[12, 13, 27, 40, 41]。另外，要明确的是在 20 世纪 60 年代股骨髁上骨折治疗的功能预期是很低的，与现代患者的预期值有相当大的差距。例如，Neer 评分达到满意的患者可能还有疼痛无力、功能受限（如需要侧

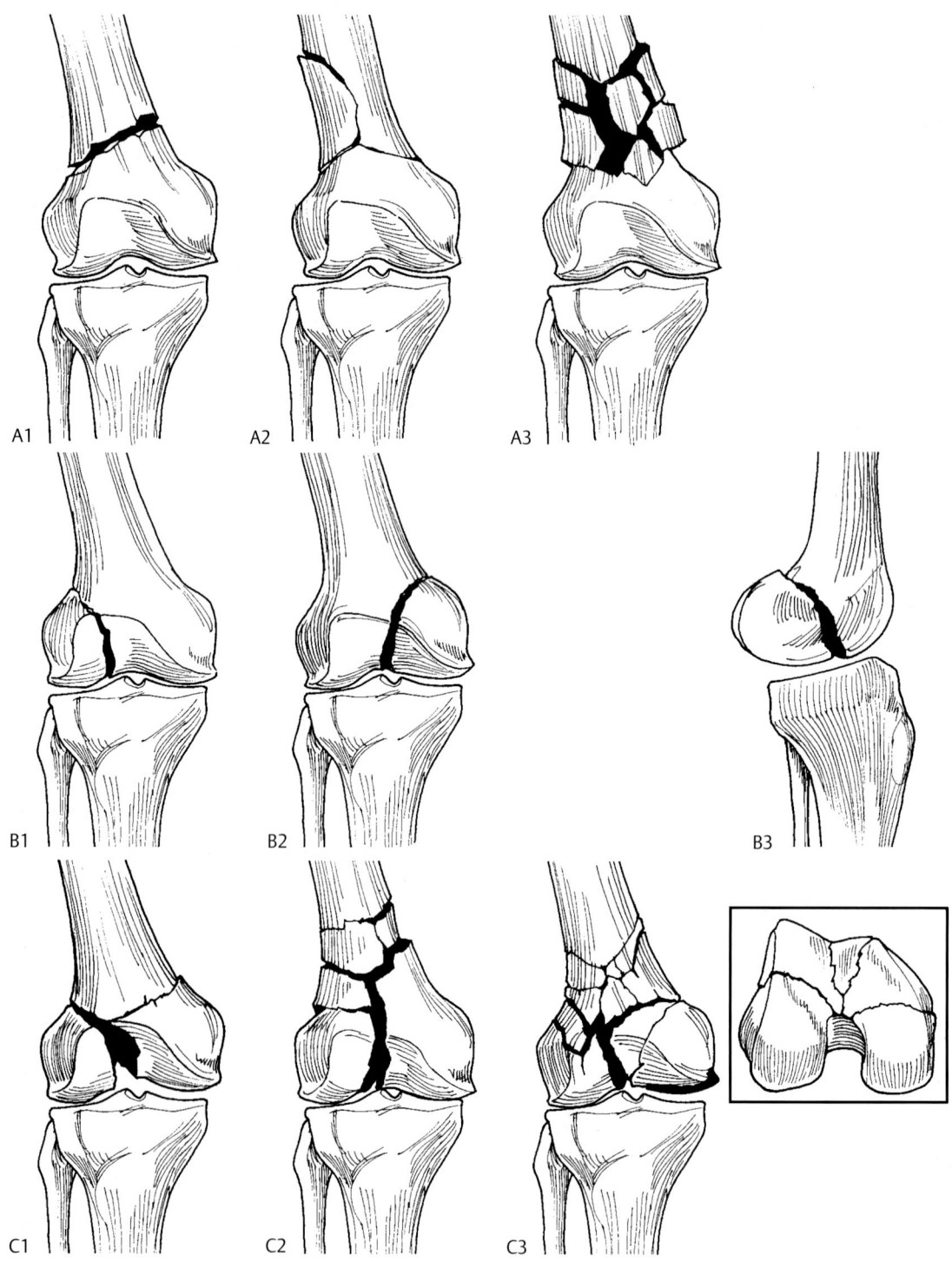

**图 29.1** 股骨远端骨折的 AO/OTA 分型。上排左起：A1：关节外简单骨折；A2：关节外干骺区楔形骨折；A3：关节外干骺区粉碎性骨折；B1：外侧髁矢状面部分关节面骨折；B2：内侧髁矢状面部分关节面骨折；B3：冠状面部分关节面骨折（Hoffa）骨折，内外髁单独或双侧同时发生；C1：股骨髁上简单骨折合并髁间简单劈裂骨折；C2：股骨髁上粉碎性骨折合并髁间简单劈裂骨折；C3：股骨髁上/髁间粉碎性骨折。

身爬楼梯），膝关节活动度只有 100°，以及 5° 以内的成角或者 0.5 cm 的短缩[4]。

随着现代技术的应用，适用保守治疗的情况日益减少，可能的适应证包括：患者无行走能力，有显著的并发症，以及濒临死亡。即使可以接受继发的膝关节僵硬，对于骨质疏松的虚弱患者，用石膏管型固定其股骨远端骨折块也难度很大。虚弱患者发生的骨折移位可能因骨折端压迫而导致皮肤压疮。

有些股骨髁上骨折没有发生移位，而且没有合并髁间骨折。这样的骨折可以用铰链支具固定，早期开展关节活动。否则，数周的制动后发生关节僵硬的概率会很高，这对于健康患者是难以接受的。如果骨折在铰链支具固定下仍发生移位，则具备手术指征。

# 手术治疗

## 手术指征

如上所述，几乎所有的股骨髁上/髁间骨折都需要手术治疗。关节重建的基本原则是对任何移位的关节内骨折进行手术干预，特别是年轻患者。上述逻辑同样适用于老年骨质疏松患者。即使因为伴发的内科疾病严重或者功能要求很低而无手术治疗需要，但非手术治疗引起的过度疼痛、无法活动、潜在的皮肤破损和骨折移位等，也可能是这些患者进行手术治疗的指征。

## 手术解剖

理解股骨远端的骨性解剖对于理解股骨远端骨折和手术治疗至关重要（图 29.2）。内侧髁和外侧髁凸起，与相对的胫骨内侧和外侧平台相关节，其间垫有内侧和外侧半月板。

> **急诊处理**
>
> 对于股骨髁上骨折，只要涉及开放性损伤或相关血管损伤，治疗都应该尽早进行。单纯的股骨远端骨折，在没有其他相关的骨折或挤压损伤的情况下，极少发生骨筋膜室综合征。跨越式外固定架是治疗股骨远端骨折的重要工具。
>
> 对任何伴有明显移位的股骨远端骨折患者，都应该高度怀疑合并血管损伤。踝肱指数（ABI）可以用来比较患肢和同侧手臂的收缩压，在比较时应适当牵引患肢。如果指数小于 0.90，或者有其他原因（如脉搏减弱），应该行 CTA 检查。如果存在血管损伤，则放置跨越式固定架，然后进行血管修复。最终的固定治疗可以在血管修复完成后或随后几天进行。血管损伤的修复应是第一位的。
>
> 虽然股骨远端骨折可以在紧急情况下治疗，但这仅限于患者复苏良好且没有危及生命的合并损伤，而且手术团队要对关节损伤有足够的了解，对开放性伤口的清创有足够的信心。假如上述条件不能满足，可以临时放置跨膝关节外固定架。注意外固定螺钉应尽可能置于股骨近段和胫骨远段，以免螺钉位置靠近手术切口。夹板固定膝关节侧面可以提高这一区域的稳定性，并可能提高患者的舒适度。

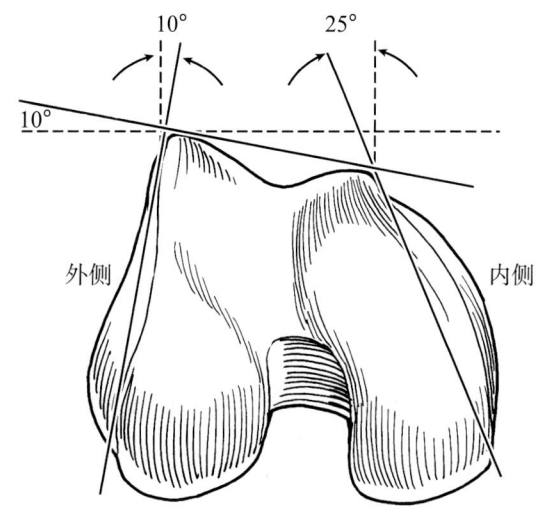

图 29.2 股骨远端髁部的底面观。股骨外侧髁到内侧髁的最高点的连线有约 10° 的倾斜。外侧髁外侧皮质倾斜约 10°，内侧髁内侧皮质则倾斜约 25°

股骨髁的倾斜和经远端关节面髓内钉打入点的解剖是手术治疗的关键。股骨外髁皮质倾斜约为10°，从而要求置于股骨远端外侧的接骨板必须也旋前约10°。一个常见的手术误区是接骨板（如95°角接骨板）未帖服骨皮质，而是将接骨板后侧面紧贴于股骨外侧皮质的后侧面。

手术医生在从外向内置入螺钉的操作时，还要认识到股骨内髁有25°的倾斜角。例如，如果将一枚螺钉从外向内钻入股骨髁前部，螺钉可能穿出内侧皮质，但在前后位X线片上看起来仍在骨内。同样，当操作角接骨板或DCS时，医生必须测量预钻骨孔最前部分的深度，这样才能保证螺钉或刃板不突出皮质。如果不加注意，在股骨内侧突出的内固定物会为患者带来不适。

## 手术入路

股骨远端骨折手术治疗有4种常用入路。在前面已经提到，分型系统对于选择手术入路很有帮助（图29.3，表29.1）。

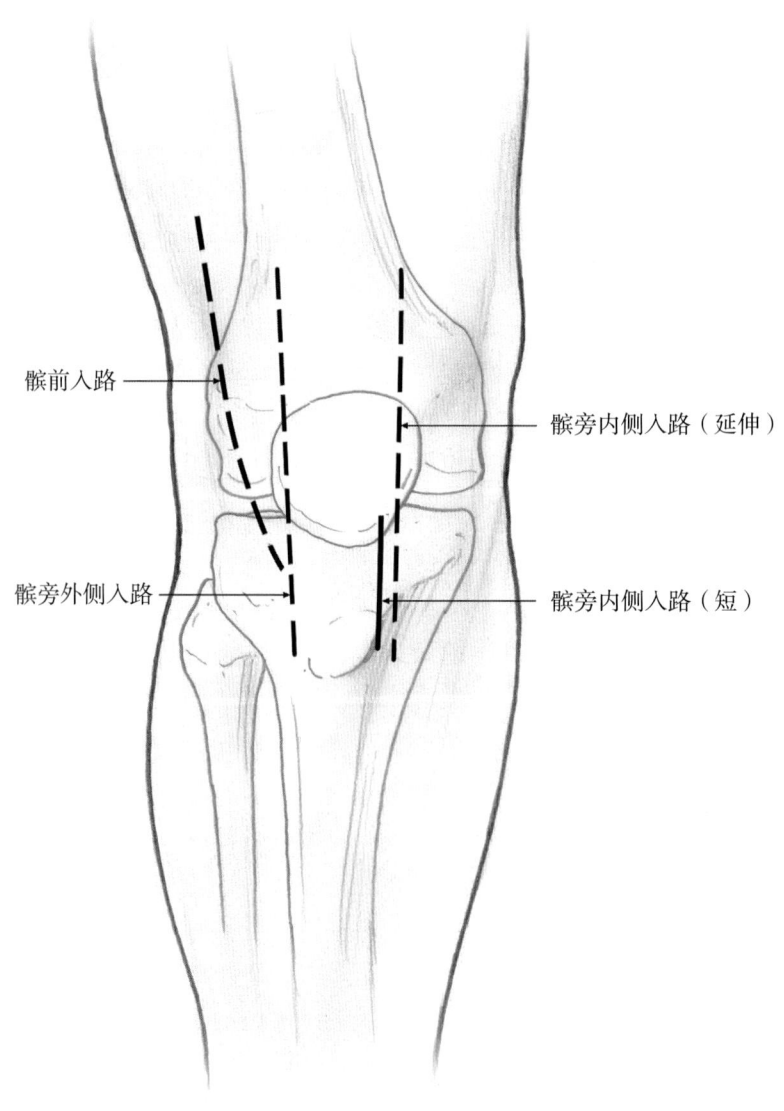

**图29.3** 股骨远端手术的4种常见入路

表 29.1 股骨远端骨折的手术入路

**A 型骨折**

髌旁内侧入路（用于经皮髓内钉内固定）

不显露关节面的前外侧入路（用于接骨板内固定）

**B 型骨折**

显露关节面的前内侧入路（用于单纯股骨内侧髁骨折）

显露关节面的前外侧入路（用于单纯股骨外侧髁骨折）

膝关节后入路（用于极后方的股骨内侧髁和/或外侧髁骨折，前内侧或前外侧入路不足以显露）

**C1/C2 型骨折**

显露关节面的髌旁内侧入路（用于关节面复位固定后股骨远端逆行髓内钉内固定）

显露关节面的前外侧入路（用于关节面复位固定后股骨远端接骨板内固定）

**C3 型骨折**

完全翻转髌骨并显露关节面的髌旁外侧入路（用于关节面复位固定后接骨板内固定）

## 髌旁内侧入路：股骨远端无关节内骨折的逆行髓内钉固定

### 视频 29.1 采用逆行髓内钉治疗 A 型股骨髁上骨折

患者仰卧于可透视手术床上，患侧髋部下垫高使骨盆倾斜 10°~15°。膝关节用大的布巾卷或三角形衬垫支撑，屈曲 30°~50°。无关节内骨折（A 型）的损伤可以在髌骨下做平行于髌韧带内侧的切口，长 2~3 cm。分离皮下组织和髌韧带，将皮肤和皮下组织牵向内侧，切开髌骨内侧关节囊，不需要直接暴露股骨远端关节面（图 29.4）。

## 髌旁内侧入路：股骨远端合并关节内骨折的逆行髓内钉固定

对于 C1/C2 型骨折，术中需要显露关节面进行直接复位操作。因此，可视关节面的暴露需要将髌旁内侧入路向头端延长 2~8 cm。将前述的髌旁内侧小切口向近端延伸，分离皮肤、皮下组织及内侧伸肌支持带。在髌骨内侧保留 8~10 mm 宽的伸肌装置。通常，简单关节内劈裂骨折的显露无须翻转髌骨。关节面复位并固定后打入髓内钉。然后用 5 号不可吸收线将伸肌装置褥式缝到髌骨内侧缘。

## 股骨远端前外侧入路：无关节内骨折或合并简单关节内骨折的接骨板内固定

股骨远端前外侧入路可用于 A 型和 C1/C2 型骨折。A 型骨折无须显露股骨远端关节面，而 C1 和 C2 型骨折则必须显露。

股骨远端前外侧入路的切口起于胫骨结节，弧形经股骨远端髁部的前 1/3 部到达股骨干的侧中线（图 29.5）。如果不需要显露关节面，那么切口的远段并非必需。切开皮肤，锐性分离皮下组织到髂胫束水平。沿纤维方向分离髂胫束，髂胫束的纤维是弧形朝前内侧向胫骨结节走行的。分离髂胫束后显露关节囊。即使在严重移位的骨折，关节囊往往也是完整的。A 型骨折不必切开关节囊，但有时这样做有利于医生把接骨板准确置于股骨远端外侧面。对于 C1/C2 型骨折，应用肌下接骨板技术，切口长 10~12 cm，

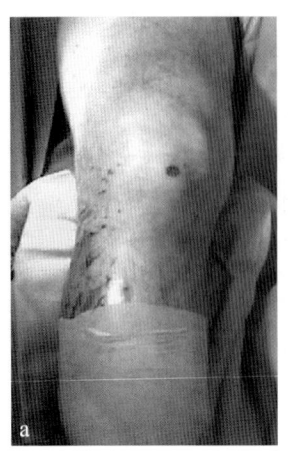
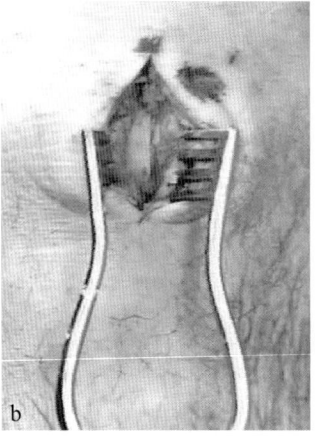
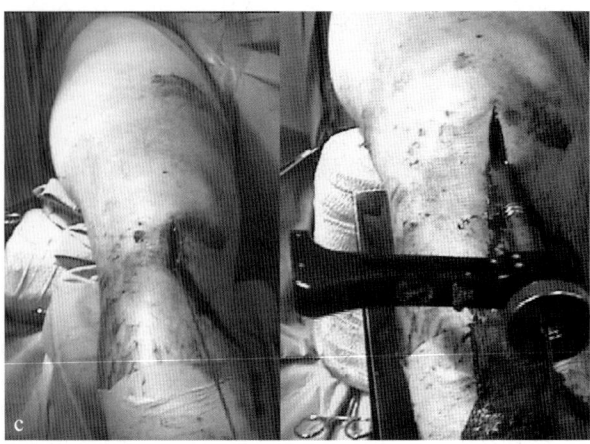

**图 29.4** 股骨远端关节外骨折行逆行髓内钉固定的髌旁内侧入路。a. 膝关节由三角垫支撑。b. 在髌韧带内侧做 2 cm 切口。c. 在透视监控下插入导针和髓内钉

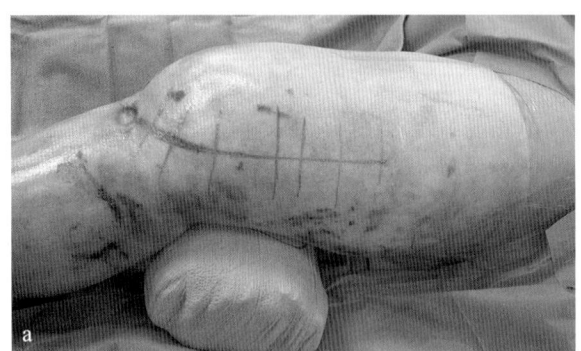
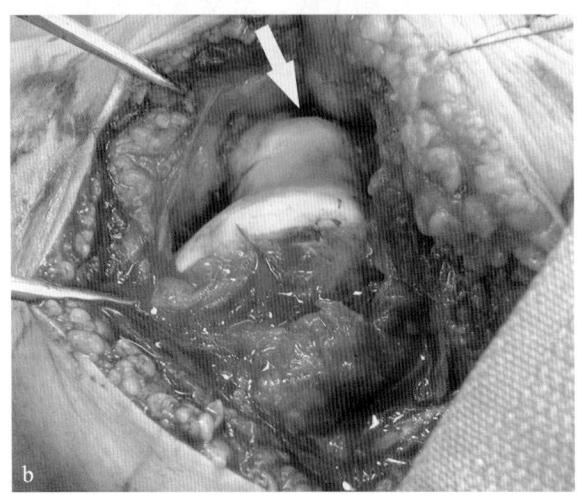

**图 29.5** 显露关节面的股骨远端前外侧入路。a. 自胫骨结节经股骨远端外侧的前三分之一处做弧形切口。b. 关节囊切开后在股骨内侧髁放置一把 Hohmann 拉钩，以显露关节面

而 A 型骨折的切口需要 8~10 cm。

医生可能希望做传统开放式接骨板内固定而不用肌下接骨板技术。对于传统开放式生物学接骨板，可将前述的前外侧入路沿股骨外侧中线向近端延伸（**图 29.5**），同样锐性分离皮下组织，分开髂胫束，于骨外侧肌筋膜后前 1/3 处钝性分开筋膜。用一把木柄的剥离器将股外侧肌由远端到近端，从骨外侧肌筋膜后部和后方的肌间隔掀起，用拉钩将肌腹向前牵拉。此过程中会遇到数条穿支血管，要结扎或电凝烧灼。不要把股骨外侧的骨膜都剥离，也不需要暴露所有骨折块及干骺/骨干区域的前/内侧。相反，要保留股骨干前方的肌纤维联系。Hohmann 拉钩要插在股四头肌内置于股骨前方，离开股骨前方约 1 cm 从而避免把肌腹从股骨前表面剥离。

暴露关节面时，从干骺区到外侧半月板切开关节囊，把 Hohmann 拉钩插在股骨髁内侧，直接显露关节面（**图 29.5b**）。

## 髌旁外侧入路：复杂关节内骨折的接骨板内固定

股骨远端的髌旁外侧入路由 Krettek 等推广[42]，是在髌旁内侧入路（用于全膝关节置换术）的基础上发展而来的，可以提供良好的关节面显露，而不会使得股骨远端骨块的干骺端和骨干部分失去血运（图 29.6）。其操作主要在于以肌下方式插入接骨板。选择在外侧做切口的基本原理，是其较之内侧切口更便于接骨板的插入。患者取仰卧位，臀下垫高，骨盆倾斜约 15°，使用止血带止血。将股骨髁上部位从后方垫起，降低腓肠肌的张力，纠正股骨远端的过伸畸形。在髌骨中线稍偏外做切口（约 15 cm）（图 29.6b）。直接锐性分离全厚皮瓣到伸肌支持带。分离伸肌支持带，保留用于后期修复。切开股四头肌腱直到髌骨上极，分为外侧 40% 和内侧 60%。然后沿髌骨外侧缘切开关节，保留髌骨外缘的伸肌装置（图 29.6c）。继续沿髌骨下部平行于髌腱切开。过伸膝关节，翻转髌骨。要小心避免将髌韧带从止点撕脱，对于骨质疏松患者更要注意。在这个步骤中常见的错误是没有把股四头肌腱向头端充分松解，从而不能恰当地翻转髌骨，以至于给髌腱施加了过度的应力。

通常在膝关节屈曲 70°~90° 且髌骨翻转后，可以达到关节面的最佳显露。粉碎性关节骨折的复位和固定方法见后述。伸肌装置用 5 号不可吸收缝线褥式缝合修复。

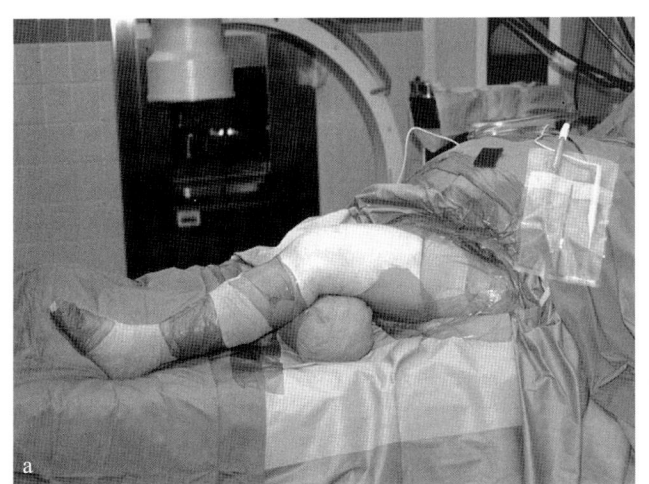

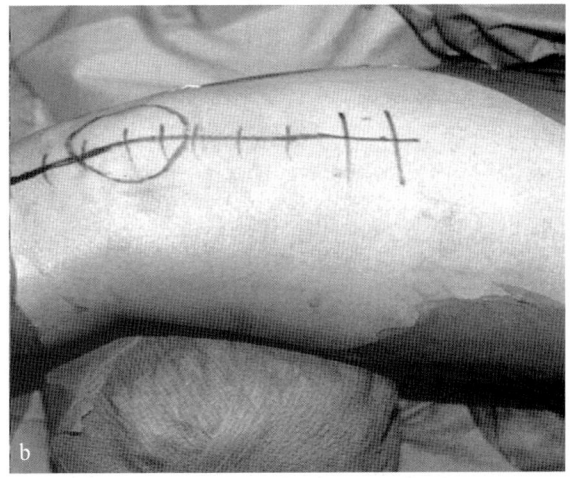

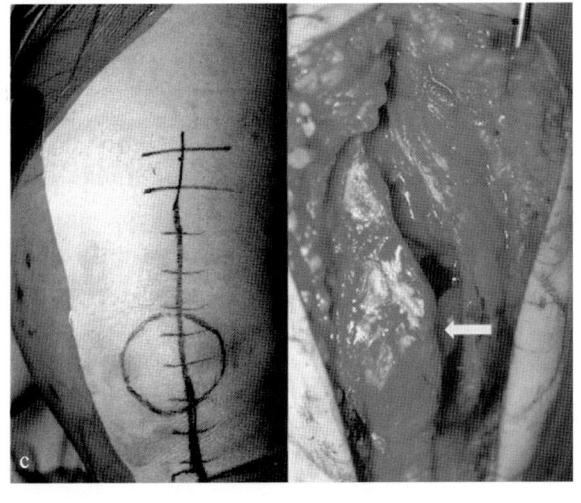

图 29.6　股骨远端骨折的髌旁外侧入路。a. 患者体位。左臀下垫高，整个左侧髋部和下肢消毒铺巾，髁上区域后方放置衬垫。b. 皮肤切口位于髌骨外侧。c. 向近端分离股四头肌，在髌骨外侧边缘（箭头）保留 8~10 mm 的组织

除了用于股骨远端 C3 型骨折之外，髌旁外侧入路也可以用于股骨外侧髁的复杂性骨折或极后方的骨折。

## 髌旁内侧入路：合并复杂关节内骨折的内侧髁骨折的接骨板内固定

髌旁内侧入路的实施方法和前述的髌旁外侧入路相同，手术体位也相同。这个入路也用来做全膝关节置换术，所以对大多数骨科医师来说相当熟悉。除了切口位于髌骨内侧部分外，与前述的切口没有太大的区别。其主要用于股骨内侧髁复杂性骨折（**图 29.7**）。对相对简单的股骨内侧髁骨折，可以采用标准的前内侧切口。

## 内/外侧后方入路：合并复杂关节内骨折的内/外髁骨折的接骨板内固定（前方入路不足以显露）

有些股骨内/外髁冠状面骨折（Hoffa 骨折）的位置非常靠后，使得基于前方的切口不足以显露骨折，在这种情况下就要采用后方入路。患者俯卧，大腿上段绑扎止血带，把对侧下肢和双侧上肢衬垫好。做腘窝中线弧形切口，直接分离到肌筋膜，掀起全厚皮瓣。辨别坐骨神经分支和腘动脉，在腓肠肌的内、外侧头之间分离，显露股骨髁。切开关节囊，直接显露关节骨折块。

## 手术技巧

骨折分型除了有助于选择手术入路，同样有助于选择股骨远端骨折手术需要的适当的内固定物和操作技术（**表 29.2**）。

## 关节内骨折的复位和固定

股骨髁上/髁间骨折的治疗可以简单地分为两个步骤：①显露关节骨折、复位、固定；②重建股骨远段关节部分后，用接骨板或逆行髓内钉将其与股骨近端连接固定。医生不能在第一步将就了事后就匆匆地去做第二步。这里有个常见的严重错误，就是在关节显露和固定不恰当的情况下，通过局限的切口置入逆行钉或者肌下接骨板。要努力预防髁上区域的骨不连和畸形愈合的发生，但事实上一旦发生也相对容易解决。然而，关节面复位不良是灾难性的，很难处理（**图 29.7**，**图 29.8**）。因此医生必须仔细地评估关节损伤，确认手术入路可以适当地显露关节损伤。在显露关节面骨折后可以用一些工具和技术帮助复位。

有助于关节复位的工具有（**图 29.9**）：
- Schanz 螺钉，在髁间骨折复位时，可以拧入股骨内侧髁和外侧髁帮助复位；
- 大的点式复位 Weber 钳，或大的骨盆复位钳，可以把股骨内外髁骨块加压合拢；
- 克氏针，可用于关节骨块复位后临时固定，最终换用拉力螺钉固定；
- 口腔探针，有助于精确控制关节骨折块。

复位后，用多枚 3.5 mm 皮质骨拉力螺钉由外向内拧入固定髁间骨折，或者从前向后固定 Hoffa 骨折。通常需要从外向内拧入 3 枚拉力螺钉，然后拧入前后方向的螺钉。一枚由前外向后内沿对角线拧入的螺钉有助于整体"锁定"股骨远端多平面粉碎性骨折的关节面（**图 29.10**）。也可以采用 2.7 mm 微型拉力螺钉，特别是固定髁间窝细小骨软骨块时。偶尔因为骨折块非常小，螺钉要经关节软骨钻入，但应尽可能避免这样做（**图 29.7e**）。在处理复杂性关节面骨折时要非常细致并有耐心。如果有多个骨折块，建议在对整个关节面行确定性固定前先行临时固定（**图 29.7d**）。

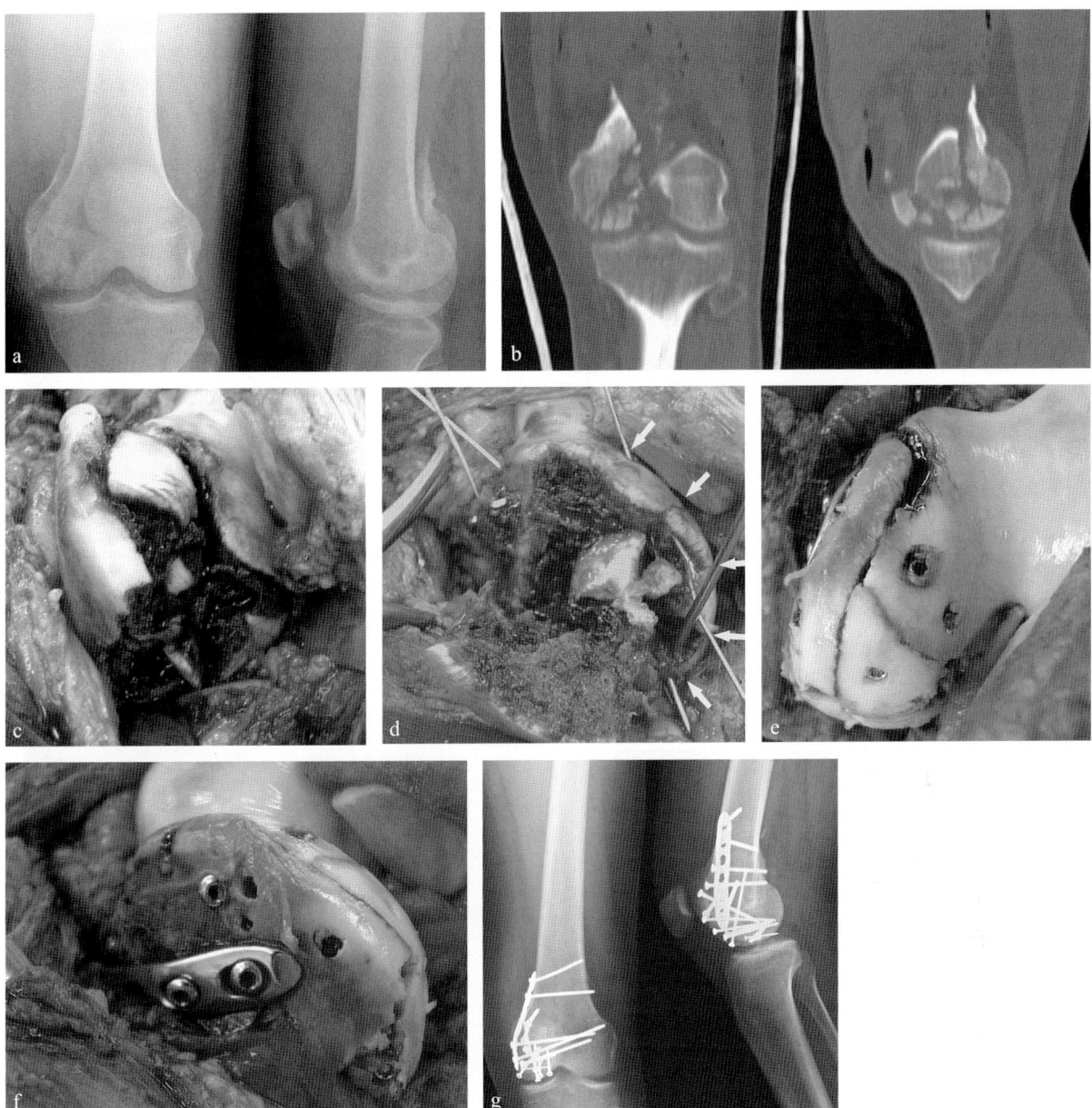

**图 29.7** 一例 32 岁男性的股骨内侧髁骨折，凸显了复杂关节重建技术和恰当的术前影像检查的需要。a. 前后位和侧位影像显示是相对"简单"的单纯股骨内髁骨折。b. CT 扫描显示涉及关节多平面的粉碎性骨折。c. 以内侧髌旁入路显露关节面。可见关节面有多个骨折块。d. 在邻近髁间窝处临时用克氏针固定重建股骨内侧髁，箭头指示冠状面的多处骨折线（多处 Hoffa）骨折。e. 重建固定股骨内侧髁和关节面的多个骨折块。经关节面直接拧入拉力螺钉的方法并不常用，但在此例可能是唯一的选择。f. 用内侧防滑动接骨板支撑重建的关节面。g. 伤后 1 年的前后位和侧位影像。跟踪随访患者的膝关节活动度为 0°～100°

表 29.2　股骨远端骨折按照 AO/OTA 分型分别可选用的内固定

A 型或 C1/C2 型骨折

　　动力髁螺钉（DCS）[40, 43~48]

　　95°角接骨板[3, 12, 48~53]

　　顺行股骨髓内钉[41, 82~84]

　　逆行股骨髓内钉[16, 20~27, 85~91]

　　锁定式内固定架（LISS，有远端锁定螺钉的外侧髁支撑接骨板）[13~19, 31, 32, 36, 37]

B 型骨折

　　螺钉固定[92, 93]

　　螺钉和接骨板固定[92]

C3 型骨折

　　标准髁支撑接骨板（非锁定钉）[3, 12, 40, 51, 60, 94]

　　锁定式内固定架（LISS，有远端锁定螺钉的外侧髁支撑接骨板）[13~19, 31, 32, 36, 37]

　　缩写：LISS，微创稳定系统

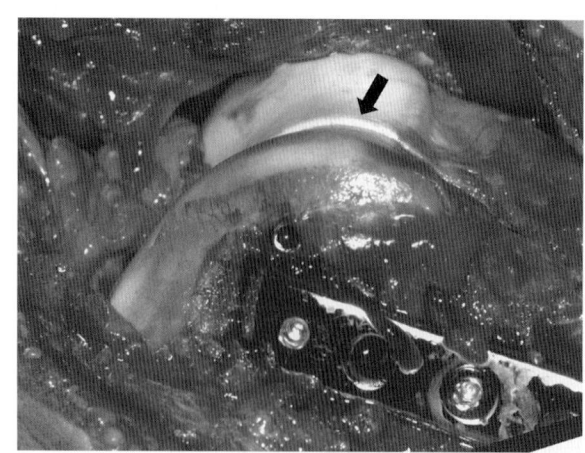 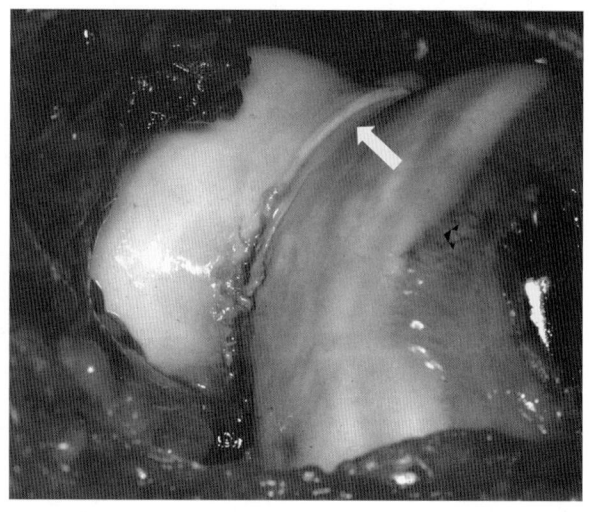

**图 29.8**　术中照片显示关节面复位不良（箭头）。尽管干骺端骨折已用 95°角接骨板做了良好的复位固定，但此例简单劈裂的关节面骨折遗留了 2~3 mm 的台阶，这是不可接受的

要在直视下观察并用手指触摸来评估关节面的复位。在治疗 C1/C2 型骨折时常会发生一侧髁相对于另一侧髁的旋转移位。为了避免这种情况，要仔细观察髁间骨折线的上部和骨折线的髁间窝部位。此类旋转畸形仅仅从股骨远端底面观察是不能准确判断的。

最后，处理严重骨质疏松的骨折块颇有挑战性。复位钳或者 Schanz 螺钉可能会把骨压碎（如 90 岁的患者）。建议在这种情况下直接用手指压迫骨折块。

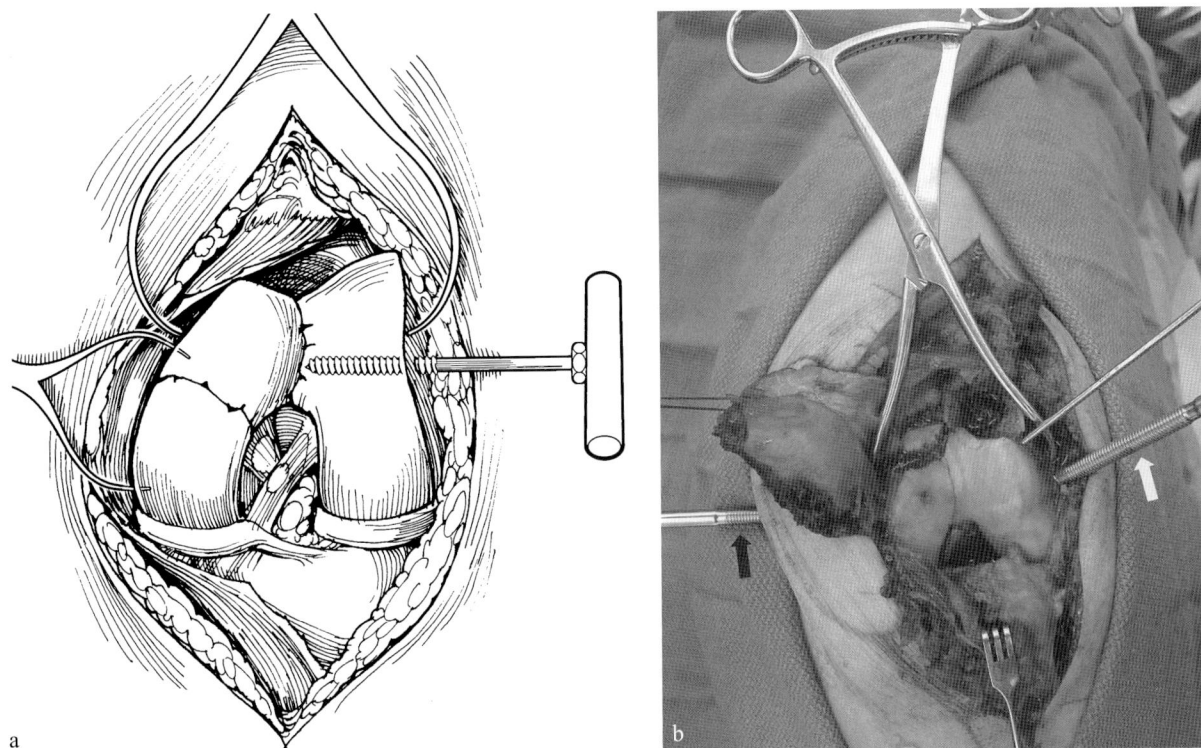

**图 29.9** a. 图示用于关节面重建的多种工具。一把大的 Weber 钳用于把内外髁钳夹合拢。一枚 Schanz 螺钉拧入外侧髁用作复位"辅助器"。一把中号 Weber 钳经在内侧髁皮质上预钻的骨孔复位 Hoffa 骨折。b. 术中照片展示了此类关节面的复位方式。此患者合并髌韧带断裂。Schanz 螺钉拧入内侧（黑箭头）和外侧（白箭头）髁部，辅助复位关节面

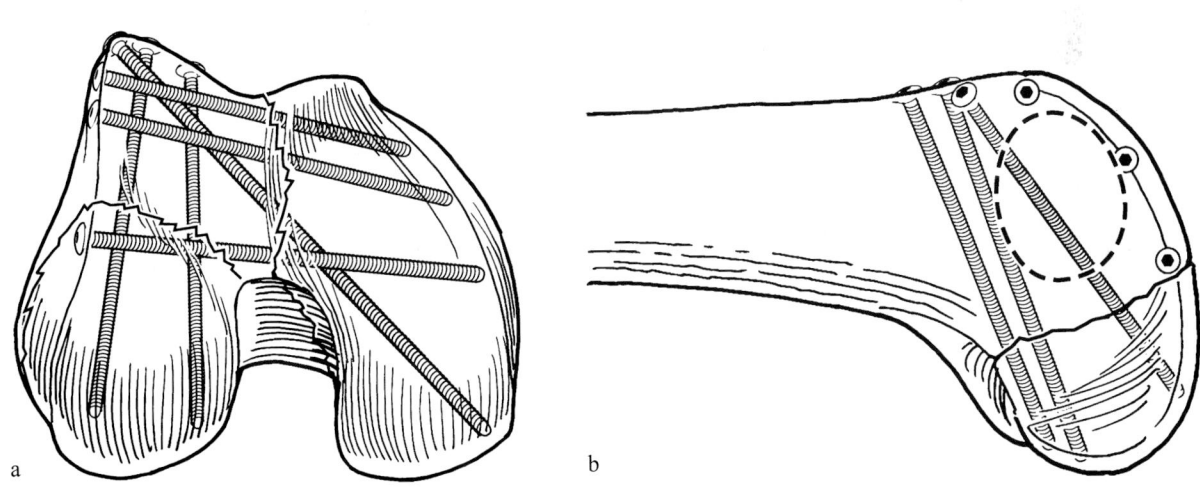

**图 29.10** 股骨远端 C3 型骨折应用多枚螺钉重建关节面。a. 底面观。从外侧髁向内侧髁拧入拉力螺钉，从前向后拧入的拉力螺钉用于固定 Hoffa。最后，用一枚螺钉以对角线的方向从前外向后内拧入。b. 侧面观。虚线表示可供接骨板固定的区域

## 股骨远端角接骨板固定

因为技术操作上存在的难度，95°角接骨板并不常用。其可应用于 A 型和 C1/C2 型骨折，但在 C3 型骨折应用有限，因为刃板的打入可能会引起关节面分离。95°角接骨板的应用已经被股骨远端锁定接骨板及逆行髓内钉所取代。在此予以讨论是出于以下四点考虑：

- 很多外科书对它和 DCS（两者有显著的相似之处）都有记载[3, 12, 40, 43~54]。
- 其应用的概念是后述所有手术技术的关键基础。
- 这是一种很好地体现了骨折的干骺/骨干部位间接复位理念的器械。保证刃板打入股骨远端的正确位置是操作的关键。如果操作适当，那么可以确保冠状面（内/外翻）和矢状面（伸展/屈曲）的对线。
- 其可以被视为第一种股骨远端"锁定式固定器"。刃板部分在冠状位和矢状位上提供了对股骨远端骨块的良好控制。

理解角接骨板的关键，在于理解手术操作的每一步骤可以纠正哪个平面的移位：

1. 股骨远端的内/外翻成角取决于刃板进入股骨远端时在冠状面上相对于关节线的角度。
2. 骨折远端的屈曲/伸展（矢状面对线）取决于刃板进入骨折远端时伸或屈的角度，并在股骨远端的第二枚螺钉拧入后"固定"下来。
3. 股骨近段第一枚螺钉的置入决定了股骨的长度和旋转。

关节面复位并固定之后，放置接骨板。操作步骤如下（图 29.11）：

1. 纠正股骨远端的内/外翻成角。拍摄高质量的前后位 X 线片。用 4.5 mm 钻头在距离股骨远端关节面 1.5 cm 处钻孔，（从侧位看）位于股骨髁部的前后 1/3 处（图 29.12）。钻头（包括后面使用的其他钻头、座凿和刃板）必须垂直于股骨远端外侧皮质钻入。
2. 使用三孔导筒，于股骨远端钻入第二和第三枚 4.5 mm 钻头，钻头之间相互平行。第二和第三枚钻头相对于第一枚钻孔在股骨远端的位置，确定了角接骨板在股骨远端的屈伸轴。此时，测量最前方的孔，这个孔的深度决定了刃板的最大长度。如果刃板过长，其前方会突破内侧皮质。
3. 用扩孔器扩大皮质的钻孔。
4. 将座凿沿钻孔路径打入。凿子进入的深度可作为刃板长度的另一个参考。小心不要让座凿在击入过程中卡在骨质处，特别在年轻人的坚硬骨质中会因此造成麻烦。为了避免发生这种情况，座凿每击入股骨远端 10~15 mm 就要"倒打"一下。
5. 然后用角接骨板换下座凿。将刃板前半部分插入股骨远端骨块，此时不需要施加很大的力量，可以顺着座凿凿出的骨道进入。
6. 用打入器将刃板打入骨质。
7. 用螺钉把刃板固定在骨折远端。
8. 重建股骨远端的长度和旋转。可以用外固定支架或者股骨牵开器来辅助。用 Verbrugge 钳把接骨板靠上股骨近端。在近端拧入一枚螺钉"锁定"长度和旋转。
9. 拍摄侧位片检查骨折部位的屈伸情况。骨折远段常见过伸畸形。可以在髁上部位后方使用布巾垫来把移位程度减至最小。当取得适当的复位后，拧入近端的螺钉。
10. 通常而言，远端骨块拧入 3~4 枚螺钉而近端骨块使用 2 倍数量的螺钉，符合生物学固定的原则（图 29.13）。

## 29 股骨远端骨折

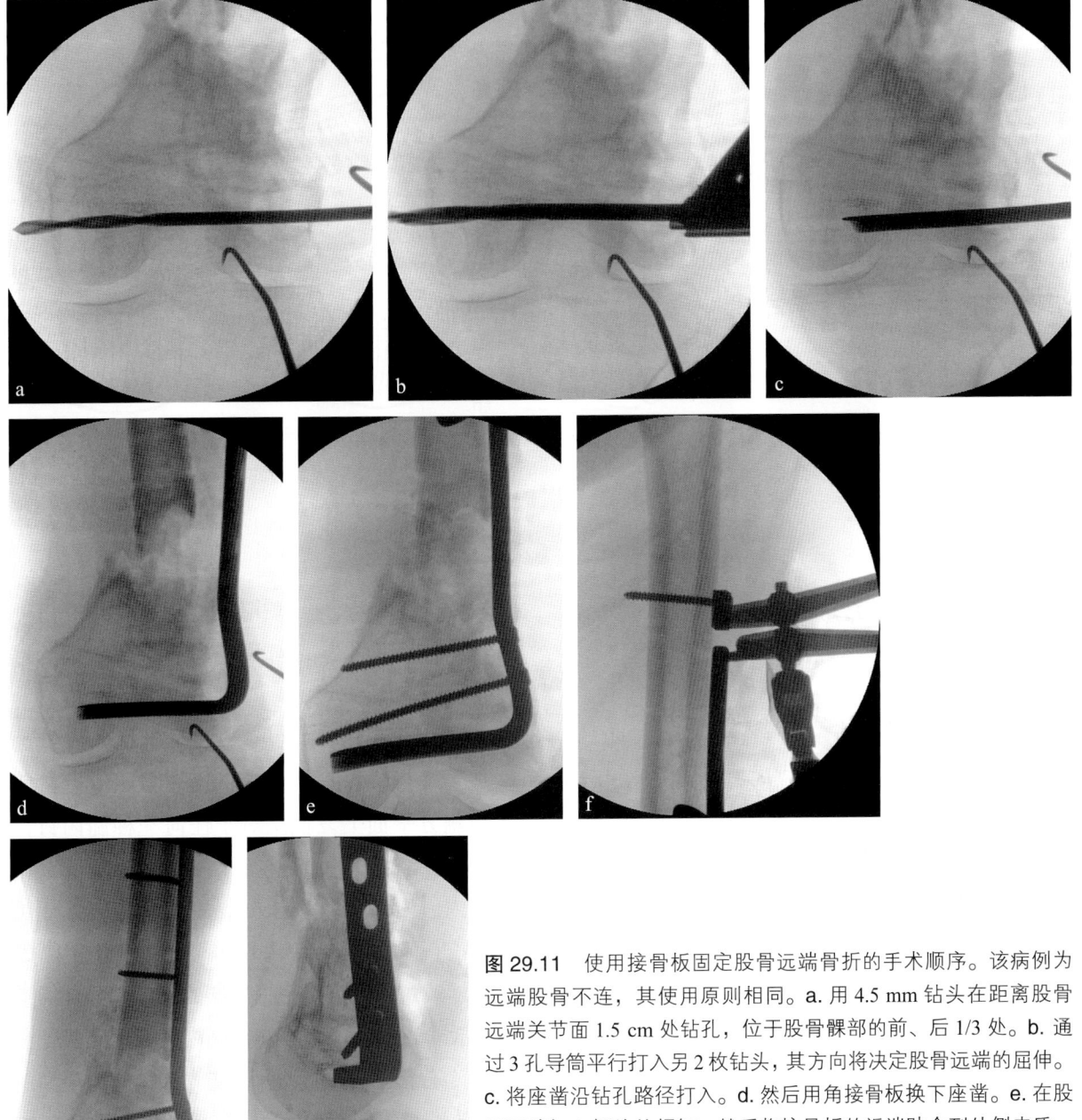

图 29.11 使用接骨板固定股骨远端骨折的手术顺序。该病例为远端股骨不连,其使用原则相同。a. 用 4.5 mm 钻头在距离股骨远端关节面 1.5 cm 处钻孔,位于股骨髁部的前、后 1/3 处。b. 通过 3 孔导筒平行打入另 2 枚钻头,其方向将决定股骨远端的屈伸。c. 将座凿沿钻孔路径打入。d. 然后用角接骨板换下座凿。e. 在股骨远端打入额外的螺钉,然后将接骨板的近端贴合到外侧皮质,并用 Verbrugge 钳把持。f. 然后用股骨牵张器对接骨板进行牵拉。这是手术步骤的关键,因为它提供了骨折部位加压。g,h. 术后的正侧位 X 线片。骨折部位有轻微的外翻和明显的压缩

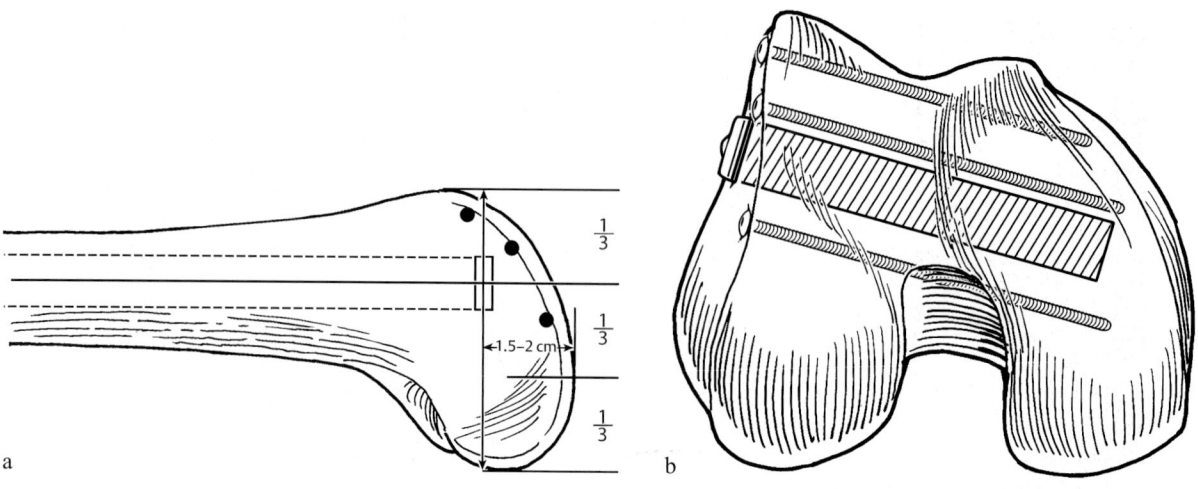

图 29.12　95°角接骨板在股骨远端的放置位置。注意已经从外向内拧入 3 枚拉力螺钉固定。a. 侧面观，入点在股骨髁前后 1/3 交界处，距离关节面约 1.5 cm。b. 刃板垂直于外侧髁皮质打入。注意刃板前部的长度，避免突出皮质

## 股骨远端逆行髓内钉固定

**视频 29.2　股骨远端逆行髓内钉固定**
**视频 29.3　关节镜辅助下移除逆行髓内钉**

股骨远端骨折的逆行髓内钉固定一般用于关节外或者简单关节内骨折。髓内钉要能为股骨远端骨块提供足够的把持力，因此远端必须至少使用 2 枚远端锁钉来固定。通常使用相对较粗的髓内钉（直径 12~15 mm）。

患者仰卧于可透射 X 线的手术床上。同侧髋部放置衬垫使骨盆保持倾斜 10°~15°。有些外科医生为了更好地判断是否有旋转畸形，不愿在对侧使用衬垫。用大的毛巾垫或三角支架使膝关节屈曲 30°~50° 以置入髓内钉，并抵消由腓肠肌牵拉引起的常见过伸畸形。

对于 A 型骨折，可以取如前所述的髌旁内侧小切口（2~3 cm），在影像引导下插入导针。在前后位影像上，导针要位于股骨髓腔线。侧位像上，导针要位于 Blumensaat 线的前部。在两项尸体研究中，理想的进入点被确定为后交叉韧带附着点前方 6~12 mm[55,56]。在冠状面前后视图上，进针点多位于中线上[56]，一般为内侧 3 mm[55]。然后把导针向继续插入股骨远端 8~10 cm。用空心钻/铰刀在股骨远端开出进针点，直径通常为 12~14 mm。注意不要因为过度屈膝而损伤髌软骨。

进针点开好后，用一枚长导针插入股骨远端直到骨折线。然后把骨折远端参照近端在前后和侧方平面上复位。对于任何一种髓内钉，都必须在骨折复位后进行扩髓。必要时可以从外向内侧钻入一枚外 Schanz 螺钉（年轻人使用 5 mm 直径，老龄者使用 6 mm），来控制内/外翻畸形或过伸畸形。根据需要的长度把导针向上插入股骨近段。通常，逆行髓内钉要达到股骨全长。转子下区域为股骨内压应力和拉应力最高的区域，最大应力可达 44 N/mm²[57]。为避免应力过高和损伤股动脉分支[58]，近端锁定螺钉应位于小转子上方。

用另一枚导针间接测量髓内钉的长度（与普通的股骨钉一样）。术前测量股骨髓腔宽度有助于估计扩髓的程度，术中根据扩髓过程中听到的"咔哒"来判断。一般来说，髓内钉直径至少需要 12 mm，而骨质疏松和老年患者髓腔较宽大，则需要 14~15 mm 直径的钉。扩髓通常需要扩到比所需的髓内钉直径大 1 mm。保留导针在位，前后位和侧位透视确认骨折复位。

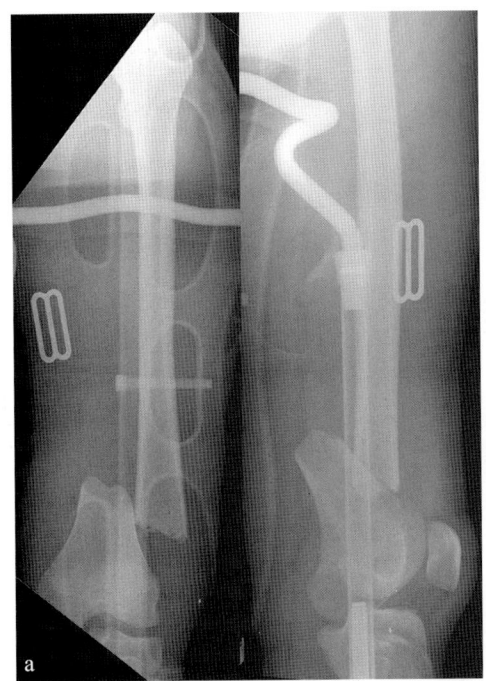
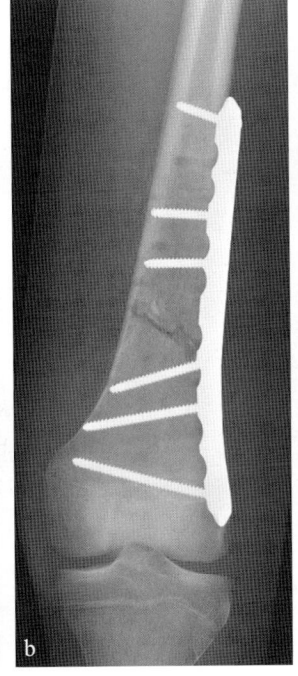
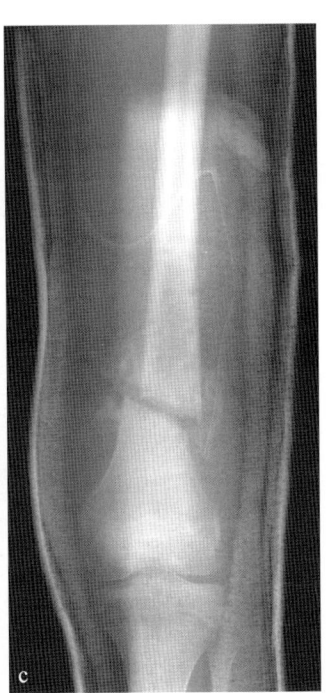
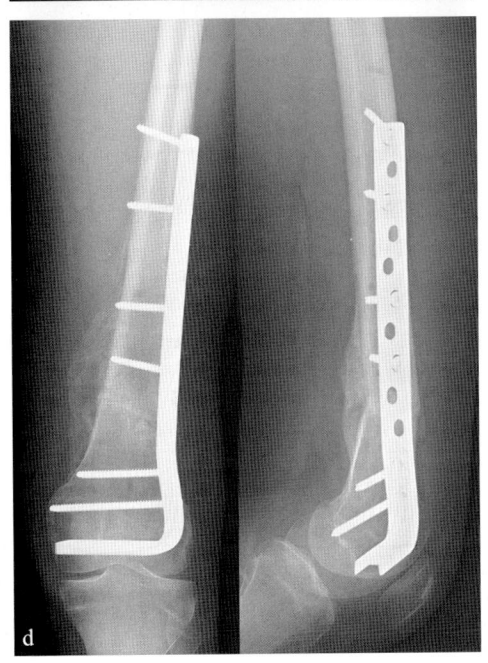

图 29.13　95°角接骨板治疗股骨远端骨折。a. 伤后原始 X 线片。b. 用 4.5 mm 宽接骨板固定，后因感染形成脓肿导致内固定失败。c. 接骨板已拆除，感染得到控制。d. 改用 95°角接骨板固定。使用关节加压器对骨折端加压，术后 4 个月骨折完全愈合

维持骨折复位，把组装好的髓内钉和手柄插入股骨远端，通过骨折线。髓内钉尾端要埋入股骨关节面下 1 cm。这一点必须在影像和直视下确认。多数髓内钉系统远端使用 2 枚锁钉。某些系统使用一种特殊的远端"尾帽"，可以提供远端锁钉的角稳定锁定。而在其他系统中，锁定螺钉本身与钉子形成一个固定角度的连接。

研究发现，相比于横向锁定接骨板，4 枚远端锁定螺钉结构具有更大的耐疲劳破坏能力[59]，有利于骨质疏松骨的固定。然后置入近端的 2 枚锁定钉；通常这些锁钉是使用徒手技术从前向后置入，方法同常规的顺行股骨髓内钉，如第 25 章所述（图 29.14）。

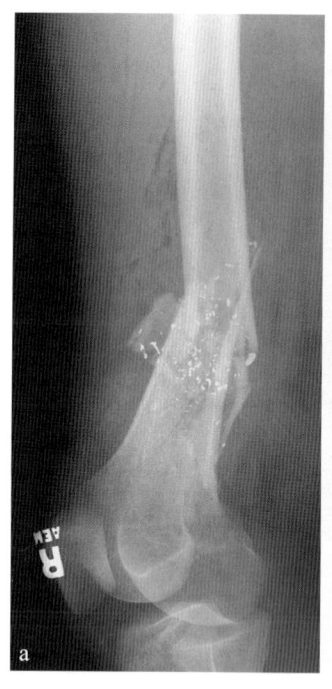
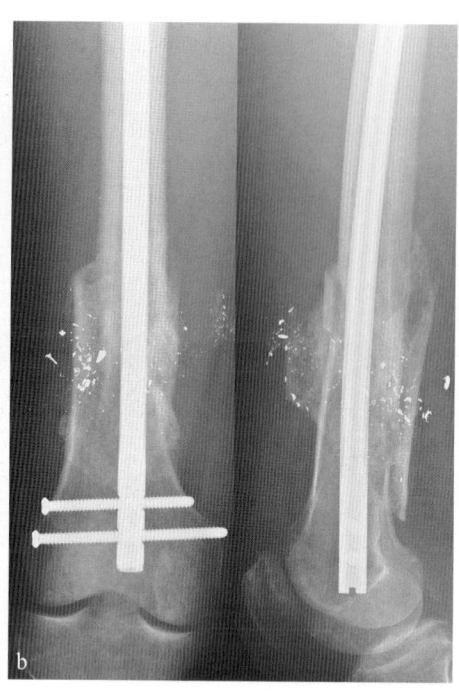

图 29.14 逆行髓内钉治疗股骨远端关节外骨折。a. 伤后 X 线片，受伤机制是枪弹伤。b. 术后 3 个月 X 线片可见早期愈合征象，患者术后即被允许完全负重

对于 C1/C2 型骨折，可以应用更长的髌旁内侧切口入路，以便对关节面进行复位和固定。必须注意螺钉的置入不能影响逆行钉的路径（图 29.15，图 29.16）。用螺钉于髓内钉的前方和后方将外侧髁拉向内侧髁。对于 C3 型骨折，可以在复位和固定关节面后使用逆行髓内钉固定，但不推荐这么做。还可以选择其他方案，而且逆行髓内钉的置入可能会影响关节面的复位和固定。

### 股骨远端的顺行髓内钉固定

股骨远端骨折如果同时合并股骨近段的骨折，那么可以考虑应用顺行髓内钉固定。对 C1 或 C2 型的骨折，关节面的复位方法如前所述，顺行髓内钉的置入操作在第 25 章已述。在大多数病例，建议在骨折远端置入 2 枚锁定钉（图 29.17）。

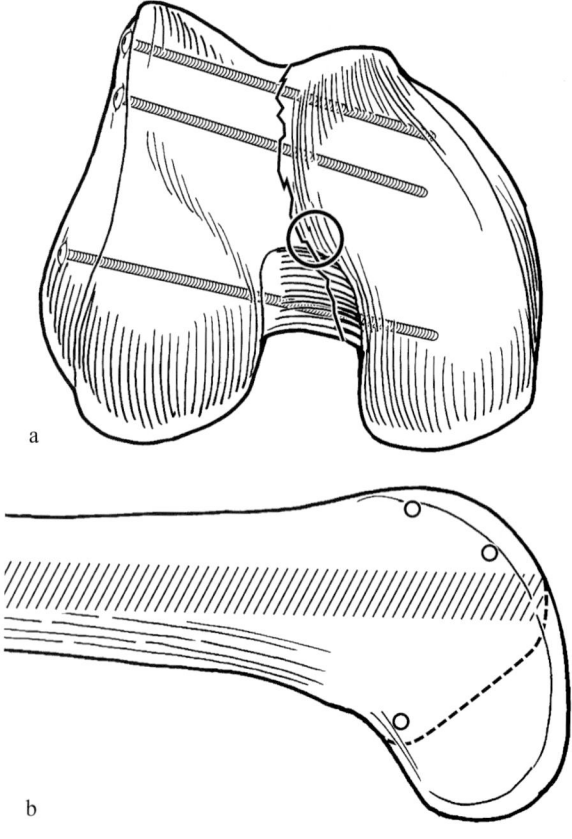

图 29.15 逆行髓内钉在股骨远端 C1/C2 型骨折的应用。a. 底面观，进钉点位于后交叉韧带起点的前方，通常在髁间窝的内侧。b. 侧面观，进钉点位于股骨轴线上

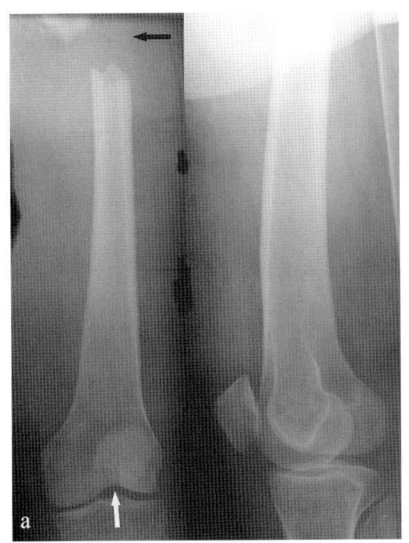
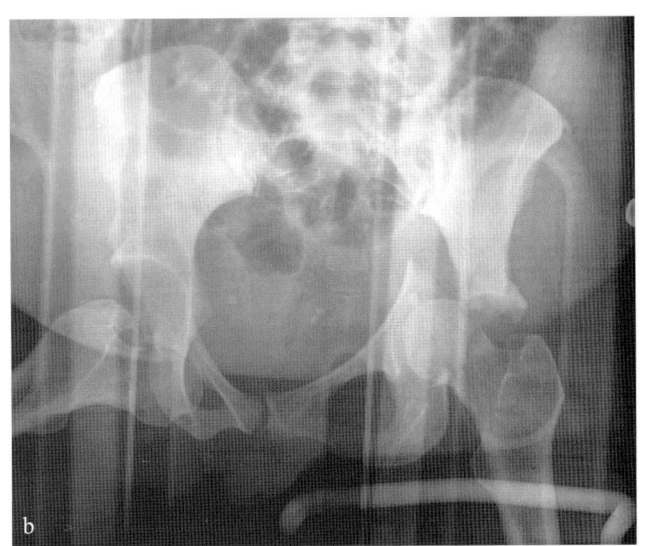
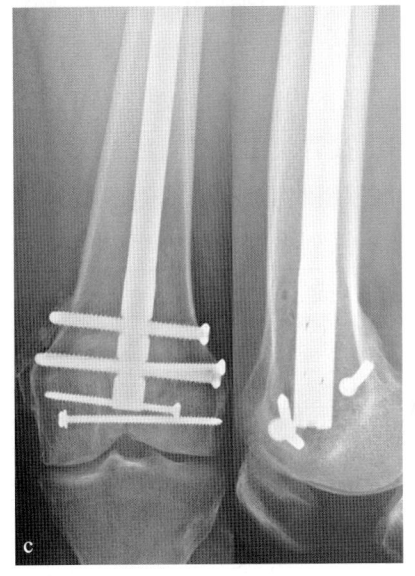
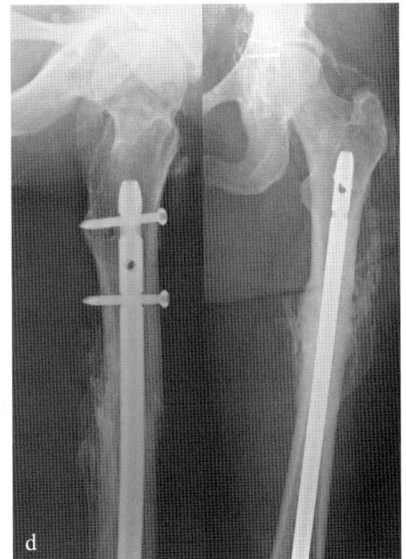

**图 29.16** 股骨远端 C1 型骨折合并股骨干骨折的治疗。患者还合并同侧髋关节骨折脱位，所以选择逆行髓内钉，避免使用顺行钉时需要在髋部再做附加切口。a. 伤后股骨 X 线片显示远端关节面单纯劈裂。b. 骨盆 X 线片显示左侧髋臼骨折和完全性骨盆环损伤。c. 先用螺钉固定关节面，然后逆行置入髓内钉，图示 3 年后随访 X 线片。d. 3 年后随访 X 线片显示股骨近端情况。患者发生髋臼骨折周围的异位成骨，在 2 年左右时拆除接骨板并行异位成骨清除手术

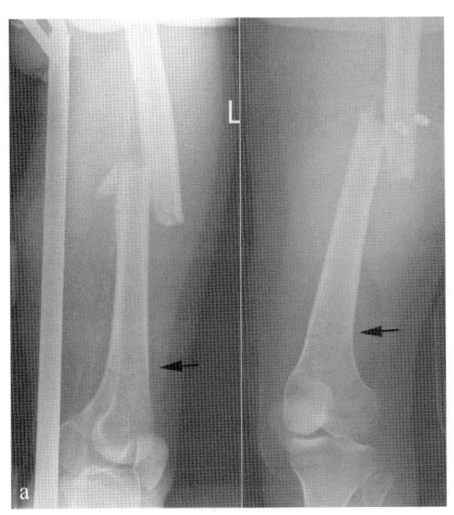
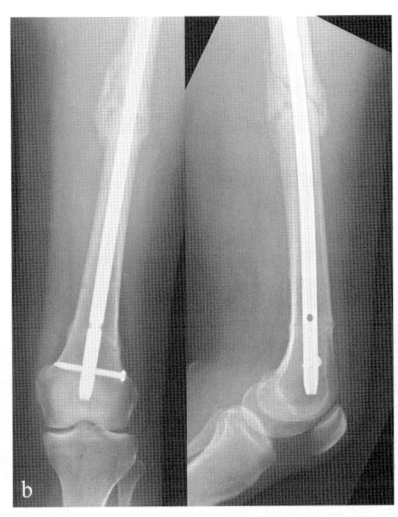
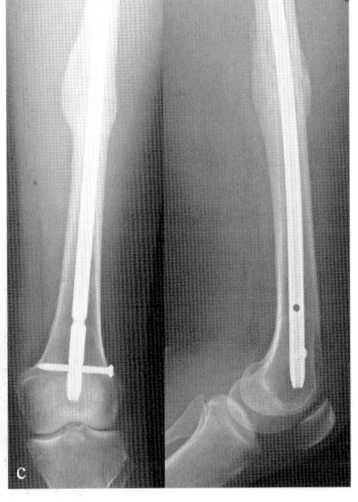

**图 29.17** 应用顺行髓内钉治疗无移位的股骨髁上骨折合并股骨干骨折。a. 术前 X 线片。注意髁上无移位骨折（箭头）。b. 12 个月后的随访 X 线片。c. 6 个月后的随访 X 线片。多数病例需要使用 2 枚远端锁定钉

## 股骨远端锁定接骨板固定

视频 29.4　切开复位结合肌下锁定接骨板治疗 C2 型股骨远端骨折

视频 29.5　C3 型股骨远端骨折合并 C3 型胫骨近端骨折的肌下锁定接骨板固定

在过去 15 年中有一系列的锁定接骨板系统投放市场。这些接骨板都拥有锁定螺钉多角度固定的特性，可以加强股骨远端的固定。对于骨折远端很短、关节多平面骨折或者骨质疏松的患者，这种稳定性尤为重要[60]。

这些锁定接骨板拥有如前所述的力学优势。另外，如果需要可以从肌下插入接骨板。微创内固定系统（LISS，Synthes）是一种特殊的锁定接骨板（固定器），也是最早出现的产品，并且在多种出版物中有所描述[13~19, 31, 32, 36, 37]。尽管在本节的多个病例中应用了 LISS 接骨板，但是锁定式内固定架的肌下置入理念比固定器械类型本身更为重要。以下详述的手术技术可用于所有的股骨远端肌下接骨板。另外，这些接骨板也都可以用完全开放手术的方式置入，如同前面所描述的 95°角接骨板的使用。

如果可能的话，术前要检查对侧下肢的长度和旋转来确定股骨远端的旋转形态。在患侧臀下放置一个布巾卷，对抗下肢的自然外旋。如果患侧骨盆倾斜约 15°正确地重建了患侧股骨的旋转，那么足部通常有 5°~10°的外旋。这个检查对于预防严重的旋转畸形很有帮助。最好用可透射 X 线的手术床，以便透视下肢全长。固定好健侧下肢，要做适当的衬垫。手术铺巾要能完全显露出股骨远段和髋部区域，尤其是当需要使用较长的内固定时（图 29.18）。

股骨远段肌下接骨板固定的目的是保护骨折的干骺/骨干区软组织，是通过闭合性复位技术来实现的。有一系列的辅助措施可以使得闭合性复位更为便利，描述如下：

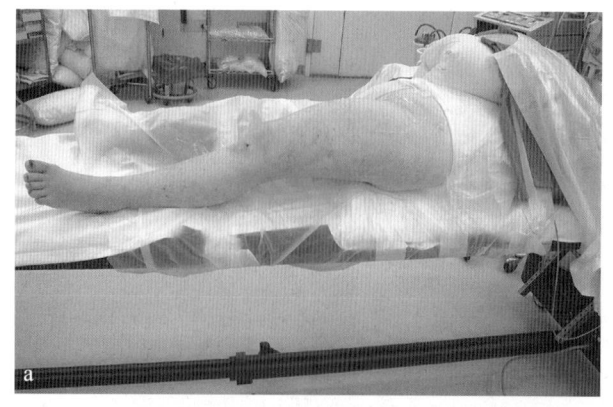
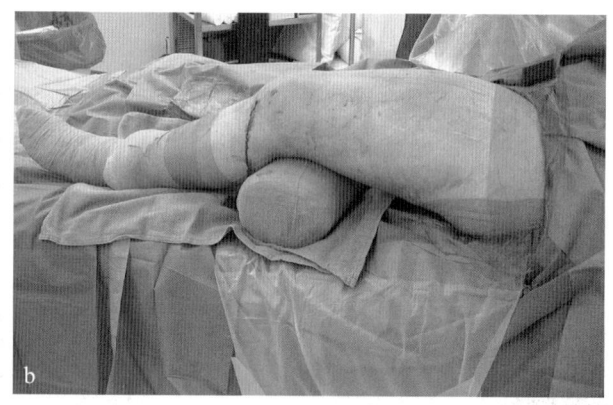
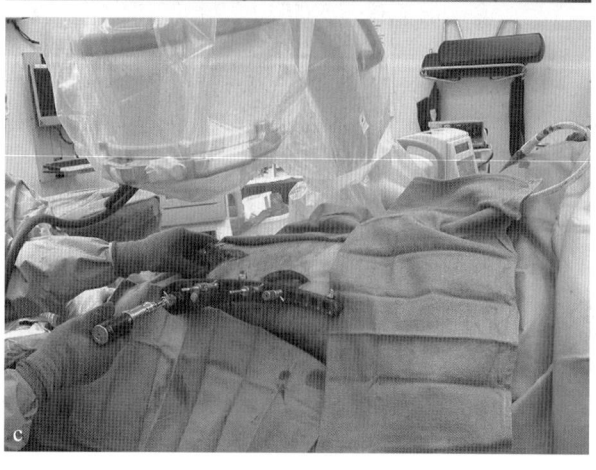

**图 29.18**　股骨远端骨折应用肌下锁定接骨板固定的患者术中体位摆放。a. 患者卧于可透射 X 线的手术床上，左臀下垫高。整个左下肢及左髋备皮消毒。将右下肢垫好。b. 于左膝下垫起髁上部位。c. 使用外支架置入肌下接骨板

- 早期干预　如前所述，要尽可能早地处理骨折。高能量损伤引起的粉碎性骨折在最初的 24 小时内不做固定，可使用跨关节式外固定支架来维持患肢的长度。
- 药物麻醉　对患者彻底地临床麻醉是必需的。
- 髁上部位的衬垫　使用弹性绷带包裹 10、12 或 15 层的外科布巾卷在髁上区域垫于大腿后方，有助于纠正股骨远端骨块常见的过伸畸形（图 29.18b，图 29.19）。另外，在人力牵引时这样的衬垫可以作为杠杆的支点。对其大小和位置进行微调，就能使骨折的矢状位复位产生明显改变。
- 人工牵引（图 29.19）　人工牵引有助于恢复肢体长度和纠正旋转，并可纠正内 / 外翻。牵引时握住踝部区域，直接向后方牵拉。利用布巾卷作为杠杆的支点加以牵引，纠正股骨远端的过伸畸形。
- 置于股骨髁部远端的 Schanz 螺钉　特别是在股骨远端骨折段非常短的病例，纠正过伸畸形会很困难。此时可用一枚 Schanz 螺钉由前向后拧入来帮助对抗骨折远端的旋转，取得恰当的复位（图 29.20）。
- 复位螺钉　部分锁定接骨板系统在骨折近端除了用锁定螺钉之外，还可以使用非锁定螺钉。这些螺钉可以用来帮助复位，特别是向内侧移位的骨干远端向外侧调整的。必须强调，这样的螺钉只能用在将骨折的移位"微调"若干毫米，不能用螺钉来纠正明显的移位。
- 股骨牵开器或者外固定支架　股骨牵开器或者外固定支架可以用来取得并保持干骺 / 骨干区域的复位。但是，可能会使骨折复位的精确调整变得困难。
- 人工压迫　有时候需要使用一个大的锤子从内侧推挤内收或者屈曲的骨折近段。另外，也可以用在股骨远端纠正过度外翻（图 29.21）。

### 肌下接骨板的手术步骤

**视频 29.6　采用微创经皮接骨板接骨术（MIPPO）治疗股骨远端骨折**

和任何用于股骨远端骨折的固定器械一样，肌下接骨板的操作步骤也是经过精心设计的。尽管在次序上可能有变化，但是按照这个手术

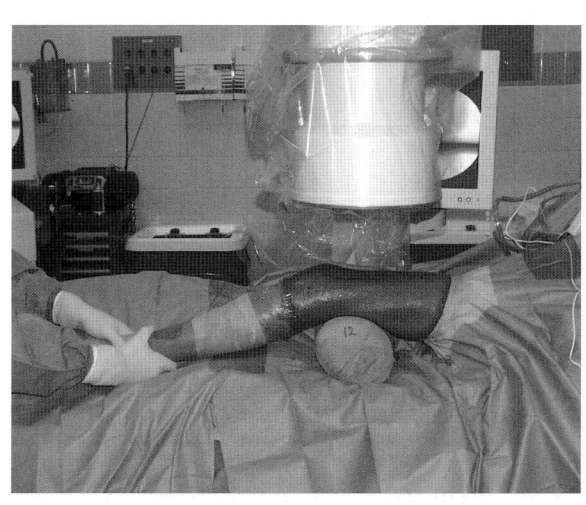

图 29.19　以髁上布巾卷作为支点，术中施行人工牵引

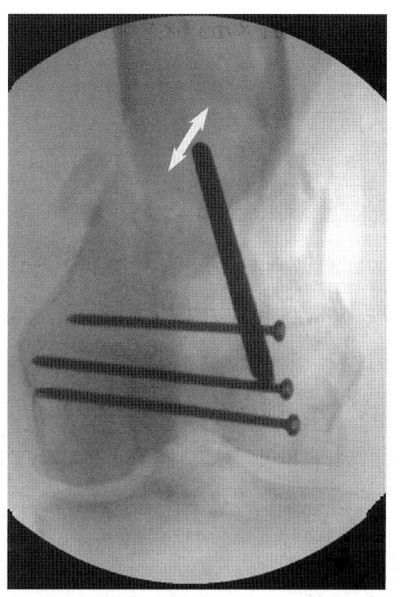

图 29.20　关节面复位固定之后，用一枚 Schanz 螺钉由前向后拧入股骨髁，可用以纠正股骨远端的过伸畸形

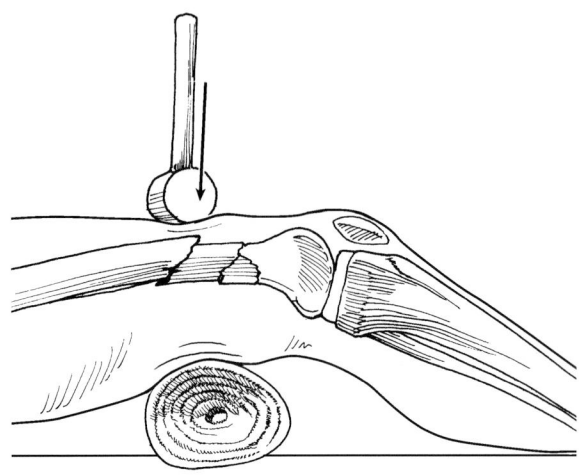

图 29.21 用一把锤子直接压迫骨折近段的远端，复位股骨髁上骨折

步骤逐步操作是有好处的。关节骨块得到复位和固定后，进行以下的步骤：

1. 临时骨折复位（"认识骨折"）　在插入接骨板之前垫好髁上部位的衬垫，施加人工牵引，在前后位和侧位影像上观察骨折复位情况。注意骨折的情况，如股骨远端的过伸、股骨干近段的屈曲或内收，以及股骨远端的外翻。调整髁上部位布垫的位置和大小以及人工牵引的方向，通过加压纠正畸形。

2. 插入接骨板　将锁定式接骨板通过前外侧切口或者外侧髌旁入路插入。多数接骨板根据股骨的前弓已预先塑形。这一步可以在短时的连续透视下进行，用接骨板近端感触股骨外侧皮质，并且参照股骨的正常前弓指引插入的方向。常见的倾向是插到股骨干的偏后方。

3. 放置接骨板到股骨远端髁部的合适位置　对于如何将接骨板远端放置到股骨外侧髁的正确位置，有一些有益的建议：
   - 股骨外髁有约 10°的斜坡，故需要将接骨板"倾斜"来贴合外侧皮质（图 29.22a）。
   - 要熟悉特定接骨板的正常位置。例如，LISS 接骨板应该置于股骨远端髁部前方关节线的偏后 1~1.5 cm，并且离开股骨髁远端关节面 1~1.5 cm（图 29.22b）。
   - 接骨板放置到位后，用导针或者 1~2 枚螺钉来将其固定在股骨远端骨块上。如果使用锁定螺钉，那么要在股骨髁部内侧对抗顶压，并把接骨板按在骨质上，因为锁定螺钉可能会推开骨块。

4. 放置近端导针后检查旋转和长度的复位　此时用前后位透视检查患肢的恰当长度是否已经恢复。使用以下三种手段评估肢体的旋转状态：检查足部是否外旋 10°~15°，前后位透视检查股骨，检查股部远端的皮纹。如果已经获得了正确的肢体长度和旋转，那么根据配套的器械选择，用导针或螺钉将接骨板近端固定到骨质。可以做一个近端切口来确认接骨板近端是否处于骨干的侧中线以及是否有不恰当的旋转。另外，侧位透视可以检查接骨板是否位于股骨的侧中线，但是因为另一条腿的重叠，可能难以看清楚。此时还可以调整矢状位上的骨折对线，下面将详述。最后，对骨折近端的内收或者股骨髁部的内/外翻进行微调。

5. 股骨髁部螺钉的置入　常会出现过伸或外翻畸形，或者两者同时发生。调整髁上布巾卷衬垫的位置、改变人工牵引的方向、用人工压迫或者用 Schanz 螺钉控制股骨远端，这样可以纠正过伸。确认固定物在股骨远端放置位置合适并且纠正了畸形之后，可以打入远端的螺钉。

6. 近侧股骨干的适当的复位与螺钉固定　在这一步，纠正任何冠状面（内/外翻）或矢状面（过伸/过屈）畸形，拧入股骨近端其他的螺钉。

7. 检查骨折复位的稳定性　被动活动膝关节达最大范围来确定骨折固定是否足够稳定。

8. 切口引流和关闭。

图示病例演示了此操作步骤（图 29.23~25）。

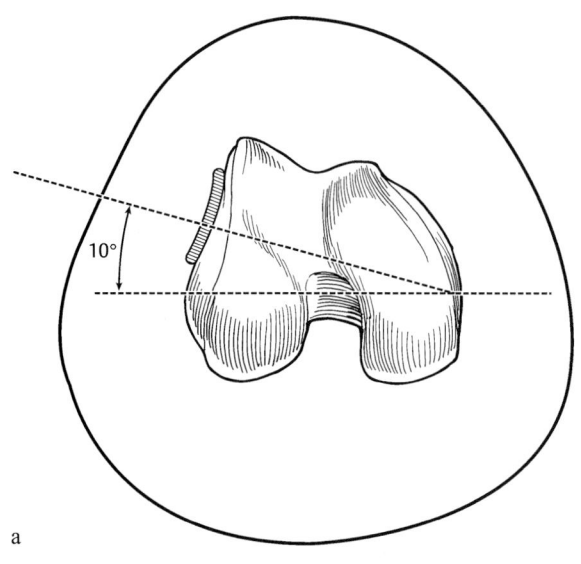
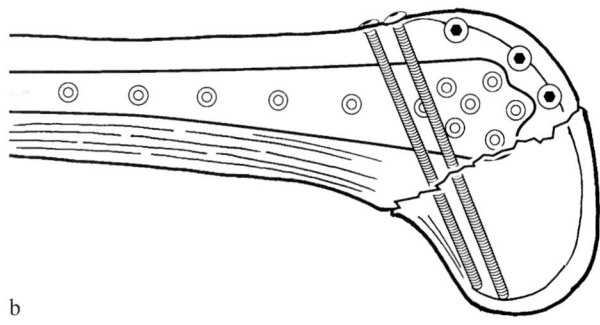

**图 29.22** 图示 LISS 接骨板的正确放置。a. LISS 接骨板要倾斜约 10° 放置，以贴合股骨远端外侧皮质的斜坡。b. LISS 接骨板的放置位置距离远端关节面约 1.5 cm，距离前方关节面约 1 cm。注意前后向置入的拉力螺钉用来固定冠状面骨折（Hoffa），由外向内置入的螺钉用来固定关节劈裂骨折

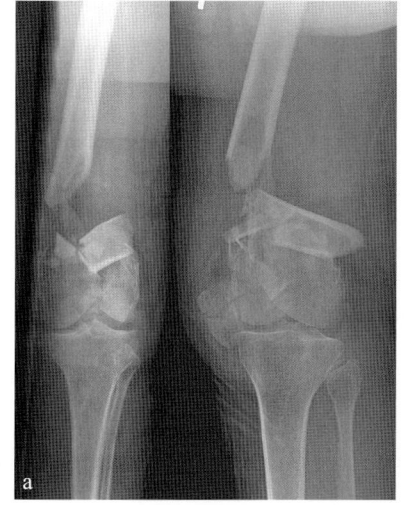
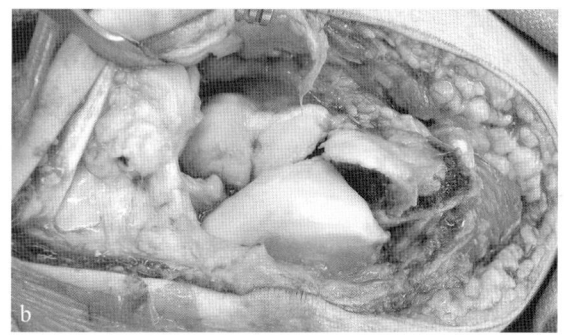
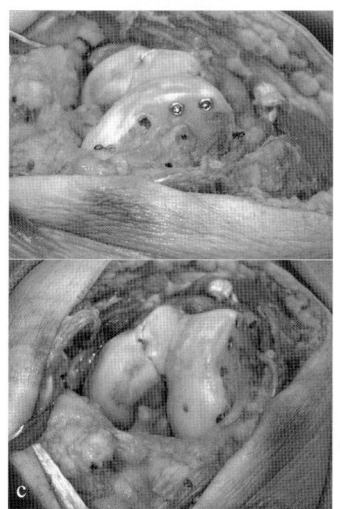
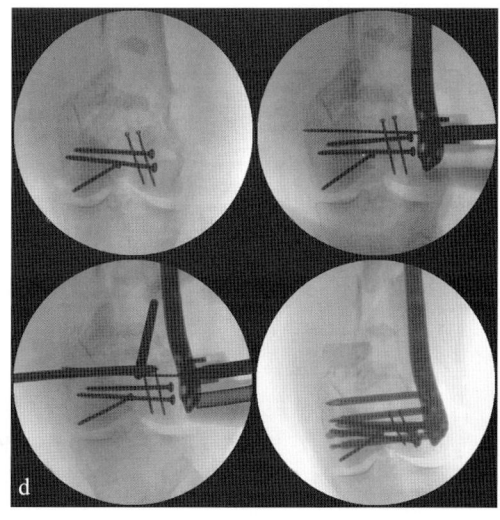
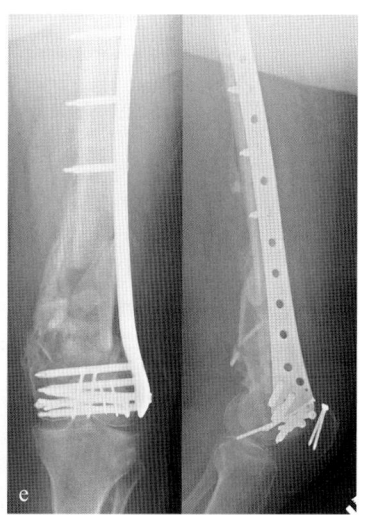

**图 29.23** 应用微创内固定系统（LISS）治疗一例 67 岁女性的股骨远端 C3 型骨折。该患者合并骨关节炎和胰岛素依赖型糖尿病。a. 术前 X 线片。b. 术中关节面照片。c. 患者同时有髌腱断裂。用改良髌旁外侧入路可以良好显露关节面。图中可见关节面已复位并用多枚拉力螺钉固定。d. 关节面复位固定后，插入肌下接骨板。平行于关节面放置一枚导针，确认股骨远端是否复位适当，然后拧入远端的多枚螺钉。e. 4 个月后的随访 X 线片，显示干骺端骨折愈合

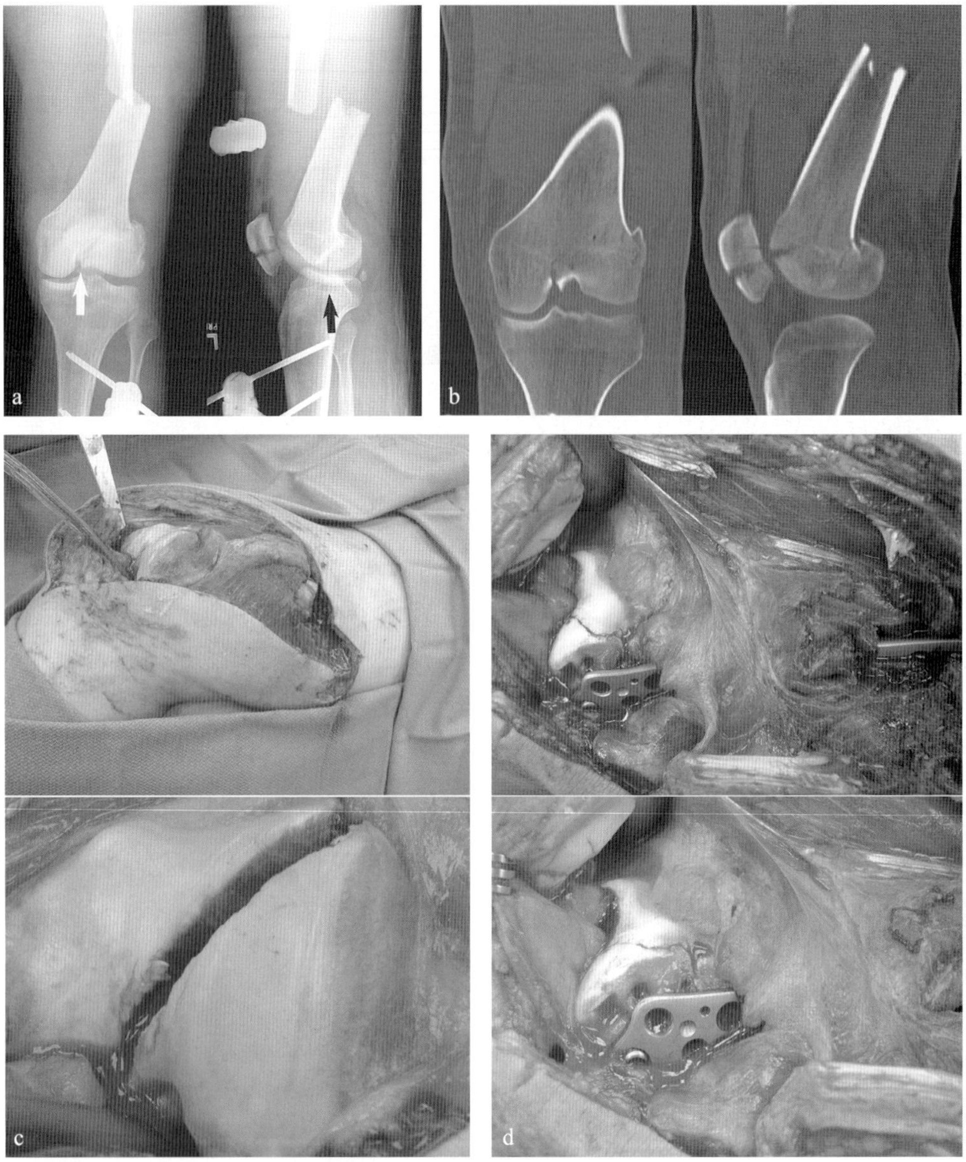

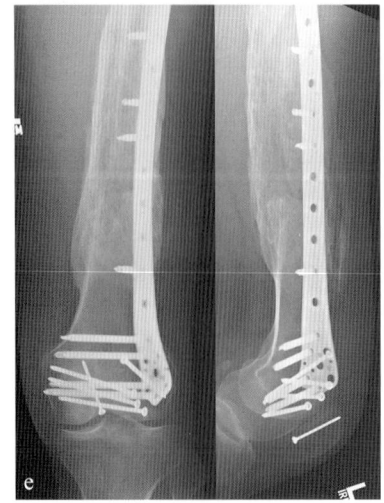

图 29.24 股骨远端 C1 型骨折，伴 ⅢA 型开放性损伤。a. 伤后 X 线片，白箭头和黑箭头指示了关节面劈裂骨折。b. 患者伴有轻微移位的髌骨骨折，CT 扫描也显示了关节面劈裂。c. 利用创口做改良外侧髌旁切口，显露关节面。d. 固定关节面，然后经肌下置入 LISS 接骨板。注意干骺端保留的骨折周围软组织。e. 1 年后骨折完全愈合，术后 10 周完全负重，最终膝关节活动度达到 0°~130°，与对侧下肢对称

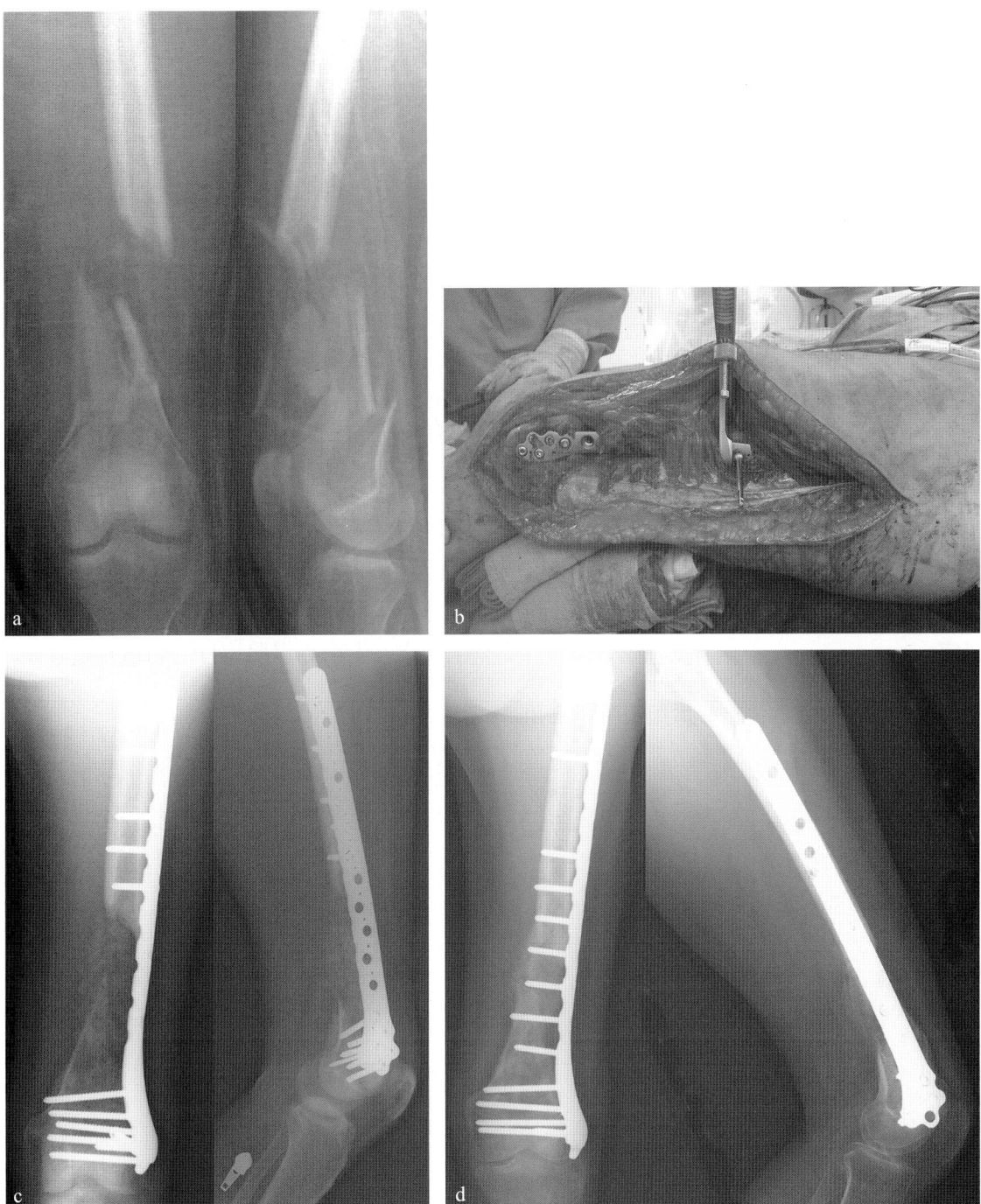

**图 29.25** 伴有明显骨缺损的股骨远端 C1 型骨折，有 10 cm 的开放性创口。a. 术前 X 线片。b. 冲洗创口，清创，然后做股骨远端外侧切口。注意，尽管行开放性手术，但仍保留了骨折部位的软组织连接。c. 伤后 10 周行植骨手术。d. 手术 4 个月后 X 线片见骨折完全愈合（William Ricci 提供）

## A型或C型股骨远端骨折固定术后对复位的评估

股骨远端骨折接受固定之后，复位质量的检查很重要，包括对线、旋转、长度等。要提一些有针对性的问题：

- 有没有内翻/外翻对线不良？
- 股骨远端髁部是否存在过伸？
- 骨干部位是否存在矢状面畸形？
- 固定物的放置如何？在股骨侧位像上如何？

评估肢体的旋转，要检查足部休息位、髋部旋转形态以及通过影像检查将股骨近段与股骨远段/膝关节进行对比[61]。

## 特殊情况：全膝置换术后股骨髁上骨折的内固定

**视频 29.7** 对股骨远端关节假体周围骨折采用肌下锁定板行 ORIF

在全膝置换术后发生股骨髁上骨折的患者，必须首先检查膝关节假体是否已有松动（图29.26，图29.27）。尽管这种情况罕见，但一旦发生就要考虑进行全膝关节翻修手术。如果没有发现假体松动，那么可以考虑使用逆行髓内钉或者外侧接骨板治疗[37, 62-66]。逆行髓内钉对某些设计的全膝假体不可用，而且可能会损伤髌骨假体，并存在将磨损颗粒和碎屑带入关节腔内的风险。使用非锁定的髁部支撑接骨板或者95°角稳定内固定对于治疗此类骨折是有效的。然而，股骨远端假体周围骨折常是远端骨块短小且伴有骨质疏松。锁定接骨板在近期得到应用，效果是令人鼓舞的[37, 63, 67]。据 Althausen 等的报道，使用 LISS 接骨板治疗膝上的假体周围骨折，其感染率低，无须早期植骨，并且固定牢靠允许术后早期活动[63]。Kregor 等报道了一组研究数据，在13例此类骨折中未发生感染，无内翻塌陷；行二期植骨，有一例因使用 LISS 接骨板时股骨假体发生松动而行全膝关节翻修术治疗[37]。另一项研究系统回顾了5个病例系列，包括57例使用 LISS 接骨板或锁定髁部支撑接骨板治疗的患者，平均随访15个月，感染率为5.3%，二次手术率为8.8%[68]。

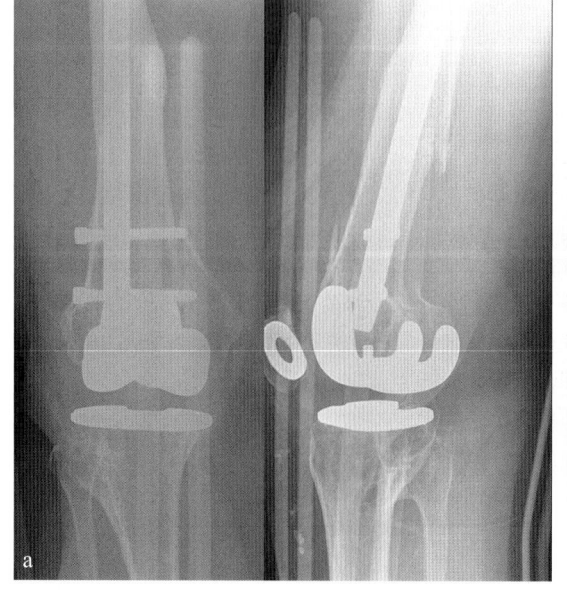
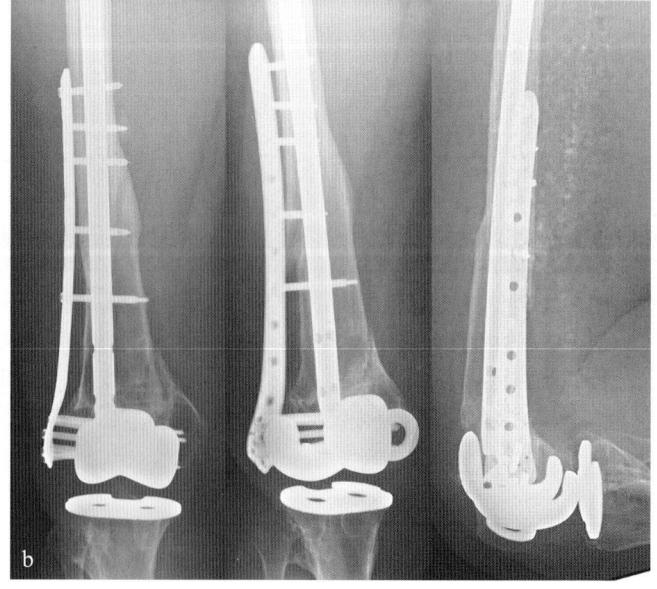

**图 29.26** 图示一例轻微移位的股骨髁上骨折，骨折线位于已存在的顺行髓内钉尖端和全膝关节假体之间。a. 术前X线片。b. 伤后3年的随访X线片，手术方式是在髓内钉后方用锁定接骨板固定

逆行髓内钉的操作前面已介绍，通过传统髌旁内侧切口显露全膝置换假体的股骨部件。用2枚远端锁钉来取得对股骨髁部足够的把持力，这一点很重要。术前就要对膝关节假体是否能够"容许"逆行钉内固定做出判断。如果不可行，就要选择接骨板固定。

接骨板的操作技术与前面提到的股骨远端肌层下锁定板的操作相同。术前要计划接骨板和螺钉的放置位置，取得一张质量良好的股骨远端侧位X线片对此很有帮助。

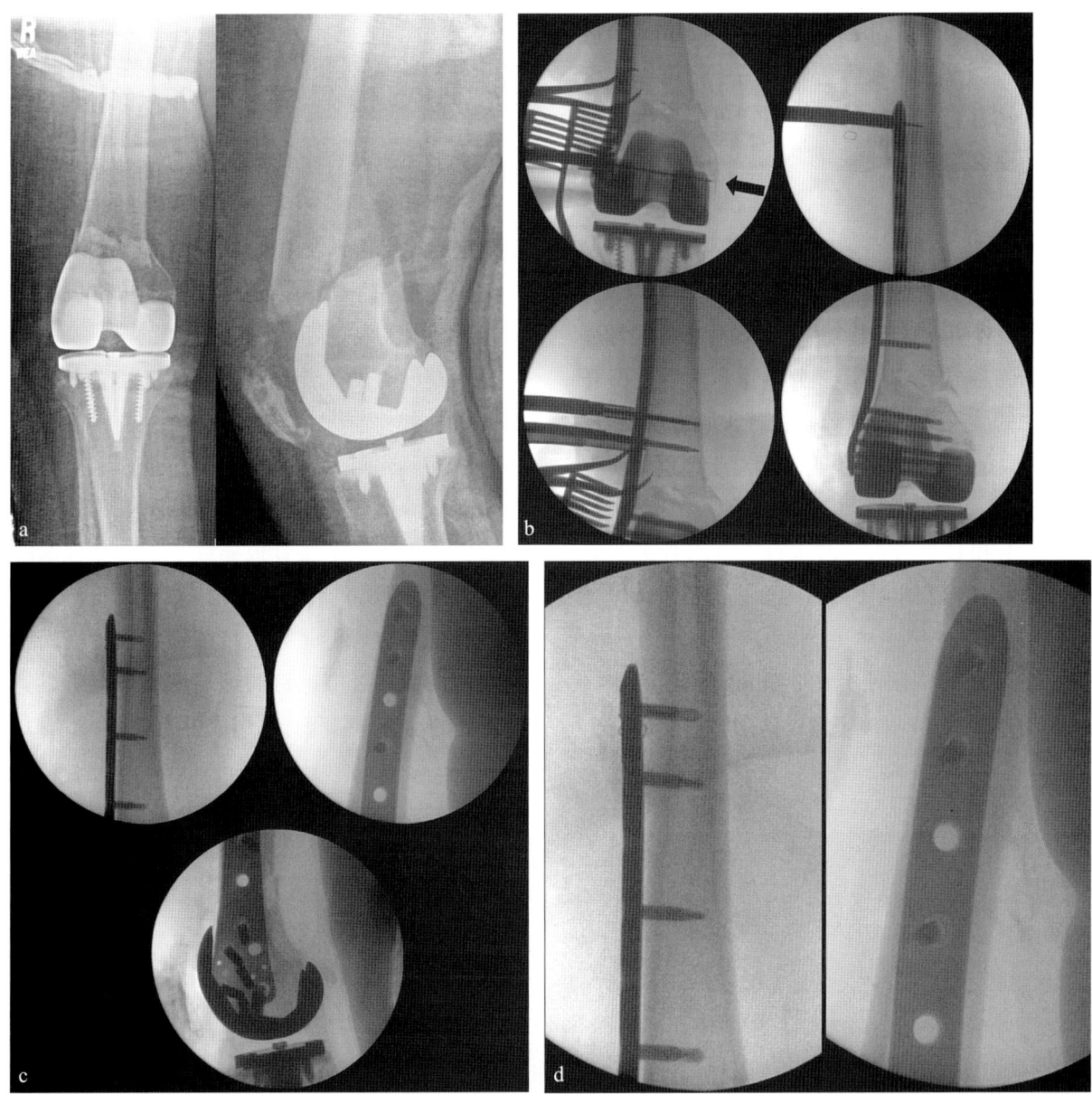

**图 29.27** 肌下锁定接骨板在治疗全膝关节置换术后股骨髁上骨折中的应用。a. 术前X线片。b. 术中X线透视。在股骨远端做8 cm小切口，插入肌下接骨板，然后拧入多枚螺钉。导针（箭头指示）平行于股骨假体。c. 术中透视。d. 透视显示接骨板近端在股骨干居中位置

## 内侧或外侧髁骨折的复位和固定

对这些骨折要分别采用内侧或外侧入路进行处理。如果骨折类型简单,那么可以用前外侧或者前内侧入路。对于复杂骨折,可用内侧或外侧髌旁入路。关节面的固定方法如前所述。对于大多数病例,要在相应的股骨髁内侧或者外侧用防滑接骨板固定。常规使用 4.5 mm 窄接骨板并轻微塑形。在骨折近端的螺钉可以防止骨折剪切移位,而单纯螺钉固定可能发生这种情况(**图 29.28**)。

## 康 复

A 型骨折:对于未合并关节内骨折的股骨远端骨折,通常允许患者部分负重。术后立即开展主动的膝关节活动训练和股四头肌力量练习。4~6 周后允许进一步的负重。但对于严重骨质疏松的患者,计划要进行相应的调整。

B 型和 C 型骨折:对于有关节内骨折的患者,术后 10~12 周内不允许做渐进的负重练习。不使用支具。

在最近的一项研究中,Smith 等研究了 42 例平均年龄为 74 岁的患者,认为术后立即完全负重对固定失败率没有不利影响[72]。其中 41 例在 16 周内骨折愈合,2 例出现固定物失效,1 例骨不连,2 例出现有症状的骨不连。

## 新技术

视频 29.8　采用可变角度锁定接骨板治疗股骨远端假体周围(单髁膝关节置换)骨折
视频 29.9　股骨远端截骨治疗膝外翻畸形
视频 29.10　新鲜同种异体生物膝关节置换术

应用锁定螺钉多角度固定的锁定板的概念已被广泛接受。一项生物力学研究报告了多角度固定的锁定板不发生失效[73],而另一项生物力学研究报告了多轴锁定板与传统锁定板相比具有更高的失效载荷[74]。更重要的是,一项研究显示其没有发生复位丢失或螺钉松动,表现了良好的临床结果[75]。

最近,远侧皮质锁定用于外侧锁定接骨板近端固定的概念开始出现[76]。Lujan 等的研究表明,传统的锁定接骨板导致了不对称骨痂的形成,并且侧方的骨痂较少[77]。他们推测不对称的骨痂形成可能是导致传统锁定接骨板固定失败的原因。近端螺钉的远端皮质锁定可以使骨折处的动态压缩和骨痂形成更为对称[76, 78]。

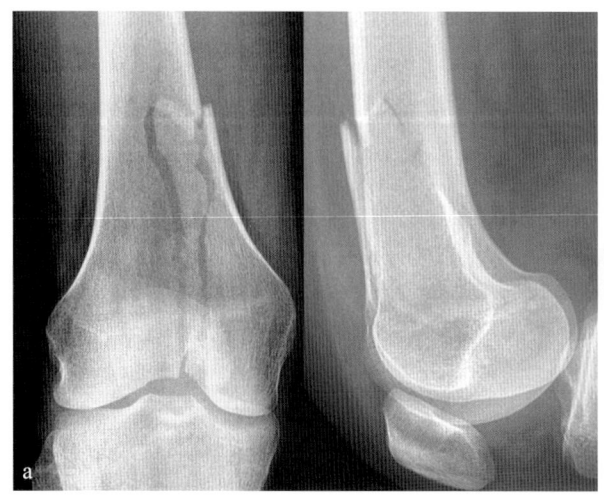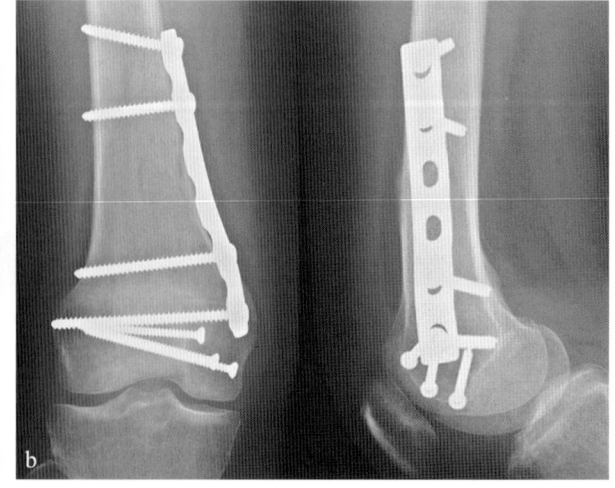

**图 29.28**　股骨内侧髁骨折。a. 术前 X 线片。b. 直视下显露关节面,拉力螺钉固定,并用内侧防滑动接骨板固定

> **要点与技巧**
>
> - 股骨髁下骨折如有明显移位，骨折碎片的移位情况与高能量胫骨平台骨折或膝关节脱位相似。对于移位的高能量股骨髁下骨折，应当对相关血管损伤保持高度警惕，必要时可踝臂指数（ABI）[69-71]。
> - 准确评估关节面损伤至关重要。如果疑有股骨髁下骨折，应当首先确认是否累及关节面；明确存在关节损伤后，则应进一步确认是否额状面 Hoffa 骨折，是否多平面关节骨折，有没有游离骨软骨碎片。这些可以通过股骨远端牵引下 AP 位或斜位 X 线片或 CT 扫描及矢状面和额状面重建来确认。
> - 对于有内侧 Hoffa 骨折的股骨远端骨折，应当避免通过前外侧入路进行处理，因为这种情况下内侧 Hoffa 骨折的复位与固定较困难。一旦出现这种情况，可以通过单独的髌旁内侧入路显露股骨内侧髁并进行内固定。
> - 股骨髁上/髁间骨折内固定后常见的畸形为过伸、内翻和旋转。手术医生应当了解如何矫正这些畸形。
> - 如果再 AP 位影像上看到股骨远端出现"切迹"，则提示股骨远端存在过伸畸形。
> - 由于股骨内侧髁存在自然倾斜，股骨远端前方的螺钉可能在影像上表现为长度合适，而实际上过长。
> - 仅凭股骨远端的透视影像无法正确判断轴位对线情况。应从近端到远端完整成像来判断是否存在内/外翻畸形。
> - 对伴有 Hoffa 骨折的股骨远端复杂 C3 型关节损伤进行复位时，建议在最终固定前临时固定整个关节面。像所有的复杂关节损伤一样，除非对整个关节面进行重建，否则很难确认游离关节面骨折碎片的正确位置。
> - 通过膝部内侧伤口在股骨内侧髁自内向外置入 5.0 mm 或 6.0 mm Shanz 针，随后用于髁间骨折的复位。针尖不应突出至骨折处，以免影响复位。
> - 于股骨髁自前向后置入 Schanz 针有助于矫正过伸畸形。
> - 股骨远端 C 型骨折的固定分为两个阶段：①骨折的关节面部分的复位与固定；②骨折的干骺端/骨干部分的复位与固定。对于骨折的关节面部分，几乎总是在直视下进行复位。在多数病例（除了简单骨折）中，骨折的干骺端/骨干部分需要间接复位。

一项针对 18 例患者的初步临床研究得出其治愈率为 89%（16/18）[78]。

## 效 果

尽管对于任何一种手术治疗的远期优势尚无一致意见，然而，手术治疗显然比非手术治疗优势显著。在一项研究（1996）中，Butt 等对老年患者伴有移位的股骨远端骨折使用 DCS 手术治疗和非手术治疗进行了比较[46]，其结论强烈倾向于手术治疗。根据 Schatzker 等的标准[8]，在接受手术治疗的患者中，有 53% 取得了优或良的效果，而在保守治疗的患者中只有 31% 效果优良。手术治疗组的并发症较少，住院时间较短。可以假定，如果采用现代的手术治疗，其结果会有更大的区别。

股骨髁上/髁间骨折的确定性治疗和内置物选择有接骨板固定（角接骨板、DCS、髁支撑接骨板）、顺行髓内钉、逆行髓内钉、外固定支架固定和锁定式内固定架（如 LISS 锁定式髁支撑接骨板）。

Schatzker 等在 20 世纪 70 年代初的早期经验显示，接骨板内固定（以角接骨板为主）治疗效果比非手术治疗有显著改善。在接受坚强内固定的患者中，有 75% 取得了优或良的效果，而在保守治疗的患者中只有 32%[8]。但是，在 35 例患者中有 18 例不能达到坚强内固定，这些患者中只有 21% 取得了优或良的效果。Schatzker 等的研究和其他后来的文献显示，坚强内固定改善了功能预后，但是并不总是有良好的预后[38]。

随着手术技术和新型内固定的进展，治疗效果得到了显著的改善。"生物学"间接复位技术[10]和逆行髓内钉技术的使用降低了植骨率，而在 Miclau 等回顾的一些早期的病例，植骨的比例达到 87%[1]。Bolhofner 等报告了一组 57 例骨折患者（A2 型 8 例，A3 型 14 例，C1 型 10 例，C2 型 16 例和 9 例 C3 型骨折；包括 Gustilo Ⅲ B 或 Ⅲ C 型开放性骨折），接受了角接骨板和髁支撑接骨板内固定治疗，运用间接复位技术并且无植骨，结果无骨不连，疗效优良率为 84%[12]。逆行髓内钉的出现也改善了治疗结果，降低了感染发生率[20-27]。但是，逆行髓内钉的使用主要限于在关节外和简单关节内骨折。

锁定式内固定架的进展更进一步地提升了疗效，特别是改善了在骨质疏松骨质的远端固定并便于肌层下插入操作技术，从而降低了内固定远端"切出"的发生率，也降低了感染发生率，尤其是开放性骨折的感染[13~19, 31, 32, 36, 37]。

在一项循证的系统回顾研究中，我们一共分析了 47 篇文献，包含了 1989~2005 年间的共 1 670 例骨折，报告了急性期股骨远端非假体周围骨折的手术治疗结果[65]。其中，平均骨不连发生率为 6.0%，深部感染的发生率为 2.7%，平均再次手术的发生率是 16.8%（表 29.3）。

我们对加压接骨板技术（角接骨板、DCS、非锁定式髁支撑接骨板和其他）和内固定架（LISS）进行了比较，除外在内固定架组中开放性骨折的比例明显较高（36% 对 25%）之外，在降低深部感染率方面两组之间的统计学差异并不显著（$P=0.056$），使用内固定架组的深部感染率为 2.1%，加压接骨板技术组为 4.8%[65]。锁定接骨板在治疗股骨远端骨折方面无疑是一个进步，但也并非没有并发症。Vallier 和 Immler 比较了使用角接骨板治疗的 32 例骨折和使用锁定髁支撑接骨板治疗的 39 例骨折[54]，报告的锁定髁支撑接骨板二次手术率为 43%，而角接骨板只有 7%。尽管这是一项回顾性非随机比较

表 29.3　股骨远端骨折使用不同固定技术的结果（1989~2005）

| 内置物 / 技术 | 研究总数 | 总例数（$n$） | 关节内骨折[a] | 骨不连（%） | 深部感染（%） | 再次手术（%） |
|---|---|---|---|---|---|---|
| AIMN | 4 | 108 | 22.2%（$n$=108） | 8.3 | 0.9 | 23.1 |
| RIMN | 15 | 472 | 37.1%（$n$=361） | 5.3 | 0.4 | 24.2 |
| 内固定架（LISS） | 8 | 327 | 56.9%（$n$=327） | 5.5 | 2.1 | 16.2 |
| 加压接骨板（BP、DCS、CBP 或其他）[b] | 16 | 694 | 73.0%（$n$=677） | 6.3 | 4.8 | 12.7 |
| 外固定支架 | 5 | 69 | 85.5%（$n$=69） | 7.2 | 4.3 | 30.6 |
| 总计 | 48[c] | 1 670 | 58.1%（$n$=1 542） | 6.0 | 2.7 | 16.8 |

注：在所有治疗选择中，辅助螺钉和 / 或接骨板用于固定关节面。

[a] 部分作者并未报道是否累及关节面。关节面受累的病例数是括号内的数字，因此有时小于总数。

[b] 首次置入内置物：BP 41%，DCS 33%，CBP 23%，其他 3%。

[c] 45 个病例是一项随机控制研究（RCT）以及一项 LISS 和 RIMN 对比研究的手术组。

数据引自 Zlowodzki M, Bhandari M, Marek DJ, Cole PA, Kregor PJ. Operative treatment of acute distal femur fractures: systematic review of two comparative studies and 45 case series (1989–2005). J Orthop Trauma 2006; 20:366–371.

缩写：AIMN，顺行髓内钉；BP，刃接骨板；CBP，髁支持接骨板；DCS，动态髁螺钉；LISS，微创稳定系统；RIMN，逆行髓内钉。

研究，作者试图控制这两组的无关变量，并且根据放射学评估只包括用任何一种内置物（A型、C1型和C2型）治疗的骨折。

在一项对采用不同类型锁定接骨板治疗335例股骨远端骨折的多中心研究中，Ricci等报道了19%的病例需要二次手术[79]。糖尿病和开放性骨折是骨不连和深部感染的危险因素。仅对156例接受逆行髓内钉和锁定接骨板治疗的患者进行了随机比较，结果髓内钉的翻修手术率为5%，接骨板的翻修手术率为8%。更重要的是，髓内钉组的SMFA分数（27.4：21.5）高于接骨板组，代表了更好的功能结果。该差异无统计学意义，但高于SMFA的最低临床重要值（5.5分）[80]。

## 并发症

股骨远端骨折治疗的并发症包括骨不连、感染、畸形愈合和关节僵硬等。手术中对软组织的过度剥离破坏了骨折周围的血供[29, 30]，减弱了机体愈合骨折和清除病原体的能力，增加了骨不连和感染的发生率。

骨不连的治疗选择取决于初始治疗方式，包括骨不连部位的清理、植骨、更换内固定（也可以不更换）。如果初始治疗使用了髓内钉，那么可以更换为扩髓髓内钉。扩髓可以作为植骨的补充或者替代植骨。另一个治疗策略是改换固定方式。例如，把接骨板换成髓内钉固定或者反之，以改变骨折部位的生物力学性质，从而激发骨折部位细胞的愈合潜力。感染的治疗可以采用清创、单路灌洗或必要时多路灌洗，以及静脉使用抗生素。偶尔，接骨板会刺激局部软组织引起疼痛。对于这些患者，可以在骨折愈合后拆除接骨板／内固定架。

广泛的肌肉剥离和术后康复的限制往往归咎于不理想的内固定，容易引起膝关节僵硬，尤其是有关节内骨折时。另一方面，微创技术可以保留血供和骨折血肿，有利于促进骨折愈合，降低感染率。然而微创技术对操作要求高，恢复骨折对线较为困难，从而增加了出现对线不良／畸形愈合的可能性。接骨板内固定通常伴有一定的复位不良。Zehntner等报道了一组57例骨折，其中26%有大于5°的内/外翻对线不良，22%的病例存在过屈／过伸畸形，17%的病例有旋转畸形[53]。如果在各个平面上对线不良小于5°，那么功能预后多较满意。通常，术中保留肌肉附着的坚强内固定治疗也允许更为积极的术后康复训练，从而保留关节活动度。

---

### 经 验

- 按照AO/OTA对于股骨远端骨折的分型，A型骨折是关节外骨折，B型骨折是部分关节内骨折，C型骨折是合并干骺端骨折的完全关节内骨折。
- C型损伤之间的区别是，C1/C2损伤是简单关节劈裂，而C3损伤涉及全关节。
- 适用于A型和C1/C2型骨折的治疗选择包括顺行髓内钉、逆行髓内钉、95°角稳定系统（角接骨板或DCS）或内固定架。通常，C3型损伤需要用锁定式固定器固定，以便在股骨远端置入多枚螺钉，避免发生内翻畸形。

- 在C型髁上骨折中，冠状面（Hoffa）骨折的发生率为38%[39]。
- 用内固定架治疗髁上／髁间骨折的常见畸形是过伸、外翻和旋转。
- 根据近期文献的系统性回顾[65]，骨不连的平均比例是6.0%，深部感染的比例是2.7%，再次手术的比例是16.8%。
- 根据历史文献[1]，股骨远端骨折需要植骨的比例为0~87%。

> 视 频
>
> **视频 29.1 采用逆行髓内钉治疗 A 型股骨髁上骨折**
> 手术采用 2.5 cm 的髌旁内侧切口,重点描述了如何确定进钉点和骨折复位。
>
> **视频 29.2 股骨远端逆行髓内钉固定**
> 视频演示了采用劈开髌腱入路置入逆行髓内钉治疗股骨髁上骨折的技术和原则,重点描述了如何正确确定进钉点。
>
> **视频 29.3 关节镜辅助下移除逆行髓内钉**
> 视频演示了关节镜的使用和拆钉的技术,关节镜的使用大大方便了逆行髓内钉的拆取。
>
> **视频 29.4 切开复位结合肌下锁定接骨板治疗 C2 型股骨远端骨折**
> 32 岁男性患者因枪伤导致 C2 型股骨远端骨折,使用肌下锁定接骨板固定。初次治疗时对血管损伤进行修复并用跨关节外固定架进行固定,后期行重建手术。
>
> **视频 29.5 C3 型股骨远端骨折合并 C3 型胫骨近端骨折的肌下锁定接骨板固定**
> 视频演示了采用改良的外侧髌旁切口直接显露股骨远端和胫骨平台的关节面,重点介绍了肌下锁定板的置入技术。
>
> **视频 29.6 采用微创经皮接骨板接骨术(MIPPO)治疗股骨远端骨折**
> 视频演示了 DCS 内固定治疗,以及 MIPPO 和桥接接骨板的使用技术,包括肢体长度和旋转的判断。
>
> **视频 29.7 对股骨远端关节假体周围骨折采用肌下锁定板行 ORIF**
> 1 例骨质疏松患者发生股骨远端膝关节假体上方的骨折,用 LISS 接骨板进行固定,重点演示了小切口显露和闭合复位技术。
>
> **视频 29.8 采用可变角度锁定接骨板治疗股骨远端假体周围(单髁膝关节置换)骨折**
> 视频演示了采用可变角度锁定接骨板治疗股骨远端假体周围骨折,在单髁膝关节内置物周围进行操作,实现稳定固定。
>
> **视频 29.9 股骨远端截骨治疗膝外翻畸形**
> 视频演示了采用股骨远端截骨治疗膝外翻畸形,以及锁定接骨板和磷酸钙楔形块的使用。
>
> **视频 29.10 新鲜同种异体生物膝关节置换术**
> 视频演示了对年轻患者严重的关节软骨丢失,可用新鲜同种异体移植物替换股骨远端、髌骨、滑车、半月板和胫骨平台。

# 参考文献

1. Miclau T, Holmes W, Martin RE, Krettek C, Schandelmaier P. Plate osteosynthesis of the distal femur: surgical techniques and results. J South Orthop Assoc 1998;7:161–170
2. Schatzker J. Fractures of the distal femur revisited. Clin Orthop Relat Res 1998;347:43–56
3. Siliski JM, Mahring M, Hofer HP. Supracondylar-intercondylar fractures of the femur. Treatment by internal fixation. J Bone Joint Surg Am 1989;71:95–104
4. Neer CS II, Grantham SA, Shelton ML. Supracondylar fracture of the adult femur. A study of one hundred and ten cases. J Bone Joint Surg Am 1967;49:591–613
5. Stewart MJ, Sisk TD, Wallace SL Jr. Fractures of the distal third of the femur: a comparison of methods of treatment. J Bone Joint Surg Am 1966;48:784–807
6. Olerud S. Supracondylar, intraarticular fracture of the femur. Results of operative reconstruction. Acta Orthop Scand 1971;42: 435–437
7. Wenzl H. [Results in 112 surgically treated distal femoral fractures]. [in German] Hefte Unfallheilkd 1975;120):15–24
8. Schatzker J, Home G, Waddell J. The Toronto experience with the supracondylar fracture of the femur, 1966-72. Injury 1974;6:113–128
9. Schatzker J, Lambert DC. Supracondylar fractures of the femur. Clin Orthop Relat Res 1979;138:77–83
10. Mast JW, Jakob R, Ganz R. Planning and Reduction Technique in Fracture Surgery. New York: Springer-Verlag; 1989
11. Gerber C, Mast JW, Ganz R. Biological internal fixation

of fractures.Arch Orthop Trauma Surg 1990;109:295–303

12. Bolhofner BR, Carmen B, Clifford P. The results of open reduction and Internal fixation of distal femur fractures using a biologic (indirect) reduction technique. J Orthop Trauma 1996;10:372–377
13. Kregor PJ, Stannard JA, Zlowodzki M, Cole PA. Treatment of distal femur fractures using the less invasive stabilization system: surgical experience and early clinical results in 103 fractures. J Orthop Trauma 2004;18:509–520
14. Schütz M, Müller M, Regazzoni P, et al. Use of the less invasive stabilization system (LISS) in patients with distal femoral (AO33) fractures: a prospective multicenter study. Arch Orthop Trauma Surg 2005;125: 102–108
15. Fankhauser F, Gruber G, Schippinger G, et al. Minimal-invasive treatment of distal femoral fractures with the LISS (Less Invasive Stabilization System): a prospective study of 30 fractures with a follow up of 20 months. Acta Orthop Scand 2004;75:56–60
16. Markmiller M, Konrad G, Südkamp N, Femur-LISS and distal femoral nail for fixation of distal femoral fractures: are there differences in outcome and complications? Clin Orthop Relat Res 2004;426: 252–257
17. Weight M, Collinge C. Early results of the less invasive stabilization system for mechanically unstable fractures of the distal femur (AO/OTA types A2, A3, C2, and C3). J Orthop Trauma 2004;18:503–508
18. Syed AA, Agarwal M, Giannoudis PV, Matthews SJ, Smith RM. Distal femoral ractures: long-term outcome following stabilisation with the LISS. Injury 2004;35:599–607
19. Ricci AR, Yue JJ, Taffet R, Catalano JB, DeFalco RA, Wilkens KJ. Less Invasive Stabilization System for treatment of distal femur fractures. Am J Orthop 004;33:250–255
20. Lucas SE, Seligson D, Henry SL. Intramedullary supracondylar nailing of femoral fractures. A preliminary report of the GSH supracondylar nail. Clin Orthop Relat Res 1993;296:200–206
21. Iannacone WM, Bennett FS, DeLong WG Jr, Born CT, Dalsey RM. Initial experience with the treatment of supracondylar femoral fractures using the supracondylar intramedullary nail: a preliminary report. J Orthop Trauma 1994;8:322–327
22. Gellman RE, Paiement GD, Green HD, Coughlin RR. Treatment of supracondylar femoral fractures with a retrograde intramedullary nail. Clin Orthop Relat Res 1996;332:90–97
23. Janzing HM, Stockman B, Van Damme G, Rommens P, Broos PL. The retrograde intramedullary nail: prospective experience in patients older than sixty-five years. J Orthop Trauma 1998;12:330–333
24. Janzing HM, Stockman B, Van Damme G, Rommens P, Broos PL. The retrograde intramedullary supracondylar nail: an alternative in the treatment of distal femoral fractures in the elderly? Arch Orthop Trauma Surg 1998;118:92–95
25. Danziger MB, Caucci D, Zecher SB, Segal D, Covall DJ. Treatment of intercondylar and supracondylar distal femur fractures using the GSH supracondylar nail. Am J Orthop 1995;24:684–690
26. Gynning JB, Hansen D. Treatment of distal femoral fractures with intramedullary supracondylar nails in elderly patients. Injury 1999;30:43–46
27. Ostermann PA, Hahn MP, Ekkernkamp A, Dávid A, Muhr G. [Retrograde interlocking nailing of distal femoral fractures with the intramedullary supracondylar nail]. [in German] Chirurg 1996;67:1135–1140
28. Krettek C, Schandelmaier P, Miclau T, Tscherne H. Minimally in vasive percutaneous plate osteosynthesis (MIPPO) using the DCS in proximal and distal femoral fractures. Injury 1997;28(Suppl 1):A20–A30
29. Farouk O, Krettek C, Miclau T, Schandelmaier P, Tscherne H. Effects of percutaneous and conventional plating techniques on the blood supply to the femur. Arch Orthop Trauma Surg 1998;117:438–441
30. Farouk O, Krettek C, Miclau T, Schandelmaier P, Guy P, Tscherne H. Minimally invasive plate osteosynthesis: does percutaneous plating disrupt femoral blood supply less than the traditional technique? J Orthop Trauma 1999;13:401–406
31. Kregor PJ, Stannard J, Zlowodzki M, Cole PA, Alonso J. Distal femoral fracture fixation utilizing the Less Invasive Stabilization System (L.I.S.S.): the technique and early results. Injury 2001;32(Suppl 3):SC32–SC47
32. Schütz M, Müller M, Krettek C, et al. Minimally invasive fracture stabilization of distal femoral fractures with the LISS: a prospective multicenter study. Results of a clinical study with special emphasis on difficult cases. Injury 2001;32(Suppl 3):SC48–SC54
33. Kassab SS, Mast JW, Mayo KA. Patients treated for nonunions with plate and screw fixation and adjunctive

locking nuts. Clin Orthop Relat Res 1998;347:86–92
34. Haas N, Hauke C, Schütz M, Kääb M, Perren SM. Treatment of diaphyseal fractures of the forearm using the Point Contact Fixator (PC-Fix): results of 387 fractures of a prospective multicentric study (PC-Fix II). Injury 2001;32(Suppl 2):B51–B62
35. Zlowodzki M, Williamson S, Cole PA, Zardiackas LD, Kregor PJ. Biomechanical evaluation of the less invasive stabilization system, angled blade plate, and retrograde intramedullary nail for the internal fixation of distal femur fractures. J Orthop Trauma 2004;18:494–502
36. Wong MK, Leung F, Chow SP. Treatment of distal femoral fractures in the elderly using a less-invasive plating technique. Int Orthop 2005;29:117–120
37. Kregor PJ, Hughes JL, Cole PA. Fixation of distal femoral fractures above total knee arthroplasty utilizing the Less Invasive Stabilization System (L.I.S.S.). Injury 2001;32(Suppl 3):SC64–SC75
38. Müller ME, Allgower M, Schneider R, Willenegger H. Manual of Internal Fixation: Techniques Recommended by the AO-ASIF Group. New York: Springer-Verlag; 1991:750
39. Nork SE, Segina DN, Aflatoon K, et al. The association between supracondylar-intercondylar distal femoral fractures and coronal plane fractures. J Bone Joint Surg Am 2005;87:564–569
40. Ostrum RF, Geel C. Indirect reduction and internal fixation of supracondylar femur fractures without bone graft. J Orthop Trauma 1995;9:278–284
41. Leung KS, Shen WY, So WS, Mui LT, Grosse A. Interlocking intramedullary nailing for supracondylar and intercondylar fractures of the distal part of the femur. J Bone Joint Surg Am 1991;73:332–340
42. Krettek C, Schandelmaier P, Miclau T, Bertram R, Holmes W, Tscherne H. Transarticular joint reconstruction and indirect plate osteosynthesis for complex distal supracondylar femoral fractures. Injury 1997;28(Suppl 1):A31–A41
43. Sanders R, Regazzoni P, Ruedi TP. Treatment of supracondylar-intracondylar fractures of the femur using the dynamic condylar screw. J Orthop Trauma 1989;3:214–222
44. Shewring DJ, Meggitt BF. Fractures of the distal femur treated with the AO dynamic condylar screw. J Bone Joint Surg Br 1992;74:122–125
45. Ketterl R, Köstler W, Wittwer W, Stübinger B. [5-year results of dia-supracondylar femoral fractures, managed with the dynamic condylar screw]. [in German] Zentralbl Chir 1997;122:1033–1039
46. Butt MS, Krikler SJ, Ali MS. Displaced fractures of the distal femur in elderly patients. Operative versus non-operative treatment. J Bone Joint Surg Br 1996;78:110–114
47. Jeon IH, Oh CW, Kim SJ, Park BC, Kyung HS, Ihn JC. Minimally invasive percutaneous plating of distal femoral fractures using the dynamic condylar screw. J Trauma 2004;57:1048–1052
48. Huang HT, Huang PJ, Su JY, Lin SY. Indirect reduction and bridge plating of supracondylar fractures of the femur. Injury 2003;34:135–140
49. Sanders R, Swiontkowski M, Rosen H, Helfet D. Double-plating of comminuted, unstable fractures of the distal part of the femur. J Bone Joint Surg Am 1991;73:341–346
50. Merchan EC, Maestu PR, Blanco RP. Blade-plating of closed displaced supracondylar fractures of the distal femur with the AO system. J Trauma 1992;32:174–178
51. Ziran BH, Rohde RH, Wharton AR. Lateral and anterior plating of intraarticular distal femoral fractures treated via an anterior approach. Int Orthop 2002;26:370–373
52. Yang RS, Liu HC, Liu TK. Supracondylar fractures of the femur. J Trauma 1990;30:315–319
53. Zehntner MK, Marchesi DG, Burch H, Ganz R. Alignment of supracondylar/intercondylar fractures of the femur after internal fixation by AO/ASIF technique. J Orthop Trauma 1992;6:318–326
54. Vallier HA, Immler W. Comparison of the 95-degree angled blade plate and the locking condylar plate for the treatment of distal femoral fractures. J Orthop Trauma 2012;26:327–332
55. Carmack DB, Moed BR, Kingston C, Zmurko M, Watson JT, Richardson M. Identification of the optimal intercondylar starting point for retrograde femoral nailing: an anatomic study. J Trauma 2003;55:692–695
56. Krupp RJ, Malkani AL, Goodin RA, Voor MJ. Optimal entry point for retrograde femoral nailing. J Orthop Trauma 2003;17:100–105
57. Bianchi R, Clerici P, Miani A. Quantitative and comparative stress analysis in human femur under two different static situations by threedimensional photoelasticity. Anat Rec 1985;211:323–328
58. Riina J, Tornetta P III, Ritter C, Geller J. Neurologic and vascular structures at risk during anterior-posterior locking of retrograde femoral nails. J Orthop Trauma

1998;12:379–381

59. Wähnert D, Hoffmeier KL, von Oldenburg G, Fröber R, Hofmann GO, Mückley T. Internal fixation of type-C distal femoral fractures in osteoporotic bone. J Bone Joint Surg Am 2010;92:1442–1452

60. Davison BL. Varus collapse of comminuted distal femur fractures after open reduction and internal fixation with a lateral condylar buttress plate. Am J Orthop 2003; 32:27–30

61. Krettek C, Miclau T, Grün O, Schandelmaier P, Tscherne H. Intraoperative control of axes, rotation and length in femoral and tibial fractures. Technical note. Injury 1998;29(Suppl 3):C29–C39

62. Bezwada HP, Neubauer P, Baker J, Israelite CL, Johanson NA. Periprosthetic supracondylar femur fractures following total knee arthroplasty. J Arthroplasty 2004;19:453–458

63. Althausen PL, Lee MA, Finkemeier CG, Meehan JP, Rodrigo JJ. Operative stabilization of supracondylar femur fractures above total knee arthroplasty: a comparison of four treatment methods. J Arthroplasty 2003;18:834–839

64. Chen F, Mont MA, Bachner RS. Management of ipsilateral supracondylar femur fractures following total knee arthroplasty. J Arthroplasty 1994;9:521–526

65. Zehntner MK, Ganz R. Internal fixation of supracondylar fractures after condylar total knee arthroplasty. Clin Orthop Relat Res 1993;293:219–224

66. Gliatis J, Megas P, Panagiotopoulos E, Lambiris E. Midterm results of treatment with a retrograde nail for supracondylar periprosthetic fractures of the femur following total knee arthroplasty. J Orthop Trauma 2005;19:164–170

67. Wick M, Müller EJ, Kutscha-Lissberg F, Hopf F, Muhr G. [Periprosthetic upracondylar femoral fractures: LISS or retrograde intramedullary nailing? Problems with the use of minimally invasive technique]. [in German] Unfallchirurg 2004;107:181–188

68. Herrera DA, Kregor PJ, Cole PA, Levy BA, Jönsson A, Zlowodzki M. Treatment of acute distal femur fractures above a total knee arthroplasty: systematic review of 415 cases (1981-2006). Acta Orthop 2008;79:22–27 Review

69. Levy BA, Zlowodzki MP, Graves M, Cole PA. Screening for extermity arterial injury with the arterial pressure index. Am J Emerg Med 2005;23:689–695

70. Johansen K, Lynch K, Paun M, Copass M. Non-invasive vascular tests reliably exclude occult arterial trauma in injured extremities. J Trauma 1991;31:515–519, discussion 519–522

71. Lynch K, Johansen K. Can Doppler pressure measurement replace "exclusion" arteriography in the diagnosis of occult extremity arterial trauma? Ann Surg 1991;214:737–741

72. Smith WR, Stoneback JW, Morgan SJ. Is immediate weight bearing safe for periprosthetic distal femur fractures treated with locked plating? 29th annual meeting of the Orthopaedic Trauma Association October 9–12, 2013, Phoenix, AZ; 2013:213

73. Otto RJ, Moed BR, Bledsoe JG. Biomechanical comparison of polyaxial-type locking plates and a fixed-angle locking plate for internal fixation of distal femur fractures. J Orthop Trauma 2009;23:645–652

74. Wilkens KJ, Curtiss S, Lee MA. Polyaxial locking plate fixation in distal femur fractures: a biomechanical comparison. J Orthop Trauma 2008;22:624–628

75. Haidukewych G, Sems SA, Huebner D, Horwitz D, Levy B. Results of polyaxial locked-plate fixation of periarticular fractures of the knee. J Bone Joint Surg Am 2007;89:614–620

76. Doornink J, Fitzpatrick DC, Madey SM, Bottlang M. Far cortical locking enables flexible fixation with periarticular locking plates.J Orthop Trauma 2011; 25(Suppl 1):S29–S34

77. Lujan TJ, Henderson CE, Madey SM, Fitzpatrick DC, Marsh JL, Bottlang M. Locked plating of distal femur fractures leads to inconsistent and asymmetric callus formation. J Orthop Trauma 2010; 24:156–162

78. Ries Z, Hansen K, Bottlang M, Madey S, Fitzpatrick D, Marsh JL. Healing results of periprosthetic distal femur fractures treated with far cortical locking technology: a preliminary retrospective study. Iowa Orthop J 2013;33: 7–11

79. Ricci WM, Streubel PN, Morshed S, Collinge C, Nork SE, Gardner MJ. Risk Factors for Failure of Locked Plate Fixation of Distal Femur Fractures: An Analysis of 335 Cases. J Orthop Trauma 2013

80. Tornetta P, Egol KE, Jones CB, et al. Locked plating versus retrograde nailing for distal femur fractures: a multicenter randomized trial. 29th annual meeting of the Orthopaedic Trauma Association, October 9–12, 2013, Phoenix, AZ; 2013:221

81. Zlowodzki M, Bhandari M, Marek DJ, Cole PA, Kregor PJ. Operative treatment of acute distal femur fractures: systematic review of 2 comparative studies and 45 case series (1989 to 2005). J Orthop Trauma 2006;20:366–371

82. Wu CC, Shih CH. Interlocking nailing of distal femoral fractures. 28 patients followed for 1-2 years. Acta Orthop Scand 1991;62:342–345
83. Domínguez I, Moro Rodriguez E, De Pedro Moro JA, Cebrian ParraJL, López-Durán Stern L. Antegrade nailing for fractures of the distal femur. Clin Orthop Relat Res 1998;350:74–79
84. Butler MS, Brumback RJ, Ellison TS, Poka A, Bathon GH, Burgess AR. Interlocking intramedullary nailing for ipsilateral fractures of the femoral shaft and distal part of the femur. J Bone Joint Surg Am1991;73:1492–1502
85. Armstrong R, Milliren A, Schrantz W, Zeliger K. Retrograde interlocked intramedullary nailing of supracondylar distal femur fractures in an average 76-year-old patient population. Orthopedics 2003;26: 627–629
86. Seifert J, Stengel D, Matthes G, Hinz P, Ekkernkamp A, Ostermann PA. Retrograde fixation of distal femoral fractures: results using a new nail system. J Orthop Trauma 2003;17:488–495
87. Watanabe Y, Takai S, Yamashita F, Kusakabe T, Kim W, Hirasawa Y. Second-generation intramedullary supracondylar nail for distal femoral fractures. Int Orthop 2002;26:85–88
88. Saw A, Lau CP. Supracondylar nailing for difficult distal femur fractures. J Orthop Surg (Hong Kong) 2003;11:141–147
89. Kumar A, Jasani V, Butt MS. Management of distal femoral fractures in elderly patients using retrograde titanium supracondylar nails. Injury 2000;31:169–173
90. Henry SL. Supracondylar femur fractures treated percutaneously.Clin Orthop Relat Res 2000;375:51–59
91. Handolin L, Pajarinen J, Lindahl J, Hirvensalo E. Retrograde intramedullary nailing in distal femoral fractures—results in a series of 46 consecutive operations. Injury 2004;35:517–522
92. Manfredini M, Gildone A, Ferrante R, Bernasconi S, Massari L. Unicondylar femoral fractures: therapeutic strategy and longterm results. A review of 23 patients. Acta Orthop Belg 2001;67: 132–138
93. Ostermann PA, Neumann K, Ekkernkamp A, Muhr G. Long term results of unicondylar fractures of the femur. J Orthop Trauma1994;8:142–146
94. Rademakers MV, Kerkhoffs GM, Sierevelt IN, Raaymakers EL, Marti RK. Intraarticular fractures of the distal femur: a long-term follow-up study of surgically treated patients. J Orthop Trauma 2004;18:213–219

# 30 髌骨骨折与伸膝装置损伤

著者：Samir Mehta
译者：李明东

伸膝装置损伤（包括股四头肌腱、髌骨和髌韧带的损伤）临床较为常见，多由施加于伸膝装置的过度张力或直接暴力引起。伸膝装置损伤可导致膝关节僵硬、伸膝无力和髌股关节炎。对于无移位的骨折或部分肌腱损伤，若伸膝装置完整，采用保守治疗有成功治愈的可能。对于直腿抬高不能或导致骨折的损伤，建议进行手术治疗。这里的骨折指塌陷在 2~3 mm 以上或移位在 1~4 mm 以上者。早期一期修复撕裂肌腱，解剖复位并固定髌骨骨折与最佳预后相关。

## 髌骨骨折

髌骨是连接股四头肌腱和髌韧带的籽骨。因此，髌骨是伸膝装置不可分割的一部分。从解剖学角度来看，股四头肌腱和髌韧带的纤维在髌骨的背侧面相连续，而股四头肌腱的内、外侧扩张部与髌骨内、外侧支持带相融合[1]。髌骨和股四头肌扩张部均撕裂，则意味着伸膝装置完全破坏（图 30.1）。由于平时膝关节承受强大的张力负荷，通常这种联合损伤比较典型：在发生髌骨骨折的同时软组织一并受损。一个例外的情况是伸膝位时髌骨遭受直接暴力打击导致的骨折，此时内、外侧支持带可以是完整的，伸膝装置的功能仍可能得以保留。

从力学角度来说，髌骨使股四头肌的作用力线远离膝关节的旋转中心，可使伸膝时的力臂增加 30%~50%[2]。膝关节运动时髌骨承受较大的张应力。由于髌骨位置表浅且承受较大的机械负荷，直接或间接的暴力均容易使其受损。髌

骨骨折的发生率约占所有骨损伤的 1%[3]。直接损伤包括膝关节前部的创伤，如跌倒时膝关节着地，或车祸时仪表盘撞击膝关节。较为少见的情况是附着于髌骨的肌腱间接地将拉伸暴力传导至髌骨，使其受到牵拉而导致骨折。无论损伤机制如何，髌骨骨折和支持带的撕裂都会导致伸膝装置的部分或完全损伤（图 30.1）。

髌骨骨折的诊断通常要结合体格检查（疼痛、骨擦音、膝关节渗出、膝关节主动伸展不能）和膝关节 X 线检查来完成，包括膝关节正位、侧位和轴位片（Merchant 位）。CT 扫描可能有助于确定粉碎或星状的骨折碎片。MRI 可用于

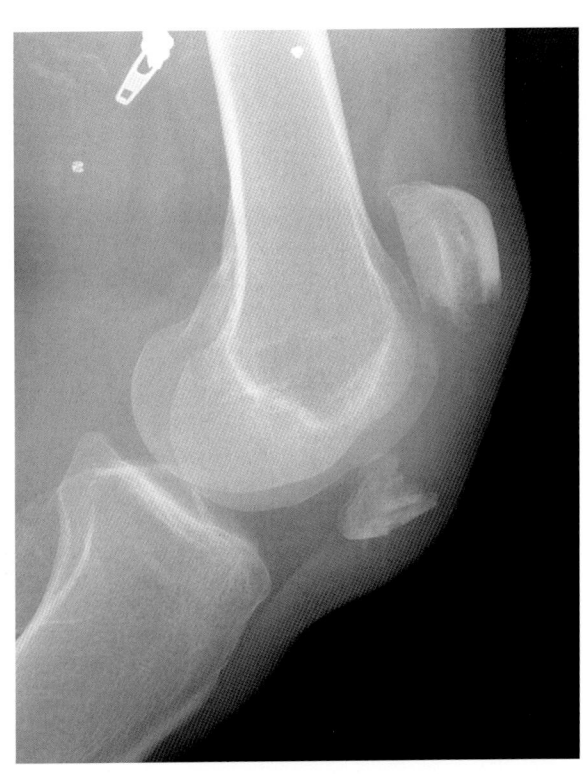

图 30.1 膝关节侧位 X 线片示髌骨下极骨折移位

评估保守治疗病例中可能伴发的髌支持带撕裂或隐匿性骨软骨损伤。

## 骨折分类

髌骨骨折是根据X线片上骨折线的方向进行分类的。髌骨横形骨折是髌骨在张力状态下由直接或间接损伤造成的，是最常见的骨折类型（图30.2）。垂直或星状骨折通常是膝关节前部直接损伤所致。在这些损伤当中，主要骨折线的方向通常与髌骨长轴一致（图30.3）。垂直型髌骨骨折可能并不会使伸膝装置中断，骨折可位于髌骨的主体或仅累及外周。外科医生须通过X线片显示的两个主要的骨折块或者多个碎片，来区分单纯骨折和粉碎性骨折（图30.4），对手术方法的选择有指导意义。轴位是观察骨软骨骨折最好的投照方向。两分髌骨在人群中的发生率为1%~2%，易与髌骨骨折相混淆。两分髌骨在X线片上有典型特征：通常出现于髌骨上外侧角，呈圆形，并有光滑的骨化边缘（图30.5）。

## 保守治疗

### 适应证

伸膝装置完整的无移位骨折可通过石膏或支具等方法进行治疗[3]。考虑保守治疗时要确保膝关节伸展时能够对抗重力。疼痛可导致膝关节活动障碍，关节内注射局部麻醉剂可缓解疼痛，有助于观察患者膝关节的运动功能。应注意横形骨折可能伴有支持带损伤。相对来说，对轻度移位的垂直型骨折行保守治疗效果更好，因为这种骨折多不伴髌骨支持带损伤，通常仅累及髌骨外侧部分而关节很少受累，一般不会破坏伸膝装置。因此，保守治疗的指征比较宽泛：如果是关节外的髌骨骨折且伸膝装置完整，可行保守治疗，并可早期行不限制活动度的膝关节功能锻炼。对于关节内移位骨折或膝关节伸直迟缓的患者，推荐手术治疗。

### 功能康复

患者伸膝位石膏固定4~6周，在此期间定

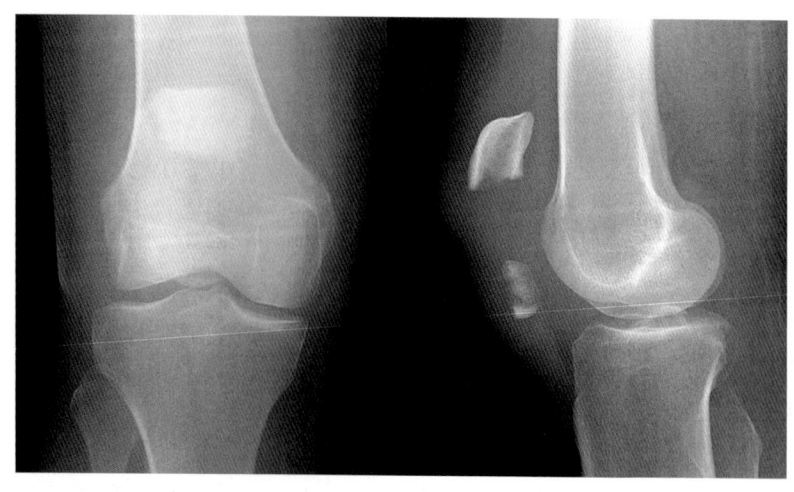

图30.2 髌骨横形骨折。膝关节正位（a）和侧位片（b）显示髌骨骨折。在正位片上，虽然股骨遮盖了髌骨，但仍可以明显分辨髌骨的横形骨折。近端的骨折片因向近端移位明显而更容易被发现。当因股骨髁遮挡而看不清远端骨折块时，近端骨折块移位是诊断髌骨骨折的一个主要线索。在侧位片上更容易明确诊断

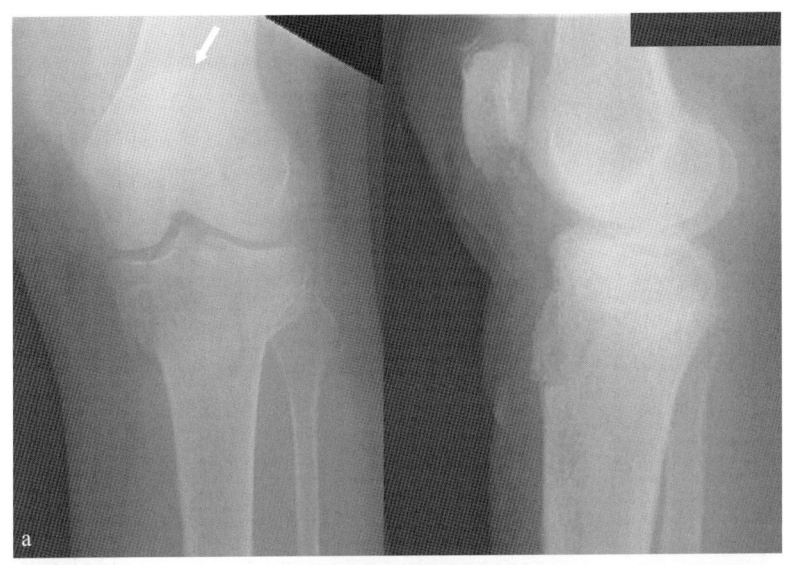
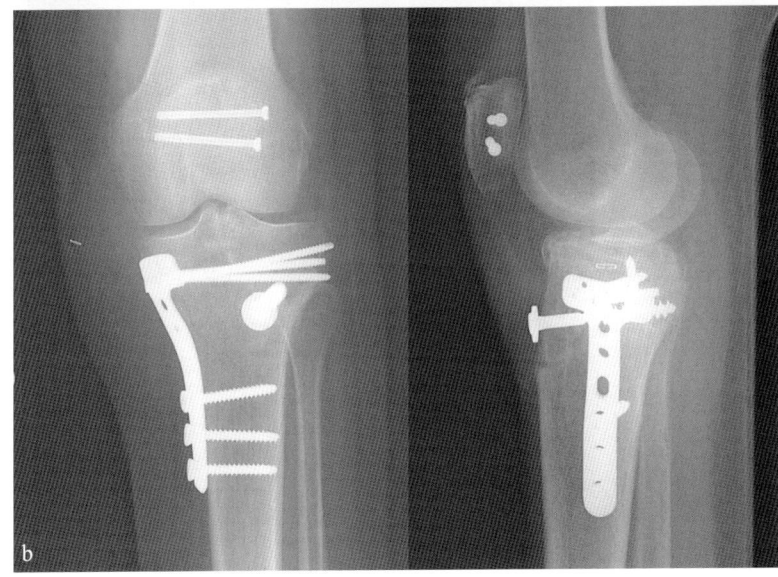

图 30.3 a. 膝关节正位片和侧位片显示髌骨垂直型骨折（白色箭头所示）。在正位片上，左图虽然有股骨的遮挡，但仍可以辨认髌骨的无移位的垂直型骨折，同时伴有胫骨平台骨折。与横形骨折不同，垂直型骨折在侧位片上是无法显示的，见右图。尽管如此，侧位片仍然有用，在显示关节渗出、评估合并损伤等方面有很大帮助。例如，此病例侧位片提示有胫骨骨折。b. 胫骨平台和髌骨骨折切开复位内固定的术后 X 线片

期门诊复查，并拍摄系列 X 线片。如患者已无症状且影像学显示骨折愈合，可开始主动的膝关节功能锻炼，先从屈曲 30° 开始锻炼，以后每周增加 30°，直至膝关节完全屈曲，争取在伤后 10~12 周达到膝关节可完全屈曲，被动活动应在确定骨折完全愈合后开始，以防骨折移位。

严重的粉碎性髌骨骨折通常需要行手术治疗。如果患者对功能恢复要求不高，或许保守治疗能达到更好的疗效（图 30.4）[3]。这种骨折多为高能暴力直接打击髌骨造成的，伸膝装置保持完整。这种骨折常被比喻成"袋装糖果"，可以通过简单固定后进行渐进式的功能锻炼进行治疗[4]。

髌骨骨折的保守治疗也适用于那些不能行走、不具备手术指征或不愿意接受手术的患者，简单固定以缓解疼痛，并依据临床症状指导其运动。如选择保守治疗，则可以预期患者的膝关节功能恢复不会特别理想[4]。必要时可应用吊锁支具将膝关节固定在伸展位，这种方法可能也会使患者获益：当患者站立时支具锁定，允许患者行走；铰链处两个滑动的锁在坐位时被开启，患者可保持正常坐姿[4]。

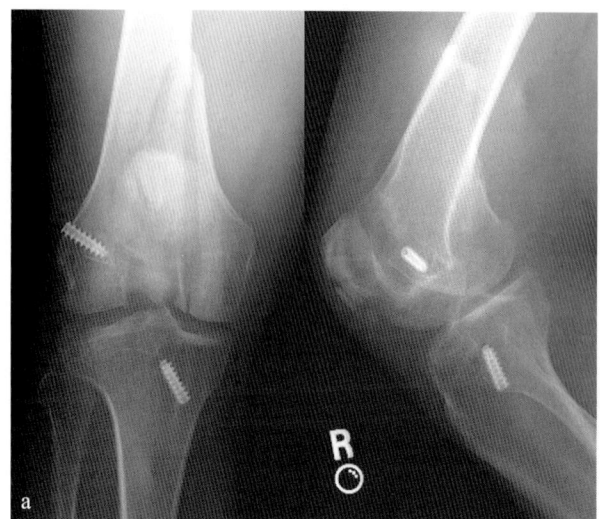
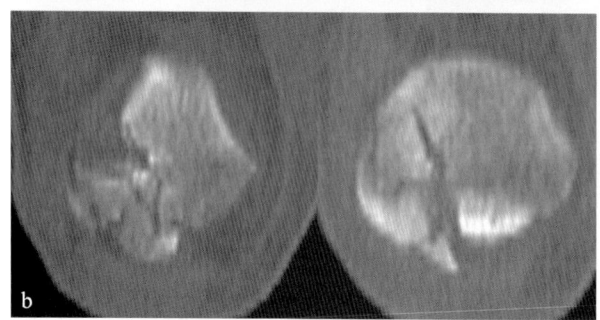
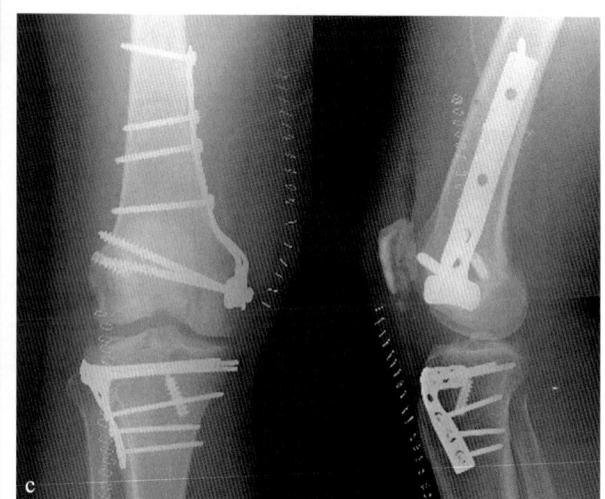

图30.4 髌骨星状骨折。a. 膝关节正侧位片显示股骨髁上骨折和难鉴别的伴有轻微移位的髌骨粉碎性骨折。该患者此前应用界面螺钉对侧副韧带进行了重建。b. CT显示髌骨星状骨折，骨折没有明显的移位。c. 术后随访。对患者的髌骨骨折进行了保守治疗，随访时患者髌骨骨折愈合良好，可行膝关节的主动伸展运动

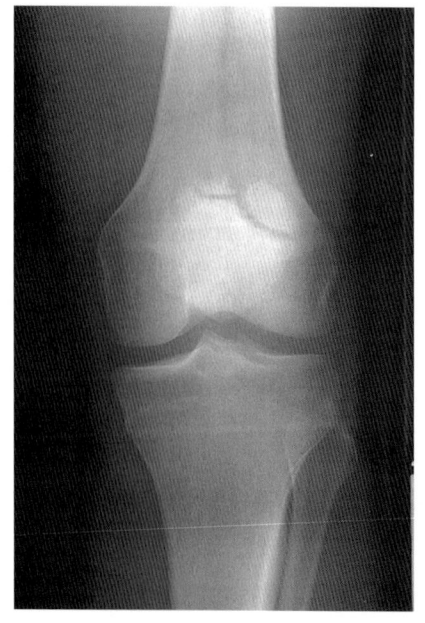

图30.5 三分髌骨。X线片显示两个圆形骨块位于髌骨上外侧。这是一个典型的三分髌骨，有两个次级骨化中心，通过软骨结合于主要髌骨骨块上

## 手术治疗

### 适应证

髌骨具有较大的软骨面，所以髌骨骨折移位与其他关节内骨折移位的手术指征相似。移位大于2 mm的关节内骨折，应行手术复位并维持复位。然而，2 mm的移位在X线片上很难分辨。髌骨骨折如伴伸膝装置损伤，不管骨折是否有移位，都需行手术治疗以恢复伸膝功能。髌骨骨折伴有膝关节周围骨折时，如胫骨平台骨折和股骨髁上骨折，都应行手术治疗，以便早期进行功能锻炼（图30.3）。

外科医生需要从以下三种常见的手术方式中进行选择：切开复位内固定，髌骨部分切除肌腱重建术，髌骨全切术。初诊很少选择髌骨全切术，因为即使一小块髌骨通常也应该尽量

保留。多数膝关节外的髌骨下极粉碎性骨折常选择髌骨部分切除术，在这种情况下将髌腱重建到近端骨折块上比修复骨折更安全、有效。这种重建方法无须内固定，患者能快速康复而不必担心内固定失败。有时，单纯髌骨上极骨折伴下极粉碎性骨折时应将两种术式相结合。

> **注意事项**
> - 损伤机制可能指明需要寻找其他相关损伤的必要性（如对车祸伤导致的髌骨骨折，需要评估股骨近端和髋臼）。
> - 考虑到髌骨骨折表浅，尤其是直接负荷造成的骨折，应注意评估软组织完整性，即是否为开放性骨折。
> - 保持膝关节伸直以限制收缩。
> - 手术稳定期间应同时处理髌骨和支持带。
> - 利用髌骨骨折作为治疗其他骨折入路的入口（如置入逆行髓内钉）。

## 手术解剖

髌骨呈三角形，尖端向下，近端四分之三的关节面有关节软骨覆盖，下极位于关节外。髌骨关节面上有一个明显的纵形隆起，约位于髌骨的中、内三分之一交界处，将髌骨分成内、外侧面。沿着髌骨内侧有另一个小的隆起，形成所谓的髌骨副面。髌骨内、外侧面又被分成上、中、下三部分。既往研究对髌骨形态都进行了全面的描述和分类[5]，请读者查阅相关文献。

髌骨有一套丰富的血供系统。髌骨周围血管丛接受来自6条不同的血管，并形成血管网（图30.6）。因此，即使是粉碎性骨折，骨折块的血供都能得以保留。其中，有解剖学名称的血管包括发自股浅动脉的膝最上动脉、起自腘动脉的4条膝动脉分支，最终通过胫前返动脉与胫前动脉相吻合。在手术暴露和固定过程中，必须注意不要切断骨折块血供，否则可能

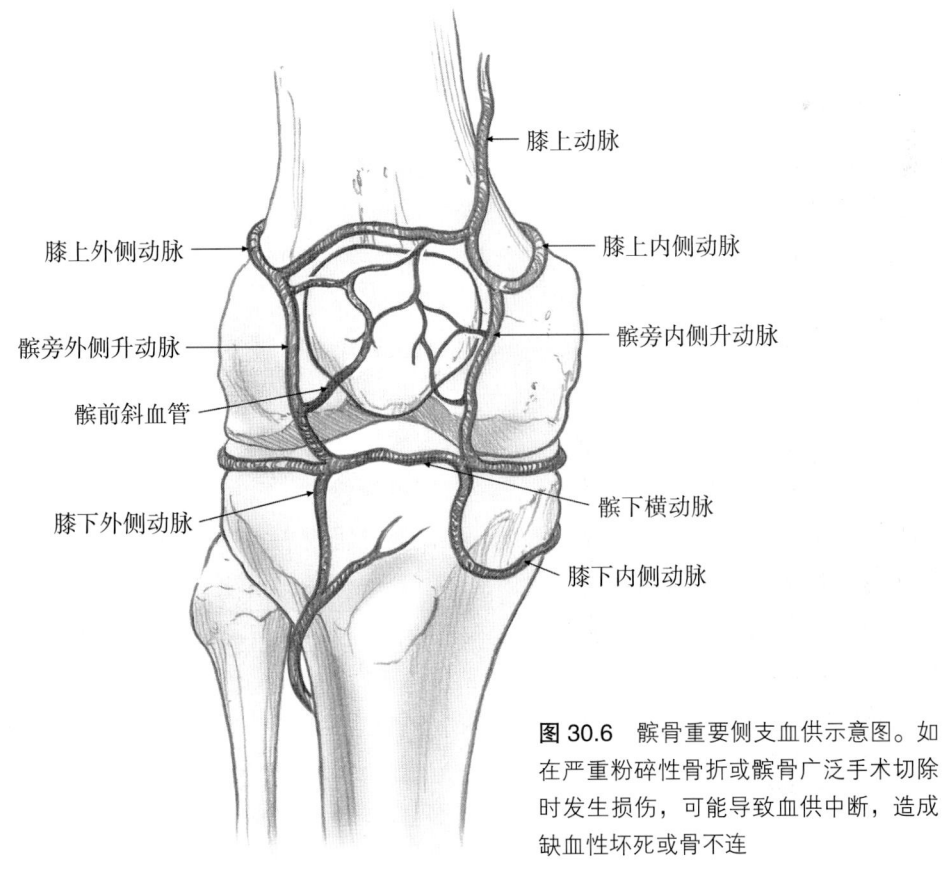

图30.6 髌骨重要侧支血供示意图。如在严重粉碎性骨折或髌骨广泛手术切除时发生损伤，可能导致血供中断，造成缺血性坏死或骨不连

导致缺血性坏死，尤其是对于粉碎性或开放性骨折。

## 手术技巧

患者仰卧于可透射 X 线的手术台上，将一个定位枕垫于患侧膝下，使髌骨朝向正上方。可考虑使用止血带，但应将其置于大腿近端。对患肢常规消毒铺巾。如果应用了止血带，则应在止血带加压充气前对患肢驱血，并屈曲膝关节以抬高髌骨。自髌骨上方 6 cm 处取纵切口，延伸至胫骨结节（图 30.7a）。对于开放性骨折，尽可能利用创口，根据需要在近端和远端进行延伸。应注意手术切口延伸的位置，避免与伤口形成锐角，造成狭窄皮瓣。沿切口进一步深入暴露近端的股四头肌肌腱和远端的髌腱，对于内外侧支持带存在破裂的部位也应充分显露（图 30.7b）。至此，术者必须明确下一步的手术方案：内固定术、髌骨部分切除术或髌骨完全切除术。

## 切开复位内固定术（ORIF）

### 视频 30.1　髌骨骨折的切开复位张力带钢丝 + 小螺钉固定

髌骨骨折的修复通常联合应用张力带结构、环扎钢丝、微型接骨板和骨折块螺钉固定等多种技术，手术方法取决于骨折的类型和软组织条件。张力带固定成功的前提是髌骨为横形骨折，术者必须重组骨折块使其可以对抗张力。对于严重的粉碎性骨折，仅用张力带固定不可行，必须切除粉碎的骨折块或采用钢丝环扎固定术。

首先，明确骨折块的形态，清除其表面的血肿。保持骨折块周围的软组织连接，轻轻移动骨块，检查下方的关节面。一般将最大的骨块翻转 90° 来完成该操作（图 30.8）。通过这一显露方法可以发现并处理股骨远端关节面的撞击损伤。术者必须在髌骨下关节面仔细寻找骨软骨碎片。游离的骨软骨碎片在髌骨骨折中经常出现，必须固定或剔除。

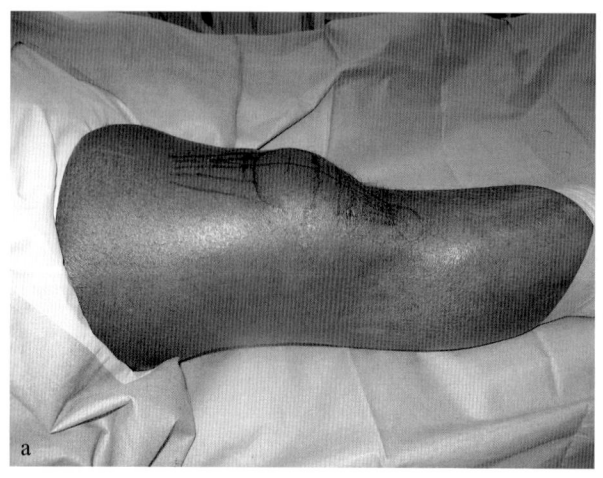
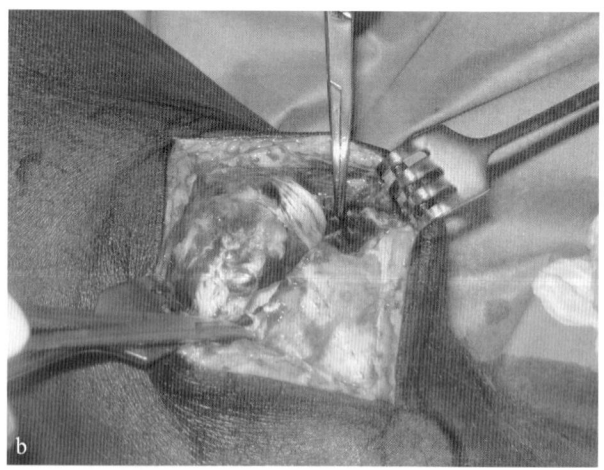

**图 30.7**　a. 术前准备时膝关节照片。髌骨骨折、股四头肌肌腱和髌腱的位置已被描出，手术正中切口也做了标记。b. 术中暴露伸膝装置

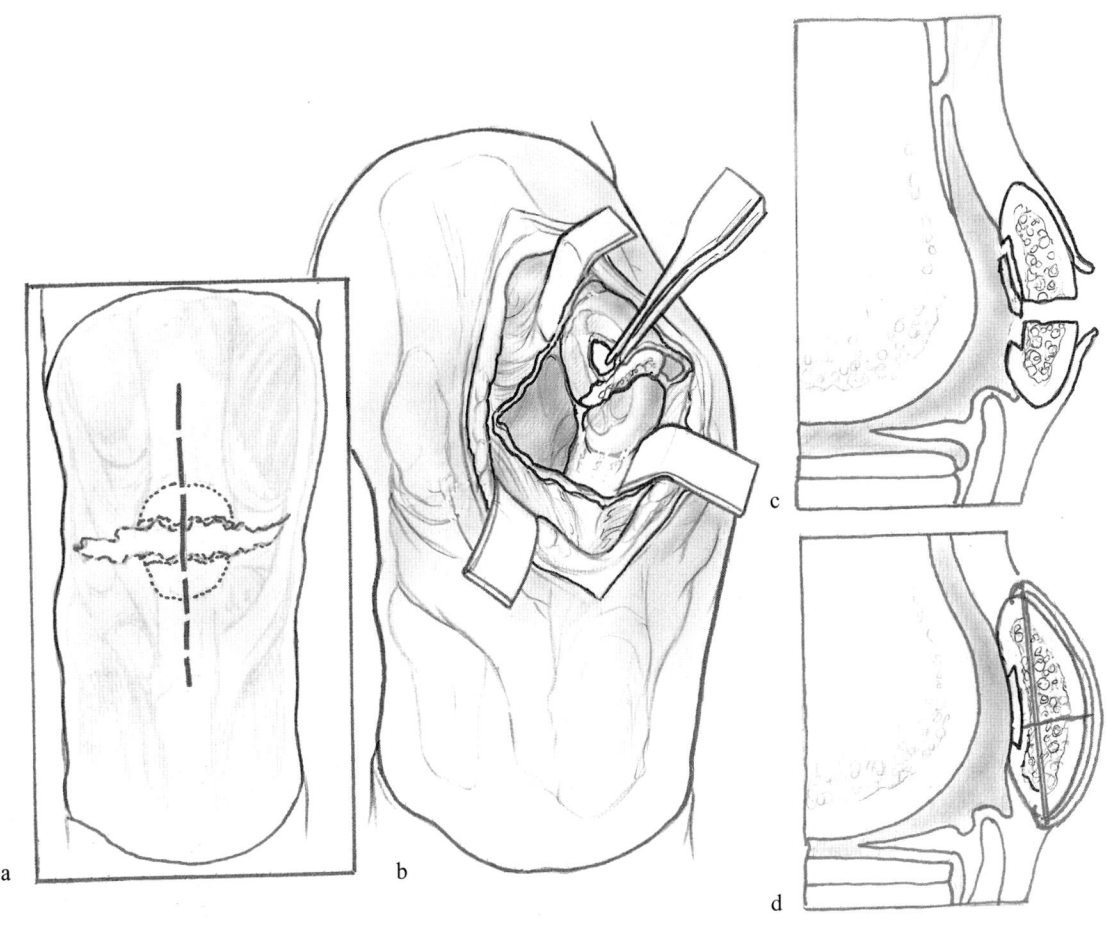

图 30.8 稳定的髌骨骨软骨骨折。a. 暴露伸膝装置的切口。b. 翻转髌骨骨折块，检查关节面的情况，可见一个小的骨软骨碎片。c. 此骨折碎片的几何形态与两个大骨块的缺损吻合。d. 通过对两个大骨块加压稳定骨软骨碎片。克氏针固定髌骨的位置应尽量靠前

找出骨折碎块并分离、清理后，接下来应注意稳定关节面骨折块。非常小的骨折块可以剔除，而大的骨软骨块应尽可能保留、复位。为修复骨软骨碎块而需要暴露更多的关节面时，沿撕裂的外侧支持带做纵切口，可使髌骨翻转90°[6]；或者，也可选择 Berg 所述的胫骨结节截骨术来显露粉碎性髌骨骨折[7]。充分暴露后于胫骨结节处预先钻孔，随后可通过 6.5 mm 松质骨拉力钉或 4.5 mm 双皮质全螺纹钉固定。用摆锯行胫骨结节截骨术，所截骨片尺寸大小约 2 cm×4 cm×1.5 cm。截骨后以内侧作为铰链侧将髌骨外翻，确切地进行修复[7]。

如骨软骨碎片复位后能在松质骨床内达到稳定，则不需要再对其进行固定，因为通过主要骨块对碎片进行加压即可达到稳定（图30.8）。如果骨折块不能达到稳定固定，可以考虑螺钉内固定。以主要骨折块的关节面为基准，将骨折块复位后，用细克氏针将其临时固定到主要骨折块上（图 30.9）。对这些骨碎块必须进行稳定可靠的内固定，以防术后膝关节活动时发生移位。作者发现细螺钉能提供最可靠的固定，3.0 mm 的空心螺钉可以替代克氏针行临时固定，2.0 mm 的螺钉可以用于固定小的骨折碎块，螺钉直接固定游离的骨软骨块能达到最稳定的内固定。也可以应用可吸收螺钉，但作者更喜欢用金属螺钉，因其定位更精确。对于游离骨

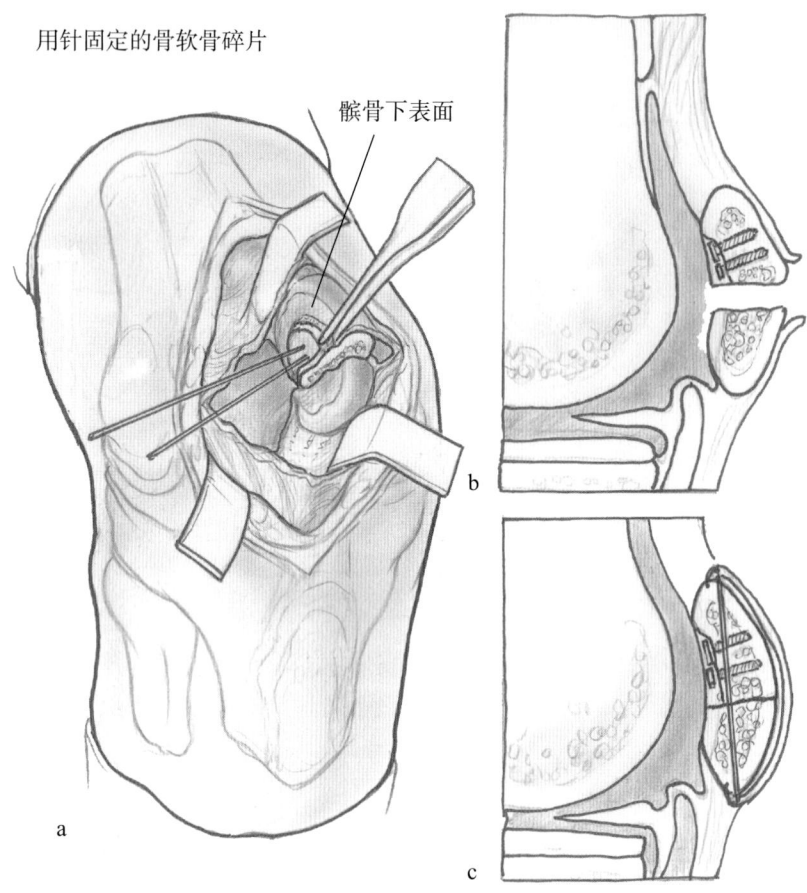

图 30.9 髌骨不稳定骨折。a. 克氏针临时固定。b. 全螺纹螺钉固定骨块。c. 最后用张力带固定主要的横形骨折

折块，应使用全螺纹的位置螺钉而不应使用拉力螺钉（图 30.9）。骨折块在冠状面发生移位时，应垂直于关节面小心打入螺钉。矢状面骨折也应用螺钉进行固定，螺钉应平行于关节面打入骨折块松质骨内。置入该螺钉时应注意使钉道距关节面 2~3 mm，以便掩埋螺钉头，确保螺钉头不会激惹关节面。

下一步应专注于处理大的骨折块，尽可能使其转变为简单的横形骨折。将小的骨折块依次复位，固定于大的骨折块上，最终形成两部分横形骨折块。打入螺钉时尽量靠近髌骨背侧，保证有足够的空间在前方纵行穿入克氏针并与钢丝组成张力带结构。这种固定方法成功的前提是复位的骨块充分稳定，使骨折表面能够承受张力带的压力。如不能形成这种稳定的结构，应改用钢丝环扎术对粉碎性骨折进行固定。

用张力带固定横形骨折块是重建的最后一步。将髌骨的上、下两部分骨折块复位，并用 Weber 钳或其他点式复位钳进行临时固定（图 30.10）。有时需要用两把复位钳进行固定。骨折是否复位可通过触诊或视诊关节表面来明确，必要时可用 X 线透视。以髌骨前侧皮质作为参照进行复位容易产生偏差，往往髌骨前侧皮质达到解剖复位时髌骨关节面仍存在缝隙。如果无法直接观察，手指触诊或使用仪器评估关节面的平整性至关重要。确定髌骨解剖复位后，用 2.0 mm 克氏针自髌骨外侧三分之一钻入，方向为从下极向上极（图 30.11）。理想的克氏针固定应该尽量靠近髌骨背侧（髌骨前缘）（图 30.12）。对于某些粉碎性骨折，这种固定方式不一定可行。当克氏针从髌骨上极穿出时，在其股四头肌腱穿出点做一个纵形切口，再将克氏针穿出 5 cm。在髌骨内侧三分之一处以同样的方法平行穿出另一枚克氏针（图 30.12）。一般情况下都是徒手置入克氏针，但 Ong 和 Sherman 报道的一种方法也是可取的，即应用前交叉韧带（ACL）的钻孔导向器来引导髌骨钻孔和穿线[8]。

接下来缠绕张力带钢丝（图 30.13）。为了方便钢丝穿过股四头肌腱，可先将一根 14G 或 16G 导管在髌骨上极和克氏针深面横行穿过股四头肌腱作为导引，然后从髌骨下极开始，将 18G 钢丝缠绕在克氏针深面，并在髌骨前方交叉成"8"字形，然后将钢丝的一端自导管的同侧端穿入，经由导管中轴从另一端穿出。钢丝通过导管后将导管移除。在环扎的钢丝上做两个结，分别用大号持针器在两处拧紧钢丝（图 30.14），比单独在一处拧紧能对髌骨形成更大

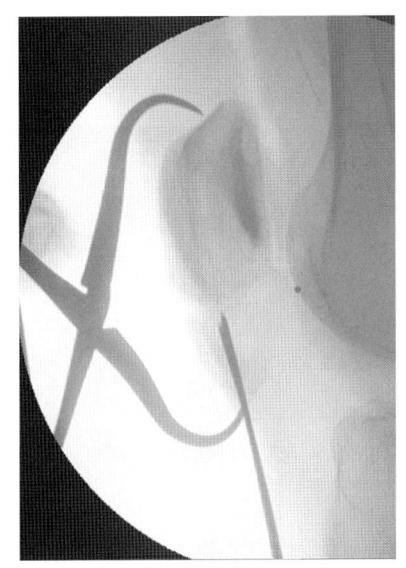

图 30.10　髌骨横形骨折术中 X 线透视，显示横形骨折复位并钳夹，用 2 枚克氏针进行固定

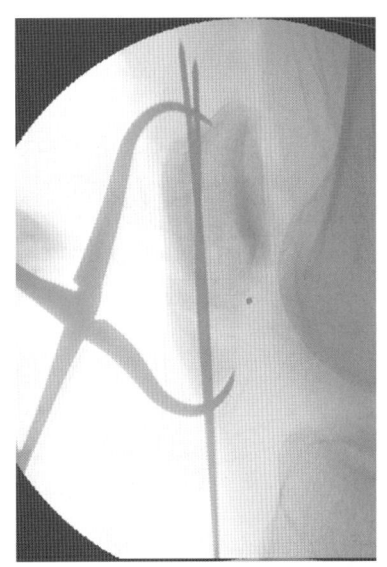

图 30.12　术中 X 线透视，显示克氏针固定骨折后的位置

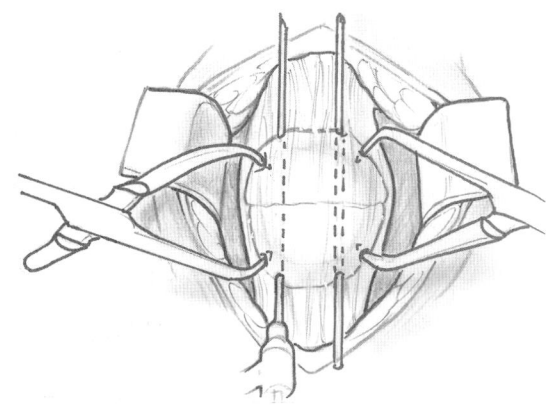

图 30.11　髌骨张力带固定。横形骨折复位并用复位钳钳夹固定，用 2 枚克氏针从远端向近端穿过骨折线

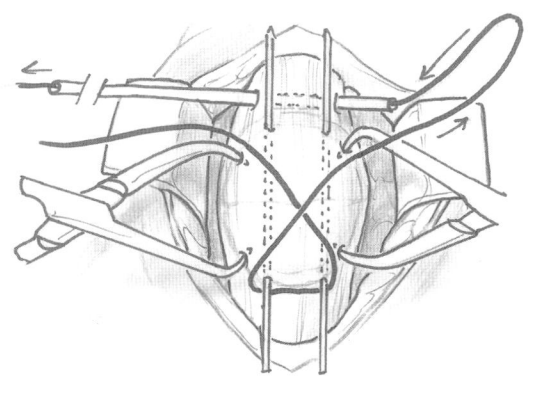

图 30.13　在克氏针上端的稍上方和深面，将一根导管横向穿入股四头肌腱，然后用 18G 钢丝呈"8"字缠绕克氏针

的加压作用。在拧紧的过程中保证钢丝两头相互缠绕而不是一头固定另一头缠绕，这种缠绕方式形成滑结，易松弛。最好的打结方式是将两头同步拧紧。拧紧后保留1 cm，将多余钢丝剪断。将钢丝结弯曲插入软组织中，克氏针上极多余部分剪断，用钳子将余下部分折弯（图30.15）。将克氏针向后旋转，直至折弯的端部在正中冠状面后10°~15°，并位于张力带钢丝上方，以便扣住钢丝（图30.15）。将膝关节屈曲90°，检查固定妥当后将克氏针远端剪断，保留1 cm。松开止血带，电刀止血。撕裂的支持带用不可吸收线缝合，冲洗伤口并放置引流管。

生物力学和临床研究证实，张力带技术是固定和治疗髌骨骨折的有效方法（图30.16）。然而，这种手术方法有一定技术要求。最常见的错误是张力带的位置不当，未将张力带置于髌骨的上、下极以及股四头肌和髌腱的后方，导致软组织嵌于骨与钢丝之间。这种情况下，在张力带负荷增加时钢丝会沿着克氏针滑动直至与骨质接触[9, 10]，膝关节活动时会出现骨折

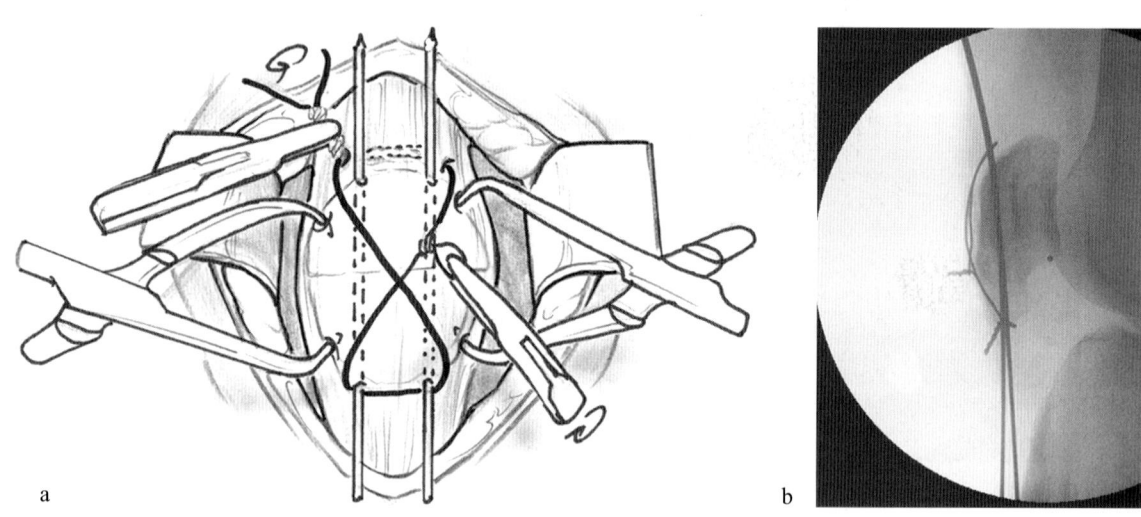

图30.14 示意图（a）和术中透视（b）显示张力带钢丝垂直部分拧紧的双环，对张力带起加固作用

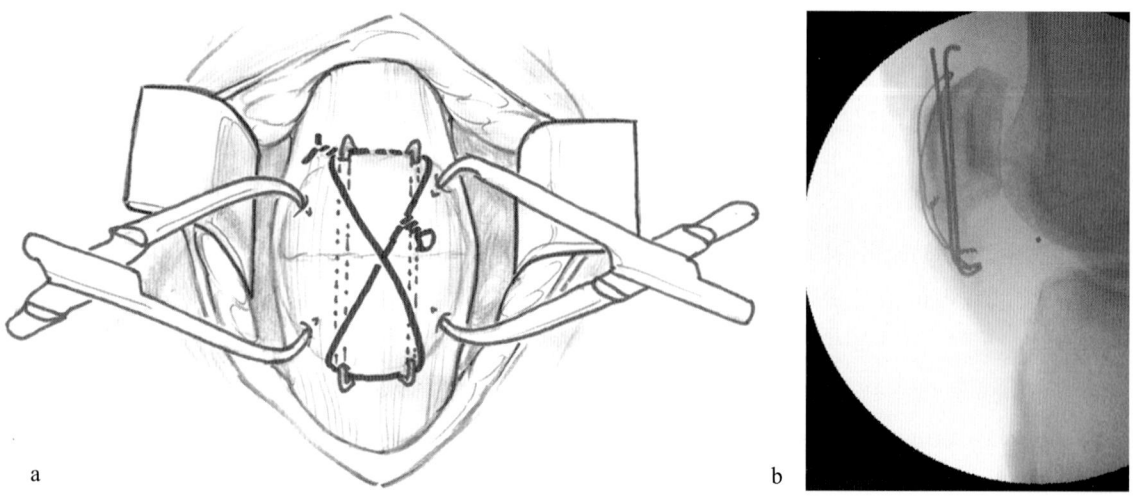

图30.15 a. 髌骨骨折手术示意图。b. 术中X线片所示，克氏针被切断，末端弯曲、旋转并固定

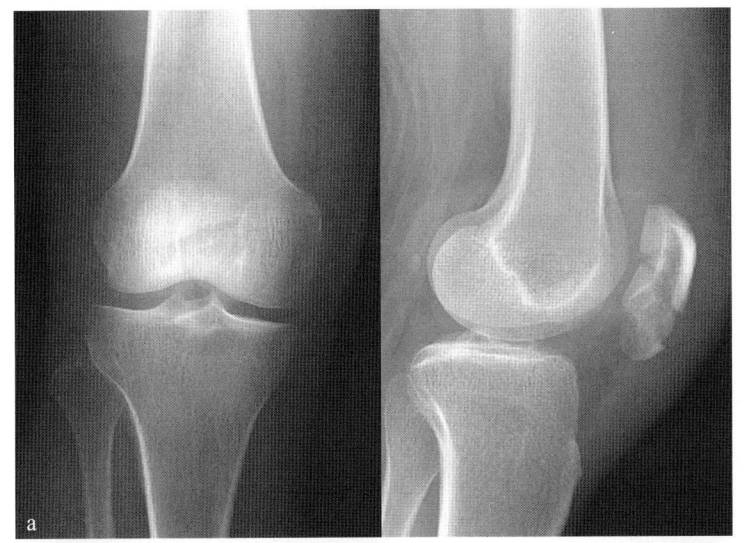

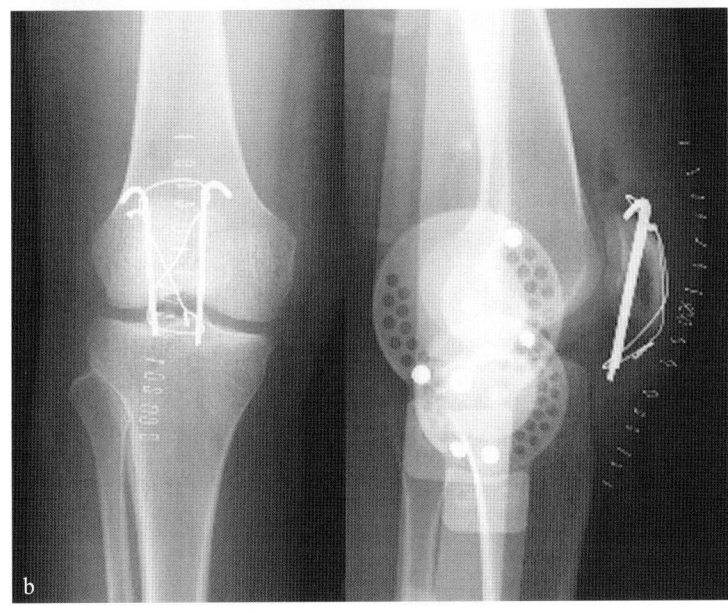

图 30.16 钢丝张力带固定横形髌骨骨折。a. 膝关节正位和侧位片显示髌骨横形骨折。虽然没有大的移位，但患者不能做抬腿运动，关节面有塌陷。b. 术后随访的 X 线片，应用传统的钢丝"8"字固定技术

缝隙。膝关节屈曲 30°~60° 时张力最高，关节反作用力也最强，骨折移位也经常发生于这个范围[11]。

横形髌骨骨折也可以用 4.0 mm 空心螺钉（Synthes, Paoli, PA）行改良张力带固定术（图 30.17）。按照前述的方法复位横形髌骨骨折，与克氏针钢丝固定的张力带技术类似，透视下将 2 根 1.25 mm 导丝自髌骨下极穿入，在导丝将要穿出髌骨上极时，用外置的套筒测深尺测量导丝在髌骨内的长度，所选螺钉的长度应比这一长度短数毫米，以保证螺钉头埋于髌骨中。

将导丝穿过髌骨上极，沿股四头肌腱做一个 2 cm 的纵切口，使导丝穿过股四头肌。选择合适的空心钻沿导丝钻孔，用标准测深尺测量螺钉的长度，螺钉长度要比测量长度短 4~6 mm。在每个导丝上置入 4.0 mm 拉力螺钉，确保螺钉没有穿出髌骨上极，因为锋利的螺纹会切割环扎钢丝或缝线，使固定失败，导致骨折移位。

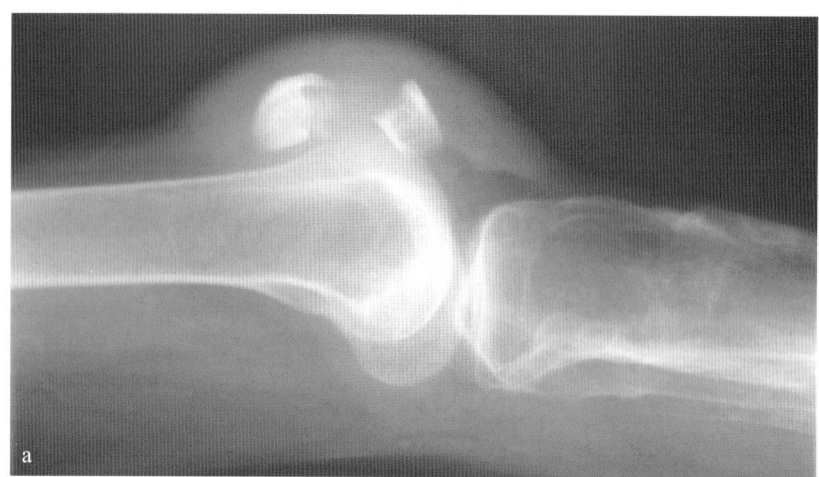

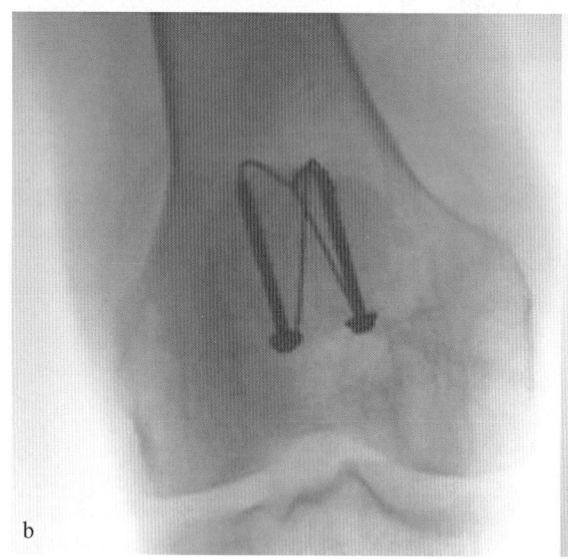 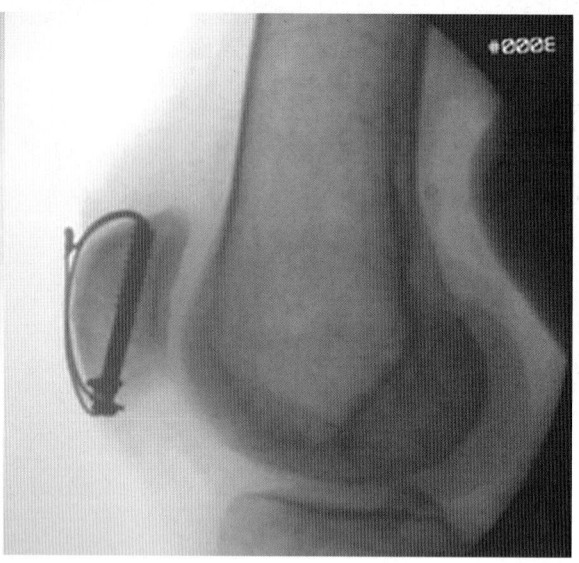

图30.17 采用空心螺钉进行改良张力带固定。a. 膝关节侧位片显示髌骨移位的横形骨折。b. 切开复位内固定术后的正侧位X线片示2枚空心螺钉行改良张力带固定（Steven Benirschke 提供）

螺钉固定好后用18G钢丝从螺钉下极穿入，确保钢丝的长度足够，从另一螺钉的下极穿入、上极穿出，再应用前面提到过的双结技术将两头结扎。不过此时钢丝的两个结头位于髌骨的上、下两极。当然，也可用粗的不可吸收线替代环扎钢丝。

这一技术对骨质良好的患者很有益处，确保了螺钉的有效把持。生物力学研究表明，螺钉可以增加固定强度，在伸膝的终末期最为明显[9,11]。这种手术方法允许骨质量良好的年轻患者早期进行膝关节活动，而改良的接骨板张力带技术对老年患者和粉碎性骨折患者可能更有益处[12,13]。

髌骨骨折粉碎严重、无法构建两个大的稳定骨块或髌骨周围有粉碎骨折时，可以应用环扎钢丝或者环扎接骨板来增加力学稳定性（图30.18）。

移位的垂直髌骨骨折不用张力带固定，因垂直骨折不像横形骨折那样在膝关节屈曲时承受牵拉应力。对于少见的单纯垂直髌骨骨折，仅用拉力螺钉固定就已足够。纵向切开暴露髌骨，清除血肿后，如果有骨软骨块，按之前介绍的方法使之稳定。将主要的骨折块复位，并用点式复位钳临时固定，然后用拉力螺钉或者位置螺钉固定骨折。

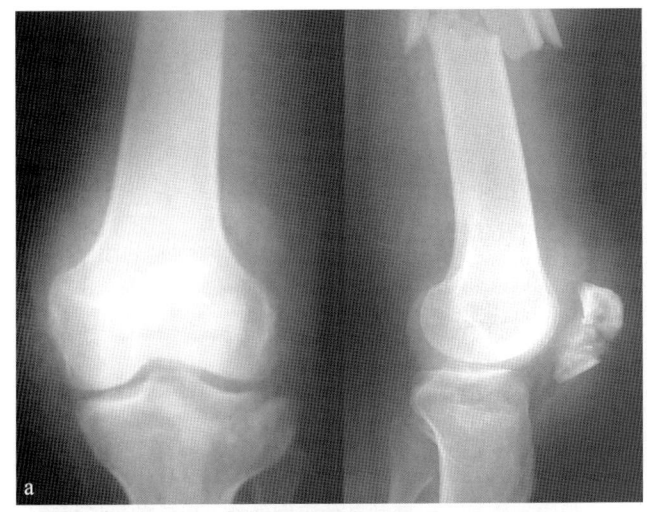
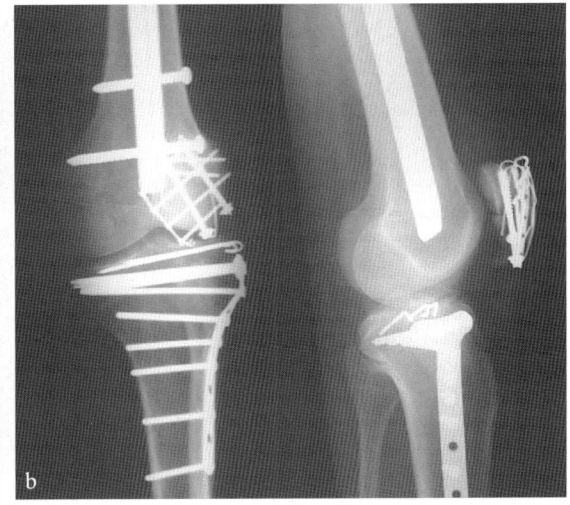
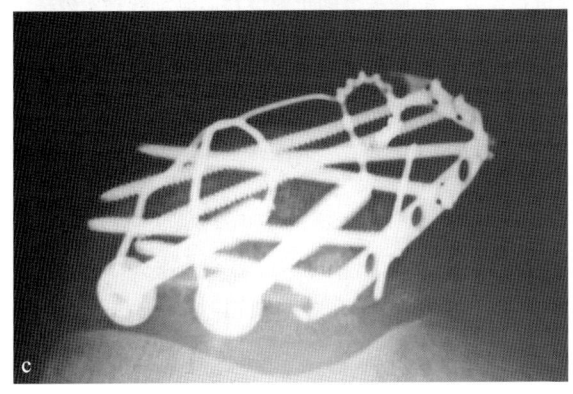

图 30.18 外周接骨板固定髌骨粉碎性骨折。a. 膝关节正、侧位片显示髌骨粉碎性骨折，股骨干和胫骨平台也有损伤。b. 内固定术后 X 线片，可见髌骨粉碎性骨折用 2 枚空心螺钉垂直主要骨折线置入髌骨，联合"8"字钢丝张力带和内侧的髌骨周围接骨板对骨折进行固定。该接骨板为小的半管型接骨板，修剪两端，折弯后插入髌骨。经接骨板将多枚 2 mm 螺钉置入髌骨，支撑关节面。c. 髌骨重建后的轴位片（Merchant 位）（Steven Benirschke 提供）

### 髌骨部分切除并肌腱重建

髌骨部分切除用于严重的髌骨粉碎性骨折，按照损伤的位置不同选择切除髌骨的上极或下极，以髌骨下极粉碎性骨折更多见（图 30.19）。髌骨剩余部分的大小与最终的结果没有明显的相关性[14]；所以作者一般尽可能地保留至少一块大的髌骨骨折块。

将髌骨粉碎的一极从邻近的韧带中剜出，尽量多保留韧带。应用 Krakow 锁边缝合法将缝线穿入肌腱相应的位置（见下面的髌韧带撕裂部分）。用 2.0 mm 钻头在髌骨正中冠状面沿纵轴打 4 个定位孔。将缝线导引器从髌骨健侧的定位孔穿入，然后从髌骨切除侧穿出。缝线穿过保留的髌骨块，并在髌骨上极打结。要保证髌韧带合适的长度，符合 InsallSalvati 标准[14, 15]。

术者也可仅将肌腱/韧带内的关节软骨去除而保留皮质骨块，这样做的优点是允许骨与骨的融合，使固定更牢固，降低固定失败率。修复髌骨支持带损伤也是很有必要的。环扎线可包绕髌骨上方至胫骨结节从而加强修复。最后将股四头肌内侧头与髌韧带相连，以增强膝关节伸展的功能[16]。

髌骨全切除术适用于不可修复的髌骨骨折。从功能上来说，髌骨全切术后患者会遗留明显的伸膝迟滞和股四头肌肌力下降[17]。避免伸膝迟滞的关键是恢复伸膝装置的张力，通常需对周围软组织进行某种形式的瓦状叠覆。为了达到良好的修复效果，将固定肌腱的多根缝线缝入缺损区的上方和下方，打结固定。修复软组织时虽然要保持伸膝装置有一定的张力以便膝关节伸展，但同时保证膝关节能够屈曲 90° 同样重要。

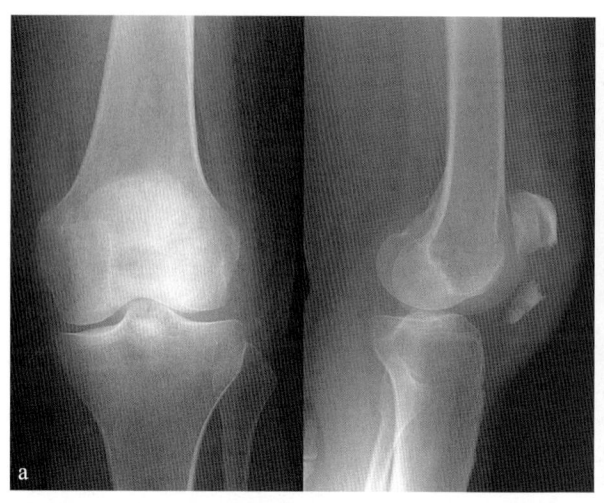 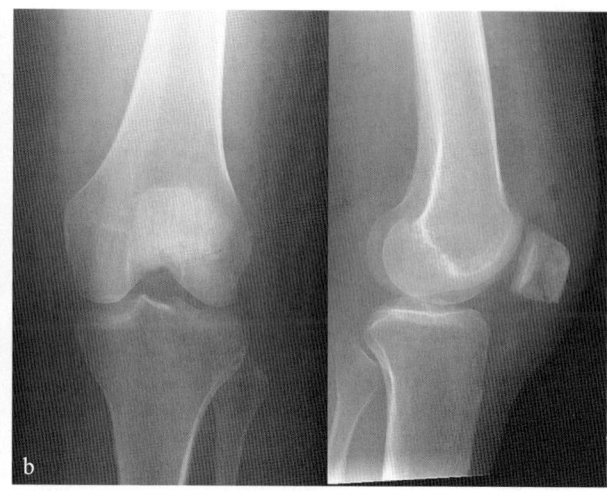

图30.19 髌骨下极的粉碎性骨折，用髌骨部分切除和肌腱重建进行修复。a. 膝关节的正侧位片，显示髌骨下极移位骨折。b. 患者髌骨下极切除和肌腱重建术后X线片

## 功能康复

通常来说，术后第一天就可以在医生指导下进行主动的膝关节活动，根据内固定稳定程度和手术切口情况可允许膝关节屈曲至30°。内固定后在术中进行评估有助于确定初始活动范围，以避免屈曲时张力过大。对于严重的粉碎性骨折或内固定把持力欠佳的情况，术后用夹板小心将膝关节固定于伸直位，只可逐渐增加活动范围。可调节的铰链式膝关节支具很有用处，可将膝关节在伸直位锁住，同时也能增加关节的活动范围。同步进行直腿抬高练习。患者在下肢完全伸直时可以用支具或膝关节固定器进行全负重行走。2周后，允许轻度增加运动范围，争取在前4周内至少弯曲90°。伸展运动必须持续进行，否则导致屈曲挛缩，最终的功能往往很差。

术后观察2~3周，如伤口愈合良好，给予拆线或拆钉。继续进行术后膝关节屈曲和加强股四头肌肌力的直腿抬高锻炼。4~6周后患者到门诊进行复查，并拍摄膝关节X线片。如果骨折愈合良好，可以进行主动运动为辅、被动运动为主的膝关节屈曲练习，以便膝关节可以完全屈曲。轻重量的抗阻练习可以从术后12周开始，患者每4~6周到门诊进行复查，鼓励进行关节功能锻炼直到骨折完全愈合、患者下肢力量良好、不需要辅助器械进行运动为止。如患者的活动度恢复缓慢，12周后可考虑在麻醉下行手法纠正操作。

对于那些粉碎严重的骨折、固定不佳或伤口有问题的患者，应改变术后的功能锻炼方案。这些患者术后常用膝关节固定器或膝关节锁定式铰链支具，术后应即刻进行的关节活动也应延期。安装膝关节固定器后，可行直腿抬高练习，膝关节伸直位固定器固定后可扶拐或助步器下地行走。患者在临床观察2周，注意伤口愈合情况并拍摄X线片。如果伤口愈合良好，允许膝关节在支具保护下进行30°~45°的主动屈曲运动。在康复医生指导下进行膝关节运动和力量的锻炼，每2~3周活动度增加30°直到膝关节完全恢复运动功能。

> **要点与技巧**
> 
> - 如果不能确定伸膝装置有否损伤，可以向关节注射局麻剂后让患者进行功能活动，便于观察。
> - 对于开放性骨折，必要时可利用现有的伤口向远端或近端延伸作为手术切口。自伤口延伸的手术切口应注意避免切成锐角而形成狭窄皮瓣。
> - 如为了修复骨软骨骨折块，需要进一步显露髌骨关节面时，沿创伤撕裂的外侧支持带做纵切口，可将髌骨翻转，便于修复。
> - 为了防止术后膝关节活动时骨块移位，有必要对游离的骨折块进行可靠的内固定，小直径螺钉可提供最为可靠的固定。对于小骨折块，可沿临时固定用的克氏针置入 3 mm 空心螺钉来固定。对于非常小的骨折块，则可选用 2 mm 空心螺钉进行固定。
> - 为确保张力带修复成功，主要骨折线必须为横形，并且术者必须将碎骨块复位妥当，否则这些骨折块将很难对抗加压应力。
> - 拧紧张力带的钢丝时，分别在两处扭转比单独一处扭转可对骨折块产生更大的加压作用。
> - 对于髌骨下极粉碎性骨折，可采用部分髌骨切除术，此时将髌腱重建到近段骨折块上要比修复骨折更安全、可靠。
> - 为方便钢丝穿过股四头肌腱，用 14G 导管在克氏针下方、髌骨上极横向穿过股四头肌腱。
> - 使用空心螺钉行改良张力带钢丝固定术时，应保证螺钉尖端在髌骨内，以免锋利的螺纹切割环扎线或钢丝，导致固定失败、骨折块移位。
> - 髌骨全切除术后，防止伸膝迟滞的关键在于有效恢复伸膝装置的张力，而软组织的瓦状叠覆术很有必要。

## 新技术

### 视频 30.2　采用网状锁定接骨板治疗髌骨远端骨折

Berg 报道 6 例应用胫骨结节截骨术治疗累及关节面的髌骨严重粉碎骨折[7]，所有患者术后都进行连续的 0~40° 膝关节屈曲运动。在行走时用膝关节伸直位支具固定 4 周，并可行不超过 70° 的屈曲活动。4 周后进行渐进式的关节活动和负重练习。胫骨结节截骨的 6 例患者均在 3 周内愈合，未发生并发症。

Veselko 和 Kastelec 的回顾性研究对采用新型篮状接骨板内固定和髌骨下极切除并髌腱修复术治疗髌骨下极撕脱骨折进行了比较[18]。他们认为，保留下极并进行可靠的内固定可使膝关节早期活动，避免低位髌骨的发生，预后更好。长期随访发现 10/11 接受内固定手术的患者髌骨位置正常，而只有 3/13 接受髌骨部分切除并髌腱修复的患者髌骨位置正常。低位髌骨会导致明显的膝关节功能下降。虽然研究结果提示内固定有优势，但作者的术后康复方法可能会使研究结果产生偏倚。对行髌骨部分切除的患者行术后膝关节制动，可能是导致预后不良的原因。因此，这一结论还有待进一步研究。

最近，张力带接骨板被用于髌骨粉碎性骨折的固定，特别是那些关节严重粉碎或伴骨质疏松的骨折。在这些骨折中，张力带钢丝可能无法提供牢固的固定（图 30.20）[19]。髌骨张力带接骨板应用步骤：先用克氏针临时固定粉碎骨折块，然后将微型接骨板塑形成髌骨轮廓并安放于髌骨背侧。目前临床结果数据有限，其并发症可能包括需要取出内固定物的内固定刺激。

传统的张力带钢丝固定治疗髌骨骨折的失败率约为 22%（图 30.21）[10]。最近的生物力学分析发现，横向"8"字张力带比传统的纵向"8"字固定更稳定，并且在膝关节的循环运动中，平均骨折移位发生率降低了一半（G. A. Brown，未发表）。这些发现还有待于临床进一步证实。

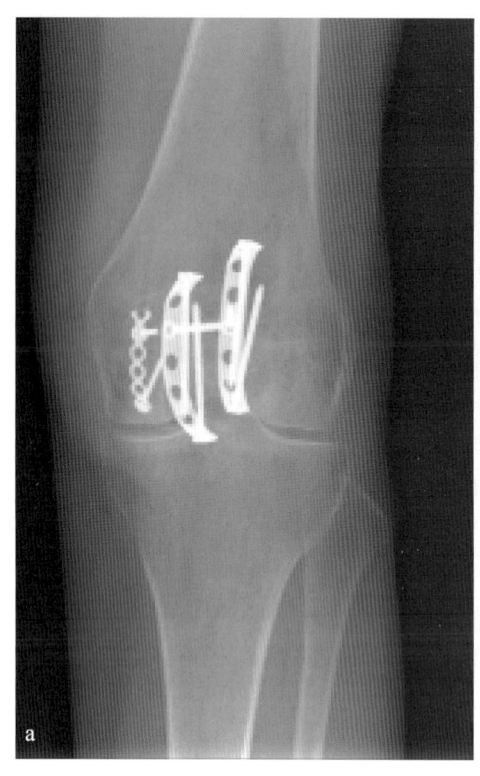
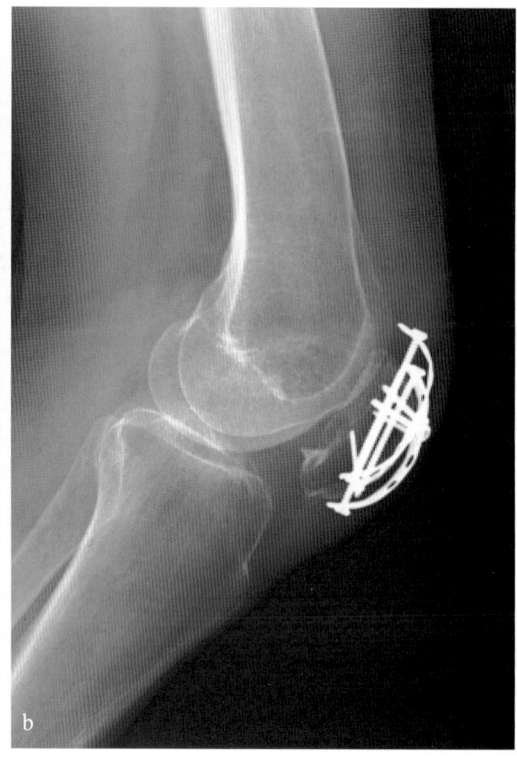

图 30.20 一位 68 岁的骨质疏松女性,发生髌骨粉碎性骨折,不能用固定小骨块的拉力螺钉和张力带钢丝修复。膝关节正位(a)和侧位(b)片显示髌骨背部应用微型接骨板,其螺钉贯穿髌骨,提供了骨折块的稳定性,实现了骨折的愈合和早期活动

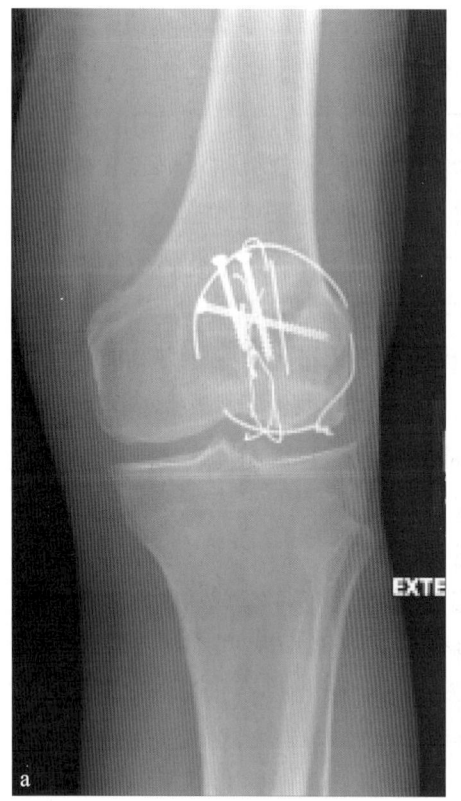
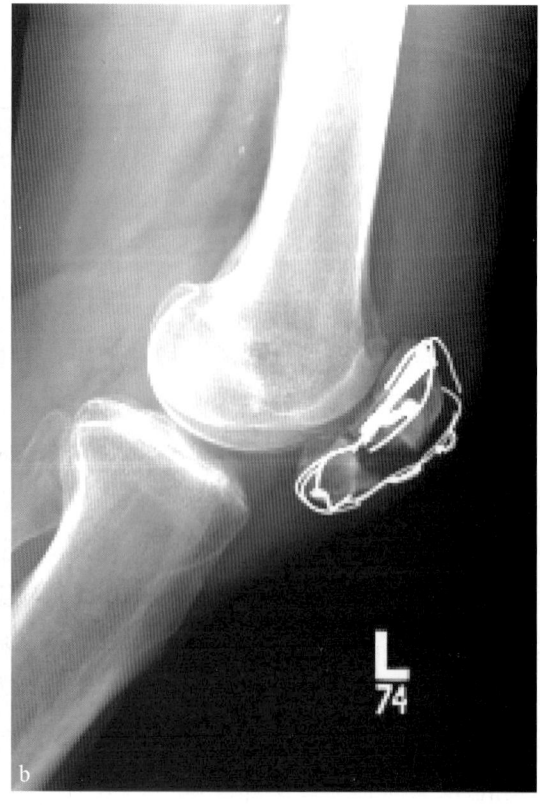

图 30.21 用环形钢丝和张力带技术治疗粉碎性髌骨骨折。正位(a)和侧位(b)片显示固定失败。然而,患者能够保持直腿抬高,无症状,功能独立

## 临床结果

保守治疗伸膝装置完整的微小移位的髌骨骨折表现不俗。Boström 研究了 282 例髌骨骨折移位小于 4 mm 或骨折塌陷小于 3 mm 的患者，通过保守治疗，99% 的患者获得了良好至优秀的结果[3]。

髌骨移位骨折的患者通过手术可获得满意的结果[3,9,20-23]。虽然多数患者可完全恢复膝关节运动范围，而一些研究报道在部分粉碎性骨折患者中，因膝关节完全屈曲和伸展受限而预后不佳[22-25]。与结果改善相关的因素包括解剖复位和可靠的内固定等[20,26]。骨折移位未完全纠正和/或内固定不牢固，与较差的结果密切相关。良好的手术技术可使骨折块坚强固定，以避免内固定的早期失败。稳定的修复可使膝关节早期活动，提高膝关节活动度和股四头肌肌力。如残留股四头肌肌力下降，则可导致膝前疼痛，所以股四头肌的功能训练应作为术后康复的主要关注点。术后理疗方案应依据特定的患者、损伤类型以及固定强度而个性化设计。过于激进的康复训练可致内固定失败，包括术后早期进行主动的伸膝运动，患者不配合训练也是原因之一。对于依从性差的患者，医生可以考虑进行石膏固定以保护髌骨骨折的修复效果，同时应接受有可能出现功能康复差的现实。

最近的研究专注于以患者为导向的结果，这部分与骨折复位相关。在 30 例仅单侧髌骨骨折患者中，有 24 例（80%）患者在日常生活活动中经历了膝前疼痛。在最初的 6 个月里，临床症状有所改善。然而，功能受损持续了 12 个月，客观检查显示伸膝装置受伤处的力量、强度和耐力不足[27]。Lebrun 等对 40 例仅患有同侧髌骨骨折的患者进行了长期（6.5 年）功能随访[28]。平均标准化 Short Form36（SF-36）物理复合评分和平均标准化膝损伤和骨关节炎结果评分与参考标准有统计学差异。52% 的患者要求取出有症状的内固定物；而在内固定物留置体内的患者中，有 38% 的患者自诉至少有一段时间发生与内置物相关的疼痛。Biodex 测力计测试结果显示，患侧和健侧膝关节平均等速牵伸的峰值扭矩差值约为 26%，患侧伸膝力量与健侧相比差值超过 30%[28]。创伤性骨关节炎可由非解剖复位引起，导致髌股关节对位异常、关节间接触力增加。因此，应注意确保手术时解剖复位和稳定固定，以优化患者预后。值得注意的是，创伤性骨关节炎也可能由自初始损伤时持续的软骨破坏引起，尽管解剖复位和固定满意，但仍可能导致不良后果。与闭合性髌骨骨折相比，开放性骨折的结果较差[24,25]。

早期文献报道髌骨切除术显示患者效果良好。对于多数髌骨粉碎性骨折来说，髌骨切除术是一种有效的治疗方法[1,29,30]。然而近期的很多报道否定这一说法，髌骨切除后股四头肌强度降低及早期关节炎改变，均可导致预后不良[17,31]。临床研究表明，髌骨切除术后股四头肌强度下降约三分之一，并且术后股四头肌的萎缩说明上述病变是不可逆的[17]。目前，髌骨切除术是众多治疗方法中最后的手段，只有在髌骨骨折非常严重时才予考虑。

髌骨部分切除术可选择性地应用于髌骨下极粉碎性骨折的患者。Saltzman 等报道术后股四头肌强度约为正常的 85%，约 77% 的患者预后较好[14]。将肌腱缝合于上极骨块关节边缘，以促进髌骨的对位，减少残存骨块的后倾。这一方法在理论上可减少异常的接触应力和远期的关节退变的发生[22]。肌腱再断裂会导致不良后果，可以通过良好的手术技术实现结构稳定，以避免再断裂的发生。

## 并发症

视频 30.3 髌骨不连的治疗

幸运的是，与手术治疗髌骨骨折相关的围

术期并发症较少。可能的早期并发症包括切口感染、内固定失败,中晚期并发症有骨折不愈合、内固定失败、畸形愈合、髌股关节疼痛、伴或不伴关节炎的关节强直或内固定物突起等。

膝关节活动度丧失通常是膝关节完全屈曲不能所致,多无明显临床症状。少数情况下,如果伤后3个月膝关节仍不能完全屈曲,可以考虑在局麻下对膝关节行手法纠正治疗或通过关节镜进行清理。术后早期遵医嘱行膝关节活动,术后定期复查可以有效避免这一并发症。

伤口感染是最严重并发症之一。髌前皮肤纤薄,如果伤口愈合不良,内置物极易外露,伤口感染可致膝关节化脓性关节炎。因此,对于任何伤口并发症都应该保持高度警惕。疼痛加重、伤口红肿或渗出,高度提示化脓性关节炎的可能,应快速积极地对伤口进行切开引流。由于很可能已进展为化脓性关节炎,需要在引流的同时对膝关节进行灌洗。最好经内外侧支持带的裂口而不是骨折处行关节切开术,并对膝关节进行探查和冲洗。内置物尽可能原位保留至骨折愈合。经验性静脉输注抗生素应在一期清创时开始,随后根据关节液的培养结果调整抗生素,也可用抗生素珠链。清创后放置引流管引流,暂停膝关节的活动和物理治疗,直到伤口清洁、干燥后才可开始膝关节活动。伤口愈合以后,还要继续口服或联合静脉用抗生素4~6周。

内固定失败是髌骨骨折切开复位内固定手术最常见的并发症,最近报道其发生率约为22%,通常是由内置物固定不充分引起的[10]。其他原因还有患者不配合治疗,膝关节过度活动等。骨折再移位或伸膝装置断裂时,需要再次切开复位内固定,手术方法我们之前已提到过。但再固定的稳定性差,术后制动时间需要延长。

最后,最近的荟萃分析发现,三分之一手术治疗的髌骨骨折需要再次手术。这在很大程度上是由内置物相关的并发症引起的,骨不连和畸形愈合也被认为是再次手术的原因[32]。

在患者术后康复过程中,股四头肌肌力和膝关节屈肌伸展的练习非常非常重要。低位髌骨在文献中也有报道(部分研究中发生率高达近60%),可能需要行胫骨结节截骨来恢复正常的髌骨高度[27, 33]。

尽管骨折解剖复位,但由于膝关节滑车和髌骨的软骨损伤,也会导致髌股关节骨关节炎。术后一般推荐对膝关节进行持续的较高强度拉伸训练,以避免冲击性运动。低阻高频的蹬车训练可强化股四头肌,减轻膝关节疼痛。非甾体消炎药也可以缓解疼痛,而对于持续性剧烈疼痛患者可以考虑行髌骨切除术,也可考虑行髌股关节置换术,后者目前尚处于研究阶段。对于老年患者,可以考虑行全膝关节置换术。

## 伸膝装置损伤

伸膝装置的损伤包括股四头肌腱和髌韧带的断裂。股四头肌腱损伤经常发生于40岁以上的患者,而40岁以下的患者多发生髌韧带损伤[34]。有时,膝关节的这些肌腱断裂和潜在的系统性疾病有关,如系统性红斑狼疮、类风湿性关节炎等。股四头肌腱和髌韧带的损伤通常是由于足部固定时伸膝装置突然的离心性收缩所致。股四头肌腱断裂也常因肌腱磨损(肌腱病变)引起,病变一般源于髌骨上极近端2~3 cm处的股直肌。由于股四头肌腱存在病变,即使较小力量的收缩也可使其发生断裂。患者在发病前期会因股四头肌腱或髌韧带止点处间歇性疼痛或肌腱炎就诊[35]。

髌韧带撕裂多因运动损伤引起的,继发于猛烈的收缩。髌韧带断裂最常见的位点是髌骨下极,中间部也可发生断裂,但比髌韧带止点处的发生率低很多。

依据髌骨近端的位置(高位髌骨),髌韧

带断裂很容易诊断。由于股四头肌失去了髌韧带的牵拉对抗作用，致髌骨上移（图30.22）。髌骨 InsallSalvati 指数是髌韧带与髌骨最长对角线长度之间的比值[15]，正常值为0.12。髌韧带断裂时，髌骨可向近端移位5 cm；而髌骨向近端移位，会使髌骨下极和胫骨结节间的距离增加，这一比值增大。某些髌韧带断裂的病例不出现高位髌骨，但可在膝关节侧位片上观察到破裂的髌后脂肪垫轮廓[36]。诊断股四头肌腱断裂要困难很多，当股四头肌腱断裂时髌骨可下移或保持于原位。对于伸膝不能的股四头肌腱断裂患者，多依靠医生的临床观察做出诊断。较瘦的患者可通过在髌骨上方触及股四头肌腱的缺损而做出诊断。对于临床不能确诊的患者，可行B超或者MRI检查以明确诊断（图30.23）。

## 保守治疗

### 适应证

伸膝装置损伤保守治疗的适应证仅限于不能耐受手术或无法行走的患者。可以预期的是，接受保守治疗的患者可能会继发明显的膝关节功能障碍，如伸膝受限、伸膝无力和伸膝迟滞等。这些患者需要配备助步器和/或带锁的铰链式膝关节支具以辅助行走。对于这些患者，也可选用管型石膏、膝关节固定器或带锁的铰链式膝关节支具等进行治疗。

> **注意事项**
> - 在股四头肌和髌腱断裂的患者中寻找是否合并代谢性疾病（如糖尿病）。
> - 在急性期保持肢体伸直以限制收缩。
> - 考虑在7~14天内进行手术固定。
> - 评估膝关节是否合并其他软组织损伤（如副韧带、交叉韧带）。

### 功能康复

膝关节于完全伸展位固定6~12周。之后进行屈曲训练。在完成固定后，逐渐进行膝关节屈曲锻炼，最大起始量为30°。以后每2~3周增加30°，直到屈曲90°。多数伸膝装置损伤

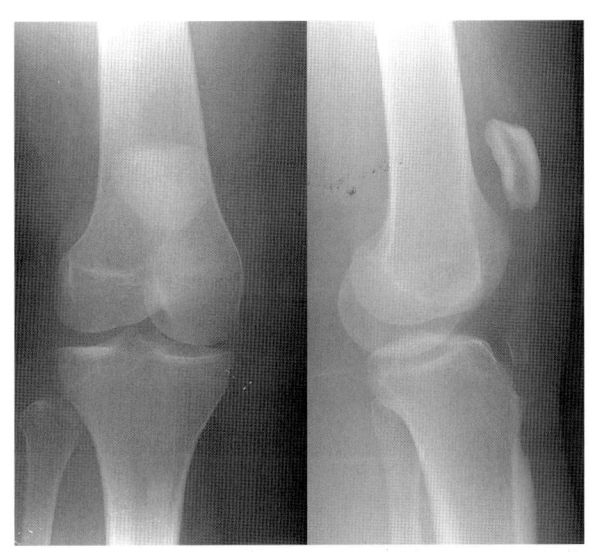

图30.22　膝关节X线片，显示急性髌腱断裂致高位髌骨

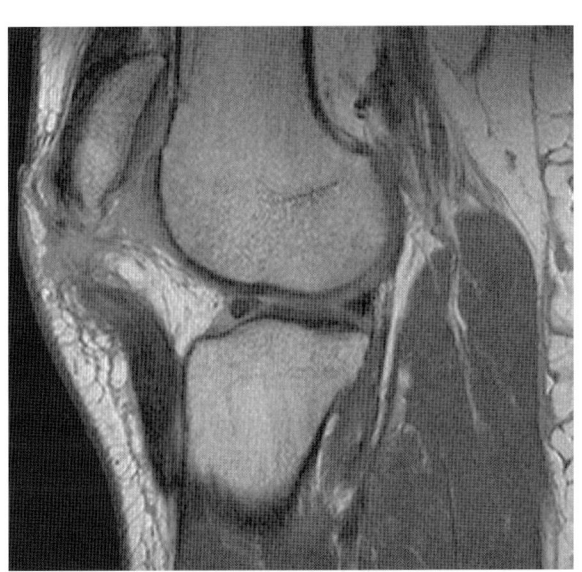

图30.23　膝关节侧位MRI，显示髌韧带断裂

的患者进行保守治疗都需要永久性膝关节支具和/或辅助装置。

## 手术治疗

### 适应证

对多数病例而言，由于股四头肌腱或髌韧带的损伤都可导致明显的膝关节功能障碍，因而有必要进行手术治疗。

### 外科解剖

伸膝装置的解剖在本章开头的概述部分已经进行了介绍。股四头肌腱是由股直肌腱、股内侧肌腱、股外侧肌腱和股中间肌腱共同组成的。肌腱为分层结构，股直肌腱是股四头肌腱最表浅的部分。

髌韧带长度不足 5 cm，主要由包绕髌骨的股直肌腱的中部纤维延续而成，向下止于胫骨结节，部分纤维与髂胫束混合。髌韧带的撕裂常发生于肌腱与髌骨下极的结合部。

### 手术技巧

#### 髌韧带断裂

多数外科医生提倡应用穿骨缝线法，将线穿过髌骨的长轴并在髌骨上方打结，将髌腱固定于髌骨上。手术中，患者仰卧于手术台，用定位垫将同侧臀部垫高使髌骨向上。大腿上止血带，术区常规消毒铺巾，驱血后止血带充气加压。取髌骨前正中纵向切口，向远端延伸至胫骨结节，充分暴露髌骨、髌腱和支持带。然后纵向切开髌腱腱鞘，分离断裂的髌腱，暴露支持带，检查有无合并损伤。

由于采用直接缝合法行髌韧带修复术后再次断裂的发生率较高，不推荐使用。然而，应用穿入式缝合技术修复这种损伤，可很好地将韧带固定在骨上。幸运的是，多数断裂发生于腱骨结合部，这使损伤修复相对比较容易。术中，切除肌腱的坏死部分，保留健康组织，但是要注意不要去除过多的肌腱以免形成低位髌骨。应用刮匙或磨钻对髌骨下极表层皮骨质进行清创处理，直到显露新鲜出血的松质骨为止。然后，应用 Krakow 锁边缝合法将粗的不可吸收缝线，如 2 号或 5 号 Ethibond（Ethicon, Johnson & Johnson, Somerville, NJ）缝入受损的髌韧带（图 30.24）。缝线应互相平行，针距为韧带宽度的 50%，将四段缝线穿出韧带，尾端置于韧带外侧。在髌骨上钻三个纵向的孔穿过缝线。从髌骨下极向上极用直径 2.5 mm 的钻头钻孔（图 30.25）。确保孔位于髌骨的正中矢状面，以免缝线切出。当将要穿出髌骨上极时，触摸钻头的位置，在该处做 1 cm 纵向切口，穿破股四头肌腱，将钻头穿出。在钻头尖端对接缝线穿引器，然后钻头和肌腱穿引器慢慢沿原路退出（图 30.26）。肌腱穿引器推出髌骨下极后，将缝线中部穿入肌腱穿引器的环内。然后将肌腱穿引器带着缝线穿过髌骨和股四头肌肌腱。如此钻 3 个孔，中间 1 个，两侧各钻 1 个。穿过髌骨的缝线用止血钳钳夹标记。如此反复，直到所有缝线都通过髌骨。

膝关节于伸直位，两两成对的缝线拉紧打结使髌韧带断端尽量靠近髌骨下极（图 30.24，27）。此时，屈曲膝关节以确保足够的修复强度，通常膝关节弯曲 90°。但如果担心修复效果，膝关节的屈曲程度可稍减小。如膝关节轻微屈曲时髌骨和髌韧带之间就出现间隙，那么需要重行穿入式缝合手术。固定妥当后将缝线结埋在股四头肌腱下，避免有明显的线头突起。支持带的缺损用可吸收缝线拉近缝合以增强修复效果。清洗伤口，逐层缝合，放置引流。

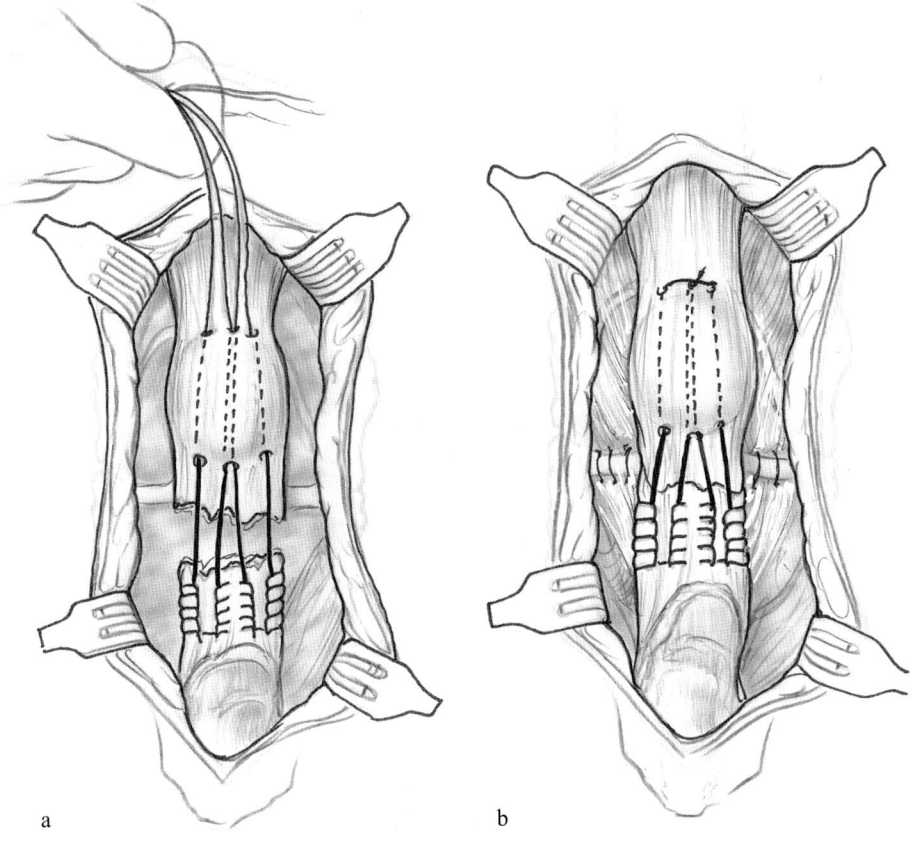

图30.24 髌韧带修复。a. 多股不可吸收线置于髌骨通道中,锁边缝线结埋于髌韧带下。注意有两条缝线置于中央通道内。b. 打结后的缝线,两侧的支持带也必须修复

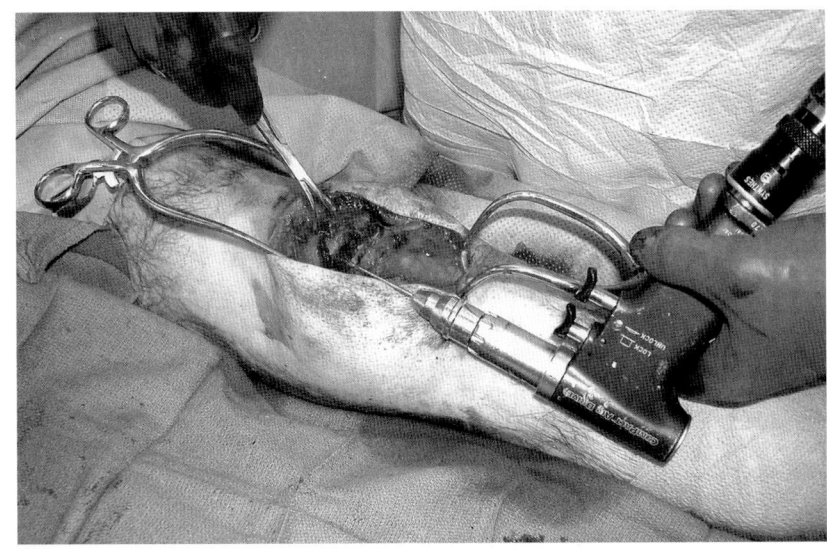

图30.25 术中照片显示正在髌骨上钻第一个孔,自髌骨下极向上极共打3个孔

中段撕脱伤也应用穿骨隧道的方法来修复。用上面所介绍的技术将韧带的远端固定于髌骨,而韧带的近端应该向远端牵拉并将线穿过胫骨结节的横向通道修复。然后用0号可吸收缝线将撕裂的韧带边对边缝合,并用前面的方法修补支持带。

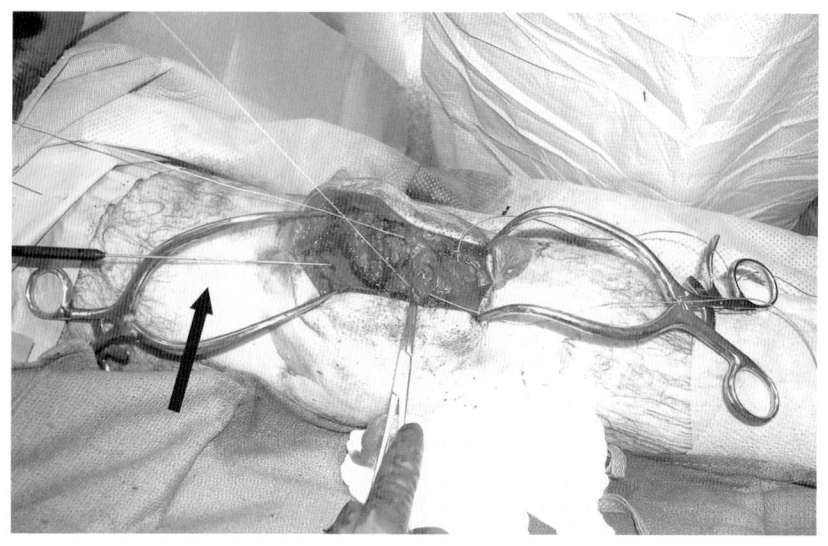

图 30.26 术中图片显示用缝线穿引器（黑色箭头所示）通过髌骨牵引缝线

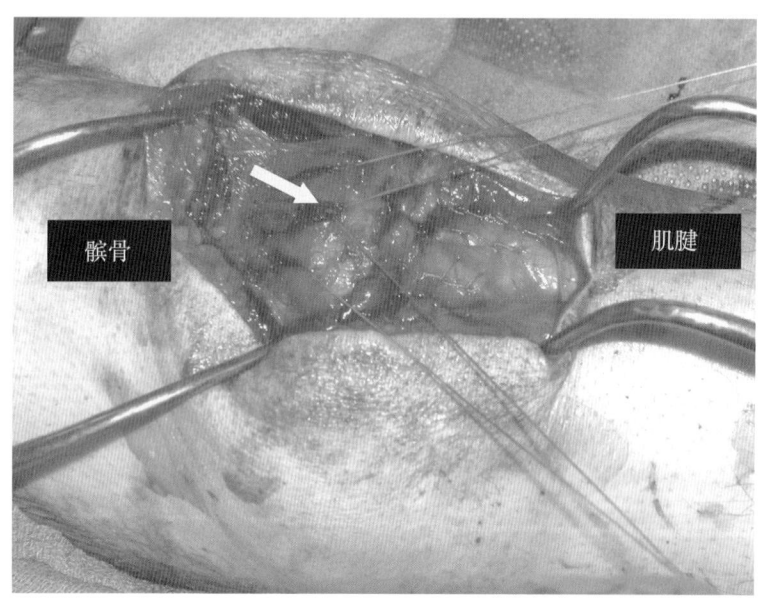

图 30.27 拉紧缝线，使髌骨和髌韧带靠近。注意中间两股缝线都出自同一个髌骨通道（白色箭头所示）

### 股四头肌腱断裂

与髌韧带断裂不同，许多新鲜的股四头肌腱中段损伤可用直接缝合法修复[34,35]。推荐使用止血带。止血带充气加压时膝关节必须是屈曲的，以防股四头肌腱回缩。手术显露的方法和上文描述的髌韧带损伤相同，只是暴露的范围更靠近端。明确股四头肌腱损伤后，检查支持带是否有损伤。确定股四头肌腱损伤范围后用手术刀全面清除坏死组织，当然也要防止因过度去除组织而导致肌腱变短，这可能会导致高位髌骨和断端无法吻合。然后，用 5 号 Ethibond 不可吸收缝线修复股四头肌肌腱。支持带损伤用可吸收缝线缝合。修复完成后，屈曲膝关节检查修复的稳定性。屈曲 90° 最为理想，但不做硬性要求。

髌骨上极的股四头肌断裂不能用直接缝合修复。尽管有报道可以用锚钉缝合修复损伤[37]，但是没有这种技术的长期随访数据。作者推荐用穿骨缝线缝合。术中清除坏死肌腱组织后，应用 Krakow 锁边缝合法把数根 5 号不可吸收缝线缝入肌腱近端，通常需要在断裂的肌腱中缝入 3~4 对缝线，以保证修复成功。配对缝线的线头用手术标记笔做标记以方便辨认。然后在髌骨上极用高速磨钻打磨直至裸露出新鲜的松质骨。用标记笔或电刀在髌骨上极做一个与缝线进入髌骨位置相一致的标记。换直径 2.5 mm 的钻头在髌骨正中矢状面从上向下钻孔。当钻头接近髌骨下极时，做一小的纵切口划开髌腱直达钻头。然后把缝线穿引器置于钻头上，钻头后退带着缝线穿引器穿过髌骨。当在髌骨上极露出缝线穿引器的环时，把先前缝合于股四头肌腱上的缝线穿入缝线穿引器中，穿引器带着缝线穿过髌骨。如此重复直到所有的缝线都穿过髌骨（图 30.28）。

为了完整地修复断裂的股四头肌腱，膝关节应处于伸直位。配对的缝线线头拉紧并两两打结，确保股四头肌腱紧靠髌骨上极。理想的修复效果可以耐受膝关节屈曲 90°，而屈曲程度稍小会增加成功耐受的概率。相应支持带的撕裂用可吸收线修复。

Scuderi 描述了一种被广泛认可的技术，在股四头肌腱的表层分离出一个三角形肌腱瓣（底宽约 5 cm，长约 7.5 cm），向下翻转覆盖缝合于远端肌腱上[38]。比较少见的情况下，如组织坏死太多以致无法按照先前的方法修复，则可考虑采用针对慢性断裂的肌腱编织法修复伸膝装置。另外，还有许多其他不同的方法得到报道，如应用自体移植物和异体移植物进行编织来修复膝关节伸膝功能[35]。不管选择何种重建技术，基本原则是重建自主的膝关节伸膝功能。

## 功能康复

理想情况下，股四头肌腱和髌韧带修复术后前几天内就可以开始关节活动。然而，理想要结合现实。最近有研究发现创伤性髌韧带断裂修复术后，膝关节不固定的患者预后效果优良[39]。如修复稳定程度能耐受膝关节屈曲 90°，建议进行早期关节活动。术后应即刻开始直腿抬高运动。膝关节的主动运动要在理疗师的指导下开始，可于术后 4~6 周进行。为了防止韧带修复后意外断裂，术后 8 周内尽量避免膝关节的被动运动。6 周以后，修复部位基本愈合，可以自由活动。如果担心修复强度不够，可将膝关节屈曲运动推迟到 4 周后，使修复部位有时间愈合。术后 12 周时多数患者应能进行膝关节的完全屈伸运动。

伸膝装置撕裂后，常伴有膝关节周围肌肉萎缩。肌力对于恢复正常的膝关节功能至关重要。术后 12 周开始肌力的渐进式训练。先是在轻微负重下进行高频的膝关节屈伸运动。随着肌力的增强，负重增加，争取使患肢达到与健侧同样的力量。耐力训练在康复过程中也很重要。当患者膝关节可自由活动后，开始原位蹬车训练。随着患肢力量和耐力的改善，或许可以开始跑步锻炼。

---

### 要点与技巧

- 临床上诊断不明确的肌腱断裂可用 B 超或 MRI 来确诊。
- 由于再断裂发生率较高，不推荐采用直接缝合法修补髌韧带。这种损伤最好采用穿入缝合技术将受损韧带缝合于髌骨。
- 在髌骨上钻孔时，应确保在髌骨的正中矢状面上，以防缝线切出。
- 修复股四头肌断裂时，如可供修复的组织较为薄弱，应用 Scuderi 技术可能很有帮助，此技术是将近端的肌腱瓣向远端翻转覆盖，可提高修复的强度。

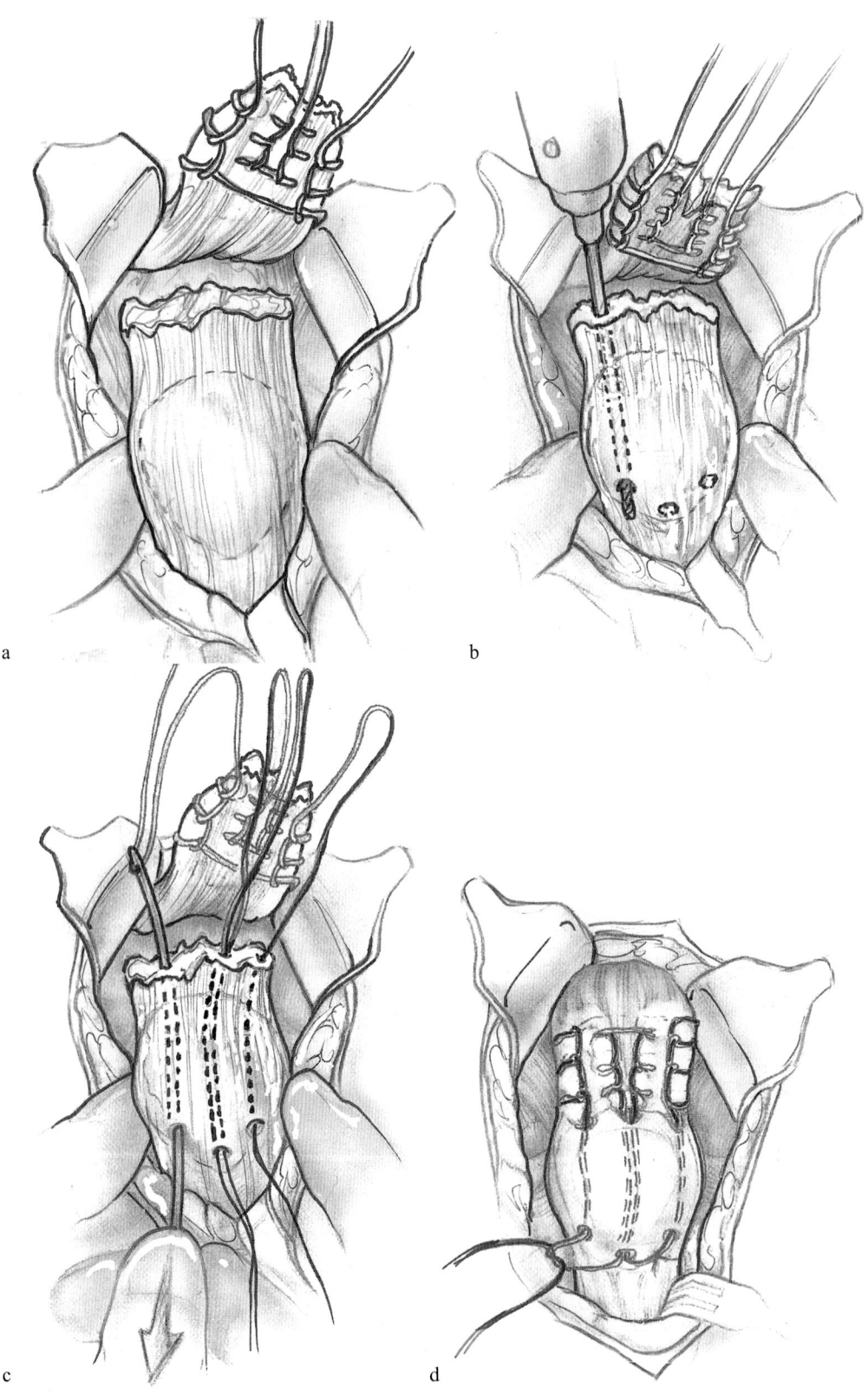

**图 30.28** 股四头肌肌腱修复。a. 对股四头肌肌腱进行锁边缝合。b. 在髌骨上钻孔。c. 用缝线穿引器将缝线穿过髌骨孔道。d. 缝线在髌骨下极打结

## 新技术

**视频 30.4　新鲜同种异体伸膝装置移植**

用生物材料修补肌腱缺损已引起广泛兴趣。Schlegel 等用猪肠黏膜下层修补肌腱技术，可以明显提高羊肩袖损伤模型中的肌腱强度[40]。Kummer 和 Iesaka 在狗的跟腱模型中研究了 4 种不同的移植生物材料，发现这些材料都可以提高缝合强度[41]。组织工程技术中研发的支架可以接种特定的细胞和生长因子来发挥功能[42]。虽然这些技术均尚处在研究阶段，但已有几种生物补片应用于临床。尽管还没有这些技术在膝关节肌腱损伤修补中应用的临床报道，但可以根据具体情况来考虑。该领域未来的研究必将会改善膝关节肌腱损伤的治疗现状。

## 临床结果

很多报道证实一期修复急性损伤的髌腱或股四头肌腱的预后良好[34, 43, 44]。Siwek 和 Rao 报道，在一期修复股四头肌和髌腱后，分别有 30/30 和 24/25 例患者取得了良或优的效果[34]。股四头肌腱或髌腱损伤后一期修复的患者可恢复膝关节全部运动功能；然而，股四头肌持续萎缩的发生率在股四头肌腱修复的患者中约为 75%，在髌腱修复的患者中约为 35%。年青的髌腱损伤患者的股四头肌萎缩不影响股四头肌强度。令人意外的是，在老年患者中，股四头肌断裂对股四头肌力的长期影响不足以影响膝关节功能[34]。

Marder 和 Timmerman 报道了一组年轻患者，一期修复肌腱损后给予早期保护性膝关节功能锻炼计划，获得良好的临床效果[44]。

在最近一项比较伸膝装置断裂与髌骨骨折预后的研究中，作者发现两组结果相当。这项研究发现困扰髌骨骨折患者群体的功能结果和许多问题，也同样出现在软组织损伤群体中[45]。

肌腱损伤二期修复的结果较差。Wenzl 等[46] 研究发现，股四头肌腱断裂修复后的效果和手术时机存在明显的相关性，损伤后 14 天内修复效果较好，而修复方式、术后锻炼方法、患者的年龄和体重指数对结果均无影响。股四头肌的陈旧性损伤、缩短和挛缩以及肌腱组织的退变，均易致一期修复失败。对于以上情况，或许有必要进行术前牵引、同种异体组织移植加强修补和术后长时间制动[47]。二期修复后，许多患者出现膝关节活动范围变小、股四头肌萎缩、肌力下降。二期修复髌腱损伤相对可以得到较好的结果，但还是无法和一期修复相提并论[34]。所以，影响预后最重要的因素是损伤后修复的时机。

多项研究证实，术后不对膝关节进行制动，鼓励早期膝关节活动范围的练习，对于良好的预后有重要意义[44, 48, 49]。在这些研究中，患者术后 6 周内在铰链式支具保护下进行主动屈曲和被动伸展运动。与健侧相比，采用这种训练方法没有出现伸膝迟滞和屈膝受限，而且股四头肌萎缩和强度下降也不明显。因此，在修复强度足够的情况下，早期膝关节活动对于获得理想的疗效是至关重要的。

## 并发症

伸膝装置对于下肢功能至关重要，在日常活动中其承受很大的应力。髌骨损伤后，由于疼痛、功能受限和肌力下降等原因，可导致膝关节功能障碍。幸运的是，对伸膝装置损伤进行手术修复后并发症相对少见。最常见的并发症是膝关节完全屈曲不能和股四头肌肌力减弱。有报道术后存在持续的股四头肌萎缩，但肌力恢复通常还是满意的[34]。修复后再断裂少见，发生率一般不足 5%，通常发生在那些过早进行高强度功能锻炼的患者[50]。伤口并发症也有可能出现，一旦发生，再次手术清创和积极的处理创口都是很有必要的。

> **要 点**
>
> - 髌骨近端四分之三的关节表面覆盖有关节软骨，而髌骨下极位于关节外。
> - 二分髌骨发生率为1%~2%，容易与髌骨骨折混淆。二分髌骨有典型的外观，通常出现在髌骨的外上部，圆形并有光滑的骨化边缘（图30.5）。
> - 髌骨的生物力学功能在于通过将股四头肌的作用力线进一步远离膝关节的旋转中心，而使其伸膝时的力臂增加约50%。髌骨使该力学优势增加的程度随膝关节屈曲的程度而变化。
> - 髌骨的垂直骨折一般不会导致伸膝装置的断裂。
> - 对于髌骨关节内的移位骨折和伴有伸膝迟滞的损伤，建议手术治疗。
> - 髌骨部分切除术的结果与保留髌骨的大小没有明显的相关性。
> - 股四头肌腱损伤常发生于40岁以上的患者，而髌韧带的损伤则常发生于40岁以下的患者。
> - 膝关节肌腱损伤有时与全身系统性疾病有关，如系统性红斑狼疮、类风湿性关节炎学等。
> - Insall-Salvati指数是髌韧带长度和髌骨长度之比[15]，正常值为1.02。

## 视　频

**视频 30.1　髌骨骨折的切开复位张力带钢丝 + 小螺钉固定**

视频演示了对存在多个骨折块的髌骨骨折，应用拉力螺钉和张力带进行固定，强调了置入张力带结构的相关细节。

**视频 30.2　采用网状锁定接骨板治疗髌骨远端骨折**

新型的网状可变角度锁定接骨板可为骨量有限的髌骨远端骨折提供稳定的固定。

**视频 30.3　髌骨不连的治疗**

一位老年男性患者在髌骨骨折钢丝张力带固定术后摔倒致固定失败。视频演示了对该病例实施清创、钢丝张力带固定翻修术。

**视频 30.4　新鲜同种异体伸膝装置移植**

视频演示了采用新鲜的同种异体伸膝装置移植治疗慢性伸膝装置损伤，包括股四头肌腱、髌骨、髌腱和胫骨结节。

## 参考文献

1. Hey Groves EW. A note on the extension apparatus of the knee-joint. Br J Surg 1937;24:747–748
2. Kaufer H. Patellar biomechanics. Clin Orthop Relat Res 1979;144:51–54
3. Boström A. Fracture of the patella. A study of 422 patellar fractures. Acta Orthop Scand Suppl 1972;143:1–80
4. Pritchett JW. Nonoperative treatment of widely displaced patella fractures. Am J Knee Surg 1997;10:145–147, discussion 147–148
5. Wiberg G. Roentgenographic and anatomic studies on the patellofemoral joint. Acta Orthop Scand 1941;12:319–410
6. Gardner MJ, Griffith MH, Lawrence BD, Lorich DG. Complete exposure of the articular surface for fixation of patellar fractures. J Orthop Trauma 2005;19:118–123
7. Berg EE. Extensile exposure of comminuted patella fractures using a tibial tubercle osteotomy: results of a new technique. J Orthop Trauma 1998;12:351–355
8. Ong BC, Sherman O. Acute patellar tendon rupture: A new surgical technique. Arthroscopy 2000;16:869–870
9. Carpenter JE, Kasman R, Matthews LS. Fractures of the patella. Instr Course Lect 1994;43:97–108
10. Smith ST, Cramer KE, Karges DE, Watson JT, Moed BR. Early complications in the operative treatment of patella fractures. J Orthop Trauma 1997;11:183–187
11. Burvant JG, Thomas KA, Alexander R, Harris MB. Evaluation of methods of internal fixation of transverse patella fractures: a biomechanical study. J Orthop

Trauma 1994;8:147-153
12. Benjamin J, Bried J, Dohm M, McMurtry M. Biomechanical evaluation of various forms of fixation of transverse patellar fractures. J Orthop Trauma 1987;1: 219-222
13. Berg EE. Open reduction internal fixation of displaced transverse patella fractures with figure-eight wiring through parallel cannulated compression screws. J Orthop Trauma 1997;11:573-576
14. Saltzman CL, Goulet JA, McClellan RT, Schneider LA, Matthews LS. Results of treatment of displaced patellar fractures by partial patellectomy. J Bone Joint Surg Am 1990;72:1279-1285
15. Insall J, Goldberg V, Salvati E. Recurrent dislocation and the highriding patella. Clin Orthop Relat Res 1972;88: 67-69
16. Günal I, Taymaz A, Köse N, Göktürk E, Seber S. Patellectomy with vastus medialis obliquus advancement for comminuted patellar fractures: a prospective randomised trial. J Bone Joint Surg Br 1997:79:13-16
17. Lennox IA, Cobb AG, Knowles J, Bentley G. Knee function after patellectomy. A 12-to 48-year follow-up. J Bone Joint Surg Br 1994;76:485-487
18. Veselko M, Kastelec M. Inferior patellar pole avulsion fractures: osteosynthesis compared with pole resection. Surgical technique. J Bone Joint Surg Am 2005;87 (Pt 1, Suppl 1):113-121
19. Taylor BC, Mehta S, Castaneda J, French BG, Blanchard C. Plating of patella fractures: techniques and outcomes. J Orthop Trauma 2014;28:e231-e235
20. Levack B, Flannagan JP, Hobbs S. Results of surgical treatment of patellar fractures. J Bone Joint Surg Br 1985;67:416-419
21. Curtis MJ. Internal fixation for fractures of the patella. A comparison of two methods. J Bone Joint Surg Br 1990;72:280-282
22. Hung LK, Chan KM, Chow YN, Leung PC. Fractured patella: operative treatment using the tension band principle. Injury 1985;16:343-347
23. Böstman O, Kiviluoto O, Nirhamo J. Comminuted displaced fractures of the patella. Injury 1981;13:196-202
24. Catalano JB, lannacone WM, Marczyk S. et al. Open fractures of the patella: long-term functional outcome. J Trauma 1995;39:439-444
25. Torchia ME, Lewallen DG. Open fractures of the patella. J Orthop Trauma 1996;10:403-409
26. Edwards B, Johnell O, Redlund-Johnell I. Patellar fractures. A 30-year follow-up. Acta Orthop Scand 1989; 60:712-714
27. Lazaro LE, Wellman DS, Sauro G,et al. Outcomes after operative fixation of complete articular patellar fractures: assessment of functional impairment. J Bone Joint Surg Am 2013;95:e96, 1-8
28. LeBrun CT, Langford JR, Sagi HC. Functional outcomes after operatively treated patella fractures. J Orthop Trauma 2012;26:422-426
29. Brooke J. The treatment of fractured patella by excision: a study of morphology and function. Br J Surg 1937; 24: 733-747
30. Mishra US. Late results of patellectomy in fractured patella. Acta Orthop Scand 1972;43:256-263
31. Einola S, Aho AI, Kallio P. Patellectomy after fracture. Long-term follow-up results with special reference to functional disability. Acta Orthop Scand 1976;47:441-447
32. Dy CJ, Little MT, Berkes MB, et al. Meta-analysis of reoperation, nonunion, and infection after open reduction and internal fixation of patella fractures. J Trauma Acute Care Surg 2012;73:928-932
33. Morshed S, Ries MD. Patella infera after nonoperative treatment of a patellar fracture. A case report. J Bone Joint Surg Am 2002;84-A:1018-1021
34. Siwek CW, Rao JP. Ruptures of the extensor mechanism of the knee joint. J Bone Joint Surg Am 1981;63:932-937
35. llan DI, Tejwani N. Keschner M, Leibman M. Quadriceps tendon rupture. J Am Acad Orthop Surg 2003;11:192-200
36. Chin KR, Sodl JF. Infrapatellar fat pad disruption:a radiographic sign of patellar tendon rupture. Clin Orthop Relat Res 2005;440:222-225
37. Richards DP, Barber FA. Repair of quadriceps tendon ruptures using suture anchors. Arthroscopy 2002;18:556-559
38. Scuderi C. Ruptures of the quadriceps tendon; study of twenty tendon ruptures. Am J Surg 1958;95:626-634
39. Bhargava SP, Hynes MC, Dowell JK. Traumatic patella tendon rupture: early mobilisation following surgical repair. Injury 2004;35:76-79
40. Schlegel TF, Hawkins RJ, Lewis CW, Motta T. Turner AS. The effects of augmentation with Swine small intestine submucosa on tendon healing under tension: histologic and mechanical evaluations in sheep. Am J

Sports Med 2006;34:275-280
41. Kummer FJ, Iesaka K. The role of graft materials in suture augmentation for tendon repairs and reattachment. J Biomed Mater Res B Appl Biomater 2005:74:789-791
42. DeFranco MJ, Derwin K. Iannotti JP. New therapies in tendon reconstruction. J Am Acad Orthop Surg 2004:12: 298-304
43. O'Shea K, Kenny P, Donovan J, Condon F, McElwain JP. Outcomes following quadriceps tendon ruptures. Injury 2002;33:257-260
44. Marder RA, Timmerman LA. Primary repair of patellar tendon rupture without augmentation. Am J Sports Med 1999;27:304-307
45. Tejwani NC, Lekic N, Bechtel C, Montero N, Egol KA. Outcomes after knee joint extensor mechanism disruptions: is it better to fracture the patella or rupture the tendon? J Orthop Trauma 2012:26:648-651
46. Wenzl ME, Kirchner R, Seide K, Strametz S, Jürgens C.Quadriceps tendon ruptures-is there a complete functional restitution? Injury 2004;35:922-926
47. Burks RT, Edelson RH. Allograft reconstruction of the patellar ligament. A case report. J Bone Joint Surg Am 1994;76:1077-1079
48. Levy M, Goldstein J, Rosner M. A method of repair for quadriceps tendon or patellar ligament (tendon) ruptures without cast immobilization. Preliminary report. Clin Orthop Relat Res 1987:218:297-301
49. Lindy PB, Boynton MD, Fadale PD. Repair of patellar tendon disruptions without hardware. J Orthop Trauma 1995;9:238-243
50. Konrath GA, Chen D, Lock T, et al. Outcomes following repair of quadriceps tendon ruptures. J Orthop Trauma 1998;12:273-279

# 31 膝关节脱位与韧带损伤

著者：James P. Stannard, Gregory Carl Faneli
译者：张弓

膝关节脱位是很严重的骨科损伤，被归入运动医学损伤。但是，因运动损伤而导致膝关节脱位很少见（**图 31.1**）。损伤机制通常是高能量创伤，如机动车事故。目前，膝关节脱位比过去更常见[1, 2]，可能原因是高能量创伤发生增加、对损伤本身的更好认识，以及对双侧膝关节损伤的理解。不管造成这种现象的原因是什么，对于骨科医生来说，膝关节脱位的处理仍然是一个复杂、多因素的难题[3~7]。膝关节脱位最终会导致膝关节僵硬、不稳定、截肢和功能不良[8]。

膝关节脱位的治疗方法多种多样，包括石膏固定或外固定[9, 10]、夹板[11]、手术修复损伤的韧带[12, 13]、分阶段的后十字韧带（PCL）和前十字韧带（ACL）重建，以及择期前、后十字韧带重建[5, 14~16]，具体治疗方案应根据患者的病情来选择。对于合并膝关节开放性损伤、神经血管受累、多发伤或闭合性颅脑损伤的患者，早期行十字韧带重建发生并发症风险较高，尤其是异位骨化（HO）和膝关节僵硬、强直[17, 18]。膝关节脱位常由低到高能量创伤引起，并伴有不同的相关损伤[2, 18~25]。因此，在治疗膝关节脱位时，不仅要关注韧带损伤，还应关注潜在的复合伤害。

## 分 类

膝关节脱位应按撕裂的结构进行分类。位置分类系统以胫骨相对于股骨的方向为基础，对于复位很有帮助，但由于损伤后膝关节常自发复位而多不适用[20, 26, 27]。不完全的前、后十字韧带损伤需要更直接的治疗方案，通常行单十字韧带重建并结合早期的关节功能锻炼[2, 28]。现在广泛接受的是膝关节可以在不撕裂前、后十字韧带的情况下发生脱位，可分为 PCL 完整的脱位[5, 14, 29]和 ACL 完整的脱位。因此，将膝关节损伤描述为脱位并不能清楚地定义撕裂的内容，也很少提供有关如何处理损伤的信息。

在纳入韧带撕裂的解剖分类系统（**表 31.1**）中，这些伤害可分为 5 种可能的损伤模式。这种分类对于决定治疗和手术切口非常有用。伤害分为 Ⅰ~Ⅴ 级，按照从低到高的顺序，膝关节损伤会更严重，致伤能量更高。另加的 C 和 N 分别用于表示相关的动脉和神经损伤。因此，外侧副韧带完全损伤（LCL）合并后外侧角撕裂、腘动脉和腓神经的损伤被归为 KDⅢLCN。解剖分类系统非常有用，因为它要求临床医生将注

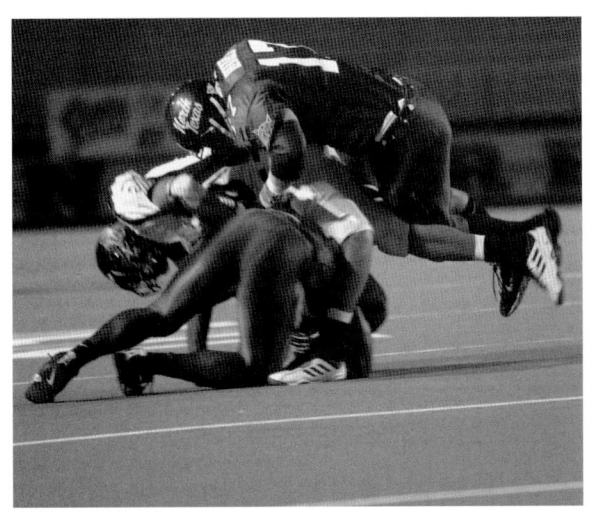

**图 31.1** 橄榄球运动中过伸导致膝关节脱位

表 31.1  解剖分类

| 分类 | 解释 |
| --- | --- |
| KD Ⅰ | 十字韧带正常的膝关节脱位 |
| KD Ⅱ | 前、后十字韧带损伤，副韧带正常 |
| KD Ⅲ | 前、后十字韧带损伤，内或外侧副韧带损伤 |
| KD Ⅳ | 前、后十字韧带损伤，内外侧副韧带损伤 |
| KD Ⅴ | 关节骨折 – 脱位 |

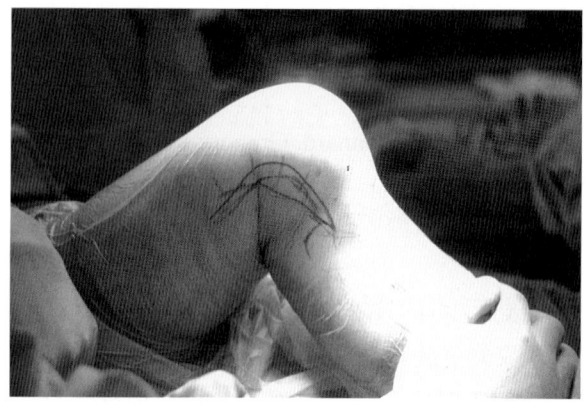

图 31.2  麻醉下检查可发现完全性后交叉韧带损伤造成的凹陷

意力集中于撕裂部位，尤其是后内外侧角和内外侧副韧带重建；它还有助于在参与治疗的临床医生之间讨论患者的受伤情况，并能够比较各种膝关节脱位。KDV 类损伤是一种受累范围比较大的股骨髁部骨折，除了膝关节复合韧带损伤，还伴有膝关节骨折 – 脱位。

膝关节脱位的解剖学分类将韧带功能作为一个整体考虑，强调了在麻醉下检查韧带损伤（EUA）的重要性[30]。由于严重的损伤和相关的疼痛会影响检查，麻醉下检查能准确确定韧带损伤情况。Lonner 等[2] 比较了 EUA 和 MRI 在确定韧带完整性方面的准确性，发现 MRI 可能会"高估"韧带损伤，在诊断功能性韧带损伤方面不如 EUA 准确。MRI 确实可用于确定韧带损伤类型以及是否存在透明软骨、半月板损伤，并且其检查结果可与 EUA 的发现相辅相成（图 31.2）[2, 19, 31~33]。MRI 有助于在 EUA 和手术探查之前进行术前评估损伤。根据我们的经验，MRI 作为术前决策的辅助手段非常重要，但不能替代 EUA[9, 19, 21, 34]。EUA 和 MRI 对膝关节复合性韧带损伤的诊断和治疗至关重要。

## 非手术治疗

多数推荐对膝关节脱位采用完全非手术治疗的系列文献发表于 25 年前[3, 31, 35]。尽管报道了功能和稳定性良好的零星病例，但很多作者认为其存在不可接受的极高的并发症发生率，包括关节僵硬、疼痛和不稳定[1, 8, 29, 30, 36~41]。使用跨关节外固定器的非重建性手术（与完全非手术治疗相对），可为那些不适合进行韧带重建的膝关节脱位患者提供有效治疗[37, 38, 40, 41]。所有非手术或非重建性治疗都依赖韧带和关节囊的间接瘢痕愈合来重获膝关节稳定性[38]。

### 适应证

尽管多数作者强烈建议对急性膝关节脱位的患者进行积极的外科手术治疗，但非手术治疗或非韧带重建手术治疗膝关节脱位有其适应证，包括：一般情况较差而不能耐受手术的患者，严重闭合性软组织脱套伤患者。

### 技　术

**石膏管型固定制动**

在没有韧带重建手术前，此方法被广泛应用于治疗膝关节脱位。石膏固定引起的问题很多，包括不能直接观察创口、关节纤维化、关节活动丧失、疼痛和关节不稳定[3, 29, 31, 35, 38, 39, 41]。监测至关重要，在开始的 6 周内对患者进行 X 线检查，以确保膝关节在石膏管型中不会半脱位或脱位[38, 41]。同样重要的是将固定时间限制在最长 6 周，然后开始积极进行膝关节活动[3, 8, 36, 37, 39, 41]。长时间固定可能会导致严重的关节纤维化和疼痛。石膏管型固定仅适用于无法接受手术治疗的患者。

### 可早期活动的膝关节支具

使用支具并早期活动膝关节来治疗膝关节脱位，一般能在几周内恢复膝关节活动，但经常会导致严重的韧带松弛[13, 31, 40, 41]，由不稳定导致的功能障碍可能非常严重。

### 外固定

偶有严重软组织损伤的患者，外固定架可在重建前用于临时治疗，或作为较不适合进行重建的患者的最终处理。主要指征是开放性膝关节脱位、软组织损伤严重以及康复能力差的患者。该技术的优点是能直接观察开放伤口并保持良好的关节复位。缺点包括可能会导致关节运动丧失和瘢痕组织形成（股四头肌粘连）。

### 康 复

选择非重建手术或非手术治疗时，对固定时间尚存争议。许多作者建议，如果不采用早期韧带重建的方法来治疗膝关节脱位，则必须固定 4~8 周[3, 8, 36-38, 41]。Taylor 等[3]指出，固定时间超过 6 周会导致严重的膝关节僵硬和疼痛。开始进行功能锻炼时，康复应首先包括主动辅助下的膝关节活动范围锻炼。受伤后约 3 个月时，应对膝关节的活动度和韧带的稳定性进行评估，根据评估结果决定下一步治疗措施，包括韧带手术重建、麻醉下粘连松解或继续行膝关节功能康复锻炼。

## 手术治疗

### 手术适应证与诊疗图

多数膝关节脱位需要手术治疗。膝关节脱位的诊疗图（**图 31.3**）有助于指导治疗。

目前，膝关节脱位的治疗策略可分为两大类：关节制动的治疗和允许膝关节早期活动下的治疗[38]。

允许早期膝关节活动的治疗方法是用不同的方法行韧带修复和重建，这是膝关节早期活动的关键。早期关节活动定义为术后 1 天至 4 周内行主动的膝关节活动。早期活动的优势是减少关节内瘢痕组织形成、减轻疼痛和改善关节运动。早期关节活动的风险是影响伤口的愈合和导致韧带松弛。对于多数患者，总能找出一种方法治疗膝关节脱位并允许膝关节早期活动，以改善最终的关节功能恢复、减轻疼痛和减少关节内瘢痕形成。

对有复合韧带损伤的患者，医生应在急诊室内进行仔细的神经和血管检查，特别注意观察膝下血供和腓总、胫神经的功能，并仔细检查患者的皮肤，以确认有无膝关节开放性脱位，同时仔细检查同侧下肢有无骨折。如果膝关节一直处于脱位状态，应给予复位。如果不能复位而血管检查正常，患者应在手术室行手术切开复位，应用外固定支具固定 2~4 周让软组织修复后，修复或重建韧带。如果血管检查异常，应请血管外科医生会诊并开放探查腘动脉。一种选择是获取踝肱指数（ABI）以确认血管损伤：ABI 小于 0.9 表示明显的血管损伤。此时，应推迟韧带重建至少 2~4 周，使软组织和血管得以恢复，然后再进行重建手术。

对依从性好的患者，对膝关节韧带撕裂进行修复或重建。建议在 2~4 周内开始修复或重建，以使膝关节早日活动起来。文献中没有明确描述韧带修复或重建的理想时机。对于在一次手

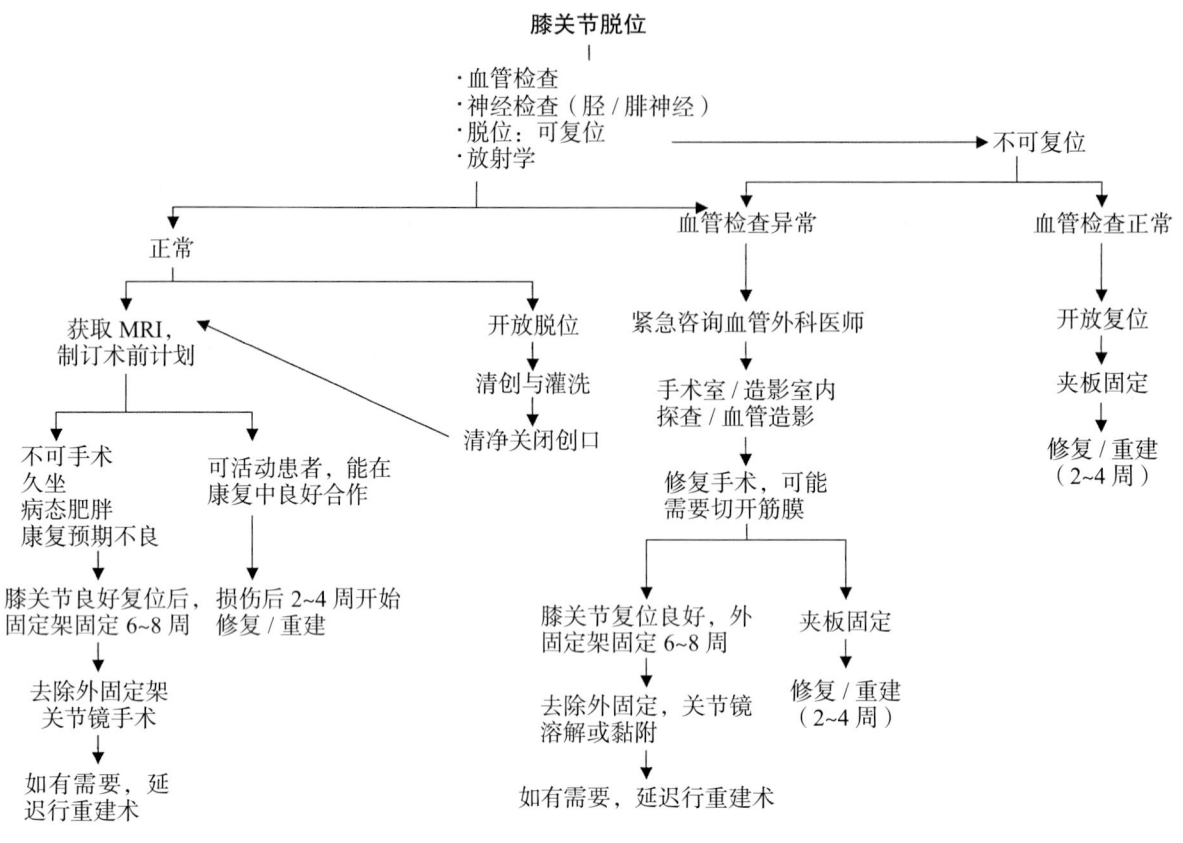

图 31.3 膝关节脱位诊疗图

术中对全部韧带进行修复和重建，以及先行后十字韧带、PLC 和 PMC 康复治疗，延迟行前十字韧带重建一直存在争议。作者报道两种方法都获得成功，每种方法都各有其优点。本章中的一位作者同时重建所有韧带，而另一位作者最初进行除 ACL 以外的所有操作，6 周后进行 ACL 重建。

## 手术解剖

膝关节的解剖在理论上被划分为四个结构部分：前、后十字韧带和内、外侧角。

可触知的膝关节重要解剖标志包括股骨内、外侧髁（内外侧附属韧带起点），胫骨结节（髌腱止点），Gerdy 结节（髂胫束止点），胫骨近端后内侧面和腓骨头的外侧面。

在膝关节脱位中，经常需要手术探查膝后内侧角或后外侧角。根据股骨髁、胫骨后内侧面和腓骨外侧解剖标志，确定膝后内侧角或后外侧角重建手术入路。采用后外侧入路松解粘连的软组织或进行韧带重建手术时，首先要探查、游离和松解腓总神经。胫骨结节和鹅足肌腱远端止点是小腿内侧的解剖标志。膝内侧手术入路是沿膝内侧副韧带（韧带）于胫骨内后侧向下直至鹅足肌腱。

膝关节血供有两套有复杂吻合的独立血管系统：关节内和关节外血管网。关节内血供的解剖结构呈环状，由一条关节支、一条肌肉支和 5 条膝动脉分支形成。膝动脉分支由膝关节上内侧动脉、外侧膝状动脉分支、膝中动脉和膝下内外侧分支组成。此血管网为膝关节皮肤和髌骨提供了丰富的血供，可行皮下剥离而不

### 急诊处理

对膝关节脱位患者，存在3个直接和主要的担忧。首先是复位膝关节。通过牵引和手法复位，膝关节脱位通常比较容易复位。如果膝关节不能复位，则很可能是股骨髁卡在了关节囊，需要切开复位。在这种情况下，通过膝内侧入路会发现被嵌顿处。在直视的情况下，股骨髁很容易从关节囊中复位。复位后，膝关节通常足够稳定，可用膝关节固定器维持复位。外固定的指征包括开放性脱位、合并需要急诊手术的血管损伤以及复位后不稳定导致再次脱位的情况。

第二个问题是下肢的血供。在复位前、后都必须仔细检查血管。如果双下肢血流量基本对称，则应在最初的48小时内多次重复检查。如果对检查有任何疑问，或者需要采集其他客观数据，则应计算ABI，即踝上方的腿部血压与上臂处的血压比。如果ABI低于0.9，则应咨询血管外科医师。在脉搏或皮肤颜色、温度方面存在异常的患者，应请血管外科医师会诊和行血管重建术，并切开筋膜。

第三个问题是开放性膝关节脱位。对血管检查正常的脱位患者，应进行紧急冲洗和清创术。开放性脱位患者通常会受益于跨膝关节外固定器的使用。清洁伤口并闭合后，可以考虑韧带重建。无论最初的表现是什么，都应在韧带修复前进行MRI检查以协助制订术前计划。

---

影响皮肤的血循环。当两个切口（如平行髌骨的内侧和外侧切口）平行时，皮瓣的血循环是根据关节外分支的膝上和膝下动脉蒂的宽度而确定的，两切口之间至少应相距5~7 cm才能避免皮肤坏死。设计皮瓣时考虑周全的话，发生皮肤坏死是比较罕见的。皮肤坏死常发生于腓肠肌内侧头旋转形成术。尽管关节内、外血管网可为膝表面皮肤提供丰富的血供，但腘动脉出现血供障碍时，此血管网不足以为膝关节水平以下的下肢提供足够的血供。

膝关节周围肌肉和韧带的解剖附着关系十分复杂。利用层分类系统可以很好地了解膝关节复杂的后外侧角和后内侧角解剖。膝部解剖结构可以分为3层，分别标记为罗马数字Ⅰ、Ⅱ和Ⅲ（图31.4）。第一层是最表面的筋膜层，更深的层依次编号为Ⅱ和Ⅲ。层Ⅰ为弓形，包括在膝关节前方的Marshall层、内侧的股薄肌筋膜、外侧的髂胫束和股二头肌筋膜。层Ⅱ包括髌腱、内侧副韧带浅层和外侧副韧带；层Ⅲ为所有的关节囊结构，包括关节囊增厚部分——有功能的后斜韧带和弓状韧带、内侧副韧带深层和中间的三分之一的外侧关节囊。简单来说，层Ⅲ包括所有的关节囊，但在后内侧角和后外侧角处的厚度不同，从而形成不同的韧带。膝关节前方是关节囊或层Ⅲ，质薄并附着在髌腱的后方。膝后外侧的关节囊增厚部分名为弓状韧带（膝后三分之一关节囊，外侧）；而膝后内侧关节囊增厚部分是后斜韧带（膝后三分之一关节囊，内侧）。后外侧角和韧带形态变异较大，阅读文献时可有不同的术语。后外侧角重建必须包括腘腓韧带和膝外侧副韧带重建。

## 膝后内侧入路

后内侧入路在膝关节复杂性损伤患者中非常有用。Burks[43]和Berg[16]对这一入路进行了改良，可用于对PCL的胫骨附着进行处理，对膝关节脱位进行开放性治疗以重建PCL和PMC[44]，还可以同时修复受损的血管和韧带[16, 26, 44]。

患者仰卧，切口从内上髁沿胫骨后内侧缘向下到胫骨副韧带止点处。当患者膝关节屈曲，髋关节外旋使下肢呈"4"字形时，可以在患者仰卧下进行后内侧入路，这是我们的首选。隐静脉和隐神经应予以保护。把鹅足肌腱拉向远

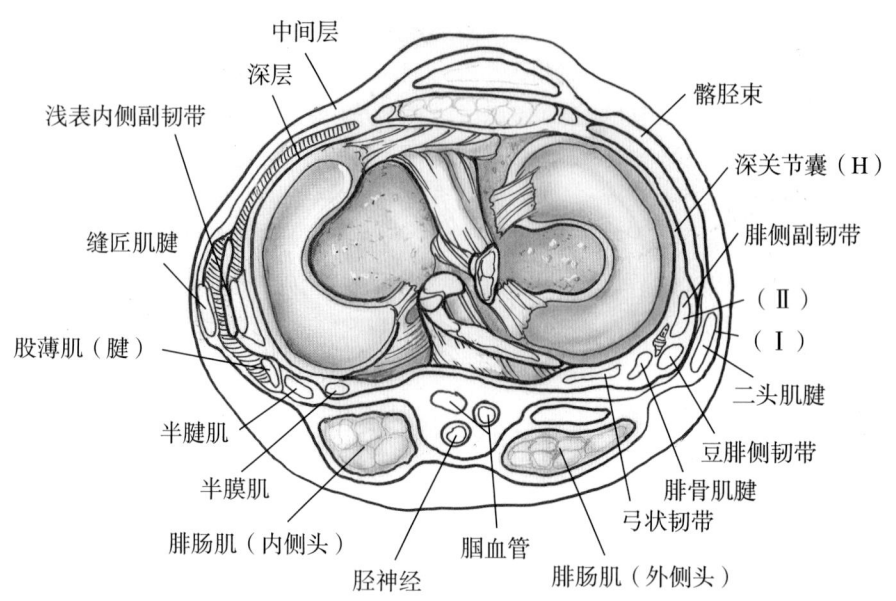

图 31.4 膝关节结构轴位观

端。半膜肌在胫骨附着处形态各异，通常需要在其胫骨附着处剥离并用缝线标记，手术结束时将其缝回原处（图 31.5）。然后确定腓肠肌内侧头。手术入路的其余部分位于腓肠肌前方，紧邻胫骨近端平台和股骨内侧髁。采用此入路处理 PCL 时，所有牵开器必须置于腓肠肌前内侧和腘窝，以避免损伤腘血管。通常无须分离内侧头（图 31.6）。保持膝关节屈曲 70°，使后方神经血管束松弛，以提高腓肠肌前入路的安全性。在膝关节脱位和 MCL 功能不全的情况下，关节囊结构可能被完全破坏，从而可以显露膝关节本身。

## 膝后外侧入路

此入路可用于后外侧韧带损伤的重建，松解腓肠肌外侧肌以覆盖软组织，以及探查和修复腓总神经。在膝关节脱位的治疗中有时会用到此入路，对 PLC 的重建至关重要。在显露深部关节前应分离腓神经，以防止意外损伤神经。在双十字韧带完全撕裂的膝关节脱位中，韧带通常为环状撕裂。

患者仰卧，大腿根部打止血带，患侧臀部垫高。膝关节屈曲 90°，以放松并保护腓神经。皮肤切口与腓骨头平行，向近端走行，随后呈弧形转向大腿外侧。由于近端张力的存在，切口在髂胫束（ITB）和股二头肌之间呈弧形。用剪刀小心分开深筋膜。此时，必须注意保护腓总神经，其通常从股二头肌经过脂肪到达腓骨颈。采用后外侧入路时应在进行深层解剖和韧带重建前显露腓神经（图 31.7）。腓神经在其环绕腓骨颈的部位最容易辨认。辨认腓总神经后用橡皮圈拉开并予以保护。切勿将手术钳附在橡皮圈上，这样会因重力导致腓神经损伤。

于腓肠肌外侧头前方平面进行钝性分离（图 31.8）。对于后外侧角的复合韧带损伤，通常因损伤而已经存在分离平面。外科医生不应在腓肠肌深面进行分离，因其可能引起腘神经血管损伤。如果外侧副韧带未受损，用此入路显露后十字韧带。如果前、后十字韧带及外侧副韧带均完全撕裂，则不应在胫骨的止点处显露后十字韧带。作者强烈建议不要采用后外侧方法

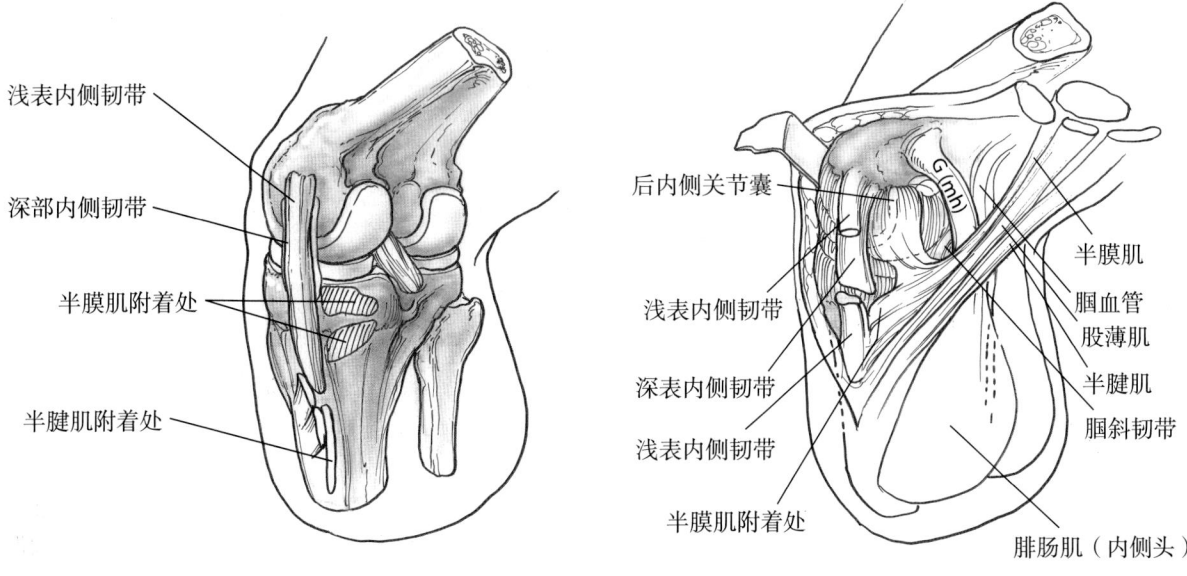

图 31.5 膝关节后内侧入路的浅部解剖

图 31.6 膝关节后内侧入路的深部解剖

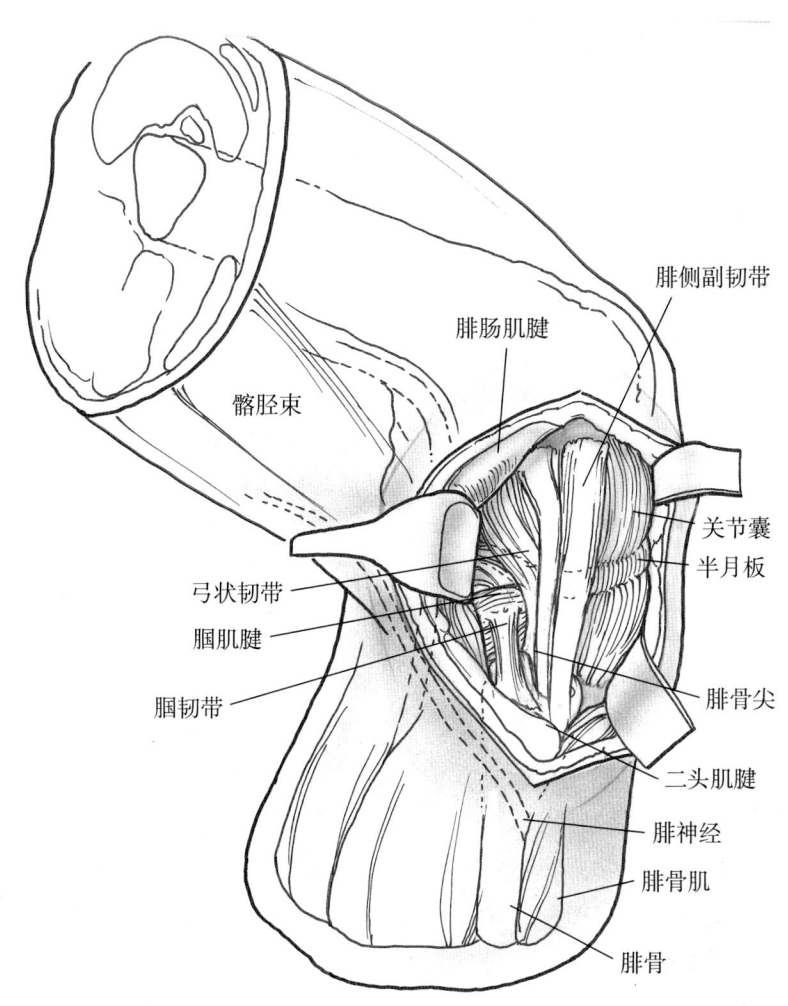

图 31.7 膝关节后外侧入路的浅部解剖

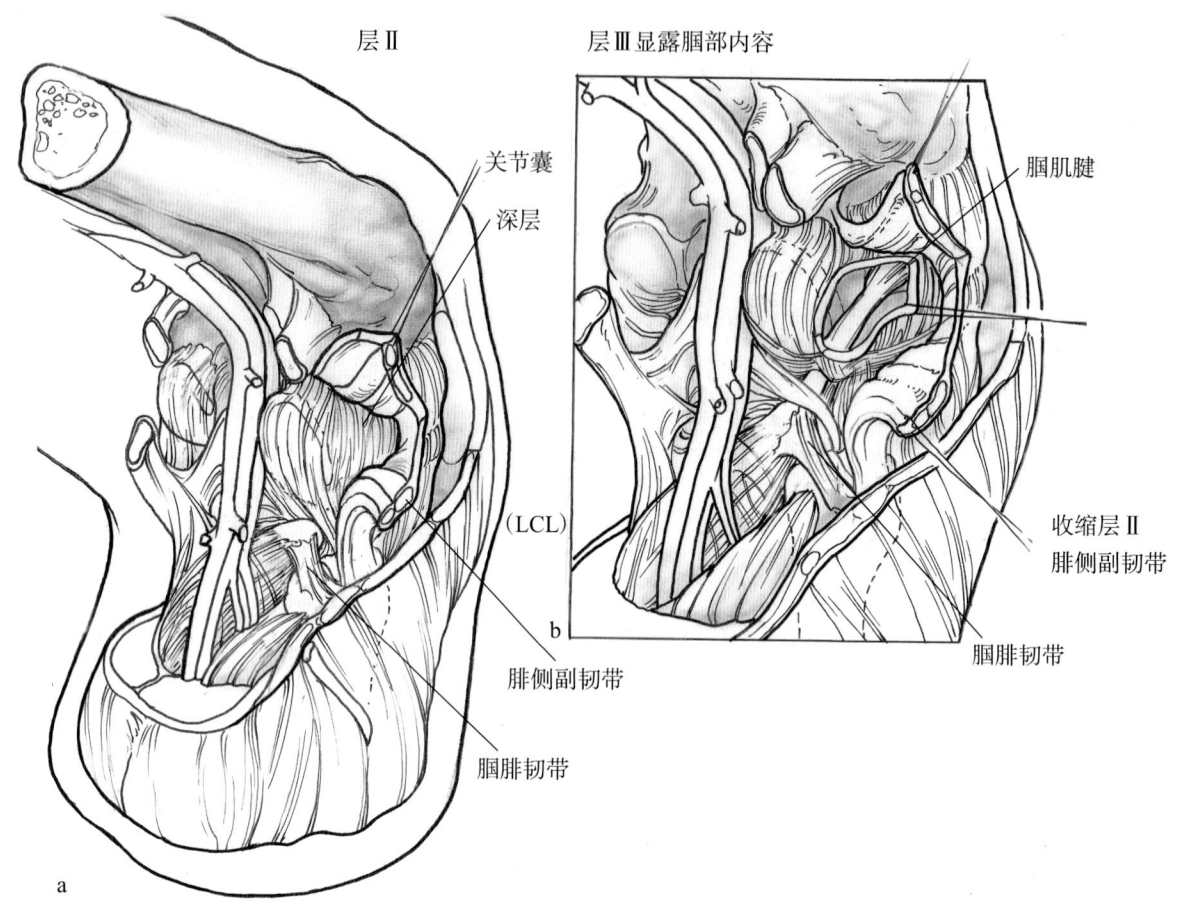

图 31.8 a. 膝关节后外侧入路的深部解剖。b. 通过关节切口显露腘肌腱。通过关节囊切开深部解剖，充分显露腘肌腱

进行 PCL 止点重建，因为后内侧方法既简单又安全。

## 后十字韧带重建

就像 20 世纪 80 年代的 ACL 重建一样，PCL 重建技术在过去的 10~15 年中快速发展，目前有三种不同的 PCL 重建方法：经胫骨隧道重建将 PCL 移植物固定在股骨隧道的近端，并通过胫骨近端固定在隧道的远端；胫骨嵌入技术利用类似的股骨隧道进行近端固定，但通过将骨栓将后十字韧带固定于其在胫骨止点处的槽内来实现远端固定；胫骨嵌入技术将远端移植物的骨腱结合部固定于关节线处或附近。最后，在双束重建中，可联合双通道股骨技术与胫骨嵌入技术。

经胫骨隧道 PCL 重建常会残留 I 级或 II 级的后部松弛。研究表明，两个主要因素可以解释经胫骨隧道 PCL 重建后的晚期松弛和低度松弛。第一个因素是在离开胫骨隧道时，移植肌腱通过胫骨后缘向上反折到达股骨时呈锐角，被称为"急转角"（killer turn），可能导致反复磨损及随后的松弛和失效（图 31.9）[16]。生物力学研究支持了这一说法，该研究使用尸体模型和机械测试机器（MTS）系统（MTS Systems, Minneapolis, Minnesota）对膝关节进行 2 000 次的屈伸循环，发现嵌入技术的失败率为 0，而经胫骨隧道重建为 32%。两种技术间的移植物变薄和松弛的发生率也存在明显差异。嵌入式移植物在 2 000 个循环中的厚度减少了 13%，移植物伸长 5.9 mm；相比之下，胫骨移植物的厚度减少了 41%，移植物伸长为 9.8 mm[45]。

第二个因素是 PCL 有两条功能不同的束，在膝屈曲过程中紧张程度不同[46-49]，但胫骨隧道重建技术仅重建了前外侧束。有人试图通过技术改进来避免经胫骨技术的这些缺陷：胫骨嵌入技术通过在 PCL 胫骨止点后部的槽中放置骨块来解决与急转角相关的潜在问题[16, 50-52]，也可以通过将胫骨隧道出口设置得更远来消除急转角（如下所述）。双股隧道技术可以重建 PCL 的前外侧和后外侧束[53, 54]。

乍看之下，胫骨嵌入技术看起来很麻烦，但近年来却得到简化。Miller 等[55]进行了一项解剖学研究，结果显示当腓肠肌内侧头完好时，腘动脉与胫骨嵌入点距离平均为 21 mm。PCL 重建的方法进一步简化了胫骨嵌入技术，在整个手术过程中患者保持仰卧，并保留腓肠肌内侧头的起点。

## 双束镶嵌重建后交叉韧带

**视频 31.1** 双束嵌体后十字韧带（PCL）重建
**视频 31.2** 使用悬吊固定的关节镜双束 PCL 重建

解剖型 PCL 重建是胫骨嵌体[16, 50-52]和双股骨隧道[53, 54]技术的结合。患者取仰卧位，膝下放一垫子并让足部垂于手术台下，以方便关节镜操作。跟腱移植物分为较大的前外侧和较小的后内侧束。修整骨块，并用 2 号缝线在两束上进行克拉科夫（Krackow）缝合，以帮助骨块穿入股骨隧道。于股骨髁间窝处行关节镜磨削术，同时处理半月板病变。随后，用一带刻度的导针从距离股骨髁间窝关节面 8~10 mm 的后十字韧带足迹区钻入。第二枚导针置于第一枚导针的下方并留有一定的距离，两个骨隧道间有约 4 mm 的骨桥（图 31.10）。根据跟腱移植物的大小确定隧道大小，最常见的是 9 mm 前外侧隧道和 7 mm 后内侧隧道（图 31.11）。取出关节镜，根据韧带的损伤情况选择膝关节后外侧或后内侧入路。

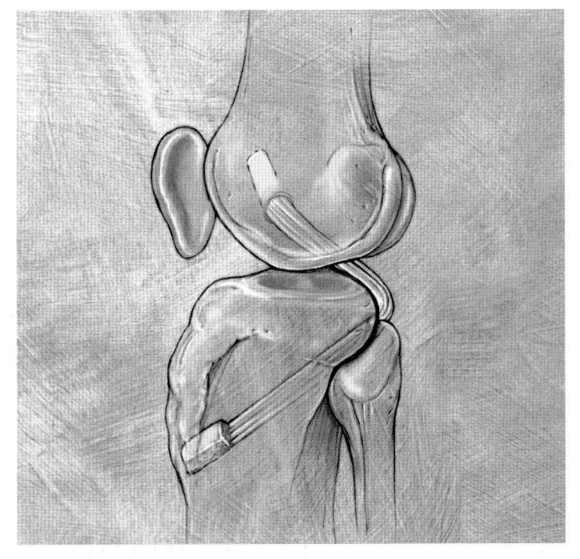

图 31.9 急转角见于经胫骨交叉韧带重建

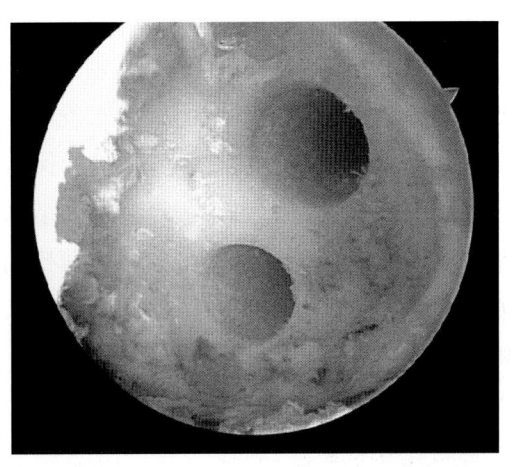

图 31.10 通过股骨内髁的前外侧和后内侧隧道

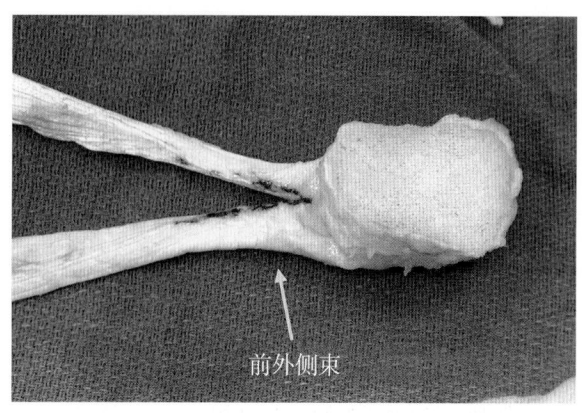

图 31.11　用于后交叉韧带重建的异体跟腱移植物的准备

## 关节镜下经胫骨后交叉韧带重建手术技术

用于重建 PCL 的移植物首选同种异体组织，用跟腱移植重建 PCL 的前外侧束，并用胫骨前段同种异体移植组织重建 PCL 的后内侧束。

患者取仰卧位，在全身或局部麻醉下检查双侧膝关节。患肢应用止血带，消毒后铺无菌巾。在开始手术前准备好移植组织。使用标准关节镜膝关节入口，在关节镜下对关节进行全面评估，并使用三区关节镜技术评估 PCL。确定 PCL 撕裂，用手动工具和滑膜刮刀清除 PCL 残端。保持 PCL 胫骨起点完整，作为解剖标志。

于膝关节后内侧做 1.5~2.0 cm 的切口，纵向切开筋膜，保护相关神经血管结构。在腓肠肌内侧头和膝关节后囊之间进行分离并形成间隙，用手指触摸，应感受到相关神经血管结构位于手指后方，而关节囊后部在手指前方。通过这项技术，术者可在监视下将手术器械、镜头和刨刀置于膝关节后方。后内侧安全切口有利于保证手术正确进行，保护神经血管结构，并确保 PCL 胫骨隧道在内侧–外侧和近端–远端方向上的准确性。

过顶弯曲的 PCL 器械（Biomet Sports Medicine，Warsaw，IN）用于将膝关节后囊从胫骨后外侧的胫骨嵴处抬起，有助于正确引导钻孔和确认胫骨隧道的正确位置。

PCL-ACL 钻孔导向器（Biomet Sports Medicine）一支臂通过髌骨内侧下方入口插入膝关节，定位于胫骨内侧的 PCL 窝。导向器的弹头部分抵于胫骨结节下方约 1 cm 处的胫骨近端前内侧面，该点位于胫骨前嵴和胫骨后内侧界的中间。这种定位在胫骨后部形成了一条槽和一个移植物定位角，会使移植物将在胫骨后部形成两个非常平滑的 45°角，并将移植物置于接近 PCL 的胫骨止点的位置。

使用刮匙、咬骨钳或行截骨术，在后交叉韧带胫骨止点处向胫骨后方做一 0.5 英寸的弧形骨槽。关键是必须在腓肠肌前方用钝的 Hoffman 拉钩或类似的牵开器将肌肉和血管结构向后牵开。另外，必须在患膝屈曲状态下才能在膝关节后方进行操作。使用一个 4.5 mm 的空心螺钉和垫圈，通过套筒技术在骨块上钻一个 4.5 mm 的孔，即可实现固定。至关重要的是不要使骨块太薄（图 31.11），否则移植骨块在拧紧时可能会裂开。如果发生这种情况，可以用门型钉固定。然后将两个束置入各自的股骨隧道。前外侧束在膝关节屈曲约 80°时张紧，后内侧束在膝关节屈曲 15°时张紧。根据骨的质量，每一束都用等于或大于隧道直径 1 mm 的可吸收挤压螺钉固定。如果膝关节上的所有四条韧带都撕裂，则可能需要进行透视检查，以确保膝关节复位并且移植物没有过紧。该技术的结果非常好，移植物随时间改变几乎没有任何松动，而在我们的前 30 个病例中只有 1 例失败。KT-2000 膝关节流量计的数据表明，重建的 PCL 至少与未受伤侧一样紧。Lysholm 膝关节评分和临床松弛测试结果也令人满意[56]。

通过关节囊外后内侧切口，用手指确定导针尖端位于胫骨后部，也可以通过术中前后（AP）和侧位 X 线影像，以及关节镜来确定钻孔导向器和导针的位置，但通常通过后内侧切口进行确认就足够了。从前到后钻入一条钝的铲尖导针。术者将手指置于后内侧切口进行触诊监视，是确保准确性和安全性的最重要步骤。

使用适当的空心铰刀来建立胫骨隧道。弯曲的封闭 PCL 定位器可置于导针顶端。通过后内侧入路置入关节镜时，可以看到刮匙捕获导针，有助于保护神经血管结构；再加上置于后内侧切口的术者手指，均有助于保护神经血管结构。术者手指在后内侧切口处通过触诊监视导丝的置入。将标准空心钻头前进至胫骨后皮质，然后将钻夹头从钻头上松开，手动完成胫骨隧道扩孔，为胫骨隧道的完成提供了额外的安全性。隧道边缘用 PCL/ACL 系统锉刀打磨。

从内侧向外侧用双束瞄准器（Biomet Sports Medicine）建立 PCL 单束或双束股骨隧道。通过髌骨前外侧关节镜入路插入适当的双束瞄准器，即可创建 PCL 前外侧束股骨隧道。双束瞄准器直接定位于股前外侧束 PCL 止点处。将合适尺寸的导丝经瞄准镜并穿过骨，然后从皮肤上做一个小切口引出。注意确保关节表面没有损伤。取下双束瞄准器，用锥形铰刀从内向外对前外侧束 PCL 股骨隧道在内镜下进行钻孔，并将隧道边缘打磨光滑。用滑膜刮刀清除扩孔碎片，以减少脂肪垫炎性反应。对 PCL 后内侧束重复上述过程。钻孔前，必须注意确保两个股骨隧道之间有足够的骨桥（约 5 mm），可以使用校准的探头或直接在关节镜下完成。

本章作者之一很喜欢从内侧向外侧创建 PCL 股骨隧道的手术技术。首先，使用从内侧到外侧的方法，PCL 股骨隧道和股骨内侧髁关节面之间有更大的距离和安全范围；其次，由于双束瞄准器或内镜铰刀可以直接置于前外侧或后内侧 PCL 止点处，因此可以更精确地建立 PCL 股骨隧道。

将 Magellan 穿线装置（Biomet Sports Medicine）通过胫骨隧道引入膝关节，并采用关节镜抓握工具通过股骨隧道将其拉回。移植材料的牵引缝合线连接到 Magellan 穿线器，然后将 PCL 移植材料拉入到位。

PCL 移植物的固定是通过股骨和胫骨侧的主固定和备用固定完成的。股骨固定是使用聚乙烯韧带固定钮通过骨皮质悬吊支撑固定来完成的，而胫骨隧道的固定则是使用生物可吸收干挤压螺钉（Biomet Sports Medicine）来实现的。机械移植物张紧套（Biomet Sports Medicine）置于移植材料远端牵引缝合线上并收紧，以恢复胫骨的解剖结构。膝关节通过若干完整的屈曲-伸展循环对移植物进行预拉伸和固定。PCL 重建移植物在生理性膝关节屈曲范围内会张紧。胫骨侧移植物通过 Bio-Core 生物可吸收干扰螺钉来固定，而备用固定则是通过韧带固定钮、螺钉和桩，或螺钉和尖刺韧带垫圈组件来完成的[57, 58]。

## 腘绳肌重建前交叉韧带

### 视频 31.3　腘绳肌前交叉韧带（ACL）重建

这项技术最近在运动医学中得到普及。切口外观佳和康复相对容易，使这项技术成为一种有吸引力的选择，尤其是对于运动员而言。采用 4 股半腱肌移植重建的新技术，可以保留股薄肌腱，同时切口外观较佳。有研究表明，采用 KT-1000 膝关节测力计进行测试，髌腱移植的长期稳定性更佳。因此，骨-髌腱-骨移植仍是治疗职业运动员的运动损伤的金标准。尽管 ACL 至少有两条功能束，但近年来多数外科医生已停用了双束重建手术[59, 60]。在 ACL/MCL 联合损伤或前、后十字韧带损伤中，如果需要采用肌腱进行侧支重建，也应注意不要使用自体韧带。

经典的取腘绳肌腱方法：定位胫骨结节内侧及其远端，确定鹅足肌腱位置，沿肌腱方向做长 3 cm 的切口，切开缝匠肌筋膜。用直角钳辨识并确认每条肌腱，将肌腱分离至其胫骨止点处，在每条肌腱止点处用 Krakow 缝合法进行编织缝合，随后用取腱器取腱。清除肌腱上的附着肌肉，取下的肌腱两端均采用 Krakow 方法编织缝合，并测量其直径和长度。同时，可以通过该切口在关节镜下建立胫骨隧道。股骨固定是通过多种技术进行的，需要精确放置才能将移植物固定到股骨隧道。股骨隧道的钻孔和准备取决于所用固定的类型。

## 四股编织半腱肌重建前十字韧带

一种新的重建前交叉韧带的技术是将半腱肌腱分为 4 股后编织在一起，与使用 Graftlink 系统的悬吊固定相结合（Arthrex Inc., Naples, FL）。半腱肌可以通过腘窝后方沿皮纹方向的切口来获取。取腱成功并完成编织后，开始进行手术的关节镜部分。

首先进行诊断性关节镜检查，于髁间窝清除断裂的前交叉韧带残端。股骨隧道可通过内侧钻孔或用股骨隧道定位器（Arthrex Inc.）在外侧钻孔来建立，深度根据移植物的长度来决定，正常为 20~25 mm。在外侧半月板前角前交叉韧带止点处置入胫骨隧道定位器来建立胫骨隧道，用空心钻从外向内钻入胫骨至合适深度（通常为 30~35 mm），以确保有足够的空间使移植肌腱拉紧。

将移植肌腱从前内侧入路推入股骨隧道内，牵拉纽部至其穿过外侧皮质，翻转后拉向皮质。此时，通过透视确认内置物紧贴股骨外侧皮质而没有卡在髂胫束里是比较明智的。然后，以类似 Tightrope（Arthrex Inc.）的方式用缝线将移植肌腱吊入股骨隧道，将移植肌腱胫骨端拉入膝关节和胫骨隧道，此时应注意避免软组织卡压。在完全伸展膝关节的同时拉紧缝线（Tightrope）。随后活动膝关节并加压，再次收紧股骨和胫骨隧道内的缝合线。目前，短期随访显示该手术不但获得了极佳的膝关节稳定性，同时保留了股薄肌腱。

## 改良双尾后外侧角重建技术

视频 31.4　后外侧角重建

改良双尾重建技术用于重建后外侧角深层（PLC）的三条重要韧带：腘韧带、腘腓韧带和外侧副韧带。该技术在胫骨外侧从前向后钻一直径为 5 mm 的孔，于腘肌在胫骨的后方走行处穿出。钻孔时可将牵开器或术者手指置于胫骨后方，以避免钻头损伤腘血管。用一直径为 7 mm 的丝攻对胫骨隧道进行攻丝，以实现用生物可吸收螺钉进行固定，将自体胫后肌修剪成直径约 5 mm，然后由后向前经胫骨隧道穿出。采用胫后肌腱移植重建时，移植肌腱的长度至少为 26 cm，以便能够重建后外侧角的三条韧带。移植韧带可用 7 mm 生物可吸收螺钉由前至后固定（图 31.12）。第二个 5 mm 孔从前外侧到后内侧穿过腓骨近端，无须攻丝。通过透视定位确定股骨外侧髁处的等距点，用一个直径为 3.2 mm 钻头钻孔，用一枚长 4.5 mm 双皮质螺丝钉由外向内固定。拧入螺丝钉时应加用垫圈，同时必须注意避免阻挡 ACL 重建的股骨隧道。用骨凿在螺钉前后进行截骨，使移植肌腱在外侧副韧带和腘肌各自的解剖止点附着处愈合。移植物于胫骨后方缠于在股骨外侧髁处的螺钉上，然后向下自腓骨孔后方穿入（移植物腘腓韧带部分应在腘肌部分下方）（图 31.12），通过隧道返回螺丝和垫圈处固定。足内旋并屈膝 40°，以便在张力下固定。移植韧带重建腘肌、腘腓韧带和外侧副韧带（图 31.13）。

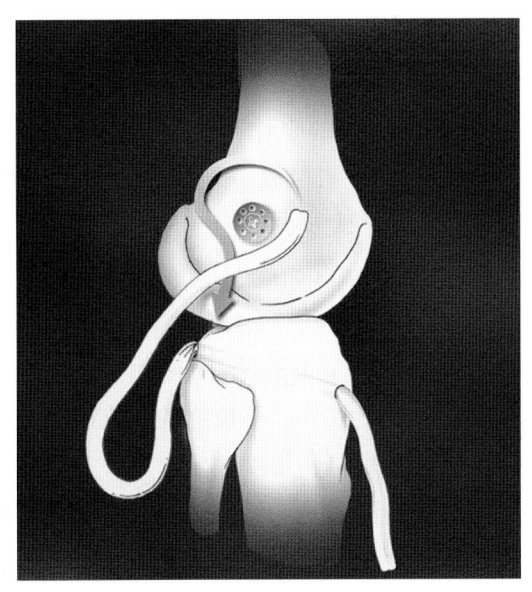

图 31.12 改良双尾后交叉韧带重建术中移植物的初始位置

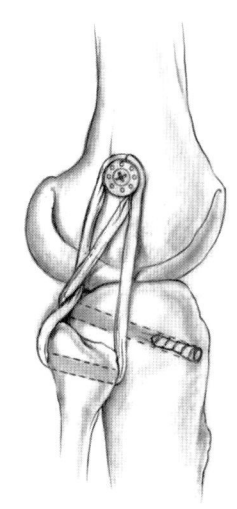

图 31.13 改良双尾后交叉韧带重建术中后交叉韧带的最终结构

## 外侧后外侧角重建

### 视频 31.5 腓骨副韧带（侧副韧带）重建

一位作者（G.C.F.）最常采用半腱肌异体移植物或其他软组织移植物材料的 8 字游离移植技术来进行后外侧重建。该手术需要完整的上胫腓联合，并且没有严重的过度伸展、外旋、反屈畸形。这项技术结合关节囊修复和后外侧关节囊移位术，模拟了腘腓韧带和 LCL 的功能，使后外侧关节囊囊变紧，并通过强有力的同种异体组织移植物加强 PLC。存在胫腓近端关节破裂或严重的过度外翻畸形时，除后外侧关节囊移位术外，还应行双尾（腓骨头，胫骨近端）后外侧重建。

在急性期，所有的外侧损伤均使用缝合锚钉、螺钉和垫圈、不可吸收缝线通过钻孔进行修复，然后用同种异体组织重建来增强。采用半腱肌或其他软组织移植的 8 字形游离移植技术进行后外侧重建。在膝关节外侧做一个弧形切口，从 Gerdy 结节和腓骨头之间延伸到外上髁，然后向近端沿髂胫束走行。松解腓神经，并在整个过程中注意保护。确认腓骨头，并在腓骨头最大直径区域的建立前后方向的骨隧道。

通过导针引入直径 7 mm 的标准空心钻来钻取隧道，应注意保护腓神经，使游离肌腱通过腓骨头的孔。在髂胫束上做切口，方向与股骨远端外上髁肌肉走行一致。移植物置于腓侧副韧带的髂胫束内侧，股二头肌腱和腘肌腱-胫腓韧带的髂胫束内侧。移植物交叉形成 8 字形，FCL 部分位于腘肌腱的外侧。

钻取 3.2 mm 的孔，以容纳直径 6.5 mm、长 30~35 mm 的全螺纹松质骨螺钉。钻孔位于股骨远端外上髁区、FCL 股骨止点处前约 1 cm 处，用上述螺钉加 17~20 mm 的垫圈分别将同种异体移植组织的两端精确固定于股骨远端外侧髁上的 FCL 和腘肌腱相应的止点处。在 FCL 后方的侧关节囊内做纵切口。移植物在屈膝 30°~40° 时会被拉紧。在股骨上髁外侧区域的上述位置用螺钉和垫片进行固定。

牵拉先前切开的后外侧关节囊将其与 8 字缝合的移植物结构缝在一起，以消除后外侧关节囊的松弛。8 字缝合移植物的前、后两端缝在一起，以加强和收紧该结构。膝关节保持屈曲

30°~40°，同时用轻微的外翻力和轻微的胫骨内旋来使移植物拉紧。关闭髂胫束切口。

这一步的目的在于消除后外侧轴旋转和内翻旋转不稳定性。用 2 号 Ethi-bond 缝线将移植物尾部缝在垫圈附近，以防止滑脱；同时将移植物缝合到深筋膜层，以进行额外加固。

出现上胫腓关节脱位或有过伸、外旋、反屈畸形时，应行双尾（腓骨头、胫骨近端）后外侧重建和后外侧关节囊移位。在胫骨外侧平台下方约 2 cm 处用导丝钻一个 7 mm 或 8 mm 的孔。将胫骨前肌或其他软组织移植物穿过这个胫骨孔，沿着腘肌走行至其在股骨外上髁外侧区的止点。此过程必须注意保护神经和血管。用缝合锚钉和多根 2 号不可吸收缝合线将胫骨前肌或其他软组织同种异体移植物固定于腓肠肌腱股骨止点处。膝关节全范围屈伸数次后，屈膝 90°，胫骨轻微内旋，对膝关节施加轻微外翻力，用生物可吸收的挤压螺钉和聚乙烯韧带纽将移植物拉紧并固定。然后按上述方法进行腓骨头重建和后外侧关节囊移位术。用 2 号 Ethibond 缝合线于垫圈近端将缝合尾部和移植物缝在一起以防止打滑，也可以将同种异体缝合到深筋膜层进行额外的加固[57]。

LaPrade 还设计了一种稍微不同的后外侧角重建术，重建了三个关键部分（腘韧带、腘腓韧带和腓侧副韧带），报告了良好的结果[61]。

## 后内侧复合体重建

视频 31.6　使用半腱肌自体移植重建后内侧角

视频 31.7　用同种异体移植重建后内侧角

视频 31.8　使用股骨悬吊固定和胫骨生物螺钉固定的同种异体 PMC 重建术

视频 31.9　使用悬吊固定和同种异体移植重建膝关节后内侧角

使用同种异体移植和自体移植对后内侧角（PMC）进行重建有多种选择。资深作者（J.P.S.）更倾向于双股半腱肌同种异体移植术，二者在移植物的两端均行锁定缝合。股骨内侧髁的等距点用本章前面描述的放射学方法确定。在该点钻孔置入一根导丝，并制成一个直径为 25 mm 的底座，与移植物的大小相对应。用一枚生物可吸收螺钉（Arthrex, Inc.）将移植物的两个末端固定于股骨内侧髁（图 31.14）。用一枚 3.2 mm 的钻头将一枚 4.5 mm 的螺钉和垫片置于胫骨前内侧鹅足肌腱止点处。移植物的一支于半膜肌腱止点下方绕螺钉和垫圈固定；另一支是经与 UCL 平行的隧道，然后绕螺钉和垫圈固定（图 31.15）。最后，在屈膝约 40° 的情况下拉紧移植物。这项技术非常成功，失败率只有约 4%[62]。

## 外固定 – 制动

视频 31.10　Compass 铰链膝的使用

采用非手术治疗时没有特别注意到关节制动，可造成韧带的松弛和关节功能丢失。Jaylor 等报告单独的膝关节脱位经保守治疗后取得了满意的结果。膝关节固定 6~8 周，检查发现关节的功能接近正常。有趣的是，如果关节固定时间不到 6 周，作者发现膝关节活动良好但有轻微不稳定；而固定时间超过 8 周，膝关节僵硬但稳定。因此，作者建议对于单独的膝关节脱位进行固定的最佳时间为 6~8 周[3]。外固定的难题是关节制动后恢复关节活动。有作者报道了成功治疗了膝关节纤维性强直，包括在麻醉下的手法治疗（MUA）、关节镜粘连松解术[25]，以及术后持续硬膜外麻醉（48~72 小时）结合 CPM 机行持续被动关节锻炼。外固定架可用于复杂损伤、重建效果差的患者。

## 康　复

为使膝关节脱位经治疗后成功取得良好预后，应向患者提供下列指导：

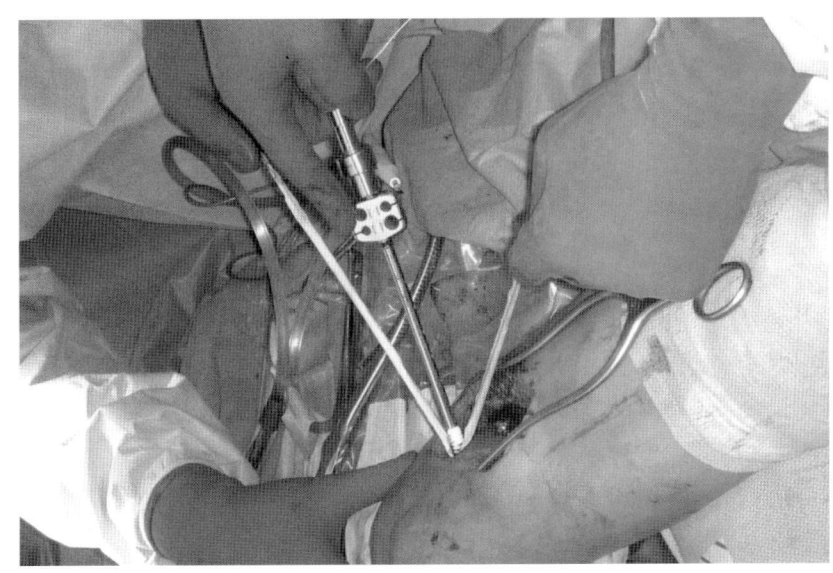

图 31.14 将生物可吸收螺钉置于股骨内侧髁上的等距点，作为后内侧角重建的一部分来固定移植物

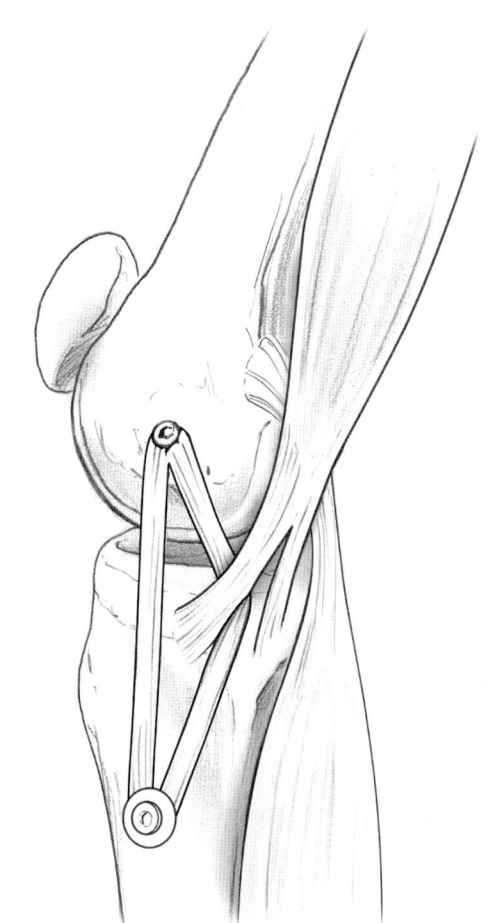

图 31.15 在后内侧角（PMC）重建中，用胫骨螺钉包裹肌腱移植重建内侧副韧带（MCL）和后斜韧带

- 膝关节伸直：需要膝关节支具保持膝关节伸直并固定。
- 膝关节屈曲：需要使用抬高的坐姿弯曲和固定自行车。
- 步态：跛行步态和足跟－足尖步态不同。为了恢复正常的行走模式，需要足尖最后离开地面。

骨外科医生必须熟练掌握康复技术，让患者在韧带重建术后获得良好的关节活动度。患者俯卧于高床上，健侧下肢弯曲推动患肢帮助膝关节屈曲，效果较好（图 31.16）。如果可能的话，骑固定自行车也是非常有用的，可让患者坐在可调整的座上进行膝关节的屈曲活动。膝关节的屈曲挛缩很常见且容易被忽视，应令患者俯卧，检查其足跟的高度（图 31.17）。双足跟的高度差为 1 cm，约相当于膝关节屈曲挛缩的程度为 1 度。治疗膝关节屈曲挛缩时，令患者取仰卧位可更好地牵拉膝关节后方的关节囊。患者仰卧并伸直膝关节，利用其重量悬吊下肢，推荐每天 2 次、每次 20 分钟。患者练习牵伸膝关节时，练习前建议口服止痛药以提高患者依从性，来适应膝关节屈曲挛缩的治疗。冰敷对减轻膝关节的肿胀和控制疼痛也很有用。

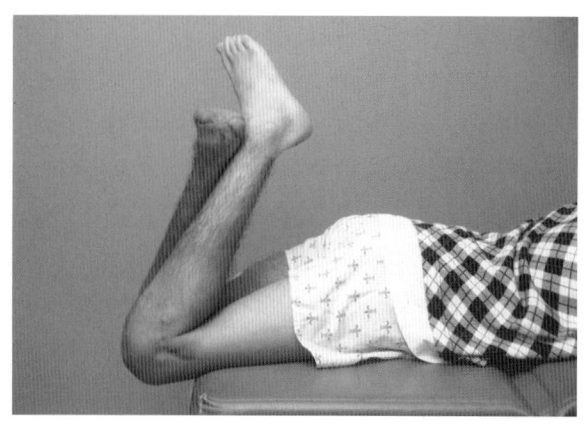 图 31.16　患者使用对侧下肢协助伤肢膝关节屈曲

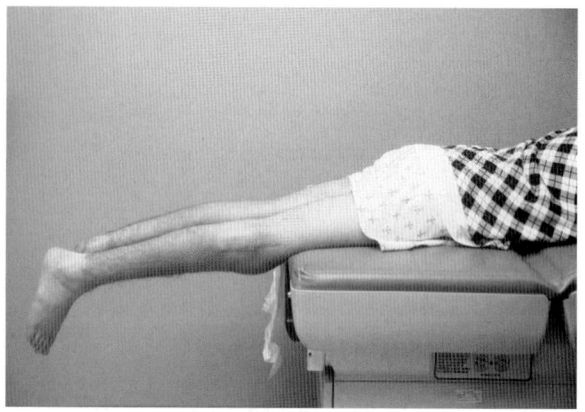 图 31.17　屈曲挛缩评估

> **要点与技巧**
>
> - 使用镶嵌技术时，牵开器和器械始终保持于腓肠肌头部前方，以免损伤血管结构。
> - 不管是采用后内侧还是后外侧入路，应使患膝屈曲90°，以放松腓骨神经并将腘血管移向后侧。
> - 于患者仰卧位下进行膝关节脱位复位。髋关节可内旋和外旋以方便于后外侧和后内侧入路，包括使用胫骨镶嵌技术和显露胫骨后方。
> - 使用胫骨镶嵌技术时，同种异体骨块不要太薄（<10 mm），避免拧紧螺钉时，骨块爆裂导致失败。
> - 重建PCL时胫骨前段同种异体移植的长度至少应为26 cm，以便使用改良双尾技术重建FCL。
> - 设计用于PLC重建的4.5 mm螺钉的方向，并牢记用于ACL和PCL重建的隧道的位置。
> - 当使用悬吊钮将重建的ACL固定于股骨隧道时必须小心，以免ITB与纽之间卡住，建议进行透视。

冰块的使用应在就寝前，每天3次，每次20分钟。就寝前使用冰块可帮助患者减轻疼痛，并取得良好的睡眠。

## 新技术

视频 31.11　骨－髌腱－骨（BTB）重建前交叉韧带

视频 31.12　双束ACL解剖重建

视频 31.13　前交叉韧带后外侧束的重建

视频 31.14　保留骨骺的儿童前交叉韧带重建术

视频 31.15　微骨折生物软骨移植修复膝关节软骨缺损

### 新鲜同种异体骨移植

视频 31.16　使用新鲜异体骨移植的膝关节置换术

高能量膝关节损伤常导致关节软骨损伤。新鲜同种异体骨移植是一种针对全层骨缺损能够恢复透明软骨活性的技术。移植物必须新鲜（自根据当前的组织库操作协议，捐献者死亡后不到28天），以拥有足够数量的活软骨细胞。目前经测试认为，可以使用70天内的移植物。

患者取仰卧位，采用与全膝关节置换手术切口相似的膝前正中入路。对于股骨内髁软骨缺损时，多采用内侧髌旁关节囊切开；对于外髁软骨缺损，则采用外侧髌旁关节囊切开。显露股骨髁后，测量软骨缺损面积，并在缺损中

心钻入一根导丝。完成移植过程所需的设备由提供移植的组织库提供。使用空心钻在缺损区域内钻深 6~8 mm 深作为移植物的"底座"。需要注意的是，应避免钻入过深和移植物置入过深，可能会导致软骨细胞死亡或导致免疫反应而加重软骨缺损。钻孔后，用直尺在 12、3、6 和 9 点钟位置仔细测量。

脉冲冲洗移植物，去除任何血液制品，尽量减轻受体的免疫反应。根据软骨缺损面积设计移植物大小，并根据"底座"直径来设计移植物"插头"。将其修剪成与"底座"完全匹配的形状。然后用弧形锯将边缘切成斜角，将移植物轻轻插入底座中。此时应格外小心，避免强行撞击，因为它会导致移植物浅表区的软骨细胞死亡。目前正在测试的新系统能够使用莫氏锥度来切割移植物，从而以最小的作用力进行置入。移植物通常是稳定的，不需要固定。

如果由于某种原因导致不够稳定，可以用可生物吸收的销钉（Arthrex Inc.）固定以提高稳定性。如果缺损不能用单个移植物完全替代，则可以使用重叠技术置入其他移植物（图 31.18）。

较大的胫骨平台缺损可以用新鲜同种异体半月板替换整个内侧或外侧平台（图 31.19）。同样，移植物的厚度应该限制在 6~8 mm。这项技术也主要是通过开放技术完成的，但需要用关节镜在与切口和十字形韧带相邻的位置从前到后建立一个槽，并将移植的半月板连接于关节囊（图 31.20）。

### 半月板移植

视频 31.17　使用燕尾技术进行同种异体半月板移植

视频 31.18　采用改良的"大锁眼"技术进行半月板外侧移植

如果患者遭受严重的半月板撕裂导致半月板切除，则半月板移植是一种选择。半月板移植的关键是将移植的半月板前角和后角连接于胫骨平台，可以使用锁孔或燕尾榫技术来完成。对于半月板内侧和外侧半月板移植，我们更喜

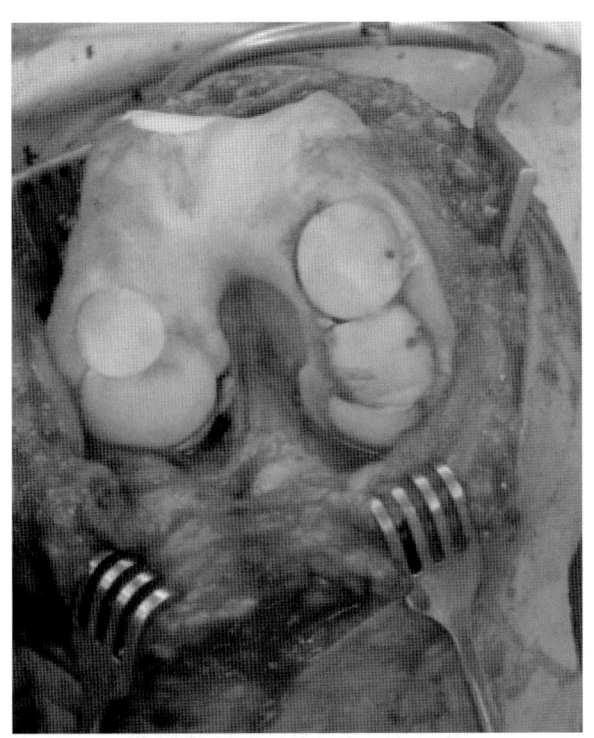

图 31.18　股骨远端，内髁处有 3 个重叠的新鲜骨关节同种异体移植物，外髁处有 2 个重叠的移植物，在外侧滑车中有 1 个移植物

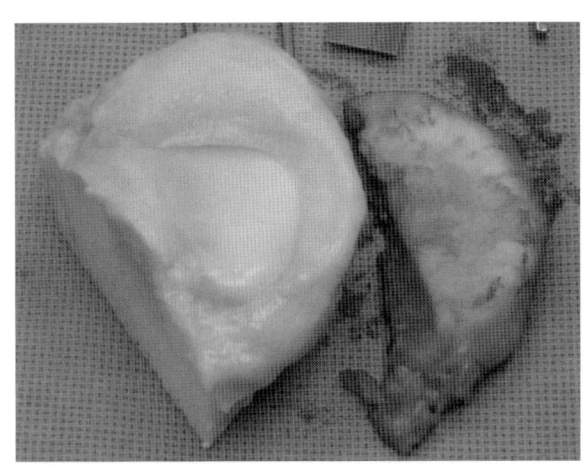

图 31.19　新鲜的胫骨平台和半月板同种异体移植，以及部分被替换的胫骨平台

欢采用燕尾榫技术。该技术的第一步是将受累侧的剩余半月板切除至关节囊边缘。有作者建议保留 2 mm 的边缘，但我们更喜欢将半月板全部切除。第二步是为燕尾榫技术准备尺寸匹配的同种异体移植物。许多制造商都有切割模具，方便外科医生能够制成与燕尾槽相匹配的骨块。

制备好移植物后，就在胫骨近端开槽，通过髌腱入口，于关节镜下引导移植物与半月板的前、后角对齐。通过导向器引入两枚销钉，一个 6 mm 空心钻用于近端销钉，另一个 7 mm 钻用于远端销钉。钻孔后，用锉刀和扩张器完成燕尾槽的准备。外科医生在将同种异体半月板置于膝关节前，应确保扩张器在槽内容易移动。然后在内侧或外侧做切口，与其他半月板修复相同。

在半月板中、后三分之一交界处缝合半月板。在关节镜下将缝合线穿过关节囊，并从内侧或外侧切口引出。以该缝合线作为牵引线，以便于将半月板拉入膝关节。扩大入路，将移植半月板骨块送入膝关节后并放入燕尾槽。然后使用牵引线将半月板牵拉到位，同时使骨块滑入槽中。有时，需要轻轻撞击才能使骨块滑入。骨块进入骨槽的一半以上后，半月板就会以相同的方式翻转到位，像桶柄状撕裂复位一样。当半月板复位到相应位置时，骨块随之会进入槽的剩余部分。此时，必须沿半月板周边进行修复（图 31.21）。通常，这需要一种全内缝合技术，在中间三分之二区域使用特定套管采用内 - 外缝合方法，在前四分之一半月板区域采用外 - 内缝合技术。半月板修复完成后，关闭切口并用无菌敷料覆盖。

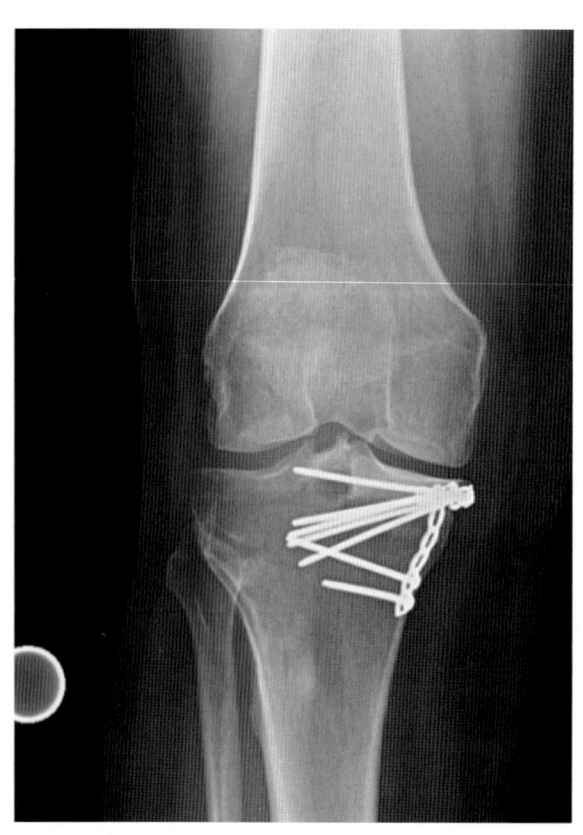

图 31.20　新鲜胫骨平台移植后 5 个月随访

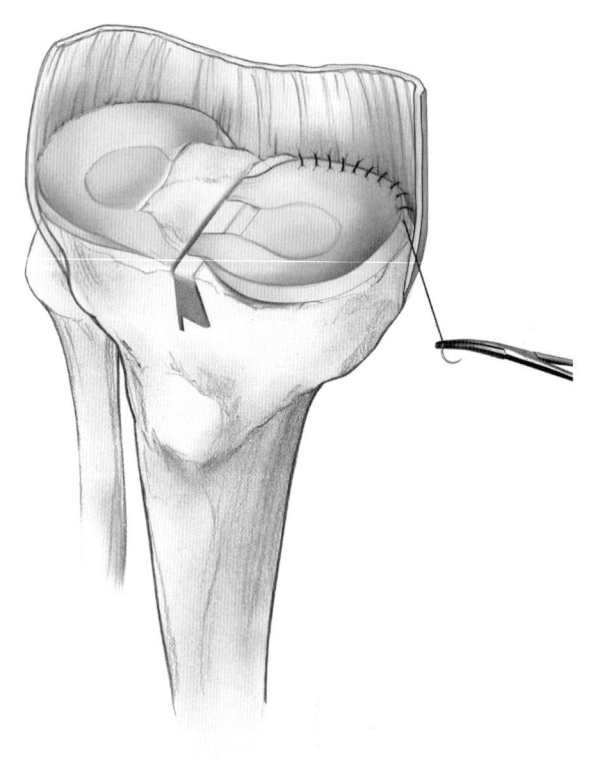

图 31.21　燕尾榫技术半月板移植

# 结 果

## 重建与非手术治疗

随着手术技术的进步，手术治疗膝关节脱位的趋势越来越明显。9项已发表的回顾性研究比较了手术重建和非手术治疗[18, 19, 24, 25, 29, 31, 36, 63, 64]，都赞成手术治疗，因为它们报告手术后膝关节稳定性得到提高。Richter等[36]报道了77例患者的运动、稳定性、预后评分以及恢复工作和运动的情况。手术患者的Lysholm膝关节评分平均为78分，而保守治疗患者为65分[国际膝关节文献委员会（IKDC）评分系统中，41%为严重异常]。Wong等[64]报告非手术治疗后91%的不稳定，而手术治疗的患者为27%。

## 运动范围

对22项关于膝关节脱位运动范围的研究进行分析，发现采用现代技术的治疗结果正在改善[1, 4, 5, 7, 8, 18, 19, 23~25, 36, 56, 63~72]。对1994年之前发表的研究进行分析，结果显示平均运动范围为106°[4, 5, 18, 19, 24, 31]；对1994年后发表的研究报告进行分析，结果显示平均运动范围为123°[1, 7, 8, 25, 28, 56, 64, 65, 68, 69, 71, 73, 74]。尽管取得了这些令人鼓舞的结果，关节粘连仍然是一个主要问题，许多患者需要行关节镜粘连松解术。14项研究报告称，平均29%的患者需要手术来松解关节粘连，最低约为5%，最高约为71%[1, 4, 7, 8, 28, 56, 65, 66, 68~71, 73, 75]。对于治疗膝关节脱位的外科医生来说，仔细观测运动范围是很重要的，如果患者的关节活动明显受限，需要及时进行粘连松解。

## 不稳定

手术重建后的不稳定也是膝关节脱位患者的主要问题，其中的许多人都需要进行翻修手术才能最终获得稳定的膝关节。20项结果研究报告，平均42%的患者在重建后至少具有一条韧带不稳定，范围为18%~100%[63~66, 69~71, 73, 75]。在许多情况下，不止一条韧带需要翻修。重建后的前/后侧不稳定比内/外侧不稳定更为常见。

非手术治疗后的不稳定要比手术重建后有更多的问题。6篇文献报告了非手术治疗后的稳定性结果。其中5例报告为100%不稳定，另一例报告为91%不稳定[18, 19, 24, 31, 36, 64]。

## 疼 痛

与膝关节脱位的手术治疗后的不稳定相比，疼痛和运动受限更常见。疼痛包括从对日常活动影响最小的偶发性疼痛到严重的致残性疼痛。引起疼痛的因素包括关节软骨损伤、慢性不稳定、关节纤维化和创伤后关节炎。尽管具有良好的稳定性和活动范围，但剧烈疼痛可能会导致膝关节无法正常工作。运动严重受限的患者经常会出现致残性疼痛。

手术治疗的膝关节脱位后疼痛的发生率因研究而异[4, 8, 19, 23, 28, 36, 66, 72]。Yeh等[8]和Martinek等[66]均报告的疼痛发生率约25%或更低。Sisto和Warren[4]（46%）、Mariani等[23]（56%）、Almekinders和Logan[19]（66%），以及Richter等[36]（68%）报告的膝关节脱位导致的疼痛问题更为频繁。

## 重返工作

膝关节脱位是一种严重的损伤，通常合并其他损伤。因此，患者返回先前的工作可能会有问题。8项结果研究报告了膝关节脱位患者重返工作岗位的能力[1, 7, 8, 28, 36, 56, 68, 69]，93%的患者在接受治疗后能够恢复特定工作，但31%

的患者不得不接受另外一份工作（要么是轻工作，要么是比先前工作要求低）。Richter 等[36]报道，18 例重建慢性脱位患者中只有 10 例（56%）返回工作，而 59 例急性脱位患者中有 50 例（85%）返回工作。多数结果研究表明，对膝关节脱位进行手术治疗后，患者有可能重返工作岗位，包括要求较高的工作。

## 重返运动或娱乐

文献中的一个问题是对回归活动的不同定义。许多膝关节脱位患者不参与竞技运动，但参与狩猎、钓鱼或园艺等娱乐活动。9 项研究对膝关节脱位治疗后休闲活动的恢复情况进行了回顾性研究[1, 4, 5, 7, 19, 28, 36, 56, 66]，患者恢复某些活动的报告范围从 0[19]~97% 不等[56]，平均为 65%。7 项只报道了接受手术治疗的患者的研究，报告 76% 的患者恢复了部分运动活动，但只有 39% 的人能恢复伤前水平[1, 4, 5, 7, 28, 56, 66]。显然，与之前相比，膝关节脱位患者治疗后的运动或娱乐活动的能力有了很大提高。

## 结果分数

用于评估膝关节脱位结果的主要评分包括 Meyers 评分[29]、Lysholm 评分和 IKDC 评分。5 位作者报告使用 Meyers 评分，在接受手术治疗的患者中，优为 29%，良为 53%，可为 11%，差为 7%[1, 18, 29, 73, 76]。Meyers 等[29]报告在非手术治疗，优为 0，良为 8%，可为 15%，差为 77%。

13 项研究报告了膝关节脱位后 Lysholm 膝关节评分的结果[1, 7, 8, 23, 25, 36, 56, 63, 65, 68, 69, 73, 75]，75 例接受外科重建治疗的患者的 Lysholm 评分平均为 84（75~91）。3 项报告非手术治疗后 Lysholm 评分的研究得出平均分为 64[25, 36, 63]。2 项研究报告了急性治疗患者与慢性治疗患者的 Lysholm 评分，急性重建平均为 89 分，慢性重建平均为 78 分[65, 73]。

7 项结果研究使用 IKDC 评分系统报告结果[1, 23, 36, 65, 66, 71, 73]，A 组为正常膝，B 组为接近正常膝，C 组为异常膝，D 组为严重异常膝。结合 7 项研究，结果如下：A 组 4%，B 组 37%，C 组 41%，D 组 17%。Richter 等[36]也报道了非手术治疗患者的 IKDC 结果：A 组，0；B 组，6%；C 组，53%；D 组，41%。手术治疗效果明显优于非手术治疗。

## 并发症

**视频 31.19　膝关节后方异位骨化切除**

膝关节脱位的并发症和不良后果非常常见，常见的包括疼痛、运动障碍和再发性不稳定等。其他并发症可分为两大类：损伤相关的和治疗相关的[77]。本节重点介绍与膝关节多韧带损伤相关的并发症。

创伤或治疗均可导致腘血管损伤，以创伤导致的更常见。腘动脉损伤的风险源于该区域的解剖结构。腘动脉近端走行于内收肌（亨特）管，远端走行于比目鱼弓[63]。动脉断裂可导致灾难性的后果和截肢，因为在多数人中，膝周围的侧支循环不足以维持下肢的存活[11, 68, 78, 79]。

腘动脉损伤的发生率在文献中有广泛的差异，为 7%~40%[12, 20, 30, 70, 80-83]。这一范围较广是由于在动脉损伤的检测方法、重要动脉损伤的定义和膝关节脱位的检测方法方面的研究之间的差异造成的。许多作者对所有膝关节脱位患者推荐常规动脉造影[11, 20, 84-90]。其他文章质疑了动脉造影的常规应用，提出了根据查体结果采用选择性动脉造影的有力理由[12, 30, 70, 79, 81-83, 91, 92]。根据查体结果采用选择性动脉造影，查体成为膝关节疾病患者血管损伤的主要筛查工具，只有在查体中发现血管异常的患者才进行动脉造影[70]。表 31.2 总结了 8 项采用选择性动脉造影的回顾性研究和 2

表 31.2 已发表的论文关于由体格检查决定是否需要动脉造影

| 参考论文（年） | 膝关节脱位例数 | 血管检查异常的患者例数（%） | 血管检查异常伴动脉损伤需急诊手术患者数量（%） | 血管检查正常患者例数（%） | 血管检查正常伴动脉损伤需急诊手术患者数量 |
|---|---|---|---|---|---|
| Hollis and Daley[94]（2005） | 39 | 11（28%） | 7（63%） | 28（72%） | 0 |
| Klineberg[95]（2004） | 57 | 25（44%） | 7（28%） | 32（56%） | 0 |
| Abou-Sayed 和 Berger[93]（2002） | 53 | 17（32%） | 8（47%） | 36（68%） | 0 |
| Martinez 等[98]（2001） | 21 | 9（43%） | 2（22%） | 12（57%） | 0 |
| Dennis 等[92]（1993） | 38 | 2（5%） | 2（100%） | 36（95%） | 0 |
| Kendall 等[81]（1993） | 37 | 6（16%） | 6（100%） | 31（84%） | 0 |
| Kaufman[102]（1992） | 19 | 4（21%） | 4（100%） | 15（79%） | 0 |
| Treiman 等[82]（1992） | 115 | 29（25%） | 22（75%） | 86（75%） | 0 |
| 前瞻性研究 | | | | | |
| Miranda 等[96]（2002） | 32 | 8（25%） | 6（75%） | 24（75%） | 0 |
| Stannard 等[70]（2004） | 134 | 10（7%） | 9（90%） | 124（93%） | 0 |
| 总计 | 545 | 121（22%） | 73（60%） | 424（78%） | 0 |

项前瞻性研究[74,80,81,92-98]的结果。8项回顾性研究评估了545例没有相应报告的体检患者，这些患者的体格检查未能发现重大血管损伤。共有424例患者（78%）进行了正常的血管检查，没有发现任何血管并发症；121例患者进行了异常血管检查，其中73例患者需要进行血管外科干预以保护肢体。资深作者（J.P.S.）在500多例膝关节脱位中使用了该方案，没有遗漏具有临床意义的血管损伤。其中，1例患者初始查体检查和4小时查体正常，但在24小时时出现异常，需要进行血管手术干预。连续查体在该方案中很重要。

我们基于选择性动脉造影建立了自己的处理血管损伤的方案。对足背动脉和胫后动脉进行仔细的检查，结合肢体皮肤颜色和温度的评估，是确定是否需要动脉造影的主要依据。如果检查正常，在4~6小时后再进行一次血管检查，然后在24小时和48小时时再次进行检查，但不进行动脉造影。如果双下肢存在任何不对称或异常，或急救人员在将患者送往医院时发现血管异常，则应进行动脉造影。如果有任何疑问，则立即进行动脉造影或足背动脉多普勒检查。

损伤或治疗都可以造成腓总神经或胫神经损伤。在膝关节脱位中，腓总神经损伤的发生率为10%~42%，完全性神经损伤预后差，只有37%~50%的患者通过非手术治疗获得功能恢复[78,99,100]。神经损伤后行神经松解还是神经移植一直存在争议。有作者建议行积极的手术治疗，包括神经探查松解术、缆式神经移植或两者的结合。手术成功与否取决于神经损伤的长度，14%~89%的患者可以提高至3级或4级[99]。发生腓总神经损伤时，如伴有后外侧角损伤，在行后外侧角重建的同时应给予神经松解[78,99]。胫神经损伤的发生率低于腓神经损伤，并且常与腘动脉和腓神经损伤有关。胫神经损伤的预后比腓神经损伤更差[12,78]。对于神经损伤不能恢复的患者，胫后肌腱转移和跟腱延长可显著改善功能。

感染和伤口愈合问题可能会发生于损伤（开放脱位）或手术治疗后。据报道，在膝关节脱位患者中，损伤韧带重建术后感染发生率可高达12.5%[77]。在开放性膝关节脱位中，高达42%的患者有脓血症。伤口愈合问题可能会更频繁地发生于早期手术和术后康复活动中[78, 100]。仔细评估软组织损伤程度对确定手术时机至关重要。推迟手术，让软组织恢复几周可以减少伤口问题和感染的发生。另一个问题是可能在膝关节和皮肤之间形成感染窦道，常见于关节早期康复活动中。一旦确诊，由于严重的软组织损伤，窦道可能难以通过简单探查来修复，采用皮瓣覆盖或异体筋膜移植多可以成功地清除这些难治的窦道。

异位骨化经常发生于高能量创伤所致的膝关节脱位中，但在文献中很少有关于这一方面的报道。Stannard 等[17]报道了 57 例高能量冲击创伤引起的膝关节脱位，异位骨化的发病率为 26%，其中 12% 为 3 级（超过 50% 以上的关节间隙）或 4 级（关节僵硬强直）以上的异位骨化（图 31.22）。异位骨化最常见于膝关节内侧，其次在膝后方。有异位骨化的患者比没有异位骨化的患者更易发生膝关节强直。膝关节和其他一些解剖位置更易患异位骨化。膝关节开放性脱位和随后引起的感染更易导致异位骨化[17]。目前还不清楚是否早期活动或急诊手术治疗可引起异位骨化。如果患者有异位骨化或开放性膝关节脱位病史，应考虑如何预防发生异位骨化。

发生于股骨内侧髁的骨坏死是一种常见的手术治疗并发症，据文献报道它可发生于后十字韧带重建手术后[101]。患者常主诉股骨内侧髁处疼痛。X 线检查可见关节面平坦以及髁部周围放射透亮影。致病因素包括在重建时股骨处钻孔太靠近关节面，以及在髁部手术中进行广泛性的软组织剥离。

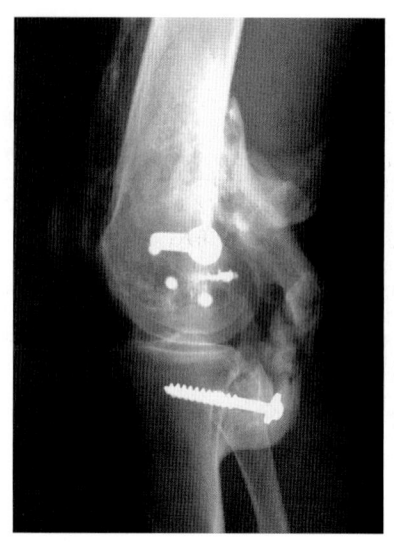

图 31.22　膝关节严重异位骨化

文献报道创伤后骨性关节炎是另一种损伤后并发症。Almekinders 和 Logan[19] 报告，在平均随访 40 个月中所有患者均有渐进性的关节退变，但是其他 3 项研究报告在术后中只有很小的一部分关节发生退变[5, 8, 69]。多数作者同意术后韧带稳定可能降低骨性关节炎发生率和程度。

钝性损伤常会被误诊或延迟诊断，膝关节脱位是经常被误诊的损伤之一[77, 100]。导致误诊的原因常是由于脱位的股骨与胫骨的位置发生了变化。解决此问题的关键是提高警觉，对有膝部钝性损伤的患者仔细进行检查；另一个办法是加用 MRI，特别是对患侧肢体有骨折和膝关节有积液的患者。膝关节脱位的误诊经常会导致疼痛、关节不稳定和运动丧失。更重要的是如果膝关节脱位自发性复位且未诊断腘动脉损伤，可导致下肢截肢。

膝关节脱位的并发症发生率特别高，可由损伤和手术治疗造成。不良后果也经常发生，膝关节脱位的产生需要高能量，这必然伴随高的并发症发生率。然而，随着认识的不断深入、早期积极的治疗与策略可以避免这些并发症。

### 经 验

- 经验结果证明，手术治疗效果优于保守治疗。
- 有限的早期数据表明，在急性期（4周）内的治疗比慢性期的治疗效果更好。
- 使用现代技术重建韧带后，膝关节运动范围平均是123°。
- 29%的患者需要手术松解（通常是关节镜下的关节松解术）来改善韧带重建后的活动范围。
- 几乎所有未经手术治疗的患者均有韧带不稳定。
- 平均42%的手术治疗患者会出现不稳定。
- 93%的患者可以重返工作岗位，31%的患者需要降低工作要求。
- 文献报道的腘动脉损伤的发生率为7%~40%，现代大量研究表明发生率约7%。
- 10%~42%膝关节脱位患者合并腓神经损伤，只有不到一半的患者可恢复功能。
- 约25%的膝关节脱位患者会发生HO。

### 视 频

**视频31.1 双束嵌体后十字韧带（PCL）重建**
视频演示了同种异体跟腱移植和双股骨隧道的PCL解剖学重建技术，还通过后内侧入路显示了胫骨镶嵌技术。

**视频31.2 使用悬吊固定的关节镜双束PCL重建**
视频演示了一种新的PCL重建技术，结合了双束镶嵌技术的优势和全关节镜技术的优势。

**视频31.3 腘绳肌前交叉韧带（ACL）重建**
视频演示了使用腘绳肌自体移植和股骨可吸收针重建ACL的技术。

**视频31.4 后外侧角重建**
视频演示了使用胫骨前或胫骨后同种异体重建后尾角的改良双尾技术，以及确定股骨外侧髁等距点的方法。

**视频31.5 腓骨副韧带（侧副韧带）重建**
视频演示了在运动员中采用同种异体移植进行腓骨副韧带（外侧副韧带）重建。

**视频31.6 使用半腱肌自体移植重建后内侧角**
视频演示了使用半腱肌自体移植重建后内侧角，可同时重建深层MCL和后斜韧带。

**视频31.7 用同种异体移植重建后内侧角**
视频演示了使用胫骨前或后同种异体骨，以及靠近鹅足和股骨内髁等距点的螺钉和垫圈重建后内侧复合体（PMC）。

**视频31.8 使用股骨悬吊固定和胫骨生物螺钉固定的同种异体PMC重建术**
应用同种异体骨移植进行后内侧角解剖重建，重建浅层MCL和后斜韧带。

**视频31.9 使用悬吊固定和同种异体移植重建膝关节后内侧角**
通过骨槽在胫骨和股骨中采用悬吊固定进行同种异体后内侧角重建，是最新的PMC重建技术。

**视频31.10 Compass铰链膝的使用**
视频分步介绍了如何使用Compass铰链膝，以及确定股骨等距点的技术。

**视频31.11 骨－髌腱－骨（BTB）重建前交叉韧带**
视频演示了使用骨－髌腱－骨移植和生物可吸收螺钉固定重建前交叉韧带，优点包括移植物的垂直固定和生物可吸收钉固定，如果需要的话，可以很容易地进行翻修。

**视频31.12 双束ACL解剖重建**
视频回顾了双束ACL重建技术的解剖学基础，并演示了一种使用胫骨前同种异体骨移植（Smith & Nephew Endoscopy, Memphis, TN）和生物可吸收螺钉的双束ACL重建技术。

**视频31.13 前交叉韧带后外侧束的重建**
视频演示了对完全断裂的前交叉韧带后外侧束，用胫骨前移植物进行重建。

**视频31.14 保留骨骺的儿童前交叉韧带重建术**
视频演示了保留骨骺的ACL重建技术，使用全软组织移植治疗一名骨发育不成熟的前交叉韧带撕裂患者。

**视频31.15 微骨折生物软骨移植修复膝关节软骨缺损**
一位膝关节软骨全层缺失的患者接受了微骨折、PRP

和生物软骨植入的治疗。

**视频 31.16　使用新鲜异体骨移植的膝关节置换术**
对年轻患者的关节软骨严重缺损，采用新鲜同种异体骨移植替代股骨远端、髌骨、滑车、股骨髁和胫骨平台。

**视频 31.17　使用燕尾技术进行同种异体半月板移植**
视频演示了使用燕尾技术将同种异体半月板移植于胫骨的技术。

**视频 31.18　采用改良的"大锁眼"技术进行半月板外侧移植**
视频演示了一种新的半月板移植技术，将前角和后角处的大块骨用移植物连接固定装置固定于骨槽中。

**视频 31.19　膝关节后方异位骨化切除**
通过后入路切除活动严重受限的膝关节后部的异位骨化。

# 参考文献

1. Schenck RC Jr; American Academy of Orthopaedic Surgeons. The dislocated knee. Instr Course Lect 1994;43: 127–136
2. Lonner JH, Dupuy DE, Siliski JM. Comparison of magnetic resonance imaging with operative findings in acute traumatic dislocations of the adult knee. J Orthop Trauma 2000;14:183–186
3. Taylor AR, Arden GP, Rainey HA. Traumatic dislocation of the knee. A report of forty-three cases with special reference to conservative treatment. J Bone Joint Surg Br 1972;54:96–102
4. Sisto DJ, Warren RF. Complete knee dislocation. A follow-up study of operative treatment. Clin Orthop Relat Res 1985;198:94–101
5. Shelbourne KD, Porter DA, Clingman JA, McCarroll JR. Rettig AC. Low-velocity knee dislocation. Orthop Rev 1991;20:995–1004
6. Schenck RC, Decoster T, Wascher D. MRI and knee dislocations. Sports Med Rep 2000;2 (12):89–96
7. Walker DN, Hardison R, Schenck RC. A baker's dozen of knee dislocations. Am J Knee Surg 1994;7:117–124
8. Yeh WL, Tu YK, Su JY, Hsu RW. Knee dislocation: treatment of high-velocity knee dislocation. J Trauma 1999;46:693–701
9. Schenck RC Jr, Hunter RE, Ostrum RF, Perry CR. Knee dislocations. Instr Course Lect 1999;48:515–522
10. Schenck RC. Management of PCL injuries in knee dislocations. In; Techniques in Sportsmedicine, New York: Raven Press;1993:143–147
11. Kennedy JC. Complete dislocation of the knee joint. J Bone Joint Surg Am 1963;45:889–904
12. Wascher DC, Dvirnak PC, DeCoster TA. Knee dislocation: initial assessment and implications for treatment. J Orthop Trauma 1997;11:525–529
13. Eastlack RK, Schenck RC Jr, Guarducci C. The dislocated knee: classification, treatment, and outcome. U. S. Army Medical Department Journal 1997;11:2–9
14. Cooper DE, Speer KP, Wickiewicz TL, Warren RF. Complete knee dislocation without posterior cruciate ligament disruption. A report of four cases and review of the literature. Clin Orthop Relat Res 1992;284:228–233
15. Fanelli GC, Giannotti BF, Edson CJ. Arthroscopically assisted combined anterior and posterior cruciate ligament reconstruction. Arthroscopy 1996;12:5–14
16. Berg EE. Posterior cruciate ligament tibial inlay reconstruction. Arthroscopy 1995;11:69–76
17. Stannard JP, Wilson TC, Sheils TM, McGwin G Jr, Volgas DA, Alonso JE. Heterotopic ossification associated with knee dislocation. Arthroscopy 2002;18:835–839
18. Frassica FJ, Sim FH, Staeheli JW, Pairolero PC. Dislocation of the knee. Clin Orthop Relat Res 1991;263:200–205
19. Almekinders LC, Logan TC. Results following treatment of traumatic dislocations of the knee joint. Clin Orthop Relat Res 1992;284:203–207
20. Green NE, Allen BL. Vascular injuries associated with dislocation of the knee. J Bone Joint Surg Am 1977;59:236–239
21. Honton JL, Le Rebeller A, Legroux P, Ragni R, Tramond P. [Traumatic dislocation of the knee treated by early surgical repair (author's transl)]. Rev Chir Orthop Repar Appar Mot 1978;64:213–219
22. Klein W, Shah N, Gassen A. Arthroscopic management of postoperative arthrofibrosis of the knee joint: indication, technique, and results. Arthroscopy 1994;10:591–597
23. Mariani PP, Santoriello P, Iannone S, Condello V, Adriani E. Comparison of surgical treatments for knee dislocation. Am J Knee Surg 1999;12:214–221
24. Meyers MH, Harvey JP Jr. Traumatic dislocation of the

knee joint. A study of eighteen cases. J Bone Joint Surg Am 1971;53:16–29.
25. Montgomery T, Savioe F, White J, Roberts T, Hughes J. Orthopedic management of knee dislocations: comparison of surgical reconstruction of surgical reconstruction and immobilization. Am J Knee Surg 1995;8:97–103
26. Muscat JO, Rogers W, Cruz AB, Schenck RC Jr. Arterial injuries in orthopaedics: the posteromedial approach for vascular control about the knee. J Orthop Trauma 1996;10:476–480
27. Niedźwiedzki T, Hładki W, Mierniczek W. [Knee dislocation treatment with temporary tibio-patellar fixation (patellar olecranization)]. Chir Narzadow Ruchu Ortop Pol 1999;64:209–213
28. Noyes FR, Barber-Westin SD. Reconstruction of the anterior and posterior cruciate ligaments after knee dislocation. Use of early protected postoperative motion to decrease arthrofibrosis. Am J Sports Med 1997;25:769–778
29. Meyers MH, Moore TM, Harvey JP Jr. Traumatic dislocation of the knee joint. J Bone Joint Surg Am 1975:57:430–433
30. Wascher DC. High-velocity knee dislocation with vascular injury. Treatment principles. Clin Sports Med 2000;19:457–477
31. Roman PD, Hopson CN, Zenni EJ Jr. Traumatic dislocation of the knee: a report of 30 cases and literature review. Orthop Rev 1987;16:917–924
32. Twaddle BC, Hunter JC, Chapman JR, Simonian PT, Escobedo EM. MRI in acute knee dislocation. A prospective study of clinical, MRI, and surgical findings. J Bone Joint Surg Br 1996;78:573–579
33. Wascher D, DeCoster TA, Schenck RC. 10 Commandments of knee dislocations. Orthop Spec Ed 2001;7:28–31
34. Shelbourne KD, Pritchard J, Rettig AC, McCarroll JR, Vanmeter CD. Knee dislocations with intact PCL. Orthop Rev 1992;21:607–608, 610–611
35. Reckling FW, Peltier LF. Acute knee dislocations and their complications. J Trauma 1969;9:181–191
36. Richter M, Bosch U, Wippermann B, Hofmann A, Krettek C. Comparison of surgical repair or reconstruction of the cruciate ligaments versus nonsurgical treatment in patients with traumatic knee dislocations. Am J Sports Med 2002;30:718–727
37. DeCoster TA. High-energy dislocations. In: Schenck RC Jr, ed. Multiple Ligamentous Injuries of the Knee in the Athlete. Rosemont, IL: American Academy of Orthopaedic Surgeons; 2002:23–29
38. Marder RA, Ertl JP. Dislocations and multiple ligamentous injuries of the knee. In: Chapman's Orthopaedic Surgery, 3rd ed. Philadelphia: Lippincott, Williams & Wilkins; 2001:2417–2434
39. Montgomery JB. Dislocation of the knee. Orthop Clin North Am 1987;18:149–156
40. Sekiya JK, Giffin JR, Harner CD. Posterior cruciate ligament injuries: isolated and combined patterns. In: Schenck RCJr, ed. Multiple Ligamentous Injuries of the Knee in the Athlete. Rosemont, IL:American Academy of Orthopaedic Surgeons; 2002:73–90
41. Wascher DC. Bicruciate injuries. In:Schenck RC Jr, ed. Multiple Ligamentous Injuries of the Knee in the Athlete. Rosemont, IL:American Academy of Orthopaedic Surgeons; 2002:91–99
42. Schenck RC. Injuries of the knee. In: Heckman JD, ed. Rockwood and Green: Fractures in Adults, 4th ed. Philadelphia: Lippincott, Williams & Wilkins;2001: 1843–1937
43. Burks RT, Schaffer JJ. A simplified approach to the tibial attachment of the posterior cruciate ligament. Clin Orthop Relat Res 1990;254:216–219
44. Walker DN, Rogers W, Schenck RC Jr. Immediate vascular and ligamentous repair in a closed knee dislocation: case report. J Trauma 1994;36:898–900
45. Markolf KL, Zemanovic JR, McAllister DR. Cyclic loading of posterior cruciate ligament replacements fixed with tibial tunnel and tibial inlay methods. J Bone Joint Surg Am 2002;84-A:518–524
46. Cross MJ, Powell JF. Long-term followup of posterior cruciate ligament rupture: a study of 116 cases. Am J Sports Med 1984;12:292–297
47. Fanelli GC, Giannotti BF, Edson CJ. The posterior cruciate ligament arthroscopic evaluation and treatment. Arthroscopy 1994;10:673–688
48. Hughston JC, Bowden JA, Andrews JR, Norwood LA. Acute tears of the posterior cruciate ligament. Results of operative treatment. J Bone Joint Surg Am 1980;62:438–450
49. Schulte KR, Chu ET, Fu FH. Arthroscopic posterior cruciate ligament reconstruction. Clin Sports Med 1997;16:145–156
50. Cooper DE. Treatment of combined posterior cruciate ligament and posterolateral injuries of the knee. Oper

51. Miller MD, Gordon WT. Posterior cruciate ligament reconstruction: tibial inlay technique-principles and procedure. Oper Tech Sports Med 1999;7:127–133
52. St Pierre P, Miller MD. Posterior cruciate ligament injuries. Clin Sports Med 1999;18:199–221, vii
53. Clancy WG Jr, Bisson LJ. Double tunnel technique for reconstruction of the posterior cruciate ligament. Oper Tech Sports Med 1999;7:110–117
54. Petrie RS, Harner CD. Double bundle posterior cruciate ligament reconstruction technique: University of Pittsburgh approach. Oper Tech Sports Med 1999;7:118–126
55. Miller MD, Kline AJ, Gonzales J, Beach WR. Vascular risk associated with a posterior approach for posterior cruciate ligament reconstruction using the tibial inlay technique. JKnee Surg 2002;15:137–140
56. Stannard JP, Riley RS, Sheils TM, McGwin G Jr, Volgas DA. Anatomic reconstruction of the posterior cruciate ligament after multiligament knee injuries. A combination of the tibial-inlay and two-femoral-tunnel techniques. Am J Sports Med 2003;31:196–202
57. Fanelli GC, Edson CJ. Surgical treatment of combined PCL, ACL, medial, and lateral side injuries (global laxity): surgical technique and 2 to 18 year results. J Knee Surg 2012;25 (4):307–316
58. Fanelli GC, Giannotti BF, Edson CJ. The posterior cruciate ligament arthroscopic evaluation and treatment. Arthroscopy 1994;10:673–688
59. Zantop T, Petersen W, Fu FH. Anatomy of the anterior cruciate ligament. Oper Tech Orthop 2004;15:20–28
60. Vidal AF, Brucker PU, Fu FH. Anatomic double-bundle anterior cruciate ligament reconstruction using tibialis anterior tendon allografts. Oper Tech Orthop 2005;15:140–145
61. Geeslin AG, LaPrade RF. Outcomes of treatment of acute grade-III isolated and combined posterolateral knee injuries: a prospective case series and surgical technique. J Bone Joint Surg Am 2011;93:1672–1683
62. Stannard JP, Black BS, Azbell C, Volgas DA. Posteromedial corner injury in knee dislocations. J Knee Surg 2012;25:429–434
63. Ríos A, Villa A, Fahandezh H, de José C, Vaquero J. Results after treatment of traumatic knee dislocations: a report of 26 cases. J Trauma 2003;55:489–494
64. Wong CH, Tan JL, Chang HC, Khin LW, Low CO. Knee dislocations—a retrospective study comparing operative versus closed immobilization treatment outcomes. Knee Surg Sports Traumatol Arthrosc 2004;12:540–544
65. Liow RY, McNicholas MJ, Keating JF, Nutton RW. Ligament repair and reconstruction in traumatic dislocation of the knee. J Bone Joint Surg Br 2003;85: 845–851
66. Martinek V, Steinbacher G, Friederich NF, Müller WE. Operative treatment of combined anterior and posterior cruciate ligament injuries in complex knee trauma: can the cruciate ligaments be preserved? Am J Knee Surg 2000;13:74–82
67. Muller W, Hughston JC, Muspach R, Telger TC. The Knee: Form, Function and Ligament Reconstruction. New York: Springer-Verlag;1982
68. Owens BD, Neault M, Benson E, Busconi BD. Primary repair of knee dislocations: results in 25 patients (28 knees)at a mean follow-up of four years. J Orthop Trauma 2007;21:92–96
69. Shapiro MS, Freedman EL. Allograft reconstruction of the anterior and posterior cruciate ligaments after traumatic knee dislocation. Am J Sports Med 1995;23:580–587
70. Stannard JP, Sheils TM, Lopez-Ben RR, McGwin G Jr, Robinson JT, Volgas DA. Vascular injuries in knee dislocations: the role of physical examination in determining the need for arteriography. J Bone Joint Surg Am. 2004;86-A:910–5
71. Tzurbakis M, Diamantopoulos A, Xenakis T, Georgoulis A. Surgical treatment of multiple knee ligament injuries in 44 patients: 2–8 years follow-up results. Knee Surg Sports Traumatol Arthrosc 2006;14:739–749
72. Wascher DC, Becker JR, Dexter JG, Blevins FT. Reconstruction of the anterior and posterior cruciate ligaments after knee dislocation. Results using fresh-frozen nonirradiated allografts. Am J Sports Med 1999;27:189–196
73. Harner CD, Waltrip RL, Bennett CH, Francis KA, Cole B, Irrgang JJ. Surgical management of knee dislocations. J Bone Joint Surg Am 2004;86-A:262–273
74. Stannard JP, Sheils TM, McGwin G, Volgas DA, Alonso JE. Use of a hinged external knee fixator after surgery for knee dislocation. Arthroscopy 2003;19:626–631
75. Bin SI, Nam TS. Surgical outcome of 2-stage management of multiple knee ligament injuries after knee dislocation. Arthroscopy 2007;23:1066–1072
76. Phisitkul P, Wolf BR, Amendola A. Role of high tibial and distal femoral osteotomies in the treatment of lateral-posterolateral and medial instabilities of the

77. Fanelli GC. Complications of multiple ligamentous injuries. In:Schenck RC Jr, ed. Multiple Ligamentous Injuries of the Knee in the Athlete. Rosemont, IL: American Academy of Orthopaedic Surgeons; 2002:101–107
78. Ferrari JD. Associated injuries. In: Schenck RC Jr, ed. Multiple Ligamentous Injuries of the Knee in the Athlete. Rosemont, IL: American Academy of Orthopaedic Surgeons; 2002:31–41
79. Good L, Johnson RJ. The dislocated knee. J Am Acad Orthop Surg 1995;3:284–292
80. Kaufman SL, Martin LG. Arterial injuries associated with complete dislocation of the knee. Radiology 1977;59-A:236–239
81. Kendall RW, Taylor DC, Salvian AJ, O'Brien PJ. The role of arteriography in assessing vascular injuries associated with dislocations of the knee. J Trauma 1993;35:875–878
82. Treiman GS, Yellin AE, Weaver FA, et al. Examination of the patient with a knee dislocation. The case for selective arteriography. Arch Surg 1992;127:1056–1062, discussion 1062–1063
83. Varnell RM, Coldwell DM, Sangeorzan BJ, Johansen KH. Arterial injury complicating knee disruption. Third place winner: Conrad Jobst award. Am Surg 1989;55:699–704
84. Alberty RE, Goodfried G, Boyden AM. Popliteal artery injury with fractural dislocation of the knee. Am J Surg 1981;142:36–40
85. Dart CH Jr, Braitman HE. Popliteal artery injury following fracture or dislocation at the knee. Diagnosis and management. Arch Surg 1977;112:969–973
86. Gable DR, Allen JW, Richardson JD. Blunt popliteal artery injury: is physical examination alone enough for evaluation? J Trauma 1997;43:541–544
87. Jones RE, Smith EC, Bone GE. Vascular and orthopedic complications of knee dislocation. Surg Gynecol Obstet 1979;149:554–558
88. Lefrak EA. Knee dislocation. An illusive cause of critical arterial occlusion. Arch Surg 1976;111:1021–1024
89. McCoy GF, Hannon DG, Barr RJ, Templeton J. Vascular injury associated with low-velocity dislocations of the knee. J Bone Joint Surg Br 1987;69:285–287
90. Welling RE, Kakkasseril J, Cranley JJ. Complete dislocations of the knee with popliteal vascular injury. J Trauma 1981;21:450–453
91. Applebaum R, Yellin AE, Weaver FA, Oberg J, Pentecost M. Role of routine arteriography in blunt lower-extremity trauma. Am J Surg 1990;160:221–224, discussion 224–225
92. Dennis JW, Jagger C, Butcher JL, Menawat SS, Neel M, Frykberg ER. Reassessing the role of arteriograms in the management of posterior knee dislocations. J Trauma 1993;35:692–695, discussion 695–697
93. Abou-Sayed H, Berger DL. Blunt lower-extremity trauma and popliteal artery injuries: revisiting the case for selective arteriography. Arch Surg 2002;137:585–589
94. Hollis JD, Daley BJ. 10-year review of knee dislocations: is arteriography always necessary? J Trauma 2005;59: 672–675, discussion 675–676
95. Klineberg EO, Crites BM, Flinn WR, Archibald JD, Moorman CT III. The role of arteriography in assessing popliteal artery injury in knee dislocations. J Trauma 2004;56:786–790
96. Miranda FE, Dennis JW, Veldenz HC, Dovgan PS, Frykberg ER. Confirmation of the safety and accuracy of physical examination in the evaluation of knee dislocation for injury of the popliteal artery: a prospective study. J Trauma 2002;52:247–251, discussion 251–252
97. McCutchan JD, Gillham NR. Injury to the popliteal artery associated with dislocation of the knee: palpable distal pulses do not negate the requirement for arteriography. Injury 1989;20:307–310
98. Martinez D, Sweatman K, Thompson EC. Popliteal artery injury associated with knee dislocations. Am Surg 2001;67:165–167
99. Goitz RJ, Tomaino MM. Management of peroneal nerve injuries associated with knee dislocations. Am J Orthop 2003;32:14–16
100. Hegyes MS, Richardson MW, Miller MD. Knee dislocation. Complications of nonoperative and operative management. Clin Sports Med 2000;19:519–543
101. Athanasian EA, Wickiewicz TL, Warren RF. Osteonecrosis of the femoral condyle after arthroscopic reconstruction of a cruciate ligament. Report of two cases. J Bone Joint Surg Am 1995;77:1418–1422
102. Kaufman SL, Martin LG. Arterial injuries associated with complete dislocation of the knee. Radiology. 1992;84:153–5.

# 32 胫骨平台骨折

著者：Brett D. Crist，Steven L. Martin，James P. Stannard
译者：蔡喜雨　曹明德

胫骨平台骨折因其自身的复杂性和常被忽视的伴发韧带损伤，对骨科医生来说是一大挑战。胫骨平台骨折的功能预后通常与软组织损伤的性质和类型相关。例如，骨质疏松老年患者的低能量骨折，软组织损伤一般较轻，骨折类型也较为简单，预后也较好[1~7]。另一方面，高能量创伤所致的骨折，膝关节周围软组织严重损伤，治疗效果常不太令人满意（图 32.1）[8~14]。

当考虑外科干预时，周围软组织条件非常重要[15]。对皮肤、韧带以及半月板、软骨、血管、肌肉和神经的损伤，必须与骨折本身一样重视甚至更加重要[10, 13, 15~17]。骨筋膜室综合征的发生使得损伤复杂化，需要及早发现处理，以期将远期并发症的发生风险降至最低[18]。

纵观历史，通过扩大入路的早期切开复位内固定技术（ORIF）治疗伴有严重的软组织损伤的高能量骨折，效果差，并发症发生率高[19~21]。因为早期 ORIF 的软组织并发症（如感染）的发生率较高，人们更新了治疗理念。通过减少损伤，以有限切开的方式使用钢丝内固定和间接复位，改善了手术疗效[22~33]。当软组织条件允许时，可以使用经皮技术结合间接复位，并使用锁定或非锁定接骨板固定干骺端。通常情况下，牢固的内固定会延迟 1~3 周，在此期间可以使用外固定进行临时稳定。这些方法减少了并发症发生并改善了功能预后[10, 12, 22, 34~36]。本章回顾了胫骨平台骨折的综合评估及治疗，并重点探讨手术技术以及相关最新进展。

## 分　型

分型系统应该既能体现损伤的严重程度和预后，又能够指导合理的治疗。胫骨平台骨折的两种主要分型系统是 Schatzker 分型[7] 和 AO（AO/OTA）分型[37]。对于骨折脱位，可以使用"改良膝关节脱位解剖分型系统"，见本书第 31 章。

Schatzke 分型[7]（图 32.2）是最常用的胫骨平台骨折分型[3, 10, 15]。Ⅰ~Ⅲ型骨折累及胫骨外侧平台，通常为低能量损伤。Ⅰ型为劈裂或楔形骨折，年轻人多发，常伴有外侧半月板撕裂，并影响骨折复位。Ⅱ型为劈裂压缩型。随着 CT 的广泛使用，数据显示这可能是最常见的外侧平台骨折类型，并可能伴有内侧副韧带损伤。Ⅲ型是单纯中央压缩型，通常为低能量损伤，多见于老年人。Ⅳ~Ⅵ型多为高能量损伤类型，常伴有周围软组织的损伤或骨折移位。Ⅳ型是内侧髁损伤型，通常累及胫骨棘（图 32.2）。

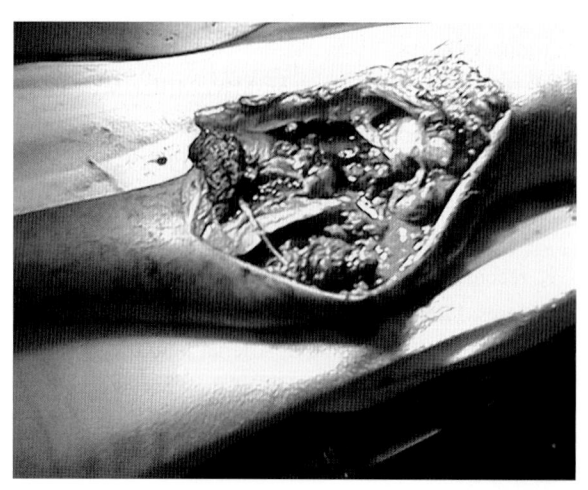

图 32.1　挤压伤导致的胫骨平台Ⅲ C 型开放性骨折

内髁的损伤比外侧骨折少见，但需要全面评估，因为它们通常与血管、神经或韧带损伤（包括膝关节脱位）相关。V型是双髁骨折，骨折线通常呈倒Y形，骨折的干骺端与骨干仍保持连续性。Ⅵ型是双髁骨折，并且干骺端和骨干分离。这一类型骨折具有较强的异质性，任何分型系统都无法很系统地描述这种损伤。该型骨折通常是由高能量损伤引起，骨折粉碎程度较高（通常在外侧），并且可伴有韧带和血管损伤[3]，皮肤亦多有严重挫伤，需要进行详细评估。

AO / OTA 分型（图32.3）为了方便进行学术交流，采用字母数字系统分型[37]。所有胫骨平台骨折均为41。字母A表示关节外骨折，字母B表示部分关节内骨折，字母C表示完全关节内骨折。三个大分型41A、41B和41C可以进一步细分为9个亚型。尽管AO分型非常精确，但是如果超出主要分型，则分型非常烦琐困难，不利于临床应用。

近来，为了更好地指导手术方式选择，提出了三柱分型这一新的分型方法（图32.4）[38]，利用CT将胫骨平台横截面分为内侧柱、外侧柱和后柱。三柱分型有助于协助临床医生确定入路方式和固定策略。例如，前外侧和后外侧皆有塌陷和皮质不连续的外侧平台骨折是双柱损伤（累及外侧柱和后柱），提示手术时必须同时处理两处损伤来恢复胫骨平台的稳定性。

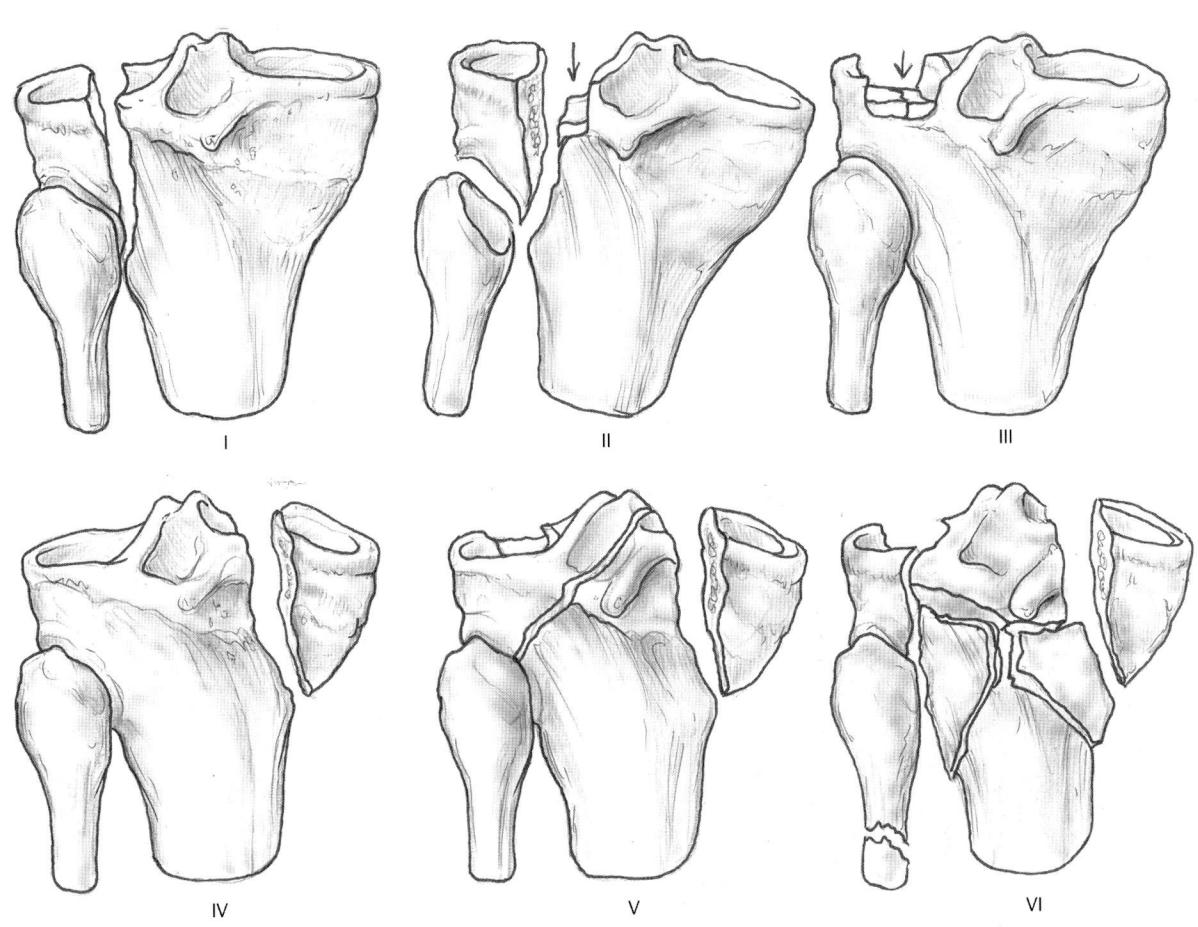

图32.2　胫骨平台骨折Schatzker[7]分型示意图

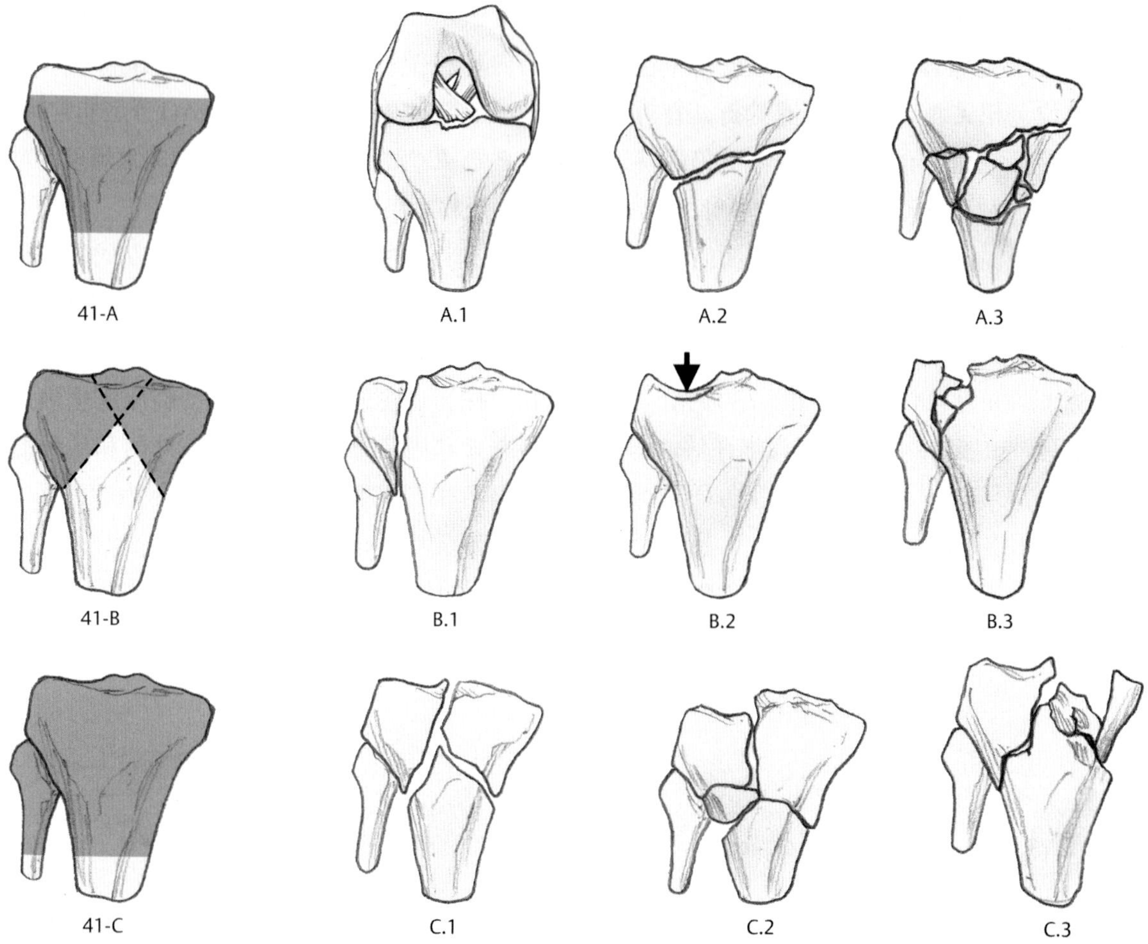

41-A
A.1
A.2
A.3
41-B
B.1
B.2
B.3
41-C
C.1
C.2
C.3

**图 32.3** 胫骨平台骨折的 AO/OTA 分型，图示为 9 种主要亚型。每个亚型都有三个子分型，此处未展示[37]

内侧柱
A
外侧柱
C
D
B
后柱

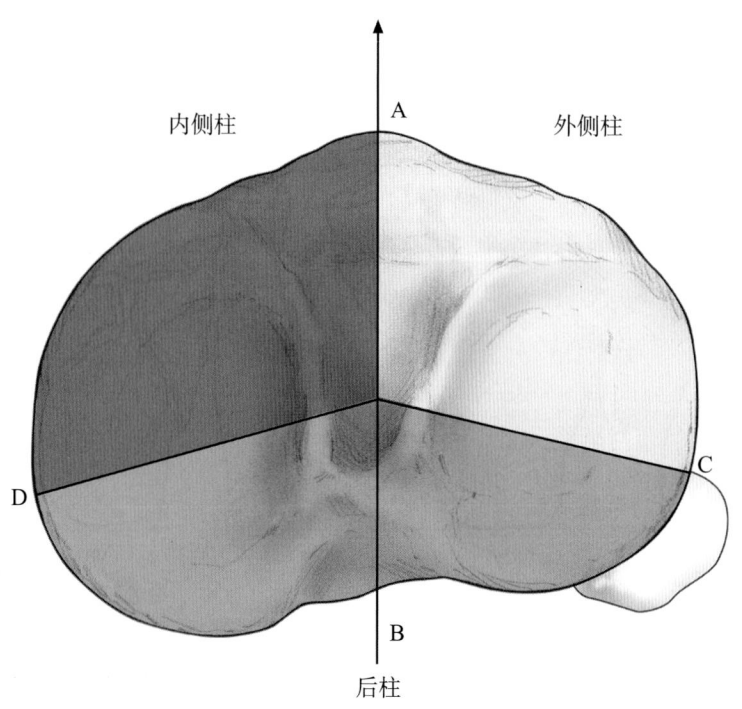

**图 32.4** 罗从风等描述的胫骨平台骨折三柱分型方法[38]，有助于指导手术入路和固定策略

伴有严重韧带损伤的胫骨平台骨折与膝关节脱位临床表现相似。膝关节脱位的解剖分型（Schenk 分型）在本书第 31 章中有详细描述，并特别标记了韧带损伤。KDV 损伤代表骨折脱位。改良版本使用小数点和数字来代替受伤韧带[39]（表 32.1）。

表 32.1　骨折 – 脱位的改良 Schenck 分类

| 类型 | 韧带损伤 |
| --- | --- |
| V1 | 骨折 – 脱位而 ACL 或 PCL 完整 |
| V2 | 骨折 – 脱位合并 ACL 和 PCL 撕裂 |
| V3M | 骨折 – 脱位合并 ACL、PCL 和 PMC 撕裂 |
| V3L | 骨折 – 脱位合并 ACL、PCL 和 PLC 撕裂 |
| V4 | 骨折 – 脱位合并 ACL、PCL、PMC、PLC 撕裂 |

ACL，前交叉韧带；PCL，后交叉韧带；PLC，后外侧角；PMC，后内侧复合体

## 评估与治疗

与多数骨折一样，胫骨平台骨折手术或保守治疗由多种因素决定，重要因素包括膝关节的稳定性、软组织条件、并发的其他骨损伤、骨折类型、患者的全身状况和患者期望值等。在为胫骨平台骨折患者制订治疗方案之前，应对膝关节进行全面检查，以获得准确诊断。外科医生尤其要注意神经血管情况、肿胀程度、小腿筋膜间室和皮肤条件等。

如果骨折是闭合性的，应根据 Tscherne 分型系统对闭合骨折进行分型（参见第 2 章）[12]。软组织的条件至关重要，并且要养成对软组织条件进行评估的习惯，保证无疏漏。

适当的影像学检查对于确定治疗计划至关重要。X 线检查应全面，包括高质量的膝关节和胫骨近端前后位片和侧位片，双斜位和 10°尾侧倾斜片也非常有意义[3, 10, 12]。膝关节的内外翻应力位片和牵引位片也具有潜在价值，但需在麻醉状态下进行，否则患者难以耐受。轴位 CT 检查，以及 CT 冠状位和矢状位的重建影像，可以用于评估关节面压缩程度和具体骨折形态（图 32.5）[40]。研究表明，CT 检查的引入，使多达 26% 的患者的术前计划发生了改变[40]。CT 已经成为必需的术前检查，可以帮助医生更好地制订术前计划，包括手术入路以及复位和固定策略。如果计划进行闭合复位和外固定，则应在术后复查 CT，可以帮助评估复位的效果。

作为 CT 扫描的替代方法，MRI 在胫骨平台骨折诊治中的作用一直存在争议[3, 10]。有研究发现，高达 99% 的胫骨平台骨折患者伴有膝关节周围软组织损伤[41~44]。在基于 X 线片和 CT 扫描分型基础上增加 MRI 检查，可以导致骨折分类和处理的改变[41, 44]，并提高了观察者间的一致性[41]。MRI 对软组织（韧带、半月板、关节软骨）损伤识别的敏感性较高，也可以识别周围骨髓水肿，借此对于轻微移位骨折识别的敏感度高于 CT[44]。Gardner 等[42]报道，在 103 例手术治疗的胫骨平台骨折患者中，只有 1 例（1%）术前 MRI 没有显示软组织损伤[42]；77% 的患者伴有交叉韧带或侧副韧带损伤，91% 的患者出现外侧半月板损伤，68% 的患者存在后外侧角损伤。过去 10 年里，笔者针对高能量损伤引起的胫骨平台骨折，常规使用 MRI 进行诊断性评估（图 32.6）。我们的研究结果和 Gardner 团队非常相似[43]，使用 MRI 扫描作为胫骨平台骨折诊断标准可以识别 CT 无法辨别的损伤，这些损伤通过体格检查也很难发现。尽管人们普遍认为这些潜在损伤与胫骨平台骨折预后有关，但由于缺乏高质量的临床随访证据，因此确定哪些需要手术治疗尚存争议。

## 非手术治疗

对于部分胫骨平台骨折病例，可采用铰链式管型支具或石膏托等外固定架进行非手术治疗。保守治疗的指征如下：①骨折没有移位（或

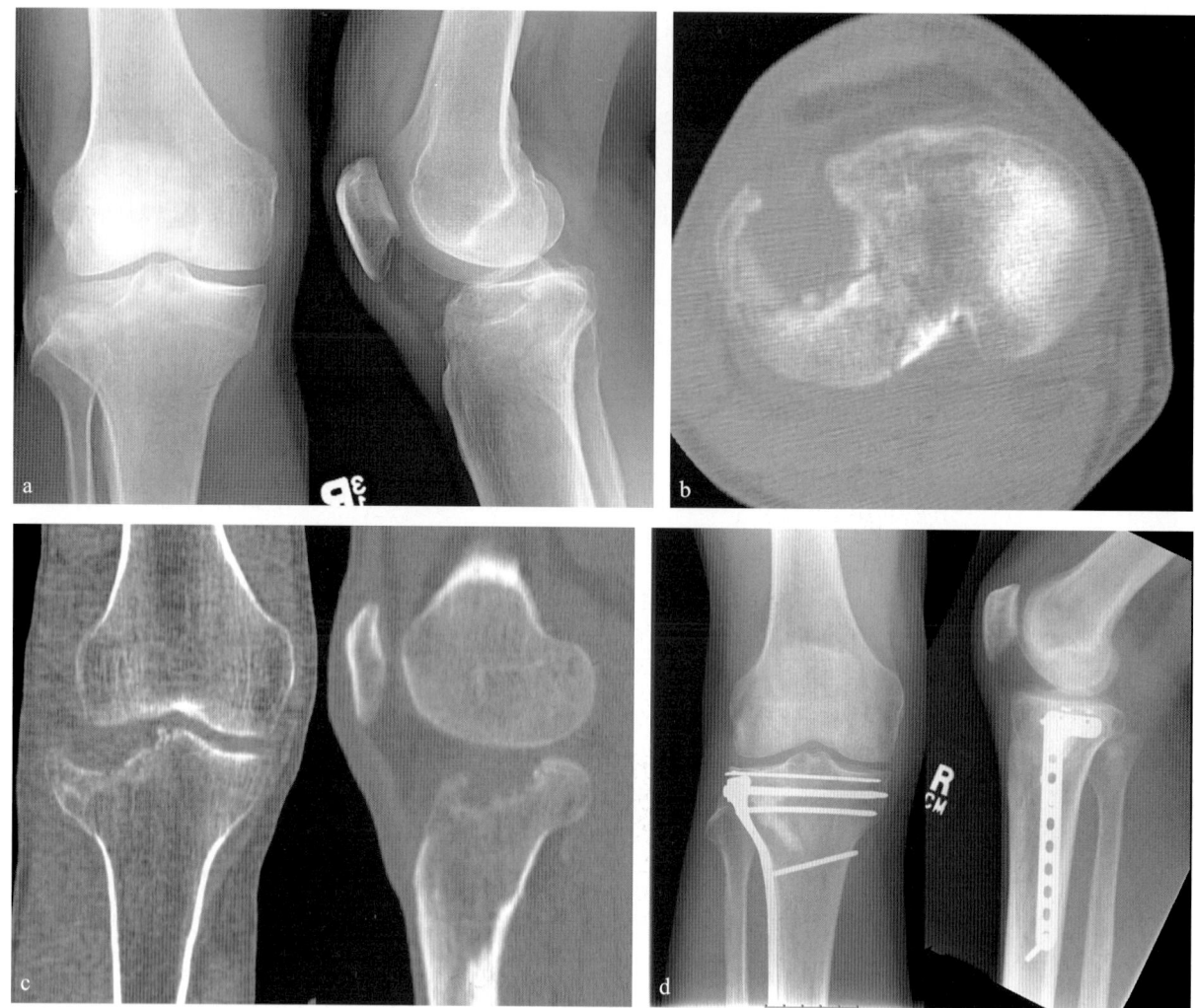

**图 32.5** Schatzker Ⅱ型胫骨平台骨折的病例。a. X 线正侧位片。b. 术前 CT 扫描横断位影像。c. 冠状位二维重建影像。d. 术后正侧位 X 线片,采用非锁定并预弯的胫骨近端接骨板及"筏状"克氏针固定

移位 <3 mm)[10, 39, 45];②内翻和外翻应力下稳定的骨折;③外周半月板下骨折;④轻度粉碎低能量骨折;⑤有手术禁忌证。

支具治疗的疗效差异很大,通常取决于损伤的类型和稳定性[46~50],关键在于在稳定固定的基础上早期进行功能锻炼[48, 49]。对于双髁骨折或劈裂压缩型骨折,采用闭合复位和石膏固定相较 ORIF 效果差[46, 50]。对于非手术治疗的膝关节稳定患者,应尽早进负重活动。一般伤后 8~12 周,在 X 线影像上观察到明显骨痂且患者可耐受疼痛时,应增加负重量。

# 手术治疗

## 手术指征

患者自身因素和损伤特点决定了治疗方案,需要考虑的患者因素包括年龄、功能需求、合并伤和基础疾病情况等。损伤特点包括了骨折类型、粉碎程度、移位、嵌插、受伤机制、软组织状况和膝关节稳定性等。医疗因素也起着重要作用,包括手术团队的治疗经验和手术室环境、设备等。如果患者符合手术治疗标准,

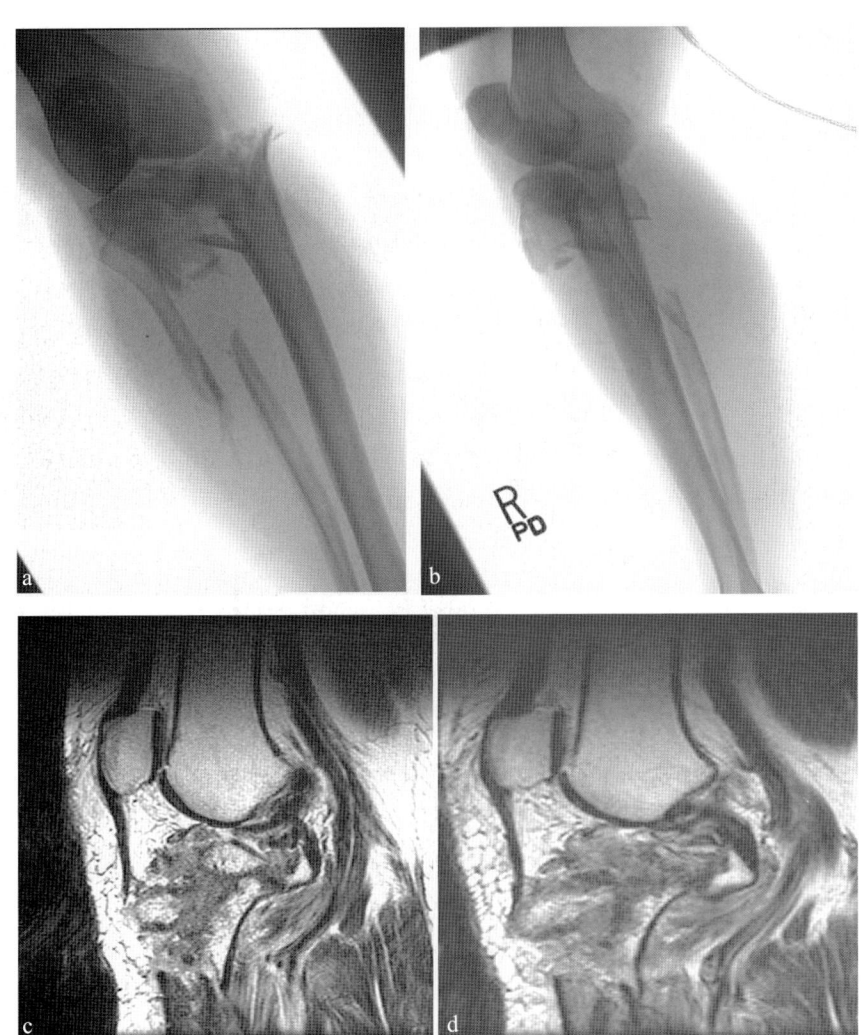

图 32.6 胫骨平台双髁骨折的正位（a）和（b）侧位片。MRI 显示前交叉韧带撕裂（c）和后交叉韧带撕脱伤（d）

但接诊医生没有做好手术准备，则应将患者转诊骨科专科医生处治疗。

手术的绝对指征包括开放性骨折、合并筋膜间室综合征或合并血管损伤[15]。相对指征包括：多数移位的双髁骨折和内髁骨折，外髁骨折合并关节不稳定或髁增宽超过 5 mm，膝关节骨折-脱位，多发伤患者。对于上述患者，不进行手术治疗将影响关节的早期活动[2, 3, 10, 12, 15]。

周围软组织的情况决定了手术时机，并且可能会改变手术方法和入路。软组织袖套的严重损伤是胫骨平台骨折早期手术治疗的最常见禁忌证[34, 51, 52]。为达到最佳软组织条件，延期手术治疗可最大限度地减少手术并发症的发生[10, 51, 52]。

## 临时性跨膝关节外固定的适应证和技术

如前所述，胫骨平台骨折伤后的软组织条件非常重要，决定了手术时机。临时性跨膝关节外固定的适应证包括长度或角度不稳定的骨折、骨折脱位等，待软组织情况改善后再行二期内固定治疗。其他适应证包括多发伤的患者，或需要密切观察软组织情况，如伴有骨筋膜室综合征的患者。外固定还可以恢复长度和对线；通过轴向的牵引，可以更好地观察骨折块的位置。在闭合复位并外固定后行 CT 扫描或 MRI 检查，有助于制订二期手术计划。将连接主钉的连接器置于关节面近端很重要，以免干扰骨折成像。在行 MRI 检查前，必须明确外架材质

### 急诊处理（图 32.7）

处理初诊的胫骨平台骨折的患者，需关注以下问题：

1. 神经血管状态；
2. 骨筋膜室综合征；
3. 开放性骨折；
4. 膝关节及骨折的稳定性。

如果存在上述情况中的任何一个，则需要采取以下紧急措施：

- 如果患者有神经血管损伤并且存在明显的畸形，则应紧急进行闭合复位并观察神经血管状态是否改善。如果血管状况没有改善，应联系血管外科医师会诊，并紧急评估和处理患者的血管问题。如果需要进行血管修复，则应在手术室内使用跨关节外固定架临时复位、固定骨折。首先进行血管修复还是在待外固定架恢复肢体长度后再修复血管存在争议[53]，应视患者的具体情况而定。

- 如果有明确的神经损伤，并且存在明显的畸形或可进一步损伤神经的骨折碎片，则应考虑开放或闭合复位后外固定治疗。如果神经系统损伤不是进行性的，则可以采用非手术治疗，观察患者神经恢复情况。
- 如果患者存在骨筋膜室综合征（参见第 4 章），则应在手术室中行急诊筋膜切开减压术；如果骨折伴随肢体短缩或膝关节严重不稳，应行闭合复位和外固定术[18]。
- 如果存在开放性骨折，应在患者生命体征平稳的前提下，在手术室内进行彻底清创并行外固定治疗。如果骨折与膝关节不稳定且软组织损伤严重，不能进行早期切开复位内固定，则应考虑及早闭合复位并跨关节外固定，以预防持续的软组织损伤并改善患者舒适度，等到软组织状况允许，二期手术可以最大限度地减少并发症的发生[52]。

是否可以进行 MRI 检查。

放置跨膝关节的外固定架时，Schanz 针必须置于受伤区域之外。股骨针可以穿过股四头肌向前放置，也可以通过髂胫束横向放置。胫骨针应该应放在胫骨的前部或前内侧。在放置确定入针点前可以标记切开手术的入路，以确保针道的放置不会影响 ORIF 切口[52]。有研究表明，对于高能量胫骨平台骨折，ORIF 的切口即使经过了外固定针道，似乎也不会增加感染的风险[54]。还有学者发现，处理胫骨平台骨折和 Pilon 骨折时，接骨板内固定切口与外部固定器针孔部位重叠时感染的风险增加，但他们没有区分开放性还是闭合性损伤，是胫骨平台骨折还是 Pilon 骨折，以及当钉道与 ORIF 入路重叠时各自的感染风险[55]。

## 手术解剖

胫骨内侧平台较外侧平台更为宽大、坚硬，内髁略凹陷而外侧髁略凸起。理解这种解剖对于从外髁置入软骨下螺钉和"筏状"螺钉，同时避免进入关节非常重要。相对于内侧半月板，外侧半月板覆盖的关节面面积更大[56]。冠状韧带将半月板牢固地固定在胫骨平台周围，手术时半月板周围撕裂和半月板下切开均需仔细修复，在骨折复位前先在损伤的半月板预置缝线是明智的，因为骨折复位将增加半月板修复的难度（图 32.8）。

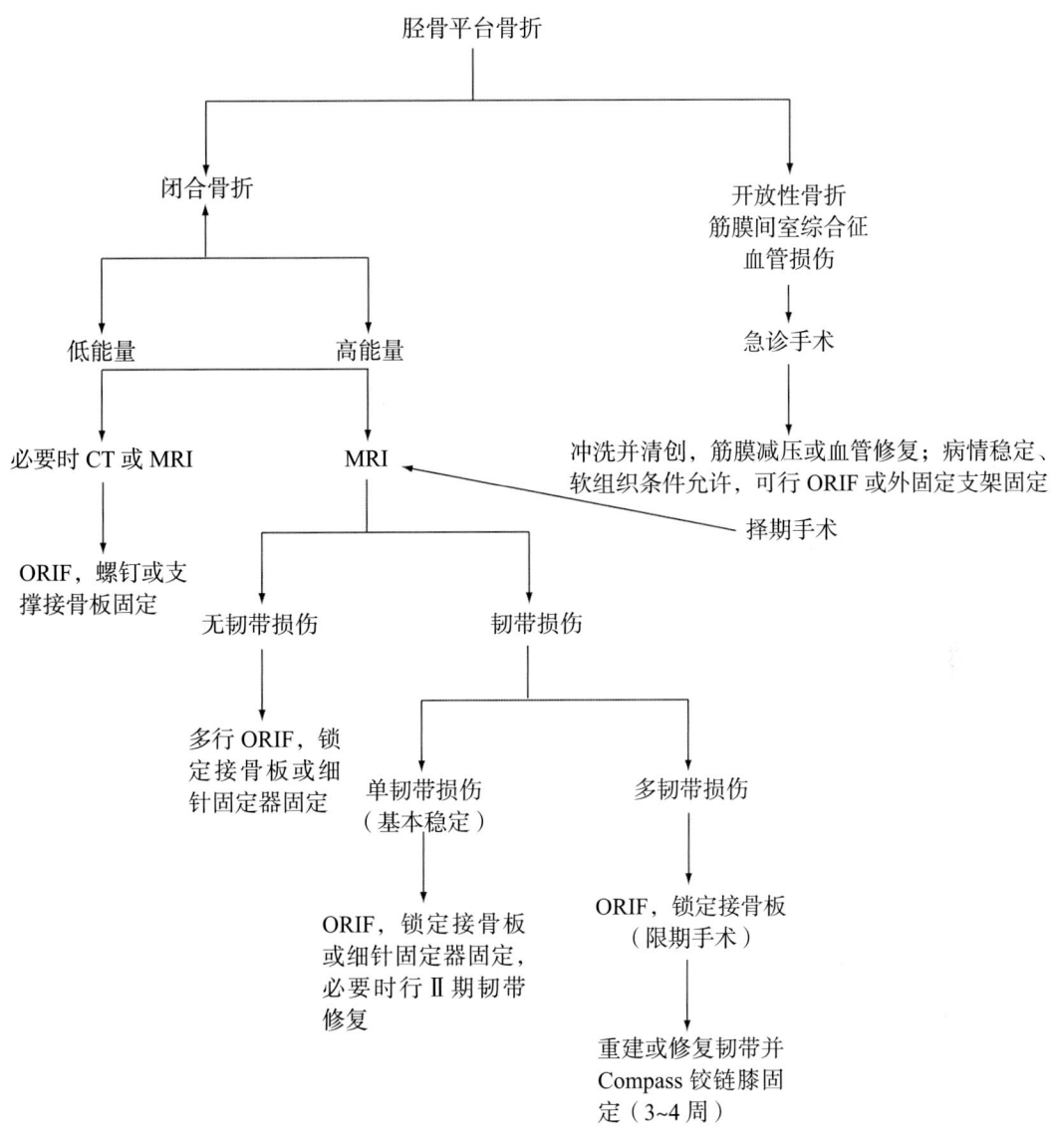

**图 32.7** 胫骨平台骨折的治疗流程。ORIF，切开复位内固定

胫骨平台的重要解剖标志包括：胫骨结节、Gerdy 结节、鹅足和上胫腓关节。胫骨结节是伸膝装置的止点，此处张力较大，固定好胫骨结节对患者早期功能锻炼非常重要。腓骨小头附着有多条韧带和来自后外侧角（PLC）的肌腱，也是胫骨平台近端外侧部分的支撑结构。

## 手术入路

胫骨平台骨折的基本手术入路包括正中入路、髌旁外侧入路、前外侧入路、后内侧入路和直接后方入路。半月板下关节切开可以直视关节面。正中入路和髌旁外侧入路切口非常相似，有助于观察胫骨平台的前方情况。注意不可过多地进行深部组织的剥离，以免引起感染和切口裂开。切口应该足够长，一方面可以充分暴露，另一方面可以减少放置外侧接骨板时对软组织的过度牵拉。对于高能量双髁胫骨平台骨折，应避免取正中切口，为了复位骨折并在内外侧放置接骨板需要进行大量软组织剥离。这种手

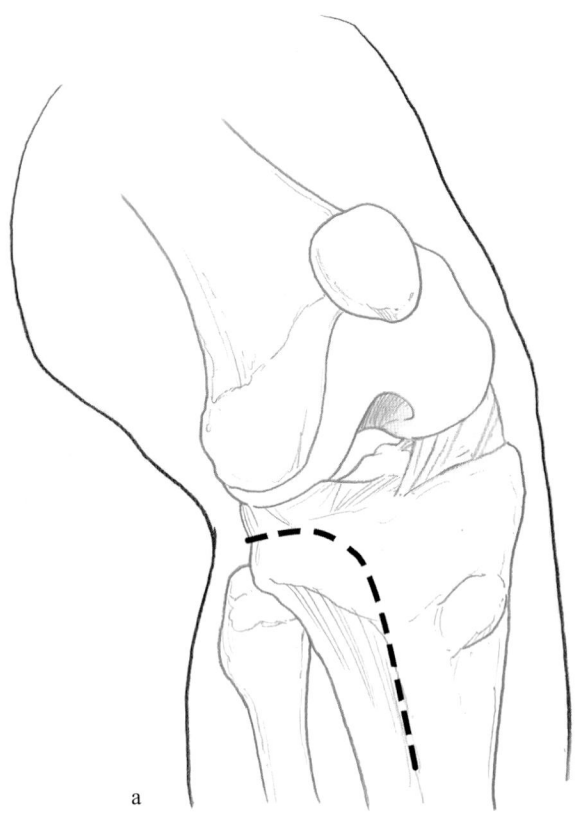
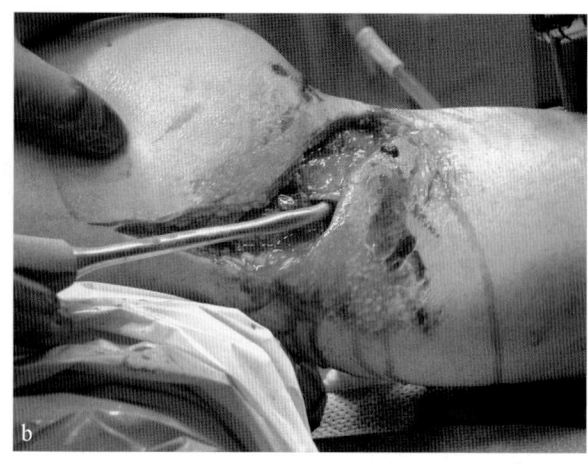
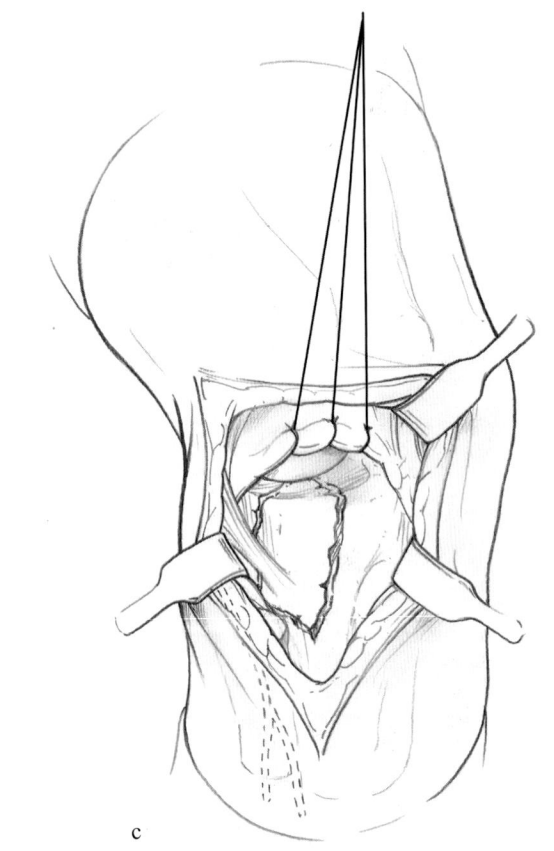

图 32.8  a. 在进行切开前，先在患者的皮肤上标记曲棍球棍入路。b. 将曲棍球棍入路暴露重建后外侧角。c. 半月板下关节切开并缝线牵开半月板，有助于胫骨平台切开复位内固定（ORIF）后修复周围的半月板

术方式的深层感染率可达 87.5%[14]。使用正中切口可能会影响未来关节置换入路的选择，因为正中切口降低了骨折的稳定性，增加了后期关节置换的可能性。

前外侧或曲棍球棍入路最常用，可以向后和向近端延伸以显露 PLC（图 32.8）。切口始于 Gerdy 结节远端，沿胫骨嵴前外侧向上。当切口向近端延伸时弧形向后，止于关节间隙的下方和胫骨前肌止点。可以向近端延伸分离髂胫束以暴露后角。透视检查有助于识别关节线，以作为手术入路定位的参考。松解前间室肌群的起点，以在肌下放置接骨板或垫高塌陷的骨折块。

单独后内侧切口是处理累及内侧骨折（包括Ⅳ型骨折与累及双髁骨折）的最佳入路。作者建议不要经正中切口放置内侧接骨板，因为该入路固定后内侧骨块需要广泛的剥离。后内侧入路与前外侧入路联合可形成宽大的皮桥，并且并发症发生率较低[51]。患者取仰卧位，切口由股骨内上髁沿胫骨后内侧缘至内侧副韧带止点，距离胫骨后内侧后缘约 1 cm（图 32.9）。在筋膜上方识别并保护隐静脉和隐神经。打开后方间隔室后，将鹅足后方止点向前上方牵拉。尽管有很多肌腱修复方法，但根据笔者的经验，修复是不必要的，还可能会产生更多的瘢痕组织，反而并增加了腘绳肌断裂的风险。随后识别腓肠肌内侧头。其余的手术操作都位于胫骨近端和股骨内髁上、腓肠肌前方。撑开器和拉钩应务必置于腓肠肌内侧头前方，以免伤腘血管。腓肠肌内侧头常规不予松解。保持膝关节屈曲，可使得神经血管束放松，从而提高该入路的安全性。

随着解决后方骨块显露的需求变得越来越迫切，更多的入路得到了研究。Carlson[57]描述了一种联合后内侧入路和后外侧入路的方法。也有学者采用外侧切口，而后进行腓骨截骨术来处理胫骨平台后外侧的粉碎性骨折[58]。基于胫骨平台的骨折的三柱分型理念，罗从风等[38]提出了另一种后内侧入路方法，该入路可以处理整个后方平台的问题（图 32.10）[38]。入路在患者偏俯卧位下进行手术，转至侧卧位时可以同时联合前外侧入路，而如果取俯卧位通常需要重新消毒铺单。

## 手术复位与固定的技巧

有多种外科技术可用于胫骨平台骨折的手术治疗。为顺利固定该部位骨折并处理软组织损伤，外科医生应尽可能熟练地掌握这些技术。在决定手术治疗方案时，需要考虑的主要因素是软组织条件、骨折类型、医生技术以及骨质情况。尽管可能还有很多其他的手术技巧，这里我们只讨论最常用的技术。

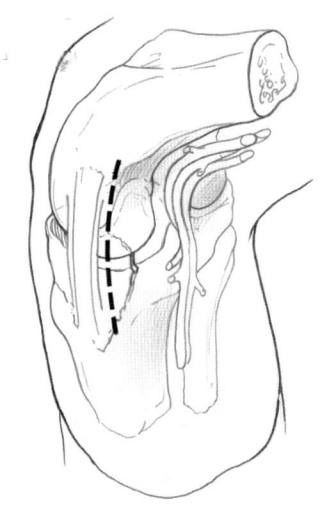
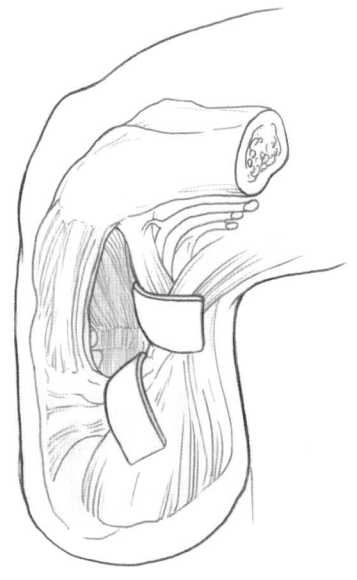

图 32.9 骨块位于胫骨平台后内侧，经后内侧入路行 ORIF

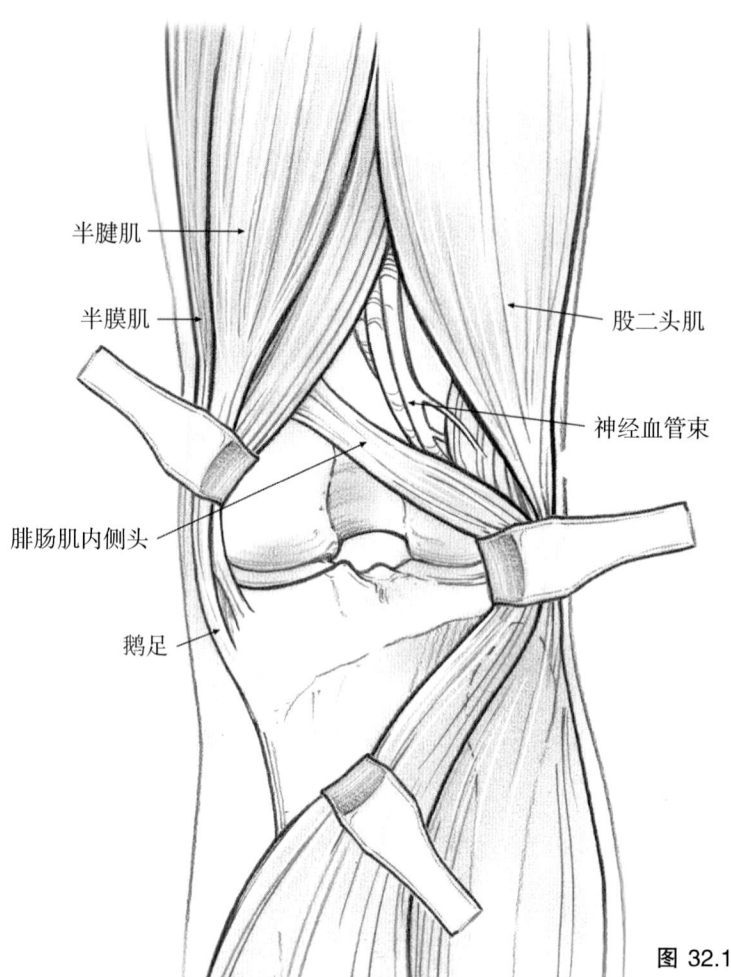

图 32.10 罗从风等[38]描述的经后内侧扩展入路显露胫骨平台后方

## 体位摆放与手术间设置

仰卧位可解决大多数胫骨平台骨折（图 32.11）。采用俯卧位的适应证我们将在后面讨论（参见双髁胫骨平台骨折部分）。手术台必须可以进行全下肢透视。在处理外侧平台时，在同侧髋关节下方放置体位垫可以使肢体保持旋转中立位（髌骨水平向上）。如果联合外侧入路和内侧入路时，臀部下方的充气体位垫会很有用，因为可以根据手术情况对其进行充气或放气，方便术中调整体位。用手术单或腿托将术侧肢体抬高很有必要，可避免在术中侧位透视时肢体的重叠（图 32.11a）。

透视机应置于较难容易处理骨折的一侧，方便术者操作。如果空间允许，通常将透视监视器置于患者头端。当处理胫骨内侧平台时，这点特别有用，因为外科医生无须完全转过身即可看到影像。

## 手术技巧

### 经皮复位固定 Schatzker Ⅰ 型骨折

如果骨折复位满意，Ⅰ型或外侧平台劈裂骨折通常选择经皮下螺钉内固定。单纯牵引同时给予内翻力，或使用外侧的股骨撑开器、外固定架来实现复位。如果达到了解剖复位，则可用的尖头点状复位钳或关节复位钳经皮加压固定。应在多个角度（包括斜位片）透视验证复位情况，以避免复位不良。如果无法实现解剖复位，则应放弃经皮技术，转为开放手术或关节镜下复位。关节面移位为 1.5 mm 就会使接触压力显著增高[45]。

获得满意复位后，根据骨质情况，用 2~3 枚 4.5 mm 或更大直径的实心或空心螺钉（带或不带垫圈）固定（**图 32.12**），也可以用数枚 1.6 mm 克氏针临时固定（**图 32.14b**），然后在关节面正下方置入几枚 3.5 mm "筏状" 螺钉（**图 32.13**）来稳定复位。对于骨质疏松患者，作者不建议使用该技术，因为疏松骨质的螺钉固定多不稳定，建议使用支撑接骨板螺钉固定技术。

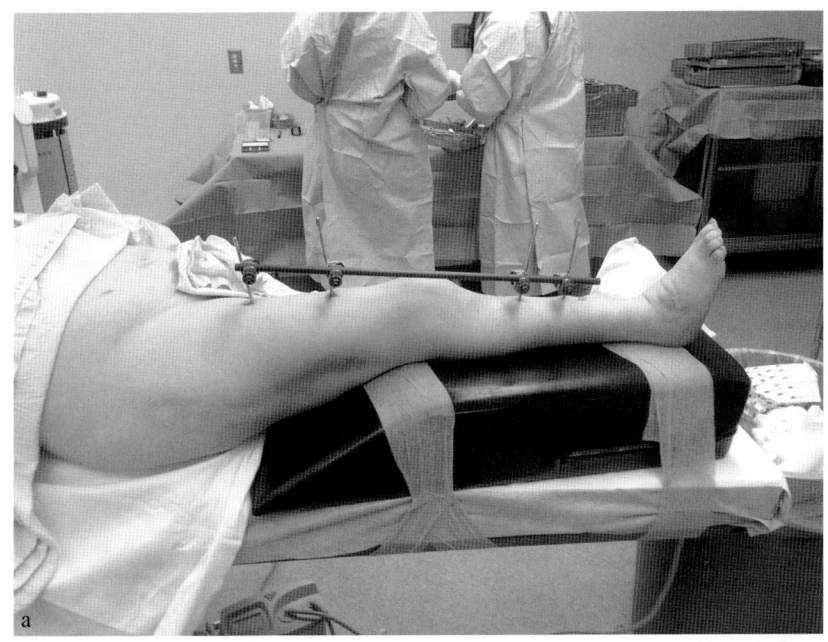

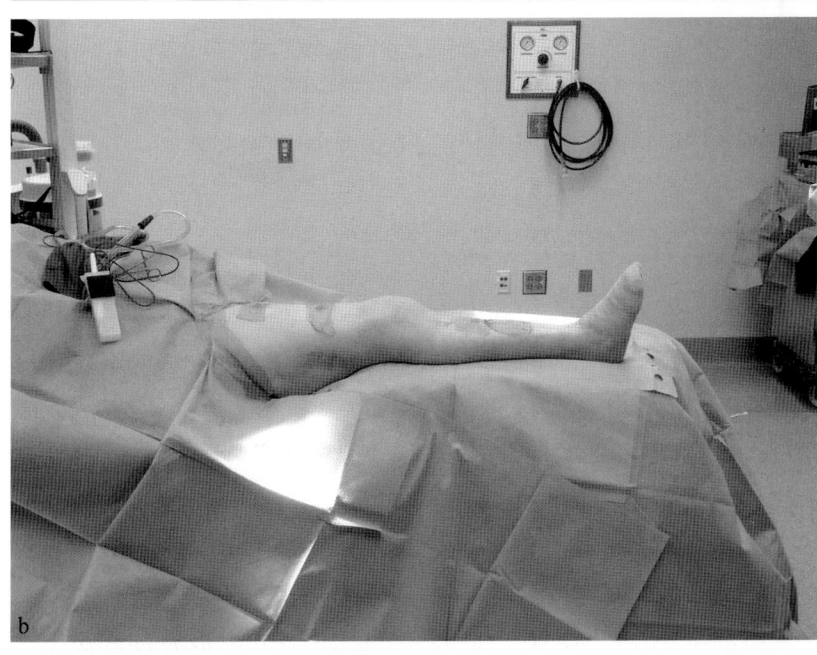

**图 32.11** 消毒铺单前后仰卧患者的体位摆放

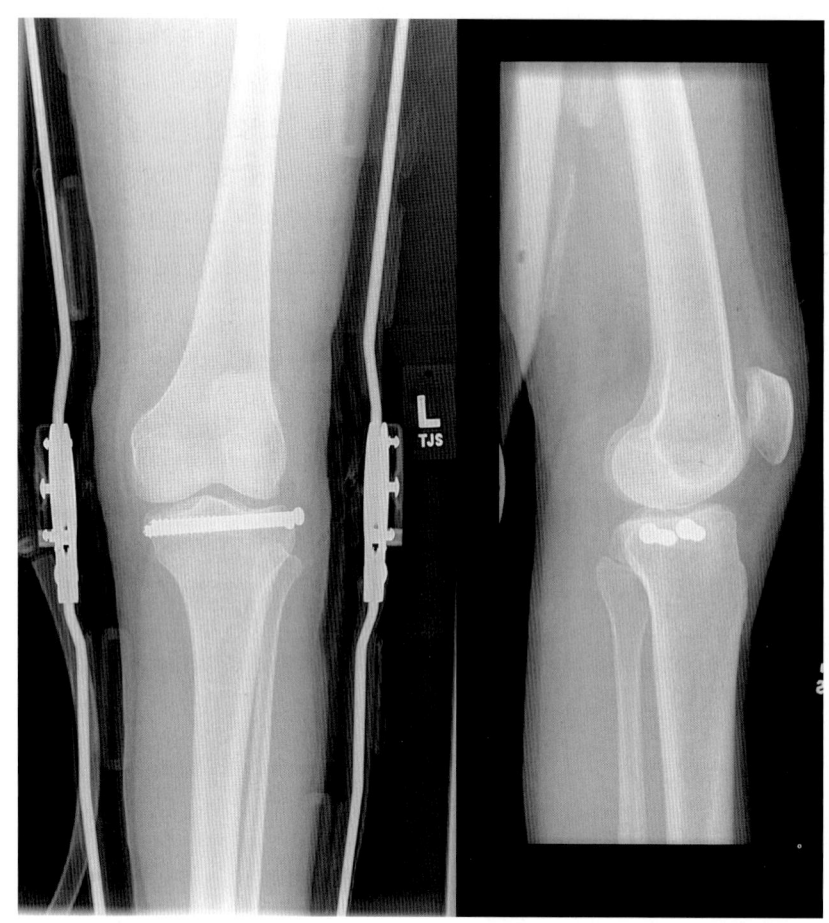

图 32.12 Schatzker Ⅰ型骨折的空心螺钉固定后正侧位片

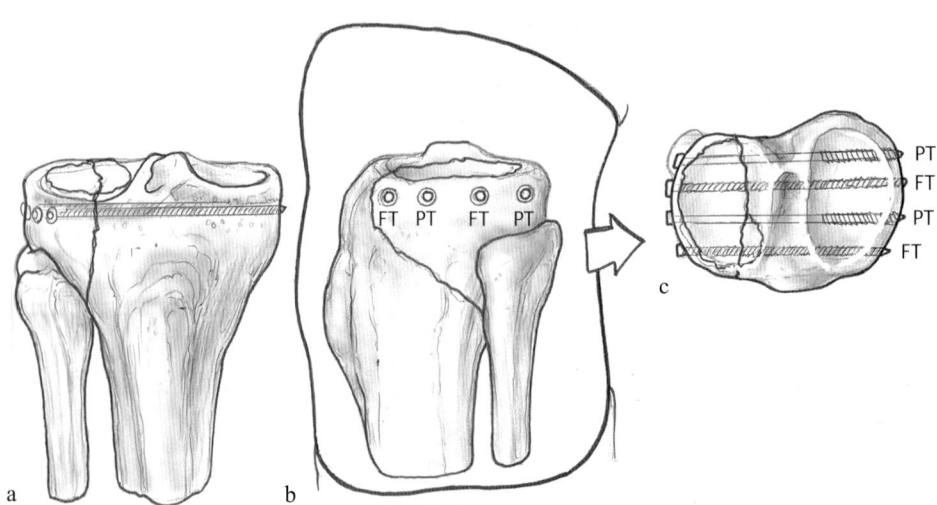

图 32.13 Schatzker Ⅰ型骨折经皮置入"筏状"螺钉，前后位、外侧和轴向观。PT，半螺纹螺钉；FT，全螺纹螺钉

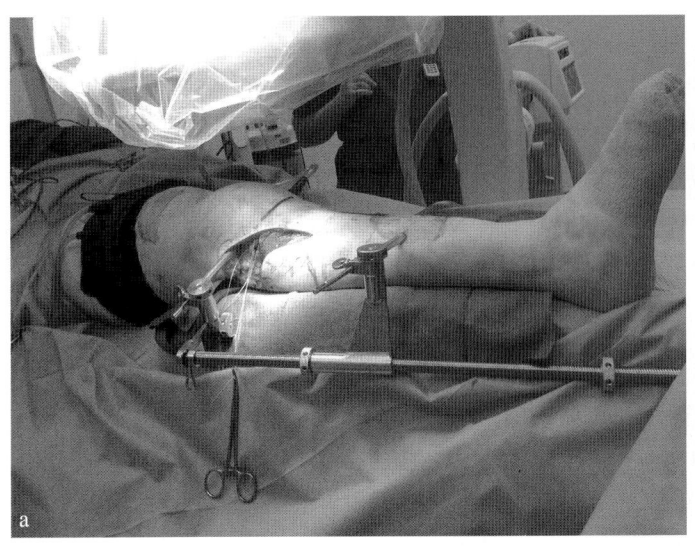 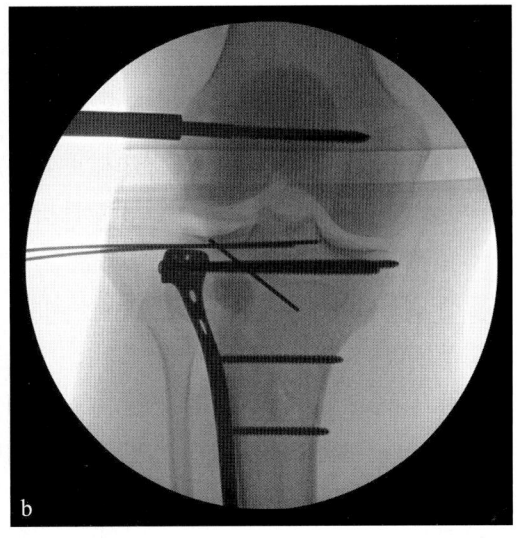

图 32.14 使用撑开器显露、观察关节面，大体照片（a）和透视图（b）

## 外侧平台骨折的切开复位内固定术

多数 Schatzker Ⅱ型和Ⅲ型骨折，必须进行切开复位内固定以维持骨折稳定（图 32.5）。作者更倾向于使用前外侧入路。横向切开外侧半月板－胫骨韧带（冠状韧带），可以显露半月板下关节面。不同程度地屈曲膝关节有助于显露，以缝线牵开半月板或辅助股骨撑开器也是显露关节面的技巧（图 32.14）。多数情况下，关节面塌陷易于显露。复位可使用"开书样"牵拉外侧骨块或经干骺端皮质骨开窗进行撬拨的方法，即使外髁骨折线术中不易显露，撑开时易将外侧骨块呈楔形分开，使用打压器（impactor）即可直接撬起塌陷的关节软骨面。尽管关节面已经很粉碎，但在撬拨时碎片时仍要小心轻柔，避免发生医源性损伤。半月板下切开后，可以在直视下，使用打压器轻轻地将关节碎片复位平整。

如果髁的骨折线延伸并超出了手术显露范围，则应在骺端骨皮质开窗（图 32.15）。可以使用直径 2 mm 的小钻头，在 1 cm² 范围内的 4 个顶点处钻 4 个孔。然后使用窄的骨刀开窗。

在窗口直视及透视辅助下使用打压器抬高关节面。球囊扩张（inflatable bone tamp, IBT）是最新的复位技术，优势是可以更加可控地将关节表面整体抬高，从而最大限度地减少关节面的粉碎。采用上述技术复位后，都可以在骨腔填充支撑，并应使用关节复位钳和克氏针维持复位。

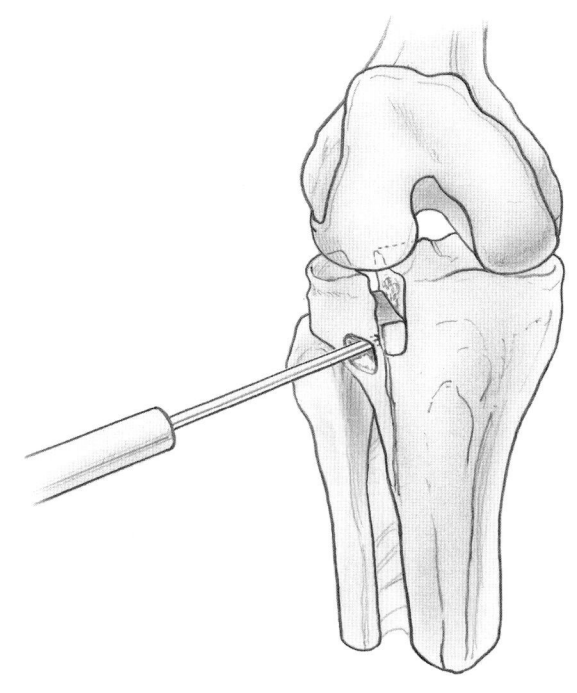

图 32.15 通过皮质骨窗复位压缩骨折片

ORIF 的最后一步是安放内固定（图 32.5）。尽管可以使用普通接骨板，但最常用的内固定仍是 3.5 mm 或 4.5 mm 的锁定或非锁定的解剖接骨板。3.5 mm 接骨板的螺钉选择更多，局部软组织刺激更小。对于所有 AO B 型骨折都应首选支撑接骨板。锁定接骨板成本较高，仅用于严重骨质疏松患者。值得注意的是，如果全部使用锁定螺钉将会缺乏加压支撑作用。

对于微创接骨板内固定技术（minimally invasive plate osteosynthesis, MIPO），该型接骨板从胫骨近端前外侧切口置入，紧贴胫骨外侧骨面，透视确定接骨板的末端，于其远端做第二个辅助切口。当正侧位透视均证实接骨板两端居中、无明显偏移时，便在近端和远端分别用克氏针固定，维持接骨板位置。接骨板长度会影响手术安全性。应注意保护神经血管结构（图 32.16）[59]。用复位钳在近端钳夹加压，使得接骨板紧贴骨面。将普通螺钉置于骨折线远端的干骺区加压，以形成支撑。接着在近端靠近关节面置入拉力螺钉或定位螺钉（如果骨折为粉碎性），以固定关节表面。通常，在骨折线下方，接骨板中段应再放置 2 枚螺钉，以维持局部力学结构的平衡稳定。

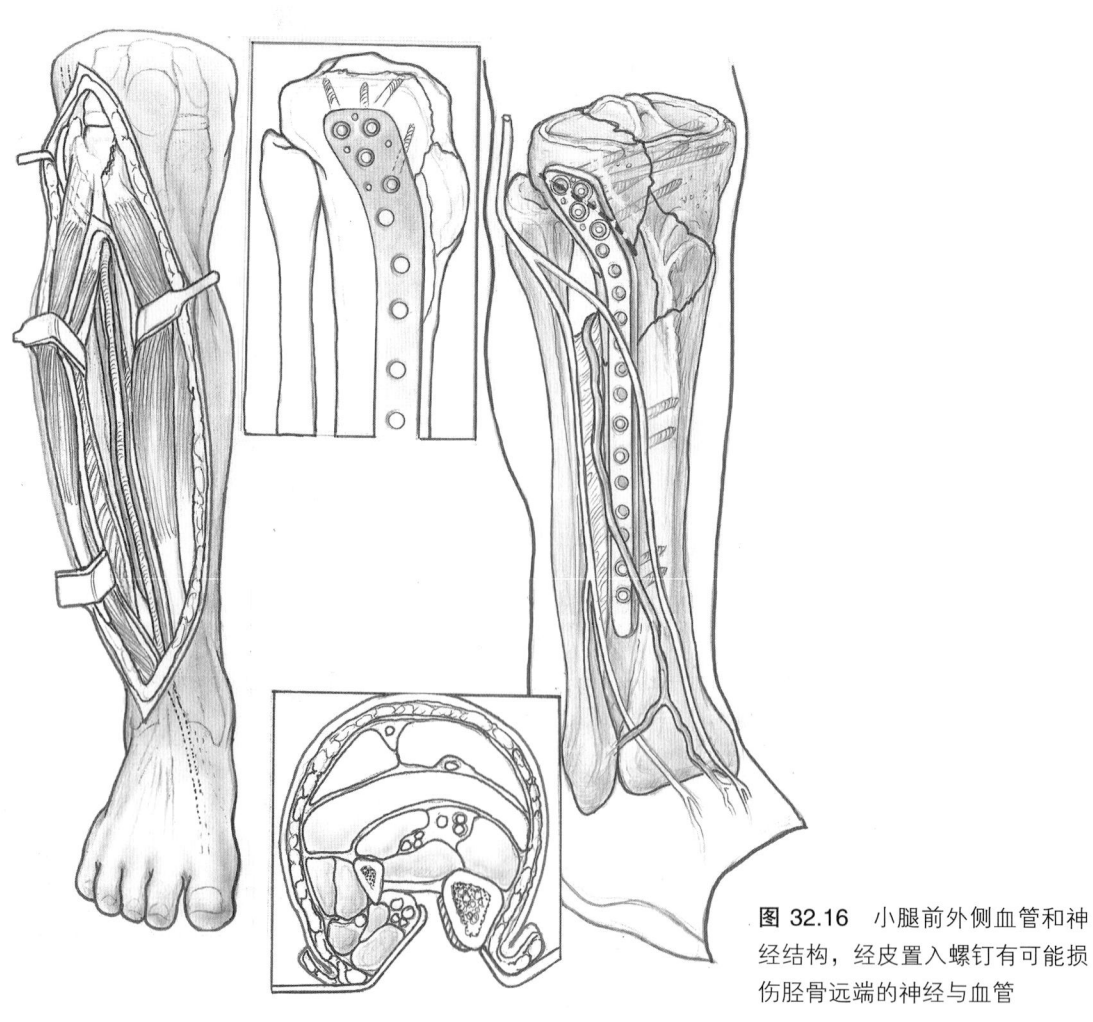

图 32.16　小腿前外侧血管和神经结构，经皮置入螺钉有可能损伤胫骨远端的神经与血管

## 开放复位内侧胫骨平台

**视频 32.1 锁定接骨板治疗胫骨平台内侧骨折–脱位**

胫骨平台内髁骨折通常由高能量损伤引起，常伴有神经血管或软组织损伤。神经血管检查和 MRI 评估对于避免漏诊非常重要。常用的手术切口有内侧髌旁切口或膝关节后内侧切口（参见第 31 章）。后内侧入路最初由 Galla 和 Lobenhoffer[60] 首先在德文文献中描述（由 Fakler 等[61] 首次英文介绍），该入路可取俯卧位，也可以取仰卧位。后内侧入路是解决内侧平台问题最常用的方法，作者强烈推荐。这种方法可以直接处理后内侧骨块，并可以放置支撑接骨板。如果患者需要联合前外侧手术入路，由于与后内侧入路之间皮桥宽大，不易出现软组织并发症。该入路也可用于治疗后内侧角的韧带损伤。术前必须谨慎规划螺钉的位置和方向，同时对于骨折–脱位患者，必须预留韧带重建所需的骨道和螺钉的位置。

## 胫骨平台双髁骨折（Schatzker V 型和 VI 型）

**视频 32.2 使用微创内固定系统（LISS）治疗胫骨平台双髁骨折**

双髁骨折通常是由高能量损伤引起的。虽然 Schatzker V 型骨折并不常见，但从手术技术上来说与 Schatzker VI 型骨折相同。

在处理不同患者不同案例前，需先考虑以下三个关键问题。

1. 软组织条件是否支持早期内固定，还是使用外固定架固定直到软组织水肿消退？
2. 想要复位并维持需要几个切口？
3. 是单纯在外侧使用锁定接骨板还是在内、外侧同时用接骨板内固定？

所有处理累及单个髁骨折的入路和手术技术均可以应用于平台双髁骨折。通常情况下，应使用双切口技术，但也有例外：如果内侧骨折较为简单且是关节外骨折时，单纯的外侧锁定接骨板固定就足够了（见下）。经典的手术方法是采用前面讨论的前外侧和后内侧联合入路。通常，应首先解决内侧平台问题，内侧平台可以给外侧平台提供参考和支撑。内侧平台关节面一般较为完整，除非骨折碎裂严重，通常可以判断干骺端的长度。股骨撑开器或提前安置的外固定架可以帮助肢体恢复长度和关节面的视野。通常，一块 3.5 mm 接骨板（管状接骨板、重建接骨板或加压接骨板）足以稳定内侧柱（图 32.17）。内侧柱稳定后，外侧平台的处理办法则如前所述。用单纯外侧内固定治疗平台双髁骨折的主要挑战之一，是避免因没有直接的内侧柱支撑而发生内翻畸形，或后期发生内翻塌陷（图 32.18）。

## 三柱分型理论与俯卧位的适应证

**视频 32.3 采用后内侧手术入路治疗胫骨平台后柱骨折**

一小部分的胫骨平台双髁骨折由于受伤时膝关节处于屈曲且承受轴向负荷时，从而导致后方剪切骨折（图 32.19）。此类骨折通常伴有骨折脱位，需要进行严格评估，判断是否存在血管损伤或骨筋膜室综合征。后入路对处理这类骨折有很大帮助[57, 62]。罗从风等[38] 提出了一种针对复杂胫骨平台骨折的三柱分型法，强调了对后柱的处理，将患者置于同侧躯干抬高的半俯卧位，可以不改变患者体位就兼顾前外侧入路和后内侧入路，同时处理内侧柱和后柱（图 32.17）。后内侧入路使得术者可以更好地观察胫骨内侧到腓骨头的区域，从而帮助确定内固定安放位置（图 32.10）。还有几种其他手术方式，可实现不借助腓骨截骨术处理胫骨后外侧平台的目的[57, 58, 63]（图 32.19）。

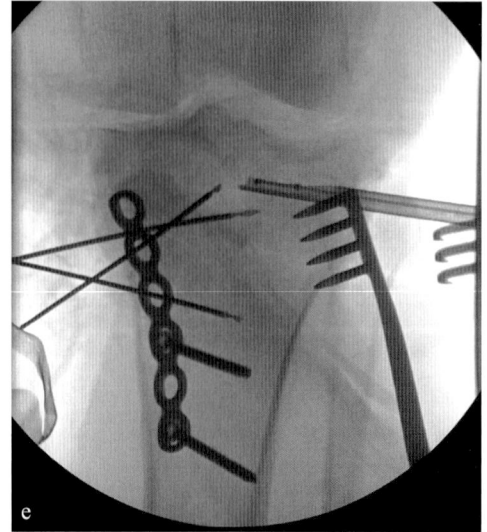

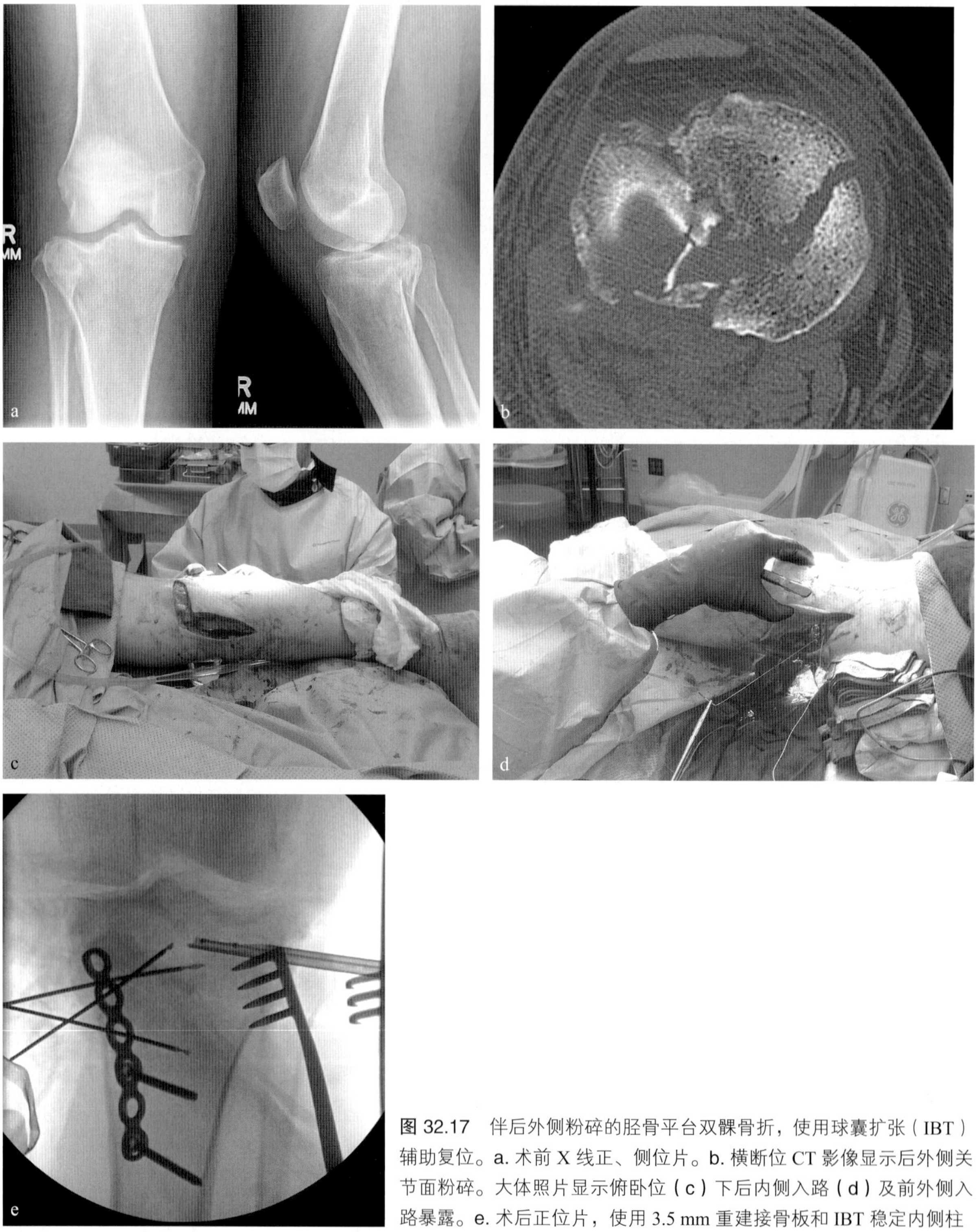

图 32.17 伴后外侧粉碎的胫骨平台双髁骨折,使用球囊扩张(IBT)辅助复位。a. 术前 X 线正、侧位片。b. 横断位 CT 影像显示后外侧关节面粉碎。大体照片显示俯卧位(c)下后内侧入路(d)及前外侧入路暴露。e. 术后正位片,使用 3.5 mm 重建接骨板和 IBT 稳定内侧柱

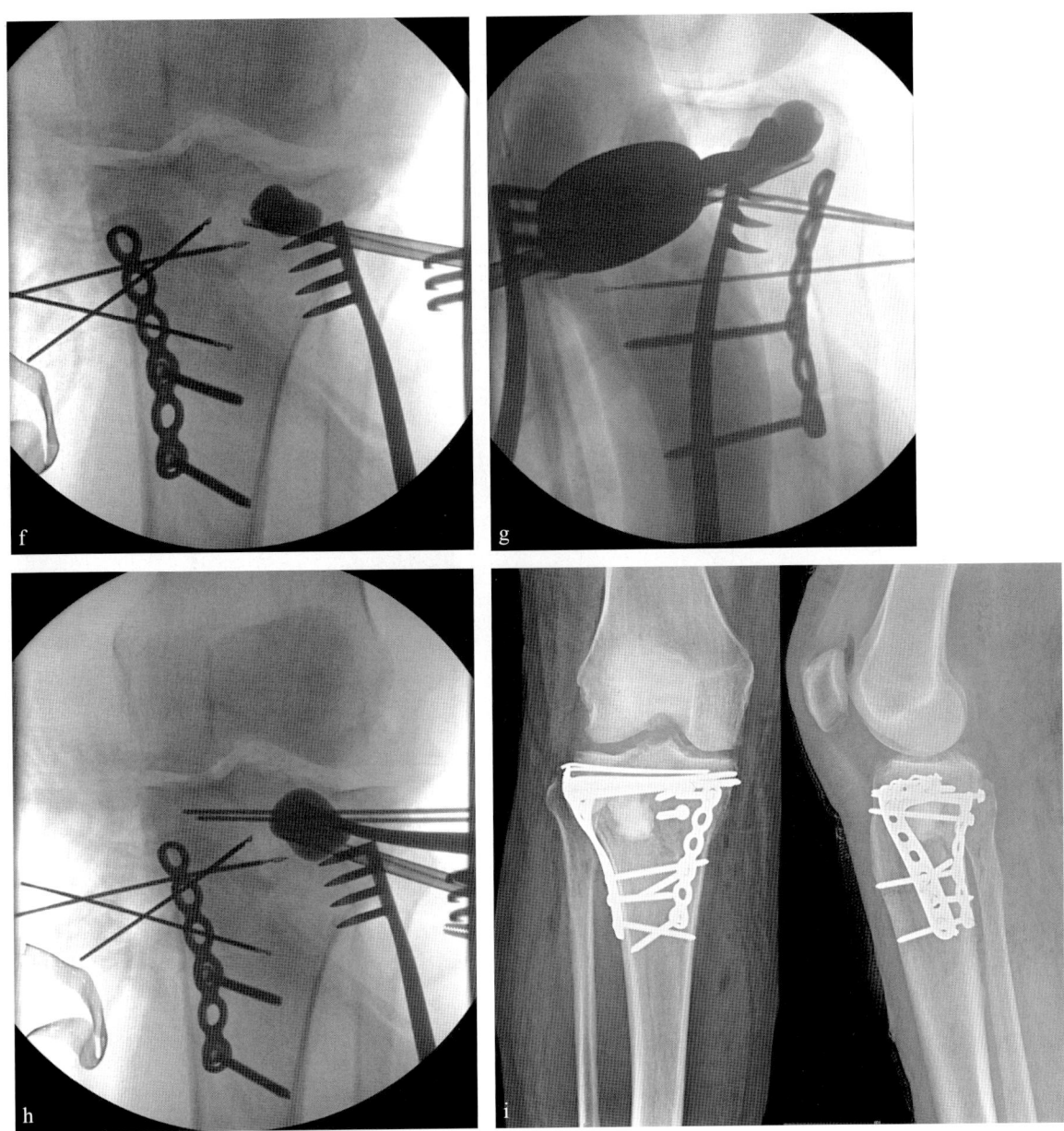

图 32.17（续） f. IBT 充气时的术中正位片。g. 术中透视显示放置 IBT 后，后外侧关节表面复位。h. 克氏针临时固定维持复位下透视正位片。i. 术后膝关节正、侧位片

## 切开复位锁定接骨板内固定

视频 32.4　锁定接骨板的使用原则

视频 32.5　C3 型股骨远端骨折和 C3 型胫骨近端骨折的肌下锁定接骨板固定

锁定接骨板在胫骨平台骨折治疗中起特殊作用，一般适应证包括骨质疏松，以及关节面骨折块较小的关节周围骨折。相对适应证包括假体周围骨折、干骺端粉碎性骨折，存在骨量丢失、愈合时间延长的开放性骨折，以及需要使用内置物来治疗的关节周围骨折等。与非锁定接骨板相比，锁定接骨板的主要优势是在骨折严重粉碎或骨量丢失时具有更好的负载能力。所有锁定螺钉在锁定到位时会形成一个固定角度，从而降低了在骨质疏松的情况下发生内固定松动的风险[35, 64-67]。许多锁定接骨板系统也

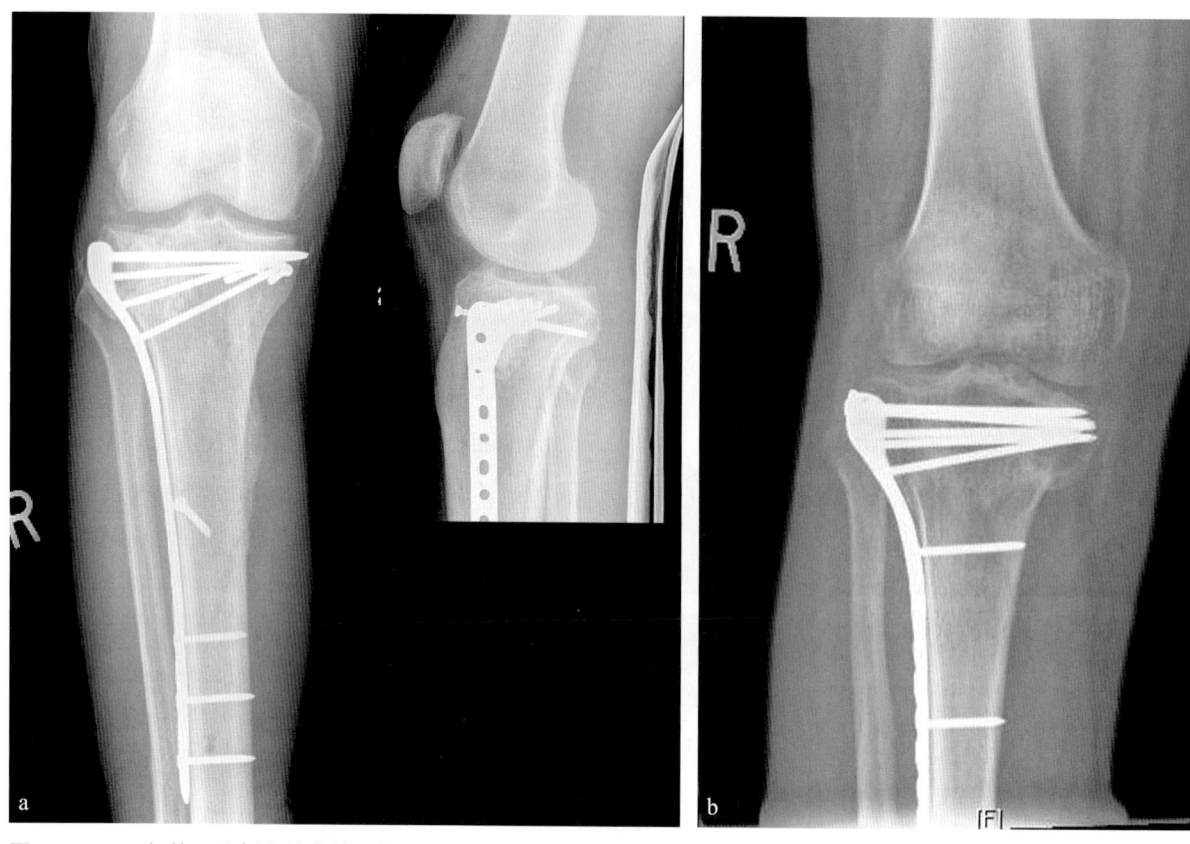

图 32.18　a. 仅使用外侧向锁定接骨板治疗双髁胫骨平台骨折，术后前后位和侧位 X 线照片。b. 另一例使用外侧锁定接骨板治疗晚期内翻塌陷的平台双髁骨折 X 线正位片

同时适配锁定螺钉和普通螺钉，使用时，必须考虑不同螺钉类型的特点：普通螺钉可以加压，并且可以将骨复位到接骨板上，有助于骨折间接复位；相比之下，锁定螺钉位置固定，不易退钉，骨界面的接触位置不会改变。部分关节内骨折（AO/OTA B 型；单柱）或多数 Schatzker Ⅰ~Ⅳ 型骨折均不能从锁定接骨板中受益，除非患者存在严重的骨质疏松。事实上，不能对骨折端加压是锁定螺钉的一个缺点。但是，我们可以使用普通螺钉来加压，同时对有严重骨质疏松的患者使用锁定螺钉进行加固。在某些有内侧平台骨折、骨碎片较大的双髁骨折患者中，关节面复位满意后，可以用一块锁定接骨板充分稳定骨折（图 32.18）。但是，如果外侧接骨板不能充分固定内侧平台骨块，特别是后内侧骨块[68]，应在外侧固定之前通过单独的后内侧切口放置内侧接骨板，以避免后期内翻塌陷（图 32.18b）。

使用锁定接骨板的技术要点和普通的加压接骨板基本相同，唯一的区别是螺钉钻孔方式不同。当骨折复位并用复位钳或克氏针临时固定后，将锁定接骨板紧贴胫骨近端放置。应使用锁定系统配套的钻孔导向器，然后将锁定螺钉钻入到位。锁定螺钉的准确钻孔和放置很重要，因为即使螺钉偏离轴线仅 10°，钉头螺纹与板孔螺纹的交叉的机械稳定性会降低 60%[69]。发生螺纹错扣时，拧下螺钉会变得非常困难（图 32.20）。常规螺钉和锁定螺钉一起使用被称为混合固定。锁定板和锁定螺钉均比其传统的接骨板和螺钉贵，且应在上述的几种情况中使用，不要常规使用。

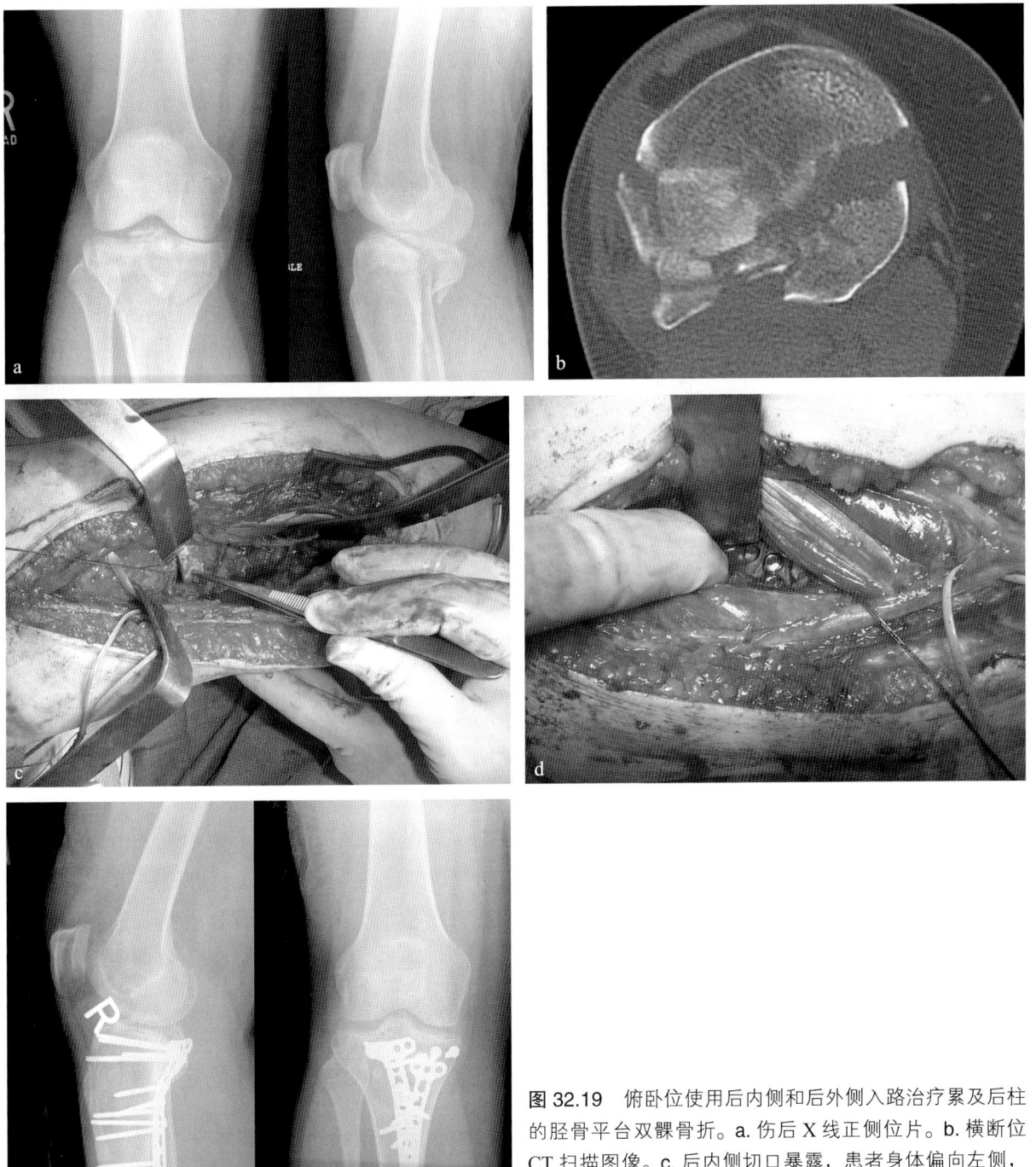

**图 32.19** 俯卧位使用后内侧和后外侧入路治疗累及后柱的胫骨平台双髁骨折。a. 伤后 X 线正侧位片。b. 横断位 CT 扫描图像。c. 后内侧切口暴露，患者身体偏向左侧，镊子指示的是内侧胫骨平台。d. 后外侧切口暴露，接骨板内固定后，可以看到血管束环绕腓骨神经。e. 术后 12 个月时的 X 线正侧位片

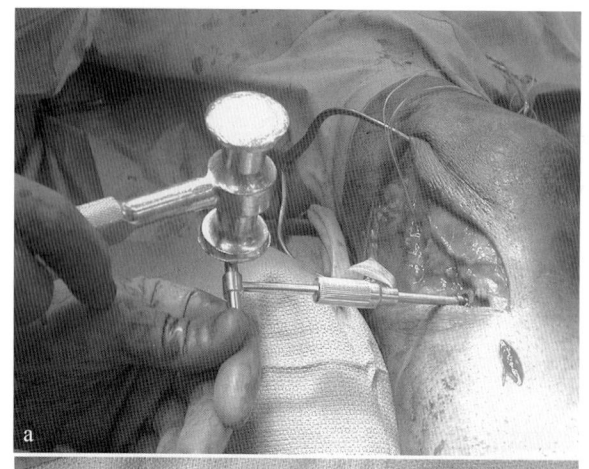

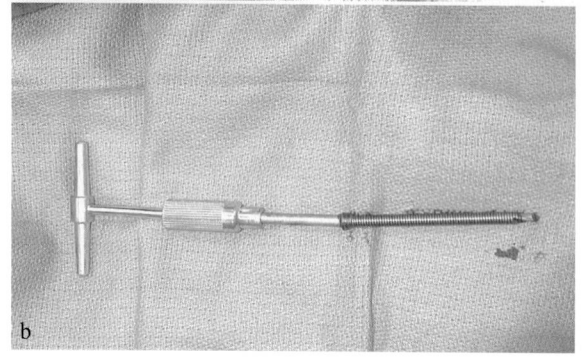

图 32.20　a. 应用断钉取出器和锤子试图取出"冷焊接"螺钉，通常需要较大的力。b. 可能会导致断钉，甚至损坏取钉的器械

## 其他技术

### 关节镜辅助复位内固定治疗 Schatzker III 型劈裂压缩型胫骨平台骨折

视频 32.6　关节镜辅助 ORIF 治疗胫骨平台骨折

关节镜已经成为治疗存在关节面塌陷的胫骨平台骨折非常有用的辅助治疗工具。关节镜辅助下的可视化操作，可以减少常规的关节切开。在存在外侧平台塌陷、内侧平台不需要切开复位的双髁骨折中，此方法非常有效。关节镜也具治疗作用，能去除骨软骨碎屑，有助于半月板、韧带损伤的修复。在急性胫骨平台骨折中，使用关节镜技术的主要问题之一是由于在手术过程中可能会挤出大量液体，存在引发骨筋膜室综合征的风险。为了降低这一风险，对于软组织损伤有限的低能量骨折，可以使用关节镜辅助；对于高能量骨折，需要等待 10~14 天让软组织条件好转。另外，应通过重力灌注关节，不要使用冲洗泵。

首先应进行全面标准的关节镜检查。应在内上方入路建立一个出水口，并常规评估腿部软组织张力，以最大限度地降低发生骨筋膜室综合征的风险。对于 Schatzker I~III 型外侧平台骨折，将观察镜通过内侧通道置入以查看外侧间室。然后创建一个外侧的半月板下方入路。使用标准的前外侧入路为参考，在前内侧镜头监视确认下，将腰穿针置于半月板下方。随后，使用 11 号刀片在半月板前角下方创建一个横向通道。在该位置放置工作套管可将半月板抬高，可以清楚显示平台骨折（图 32.21）。实现良好的暴露后，在关节镜监视下，通过标准撬拨方法复位关节面。获得复位后，使用标准的骨折固定技术固定。

手术完成后，用关节镜检查关节以确认骨折复位情况并修复软组织，清除残留的游离体。在每次手术结束时，应评估发生骨筋膜室综合征的可能性。如果有异常，应参照第 4 章中的说明，测量间隔室压力。

### 细（克氏）针或混合外固定

视频 32.7　钢丝外固定技术

处理干骺端粉碎或近端骨折块较小、接骨板固定困难的病例，或软组织条件较差、损伤严重的病例，不适合通过前述的切开复位内固定来处理。对这类病例，可使用细针固定器。这些情况常见于部分高能量的胫骨近端骨折，当存在这些因素时，细针固定器将成为常规的、功能强大的、必要的工具（图 32.22）。

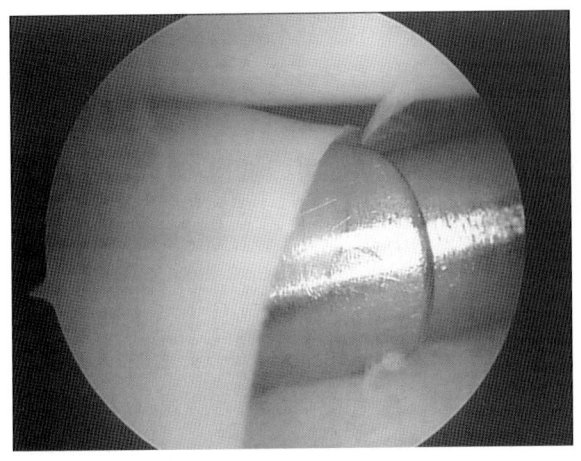 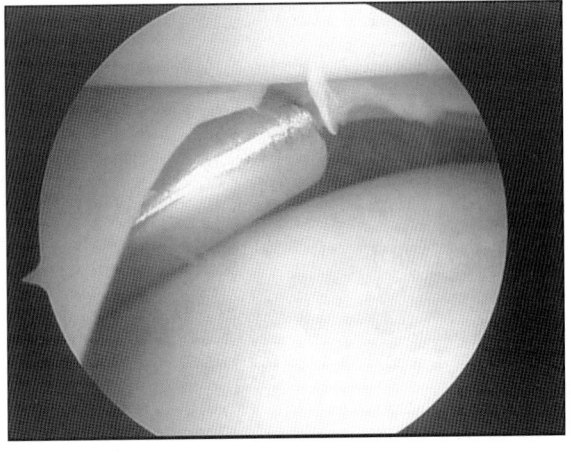

图 32.21 外侧半月板的前角下方放置一个工作套管，可以更好地观察骨折情况

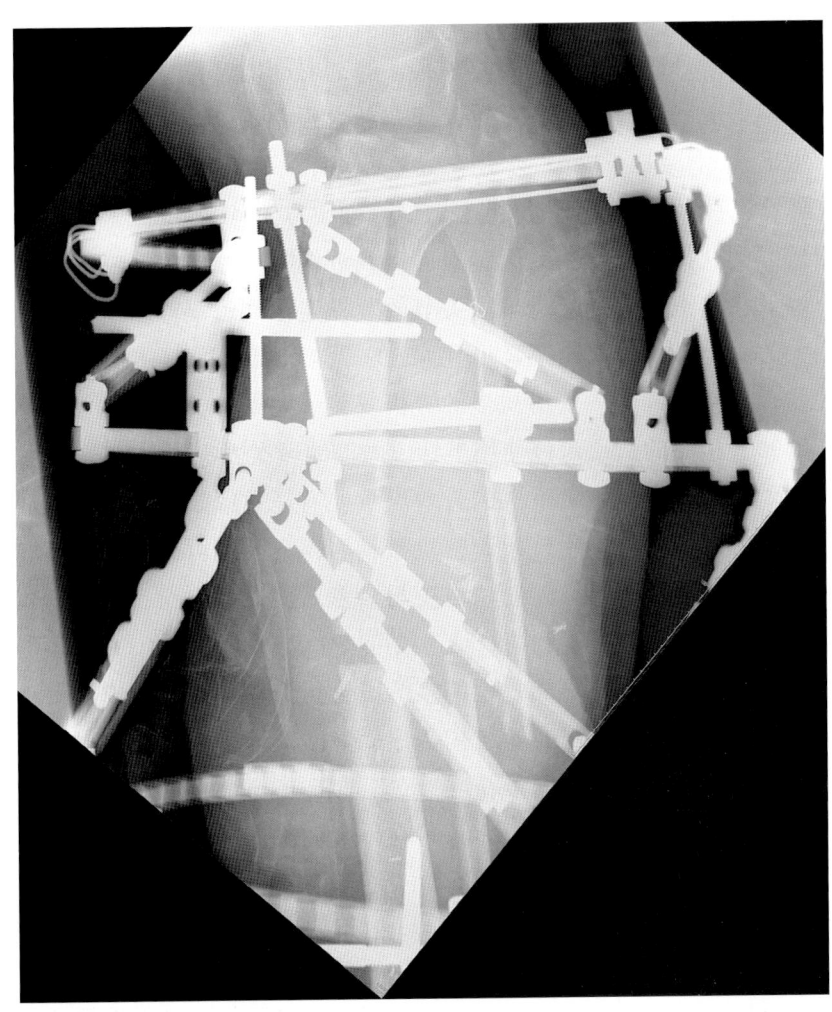

图 32.22 使用环形外固定架治疗开放的双髁胫骨平台骨折，X 线正位片

使用细针固定器可以尽早进行手术干预。如果骨折的关节内部分未移位,或经轴向牵引复位良好,则通常可在伤后 3~5 天行经皮细针外固定。但是,如果关节内骨折移位不能随着轴向牵引减少,则必须推迟手术,直到软组织条件允许,再行 ORIF 治疗。

术前计划

这是值得讨论的关键一步。无论外科医生经验是否丰富,对于胫骨平台骨折的急诊手术来说,细钢针固定并不是理想的选择。如前所述,如果用膝关节固定装置或管型石膏固定不能维持膝关节稳定和长度,则应使用临时外固定架固定。外固定架方便观察软组织情况和进行影像学检查,以及制订充分的术前计划。细针固定器的长度可通过术前胫骨全长 X 线片测量获得,固定环的大小可通过测量健侧获得,后侧最小容纳 2 指,前面 1 指。对于软组织损伤较重的肢体,最好选择型号偏大的固定环,预留肢体肿胀的空间。对于较大的骨折碎片,从生物力学上来说,应尽量用垂直 90° 相关的两平面上的钢针和半针固定。通常,近端环选择三分之二包围的,可避免软组织撞击,且使得膝关节运动不受限制。胫骨近端固定环通常有一根导引线,于远端干骺端骨折线下 2 cm 安装固定环。第二个环则安装在踝关节以上平面。通常无须超关节固定,只要可以在近端节段中实现两个水平的固定即可。最后选择合适长度的螺纹棒,预装细针固定支架。

关节面骨块复位内固定

关节面复位是关键,而解剖复位则是目标。软组织损伤可能很严重,但是不应过度破坏软组织或过度剥离骨膜,采用轴向切口,软组织损伤通常可以耐受。使用前述的标准关节面复位技术,单独使用螺钉固定可用于加压及维持关节复位。除非绝对必要,细针固定器不应在胫骨近端 15 mm 范围以内使用,可预防在胫骨近端穿过关节,从而可降低术后钉道感染和关节腔感染的发生率[70]。外固定架必须在关节面复位满意后再固定。

骨折干骺端细针固定和复位

重建关节和主要的关节面骨块后,用细针固定器将其固定于远端骨干,恢复胫骨力线。固定器框架可以在不剥离周围软组织前提下,经皮恢复干骺端对线。骨折块在矢状面、冠状面、旋转平面上的都要准确定位。在透视下反复使用校准棒调整骨折位置。其中,最重要的第一步是安置参照导针 1 和 2:第一枚钢针平行于膝关节,在关节面下方 15~18 mm,将预先组装的固定架连接到近端参考导针;第二枚钢针平行于踝关节放置并连接到远端环。这些细针被拉紧并用适配的螺栓和螺母固定,持续牵引,获得初步的骨折复位。如果骨折碎块足够大,可以使用半针或橄榄针再次固定主要的碎骨块,负重区的骨块至少要有三重固定。通常,在使用外架调整机械轴后,干骺端可以基本复位。旋转对位需要与参考对侧肢体对比。通常,髌骨到第二趾连线可以作为参考机械轴。对于不能早期复位的多节段骨折、亚急性骨折或因为神经血管结构受损而无法立即进行复位的,可以使用泰勒空间支架(Smith & Nephew, Memphis, TN),术后可在计算机导航下复位矫正。

术后处理

这一步也很关键。这些患者需经常随访,靠近关节的钢针周围需敷料加压包扎。限制软组织活动。如果复位情况良好,患者可以耐受,尽可能早期负重,并进行膝关节活动度的锻炼。

在术后 X 线片上看到骨痂连续且患者完全负重下无明显疼痛时，可以去除固定架。

## 康复

膝关节活动度丢失是胫骨平台骨折最常见的并发症。牢固固定和早期功能锻炼是非常重要的。作者提倡采用连续被动运动（continuous passive motion, CPM）进行早期术后功能锻炼，但是需要注意循序渐进，早期可以从 0°~30° 开始。当决定扩大活动范围时，应缓慢增加角度，并充分考虑软组织损伤因素。过度使用 CPM 可能会影响胫骨近端伤口愈合。

完全负重的时机差异很大，主要取决于损伤的类型和固定的稳定性。患者负重应首先从 25 磅的足尖负重开始，以最大限度减轻膝关节肌群紧张带来的关节刺激。当使用环状外架时，患者可在疼痛耐受范围内负重。然而，在关节面严重损伤、干骺端粉碎、软组织损伤严重以及骨质疏松患者中，完全负重需延迟 10~12 周。总而言之，影像学检查是否发现干骺端骨痂形成，以及患者自身疼痛与否，是调整康复方案的两个标准。

## 膝关节骨折脱位

**视频 32.8　Compass 铰链膝的使用**

骨折波及膝关节并伴有多条韧带损伤提示损伤严重，并很难进行准确诊断。而胫骨平台骨折是最常见的合并韧带损伤的关节内骨折。对于 Schatzker Ⅳ 型胫骨平台骨折，需仔细检查以除外膝关节脱位损伤。体格检查往往很难准确判断损伤类型，有以下几个原因：疼痛、相关软组织损伤、复合伤，以及很难分辨不稳定是骨折还是韧带损伤所导致的。在麻醉状态下，内固定稳定后的体格检查是一种重要的诊断方法。但是部分医生在对严重粉碎的骨折复位后不敢进行严格的应力试验，许多韧带损伤的病例因此漏诊。

MRI 是评价膝关节骨折脱位最重要的诊断工具。术前进行 MRI 扫描十分重要，因为内固定和外固定设备都会产生严重干扰。因此，对于进行临时外固定的患者，需要避免在膝关节周围使用连接器，从而减少对成像的干扰。部分研究表明，胫骨平台骨折患者有很高的概率伴发软组织和肌肉损伤[42,43]。如果漏诊脱位的情况，即使骨折对线愈合良好，患者的功能预后也较差。膝关节不稳往往会发展为疼痛和运动障碍。Delamarter 和 Hohl[1] 研究表明，40% 行保守治疗的合并骨折的膝关节损伤的患者的临床结果较差，而 16% 的手术治疗膝关节损伤的患者临床结果较差。

合并关节骨折和韧带损伤的患者的治疗比较复杂，目前多数专家支持早期修复或重建韧带。对于骨性或韧带损伤，获得充分的稳定性是至关重要的。Compass 铰链膝（CKH, Smith & Nepkew）联合微创接骨板固定，使多发韧带损伤患者可以早期活动，同时不对重建体形成旋转式内/外翻应力（图 32.23）。CKH 的应用技术可见视频 31.10。

作者使用 CKH 的早期研究显示韧带失败率明显较低：CKH 的失败率为 7%，无 CKH 的失败率为 29%[71]。对于近乎所有的膝关节骨折-脱位患者，我们目前采用 CKH 加软组织重建与截骨进行治疗。

## 辅助复位工具

### 通用撑开器

通用撑开器又名股骨撑开器，是一种功能强大的工具，可以可控的方式矫正骨折长度和骨折对线（图 32.14），亦可以实现多平面矫正。预钻单皮质或双皮质 Schanz 针，并沿着股骨侧

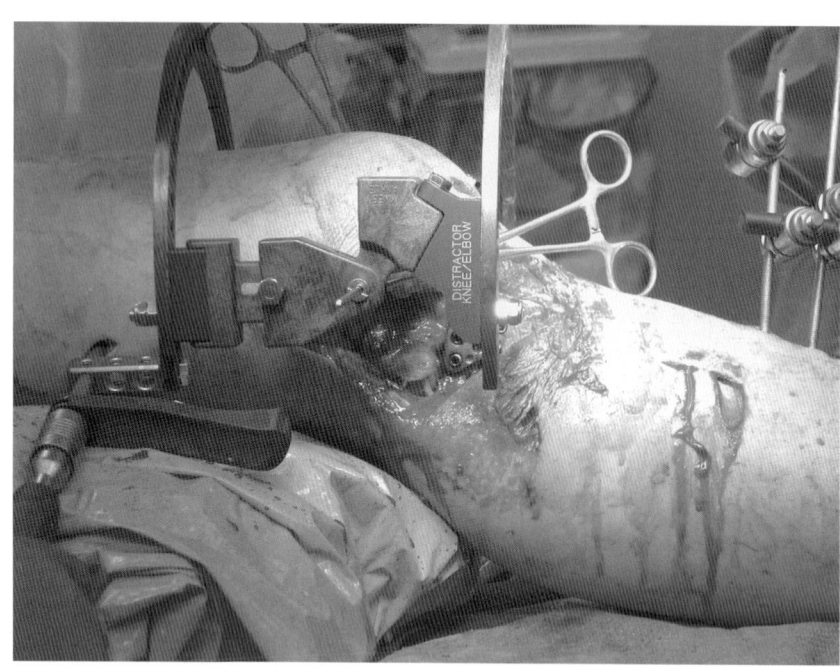

图32.23 膝关节脱位-骨折患者，置入Compass铰链膝外侧股骨针

髁轴线，平行于膝关节置入。在胫骨侧也必须与踝关节平行，使用较长的螺纹杆并尽量放在胫骨干远端，以免影响近端内固定放置。当长度难以恢复或冠状面复位困难时，于内、外侧分别放置一个撑开器是必要的。这类情况多见于严重缩短的亚急性骨折。

为了显露并观察关节面，撑起器放置采用类似方法。撑开器最常用于外侧胫骨平台关节面的暴露，撑开前要先恢复内侧柱的完整性。因此，在双髁平台骨折中，在外侧撑开前需要先修复内侧柱。术者应确保内侧固定可靠，外侧柱的牵引不会破坏内侧柱的复位和固定。

### 骨缺损填充物的使用

面对关节面塌陷，重要的是为抬高关节面并为关节面提供结构支撑，以最大限度地减少后期塌陷的发生。除了金属支撑内置物外，还有其他几种选择可以填补所产生的缺损，如自体和异体骨以及磷酸钙骨水泥。

尽管术者的喜好和成本因素起到一定作用，但事实证明，注射磷酸钙骨水泥可有效避免晚期关节塌陷[72]，也有减轻术后疼痛和缩短手术时间的作用[73]。在动物和尸体的外侧平台塌陷骨折模型中，与自体移植相比，磷酸钙的下沉程度较小[74,75]，疲劳强度和最终破坏负荷也较高[74]。Lobenhoffer等[76]回顾了磷酸钙骨水泥用于治疗26例复杂的胫骨平台骨折。负重平均开始于4.5周（1~6周）。有2例（8%）部分复位丢失，其中1例（4%）需要翻修。Lysholm膝关节评分极好15例（58%），良好6例（23%），中等5例（19%）。胫骨平台骨折研究组前瞻性地对120例胫骨平台骨折随机使用骨自体移植或磷酸钙填充治疗[72]，磷酸钙组的下沉率显著降低（$P=0.009$）。

### 辅助固定工具

在关节面粉碎严重的骨折中，标准接骨板通常未能提供足够数量的螺钉用于固定，或接骨板位置太低而无法充分维持关节面复位。因此，了解辅助固定技术可能对关节面粉碎性压缩骨折治疗有价值。以下两种技术都可以在软骨下骨下方进行固定，从而提高关节面的强度。

1. 管状接骨板　可以在软骨下骨的正下方放置一块 2.7 mm 或 3.5 mm 的管状接骨板，结合多枚筏状螺钉，可以改善固定，增强支撑（图 32.24）。

2. 克氏针　对于无法使用接骨板固定的小骨块，克氏针固定是可行的。克氏针置于软骨下骨的下方、接骨板的上方，以维持骨块位置。克氏针可被弯曲，钳夹和打压（图 32.5d）。

## 新技术

视频 32.9　采用腓骨截骨的后外侧胫骨平台骨折的 ORIF

视频 32.10　不采用腓骨截骨的后外侧胫骨平台骨折的 ORIF

视频 32.11　使用新鲜同种异体移植物进行膝关节生物置换

视频 32.12　使用髓内接骨板行胫骨高位截骨

视频 32.13　新鲜胫骨平台同种异体移植

## 可膨胀性球囊

视频 32.14　球囊加压复位胫骨平台压缩骨折

可膨胀性球囊（Inflatable Bone Tamp, IBT）是较新的复位工具。与椎体后凸成形术一样，可膨胀球囊可以更加可控的方式整体抬高凹陷的关节面（图 32.17）。与传统的金属撬棒不同，充气式球囊扩张可以保持关节面各碎骨块之间的脆弱的连接。金属打夯器表面坚硬，需要不连续地抬高小碎骨片。夯棒可能会穿透关节表面，或加重关节面粉碎程度。尽管可膨胀球囊可以在术中透视下及关节镜检查中经皮使用，但关节面复位仍是关键。该技术应被视为一种复位选择。术者也可在关节切开术中使用球囊，并能直视下观察关节复位情况。

虽然技术的细节可能略有不同，但基本的关节面复位原理是一致的（图 32.17）。于关节凹陷下方约 5 mm 处置入可膨胀球囊，使得松质骨得以升高和压缩，从而整体抬高塌陷的关节面，并且能降低后续注射的磷酸钙填充时渗入关节内的风险。将克氏针放置在可膨胀球囊或

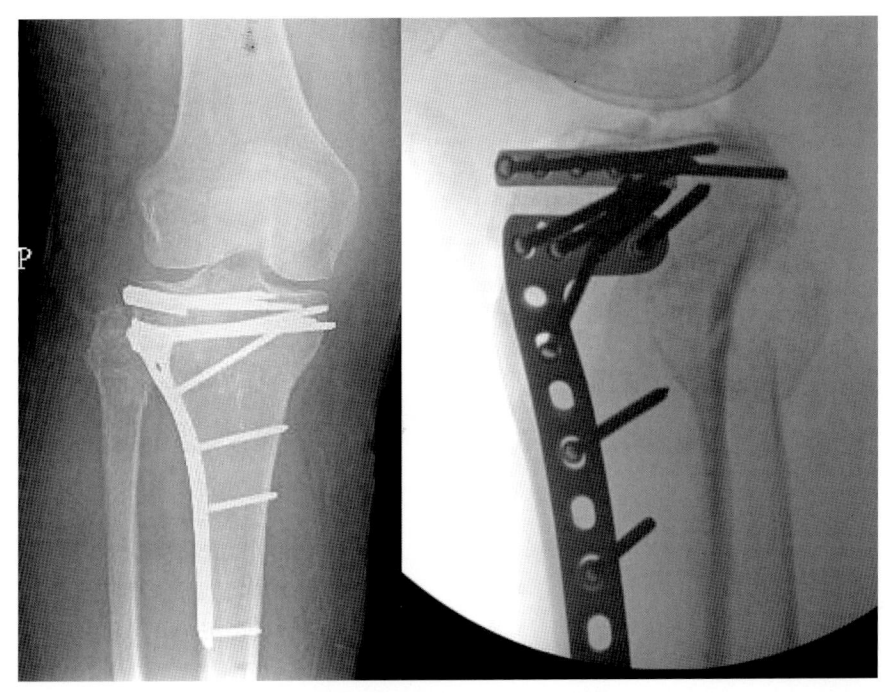

图 32.24　管状接骨板治疗的 Schatzker Ⅱ 型胫骨平台骨折，有助于维持粉碎关节面的复位。正、侧位 X 线片

定向套管的正下方很有帮助，克氏针和套管起到了阻挡作用，可以防止球囊从关节表面移位。在压力监测下，将不透射X线的染料注入注射器中，膨胀球囊，从而控制关节表面的抬高。一旦关节面复位满意后，用关节周围复位钳和克氏针临时固定，从而避免球囊放气以及内置物置入过程中穿透球囊而导致关节下陷。球囊放气后，使用标准固定技术固定。固定完成后，使用可注射的磷酸钙填充关节压缩抬高后所产生的空间。已经有文献报道了小宗的病例使用情况，但是要真正评估该技术的收益，还需要进行较大样本临床研究[77]。

## 多向锁定接骨板

几种新型的锁定接骨板系统的锁定钉可以多向固定，多数可在锁定孔内实现高达30°的发散角。在双髁胫骨平台骨折中，使用外侧接骨板固定时，改变锁定钉角度使其指向后内侧骨块，具有潜在的收益。但是，锁定接骨板使用的适应证不会因此改变。为了使得螺钉具有多向锁定的功能，螺钉与接骨板界面间的生物力学刚度降低了，但似乎并未显著影响其临床应用[78, 79]。

## 基于Schatzker分型的改良分型法

**视频32.15 股骨外侧髁截骨+ORIF治疗复杂后外侧胫骨平台骨折**

Muaricio Kfuri和Joseph Schatzker最近改良了Schatzker等[7]提出的传统胫骨平台骨折分型系统，纳入了CT影像学信息，从而可以更好地指导临床治疗方式的决策。最初的分型系统仅使用X线片，把内、外侧平台考虑在内（图32.2）。改良分型（图32.25）更加关注后内侧和后外侧区域，这些区域对于准确复位和固定以及避免后期的塌陷/移位至关重要。对分型系统进行改良后，骨折将被区分为前内侧、前外侧、后内侧和后外侧骨折。改良胫骨平台分型系统使用了可复现的解剖标志，如腓骨头和内侧副韧带（MCL），以强调后外侧和后内侧部分的重要性。

Kfuri使用个性化的前外侧入路，以解决后外侧角问题。患者取仰卧位，通过外侧股骨髁上截骨术，打开外侧副韧带复合体，同时提供了进入后外侧平台的通道。Gerdy结节截骨，并使用股骨撑开器撑开，可获得更好的暴露。Kfuri在外侧半月板前角沿半月板径线切开，可进入包括胫骨棘在内的整个外侧平台。使用该手术

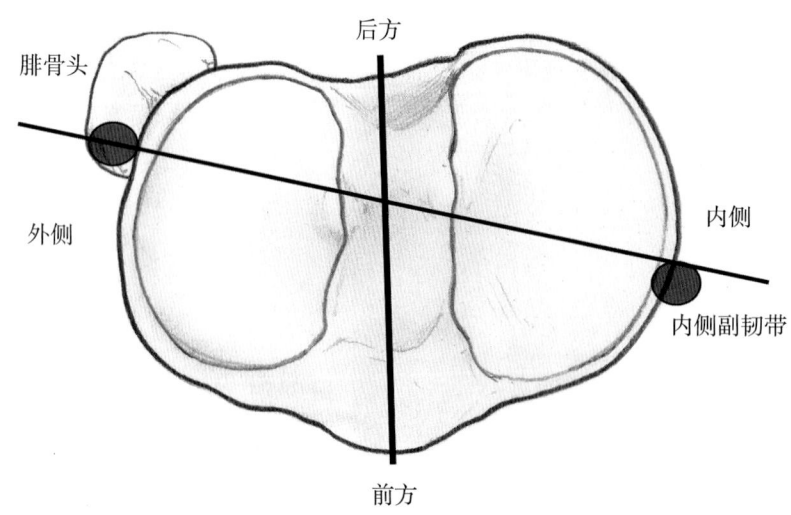

图32.25 最近提出的对Schatzker胫骨平台骨折分类的改良分类法，其中包括了经典的两柱（内侧柱和外侧柱）和两个分区（前方和后方）。冠状平面分割点位于外侧在腓骨头的前方，内侧位于内侧副韧带（MCL）的后方

> **要点与技巧**
>
> - 在胫骨平台关节面层面进行轴向CT扫描，有助于全面了解骨折结构，为手术复位、内固定选择、安置提供指导。
> - 因骨筋膜室综合征需行筋膜切开术时，术前标记ORIF所需手术切口非常重要[18]。然而，外侧的筋膜切口最好比常规切口稍微向后、向远端，有利于避免与将来的处理骨折切口冲突。也可采用改良的外侧筋膜切开入路。
> - 在关节面压缩骨折中，筏状螺钉的关节面支撑效果显著优于加压接骨板[80]。
> - 扩大的前外侧入路可以用于放置外侧接骨板，也可以进行用于后外侧角一期或二期重建。
> - 行半月板下关节切开术时，通过屈曲膝关节并在半月板放置牵引缝线可改善显露。
> - 使用股骨撑开器显露外侧关节线，并通过半月板下关节切开术充分显露胫骨外侧平台。在双髁骨折中，处理外侧柱之前应优先固定内侧柱，以避免内侧柱塌陷。
> - 在伴有严重粉碎或者严重骨质减少的Schatzker Ⅰ~Ⅳ型骨折中，锁定接骨板可能是必要的，但在大多数情况下并非必需。Schatzker Ⅰ~Ⅳ型骨折需要支撑固定，通常使用非锁定板完成。
> - 外侧锁定接骨板可能有助于治疗有干骺端分离但无内侧胫骨平台关节面受累的双髁平台骨折。但是，当需要单独的后内侧入路时，它们的作用就微乎其微了。在这种情况下，内侧和外侧的标准接骨板固定就足够了。
> - 在获得满意复位前，不要使用任何锁定螺钉。锁定螺钉会形成固定角度，不能再对复位进行调整。它们不会使得接骨板和骨面贴合。如果需要，可以使用非锁定螺钉，复位钳或根据内置物种类选择特定复位装置将接骨板临时固定。
> - 采用微创技术时，在放置任何内置物之前，通过不同的轴向牵引下复位情况以了解骨折类型，充分了解关节面下缺损的大小，可以显著提高复位效果。
> - 经皮使用复位钳钳夹接骨板胫骨近端部分，使得内固定与胫骨贴合，以最大限度地减少内置物刺激所造成的疼痛和软组织激惹。
> - 后内侧入路是Schatzker Ⅳ型骨折或后内侧粉碎的双髁骨折的理想选择。
> - 当胫骨平台后柱存在剪切骨折时，应考虑采用后方入路。

方法，术毕需要修复外侧半月板，并使用带有软组织垫圈的4.5 mm或6.5 mm螺钉固定截断的股骨髁。目前，Gerdy结节截骨术较少使用，目前惯常的方法是联合前外侧近端接骨板。至今尚无该术式的临床数据，亦无与其他手术方法的比较研究。

# 结 果

评价胫骨平台骨折治疗结局转归非常困难，首先，目前没有统一的评价标准，很多文献将低能量骨折和高能量骨折一起进行评价。另一方面，很多研究是回顾性研究或前瞻性队列研究，没有高质量的RCT研究。此外，治疗胫骨平台骨折的术式也日新月异，如微创接骨技术、二期ORIF技术、细针固定器和锁定接骨板的使用等。为了克服以上问题，我们将治疗技术分成三类探讨：2000年以前的ORIF治疗、2000年之后的ORIF治疗，以及细针外固定器技术。

2000年之前的ORIF研究，结局指标罕有报道。5项不同研究报道了采用切开复位内固定治疗胫骨平台骨折，评分优良率为75%，有25%的患者预后不良[6, 7, 19, 39, 81]。2000年以后的文献报道，优良率达到了84%，有16%的患者预后不良[35, 36, 82]。一项对84例双髁平台骨折治疗的回顾性研究表明，LISS（LISS, Synthes, Paoli, PA）系统与双接骨板技术相比，在愈合率、复位丢失、HSS评分，以及并发症总的发生率方面相似[83]。然而，采用LISS系统时，复位不良、内固定局部刺激发生率较高，但其手术切口更小、出血量更少、创伤更小。使用双接骨板技术治疗双髁骨折与残留功能不良发生有关[84]。如果严格评估关节面的复位情况，则很难获得精确复位。在对83例患者的回顾分析中，关节面复位的满意率只有55%。关节面复位的满意度与术后骨骼肌功能评分（Musculoskeletal Functional Assessment，MFA）正相关，而骨折的严重程度与MFA呈负相关。使用三柱分型的理念，罗从风等[38]回顾了29例使用后侧扩大入路及前外侧入路治疗复杂的双髁平台骨折的病例，只有1例患者实现了关节面满意复位，没有发生深部感染和翻修。术后24个月健康调查量表SF-36（short-form 36-item, SF-36）和HSS评分分别是89和90。

使用细针固定器（混合式或环状）的综合优良率为70%，不良率约为30%[22~24, 28, 30~33, 85]。这些研究使用了不同的结局指标，但是他们的结果都支持ORIF是更佳的治疗方案。然而，在2009年，一项对比双接骨板ORIF和环形外架治疗高能量胫骨平台双髁骨折的多中心前瞻性随机对照研究发现，使用环形外架的住院时间更短，功能恢复更快，严重并发症也较少，同时具有与ORIF相似的复位效果、愈合率、功能预后[86]。

在这三类研究，骨折愈合率都很高。新近的研究表明，采用ORIF治疗的愈合率接近100%[82, 83]，2000年前的ORIF研究愈合率也可达到99%[1, 9, 19, 39]，采用细针固定的愈合率也达到99%[22~28, 30, 31, 33, 85]。另一方面，三者畸形愈合发生率有显著差异，时下的ORIF为14%[35, 83]，2000年前的ORIF为19%，细针固定的畸形愈合发生率为14%，与时下的ORIF技术相仿[25~27, 31, 33, 85]。

胫骨平台骨折患者的长期随访数据有限。许多外科医生认为创伤后骨关节炎是不可避免的。然而，瑞典的20年的随访研究显示，在术后7~20年内随访，并没有发现关节退变[5]。然而，该研究纳入的病例中，双髁骨折不足20%。Weigel和Marsh[36]关于高能量损伤导致双髁骨折的研究表明，损伤后2~8年内关节内未发生退变。这两项研究有力地证实关节炎并不是胫骨平台骨折必然转归，经过长期功能锻炼可以恢复良好的肢体功能。

# 并发症

**视频32.16　胫骨平台骨折伴内翻畸形的骨不连**

手术治疗胫骨平台骨折，尤其采用切开复位内固定术治疗双髁骨折时，并发症发生率可达23%~55%[4, 13, 23]。并发症包括关节活动度丧失、深部感染、皮肤坏死、软组织裂开、化脓性关节炎、腓神经麻痹、固定失效、畸形愈合和骨筋膜室综合征等。

膝关节活动度丢失是最常见的并发症。使用细针固定器治疗胫骨平台骨折时，术后活动度一般为1°~105°[22, 23, 25, 26, 30, 31, 33, 85]。使用临时切开复位内固定治疗胫骨平台骨折时，术后活动度一般为2°~124°[35, 36, 38, 82, 87]。无论是何种治疗方法，只要软组织条件允许，都提倡早期功能锻炼，尽量减少膝关节僵硬的发生。

伤口裂开和深部感染的发生会导致严重的后果。根据既往研究，胫骨平台ORIF后的深部感染发生率为5%~80%，其平均发生率为27%[3, 9, 14, 19, 20, 39]。许多学者建议，在复杂病例中应该重视软组织损伤，适当推迟ORIF，并发症发生率会明显降低[10, 15, 51, 52]。一项多中心研究表明，采用LISS系统治疗52例高能量损伤导致的开放性胫骨近端和胫骨平台骨折，深部感染发生率为5.8%[88]；对高能量双髁骨折采用双接骨板内固定，深部感染发生率为8%[51]。细针固定器治疗此类骨折深部感染发生率报道差异较大，为0~13%，平均感染率为6.6%[22, 24, 26, 28, 31]。细针固定器关节内固定时，引发化脓性关节炎的平均概率为9.5%（4%~20%）[27, 28, 30, 33]。钢针固定位于关节平面10~15 mm以下，可明显减少此并发症的发生[70]。皮肤坏死或软组织损伤也是常见并发症，尤其见于10年前的一些有关ORIF[3, 10]的报道。

创伤和医源性损伤都可能造成腓神经麻痹。在部分病例中，腓神经麻痹是最常见的并发症[7]。也有文献报道采用细针固定或手法复位时神经移位出现医源性损伤[89]。骨筋膜室综合征常继发于开放性或闭合性胫骨平台骨折，并且增加了并发症发生的概率[16, 18]。

固定失效是另一种常见的并发症，据报道发生率为31%，常见于骨质较差的患者[90]。Ali等回顾了42例手术治疗的胫骨平台骨折，60岁以上人群和骨质疏松患者的失败率显著升高[90]。失效还与早期的骨折移位、过度粉碎、过早负重等有关。值得注意的是，这些病例都没有使用锁定接骨板。使用锁定接骨板、环状动态外固定架、磷酸钙骨水泥填充等，可以降低内固定失败的发生率。

随着细针固定器和微创技术的应用，对软组织条件的关注和延迟ORIF理念的推广，并发症的发生率有所下降。虽然这些进步令人振奋，但是并发症发生率仍然很高。对于胫骨平台骨折患者，尤其是高能量损伤的病例，术者必须倍加谨慎。

> **要点与技巧**
>
> - 胫骨内侧平台比外侧平台宽大坚硬，且与外侧平台的凸面相比呈凹形。
> - Schatzker Ⅰ型骨折常伴有外侧半月板撕裂。
> - Schatzker Ⅳ型骨折常伴有膝关节脱位、血管及神经损伤。
> - 应依据软组织的条件决定手术治疗时机。
>   - 如果存在肢体短缩或因骨折不稳定带来的持续软组织损伤的风险，则需要进行临时外固定。
>   - 对于高能量骨折治疗采用延迟切开复位内固定，可使深部感染率由27%降至8%。
> - MRI研究证实，48%~90%的胫骨平台骨折患者合并韧带或半月板损伤。
> - 胫骨平台骨折非手术治疗指征：
>   - 无移位骨折，移位骨折（<3 mm）
>   - 内翻和外翻应力稳定
>   - 稳定性半月板下周围骨折
>   - 低能量骨折，骨折粉碎程度较低
>   - 患者要求较低，有手术禁忌证
> - 胫骨平台骨折的绝对适应证
>   - 开放性骨折
>   - 骨筋膜室综合征
>   - 血管损伤
> - 使用细针固定器时，膝关节化脓性感染的发生率为9.5%。
>   - 钢针应至少低于关节线15 mm，以最大限度地减少穿透关节并导致膝关节化脓性感染的风险。
> - 切开复位内固定治疗胫骨平台骨折，评分优良率84%，16%的患者效果差。
> - 不论是切开复位内固定或细针固定器技术，仍有1%的骨折病例会发生骨不连。
> - 使用现代化手术技术仍会有高达14%的畸形愈合率。
> - 现代切ORIF技术增大了患者康复后的活动范围：与细针固定器技术相比，使用ORIF治愈后的活动范围为122°，而细针固定器技术仅有104°。
> - 长期研究表明，关节退变不会因为随访时间的延长而出现。
> - 使用传统接骨板和螺钉的固定有器，固定失效率约为16%。
>   - 导致固定器技术失败的可能因素，包括患者年龄大于60岁和骨质疏松。
> - 侧方锁定接骨板无法或极难对后内侧平台关节内骨折进行固定。
> - 对于伴有后内侧关节面粉碎的双髁骨折，多数应考虑采用双接骨板固定。

## 视 频

**视频 32.1　锁定接骨板治疗胫骨平台内侧骨折 – 脱位**

视频演示了对一例 Shatzker Ⅳ 型胫骨平台骨折并伴有多发韧带损伤的患者，采用关节镜联合锁定接骨板技术治疗内侧胫骨平台骨折效果较好。

**视频 32.2　使用微创内固定系统（LISS）治疗胫骨平台双髁骨折**

视频演示了对胫骨平台双髁粉碎性骨折采用 LISS 进行微创内固定，强调了置入锁定螺钉前正确复位的重要性。

**视频 32.3　采用后内侧手术入路治疗胫骨平台后柱骨折**

视频演示了在俯卧位下通过后内侧入路治疗胫骨平台后柱骨折的方法。

**视频 32.4　锁定接骨板的使用原则**

视频总结了使用锁定接骨板技术应遵循的原则，包括微创设计的单皮质锁定接骨板系统，以及需要联合锁定和非锁定螺钉的动力接骨板系统，着重强调了螺钉的正确置入顺序。

**视频 32.5　C3 型股骨远端骨折和 C3 型胫骨近端骨折的肌下锁定接骨板固定**

视频演示了改良的髌旁外侧入路法可实现胫骨平台和股骨远端的复杂关节损伤可视化，肌下接骨板固定是重点。

**视频 32.6　关节镜辅助 ORIF 治疗胫骨平台骨折**

视频演示了关节镜辅助 ORIF 治疗胫骨平台骨折，强调了手术室配置、关节镜通道放置以及使用 ACL 导向器来减少胫骨平台骨折的移位。

**视频 32.7　钢丝外固定技术**

视频介绍了采用钢丝外固定技术治疗胫骨平台骨折的原理。

**视频 32.8　Compass 铰链膝的使用**

视频演示了 Compass 铰链膝的置入过程，以及股骨髁同轴点的确认。

**视频 32.9　采用腓骨截骨的后外侧胫骨平台骨折的 ORIF**

对于后外侧胫骨平台粉碎性骨折，腓骨截骨的外侧入路可以帮助充分暴露，进而实现解剖复位和固定。此类骨折治疗起来很困难。视频演示了采用腓骨截骨的外侧入路，以显露复杂的骨折并实现解剖复位和固定技术。

**视频 32.10　不采用腓骨截骨的后外侧胫骨平台骨折的 ORIF**

严重粉碎的后外侧胫骨平台骨折很难治疗。视频演示了不行腓骨截骨的外侧入路，以充分显露并实现解剖复位和固定。

**视频 32.11　使用新鲜同种异体移植物进行膝关节生物置换**

视频演示了存在严重关节软骨丢失时，对年轻患者使用新鲜同种异体移植物替代股骨远端、髌骨、滑车、半月板和胫骨平台。

**视频 32.12　使用髓内接骨板行胫骨高位截骨**

视频演示了 PEEK 材料制成的新型髓内接骨板（I Balance）用于胫骨高位截骨的稳定，对较瘦的患者效果很好。

**视频 32.13　新鲜胫骨平台同种异体移植**

视频演示了用新鲜的胫骨平台和半月板行同种异体骨移植治疗胫骨平台全层关节软骨丢失的技术。

**视频 32.14　球囊加压复位胫骨平台压缩骨折**

视频演示了使用微创球囊加压技术、骨水泥填充和有限内固定技术治疗胫骨平台压缩骨折。

**视频 32.15　股骨外侧髁截骨 +ORIF 治疗复杂后外侧胫骨平台骨折**

视频演示了通过股骨远端髁截骨显露后外侧胫骨平台骨折的技术。

**视频 32.16　胫骨平台骨折伴内翻畸形的骨不连**

视频演示了采用微创技术对胫骨平台骨折进行治疗，用球囊复位，骨水泥填充并行有限内固定。

## 参考文献

1. Delamarter R, Hohl M. The cast brace and tibial plateau fractures. Clin Orthop Relat Res 1989;242:26–31
2. Honkonen SE. Indications for surgical treatment of tibial condyle fractures. Clin Orthop Relat Res 1994;302:199–205
3. Koval KJ, Helfet DL. Tibial Plateau Fractures: Evaluation and Treatment. J Am Acad Orthop Surg 1995;3:86–94
4. Lachiewicz PF, Funcik T. Factors influencing the results of open reduction and internal fixation of tibial plateau fractures. Clin Orthop Relat Res 1990;259:210–215
5. Lansinger O, Bergman B, Körner L, Andersson GB. Tibial condylar fractures. A twenty-year follow-up. J Bone Joint Surg Am 1986;68:13–19
6. Savoie FH, Vander Griend RA, Ward EF, Hughes JL. Tibial plateau fractures. A review of operative treatment using AO technique. Orthopedics 1987;10:745–750
7. Schatzker J, McBroom R, Bruce D. The tibial plateau fracture. The Toronto experience 1968–1975. Clin Orthop Relat Res 1979;138:94–104
8. Honkonen SE. Degenerative arthritis after tibial plateau fractures. J Orthop Trauma 1995;9:273–277
9. Mallik AR, Covall DJ, Whitelaw GP. Internal versus external fixation of bicondylar tibial plateau fractures. Orthop Rev 1992;21:1433–1436
10. Mills WJ, Nork SE. Open reduction and internal fixation of high-energy tibial plateau fractures. Orthop Clin North Am 2002;33:177–198, ix ix.
11. Moore TM. Fracture-dislocation of the knee. Clin Orthop Relat Res 1981;156:128–140
12. Tscherne H, Lobenhoffer P. Tibial plateau fractures. Management and expected results. Clin Orthop Relat Res 1993;292:87–100
13. Watson JT. High-energy fractures of the tibial plateau. Orthop Clin North Am 1994;25:723–752
14. Young MJ, Barrack RL. Complications of internal fixation of tibial plateau fractures. Orthop Rev 1994;23:149–154
15. Wiss DA. Fractures. Master Techniques in Orthopaedic Surgery, 3rd ed. Philadelphia: Lippincott Williams & Wilkins; 2013:485–527
16. Andrews JR, Tedder JL, Godbout BP. Bicondylar tibial plateau fracture complicated by compartment syndrome. Orthop Rev 1992;21:317–319
17. Hak DJ, Lee M, Gotham DR. Influence of prior fasciotomy on infection after open reduction and internal fixation of tibial plateau fractures. J Trauma 2010;69:886–888
18. Crist BD, Della Rocca GJ, Stannard JP. Compartment syndrome surgical management techniques associated with tibial plateau fractures. J Knee Surg 2010;23:3–7
19. Blokker CP, Rorabeck CH, Bourne RB. Tibial plateau fractures. An analysis of the results of treatment in 60 patients. Clin Orthop Relat Res 1984;182:193–199
20. Burri C, Bartzke G, Coldewey J, Muggler E. Fractures of the tibial plateau. Clin Orthop Relat Res 1979;138:84–93
21. Waddell JP, Johnston DW, Neidre A. Fractures of the tibial plateau: a review of ninety-five patients and comparison of treatment methods. J Trauma 1981;21:376–381
22. Watson JT, Coufal C. Treatment of complex lateral plateau fractures using llizarov techniques. Clin Orthop Relat Res 1998;353:97–106
23. Ali AM, Burton M, Hashmi M. Saleh M. Outcome of complex fractures of the tibial plateau treated with a beam-loading ring fixation system. J Bone Joint Surg Br 2003;85:691–699
24. Dendrinos GK, Kontos S, Katsenis D, Dalas A. Treatment of high-energy tibial plateau fractures by the llizarov circular fixator. J Bone Joint Surg Br 1996;78:710–717
25. Gaudinez RF, Mallik AR, Szporn M. Hybrid external fixation of comminuted tibial plateau fractures. Clin Orthop Relat Res 1996;328:203–210
26. Kumar A, Whittle AP. Treatment of complex (Schatzker Type VI) fractures of the tibial plateau with circular wire external fixation: retrospective case review. J Orthop Trauma 2000;14:339–344
27. Marsh JL, Smith ST, Do TT. External fixation and limited internal fixation for complex fractures of the tibial plateau. J Bone Joint Surg Am 1995;77:661–673
28. Mikulak SA, Gold SM, Zinar DM. Small wire external fixation of high energy tibial plateau fractures. Clin Orthop Relat Res 1998;356:230–238
29. Morandi MM, Landi S, Kilaghbian V, Randelli P. Schatzker type VI tibial plateau fractures and the Ilizarov circular external fixator. Bull Hosp Jt Dis 1997;56:46–48
30. Murphy CP, D'Ambrosia R, Dabezies EJ. The small pin circular fixator for proximal tibial fractures with soft tissue compromise. Orthopedics 1991;14:273–280
31. Stamer DT, Schenk R, Staggers B, Aurori K, Aurori B,

Behrens FF. Bicondylar tibial plateau fractures treated with a hybrid ring external fixator: a preliminary study. J Orthop Trauma 1994;8:455-461

32. Watson JT, Ripple S, Hoshaw SJ, Fhyrie D. Hybrid external fixation for tibial plateau fractures: clinical and biomechanical correlation. Orthop Clin North Am 2002;33:199-209, ix

33. Weiner LS, Kelley M, Yang E, et al. The use of combination internal fixation and hybrid external fixation in severe proximal tibia fractures. J Orthop Trauma 1995;9:244-250

34. Tibial Plateau Fractures: Master Techniques in Orthopaedic Surgery on CD-ROM in Fractures [electronic resource]. Philadelphia: Lippincott Williams & Wilkins;2000

35. Stannard JP, Wilson TC, Volgas DA, Alonso JE. The less invasive stabilization system in the treatment of complex fractures of the tibial plateau: short-term results. J Orthop Trauma 2004;18:552-558

36. Weigel DP, Marsh JL. High-energy fractures of the tibial plateau. Knee function after longer follow-up. J Bone Joint Surg Am 2002;84-A:1541-1551

37. Orthopaedic Trauma Association Committee for Coding and Classification. Fracture and dislocation compendium. J Orthop Trauma 1996;10 (Suppl 1):v-ix, 1-154

38. Luo CF, Sun H, Zhang B, Zeng BF. Three-column fixation for complex tibial plateau fractures. J Orthop Trauma 2010;24:683-692

39. Stokel EA, Sadasivan KK. Tibial plateau fractures: standardized evaluation of operative results. Orthopedics 1991;14:263-270

40. Chan PS, Klimkiewicz JJ, Luchetti WT, et al. Impact of CT scan on treatment plan and fracture classification of tibial plateau fractures. J Orthop Trauma 1997;11:484-489

41. Yacoubian SV, Nevins RT, Sallis JG, Potter HG, Lorich DG. Impact of MRI on treatment plan and fracture classification of tibial plateau fractures. J Orthop Trauma 2002;16:632-637

42. Gardner MJ, Yacoubian S, Geller D, et al. The incidence of soft tissue injury in operative tibial plateau fractures: a magnetic resonance imaging analysis of 103 patients. J Orthop Trauma 2005;19:79-84

43. Stannard JP, Lopez R, Volgas D. Soft tissue injury of the knee after tibial plateau fractures. J Knee Surg 2010;23:187-192

44. Holt MD, Williams LA, Dent CM. MRI in the management of tibial plateau fractures. Injury 1995;26: 595-599

45. Brown TD, Anderson DD, Nepola JV, Singerman RJ, Pedersen DR, Brand RA. Contact stress aberrations following imprecise reduction of simple tibial plateau fractures. J Orthop Res 1988;6:851-862

46. DeCoster TA, Nepola JV, el-Khoury GY. Cast brace treatment of proximal tibia fractures. A ten-year follow-up study. Clin Orthop Relat Res 1988;231:196-204

47. Drennan DB, Locher FG, Maylahn DJ. Fractures of the tibial plateau. Treatment by closed reduction and spica cast. J Bone Joint Surg Am 1979;61:989-995

48. Duwelius PJ. Connolly JF. Closed reduction of tibial plateau fractures. A comparison of functional and roentgenographic end results. Clin Orthop Relat Res 1988;230:116-126

49. Scotland T, Wardlaw D. The use of cast-bracing as treatment for fractures of the tibial plateau. J Bone Joint Surg Br 1981;63B:575-578

50. Segal D, Mallik AR, Wetzler MJ, Franchi AV, Whitelaw GP. Early weight bearing of lateral tibial plateau fractures. Clin Orthop Relat Res 1993;294:232-237

51. Barei DP, Nork SE, Mills WJ, Henley MB, Benirschke SK. Complications associated with internal fixation of high-energy bicondylar tibial plateau fractures utilizing a two-incision technique. J Orthop Trauma 2004;18:649-657

52. Egol KA, Tejwani NC, Capla EL, Wolinsky PL, Koval KJ. Staged management of high-energy proximal tibia fractures (OTA types 41): the results of a prospective, standardized protocol. J Orthop Trauma 2005;19:448-455, discussion 456

53. Halvorson JJ, Anz A, Langfitt M, et al. Vascular injury associated with extremity trauma: initial diagnosis and management. J Am Acad Orthop Surg 2011;19:495-504

54. Laible C, Earl-Royal E, Davidovitch R, Walsh M, Egol KA. Infection after spanning external fixation for high-energy tibial plateau fractures: is pin site-plate overlap a problem? J Orthop Trauma 2012;26:92-97

55. Shah CM, Babb PE, McAndrew CM, et al. Definitive plates overlapping provisional external fixator pin sites: is the infection risk increased? J Orthop Trauma 2014;28:518-522

56. Ruedi TP, Buckley R, Moran CG. AO Principles of Fracture Management, 2nd ed. New York: Thieme; 2007

57. Carlson DA. Posterior bicondylar tibial plateau fractures. J Orthop Trauma 2005;19:73-78

58. Solomon LB, Stevenson AW, Baird RP, Pohl AP. Posterolateral transfibular approach to tibial plateau

fractures: technique, results, and rationale. J Orthop Trauma 2010;24:505–514
59. Gary JL, Sciadini MF. Injury to the anterior tibial system during percutaneous plating of a proximal tibial fracture. Orthopedics 2012;35:e1125–e1128
60. Galla M, Lobenhoffer P. [The direct, dorsal approach to the treatment of unstable tibial posteromedial fracture-dislocations]. Un–fallchirurg 2003;106:241–247
61. Fakler JK, Ryzewicz M, Hartshorn C, Morgan SJ, Stahel PF, Smith WR. Optimizing the management of Moore type I postero–medial split fracture dislocations of the tibial head: description of the Lobenhoffer approach. J Orthop Trauma 2007;21:330–336
62. Connolly JF. The posterior shearing tibial plateau fracture: treatment and results via a posterior approach. J Orthop Trauma 2005;19:508, author reply 508
63. Frosch KH, Balcarek P, Walde T, Stürmer KM. A new posterolateral approach without fibula osteotomy for the treatment of tibial plateau fractures. J Orthop Trauma 2010;24:515–520
64. Frigg R, Appenzeller A, Christensen R, Frenk A, Gilbert S, Schavan R. The development of the distal femur Less Invasive Stabilization System (LISS). Injury 2001;32(Suppl 3):SC24–SC31
65. Koval KJ, Hoehl JJ, Kummer FJ, Simon JA. Distal femoral fixation: a biomechanical comparison of the standard condylar buttress plate, a locked buttress plate, and the 95-degree blade plate. J Orthop Trauma 1997;11:521–524
66. Zlowodzki M, Williamson S, Cole PA, Zardiackas LD, Kregor PJ. Biomechanical evaluation of the less invasive stabilization system, angled blade plate, and retrograde intramedullary nail for the internal fixation of distal femur fractures. J Orthop Trauma 2004;18:494–502
67. Cole PA, Zlowodzki M, Kregor PJ. Treatment of proximal tibia fractures using the less invasive stabilization system: surgical experience and early clinical results in 77 fractures. J Orthop Trauma 2004;18:528–535
68. Yoo BJ, Beingessner DM, Barei DP. Stabilization of the posteromedial fragment in bicondylar tibial plateau fractures: a mechanical comparison of locking and nonlocking single and dual plating methods. J Trauma 2010;69:148–155
69. Hebert-Davies J, Laflamme GY, Rouleau D, et al. A biomechanical study comparing polyaxial locking screw mechanisms. Injury 2013;44:1358–1362
70. Reid JS, Van Slyke MA, Moulton MJ, Mann TA. Safe placement of proximal tibial transfixation wires with respect to intracapsular penetration. J Orthop Trauma 2001;15:10–17
71. Stannard JP, Sheils TM, McGwin G, Volgas DA, Alonso JE. Use of a hinged external knee fixator after surgery for knee dislocation. Arthroscopy 2003;19:626–631
72. Russell TA, Leighton RK; Alpha–BSM Tibial Plateau Fracture Study Group. Comparison of autogenous bone graft and endothermic calcium phosphate cement for defect augmentation in tibial plateau fractures. A multicenter, prospective, randomized study. J Bone Joint Surg Am 2008;90:2057–2061
73. Bajammal SS, Zlowodzki M, Lelwica A, et al. The use of calcium phosphate bone cement in fracture treatment. A meta–analysis of randomized trials. J Bone Joint Surg Am 2008;90:1186–1196
74. McDonald E, Chu T, Tufaga M, et al. Tibial plateau fracture repairs augmented with calcium phosphate cement have higher in situ fatigue strength than those with autograft. J Orthop Trauma 2011;25:90–95
75. Welch RD, Zhang H, Bronson DG. Experimental tibial plateau fractures augmented with calcium phosphate cement or autologous bone graft. J Bone Joint Surg Am 2003;85–A:222–231
76. Lobenhoffer P, Gerich T, Witte F, Tscherne H. Use of an injectable calcium phosphate bone cement in the treatment of tibial plateau fractures: a prospective study of twenty-six cases with twenty-month mean follow-up. J Orthop Trauma 2002;16:143–149
77. Pizanis A, Garcia P, Pohlemann T, Burkhardt M. Balloon tibioplasty: a useful tool for reduction of tibial plateau depression fractures. J Orthop Trauma 2012;26:e88–e93
78. Nikolaou VS, Tan HB, Haidukewych G, Kanakaris N, Giannoudis PV. Proximal tibial fractures: early experience using polyaxial locking–plate technology. Int Orthop 2011;35:1215–1221
79. Haidukewych G. Sems SA, Huebner D, Horwitz D, Levy B. Results of polyaxial locked–plate fixation of periarticular fractures of the knee. Surgical technique. J Bone Joint Surg Am 2008;90(Suppl 2 Pt 1):117–134
80. Karunakar MA, Egol KA, Peindl R, Harrow ME, Bosse MJ, Kellam JF. Split depression tibial plateau fractures: a biomechanical study. J Orthop Trauma 2002;16:172–177
81. Biyani A, Reddy NS, Chaudhury J, Simison AJ, Klenerman L. The results of surgical management of

displaced tibial plateau fractures in the elderly. Injury 1995;26:291-297

82. Hung SS, Chao EK, Chan YS, et al. Arthroscopically assisted osteosynthesis for tibial plateau fractures. J Trauma 2003;54:356-363

83. Jiang R, Luo CF, Wang MC, Yang TY, Zeng BF. A comparative study of Less Invasive Stabilization System (LISS) fixation and two-incision double plating for the treatment of bicondylar tibial plateau fractures. Knee 2008;15:139-143

84. Barei DP, Nork SE, Mills WJ, Coles CP, Henley MB, Benirschke SK. Functional outcomes of severe bicondylar tibial plateau fractures treated with dual incisions and medial and lateral plates. J Bone Joint Surg Am 2006;88:1713-1721

85. Ali AM, Burton M, Hashmi M, Saleh M. Treatment of displaced bicondylar tibial plateau fractures (OTA-41C2&3) in patients older than 60 years of age. J Orthop Trauma 2003;17:346-352

86. Hall JA, Beuerlein MJ, McKee MD; Canadian Orthopaedic Trauma Society. Open reduction and internal fixation compared with circular fixator application for bicondylar tibial plateau fractures. Surgical technique. J Bone Joint Surg Am 2009;91(Suppl 2 Pt 1):74-88

87. Stannard JP, Wilson TC, Volgas DA, Alonso JE. Fracture stabilization of proximal tibial fractures with the proximal tibial LISS: early experience in Birmingham, Alabama (USA). Injury 2003;34(Suppl 1):A36-A42

88. Stannard JP, Finkemeier CG, Lee J, Kregor PJ. Utilization of the less-invasive stabilization system internal fixator for open fractures of the proximal tibia: a multi-center evaluation. Indian J Orthop 2008;42:426-430

89. El-Shazly M, Saleh M. Displacement of the common peroneal nerve associated with upper tibial fracture: implications for fine wire fixation. J Orthop Trauma 2002;16:204-207

90. Ali AM, El-Shafie M, Willett KM. Failure of fixation of tibial plateau fractures. J Orthop Trauma 2002;16:323-329

91. Stannard JP, Sheils TM, Lopez-Ben RR, McGwin G Jr, Robinson JT, Volgas DA. Vascular injuries in knee dislocations: the role of physical examination in determining the need for arteriography. J Bone Joint Surg Am 2004;86-A:910-915

# 33 胫骨干骨折

著者：David P. Barei
译者：胡东才

胫骨干骨折是最常见的长骨骨折，发病率约为每年每100 000人中有26例，男性发病率为女性的2~3倍；平均受伤年龄为37岁[1,2]。其中，机动车事故和运动损伤占了一半以上，高能量损伤机制导致的骨折粉碎程度更高，伴有开放性伤口[1,2]。据估计，闭合性胫骨干骨折每年约导致825 000人次就诊，77 000人住院，住院569 000天[3]。

胫骨干骨折有四种得到广泛认可的治疗方法：非手术治疗、接骨板固定、髓内钉固定和外固定支架。每种方法的目标都是在可接受的位置上充分稳定胫骨，同时最大限度地减少相关并发症。选择治疗方法时应根据每例患者的具体情况，平衡这四种方法的相对风险和收益。尽管本章的重点是手术治疗，但是对于某些患者，非手术治疗仍然是一个很好的选择。本章回顾了这些治疗方法及其手术技术。

## 分 型

骨折分型系统的目标是促进外科医生之间的交流、指导治疗、判断预后，并协助记录。虽然分型系统在概念上很简单，但是考虑到骨折的多样性以及分型系统应用的烦琐，观察者间和观察者内的信度较差，使得这些目标很难实现。然而，实际上，胫骨干骨折仍常用简单的描述性术语进行分型，如骨折类型、移位和位置。AO/OTA（Arbeitsgemeinschaft für Osteosynthesefragen/Orthopaedic Trauma Association）分型系统是一种正式的以X线影像为基础的综合字母与数字的骨折分类方案，每一块骨都分配一个唯一的数字编号[4,5]，然后采用前后位（AP）和侧位X线片，根据基本框架（A、B和C型）对骨折进行分类，可提示损伤能量、骨折的粉碎性和复杂性。每种类型可以继续细分为许多亚组。A型骨折是简单骨折，根据骨折线的方向以及是否存在腓骨骨折又可细分为几类。B型骨折是楔形骨折，可细分为螺旋形或粉碎楔形骨折。C型骨折更为复杂，包括复杂的螺旋形骨折、粉碎性骨折和节段性骨折（**图 33.1**）。

软组织损伤情况是确定胫骨干骨折治疗决策的关键因素。目前，有两种相关的分类系统被广泛用于软组织损伤的评估：一种用于评估伴有闭合性骨折的相关软组织损伤，另一种用于评估开放性骨折。Tscherne和Gotzen[6]是一种主观的闭合性骨折软组织损伤分类系统，分为0~3个4等级（**表 33.1**）。

Gustilo和Anderson[7]分型基于开放性骨折的软组织损伤程度，随着软组织损伤程度的增加，从Ⅰ型到Ⅲ型。Ⅲ型伤口通常是高能量机制所致，又分为A、B和C三个亚型[8]：ⅢA型伴有广泛的软组织损伤，但有足够的局部软组织覆盖；ⅢB型表现为大量的骨膜剥离、污染和骨外露，如果没有局部或远处的软组织转移就无法覆盖；ⅢC型开放性胫骨骨折是指存在需要修复的动脉损伤，并且发生并发症的风险较高。

由于Gustilo和Anderson分型系统的观察者间和观察者内变异较大，因此OTA分类和结

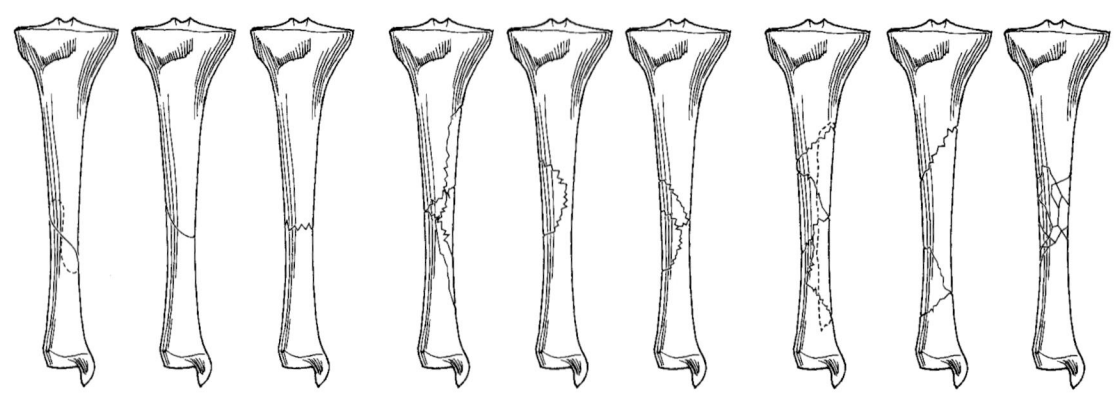

图33.1 胫骨干骨折AO/OTA（Arbeitsgemeinschaft für Osteosynthesefragen/Orthopaedic Trauma Association）分型。A型，简单骨折；C型，高能量创伤导致的粉碎性骨折。示意图说明了骨折类型和损伤机制

表33.1 Tscherne和Gotzen软组织损伤分类

| 等级 | 描述 |
| --- | --- |
| 0 | 无明显软组织损伤的闭合性骨折，常表现为间接骨折，形态简单 |
| 1 | 软组织损伤表现为皮肤的浅表擦伤或挫伤，简单或中等能量创伤造成的骨折，骨折明显移位，压迫皮肤 |
| 2 | 软组织损伤表现为深部擦伤和局部挫伤，为中度至重度骨折类型，也可表现为即将发生筋膜室综合征 |
| 3 | 软组织损伤表现为大面积挫伤或挤压伤、严重的肌肉毁损和皮下组织脱套伤，常伴有筋膜室综合征、血管损伤、骨折严重粉碎和高能量损伤机制 |

果委员会开发了一种新的开放性骨折分型系统[9]，对上肢、下肢和骨盆开放性骨折进行分类：①更大的损伤严重程度分层；②更好地评估治疗上必须考虑的因素；③更好地区分了不同组织的损伤；④为临床护理和研究提供最佳的交流。OTA开放性骨折分型涉及5个方面的内容，包括：皮肤损伤（skin，S）、肌肉损伤（muscle，M）、动脉损伤（arterial，A）、污染（contamination，C）和骨缺损（bone，B）。

根据损伤严重程度，每个类别又分为三个亚类：轻度、中度和重度（表33.2）。经过严格评估，这种新分类系统的观察者间信度为中等至优秀，但是在两个关键领域（肌肉损伤和污染）的信度仍然堪忧。希望有一个可靠的开放性骨折分类系统，能够使这些损伤在治疗和研究中分层均匀化[10]。

## 非手术治疗

胫骨干骨折采用管型和功能支具进行治疗有悠久的成功历史，在有效手术方法引入以前，曾是几代人的处理标准。然而，确定成功的终点尚有争议，而且还在不断改变。1995年，Sarmiento等[11]报道了在使用功能支具方面的丰富经验，尽管有部分患者失访。如果患者的骨折轴向稳定（复位的横形骨折）或骨折初始短缩 <15 mm，则选择功能支具；长腿管型治疗平均3.7周，在此期间，将患肢转移至预制支具，鼓励患者进行踝、膝关节的主动活动锻炼，并根据疼痛耐受性开始负重。骨折平均18.1周愈合，总体不愈合发生率约为1.1%；尽管多数骨折愈合时伴有位置短缩，但只有10%的骨折缩短超过1 cm；约50%的骨折愈合后伴有内翻畸

表 33.2　开放性骨折骨科创伤协会（Orthopaedic Trauma Association，OTA）分型

| 等级 | 描述 |
| --- | --- |
| 皮肤<br>（skin，S） | 1. 可以估计<br>2. 不能估计<br>3. 广泛脱套伤 |
| 肌肉<br>（muscle，M） | 1. 损伤区域无肌肉，无明显肌肉坏死，部分肌肉损伤但功能完整<br>2. 肌肉缺损但仍有功能，损伤区域局部坏死需要切除，肌肉-肌腱单元完整<br>3. 肌肉坏死，肌肉功能丧失，部分或全部筋膜室组织切除，肌肉-肌腱单元完全破坏，肌肉缺损无法估计 |
| 动脉<br>（arterial，A） | 1. 无损伤<br>2. 动脉损伤，不伴有缺血<br>3. 动脉损伤，伴有远端缺血 |
| 污染<br>（contamination，C） | 1. 无或轻度污染<br>2. 表面污染（容易清除，污染物未埋入骨质或深部软组织）<br>3a. 污染物埋入骨质或深部软组织<br>3b. 高危环境污染（如农场、下水道、脏水中等） |
| 骨缺损<br>（bone，B） | 1. 无骨量丢失<br>2. 存在骨缺损或骨质去血管化，但骨折块远端和近端仍有一定接触<br>3. 节段性骨缺损 |

形，但只有 5% 的骨折内翻成角超过 8°；几乎所有患者的矢状面畸形均小于 10°；由于成角畸形进一步加重，2.4% 的病例需要停止支具治疗。1964 年，Nicoll[12] 报道了 705 例胫骨干开放性和闭合性骨折的非手术治疗，愈合时间平均为 16 周，畸形愈合率约为 8.6%。他指出，踝、膝关节残留僵硬的发生率约为 25%，在开放性骨折合并骨折不愈合时会增加到 70%。

随着时间的推移，目前普遍认为，特定的胫骨干骨折采用非手术治疗有相对较高的愈合率、满意的复位和良好的功能。非手术治疗适用于稳定的孤立性骨折，只要能控制复位在任何平面上成角 5° 以内、短缩小于 1 cm、横向移位 <50%。对于这些患者，非手术治疗仍然是一个很好的选择，尤其是考虑到与手术治疗相关的并发症时。不稳定的标志包括骨折粉碎程度较高、高能量损伤机制、明显的软组织损伤（尤其是开放性伤口），以及 X 线影像提示有明显的骨折移位，如短缩大于 1 cm 和横向移位 > 50%（图 33.2）。在这种情况下，无论是采用长腿管型[13~17]或髌骨-肌腱-负重管型[18~20]固定，还是使用功能支具[11, 21~23]，非手术治疗的不愈合率和延迟愈合率均会较高，复位难以维持在规定的范围内，长期固定导致关节僵硬。同样，腓骨完整时，胫骨骨折可能更容易发生内翻畸形或骨折不愈合[24]。

## 胫骨干骨折的治疗技术

胫骨干骨折典型的非手术治疗通常采用手法复位和长腿管型固定。充分镇痛和镇静，使手法复位和管型固定能够在诊所或急诊室进行；但是在全身麻醉下，整个过程在手术室中进行会更简单。患者镇静后，将患肢膝关节屈曲置于床沿或床端，让患肢自由悬垂，利用重力来辅助复位。进行试验性复位操作，并通过透视

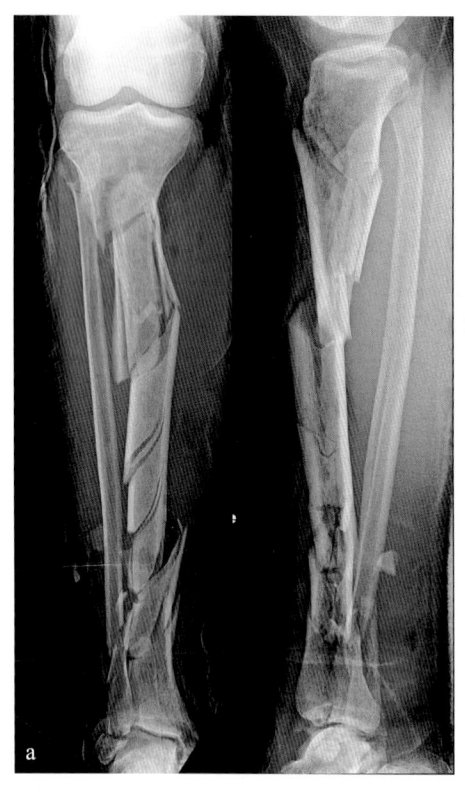
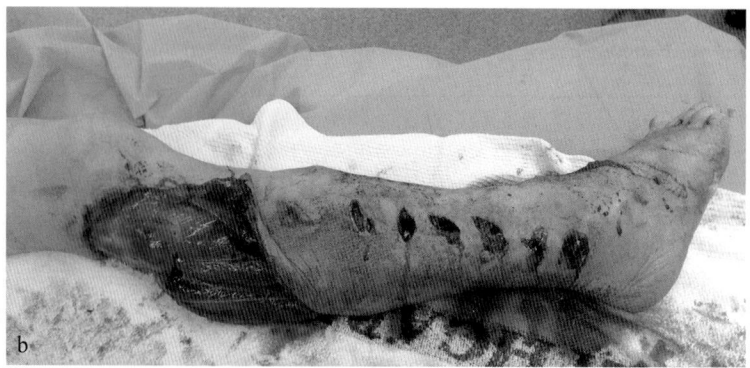

图 33.2　a. 右胫骨粉碎性骨折的前后（AP）位和侧位 X 线片，骨折是在工业事故中由伐木设备引起。b. 同一下肢侧视角的临床照片。由于受伤机制、开放性伤口和骨折处明显粉碎，需要手术治疗

来评估复位的准确性。肢体要充分衬垫，特别是在踝关节和跟骨结节周围，以避免在这些区域形成压疮。然而，应避免过度衬垫，因为可能会导致复位丢失。随后使用短腿管型固定，将骨折维持于复位的位置，并保持足和踝关节在跖行位（图 33.3）。然而，在部分胫骨远端骨折中，将踝关节置于中立位可能会导致骨折处形成反张畸形。在这种情况下，可以先使踝关节保持适度的跖屈位，并计划在接下来的几周内，随着骨折开始稳定，将踝关节置于中立跖行位。

当短腿石膏开始凝固时，在石膏上应用模具以辅助维持复位，并行双平面透视，评估复位是否充分。如果复位在可接受的范围内，则将石膏延伸为长腿石膏，并将膝关节维持在稍屈的位置。随着石膏的凝固，应用髁上股骨模具使石膏在肢体上的活动性最小化，并改善骨折部位的旋转稳定性。在拐杖的辅助下，允许患者触地负重，每周至诊所随访，行 X 线检查和临床检查。

在石膏固定后的最初几周内发生的轻微成角改变，可以采用张开楔形或闭合楔形技术来处理。闭合楔形技术可能造成皮肤问题，因此首选在畸形的凹侧采用张开楔形技术。找到畸形位置，先在石膏上制造一个近圆形的开口进行手法矫正，随后立即在畸形顶点的对侧置入撑开器以维持楔形张开；然后，将一块结实的垫块（如木头、软木塞或堆叠的压舌板）塞入石膏楔形张开的缺口处，移除石膏撑开器。再次行 X 线检查确认对线恢复是可接受的，用额外的石膏材料包裹管型和垫块。

通常在受伤后 3~5 周将管型更换为功能支具，前提是复位在 X 线影像上是可接受的，并且急性症状消退。Sarmiento 等[11]认为，功能支具的应用成功基于这样一种理念，即骨折上、下关节的固定对于骨折愈合或维持复位不是必

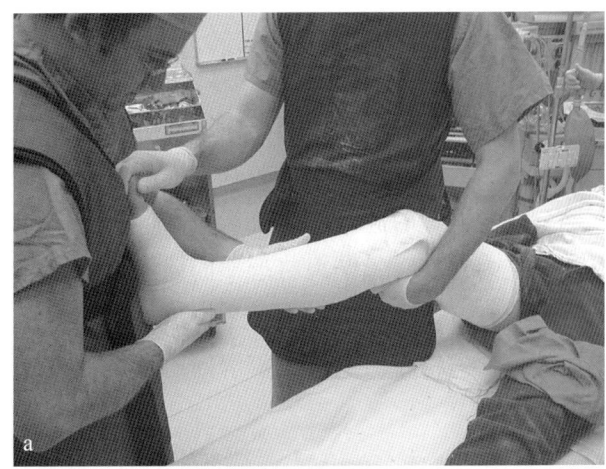
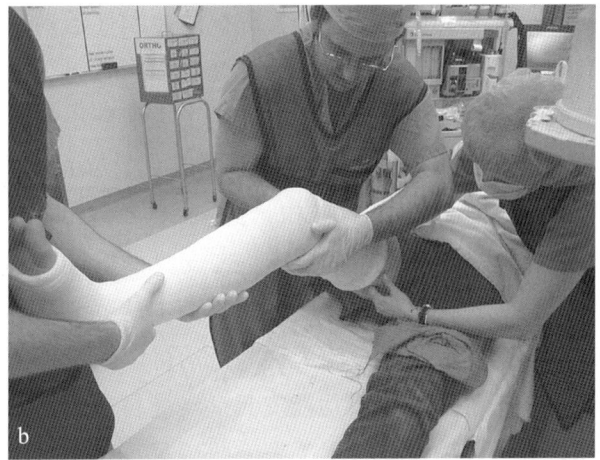
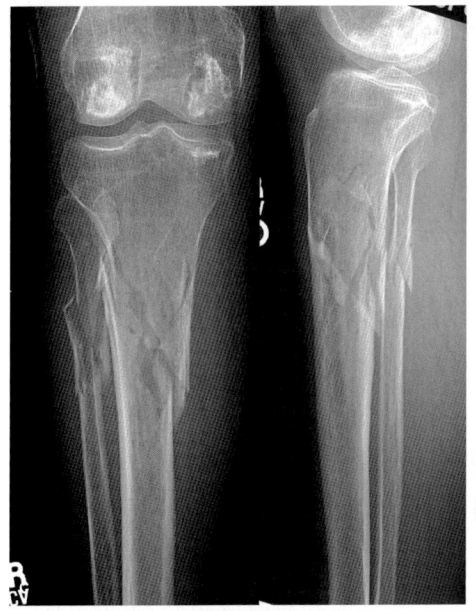
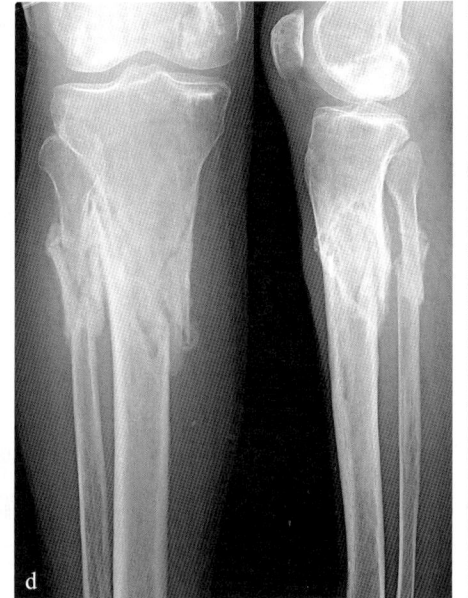
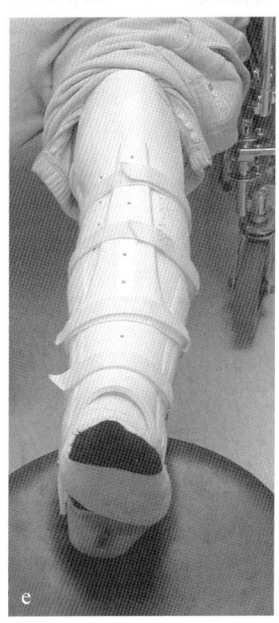
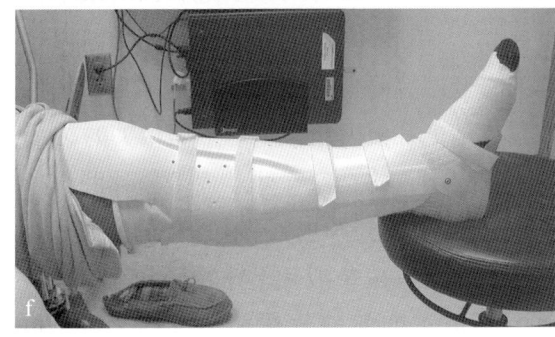

**图 33.3** 麻醉下对胫骨骨折行手法复位加管型固定，最好在手术室内完成，并且需要 2~3 名助手的帮助。a. 采用包含足的短腿管型固定，维持复位。采用石膏绷带可以有更多的时间进行骨折复位、塑形和维持复位。b. 转换成长腿管型固定。采用髁上模具将膝关节固定在屈曲约 15°位，通过透视和胫骨 X 线片确认骨折复位可接受。c. 53 岁男性患者受伤时的前后位和侧位 X 线片。他在平地上跌倒受伤，由于有许多并存疾病，因此决定采用非手术治疗，先用管型固定一段时间，然后过渡到功能支具。d. 受伤后 3 个月时的前后位和侧位片，可见骨折复位得到维持，已有骨痂形成。临床方面，事实上应力作用下骨折部位已经几乎没有临床活动性，触诊也不痛。e, f. 从前方（e）和侧方（f）观察功能支具的临床照片

要的；在支具保护下，骨折部位的控制性活动有利于骨形成。支具坚硬的外壳对周围软组织造成的不可压缩流体约束，产生了类似液压的效果，使骨折稳定。教育患者保持支具的Velcro胶带（Velcro也译为"威扣"，一种钩毛搭扣魔术贴。——译者注）固定牢固，支具的安装应保持整天都舒适。重要的是，鼓励主动关节活动范围锻炼和负重，因为这些活动可以使骨折获得动态加压。更换功能支具后1周再次行X线检查，以确保复位不丢失。此后每月随访时进行临床和放射学检查。当负重和骨折部位触诊疼痛已经很轻微，并且在放射学上骨折向愈合进展时，就可以去除功能支具，随后开始功能康复、步态训练、力量训练和恢复受伤前活动。

# 手术治疗

## 适应证

胫骨干骨折的经典手术适应证是开放性骨折或高度不稳定的闭合性骨折。然而，患者预期望的变化降低了其对畸形愈合、不愈合及由此导致的功能缺陷的耐受性。很明显，与非手术方法相比，不稳定的胫骨干骨折采用髓内钉固定可降低畸形愈合率、缩短愈合时间、减少关节僵硬、改善功能预后。尽管如此，对胫骨干骨折考虑选择手术治疗时，应与患者充分讨论手术风险和收益，并根据具体情况做出最终决定。胫骨干骨折手术治疗的绝大多数适应证是相对的，包括：

- 开放性骨折；
- 骨折伴多发伤；
- 显著移位的骨折，包括短缩>1 cm、横向移位>50%、在任何平面上对线不良超过5°~10°；
- 骨折伴有筋膜室综合征或需要血管修复；
- 骨折手法复位后位置无法接受。

## 手术解剖与影像解剖

胫骨具有独特的形态和横断面解剖特征。胫骨干髓腔在纵向上相对较直，横断面呈三角形。纵向较直的髓腔可通过从前方近端入钉点置入髓内钉；胫骨髓内钉近端向后成角弯曲，使髓内钉可以经远离轴心的入钉点插入，与股骨转子髓内钉相对股骨近端解剖通道是弯曲的相似。

胫骨近端和远端的干骺端本质上为松质骨，伴有皮质骨变薄和髓腔宽大。这些区域的骨皮质较薄，导致外固定针的把持力减弱（与骨干部相比），有发生松动的风险。胫骨近端和远端的干骺端区域髓腔较宽大，影响髓内钉的临床应用。由于髓内钉缺乏骨皮质的支撑，因此采用髓内钉治疗发生在干骺端区域的骨折时，容易发生对线不良。胫骨髓内钉准确的入钉点至关重要，可减少胫骨近端骨折髓内钉固定时的成角畸形，以及膝关节关节结构的医源性损伤。Buehler等[52]指出，在冠状面胫骨上端入钉点上相对偏外，与穿过峡部的髓腔解剖轴共线。其他研究者也注意到，在胫骨近端1/3骨折髓内钉固定时，入钉点偏外对减少冠状面对线不良很重要[53]。Tornetta等[54]描述了胫骨髓内钉的解剖安全区，降低膝关节关节内结构损伤风险，尤其是半月板前角，随后拍摄相关的X线片（图33.4）。安全区在冠状面上紧邻胫骨外侧嵴的内侧，在侧位片上紧邻关节面的前方[55]。

为了准确地在X线片上辨别胫骨入钉点，获取一张真正的前后位片至关重要。Walker等[56]注意到，胫骨旋转时入钉点会发生明显变化。准确的前后位片是腓骨头被胫骨外侧平台的外侧缘切线纵向平分。同样，无法凭借髌腱的位置来可靠预测准确的入钉点位置。Althausen等[57]注意到髌腱和胫骨外侧嵴的解剖关系存在较大变异，常规的髌韧带周围入路或经髌韧带入路可能不能直接到达理想的入钉点。

### 急诊处理

尽管多数胫骨骨干骨折并不复杂，但仍有若干情况需要立即评估和处理。

**肢体血管功能障碍**

胫骨干骨折伴血管改变最常见于开放性胫骨骨折，也可见于闭合性损伤。最初的表现可能是足部脉搏减弱或消失，足部变凉和感觉改变。踝肱指数（ankle-brachial index，ABI）是踝关节血压与手臂血压的比值，已被证明可以快速、连续地对足部血流进行客观评估。ABI<0.9 是一个高度敏感的阈值，提示血流改变，需要继续监测和评估[25]。在 ABI 异常（<0.9）的情况下，最简单的治疗方法是对肢体进行调整，然后重复测定 ABI。此后，持续测量低于 0.9 者需要立即请血管外科医生会诊，治疗上需要紧急评估血管情况，必要时重建足部血供。多数情况下，处理方案如下：

1. 探查开放性伤口（如果存在）或在检查床上行血管造影；
2. 临时分流，暂时性恢复远端血流；
3. 暂时性骨折复位和外固定支架固定，恢复长度、对线和旋转；
4. 通过一期修复或旁路移植进行确定性血运重建；
5. 对小腿的四个筋膜室和足的潜在筋膜室进行预防性切开；
6. 延迟、确定性的骨折稳定。根据于肢体的存活能力、患者的一般生理状况以及软组织覆盖状态，这一步可以在手术当天立即进行，也可在几天至几周后再进行。

胫骨血管功能障碍通常发生于严重毁损的肢体，保肢是一项复杂的工作，需要多学科团队（血管、骨科和整形外科）对重建的潜力、预期的功能结果进行客观评估，并对患者进行全面的生理评估（尤其是其他严重损伤或相关的医学合并症，以及其他因素），经常需要立即截肢。

**筋膜室综合征**

对于骨科医生来说，最具挑战性的情况之一是患者胫骨骨干骨折合并进展性或暴发性的筋膜室综合征。对于胫骨骨折合并筋膜室综合征，目前已在以下几个方面取得共识：

1. 漏诊筋膜室综合征会导致患者发病率显著增高。
2. 漏诊筋膜室综合征是一个严重的法医学问题。
3. 对筋膜室综合征最好的治疗，是对受累的肌间室进行紧急、完全的筋膜切开术。

发生筋膜室综合征时，特异性、预测性的诊断阈值的确定仍然是模糊不清的，目前的诊断参数尚不完善[26]，依赖神经肌肉缺血的临床表现（在休息或受累筋膜室的肌肉肌腱单元受到拉伸时出现不成比例的疼痛，穿经同一筋膜室的神经出现感觉和运动功能改变等）和筋膜室压力测量。关于筋膜室测压，推荐以舒张压减去筋膜室压力在 30 mmHg，或绝对筋膜室压力在 30~40 mmHg，作为肌肉神经开始发生缺血的阈值[27, 28]。然而，已经证明这些阈值的假阳性率较高，常导致不必要的筋膜切开[26]。考虑到与漏诊相关的严重后遗症，在更具特异性的新的诊断手段出现之前，参与治疗的外科医生应谨慎行事[29]。一旦确诊，需要紧急对受累的肌肉间室进行彻底的筋膜切开术，并对骨折进行固定。

**开放性骨折**

开放性胫骨干骨折的治疗具有挑战性，有几项原则应该遵守，但是所有骨折都应根据个案特点进行处理。为了减少感染、延迟愈合和不愈合的风险，开放性胫骨干骨折的治疗应包括以下内容：

1. 采用第一代头孢菌素和适当的破伤风预防措施，应尽快执行。
2. 对明显污染物行床边清创，伤口用无菌绷带覆盖，温柔地行肢体复位和夹板固定。
3. 紧急手术清创、冲洗和骨折稳定（第一次手术时不必行确定性固定）。
4. 对损伤区域进行全面评估，彻底切除所有失活的组织，包括失活的骨折块；创伤性伤口通常向近端和远端延伸，或可做辅助切口，以尽量减少对已经损伤但仍能存活的皮肤的剥离。应将近端和远端骨折端传递至伤口，并清除所有污染物，包括髓腔碎屑。
5. 采用低压输送装置（重力或低压脉冲冲洗）用大量无菌盐水冲洗伤口。伤口表面严重污染时，在盐水溶液中加入肥皂水可增强伤口的去污效果。
6. 交锁髓内钉是目前开放性胫骨干骨折最终固定的首

选方法。
7. 立即用足量的存活皮肤一期闭合骨折开放性伤口，以达到无张力闭合；对有严重软组织缺损的清洁伤口，可采用负压创面治疗仪；对污染严重的伤口，可采用抗生素链珠在局部形成高浓度的抗生素。对于这两种情况，应寻求显微血管外科或整形外科会诊，并在7天内行软组织重建。
8. 严重的骨缺损可能导致骨折延迟愈合或不愈合，可采用抗生素骨水泥聚甲基丙烯酸甲酯（PMMA）间隔物填塞，以保留植骨的潜在空间，并诱导骨缺损部位生物膜的形成。一旦软组织覆盖稳定，所有伤口都已上皮化，就可以分阶段行自体骨植骨，理想情况下可以在4~6周内进行。

目前，尚无充分的证据表明，在开放性骨折中常规预防革兰阴性菌或梭状芽胞杆菌感染是有益的[30]；预防性使用抗生素的持续时间也存在争议，因为没有明确支持使用抗生素预防超过24小时的证据[30]。只要患者一般生理条件允许，就应尽快手术清创，但是对于清创时限是否有一个绝对的目标阈值仍然存在争议。虽然细菌黏附的时间依赖过程可能是感染进展至关重要的第一步，但是大量前瞻性和回顾性临床试验未能得出令人信服结果，证明感染与从受伤至清创的时间之间的关系[31-35]。最近，Hull等[36]在学术水平一级的北美创伤医院研究了连续364例患者459例开放性骨折患者，探讨延迟手术清创和深部感染之间的关系，研究人员发现，每延迟1小时，深部感染的发生概率就会显著增高。具体来说，延迟对胫骨骨折、Gustilo-Anderson分型越高的骨折和严重污染的骨折的深部感染率的影响更大。有趣的是，一项关于严重开放性胫骨骨折的大型前瞻性研究发现，及时将患者转移至区域创伤中心进行确定性治疗，是使感染率下降最重要的变量[35]。一般认为，手术清创应在患者的生理状态和手术资源允许的情况下紧急进行（受伤后24小时内）[35, 37-39]。虽然对于Ⅰ型开放性骨折延迟治疗似乎是安全的，但Hulld等建议，当存在胫骨部位的不利预后因素、Gustilo-Anderson骨折分型较高和/或存在污染时，应采取更紧急的手术清创[18]。

目前的证据不支持对开放性骨折使用抗生素溶液冲洗。一项随机试验显示，在冲洗剂中添加抗生素对伤口愈合有潜在的不利影响[40]。更新的数据表明，使用几升无菌生理盐水低压脉冲冲洗可以最大限度地减少感染、骨折不愈合和伤口愈合问题[41]。

开放性胫骨干骨折的早期稳定，对于保护软组织覆盖免受进一步损伤是十分重要的。多年来，稳定的方法已演变成支持髓内固定。由于并发症发生率高，尤其是伤口裂开和感染，接骨板和螺钉固定已失宠。早期研究报道，Gustilo Ⅲ型开放性胫骨骨折的感染率为20%~40%[42, 43]。最近的一项系统综述纳入了11项研究[44]，评估了492例采用接骨板治疗开放性胫骨干骨折的结果，总的愈合率为62%~95%，合并后计算的深部感染率为11%。这项研究指出，使用接骨板的结果并不像之前想象得那么糟糕，但确切的情况需要进一步的研究来证实。与之前的研究相比，较新的经皮或微创技术，特别是与固定角度接骨板/螺钉装置联合使用时，似乎可以限制医源性软组织损伤，并可能降低感染率。目前尚无研究评估这些方法在开放性胫骨干骨折治疗中的应用。

与内固定相比，外固定支架在开放性胫骨骨折的治疗中有3个明显的优势：①可以快速稳定骨折；②开放性损伤部位没有金属内置物，限制了进一步的软组织损伤；③开放性损伤部位异物（尤其是金属）最小化，减少了潜在的细菌黏附。最近一项荟萃分析报道外固定支架治疗愈合率为94%，总体感染率为16.2%，4.2%发展为慢性骨髓炎[45]；针道感染的发生率约为30%，约68.5%的骨折需要至少一次手术才能愈合。该研究还指出，使用髓内钉（无论是扩髓还是不扩髓）固定的愈合率为95%~97%，感染率为6.6%~7%，30%的患者需要再次手术才能愈合。最近，一项研究根据Gustilo Anderson分型对开放性胫骨干骨折的并发症发生率进行了分析[46]，发现无论采用何种治疗方法（外固定支架、未扩髓髓内钉、扩髓髓内钉），与Ⅰ型、Ⅱ型和ⅢA型骨折相比，ⅢB型骨折的深部感染率和不愈合率均存在显著差异。ⅢB型损伤的治疗中，髓内钉的深部感染率为9.2%，而外固定支架的深部感染率为19%。这篇文章的重要性在于强调了开放性ⅢB型胫骨骨折的治疗问题。最近，一项针对开放性ⅢB型胫骨骨折的髓内钉固定与外固定支架的随机试验已经开始，可能为这一具有挑战性的损伤的治疗提供答案。

#### 多发伤患者

伴有胫骨干骨折的多发伤患者需要仔细评估，避免妨碍正在进行的复苏操作，但也要充分管理受伤的肢体。对于未复苏或复苏不足的多发伤患者，应避免对复苏没有显著贡献的长时间操作（如止血或坏死组织清创术）[47-49]。"损伤控制手术"的目标是减少由于急性手术的二次打击所引起的并发症。无明显软组织损伤或肿胀的简单骨折可以通过非环形夹板固定，反复检查并监测筋膜室综合征。对于高能量损伤、软组织明显肿胀，有开放性伤口、明显移位，发生筋膜室综合征的患者，应对肢体的开放性伤口进行适当的清创，必要时行筋膜切开术，并用简单的单边外固定架使骨折处恢复正常对线。虽然这些操作最好在手术室进行，但有些患者因病情危重无法转移，可以在重症监护室床边行外固定支架固定（如有需要，还可以进行筋膜切开术）。一旦患者复苏，应转为确定性的髓内钉固定，最大限度地降低发生深部感染的风险，特别是外支架固定在14天以内[50,51]。

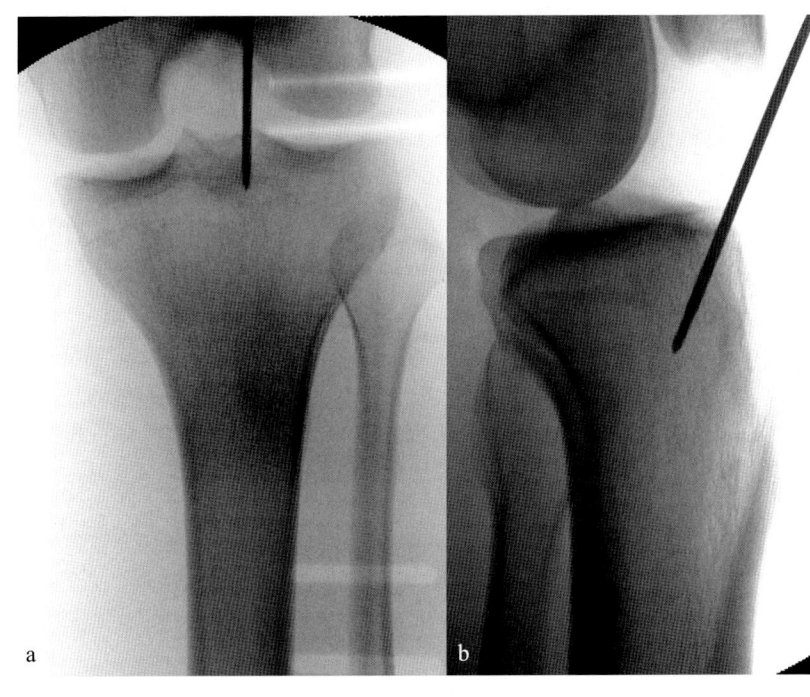

图33.4 胫骨近端术中透视前后位（a）和侧位（b）片，显示胫骨髓内钉的满意入钉点。注意在前后位片上，导针恰好位于胫骨外侧嵴的内侧，在侧片上正好位于关节面之外。重要的是，腓骨头被胫骨外侧平台的外侧缘切线纵向平分，表明前后位片是准确的

胫骨的血供来自髓内和骨膜，髓内来源于胫后动脉的营养支。滋养动脉经位于胫骨后外侧骨皮质邻近比目鱼肌起点的滋养孔进入胫骨[58]，进入髓腔后分成3条升支和1条降支。损伤后，特别是在髓腔操作的过程中，骨内膜血供受损，而骨的主要血供来自骨膜。在未损伤的胫骨中，骨膜血供来自胫前动脉，提供了25%的血管分布；受伤后，骨骼可能100%依赖于这些血供。因此，损伤或手术造成的软组织或骨膜剥离使胫骨血管越来越少。许多研究也注意到，伤后10~12周，骨内膜血流恢复至受伤前比例[59-65]。

了解肌肉筋膜室解剖和神经血管结构，包括它们相互之间的关系，对于处理胫骨干骨折是至关重要的，有助于安全、有效地进行筋膜切开术，应用外固定支架装置（特别是张力钢丝固定），以及经皮螺钉置入（肌肉下近端和远端接骨板应用时）[66-70]。

## 手术技巧

### 胫骨干骨折髓内钉固定

视频 33.1　胫骨骨折的髓内钉治疗

目前，治疗不稳定型胫骨干骨折的主要方法是交锁髓内钉固定。随着胫骨髓内钉设计和骨折复位技术的进步，胫骨髓内钉使用已经扩展至明显累及胫骨近端和远端干骺端部分的骨折，包括那些可能延伸至胫骨近端或远端关节面的骨折（图 33.5）。目前，争议主要集中于扩髓与非扩髓髓内钉的相对风险和获益，骨折愈合辅助物的使用如超声刺激或骨形态发生蛋白（bone morphogenetic proteins，BMP），外固定支架与髓内钉固定治疗严重污染的开放性胫骨干骨折等。

只要骨皮质厚度没有过度减小，扩髓和使用较大的髓内钉可以改善髓内钉骨折结构的生物力学特性，增加了髓内钉与光滑的骨内膜表面的接触面积，更重要的是可以插入更大直径的髓内钉。根据所使用的髓内钉系统，与小直径的髓内钉相比，大直径髓内钉通常可以置入更大直径的交锁螺栓，大直径的交锁螺栓提高了骨折结构的稳定性，因为它们具有较高的机械强度，不易发生疲劳失败。在动物模型中研究了扩髓的生物学后果，由于破坏了骨内膜血供，扩髓对骨皮质血流产生直接的不利影响。虽然这似乎不利于骨折愈合，但是周围覆盖的软组织血管灌注会代偿性地显著增加，尤其是邻近的肌肉组织和骨膜组织；12 周后骨内膜和骨外膜血流恢复正常。

因此，选择扩髓或非扩髓胫骨髓内钉是理论上的权衡，一方面是扩髓的生物学后果，另一方面是更大直径髓内钉的机械获益[59~65]。许多高质量的研究比较了扩髓和非扩髓胫骨髓内钉，并不能明确判定这两种技术的优劣。最近的一项 Cochrane 综述纳入了 9 项随机试验和 2

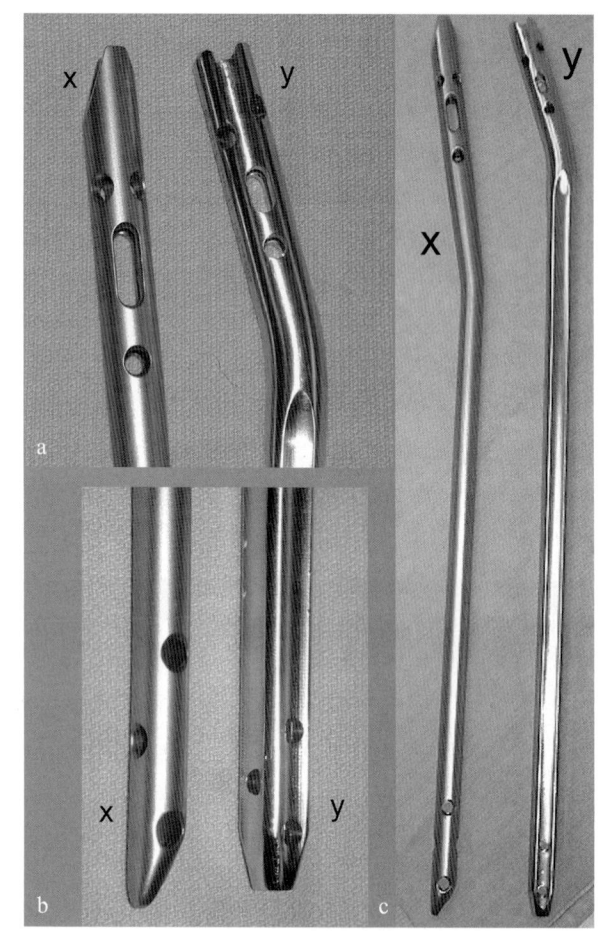

**图 33.5**　胫骨髓内钉改良，使更近端和更远端的胫骨骨折可以用胫骨交锁髓内钉成功治疗。早期（x）和新一代（y）胫骨髓内钉的侧面照片。a. 新一代髓内钉（y）的近端部分显示交锁螺栓的位置更靠近端，交锁螺栓孔更密集。b. 新一代髓内钉（y）的远端部分交锁螺栓孔的密度增加，位置更靠近远端。c. 两代髓内钉的全视图显示新一代髓内钉的设计（y）Herzog 曲线位置更靠近端

项半随机试验，共 2 093 例患者[71]，采用的主要结局指标包括健康相关的生活质量、患者报告的功能、因失败或并发症而再手术。结果显示，扩髓与非扩髓髓内钉在"主要"指标再手术方面没有显著差异，在次要结局指标骨折不愈合、疼痛、深部感染、畸形愈合和筋膜室综合征方面也没有显著差异。似乎有证据表明，扩髓更有可能降低闭合性骨折不愈合相关的再手术率；同时，扩髓组的内置物失败（通常由螺钉断裂引起的自发动力化）更少。

目前，对于开放性和闭合性骨折，作者都采用最低限度扩髓技术，因为可容纳 5 mm 直径交锁螺栓的髓内钉更不容易断裂；可用扩髓钻的机械声音准确判断髓腔最狭窄部分的直径，避免潜在的髓内钉卡顿；同时避免由于非扩髓内钉通过时在骨折远折段内太紧，导致骨折间隙分离。

2008 年，发表了扩髓与非扩髓胫骨髓内钉大型多中心试验 SPRINT——前瞻性评估扩髓髓内钉治疗胫骨骨折的研究（study to prospectively evaluate reamed intramedullary nails in patients with tibial fractures，SPRINT）[72]。研究的重要发现包括：①因骨折不愈合导致的总体再手术率（植骨或更换髓内钉）低得惊人（4.6%）；②骨折不愈合延迟再手术至少 6 个月，可大幅度降低再手术的需求；③扩髓钉与非扩髓髓内钉在因骨折不愈合而再手术方面无差异。然而，在开放性骨折非扩髓组中，由于交锁螺钉断裂而导致自发动力化的发生率更高。如果患者和临床医生认为自发动力化是一个不良事件，那么结果支持采用扩髓髓内钉治疗闭合性骨折。在此之后，有作者发表了胫骨髓内钉结果的若干预后因素[73]，发现在胫骨髓内钉治疗的预后中，损伤的严重程度显然起着最重要的作用；高能量骨折、骨折间隙 > 1 cm、骨折需要软组织重建（而非一期闭合）均与不良事件（为获得骨折愈合而进行手术、拆除失败的内置物、筋膜切开、感染或血肿清创）的发生显著相关。在此研究中，自发动力化也被认为是不良事件，虽然其在临床重要性方面还存在争议，但是在某些情况下，通过避免使用不锈钢髓内钉、教育患者术后避免完全负重，可以减少自发动力化的发生。

胫骨髓内钉的成功置入首先要仔细评估患者、受伤肢体，并进行影像学检查。获取下肢全长片，包括膝关节和踝关节的影像，以识别伴随的胫骨近端或远端的骨折。记录胫骨骨折的位置、方向、移位大小以及粉碎程度，如果存在腓骨骨折，也应记录。远端胫骨干骨折伴有内、后踝骨折并不少见，其形态可以通过 CT 进一步明确。影像学上、下胫腓联合关系异常可能意味着伴随的踝关节旋转损伤，胫骨和腓骨之间的较大移位可能意味着严重的软组织损伤；而在近端，胫骨和腓骨之间较大的移位需要注意，可能伴有动脉分叉处的损伤。髓内钉置入受阻，原因包括髓腔异常、髓腔内骨折碎片、先前的内置物。

无论评估开放性骨折还是闭合性骨折，术前计划的重点都是在扩髓、髓内钉插入、完成交锁钉锁定的过程中复位和维持复位。有许多可用的技术，包括手法复位、使用外固定支架或大的牵开器（Depuy Synthes，West Chester，PA）间接复位、腓骨切开复位内固定（open reduction and internal fixation，ORIF）、经皮或切开采用胫骨复位钳、切开复位短接骨板单皮质螺钉固定。所有这些技术可以单独使用或联合使用，都是有效的，但要求外科医生在手术的潜在生物学不利影响和骨折复位日益精确的收益之间进行权衡。胫骨近端或远端伴有关节损伤时需要仔细评估，要有相应的处理计划（图33.6）。如果存在骨骺骨折，在髓腔准备和髓内钉插入前一定要先复位和临时固定。可以将骨骺"骨折块"交锁至胫骨髓内钉的近端或远端；在这种情况下，术前计划应该：①确定所需的辅助内置物以稳定关节；②考虑如何消除内置物潜在的碰撞可能；③包括充分扩髓或胫骨骨骺部分的准备，插入髓内钉时避免过度暴力；④熟悉胫骨髓内钉的多个交锁选择，确保近端或远端的骨骺充分固定。

## 髓内钉固定治疗胫骨干中部骨折

麻醉诱导成功后，患者仰卧于可透射 X 线的手术台上，预防性给予抗生素。理想情况下，

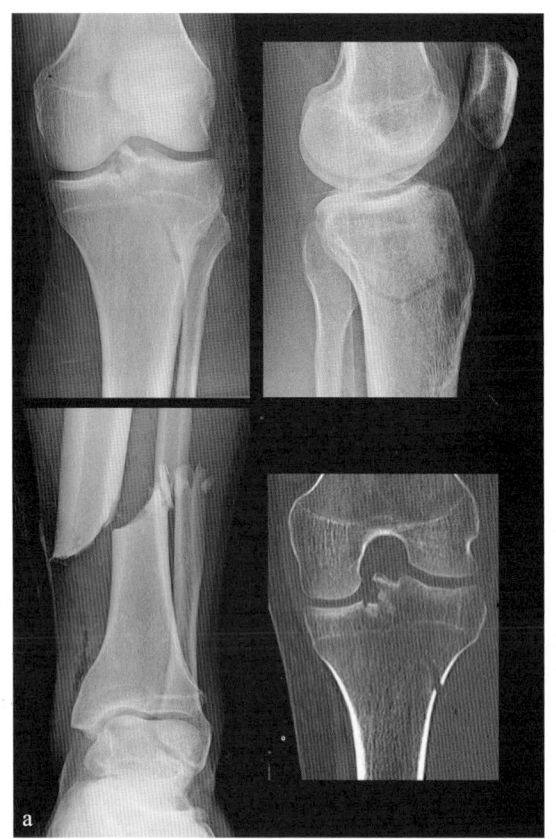
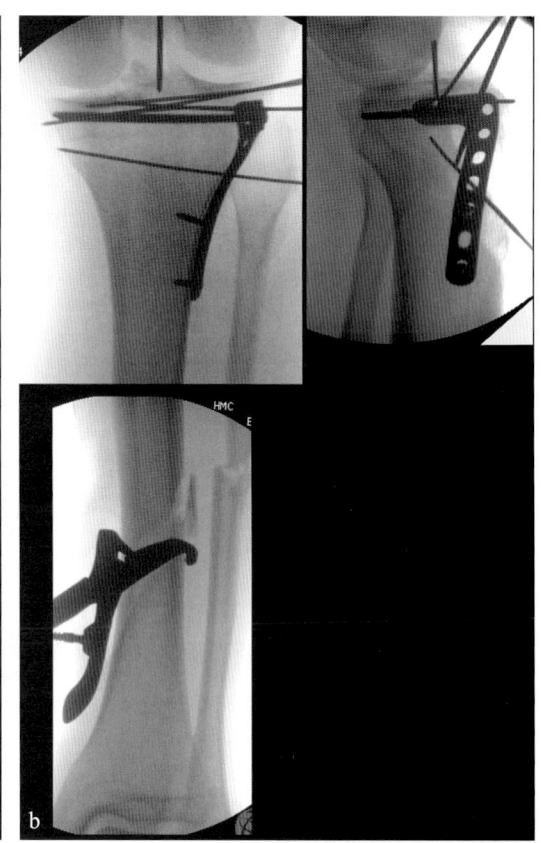
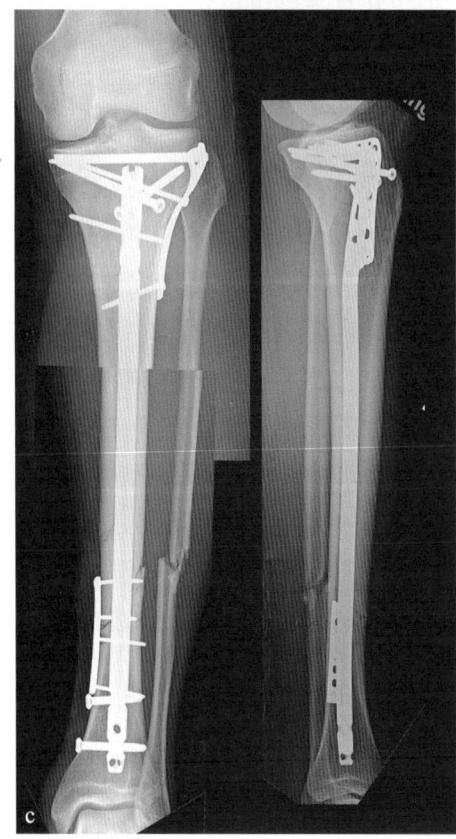

图 33.6 28 岁男性，非连续的开放性胫骨干骨折。a. 正侧位 X 线片和 CT 冠状位重建，显示胫骨外侧平台骨折延伸至内侧关节面，伴有同侧胫骨远端干骺端骨折和同一水平的腓骨骨折；首先固定胫骨平台骨折，注意内置物不要放置在预期的髓内钉通道上。b. 显示准确的入钉点（上方部分）。开放性胫骨干远端骨折清创后用锯齿状持骨钳和单皮质接骨板（下方部分）复位。c. 膝关节、胫骨远端的前后位片以及包括整个胫骨的侧位片，显示胫骨的两处损伤均得到了满意的复位和固定。完成最终的髓内钉锁定后，将胫骨平台单皮质螺钉换成全长螺钉

手术台远端不应有任何潜在的支撑装置，使手术医生可以无阻地操作患肢。充分肌松有利于手术复位和固定。在同侧躯干下方放置柔软的腰骶部支撑垫，使患肢处于中立位；然后进肢体准备并用无菌巾单覆盖，将患肢放在泡沫斜坡或垫枕上抬高；不要使用止血带。影像增强器放置在术者的对侧，监视器置于方便术者和助手观察的位置。

多数情况下，特别是使用切开技术、外固定支架或通用牵开器行间接复位时，胫骨干或腓骨的复位需要使小腿在相对背伸的位置。获得复位后，屈曲膝关节，并将患肢支撑在一个可透射X线的三角支撑垫上。在入钉点切开之前，应先屈曲膝关节拍摄胫骨侧位片。如果在膝关节屈曲的过程中骨折部位发生屈曲或平移，在手术过程中则需要使用特殊的骨折复位技术（见后）。如果骨折随着膝关节屈曲而屈曲，但背伸时复位，则应考虑采用髌上入路，以便胫骨髓内钉可以在小腿伸直位插入。

使用影像增强器来辅助皮肤和肌腱切口设计是有优势的。触诊髌骨的内侧界和外侧界、髌腱和髌骨下极，并用手术记号笔标记在皮肤上。拍摄真正的前后位片，用一枚克氏针插入预期入针点，并且确定其与肌腱的关系。然后，术者必须决定是采用内侧入路、外侧入路还是经髌韧带入路。对于多数近端骨折，最好采用外侧入路。接着，在髌骨下极做一个2 cm的正中切口，切开皮肤、皮下组织和髌前囊，直到髌腱的腱旁组织。然后根据所期望的入路进行深部分离，如果采用经髌韧带入路，辨认髌腱的内侧和外侧，纵向全长切开髌腱的腱旁组织和实质。将髌腱的内侧半和外侧半部牵开，经间隙置入导针。

一旦遇到骨质，通过前后位和侧位透视来确定胫骨髓内钉的入钉点；将导针的尖端置于预期的位置，然后用锤子轻轻敲入骨皮质，获得准确的胫骨近端导针轨迹。通常，在前后位和侧位透视下，导针轨迹与胫骨近端干骺端的前皮质共线。避免导针轨迹方向太偏后是至关重要的，以防医源性并发症，如后侧骨皮质骨折、偏心扩髓、扩髓钻铰丝部分或完全横断等。通过膝关节充分屈曲和导针置入过程中进行侧位透视，可以避免此类并发症。

一旦导针插入数厘米，用与导针匹配的空心小直径开口铰刀将入钉点和入口轨迹扩大，随后移除导针和开口铰刀。然后置入球头扩髓导针，先将直的球头导针的前端折弯成0.5~1.0 cm的小弯，将球头扩髓导针固定在T型手柄上，并将其引入胫骨近端的入口通道。T型手柄使手术医生能够轻松地转动、前进和回退带有弯曲球头的导针。导针末端的弯曲使手术医生能更准确地操纵导针穿过胫骨，特别是当遇到远端干骺端松质骨时。球头扩髓导针远端的球头可以避免扩髓钻超过扩髓导针，更重要的是可以将断裂的扩髓钻钻头从髓腔中取出。操纵球头扩髓导针经近端骨折段传送至骨折远端。

用闭合、切开或经皮技术复位胫骨骨折，恢复解剖长度、对线和旋转，然后将扩髓导针精确地送至远端骨折段，通常止于生长板瘢痕处。然后用X线尺估计胫骨髓腔的长度，或者用两根长度相同的扩髓导针，减去露出部分的差值来计算。用尺寸比预期的最终髓内钉尺寸小2~3 mm的扩髓钻开始扩髓。通常，从8 mm扩髓钻开始，以0.5~1.0 mm递增，直至骨皮质出现"振颤"。

在扩髓过程中有几个重要的手术问题需要考虑。扩髓钻头会产生大量的热，因此扩髓钻必须锋利，插入时不能用很大的力。缓慢前进和进-退技术有助于最大限度地减少热损伤，并有助于保持扩髓钻螺旋槽干净。为了避免偏心扩髓和随后的复位和髓内钉置入不完美，只有骨折复位后，才能使用动力推进。为了避免开口处胫骨结节部分的无意扩髓，扩髓钻应手动置入入钉孔（从入钉孔回退），并施加轻微向后的力，以避免入钉孔向前平移或伸长。还应该记住的是，扩髓钻只能扩至球头导针的球部或弯曲球头导针的折弯处。虽然这不是一个典型的问题，但是髓内钉插入时，髓内钉的末端可能会遇到未扩髓的骨骺处致密松质骨，导致骨折部位的骨折端分离。如果需要进行更远端的扩髓，则必须将弯曲球头导针稍微向远端插入，或将其更换为直的球头导针。

为了防止扩髓导针的球头或弯曲部分嵌顿于髓内钉和近端锁定导向装置，通常在完成髓腔扩髓后，将弯曲的球头导针更换为直的非球头髓内钉插入导针。采用套管以防止插入导针的意外、错误放置。检查确定胫骨髓内钉的准确尺寸，并装配至近端锁定导向器。插入前，通过观察来确保近端锁定的准确性，近端锁定套筒和钻头准确瞄准近端交锁孔。再次适当屈曲膝关节，使髓内钉插入时尽可能与胫骨解剖轴共线。然后将髓内钉经插入导针手动置入胫骨近端。由于在矢状面上，胫骨近端入钉点与胫骨解剖轴并不完全共线（与梨状窝入钉点和股骨解剖轴不同），所以髓内钉会朝后向胫骨后方骨皮层前进。充分屈曲膝关节使髓内钉顺利通过后方骨皮层，直至髓内钉与胫骨解剖轴一致，到达胫骨的峡部。用锤子轻轻敲击，使髓内钉沿着插入导针和胫骨前进。当髓内钉进入远端骨折段时，骨折便维持在了复位的位置。通常，在髓内钉距最终位置 1~2 cm 时拔除导针。最后，对胫骨远端和近端进行前后位和侧位透视观察，以确保髓内钉不会突出。

根据制造商的说明，患者膝关节屈曲，通过近端锁定导向器完成近端锁定。然后去除近端锁定导向器和可透射 X 线的三角支撑垫，将膝关节相对背伸地置于支撑垫或坡枕上，于透视下采用徒手技术进行远端锁定。对于绝大多数的胫骨干骨折，作者倾向在近端使用 2 枚由内向外的双皮质交锁螺钉，在远端用 2 枚由外向内的双皮质交锁螺钉。手术结束时，去除多余的复位钳或临时复位辅助工具。最后，拍摄 X 线片并进行评估，以确保胫骨长度、对线和

旋转满意，小腿的筋膜室是柔软和可压缩的（图 33.7）。逐层缝合手术切口，使用无菌敷料覆盖，随后将肢体用膝下短腿夹板固定，足和踝关节维持在跖行位置。术后护理包括 24 小时内预防性使用抗生素，经常进行临床检查以监测疼痛并适当给予镇痛药。患肢用夹板固定 1~2 周，直至肿胀消退、手术伤口愈合、患者疼痛减轻。在这段时间内，鼓励患者膝关节和脚趾的主动活动范围锻炼。1~2 周后，患肢用可拆卸的预制靴固定，允许患者膝、踝、距下、跖趾和趾间关节的主动活动。在接下来的 4~6 周内，从部分负重开始并逐渐过渡至完全负重。在受伤 6 周后，通常鼓励患者达到完全负重。定期进行 X 线检查和临床检查，以确保关节和肌肉功能正常，步态正常，恢复工作/功能，疼痛评估和管理，以及影像学上的愈合。

### 胫骨近端干骺端骨折

胫骨近端关节外骨折的治疗仍存在问题。尽管胫骨髓内钉固定是可取的，髓内钉可以分担负荷、保留骨外血供、避免广泛软组织剥离；但是，髓内钉固定胫骨近端干骺端骨折存在显著的并发症，包括对线不良、骨不愈合，以及需要翻修固定[74, 75]。髓内钉治疗胫骨近端干骺端骨折的困难原因是多方面的，但可分为三大类：①骨性解剖，②变形力，③内置物技术。当然，这些分类是随意的，并且是相互关联的，但它们为外科医生提供了一个框架，以确认和发展一种可以用髓内钉成功治疗这些骨折的手术策略。

#### 骨性解剖

胫骨近端骨折髓内钉治疗的困难主要是由于胫骨近端解剖形态，与髓内内置物的直径相比显得十分巨大。因为在近端（或远端）干骺

端没有真正的髓腔，所以内置物对骨折复位没有任何作用。胫骨近端的松质骨较软，会在髓内钉周围晃动或移动，直至内置物接触边缘皮质骨，易发生较大的横向移位和成角畸形。用髓内钉治疗近端干骺端骨折时，胫骨近端的形态也被认为是引起并发症的原因之一。胫骨近端干骺端呈三角形而非管状，胫骨近端内侧骨皮质以前外侧顶点为基底向后倾斜；如果胫骨近端髓内钉开口相对偏内，置入髓内钉时会很快接触胫骨近端内侧骨皮质，而后外侧是缺损的，导致胫骨近端骨折段内的髓内钉轨迹与胫骨近端的解剖轴不共线。

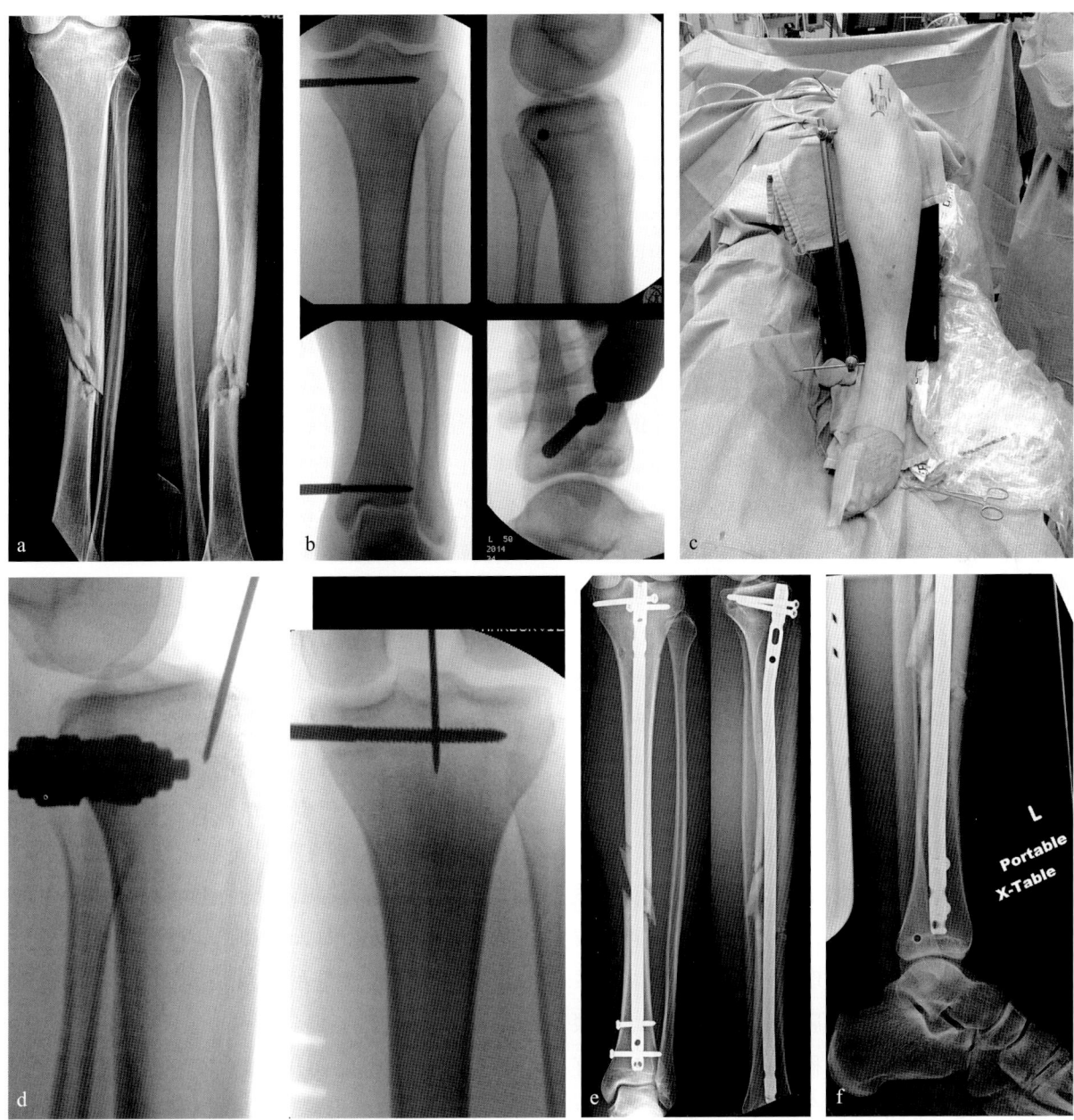

**图 33.7** 28 岁男性，左胫骨闭合性粉碎性骨折。a. 正侧位片显示胫骨损伤，无腓骨骨折。b, c. 粉碎性骨折和固有的内翻成角，采用内侧外固定支架来获得和维持复位，Schanz 钉放置于预期的髓内钉通道之外。d. 入钉点位于近端 Schanz 钉的前方。e. 去除外固定支架后，拍摄前后位和侧位 X 线片。f. 胫骨远端侧位片显示在生长板瘢痕的后方有圆形的放射透明点，这是胫骨远端 Schanz 钉的位置。注意髓内钉置于在 Schanz 钉的前方

随着髓内钉向远端推进，与管状的近端骨干越来越接近共线，胫骨近端骨折段就发生了移位，导致骨折部位的外翻畸形。断面研究表明，随着胫骨髓腔向近端延伸，在干骺端是偏心的，位置偏外；在标准的胫骨近端前后位片上，与胫骨的外侧嵴相对共线[52]。因此，准确辨别髓内钉入钉点和在近端部分的髓内钉轨迹，对于采用髓内钉成功治疗胫骨近端骨折是至关重要的。

## 变形力

胫骨近端的变形力主要来自伸肌装置，其次是前外侧间室的肌肉系统。随着膝关节屈曲程度的增加，在骨折部位会形成明显的向前成角畸形。因此，在矢状面上，胫骨近端的髓内钉轨迹是向后向的，而不是与髓腔共线；当髓内钉进入远端节段后，沿胫骨解剖轴重新定向，近端节段发生移位，骨折处会出现明显的向前成角屈曲畸形。有许多技术用于控制伸肌装置对胫骨近段的变形力，特别是在胫骨髓内钉置入过程中使膝关节屈曲最小化的技术。1996年，Tornetta 和 Collins[76] 描述了在膝关节半伸直位置入胫骨髓内钉技术，最大限度地减少了膝关节屈曲程度，中和了伸肌装置对近端节段的影响。髌骨仍然是髓内钉置入的障碍，因此该技术设计了膝关节切开术，使髌骨向外侧半脱位，利用股骨远端的滑车作为髓内钉通道。

1997年，Buehler 等[52] 描述了一种技术，采用一种改良的近端锁定夹具，仍然需要在膝关节屈曲时插入髓内钉，但允许在相对伸直位进行近端锁定。最近出现了一种改良髓内钉系统，经皮髌上入路和髌后轨迹的髓内钉，使膝关节整个髓内钉操作过程中始终处于相对伸直的位置。这种技术在概念上属于经皮技术，由 Tornetta 和 Collins 所描述；这项技术很有趣，但是关于髌骨和滑车潜在的软骨损伤问题仍然很重要，需要进一步的研究来确定其实用性和适应证[77-79]。

最近，Sanders 等[80] 回顾了 37 例采用髌上入路胫骨髓内钉治疗的患者，术后至少随访 1 年，胫骨对线良好，愈合率为 95%，与对侧肢体相比膝关节活动范围几乎对称。术后立即行关节镜检查，并在损伤后 1 年行 MRI 扫描和临床检查，发现髌股关节后遗症罕见。15 例患者中仅有 2 例在手术后立即行关节镜检查发现滑车存在 II 级软骨软化改变，但是 1 年后行 MRI 扫描时这些区域无明显改变，也没有临床症状；同时，术后患者没有胫前疼痛，而在采用标准的髌下入路胫骨髓内钉时会经常出现胫骨前疼痛。

## 内置物技术

为了更成功地使用髓内内置物治疗胫骨近端骨折，对髓内钉系统进行了改良。在形态上，与以往的设计相比，目前的髓内钉系统设计多具有以下三个不同特征：① Herzog 曲线更靠近端；② 多枚、多平面近端交锁螺钉选择；③ 近端交锁螺钉的位置更靠近端。

胫骨髓内钉的 Herzog 曲线是胫骨近端入钉点相对偏离胫骨解剖轴的结果，在概念上类似股骨粗隆髓内钉的近端弯曲。更靠近端的 Herzog 曲线的结果通常是完成最终的髓内钉固定后，髓内钉的这一部分（Herzog 曲线本身及其近端部分的髓内钉）仍保留在骨折近端节段内，避免了 Henley 指出的所谓楔形效应[81]。Herzog 曲线进入骨折远端节段会导致楔形效应，引起远端节段向后和向远端移位。这看起来似乎是由于在 Herzog 曲线的转角处，髓内钉的有效直径大于髓内钉的真实直径，而不是髓内钉穿过了远端节段，Herzog 曲线束缚在远端节段上，从而导致上述畸形。

由于体积庞大的近端干骺端充满了相对柔软的松质骨而非胫骨骨干部分的皮质骨，因此在骨-钉界面缺乏实质性的内在稳定性。通过增加近端节段内的交锁螺钉数量,可以改善近端节段相对于髓内钉的稳定性,特别是多平面交锁[82]。

交锁螺钉更靠近端放置,在更靠近端的骨折类型中,使外科医生能够有效锁定近端骨骺节段。交锁螺钉更靠近端的另一个积极的稳定效果,是可以放置更长的螺钉穿过更致密的骨骺。

尽管髓内钉设计有了很大的进步,但是胫骨近端干骺端骨折的髓内钉治疗仍然具有挑战性,需要外科医生掌握多种技术来实现精确复位和维持复位,通用牵开器或外固定支架、经皮或切开复位钳以及短接骨板单皮质螺钉进行固定(可单独使用或联合使用),都是髓内钉固定时复位和维持复位的有效技术[53]。阻挡钉(Poller钉)是一种简单而非常有效的技术,可用于髓内钉近端部分周围的胫骨近端骨折段的复位维持[83-85]。从概念上来讲,这些螺钉用于替代髓内钉周围的骨内膜界面,使近端骨折段的髓腔功能性变窄。准确放置时,可以防止胫骨髓内钉近端部分骨折段的移位。在冠状面上,骨折部位的外翻成角通过在近端骨折段紧邻髓内钉的外侧从前向后置入双皮质阻挡钉可以有效缓解。同样,在矢状面上,通过在近端骨折段紧邻髓内钉的后侧从内向外置入双皮质阻挡钉可有效缓解骨折部位的向前成角。在这两种情况下,应在骨折解剖学的基础上,将阻挡钉置于紧邻髓内钉的理想位置上。这种技术可采用小或大的骨折块螺钉,也可以是髓内钉的交锁螺钉;可以在髓内钉插入前,也可以在髓内钉插入后[83-85]。

## 治疗计划

术前计划首先从选择带有近端Herzog曲线和多平面近端交锁螺钉的胫骨髓内钉开始。采用偏外侧的近端入钉点,使入钉轨迹在冠状面和矢状面上与胫骨近端骨折段的解剖轴共线。全麻诱导后,评估近端骨折段的"行为",特别是将膝关节屈曲至胫骨髓内钉插入所需的位置时,评估伸肌装置所产生的移位大小。随着膝关节屈曲,骨折部位的矢状面畸形可以屈曲或横向移位。如果通过简单的手法复位不能控制畸形,则需采用辅助技术。如前所述,骨折处随着膝关节屈曲而形成屈曲畸形,是使用膝关节伸直位髌上入路髓内钉的良好指征。骨折部位的横向移位最好采用附加的复位操作。

对于伴有Tscherne 0级或1级软组织损伤的简单骨折,作者经常使用经皮复位钳,不会损害软组织包膜。在后一种情况下,通过小的后内侧或前外侧入路采用切开复位钳,然后用短接骨板单皮质螺钉固定。粉碎性骨折或伴有严重软组织损伤不适合用经皮复位钳或短接骨板固定时,可使用股骨牵开器或外固定支架来恢复长度、对线和旋转。如果需要进一步控制对线,则使用大直径(直径约3.2 mm)斯氏针Steinmann作为阻挡钉,并在完成髓内钉插入和交锁后更换为螺钉。通常情况下,置入的阻挡钉作为人工骨皮质,与胫骨髓内钉相互作用,可有效减小胫骨近端髓腔的大小,从而控制髓内钉在胫骨近端骨折段内的路径,使潜在畸形最小化。通常,阻挡钉放置在成角畸形的凹侧。在胫骨近端骨折中,预期的畸形是向前成角和外翻。因此,在近端骨折块中,阻挡钉从前向后置于预期髓内钉通路外侧(减轻外翻畸形),以及从内向外置于预期髓内钉通路路的后方(减轻向前成角畸形)。作者倾向于一开始使用Steinmann针作为阻挡钉,如果出现复位不精确则更容易调整(图33.8)。正如Krettek等[83]所指出的,除了改善和维持对线,阻挡钉还增加了骨-内置物结构的整体稳定性。

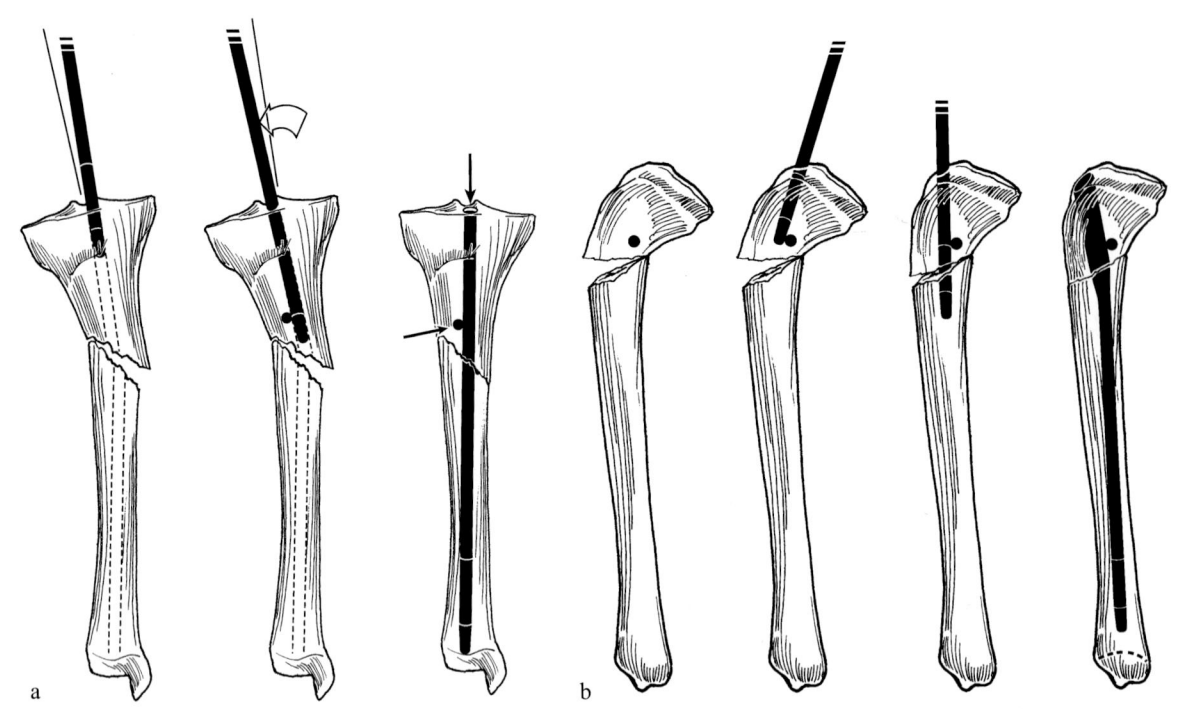

图 33.8 阻挡钉（Poller 钉）的使用。在胫骨近端 1/3 骨折髓内钉固定时，适当置入的阻挡钉可以成功地辅助矫正向前成角或外翻成角畸形。一般情况下，阻挡钉放置在畸形的凹侧，以便与髓内内置物直接接触。a. 在冠状面上，螺钉通常置于髓内钉的外侧。b. 在矢状面上，阻挡钉放置在髓内钉的后方

## 髌上入路胫骨髓内钉

髌上入路胫骨髓内钉在操作时，需要使用特殊的辅助工具来保护髌股关节，特别是扩髓时。麻醉诱导后，于患侧臀部下方放置一个小的支撑卷垫高。使用可透射 X 线的斜坡垫将患肢抬高，高于对侧肢体，以便术中进行透视。然后在膝关节下方放置无菌垫，使膝关节屈曲约 20°。从髌骨上极的近端 2.5 cm 处开始做一长 2.5~3.5 cm 的纵切口，分离皮下组织，辨认股四头肌腱并纵行切开，进入膝关节。评估髌骨的活动度和髌股关节的"松紧度"，如果术者将示指伸入髌股关节内感受到的压力较小，则将套管插入膝关节。如果髌股关节没有足够的活动度，套管系统不能安全置入的情况下，则将股四头肌切口向髌旁外侧方向延伸几厘米；必须保留部分组织袖套在髌骨上以便修复。置入套管和套芯，使之位于胫前骨皮质和关节面交界处。在许多髓内钉系统中，为了避免套管的意外移动，用专门为此设计的钉将套管固定在股骨上。去除钝的套芯，置入多孔导针套筒。然后，将一根 3.2 mm 的导针穿过多孔套筒的其中一个孔，得到如前所述的准确入钉点，并在前后位和侧位透视影像上确认。一旦获得入钉点，近端开口、球头导针的置入和扩髓都按前述通过套管进行。插入髓内钉，并根据骨折类型完成锁定。用生理盐水彻底冲洗膝关节，并通过关节活动范围来评估髌骨轨迹。然后逐层缝合切口。

由于与标准的髌下入路髓内钉相比，膝关节处于相对背伸状态，因此髌上入路髓内钉最直观的适应证是胫骨近端 1/3 骨折。作者发现这种技术还特别适用于胫骨远端 1/3 骨折，需要远端近关节骨折（内踝或后踝）的稳定，或者需要辅助方法来维持远端干骺端复位，如切开或经皮复位钳或临时接骨板（图 33.9）。

33 胫骨干骨折

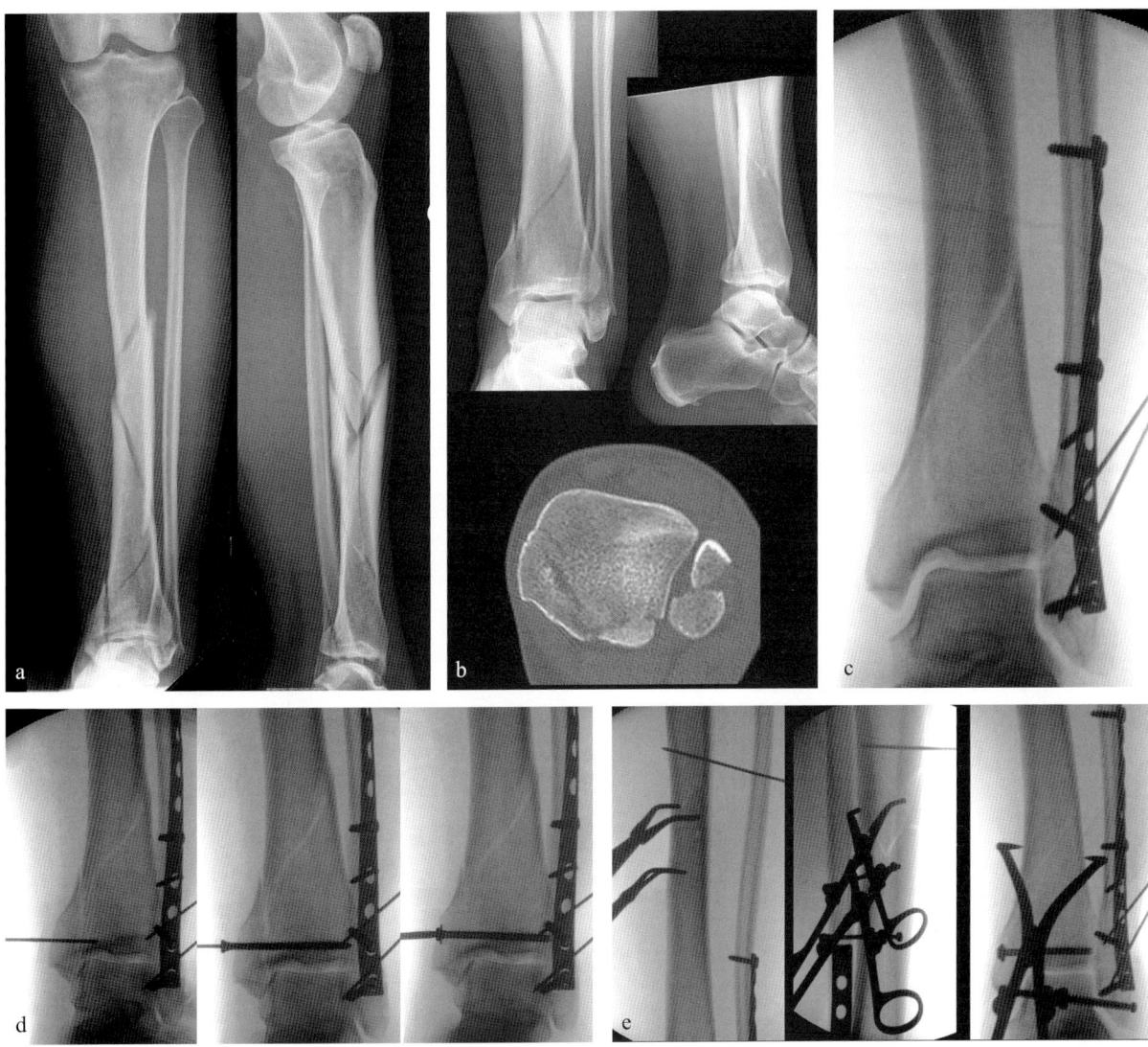

**图 33.9** 向关节内延伸的复杂胫骨干骨折。a. 左侧胫骨前后位和侧位 X 线片显示，粉碎性螺旋形骨折延伸至胫骨穹隆和内踝。注意伴随的腓骨远端骨折。b. 踝关节前后位和侧位片以及轴位 CT 扫描更清楚地显示胫骨穹隆（远端关节面）的损伤。c. 复位顺序从解剖复位和固定腓骨开始，可以间接复位胫骨的长度，改善成角和旋转，间接复位后踝。d. 经皮空心钉复位和固定后内踝，完成关节复位。e. 沿胫骨前外侧和后内侧仔细做小切口，复位胫骨干的粉碎性螺旋骨折，并用复位钳夹住。胫骨远端干骺端骨折复位，并经皮用大的点式复位钳稳定，选择髌上入路髓内钉固定

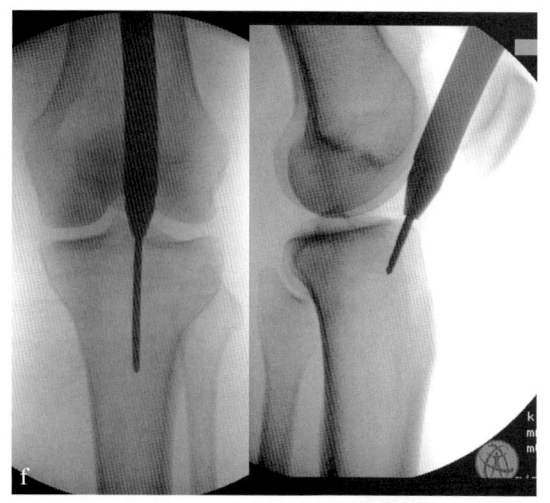

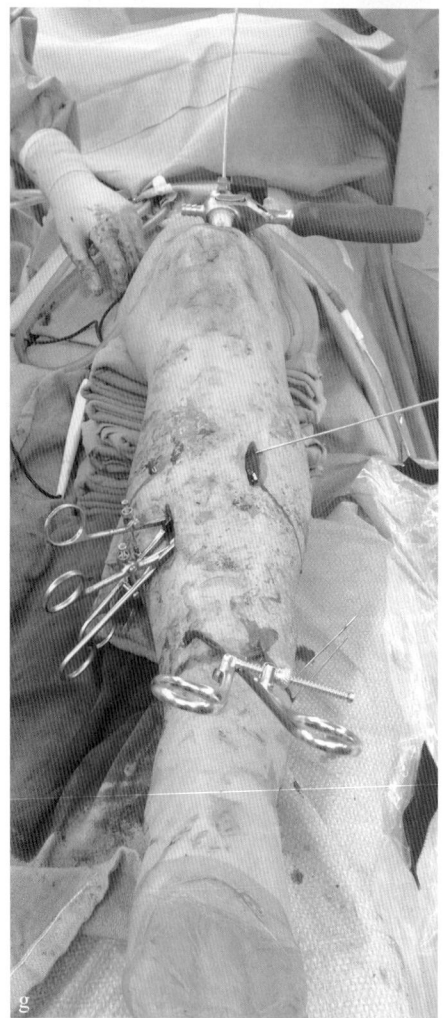

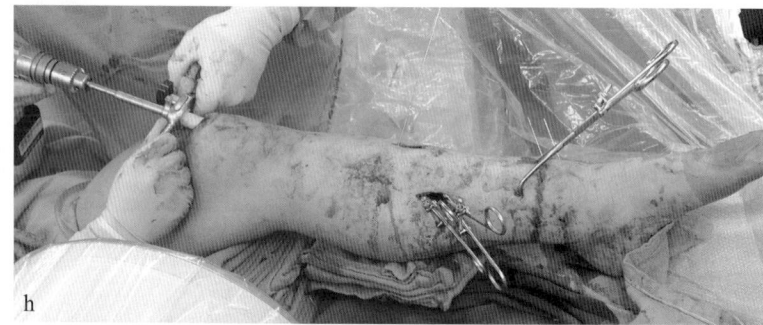

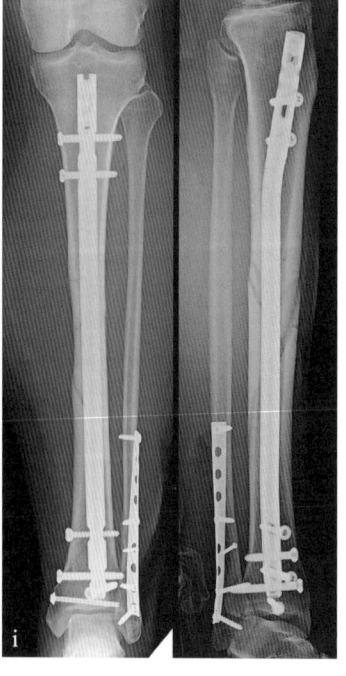

图33.9（续） f.前后位和侧位透视显示髓内钉在胫骨近端的准确入钉点和髌后套管。g，h.术中正位（g）和侧位（h）照片显示复位钳的位置和应用，以维持复位；还显示了髌上入路和髌后保护套管。i.最后，胫骨和踝关节的前后位和侧位X线片显示，骨折对线和固定满意

### 胫骨远端干骺端骨折

累及胫骨远端干骺端的骨折面临与胫骨近端骨折髓内钉固定所描述的相类似的挑战，包括：①胫骨远端干骺端的松质骨性质和直径较大，使得髓内钉不能作为辅助复位工具；②骨折靠近踝关节可能会放大远端较短骨折段的弯曲力矩，复位维持困难；③骨折常延伸至胫骨穹隆部（远端关节面），可能同时危及骨干和关节骨块的复位和稳定性。

髓内钉设计的进步使得固定小的胫骨远端骨折块成为可能。许多现代髓内钉的设计在髓内钉的极远端部分可以放置多枚、多平面的交锁螺钉，尝试在交锁螺钉之间形成固定角度关系。Synthes胫骨EX髓内钉（Depuy-Synthes，West Chester，PA）系统采用生物可降解的聚乳酸套筒，该套筒与直径从尖端到头部逐渐增大的交锁螺钉相匹配。随着交锁螺钉向髓内钉前进，套筒会被卡紧在髓内钉上，随后发生膨胀以适应交锁螺钉不断增大的内芯直径。髓内钉交锁螺钉周围的套筒膨胀使锁定达到角稳定，有效地使交锁螺钉的晃动最小化[86-88]。同样，Zimmer Natural 胫骨髓内钉系统（Zimmer，Warsaw，IN）对交锁螺钉孔的内部进行了改良，以增强交锁螺钉-髓内钉界面，使交锁螺钉与髓内钉之间的连接更紧密，产生角稳定作用。

虽然这些内置物设计的改进有助于提高骨折复位后的稳定性，但是骨折复位仍然是关键因素，精确复位的实现仍然由术者进行控制。与胫骨近端髓内钉一样，在髓内钉插入之前，有若干复位方法有助于获得满意的冠状面、矢状面和水平面对线。辅助复位方法（单独或联合）包括腓骨的解剖复位和固定、阻挡钉、临时或永久的短接骨板固定、切开或经皮复位钳的应用、通用牵开器或外固定支架、大直径的斯氏针Steinmann或Schanz钉作为摇杆操作技术（joystick）等。尽管腓骨ORIF作为胫骨的一种间接复位方法非常有用，但有研究表明可能与胫骨远端骨折髓内钉治疗的延迟愈合有关[89,90]。

术前计划需要对胫骨和腓骨骨折进行全面评估。仔细研究腓骨骨折的潜在固定方法，对修复位于小腿远端1/3的腓骨骨折是非常有用的，特别是简单骨折或可复位的粉碎性骨折，可准确恢复胫骨的长度、对线和旋转。在任何骨折类型中，CT扫描可用于显示延伸至胫骨穹隆（远端关节面）的骨折，虽然不是常规，但对于发现延伸至关节内的骨折非常有用，特别是胫骨远端干骺端螺旋形骨折伴有相当高百分比的关节内骨折[91]。在多种情况下，健侧前后位、踝穴位和侧位X线片对确定患者正常的冠状面和矢状面对线是有很大帮助的。

胫骨远端干骺端骨折的复位顺序一般是从腓骨的切开复位内固定开始，前提是复位必须准确，实现解剖复位。对累及胫骨穹隆部的关节内骨折，复位后采用近关节螺钉或低切迹接骨板固定，以便髓内钉穿过胫骨远端的中心。对于简单的胫骨干骺端骨折，根据软组织的条件，可采用经皮或切开复位钳复位。对于轻度粉碎的骨折，采用短接骨板单皮质螺钉固定。对于骨折严重粉碎或胫骨远端软组织条件差的胫骨骨折，可采用内侧股骨牵开器或外固定支架间接复位和固定；在这种情况下，可以将Schanz钉置入胫骨远端骨折段，但不能在髓内钉的预期轨迹内。通常，Schanz钉置于胫骨穹隆的后半部分，紧邻骺板瘢痕的下方。远端Schanz钉也可以经内侧放置在距骨或跟骨结节，虽然对胫骨远端的控制强度减弱，但仍然令人满意，同时消除了胫骨髓内钉和Schanz钉之间潜在的冲突可能性。

复位后准确置入球头扩髓导针，在冠状面和矢状面上，导针均应位于胫骨远端节段的中央。在这些骨折中，导针前端的弯曲必须轻微且尽量靠近球头，这样可以有效控制极远端的扩髓。在骨质量较好的患者中，远端扩髓应至少扩至髓板瘢痕，以避免最终髓内钉插入到位后引起骨折端分离；而在骨质疏松性患者中，可以避免或尽量减少扩髓，使髓内钉"压配"入远端干骺端松质骨内，以增强髓内钉在远端干骺端的稳定性。髓内钉的远端用至少2枚或3枚多平面交锁螺钉静态锁定。胫骨远端骨骨折段的稳定有时需要下胫腓螺钉固定来增强，使腓骨和下胫腓联合解剖复位，腓骨牢固地固定。

## 胫骨干骨折接骨板固定

对不适合髓内钉治疗的骨干骨折可用接骨板固定治疗。需要考虑接骨板固定的共同特征（图33.10）：全膝关节置换术后的患者，伴有复杂的近端或远端关节周围骨折、髓腔狭窄或闭塞，先前存在的畸形愈合或骨骼发育未成熟。如果不存在这些情况，胫骨接骨板固定主要局限于位于近端和远端干骺端区域的骨折。由于胫骨近端髓内钉的相关挑战、经皮技术的进步以及锁定螺钉/接骨板装置的广泛应用，使得接骨板固定胫骨近端骨折具有明显的吸引力。尽管如此，有随机试验表明，在治疗这些骨折时，与髓内钉相比，经皮锁定接骨板没有明显的优势[92]；这两种固定方式最常见的复位不良形式都是向前成角，使用髓内钉时常需要额外的手术复位技术，而使用锁定接骨板时内置物拆除的需求更常见。其他研究还指出，经皮锁定接骨板固定还可能导致超过5°以上的复位不良，而且常需要拆除内置物[85, 93-96]。

同样，尽管胫骨远端软组织包膜较薄弱是使用接骨板进行固定的相对禁忌证，但最近的高质量证据表明，与髓内钉相比，接骨板的不愈合率、延迟愈合率、感染率更低。Vallier等[97]在一项随机试验中比较了采用非锁定内侧接骨板与髓内钉治疗远端胫骨干骨折的效果，发现这两种方法的一期愈合率都很高（闭合骨折的愈合率为100%），感染率、不愈合率和畸形愈合率也相当；在这两组中，感染和畸形愈合主要与开放性骨折相关。与接骨板相比，髓内钉的对线不良更常见，尤其是在没有同时进行腓骨切开复位内固定的情况下[97, 98]。事实上，髓内钉固定对线不良的患者中有85%没有进行腓骨固定。

综上所述，目前的接骨板技术在治疗近端和远端胫骨干骨折时表现了良好的愈合率和较少的感染并发症。虽然这两种固定方式都没有显示出比另一种固定方式更明显的优势，但都需要严格注意技术，获得和维持满意的复位。

## 外侧肌肉下接骨板固定治疗胫骨干近端骨折

经皮肌肉下锁定接骨板是治疗胫骨近端干骺端骨折（包括或不包括关节受累）的良好方法。许多内置物都是解剖型预弯的，可以作为复位工具，特别是用于横向平移的复位时。定位夹具（导向器）使大部分操作可以经皮进行，但是需要小心操作，以确保对神经血管结构的损伤最小化。有些内置物提供锁定和非锁定的选择，有些还允许手术医生自主决定锁定螺钉轨迹，而不是必须按照预先设定好的螺钉轨迹。这些特点使手术医生在处理这些骨折时具有更大的灵活性，并促进了接骨板作为复位工具的使用。

患者仰卧于可透射X线的手术床上，腰骶部垫软的支撑垫，使髌骨朝上。根据骨折类型和局部解剖，在胫骨近端前外侧以Gerdy结节为中心做5~10 cm的弧形切口，切开皮肤和皮下组织后，辨认髂胫束及其Gerdy结节止点。注意不要损伤膝关节囊，以Gerdy结节为中心纵向切开髂胫束，并继续向远端延伸至前筋膜室的近端。将髂胫束的前半部分和后半部分都从其Gerdy结节止点处抬起。沿着胫骨外侧在肌肉下方顺行放置Cobb牵开器或其他类似器械。然后，复位胫骨近端骨折，通常跨膝关节放置

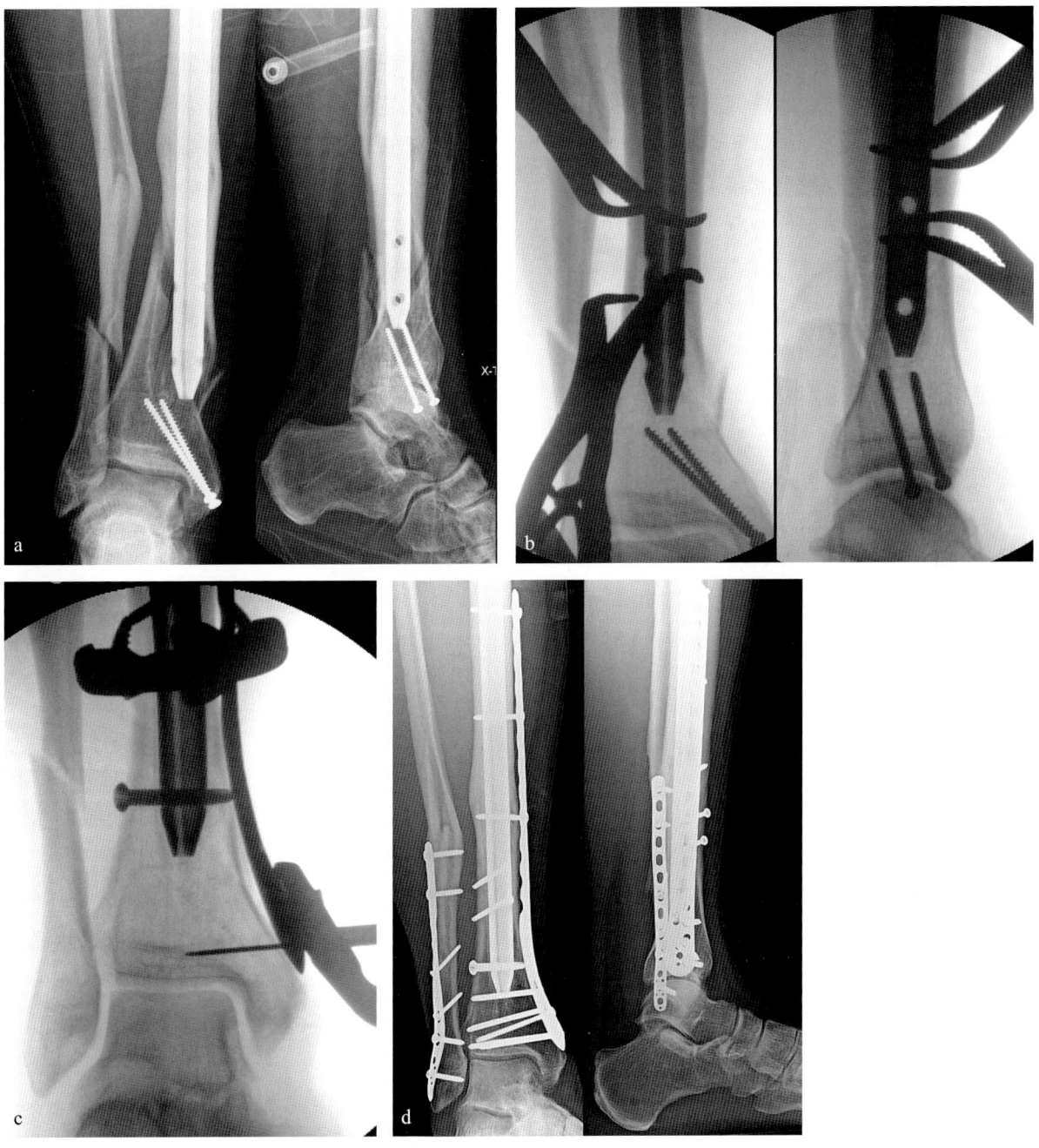

**图 33.10** 已愈合骨折胫骨髓内钉尖端下胫骨远端骨折。a. 损伤部位 AP 位、侧位 X 线影像，显示之前置入的髓内钉尖端处的移位性骨折，以及腓骨畸形愈合处远端的急性腓骨骨折。未移除髓内钉。b，c. 治疗包括复位钳辅助切开复位，骨折块间拉力螺钉加压固定，以及接骨板固定。d. 伤后 1 年 AP 位、侧位影像显示愈合满意

外固定支架作为辅助，或者直接将 Schanz 钉置入胫骨近端骨折段，也可加用复位钳和克氏针。骨折复位后，沿胫骨近端外侧肌肉下顺行置入接骨板，按之前放置 Cobb 牵开器的过程进行操作。完成最后的复位操作，常采用接骨板辅助。

然后应仔细检查复位情况，并术中透视确认复位是否充分。近端用复位钳（或普通螺钉）使接骨板的近端部分尽量紧密靠近胫骨近端，从而最大限度地减少随后的内置物突出。最终的固定结构必须使用多枚锁定螺钉来固定近端和远端骨折段。粉碎性干骺端骨折应采用桥接接骨板固定，避免骨折部位接骨板固定应力过大。同样，简单干骺端骨折应尽量解剖复位，使骨折端充分接触和承担负荷。理想情况下，内置物带有张力（图 33.11）。

### 胫骨干远端骨折接骨板固定

**视频 33.2　胫骨干远端螺旋形骨折前外侧经皮接骨板固定**

对于胫骨干远端骨折，通常采用切开、经皮或者两者联合的技术，以锁定或非锁定的内侧接骨板或前外侧接骨板进行固定。内置物的选择和暴露取决于局部软组织条件和骨折类型。对于远端骨折段向内移位或内翻成角的骨折，首选经皮内侧接骨板。对于远端骨折段外翻成角或向外移位的骨折，通常采用前外侧接骨板。手术入路的选择还必须考虑软组织损伤情况。前外侧暴露切口与足的第 4 序列（第 4 趾）在一条线上，并且以踝关节为中心。保护腓浅神经分叉处，纵向切开伸肌上支持带。向内侧牵开前间室的内容物，显露胫骨远端的前外侧。与近端接骨板固定相似，常采用经皮骨干部的固定，注意避免损伤前方的神经血管束。

患者仰卧于可透射 X 线的手术床上，与前面所述的胫骨近端接骨板固定相似，复位顺序也与前面描述的胫骨远端骨折髓内钉固定相似。

具体来说，首先，采用腓骨入路于紧邻腓骨后缘的后方纵向切开，分离腓骨肌肉组织并根据骨折的位置向后牵开。腓骨骨折解剖复位并用螺钉接骨板固定。根据腓骨骨折的性质，胫骨可采用多种复位方法；对粉碎性骨折采用韧带整复技术间接复位，可使用踝关节和距下关节跨越式外固定支架；对没有明显软组织损伤的简单骨折，采用经皮或切开复位钳复位，可辅助克氏针固定。骨折复位后，以远、近骨折端为中心在内侧或前外侧逆行置入内置物。首先，在骨折的近端和远端节段用普通螺钉固定，使接骨板紧贴骨，而最大限度地减少内置物突出，特别是内侧接骨板。随后拧入锁定螺钉完成固定（图 33.12）。

### 胫骨干骨折外固定支架固定

**视频 33.3　胫骨外固定支架**

胫骨干骨折的外固定支架可以用于临时稳定，也可以用于最终固定。外固定支架的常见适应证包括：严重污染的开放性骨折、骨骼未发育成熟的骨折、多发伤患者。所有系统（钉和杆、张力钢丝以及混合系统）都遵循相同的骨折稳定原则，使软组织损伤最小化。在治疗期间，根据患者的表现和预期，初始结构设计和刚度会发生改变。

临时性外固定支架的放置是基于这样的假设，即随后的最终固定需要使用接骨板-螺钉装置或髓内内置物。多数情况下，在预期接骨板位置和手术入路之外的区域放置 Schanz 钉。因此，对于胫骨近端骨折，采用膝关节跨越式支架结构，通常于股骨放置 2 枚固定钉，于胫骨远端干骺端放置 2 枚固定钉。对于胫骨远端骨折，通常远端采用经跟骨和中足内侧固定钉，而近端固定钉位于胫骨近端干骺端区域。这种构型的外固定支架在生物力学上是次优结构，目的只是简单地临时维持肢体对线，直到完成

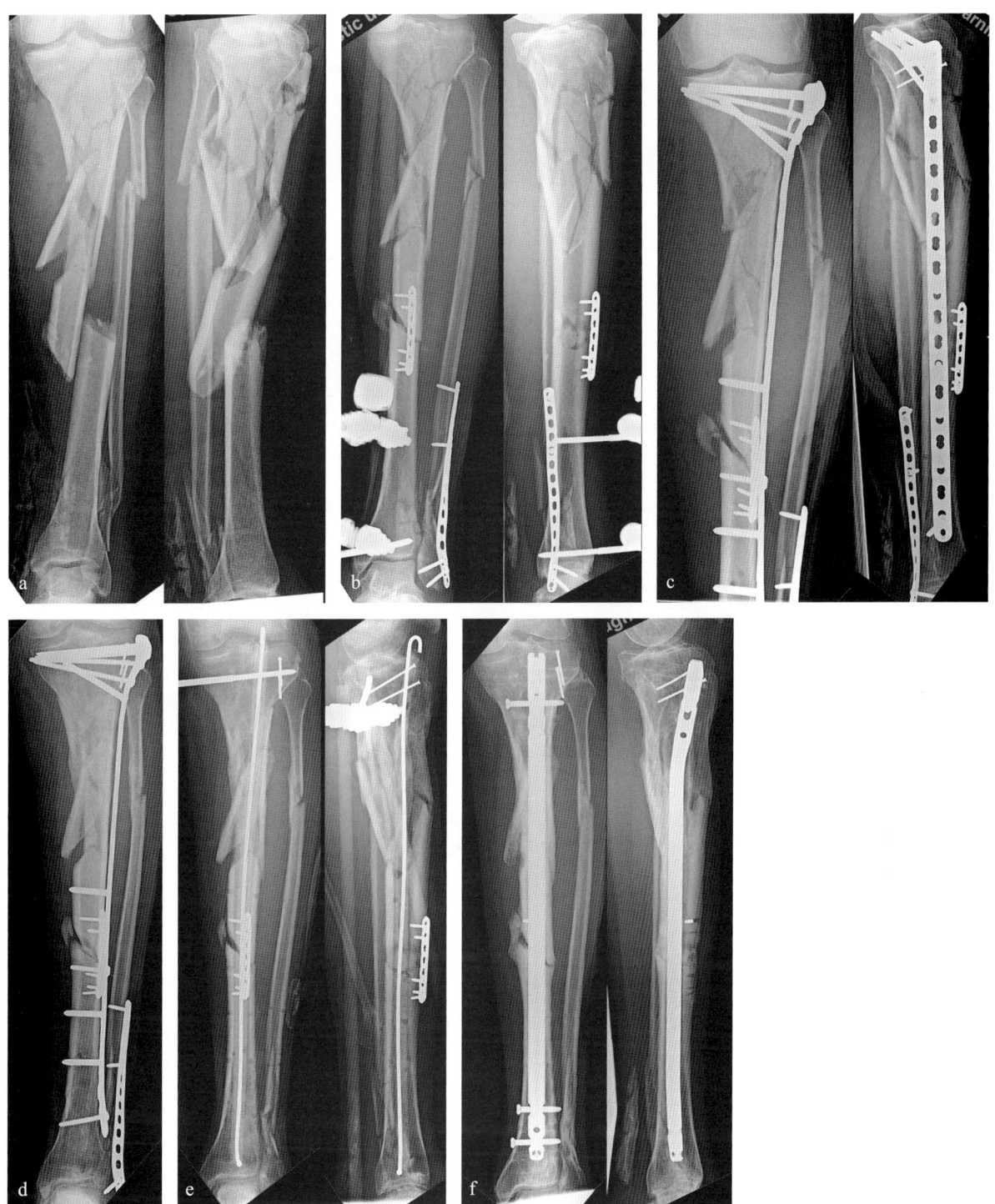

**图 33.11** a. 前后位和侧位片显示左胫腓开放性高度粉碎性骨折，累及近端干骺端和关节。b. 开放性伤口清创后，急诊处理包括：移位的骨干部分采用短接骨板单皮质螺钉固定，跨越式外固定支架固定，腓骨远端固定，通过单切口行四个筋膜室切开术。c. 由于近端干骺端和骨骺粉碎严重，选择接骨板固定；预计靠近近端的干骺端骨折会相对较快愈合，同时也可能会出现干骺对线丢失和延迟愈合/不愈合。d. 正如预期一样，伤后 4 个月时出现了明显的内翻对线不良和延迟愈合。e. 考虑到开放性骨折和筋膜切开术的病史，治疗包括放置抗生素棒和分期髓内钉固定。f. 1 年后骨折完全愈合

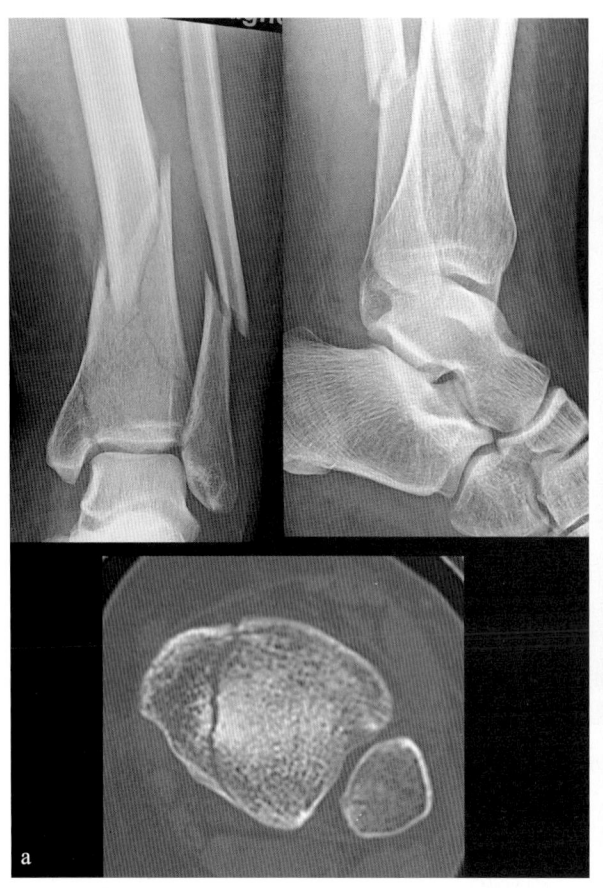 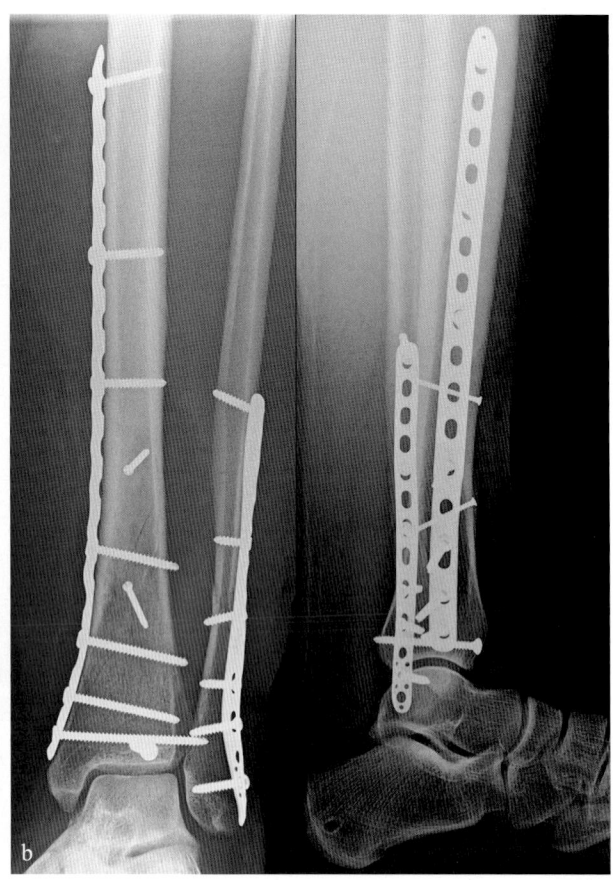

图 33.12　a. 一名 27 岁女性患者在湿草地上滑倒，受伤时的前后位和侧位片（上排）显示胫腓骨远端粉碎性骨折，骨折延伸至胫骨内侧穹隆。关节面水平的轴位 CT 扫描（下排）显示关节骨折线的存在及其方向，在更靠近头端 CT 轴位层面上可以看到略呈冠状平面的胫骨骨折线。b. 急诊行腓骨切开复位内固定，用切开复位钳辅助复位主要干骺端骨折，用独立的拉力螺钉固定，然后采用经皮非锁定内侧中和接骨板固定

最终的固定。增强的单边外固定支架 - 骨折结构的技术包括：每个骨折段增加更多的固定钉，增加固定钉的直径，增加每个骨折段固定钉之间的跨度，外固定器尽量靠近骨面，增加另一平面的固定，最重要的是允许骨折负重（如果可能的话，与骨折端并列）[99]。

张力细钢丝（克氏针）可以增强胫骨近端和远端干骺端区域的稳定性。外固定支架可以只用张紧的细钢丝来稳定，也可以与 Schanz 钉联合使用组合成混合式外固定支架。如果在干骺端和骨骺区域使用细张力钢丝，应注意确保其在膝关节和踝关节周围的关节囊以外。在膝关节处，应距关节约 1.4 cm，以降低发生关节内感染的风险[100]。通常情况下，张力钢丝应置于腓骨头平面以下关节外的位置。然而，由于上胫腓关节与胫股关节之间的潜在沟通，腓骨头 - 胫骨钢丝可能会意外进入关节。除了认识到关节的危险外，手术医生还应该对胫骨的横断面解剖很了解，以减少钢丝放置所造成的神经血管损伤。

## 结　果

Sarmiento[101] 介绍了一种髌骨 - 肌腱 - 负重石膏治疗胫骨干骨折，采用长腿石膏直到软组织肿胀消失。他最初纳入了 69 例闭合性骨

折和31例开放性骨折，所有骨折均愈合，未讨论畸形愈合和关节僵硬的发生率。1970年，Sarmiento[102]报道了135例胫骨骨折，采用功能支具治疗以便膝关节和踝关节能够活动，平均愈合时间为15.5周，无骨不连发生。Sarmiento等[103]随后分析了780例使用功能支具治疗的患者。在研究中，他们选择了可行走的患者，排除了初始骨折部位过度短缩、在初始管型治疗中成角畸形加重的骨折患者，还排除了有明显神经血管损伤或节段性骨缺损的患者，以及需要软组织覆盖的患者。平均愈合时间为18.7周。在后来发表的一篇文章中，Sarmiento等[11]连续分析了1 000例闭合性胫骨骨折，发现对线满意的比例很高，最终短缩长度没有超过初始缩短长度。

另外报道的结果则较差。Nicoll[12]评估了674例骨折，包括144例开放性骨折，平均愈合时间为15.9周。不幸的是，22%的骨折需要20周以上才能愈合，5%的骨折1年内都没有愈合。在开放性骨折组，感染发生率为15.3%，延迟愈合或不愈合发生率为60%。此外，还注意到关节僵硬的比率很高，最明显的是那些伴有骨折不愈合的开放性骨折患者。Kyrö等[16]同样连续分析了165例开放性和闭合性胫骨骨折患者，发现许多患者伴有关节僵硬和功能受限。其他人也发现了类似的问题，畸形愈合和关节僵硬的发生率通常为25%~30%，愈合时间较长[14, 15, 18, 19, 21, 22]。

显而易见的是，并不是所有的胫骨干骨折都能用闭合技术成功治疗，尤其是在评估愈合率以外的结果时。评估的临床参数包括关节僵硬、步态异常、功能结果，以及恢复功能和就业等。很明显，采用管型或支具有一些缺点。在一项前瞻性研究中，Hooper等[19]比较了闭合技术与髓内钉技术治疗不稳定胫骨干骨折（在任何方向上移位超过50%、成角>10°）的疗效，发现使用髓内钉时骨折愈合更快，畸形愈合和短缩更少；约1/4的患者闭合治疗失败而后转为髓内钉治疗。Bone等[18]回顾性研究了采用闭合复位技术与髓内钉技术治疗闭合性胫骨干骨折的结果，认为手术组的愈合时间更短，功能结果更好。

另有外科医生研究了功能支具，并遇到了更多的问题。Digby等[22]回顾了103例成人胫骨骨折，报道的踝关节活动受限发生率为11%，而距下关节功能减弱的发生率为45%；有一半的患者平均21.5周才恢复运动，但是在末次随访时，约21.3%的患者无法跑步。Pun等[23]对功能支具治疗胫骨骨折进行了长期研究，发现平均2.83年后，踝关节功能正常的患者约占75.5%，距下关节功能正常者约占71.1%；所有患者膝关节均能伸直，但有13%的患者膝关节存在一定程度的屈伸受限。

对"什么是可接受的骨折复位"的回答，是创伤治疗的基础。由于非手术治疗存在较高的畸形愈合发生率，管型或支具治疗与晚期骨关节炎的关系也一直备受关注。不幸的是，关于这种关系的共识仍然很少，准确的参数仍然不明确。Merchant和Dietz[104]对39例胫骨闭合性骨折和Ⅰ型开放性骨折患者进行了平均29年的随访，92%的膝关节被评估为优秀，78%的踝关节被评估为优良。Milner和Grenwood[105]并没有发现骨折侧症状性踝关节和距下关节关节病的发生率更高，并指出内翻对线不良可能是导致膝关节内侧间室关节病的原因。

手术治疗胫骨干骨折的远期功能结果已得到证明。Habernekd等[106]回顾了102例髓内钉治疗胫骨干骨折，随访3年，结果表明，患者主观和客观并发症发生率很高，包括主诉天气变化时和长距离步行后疼痛、跛行、肿胀和踝关节活动受限，约1/3的患者有膝关节疼痛。Keating等[107]发现，受伤近2年后，20%的患者没有恢复以前的职业，30%的患者没有恢复以前的娱乐活动水平。Vallier等[97]在一项随机试验中比较了接骨板与髓内钉治疗胫骨远端骨折的效果，采用经过验证的评分系统进行功能评估，发现在受伤后2年两组均存在明显的功能障碍。

部分作者还指出，采用功能结果评分，与一般人群标准相比，在术后1年时，采用手术治疗的胫骨骨折功能明显下降[108~110]。尽管如此，长期功能数据表明，多数患者可以预期获得良好的功能结果[105, 111]。最近，Lefaivre等[112]回顾了56例髓内钉治疗胫骨干骨折的患者，中位随访14年，采用健康调查简表-36（Short Form 36，SF-36）和肌肉骨骼功能评分简表（Short Musculoskeletal Function Assessment，SMFA），认为患者的功能与一般人群标准相当。同时，部分患者存在显著的后遗症，包括残余肢体肿胀（34%）、踝关节活动范围受限（42%）、股四头肌萎缩（27%）和小腿萎缩（27%）。Theriault等[113]回顾了70例髓内钉治疗胫骨骨折患者，平均随访58个月，采用下肢功能量表，发现功能结果良好。

对线不良性仍然是临床难题。基础研究表明，残余成角畸形即使角度很小，也会改变膝关节和踝关节所承受的负荷[114]。关于胫骨成角畸形愈合的长期临床影响，文献中的证据存在冲突。Milner等[115]指出，膝、踝或距下关节轻度骨关节炎很常见，胫骨干骨折后30年的预后良好；有趣的是，他认为骨折畸形愈合不是造成骨折侧症状性踝关节和距下关节关节病发病率高的原因。相反，Puno等[116]指出，明显的踝关节对线不良会导致临床结果较差，但是膝关节则不会导致相同的结果。Van der Schoot等[117]对88例患者进行了平均15年的随访，发现膝、踝的关节炎均与骨折畸形愈合密切相关。Lefaivre等[112]研究发现，35%的患者有骨关节炎的影像学证据，尽管没有畸形愈合，这一结果远远超过了预期的相似年龄人群的发病率。对旋转不良的不利影响也存在争议，在最近的一项研究中，Theriault等[113]指出，

尽管存在某些被认为与临床相关的旋转不良，但功能评分结果仍相等，表明在中期随访时旋转不良没有明显影响功能。他指出，胫骨旋转不良的长期结果和继发于旋转不良的潜在代偿机制尚不确定。

越来越多的证据表明，非损伤相关因素在创伤后的恢复中起着重要作用，功能结果和生活质量结果似乎更多地与这些预先因素而不是医疗干预措施相关。已经证明，在严重的下肢创伤中，教育水平低、非白种人、贫困、缺乏保险、缺乏社会支持、吸烟和诉讼等，都与功能和生活质量评分低有显著的相关性。最近的一项研究评估了疾病信念对胫骨干骨折患者功能结果的影响，患者填写躯体预职业和应对（Somatic Pre-Occupation and Coping，SPOC）问卷，设计该问卷旨在捕捉他们的信念对损伤后功能恢复的影响[118]。调查表由下列项目组成：①躯体抱怨，②应对，③精力，④乐观。问卷评分对胫骨干骨折髓内钉固定术后1年的功能预后具有较强的预测作用，并且对术后1年的就业状况也有较强的预测作用，对功能恢复的预测作用远远大于年龄、性别、骨折类型、吸烟状况或多发伤等因素。研究表明，在治疗过程中，应早期识别出创伤患者不利的疾病信念，并将改善其不健康的认知作为同步治疗。

## 肢体严重毁损

在1987年发表于《骨与关节外科杂志》（*Journal of Bone and Joint Surgery*）的一篇评论中，Sigvard T. Hansen[119]指出，在下肢创伤严重的情况下，徒劳地尝试保肢会对身体、精神、社会和经济造成深远的影响。尽管显微血管和外固定支架技术的发展使得"英勇的"功能性保肢手术成为可能，部分患者不得不经历多年的反复手术、感染和植骨，但最终不得不妥协，以延迟截肢而告终。许多这样的患者最后都变得意志

消沉、离婚、穷困潦倒、吸毒成瘾。肢体损伤严重程度评分（Mangled Extremity Severity Score，MESS）提供了一套指导方针辅助决策，以预测严重损伤肢体的"保肢可能性"[120]。不幸的是，这个量表和其他几个肢体评分系统并没有显示出一致的预测作用。尽管如此，MESS 考虑的变量——骨或软组织损伤、肢体缺血、休克和年龄——对于受伤患者的评估仍然是一个有价值的框架。

下肢评估项目（Lower Extremity Assessment Project，LEAP）研究试图通过一项前瞻性多中心观察性研究来填补骨科文献的空白，来确定遭受这些严重开放性腿部损伤的个体特征、环境特征、损伤的身体方面的变量、因损伤和治疗引起的继发性医学和精神状况、最终功能状况，以及总体健康状况。外科医生会在患者认为合适的情况下对其进行治疗，而该研究并未控制治疗干预措施。研究对多数患者进行了 7 年的随访，收集了大量数据，得出以下发现：

1. 许多遭受这种程度肢体创伤的患者有大量的社会、经济和人格方面的不利因素。与健康者的治疗干预相比，功能和生活质量结果与这些预先存在的因素更密切相关，无论是截肢还是保肢[121]。

2. 在 2 年时，采用疾病影响概况（Sickness Impact Profile，SIP）评分（一种自我报告的健康状况量表）进行评估，截肢组与重建组之间评分没有显著差异。SIP 评分较低的预测因素是自我效能低、因重要并发症而住院治疗、教育程度低、非白种人、贫困、缺乏私人医疗保险、社会支持网络差、吸烟以及患者陷入残疾或赔偿诉讼等。与截肢患者相比，接受重建的患者更有可能因重要并发症而再次入院。在 2 年时，两组中只有约一半的受伤患者恢复了工作[122]。

3. 评估了几种损伤严重程度评分系统［肢体损伤严重程度评分（Mangled Extremity Severity Score，MESS）、保肢指数、预测保肢指数、神经损伤、缺血、软组织损伤、骨损伤、休克、患者年龄 NISSSA 评分、Hannover 骨折评分］，但在确定肢体需要截肢还是可能成功保肢方面的有效性没有得到支持[123]。

4. 在 2 年的随访中，一开始足部感觉缺失的保肢患者与足部有感觉的保肢患者，足底感觉正常的比例是相同的。绝大多数出现足部感觉缺失的患者都有一定程度的恢复。因此，就诊时出现足底没有感觉不是截肢的指征，不能预测功能结果，甚至不能预测最终的足底感觉[124]。

5. 与不吸烟患者相比，当前吸烟者发生感染的可能性是 2.2 倍，发生骨髓炎的可能性是 3.7 倍。总的来说，戒烟者感染风险并没有更高，但他们患骨髓炎的风险是 2.8 倍[125]。

6. 至少 6 个月随访，评估患者最佳的皮瓣覆盖类型，终点指标包括伤口感染、坏死和皮瓣缺损。通常，采用游离组织转移治疗代表肢体损伤更为严重，而接受旋转皮瓣治疗的患者的总体创伤严重程度评分明显更高。在控制其他变量之后，在骨损伤最严重的患者中，发现了短期并发症的单一差异。具体来说，用旋转皮瓣治疗的 AO/OTA C 型肢体损伤患者发生伤口并发症需要再手术的可能性是游离皮瓣的 4.3 倍，提示骨损伤的严重程度可以预测周围软组织损伤[126]。

7. 肢体重建患者的并发症和再次住院发生率（38%）比一期截肢高，包括伤口感染、骨折不愈合和骨髓炎。重要的是，约 4% 的重建患者最后以截肢告终[127]。

8. 通过功能、疼痛以及是否存在抑郁来确定患者的满意度[128]。在 7 年的随访中，约 58% 的患者恢复了工作，但其工作被限于其能力范围内，工作时间也被限定于 20%~25%。与重返工作率较高显著相关的因素包括年龄较小、白人、教育水平高、不吸烟者、平均自我效能高、受伤前的任职期限以及本案中没有诉讼等。伤后3个月时的疼痛和身体功能评估是7年时最终恢复工作的重要预测因子[129]。

9. 7年后，LEAP研究人群中只有23%的患者没有疼痛感，而普通人群中有42.3%没有疼痛感，其慢性疼痛的严重程度与初级医疗的偏头痛和慢性腰痛相似[130]。

在LEAP研究的一篇精彩综述的结论中，Higgins等[131]指出：

LEAP研究提供了损伤前、损伤、治疗和结果的各种变量，以检查下肢损伤。尽管治疗不是随机分配的，但这些都增强了对可衡量结果的驱动因素的认识。目前，治疗这些患者的外科医生能够更好地为患者提供咨询和了解预后因素，但也许并没有做更好的准备来改变结果。（尽管获得了可观的数据）Hansen博士要求获得一个分数来预测哪些应该保肢，哪些应该截肢，目前仍未能实现。

# 并发症

## 膝关节痛

胫骨髓内钉固定最常见的并发症是膝前痛，病因仍不明。Toivanen等[132]在一项随机试验中评估了髌上入路与髌下入路髓内钉固定的膝关节痛发生率，发现这两种入路在膝前痛或功能测试方面均无显著差异，报道膝关节痛的发生率约为70%；8年后再次对部分患者进行重新评估，仍有约30%的患者存在膝关节痛[133]。Lefaivre等[112]报道，在受伤14年后仍有近30%的患者残留膝关节痛。目前还没有关于如何预防这种并发症的建议。不幸的是，膝关节痛似乎与髓内钉突出没有关系，只有50%的患者拆除髓内钉后表示有获益[107]。因此，应向患者告知这种不适和局限性的潜在来源。

## 骨折不愈合

由于不愈合的定义仍然存在争议，因此对发生率的准确估计仍具有挑战。Court-Brown[134]对1 106例采用髓内钉治疗的胫骨干骨折进行了研究，发现闭合性骨折的不愈合率为4.4%，开放性骨折的不愈合率增高，ⅢB型开放性损伤的不愈合率为38%。最近的一项大样本试验指出，胫骨髓内钉交锁螺钉断裂并不一定预示不愈合，因为发生自发动力化，继续观察常会愈合[73]。胫骨不愈合需要系统方法进行治疗，以确定不愈合部位的机械稳定性和生物学活力（图33.13）。宿主因素起着很大的作用，学应适当处理可改变的因素，如吸烟或免疫抑制药物。

更换髓内钉是治疗胫骨萎缩型和肥大型不愈合的一种非常成功的技术。Court-Brown[134, 135]研究发现，在闭合性胫骨干骨折中，更换髓内钉治疗骨折不愈合的成功率约为90%。对萎缩型或伴有明显骨丢失的骨折不愈合，可采用多种技术来稳定，如张力钢丝固定、接骨板固定或更换髓内钉，治疗成功的关键因素是通过自体骨植骨来改善生物学环境；对已发生的不愈合采用动力化的作用有限，特别是存在机械不稳定的征象时[136, 137]。

采用电刺激促进胫骨干骨折愈合的证据还不足[138]。数据显示，低强度脉冲超声的作用稍微强一点，有时用于某些用尽所有非手术治疗方法的患者[139]。已经证明，与标准治疗相比，骨形态发生蛋白2（bone morphogenetic protein-2，BMP-2）可降低感染率、缩短愈合时间和减轻疼痛[140]。然而，批准的适应证仅限于骨骼发育成熟的胫骨干开放性骨折患者，并且最终采用髓内钉治疗，软组织闭合在14天以内。重组BMP-7已被批准作为自体骨移植的替代物用于顽固的长骨骨折不愈合，在自体骨移植无法实现以及其他可选择的治疗已经失败的情况下使用。

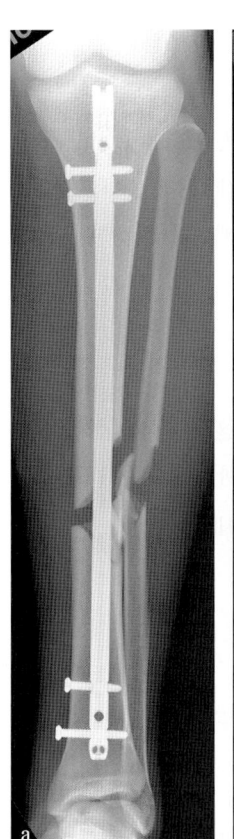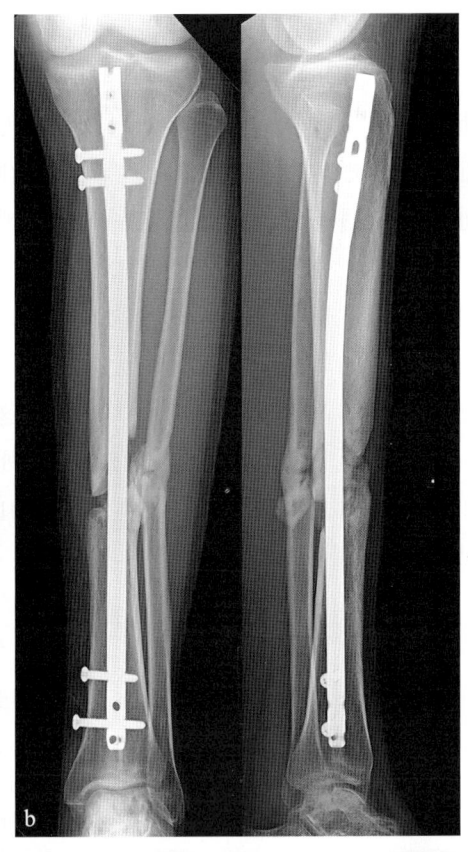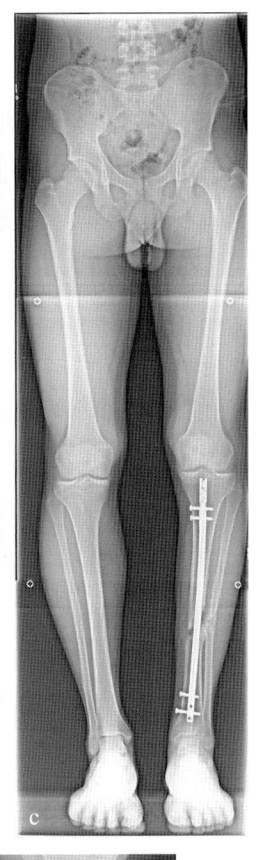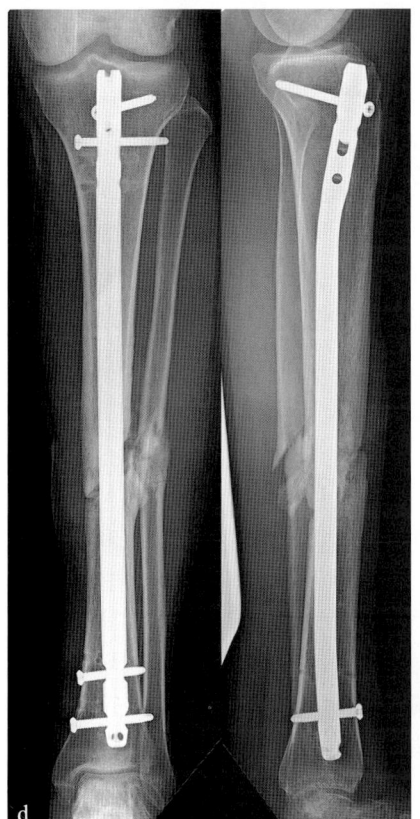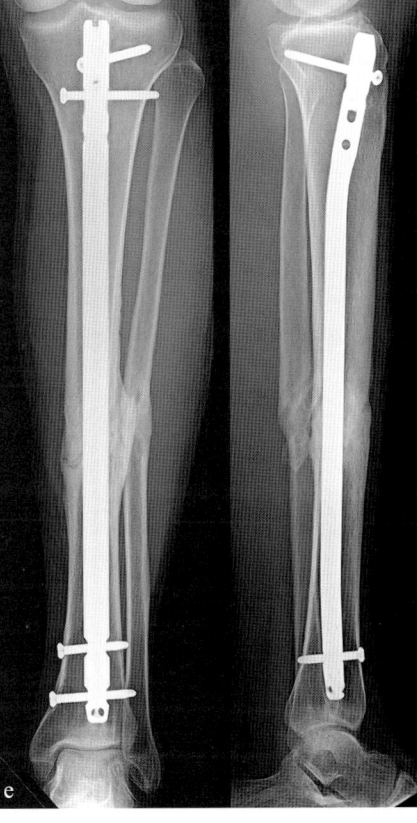

图 33.13　a. 20 岁男性开放性胫骨骨折采用髓内钉治疗，术后前后位片显示胫骨和腓骨骨折端分离。b. 伤后 6 个月的 X 线片显示骨折不愈合。当时的临床评估没有感染或症状，血沉（ESR）和 C-反应蛋白（CRP）正常，戒烟约 3 个月，双下肢不等长，患肢较长，差异为 1.0~1.5 cm。c. 长腿站立位 X 线片确认了临床怀疑，存在髓内钉治疗后骨折端分离。d. 对已经愈合的腓骨骨折进行截骨术，清除胫骨骨折不愈合间隙内的纤维组织，用更短的髓内钉翻修，使骨折端相接触。e. 6 个月后，胫骨骨折处愈合，骨折解剖对线

## 感 染

闭合性胫骨干骨折后感染并不常见，但在开放性损伤中感染率较高，特别是 Gustilo Ⅲ 型伤口（约 15%）。急性或迟发性感染可以通过手术清创、伤口护理以及使用抗生素来处理，前提是患者没有全身体状况不佳，内置物和骨折仍然稳定，并且骨折有合理的愈合预期。如果骨折愈合没有合理的预期，如骨折不稳定、骨量丢失、内置物失败，则应按照感染性胫骨骨折不愈合处理。治疗通常是分阶段进行的，第一阶段是拆除内置物，清除感染和没有活力的组织（包括骨），骨临时稳定（外固定支架或抗生素髓内钉或其他局部抗生素释放系统），以及软组织覆盖，与感染科专家一起使用特异性抗生素进行治疗。第二阶段通常在 6~12 周后，进行最终的骨稳定，可采用或不用生物强化物（如植骨、搬运、BMP）。如果清创彻底，则立即重新置入内置物，给予抗生素，以及足够的软组织覆盖，也会取得良好的效果，愈合率和治愈率都很高[141]。对于这两种治疗策略都至关重要的是，所有感染和死亡的组织必须清除，剩余的组织必须有足够的血供。

---

**要点与技巧**

**髓内钉**

*髌下入路入钉点*

- 髌腱与准确的冠状面入钉点之间的关系是不精确的。将开口导针纵向放置在髌骨/髌腱/胫骨近端水平的皮肤上进行透视，用于指导皮肤切口和肌腱劈开的位置。
- 导针对于确定正确的入钉点非常有用，但有时太过柔韧，无法提供准确的胫骨近端轨迹。在这种情况下，只需将导丝插入一小段距离（1~3 cm），然后用开口铰刀在导丝上获得入钉点，一旦开口铰刀将导丝"吞下"，手术医生可以很容易地重新定位开口铰刀的方向至合适的轨迹。

*髌上入路入钉点*

- 矢状面入钉点不准确（通常指向胫骨近端皮质后侧），最好通过在患者膝关节下方增加一块无菌巾垫，使膝关节轻微屈曲来处理，比在滑车软骨上增加操作力量更可取。

*复位*

- 低能量简单骨折有时可以通过小切口复位安全地处理，使之能够精确地用复位钳辅助复位。手术入路应避开胫骨的前内侧面。
- 为了方便骨折复位，选择可透射 X 线的三角垫使足跟能够抬离手术台，从而允许通过重力辅助复位。
- 内侧放置外固定支架或牵开器是维持长度和冠状面对线的良好辅助工具。
- 利用开放性的伤口，应用复位钳、单皮质螺钉短接骨板、或其他临时复位装置。
- 对于简单斜形或螺旋形骨折，应用经皮复位钳非常有用；如果应用不适当，可能会导致皮肤挤压伤。复位钳的切口应根据透视确定，使每个齿尖都能放置在每个骨折块的理想点上，从而提供精确的复位向量。

*扩髓*

- 扩髓必须用球头扩髓导针进行，可以限制无意的远端扩髓，并有利于防止扩髓钻折断、卡住或嵌顿。球头扩髓导针的远端紧邻球头的上方有一个小弯曲，可将导针引导至适当的位置。扩髓的操作只能到达折弯处。因此，如果弯曲部分相对于球头太靠近端，则远端干骺端的大量致密骨可能无法充分扩髓。将髓内钉向远端插入到位时，可能会导致骨折部位骨折端分离。
- 扩髓必须缓慢进行，从而避免增加髓腔压力和产生热损伤。

- 在整个扩髓过程中必须维持骨折解剖对线，以避免骨折移位和粉碎。髓内钉应沿扩髓通道前进。
- 患者膝关节屈曲，徒手插入和随后回退扩髓钻，使之进入和退出近端干骺端，以避免髌腱损伤，并有助于避免在近端胫骨结节处向前偏心扩髓。
- 嵌顿在髓腔的皮质骨块可借助内窥镜抓持器通过髓腔取出。

髓内钉置入

- 髓内钉的大小通常比最终扩髓钻的型号小 1.0~1.5 mm。
- 髓内钉插入的过程中维持解剖复位。
- 髓内钉插入到位后维持旋转控制，以确保交锁螺钉的轨迹满意。
- 在髓内钉最后插入快到位时，足跟部要有支撑，避免骨折端分离。

交锁

- 在徒手交锁过程中，注意透视出完美的圆，同时助手帮助稳定肢体，大大提高交锁准确率，避免螺钉放置失误。
- 在骨量较差的骨中，应该考虑使用能够增强交锁螺钉角稳定性的髓内钉系统。

接骨板固定

- 许多接骨板系统设计良好，与胫骨近端和远端干骺端解剖匹配，增强了稳定性和横向复位作用。经皮技术有助于减少软组织并发症。
- 当采用固定角度接骨板时，必须在应用接骨板前先进行骨折复位。
- 对髓内钉插入部位有明显软组织损伤或创伤，髓腔狭窄、毁损、闭塞，以及膝关节疼痛的风险大于髓内钉的获益的患者（如高水平运动员），可以考虑接骨板固定。

外固定支架

- 在多发伤[损伤控制骨科（DCO）]或伴有严重软组织损伤的患者中，常被用于临时固定。
- 固定钉的放置操作时要小心，避免热坏死（冲洗、用锋利的钻头预钻孔、徒手置入）。
- 增加结构稳定性的方法包括：增加固定钉的直径，增加每个节段内固定钉的数量，增加固定钉在每个骨折段内的分布跨度，多平面固定，使骨折端承受部分负荷（骨折端相接触）。

> **要点与技巧**
>
> - 接受功能支具治疗的患者应在受伤后 3 周内开始部分负重。
> - 距下关节活动受限是胫骨骨折管型固定后最常见的并发症。
> - 辅助接骨板对骨折髓内钉治疗的似乎没有不良影响。
> - 出现交锁螺钉断裂的患者骨折通常会愈合。仔细观察和询问患者的疼痛和功能情况，有助于判断骨折是否会继续愈合。
> - 虽然髌上入路髓内钉常与胫骨近端 1/3 骨折的髓内钉治疗联系在一起，但对于远端 1/3 骨折也是非常有用的，尤其是伴有关节周围骨折（后踝和内踝骨折）需要固定时。
> - 胫骨远端 1/3 螺旋形骨折常伴有后踝骨折，CT 扫描有助于确诊。
> - 入钉点和开口轨迹对于胫骨近端 1/3 骨折髓内钉治疗的成功至关重要。同样，远端的终点和轨迹对于胫骨远端 1/3 骨折髓内钉治疗的成功也是至关重要的。
> - 腓骨的复位和固定对于胫骨的间接复位非常有价值，尤其是可以精确复位的小腿远端 1/3 腓骨骨折。
> - 阻挡钉通常放置在外科医生不希望髓内钉到达的地方，最常见的部位是预期缺损的凹侧。

> **视 频**
>
> **视频 33.1 胫骨骨折的髓内钉治疗**
> 视频演示了在背伸位插入髓内钉进行固定，强调了入钉点的位置。
>
> **视频 33.2 胫骨干远端螺旋形骨折前外侧经皮接骨板固定**
> 视频显示对移位的胫骨干远端干骺端螺旋形骨折进行复位和经皮接骨板固定，强调了透视和经皮复位技术的应用。
>
> **视频 33.3 胫骨外固定支架**
> 视频演示了应用单平面外固定架治疗一名12岁儿童的不稳定的胫骨骨折和筋膜室综合征，外固定架在筋膜切开和创面覆盖VAC后应用，并演示了框架置入的步骤和结构。

## 参考文献

1. Court–Brown CM, McBirnie J. The epidemiology of tibial fractures. J Bone Joint Surg Br 1995;77:417–421
2. Grütter R, Cordey J, Bühler M, Johner R, Regazzoni P. The epidemiology of diaphyseal fractures of the tibia. Injury 2000;31(Suppl 3):C64–C67
3. Praemer A, Furner S, Rice DP. Musculoskeletal Conditions in the United States. Rosemont, IL: American Academy of Orthopaedic Surgeons; 1992
4. Orthopaedic Trauma Association Committee for Coding and Classification. Fracture and dislocation compendium. J Orthop Trauma 1996;10(Suppl 1):v–ix, 1–154
5. Muller ME, Nazarian S, Koch P, Schatzker J. The Comprehensive Classification of Fractures of Long Bones. Berlin: Springer–Verlag; 1990
6. Tscherne HG, Gotzen L. Fractures with Soft Tissue Injuries. Berlin: Springer–Verlag; 1984
7. Gustilo RB, Anderson JT. Prevention of infection in the treatment of one thousand and twenty–five open fractures of long bones: retrospective and prospective analyses. J Bone Joint Surg Am 1976;58:453–458
8. Gustilo RB, Mendoza RM, Williams DN. Problems in the management of type III (severe) open fractures: a new classification of type III open fractures. J Trauma 1984;24:742–746
9. Orthopaedic Trauma Association: Open Fracture Study Group. A new classification scheme for open fractures. J Orthop Trauma 2010;24:457–464
10. Agel J, Evans AR, Marsh JL, et al. The OTA open fracture classification: a study of reliability and agreement. J Orthop Trauma 2013;27:379–384, discussion 384–385
11. Sarmiento A, Sharpe FE, Ebramzadeh E, Normand P, Shankwiler J. Factors influencing the outcome of closed tibial fractures treated with functional bracing. Clin Orthop Relat Res 1995;315:8–24
12. Nicoll EA. Fractures of the tibial shaft. A survey of 705 cases. J Bone Joint Surg Br 1964;46:373–387
13. Haines JF, Williams EA, Hargadon EJ, Davies DR. Is conservative treatment of displaced tibial shaft fractures justified? J Bone Joint Surg Br 1984;66:84–88
14. Jensen JS, Hansen FW, Johansen J. Tibial shaft fractures. A comparison of conservative treatment and internal fixation with conventional plates or AO compression plates. Acta Orthop Scand 1977;48:204–212
15. Karaharju EO, Alho A, Nieminen J. The results of operative and non–operative management of tibial fractures. Injury 1975;7:47–52
16. Kyrö A, Tunturi T, Soukka A. Conservative treatment of tibial fractures. Results in a series of 163 patients. Ann Chir Gynaecol 1991;80:294–300
17. van der Linden W, Larsson K. Plate fixation versus conservative treatment of tibial shaft fractures. A randomized trial. J Bone Joint Surg Am 1979;61:873–878
18. Bone LB, Sucato D, Stegemann PM, Rohrbacher BJ. Displaced isolated fractures of the tibial shaft treated with either a cast or intramedullary nailing. An outcome analysis of matched pairs of patients. J Bone Joint Surg Am 1997;79:1336–1341
19. Hooper GJ, Keddell RG, Penny ID. Conservative management or closed nailing for tibial shaft fractures. A randomised prospective trial. J Bone Joint Surg Br 1991;73:83–85
20. Puno RM, Teynor JT, Nagano J, Gustilo RB. Critical analysis of results of treatment of 201 tibial shaft

fractures. Clin Orthop Relat Res 1986;212:113–121

21. Alho A, Benterud JG, Høgevold HE, Ekeland A, Strømsøe K. Comparison of functional bracing and locked intramedullary nailing in the treatment of displaced tibial shaft fractures. Clin Orthop Relat Res 1992;277:243–250

22. Digby JM, Holloway GM, Webb JK. A study of function after tibial cast bracing. Injury 1983;14:432–439

23. Pun WK, Chow SP, Fang D, Ip FK, Leong JC, Ng C. A study of function and residual joint stiffness after functional bracing of tibial shaft fractures. Clin Orthop Relat Res 1991;267:157–163

24. Teitz CC, Carter DR, Frankel VH. Problems associated with tibial fractures with intact fibulae. J Bone Joint Surg Am 1980;62:770–776

25. Johansen K, Lynch K, Paun M, Copass M. Non-invasive vascular tests reliably exclude occult arterial trauma in injured extremities. J Trauma 1991;31:515–519, discussion 519–522

26. O'Toole RV, Whitney A, Merchant N, et al. Variation in diagnosis of compartment syndrome by surgeons treating tibial shaft fractures. J Trauma 2009;67:735–741

27. Ulmer T. The clinical diagnosis of compartment syndrome of the lower leg: are clinical findings predictive of the disorder? J Orthop Trauma 2002;16:572–577

28. Whitesides TE, Heckman MM. Acute compartment syndrome: update on diagnosis and treatment. J Am Acad Orthop Surg 1996;4:209–218

29. McQueen MM, Court-Brown CM. Compartment monitoring in tibial fractures. The pressure threshold for decompression. J Bone Joint Surg Br 1996;78:99–104

30. Melvin JS, Dombroski DG, Torbert JT, Kovach SJ, Esterhai JL, Mehta S. Open tibial shaft fractures: I. Evaluation and initial wound management. J Am Acad Orthop Surg 2010;18:10–19

31. Dellinger EP, Miller SD, Wertz MJ, Grypma M, Droppert B, Anderson PA. Risk of infection after open fracture of the arm or leg. Arch Surg 1988;123:1320–1327

32. Harley BJ, Beaupre LA, Jones CA, Dulai SK, Weber DW. The effect of time to definitive treatment on the rate of nonunion and infection in open fractures. J Orthop Trauma 2002;16:484–490

33. Patzakis MJ, Wilkins J. Factors influencing infection rate in open fracture wounds. Clin Orthop Relat Res 1989;243:36–40

34. Skaggs DL, Friend L, Alman B, et al. The effect of surgical delay on acute infection following 554 open fractures in children. J Bone Joint Surg Am 2005;87:8–12

35. Pollak AN, Jones AL, Castillo RC, Bosse MJ, MacKenzie EJ. LEAP Study Group. The relationship between time to surgical debridement and incidence of infection after open high-energy lower extremity trauma. J Bone Joint Surg Am 2010;92:7–15

36. Hull PD, Johnson SC, Stephen DJ, Kreder HJ, Jenkinson RJ. Delayed debridement of severe open fractures is associated with a higher rate of deep infection. Bone Joint J 2014;96-B:379–384

37. Crist BD, Ferguson T, Murtha YM, Lee MA. Surgical timing of treating injured extremities. J Bone Joint Surg Am 2012;94:1514–1524

38. Schmidt AH, Anglen J, Nana AD, Varecka TF. Adult trauma: getting through the night. J Bone Joint Surg Am 2010;92:490–505

39. Werner CM, Pierpont Y, Pollak AN. The urgency of surgical débridement in the management of open fractures. J Am Acad Orthop Surg 2008;16:369–375

40. Anglen JO. Comparison of soap and antibiotic solutions for irrigation of lower-limb open fracture wounds. A prospective, randomized study. J Bone Joint Surg Am 2005;87:1415–1422

41. Petrisor B, Sun X, Bhandari M, et al; FLOW Investigators. Fluid lavage of open wounds (FLOW): a multicenter, blinded, factorial pilot trial comparing alternative irrigating solutions and pressures in patients with open fractures. J Trauma 2011;71:596–606

42. Bach AW, Hansen ST Jr. Plates versus external fixation in severe open tibial shaft fractures. A randomized trial. Clin Orthop Relat Res 1989;241:89–94

43. Clifford RP, Beauchamp CG, Kellam JF, Webb JK, Tile M. Plate fixation of open fractures of the tibia. J Bone Joint Surg Br 1988;70:644–648

44. Giannoudis PV, Papakostidis C, Kouvidis G, Kanakaris NK. The role of plating in the operative treatment of severe open tibial fractures: a systematic review. Int Orthop 2009;33:19–26

45. Giannoudis PV, Papakostidis C, Roberts C. A review of the management of open fractures of the tibia and femur. J Bone Joint Surg Br 2006;88:281–289

46. Papakostidis C, Kanakaris NK, Pretel J, Faour O, Morell DJ, Giannoudis PV. Prevalence of complications of open tibial shaft fractures stratified as per the Gustilo-Anderson classification. Injury 2011;42:1408–1415

47. Burch JM, Ortiz VB, Richardson RJ, Martin RR, Mattox KL, Jordan GL Jr. Abbreviated laparotomy and planned reoperation for critically injured patients. Ann Surg

1992;215:476–483, discussion 483–484
48. Pape HC, Giannoudis PV, Krettek C, Trentz O. Timing of fixation of major fractures in blunt polytrauma: role of conventional indicators in clinical decision making. J Orthop Trauma 2005;19:551–562
49. Rotondo MF, Schwab CW, McGonigal MD, et al. 'Damage control': an approach for improved survival in exsanguinating penetrating abdominal injury. J Trauma 1993;35:375–382, discussion 382–383
50. Bhandari M, Zlowodzki M, Tornetta P III, Schmidt A, Templeman DC. Intramedullary nailing following external fixation in femoral and tibial shaft fractures. J Orthop Trauma 2005;19:140–144
51. Della Rocca GJ, Crist BD. External fixation versus conversion to intramedullary nailing for definitive management of closed fractures of the femoral and tibial shaft. J Am Acad Orthop Surg 2006;14(10 Spec. No.): S131–S135
52. Buehler KC, Green J, Woll TS, Duwelius PJ. A technique for intramedullary nailing of proximal third tibia fractures. J Orthop Trauma 1997;11:218–223
53. Nork SE, Barei DP, Schildhauer TA, et al. Intramedullary nailing of proximal quarter tibial fractures. J Orthop Trauma 2006;20:523–528
54. Tornetta P III, Riina J, Geller J, Purban W. Intraarticular anatomic risks of tibial nailing. J Orthop Trauma 1999;13:247–251
55. McConnell T, Tornetta P III, Tilzey J, Casey D. Tibial portal placement: the radiographic correlate of the anatomic safe zone. J Orthop Trauma 2001;15:207–209
56. Walker RM, Zdero R, McKee MD, Waddell JP, Schemitsch EH. Ideal tibial intramedullary nail insertion point varies with tibial rotation. J Orthop Trauma 2011; 25:726–730
57. Althausen PL, Neiman R, Finkemeier CG, Olson SA. Incision placement for intramedullary tibial nailing: an anatomic study. J Orthop Trauma 2002;16:687–690
58. Macnab I, De Haas WG. The role of periosteal blood supply in the healing of fractures of the tibia. Clin Orthop Relat Res 1974;105:27–33
59. Hupel TM, Aksenov SA, Schemitsch EH. Cortical bone blood flow in loose and tight fitting locked unreamed intramedullary nailing: a canine segmental tibia fracture model. J Orthop Trauma 1998;12:127–135
60. Hupel TM, Weinberg JA, Aksenov SA, Schemitsch EH. Effect of unreamed, limited reamed, and standard reamed intramedullary nailing on cortical bone porosity and new bone formation. J Orthop Trauma 2001;15:18–27
61. Kowalski MJ, Schemitsch EH, Kregor PJ, Senft D, Swiontkowski MF. Effect of periosteal stripping on cortical bone perfusion: a laser Doppler study in sheep. Calcif Tissue Int 1996;59:24–26
62. Kuzyk PR, Li R, Zdero R, Davies JE, Schemitsch EH. The effect of intramedullary reaming on a diaphyseal bone defect of the tibia. J Trauma 2011;70:1248–1256
63. Schemitsch EH, Kowalski MJ, Swiontkowski MF. Soft-tissue blood flow following reamed versus unreamed locked intramedullary nailing: a fractured sheep tibia model. Ann Plast Surg 1996;36:70–75
64. Schemitsch EH, Kowalski MJ, Swiontkowski MF, Harrington RM. Comparison of the effect of reamed and unreamed locked intramedullary nailing on blood flow in the callus and strength of union following fracture of the sheep tibia. J Orthop Res 1995;13: 382–389
65. Schemitsch EH, Kowalski MJ, Swiontkowski MF, Senft D. Cortical bone blood flow in reamed and unreamed locked intramedullary nailing: a fractured tibia model in sheep. J Orthop Trauma 1994;8:373–382
66. Deangelis JP, Deangelis NA, Anderson R. Anatomy of the superficial peroneal nerve in relation to fixation of tibia fractures with the less invasive stabilization system. J Orthop Trauma 2004;18:536–539
67. Gary JL, Sciadini MF. Injury to the anterior tibial system during percutaneous plating of a proximal tibial fracture. Orthopedics 2012;35:e1125–e1128
68. Mirza A, Moriarty AM, Probe RA, Ellis TJ. Percutaneous plating of the distal tibia and fibula: risk of injury to the saphenous and superficial peroneal nerves. J Orthop Trauma 2010;24:495–498
69. Ozsoy MH. Percutaneous plating of the distal tibia and fibula: risk of injury to the saphenous and superficial peroneal nerves. J Orthop Trauma 2011;25:e95, author reply e95
70. Wolinsky P, Lee M. The distal approach for anterolateral plate fixation of the tibia: an anatomic study. J Orthop Trauma 2008;22:404–407
71. Duan X, Al-Qwbani M, Zeng Y, Zhang W, Xiang Z. Intramedullary nailing for tibial shaft fractures in adults. Cochrane Database Syst Rev 2012;1:CD008241
72. Bhandari M, Guyatt G, Tornetta P III, et al; SPRINT Investigators. Study to prospectively evaluate reamed intramedullary nails in patients with tibial fractures (S.P.R.I.N.T.):study rationale and design. BMC Musculoskelet Disord 2008;9:91
73. Schemitsch EH, Bhandari M, Guyatt G, et al; Study to

Prospectively Evaluate Reamed Intramedullary Nails in Patients with Tibial Fractures (SPRINT) Investigators. Prognostic factors for predicting outcomes after intramedullary nailing of the tibia. J Bone Joint Surg Am 2012;94:1786–1793

74. Krieg JC. Proximal tibial fractures: current treatment, results, and problems. Injury 2003;34(Suppl 1):A2–A10
75. Lang GJ, Cohen BE, Bosse MJ, Kellam JF. Proximal third tibial shaft fractures. Should they be nailed? Clin Orthop Relat Res 1995;315:64–74
76. Tornetta P III, Collins E. Semiextended position of intramedullary nailing of the proximal tibia. Clin Orthop Relat Res 1996;328:185–189
77. Eastman J, Tseng S, Lo E, Li CS, Yoo B, Lee M. Retropatellar technique for intramedullary nailing of proximal tibia fractures: a cadaveric assessment. J Orthop Trauma 2010;24:672–676
78. Eastman JG, Tseng SS, Lee MA, Yoo BJ. The retropatellar portal as an alternative site for tibial nail insertion: a cadaveric study. J Orthop Trauma 2010;24:659–664
79. Gelbke MK, Coombs D, Powell S, DiPasquale TG. Suprapatellar versus infra-patellar intramedullary nail insertion of the tibia: a cadaveric model for comparison of patellofemoral contact pressures and forces. J Orthop Trauma 2010;24:665–671
80. Sanders RW, DiPasquale TG, Jordan CJ, Arrington JA, Sagi HC. Semiextended intramedullary nailing of the tibia using a suprapatellar approach: radiographic results and clinical outcomes at a minimum of 12 months follow-up. J Orthop Trauma 2014;28:245–255
81. Henley MB, Meier M, Tencer AF. Influences of some design parameters on the biomechanics of the unreamed tibial intramedullary nail. J Orthop Trauma 1993;7:311–319
82. Laflamme GY, Heimlich D, Stephen D, Kreder HJ, Whyne CM. Proximal tibial fracture stability with intramedullary nail fixation using oblique interlocking screws. J Orthop Trauma 2003;17:496–502
83. Krettek C, Miclau T, Schandelmaier P, Stephan C, Möhlmann U, Tscherne H. The mechanical effect of blocking screws ("Poller screws") in stabilizing tibia fractures with short proximal or distal fragments after insertion of small-diameter intramedullary nails. J Orthop Trauma 1999;13:550–553
84. Krettek C, Stephan C, Schandelmaier P, Richter M, Pape HC, Miclau T. The use of Poller screws as blocking screws in stabilising tibial fractures treated with small diameter intramedullary nails. J Bone Joint Surg Br 1999;81:963–968
85. Ricci WM, O'Boyle M, Borrelli J, Bellabarba C, Sanders R. Fractures of the proximal third of the tibial shaft treated with intramedullary nails and blocking screws. J Orthop Trauma 2001;15:264–270
86. Gueorguiev B, Ockert B, Schwieger K, et al. Angular stability potentially permits fewer locking screws compared with conventional locking in intramedullary nailed distal tibia fractures: a biomechanical study. J Orthop Trauma 2011;25:340–346
87. Höntzsch D, Blauth M, Attal R. [Angle-stable fixation of intramedullary nails using the Angular Stable Locking System® (ASLS)]. Oper Orthop Traumatol 2011;23:387–396
88. Wähnert D, Stolarczyk Y, Hoffmeier KL, Raschke MJ, Hofmann GO, Mückley T. Long-term stability of angle-stable versus conventional locked intramedullary nails in distal tibia fractures. BMC Musculoskelet Disord 2013;14:66
89. Nork SE, Schwartz AK, Agel J, Holt SK, Schrick JL, Winquist RA. Intramedullary nailing of distal metaphyseal tibial fractures. J Bone Joint Surg Am 2005;87:1213–1221
90. Vallier HA, Le TT, Bedi A. Radiographic and clinical comparisons of distal tibia shaft fractures (4 to 11 cm proximal to the plafond): plating versus intramedullary nailing. J Orthop Trauma 2008;22:307–311
91. Purnell GJ, Glass ER, Altman DT, Sciulli RL, Muffly MT, Altman GT. Results of a computed tomography protocol evaluating distal third tibial shaft fractures to assess noncontiguous malleolar fractures. J Trauma 2011;71:163–168
92. Lindvall E, Sanders R, Dipasquale T, Herscovici D, Haidukewych G, Sagi C. Intramedullary nailing versus percutaneous locked plating of extra-articular proximal tibial fractures: comparison of 56 cases. J Orthop Trauma 2009;23:485–492
93. Boldin C, Fankhauser F, Hofer HP, Szyszkowitz R. Three-year results of proximal tibia fractures treated with the LISS. Clin Orthop Relat Res 2006;445:222–229
94. Cole PA, Zlowodzki M, Kregor PJ. Treatment of proximal tibia fractures using the less invasive stabilization system: surgical experience and early clinical results in 77 fractures. J Orthop Trauma 2004;18:528–535
95. Schütz M, Kääb MJ, Haas N. Stabilization of proximal tibial fractures with the LIS-System: early clinical

experience in Berlin. Injury 2003;34(Suppl 1):A30–A35

96. Stannard JP, Wilson TC, Volgas DA, Alonso JE. The less invasive stabilization system in the treatment of complex fractures of the tibial plateau: short-term results. J Orthop Trauma 2004;18:552–558

97. Vallier HA, Cureton BA, Patterson BM. Randomized, prospective comparison of plate versus intramedullary nail fixation for distal tibia shaft fractures. J Orthop Trauma 2011;25:736–741

98. Vallier HA, Cureton BA, Patterson BM. Factors influencing functional outcomes after distal tibia shaft fractures. J Orthop Trauma 2012;26:178–183

99. Behrens F, Johnson W. Unilateral external fixation. Methods to increase and reduce frame stiffness. Clin Orthop Relat Res 1989; 241:48–56

100. DeCoster TA. Hybrid external fixation of the proximal tibia: strategies to improve frame stability. J Orthop Trauma 2004;18:57, author reply 57

101. Sarmiento A. A functional below-the-knee cast for tibial fractures. J Bone Joint Surg Am 1967;49:855–875

102. Sarmiento A. A functional below-the-knee brace for tibial fractures. A report on its use in one hundred thirty-five cases. J Bone Joint Surg Am 1970;52:295–311

103. Sarmiento A, Gersten LM, Sobol PA, Shankwiler JA, Vangsness CT. Tibial shaft fractures treated with functional braces. Experience with 780 fractures. J Bone Joint Surg Br 1989;71:602–609

104. Merchant TC, Dietz FR. Long-term follow-up after fractures of the tibial and fibular shafts. J Bone Joint Surg Am 1989;71:599–606

105. Milner S, Greenwood D. Degenerative changes at the knee and ankle related to malunion of tibial fractures. J Bone Joint Surg Br 1997;79:698

106. Habernek H, Kwasny O, Schmid L, Ortner F. Complications of in terlocking nailing for lower leg fractures: a 3-year follow up of 102 cases. J Trauma 1992;33:863–869

107. Keating JF, O'Brien PI, Blachut PA, Meek RN, Broekhuyse HM. Reamed interlocking intramedullary nailing of open fractures of the tibia. Clin Orthop Relat Res 1997;338:182–191

108. Dogra AS, Ruiz AL, Marsh DR. Late outcome of isolated tibial fractures treated by intramedullary nailing: the correlation between disease-specific and generic outcome measures. J Orthop Trauma 2002; 16:245–249

109. Ferguson M, Brand C, Lowe A, et al; Victorian Orthopaedic Trauma Outcomes Registry (VOTOR) Research Group. Outcomes of isolated tibial shaft fractures treated at level 1 trauma centres. Injury 2008; 39:187–195

110. Skoog A, Söderqvist A, Törnkvist H, Ponzer S. One-year outcome after tibial shaft fractures: results of a prospective fracture registry. J Orthop Trauma 2001;15:210–215

111. Greenwood DC, Muir KR, Doherty M, Milner SA, Stevens M, Davis TR. Conservatively managed tibial shaft fractures in Nottingham, UK: are pain, osteoarthritis, and disability long-term complications? J Epidemiol Community Health 1997;51:701–704

112. Lefaivre KA, Guy P, Chan H, Blachut PA. Long-term follow-up of tibial shaft fractures treated with intramedullary nailing. J Orthop Trauma 2008;22:525–529

113. Theriault B, Turgeon AF, Pelet S. Functional impact of tibial malrotation following intramedullary nailing of tibial shaft fractures. J Bone Joint Surg Am 2012;94: 2033–2039

114. McKellop HA, Sigholm G, Redfern FC, Doyle B, Sarmiento A, Luck JV Sr. The effect of simulated fracture-angulations of the tibia on cartilage pressures in the knee joint. J Bone Joint Surg Am 1991;73:1382–1391

115. Milner SA, Davis TR, Muir KR, Greenwood DC, Doherty M. Longterm outcome after tibial shaft fracture: is malunion important? J Bone Joint Surg Am 2002;84-A:971–980

116. Puno RM, Vaughan JJ, Stetten ML, Johnson JR. Long-term effects of tibial angular malunion on the knee and ankle joints. J Orthop Trauma 1991;5:247–254

117. van der Schoot DK, Den Outer AJ, Bode PJ, Obermann WR, van Vugt AB. Degenerative changes at the knee and ankle related to malunion of tibial fractures. 15-year follow-up of 88 patients. J Bone Joint Surg Br 1996;78:722–725

118. Busse JW, Bhandari M, Guyatt GH, et al; SPRINT Investigators & the Medically Unexplained Syndromes Study Group. Development and validation of an instrument to predict functional recovery in tibial fracture patients: the Somatic Pre-Occupation and Coping (SPOC) questionnaire. J Orthop Trauma 2012;26:370–378

119. Hansen ST Jr. The type-IIIC tibial fracture. Salvage or amputation. J Bone Joint Surg Am 1987;69:799–800

120. Helfet DL, Howey T, Sanders R, Johansen K. Limb

salvage versus amputation. Preliminary results of the Mangled Extremity Severity Score. Clin Orthop Relat Res 1990;256:80–86
121. MacKenzie EJ, Bosse MJ, Kellam JF, et al. Characterization of patients with high-energy lower extremity trauma. J Orthop Trauma 2000;14:455–466
122. Bosse MJ, MacKenzie EJ, Kellam JF, et al. An analysis of outcomes of reconstruction or amputation after leg-threatening injuries. N Engl J Med 2002;347:1924–1931
123. Bosse MJ, MacKenzie EJ, Kellam JF, et al. A prospective evaluation of the clinical utility of the lower-extremity injury-severity scores. J Bone Joint Surg Am 2001;83-A:3–14
124. Bosse MJ, McCarthy ML, Jones AL, et al; Lower Extremity Assessment Project (LEAP) Study Group. The insensate foot following severe lower extremity trauma: an indication for amputation? J Bone Joint Surg Am 2005;87:2601–2608
125. Castillo RC, Bosse MJ, MacKenzie EJ, Patterson BM. LEAP Study Group. Impact of smoking on fracture healing and risk of complications in limb-threatening open tibia fractures. J Orthop Trauma 2005;19:151–157
126. Pollak AN, McCarthy ML, Burgess AR; The Lower Extremity Assessment Project (LEAP) Study Group. Short-term wound complications after application of flaps for coverage of traumatic soft-tissue defects about the tibia. J Bone Joint Surg Am 2000;82-A:1681–1691
127. Harris AM, Althausen PL, Kellam J, Bosse MJ, Castillo R; Lower Extremity Assessment Project (LEAP) Study Group. Complications following limb-threatening lower extremity trauma. J Orthop Trauma 2009;23:1–6
128. O'Toole RV, Castillo RC, Pollak AN, MacKenzie EJ, Bosse MJ. LEAP Study Group. Determinants of patient satisfaction after severe lower-extremity injuries. J Bone Joint Surg Am 2008;90:1206–1211
129. MacKenzie EJ, Bosse MJ, Kellam JF, et al. Early predictors of longterm work disability after major limb trauma. J Trauma 2006;61:688–694
130. Castillo RC, MacKenzie EJ, Wegener ST, Bosse MJ. LEAP Study Group. Prevalence of chronic pain seven years following limb threatening lower extremity trauma. Pain 2006;124:321–329
131. Higgins TF, Klatt JB, Beals TC. Lower Extremity Assessment Project (LEAP)—the best available evidence on limb-threatening lower extremity trauma. Orthop Clin North Am 2010;41:233–239
132. Toivanen JA, Väistö O, Kannus P, Latvala K, Honkonen SE, Järvinen MJ. Anterior knee pain after intramedullary nailing of fractures of the tibial shaft. A prospective, randomized study comparing two different nail-insertion techniques. J Bone Joint Surg Am 2002;84-A:580–585
133. Väistö O, Toivanen J, Kannus P, Järvinen M. Anterior knee pain after intramedullary nailing of fractures of the tibial shaft: an eight-year follow-up of a prospective, randomized study comparing two different nail-insertion techniques. J Trauma 2008;64:1511–1516
134. Court-Brown CM. Reamed intramedullary tibial nailing: an overview and analysis of 1106 cases. J Orthop Trauma 2004;18:96–101
135. Court-Brown CM, Keating JF, Christie J, McQueen MM. Exchange intramedullary nailing. Its use in aseptic tibial nonunion. J Bone Joint Surg Br 1995;77:407–411
136. Court-Brown CM, Christie J, McQueen MM. Closed intramedullary tibial nailing. Its use in closed and type I open fractures. J Bone Joint Surg Br 1990;72:605–611
137. Wu CC, Shih CH. Effect of dynamization of a static interlocking nail on fracture healing. Can J Surg 1993;36:302–306
138. Griffin XL, Costa ML, Parsons N, Smith N. Electromagnetic field stimulation for treating delayed union or non-union of long bone fractures in adults. Cochrane Database Syst Rev 2011;4:CD008471
139. Busse JW, Kaur J, Mollon B, et al. Low intensity pulsed ultrasonography for fractures: systematic review of randomised controlled trials. BMJ 2009;338:b351
140. Govender S, Csimma C, Genant HK, et al; BMP-2 Evaluation in Surgery for Tibial Trauma (BESTT) Study Group. Recombinant human bone morphogenetic protein-2 for treatment of open tibial fractures: a prospective, controlled, randomized study of four hundred and fifty patients. J Bone Joint Surg Am 2002;84-A:2123–2134
141. Swiontkowski MF, Hanel DP, Vedder NB, Schwappach JR. A comparison of short- and long-term intravenous antibiotic therapy in the postoperative management of adult osteomyelitis. J Bone Joint Surg Br 1999;81:1046–1050

# 34 胫骨远端骨折

著者：Sean E. Nork
译者：相大勇

胫骨远端骨折是一种最难处理的骨科损伤。对于该类骨折，无论是关节内还是关节外，尽管严重程度不同，但共同的担忧是伴发的软组织损伤。该类骨折通常由暴力引起，常有伴发损伤。虽然已介绍了多种治疗方法，但该类损伤的最佳治疗没有定论，也没有长期结果评价来说明该类损伤及其治疗方法的最终结果。

多数胫骨远端负重关节面的骨折是由机动车事故、高处坠落伤、摩托车事故和工伤引起的。踝关节骨折机制通常是间接暴力，而多数 Pilon 骨折是由于轴向负荷力使距骨向头端撞击进入胫骨远端，因此产生了胫骨远端关节面的爆裂骨折。撞击发生时足的位置和暴力的方向，决定了骨折类型和关节面嵌压情况。

伴发的软组织损伤通常比骨折类型更重要。该类损伤通常为开放性的，特别是损伤位于内侧时，该部位胫骨直接位于皮下。伤后迅速发生软组织肿胀，并且可由肢体短缩的发生而加重。治疗计划应主要基于这些软组织损伤，而不是骨性损伤。伤侧下肢的检查应包括对局部肿胀、血流灌注和神经损伤的仔细评价，通常可观察到骨折处水疱、局部皮肤坏死和血流灌注受损。应早期对患肢复位，以缓解由骨性畸形引起的皮肤受压。此外，应使骨折部位的各种活动降低到最小，来减轻软组织肿胀。

最初的放射学评价包括标准的踝关节和胫骨 X 线片，CT 检查应推迟到肢体长度恢复后，CT 检查对制订术前计划和理解骨折非常重要[1]。同样，对侧的踝关节影像有助于理解胫骨远端独特的形态解剖变化和制订术前计划。

## 分类

Rüedi-Allgower 分类[2] 将胫骨端骨折分为三型：Ⅰ型是无移位骨折；Ⅱ型是移位的关节面骨折；Ⅲ型是粉碎性关节面骨折（图 34.1）。AO/OTA 分类包含了所有类型的胫骨远端骨折，包括干骺端的关节外粉碎性骨折（图 34.2）[3]。该分类系统更详细，描述了不同程度的粉碎状况，区分了部分和完全关节内骨折。与 AO/OTA 分类描述其他关节周围骨折一样：A 型骨折为关节外骨折；B 型为部分关节内骨折；C 型为完全关节内骨折。然而，该分类系统的可重复性和有效性一直受到质疑。Martin 等[4] 发现，使用 AO/OTA 分类系统将骨折分为三种类型时，其观察者间信度（Kappa=0.60）要优于 Rüedi-Allgower 分类（Kappa=0.46），而在组的水平分类的一致性较差（Kappa=0.38），并且在评价观察者自身信度时可发现相类似的趋势。SwiontKowzKi 等[5] 证实，使用 AO/OTA 分类系统的一致性仅为中等（Kappa=0.41~0.60），将骨折分为三种类型（A、B 和 C 型）对临床研究可能已足够。然而，为了描述损伤情况和制订手术计划，将骨折分类至组的水平（如 C1，C2，C3）是有帮助的。

## 非手术治疗

胫骨远端骨折的非手术治疗仅适用于无移位骨折或有绝对手术禁忌证的病例。对这些骨折的有效治疗包括闭合复位和石膏固定，随 X

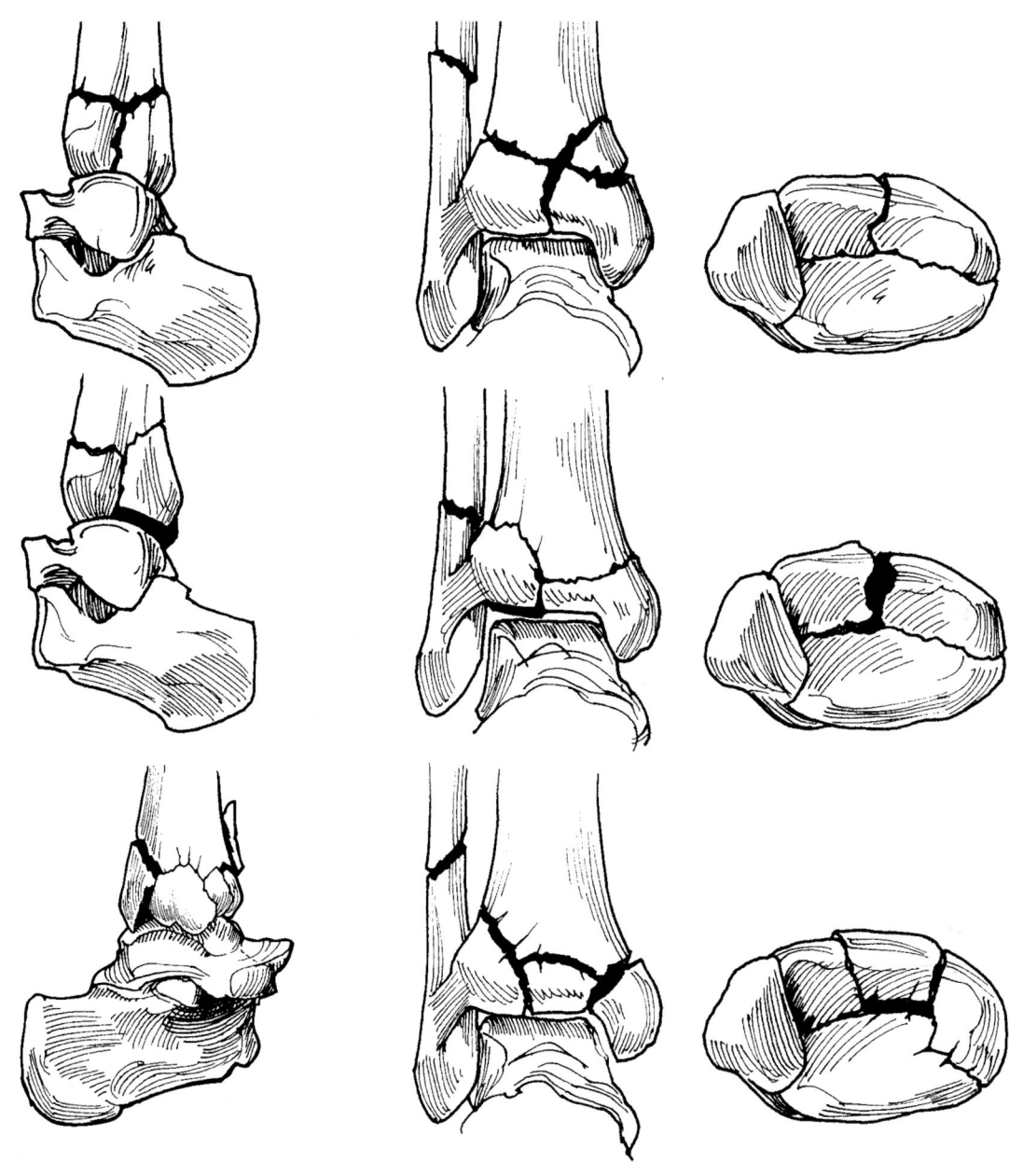

图 34.1 Pilon 骨折的 Rüedi-Allgöwer 分类

线影像提示的骨折愈合逐渐进行负重和踝关节活动。移位的关节内 Pilon 骨折不宜行非手术治疗，因为管型固定无法维持关节面骨块复位，也无法对短缩的踝关节行撑开牵引。例如，对于胫骨远端部分关节内移位骨折（43B 型），非手术治疗无法复位移位的骨折块，韧带整复术对关节面嵌插无效，因此不能用闭合方法复位。同样，完全关节内移位骨折（43C 型）也无法通过闭合方法对关节面骨折块实现精准复位。在腓骨完整和胫骨远端完全关节内骨折的病例通常会发生内翻成角畸形，闭合复位应消除这种趋势。在相似的胫骨远端完全关节内骨折合并腓骨骨折的病例中，关节面会加宽而肢体短缩。

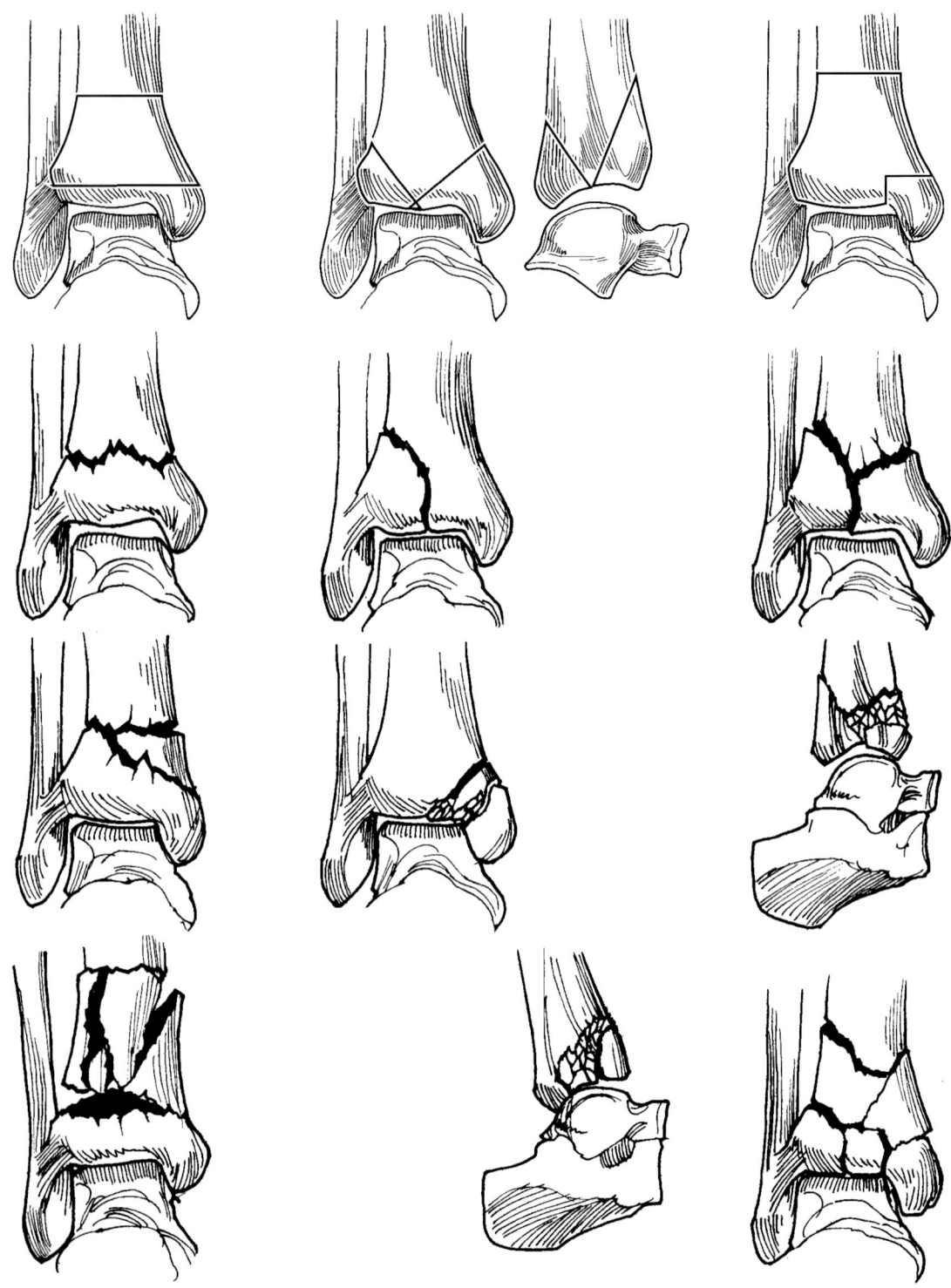

图 34.2 Pilon 骨折的 AO/OTA 分类。胫骨远端骨折为"4.3"（如 43-C2）损伤，随后是类型和组分类

长期卧床、截瘫和有严重并发症而不能耐受麻醉者，适合行非手术治疗。Pilon 骨折管型固定有个明显缺点是不能对软组织进行必要和持续的评估。其他闭合复位方法，如跟骨牵引可允许进行持续的软组织评估，提供关节牵引和韧带整复，但是需要患者配合和长期卧床。另外，跨踝关节外固定支架（后面描述）可为骨折提供稳定性。

在采用非手术方法治疗 Pilon 骨折时，由于骨折愈合在可接受的位置需要长时间的制动，所以可发生严重的关节僵硬。负重和踝关节锻炼需延迟到出现愈合的 X 线证据，通常至少需要 12 周。因此，逐步负重和活动应根据患者的可接受程度进行。

## 手术治疗

视频 34.1　使用关节周围非锁定接骨板对 Pilon 骨折行 ORIF

视频 34.2　使用锁定接骨板治疗 Pilon 骨折

### 手术适应证

手术治疗适应证应根据骨折部位、骨折类型和伴随的软组织损伤来确定。开放伤口、不能获得和保持足够的复位、合并其他肢体损伤，是手术固定的适应证。移位或不稳定的干骺端关节外骨折可通过手术进行有效治疗，包括外固定、开放复位接骨板固定、经皮复位微创接骨板固定、髓内钉固定或上述方法联用。周围软组织条件有助于治疗方法的选择，每一种方法均有自身的优点。

关节面不平整和距骨半脱位在胫距关节不能被接受。尽管对于多大的关节面台阶或间隙可被接受没有严格的规定，但是在 X 线片上的胫骨远端关节面不平整应被视为手术适应证。如果考虑早期踝关节活动，无移位骨折同样需要手术固定。

### 切开复位内固定的常规方法

在对患者情况、骨折特征和局部软组织完整性进行评价后，可对 Pilon 骨折进行手术治疗，包括恢复胫骨长度和随后对关节面进行重建[6,7]。Rüedi 和 Allgöwer 在 35 年前概括的[8]基本原则一直被用于指导这些损伤的治疗。最初的 4 项原则包括腓骨长度的正确重建，胫骨关节面的解剖重建，缺损部位植骨和内侧支持接骨板的稳定固定。尽管在对该类损伤的治疗中灵活性很重要，但这些原则对手术策略的制订仍然是很好的出发点。一些新的手术技巧强调仔细的软组织处理、有限切开关节周围低切迹内置物，有助于避免既往内侧接骨板固定后常见的软组织问题。

### 手术解剖

胫骨 Pilon 骨折固定的相关手术解剖包括骨性、韧带、肌肉和神经血管结构，由于该类损伤的复杂性而经常需要多条手术入路，因此彻底了解每种入路及其相关解剖结构对于该类损伤的正确处理是必需的。常用的入路包括前外侧、前侧、前内侧、后内侧和后外侧入路。在内侧入路，骨结构直接位于皮下，软组织并发症的发生率高，故应避免。本章不讨论该入路。

只有理解胫骨远端和踝关节肌性和腱性解剖结构，才能考虑在安全平面建立入路和进行手术。胫前间隙从内侧向外侧依次是胫骨前肌、姆长伸肌、趾伸肌和第三腓骨肌。这些肌肉由腓神经在小腿近端发出的分支支配，所以小腿远端入路位于这些肌肉的内侧、外侧和肌肉间。胫深神经和胫前血管位于姆长伸肌端和趾伸肌远端之间，在前侧入路中需要找到并加以保护。腓浅神经是感觉神经，自后向前走行，横过前外侧手术切口（图 34.3）。腓骨长、短肌位于小腿外侧间隙，远端肌腹通过腓骨腱鞘附着于腓骨远端。小腿后侧深间隙内的肌肉在踝关节水平主要是腱性结构，包括胫骨后肌、趾长屈肌和跛长屈肌。跛长屈肌肌腹位于最远端，找到该肌对胫骨远端后外侧入路很有帮助。腓肠肌和比目鱼肌在踝关节水平有腱性联合，在任何后侧入路均需保护。在后内侧入路，应辨识胫神经和胫后血管并予以保护（图34.4）。

在考虑骨折移位类型和手术解剖的安全平面时，理解踝关节部位的腱性附着特别有用。通常，胫骨Pilon骨折后重要的踝关节韧带结构大体是完整的，会形成常见的较大骨折块，包括后外侧骨折块（Volkmann骨块）、前外侧骨折块（Chaput骨块）和内侧骨折块。骨折复杂性的增加会使骨折块数量和粉碎程度增加，但C型Pilon骨折主要由这三个骨折块构成。这些骨折块保留了与三角韧带（内侧骨块或踝关节骨折块）、下胫腓前韧带（Chaput骨折块）和下胫腓后韧带（Volkmann骨折块）的连接，在选择手术入路应考虑这些骨折块残存的韧带附着。

胫骨远端骨性解剖结构包括胫骨远端、腓骨远端和距骨。相对于胫骨，腓骨向远端延伸更长，通过下胫腓前后韧带与胫骨连接，在考虑精确复位胫骨远端关节面时，该解剖结构是最有关联的。任何腓骨远端长度和旋转的改变，都可由胫骨远端的前外侧和后外侧骨块反映出来。同样，由于胫骨和腓骨远端形成紧密关节，腓骨远端在任何平面的成角畸形都可影响胫骨复位。胫骨远端关节面是中央凹，后侧和前侧伸出。

胫骨远端后方关节面向远端伸出较多，这使从后侧关节切开检查关节面不可行。尽管前方关节面在距骨穹隆上伸出，但完整的胫骨关节面可以从任何前侧入路观察到。对距骨的相关解剖结构的了解应包括其非关节部分，因为该部位可用来放置牵引踝关节的Schanz针。在距骨外侧，距骨颈部有更多空间可用。

骨折类型、伴随的软组织条件、开放伤口、患者并发症和医生偏好，决定了手术入路的选择。开放伤口可以被延伸作为手术入路，也可以不用。胫骨远端软组织受伤通常较严重，故应尽量避免在软组织受伤区域切开。选择合适手术入路的最重要因素之一是骨折线的位置和骨折的粉碎情况[9,10]。关节面损伤最常用的入路是前内侧和前外侧入路。

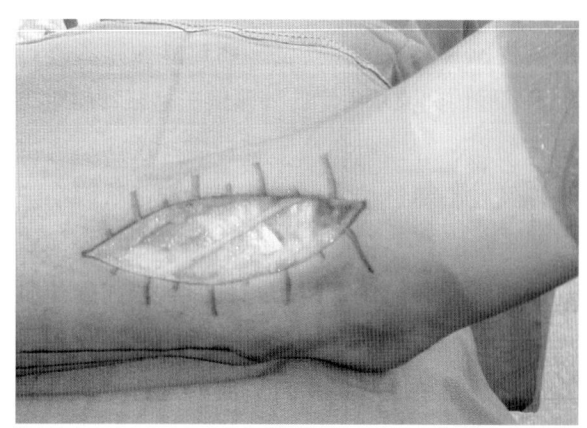

图34.3 取前外侧入路时筋膜浅层的腓浅神经照片

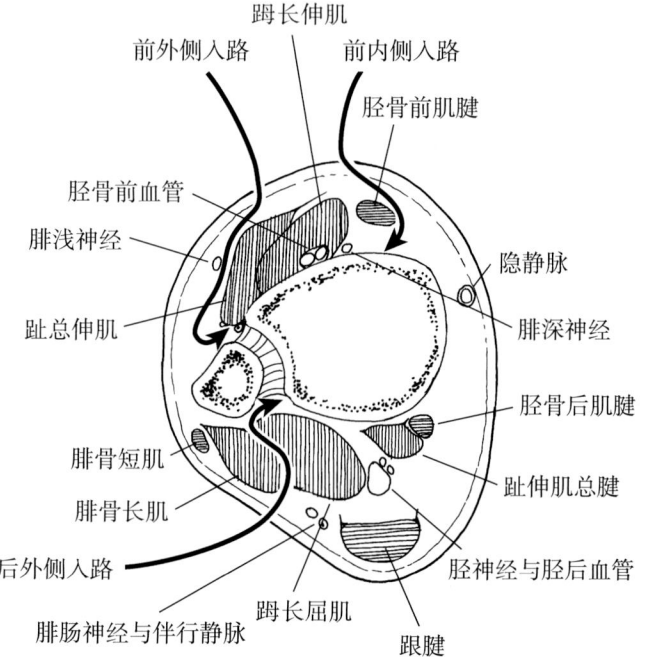

图34.4 胫骨远端断面，显示相关解剖结构及其与手术入路的关系

## 手术入路和技巧

### 紧急处理，包括开放性骨折的治疗

视频 34.3　跨踝关节外固定架的使用

对于胫骨 Pilon 骨折的最初外科治疗，需要根据损伤类型、开放伤口和软组织情况制订手术计划。如果预计要开放复位，必须先恢复胫腓骨的长度，有助于缓解软组织肿胀，还应确保开放复位时不需要术中延长肢体。如果腓骨发生骨折，腓骨固定是初始手术治疗的必要部分，原因有三：第一，腓骨长度和旋转的精确恢复可通过坚强的韧带附着而间接复位胫骨。第二，提供稳定的外侧柱，内侧外固定器可依靠其拉伸来纠正胫骨的缩短和成角畸形。第三，最重要的是腓骨精确的复位可通过下胫腓后韧带最大限度地复位后外侧骨折块，使随后的复位更简单。腓骨固定术应采用后外侧入路，位于腓骨后缘的后方。如果对胫骨骨折选用后外侧入路时，可同时使用这一切口；如果对胫骨固定需要前外侧入路时，该切口还可以增加两切口间软组织桥的宽度。此外，后外侧切口不直接位于腓骨表面，有助于减少该部位的切口并发症。

腓骨固定取决于骨折的位置和类型。踝关节水平的横形骨折是由张力造成的；相反，踝关节线近端的粉碎性或楔形骨折是典型的外展-压缩骨折。多数腓骨骨折可通过直接开放复位治疗。对于高度粉碎的腓骨骨折，直接复位技术不能准确复位，可采用间接复位技术。在这种情况下，不要试图复位所有小的皮质骨折块，而仅仅纠正远端腓骨的长度、旋转和成角。腓骨精确复位重要性怎么强调都不过分，有时可能需要通过间接复位恢复长度，特别是在伴有明显短缩和软组织肿胀的高能量 Pilon 骨折。在难处理或粉碎性骨折病例中，有用的技巧包括在内侧（胫骨和跟骨之间）使用外固定架或股骨牵开器来恢复长度，腓骨远端接骨板内固定结合推顶螺钉的使用以恢复长度，或直接在腓骨上使用小型牵开器（图 34.5）。由于腓骨远端旋转使直接骨板固定困难，故在少数非常难处理患者中，预塑形接骨板是有帮助的。

各种形状的跨关节临时外固定支架已经被介绍过并很有效，重要原则包括：固定针的放置要远离手术切口，如计划经前侧暴露则避免将固定针置入距骨，固定针应置入皮下位置，将对置钉部位的刺激和引流减到最小。此外，外固定支架应维持足处于中立位而不是跖屈位（图 34.5）。一个成功策略是构建一个内侧三角形外固定支架，通过该固定架可施加张力，但这依赖于腓骨保持完整或已行接骨板固定。固定针置于跟骨结节内侧，经楔骨位于足中段和胫骨前内侧面（两根针），胫骨固定针位置应位于随后置入的接骨板近端。在胫骨近端（垂直于胫骨的前内侧面）和跟骨结节（在冠状面上平行于胫骨远端关节面）置入 5 mm 固定针后，可以获得长度和冠状面的肢体序列。甚至在恢复腓骨长度时，内侧柱常仍短缩，这时可通过下述方法进行纠正：

- 手动牵开胫骨近端和跟骨的固定针。
- 使用带关节的牵引-压缩夹，能在可控方式下帮助恢复长度（图 34.6）。

在临时外固定时，可通过垫高肢体（位于足或小腿的下方）来改善下肢在矢状面的平移或成角畸形。然后横向经过中足从内向外在楔骨置入 4 mm 固定针并连接到胫骨固定针，维持足处于中立位。最后，在胫骨前内侧面再置入一枚固定针，以防止旋转。距骨应精确复位，其中心位于胫骨的中轴线上（图 34.7）。

另一种外固定方法是在跟骨上用一根 5 mm 固定针。通过贯穿跟骨结节的长固定针，足在所有平面上的位置可得到良好控制。对于延迟治疗（需要双侧牵引来恢复肢体长度）和在一期手术不能行腓骨固定的患者，该方法特别有用。

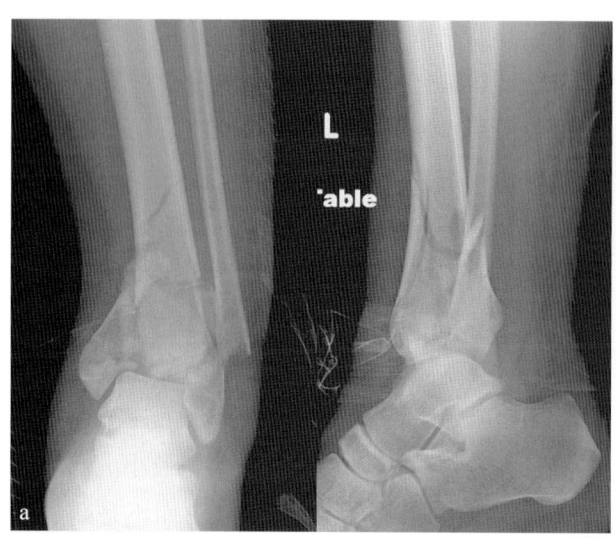
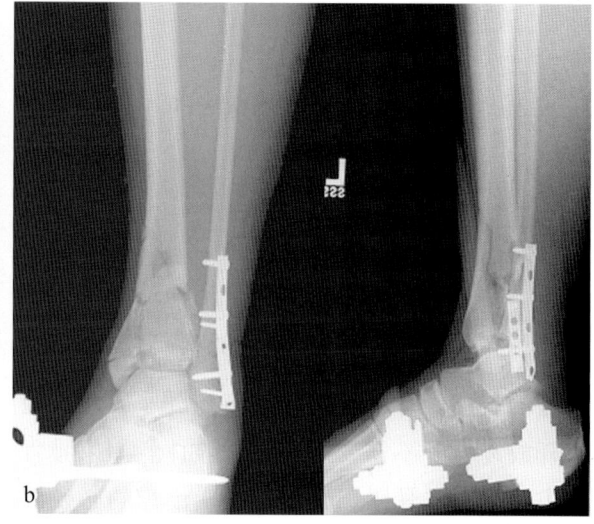

图 34.5　胫骨远端骨折行外固定辅助的切开复位内固定（ORIF）。a. 受伤时影像。b. 接骨板和外固定架固定后的影像。注意外固定架固定针的位置。如果计划对胫骨关节面骨折行 ORIF，应注意将固定针置入时避开计划的手术切口和接骨板固定的位置（近端针未在视野内）。同样应避免将针置入距骨，因为所有前入路均需显露距骨颈。在本例中，远端针置入跟骨和第一跖骨

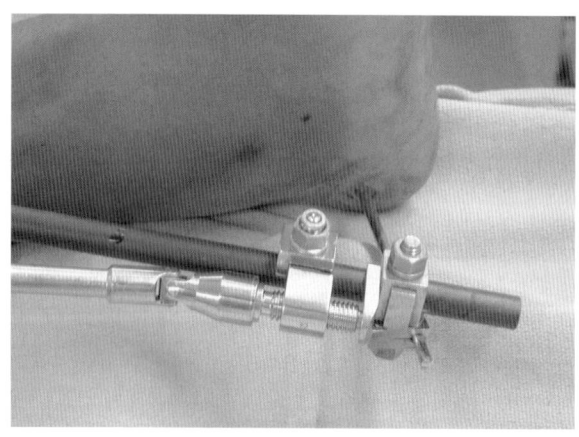

图 34.6　通过标准外固定架和关节牵开 – 加压钳恢复长度

前足和（或）中足的固定仍要求足处于中立位。

对于开放性骨折，术前应仔细计划手术切口的位置，延长开放伤口能允许进行彻底清创。开放伤口位于内侧时，如伤口较小，选择的手术切口即使完全远离开放伤口，也应能够用来进行清创灌洗；若伤口较大，则应尽可能避免在胫骨前内侧向近端或远端延长伤口。与开放性骨折的传统治疗原则一致，应去除失活的皮质骨块，同时要尽可能保留关节面骨块，无论其有无软组织附着。如果清创后存在缺损，应考虑放置抗生素珠链直到进行最终的内固定。

某些情况下，对开放性 Pilon 骨折可一期行内固定（图 34.8）。在这些病例中，牵引器的应用、骨折复位、关节面拉力螺钉固定和接骨板置入，均可通过开放伤口成功进行而不需要进行额外的软组织剥离。该类手术的前提条件包括：

- 完全理解伤情，包括骨折类型和关节面受累情况。
- 确保进行及时、彻底的清创术。
- 理解复位和内固定的微创手术技术。
- 精力充沛和适合的手术团队。

如果不能满足上述任何一个条件，应分期行手术治疗，一期行腓骨接骨板内固定和跨踝关节外固定，二期行清创和闭合伤口。

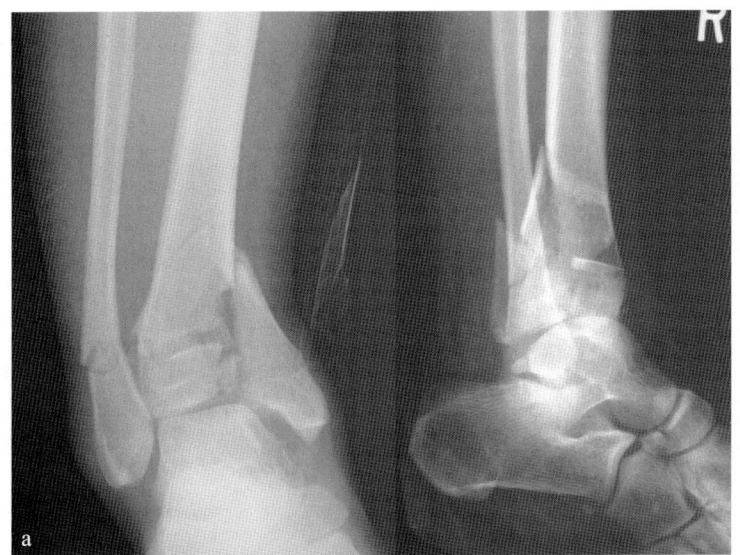
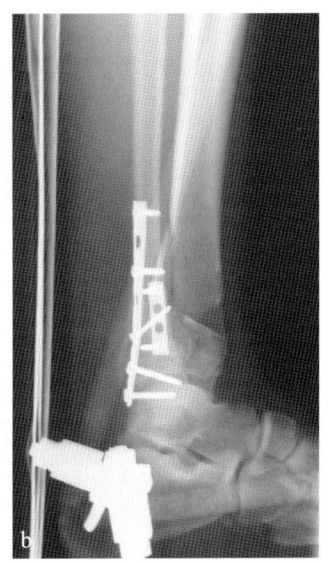
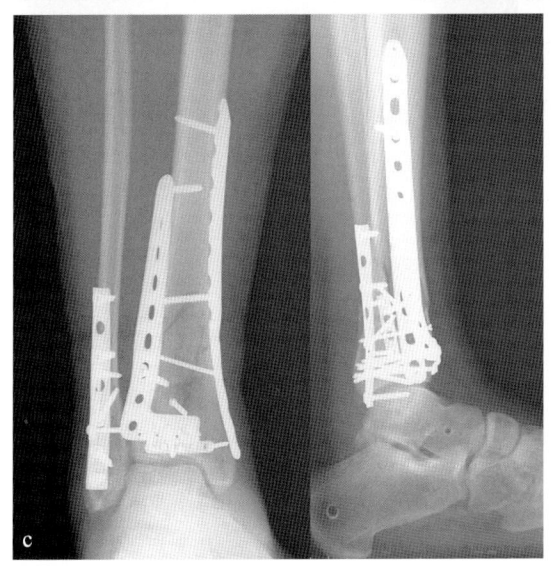

图 34.7　闭合 43-C3 Pilon 骨折。a. 受伤时的影像，可见粉碎性内翻畸形，距骨相对胫骨向前移位。b. 腓骨固定和使用跨踝关节外固定架后，侧位片显示距骨在胫骨下方位置良好。c. 通过前外侧入路对骨折进行固定。考虑到内翻和前方的粉碎，用前方接骨板自前向后进行固定，并辅以内侧支撑接骨板

## 术前计划

制订有说服力的术前计划是从分析影像资料开始的。若干因素导致了损伤复杂性的增加，包括骨折向近端延伸、多个关节面骨折块、嵌压骨块、骨丢失和骨质减少等。应通过分析损伤的 X 线影像来确定原始畸形类型，因为这决定了最终固定方式和手术入路。例如，如果 X 线影像显示胫骨远端明显内翻成角，则应使用内侧支持接骨板固定，可抵消该类损伤内翻的固有趋势。腓骨骨折特征和胫骨冠状面成角，可提供关于压力骨折区域和张力骨折区域的线索。偶尔，X 线影像显示胫骨单纯轴向骨折，伴或不伴腓骨骨折，这类损伤的特征是有明显的胫骨短缩，并且腓骨经常是完整的（该损伤类型可伴有严重的关节面受累）。更常见的骨折类型是胫骨内翻伴腓骨张力骨折，和胫骨外翻伴腓骨压缩骨折。从生物力学角度来说，辨别张力骨折和压力骨折在骨折固定时有意义。通常在压力骨折侧需要支撑接骨板固定，特别是在骨折复位后骨接触仍减少时；相反，若压力侧骨折已固定，很少需要较大的内置物来固

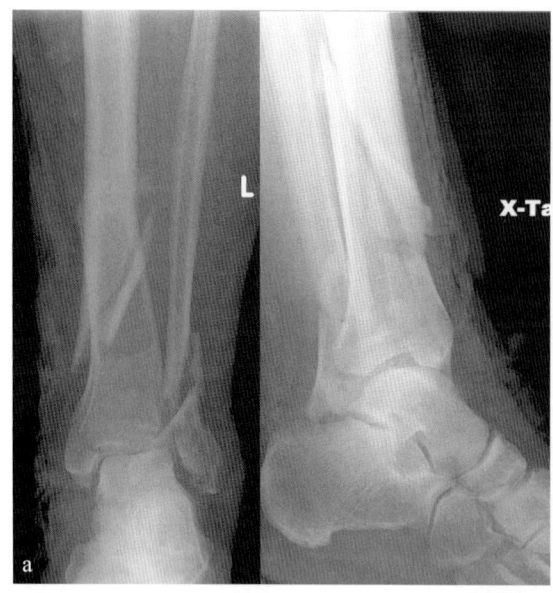
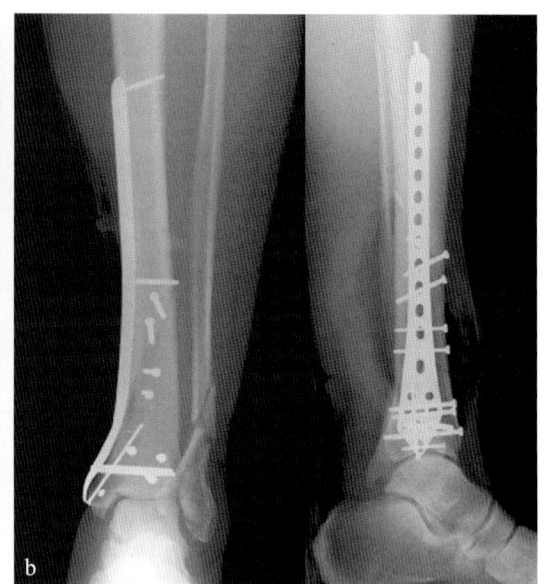
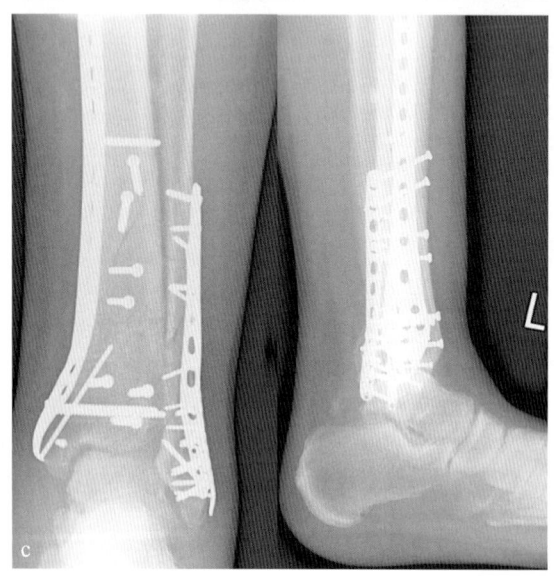

图 34.8 胫骨远端开放性骨折，伴简单关节面骨折和复杂的腓骨远端骨折。a. 损伤的前后位、侧位影像。b. 通过内侧较大的伤口可以显露胫骨远端和关节面。受伤当天对伤口进行探查，并对胫骨关节内、外骨折进行了固定。c. 几天后，确认无需更多的手术，对腓骨骨折进行固定

定张力侧。

CT 检查对于分析该类损伤是必需的。然而，如果计划行分期手术固定（一期行腓骨固定和跨踝关节外固定支架，然后在软组织情况允许时行内固定），CT 检查可延迟到使用外固定支架恢复肢体长度后进行。一个例外情况是决定通过开放伤口对关节面骨折进行内固定。由于短缩和骨折块明显移位，在肢体短缩时获得的 CT 扫描数据的实际应用价值较低。如果在胫骨长度恢复前已行 CT 扫描，此时也应重复 CT 检查，这是因为骨折块的位置发生了明显改变。轴位影像最有用处，可鉴别较大的关节面骨折块和向头端嵌压的关节面。矢状面和额状面重建可提供额外信息，特别是相对于轴位影像发生旋转的嵌压骨块。

通过 CT 扫描识别所有的骨折块，可以与肢体长度恢复后获得的 X 线影像中的发现相联系，手术切口和内置物可依据 CT 和 X 线所见做出选择。术前计划应包括多方面的考虑，如骨折类型、胫骨远端的平移或成角畸形（包括内翻和外翻、

距骨相对于胫骨关节面的前移）等。胫骨远端骨折很少使用锁定接骨板固定，但在严重干骺端嵌压、干骺端骨缺损和骨质减少的患者，锁定接骨板有用。无论是否使用锁定接骨板，都应使用拉力螺钉对关节面骨块进行加压（单独或结合接骨板使用）。对于绝大多数关节面骨折，非锁定接骨板和螺钉可提供足够的固定。各种器械可对于 Pilon 骨折进行复位和固定（见信息框）。

## 止血带的使用

对于胫骨远端关节面骨折，止血带的使用不是必需的，但多数情况下会使用止血带。肢体驱血和使用止血带可减少术野出血，有助于显露。在关节面复位后可撤除止血带。通常，使用较低压力（＜200 mmHg）使组织缺血降低到最少。

## 胫骨 Pilon 骨折前外侧入路

前外侧入路（图 34.9）可用于多数胫骨远端完全关节内骨折（43C 型）、前侧和前外侧部分关节内骨折（43B 型），以及部分可在胫前间隙放置接骨板进行固定的胫骨远端关节外骨折（图 34.10）。前外侧入路对于显露关节面有优势，并且无须解剖胫骨侧面，但内侧骨折块复位困难，并且向近端延伸有限。经该入路精确复位关节面比较容易，可以使用皮下和肌下接骨板跨越粉碎的干骺端骨折块进行固定。

患者仰卧于可透射 X 线的手术床上，足部位于手术床末端，同侧髋关节下方垫高以维持患肢于中立位。术前使用抗生素，并标记踝关节骨性解剖结构和手术入路。切口位于踝关节中央，且远端与第四跖骨成一条直线，近端位于胫、腓骨之间并平行于两骨（图 34.11）。由于前侧间隙肌肉起源于腓骨前侧，切口由踝关

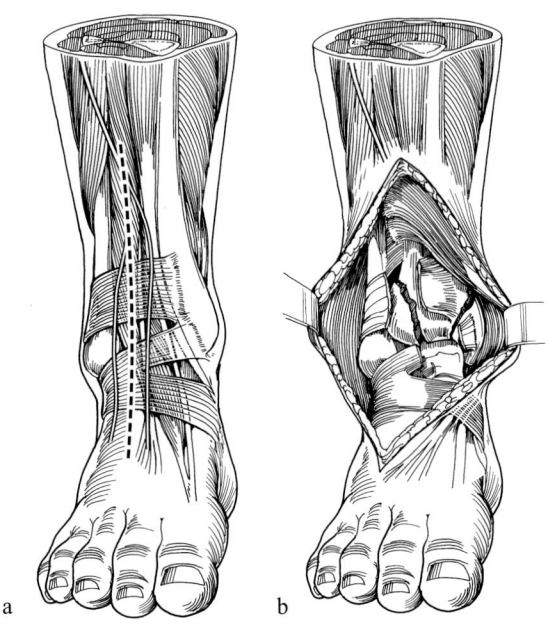

图 34.9 a. 很多胫骨远端骨折可通过前外侧入路进行固定。采用改良 Bohler 入路切口，与第四趾列平行，在胫骨和腓骨间向近端延伸。b. 腓浅神经在切口处的走行可有变异，可将整个前方间室的肌肉自外向内牵开。显露距骨颈有助于在术中置入股骨牵开器来改善关节显露

节向近端的延伸通常不应超过 7 cm，向远端止于距舟关节以远。

对皮肤和皮下组织行锐性解剖以保持全厚皮瓣。腓浅神经在踝关节近端恒定地穿过该切口，应辨识并加以保护（图 34.3）。在腓浅神经深面锐性切开胫前间隙表面的筋膜，向远端切开伸肌支持带，将下方的伸肌腱牵向内侧，然后将所有胫前间隙内的肌肉，包括第三腓骨肌牵向内侧。可以很容易地将这些肌肉和肌腱从位于其下方的下胫腓前韧带、胫骨远端骨膜和踝关节囊表面分开，也可以显露胫骨远端内侧面（图 34.12）。切口近端位于腓骨和骨间膜的前侧间隙肌肉处，使分离受到限制；在远端，将肌腱牵向内侧，切开趾短伸肌筋膜，仔细解剖该肌，并将其牵向内侧，可以暴露距骨颈来放置固定针以使用股骨牵开器。然后可行关节切开，正确选择关节切开的位置对于避免损伤

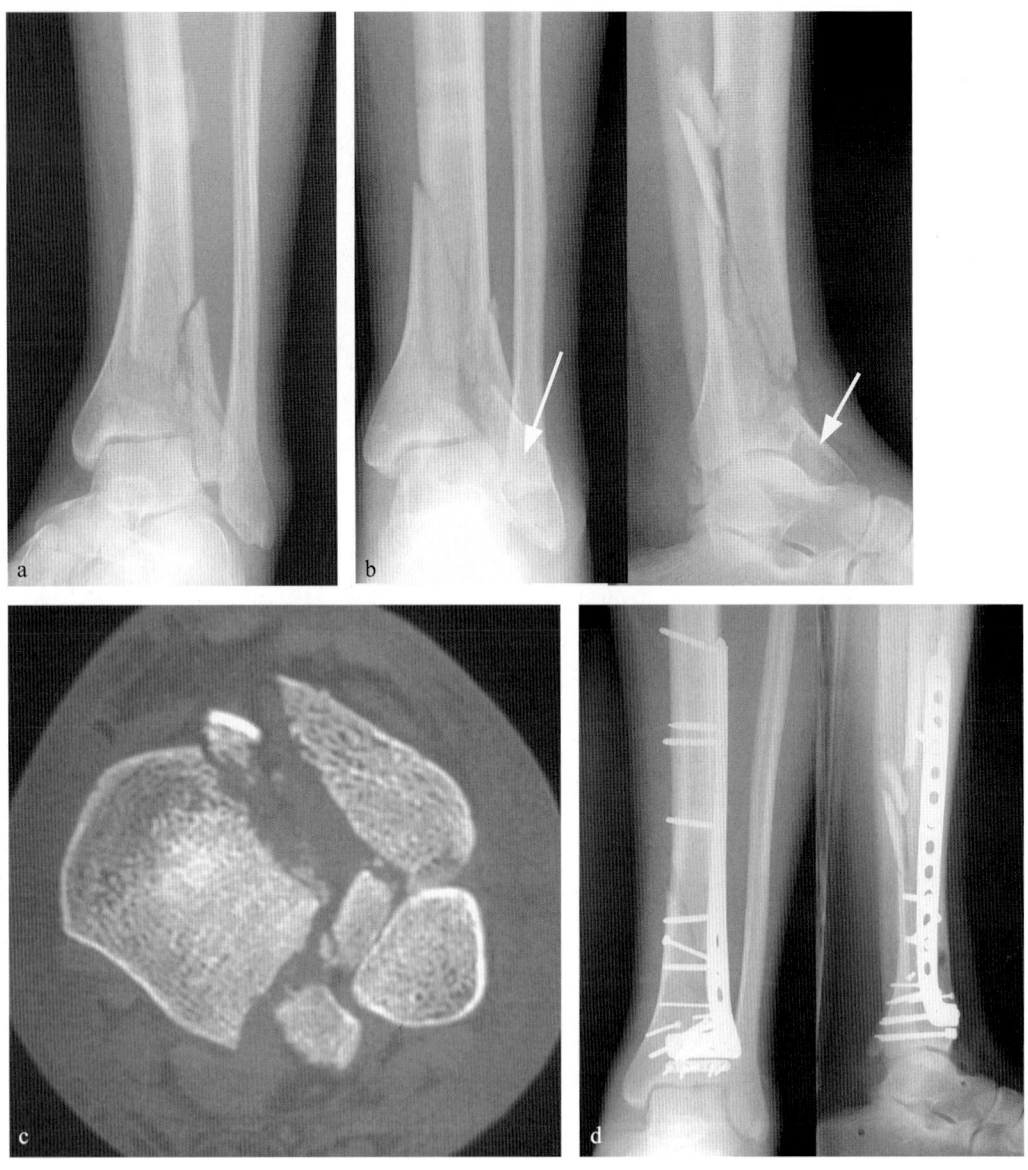

图 34.10 高能量 Pilon 骨折。a. 受伤时 X 线影像，显示距骨与大部分胫骨远端关节面的关系相对正常。b. 但是，相对未受损腓骨明显缩短的距骨，确认距骨位于前外侧骨折碎片（箭头）的远端。c. CT 显示前外侧骨折块和外侧粉碎。d. 这种形式的骨折适于采用前外侧入路进行处理，可直视关节面，置入肌下接骨板

胫骨远端的血供很关键。关节切开的位置应位于或靠近前外侧骨块骨折线处，绝不能切开下胫腓前韧带；关节切开向远侧延伸至距骨颈。牵开胫骨远端前方的关节囊可检查关节面骨折块。

术中使用股骨牵开器有助于显露关节面（图 34.12）。先前放置的跨踝关节外固定支架的固定针位于内侧，无助于术中牵引。通过切口以 4 mm 的 Schanz 针横穿距骨颈，另一根 4 mm 的 Schanz 针置于胫骨外侧，入针点位于预期接骨板放置位置的近端。置入 Schanz 针时，应考虑胫前血管神经束和腓浅神经的位置。因此，Schanz 针应位于胫骨前方 1/2。然后可安装小型牵开器，螺纹杆位于后外侧，能产生跨踝关节的牵引而不是对距下关节的牵引。由于距骨颈

> **Pilon 骨折 ORIF 器械**
>
> - 中号股骨牵开器（在距骨和胫骨干中段牵开，以显露胫骨远端关节面）
> - 牙签
> - 大号点式复位钳
> - 中号点式复位钳
> - 小号点式复位钳
> - 各种型号克氏针
> - 作为操纵杆的 2.5 mm 末端螺纹针
> - 小的骨折块螺钉（2.7 mm 或 3.5 mm，长 60~80 mm）
> - 微型骨折块螺钉（2.0 mm 或 2.4 mm，长约 40 mm）
> - 头灯
> - 与螺钉和骨捣棒匹配的各种接骨板
> - 自体植骨物和植骨替代物

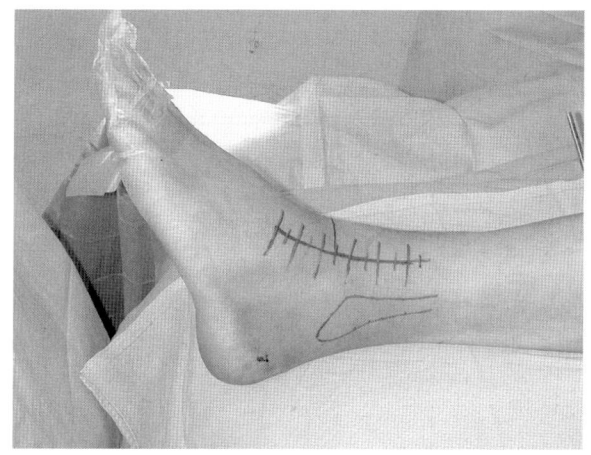

图 34.11 用记号笔在患肢标出前外侧入路的切口，同时在踝关节水平标出了腓骨远端。切口平行于第 4 趾列，于胫骨与腓骨之间向近端延伸

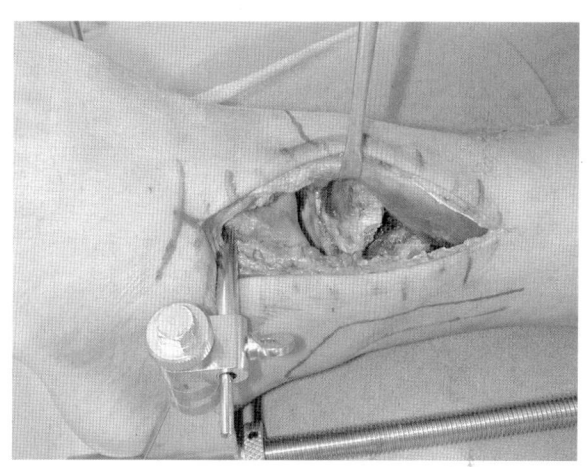

图 34.12 通过前外侧入路进行显露。注意，在此病例中，股骨牵开器与距骨针联用来牵开踝关节，方便关节面的复位

位于距骨旋转轴的前方，距下关节的牵引可导致足的跖屈。

复位顺序通常是后外侧骨折块 – 后内侧骨折块 – 中央骨折块 – 前侧骨折块 – 前外侧骨折块（图 34.13）。由于直到所有骨折块复位完成（如将前外侧骨折块复位于其余已复位的骨折块上）才能发现整个关节面骨块在矢状面的旋转，所以经常会出现二次、三次复位。通常需要增加后侧骨折块的跖屈来纠正常见的后侧骨折块背屈畸形。在复位时要去除所有血肿和早期骨痂。前外侧骨折块可通过附着于其上的韧带使其外旋来显露关节和干骺端松质骨表面。要保留前方皮质骨折块和中央的骨软骨骨折块。剥离内侧骨块和后外侧骨块的松质骨面，包括剥离后外侧骨折块和胫骨端的界面来使骨折块松动。如果后方有大的骨刺，后外侧关节面骨折块能被复位于胫骨端，并可通过从胫骨前方经皮斜行穿入的克氏针固定。控制后外侧骨折块比较困难，但可在骨折块前方的松质骨面置入一根控制杆来控制该骨折块。另外，可通过后外侧小切口或行腓骨接骨板固定的后外侧切口，在腓骨后方、腓骨肌腱的前方放置大的点式复位

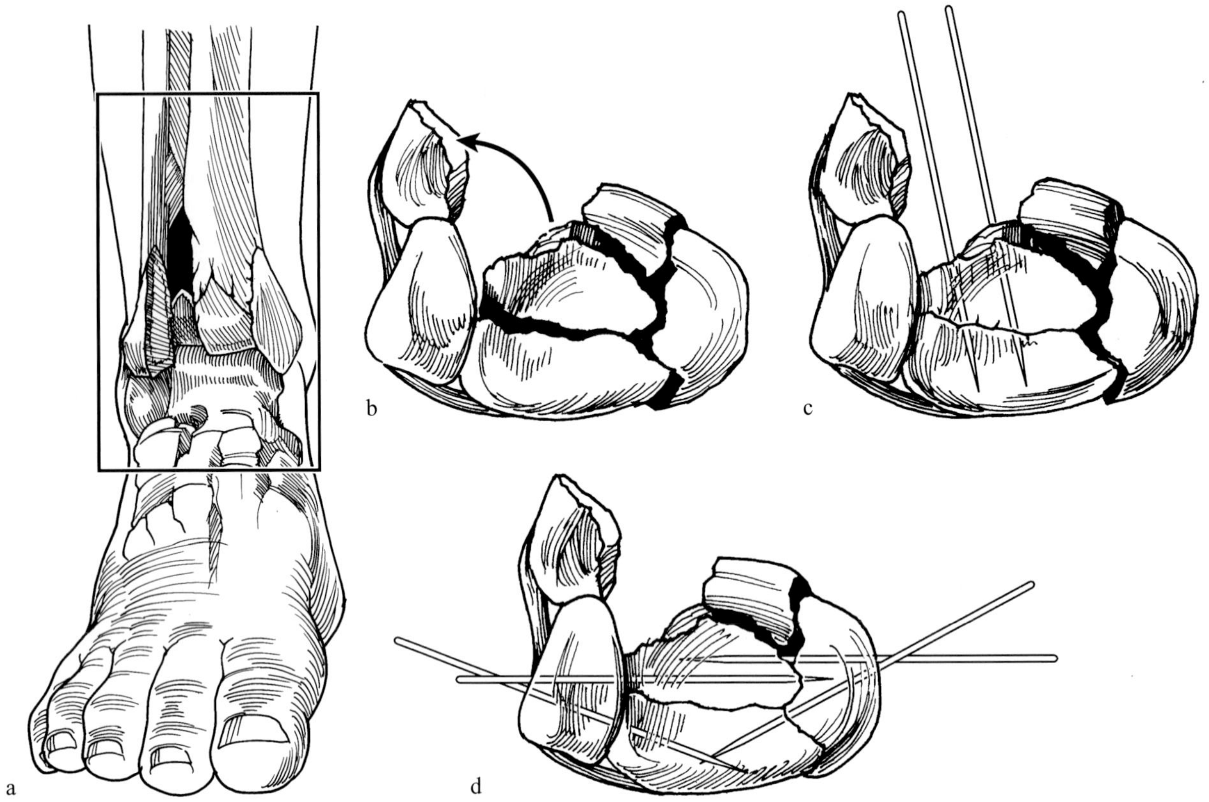

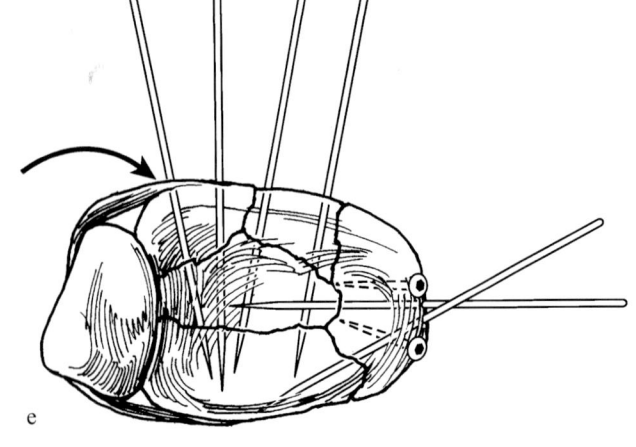
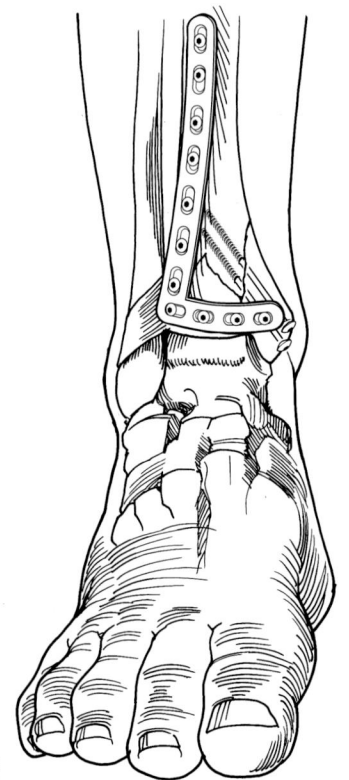

图 34.13 按照从后外侧向内侧，再向前外侧的顺序进行关节复位。a. 主要骨折块的前后位观。b. 通过在其韧带附着处（外侧）将骨折块尽量外旋，可以看到后外侧骨折块和中央嵌插处。c. 在此病例中，将中央嵌插骨折块用多枚针向后外侧骨折块复位，然后将后外侧骨折块用多枚针向内侧骨折块复位。d. 将之前从前向后置入的针替换为从内向外的针，以复位前方和前外侧骨折块。e. 用针将前方和前外侧骨折块复位并稳定，移除之前置入的针。f. 最后，用接骨板和螺钉固定 Pilon 骨折，移除临时固定针

钳（Weber 复位钳），钳口的一端位于胫骨后外侧关节面骨块，另一端位于胫骨前面。

然后复位内侧骨折块，根据位于后内侧矢状位骨折线使其复位。用克氏针稳定内侧复位后，复位中央部位嵌插的骨折块和骨软骨骨折块。牙科镘和克氏针（操纵杆）对此类骨折块复位很有帮助。骨折块可以临时用自外向内穿入的克氏针固定，然后复位前方的骨折块。如果确定所有骨折块已获得解剖复位，可以从前向后置入骨折块间拉力螺钉来固定。推荐使用小螺钉（2.0~2.7 mm），可为在骨折块上放置其他螺钉留下空间。最后将前外侧骨折块复位于远端胫骨。通常前外侧骨折块有一个向近端的骨性突起，能被复位于胫骨干相应的缺损处，以确保前外侧骨折块的长度和旋转是正确的。前外侧骨折块的外层皮质应与内侧骨折块的皮质轮廓精确匹配，所有的关节内骨折线应该解剖复位，任何不精确的复位均需纠正。胫骨前方皮质骨块（无论有无血运）应被放回原处，以确保胫骨前方长度的精确重建。前外侧骨折块通常能被钳夹固定于内侧骨折块以获得更高的稳定性。整个复位情况可通过直视或 X 线透视来证实。

另一种复位策略是在按后外侧骨折块 - 内侧骨折块 - 前外侧骨折块顺序复位。操作完成后，将中央部位的嵌插骨软骨骨折块留于原位不处理，在皮质骨上开一小骨窗复位中央的嵌插骨折块，这时可从下面观察关节面情况。

固定方法要遵从精确的术前计划（图34.14）。固定目的包括关节面间骨折块间的加压和关节面骨块与胫骨干之间的稳定。固定强度取决于皮质接触的面积、骨的质量、胫骨远端骨折的方向（内翻还是外翻），以及是否存在骨缺损或开放伤口、干骺端粉碎的程度和关节面骨块的大小。如关节面骨折块较小且有广泛的干骺端粉碎性骨折，治疗则特别困难。接骨板可通过前外侧切口沿胫骨前外侧肌下放置，也可经过远端内侧小切口沿胫骨前内侧皮下放置。在沿胫骨外侧皮质放置接骨板前，通常要拆除股骨牵引器。可用接骨板边缘或小剥离器从胫骨上解剖分离胫前间隙肌肉。在接骨板固定前要纠正骨折在矢状面上的平移。远端固定时要避开用来维持关节面复位而放置的克氏针等器械。如有多块关节面骨折块，远端部分要行多点固定。如果远端关节面骨块较小或骨质疏松明显，锁定螺钉固定有优势。近端的螺钉可经皮下放置（尽管有损伤血管神经结构的风险），也可通过显露胫骨外侧面的单独近端切口来放置。

附加的内侧接骨板可经位于内踝尖稍近侧的小切口（长 2 cm）置入。如果最初 X 线影像显示有明显内翻畸形时，内侧接骨板的置入则特别重要。该接骨板可徒手经皮下沿胫骨前内侧面推进置入，放置目的决定了其需要一定厚度，从 1/3 管型接骨板到加压接骨板都可起作用。然而，从维持复位和减小内置物刺激之间的平衡来考虑，弹性内置物最有用处。起作用的螺钉位于内侧骨折线近段。由于接骨板经皮下放置而没有额外的手术切口，应选择较长接骨板以提高抗扭转强度。在接骨板顶端通过一个小切口置入第二枚螺钉。骨折类型和损伤畸形决定了内侧内置物的作用。有冠状面内翻畸形提示胫骨远端内侧为压缩骨折，接骨板的作用为支撑内植物，骨折远端不需要内固定。如果冠状面主要是外翻畸形，表明胫骨内侧是张力骨折，螺钉必须置入远端骨折块。另外，可不放置内侧接骨板而用自内踝打入胫骨近端外侧皮质骨的螺钉来有效抵抗内侧张力损伤。

### 胫骨 Pilon 骨折前内侧入路

视频 34.4　对部分关节内 Pilon（B 型）骨折行 ORIF

前内侧入路（图 34.15）是可延伸的，可显

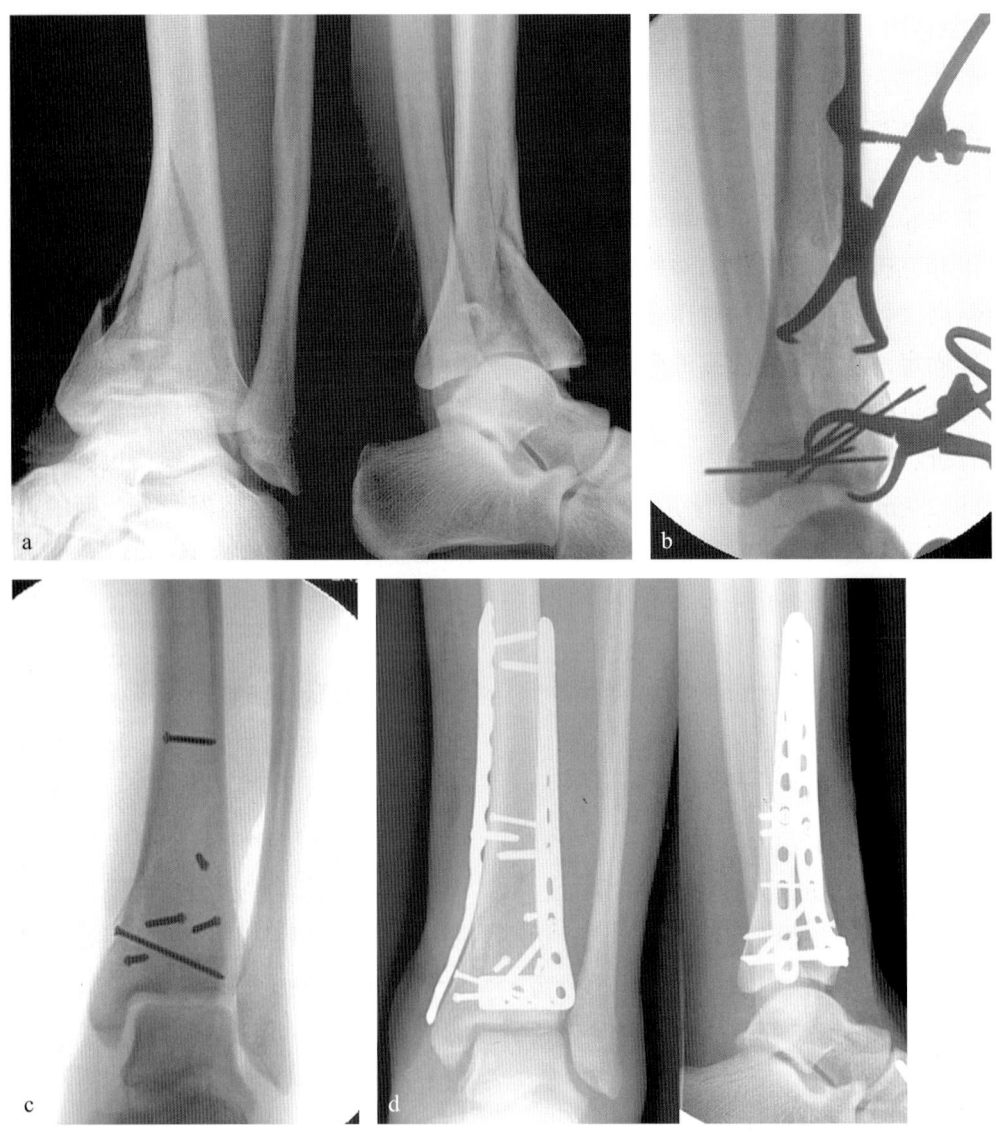

图 34.14 简单 Pilon 骨折的复位技术。a. 前后位和侧位影像显示 3 个主要的关节面骨折块和距骨向头端移位。b. 先用克氏针和复位钳复位关节面骨折块。c，d. 先置入多枚拉力螺钉，随后置入肌下、皮下前外侧和内侧接骨板

露胫骨远端整个关节面，可用于所有的完全关节内骨折（43C 型）（图 34.16），特别适用于内侧关节面部分骨折（43B 型）。胫骨远端关节外骨折经皮接骨板固定也可经该切口进行。该切口可对内侧、前侧和前外侧胫骨远端关节面提供良好显露；如内踝部位有骨折，该切口可同时到达内踝。此外，该切口能向近端延伸，可用于治疗向近端延伸的骨折和非邻近部位的胫骨干骨折。该切口的主要缺点是它依赖于在受伤的软组织上做的前内侧全厚皮瓣能否存活，所以仅能由有经验的医生经无损伤软组织进行。

患者仰卧于可透射 X 线的手术床上，足部位于手术床的末端，同侧髋关节下方垫高以维持患肢中立位。使用抗生素（通常为 1 克头孢唑啉），并标记踝关节骨性解剖标志和手术入路。切口近端纵行，远端弯曲，位于胫骨嵴外侧 1~

34 胫骨远端骨折

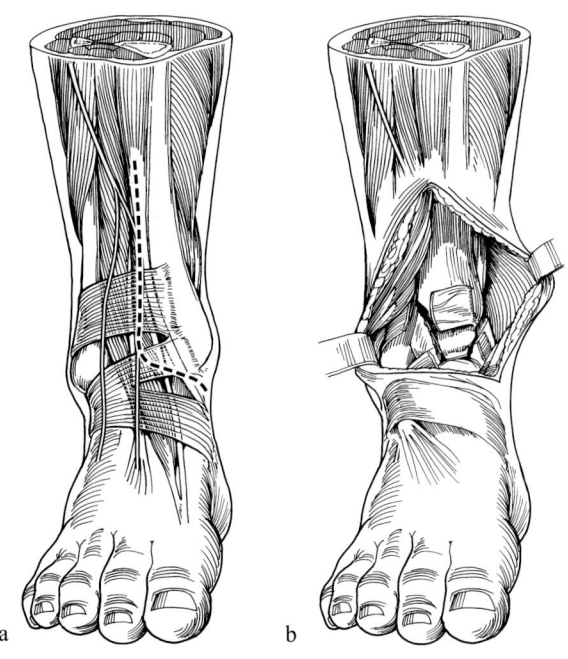

图 34.15 经前外侧入路对胫骨 Pilon 骨折进行固定。切口位于前方间室上，胫骨嵴的外侧。a. 切口在踝关节急转向内侧，在胫骨远端前内侧面建立皮瓣，保留连于胫骨节段的骨膜。b. 在距骨颈和胫骨干中段间置入股骨牵开器

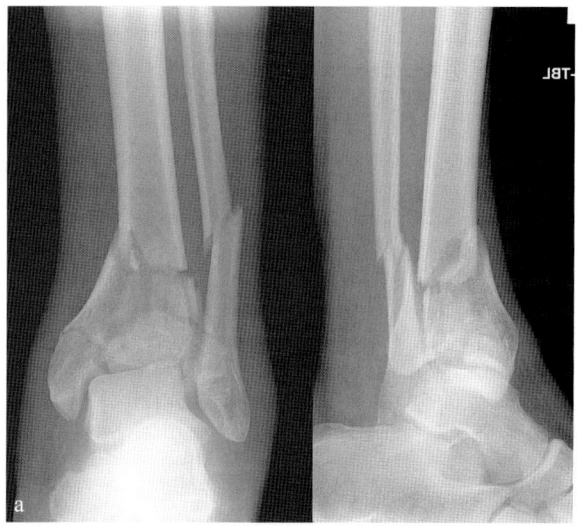

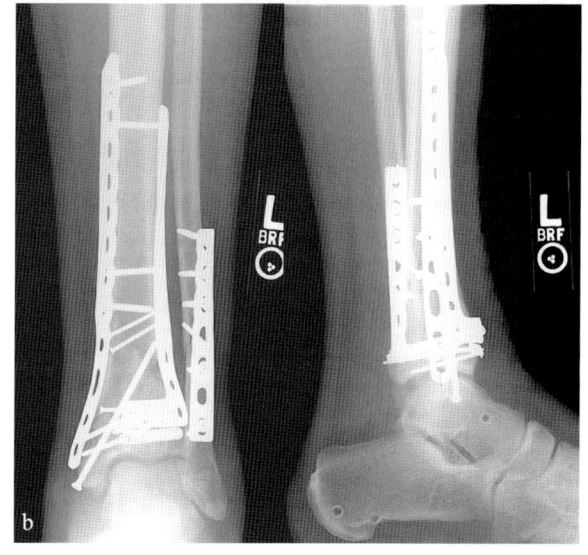

图 34.16 通过前外侧入路处理胫骨远端关节内骨折。a. 前后位和侧位影像显示向内侧延伸的粉碎性骨折，以及内踝小的骨折碎片，因此适用前内侧入路。b. 通过此入路可以置入辅助性的前外侧肌下接骨板

2 cm 且平行于胫骨长轴；在踝关节，切口成锐角（70°~80°）弯向内侧，止于内踝尖以远 1 cm 处。

必须切取全厚皮瓣，在胫前筋膜和胫骨前内侧的骨膜表面，从外向内仔细解剖皮肤和皮下组织，不必向内侧暴露过多。在切口远端，大隐静脉限制了切口显露。在胫骨嵴外侧，于胫骨前肌腱鞘内侧切开筋膜，小心避免进入胫骨前肌腱鞘。关节囊的切口位置应与术前计划一致，位于前方的骨折线处，向远端延伸至距骨颈前内侧。

跨踝关节放置股骨牵开器，在距骨颈内侧的关节外区域横行放置一根 4 mm 的 Schanz 针，该针可经切口放置。另一枚 Schanz 针置于胫骨干内侧远离接骨板放置的位置。通过纵向牵引和跖屈可很好地显露关节，并能显露胫骨后方关节面。由于三角韧带很少断裂，通常可发生过度牵引并使内侧骨块向远端移位，需要为内侧复位调整牵引力。

该入路的复位顺序与前外侧入路相似，复位时要利用三角韧带和下胫腓前韧带。不论损伤类型如何，后方关节面骨折块可通过前方的骨折终点处显露，前外侧骨折块可利用下胫腓前韧带向外侧旋转，内侧骨折块可利用三角韧带来旋转。复位顺序依次是后外侧骨块、内骨块、中央骨块和前外侧骨块。在复位分离的内踝骨块和内侧嵌压骨块时，该切口显露良好。

在接骨板固定前要用克氏针临时固定。

固定策略取决于损伤类型、粉碎程度和主要畸形。由于该入路主要应用于内翻畸形 Pilon 骨折以及合并内踝骨折或内侧嵌压的 Pilon 骨折，所以通常需要使用内侧支撑接骨板。该接骨板可直接置于胫骨前内侧面的骨膜上，其近端可通过皮下放置，所以切口长度以能够完成关节面复位为标准。通过该切口可以很方便地固定外侧关节面骨折块，通常使用小的内置物对前外侧和后外侧骨折块进行加压固定。

### 胫骨 Pilon 骨折后外侧入路

后外侧入路主要用于后方部分关节内骨折（43B 型），也可作为某些完全关节内骨折（43C 型）治疗的辅助切口。由于后踝向远端延伸突起，通过后侧入路无法显露关节面。通过后外侧入路仅局限于将后外侧骨块复位至胫骨骨干或干骺端，间接复位关节面骨块。因此，单纯的后方 Pilon 骨折（胫骨远端前侧皮质完整）复位只能通过关节外方式进行。在某些完全关节内骨折（43C 型），先使用后外侧入路继之前方入路可更精确复位后方骨块。尽管该切口可延伸，但长度通常受限于胫骨远端干骺端和关节面骨折块的存在。

患者取俯卧位或侧卧位。侧卧位的优势是无须将体位调整为仰卧位就可进行前方显露，这可通过外旋下肢来实现。俯卧位对于后外侧显露有优势，但不重新摆放体位就不能做其他切口。

切口位置取决于腓骨的完整性。如果腓骨完整（手术前没有腓骨切口），切口应位于小腿后外侧，跟腱和腓骨肌腱中间；如有腓骨骨折需要固定且预计要进行后外侧显露，则切口应偏后。许多文献专著已详细介绍了后外侧入路[11, 12]，采用该入路时要注意保护腓肠神经。自腓骨肌和肌腱后外缘解剖，向深面显露踇长屈肌的外缘，然后可从外向内显露胫骨。在切口远端可直接显露胫骨和腓骨，在切口近端可将肌肉自骨间膜上解剖分离。要重视保护下胫腓后韧带和后方关节囊。该切口向内能显露内踝，向近端能显露到需要的长度。除了骨折处的骨膜，对其余胫骨骨膜要注意保护，特别是当计划行前路显露时，因为前路显露会破坏胫骨远端前方的血供。

大的后外侧骨折块复位是依靠关节外骨皮质复位进行的（图 34.17）。该骨块可通过下胫腓后韧带旋转，从而清除骨块间血肿。恢复后方胫骨长度要将足背屈，若足背屈不能形成必需的张力，可在胫骨后方（通过切口从后向前插入一根 Schanz 针）和跟骨结节（通过后正中小切口插入一根 Schanz 针）间使用股骨牵开器。用复位钳可维持后外侧骨折块与完整的胫骨前方远端的复位。从前向后的拉力螺钉和后方放置的抗滑接骨板都可提供稳定的固定。对大多数病例来说，垂直放置的接骨板和一枚置于骨折尖端稍近的螺钉即可提供足够的稳定性。对于还需要进行前方显露的损伤，后方置入的内置物不应妨碍前路操作。在骨折近端，通过接骨板放置的单皮质螺钉通常足以维持胫骨远端的复位。

### 胫骨 Pilon 骨折后内侧入路

**视频 34.5** 通过后入路对 Pilon 骨折行 ORIF

胫骨 Pilon 骨折很少需要采用后内侧入路，但在某些情况下可联合前方入路应用（图 34.18）。由于该入路不能直接显露关节面，需要通过关节外皮质骨的复位情况和术中 X 线检查或其他方法来判断复位情况。

患者仰卧于可透射 X 线的手术床上。由于肢体外旋有利于该显露方法，故不需要垫高手术侧肢体。如果不能获得充分的外旋，可垫高对侧髋关节使患者转向损伤一侧。切口以踝关

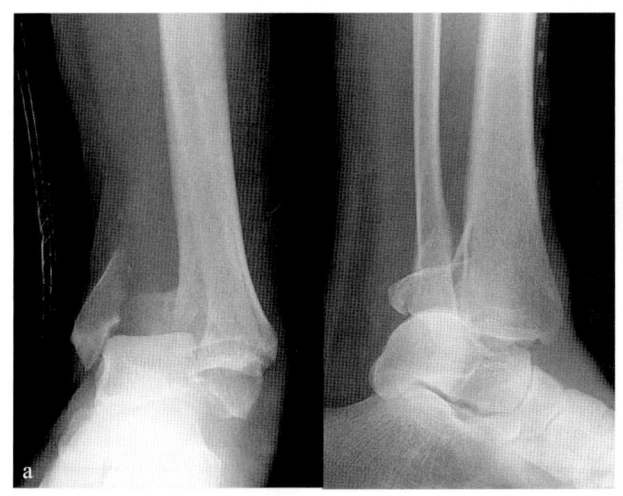
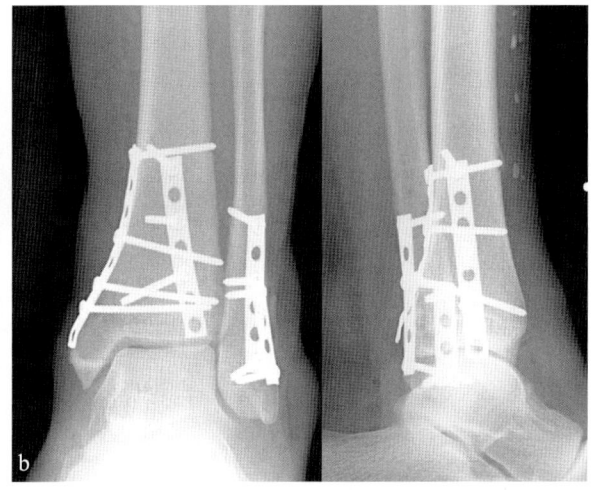

**图 34.17** 向后移位的胫骨 Pilon 骨折。a. 前后位和侧位影像显示存在大的后方关节面骨折块和腓骨骨折。胫骨 Pilon 骨折的这种三踝类型适于通过后外侧入路进行处理。b. 患者取侧卧位,以对胫骨后方关节面和腓骨进行复位与固定。随后可再取单独的内侧入路进行手术

节为中心,位于跟腱和胫骨后内侧缘之间。深部解剖间隙取决于主要骨折块的位置,可位于胫骨和胫后肌腱之间、胫后肌腱和趾长屈肌之间、趾长屈肌和𧿹长屈肌之间。其中,在趾长屈肌和𧿹长屈肌之间需要直接显露和保护胫血管神经束。

后内侧入路可直接显露后外侧骨折块和内侧骨折块,可放置后内侧接骨板,后者可有效支撑内侧骨折块。如果需要的话,在切口远端可以切取全厚皮瓣,以显露和固定内踝。

### 胫骨远端干骺端关节外骨折接骨板固定

闭合和开放性胫骨远端干骺端关节外骨折均可行接骨板固定。高能量损伤的手术治疗入路通常与胫骨 Pilon 骨折相同。如果认为开放手术治疗的软组织风险高,可延迟固定;对低能量闭合性损伤,可不需要等待软组织肿胀消退就可行接骨板固定。

合并腓骨骨折时行内固定术是有争议的。腓骨固定有几个优点,包括间接复位胫骨和重建外侧柱。如果认为腓骨骨折与踝关节损伤有关,就需要固定。

接骨板可固定于胫骨的前内侧面或外侧面,锁定或非锁定接骨板的选择要根据损伤特征、骨的质量和患者年龄来决定。手术入路包括前内侧入路、经肌下置板的有限前外侧入路和经皮置板的微创前内侧入路。

微创前内侧入路需要间接复位,因此最大限度地保持了骨膜附着。位于内踝近端长 2 cm 的小切口足以沿胫骨表面经皮置入接骨板。对于低能量损伤,无须使用大的内置物;而对高能量损伤,由于骨折粉碎严重或开放性骨折伴有骨丢失,内置物需要更高的强度和耐久性,通常 3.5 mm 接骨板是足够的。接骨板的塑形非常关键,手术医生应记住接骨板内侧呈凹形(可通过 X 线透视检查),而且接骨板远端要内旋 20°[13]。

矢状面畸形可通过垫高小腿或足跟来纠正,但冠状面畸形较难处理。对大多数病例,若胫骨长度恢复,接骨板就可以复位冠状面成角或平移畸形;若胫骨仍短缩,在内侧放置股骨牵

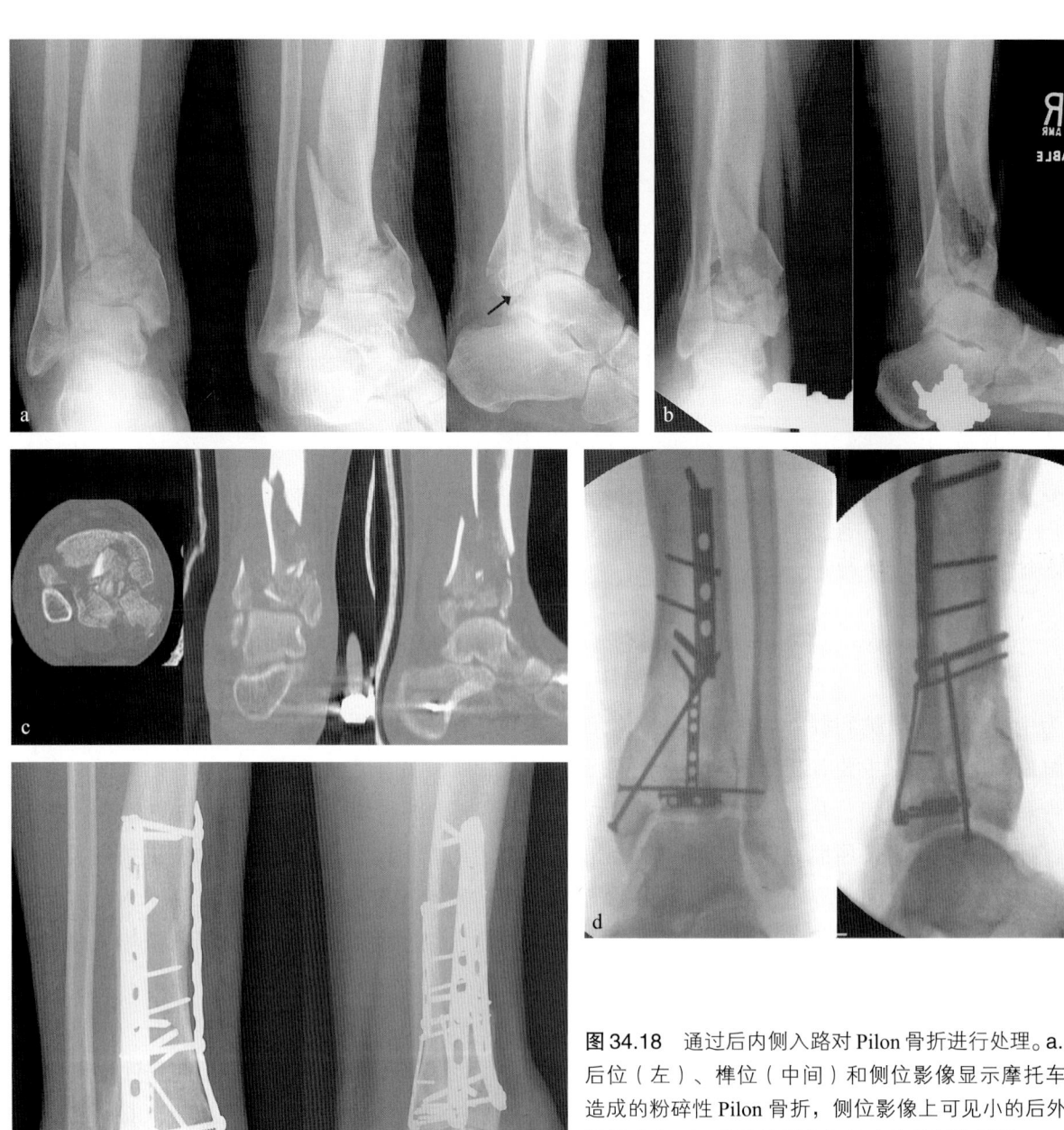

图 34.18 通过后内侧入路对 Pilon 骨折进行处理。a. 前后位（左）、榫位（中间）和侧位影像显示摩托车祸造成的粉碎性 Pilon 骨折，侧位影像上可见小的后外侧骨折碎片。b. 使用外固定架并未改善复位情况。c. CT 扫描显示严重的关节面粉碎性骨折。d. 由于小的后外侧关节面和游离的后内侧关节面骨折碎片的存在，手术采用后内侧入路。仅对后方骨折碎片进行固定，随后通过前外侧入路对剩余的 Pilon 骨折部分进行固定。e.1 年后的影像显示愈合良好，有轻度的踝关节炎

引器有助于恢复长度，其远端固定针可置于胫骨骨折远端或跟骨。胫骨远端骨折的原始侧方畸形，决定了置入接骨板后的螺钉固定顺序。如果胫骨远端内侧平移或内翻，在解剖塑形或

轻度塑形的接骨板上于骨折近端固定一枚螺钉可完成复位；如果骨折远端外侧平移，应在骨折远端固定一枚螺钉从而将骨折端拉向内侧的内置物来完成骨折复位。绝大多数胫骨远端骨

折不需要使用锁定接骨板，然而对严重骨质减少、可能发生延迟愈合和（或）伴有骨丢失的开放骨折患者，锁定接骨板有优势。在最初的复位操作时使用的螺钉为非锁定螺钉，使胫骨块复位至内置物，复位完成后使用锁定螺钉固定。

前面已介绍在胫骨远端部分关节内骨折的治疗中，前内侧入路主要用于低能量损伤。由于软组织原因，很少使用该入路治疗高能量损伤。不管怎样，该入路需要保留骨膜附着并行无创接骨板固定。尽管可使用开放伤口直接放置接骨板，但应对主要骨折块进行间接复位。螺旋形骨折是个例外，此类骨折可在无创模式下解剖复位，再用拉力螺钉和中和接骨板进行固定。

前外侧入路能暴露胫骨远端 5~7 cm，也能完成接骨板固定，但接骨板近端要置于肌下。该入路与前面介绍的胫骨远端关节内骨折的前外侧入路相同，但是该入路远端无须暴露过长，也无须切开关节。该入路通常需要在胫骨内侧再固定一块接骨板，防止晚期发生内翻畸形。对于非常靠近关节面的干骺端骨折，通常从内侧不能稳定固定，这时采用前外侧入路最合适。

## 胫骨远端干骺端关节外骨折髓内钉固定

许多胫骨远端干骺端骨折非常靠近踝关节面，也是一种 Pilon 骨折。新型髓内针在其末端有多向交锁螺钉固定，扩展了可用髓内钉治疗的骨折类型。仔细的术前计划和理解髓内钉几何形状对手术成功非常重要。要认识到置入胫骨远端的髓内钉相对于胫骨远端干骺端的解剖结构是较小的，所以髓内钉的置入不会有助于骨折复位。另外，固定的稳定性取决于主钉和交锁钉之间及主钉和胫骨远端干骺端松质骨之间的稳定性，由于近端交锁钉和骨折距离短，所以屈曲应力集中且不会衰减。

通常胫骨远端干骺端骨折会合并胫骨关节面骨折或踝关节损伤，需要在置钉前进行固定。根据术前计划，螺钉固定的位置应为髓内钉固定留有足够空间。内踝骨折根据骨折类型可用以垂直方向或水平方向为主的螺钉固定。另外，只要保留髓内钉的钉道，还可应用胫骨内侧和前外侧接骨板。

有若干技巧可确保通过复位的骨折放置髓内钉，包括腓骨接骨板固定、内侧牵引、临时单皮质接骨板固定、经皮使用复位钳和用 Schanz 针控制等。一般来说，除了松质骨致密的年轻患者，胫骨远端骨折无须扩髓。如果决定要扩髓，要在扩髓前充分复位骨折，以确保为髓内钉置入建立正确的通道。手术医生在扩髓、放置主钉和交锁钉时要时刻注意保持胫骨骨折复位。

像其他胫骨远端骨折固定技术一样，腓骨固定通常是有用的辅助方法。对多数合并腓骨骨折的胫骨骨折，远端韧带通常无损伤，即使不固定腓骨也可获得正常的踝关节功能，但是这些韧带附着能协助胫骨复位。另一个有用的辅助方法是使用股骨牵开器，它可方便地置于内侧以恢复胫骨长度和轴线[14]。一根固定针从内向外置入胫骨近端，另一根固定针置入胫骨远端或跟骨；若远端固定针置入胫骨，对骨折的控制会更好，但应远离髓内钉固定的位置（通常该固定针要稍微偏向胫骨远端后方放置）。还可用各种尺寸的 Schanz 针来直接控制远端骨折块。同样，经皮使用复位钳也能协助骨折复位。在受伤区域，软组织切开要最小化。

如果对远端骨块扩髓，要确保导针在正侧位 X 线影像上位于远端骨块的中央，可以用任何方法维持骨折复位直到置入主钉和交锁钉。成 90°角的螺钉交锁固定可协助控制远端骨折块，骨折远端应至少用 2 枚交锁钉固定（最好 3 枚）。锁定固定后应检查骨折端的稳定性。少数患者的骨折端在锁定后仍然不稳，应考虑使用阻挡螺钉或在内侧适当位置使用两根针的外固定支架固定 4~6 周。

## 康复与术后处理

术后引流要保留48小时，或直至引流量降至10 mL/8 h以下。手术切口应包扎覆盖至少48~72小时，在这段时间内，除非进行理疗和大小便，患者下肢要抬高。术后10~14天根据愈合情况拆除缝线。

只要切口干燥无渗出，就要尽早进行踝关节和距下关节的主动活动，通常在术后2~5天。对于关节内骨折，12周内不能负重。使用可拆卸的后方托板来防止出现马蹄足挛缩。在术后最初6周内可制订严格监督的理疗计划，积极进行踝关节主动活动；术后6~12周继续加强锻炼，并增加被动锻炼。

## 其他治疗方法和新技术

胫骨远端骨折不是只有一种治疗方法，多种治疗方法也已获得成功。本章着重于开放复位固定的技巧，其他方法包括跨关节单侧外固定支架、可活动外固定支架、混合式外固定支架、环形固定架（Ilizarov）等。另外，这些方法还可以结合有限切开复位内固定术使用。

多篇研究文献报道外固定结合有限切开内固定可获得成功，其主要目的与切开复位接骨板内固定术相同，即获得关节面骨块的解剖复位（在可能的情况下），并从关节面骨折块跨越到胫骨干骨折块进行固定。无论是使用微创接骨板固定还是外固定支架固定，其治疗理论相似。对于胫骨远端骨折，外固定支架结合有限切开技术的入路与开放复位内固定技术的入路相似。对于外固定支架固定，前面已详细介绍了置钉的安全通道[15]，必须要清楚掌握胫骨的轴向解剖。外固定支架会发生钉道感染或深部感染。使用环形外固定可以并且鼓励早期负重，甚至是关节面骨折患者。

跨关节外固定支架可避免钉道穿入骨折线，但不能进行早期的踝关节和距下关节活动，也不能早期负重。由于胫骨远端骨折常为开放性和（或）延迟愈合，拆除外固定支架（因此活动踝关节）的最佳时间难以确定。

在非常特殊的情况下可进行一期踝关节融合，如关节面骨折块明显缺失的开放性骨折，关节面骨折粉碎严重且伴有与患者或损伤相关的不能行开放复位的因素等（图34.19）。

开放复位后可取自体髂骨来填充干骺端缺损。然而，异体骨和骨移植替代物越来越多地被用于填充缺损，可能是因为髂嵴取骨后常发生供区并发症。然而，没有研究报道在胫骨远端骨折患者中使用骨移植替代物的治疗结果。

## 治疗结果

与骨性损伤、关节面复位情况和治疗方法的选择相比，软组织损伤对Pilon骨折手术治疗结果的影响更大[16]。然而，报道的手术治疗结果随报道时间发生改变，并影响手术方法的选择。对开放复位内固定的热情，很大程度上由Rüedi和Allgöwer报道的较好的治疗结果所引起[8, 17]。不幸的是，北美地区对Pilon骨折进行切开复位内固定结局欠佳，并发症多，特别是在粉碎性骨折[18, 19]中深部感染发生率较高。虽然一再提示在早期研究中低能量、扭转性滑雪者骨折是不能与后期研究中高能量骨折相对比的，但结果是现在一致认可某些Pilon骨折切开复位内固定的并发症之高，令人不能接受。所以，又开始寻找能同时处理严重的骨性损伤和软组织损伤的其他治疗方法。

各种外固定技术被推荐用于在软组织损伤和关节面骨折的治疗[16, 20-26]，使软组织并发症发生率明显降低。跨踝关节外固定支架尽管可能会导致严重的关节僵硬，但其伤口并发症发生率较低[21-23, 25]。有研究报道使用混合式外固定支架结合有限内固定进行治疗，软组织并发

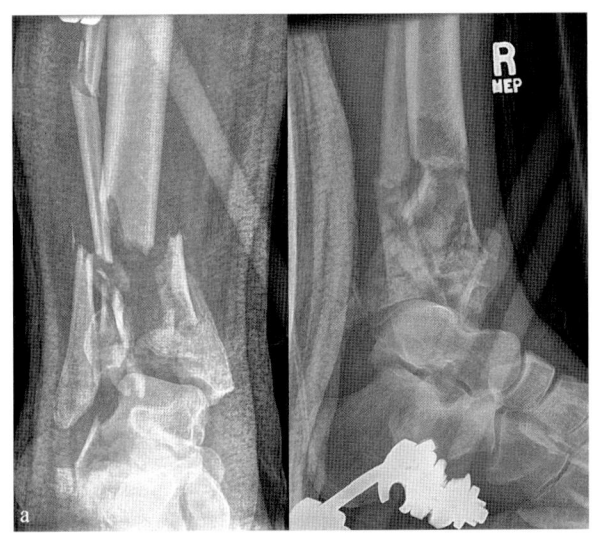
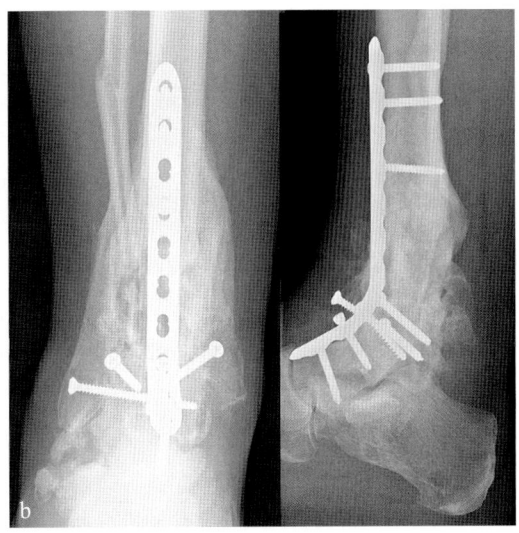

**图 34.19** 伴有 1 型糖尿病的 60 岁多发伤患者。a. 影像显示开放性 Ⅱ 型 Pilon 骨折。在最初对开放伤口进行灌洗和清创时，发现关节面损毁严重。伤后第 18 天出现进行踝关节炎，通过前方入路置入锁定接骨板。b. 伤后 13 个月左踝前后位和侧位影像。患者恢复完全活动，仅有踝部轻微疼痛（Philip J. Kregor, MD 提供）

症少，骨折对线和骨愈合良好[26]。若干学者推荐使用环形外固定支架（如 Ilizarov 技术），主要是为了避免使用混合式固定架时出现的偏心弯曲应力[16, 24]。在一组伴有严重软组织损伤的病例研究中，该方法的治疗结果比切开复位内固定更好[16]。

由于软组织并发症发生率较高，若干学者[6, 7]采用二期手术切开复位内固定治疗胫骨远端骨折，即一期行腓骨固定和使用临时跨踝关节外固定支架固定，在软组织肿胀消退后二期行胫骨远端和关节面骨折的最终固定。这在闭合骨折和开放骨折的治疗中都获得了成功[6, 7]。在最近的一项对几种开放治疗方法的回顾性评价中，分期手术治疗同样具有并发症发生率低，疼痛改善和踝关节功能较好的优点[27]。

若干研究评价了胫骨 Pilon 骨折的治疗结果。Rüedi 对低能量 Pilon 骨折随访 9 年，发现尽管最初复位好，但骨折处常发生退变[17]。近来，Pollak 等[28]评价了采用切开复位内固定和采用外固定的患者，最少随访 2 年，发现有严重残疾、疼痛、肿和僵硬等。有趣的是，在损伤和治疗方案中与预后相关的唯一因素是外固定治疗（与切开复位内固定相比）。Marzh 等[29]对使用外固定支架和经皮螺钉固定的 35 例胫骨远端关节面骨折患者最少随访 5 年，尽管他们的随访不包括 5 例行踝关节融合的患者，但发现多数患者踝关节出现明显损伤和关节炎。

随着对胫骨远端关节内骨折合并的严重软组织损伤的认识与处理的提高，短期并发症得到明显改善。分期切开复位内固定、有限切开复位内固定联合外固定以及环形外固定，都促进了伤口并发症的减少和深部感染发生率的降低。然而这类损伤的长期治疗结果仍不佳，常发生关节僵硬、关节炎和疼痛，需要再次手术治疗。尽管存在这些晚期并发症，但是选择一种能正确复位关节面骨折、提供稳定内固定和允许早期踝关节活动的综合性治疗方法，能够使胫骨远端骨折治疗获得最佳结果。

## 要点与技巧

- 仔细的术前计划有助于正确规划切口和内固定置入的位置。
- 对于开放性 Pilon 骨折，在最初进行清创时应标记所有可能的切口位置。
- 腓骨后方的切口可以使此切口与随后的前外侧切口之间的皮桥比较宽。
- 如果踝关节水平入路受限，则确保切口间距在 7 cm 以上的安全规则无法实现。可联合前外侧和后外侧入路对腓骨进行固定，也可另外联合经皮置入内侧接骨板进行固定。
- 如果计划最终行胫骨远端骨折复位和接骨板固定，则最初置入的外固定针应远离计划的手术切口部位和接骨板固定部位（即使计划经皮或经肌下置入）。
- 使用临时外固定架时，固定针不应置入距骨，因为随后对关节面进行显露和复位时可能需要显露距骨颈。
- 术中用股骨牵开器将距骨颈自胫骨干牵开，可以同时实现关节牵开和跖屈，使关节显露最大化。
- 不应使用自持性牵开器，可能会对软组织造成意外压迫。
- 应尽可能行锐性分离，避免剥离胫骨远端的骨膜和软组织附着部分。
- 开放性伤口在后方的 Pilon 骨折比较特殊，因为一般在小腿的前方进行固定，所以会对血供造成额外的影响。由于后方软组织损伤的存在，愈合可能会延迟。
- 如果存在干骺端粉碎性骨折，则应与关节面骨折一起复位。
- 无论采用何种手术入路，胫骨远端前内侧面的骨膜附着均应保留。
- 受伤时的影像显示的成角和腓骨骨折类型，有助于确定粉碎性骨折和关节面骨折碎片的位置。
- 伴有腓骨外翻成角和缩短的 Pilon 骨折，通常会有胫骨远端外侧粉碎和压缩，以及胫骨远端内侧张力性骨折。
- 伴有内翻成角和张力性腓骨骨折（关节水平的横形骨折）的 Pilon 骨折，通常会有胫骨远端关节面粉碎和外侧的张力性骨折。
- 胫骨远端张力性骨折侧通常无须支撑接骨板固定。
- 胫骨远端压缩性骨折侧通常需要支撑接骨板固定。也就是说，内翻明显的 Pilon 骨折应在内侧用接骨板固定。
- 后部 Pilon 骨折很罕见，治疗困难，通常需要后路显露，对关节外骨皮质进行复位。
- 从前外侧可以显露整个关节面，直到踝关节内侧肩。如骨折明显累及内踝或有内侧肩的粉碎性骨折，则需要另外一条不同的入路（完全采用不同入路或联用）。
- 从前方显露时，通常的顺序是首先使后外侧关节面骨折块在矢状面上正确旋转复位，随后复位后外侧和内侧骨折块，将任何嵌插的骨软骨碎片复位到户外侧骨块，将前外侧骨块复位到内侧骨块。最后，将远端关节骨块复位于未受损的胫骨远端。
- 可用骨间小螺钉或微型螺钉来使小的游离关节碎片保持复位，主要是指在复位前外侧骨块前，将嵌插的粉碎性骨块复位到后外侧骨块。
- 通过外侧小切口或之前显露腓骨的后外侧切口置入 Weber 钳有助于后外侧骨块的旋转复位，钳口的一端置于腓骨肌腱和腓骨后缘之间，在后外侧骨块上；另一端置于胫骨前方。
- 在嵌插或主要骨块上置入操纵杆（克氏针或 2.5 mm 末端螺纹针），会极大地方便复位操作。
- 在胫腓韧带前极度外旋前外侧骨块，有助于显露关节和复位。不应切断胫腓前韧带来改善显露。
- 后部（或后外侧）骨块未能充分跖屈常见，会使整个关节面背屈复位，应在进行最终固定前矫正。
- 在进行最终固定前用多枚克氏针临时复位关节面，可以在术中决定复位并进行调整。
- 保留所有前方骨皮质碎片，即使那些没有软组织附着的，有助于确定关节面碎片前方的长度（和旋转）。
- 在进行腓骨固定和外固定时，对延伸到胫骨干的简单骨折偶尔会用多枚拉力螺钉进行稳定，可以将某些完全关节内骨折（43C）转变为部分关节内骨折（43B）。
- 跨踝关节外固定架无法复位关节内嵌插骨折。
- 在部分关节内 Pilon 骨折（43B）中，应注意看似"完整"地关节面存在嵌插骨折的可能，嵌插处通常有台阶样畸形，需要抬升和复位。
- 联合应用前后路显露时，应注意保护骨膜，以尽量减少发生感染和不愈合的风险。

## 并发症

胫骨 Pilon 骨折及其治疗经常会导致各种并发症发生，许多并发症与创伤本身有关，包括关节僵硬、软组织问题、深部感染、慢性骨髓炎和踝关节创伤性关节炎等。其他与治疗有关的并发症包括距下关节僵硬、针道感染、切口并发症、骨不连和畸形愈合等。治疗策略的选择要考虑与创伤有关的并发症，并要尽量减少与手术有关的并发症。

为了尽量减少对已受损软组织的额外手术创伤，避免深部感染和伤口问题，针对此类骨折，现推荐使用外固定架进行治疗[16, 20-24, 26, 30-32]。所有外固定治疗方法都有发生针道感染的可能，通常口服或静脉应用抗生素治疗有效。跨关节外固定支架有导致距下关节僵硬的缺点，但是它可避免将固定针置于靠近损伤区域和骨折线的位置。混合式和环形外固定可改善对胫骨远端关节面骨折块的控制，但是理论上可能会使感染从固定针处扩散至骨折处和踝关节。深部感染是混合式外固定支架治疗的一种并发症，甚至已经报道其发生率要高于开放复位治疗[20]。有限切开复位结合环形外固定已成功应用于开放性骨折或高能量闭合骨折的治疗，对这些难处理损伤可能是一种总体较好的治疗方法[16]。采用外固定架治疗骨不连和畸形愈合仍旧是一个问题，特别是高能量损伤[20, 31, 32]。Pilon 骨折外固定治疗的长期结果总体上还是未知的。在一项随访最少 5 年研究中[29]，尽管有合理的结果评分，但多数患者有踝关节关节炎的影像学表现和踝关节活动受限，但很少需要二次重建手术，症状多会在伤后数年内减轻[29]。

Pilon 骨折切开复位内固定的早期报道提示切口表浅感染或深部感染的发生率很高[18, 33]。然而分期手术方法已将这些并发症的发生率降至最低，现报道软组织并发症发生率不足 5%[6, 7, 27, 34]。直到软组织肿胀消退再进行开放复位，对减少皮肤坏死、伤口感染和慢性骨髓炎的发生是很重要的。开放复位治疗可导致畸形愈合，但这通常意味着早期精确复位的失败。通常很少发生骨不连，一旦发生，通常可在内固定失败前可通过骨移植来治疗。尽管试图精确重建关节面，但踝关节关节炎仍然很难处理。对于使用分期开放准确复位治疗的 Pilon 骨折的长期结果，目前几乎没有文献对此进行评估。

---

**经 验**

- 受伤时足的位置和受力方向，决定了骨折类型和关节面受累情况。
- 在移位的完全关节内骨折（43C）中，闭合方法无法准确复位关节面骨块。
- 腓骨未受损的胫骨远端完全关节内骨折通常会有内翻成角。
- 胫腓骨远端骨折可造成下肢缩短和关节间隙变宽。
- 小腿前间室从内到位包括胫骨前肌、EHL、EDC 和第三腓骨肌，由腓神经在近端发支支配。腓深神经和腓前血管向远端走行于 EHL 和 EDC 之间，才采用前入路进行手术时需要加以确认和保护。腓浅神经是单纯的感觉神经，从后向前横过外侧手术切口（图 34.3）。
- 腓骨长、短肌占据了小腿外侧间室，远端肌腹在后方，通过腓骨肌鞘牢固连接于胫骨远端。
- 踝关节水平的后深间室内的肌肉多为腱性结构，包括胫骨后肌、FHL。EHL 肌腹靠远端，在胫骨远端后外侧入路中应注意确认。
- 腓肠肌和比目鱼肌通过一个总腱止于踝关节水平，在后入路中应注意保护其腱鞘。在后外侧线路中，应注意保护胫神经和为后部结构供血的血管。

> **视 频**
>
> **视频 34.1　使用关节周围非锁定接骨板对 Pilon 骨折行 ORIF**
> 视频演示了通过微创切口用关节周围非锁定接骨板对 43B 型骨折进行治疗，同时回顾了治疗 Pilon 骨折的手术入路和合理的治疗原则。
>
> **视频 34.2　使用锁定接骨板治疗 Pilon 骨折**
> 视频演示了使用锁定接骨板对 Pilon 骨折行 ORIF，回顾了同时稳定腓骨的重要性，讨论了如何计划手术切口才能同时满足上述需求。
>
> **视频 34.3　跨踝关节外固定架的使用**
> 视频演示了使用跨关节外固定架对胫骨远端骨折进行初步治疗。
>
> **视频 34.4　对部分关节内 Pilon（B 型）骨折行 ORIF**
> 视频演示了对以跨关节外固定架作为初始治疗的部分关节内胫骨平台骨折行延迟复位与固定，通过前内侧切口置入关节周围接骨板（ACE-DePuy，Warsaw，IN）并用经皮螺钉固定。
>
> **视频 34.5　通过后入路对 Pilon 骨折行 ORIF**
> 视频演示了对有前部严重软组织损伤的 Pilon 骨折患者采用后内侧入路行 ORIF 以避免损伤软组织，同时讨论了可能的后入路和肌间隙。

## 参考文献

1. Tornetta P III, Gorup J. Axial computed tomography of pilon fractures. Clin Orthop Relat Res 1996;323:273–276
2. Rüedi T, Matter P, Allgöwer M.Die intraartikul-aren Frakturen des distalen Unterschenkelendes. Helv Chir Acta 1968;35:556–582
3. Orthopaedic Trauma Association Committee for Coding and Classification. Fracture and dislocation compendium. J Orthop Trauma 1996;10(Suppl 1):v–ix, 1–154
4. Martin JS, Marsh JL, Bonar SK, DeCoster TA, Found EM, Brandser EA. Assessment of the AO/ASIF fracture classification for the distal tibia. J Orthop Trauma 1997;11:477–483
5. Swiontkowski MF, Sands AK, Agel J, Diab M, Schwappach JR, Kreder HJ. Interobserver variation in the AO/OTA fracture classification system for pilon fractures: is there a problem? J Orthop Trauma1997;11:467–470
6. Patterson MJ, Cole JD. Two-staged delayed open reduction and internal fixation of severe pilon fractures. J Orthop Trauma 1999;13:85–91
7. Sirkin M, Sanders R, DiPasquale T, Herscovici D Jr. A staged protocol for soft tissue management in the treatment of complex pilon fractures. J Orthop Trauma 1999;13:78–84
8. Rüedi T, Allgöwer M. Spätresultate nach operativer Behandlung der Gelenkbriiche am distalen Tibiaende (sog. Pilon-Frakturen). [Late results after operative treatment of fractures of the distal tibia (pilon tibial fractures).] Unfallheilkunde 1978;81:319–323
9. Topliss CJ, Jackson M. Atkins RM. Anatomy of pilon fractures of the distal tibia. J Bone Joint Surg Br 2005;87:692–6976
10. Cole PA, Mehrle RK, Bhandari M, Zlowodzki M.The pilon map: assessment of fracture lines and comminution zones in AO C3 type pilon fractures. Poster, 2004 Orthopaedic Trauma Association annual meeting. Available at http://www.hwbf.org/ota/am/ota04/otapo/OTP04005.htm
11. Ostrum RF. Posterior plating of displaced Weber B fibula fractures. J Orthop Trauma 1996;10:199–203
12. Wissing JC, van Laarhoven CJ, van der Werken C.The posterior antiglide plate for fixation of fractures of the lateral malleolus. Injury 1992; 23:94–96
13. Mast J, Jakob R, Ganz R. Planning and Reduction Technique in Fracture Surgery. Berlin: Springer-Verlag; 1989:48–80
14. Rubinstein RA, Green JM, Duwelius PJ. Intramedullary interlocked tibial nailing: a new technique. J Orthop Trauma 1992;6:90–95
15. Vives MJ, Abidi NA, Ishikawa SN, Taliwal RV, Sharkey PF. Soft tissue injuries with the use of safe corridors for transfixion wire placement during external fixation of distal tibia fractures: an anatomic study. J Orthop Trauma 2001;15:555–559
16. Watson JT, Moed BR, Karges DE, Cramer KE. Pilon

fractures. Treatment protocol based on severity of soft tissue injury. Clin Orthop Relat Res 2000;375:78–90
17. Rüedi T. Frakturen des pilon Tibial: Ergebnisse nach 9 Jahren. [In traarticular fractures of distal tibia: results after 9 years. J Arch Orthop Unfallchir 1973;76:248–254
18. Teeny SM, Wiss DA.Open reduction and internal fixation of tibial plafond fractures. Variables contributing to poor results and complications.Clin Orthop Relat Res 1993;292:108–117
19. Wyrsch B, McFerran MA, McAndrew M, et al. Operative treatment of fractures of the tibial plafond. A randomized, prospective study. J Bone Joint Surg Am 1996;78:1646–1657
20. Anglen JO. Early outcome of hybrid external fixation for fracture of the distal tibia. J Orthop Trauma 1999:13:92–97
21. Bone L, Stegemann P. McNamara K, Seibel R. External fixation of severely comminuted and open tibial pilon fractures. Clin Orthop Relat Res 1993;292:101–107
22. Marsh JL. External fixation is the treatment of choice for fractures of the tibial plafond. J Orthop Trauma 1999;13:583–585
23. Marsh JL, Bonar S, Nepola JV, Decoster TA, Hurwitz SR. Use of an articulated external fixator for fractures of the tibial plafond. J Bone Joint Surg Am 1995;77:1498–1509
24. Murphy CP, D'Ambrosia R, Dabezies EJ. The small pin circular fixator for distal tibial pilon fractures with soft tissue compromise. Orthopedics 1991;14:283–290
25. Rommens PM, Claes P Broos PL. Therapeutic strategy in pilon fractures type C2 and C3: soft tissue damage changes treatment protocol. Acta Chir Belg 1996;96:85–92
26. Tornetta PIII, Weiner L, Bergman M, et al. Pilon fractures. treatment with combined internal and external fixation. J Orthop Trauma 1993;7:489–496
27. Blauth M, Bastian L, Krettek C, Knop C, Evans S. Surgical options for the treatment of severe tibial pilon fractures: a study of three techniques. J Orthop Trauma 2001; 15:153–160
28. Pollak AN, McCarthy ML, Bess RS, Agel J, Swiontkowski MF. Outcomes after treatment of high-energy tibial plafond fractures. J Bone Joint Surg Am 2003;85-A:1893–1900
29. Marsh JL, Weigel DP, Dirschl DR. Tibial plafond fractures.How do these ankles function over time? J Bone Joint Surg Am 2003;85-A:287–295
30. Bonar SK, Marsh IL. Unilateral external fixation for severe pilon fractures. Foot Ankle 1993;14:57–64
31. McDonald MG, Burgess RC, Bolano LE, Nicholls PJ. llizarov treatment of pilon fractures. Clin Orthop Relat Res 1996;325:232–238
32. Williams TM, Marsh JL, Nepola JV, DeCoster TA, Hurwitz SR, Bonar SB. External fixation of tibial plafond fractures: is routine plating of the fibula necessary? J Orthop Trauma 1998;12:16–20
33. McFerran MA, Smith SW, Boulas HJ, Schwartz HS. Complications encountered in the treatment of pilon fractures. J Orthop Trauma1992;6:195–200
34. Dickson KF, Montgomery S, Field J. High energy plafond fractures treated by a spanning external fixator initially and followed by a second stage open reduction internal fixation of the articular surface-preliminary report. Injury 2001;32(Suppl 4):SD92–SD98

# 35 踝关节骨折与脱位

著者：Cory Collinge, Derek Dombroski, Keith Heier
译者：相大勇

踝关节是人体最常受伤的负重关节[1]，所以多数骨科医生经常需要处理踝关节损伤。已有大量文献报道了踝关节骨折的诊断和治疗，然而关于其治疗存在较多争议[2-5]。踝关节可因直接或间接暴力而受伤，后者更为常见，包括旋转、平移或轴向暴力。这类损伤经常导致距骨自踝穴不同程度地脱位或半脱位。Ramsey 和 Hamilton[6] 最早描述了踝关节即使出现轻微的排列紊乱也会导致关节软骨异常的压力分布和负荷，增加后期发生关节炎的风险。无论闭合还是开放治疗，只要获得并维持准确的踝穴匹配复位，治疗效果就会较好。Mont 等发现踝关节骨折手术后，影像学的异常与较差的临床结果相关联[7]。因此，治疗踝关节骨折脱位的目的是获得稳定的、匹配良好的关节，从而允许早期活动和骨折愈合，最终预防关节炎的发生。对于选择手术还是非手术治疗，取决于哪种治疗方法可提供更佳的治疗结果。

本章重点讨论踝关节骨折的手术治疗，包括手术适应证、手术方法和技巧、术前和术后处理，以上内容均基于现有文献和作者经验。

## 骨折评估和决策

踝关节的标准 X 线片包括三个投照体位的影像——前后位、踝穴位（内旋 15°~20°）和侧位像（图 35.1）。踝关节受损后，距骨相对胫骨远端关节面发生侧方平移或外旋时，说明存在明显的踝关节不稳。明显踝关节不稳的影像学证据包括明显的骨折移位、距骨脱位或半脱位、内侧关节间隙的增宽，但有时并不明显。提示损伤严重的其他影像学线索包括：胫距角的改变，距骨倾斜，下胫腓间隙增宽，软骨下骨在胫腓线上失去正常排列，导致外踝和距骨外侧的软骨下骨线失去平行关系的腓骨缩短[8, 9]（图 35.2）。

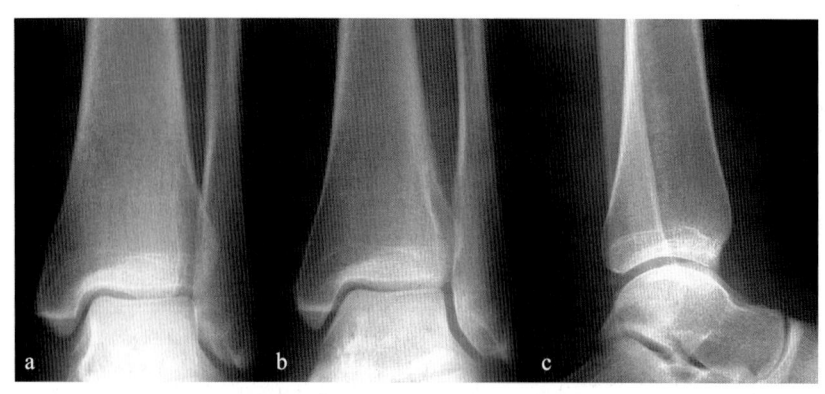

图 35.1 踝关节标准影像。a. 前后位观。b. 内旋 15°~20° 榫位观。c. 侧位观

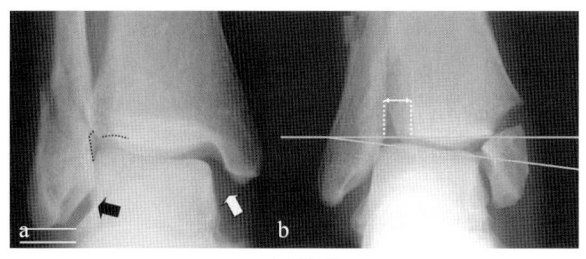
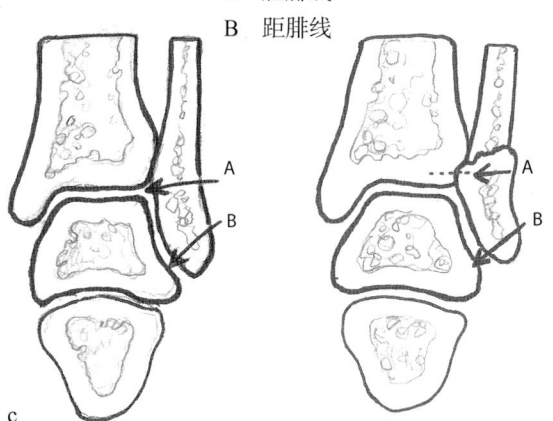

A 胫腓线
B 距腓线

图 35.2　a. 踝关节 AP 位 X 线影像显示腓骨远端移位，伴三角韧带功能不全（SE-4 型，三角）。明显的损伤征象包括腓骨短缩（白线），外踝和外侧距骨软骨下线的平行关系丧失（黑箭头），正常胫腓线丧失（黑点线），以及内侧关节间隙变宽（白箭头）。b. 踝关节 AP 位 X 线影像显示胫腓下间隙增宽（白点线）和距骨倾斜（灰线）。c. 正常腓骨内侧面和距骨外侧面的关系（左），另一幅图显示的是腓骨短缩时这一关系的改变（右）

有时，外踝骨折会伴有三角韧带损伤。研究证实，内侧疼痛或肿胀并非踝关节不稳（与旋后-外旋型腓骨远端骨折相关）的可靠证据[10, 11]。影像学表现也不会清楚显示该类损伤，但在外旋应力下拍摄的前后位和踝穴位 X 线片，有助于显示距骨外侧半脱位和相应的内侧关节间隙增宽。Michelson 等[12]认为重力位 X 线检查有效，并且比其他应力位检查痛苦轻（图 35.3）。使用该方法时，踝关节外侧向下并离开检查床沿，然后拍摄踝穴位片。该应力位 X 线检查可显示内侧间隙增宽。

同样，可根据下胫腓联合明显增宽判断存在下胫腓损伤，但有时不明显。尽管有时可通过腓骨骨折的水平评价下胫腓损伤的可能性[13]，但是最近强调下胫腓不稳更多伴随远端 Weber B 型骨折[14]。有若干方法可以发现影像学表现不明显的下胫腓不稳。上面提及的外旋应力试验，也可以用来评价下胫腓的完整性。Candal-Couto 等[15]发现，下胫腓分离在前后位（矢状面）的移位比冠状面大，因此认为在应力位 X 线片上评价腓骨相对于胫骨的前后移位是判断下胫腓损伤更敏感的指标。对于不伴有内踝骨折的腓骨近端骨折，进行应力位检查可能会显示三角韧带和下胫腓损伤。

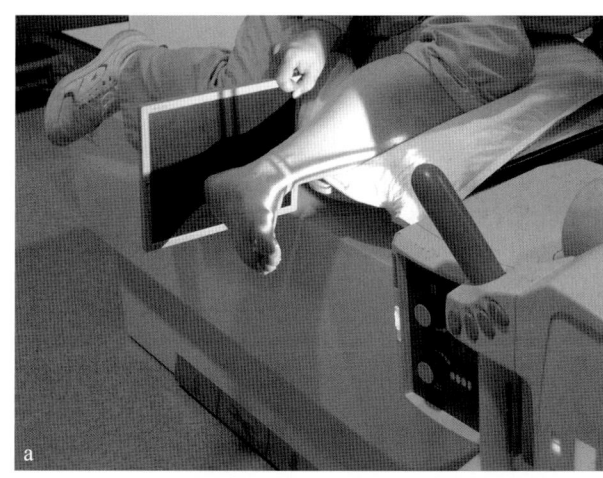
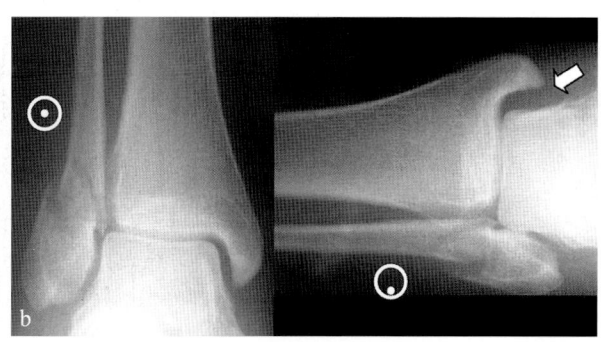

图 35.3　a. 踝关节重力位影像检查技术。b. 踝关节应力位和非应力位 X 线影像

特殊情况下的踝关节骨折，包括开放性骨折、糖尿病或骨质疏松患者的骨折的治疗，将在本章的后面讨论。

## 分　型

理想的骨折分类系统应该能够指导骨折的治疗和预后判断，最常用的踝关节骨折分类系统是 Danis-Weber[5] 和 Lauge-Hansen 分类系统[16, 17]（图35.4）。尽管骨科医生最常使用这两个系统，但两者均不完美，它们的观察者间可靠性并不令人满意[18]。Danis-Weber 分类系统基于腓骨骨折的水平将踝关节骨折分为 3 种类型：A 型，腓骨骨折位于胫骨远端关节面以下；B 型，腓骨骨折斜行经过胫骨远端关节面水平；C 型，腓骨骨折位于胫骨远端关节面水平以上，通常伴有下胫腓损伤。尽管该分类方法相对直观，但是不能对内侧损伤的治疗、固定的选择和预后提供指导。Lauge-Hansen 分类系统基于损伤的力学机制，比 Danis-Weber 分类更全面，描述了内侧损伤，提出了可能的复位操作，这对踝关节骨折的非手术治疗尤其重要。

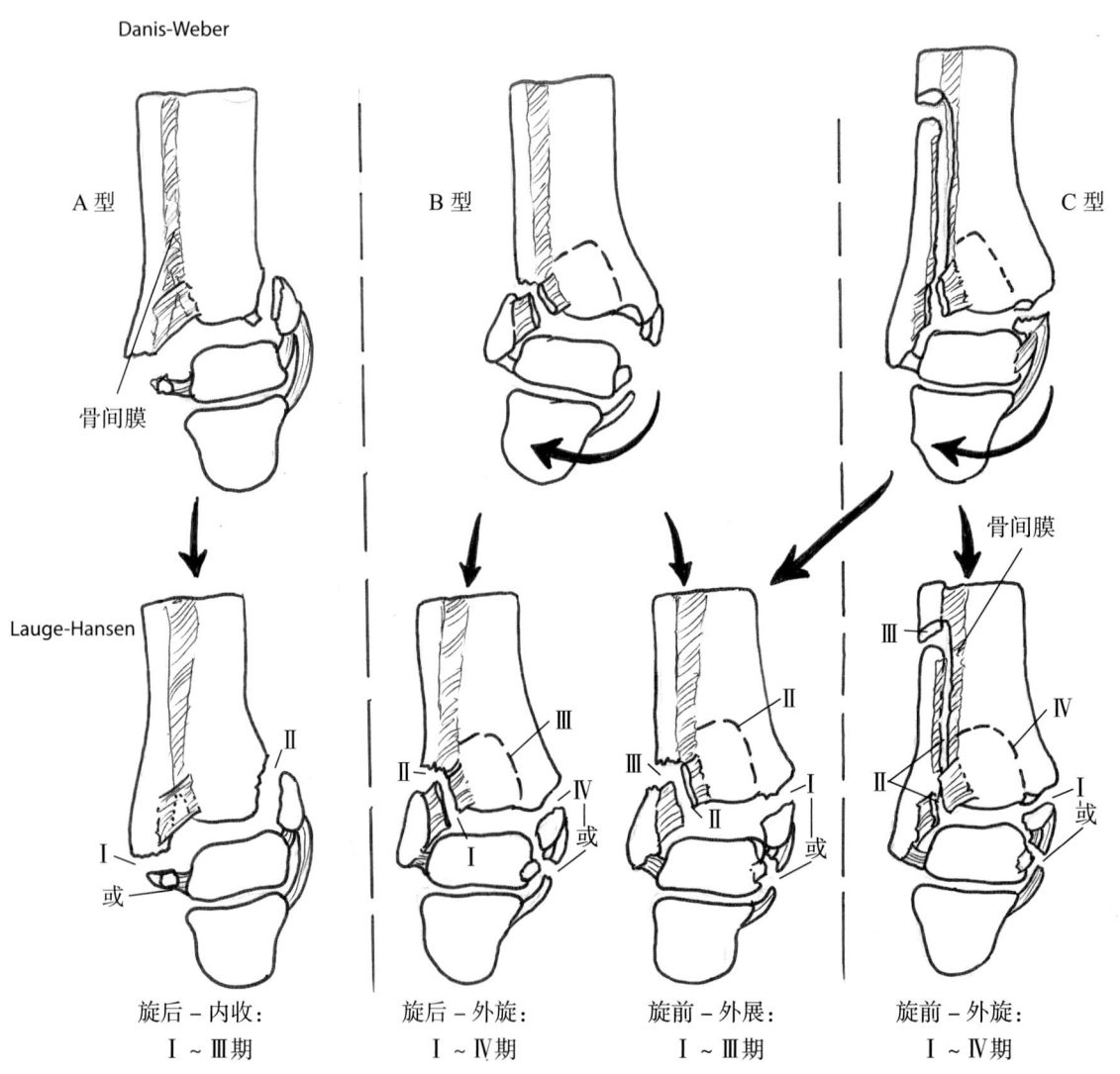

图35.4　踝关节骨折 Danis-Weber[5] 和 Lauge-Hansen[16, 17] 分类

Lauge-Hansen 分型一直被质疑与踝关节骨折的手术治疗相关性较低。Lauge-Hansen 分类基于两个因素，一个是受伤时足的位置，另一个是引起损伤的暴力方向。足的位置决定了哪些结构是紧张的。因此，该结构在变形时可能发生损伤，该分类将骨折分为 4 型：旋后 - 外旋型，旋后 - 内收型，旋前 - 外旋型和旋前 - 外展型。其中，旋后 - 外旋型是最常见的损伤类型（占85%），特点是腓骨斜形或螺旋形骨折，伴内侧结构不同程度的损伤。

本章基于解剖结构（内侧，外侧，后侧和下胫腓）和骨折分类讨论踝关节骨折脱位的手术治疗。踝关节脱位是通过脱位的距骨来描述的，但 Lauge-Hansen 分型系统对手术决策和判断预后作用较小。

## 非手术治疗

踝关节骨折和脱位的治疗目的是维持稳定、匹配的关节，从而允许早期活动，促进骨折愈合，防止关节炎的发生。许多轻微骨折与外侧踝关节扭伤相同，如稳定的单独外踝骨折，非手术治疗也可获得良好治疗结果。

如果可行闭合复位，需要满足在 X 线影像上内侧间隙与对侧踝关节内侧间隙的差在 4 mm 以内，或者是内外踝的移位小于 2 mm[1]。只有患者使用石膏或夹板制动治疗且定期随访检查，闭合复位才被认为是充分的。然而，石膏管型很难维持踝关节复位，这取决于两个原因：首先，X 线检查可能是有误导性的，这是因为 X 线影像为动态三维结构的静态二维影像；其次，石膏管型维持复位的能力随着肢体肿胀消退而降低，即使精心护理也会发生复位丢失。许多骨折通过非手术治疗也会获得足够的稳定性，包括大部分 Weber A 型骨折和部分 Weber B 型骨折，低级别的 Lauge-Hansen 旋后 - 内收型和旋后 - 外旋型骨折（1 度和 2 度）。

## 手术治疗

### 适应证

传统上，如果在 X 线影像上内侧间隙超过 4 mm 或者比对侧间隙明显变宽，或者内、外踝移位超过 2 mm[1]，可认为闭合复位效果不佳，就应考虑手术治疗。踝关节骨折手术治疗总的原则[3, 5, 19]包括：

1. 伴有内侧损伤的 Weber A 型骨折和旋后 - 内收型骨折；

2. Weber B 型，以及旋后 - 外旋型和旋前 - 外展型双踝骨折和三踝骨折，包括类似双踝骨折的损伤（伴有内侧三角韧带损伤的腓骨骨折）；

3. Weber C 型，以及旋前 - 外旋型 2 度和 3 度骨折，因为下胫腓损伤和不稳需要手术治疗；

4. 踝关节开放性骨折；

5. 有广泛的骨和软组织损伤的踝关节骨折 - 脱位。

### 功能和手术解剖

踝关节由可相对运动的胫骨、腓骨、距骨以及限制其运动的 3 个韧带复合体构成（图 35.4）。踝关节依靠这些骨性结构和软组织来维持稳定和解剖排列，为行走和站立提供必要的运动。通常，距骨位于踝穴内，与胫骨远端负重关节面以及内、外踝的关节面形成关节。在中立位，90% 的负重通过胫骨远端传递到踝关节[21]。踝关节的大部分运动是足相对于小腿的跖屈和背屈。然而，从上方观看时，距骨呈梯形，这样踝关节背屈时踝穴增宽和腓骨外旋[22]。踝关节可被视为一个复杂铰链。

踝关节骨性结构由 3 组韧带连接，形成内、外侧韧带复合体和下胫腓联合韧带复合体（图 35.5）。胫腓骨远端由下胫腓联合（即胫腓骨远端韧带复合体）固定在一起。下胫腓联合维持

> **急诊处理**
>
> 对踝关节的骨折-脱位或半脱位应当立即复位，因为此处皮肤承受过大的压力会坏死，使闭合性骨折转为开放性。即使残存很小的距骨外侧半脱位，也会导致内踝处的皮肤坏死。衬垫良好的后方U形夹板可用于维持复位。由于距骨和踝的半脱位通常发生于外侧，腓骨远端内侧的踝上皮肤最容易受累。肢体肿胀消退造成夹板固定可能不再合适，复位丢失通常出现较早。
>
> 踝关节骨折的治疗始于患者到达急诊室，最初的措施包括静脉应用抗生素和注射破伤风抗毒素。仔细检查伤口，并用生理盐水浸湿的无菌敷料覆盖。开放性骨折通常表现为张力造成的8~12 cm的踝上伤口，在到达急诊室时多有明显移位，应当早期进行复位以防损伤加重。如果伤口有明显污染，在复位和用衬垫良好的夹板固定前，应对伤口进行简单的冲洗和清理。根据目前针对开放性骨折的推荐使用抗生素。例如，对于Gustilo Ⅰ、Ⅱ型骨折患者，来到急诊室后应立即使用头孢菌素（如头孢唑林），随后每8小时继续使用一次，持续24~48小时；对Ⅲ型骨折患者应当使用同样剂量的头孢菌素，同时加用氨基糖苷类（广谱抗生素，如他唑巴坦）或喹诺酮类抗生素来覆盖革兰阴性菌。对发生在农场的损伤或伤口有明显污染时，应使用青霉素[20]。
>
> 必须对伤口进行紧急的清创和灌洗，随后通过更积极的手术清创来移除所有异物和活力可疑的组织。老年人因低能量损伤造成的开放性踝关节骨折例外，因为他们的皮肤和皮下组织通常很薄，不能进行游离植皮，所以应当采用侵袭性较低的方法进行清创，促进伤口愈合。完成伤口清创和冲洗后，可行ORIF；因骨或软组织损伤较重不适于行ORIF时，也可使用跨踝关节外固定架。

踝穴稳定，包括4条韧带：下胫腓前韧带，下胫腓后韧带，下胫腓横韧带和骨间韧带。外侧韧带复合体自外踝呈扇形附着于后足外侧，包括三部分：距腓前韧带，距腓后韧带和跟腓韧带。内侧主要韧带为三角韧带，起自内踝，浅层附着于跟骨，深层附着于距骨[23]。踝关节骨性结构和韧带复合体的损伤可导致踝关节不稳，所以了解踝关节的解剖非常重要。踝关节不稳常需要手术治疗[22-25]。

踝关节周围软组织菲薄，在许多病例中非常脆弱。另外，有许多肌腱和血管神经结构通过踝关节到达足部。由于缺少软组织和局部血供少，踝关节伤后和手术后软组织问题和伤口并发症很常见，所以对于手术时机和软组织处理的考虑就非常重要，目的是将围术期并发症的风险降至最小，本章将对此进行详细讨论。

## 手术时机

踝关节骨折手术治疗时机是有争议的，最终取决于软组织条件。有人建议手术最好在伤后6~8小时内，即在明显肿胀之前进行[26, 27]。然而，实际情况是早期手术比较困难。总的来讲，大部分专家认为在术前应控制软组织肿胀，这样会最大限度降低发生软组织并发症的风险。如果肿胀明显，有水疱或其他皮肤改变，应推迟手术，直到软组织恢复。如果软组织条件差，应在骨折复位后使用带衬垫夹板、石膏甚至外固定支架固定，使肢体处于抬高位置。多数骨折可在伤后3周内进行手术治疗，在技术要求和并发症发生率方面没有差别。

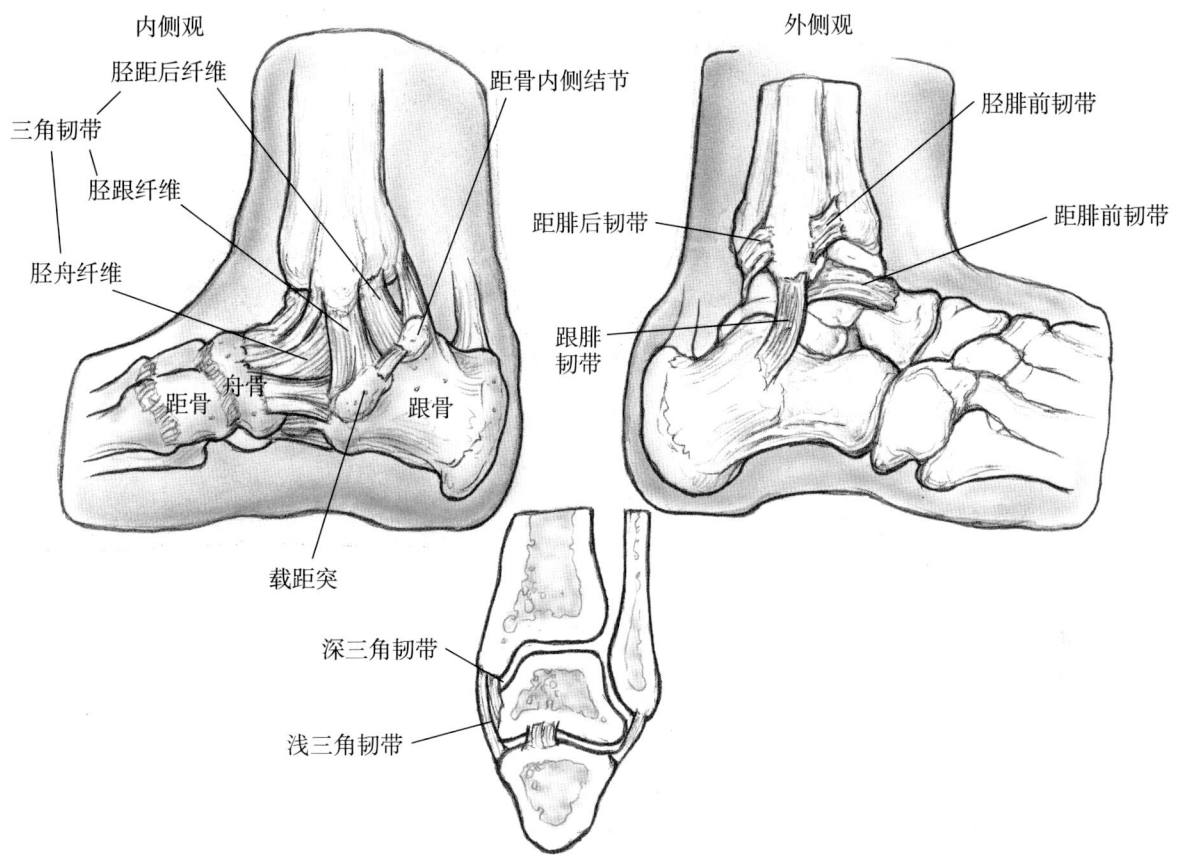

图 35.5 踝关节的骨性和韧带性结构

## 查 体

软组织评价和手术时机决定是骨科医生需要做出的最重要的决定。水疱、明显的肿胀和软组织创伤的其他征象应引起医生警惕，手术应延迟至软组织肿胀消退。皮纹征已被应用于下肢其他部位损伤治疗，有助于确定软组织是否适合进行手术。踝关节骨折脱位引起的畸形可导致踝上区域皮肤发生压力性坏死，因此如果不立即进行手术，则应进行闭合复位，用夹板保持胫距复位，解除皮肤压力。尽管存在明显的踝关节骨折，也应进行下肢全面检查，一定要检查腓骨近端有无触痛（Maisonneuve 骨折），并检查跟腱和足部。踝关节内侧触痛提示内侧三角韧带损伤，可能有踝关节不稳，尽管有时候即使没有临床征象也可能会发生。

## 内置物

多数病例可以在外侧使用 1/3 管型接骨板，在内侧使用 4.0 mm 或 4.5 mm 半螺纹松质骨螺钉（中空或实心）。由于 1/3 管型接骨板容易塑形、切迹低、力学强度较高，故一直用于腓骨远端骨折和其他踝关节骨折。某些更新的接骨板对某些特殊病例有益处，如一种复合式接骨板，远端为 1/3 管形，近端为 3.5 mm 接骨板（DePuy, Warzaw, IN），可应用于骨质疏松或腓骨骨折向近端延伸的患者。锁定接骨板对某些难以处理的踝关节骨折有用，接骨板和螺钉间角度固定，故对骨质疏松和粉碎性骨折患者有益处。在踝关节使用锁定接骨板必须要细心，如果不能像传统非锁定接骨板那样放置使用，因其无助于复位。偶尔也使用髓内固定治疗腓骨远端骨折，有时也在内侧或外侧使用张力带技术治疗远端严重粉碎性骨折。

一种新型内置物是腓骨锁定髓内钉（Acumed, Hillsboro, OR）。这种装置可以固定外踝远端骨折块，下胫腓螺钉通过髓内钉进行固定，髓内钉近端用导向螺钉锁定。近端螺钉与髓内钉固定可维持腓骨长度，防止短缩。对旋转的控制唯一的方式是置入下胫腓螺钉[28]。最近一项针对65岁以上的患者随机研究表明，与传统的1/3管型接骨板相比，腓骨髓内钉固定具有更少的软组织并发症和相似的功能结果[28]。

## 术前处理和计划

骨折脱位或半脱位必须复位，否则对皮肤的压力会引起皮肤坏死，会把闭合性骨折转变成开放性骨折。然后，用良好衬垫的后侧夹板和U型夹板维持复位。由于距骨通常发生外侧脱位，故胫骨远端皮肤发生坏死风险最大。肿胀消退后夹板不再匹配，故较早就会发生复位丢失。

术前计划的重要性如何强调都不过分，特别是对于踝部损伤更是如此，因为需要多个手术切口，并且创伤和软组织情况不允许出现手术失误。哪些损伤需要手术治疗，对每种损伤哪种入路是最佳选择，这需要花费时间预先规划。

在复位和内固定计划前需要获取高质量的X线影像，有时获取对侧踝关节的对比影像也是有帮助的。少数情况下，可通过CT来判断后踝骨块的大小和位置，或下胫腓关节的受累情况。

## 手术方案

踝关节骨折手术通常在全麻或腰麻下进行，偶尔可能会使用局麻，尽管局麻时肌肉松弛不完全会导致复位困难。腘窝神经阻滞麻醉可有效应用于踝关节骨折治疗，可以通过一次性给药或者留置导管有效控制小腿外侧疼痛。

内/外踝骨折手术患者通常仰卧于可透射X线的手术床，垫高患侧臀部以内旋下肢，使外踝显露更舒服。使用大腿止血带，可提供干净的术野。在患侧小腿下方放置垫子（也可用无菌的毛巾卷）使患侧小腿高于对侧，有助于建立手术入路和术中获取侧位X线影像。在肢体驱血和止血带充气前，要做患肢术区准备并使用抗生素。

术后伤口要多层缝合，最好在外侧接骨板表面获得全厚层软组织的覆盖。皮下组织和皮肤用无创技术闭合。此外，这些软组织几乎没有生理储备，踝关节周围的伤口问题很难处理。作者喜欢在足踝部位使用可小心拉紧的4-0尼龙缝线缝合。

## 单纯外踝骨折

外踝骨折复位的重要性以及其对踝关节匹配和力学的影响已经得到认可[6, 29]。Yablon等[29]认为，外踝是双踝骨折复位的关键，因为距骨移位总是伴随腓骨远端骨折块移位。但是该观点受到Tornetta[30]的质疑，他证明许多双踝损伤仅行内侧固定就足够。

对于不伴有内侧损伤的单纯外踝骨折，非手术治疗可取得良好治疗效果[19]。这些临床结果得到尸体研究支持，即单纯外踝移位不会引起踝关节不稳[21, 31]。该研究文献支持对于内侧间隙正常且外踝移位小于2 mm的骨折采用非手术治疗[6, 32]。对于发生很小移位的闭合性单纯外踝骨折患者，作者推荐行非手术治疗，并严密随访。

伴发的内侧三角韧带损伤容易漏诊，内侧触痛和肿胀可提示三角韧带损伤的存在，但内侧损伤的临床证据有时很不明显。原始X线影像中仔细评估有无内侧关节间隙增宽，该现象提示三角韧带断裂。其他诊断方法包括各种应力检查和MRI等。

## 腓骨接骨板固定的技巧

腓骨骨折复位接骨板内固定术通常使用外侧入路纵切口（图35.6）。腓骨直接位于皮下，通常可触及，边缘也容易确定。有时候皮肤切口位置要根据软组织情况、接骨板位置、是否暴露胫骨前外侧或后外侧，以及其他原因而向后方或前方移动。在腓骨后方使用防滑接骨板时，切口位置最好向后移动1 cm，以防止手术时软组织阻碍。另外，腓浅神经走行并不总是恒定的，需要仔细解剖来评价该神经是否穿过手术切口，特别是切口靠近小腿近端时（图35.6）。

对多数需要切开复位内固定的外踝骨折，可使用一块预弯的1/3管型接骨板进行固定，使用拉力螺钉或不拉力螺钉均可。该接骨板直接放置于外侧或后侧（图35.7）。于外侧置入放置接骨板可能会导致局部突起的问题，但是在该位置使用接骨板作用更直接。作者倾向对斜形骨折尽可能使用腓骨后侧防滑接骨板，该技术在力学上比外侧接骨板更有效，并且将置入内置物的风险降至最低（只要不要将接骨板放置太远，不与腓骨肌腱沟产生撞击即可）[33, 34]。若第一枚螺钉恰好靠近骨折端，通过推挤骨折端，接骨板能够协助复位（图35.8）。通常要经过接骨板放置一枚拉力螺钉以进一步增强固定强度（图35.7b，35.8b）。

简单的腓骨骨折，如旋后-外旋型4度损伤的腓骨斜形或螺旋形骨折，复位相对容易。通过推挤骨折线处的骨折组织间的血肿，预防骨折缝隙的对合不良，使骨折端变得新鲜。可以使用1~2把小型点式复位钳或狮口钳来恢复长度，控制侧方和旋转移位。骨折复位可通过查看近端骨折尖端嵌入匹配的情况来判断，然后用1/3管型接骨板于外侧或后方进行固定。如果在外侧使用接骨板，则在接骨板固定前要使

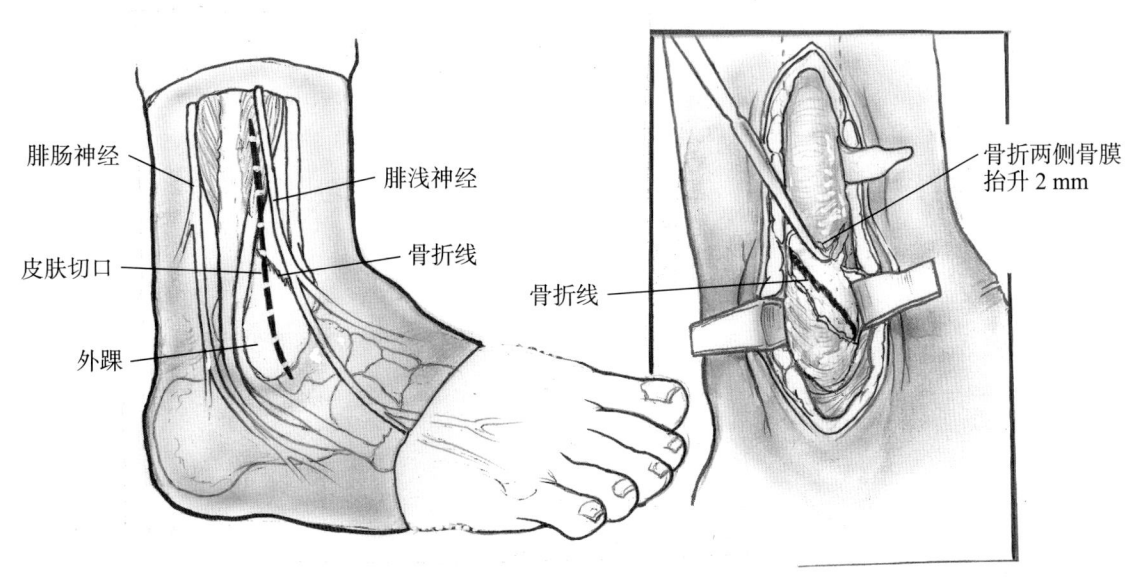

图35.6 腓骨远端手术入路和应用解剖。切入后移以方便在腓骨后面放置接骨板，或允许采用腓骨远端后侧入路（后踝）

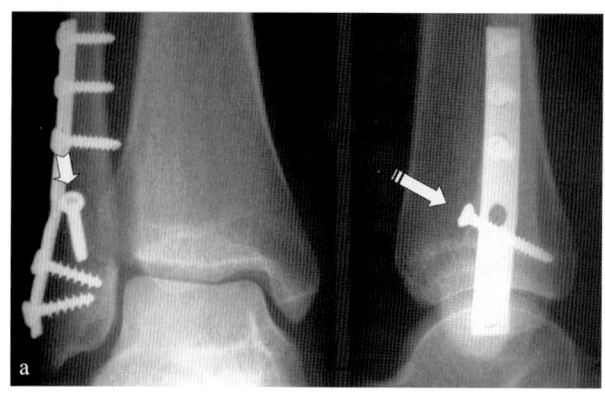 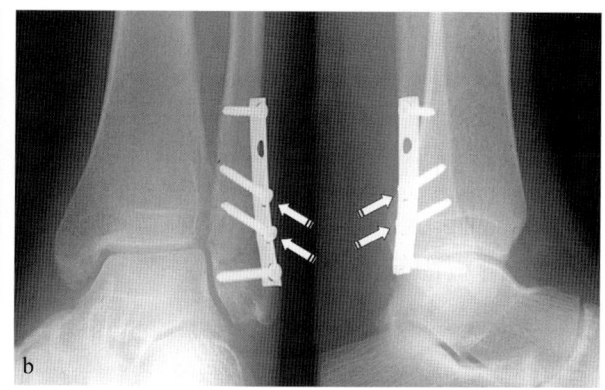

图 35.7　腓骨远端接骨板位置，可位于外侧（a）或后方（b）

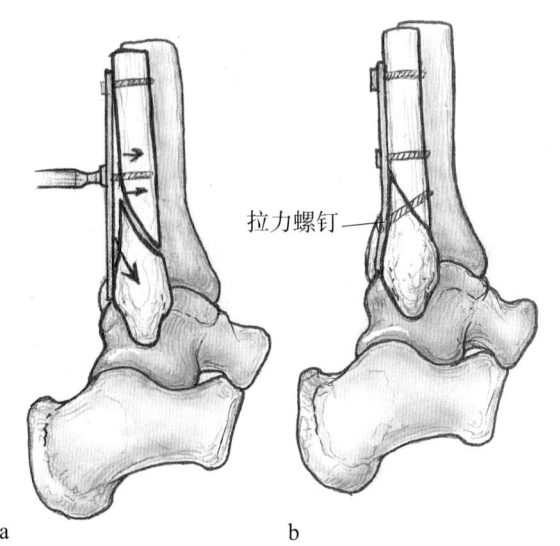

图 35.8　在腓骨远端斜形骨折的尖端处从后方置入防滑接骨板，有助于骨折复位；通过良好的固定来防止内置物相关问题的发生。a. 用接骨板推顶骨折尖端来使骨折复位。b. 可用拉力螺钉加强固定。注意接骨板应剪短，以防激惹腓骨肌腱

用拉力螺钉固定骨折；如果在后侧使用防滑接骨板，要联合应用接骨板和拉力螺钉进行固定。

复杂粉碎性外踝骨折的复位固定很困难，一定要注意恢复正确的长度和旋转。当距骨外侧软骨下轮廓和腓骨内侧相匹配、胫腓线在踝穴位片上恢复时，这些畸形即被纠正（图 35.1，2）。复位技巧包括间接复位方法，如使用接骨板进行间接复位[35]。将接骨板固定于骨折一端（通常为远端），然后通过手法牵引、微型牵开器或脊柱牵开器撑开推顶螺钉来恢复腓骨的长度和旋转，用持骨钳将接骨板临时固定于腓骨后行 X 线检查。根据需要进行调整直到认为复位可接受，然后用螺钉固定接骨板近端。

另一种方法是用点式复位钳纠正旋转，恢复长度[36]，然后用 1~2 根克氏针将腓骨固定于胫骨远端或距骨，接着安放接骨板固定并拆除克氏针，行 X 线检查；如果复位满意，用螺钉将接骨板固定于腓骨。对于短缩骨折、粉碎性骨折和腓骨干骨折，作者通常使用 3.5 mm 动力加压接骨板（Synthes USA, Paoli, PA）或混合式接骨板（Depuy-Ace, Warsaw, IN）。由于拧入螺钉时骨会移向接骨板，若接骨板塑形不好会导致复位不良，所以使用这些刚性接骨板时必须准确塑形。

> **要点与技巧**
>
> - 对于多数不稳定性踝关节骨折，固定后应在应力位影像中积极寻找胫腓下联合损伤的迹象。
> - 无法通过锁定接骨板和锁定螺钉幅腓骨骨折进行复位，应在置入锁定螺钉前实现复位。
> - 腓骨远端后方小的骨折碎片提示存在腓浅韧带损伤。如果不予处理，可能会导致腓骨肌腱半脱位。

## 腓骨髓内钉技术

**视频 35.1** 采用髓内钉对胫骨骨折行复位和内固定

作为一种独立使用的内置物,腓骨髓内钉固定多用于横形或者短斜形骨折,可维持复位并保持长度。髓内钉可以选择斯氏针、球头导针,使用长 3.5 mm 的皮质骨螺钉(在骨盆器械中)或者锁定腓骨髓内钉。于腓骨尖端经皮小切口逆行插入髓内钉。腓骨复位完成(经常开放复位)后,用 3.5 mm 骨钻打开腓骨髓腔。接着选择合适的髓内钉沿髓腔插入,此步骤需要行正侧位透视确认在髓腔内。对那些可以自行调整的髓内钉,远端剪短后折弯。髓内钉固定的技术优势在于并发症低、出血、内置物相关并发症少,劣势在于对腓骨骨折不能有效控制旋转,在粉碎性骨折中难以维持长度。少量研究证实了这种固定方式的有效性[37],研发了若干特殊工具能够使髓内钉插入并在近端锁定来克服这些劣势(图 35.9)。一项在骨质疏松骨折中应用这些锁定髓内钉的研究证实这是一种可供的选择,尽管研究没有对照组[38]。

## 内踝骨折

内踝骨折通常与外踝骨折同时发生,但是

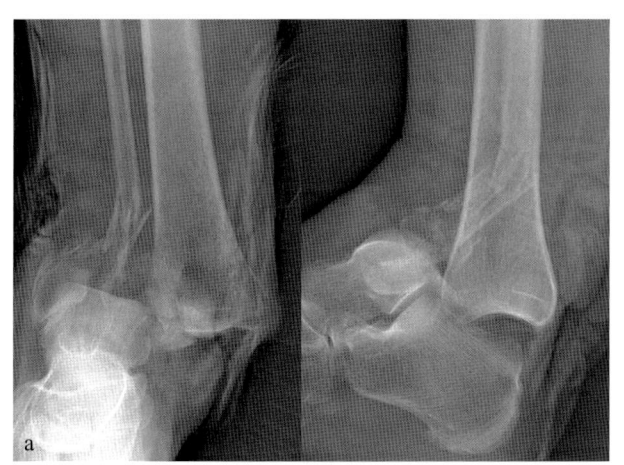
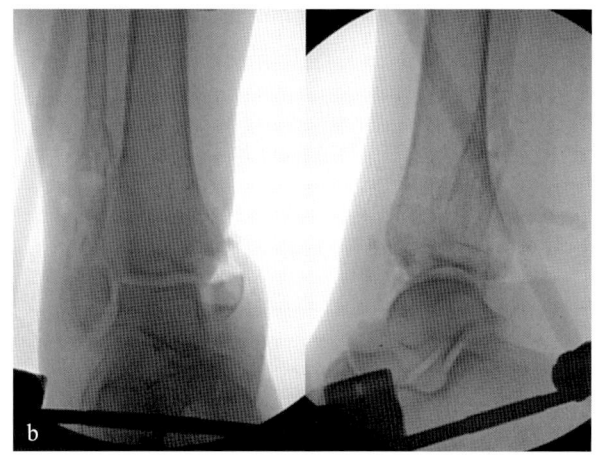
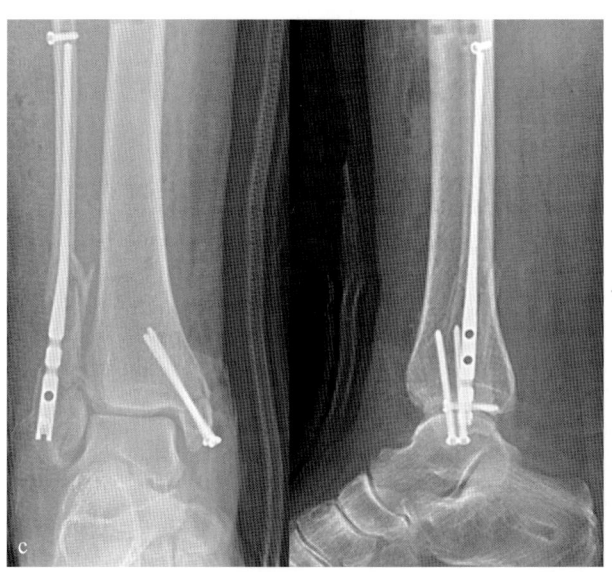

图 35.9 高能量损伤导致双踝骨折–脱位的 73 岁患者。a. AP 位和侧位影像显示踝关节脱位。b. 清创、踝关节复位和跨踝关节外固定架固定术后影像。c. 使用微创腓骨锁定钉行最终固定后的影像

在旋前-外旋和旋前-外展型损伤中偶尔会发生单纯内踝骨折（图35.4）。由于内踝骨折可能是腓骨近端Maisonneuve骨折和下胫腓损伤的一部分，所以获得胫腓骨完整的X线影像非常重要（图35.10）。内踝骨折可以是横形、斜形或垂直形的。横形和斜形骨折提示撕脱损伤，可以累及整个内踝或仅仅内踝前丘，可通过仔细分析侧位X线片发现。由于三角韧带深层附着于内踝后丘，所以三角韧带深层损伤可以与内踝前丘骨折同时发生。此时若仅修复内踝前部骨折不会恢复内侧韧带的完整性，踝关节仍可能存在不稳定；相反，整个内踝的横形骨折不会发生韧带损伤，固定内踝可恢复关节稳定性[30]。

目前没有关于单纯内踝骨折治疗效果的长期研究。作者推荐对无移位和轻度移位骨折采取制动处理，对于大于2 mm的移位骨折采用切开复位内固定[1]。X线片无法准确描述内踝骨折，甚至X线表现为很小的内踝骨折移位，而实际上骨折错位很大。应仔细分析三个体位的X线影像以评估伤情。CT检查可更好地显示损伤[21]。内踝骨折严重复位不良就如同内侧三角韧带损伤一样，也会导致踝关节不稳定[39]，已引起了大家的重视；移位的内踝骨折在闭合治疗后发生疼痛性骨不连并不少见。对于关节腔内有小的骨块或骨软骨块的骨折，应考虑行开放手术治疗，因关节内骨块能够引起机械磨损和撞击[40]。当暴露内踝骨折后，应仔细检查关节腔内有无游离骨块和软骨损伤，可更准确地进行踝关节预后判断。

## 内踝固定技巧

作者使用弧形切口，从踝关节前内侧向上延伸，向远侧弧形跨过内踝尖（图35.11）。该入路的优点是对踝关节内侧和骨折复位暴露良好，从切口远端可置入半螺纹拉力螺钉。缺点是切口内有大隐静脉和隐神经走行，应仔细辨识并加以保护。有些医生喜欢取纵直切口，经过骨折和内踝尖部；也有医生喜欢延伸到内踝后侧的弧形切口[41]。这些入路的主要缺点是对关节内复位和关节内损伤显露受限。此外，直接在骨折表面皮肤做切口可能会导致灾难性的切口问题。

大多数内踝骨折可用2枚半螺纹松质骨拉力螺钉固定，空心螺钉（3.4~4.5 mm）或实心螺钉（4.0 mm）均可（图35.12）。根据骨折的具体情况，较小的骨块可用1枚螺钉和1枚克氏针（剪短并折弯）固定来获得旋转稳定性。粉碎性骨折可能会需要使用张力带结构或微型骨折块螺钉固定。若旋后-内收型骨折（图35.4）或其他垂直方向的骨折向胫骨延伸过多，应使用防滑接骨板固定（使用或不使用拉力螺钉），以防止垂直方向的移位（图35.13）。在小骨块上可使用第三块管状接骨板、2.7 mm或2.4 mm微型板，只要螺钉放置准确，结果是可以接受的。

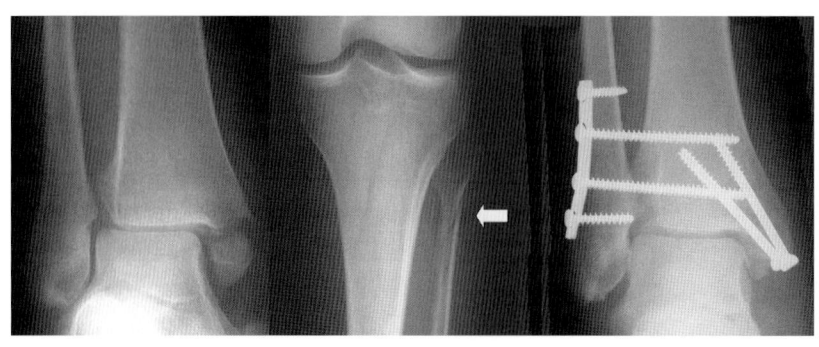

图35.10 伴胫腓下联合损伤、腓骨近端骨折（白箭头）和内踝骨折的Maisonneuve损伤。对胫腓下联合进行固定前，必须恢复腓骨的长度和旋转。在此病例中，作者通过短接骨板置入两枚胫腓联合螺钉来实现坚强固定

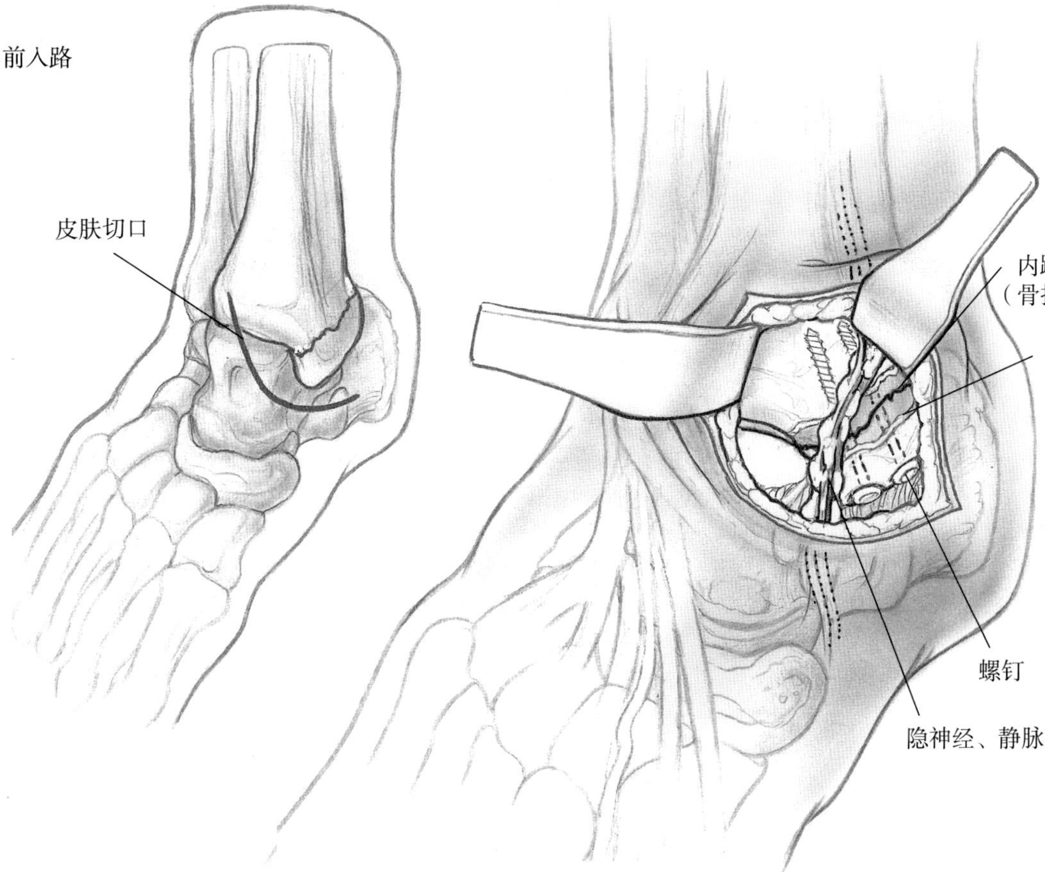

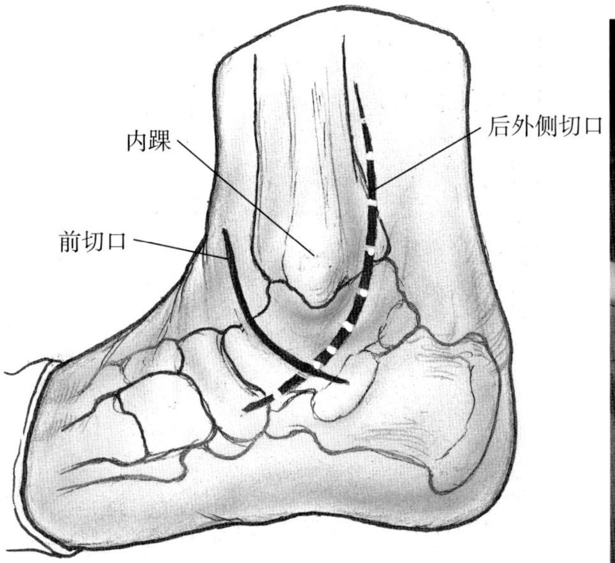

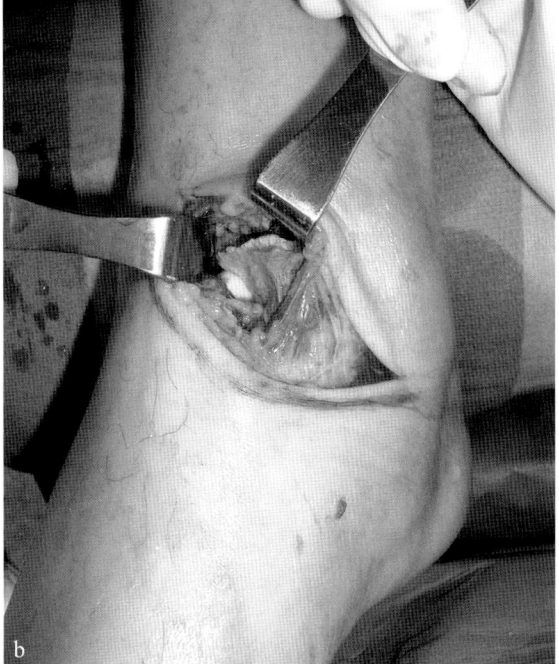

**图 35.11** a. 内踝手术入路与应用解剖。b. 关节切开后和骨膜残端清创后,临床照片可见骨折和踝关节前内侧显露良好。轻柔的软组织牵开对减少并发症很重要

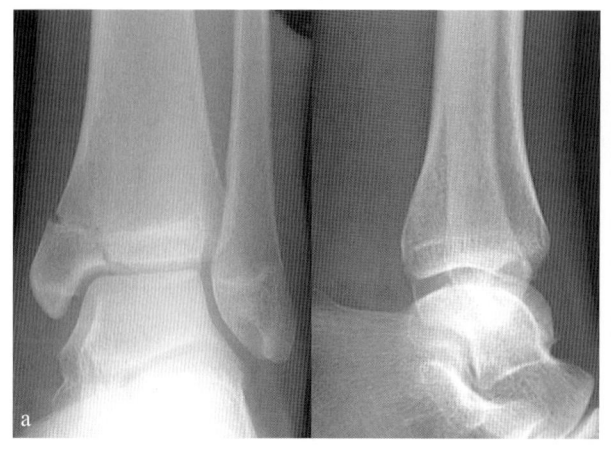
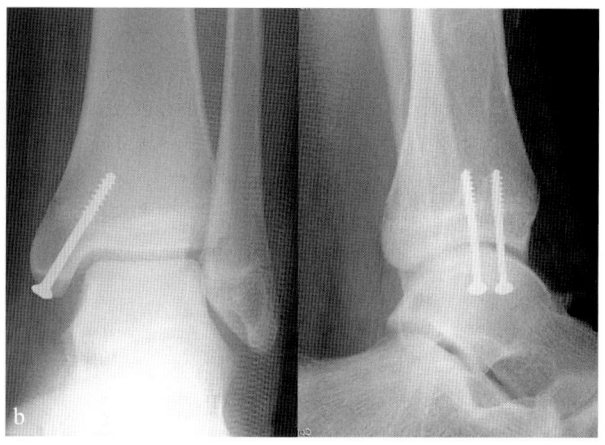

图 35.12 内踝骨折时，常用两枚部分螺纹螺钉来固定小的骨折碎片。a. 术前。b. 术后

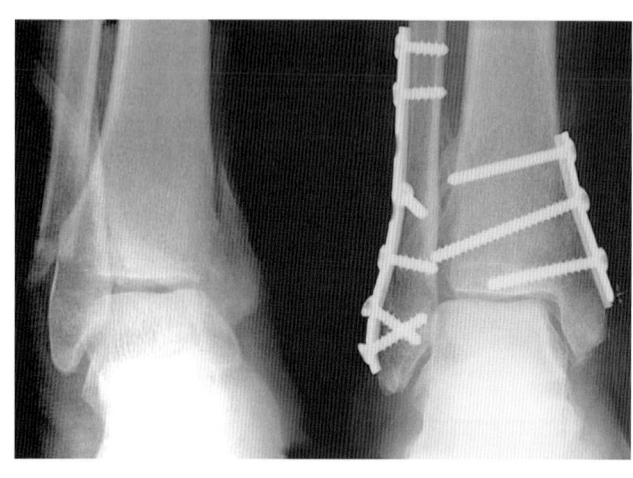

图 35.13 内踝垂直骨折（SA-D 损伤）常用抗滑接骨板固定，以防止近端移位

## 双踝骨折

视频 35.2 对开放性踝关节骨折行 ORIF

双踝骨折是累及内、外踝的骨性损伤，包括 Weber A、B、C 型骨折，以及 Lauge-Hansen 旋后 - 外旋 2 度、旋后 - 内收 3/4 度、旋前 - 外旋 3/4 度、旋前 - 外展 2 度骨折。绝大多数涉及内踝和外踝的损伤在力学上是不稳定的，想获得良好结果需要进行复位和内固定[1]。通常推荐双踝均固定，本章将讨论每种损伤的固定方法。对于所有该类损伤均应考虑下胫腓损伤的可能性，但下胫腓损伤更常见于腓骨骨折高于胫骨远端关节面 4.5 mm 的 Weber C 型骨折[13, 14, 38, 42]。Ebraheim 等[14] 证实下胫腓损

> **要点与技巧：内踝固定**
>
> - 多有较厚的骨膜瓣嵌于骨折处，妨碍骨折的显露和准确复位。连于踝关节骨折碎片的骨膜应予切除。
> - 可以在小的踝关节骨折碎片处插入 1 枚或 2 枚克氏针对其进行操作。复位后，可以将其交叉置入胫骨远端干骺端进行预防性固定。其他有用的工具包括齿科镊和小的点状复位钳（在胫骨近端皮质处钻孔）。
> - 通过内侧和前方骨折线、踝关节的前内侧角对踝关节骨折的复位情况进行评估（图 35.11b）。最终推荐行两点固定（预防性和最终固定）来预防旋转移位。如果使用中空螺钉，最好置入 3 枚克氏针，在钻取螺钉导孔和克氏针稳定作用消失时，有助于保持复位。

伤也可能发生于更靠远端的腓骨骨折，而传统认为此类骨折发生下胫腓损伤的风险较低，并建议在骨折固定后术中行常规应力位X线检查。

Tornetta[30]近期的工作已经证实，很多双踝骨折通过单纯复位固定内踝就能获得有效稳定，临床上这种情况多见于因骨折水疱存在、筋膜切开或其他原因而不能进行外侧切开时。然而单纯内侧固定的隐患是单纯内踝前丘骨折，可伴有或不伴有深层三角韧带损伤。如果仅固定内踝前丘骨折，就应行应力试验来确定内侧稳定性是否恢复。如果深层三角韧带断裂，仅固定内踝前丘骨折不能稳定踝关节，因为伴随的韧带和外侧结构损伤同样需要修复以稳定踝关节。

类双踝损伤指腓骨骨折伴三角韧带完全损伤，而不是内踝骨折。该类损伤的误诊和误治可导致不良结果，故有必要进一步讨论。三角韧带起于内踝，止于距骨和跟骨，其浅层抵抗外翻，深层抵抗距骨外旋，深层是保持踝关节稳定的关键部分。临床上通常根据内踝部位及其下方的肿胀和触痛做出三角韧带损伤的诊断，需要静息位和应力位X线片（在骨折评估和决策章节已经详述过）来证实诊断，有时还需要行MRI检查。

若腓骨骨折和三角韧带损伤导致踝关节不稳，就应行手术对腓骨进行解剖复位与固定；如果获得腓骨解剖复位和恢复内侧间隙，就不必修复三角韧带[43]。即使内侧间隙恢复，仍必须通过术中应力位X线检查来确认有无下胫腓损伤。对这些患者要制动，使三角韧带在其原始长度上修复[21]。撕裂的三角韧带偶尔可能会阻碍关节解剖复位，内侧间隙仍较宽，此时有内侧探查的指征[44]。

文献支持踝关节骨折可能合并三角韧带损伤时不需要直接修补韧带[45]。胫距后韧带是不稳定性踝关节骨折中最常见的类型，但是大部分病例经MRI证实是部分断裂[46]，支持踝关节骨折无须直接修补三角韧带。然而，许多医生对踝穴内侧增宽明显或者置入下胫腓螺钉后内踝间隙仍旧增宽的病例进行修补手术（**图35.14**）。

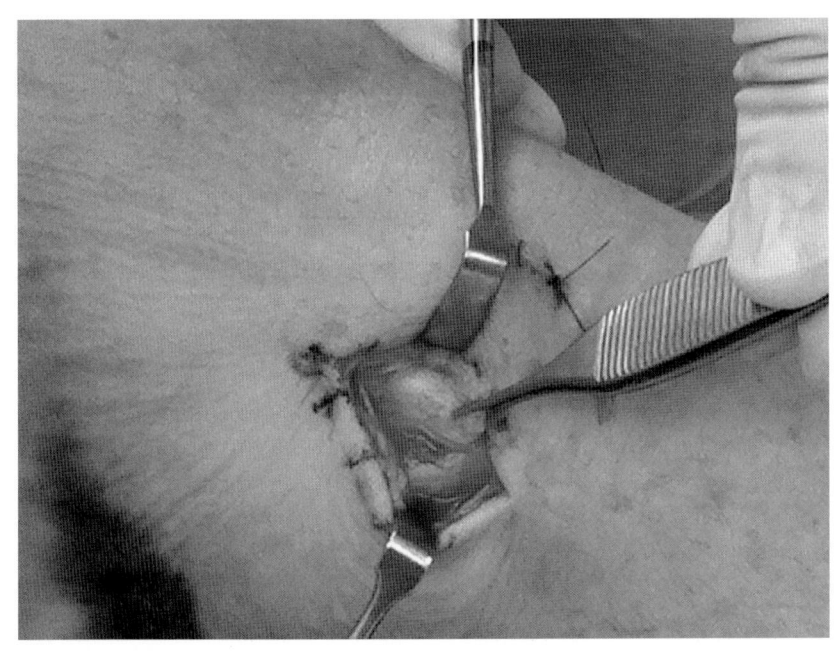

**图35.14** 除了术前关节间隙明显变宽而术中复位不充分（尽管腓骨骨折已高质量复位）的情况，很少需要直接修复三角韧带。移除妨碍复位的韧带可提高稳定性

我们观察到两种典型的撕裂：①实质部分撕裂，②胫骨止点处的韧带撕脱。任何一种撕裂都可以简单修补。对于实质撕裂，韧带撕裂呈"马尾状"，可行直接修复或者通过胫骨、距骨端（放置于残端较少的一侧）缝合锚修复。对近端撕脱，我们在胫骨内侧放置1~2枚缝合锚使韧带重新附丽。

总结一下，我们建议仅在复位不充分或者内侧间隙明显增宽的情况直接修补韧带；修复更多的是解决急性复位和踝关节的稳定性而不是晚期内侧沟疼痛，通过修补韧带后者不一定会得到改善。

## 后踝骨折

外旋或外展骨折（Lange-Hansen 分型旋后-外旋型4度，旋前-外旋型和旋前-外展型）可引起后踝骨折，即下胫腓后韧带撕脱骨折。之前认为骨折累及 20%~33% 的胫骨远端关节面时应进行内固定，以防止距骨后脱位和关节面不匹配[47-51]。Raasch 等[47]证实，只要稳定腓骨就能防止踝关节后脱位，因为腓骨和下胫腓前韧带是踝关节后方不稳的主要限制因素。若干研究证实，后踝骨折累及关节面大于 25%~33% 时，通过内固定可取得较好的临床效果[48, 51]，但问题是如何判断后踝骨折块的真正大小。CT 和 MRI 可用来准确判断受累关节面的大小和比例。Scheidt 等[52]建议，如果选择不固定后踝骨折，在骨折愈合早期应通过制动来对抗旋转和侧方应力。

## 后踝骨折固定技巧

作者推荐若骨折块大于关节面的 25% 就应手术治疗，因为这时会伴有踝关节后方半脱位和（或）踝关节后方动态不稳；关节面台阶大于 2 mm 也应行手术治疗，特别是腓骨未解剖复位时。Tornetta 指出了后踝骨折手术治疗方法选择的基本原则[53]。

作者采用下列策略治疗需要手术的后踝骨折。Harper[54]认为，后踝骨折可在腓骨复位时获得复位（图 35.15a，b）；如果后踝骨折可通过间接方法解剖复位[43]，可在骨折处用 1~2 枚拉力螺钉从前向后外固定，经皮置入空心螺钉或标准螺钉（图 35.15c）。如果使用该方法，必须获得高质量的 X 线影像确定骨折复位和内置物位置正确。如果腓骨复位后后踝仍旧移位，可通过后外侧入路切开复位，即通过腓骨切口显露踝关节后方（图 35.16）[41, 53]。如果考虑使用该切口，患者应侧卧于手术床上并垫气袋（使用安全带保护，但不能捆绑于手术床上），完成内侧修复后，通过气袋放气使患者能轻微地向仰卧位旋转。于腓骨肌腱和跟腱之间分离，然后经过踇长屈肌腱（FHL）外侧进行分离（图 35.16）。踇长屈肌腱可保护后内侧的血管神经束，踝关节的后方可获得广泛显露。典型的后踝骨折有一个向上的骨折尖端，通过将其与骨折近端嵌插获得复位；然后置入支撑接骨板，用拉力螺钉来获得后踝骨折的良好固定（图 35.17）。

> **要点与技巧：双踝骨折**
> 
> - 双踝骨折有腓骨骨折和三角韧带损伤，可通过内侧触痛和放射学影像上内侧关节间隙增宽来诊断。无内侧触痛不能排除诊断。
> - 除非韧带妨碍内侧复位，否则无须修复三角韧带。

> **要点与技巧：后踝固定**
> 
> - 后踝骨折累及 25%~35% 的关节面或存在后方不稳定时，应行固定。

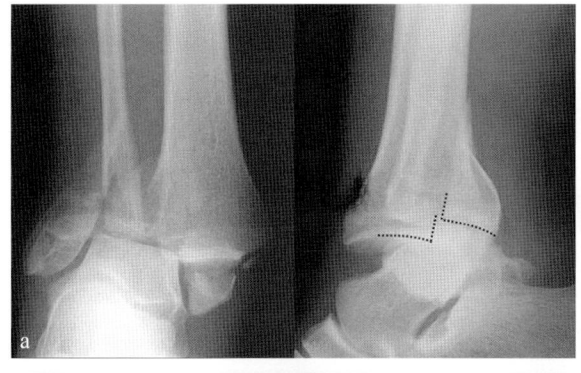
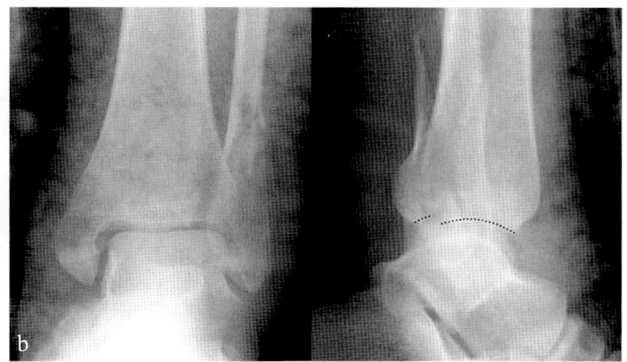
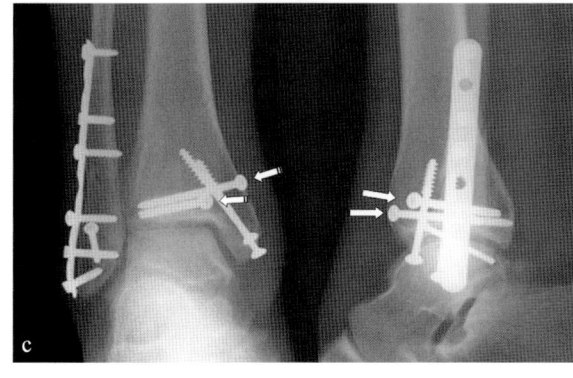

图 35.15 在此例骨质疏松性三踝骨折（a）中，如果能实现后踝骨折的高质量固定，则可通过标准的（b）或前后方向的中空螺钉（c）经皮进行固定

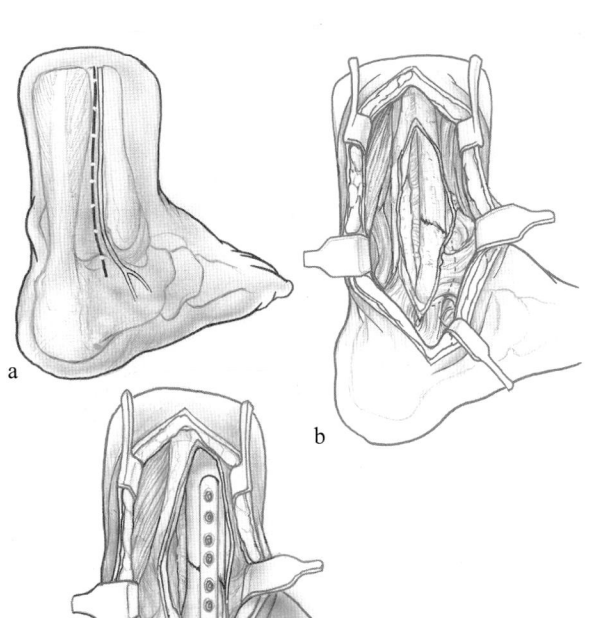
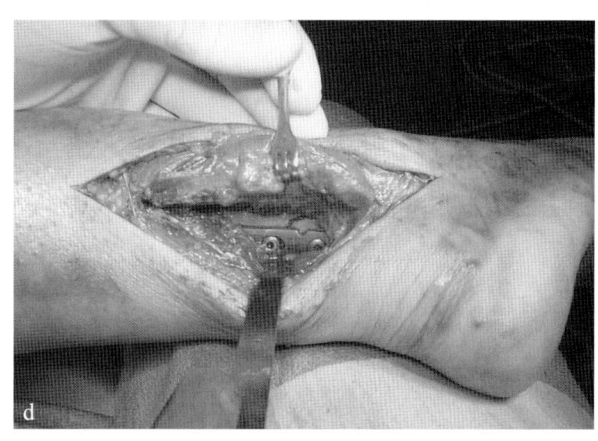

图 35.16 通过胫骨远端后外侧入路直达后踝。a. 皮肤切口位于腓骨和跟腱外缘间的中线处。b. 分离深筋膜，显露骨折部位。c. 随后行骨折复位和接骨板固定。d. 临床照片显示术野显露和接骨板固定

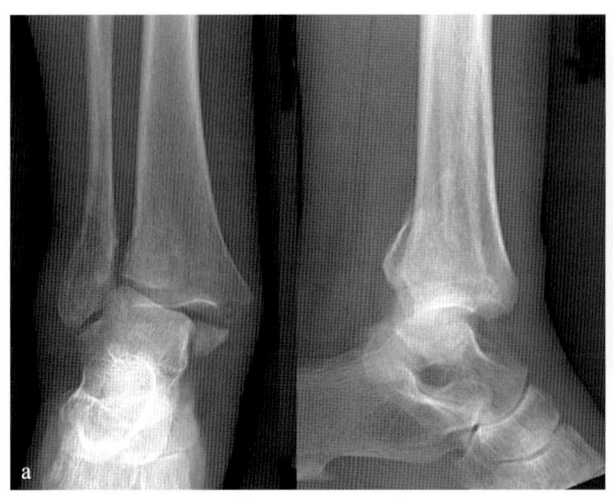
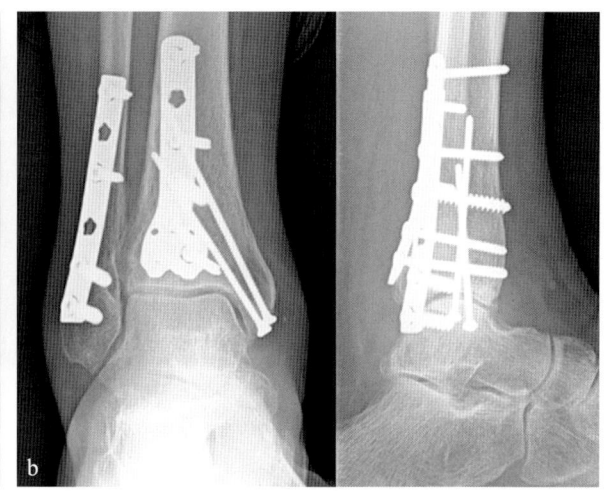

图 35.17 伴大的后踝骨折的三踝骨折，通过后外侧入路用防滑接骨板和螺钉进行固定

## 下胫腓损伤

视频 35.3　用 Tightrop 内置物对韧带联合行 ORIF

对于踝关节骨折引起的下胫腓损伤，治疗一直是有争议的。尽管多项解剖学和生物力学试验研究了损伤的力学机制和诊断，但关于详细的治疗指南，如固定类型和术后处理一直没有达成共识。本章仅介绍与踝关节骨折相关的下胫腓损伤。Wuest[55]和 Amendola[2]对单纯下胫腓损伤的文章进行了综述。

下胫腓联合包括 4 条韧带：下胫腓前韧带，下胫腓后韧带，下胫腓横韧带和骨间韧带（图 35.5）。下胫腓分离通常由外旋暴力导致，通常涉及腓骨远端高位骨折（如 WeberC 型骨折和 Lauge–Hansen 分型旋前 - 外旋型，旋后 - 外旋 4 度骨折），多通过 X 线影像做出诊断；下胫腓损伤有时很明显，有时仅能通过应力位影像发现。常用的影像学指标包括：下胫腓联合间隙在踝穴位和前后位影像上大于 6 mm，胫腓骨的重叠阴影在前后位影像上小于 6 mm，在踝穴位影像上小于 1 mm。另外，内侧关节间隙（内踝和距骨间隙）应该等于距骨上方和外侧关节间隙[56]。Ebraheim 等[14]报道通过 CT 检查对比正常和受伤的踝关节是有帮助的。下胫腓损伤的征象包括下胫腓分离、腓骨远端前方半脱位、胫骨的腓骨切迹变浅。有时在术中通过 Cotton 试验做出诊断，即在术中用巾钳牵拉腓骨远端来判断其是否与胫骨分离[57]。近来，有人认为前后向半脱位更容易被发现，可作为下胫腓不稳更敏感的指标[15]。

在讨论下胫腓的稳定时，经常引用 Boden 等[13]的研究。他们发现如果三角韧带完整（没有内侧损伤），下胫腓损伤不会改变踝关节稳定性。因此，他们建议在内侧损伤时，下胫腓固定仅用于腓骨骨折位于踝穴关节面近端 4.5 cm 以上的患者。对于踝穴关节面近端 3.0~4.5 cm 的腓骨骨折，踝关节的不稳程度不一。许多医生认为漏诊下胫腓损伤的后果比置入下胫腓螺钉的后果更严重[58]，故推荐在疑有下胫腓损伤时置入下胫腓螺钉。如果对于下胫腓损伤有争议，应该在术中行外旋或其他应力位 X 线检查，如 Cotton 试验。

许多腓骨骨折和下胫腓损伤可通过腓骨接骨板和下胫腓螺钉（常通过接骨板固定）来处理。某些病例（如 Maisonneuve 骨折）可仅固定下胫腓联合，即复位腓骨骨折后用 2 枚螺钉固定下胫腓联合，用三孔或者四孔接骨板提供支撑，以实现更好的稳定性。该方法的理念是腓骨骨折本身不重要，而腓骨复位和下胫腓联合的稳定是十分重要的。

## 下胫腓螺钉固定的技巧

外踝和（或）内踝骨折应该先解剖复位并固定。术中行应力测试以对下胫腓联合进行评估。Hook 试验是使用骨钩向外牵拉腓骨，测试腓骨是否能向外移动超过 2 mm。在外旋应力试验中，外旋应力作用于足部并评判内侧间隙的宽度。这些试验的敏感性在某些病例中并不充分，所以疑有下胫腓损伤时建议用 1 枚螺钉进行固定[59]。

如果内侧间隙在应力检查或在非应力检查下仍旧较宽，可用大复位钳夹持腓骨和胫骨远端，通过术中影像评估腓骨位置和长度，并确保螺钉平行于关节面置入。文献并未特别强调下胫腓联合复位的质量，更关心的是确认下胫腓联合损伤的存在，并在踝关节上方 2 cm 处从腓骨到胫骨置入螺钉。若干作者对下胫腓联合的复位质量进行了研究。Sagi 等[60]通过 CT 扫描双侧踝关节评估了 68 例下胫腓联合的复位质量，发现与健侧相比，下胫腓联合复位不良发生率约 39%；直视下复位时下胫腓联合复位不良的发生率约为 15%，而闭合复位则约为 44%。下胫腓复位不良的患者在骨肌功能简明评估（Short Musculoskeletal Functional Assessment，AFMA）和 Olerud/Molander 问卷中表现较差。因此，建议对所有下胫腓联合在开放、直视下进行复位。

其他作者也关注了下胫腓联合的复位技术。C 钳过紧、角度过大或者拧入螺钉的角度不同等，都会造成下胫腓复位不良。Phisitkul 等[61]和 Gardner 等[62]对尸体进行 CT 扫描，发现 C 钳可对下胫腓联合过度加压。例如，C 钳于背成角 15°~30° 可以造成下胫腓复位不良。建议复位钳在 0° 位安放，螺钉于背侧成角 0°~15° 拧入，能提供最佳生理复位。

关节复位后，应该于关节上方 1.5 cm 或 2 cm 处平行于关节面，并稍朝向前方经腓骨向胫骨置入下胫腓螺钉（或 Tightrope® Arthrex Inc., Naples, FL）（图 35.18）。即使使用自攻螺钉，置入螺钉前也最好先攻丝，因为其在钻入胫骨皮质时可能会使胫骨远离腓骨。此外，还可以在第一枚螺钉上方再置入一枚螺钉固定下胫腓。许多医生喜欢在踝关节最大背伸位时固

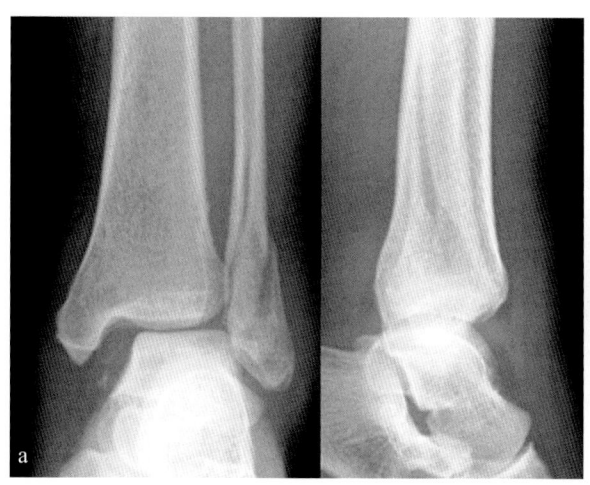
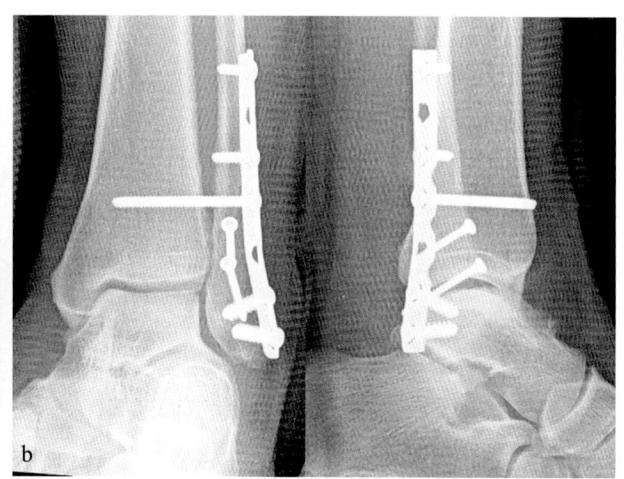

图 35.18　a. 术中确诊的双踝骨折伴胫腓下联合断裂。b. 采用 3.5 mm 下胫腓螺钉进行固定

定下胫腓联合，因为这样可保留踝关节的活动，但 Tornetta 等[58] 对这种说法提出了质疑。应使用位置螺钉而不是拉力螺钉进行固定，以防止下胫腓关节过紧。

缝合纽襻（Tightrope®）是固定下胫腓联合的一种常用方法（图 35.19），包括按照正常方向钻下胫腓螺钉孔，然后将缝合纽襻从胫骨到腓骨置入。Cottom 等[63] 回顾了 25 例踝关节骨折患者，应用缝合纽襻固定下胫腓联合损伤无失效的情况。Degroot 等[64] 对 24 例患者平均随访 20 个月，所有患者均获得满意的下胫腓联合复位，但是 25% 的患者因线结刺激需要取出缝合纽襻。新一代无结缝合纽襻解决了这一问题。对于下胫腓联合，Tightrope 固定优于螺钉固定，这是因为它不需要再次手术取出，并且与坚强的螺钉固定相比，更符合下胫腓联合的生理特性。采用缝合纽襻固定时，复位不良的发生率也会降低，这是因为它允许有一定的动度，可以让腓骨自行移动到合适的生理位置，即使一开始存在复位不良[65]。

在负重前是否取出下胫腓螺钉，是下胫腓损伤治疗中最有争议的问题。Needleman 等[66] 发现，下胫腓螺钉的存在可导致胫距关节外旋角度减少。支持取出下胫腓螺钉的医生认为，下胫腓螺钉可导致关节活动异常或至少会引起螺钉断裂。然而，有些研究发现不取出螺钉的患者也可完全负重，螺钉最终会松动或断裂，但很少引起症状[67, 68]。不主张取出螺钉的医生指出螺钉松动断裂，可使患者可有几乎正常的踝关节活动。

作者通常使用一枚 3.5 mm 皮质骨螺钉，在踝关节背屈时于踝穴上方 1.5~2.0 cm 处行四皮质固定（图 35.18b）。如果患者身材高大、肥胖或不配合治疗，可使用 2 枚平行螺钉进行固定（图 35.10）。术后患者于非负重状态下佩带支具 6~7 周，然后根据患者耐受程度逐渐负重 6 周，术后 12~14 周取出螺钉（不要早于 12 周），术后门诊常规 X 线照片确认踝穴复位满意。

前面提到的 Maizonneuve 损伤包括腓骨近端骨折、内侧韧带损伤和下胫腓损伤。腓骨近端骨折无须手术治疗，但应识别和解决下胫腓损伤。为了恢复正常的踝关节匹配，在固定下胫腓前应恢复腓骨的长度和旋转。对该类损伤，作者通常用 2 枚下胫腓螺钉进行固定，甚者有时使用双孔或三孔 1/3 管型接骨板进行固定，以提供更高的稳定性（图 35.10）。

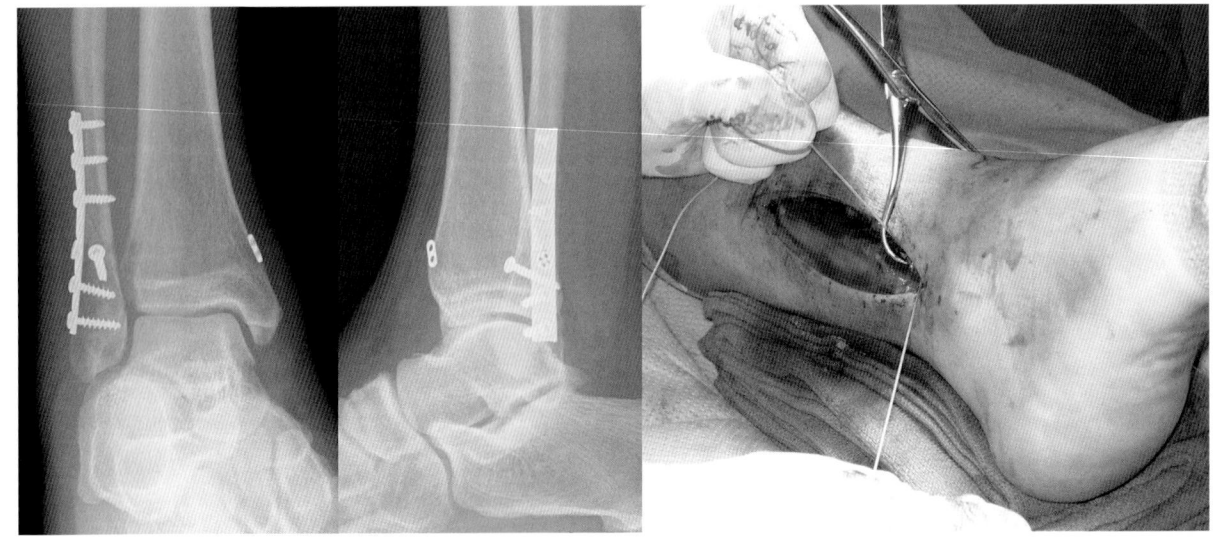

**图 35.19** 缝合纽襻可替代螺钉固定，理论上的优势包括保留下胫腓联合的微动、随后无须取出螺钉

> **要点与技巧：双踝骨折**
>
> - 下胫腓联合损伤多见于踝穴上方 4.5 cm 以上的骨折，但在更靠远端的骨折中也可见到。
> - 无证据显示在背屈位用下胫腓联合螺钉固定会导致踝关节运动功能的丧失。
> - 作为替代技术，缝合纽襻（如 Tightrope）与下胫腓联合螺钉相比，具有相同的安全性和稳定性，同时无须再次手术。

许多踝关节骨折即使解剖复位后仍然效果不佳，部分医生建议在进行踝关节切开复位内固定的同时，通过踝关节镜检来观察是否存在骨软骨缺损。Leontaritis 等[69]对 84 例同时进行关节镜和踝关节骨折处理的患者进行了回顾性分析，发现 73% 患者有软骨损伤；骨折越严重（旋前-外旋 4 度，旋后-外旋 4 度），越容易出现软骨损伤。Loren 和 Ferkel[70] 对 38 例不稳定踝关节骨折患者进行踝关节镜检查，发现 30 例（63%）有超过 5 mm 的创伤性关节面损伤，其中包含 9/12 例下胫腓联合损伤。应该在术前和术中仔细对影像学资料进行评估来发现可能存在的骨软骨损伤（OCD）情况，疑有骨软骨损伤时建议术前进行 CT 检查。

尽管很难对所有踝关节常规进行关节镜检查，但对于有明显骨折移位、内侧间隙增大、Maisonneuve 骨折和某些术前存在骨软骨损伤的病例，建议采用踝关节镜进行处理。关节镜检查应该在切开复位固定前进行，因为此时关节容易被牵开。注意不要使流入压力太大，这会使液体渗出至周围软组织，从而导致骨折复位困难或引起筋膜间室综合征。尽管建议踝关节镜检查应用于严重的骨折中，目前没有长期随访表明常规进行关节镜检查或用于处理无移位的骨软骨损伤的好处。

## 开放性踝关节骨折

开放性踝关节骨折治疗需要考虑闭合性损伤的问题、软组织问题和细菌污染等情况。与闭合性损伤相比，开放性损伤出现并发症和治疗效果不佳的可能性较大[71, 72]。

开放性 Ⅰ、Ⅱ、Ⅲ 型骨折应使用标准技术进行治疗，包括稳定的内固定和清洁伤口并及时关闭[73, 74]。Bray 等[75]和 Wiss 等[74]发现，与延期内固定相比，开放性踝关节骨折一期内固定并不增加感染的概率，两组都推荐在处理开放性踝关节骨折时采用这样的方法。Ⅲ B 型骨折在开始时可以通过内固定物或外固定架获得临时稳定，二期再行最终的固定。多数作者同意伤口应该每 48~72 小时清创一次，直到伤口清洁，这样的话关闭伤口会更安全，目标是在 5~10 天内关闭或者覆盖创面[75]。早期研究显示，按照基本原则操作效果满意[74, 76]。

## 骨质疏松性踝关节骨折

由于社会老龄化，骨科医生将会面临更多的骨质疏松性骨折，包括踝关节骨折。不管老年患者还是年轻患者，踝关节骨折治疗目的是相同的（恢复踝关节解剖，稳定关节来允许早期活动和预防创伤性关节炎）；但是对于严重骨质疏松患者，应基于个体情况制订治疗方案。由于各种原因，这类患者难以耐受非手术治疗，并且非手术治疗的并发症发生率相当高。在老年骨质疏松患者，手术也很难实现高质量的内固定，并发症的发生率也很高[77, 78]。对于骨质疏松性踝关节骨折，有几种技巧可以使固定强度最大化（图 35.20，21）。对于腓骨，这些技巧包括全部使用松质骨螺钉和接骨板固定、将螺钉通过腓骨打入胫骨（下胫腓螺钉），使用微型锁定接骨板、接骨板螺钉固定后使用辅助髓内针等。对于改善内踝处的固定，部分医生

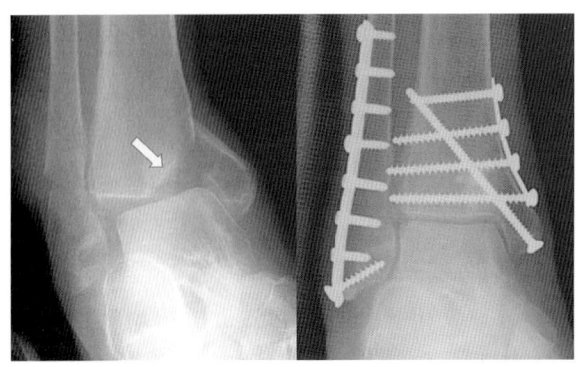

应用拉力螺钉技术将内踝固定到胫骨外侧骨皮质。对于软组织条件比较差的踝关节修复后不稳定患者，偶尔可以用后足克氏针贯穿踝关节或者外固定架来抵消移位的力量。极少数的情况下，我们会采用踝关节融合螺钉来达到这样的目的（图35.22）。

**图 35.20** 骨质疏松性踝关节骨折的强化固定。用锁定接骨板治疗腓骨边缘嵌插型骨折，用磷酸钙骨水泥填充复位的边缘嵌插处，支撑接骨板固定内踝高位骨折，用到达外侧骨皮质的长拉力螺钉固定内踝

## 糖尿病患者踝关节骨折

与无糖尿病的踝关节骨折患者相比，患有糖尿病的踝关节骨折患者的并发症发生率较

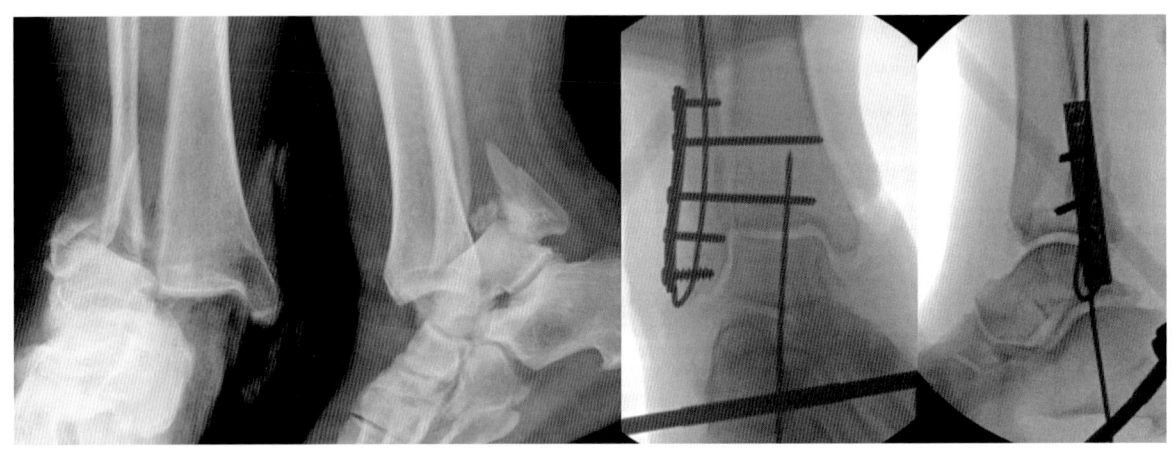

**图 35.21** 采用各种螺钉固定骨质疏松性踝关节骨折（如皮质骨螺钉、松质骨螺钉和锁定螺钉）。首先置入标准螺钉，将腓骨固定于胫骨（胫腓下联合螺钉），辅以接骨板、髓内针、经关节 Steinmann 针和外固定架

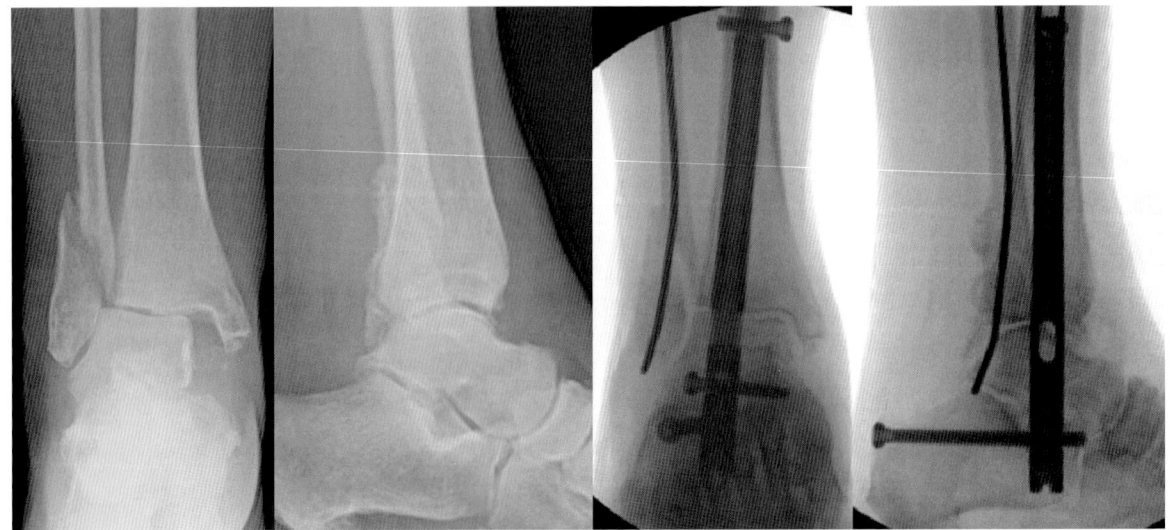

**图 35.22** 不稳定性骨质疏松性踝关节骨折，采用锁定钉将距骨稳定于胫骨下方。患者有严重肺部疾病，伤后10天出现临床表现

高[79,80]。糖尿病患者可发生周围神经病变、小血管病变和皮肤改变等。对于糖尿病骨折患者，手术治疗引起的外科感染和切口问题的发生率增高，非手术治疗引起的皮肤坏死或其他问题的发生率也同样增高。因此，尽管手术治疗有风险，但通过手术恢复关节稳定性可以使患者最有可能获得较好治疗结果，并可最大限度降低并发症发生率，故对此类患者还是应该行手术治疗。在决定手术时机和手术操作中，均要重视软组织问题。此外，负重要延迟到X线检查显示明确的骨折愈合征象之后，因为糖尿病患者行走控制能力较低。对于严重神经失用和保护性感觉完全丧失的患者，应考虑使用改良方法。Jani等[80]对该类骨折患者用跨关节固定针固定并延迟负重，获得了较好治疗效果（图35.21）。该类骨折还可进一步使用单侧固定器固定3~6周来提高内固定稳定性，并降低使用支具引起的并发症发生率。

## 术后处理

踝关节骨折要获得最佳治疗结果，需要在获得和维持复位与恢复活动和负重之间取得平衡，这样患者才能无痛活动。对于每一种类型踝关节骨折，指导原则必须根据下列因素做出调整：固定稳定性，骨的质量，患者依从性，并发症，是否需要修复软组织如三角韧带和下胫腓联合等。Cimino等[81]对踝关节骨折切开复位内固定术后早期活动进行了评估，发现早期活动没有引起固定失败，但功能结果与制动相似。之前的研究也发现，只要通过手术获得充分的稳定性，早期负重和非负重之间的功能结果无差别[81,82]。对于负重的指导原则，应根据复位的稳定性、骨的质量和患者的健康状况来确定。老年患者以及有糖尿病、严重骨质疏松、切口问题和韧带损伤的（下胫腓联合和三角韧带）患者，应延迟负重。

## 并发症

### 切口问题和感染

踝关节骨折的术后并发症与其他下肢关节内骨折相似，最明显的并发症包括术后感染（1%~2%）和切口问题（4%~5%），可通过仔细慎重地选择软组织入路来预防。

切口边缘坏死可引起局部干痂形成，深部形成肉芽组织后痂皮可清除或自行脱落。如果发现痂皮面积较大或伤口发生明显坏死，除非骨科医生具有治疗复杂软组织损伤的丰富经验，否则应求助于整形外科医生。由于踝关节部位缺少多余软组织覆盖，所以旋转皮瓣或筋膜皮瓣仅对小面积软组织缺损有效，较大面积的软组织损伤常需要游离皮瓣移植。

有时很难确定是否发生深部组织感染。表浅蜂窝织炎表现为伤口周围发红和皮温增高，可使用抗生素治疗并严密观察。一旦发现化脓或其他深部组织感染征象，则需要采取更为积极、有效的治疗，通常需要切开引流和静脉应用抗生素。局部伤口护理，包括使用伤口负压吸引装置（VAC）是治疗感染或复杂伤口的有效办法。对于大部分发生深部感染的早期病例，可对伤口彻底清创引流，内置物保留于原位，静脉应用抗生素。骨折愈合后，就应考虑取出内植物。

### 骨不连

由于踝关节骨折多位于干骺端而容易愈合，骨不连并不常见。在有些情况下，踝关节也会发生骨不连，如内踝骨折[39,83]或高能量外踝骨折。关节水平的内踝骨折可发生移位和软组织嵌入，会影响骨折愈合。作者发现，踝关节水平的内踝骨折骨不连，会比内踝撕脱骨折骨不连更容易出现疼痛。

内踝骨不连的治疗是清理骨不连区域，将

骨折块尽可能精确复位，再用螺钉和张力带固定。由于骨吸收可能比较明显且干骺端骨折块相对质软，所以有时骨折块复位和固定比较困难。如果骨折块间不能获得紧密加压，则需要植骨，此时可取用邻近的胫骨干骺端骨质。

需手术治疗的外踝骨不连常伴有长度丢失的粉碎性腓骨骨折引起的，也可能合并下胫腓损伤的结果。治疗包括恢复腓骨长度和固定下胫腓联合。可以使用推顶螺钉来恢复腓骨长度，直到腓骨尖端与距骨外侧面相互匹配。此外，通常需要大块自体骨或同种异体骨移植来维持长度。

## 畸形愈合

由于Vrahaz等[84]通过研究发现畸形愈合可明显改变关节应力接触并导致关节炎，所以目前临床对畸形愈合十分重视。踝关节任何部位的损伤都可导致畸形愈合，熟悉正常解剖和术前设计可降低该风险。此外，通过术前和术中影像学（未消毒的小腿更容易旋转，有利于C臂成像）对比可确定手术治疗是否获得了理想的解剖结构。

畸形愈合可导致关节半脱位或关节面不匹配，可能是最重要的并发症，因其可以引起关节退变，从而使关节丧失功能[1]。若畸形愈合可能会引起这些问题，就应该考虑截骨矫形或其他重建手术[84~88]。手术治疗的目的仅是恢复受伤踝关节的正常解剖和动力学。Geizzler等[36]描述了腓骨畸形愈合的详细手术处理过程。

## 关节炎

踝关节关节炎通常由复位不良、骨折时发生骨软骨缺损或广泛的软骨损伤引起的。应尽量避免出现复位不良，原因同前。对于术后3~6个月内发生疼痛的患者，如果X线影像无相关阳性发现，可行MRI或CT检查以确认有否骨软骨缺损或软骨炎。本章不讨论踝关节炎的治疗，但对于轻症患者，治疗方法包括改善活动，使用非甾体类药物和注射类固醇药物。踝关节镜可作为诊断和治疗工具，严重关节炎患者可行关节融合，有些还可行踝关节置换。

## 关节僵硬

关节僵硬是经常讨论的踝关节骨折并发症。早期活动和理疗可改善踝关节损伤后的活动。多数患者可丧失部分跖屈和背屈活动，但这不会导致活动受限。对于踝关节的纤维性强直，很少需要在麻醉下行手法松解或手术松解。

## 内固定物相关症状

使用远端成角螺钉的外侧接骨板和较大的内踝螺钉可引起相关症状。如果患者软组织情况较差，可将接骨板置于腓骨后侧作为防滑接骨板使用，以最大限度地降低内置物引起症状的风险。如果是由踝关节接骨板引起了症状，多数病例可在1年后安全取出接骨板[89]。

## 神经失用和神经瘤

神经失用症是骨折时发生的神经损伤的延续，最常见于外侧腓浅神经。这些病例即使不医治，感觉功能几乎也都能自行恢复正常。如果神经功能恢复缓慢，可在伤后6~12周行肌电图或神经传导速度检查，明确神经损伤的程度和功能恢复的可能性。如果发生神经损伤如挤压或撕裂，可形成神经瘤。在开放性踝关节复位术，神经损伤多发于内侧隐神经和外侧腓浅神经，故在切开和分离时应注意辨识与保护这些部位的神经。在踝关节水平，所有的这些神经都是感觉性的。一旦发生顽固性疼痛，可以切断受损神经，游离断端埋于肌肉或脂肪深部。

## 骨软骨骨折

许多骨软骨损伤在术后得到诊断。研究表明，软骨和骨软骨损伤在不稳定踝关节骨折中非常常见。许多骨软骨缺损是在术后阶段才被诊断。踝关节骨折时导致的原始软骨面损伤，在数月后方才发展成骨软骨损伤，在X线影像上很难发现。如果患者已经行踝关节解剖复位内固定术但仍有持续性疼痛，应行CT扫描。对于稳定的无移位的骨软骨损伤，可通过限制负重但允许患踝活动的靴子而治愈。如果骨软骨损伤在骨折后3~6个月仍有症状，建议进行踝关节镜手术。当X线片或者CT出现骨不稳定或者囊性病变的征象，则应行踝关节镜手术，对病变进行修补或切除。

关节纤维化或者前外侧撞击是术后踝关节长期疼痛的另一个原因。尽管X线和CT影像是正常的，但是患者仍有抱怨关节活动度降低和疼痛。一线治疗是踝关节封闭治疗联合物理治疗。如果没有完全解决，踝关节镜手术是个好办法。患者往往在内外侧沟和下胫腓联合处存在瘢痕，部分患者的踝关节骨软骨损伤在之前的检查中未能发现，部分患者的骨软骨损伤不适于钻孔治疗。术后穿靴行走至少2周，并积极进行踝关节活动度的训练。

## 治疗结果

多数踝关节骨折患者经有效处理功能可以完全恢复。研究表明，17%~24%的患者可能预后不满[90, 91]。大部分踝关节骨折患者可以在手术6个月后获得合理的功能恢复，尽管活动度的恢复是一个长期的过程[92]。最近有研究证明，踝关节骨折的原始损伤可以在相当长的时间内（甚至超过2年）一直改善，这与之前的认识不同[93, 94]；然而伤后2年，患者的SF-36躯体功能评分仍然低于健康人群。负面影响因素可能包括骨折类型（下胫腓联合损伤，内踝骨折，后踝骨折），社会因素，如吸烟、酗酒，甚至教育水平也会影响不稳定骨折的预后[95]。

## 踝关节脱位

涉及骨折的踝关节脱位应紧急闭合复位，以最大限度降低软组织张力，然后行切开复位内固定术。不涉及胫腓骨骨折的踝关节脱位非常少见，通常采用闭合复位和石膏固定。踝关节脱位最常见于年轻男性，原因多为交通事故和坠落伤。由于距骨呈梯形，所以踝关节于足跖屈位易发生脱位。闭合复位应在患者镇静状态或全麻状态下进行，很少因软组织阻碍闭合

---

**经 验**

- 三角韧带的深部结构位于内踝附近，功能是保持距骨在胫骨踝穴下面，防止外侧脱位和外旋。
- 在4条下胫腓联合韧带中，骨间韧带是限制胫腓关节横向运动的主要结构。
- 外踝移位<2 mm，关节间隙正常，可采用保守治疗。
- 对内踝骨折行闭合性治疗的骨不连发生率为5%~15%。
- 设计前后胫腓韧带在胫骨止点处的前外侧面的撕脱性骨折被称为Chaput骨折。
- 在不稳定性踝关节骨折中，骨软骨损伤占20%~25%。
- 倒置损伤会导致距骨会撞击外侧踝穴，距骨的创伤性骨软骨损伤很常见。
- 开放性踝关节损伤需要使用抗生素、紧急切开和引流，以及ORIF（除非伤口污染极其严重）。
- 能校正的社会因素包括吸烟和饮酒，后两者与预后不良有关。

复位而需手术复位。复位成功后，应将足固定于中立位 3~6 周。多数学者不推荐一期行韧带修复，长期随访未发现不稳定问题。

---

视 频

视频 35.1　采用髓内钉对胫骨骨折行复位和内固定
视频演示了采用髓内钉对有严重并发症和发生感染风险的患者的有移位的胫骨骨折进行复位和固定的技术。

视频 35.2　对开放性踝关节骨折行 ORIF
视频演示了对伴有内踝开放性骨折的 Weber B 型踝部骨折行 ORIF，讨论了软组织处理、胫骨骨折向近端的延伸，以及内踝骨折的固定。

视频 35.3　用 Tightrop 内置物对韧带联合行 ORIF
视频演示了使用 Tightrop 内置物对韧带联合损伤进行稳定。

---

## 参考文献

1. Phillips WA, Schwartz HS, Keller CS, et al. A prospective, randomized study of the management of severe ankle fractures. J Bone Joint Surg Am 1985;67:67–78
2. Amendola A. Controversies in diagnosis and management of syndesmosis injuries of the ankle. Foot Ankle 1992;13:44–50
3. Heim U, Pfeiffer KM. The Ankle Joint. In: Heim U, Pfeiffer KM eds. Internal fixation of small fractures. Technique recommended by the AO–ASIF group, 3rd ed. Berlin: Springer–Verlag;1988:261
4. Michelson JD. Fractures about the ankle. J Bone Joint Surg Am 1995;77:142–152
5. Weber BG, Colton C. Malleolar fractures. In: Muller ME, Allgöwer M, Schneider R, Willenegger H,eds. Manual of Internal Fixation. Techniques Recommended by the AO-ASIF Group. Berlin: Springer–Verlag;1991:595–612
6. Ramsey PL, Hamilton W. Changes in tibiotalar area of contact caused by lateral talar shift. J Bone Joint Surg Am 1976;58:356–357
7. Mont MA, Sedlin ED, Weiner LS, Miller AR. Postoperative radiographs as predictors of clinical outcome in unstable ankle fractures. J Orthop Trauma 1992;6:352–357
8. Cox FJ, Laxson WW. Fractures about the ankle joint. Am J Surg 1952;83:674–679
9. Joy G, Patzakis MJ, Harvey JP Jr. Precise evaluation of the reduction of severe ankle fractures. J Bone Joint Surg Am 1974;56:979–993
10. Egol KA, Amirtharajah M, Tejwani NC, Capla EL, Koval KJ. Ankle stress test for predicting the need for surgical fixation of isolated fibular fractures. J Bone Joint Surg Am 2004:86–A:2393–2398
11. McConnell T, Creevy W, Tornetta P III. Stress examination of supination external rotation–type fibular fractures. J Bone Joint Surg Am 2004;86–A:2171–2178
12. Michelson JD. Checcone M, Kuhn T, Varner K. Intraarticular load distribution in the human ankle joint during motion. Foot Ankle Int 2001;22:226–233
13. Boden SD, Labropoulos PA, McCowin P, Lestini WF, Hurwitz SR. Mechanical considerations for the syndesmosis screw. A cadaver study. J Bone Joint Surg Am 1989;71:1548–1555
14. Ebraheim NA, Elgafy H, Padanilam T. Syndesmotic disruption in low fibular fractures associated with deltoid ligament injury. Clin Orthop Relat Res 2003;409:260–267
15. Candal-Couto JJ, Burrow D, Bromage S, Briggs PJ. Instability of the tibio-fibular syndesmosis: have we been pulling in the wrong direction? Injury 2004;35:814–818
16. Michelson J, Solocoff D, Waldman B, Kendell K, Ahn U. Ankle fractures. The Lauge-Hansen classification revisited. Clin Orthop Relat Res 1997;345:198–205
17. Shariff SS, Nathwani DK. Lauge-Hansen classification–a literature review. Injury 2006;37:888–890

18. Thomsen NO, Overgaard S, Olsen LH, Hansen H, Nielsen ST. Observer variation in the radiographic classification of ankle fractures. J Bone Joint Surg Br 1991:73:676-678
19. Bauer M, Bergström B, Hemborg A, Sandegård J. Malleolar fractures: nonoperative versus operative treatment. A controlled study. Clin Orthop Relat Res 1985;199:17-27
20. Franklin JL, Johnson KD, Hansen ST Jr. Immediate internal fixation of open ankle fractures. Report of thirty-eight cases treated with a standard protocol. J Bone Joint Surg Am 1984;66:1349-1356
21. Clarke HJ, Michelson JD, Cox QG, Jinnah RH. Tibio-talar stability in bimalleolar ankle fractures: a dynamic in vitro contact area study. Foot Ankle 1991;11:222-227
22. Grath GB. Widening of the ankle mortise. A clinical and experimental study. Acta Chir Scand Suppl 1960;(Suppl 263):1-88
23. Pankovich AM, Shivaram MS. Anatomical basis of variability in injuries of the medial malleolus and the deltoid ligament. II. Clinical studies. Acta Orthop Scand 1979;50:225-236
24. Close JR. Some applications of the functional anatomy of the ankle joint. J Bone Joint Surg Am 1956;38-A:761-781
25. Lindsjö U. Operative treatment of ankle fracture-dislocations. A follow-up study of 306/321 consecutive cases. Clin Orthop Relat Res 1985;199:28-38
26. Hahn DM, Colton CL. Malleolar fractures. In:Rüedi TP, Murphy WM, eds. AO Principles of Fracture Management. Stuttgart: Thieme;2000:563
27. Høiness P, Strømsøe K. The influence of the timing of surgery on soft tissue complications and hospital stay. A review of 84 closed ankle fractures. Ann Chir Gynaecol 2000;89:6-9
28. Bugler KE, Watson CD, Hardie AR,et al. The treatment of unstable fractures of the ankle using the Acumed fibular nail: development of a technique. J Bone Joint Surg Br 2012;94:1107-1112
29. Yablon IG, Heller FG, Shouse L. The key role of the lateral malleolus in displaced fractures of the ankle. J Bone Joint Surg Am 1977;59:169-173
30. Tornetta P III. Competence of the deltoid ligament in bimalleolar ankle fractures after medial malleolar fixation. J Bone Joint Surg Am 2000;82:843-848
31. Michelsen JD, Ahn UM,Helgemo SL. Motion of the ankle in a simulated supination-external rotation fracture model. J Bone Joint Surg Am 1996;78:1024-1031
32. Riede UN, Schenk RK,Willenegger H. [Joint mechanical studies on post-traumatic arthrosas in the ankle joint. I. The intraarticular model fracture] . Langenbecks Arch Chir 1971;328:258-271
33. Brunner CF, Weber BG, Anti-glide plate. In: Brunner CF, Weber BG, eds. Special Techniques in Internal Fixation. Berlin: Springer-Verlag;1982:12
34. Schaffer JJ, Manoli A II. The antiglide plate for distal fibular fixation. A biomechanical comparison with fixation with a lateral plate. J Bone Joint Surg Am 1987;69:596-604
35. Mast J, Jakob R, Ganz R, Reduction with plates. In: Mast J. Jakob R. Ganz R,eds. Planning and Reduction Technique in Fracture Surgery. Berlin: Springer-Verlag: 1989:1
36. Geissler WB, Tsao AK, Hughes JL. Fractures of the ankle. in: CA Rockwood, DP Green, RW Bucholz et al (Eds.). Fractures in adults. 4th edition. Lippincott-Raven, Philadelphia;1996:2202-2266
37. Bankston AB, Anderson LD, Nimityongskul P. Intramedullary screw fixation of lateral malleolus fractures. Foot Ankle Int 1994;15:599-607
38. Rajeev A, Senevirathna S, Radha S, Kashayap NS. Functional outcomes after fibula locking nail for fragility fractures of the ankle. J Foot Ankle Surg 2011;50:547-550
39. Herscovici D, Sucaduto JM, Sanders RW, Infante A, DiPasquale T. Non-operative treatment of isolated medial malleolus fractures. Paper No. 23, 17th Annual Meeting of the Orthopaedic Trauma Association, 2001, San Diego
40. Hughes J. The medial malleolus in ankle fractures, Orthop Clin North Am 1980;11:649-660
41. Hoppenfeld S, DeBoer P, Hutton R. Surgical Exposures in Orthopaedics: The Anatomic Approach, 2nd ed. Philadelphia: JB. Lippincott;1994
42. Ebraheim NA, Mekhail AO, Gargasz SS. Ankle fractures involving the fibula proximal to the distal tibiofibular syndesmosis. Foot Ankle Int 1997:18:513-521
43. Harper MC,Hardin G. Posterior malleolar fractures of the ankle associated with external rotation-abduction injuries. Results with and without internal fixation. J Bone Joint Surg Am 1988;70:1348-1356
44. Morris M, Chandler RW. Fractures of the ankle. Tech Orthop 1987;2:10-19

45. Strömsöe K, Höqevold HE, Skjeldal S, Alho A. The repair of a ruptured deltoid ligament is not necessary in ankle fractures. J Bone Joint Surg Br 1995;77:920–921
46. Cheung Y, Perrich KD, Gui J, Koval KJ, Goodwin DW. MRI of isolated distal fibular fractures with widened medial clear space on stressed radiographs: which ligaments are interrupted? AJR Am J Roentgenol 2009; 192:W7–12
47. Raasch WG, Larkin JJ, Draganich LF. Assessment of the posterior malleolus as a restraint to posterior subluxation of the ankle. J Bone Joint Surg Am 1992;74:1201–1206
48. Hartford JM, Gorczyca JT, McNamara JL, Mayor MB. Tibiotalar contact area, Contribution of posterior malleolus and deltoid ligament. Clin Orthop Relat Res 1995;320:182–187
49. Jaskulka RA, Ittner G, Schedl R. Fractures of the posterior tibial margin: their role in the prognosis of malleolar fractures. J Trauma 1989;29:1565–1570
50. McDaniel WJ, Wilson FC. Trimalleolar fractures of the ankle. An end result study. Clin Orthop Relat Res 1977;122:37–45
51. Nelson MC, Jensen NK. The treatment of trimalleolar fractures if the ankle. Surg Gynecol Obstet 1940;71:509–514
52. Scheidt KB, Stiehl JB, Skrade DA, Barnhardt T. Posterior malleolar ankle fractures: an in vitro biomechanical analysis of stability in the loaded and unloaded states. J Orthop Trauma 1992;6:96–101
53. Tornetta P III, Collinge C, Karges DE. Ankle fracture. J Orthop Trauma 2001:15:304–306
54. Harper MC. Posterior instability of the talus: an anatomic evaluation. Foot Ankle 1989;10:36–39
55. Wuest TK. Injuries to the distal lower extremity syndesmosis. J Am Acad Orthop Surg 1997:5:172–181
56. Mizel MS. Technique tip: a revised method of the Cotton test for intra-operative evaluation of syndesmotic injuries. Foot Ankle Int 2003;24:86–87
57. Chissell HR, Jones J. The influence of a diastasis screw on the outcome of Weber type-C ankle fractures. J Bone Joint Surg Br 1995;77:435–438
58. Tornetta P III, Spoo JE, Reynolds FA, Lee C. Overtightening of the ankle syndesmosis: is it really possible? J Bone Joint Surg Am 2001;83–A:489–492
59. Pakarinen HJ, Flinkkilä TE, Ohtonen PP, et al. Syndesmotic fixation in supination-external rotation ankle fractures: a prospective randomized study. Foot Ankle Int 2011;32:1103–1109
60. Sagi HC, Shah AR, Sanders RW. The functional consequence of syndesmotic joint malreduction at a minimum 2-year follow-up. J Orthop Trauma 2012;26: 439–443
61. Phisitkul P, Ebinger T, Goetz J, Vaseenon T, Marsh JL. Forceps reduction of the syndesmosis in rotational ankle fractures: a cadaveric study. J Bone Joint Surg Am 2012;94:2256–2261
62. Gardner A, Poehling KA, Miller CD, Tooze JA, Petty J. Isolated head injury is a cause of shock in pediatric trauma patients. Pediatr Emerg Care 2013;29:879–883
63. Cottom JM, Hyer CF, Berlet GC. Treatment of Lisfranc fracture dislocations with an interosseous suture button technique: a review of 3 cases. J Foot Ankle Surg 2008; 47:250–258
64. Degroot H, Al-Omari AA, El Ghazaly SA. Outcomes of suture button repair of the distal tibiofibular syndesmosis. Foot Ankle Int 2011;32:250–256
65. Klitzman R, Zhao H, Zhang LQ, Strohmeyer G, Vora A. Suturebutton versus screw fixation of the syndesmosis: a biomechanical analysis. Foot Ankle Int 2010;31:69–75
66. Needleman RL, Skrade DA, Stiehl JB. Effect of the syndesmotic screw on ankle motion. Foot Ankle 1989;10:17–24
67. Kaye RA. Stabilization of ankle syndesmosis injuries with a syndesmosis screw. Foot Ankle 1989;9:290–293
68. Manjoo A, Sanders DW, Tieszer C, MacLeod MD. Functional and radiographic results of patients with syndesmotic screw fixation: implications for screw removal. J Orthop Trauma 2010;24:2–6
69. Leontaritis N, Hinojosa L, Panchbhavi VK. Arthroscopically detected intraarticular lesions associated with acute ankle fractures. J Bone Joint Surg Am 2009; 91:333–339
70. Loren GJ, Ferkel RD. Arthroscopic assessment of occult intraarticular Injury in acute ankle fractures. Arthroscopy 2002;18:412–421
71. Gustilo RB. Current concepts in the management of open fractures. Instr Course Lect 1987;36:359–366
72. Gustilo RB, Anderson JT. Prevention of infection in the treatment of one thousand and twenty-five open fractures of long bones: retrospective and prospective analyses. J Bone Joint Surg Am 1976;58:453–458
73. Stiehl JB. Complex ankle fracture dislocations with syndesmotic diastasis. Orthop Rev 1990;19:499–507
74. Wiss DA, Gilbert P, Merritt PO, Sarmiento A. Immediate internal fixation of open ankle fractures. J Orthop Trauma

1988;2:265-271
75. Bray TJ, Endicott M, Capra SE. Treatment of open ankle fractures. Immediate internal fixation versus closed immobilization and delayed fixation. Clin Orthop Relat Res 1989;240:47-52
76. Beauchamp CG, Clay NR, Thexton PW. Displaced ankle fractures in patients over 50 years of age. J Bone Joint Surg Br 1983;65:329-332
77. Koval KJ, Petraco DM, Kummer FJ, Bharam S. A new technique for complex fibula fracture fixation in the elderly: a clinical and biomechanical evaluation. J Orthop Trauma 1997;11:28-33
78. Litchfield JC. The treatment of unstable fractures of the ankle in the elderly. Injury 1987;18:128-132
79. Flynn JM, Rodriguez-del Rio F, Pizá PA. Closed ankle fractures in the diabetic patient. Foot Ankle Int 2000;21:311-319
80. Jani MM, Ricci WM, Borrelli J Jr, Barrett SE, Johnson JE. A protocol for treatment of unstable ankle fractures using transarticular fixation in patients with diabetes mellitus and loss of protective sensibility. Foot Ankle Int 2003;24:838-844
81. Cimino W, Ichtertz D, Slabaugh P. Early mobilization of ankle fractures after open reduction and internal fixation. Clin Orthop Relat Res 1991;267:152-156
82. Wroble RR, Nepola JV, Malvitz TA. Ankle dislocation without fracture. Foot Ankle 1988;9:64-74
83. Ahl T, Dalén N, Holmberg S, Selvik G. Early weight bearing of malleolar fractures. Acta Orthop Scand 1986;57:526-529
84. Vrahas M, Fu F, Veenis B. Intraarticular contact stresses with simulated ankle malunions. J Orthop Trauma 1994;8:159-166
85. Andreassen GS, Høiness PR, Skraamm I, Granlund O, Engebretsen L. Use of a synthetic bone void filler to augment screws in osteopenic ankle fracture fixation. Arch Orthop Trauma Surg 2004;124:161-165
86. Gehr J, Neber W, Hilsenbeck F, Friedl W. New concepts in the treatment of ankle joint fractures. The IP-XS (XSL) and IP-XXS (XXSL) nail in the treatment of ankle joint fractures. Arch Orthop Trauma Surg 2004;124:96-103
87. Mendelsohn HA. Nonunion of malleolar fractures of the ankle. Clin Orthop Relat Res 1965;42:103-118
88. Rivera F, Bertone C, De Martino M, Pietrobono D, Ghisellini F. Pure dislocation of the ankle: three case reports and literature review. Clin Orthop Relat Res 2001;382:179-184
89. Brown OL, Dirschl DR, Obremskey WT. Incidence of hardware-related pain and its effect on functional outcomes after open reduction and internal fixation of ankle fractures. J Orthop Trauma 2001;15:271-274
90. Marti RK, Raaymakers EL, Nolte PA. Malunited ankle fractures. The late results of reconstruction. J Bone Joint Surg Br 1990;72:709-713
91. Roberts C, Sherman O, Bauer D, Lusskin R. Ankle reconstruction for malunion by fibular osteotomy and lengthening with direct control of the distal fragment: a report of three cases and review of the literature. Foot Ankle 1992;13:7-13
92. Obremskey WT, Dart B, Medina M. Rate of return of functional outcome after open reduction and internal fixation of unstable ankle fractures. Am J Orthop 2009;38:227-231
93. Obremskey WT, Brown O, Driver R, Dirschl DR. Comparison of SF-36 and Short Musculoskeletal Functional Assessment in recovery from fixation of unstable ankle fractures. Orthopedics 2007;30:145-151
94. Ponzer S, Nåsell H, Bergman B, Törnkvist H. Functional outcome and quality of life in patients with Type B ankle fractures: a two-year follow-up study. J Orthop Trauma 1999;13:363-368
95. Bauer M, Jonsson K, Nilsson B. Thirty-year follow-up of ankle fractures. Acta Orthop Scand 1985;56:103-106

# 36 足部骨折

著者：J. Scott Broderick，Timothy G.Weber
译者：相大勇

前足、中足及后足复杂的骨折很常见，人们也越来越认识到此类骨折的类型对于最终的治疗结果起着重要的决定作用。同其他部位的创伤一样，对相关软组织损伤情况的重视，以及特殊内置物的研制和手术方法的改良，拓宽了足部骨折手术治疗的适应证。本章主要讨论了距骨、跟骨，以及中足和前足骨折的手术治疗。

## 距骨骨折

距骨骨折分为6种类型：距骨颈骨折，距骨体骨折，距骨头骨折，外侧突骨折，后突骨折和骨软骨骨折。每一种骨折都需要采用不同的治疗策略。

### 解 剖

距骨的外科解剖很独特，分为三个部分：体部，头部和颈部。距骨分别与4块骨构成关节，即腓骨、胫骨、足舟骨和跟骨，并且距骨没有肌腱附着，超过60%的表面为关节面，血供非常有限。因此，骨科医师对于距骨的血管系统要有充分的认识，以免对距骨的血液供应造成医源性损伤。距骨血供来源于胫前、胫后以及腓动脉的分支。跗骨管动脉（胫后动脉的分支，发出三角支动脉）和跗骨窦动脉（胫前动脉和腓动脉）形成骨外的动脉环。三角支动脉进入三角韧带，供应跗骨管（骨外的）并直接进入距骨体内侧[1-4]。通常，三角支动脉成为创伤后唯一得以保存的供血动脉，因此必须注意保护。距骨头的血运最为丰富，距骨体内侧的血供更为贫乏，距骨体外侧和后结节的血供处于相对缺乏的状态。虽然距骨表面大部分都是关节面，但是在距骨颈的外侧面和距骨体的前面仍然有较大的非关节面。这两个区域都可用于置入内固定。

### 生物力学

距下关节连接远端的足部和近端的小腿。外力作用于足跟时距下关节和跟骨倾向于外翻，从而导致远端的跗横关节"解锁"，使足纵弓伸展，有助于传递到足部的能量被吸收。在足从全足着地到足趾离地的运动过程中，距下关节内翻，同时跟骨也移至内翻位。这样，负荷向远端传递，跗横关节趋于稳定，使中足变为刚性结构以承受体重[5]。距骨内翻对线不良和距下关节活动度丢失之间存在直接关系。在典型的距骨内翻畸形愈合中，距骨处于内翻位，距下关节锁定于内翻位，外翻受限。这会引起足部的僵硬，使足受力时吸收震荡的功能丧失[6,7]。

## 距骨颈骨折

### 分 型

HawKins[8]将距骨颈骨折分为三型：Ⅰ型为无移位的骨折；Ⅱ型为骨折移位伴距下关节半脱位；Ⅲ型为骨折伴有胫距关节和距下关节半脱位或脱位（图36.1）。Canale和Delly[9]

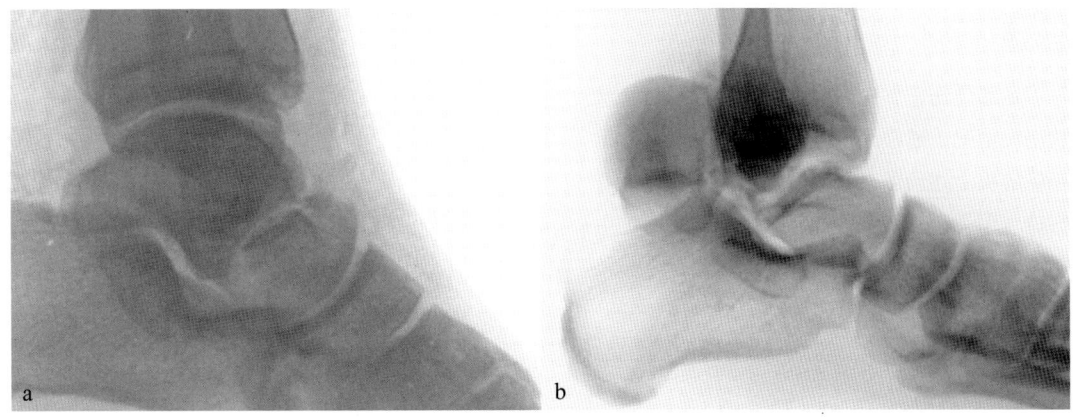

图 36.1 距骨颈骨折。a. Hawkins Ⅱ型。b. Hawkins Ⅲ型

将同时伴有距舟关节脱位的Ⅲ型损伤归为Ⅳ型骨折。HawKins 分型与距骨缺血性坏死的风险密切相关。

## 非手术治疗

距骨颈骨折通常都不适合非手术治疗，因为非手术治疗的缺点很多。对无移位的 Hawkins Ⅰ型距骨颈骨折，可以考虑非手术治疗。极少数情况下，对于多发伤或者骨折伴有严重的软组织损伤，必须对移位的距骨骨折进行闭合复位（见后），这样的处理也许更为合理。由于距骨颈骨折通常是背伸损伤，为避免距骨颈骨折移位，主张在跖屈位应用石膏管型固定[10]。因此，石膏管型固定容易导致马蹄足畸形和关节活动受限，尤其是距下关节。如选择保守治疗，4 周时应逐步纠正足的马蹄位，8 周时去除石膏管型，开始活动关节。尽管真正的Ⅰ型骨折在 8~12 周时可以开始限制性负重，通常 12 周内推荐不负重锻炼。

## 手术治疗

### 手术适应证

多数距骨颈骨折均应考虑手术治疗，甚至包括 HawKins Ⅰ型损伤。没有坚强的内固定就不能进行早期的关节活动。在石膏管型将胫距关节固定于中立位的过程中，有发生距骨颈骨折移位的风险[11~13]。另外，距骨颈骨折的实际移位程度很难通过 X 线片和 CT 进行判断。在切开复位的过程中，往往发现许多骨折的移位程度较术前评估严重得多。最后，即使是轻微的畸形愈合也会引起距下关节活动度的明显丢失[14]。因此，对所有的距骨颈骨折都应考虑手术治疗。

### "糟糕的"缺血皮肤

大部分因骨折块移位导致的皮肤压迫可通过闭合复位和支具固定来缓解，随后再进行更确实的固定。然而，如果复位不成功，受压皮肤仍然存在危险，应该急诊手术复位以减轻皮肤张力。

> **急诊处理**
>
> 对于足部外伤,首先需要关注的是神经血管状态和软组织情况,通常给予复位和夹板临时固定足以纠正或解决上述问题,直到最终的手术治疗。开放性伤口应用无菌敷料覆盖,并通过静脉使用抗生素。持续性出血可用加压敷料处理。除此之外,某些情况可能需要更紧急的处理措施。

### 骨筋膜室综合征

对于这个争议性的话题人们看法不一,从急诊减压(同身体其他部位)到暂时忽略后期的并发症。选择第一种方式时,患者被紧急送至手术室,通过背侧和内侧切口打开足部所有的 9 个间室(见第四章)。

### 严重污染

尽管文献并没有对开放骨折的清创时机提出建议(大部分可以等到清晨进行处理),我们相信对于严重污染的伤口尽早清创更合适。随着时间延长,取出组织内的异物的难度会增加,也增加了异物存留的机会。对于所有的开放性骨折,早期应用抗生素非常有必要。

### 手术室的准备和体位

手术床应可透射 X 线,并且在床尾没有支柱。患者尽可能靠尾端仰卧于手术床上,足与床尾齐平。在大腿根部上止血带,在同侧臀部和躯干下放置沙袋,旋转患肢使髌骨垂直向上,有助于术中透视。透视机应至于患肢对侧。患肢消毒,膝上铺无菌巾,足趾用封闭敷料覆盖。常规静脉预防性使用抗生素。

### 手术入路

多数距骨颈骨折都通过双切口入路进行处理。在极少见的情况下,如软组织情况妨碍于足背部做切口,则必须通过后侧入路由后向前进行固定。本章描述了所有的距骨手术入路。

#### 双切口入路

**视频 36.1 对距骨骨折行 ORIF**

内侧切口位于胫骨前肌腱和胫骨后肌腱之间,始于内踝近端数厘米,止于足舟骨稍远端。于切口处切开直达皮下组织,注意保护大隐静脉,损伤大隐静脉则会导致术后明显的肿胀。用手术刀切开踝关节囊,以避免损伤关节软骨。然后从胫骨向足舟骨扩大显露,需要注意的是尽量少解剖距骨颈上、下方的软组织,以保留距骨的软组织附着及由其血供。前外侧切口位于第三腓骨肌腱和趾长伸肌腱之间,始自踝关节上方,延伸到中足水平(图 36.2)。腓浅神经越过手术野,术中要注意辨认并进行保护。

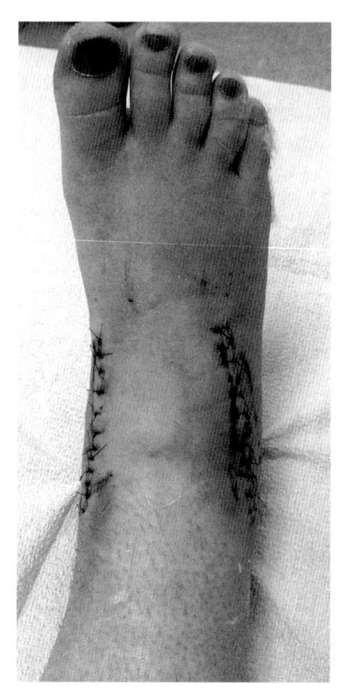

图 36.2 距骨骨折的双切口缝合后照片

同时，应识别跛短伸肌腱内侧缘。通常，距下关节内有碎骨片，因此应继续暴露距骨的下面，以便直视距下关节并进行清理。交替应用这两个切口，可实现骨折的解剖复位和满意的内固定，以稳定骨折。

内踝截骨术

有时，尤其是 Hawkins Ⅲ 型骨折，需要行内踝截骨。在踝关节胫骨关节面近端约 1 cm 处平行于距骨穹顶用电锯行 V 形截骨，然后用骨凿垂直于穹顶截骨并通过关节面（图 36.3）。此入路也能良好显露距骨体骨折，行截骨、内踝解剖复位内固定后能获得较高的稳定性。另外，也可以进行斜行截骨，与关节面成 45° 角斜向内上方进行截骨。不管是采用哪种截骨方法，关节面截骨应通过折骨而不是使用电锯来完成，便于手术结束时对内踝精确复位。没有必要在内踝截骨前预钻孔，对于内固定也没有明显的好处，因为通常很难在三角韧带内找到定位孔。以 3.5 mm 皮质骨螺钉（作者推荐）或 4.0 mm 部分螺纹螺钉固定截骨。

后方入路

后方入路对于距骨颈骨折的复位没有帮助，只是为了从后向前放置内固定。切口位于跟腱和外踝之间中点偏后方，术中应该注意辨识并保护腓肠神经。在切口深部识别腓骨肌腱和跛长屈肌腱之间的间隙并进行分离，以便显露距骨后部。

# 手术技巧

经皮手术

距骨颈骨折很少适合经皮手术。经皮手术意味着必须进行闭合复位，而这通常是非常困难的。因此，经皮复位内固定通常仅限于软组织条件或患者全身情况在较长的时间内不允许进行最终手术固定的情况。根据 X 线和 CT 扫描影像对骨折进行闭合复位，并根据骨折的移位方向进行调整。多数情况下，距骨颈会向背侧移位，复位时须牵引并跖屈以纠正畸形，内翻、外翻后足以纠正足的内翻或外翻畸形（也就是内侧或外侧移位），然后足部在轴向载荷下背伸到中立位。骨折复位应该在手术室完成，因为在骨折复位满意前可能需要多次尝试。如果不能立即进行最终的固定，那么应考虑临时固定。在透视监控下，将克氏针于跟腱外侧从距骨后侧置入，向前内方向通过距骨颈中央部分，进入距骨头中部。如有必要，也可用克氏针通过距骨头进入足舟骨，以增加稳定性和抓持力。从后向前放置克氏针可以避开后期的手术部位，针尾可以留于皮外，也可以埋于皮下。如果认为后期不会进行切开复位内固定，可以考虑以经皮空心螺钉作为最终的固定。在踝关节的后外侧做一小切口，以同样的方法置入 6.5 mm 或 7.3 mm 空心导针。导针应尽可能靠下放置于距骨体后方，这样可以避免足跖屈时螺钉头和后踝发生撞击，影响踝关节活动。由于距骨体中部骨质比较致密，需要在距骨体上进行扩孔以形成滑动孔。在钻孔前至少应置入另一枚克氏针，以免在置入螺钉时发生复位丢失。螺钉置入后，应屈伸跛趾以确定螺钉不影响跛长屈肌腱的滑行。

开放手术

复 位

距骨颈骨折的损伤机制通常是过伸损伤，距骨颈背面通常是粉碎性的。尽管距骨颈的解剖复位是治疗目标，但随着背侧粉碎程度的增

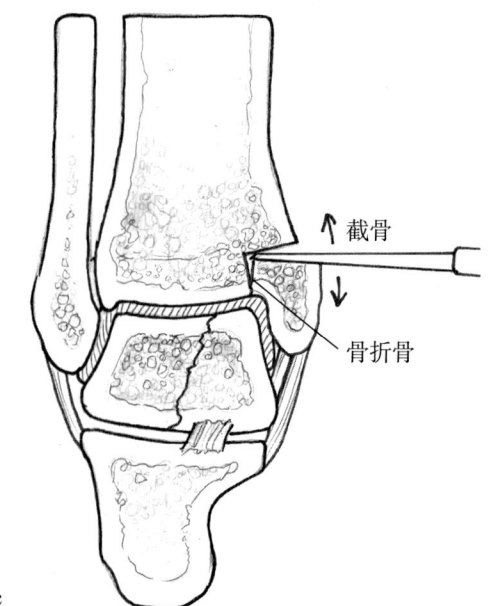

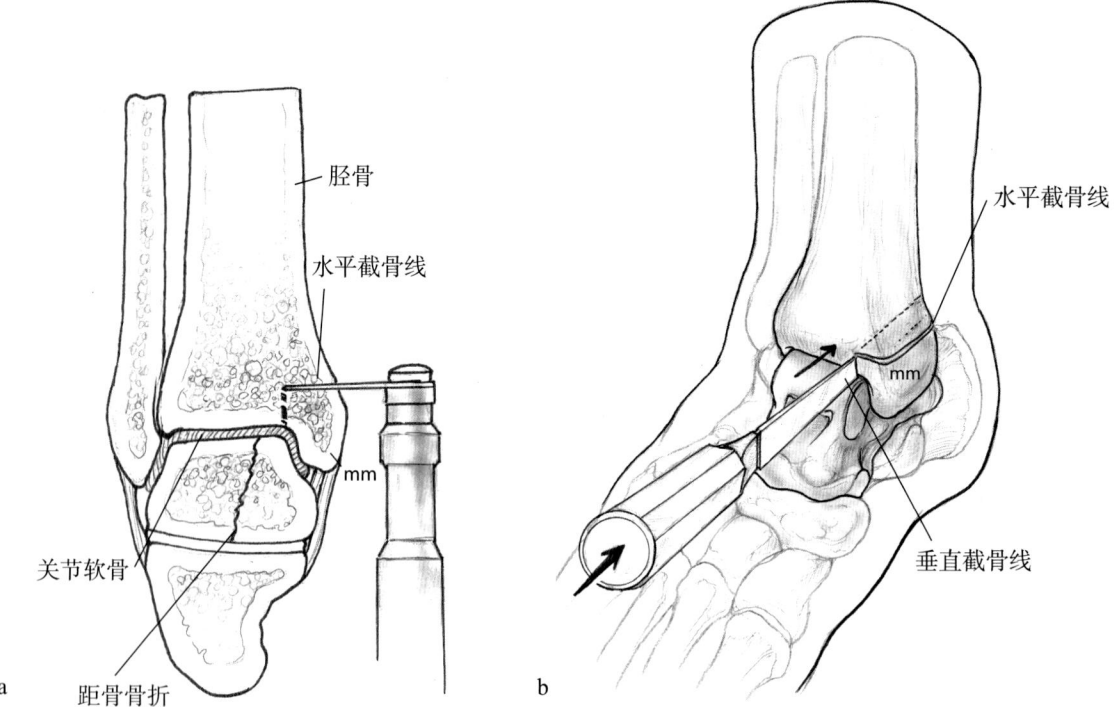

图 36.3 V形截骨手术步骤。a. 用小摆锯于胫骨踝穴上 1 cm 处进行水平截骨。b. 在踝穴内侧角软骨下骨处进行垂直截骨。c. 在水平截骨处加大截骨使此处发生骨折并进入关节，尽量减少骨损失

加，复位变得更有挑战性。距骨颈下部在张力下会发生骨折但很少是粉碎性的，可用于判断复位的质量（图 36.4）。通过双切口在内侧和外侧评价距骨颈复位情况很重要。由于旋转，常可见到在内侧表现为解剖复位的骨折在外侧存在几毫米的台阶。对骨折块进行准确复位的唯一方法是通过内侧和外侧切口在直视下复位。在复位过程中，以 0.062 英寸克氏针或头端带螺纹的 2.5 mm Schanz 针作为操纵杆，有助于骨折复位。对于 Hawkins Ⅲ 型骨折，由于距骨从踝关节和距下关节脱出，处理尤其具有挑战性。为了便于这种复杂骨折的复位，通过某些方法撑开跟、胫之间的间隙至关重要。在胫骨穹顶和跟骨后关节面之间使用椎板撑开器很有帮助，因为其不仅能够撑开间隙，同时允许踝关节自由背伸、跖屈、内翻和外翻。通常，可通过这些方向的活动将距骨回纳至踝穴。可将海绵或纱布置于关节面和撑开器之间，保护关节软骨；也可考虑应用中间带螺纹的跟骨牵引针加牵引弓、或 T 型柄夹头，有助于牵引显露。

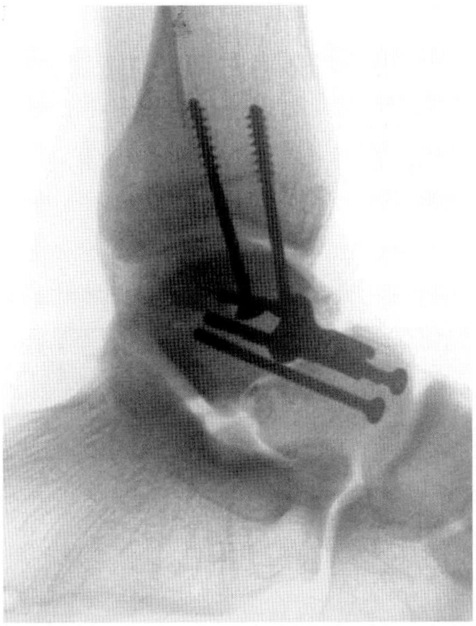

有时在骨折复位完成前需要进行内踝截骨。后内侧的韧带和神经血管束通常会阻碍复位，多数情况下可以通过这种方法（内踝截骨）进行处理。在极少数情况下，通过内侧切口加内踝截骨仍不能完成骨折复位，需要加用后侧切口。如果需要采用后内侧的切口，应识别并保护神经血管束，注意此时它们已经偏离了原来的解剖部位。

固 定

骨折解剖复位后，先用克氏针做初步固定，然后进行最终的固定，通常单独使用螺钉或结合接骨板进行固定。在距骨内侧面，通常使用 2.7 mm 或 3.0 mm 皮质骨螺钉，以逆行方式从距骨远端内侧向距骨体拧入。螺钉一般通过距骨头拧入，埋于软骨下。为此，需要通过跗横关节外展前足。检查跗横关节的活动，证实螺钉不影响距舟关节的活动。存在距骨背侧或/和内侧粉碎性骨折时，螺钉应作为位置螺钉而不是拉力螺钉置入（图 36.5）。如有必要，在该螺钉的下方平行置入另一枚螺钉。如果使用 2 枚螺钉进行固定，那么应首先沿距下关节的软

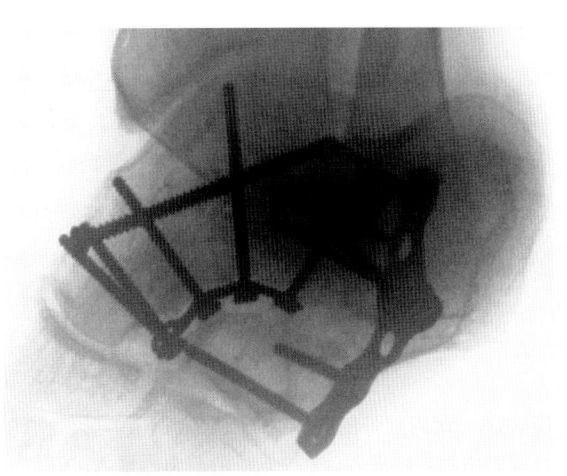

图 36.4 术后 X 线影像显示距骨背侧缺损，注意距骨下方用于复位

图 36.5 距骨骨折的标准横轴位观，内侧置入位置螺钉，外侧置入接骨板

骨下骨打入下位螺钉。内侧螺钉固定完成后，进行外侧内固定。

如果螺钉在距骨内从后向前置入，务必将螺钉头埋头至关节面以下，以免妨碍踝关节活动，尤其是跖屈。尽管建议使用 6.5 mm 和 4.5 mm 螺钉，但小的 3.5 mm 螺钉更容易进行埋头处理。螺钉轨迹应考虑距下关节的中央凹面和距舟关节的曲度。螺钉穿出任何关节面都将是灾难性的（图 36.6）。另外，值得注意的是，距骨颈和距骨头仅占距骨体内侧的 2/3。因此，由后向前置入的任何内固定都必须在冠状面上由外向内置入，指向踇趾，以免累及距骨外侧壁和跗骨窦区域。必须拍摄踝穴位片、距骨侧位片、足正位片以及跗骨管斜位片，这样能够提高螺钉置入的安全性。

如果骨折线延伸到距骨肩部（距骨颈和距骨体的交界处），单纯螺钉固定通常足以提供稳定性。然而，当骨折线沿距骨颈向更远端延伸，或者存在距骨背侧粉碎性骨折时，以接骨板作为最终的固定比较可靠。微型 2.0 mm T 型接骨板是理想的固定物，可以剪掉一孔或预弯为钩状，将钩部置于距骨肩部，或将 T 型部分置于距骨头部。作为替代，也可以使用原用于手部的微型接骨板。在置入螺钉，特别是通过接骨板 T 型部分的螺钉时，注意避免在内侧穿入距舟关节。距骨头的远端螺钉应向前成角，保持螺钉位于关节外。接骨板也可用于距骨内侧面，但是这有可能损伤距骨体来源于三角韧带内的血供。内侧接骨板近端置于距骨体关节面下方，远端置于距骨头的关节边缘。

## 关闭切口

切口冲洗完毕后，放置引流。缝合深筋膜，不要缝合皮下，因为这可能会损伤皮神经，或阻断皮肤的血供，影响皮肤的愈合。用 4-0 尼龙线以 Allgöwer-Donati 法缝合皮肤。切口单独以三溴酚铋（Dendall, Manzfield, MA）或者浸有聚维酮碘（Purdue, Stamford, Connestisut）的 Adaptis（Ethison. Johnzon & Johnzon. Somerville, NJ）覆盖。踝关节用衬垫良好的夹板制动。

## 康 复

术后患肢立即以衬垫良好的短腿夹板固定。如果切口闭合没有问题，术后第二天就可以开始挂拐下地进行功能锻炼。术后至少 8~12 周不

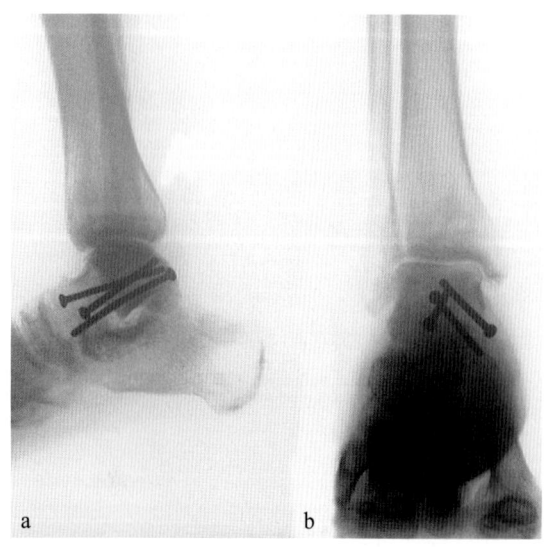

图 36.6 术后距骨侧位（a）和 AP 位（b）影像，1 枚螺钉由后向前置入，2 枚螺钉由前向后置入。螺钉直径为 3.5 mm，用于处理小的骨折碎片，并进行了埋头处理

> **要点与技巧**
>
> - 距骨的距下部分通常保持完整，可用于复位质量评估。
> - 应对距下关节进行清创。
> - 对于 Hawkins III 型距骨骨折，内踝截骨通常帮助很大。接骨板固定有助于实现牢固固定。距骨颈和距骨肩外侧面的非关节面非常适合置入接骨板。

允许患肢负重。在术后10~14天拆线前维持夹板固定，然后患肢以拆卸式夹板和弹力袜固定（图36.7），允许患者进行踝关节和距下关节的活动。如果骨折稳定，8周后开始渐进性负重程序，从50磅（22.5 kg）开始，以后每周增加20磅（9 kg）。如果存在距骨背面粉碎性骨折，或者对于内固定有任何顾虑，那么应延迟负重3个月。术后8~12周进行水浴很有意义。

### 新技术

距骨颈骨折传统上单独使用螺钉进行固定。如前所述，在此，接骨板固定是一项新技术，对于粉碎性骨折和伴有骨量减少的患者很有意义。

## 治疗结果

关于距骨颈骨折中长期疗效的文献较少。但是，随着更好的固定方式的开发和治疗方法的改进，其治疗结果与早期Hawkins报道的结果相比有明显改善[8]。Vallier等[15]最近报道了102例此类骨折的手术疗效，60例患者平均随访3年，采用足部功能指数（FFI）和肌肉骨骼评估表（MFA）对功能疗效进行评估，均观察到了明显的功能缺失。骨折粉碎程度和预后呈正相关，而年龄、Hawkins分型或伴随距骨体骨折等因素不影响疗效。基于MFA标准化评分，

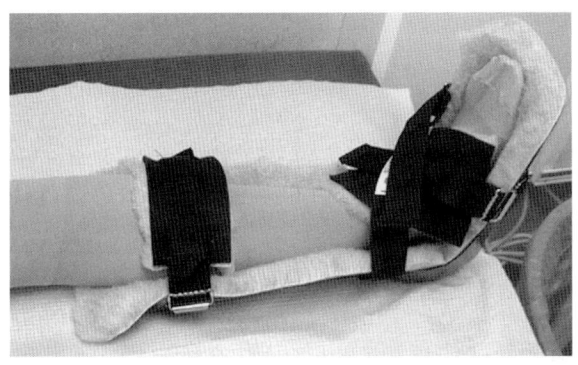

图36.7 术后康复期可使用可移除足部夹板和弹性袜

与后足损伤和踝关节或小腿损伤相比，距骨颈骨折的疗效更差。

## 并发症

距骨颈骨折的并发症包括距骨体骨坏死或缺血性坏死（AVN）、骨折延迟愈合、不愈合或畸形愈合，以及距下关节或胫距关节创伤性关节炎[6, 12, 16-23]。其中，骨坏死最受关注。所谓的Hawkins征是指在距骨穹顶关节面下方存在X线透亮带，在术后6~8周的正位或踝穴位片上表现较为典型。这是距骨穹顶再血管化的证据，提示预后良好。如果没有出现Hawkins征，那么注意存在距骨缺血性坏死的可能。距骨缺血性坏死的总体发生率为13%~69%[8, 9, 11, 16, 18, 24-28]，两个最大系列的研究所得出的结果分别为24%[18]和58%[8]。Grob等[25]把缺血性坏死的低发生率（13%）归功于坚强内固定。Hawkins分型和缺血性坏死率之间密切相关。关于AVN的发生率，Hawkins Ⅰ型骨折为13%，Hawkins Ⅱ型骨折为20%~50%，Hawkins Ⅲ型骨折为69%~100%。手术时机和发生缺血性坏死的风险之间似乎没有相关性[15, 29]。缺血性坏死发生后，对于所允许的承重量目前还没有统一意见。没有证据表明负重有害，负重与否应基于骨折愈合情况而不是是否有AVN的表现。发生AVN时，应该告知患者避免一些损伤性的活动。根据作者的经验，距骨颈骨折后出现的AVN很少累及整个距骨体，而是局限性的[30]。通常患者都没有症状，有些患者甚至功能良好[17, 24, 26, 28]。一旦出现距骨塌陷或明显症状，则需要进一步的治疗（图36.8）。

踝关节和距下关节创伤性关节炎是距骨颈骨折后的常见并发症，发生率为47%~97%[18, 28]。距下关节创伤性关节炎的发生率据报道高达约50%，踝关节创伤性关节炎约为33%，约25%的患者同时累及两个关节。选择性注射有助于

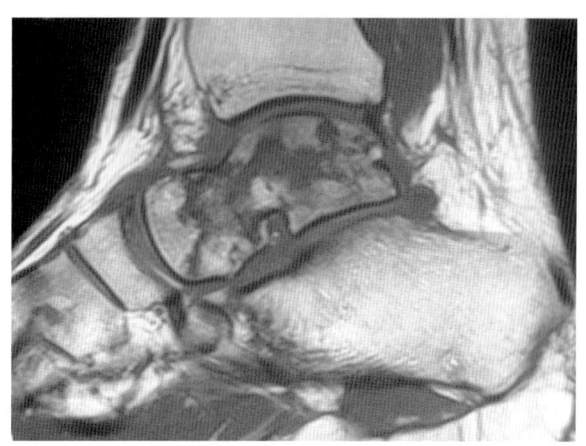

图 36.8　距骨 MRI 影像提示缺血性坏死

评价距骨骨折后的后足疼痛。通常，距下关节关节炎可以成功地通过 UCBL（Univerzity of California at BerKeley Laboratory）矫形器进行治疗。有时，也可用踝-足矫形器（AFO）缓解踝关节创伤性关节炎引起的疼痛。非甾体消炎药和减少活动有助于减轻疼痛，保护后足的两个主要关节。如果保守治疗失败，尝试挽救至少一个后足关节（踝关节或距下关节）对于患者的整体功能来说是相当重要的。

距骨延迟愈合、骨不连和畸形愈合相对少见。据报道，延迟愈合的发生率约为 13%[28]，骨不连的发生率约为 4%[18]。骨不连通常伴有距骨短缩和前足内收畸形[16]。手术治疗距骨颈骨折骨不连一般需要三皮质骨移植，以恢复距骨的长度和骨量，并使其最终愈合。畸形愈合最常见于漏诊骨折。畸形愈合另外的常见原因是术中骨折复位不良或术后复位丢失，基本都直接处于骨科医生的控制之下，是畸形愈合非常少见的原因。

## 距骨体骨折

距骨体骨折有几种不同的类型，主要骨折线的方向可以是冠状位、矢状位或水平位的。通常必须拍摄标准 X 线片（前后位、斜位和侧位）以对骨折进行初步的评估。如有可能，应进行 CT 扫描，因为 CT 可提高对骨折线的整体判断，同时为手术中完成骨折复位提供更详细的资料。

### 骨折分型

距骨体骨折也有分型方法，但是由于距骨体骨折较少见，所以分型并不广为所知。最简单的分型是将其分为 3 型：Ⅰ型是不论骨折线走向如何，骨折累及距骨体部；Ⅱ型是距骨外侧突或后突骨折；Ⅲ型是压缩或嵌插骨折。Sneppen 等[31]基于解剖部位对这些损伤进行分型：A 型，经软骨或骨软骨骨折；B 型，冠状面剪切骨折；C 型，矢状面剪切骨折；D 型，后突骨折；E 型，外侧突骨折；F 型，粉碎性骨折。Inokushi 等[32]对于距骨体和距骨颈骨折的鉴别做出了很大的贡献：如果下方骨折线从位于外侧突前方，那么应认为是颈部骨折；如果是位于外侧突后方，那么就应该是距骨体骨折（图 36.9），因为此处是距骨体移行为距下关节关节面的部分。因此，根据定义，距骨体部骨折会累及胫距关节和距下关节。

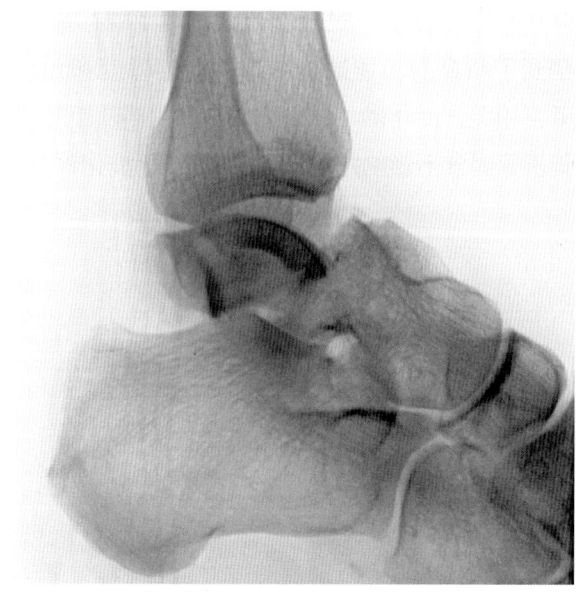

图 36.9　距骨体骨折侧面观。由于骨折线延伸至外侧突，所以不是距骨颈骨折。注意存在距下关节脱位

## 非手术治疗

距骨体部骨折一般会发生移位，很少进行非手术治疗。不幸的是，此类损伤非手术治疗的最常见原因是误诊。最容易漏诊的骨折是外侧突骨折（图 36.10）。如果骨折移位小于 1.0 mm，适于行保守治疗，可用短腿管型固定 4~6 周，非负重 8~12 周。去除管型后，应该积极地锻炼踝关节和距下关节。

## 手术治疗

大部分距骨体骨折均需要手术治疗，包括任何移位大于 1.0 mm 的骨折、所有的开放性骨折，以及任何踝关节内出现游离体的剪切损伤（图 36.11）。

## 手术技巧

手术固定可能需要通过前述的前内侧和前外侧切口进行显露，通常需要进行内踝截骨，以便在直视下解剖复位距骨体骨折。这些骨折常伴发 Pilon 骨折，可以利用 Pilon 骨折的骨折线显露距骨体骨折。有时腓骨截骨也是很有用的。通过节段式截骨完成腓骨截骨，第一刀在关节平面处，第二刀在联合韧带切迹上方。然后向后侧翻开中间段，保持腓骨肌腱附着的完整性。这样可以很好地显露距骨体极外侧的骨折。

大部分距骨体骨折可以使用螺钉（2.0 mm、2.7 mm 和 3.5 mm）进行固定，螺钉垂直骨折线拧入，并将螺钉头埋入关节面（图 36.12）。通常能够见到软骨碎片。尽管大部分软骨损伤无法挽救，需要清理掉软骨碎片，但有一些可用可吸收螺钉进行固定。如果进行清创，这些区域通过纤维软骨进行修复，也可以用于放置内置物，而不会进一步损伤关节软骨。

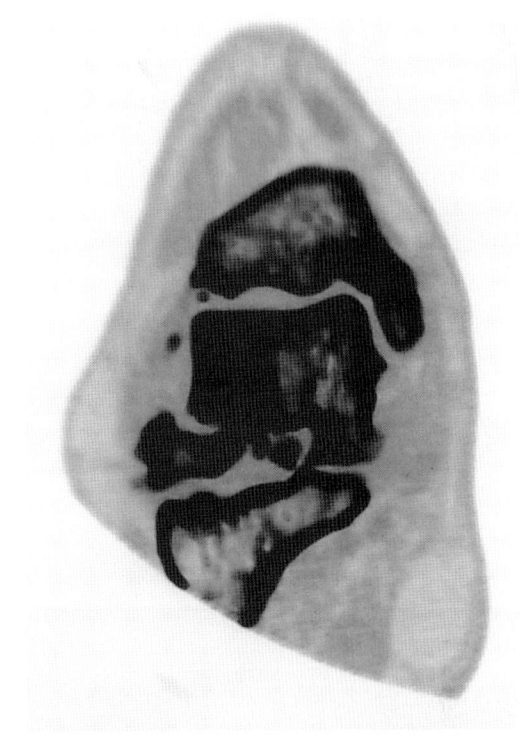

图 36.10　横截面 CT 影像显示外侧突畸形愈合 / 不愈合，并有距下碎片

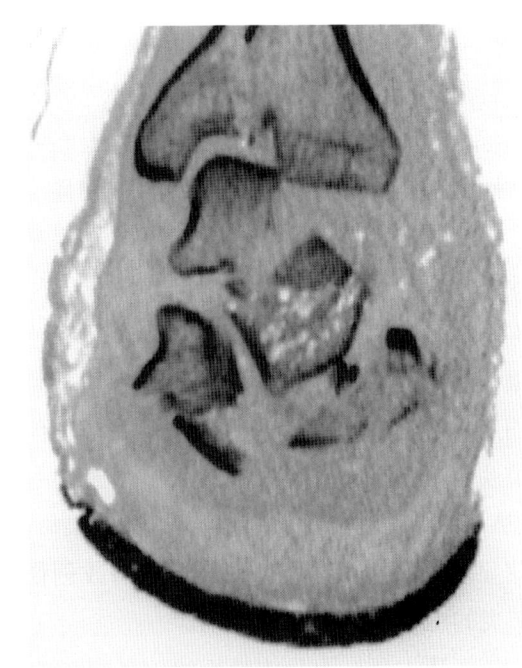

图 36.11　冠状位 CT 重建影像显示 Pilon 骨折、距骨体骨折和跟骨骨折

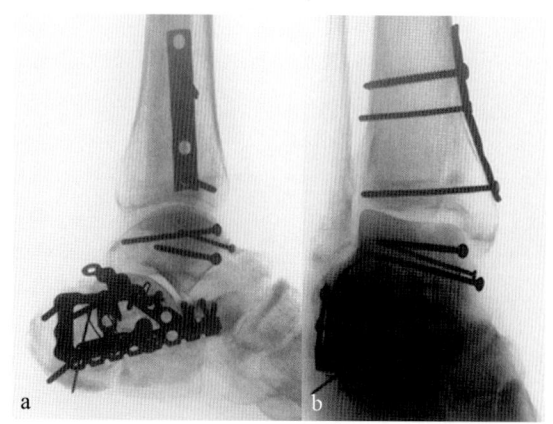

图36.12 术后AP位（a）和侧位（b）X线影像显示Pilon骨折、距骨体骨折和跟骨骨折的固定

> **要点与技巧**
>
> - 通常需要行内/外踝截骨以改善距骨体的显露。
> - 使用钛质螺钉可方便行MRI。

## 并发症和治疗结果

距骨体骨折是一种灾难性损伤，虽然手术内固定可以改善疗效，但是不应有太高的期望。距骨体骨折最主要的并发症是创伤性关节炎。据报道，踝关节创伤性关节炎的发生率高达50%~90%，距下关节创伤性关节炎的发生为48%~90%[21, 26, 31, 33-36]。最近，在Vallier等[37]的报道中，对距骨体骨折的患者进行切开复位内固定，发现约65%的患者出现踝关节创伤性关节炎，在距下关节约为35%[36]。通过一般（MFA）和特殊（FFI）量表评价疗效的结果显示，有明显功能缺失、缺血性坏死、塌陷或创伤性关节炎的患者评分更低。

骨坏死占所有距骨体骨折的35%~40%。开放性距骨体骨折和合并距骨颈骨折发生骨坏死的可能性更高[38]。早期切开解剖复位坚强内固定[34, 37]能改善这种状况。

## 距骨头骨折

距骨头骨折占所有距骨骨折的5%~10%[26, 33, 36, 39]，通常是由剪切暴力（前足极度的内收/外展）所致，也可能是轴向负荷引起的。应该警惕后足和中足周围的其他损伤，特别是距下关节和跟骰关节的损伤。术前CT扫描有助于判断骨折类型。当然，CT也可以发现X线片无法发现的距骨颈骨折。

### 非手术治疗

多数距骨头骨折需要手术治疗。如果CT证实骨折移位小于1.0 mm，可考虑非手术治疗，用短腿管型或拆卸式Velcro靴进行固定。由于距舟关节在步态周期中具有重要的作用，尽早开始活动这个特殊的关节十分重要。根据X线片上骨折愈合的情况，于伤后8~12周开始完全负重。

### 手术治疗

距骨头骨折多有移位，因此大部分需要手术治疗。手术入路由骨折部位决定，可采用前侧、内侧或者前外侧入路，有时需要双切口。据报道，50%以下的距骨头骨折碎块可以切除[39]，但是作者建议切除最好不要超过30%。手术的目标是解剖复位，坚强内固定。以通过关节面置入埋头的微型螺钉（1.5，2.0，2.4 mm）进行固定（图36.13）。如果关节骨折块由于轴向载荷发生嵌插，那么必须解除嵌插，以恢复内侧柱的高度。嵌插骨折复位后遗留的缺损可能需要进行植骨。如果螺钉固定不能提供足够的稳定性，那么在内侧也可以使用外固定支架，以消除骨折块间的应力。外固定支架应按照三角形排列，分别于跟骨内侧、胫骨远端内侧和第一跖骨穿针。这种构型跨越了距舟关节，允许在所有平

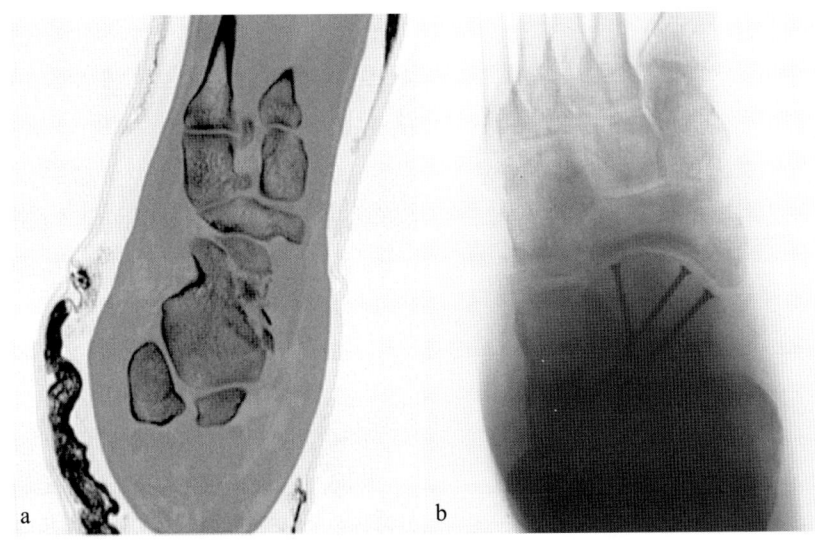

图 36.13 距骨头骨折。a. 距骨头骨折的冠状位 CT 影像。b. 术后 AP 位后足观，显示距骨头骨折的固定

> **要点与技巧**
>
> - 在胫骨远端内侧通常易获取移植用骨，这在存在嵌插骨折碎片时可能是有必要的

面上进行适当的牵开，以降低距骨头的载荷。患足以足后侧夹板进行固定，保持足位于背伸中立位，解除胫骨远端固定针的张力。

## 并发症和治疗结果

距骨头缺血性坏死的发生率不足 10%。其他并发症包括中跗骨不稳定、距舟关节创伤性关节炎等。由于骨折漏诊或复位不良引起的畸形愈合，会促进距舟关节创伤性关节炎的进展[5, 39]。

## 距骨后突骨折

距骨后突被长屈肌腱分为内、外两个结节，外侧结节为距腓后韧带提供附着点，内侧结节有三角韧带的后 1/3 附着。后突的血供很差，特别是外侧部分[40]。后突骨折约占距骨骨折的 20%，外侧结节骨折较内侧结节骨折更常见，常与踝扭伤混淆（图 36.14）。外侧结节骨折在滑雪者中常见。

## 非手术治疗

与其他的距骨骨折相比，距骨后突骨折更多采用非手术治疗。移位小于 2.0 mm 或者骨折块很小的，可以考虑管型外固定治疗。由于此处血运较差，此类骨折的骨不连发生率很高。因此，延长足部固定时间可能是合适的，一般于 6~8 周后开始负重。

## 手术治疗

大部分后突骨折需要手术干预，进行解剖复位内固定或切除骨折块，固定或切除的决定应取决于患者的活动水平、骨量、总体健康状况和骨折块大小。由于发生骨不连的风险较高，有血管疾病的患者应选择骨块切除。术前 CT 扫描有助于判断骨折线与肌腱及血管神经束的相对关系，证实有否距下关节的关节面台阶形成，有助于选择最有效的间隙进行手术，尽可能减少软组织的分离，保留血供。

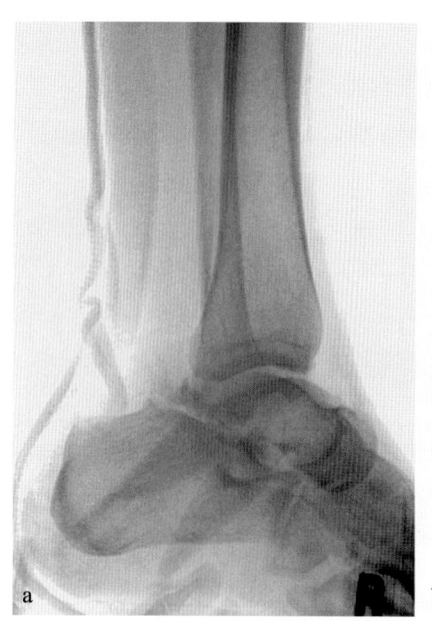
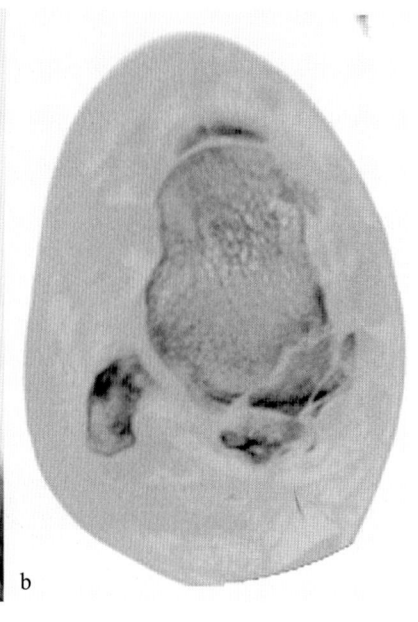

图 36.14 距骨后突骨折。a. 术前侧位观，显示距骨后突骨折，伴距舟、距下关节脱位。b. 术前 CT 影像提示骨折累及后突内侧和外侧

> **要点与技巧**
> 
> - 为了保护内侧血管神经束，建立手术入路时不应使止血带充气。在确认骨折并对血管神经结构进行保护后，使止血带充血可使手术区域无出血的情况下对关节骨折进行复位。
> - 对这两种类型的骨折，可用微碎片螺钉并行埋头处理进行固定。当骨折无法稳定时，可行切除。

手术治疗外侧结节骨折时，应通过后外侧切口进入，通过踇长屈肌腱和腓骨肌腱之间的间隙，直接显露距骨后外侧角。背伸胫距关节以便更好地显露距骨上关节面，有助于在直视下复位。手术治疗内侧结节骨折时，可以通过后内侧切口进入，注意避开附近的神经血管结构。对于可以修复的骨折，以小型或微型螺钉进行固定。

## 并发症和治疗结果

后突缺乏血运，特别是外侧结节。因此，骨不连是最常见的并发症。Parzons[41]对文献进行回顾，发现保守治疗的骨不连发生率约为60%，积极治疗（切开复位内固定或闭合复位）的骨不连发生率约为5%。对大的骨折块应进行固定，小的骨折块可以切除[40, 41]。应该强调的是，外侧结节骨折多会累及距下关节。持续的复位不良会引起距下关节的僵硬和疼痛[41]。

## 跟骨骨折

跟骨骨折的治疗多有争议。相对于四肢的其他骨折来说，跟骨骨折并不多见。然而，跟骨骨折占所有跗骨骨折的60%以上[42]。在高处坠落、机动车事故或直接创伤中，强大的外力传导至后足，引起跟骨骨折。复杂的关节和骨性结构以及脆弱的软组织覆盖，使手术固定跟骨骨折的技术要求较高。以往通常推荐非手术治疗，但报告的疗效较差，因此 Böhler[43]和其他学者[44]开展了手术治疗的研究。切开复位内固定的原则已为广大医师所熟悉[42, 45-54]。目前的文献支持对跟骨移位骨折进行急症手术治疗，但手术应由熟悉跟骨骨折相关的软组织和骨性结构，掌握具有挑战性技术的外科医师完成。

## 初步评估

跟骨骨折患者的初步评估包括对中轴骨和四肢骨仔细的物理学检查，重点检查其他常发生于轴向载荷的损伤。如果胸腰椎、骨盆、同侧或对侧髋关节、膝关节或踝关节有触痛，则应行X线检查。20%~25%的跟骨骨折同时伴有腰椎、骨盆、髋和/或膝关节的损伤[55]。

同时，应检查患足的肿胀、伤口或水疱（血性或者非血性）情况。大部分开放性骨折的伤口在内侧。开放伤口应以聚维酮碘敷料包扎，适当地给予胃肠外抗生素治疗。开放性骨折的特殊处理在本章稍后进行讨论。必须注意皮肤压迫性坏死的早期征象，如骨折块移位所致的皮肤苍白或隆起。如果出现严重疼痛和趾短屈肌的被动牵拉痛，外科医师应警惕骨筋膜室综合征的可能性[56]。

初步的放射学检查包括后足侧位片、足正位片、跟骨结节的Harris切线位片和距下关节的Broden斜位片。通常必须进行CT扫描以评价后关节面，并对骨折进行分类。应根据CT和X线片等影像资料制订治疗方案。

## 软组织的处理

后足的软组织覆盖在跟骨骨折的治疗中占有重要的地位，需要特别重视。后足的骨膜皮肤组织袖应被视为一个器官，需要立即进行积极的治疗，而不论骨折的最终治疗方案如何。任何外科手术之前必须控制并减轻软组织水肿。如没有开放性伤口或皮肤压迫性坏死，可以使用大的Jones加压夹板。另外，石膏衬垫和弹力包扎也可以与冰冻疗法一起使用，如Cryo/Cuff（Airsazt. Summit, New Jerzey），有助于快速减轻水肿和疼痛，应使用衬垫良好的足后部拆卸式夹板，以防止形成马蹄足畸形。将患足抬高到心脏水平以上，有利于肿胀消除。有作者主张使用气压治疗仪以促进肿胀消退，但许多患者因不太舒服而不愿意使用[57,58]。

软组织损伤有两种情况应引起重视，可能需要立即处理：第一种情况是移位骨折片可能损害其表面的皮肤，特别是舌状骨折或跟骨结节撕脱骨折的跟骨结节移位可能会压迫足跟处的皮肤。舌状骨折后跟出现皮肤苍白的早期征象时，必须早期复位固定，以缓解对皮肤的压迫。足跟的软组织缺损是灾难性的，没有简单的挽救措施。

必须重视软组织损伤的第二种情况是骨折水疱的形成。水疱的形成取决于后足所受暴力的大小。高能量骨折以及使用加压夹板超过4~8小时会增加水疱形成的可能。血性水疱意味着更深层的软组织损伤，在计划手术切口时应该避开此区域。非血性水疱意味着部分有活力的表皮细胞附着于真皮层，代表更为浅表的损伤。不管是哪种形式的水疱，都提示后足软组织损伤，必须予以重视[59-61]（图36.15）。水疱应该用非粘连的纱布敷料覆盖。水肿消退后进行手术治疗，水疱也会随之消失。如果水疱破裂，真皮层暴露，那么应清除表皮层，创面使用抗生素软膏，如磺胺嘧啶银（Monarsh Pharmaseutisalz. Ins. Briztol. Tennezzee）预防继发性细菌定植，直到创面再上皮化。如果在伤后3~4周跟部外侧仍然有大面积的血性水疱，应考虑非手术治

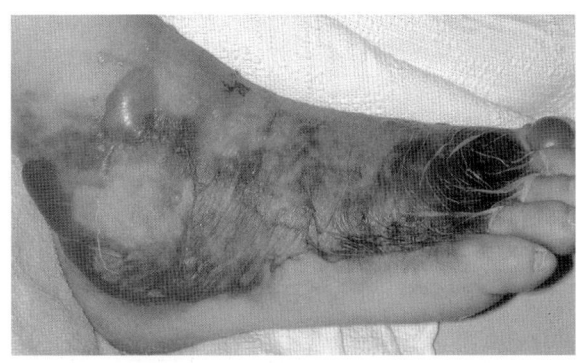

图36.15 严重软组织损伤照片，会明显改变跟骨骨折的治疗

疗，畸形愈合的骨折可以在后期通过相对健康的软组织进行重建手术。

软组织肿胀在伤后第3~7天开始消退（图36.16）。在第2~5天应更换支具观察皮肤。轻柔活动前足和中足有助于肿胀消退。

这些处理原则适用于所有跟骨骨折，不论是采用手术治疗还是非手术治疗。迅速而积极的软组织处理为治疗方案的选择提供了良好的基础。部分医生通过有限小切口或经皮螺钉早期行手术复位和固定。在其研究中，在相似的复位结果条件下，手术时间更短[62,63]。相反，如果不对软组织进行充分评估和积极处理，那么治疗方案的选择会非常有限。

## 骨折分型

跟骨骨折的分型需要对相关的骨性解剖有全面理解。跟骨前结节连接跟骨远端外侧部分和骰骨，其上面部分作为前关节面的基底，支撑距骨头的下关节面。中间关节面位于载距突上，对于支撑距骨颈和距骨体的内侧部相当重要。后关节面是最大的关节面，与距骨体的下关节面相关节。跟骨将来自中轴骨的重力通过跟骰关节和距舟关节传导至中足和前足，还将重力直接传导至跟骨结节。除了腓骨肌结节，其外侧壁相对平坦。神经血管束以及外在的屈肌腱在内侧行经载距突的下方。跟骨结节支撑后关节面，并作为腓肠-比目鱼肌结构的附着点。各种临床解剖教科书一般都有关于跟骨解剖的详细描述[64]。

跟骨骨折可以描述为移位骨折或无移位骨折，关节内骨折或关节外骨折。Carr[65]通过实验证实了之前其他作者描述的骨折病理学：可再现的主要骨折线将跟骨纵向分为内、外两部分，这条骨折线也可能进一步延伸到跟骰关节，影响足的外侧柱。第二条骨折线起于Gizzane角处，由距骨的外侧突撞击引起，把跟骨分为前、后两部分（图36.17）。

Böhler角和Gissane角广泛用于描述移位性跟骨骨折影像解剖学的改变（图36.18）。Böhler角被定义为在跟骨侧位片上跟骨后关节面

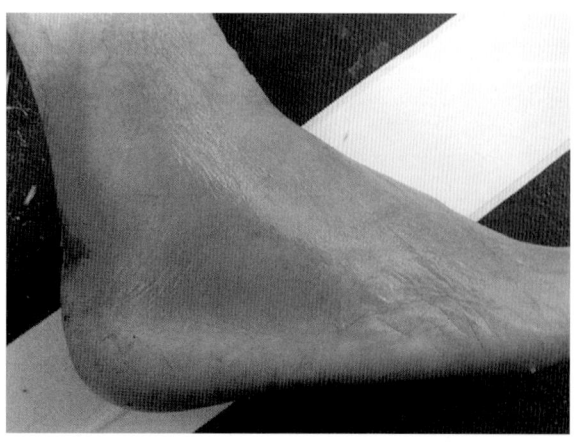

图36.16 跟骨骨折术前照片，注意外侧面软组织因肿胀消退而出现的皮纹

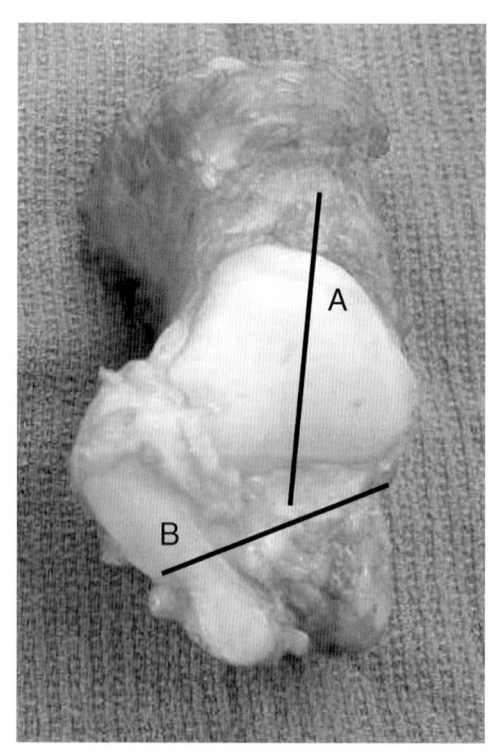

图36.17 跟骨背侧观，并标出了典型的骨折线，注意后方内侧和前方关节面。后方关节面被纵向的骨折线（A）一分为二，第二条骨折线（B）将跟骨分为前、后两个部分

后缘处两条直线的交角：第一条直线为跟骨结节后上顶点与后关节面后上缘之间的连线，第二条直线为跟骨前突前上缘向后与后关节面后上缘之间的连线。正常人的 Böhler 角为 20°~40°。患者的正常值可以通过未受伤的对侧跟骨的 X 线片来确定。在移位性骨折，由于后关节面压缩、向前旋转而跟骨结节抬高，此角会变小。Böhler 角减小提示存在明显的移位性关节内骨折，非手术治疗可能预后不佳[66]。

Gissane 角是指平行于后关节面的直线与连接前突最高点和后关节面最前下点的直线所形成的夹角（图 36.18）。该角类似距骨外侧突的轮廓。通过测量患者对侧未受伤的跟骨来获得该角的正常值。骨折移位越大，该角越小。

Essex-Loprezti 根据后关节面与跟骨结节之间的关系把跟骨骨折分为两种类型。压缩性骨折是较常见的关节内骨折，后关节面和跟骨结节之间发生不同程度的移位；后关节面向前下旋转，陷入压缩的松质骨内。后关节面骨折块常于跟腓韧带的附着处或稍上方与跟骨外侧壁分离，平行于 Gissane 角的底边（图 36.19）。较少见的舌状骨折是指后关节面仍与跟骨结节相连的骨折，有一条垂直的骨折线在 Gissane 角的顶点处通过跗骨窦向下延伸。这条骨折线和后方跟骨结节体部的水平骨折线相交。后关节面向前下旋转，跟骨结节在其后部向上移位（图 36.19）。

CT 扫描对于我们理解骨折类型有很大的帮助，能够更准确地描述关节内骨折的移位情况。确定关节内骨折的粉碎程度有利于判断骨折的预后[67, 68]。Sanders 分型基于冠状面 CT 扫描，描述了后关节面的移位和粉碎情况。Sanders 分型以距骨下 - 后关节面最宽处的冠状面 CT 影像为基础[51]。这个解剖标志被后关节面内的两条垂直线分为三个部分或三个柱。后关节面内侧的另一条线将最内侧的载距突骨折块分开。因此，可以将后关节面描述为四个潜在的骨折块：

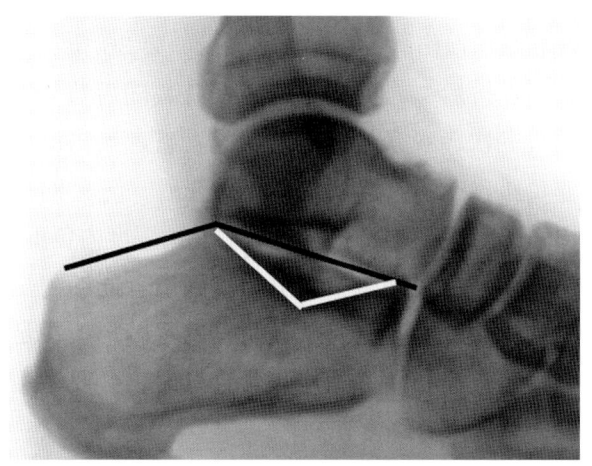

图 36.18　跟骨侧面观。Böhler 角（黑线）和 Gissane 角（白线）已画出

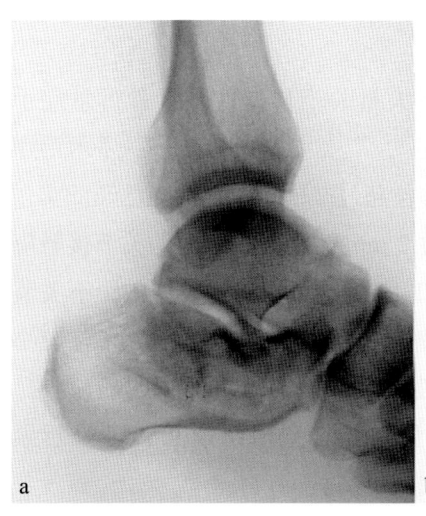
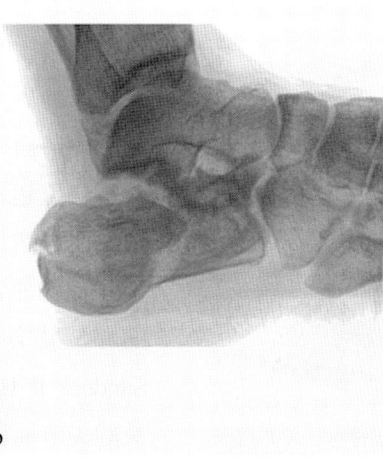

图 36.19　跟骨骨折。a. 关节压缩型跟骨骨折侧位观。b. 舌型跟骨骨折侧位观

无移位的骨折归类为Ⅰ型，无论有几条骨折线；Ⅱ型骨折为后关节面的两部分骨折，根据骨折线进一步分为ⅡA、ⅡB、ⅡC三个亚型，依次骨折线更靠内侧（图36.20）；Ⅲ型骨折为三部分骨折，伴有中央压缩骨折块，也依压缩骨折块的向内程度进一步分为ⅢAB、ⅢAC、ⅢBC三个亚型；Ⅳ型骨折为高度移位和粉碎的骨折，后关节面至少有4个分离的关节骨折块。

Sander分型能够提供骨折的预后信息。与Ⅲ型和Ⅳ型骨折相比，Ⅰ型和Ⅱ型骨折的预后更好（图36.21）[51]。这是比较直观的，因为随着后关节面的粉碎程度增加，可以预想关节功能预后会更差。

## 非手术治疗

跟骨骨折非手术治疗的适应证包括确实无移位的骨折（如SanderⅠ型骨折）或有严重的内科并发症的患者。这些并发症包括但不限于：吸烟，周围血管疾病，Ⅰ型糖尿病（特别是并发神经病变），类固醇依赖，老龄，后足的软组织或骨感染，或者增加麻醉和手术总体风险的系统性疾病。跟骨骨折的所有患者都要求戒烟。

早期非手术治疗的重点是控制肿胀和疼痛。开始，这些患者通常需要住院，胃肠外给予麻醉剂以控制疼痛。由于有发生筋膜室综合征的潜在风险，不建议使用局部麻醉。

在软组织覆盖方面，重点是控制水肿。肿胀消退到一定程度，可以使用可拆卸式夹板时，开始后足的活动，包括内翻、外翻、跖屈和背伸。每周检查患足，直到肿胀消退。住院患者要常规使用低分子肝素，门诊患者的预防血栓治疗要个体化。在进行抗凝治疗时，要权衡深静脉血栓形成的风险和血肿扩大的风险，后者会造成软组织损伤。

骨折后2周拍摄后足X线片，随后每4周拍摄一次，观察骨折愈合情况。患者最初保持非负重，逐步过渡到足部放平着地。伤后8~12周，随着骨折愈合，开始在可耐受的限度内负重。使用市售的短腿骨折支具，直到患者能够耐受带弹性垫的正常鞋具，预防马蹄足畸形。在足部开始完全负重和适应正常穿鞋时，必要时用弹力绷带保护踝关节。

## 手术治疗

### 手术适应证

目前，有大量关于移位性跟骨骨折急症手术治疗的研究[42, 46~54, 69~71]。传统上，手术治疗用于关节面移位超过2 mm的骨折。已经证实，骨折移位超过2 mm时距下关节面的关节接触应力会明显增加[72]。这可以通过类似的距下关节接触应力来解释：后关节面较小，意味着较小的移位就会使后关节面的承重面积明显减少。SanderzⅡB型和ⅡC型损伤较ⅡA型骨折累及的关节面比例更高。

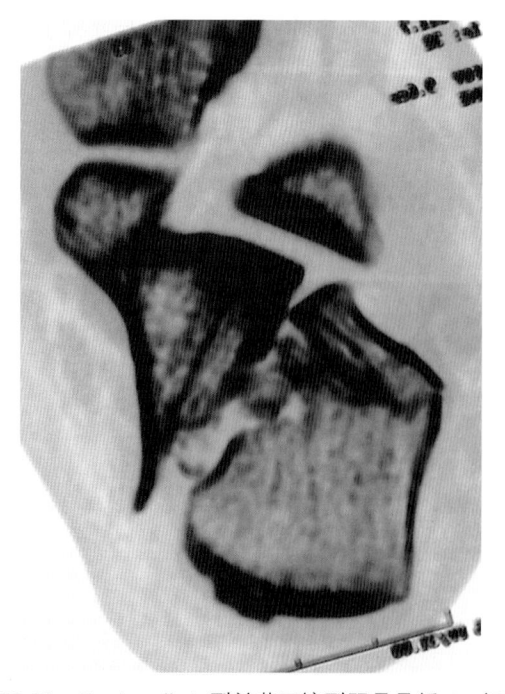

图36.20　SandersⅡA型关节压缩型跟骨骨折CT扫描

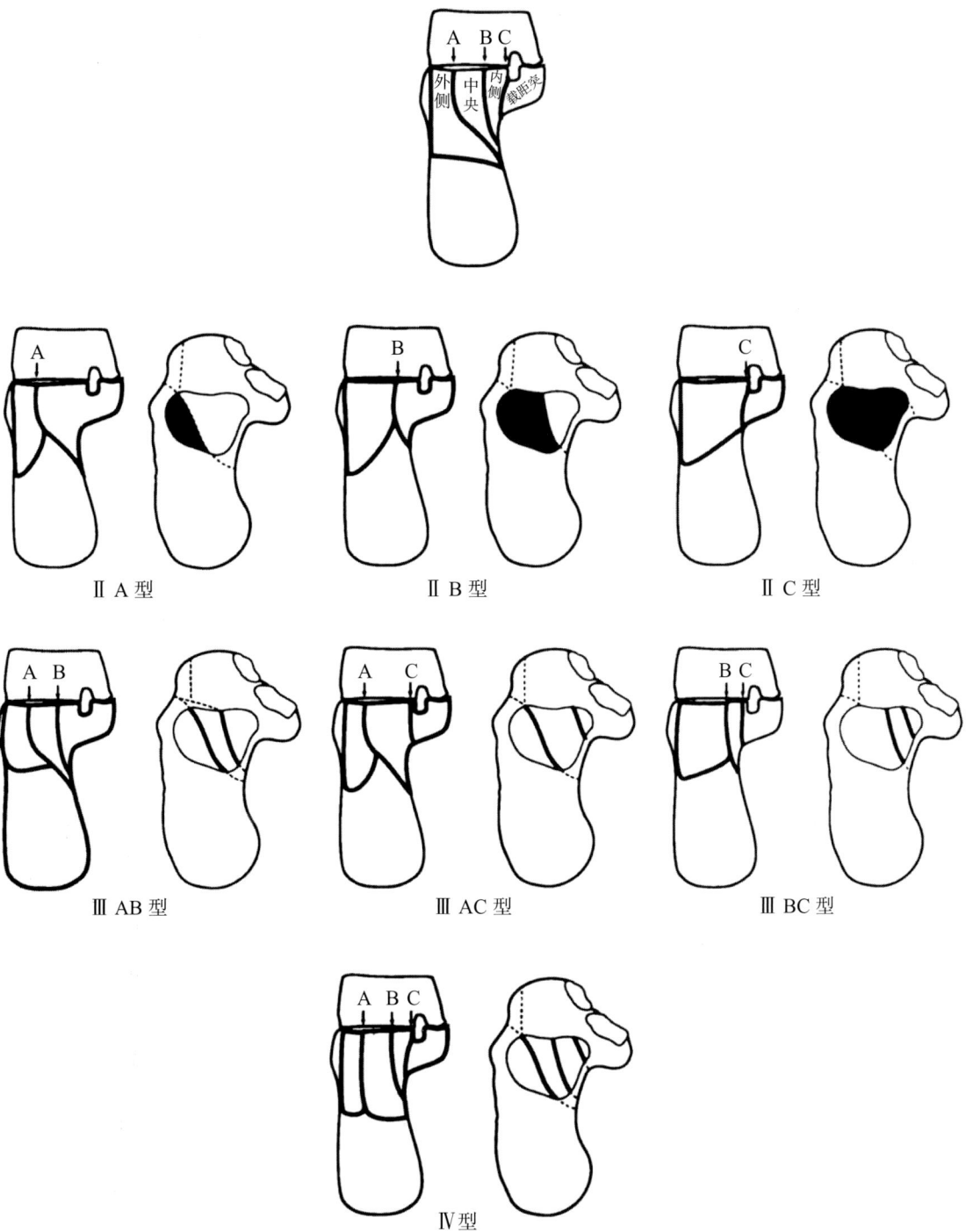

**图 36.21** CT 扫描 Sanders 关节内跟骨骨折分类（引自 Sanders R. Intraarticular fractures of the calcaneus:present state of the art. J Orthop Trauma 1992;6:254.）

手术治疗的影像学标准包括后关节面粉碎和移位的程度，以及跟骨结节高度、宽度和内翻位的丧失，还应该评价跟骨前突以及跟骰关节面的完整性。修复跟骨的这些部分对于重建后关节面的功能至关重要。部分骨折（如Sander Ⅳ型骨折）可能更适合于晚期重建而不是一期修复。部分学者建议对跟骨粉碎性骨折一期行距下关节融合，用于复位不可修复的后关节面的手术切口可能会妨碍随后进行重建时的手术切口。最后，对患者进行手术治疗时必须进行合理的选择。

## 手术目标

新鲜跟骨骨折手术治疗的目标是：

1. 恢复前突正常的方向以及前、中关节面与骰骨的对应关系，恢复足的外侧柱。
2. 重建跟骨的后关节面，使之在Gissane角处与跟骨前突连接。
3. 纠正跟骨结节的短缩、内翻和增宽。
4. 连接跟骨结节和后关节面以及前突的下缘。
5. 必要时植骨填充松质骨缺损，坚强内固定。
6. 无张力下关闭切口。

## 手术解剖

绝大部分跟骨骨折通过Benirschke等[42, 49]描述的L形可延伸切口进行手术。切口的位置非常重要，稍微偏离正常位置就会增加发生皮瓣坏死或神经损伤的可能性。切口的垂直部分平行于跟腱，位于腓骨后缘向后约1cm处，沿腓骨肌腱的下方弧形延续为切口的水平部分，平行于足底，恰好位于平滑的跟垫皮肤上方，然后向远侧延伸至跟骰关节。必须注意避免损伤腓肠神经的终末分支和腓骨肌腱及其腱鞘。该切口能够最大限度地显露跟骨结节，降低腓肠神经医源性损伤的可能性。

在计划手术固定前，术者必须了解跟骨的解剖形态。除腓骨肌结节外，其外侧壁相对平坦。跟骰关节是鞍状关节，远端的关节面向内后侧倾斜。在置入螺钉时一定要记住这些解剖特点。腓骨短肌腱走行于跟骰关节前外侧。通常，切口在远端必须上抬，以充分直视跟骰关节。在跟骨外侧壁有一皮质增厚区，为腓骨肌支持带和跟腓韧带提供附着。这个切口可以显露跟骨结节的上面，包括跟腱止点。后关节面向前向下与跟骨的前突相交于Gissane角。后关节面向前下方倾斜，直到中关节面和载距突。这些解剖特征的理解有助于指导将螺钉置入载距突，而不会突入后关节面的内侧部分[74]。

通过这个切口也可以显露距骨的外侧突和后下关节面。了解载距突的正常位置非常重要，因为通常不能直视载距突，除非为以后重建而移去大的后关节面骨块。包括载距突的这部分跟骨被认为是"恒定的骨块"，是从后关节面向前内侧延伸的部分。该骨块的位置较后关节面的最内侧部分要高。这些解剖知识有助于将螺钉从外侧壁安全置入致密的载距突内。螺钉通过外侧壁的接骨板，把前突和后关节面以及跟骨结节连为一体。因此，将载距突骨块连接到接骨板螺钉上是非常重要的。足和趾的外在屈肌腱以及胫后神经、血管走行于载距突的下方，螺钉置入不慎可能会损伤这些结构[75, 76]。显然，螺钉置入不必超出跟骨的内侧皮质或载距突最内侧的范围。当通过外侧入路手术时，必须了解内侧结构的位置。如果内侧有开放创口，可以由此创口对载距突或内侧壁骨折进行清创，对明显移位的骨块进行有限的手法复位。

## 手术技巧

**视频 36.2　对跟骨骨折行ORIF**

全身麻醉诱导后，预防性应用头孢菌素类抗生素，插入Foley导尿管。患者侧卧于可透X

线的手术床上，在所有可能发生神经血管压迫的部位垫枕。在胸腹和骨盆环处放置充气垫。支撑下位腿，在下位腿的上方放置一个"铺垫好的手术台"，以支撑术侧下肢。双侧膝关节和髋关节略屈曲。膝关节外侧备皮，以便在股骨远端或胫骨近端的外侧取骨进行植骨。必要时足踝外侧也需要备皮。大腿部使用止血带。根据手术的需要，对整个下肢从足趾到腹股沟进行消毒。止血带以下进行标准铺巾，这样下肢可以自由活动，以方便透视和显露取骨部位。下肢抬高，弹力绷带驱血，止血带充气止血。

根据前述的解剖标志在皮肤上标记切口。根据手术侧和术者的优势手，从切口的水平或垂直部分开始，建立全厚骨膜皮瓣。在分离的过程中，最重要的是注意保护软组织。沿标记的皮肤切口切开，直达跟骨结节处骨膜。以15号手术刀于骨膜下掀起全厚骨膜皮瓣，用Senn或Ragnell拉钩牵开骨膜皮瓣的游离缘进行显露。熟练助手的轻柔牵引有助于单层暴露。从跟骨外侧壁上掀起致密的跟腓韧带，以及腓骨肌支持带及其腱鞘，注意避免损伤腓骨肌腱鞘和腓肠神经。显露跟骨外侧壁后，继续解剖显露后关节面的外侧部分，然后向前显露跟骰关节。如果术前CT扫描显示骨折未累及跟骰关节，应对远端部分仅进行有限的解剖，以减少发生腓肠神经分支或腓骨肌腱的医源性损伤的风险。

如果后关节面由于骨折块移位而显露不清，可能需要翻开粉碎的跟骨外侧壁。如果可能，应注意保留外侧壁骨块下缘现存的软组织附着。如果需要，在皮质骨块上做烧灼标记或皮肤标记，便于以后的骨块重组。在最终复位前，任何外侧壁粉碎骨折块均应以湿润的海绵纱布包裹。

此时，应该可以直视后关节面和距骨外侧突。用锐口牙科刮匙或骨膜起子仔细进行分离，有助于界定骨折面以计划骨折复位。抬起并移出后关节面的压缩部分，注意在操作过程中避免造成软骨的进一步损伤。以锐口牙科刮匙或无菌牙刷清理这些骨折块，放在湿润的盐水纱布中备用。

此时，自跟骨结节置入4.0 mm或5.0 mm Schanz钉，以利于通过牵引使骨折复位。如果是舌状骨折，Schanz钉应置于与后关节面相连的跟骨结节上部，从后侧经皮穿刺通过皮肤和跟腱下方，平行于后关节面置入。位置过低可能会影响随后的克氏针临时固定。

关节压缩性骨折常伴有跟骨结节短缩和内翻。经皮自后向前置入Schanz钉有利于长轴的恢复。另一枚自外向内置入的Schanz钉用于纠正横向的畸形，将足跟牵至外翻或中立位。在陈旧性骨折中，由于有一定程度的早期愈合，跟骨结节的复位可能很困难。这种情况下，以鞋拔的方式用小的弯骨膜起子复位骨折可能是有帮助的。将骨膜起子放在载距突骨折块的内下方，以此为支点，向外、向下撬拨跟骨结节。单独或联合使用这几种方法恢复跟骨结节骨块长度和外翻。然后以0.054英寸或0.062英寸的克氏针将结节骨块临时固定于跟骨前突的内侧部。通过侧位、切线位和Broden位透视检查骨折复位情况。

接下来开始复位跟骨前突，最好先复位关节面，然后向后复位。复位跟骰部位的矢状和冠状骨折线，以0.045英寸或0.052英寸的长克氏针临时固定。应辨明前突连接于Gissane角最远端部位的皮质增厚区（丘部）。该区域通常不会发生严重粉碎，可以用于指导复位和固定螺钉。

随后，把后关节面骨块复位到残余的"恒定的"载距突骨块和跟骨前突上。大而单一的骨折块通常容易复位到这两个骨块上。复位前，后关节面的粉碎性骨折可能需要在后台进行拼装，复位难度与粉碎骨块的数量有关。有多块骨折块的粉碎性骨折可有明显的软骨丢失，特别是在Gissane角处，使解剖复位非常困难。跟骨前突致密的丘部虽然是有用的骨皮质标志，但骨折时会随着骨折块移位产生剪切力使后关节面的软骨剥脱。用 0.04 英寸或 0.052 英寸的短克氏针对后关节面部分进行复位并临时固定于载距突。主要骨折线越靠外侧，术者越容易观察后关节面的复位情况。通常也以 0.045 英寸或 0.052 英寸克氏针临时复位固定前突和后关节面远侧交汇处的骨折。此时，通过后足侧位片或 Broden 位透视证实关节面复位情况。

关节面复位后，需要对跟骨结节的位置进行"微调"。跟骨结节的外上侧部分应该复位到后关节面的后外侧。跟骨结节的下侧皮质应与前突的下侧部分排列良好。这些解剖标志可以通过直视或透视（后足的侧位、Broden 位和切线 Harriz 位影像）证实。此时，0.054 英寸或 0.062 英寸的长克氏针经皮将跟骨结节骨块连接于后关节面和前突。

利用参考标记对先前取下的外侧壁骨块进行拼装，对骨折的复位情况进行最后的证实。可将长克氏针打入骰骨作为辅助的临时固定，直到术者认为复位满意。复制该影像学资料作为医疗记录。

临时复位和固定后，处理遗留的松质骨缺损。作者倾向于以股骨远端或胫骨近段的外侧作为自体骨的来源，因为在这两处可以获取充足的自体松质骨。Thordarson 和 Bollinger[77] 使用 SRS 骨水泥（骨修复系统，Norian, Cupertino, CA）填充缺损，发现这项技术可以允许患者早期负重（3~6 周）而没有复位丢失。有些学者认为没有必要进行植骨。也有学者推荐使用冻干、辐射异体松质骨或新的植骨替代材料来修复骨缺损。

随后开始置入最终的内固定。目前市面上有数种专为跟骨骨折设计的内置物。所有的跟骨内置物具有以下一些共同特点：低切迹，良好的可塑性便于塑形，足够的强度以抵抗变形，在不同的角度以多枚螺钉固定，可以剪除不需要的部分。虽然这些预制接骨板在多数情况下功能良好，但是它们限制了螺钉安放选择的灵活性，需要进行塑形；后期去除接骨板的手术切口较小型和微型内固定的切口更大。

也可以使用小型或微型接骨板螺钉（Synthes, Paoli, PA），以及 2.7 mm 重建接骨板和颈椎 H 形接骨板。这些简单的接骨板可以进行个体化，以适应不同类型的骨折。长的 2.0 mm、2.7 mm 和 3.5 mm 螺钉可以跨越很长的区域对骨折块进行加压固定。对骨折复位和固定比较重要的小骨块，可以直接拼接固定于接骨板结构上。需要详细了解骨折块之间的关系，以便将前突和后关节面及跟骨结节固定在一起。

进行最终固定时，首先进行距舟关节和后关节面的关节内骨折块之间的加压固定。加压固定通常使用 2.0 mm、2.7 mm 和 / 或 3.5 mm 皮质骨螺钉，后关节面的粉碎性骨折有时需要用 1.5 mm 螺钉进行固定。用经验指导临时固定的克氏针的定位，否则会妨碍最终固定的螺钉置入。如果使用预制的跟骨接骨板，要根据需要进行剪切和塑形，然后将皮质骨螺钉分散置入前突、结节和后关节面，全部连接于载距突（**图 36.22**）。随后，去除全部临时固定的克氏针进行最后的透视。在侧位、切线位和 Broden 斜位进行透视，以证实最终的复位情况和螺钉位置。必须进行切线位透视，以确定螺钉没有穿出内侧壁。如果调整了螺钉的长度或位置，则需要重新透视。

最终的固定和植骨完成后，止血带放气。以湿纱布和弹力绷带对跟骨外侧切口以及其他供骨部位加压包扎 5~10 min，以帮助止血。去除包扎后用双极电凝处理皮肤出血点。如果松质骨有明显出血，可以使用骨蜡等，通常弹性加压包扎延长 5~10 分钟可以控制出血。止血必须彻底，以防止形成危及皮瓣的术后血肿。

切口放置小的硅胶管引流，如 TLS 外科引流系统（Porex Surgical Inc., Newman, GA）或 1/8 英寸 Hemovas（Zimrner, Barzaw.IN），

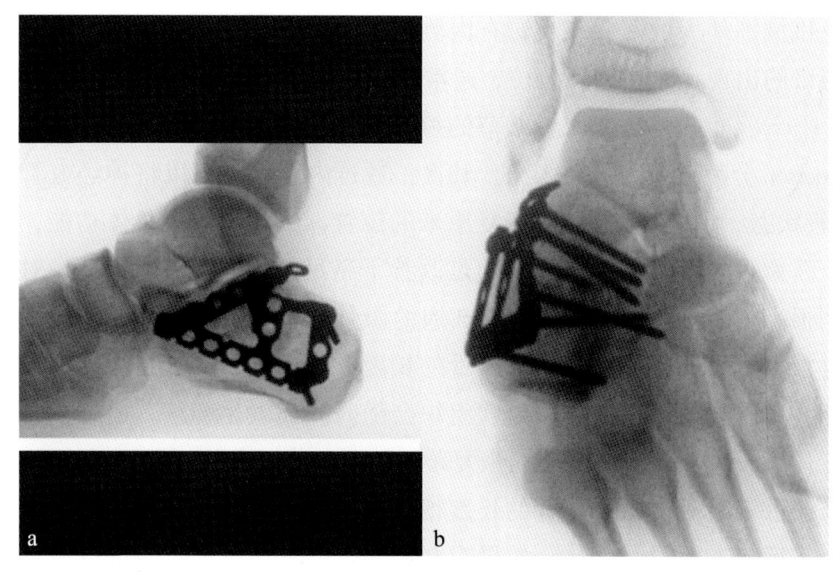

图 36.22 用外侧接骨板和螺钉修复跟骨骨折的术后影像。a. 侧位观。b. Broden 位影像显示后方关节面复位

自足背引出。切口缝合分两层完成。骨膜层用 0 号或者 2-0 号可吸收线进行反褥式缝合，缝合前先用止血钳进行标记。助手以轻柔的压力复位皮瓣，同时术者先缝合转角处，然后再进行连续缝合。正确的深层缝合应使皮缘相对，用 4-0 的尼龙线以 Allgower-Donati 技术缝合皮肤层，线结打在切口的后下缘。关闭切口必须十分细心。

切口完全关闭后，检查引流管是否被缝住，并再次评价切口边缘的灌注情况。如果缝线间的皮肤边缘苍白，用蚊式钳或锐口牙科刮匙放松 Allgower-Donati 线结，直到皮肤灌注确实。如果对皮肤灌注情况有疑虑，应拆除缝线，重新缝合。无菌的不粘敷料包扎，然后使用衬垫良好的加压夹板固定。术后注意保证引流通畅。

## 术后处理

区域麻醉对疼痛控制是十分有益的。如果没有禁忌证，可以进行硬膜外或坐骨神经周围阻滞麻醉。周围神经阻滞后可以立即开始肝素抗凝治疗，但如果使用硬膜外阻滞麻醉则必须延迟 12~24 h，以免发生硬膜外血肿。

术后患者需要住院治疗，抬高下肢。患肢保持卧床休息 36 小时。术后立即开始前足锻炼。出院前（通常术后 48~72 小时）更换夹板，用新的夹板或 Cryo 套（Airsazt，Summit，NJ）、Ace 绷带和后侧拆卸式夹板进行固定。出院前检查切口，患肢保持非负重。

术后 5~7 天检查切口情况，术后 3 周拆除切口缝线。切口愈合后立即开始距下关节活动。拆线后拍摄侧位、Harris 切线位和 Broden 斜位 X 线片，随后每 4 周复查一次。根据个体情况，骨折一般在 8~12 周愈合。开始渐进式负重，直到能够完全负重。在最初的几个月内进行游泳锻炼或水疗通常是非常有用的。继续积极进行跖屈、背屈、内翻和外翻等运动，以及踝关节本体感觉的理疗，直到患者恢复满意的关节活动度。当患者完全负重时开始正常穿鞋；如果需要，可用定制的矫形器加强。

## 跟骨开放性骨折

与闭合性骨折相比，跟骨开放性骨折的治疗则完全不同。绝大多数情况下伤口位于内侧，一般是由尖锐的载距突皮质骨片或作用于内侧软组织的剪切力造成的。少数情况下，开放性伤口是由诸如割草机或农业工业机械等外力的广泛挤压伤或者脱套伤。开放伤口的出现要求必须立即进行手术治疗。

对开放性骨折，按 Gustilo-Arderson 分型系统进行分型，并记录下肢的神经血管状态[78, 79]。仔细评估神经血管状态很重要，因为开放性跟骨骨折伴有神经血管损伤的比例很高。这些结构的状态在制订最终治疗方案时很重要。所有的开放性骨折必须进行急诊清创，注射破伤风抗毒素，并合理静脉滴注抗生素。

接下来的紧急处理是尽可能在手术时对所有伤口进行冲洗并清创，最好在伤后 4~6 小时内进行。对于那些污染严重、大面积挤压伤或脱套伤，或者初次清创延迟的患者，应在 24 小时内进行"二次"清创。必须对软组织进行精细操作，延长并探查这些伤口。内侧的神经血管束几乎总是在伤口深部，要注意辨识和保护。偶尔，神经血管束可能嵌入跟骨结节骨块和载距突骨块之间的骨折部位。异物和失活组织锐性清理完成后，用大量的无菌生理盐水冲洗伤口。

与闭合性骨折相比，跟骨开放性骨折在骨折的处理有其独特之处。跟骨骨折重建的一个关键问题是如何把跟骨结节复位到载距突。在闭合性骨折，采用外侧切口时必须进行间接复位。相反，有内侧伤口的开放性骨折有可能在直视下复位，通常可以达到解剖复位（图 36.23）。跟骨结节的解剖复位可以降低内侧伤口缝合时的张力。其次，通过内侧伤口可以将神经血管结构恢复原来的位置，因此改善了总体功能，更重要的是改善了患足的静脉回流。最后，对损伤后 2~3 周的跟骨骨折进行重建，最困难的是恢复跟骨的长度和关闭伤口。这是因为损伤后伤处软组织会随时间而发生挛缩。通过初次清创时恢复跟骨结节与载距突的正常解剖关系，跟骨的长度得以恢复，使得后期的重建更为容易；如果有必要，可以延迟较长时间进行最终的重建手术。

可以应用微型 T 型接骨板（如果认为伤口清创充分）或 9 英寸纵行克氏针，自跟骨结节紧贴内侧壁穿入载距突维持临时复位。在创伤性伤口关闭时，必须将克氏针更换为适当的内固定，否则穿针部位会增加最终重建时手术野污染的可能。作为替代，可以使用全螺纹的胫跟斯氏针。斯氏针从胫骨远端前缘进针，向后下经后踝穿出胫骨。跟骨结节与载距突的关系恢复后，斯氏针继续向下进入跟骨结节。该技术的主要优点之一就是穿针部位远离日后最终的手术切口，避免后期手术野污染的问题（图

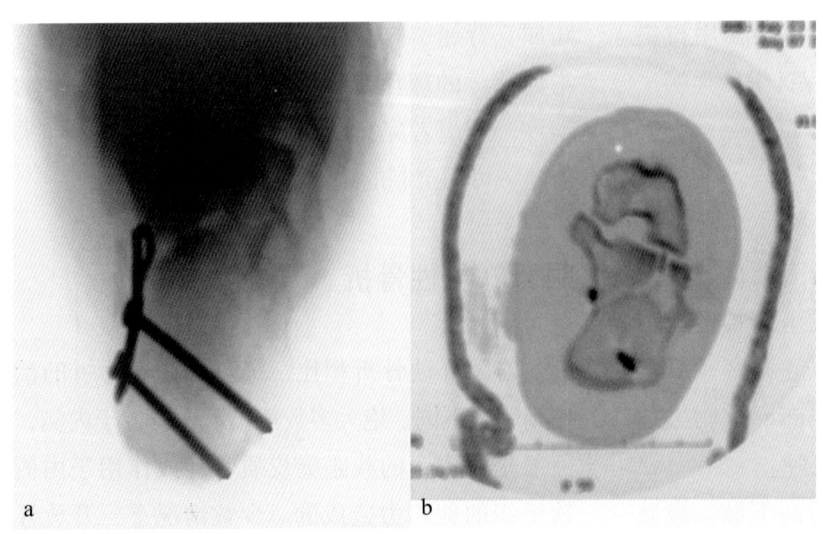

图 36.23 伴内侧伤口的开放性跟骨骨折。a. 轴位影像显示通过开放伤口复位将跟骨结节复位至载距突。b. 将跟骨结节复位至载距突的 CT 扫描。因为软组织情况不允许对关节面骨折进行最终的固定，后关节面外侧部分尚未复位

36.24）。

对于开放性骨折，术后伤口可以采用传统敷料或新的负压创面敷料进行包扎。如果初次清创时没有关闭伤口，每隔48~72小时进行再清创，直到伤口没有明显的坏死或感染迹象。用 Allgower-Donati 缝合技术进行无创关闭。

伤口关闭后，手术治疗就等同于闭合性骨折了。当软组织肿胀消退、皮肤皱纹再现后再进行最终的治疗，可能需要7~10天的时间。在围术期可以像闭合骨折那样使用水肿控制仪器。如前所述，多数病例使用标准的外侧L形切口，在外侧可以使用标准构型的内固定。

## 治疗结果

跟骨骨折的疗效取决于原始损伤的严重程度与治疗方法。Sanders 等[51]发现，术前CT扫描所显示的后关节面粉碎程度与手术疗效密切相关。实际上，跟骨骨折的手术疗效与关节面的粉碎数量呈负相关，而与手术医师重建粉碎骨折的能力呈正相关。Sigvard Hanzen 医生指出：

"如果你把它做得看起来像脚，那么它会像脚一样工作。"这句话同样适用于跟骨骨折。解剖重建前、中、后关节面，跟骨结节处于中立位或略外翻位，恢复跟骨的高度和宽度，这样会产生最佳的手术效果。前面正文中列举的文献支持这个观点，但一小部分有工伤补偿的患者除外。与没有工伤补偿的患者相比，他们进行距下关节融合的可能性更大，主要原因是持续的跗骨窦疼痛[80]。

对于技术娴熟的创伤骨科医师，跟骨骨折的手术治疗常可取得优良的临床疗效。严格的患者选择、仔细、轻柔的软组织处理、坚强的解剖复位内固定以及康复督导，都是取得良好手术效果的关键。除了前面列举的少见并发症以外，移位性跟骨骨折患者还可以预期以下几点：

1. 住院治疗2~3天；
2. 伤口在2~3周愈合；
3. 骨折在6~12周愈合；
4. 2~3 个月内部分负重；
5. 3~4 个月时完全负重；

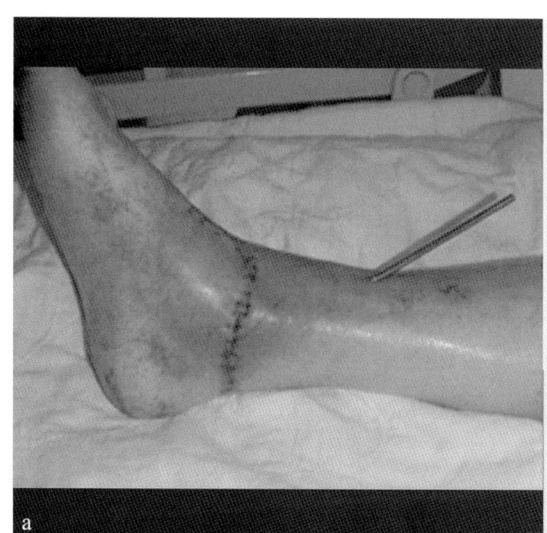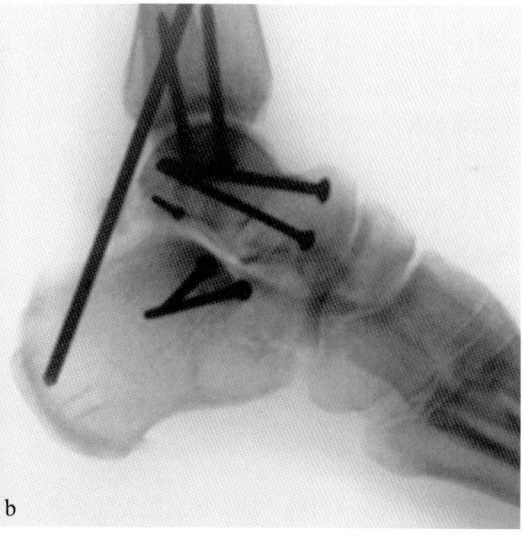

**图36.24** 足内侧严重开放性损伤后置入胫骨-跟骨针稳定软组织封套。a. 临床照片。b. 侧位影像。患者接受跟骨、距骨骨折的 ORIF

6. 4~6个月时弃用负重辅助设备；

7. 6~9个月时回到正常的伤前工作；

8. 恢复接近全部的背伸和跖屈，内外翻恢复50%~75%；

9. 能够正常穿鞋，有时需要足部矫形器。

## 并发症

跟骨骨折手术治疗的相关并发症可能与软组织、关节或骨性、腱性结构相关。经验丰富的外科医师能降低这些风险，但是高能量损伤本身也会伴发一些需要手术干预的并发症[80~82]。

软组织裂开或坏死是灾难性的。对于熟练的外科医师，软组织裂开和深部感染的发生率在闭合性骨折低于2%，而开放性骨折低于8%[83]。吸烟、糖尿病或开放性骨折等，都会增加软组织裂开和深部感染的发生率[84]。BenirzshKe和Dramerz[83]最新的回顾性研究表明，所有的软组织伤口问题都可以通过清创、使用抗生素和延迟闭合伤口而治愈。

发生软组织并发症后，应通过阶段性清创、负压创面疗法、静脉和/或口服抗生素以及延迟关闭伤口进行处理。少数情况下，软组织缺损明显，不可能二期直接闭合，可以通过局部的筋膜皮瓣或游离皮瓣修复创面[85, 86]。

骨折畸形愈合容易引起关节面超负荷，后足继发创伤性关节炎必须对跟骨前、中、后关节面[87]，以及跟骨结节和前突进行解剖复位，以

---

**要点与技巧**

- 在X线影像上表现为轻微移位的跟骨骨折，通过CT扫描可能会发现后关节面存在明显移位。
- 将受伤下肢置于可透射X线的手术台上。当患者取伤肢在上屈膝侧卧位时，可以将折叠的毯子置于腘窝、胫骨前、股骨前进行支撑或保护。在下方的下肢较伤肢屈曲程度稍小。确认水平合适后，打开折叠的毯子覆盖下方的下肢，实现良好包裹和衬垫。
- 在后壁进行分离时，可用15号手术刀很容易地抬起骨膜。
- 对于软组织肿胀严重的舌型和关节压缩型骨折，可经皮由在胫骨远端、中间部分预先钻孔处朝向后踝置入胫骨跟骨针来进行临时牵引。闭合复位后，于透视监视下在跟骨结节后部、跟腱前方置入全螺纹斯氏针。这可以对跟骨结节施加向下的牵引力，从而通过间接复位来保持外部软组织封套的完整性。
- 置入克氏针进行预防性固定时，应用大量生理盐水冲洗，因为此处骨密度较高，钻孔时如温度过高会造成骨坏死。
- 最好用小型、微型骨折碎片接骨板对跟骨骨折进行固定。微型接骨板之间会有重叠部分，螺钉固定时会同时穿过多块接骨板，从而锁定彼此的位置。可以纵向置入髁接骨板和重建接骨板（2.7 mm），以防止跟骨结节向内侧塌陷，维持外侧壁。以I形置入微骨折碎片T接骨板或2.7 mm髁接骨板，有助于支持后方关节面和跟骨结节。单独沿内侧、外侧或沿两者经皮纵向置入2.7 mm及3.5 mm螺钉，以防止短缩或内侧塌陷。
- 某些舌型或结节撕脱性骨折可以通过经皮或有限切开技术，用骨折碎片间螺钉和小接骨板进行处理。
- 术中应对止血带的使用进行监测。止血带充气后，应每隔不到2小时放气一次。如果需要长时间使用止血带，每次放气时间不应低于15~30 min。
- 在复位和随后的固定过程中，应当避免在伤口边缘产生剪切应力或张力。有作者建议在距骨置入克氏针来帮助牵开皮瓣，但此操作可能会在局部皮肤和皮下组织处产生较大的局部压力，引起小血管或微循环阻塞，从而导致相应的并发症。同样，对皮缘而不是皮下组织的过度牵引，会导致毛细血管的持续阻塞，使止血带放气后皮肤灌注受限。如有需要，如在重建后方关节面或获取移植用骨时，应从伤口移除由助手操作的牵开器。整个手术过程中注意保持伤口边缘湿润。

减少距下关节创伤性关节炎的发生。Radnay等[88]回顾性分析了74例需要融合的跟骨骨折，发现与开始保守治疗相比，手术组的伤口并发症更少，功能评分更佳。畸形愈合通常采用通过距下关节牵引骨块置入融合术治疗；如果有必要，还可以通过跟骨结节截骨进行加强[89]。

腓肠神经损伤引起的后遗症通常很少。患者一般能够耐受麻木。少见的感觉异常性疼痛可以通过口服镇痛药、局部注射类固醇和/或神经减压来治疗。术后8~12周，足底内侧软组织有瘢痕形成时，可见到迟发性跗骨管综合征。可以通过使用矫形器、抗炎药物以及穿适当的鞋具进行治疗。如果症状逐渐加重，应通过适当的神经监测评价神经的状态，决定是否需要进行跗骨管减压治疗。

外侧壁的残余畸形愈合或骨赘会与腓骨肌腱鞘发生撞击。一般可以通过抗炎药物、理疗和矫形器进行治疗，很少需要进行肌腱减压或骨赘切除来缓解症状。

## 足舟骨骨折

足舟骨骨折非常少见，但如果引起距舟关节的活动丢失或者关节病变，则会导致明显的功能障碍。跗横关节的活动度大部分由距舟关节提供，就像足的骨性关节窝一样。足舟骨的远端和三块楔骨相关节，活动度很小。

## 分　类

足舟骨骨折分为三类：结节骨折，背侧缘骨折以及体部骨折。Sangeorzan等[90]进一步把体部骨折分为三型：Ⅰ型为冠状面骨折，伴有大的背侧骨折块；Ⅱ型为骨折线从背侧斜向跖侧，伴有大的内侧骨折块；Ⅲ型为中部粉碎性骨折，距舟关节破坏（图 36.25）。

## 非手术治疗

对确实没有移位的骨折可考虑非手术治疗，是否有移位应通过CT扫描来证实。非手术治疗

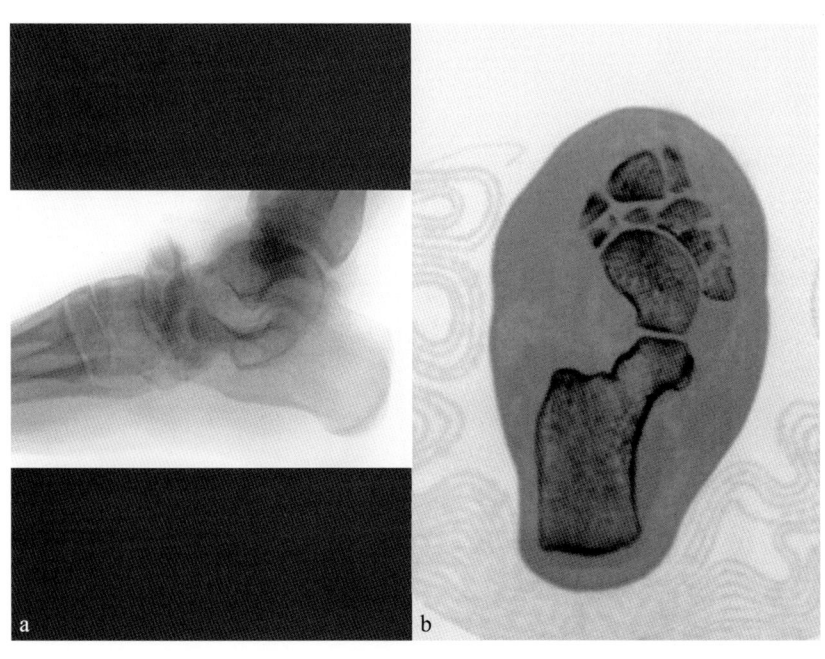

图 36.25　Sangeorzan Ⅲ型足舟骨粉碎性骨折。a. 术前足部侧位影像。b. 术前 CT 扫描

的最初 2 周内应严密观察，以证实治疗期间骨折没有发生移位（图 36.26）。闭合治疗需要非负重管型固定 6~8 周。去除管型后，需要佩戴有足弓支撑的矫形器，以保护中足区域。只有很少的足舟骨骨折可以采用这种方法治疗。绝大多数需要手术固定。

## 手术治疗

### 手术适应证

手术治疗的适应证包括间隙超过 2 mm、台阶大于 1 mm，或出现任何距舟关节或舟楔关节半脱位的迹象。

### 手术解剖

足舟骨为胫后肌腱提供止点。除中央部分以外，足舟骨血供丰富[91]。多通过内侧切口或内侧和背外侧联合切口对足舟骨进行显露，很少单独使用前内侧切口。

采用内侧入路时取低位内侧切口，略高于胫骨后肌腱并与之平行。该切口明显低于标准的前内侧切口，可以更好地显露足舟骨。绝大多数足舟骨骨折的骨折线位于足舟骨的内下部分。该骨折块可以向下面掀开，可以作为窗口用来复位足舟骨骨折剩余部分的关节面。

背外侧入路的切口以足舟骨为中心，平行于第三跖骨。然后在趾长肌腱和趾短伸肌肌腹内侧向深层解剖。注意保护位于该平面内侧的神经血管束。这样可以显露距骨前外侧、舟骨背侧以及外侧楔骨。

前内侧入路的切口位于胫前肌腱与长伸肌腱之间，并于这两者之间深入，可以显露足舟骨的背侧。

### 手术技巧

术前回顾影像学资料，注意观察是否存在距舟关节或者舟楔关节向外半脱位。如果没有半脱位，在内侧用小牵开器有助于牵开并直视关节面，分别于距骨颈和第一跖骨上置入钢针。

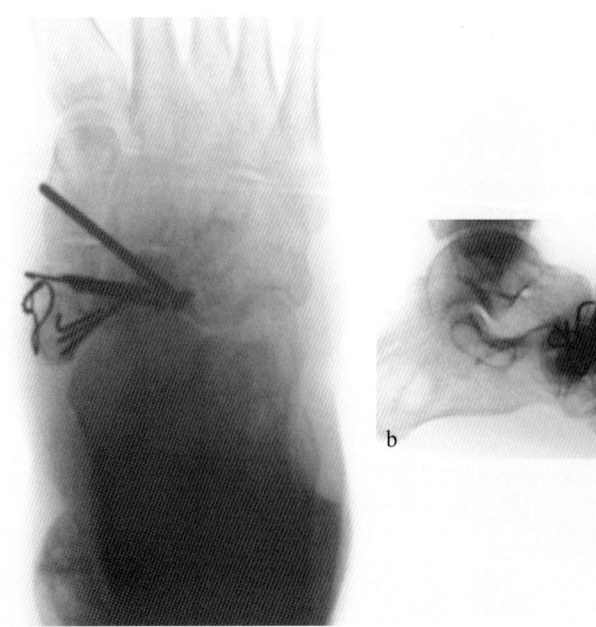

图 36.26　足舟骨骨折典型固定的术后 AP 位（a）和侧位（b）影像。注意固定延伸至楔骨，并使用了内侧张力带线缆固定

如果外侧破坏明显，内侧的牵开器实际上会阻碍复位，甚至导致移位加剧。在这种情况下，必须首先重建足舟骨的外侧，提供外侧支撑以便于内侧的牵开，并以此为基础重建其余关节面。如有必要，足舟骨的外侧入路是非常有用的。在粉碎性骨折、舟楔关节骨块背侧半脱位或距舟关节外侧半脱位的情况下，应考虑加用该入路。经常发现足舟骨背侧骨折块较大且向背侧移位，如果不对骨折块进行复位，距舟关节会一直保持半脱位。另外，也可以用两把牵开器，内侧的牵开器固定在距骨颈和第一跖骨上，外侧的固定在距骨颈和第三跖骨上。

操纵杆、锐口牙科刮匙和小骨膜剥离子等，对处理关节骨块并使其解剖复位非常有用。复位后用克氏针临时固定，术中透视或拍摄X线片证实骨折复位情况。粉碎性骨折的固定有时会很困难，大部分足舟骨骨折可用微型或小型螺钉固定。有时，骨折的固定需要使用微型接骨板和张力带（尤其是足舟骨内下结节的骨折，此处为胫骨后肌的止点）。

对于严重粉碎的骨折，固定可以延伸至楔骨（图36.26）。由于足舟骨和楔骨间活动度很小，楔骨能够为足舟骨骨折块的固定提供良好的、稳定的骨质，同时不影响足的活动。螺钉可以从足舟骨内侧的近端斜向进入第三楔骨。同样，也可以通过第一楔骨内侧逆行进入足舟骨的外侧面。另外，对于严重的压缩性骨折，可加用外固定支架以维持内侧柱的长度（图36.27）。

## 康复

术后，患肢保持不负重8~12周，后4周可以进行水浴治疗，只有在使用带内侧足弓支撑的矫形器以后才能开始下地负重。在最初的6个月内，患者需要穿过膝的弹力袜预防血栓形成。

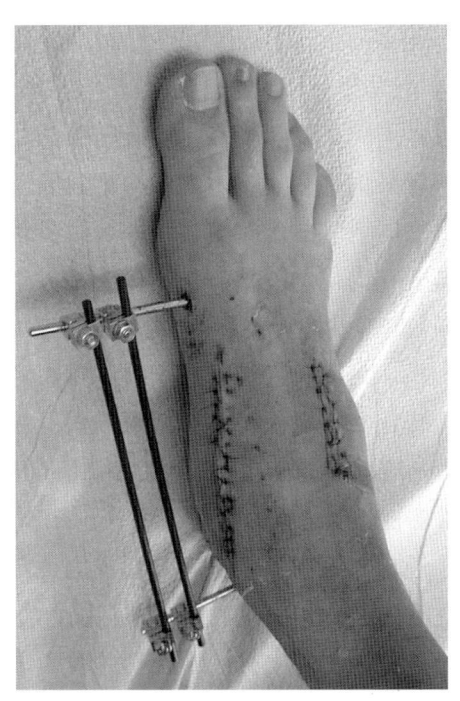

图36.27 足背内侧照片，显示通过双切口内、外侧入路处理足舟骨骨折。注意外固定架有助于保持内侧柱的长度

## 并发症和治疗结果

足舟骨骨折的并发症包括畸形愈合、创伤性关节炎、缺血性坏死以及迟发的进行性后足内翻畸形等。关于足舟骨骨折的文献很少，因此缺乏关于这种损伤治疗效果的资料。Sangeorzan等[90]报道缺血性坏死的发生率约为29%，只有1例患者进展为足舟骨塌陷，复位的准确性似乎与疗效相关。由于足舟骨很少单独发生骨折（Sangeorzan报道的21例中只有6例），因此很难对结果做出解释[91]。

> **要点与技巧**
>
> ·评估足外侧柱很重要，有助于避免漏诊伴发损伤。

# 骰骨骨折

骰骨周围有5个关节，均有坚强的跗骨间韧带和跗跖间韧带连接。骰骨与第四跖骨和第五跖骨之间有独立的关节面，并与跟骨形成鞍状关节。在内侧，骰骨与外侧楔骨相关节；在后内侧，与舟状骨相关节[92]的骰骨跖侧面有一突起的嵴，足底长韧带附着于此，对跟骰关节起支持作用。该嵴的跖外侧面形成骰骨粗隆，有腓骨长肌腱绕过[93]。骰骨在功能上形成外侧柱，外侧柱长度的丢失将引起扁平足畸形[94]。另外，骰骨与第四、第五跖骨形成的关节，提供足外侧柱几乎全部的背伸和跖屈活动[95]。

骰骨骨折的发生机制和确切的发生率仍不清楚。骰骨骨折可见于足外侧的直接打击，或更为常见的是对足部施加跖屈、外展的外力，导致骰骨在跟骨前突和第四、第五跖骨间发生压缩性骨折。该损伤不应理解为孤立的骨折，而应认为是通常影响内侧柱和外侧柱的复合损伤的外侧组成部分。该损伤已被命名为"坚果钳样骨折"[96]。在目前样本数最大的一项研究中，12例患者中10例伴有足内侧结构的损伤，包括足舟骨、跗跖关节复合体或内侧跖骨的骨折[94]。骰骨骨折也可能合并跟骨骨折和第四、第五跖骨间分离。

## 骨折分型

骰骨骨折尚没有被普遍接受的分型系统。从文献来看，骨折包括关节外剪切骨折和关节内压缩骨折。关节内骨折可能累及跟骰关节或骰跖关节。骨折可能是骰骨体的压缩骨折或爆裂骨折，伴有关节面嵌插，从而引起足外侧柱长度的丢失[94, 97]。

## 非手术治疗

骰骨的无移位骨折可通过非负重短腿管型进行治疗，固定6周。

## 手术治疗

### 手术适应证

如果关节内骨折移位大于1.5 mm或有骰骨长度（足外侧柱的长度）的丢失，那么需要进行切开复位内固定并植骨。

### 手术治疗

**视频36.3 骰骨（外侧柱）骨折的闭合复位外固定**

由于骰骨骨折极少是孤立的，治疗需要考虑所有的中足骨折，在计划手术切口时应有所考虑。通常先稳定内侧柱损伤，因为内侧柱损伤的复位固定经常能够起到对骰骨骨折间接复位的作用。

骰骨通过足外侧4~5 cm的切口进行显露。切口位于腓骨肌腱和腓肠神经的背侧，并与第四跖骨平行。在切口深部识别趾短伸肌（EOB）并向背侧牵开，将腓骨肌腱向跖侧牵开。切开骰骨外侧壁的骨膜，像"活板门"一样掀开外侧壁，显露骰骨骨折线和关节面。然后，将有2 mm钢针的小的外固定器置于足外侧面，近端钢针置于跟骨前突，远端钢针置于第四、五跖骨处。由于外固定器用于牵开骰骨，恢复长度，必须首先评价第四、五跖骨间关节的稳定性。如果这些关节不稳定，在安放外固定器前必须将其固定于其他跖骨。

拍摄健侧足的 X 线片，用于判断骰骨确切的长度。首先复位骰骨关节面，抬起压缩的骨片，复位关节面，以细克氏针（0.035~0.054 英寸）临时维持复位。在压缩性骨折的病例，对骰骨的空隙通过植骨进行填充。如果保留的软骨下骨不足以进行牢固固定，那么可能必须进行三皮质髂嵴移植。置入三皮质移植骨，克氏针固定。然后，以 Synthes 的"骰骨接骨板"（ModularFootSet, Synthez, Paoli.PA）完成最终固定（**图 36.28**），这种 2.4 mm 接骨板可以使用 2.0 mm 和 2.4 mm 皮质骨螺钉。也可考虑使用微型（2.0 mm）接骨板。接骨板置于骰骨的背侧或背外侧面。然后撤除外固定器，检查骰骨的稳定性。如果植骨和接骨板固定不能维持骰骨的长度，那么需要保留外固定器 6~8 周。

术后将足置于衬垫良好的后侧夹板上，首次随访时改用拆卸式夹板，并开始关节活动度的练习。患者保持非负重 8 周（使用大的骨块植骨时为 12 周）。通常不需要正规的物理治疗。

## 并发症

如前所述，行保守治疗时，外侧柱的长度丢失会引起扁平足畸形。在 Weber 和 Locher[94] 报告的病例组中，尽管 40% 的患者外侧柱短缩大于 5%，但根据距骨 – 第一跖骨角的定义，没有出现扁平足，轻微的短缩也不影响功能结果。跟骰关节或骰跖关节可能发生关节炎，但其明确的发生率尚不清楚。有报告显示，近 50% 的病例发生筋膜室综合征，需要筋膜切开[94]。

> **要点与技巧**
> - 骰骨骨折的具体发生率未知，但与 80% 的中足损伤有关。
> - 移位 1~2 mm 并有骰骨或外侧柱的长度丧失时，应行 ORIF。
> - 残存症状多由伴发的中足损伤引起。

## 治疗结果

Main 和 Jowett[98] 的报告显示，管型固定保守治疗的效果较差，他们的病例组中的 4 例患者全部有持续性疼痛，通过三关节融合进行挽救性治疗。Jahn 和 Freund[99] 的报告显示，管型固定治疗的 2 例患者的疗效也不满意：1 例患者需要跟骰关节融合，另 1 例需要骰跖关节成形。

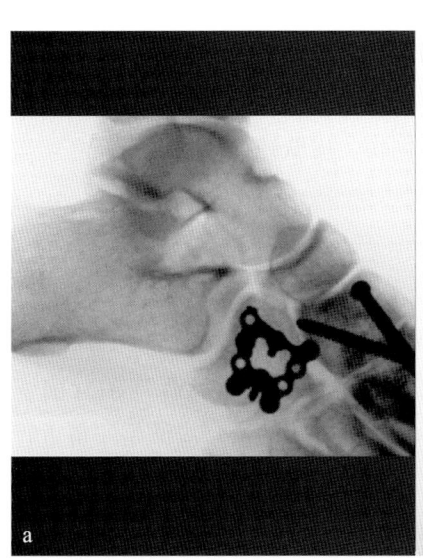
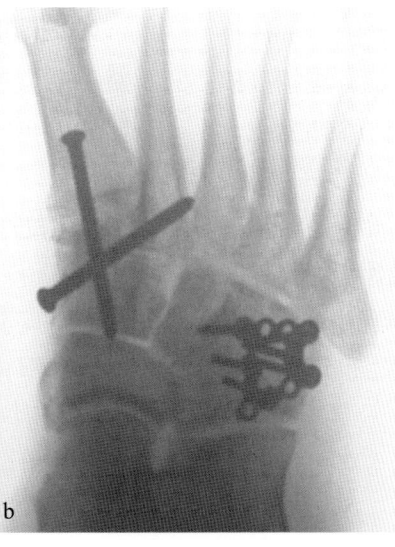

**图 36.28** 骰骨骨折接骨板固定术后 AP 位（a）和侧位（b）X 线影像

注意关节面的平整和外侧柱的长度，切开复位内固定常能取得更满意的疗效。Sangeorzan 和 SwiontKowzKi[97] 报告的 4 例病例显示，1 年随访时 3 例患者恢复完全无痛的关节活动，无功能受限。两项研究采用美国足踝外科协会（AO-FAS）评分系统评价患者的功能恢复[93, 100]，56% 的患者疗效为好或非常好，仅 6% 的患者疗效差。尽管 60% 的患者残留一定程度的疼痛和僵硬，但疼痛常出现在足的内侧，继发于伴随的中足损伤。

## 跖跗关节损伤

跗跖关节损伤或 Lisfranc 关节损伤约占中足骨折脱位的 31%[101~104]。由于该损伤的疗效取决于解剖复位的情况[105~107]，目前已经开展了更为积极的手术治疗，包括手术固定移位的"扭伤"型损伤[108]。

跗跖关节的轻微损伤常见，20% 的损伤在初诊时漏诊[107]。如有中足疼痛肿胀，即使损伤轻微也应怀疑存在跗跖关节损伤。普通 X 线片，包括足的前后位、侧位和 30° 斜位片，能显示多数跗跖关节损伤。拍摄前后位和斜位片时，应使 X 线束平行于跗跖关节，以减少骨的重叠。在所有的体位 X 线影像中，沿跖骨干外皮质缘的线不应与相应的跗骨交叉，跖骨之间或与楔骨之间的第一个间隙增宽超过 1~2 mm 也是不正常的[109]。如果有任何疑虑，应拍摄模拟负重前后位 X 线片：双足置于一个暗盒上，在伤足上给予所能耐受的最大重量[110]。第一跖骨平面的 CT 扫描也是非常有价值的，常能检查出第一跖骨平面上普通 X 线片不能显示的 1~2 mm 的移位，消除普通 X 线影像中的重叠，显示真实的骨间关系[111]。另外，也可以在麻醉下拍摄应力位像（图 36.29）。

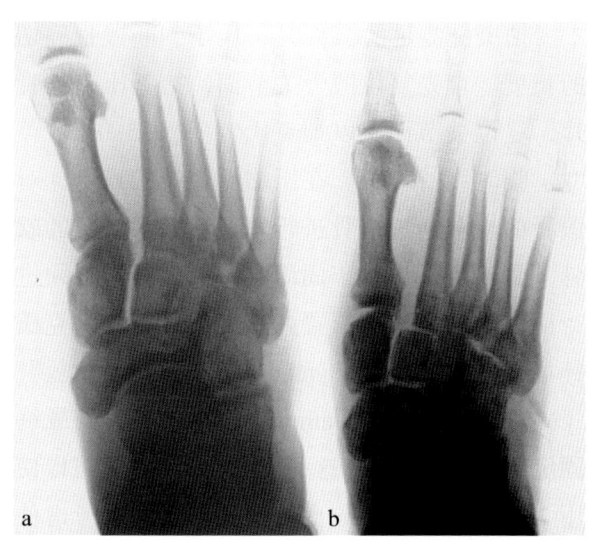

图 36.29　Lisfranc 损伤。a. 足 AP 位 X 线影像，可见第一、第二跖骨基底部之间变宽，提示模糊的 Lisfranc 损伤。b. X 线方向更接近跖跗关节切线的应力位影像

### 损伤分型

Hardcastle 等[102] 的跗跖关节描述性分型得到了广泛认可，常见于各种文献[102]。该分型系统描述了 X 线影像中跖骨的移位方向：A 型，为跗跖关节完全失去对应关系；B 型，为跗跖关节部分失去对应关系；C 型，为部分（a）或完全（b）的分离型移位。尽管该分型系统便于临床医生或研究者之间交流，但仍没有证据表明其具有预后价值。然而，基于损伤机制（直接的或间接的）的早期分型系统有一定的预后价值，直接损伤（挤压伤）的预后较间接损伤（旋转暴力）更差[106]。这主要是由于严重挤压伤常伴有软组织创伤、皮肤缺损和血管损伤。

### 非手术治疗

诸如管型固定等保守治疗方法仅适用于完全没移位的"扭伤"。在决定行保守治疗前一定进行应力位摄片。合适的治疗应该是非负重管型固定 6 周，然后穿可拆卸式石膏靴或带有内侧足弓支撑和跖骨垫的支具鞋限制性负重 6 周。

## 手术治疗

### 手术适应证

作者的观点是，在 X 线片或 CT 上发现任何跗跖关节移位都是手术治疗的指征。Kaar 等[112]建议应力位或者负重位摄片。Raiken 等[113]发现与应力位摄片相比，MRI 具有 94% 敏感性和 74% 特异性。他们用 Lisfranc 韧带的完整性来区分稳定与不稳定损伤。

### 手术解剖

两个骨性解剖结构对跗跖关节复合体的稳定性起重要作用。首先，楔骨和相应的跖骨基底在横断面上呈底在背侧的梯形，形成"罗马拱形"结构，从而防止跖骨基底的跖侧移位。其次，在冠状面上，第二跖骨像榫头一样插入内侧楔骨和外侧楔骨形成的凹槽中，限制其向内和向外移位。整个足横弓稳定性的"基石"就是第二跖骨的三角形基底[114]。因此，在治疗此类损伤时，必须恢复跖骨与相应跗骨的对应关系。

有三组韧带支持跗跖关节：背侧韧带，跖侧韧带和骨间韧带。背侧韧带和跖侧韧带呈纵向、斜向和横向走行，连接跖骨与跗骨。跖侧韧带较背侧韧带强壮。骨间韧带是最坚强的关节囊韧带性限制结构。外侧四块跖骨之间存在连接，但第一、第二跖骨之间没有韧带连接。相反，第二跖骨基底通过 Lisfranc 韧带连接于内侧楔骨。Lisfranc 韧带长 8~10 mm，宽 5~6 mm[115]。

### 手术技巧

**视频 36.4　对 Lisfranc 骨折 – 脱位行 ORIF**

目前的文献提示，为获得最佳的临床疗效需要解剖复位[102, 105~107, 116, 117]。关于对所有损伤进行切开复位的必要性存在争议，但作者认为，切开复位最有可能对患者进行解剖复位。关于固定的最佳方式也存在不同的观点，部分推荐克氏针，而其他人强烈推荐螺钉固定[105, 106, 109]。解剖研究显示，内侧柱和中间柱活动轻微，而足外侧的两个趾列的生理活动超过 1 cm[97]。作者遵循解剖复位，对内侧三块跖骨采用坚强固定，对外侧两块跖骨采用克氏针固定。对内侧柱和中间柱来说，重要的是在站立末期为足提供足够的稳定性；而对外侧柱来说，重要的是保持其内在的活动性[110]。

术前必须仔细检查足的软组织覆盖情况。如果软组织覆盖有问题，应考虑行克氏针临时固定，延期进行最终的手术干预。克氏针最好自足的跖侧面置入，这样针道能够避开延期的手术区。克氏针以逆行方式置入跖骨，然后通过楔跖关节。

患者仰卧于手术台，伤肢铺巾显露于手术野中。在伤侧臀下放置小垫，将足置于旋转中立位，可透射 X 线的三角形支垫置于膝下，以便更好地对足的背侧进行操作。影像增强设备应置于伤肢的外侧面，这样可以更容易地接近足的内侧面，便于克氏针和螺钉的置入（图 36.30）。

双切口允许充分显露所有的跗跖关节。第一个切口位于跗跖关节水平，第一、二跖骨之间的间隙处（图 36.31）。该切口利用了两个间隙，分别位于蹞长伸肌腱内侧和蹞短伸肌腱外侧。首先向内侧分离筋膜到达蹞长伸肌腱内侧，将肌腱向外侧牵开。神经血管束位于蹞长伸肌腱外侧，通过肌腱和骨膜下进行剥离，以保护神经血管束。不必分离血管神经束，解剖通常位于第一穿支动脉区域的近端。通过第一间隙可以显露第一跖骨和内侧楔骨。第二间隙位于蹞短伸肌腱的外侧，分离蹞短伸肌腱外的筋膜，将肌腱和血管神经束向内侧牵开。通过该间隔可以显露第二跖骨和中间楔骨。延长皮肤切口，向更内侧牵开，也可以通过该间隔直视第三跖

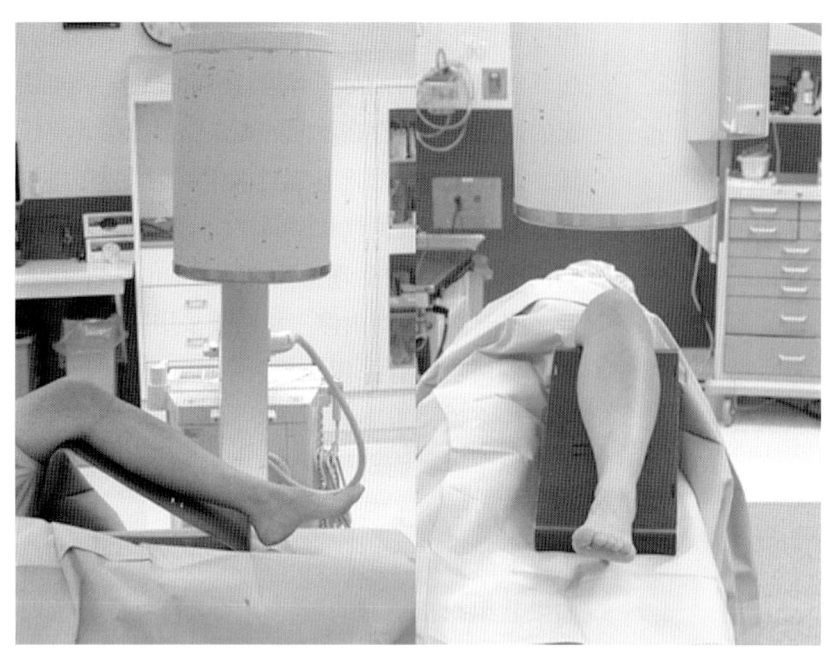

图 36.30 处理 Lisfranc 损伤的手术室设置。注意置于膝下的三角块或泵,可以将下肢保持在适于手术和 X 线检查的位置。对此病例,从损伤侧进行透视,有助于从第一楔骨到第二跖骨置入诊断性螺钉

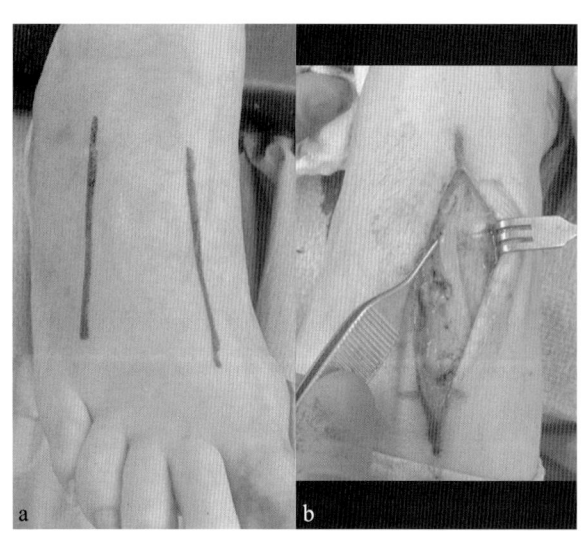

图 36.31 处理 Lisfranc 损伤的切口。a. 通常仅会用到内侧切口。b. 内侧切口向深面延伸至长伸肌腱内侧,可显露第一楔骨 – 第一跖骨关节

重建手术从第一跖骨和内侧楔骨开始。首先在直视下复位该关节,并评价楔骨之间的稳定性。关节囊通常撕裂,但仍需掀开以充分显露关节。软组织以及骨或软骨碎片常妨碍复位,需要从关节内清除。小的椎板推开器对于显露关节的深部非常有用[110]。通过骨的位置评价复位情况,在所有的平面上,第一跖骨和内侧楔骨的内侧、外侧和背侧皮质均排列良好。通过点式复位钳或锐口牙科刮匙维持复位,然后用克氏针临时固定。沿第一跖骨干轴线,从第一跖骨向内侧楔骨逆行拧入一枚 4.0 mm 皮质骨螺钉。螺钉由关节远侧 1.5~2.0 cm 处进钉,平行于足底或略向跖侧。以 4.0 mm 圆锉在骨质上为螺钉头建立凹槽,防止第一跖骨骨折(图 36.32)。

内侧柱稳定后,开始处理第二跖骨和中间楔骨。内侧柱复位后,第二和第三跖骨会更容易复位。同样,通过第二跖骨和中间楔骨的内侧、外侧和背侧皮质的排列来评价复位情况。为达到复位,用点式复位钳由第二跖骨基底外侧的

骨和外侧楔骨。第二切口位于第四、五跖骨之间,可以显露其与骰骨之间的关节。在该切口可能发现趾长伸肌和趾短伸肌的肌腱,可以容易地向内侧或外侧牵开,便于显露外侧的两个关节。

远端斜向内侧楔骨内侧面的近端进行夹持（**图 36.33**）。必须用力钳夹以恢复第二跖骨的"基石"位置。注意避免第二跖骨向下移位，发生复位不良。从内侧楔骨斜向第二跖骨置入一枚螺钉，以重建 Lisfranc 韧带。螺钉应自内侧楔骨近端的背侧置入，指向第二跖骨背侧皮质的下方。螺钉应通过四层皮质，以确保第二跖骨的双皮质固定。通过图像增强和测深器触诊确保螺钉自始至终位于骨组织内。可以从内侧楔骨向中间楔骨置入另一枚螺钉，以加强内侧柱和中间柱的稳定性。当计划使用第二枚螺钉时，斜行螺钉（第一枚螺钉）应在楔骨更靠近远端的部位进钉。

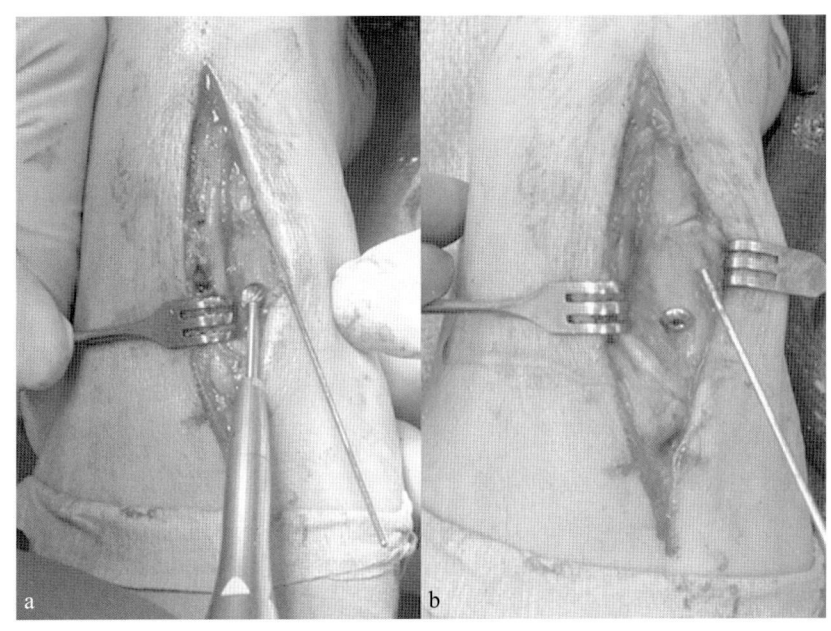

图 36.32 第 1 跖骨螺钉固定。a. 用电动圆锉为从第 1 跖骨向第 1 楔骨逆向置入的螺钉头及建立凹槽。b. 置入螺钉。注意在准备螺钉通道和置入螺钉的过程中用克氏针维持复位

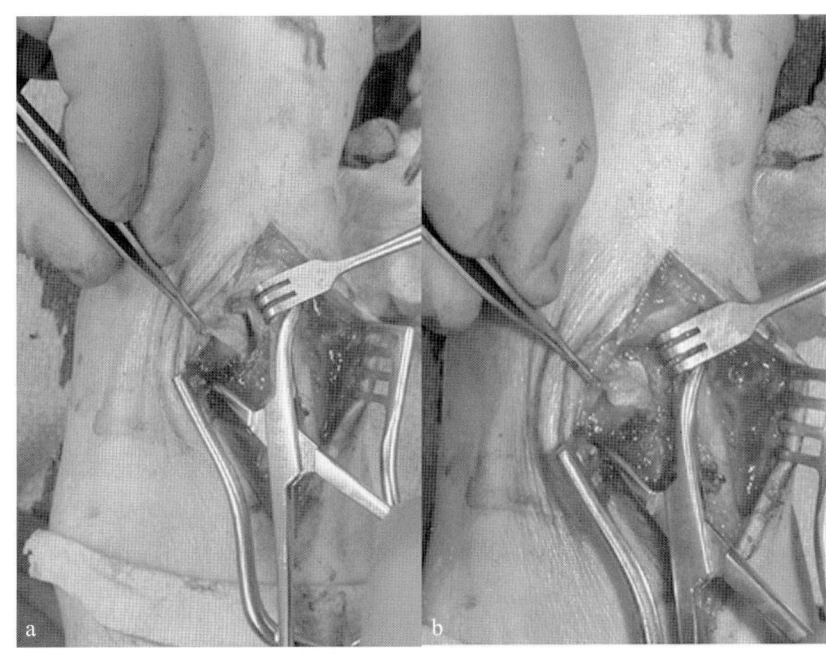

图 36.33 跗跖关节切开复位。a. 可见 Lisfranc 关节、第二跖骨，以及第 1 跖骨 – 第二楔骨角。用钳子撑开背侧韧带结构，用 Weber 钳或点状复位钳对关节半脱位进行复位。b. 用钳子复位的结果

固定内侧两跖骨后,通常第三跖骨已经足够稳定。如果第三跖骨仍未复位,用点式复位钳进行相似的复位操作,然后以克氏针临时固定。然后,从第三跖骨向外侧楔骨置入一枚螺钉,同样由关节远端 1.5~2.0 cm 处进钉,用 4 mm 圆锉建立凹槽,这样跖骨的皮质不至于发生劈裂。

最后将第四、第五跖骨固定于骰骨,通过第二个切口进行显露。同样,通过翻开撕裂的关节囊暴露关节。通过第四跖骨的背侧、内侧皮质及其与骰骨背内侧皮质的排列评价复位情况。第四、第五跖骨复位相对容易,以 0.062 英寸克氏针经皮固定,尾端留于皮外。作为替代,第四、第五跖骨也可以通过闭合复位经皮穿针固定(图 36.34)。

## 康 复

术后以衬垫良好的管型托制动伤肢,然后,一旦肿胀消退,即改为短腿非负重拆卸式夹板固定。患者保持不负重,直到术后 6 周去除外侧的克氏针。此时,患者穿带有矫形支具的支撑靴逐步负重,推荐使用带有内侧弓支撑和跖骨垫的矫形器。螺钉在 16~24 周时去除,患者继续使用支撑靴和矫形支具 1 年。通常不需要正规的物理治疗。

## 并发症

文献报告的早期并发症包括筋膜室综合征（5%）[106]、血管问题（10%）[107]、需要皮肤移植或皮瓣覆盖（5%~6%）[106, 117],以及浅表感染（2.5%）等[106]。中期并发症包括复位丢失、螺钉断裂（25%）[117],以及复杂性局部疼痛综合征（25%）等[107, 118],后者更常见于闭合复位而没有牢固固定的情况。最常见的晚期并发症是创伤后骨关节病（25%~30%）[102, 117],继而需要关节融合（13%）[117]。即使解剖复位,发生骨关节病的概率仍很高,可能继发于受伤时的关节面损伤。并不是所有的影像学提示的骨关节病都会出现症状。复位不良时关节病的发生率更高（60% vs. 16%）[117]。顽固的外生骨赘和足部错位可能导致穿鞋困难[116]。

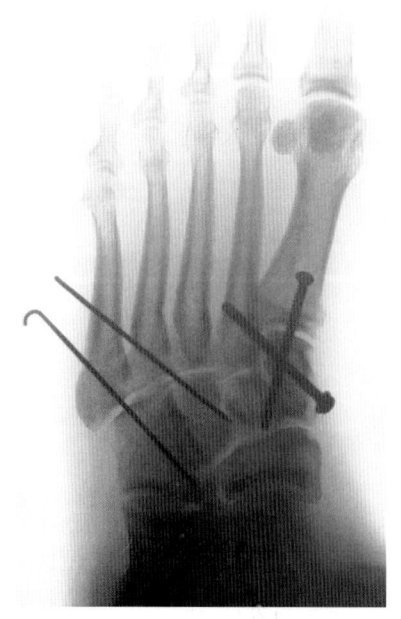

图 36.34 Lisfranc 标准固定及第 1 跖骨 – 第 1 楔骨关节逆行螺钉固定,还可见从第 1 楔骨内第二跖骨置入的诊断性螺钉,以及固定足外侧柱的克氏针

> **要点与技巧**
> 
> - 如果为 MTs 节段性骨折,可用髓内克氏针来使 MT 恢复对线并固定于相应的跗骨上。克氏针由足掌侧面置入 MT。
> - 如果有内侧柱或第一趾列的严重粉碎性骨折,可从第一 MT 向足舟骨置入一块桥接接骨板。
> - 如果第一趾列高度不稳定,如劈叉伤,可另外置入一枚螺钉以保护楔骨的内侧和中间部分。
> - 如果关闭皮肤伤口时过紧,可将血管阻断带置于切缘,用皮钉以罗马拱门的形式对齐切缘。也可使用 VAC（Kinetic Concepts Inc., San Antonio, TX）装置,直到可以闭合伤口。

> **经验**
> - 跗跖关节损伤漏诊率可高达 20%。
> - Myerson[109] 放射学标准包括：
>   - 第一、第二 MTS，内侧与中间楔骨之间 <2 mm
>   - 跗跖角 <15°
>   - 在背-掌平面 MT 无移位
> - 解剖学复位是关键，临床预后较佳

## 治疗结果

跗跖关节损伤的治疗效果取决于是否解剖复位。与工作补偿状况呈负相关的非解剖复位患者不能回到伤前的工作岗位[105]，而解剖复位的患者仅占不到 25%[105, 106]。最近的文献报告了 AOFAS 评分，发现解剖复位的患者评分明显较高（82：70）[117]。Ly 和 Coetzee[119] 通过研究发现，40 例一期融合比切开复位患者的 AOFAS 评分较高，并且更早恢复工作。Teng 等[120] 研究了解剖复位患者的步态，尽管患者仍有主观不适，但步态周期的客观监测没有发现明显异常。目前尚没有关于非解剖复位患者的相似研究。

## 跖骨骨折

跖骨骨折尽管非常常见，但文献对其仍没有足够的重视。总的来说，绝大部分的此类损伤（不累及跗跖关节复合体）可通过非手术治疗。然而，某些损伤或损伤模式需要手术干预，以获得可接受的疗效。总体上，第二至第四跖骨骨折的治疗类似，而第一和第五跖骨的治疗方法不同于其他跖骨。

### 第一跖骨

第一跖骨在许多方面比较特殊，这也是第一跖骨骨折需要特别考虑的原因。第一跖骨为胫骨前肌和腓骨长肌提供止点，这些肌腱的止点会产生其他跖骨没有的外力。从解剖上来说，第一跖骨较粗、较短，与其两枚籽骨一起承担载荷（1/3~1/2 的体重）。

非手术治疗适合于无移位的骨折，可以通过限制性负重来治疗。

当第一跖列有任何程度的移位或对线不良时，需要更为积极的干预。无论是关节面移位，还是体部骨折长度或对线的任何改变，治疗的主要目标是解剖复位。Delee[5] 推荐对所有第一跖骨骨折尝试进行闭合复位。应用该技术时，在随后的数周内必须密切观察，这是因为附着于第一跖骨的肌腱牵拉使骨折具有发生移位的倾向。

对所有第一跖骨骨折均应考虑切开复位内固定，软组织覆盖情况决定了最适合的固定方式。与足部其他手术入路一样，应密切关注软组织的处理。首选纵切口，必须留意保护感觉神经和腱旁组织。于胫骨前肌腱的内侧进行深部切开直达骨质，然后根据需要掀起全厚皮瓣（皮肤至骨膜），以复位骨折并置入内固定。

文献中有很多关于第一跖骨固定的介绍。根据骨折的类型，可以使用单独的骨折块间螺钉（2.7 mm 或 2.0 mm）或接骨板（2.7 mm 重建或加压接骨板、半管型接骨板、小的 2.0 mm 或 2.7 mm 髁角度接骨板）固定（图 36.35）。也有人推荐对能采用闭合方法复位或伴有明显软组织损伤的骨折进行经皮交叉穿针固定。有 2 种方法用于处理不能重建的第一跖骨骨折[121]：一种是用钢针贯穿固定于第二跖骨，另一种是在第一趾列的内侧用外固定器支撑固定。

大部分第一跖骨骨折在保护下进行 4~6 周非负重治疗。对于一些更严重的损伤，需要根据其影像学和临床愈合表现来决定延长非负重时间。

## 第二至第四跖骨

中间跖骨不像第一和第五跖骨一样受外力的影响，而且远端的跖骨间韧带的存在使其具有一定的内在稳定性，可减少短缩的发生。多数单独的中间跖骨骨折可以通过非手术的方式进行治疗。

多发骨折的主要影响是跖骨头正常负重关系的丧失。额状面畸形比矢状面畸形更能耐受。有人认为，在矢状面上的任何成角或 2~4 mm 的短缩是手术固定的适应证。文献没有提及其他的特殊适应证。对这些骨折的基本治疗观点是，必须矫正任何可能引起跖骨头应力分布不平衡的畸形。

文献描述了多种中间跖骨的固定方法，最常见的是闭合复位或切开复位后纵行穿针固定。如果试行经皮穿针固定，术者必须在伤后最初的数天内进行，因为受伤 4~5 天后闭合复位会非常困难。对于体部骨折，克氏针固定可以通过逆行或顺行的方式进行。对于逆行穿针技术，克氏针由跖骨头的跖侧面进针。进针点的选择对手术的成功至关重要。因此，必须注意从跖骨头前后位影像的中间、侧位影像上沿远端骨干的轴线进针。通常，初次尝试时可出现钢针貌似置入正确的位置，但检查后却发现钢针位于近节趾骨的基底部的情况。这可以通过背伸足趾进行矫正，使跖骨头显露更为充分。接下来，以逆行方式将钢针穿至骨折线水平，然后以钢针为操纵杆完成骨折复位，再将克氏针通过骨折端钻入近端骨折块，像其他体部骨折的一样。钢针应该钻至跖骨基底的最近端以获得最佳的把持力。对于需要复位固定的跖骨头骨折，推荐使用该方法。

顺行穿入克氏针是复位固定骨折的另一个选择。识别骨折远端，以顺行方式置入克氏针。克氏针穿出跖侧面后，抓持克氏针的远端将其退至骨折远端的骨折缘。然后复位骨折，将克氏针通过骨折端钻入跖骨基底（图 36.35）。

如果损伤超过 5 天或闭合复位失败，则需要切开复位。于跖骨间取纵切口。如有必要，该入路可以延伸至相邻的跖骨。在跖骨间不应进行解剖，因为这可能会损伤神经血管束。然后通过顺行/逆行克氏针技术或 1/4 管型接骨板螺钉对骨折进行固定。

如果使用克氏针，应保留 4~6 周，在此期间患者应保持不负重。如果骨折稳定，决定行非手术治疗，可根据舒适度选择负重管型或硬底鞋具。

## 第五跖骨

第五跖骨骨折有两种不同的损伤模式：粗隆撕脱骨折和所谓的 Jones 骨折。粗隆撕脱是内翻损伤的结果，腓骨短肌的止点自第五跖骨基底撕脱。通常，撕脱会带有部分关节面[122]。该骨折通过柔软绷带包扎、穿硬底鞋具进行治

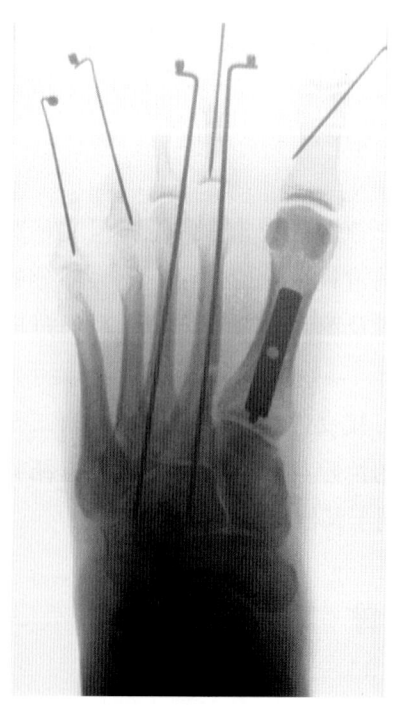

图 36.35　术后足 AP 位 X 线影像，可见用接骨板和克氏针对跖骨、趾骨骨折进行固定

疗，允许部分负重。平均的放射学愈合时间为 44 天，完全恢复功能需要 3 个月[123]。

第五跖骨体部近端的骨折（Jones 骨折）是一种独特的骨折类型，必须与简单的撕脱骨折相区别，因其治疗更复杂。根据定义，Jones 骨折是发生在粗隆 1.5 cm 以远的第五跖骨骨折。第五跖骨的滋养动脉在跖骨中段进入髓腔，由一条细的返支供应跖骨基底[123]。同其他逆行供血的骨一样，此类骨折常会出现愈合问题。

Jones 骨折进一步分为急性和慢性骨折。急性骨折有明确的创伤史，载荷作用于足外缘的跖侧面，将弯曲的力矩传递至骨干和干骺端的交界处。在 X 线片上，骨折边缘看起来锐利、"新鲜"[124]。急性骨折可以通过非负重管型行保守治疗。骨折愈合时间差异较大，平均为 21 周[125]。保守治疗的失败率为 12%~28%[125, 126]。慢性 Jones 骨折为第五跖骨的应力骨折。此类骨折最常见于青年男性运动员，相关运动包括起跳运动（跳高，篮球）或足部负重伴有剪切活动的球类运动[116]。足外侧触痛通常出现于骨折放射学证据显现之前，通常需要骨扫描或 MRI 检查来明确诊断。X 线表现包括新鲜骨折样的细透亮带，或慢性应力骨折的皮质增厚、髓腔变窄。由于应力骨折主要发生于青年运动员，不愈合率平均约为 50%，因此是外科干预的适应证[125]。

急性和慢性骨折可以通过同样的方法进行治疗，即将髓腔内螺钉由第五跖骨粗隆的尖部顺行拧入。患者侧卧位于可透射 X 线的手术台上。利用经皮技术于粗隆尖部的近侧做小切口，用止血钳分离直达粗隆尖部。通过影像增强设备定位起始点，以相互垂直的 C 臂影像作为指导，将 2.5 mm 钻头置于粗隆尖部，穿过骨折部位。然后用 3.2 mm 和 4.5 mm 钻头依次扩大钉道。拧入 4.5 mm 全螺纹皮质骨螺钉，螺纹通过骨折部位（图 35.36）。在慢性骨折的病例中，在由粗隆尖部拧入螺钉前可以切开骨折部位，在直视下重建髓腔。骨不连的部位可以采用胫骨近

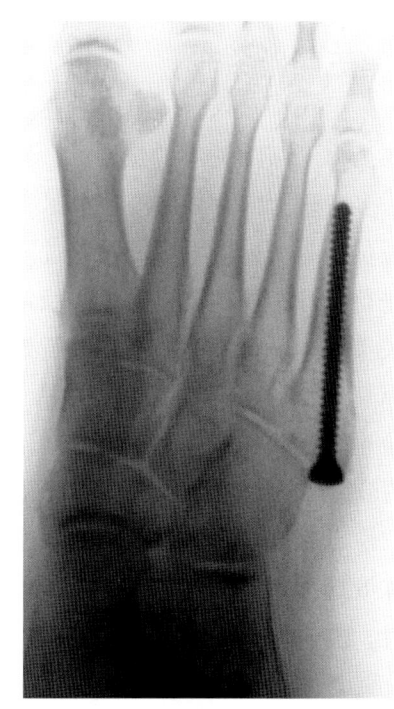

**图 36.36** 术后斜位 X 线影像，显示用髓内螺钉固定第五跖骨基底部骨折（Jones 骨折）

端或股骨远端的自体骨植骨来加强。术后以短腿非负重管型固定足部，直到拆除缝线。术后 2 周开始完全负重，但应限制体育运动。8 周后，该方法的成功率达 100%[127]。

# 跖趾关节损伤

## 第一跖趾关节

由于其跖侧的解剖特点，第一跖趾关节脱位并不常见。其发生主要是由于过伸损伤导致跖板近端破裂。跖骨头通常"锁孔"样交锁于跖侧结构中，闭合复位困难。目前已有多种方法用于切开复位，每种方法均有各自特有的风险和优点。一旦复位关节稳定，可以通过短腿管型或硬底鞋具进行治疗，允许在耐受的限度内负重。

## 第二至第五跖趾关节

第二至第五跖趾关节脱位罕见。然而，如果发生，多表现为向背外侧脱位。尽管文献中有复杂脱位的报告，但大多可以通过闭合复位的方式进行治疗，而且复位后较为稳定。与第一跖趾关节一样，跖板常会嵌入骨折处，应通过背侧纵切口进行切开复位。复位后，甚至复杂的脱位也通常是稳定的。如果存在不稳定，应通过关节纵行穿入克氏针，约4周后去除。

复位稳定后可以通过邻趾包扎和穿硬底鞋具治疗4~6周。需要穿针的脱位在4~6周时去除克氏针，然后穿硬底鞋具，允许在可耐受的限度内负重。

## 趾骨骨折

### 第一趾骨

同其他损伤一样，踇趾近节趾骨的骨折相对于其他足趾骨折的处理应更为积极。由于通过近节趾骨的力量不对称，未复位的骨折通常愈合于跖屈位。愈合后，这种复位不良会引起压力问题。基于这个原因，对移位的或不稳定的骨折应该进行复位，以克氏针或微型内置物进行固定。然后，对手术治疗和非手术治疗的骨折与邻趾一起包扎制动，穿硬底鞋具3~4周。

### 外侧足趾

外侧足趾的趾骨骨折通常采用邻趾包扎的方法治疗，以硬底鞋具或露趾鞋进行保护。即使需要闭合复位的骨折，也能以这种方法成功进行治疗。唯一需要更积极的治疗措施的是临床上有重叠趾表现的骨折，可以通过闭合复位纵行穿针进行治疗。术后处理与前面描述的类似。

## 新技术

视频 36.5　对有移位的跟骨骨折行微创开放球囊复位和内固定

视频 36.6　用跨越式接骨板对足内侧柱骨折行 ORIF

---

**视　频**

**视频 36.1　对距骨骨折行 ORIF**
视频演示了采用拉力螺钉和小接骨板行 ORIF，双切口技术使术者可在直视下对骨折进行复位。

**视频 36.2　对跟骨骨折行 ORIF**
视频演示了对跟骨关节内粉碎性骨折行 ORIF，并用 Norion 骨水泥进行加固。

**视频 36.3　骰骨（外侧柱）骨折的闭合复位外固定**
视频演示了对"坚果夹"样骰骨粉碎性骨折进行闭合复位外固定，以保持外侧柱的高度并促进骨折愈合。

**视频 36.4　对 Lisfranc 骨折 – 脱位行 ORIF**
视频演示了对 Lisfranc 骨折 – 脱位行 ORIF，注意第2跖骨基底部相对于中间和内侧楔骨的复位。

**视频 36.5　对有移位的跟骨骨折行微创开放球囊复位和内固定**
视频演示了采用微创技术对有移位的跟骨骨折进行复位和稳定，球囊用于复位，骨水泥用于稳定。

**视频 36.6　用跨越式接骨板对足内侧柱骨折行 ORIF**
视频演示了用跨越式接骨板进行固定，使足内侧柱粉碎性骨折保持正常长度。

## 参考文献

1. Haliburton RA, Sullivan CR, Kelly PJ, Peterson LFA. The extra-osseous and intra-osseous blood supply of the talus. J Bone Joint Surg Am 1958;40-A:1115-1120
2. Kelly PJ, Sullivan CR. Blood supply of the talus. Clin Orthop Relat Res 1963;30:37-44
3. Mulfinger GL, Trueta . The blood supply of the talus. J Bone Joint Surg Br 1970;52:160-167
4. Schatzker J, Tile M.The management of fractures and dislocations of the talus. In: Tscherne H, Schatzker J, eds. Major Fractures of the Pilon, the Talus and the Calcaneus: Current Concepts of Treatment. Berlin: Springer-Verlag; 1993:87-104
5. DeLee JC. Fractures and dislocations of the foot. In: Mann RA Coughlin MJ, eds. Surgery of the Foot Ankle, 6th ed. St. Louis: Mosby; 1993:1539-1600
6. Daniels TR, Smith JW. Talar neck fractures. Foot Ankle 1993;14: 225-234
7. Hansen ST Jr. Functional Reconstruction of the Foot and Ankle Philadelphia: Lippincott Williams & Wilkins; 2000:65-104
8. Hawkins LG. Fractures of the neck of the talus. J Bone Joint Surg Am 1970;52:991-1002
9. Canale ST, Kelly FB Jr. Fractures of the neck of the talus. Long-term evaluation of seventy-one cases. J Bone Joint Surg Am 1978;60:143-156
10. Heckman JD. Fractures and dislocations of the foot.In: Rockwood CA Jr, Green DP, Bucholz RW, eds. Fractures in Adults, 3rd ed, vol 2. Philadelphia: JB Lippincott; 1991:2071-2085
11. Penny JN, Davis LA. Fractures and fracture-dislocations of the neck of the talus. J Trauma 1980;20:1029-1037
12. Szyszkowitz R, Reschauer R, Seggl W. Eighty-five talus fractures treated by ORIF with five to eight years of follow-up study of 69 patients. Clin Orthop Relat Res 1985;199:97-107
13. McKeever FM. Treatment of complications of fractures and dislocations of the talus. Clin Orthop Relat Res 1963;30:45-52
14. Sangeorzan BJ, Wagner UA, Harrington RM, Tencer AF. Contact characteristics of the subtalar joint: the effect of talar neck misalignment. J Orthop Res 1992;10:544-551
15. Vallier HA, Nork SE, Barei DP, Benirschke SK, Sangeorzan BJ. Talar neck fractures: results and outcomes. J Bone Joint Surg Am 2004; 86-A:1616-1624
16. Behrens F. Long-term results of displaced talar neck fractures. In: Tscherne H, Schatzker J, eds. Major Fractures of the Pilon, the Talus, and the Calcaneus: Current Concepts of Treatment. Berlin:Springer-Verlag;1993:113-121
17. Gilquist J, Oretop N, Stenstrom A, Rieger A,Wennberg E. Late results after vertical fracture of the talus. Injury 1974;6:173-179
18. Lorentzen JE, Christensen SB, Krogsoe O, Sneppen O. Fractures of the neck of the talus. Acta Orthop Scand 1977;48:115-120
19. Szyskowitz R, Seggl W, Wildburger R. Late results of fractures and fracture-dislocation after ORIF. In: Tscherne H, Schatzker J, eds. Major Fractures of the Pilon, the Talus, and the Calcaneus: Current Concepts of Treatment. Berlin: Springer-Verlag;1993:105-112
20. Pantazopoulos T, Galanos P, Vayanos E, Mitsou A, Hartofilakidis Garofalidis G. Fractures of the neck of the talus. Acta Orthop Scand 1974;45:296-306
21. Mindell ER, Cisek EE, Kartalian G, Dziob JM. Late results of injuries to the talus. J Bone Joint Surg Am 1963;45:221-245
22. Baumhauer JF, Alvarez RG. Controversies in treating talus fractures. Orthop Clin North Am 1995;26:335-351
23. Boyd HB, Knight RA. Fractures of the astragalus. South Med J 1942; 35:160-167
24. Dunn AR, Jacobs B, Campbell RD Jr. Fractures of the talus. J Trauma 1966;6:443-468
25. Grob D, Simpson LA, Weber BG, Bray T. Operative treatment of displaced talus fractures. Clin Orthop Relat Res 1985;199:88-96
26. Kenwright J, Taylor RG. Major injuries of the talus. J Bone Joint Surg Br 1970;52:36-48
27. Miller WE. Operative intervention for fracture of the talus. In: Bateman J, Trott A, eds. The Foot and Ankle. Miami: Thieme; 1980:52
28. Peterson L, Goldie IF, Irstam L. Fracture of the neck of the talus. A clinical study. Acta Orthop Scand 1977;48:696-706
29. Lindvall E, Haidukewych G, DiPasquale T, Herscovici D Jr, Sanders R. Open reduction and stable fixation of isolated, displaced talar neck and body fractures. J Bone Joint Surg Am 2004;86-A:2229-2234
30. Richardson EG, Graves SC. Fracture and dislocations of the foot. In: Crenshaw AH, Daugherty K, eds.

Campbell's Operative Orthopaedics, 8th ed. St. Louis: CV Mosby; 1992:2896

31. Sneppen O, Christensen SB, Krogsoe O, Lorentzen J. Fracture of the body of the talus. Acta Orthop Scand 1977;48:317-324
32. Inokuchi S, Ogawa K, Usami N. Classification of fractures of the talus: clear differentiation between neck and body fractures. Foot Ankle Int 1996;17:748-750
33. Coltart WD. Aviator's astragalus. J Bone Joint Surg Br 1952;34-B 545-566
34. Elgafy H, Ebraheim NA, Tile M. Stephen D. Kase J. Fractures of the talus: experience of two level 1 trauma centers. Foot Ankle Int 2000;21:1023-1029
35. Kleiger B. Fractures of the talus. J Bone Joint Surg Am 1948; 30A:735-744
36. Pennal GF. Fractures of the talus. Clin Orthop Relat Res 1963;30: 53-63
37. Vallier HA, Nork SE, Benirschke SK, Sangeorzan BJ. Surgical treatment of talar body fractures. J Bone Joint Surg Am 2003;85-A:1716-1724
38. Thordarson DB, Triffon MJ, Terk MR. Magnetic resonance imaging to detect avascular necrosis after open reduction and internal fixation of talar neck fractures. Foot Ankle Int 1996;17:742-747
39. Adelaar RS. The treatment of complex fractures of the talus. Orthop Clin North Am 1989;20:691-707
40. Adelaar RS. Occult injuries of the talus. In: Adelaar RS, ed. Complex Foot and Ankle Trauma. Philadelphia: Lippincott-Raven;1999:95-107
41. Parsons SJ. Relation between the occurrence of bony union and outcome for fractures of the lateral process of the talus: a case report and analysis of published reports. Br J Sports Med 2003;37:274-276
42. Sangeorzan BJ, Benirschke SK, Carr JB. Surgical management of fractures of the os calcis. Instr Course Lect 1995;44:359-370
43. Böhler L. Diagnosis, pathology and treatment of fractures of the os calcis. J Bone Joint Surg Am 1931;13:75-89
44. Essex-Lopresti P. The mechanism, reduction technique, and results in fractures of the oscalcis, 1951-52. Clin Orthop Relat Res 1993;290:3-16
45. Aldridge JM III, Easley M, Nunley JA. Open calcaneal fractures: results of operative treatment. J Orthop Trauma 2004;18:7-11
46. Sanders R. Intraarticular fractures of the calcaneus: present state of the art. J Orthop Trauma 1992;6:252-265
47. Buckley RE, Meek RN. Comparison of open versus closed reduction of intraarticular calcaneal fractures; a matched cohort in workmen. J Orthop Trauma 1992;6:216-222
48. Crosby LA, Fitzgibbons T. Intraarticular calcaneal fractures. Results of closed treatment. Clin Orthop Relat Res 1993;290:47-54
49. Benirschke SK, Sangeorzan BJ. Extensive intraarticular fractures of the foot. Surgical management of calcaneal fractures. Clin Orthop Relat Res 1993;292:128-134
50. Letournel E. Open treatment of acute calcaneal fractures. Clin Orthop Relat Res 1993;290:60-67
51. Sanders R, Fortin P, DiPasquale T, Walling A. Operative treatment in 120 displaced intraarticular calcaneal fractures. Results using a prognostic computed tomography scan classification. Clin Orthop Relat Res 1993;290:87-95
52. Zwipp H, Tscherne H, Thermann H, Weber T. Osteosynthesis of displaced intraarticular fractures of the calcaneus. Results in 123 cases. Clin Orthop Relat Res 1993;290:76-86
53. Sanders R, Gregory P. Operative treatment of intraarticular fractures of the calcaneus. Orthop Clin North Am 1995;26:203-214
54. Sanders R. Displaced intraarticular fractures of the calcaneus. J Bone Joint Surg Am 2000;82:225-250
55. Sangeorzan BJ. Foot and ankle joint. In: Hansen ST. Swiontkowski ME, eds. Orthopaedic Trauma Protocols. New York: Raven;1993:339-368
56. Myerson M, Manoli A. Compartment syndromes of the foot after calcaneal fractures. Clin Orthop Relat Res 1993;290:142-150
57. Gardner AM, Fox RH, Lawrence C, Bunker TD, Ling RSM, MacEachern AG. Reduction of post-traumatic swelling and compartment pressure by impulse compression of the foot. J Bone Joint Surg Br 1990;72:810-815
58. Thordarson DB, Greene N, Shepherd L, Perlman M. Facilitating edema resolution with a foot pump after calcaneus fracture. J Orthop Trauma 1999;13:43-46
59. Giordano CP, Koval KJ. Treatment of fracture blisters: a prospective study of 53 cases. J Orthop Trauma 1995;9:171-176
60. Giordano CP. Koval KJ, Zuckerman JD, Desai P. Fracture blisters. Clin Orthop Relat Res 1994;307:214-221
61. Giordano CP, Scott D, Koval K J, Kummer F, Atik T,

Desai P. Fracture blister formation: a laboratory study. J Trauma 1995;38:907-909

62. Weber M, Lehmann O, Sägesser D, Krause F. Limited open reduction and internal fixation of displaced intraarticular fractures of the calcaneum. J Bone Joint Surg Br 2008;90:1608-1616

63. DeWall M, Henderson CE, McKinley TO, Phelps T, Dolan L, MarshJL. Percutaneous reduction and fixation of displaced intraarticular calcaneus fractures. J Orthop Trauma 2010;24:466-472

64. Hollinshead WH. Anatomy for Surgeons: The Back and Limbs. Knee, Leg, Ankle and Foot, vol 3. Philadelphia: Harper & Row; 1982:791-793

65. Carr JB.Mechanism and pathoanatomy of the intraarticular calcaneal fracture. Clin Orthop Relat Res 1993;290:36-40

66. Loucks C. Buckley R. Bohler's angle: correlation with outcome in displaced intraarticular calcaneal fractures. J Orthop Trauma 1999;13:554-558

67. Gilmer PW, Herzenberg J, Frank JL, Silverman P, Martinez S, Goldner JL. Computerized tomographic analysis of acute calcaneal fractures. Foot Ankle 1986;6:184-193

68. Crosby LA, Fitzgibbons T. Computerized tomography scanning of acute intraarticular fractures of the calcaneus. A new classification system. J Bone Joint Surg Am 1990;72:852-859

69. Fernandez DL, Koella C. Combined percutaneous and "minimal" internal fixation for displaced articular fractures of the calcaneus. Clin Orthop Relat Res 1993;290:108-116

70. Tornetta P III. Open reduction and internal fixation of the calcaneus using minifragment plates. J Orthop Trauma 1996;10:63-67

71. Tornetta PIII. The Essex-Lopresti reduction for calcaneal fractures revisited. J Orthop Trauma 1998;12:469-473

72. Sangeorzan BJ, Ananthakrishnan D, Tencer AF. Contact characteristics of the subtalar joint after a simulated calcaneus fracture.J Orthop Trauma 1995;9:251-258

73. Lawrence SJ, Botte MJ. The sural nerve in the foot and ankle: an anatomic study with clinical and surgical implications. Foot Ankle Int 1994;15:490-494

74. Jordan C, Mirzabeigi E, Williams S. Determining the angle of screw placement for internal fixation of calcaneal fractures. J Orthop Trauma 1999;13:47-50

75. Albert MJ, Waggoner SM, Smith JW. Internal fixation of calcaneus fractures: an anatomical study of structures at risk. J Orthop Trauma 1995;9:107-112

76. Mekhail AO, Ebraheim NA, Heck BE, Yeasting RA. Anatomic considerations for safe placement of calcaneal pins. Clin Orthop Relat Res1996;332:254-259

77. Thordarson DB, Bollinger M. SRS cancellous bone cement augmentation of calcaneal fracture fixation. Foot Ankle Int 2005;26:347-352

78. Gustilo RB, Anderson JT. Prevention of infection in the treatment of one thousand and twenty-five open fractures of long bones: retrospective and prospective analyses. J Bone Joint Surg Am 1976;58:453-458

79. Csizy M, Buckley R, Tough S, et al. Displaced intraarticular calcaneal fractures: variables predicting late subtalar fusion. J Orthop Trauma 2003;17;106-112

80. Gustilo RB, Mendoza RM,Williams DN. Problems in the management of type III (severe) open fractures: a new classification of type III open fractures. J Trauma 1984;24:742-746

81. Myerson M, Quill GE Jr. Late complications of fractures of the calcaneus. J Bone Joint Surg Am 1993;75:331-341

82. Howard JL, Buckley R, McCormack R,et al. Complications following management of displaced intraarticular calcaneal fractures: a prospective randomized trial comparing open reduction internal fixation with nonoperative management. J Orthop Trauma 2003;17: 241-249

83. Benirschke SK, Kramer PA. Wound healing complications in closed and open calcaneal fractures. J Orthop Trauma 2004;18:1-6

84. Folk JW, Starr AJ, Early JS. Early wound complications of operative treatment of calcaneus fractures: analysis of 190 fractures. J Orthop Trauma 1999;13:369-372

85. Masquelet AC, Gilbert A. Transfers from the lower limb. In: Masquelet AC, Gilbert A, eds. An Atlas of Flaps in Limb Reconstruction. Philadelphia: JB Lippincott; 1995:95-202

86. Masquelet AC, Gilbert A. Indications for pedicled island flaps. In: Masquelet AC, Gilbert A, eds. An Atlas of Flaps in Limb Reconstruction. Philadelphia: JB Lippincott; 1995:241-260

87. Borrelli J Jr, Torzilli PA, Grigiene R, Helfet DL. Effect of impact load on articular cartilage: development of an intraarticular fracture model. J Orthop Trauma 1997;11:319-326

88. Radnay CS, Clare MP. Sanders RW. Subtalar fusion after displaced intraarticular calcaneus fractures: does

initial operative treatment matter? J Bone Joint Surg Am 2010;92(Suppl 1 Pt 1):32–43:32–43
89. Carr JB, Hansen ST, Benirschke SK. Subtalar distraction bone block fusion for late complications of oscalcis fractures. Foot Ankle 1988:9:81–86
90. Sangeorzan BJ, Benirschke SK, Mosca V, Mayo KA, Hansen ST Jr. Displaced intraarticular fractures of the tarsal navicular. J Bone Joint Surg Am 1989;71:1504–1510
91. Torg JS, Pavlov H, Cooley LH, et al. Stress fractures of the tarsal navicular. A retrospective review of twenty-one cases. J Bone Joint Surg Am 1982;64:700–712
92. Heckman JD. Fractures and dislocations of the foot. In: Rockwood CA Jr, Green DP, eds. Fractures in Adults, 4th ed, vol 2. Philadelphia: JB Lippincott;1996:2267–2405
93. Buscemi MJ Jr, Page BJ ll. Transcuneiform fracture-cuboid dislocation of the midfoot. J Trauma 1986;26: 290–292
94. Weber M, Locher S. Reconstruction of the cuboid in compression fractures: short to midterm results in 12 patients. Foot Ankle Int 2002;23:1008–1013
95. Ouzounian TJ, Shereff MJ. In vitro determination of midfoot motion. Foot Ankle 1989;10:140–146
96. Hermel MB, Gershon-Cohen J. The nutcracker fracture of the cuboid by indirect violence. Radiology 1953;60:850–854
97. Sangeorzan BJ, Swiontkowski MF. Displaced fractures of the cuboid. J Bone Joint Surg Br 1990;72:376–378
98. Main BJ, Jowett RL. Injuries of the midtarsal joint. J Bone Joint Surg Br 1975;57:89 97
99. Jahn H, Freund KG. Isolated fractures of the cuboid bone: two case reports with review of the literature. J Foot Surg 1989;28:512–515
100. Holbein O, Bauer G, Kinzl L. Die dislozierte Kuboidfraktur. Klinik und Therapie einer seltenen Fussverletzung. Unfallchirurg 1998; 101:214–221
101. Richter M, Wippermann B, Krettek C, Schratt HE, Hufner T, Therman H. Fractures and fracture dislocations of the midfoot: occurrence, causes and long-term results. Foot Ankle Int 2001;22:392–398
102. Hardcastle PH, Reschauer R, Kutscha-Lissberg E, Schoffmann W. Injuries to the tarsometatarsal joint. Incidence, classification and treatment. J Bone Joint Surg Br 1982;64:349–356
103. Aitken AP, Poulson D. Dislocations of the tarsometatarsal joint. J Bone Joint Surg Am 1963;45–A:246–260
104. English TA. Dislocations of the metatarsal bone and adjacent toe. J Bone Joint Surg Br 1964;46:700–704
105. Resch S, Stenström A. The treatment of tarsometatarsal injuries. Foot Ankle 1990;11:117–123
106. Arntz CT, Veith RG, Hansen STJr. Fractures and fracture-dislocations of the tarsometatarsal joint. J Bone Joint Surg Am 1988;70:173–181
107. Goossens M, De Stoop N. Lisfranc's fracture-dislocations: etiology, radiology, and results of treatment. A review of 20 cases. Clin Orthop Relat Res 1983;176:154–162
108. Faciszewski T, Burks RT, Manaster BJ. Subtle injuries of the Lisfranc joint. J Bone Joint Surg Am 1990;72;1519–1522
109. Myerson MS. The diagnosis and treatment of injury to the tarsometatarsal joint complex. J Bone Joint Surg Br 1999;81:756–763
110. Trevino SG, Kodros S. Controversies in tarsometatarsal injuries. Orthop Clin North Am 1995;26:229–238
111. Lu J. Ebraheim NA, Skie M, Porshinsky B, Yeasting RA. Radiographic and computed tomographic evaluation of Lisfranc dislocation: a cadaver study. Foot Ankle Int 1997;18:351–355
112. Kaar S, Femino J, Morag Y. Lisfranc joint displacement following sequential ligament sectioning. J Bone Joint Surg Am 2007;89:2225–2232
113. Raikin SM, Elias I, Dheer S, Besser MP, Morrison WB, Zoga AC. Prediction of midfoot instability in the subtle Lisfranc injury. Comparison of magnetic resonance imaging with intraoperative findings. J Bone Joint Surg Am 2009;91:892–899
114. Preidler KW, Wang YC, Brossmann J, Trudell D, Daenen B, Resnick D. Tarsometatarsal joint: anatomic details on MR images. Radiology 1996;199:733–736
115. de Palma L, Santucci A, Sabetta SP, Rapali S. Anatomy of the Lisfranc joint complex. Foot Ankle Int 1997;18: 356–364
116. Buzzard BM, Briggs PJ. Surgical management of acute tarsometatarsal fracture dislocation in the adult. Clin Orthop Relat Res1998:353:125–133
117. Kuo RS, Tejwani NC, Digiovanni CW, et al. Outcome after open reduction and internal fixation of Lisfranc joint injuries. J Bone Joint Surg Am 2000;82–A:1609–1618
118. Mulier T, Reynders P. Dereymaeker G, Broos P. Severe Lisfrancs injuries: primary arthrodesis or ORIF? Foot Ankle Int 2002;23:902–905
119. Ly TV, Coetzee CJ. The treatment of ligamentous

Lisfranc injuries: primary arthrodesis vs. ORIF. Presented at the annual winter meeting of the American Orthopaedic Foot and Ankle Society,2005, Washington,DC
120. Teng AL, Pinzur MS, Lomasney L, Mahoney L, Havey R. Functional outcome following anatomic restoration of tarsal-metatarsal fracture dislocation. Foot Ankle Int 2002;23:922-926
121. Schildhauer TA, Nork SE, Sangeorzan BJ. Temporary bridge plating of the medial column in severe midfoot injuries. J Orthop Trauma 2003;17:513-520
122. Sammarco GJ. The Jones fracture. Instr Course Lect 1993;42:201-205
123. Wiener BD, Linder JE, Giattini JFG. Treatment of fractures of the fifth metatarsal: a prospective study. Foot Ankle Int 1997;18:267-269
124. Shereff MJ, Yang QM, Kummer FJ, Frey CC, Greenidge N.Vascular anatomy of the fifth metatarsal. Foot Ankle 1991;11:350-353
125. Clapper MF, O'Brien TJ, Lyons PM. Fractures of the fifth metatarsal. Analysis of a fracture registry. Clin Orthop Relat Res 1995;315:238-241
126. Josefsson PO, Karlsson M. Redlund-Johnell 1. Wendeberg B. Jones fracture.Surgical versus nonsurgical treatment. Clin Orthop Relat Res 1994;299: 252-255
127. Portland G, Kelikian A, Kodros S. Acute surgical management of Jones' fractures. Foot Ankle Int 2003;24;829-833

# 索 引

## A

ACDF，见颈前路椎间盘切除融合术（ACDF）
Adamkiewicz 动脉，胸椎手术，268
Adams, Robert, 759
Adams 拱门，759, 759f
Agee 力偶固定器，589, 590
Allen-Ferguson 分类系统，下颈椎骨折，236, 237f
Allis 入路，髋关节复位，687f, 704, 706
Allmans 分类系统，锁骨骨折，338
AO 软组织损伤分类系统，31
AO/OTA 分类系统
　股骨远端骨折，865, 866f
　肱骨远端骨折，421, 422, 423f, 424, 425
　桡骨远端骨折，520
　胫骨远端骨折，1028, 1030f
　股骨颈骨折，720, 721f
　股骨干骨折，831, 833f
　股骨转子间骨折，761, 763f, 764
　Pilon 骨折，1028, 1030f
　肱骨近端骨折，353
　股骨转子下骨折，803, 804
　胸椎损伤，260
　胫骨平台骨折，954, 955, 956f
　胫骨干骨折，989, 990f
　B 型部分关节骨折，109, 110
　C 型完全关节骨折，110, 110f
AOSpine 胸腰椎损伤分类系统，279
ARDS，成人呼吸窘迫综合征（ARDS）
Austin-Moore 假体，725, 726
阿仑磷酸盐，170, 789
阿司匹林，预防静脉血栓形成，181
癌症，老年患者，164
安全带损伤
　胸椎，261
　胸腰椎，276
白细胞介素 -1β，3, 4
白细胞介素 -6，3, 4, 8, 12, 55
白细胞介素 -8，3, 4
半月板撕裂，半月板移植修复，942, 943, 944f
半月板移植，半月板撕裂，942, 943, 944f
膀胱损伤
　骨盆损伤相关，618, 634
　（耻骨）支骨折相关，615, 616

## B

Bado 分类系统，Monteggia 骨折，488f, 506
Bagby 接骨板，107
Barton 骨折，516
Bennetts 骨折，595~596，575
Bigelow 方法，髋关节复位，707f
BioSymMetRic 固定器，589
Blumensaats 线，股骨髓内钉，850, 851, 851f, 852
Bouquet 固定，掌骨颈骨折，595
　第五指（趾）列，601, 602f
　示指，601
Brown-Séquard 综合征，235
Bucholz 分类，骨盆环骨折，610, 611f
Bulb 冲洗，软组织损伤，52
Burgess 分类，骨盆环骨折，610, 612, 613t
Böhler 角，1096, 1097f
保留肱三头肌入路，肱骨远端骨折，430, 431, 432f, 439
保肢与截肢，16~18, 17f
爆裂骨折
　寰椎，195
背侧腕间韧带，解剖结构，546f, 547
苯二氮䓬类药物，老年患者，171
比目鱼肌瓣，38, 41f
闭合复位，见特定骨折
　锁定接骨板，117
闭合性骨折，见特定骨折
　感染，51~53
　Tscherne 分类系统，29~31, 30f
臂丛神经损伤，肱骨近端骨折相关，362
边缘
　损伤控制骨科，7~9
　定义，7
　参数定义，4
　跟骨骨折，13, 14f
　案例研究，13~22
　锁骨骨折，18, 19f, 20f
　闭合性损伤，1
　筋膜室综合征，1
　损伤控制骨科，1, 8, 10, 10t, 13
　技术，9~12

桡骨远端骨折，18, 19f, 20f
胫骨远端 Pilon 骨折，1048f
老年人 12, 13
紧急治疗，7
评价，1, 7, 8
面部骨折，13
股骨颈骨折，18, 19f, 20f, 20~22, 21f
股骨干骨折，20~22, 21f, 837, 855
连枷胸，12
足部骨折，13, 14f
头部受伤，10
肱骨干骨折，396
初始管理，1
受伤严重程度评分，12, 22
腹部损伤，2
漏诊损伤，22
神经血管损伤，1
肥胖，12
开放性损伤，1
骨科医生的作用，1
结果，10-11, 12
泪滴样，22
生理反应，2
治疗优先级，6-7
肱骨近端稳定，353
二次打击现象，4, 5f, 6f, 855
皮肤完整性，1
软组织损伤，16-18, 17f, 22
软组织损伤，1
脊柱损伤，2
股骨转子下骨折，13, 14f
全身炎症反应综合征，1, 2-3, 22
距骨体骨折，13, 14f
距骨颈骨折，1082, 1083
团队方法，1
胫骨骨折，13, 14f
胫骨干骨折，996
手术干预时机，1, 7-8
血管损伤，22
伤口污染，1
边缘患者，多发伤
 损伤控制骨科，8
 参数定义，4, 8
边缘接骨板，胫骨平台骨折，977, 978, 979f
扁平足畸形，骰骨骨折相关，1111, 1112
髌骨骨折，899~916
 解剖学考虑，899, 900f, 903, 904f
 缺血性坏死，903, 904f

篮状接骨板，913
两部分，900, 923
血供，903, 904f
"袋装糖果"征，901
分类，899, 900
粉碎的，899~901, 902f, 911f, 913
并发症，916
计算机断层扫描，899
诊断，899
移位，914
紧急治疗，902
固定失败，914, 915, 914f, 916
感染，916
膝部疼痛，916
磁共振成像，899
损伤机制，899
新技术，913, 914
非手术治疗，900
 适应证，900
 结果，914
 技术，900, 901
切开复位内固定，902, 903~911, 904f
 碎片处理，903, 904~906, 904f, 905f
 张力带线缆，903, 906~911, 906f, 907f, 908f, 909f
结果，914~916
部分，结果，916
髌骨部分切除和肌腱重建，902, 911, 912
髌股关节病，916
放射学评估，899, 900f, 901f
康复
 术后，912, 913
 治疗，900, 901
再手术，916
卫星，899, 902f
相关的股骨髁上骨折，902
手术治疗，902~914
 适应证，902, 903, 910
 技术，903~912
张力带接骨板，913, 914, 914f
张力带线缆，906~911
 生化和临床检查，908
 环缆或接骨板，911, 911f
 固定失败，914, 915f
 空心螺钉改良技术，908~910, 909f
 技术挑战，908
胫骨平台骨折，901f, 902
胫骨结节截骨术，913
全髌骨切除术，902, 914

结果，912, 915, 916
横形，899, 900f, 906f, 908, 909, 909f
三部分，900, 903f
垂直，899, 900, 901f
移位，911f
髌骨切除术
部分，肌腱重建，902, 873-874
完全，902, 915, 916
髌腱
Insall-Salvati 比，917
磁共振成像，917
断裂，诊断，917
超声，917
髌韧带断裂的手术修复，918, 920, 919f, 920f
补体瀑布，3
步态分析
跗跖关节骨折，1117
扭曲对线不良的评估，152
步态异常，畸形愈合相关，153, 154
波状接骨板，107, 109f

## C

Chaput 节段，胫骨远端 Pilon 骨折，1032
Charnley 牵开器，734
Choke 管，28
Cierny 分类，肌肉骨骼感染，57, 58
Colton 分类，鹰嘴骨折，471
Compass 铰链膝，胫骨平台骨折，977, 978f
C 反应蛋白
肌肉骨骼感染，54, 55
骨折不愈合，123, 124
多发伤患者，8
全身炎症反应，3
侧副韧带
解剖学，445
冠突骨折伴内翻后内侧旋转不稳定，468, 469
肘关节脱位，440f, 454, 458
肘部骨折脱位，466
桡骨头骨折，440
恐怖三联征，468, 469
内翻应力预防，469
侧块骨折
移位，关节炎引起，222
下颈椎
前入路，251, 252
漂浮，242, 251, 252, 251f
非手术治疗，239
后入路，251, 251f

手术治疗，251, 252, 251f
侧块螺钉固定
寰枢椎融合术，216, 217f, 218f
寰椎骨折，197, 197f
小关节，245, 246f, 247f
下颈椎损伤，254
微创，小关节，245
结果和并发症，229
螺钉置入技术，245, 246f
泪珠样骨折，251
侧块位移，结果，222, 223f
茶杯溢出征，月骨错位，549, 549f
铲土者骨折，246, 259
长骨，老化相关的改变，169
长骨骨折
髓内钉，11
生理反应，2
二次打击现象，4, 5f, 6f
超声，舟骨骨折，566
成骨
基于骨移植物，68, 69
自体松质骨移植物，69, 70, 70f
牵张
慢性骨髓炎，77~80, 78, 78f
定义，68
Ilizarov 圆形外固定器，65, 66f
成人呼吸窘迫综合征（ARDS）
老年患者，174, 182
多发伤患者，1, 6, 7, 11, 12
全身炎症反应综合征，2, 3
成像，见骨闪烁扫描、计算机断层扫描（CT）、磁共振成像（MRI）、X 线
承载分类，262
承重装置，骨质疏松症患者，169
尺侧腕屈肌，前臂骨折，492, 493, 494, 493f, 497
尺侧腕伸肌，前臂骨折，492, 493, 497
尺骨干，手术入路，493f
尺骨骨折
桥接接骨板，503, 504f
粉碎，502, 503
复杂的，476
骨干，伴桡骨骨折，486
远端，桡骨远端骨折相关，538
背板或掌板，494, 495, 498f
肱骨干骨折，395f
单独，功能支具，488, 489f
拉力螺钉固定，500, 502f
中和接骨板，501, 502f

斜形，501，502，502f
　　接骨板固定，503，504，505f
尺骨茎突骨折，549，550f
　　手术治疗，554，559，561，561f，562f
尺骨伸展入路，桡骨远端骨折，526f，527f
尺桡骨联合，前臂骨折相关，511
尺神经
　　肱骨远端骨折，426，431，431f，436
　　桡骨远端骨折，521
　　前臂骨折，494，495
尺神经病变，肱骨远端骨折治疗相关，440，442
尺腕韧带
　　解剖结构，546，547f
　　脱位，548，549f
齿突骨折
　　骨不连，210
　　Ⅱa型，201
　　前螺钉固定，199，201，219，220f
　　　　结果和并发症，227，228
　　分类，200
　　老年患者，225
　　结果和并发症，225，226
　　后路寰枢椎融合术，194，201，202
　　手术治疗，适应证，193~202
　　Ⅰ型，193，194
　　　　翼韧带功能不全，193，194，195f
　　　　结果和并发症，225
　　Ⅱ型，194，195f，196，197，196f
　　　　作为神经损伤原因，228
　　　　非手术治疗，228
　　　　骨不连，228
　　　　结果和并发症，225，226
　　　　手术治疗，211
　　Ⅲ型，195f，202，202f
　　　　非手术治疗，225，228
　　　　结果和并发症，225
　　　　不稳定，209
　　　　　　经关节螺钉固定，215f
耻骨联合分离，617~622
　　相关的泌尿生殖系统功能紊乱，623
　　髂嵴固定，616f，618
　　内固定，619~621，620f，621f，622f
　　Jungbluth 夹具，622
　　Pfannenstiel 入路，619，620，620f
　　后固定，618，619，619f
　　髋臼下固定，618
耻骨支骨折，619，623
　　非手术治疗，622，623

手术治疗，623
耻骨支骨折，骨盆内旋畸形相关，615，616
充气弹力袜，筋膜室综合征的治疗，92
充气骨夯，970f，971f，979，980
抽烟
　　骨折硬件故障风险因素，60
　　感染风险因素，1017
　　肌肉骨骼感染的危险因素，51
　　骨质疏松的危险因素，168
出血
　　髋臼骨折相关，649
　　老年患者，168
　　骨盆骨折相关，649
　　腹膜后，多发伤患者，2
初次假体置换术，老年患者，177
创伤后畸形，见畸形愈合
创伤中心，老年患者的治疗结果，166
槌状骨折，577，579f，605
磁共振成像（MRI）
　　小关节闭合复位后，245，246
　　筋膜室综合征，91
　　膝关节脱位，927，948
　　肌肉骨骼感染，55~57，57f
　　骨不连，123
　　髌骨骨折，899
　　小关节闭合复位前，244，245
　　胸椎损伤的矢状面短T1反转恢复序列，261
　　舟状骨骨折，566
刺伤，接骨板专用夹具，114
脆性骨折，见骨质疏松性骨折
　　钙和维生素D补充剂，168
　　定义，167
　　出院计划，775
　　锁定接骨板固定，169
　　结果，184
　　预防，169，170
　　治疗，160
错位，见特定类型的错位

## D

Dahl 分类，针道感染，59
Denis 分类，胸腰椎骨折，276，277
Denis-Weber 分类，踝关节骨折，1055，1056f
Dorr 分类，股骨转子间（髋关节）骨折，761f，767
大多角骨骨折，572
大转子骨折，见髋部转子间骨折
代偿性抗炎反应综合征（CARS），2
单侧

老年，愈合，239, 240f
相关的疼痛，253
"袋装糖果"样髌骨骨折，901
胆钙化醇，170
导管术
耻骨上，多发伤患者，2
泌尿系统，老年患者，183
低血压
老年患者，184
直立，老年患者，167
骶骨骨折，633, 636
完成，613, 614f, 615
H 型，635, 635f
髂骶螺钉固定，630f
脊柱器械，移除，635
张力带接骨板固定，633, 634f, 635
U 型，635
风吹样畸形，636
骶骨骨折，见骶骨骨折
骶骨撞击损伤，615f
骶髂关节脱位，623~631；见月骨骨折
前入路，623~625
闭合复位，623
完成，615f
外固定，623
外侧压缩，632f
后入路，625~631
夹子，626, 627, 627f, 528f
髂骶螺钉，528~631, 628f, 629f
切口和暴露，625, 626
复位，626, 627
张力带接骨板，628, 630f
放射学评估，623
第三腓骨，胫骨远端（Pilon）骨折，1031
点接触固定器，108, 109f
电灼，软组织损伤，32, 33
吊索
肩锁关节脱位，306
锁骨骨折，340
冠突骨折，470
肱骨远端骨折，425
肱骨近端骨折，356f
跌倒，作为老年损伤的原因，163, 165, 166, 165t, 166t, 169, 353
钉
头髓，见头髓钉
髓内，见髓内钉
大转子，见大转子钉

动脉造影，膝关节脱位，947, 948, 948f
动态加压接骨板固定
历史和演变，107
肱骨干骨折，403
股骨转子间（髋关节）骨折，765, 766t
动态加压螺钉，股骨远端骨折，864, 891
动态锁定螺钉，113
对乙酰氨基酚，老年患者，183, 183t, 184
多发伤患者，1~25
高级创伤生命支持原则，1
截肢与保肢，16~18, 17f
血管造影，1, 2, 22
预防性应用抗生素，1
输血，1, 22
骨稳定，1, 2
多发损伤/骨折，见多发伤患者
多器官功能障碍综合征（MODS），2, 3, 4t
股骨骨折管理，4
老年患者，174
受累器官系统，3, 4t
多发伤患者，11, 12
多形核白细胞，3

E
Eaton-Belsky 针，指骨干骨折，583f
Effendi 分类，Hangman 骨折，205, 206f
Elsons 测试，中心滑动完整性，605
Essex-Lopresti 病变，447~449
Essex-Lopresti 分类，跟骨骨折，1097, 1097f
二次打击现象，多发伤，4, 5f, 6f, 855

F
Farabeuf 钳，月骨骨折手术，633
Fernandez 分类，桡骨远端骨折，519, 520f
Fielding-Hawkins 分类，寰枢椎不稳定，198f
Frankl 分类，胸椎损伤，261
Frykman 分类，桡骨远端骨折，519, 520f
反向或婴儿 Bennett 骨折，596
非甾体抗炎药，老年患者，171
肥胖，多发伤患者，12
腓肠动脉瓣，38, 39f
逆行，44~46, 44f, 45f
腓肠肌皮瓣，37~39, 38f, 39f
腓肠神经
跟骨骨折，1106
胫骨远端 Pilon 骨折手术，1044
腓骨骨折，作为筋膜室综合征的原因，89t
腓骨结构强化，肱骨近端骨折，370~373, 371f, 372f, 378f

腓浅神经，胫骨远端/Pilon 骨折，1032f，1039
腓神经损伤，膝关节脱位手术相关，947
肺栓塞
    髋关节手术患者，792
    胸腰椎骨折并发症，296
肺炎
    抽吸，老年患者，182
    多发伤患者，6
肺炎葡萄球菌，58
分流，肺，167，168
分水岭区域，26
分水岭线，桡骨远端骨折，522
分诊，老年患者，165，166
风吹样畸形，637
蜂窝织炎，踝关节骨折，1075
缝合，老年患者，180
缝合纽技术
    肩锁关节脱位，310，311f
    锁骨骨折，342
    联合损伤，1071，1072f
跗管综合征，延迟，1106，1107
跗跖关节损伤，1111~1116，1111f
    分类，1111，1112
    闭合复位和经皮置针，1115，1115f
    并发症，1115
    作为挤压伤，1112
    损伤机制，1112
    非手术治疗，1112
    结果，1116
    放射学评估，1111，1111f，1112
    康复，1115
    螺钉固定，1113~1115，1114f，1115f
    模糊的，1111
    手术治疗
        解剖学考虑，1112
        切口，1112，1113，1113f
        适应证，1112
        患者体位和包裹垂，1112，1113f
        技术，1112~1115
    要点和技巧，1115
    A 型，1111，1112
    B 型，1111，1112
    C 型，1111，1112
敷料
    肱骨干骨折固定，393
    进针点，60，61
    最终闭合伤口前，52
    真空辅助闭合（VAC），61，62f，63f

浮动侧块骨折，242，251，252，251f
浮肘损伤，伴肱骨骨折，395f，397
辅助临时固定，复杂骨折，116，117
负压伤口治疗
    死腔管理，65
    筋膜切开伤口，100
    预防感染，52
    皮肤移植，37~40，42
    软组织损伤，32，34，35，46，47
负载，骨质疏松骨，179
复苏
    颅颈损伤患者，191
    老年患者，181
    多发伤患者，7，8
复位，见具体骨折
复位不良
    锁定接骨板相关，117
    畸形愈合的原因，140，141f
复杂骨折，辅助临时固定，117，118
复杂区域疼痛综合征，跗跖关节损伤相关，1115

## G

Galeazzi 骨折，506~509
    骨移植，507
    分类，486
    远端桡尺关节，506，507，506f
    髓内钉，507，508f
    锁定接骨板固定，507，509
    康复，506，507
    手术治疗，506~509
Gamma 钉，股骨转子间骨折，778，779，778f，780f，783，792，793
Garden 分类，股骨颈骨折，720，720f
Gardner-Wells 弓，210，242，243
Gartland-Werley 分类，桡骨远端骨折，518，519
Gerdys 结节，931
Gibson 入路，股骨头骨折，711，714
Gilula 线，550，551f
Glasgow 昏迷评分（GCS），11，19，21
    老年患者，163
Glenopolar 角，313f，314，315f
Gustilo-Anderson 分类，开放性骨折，30，31
    肱骨干骨折，393
    胫骨骨折，831
    股骨干骨折，831
    胫骨干骨折，989
干骺端骨折，锁定接骨板固定，115
肝素，296

肝脏，全身炎症反应，3
感染，见肌肉骨骼感染
　髋臼骨折，651
　踝关节骨折，1075
　慢性，123
　股骨远端骨折，892，892t
　肱骨远端骨折，43，441f
　胫骨远端 Pilon 骨折，1051
　股骨干骨折，857
　老年患者，167，182，183
　股骨转子间（髋关节）骨折，784，795
　膝关节脱位，947
　作为骨不连的原因，123，124
　骨不连治疗相关，136
　吸烟是危险因素，1017
　胫骨平台骨折，982
　胫骨干骨折，1020
冈下肌，肩胛骨骨折修复，321，322，322f，323f
冈下肌腱切开术，335
钢缆技术
　小关节骨折脱位，246，248f
　后部，214
高能量
　相关的全身性损伤，426
　　年轻患者，421，422f
　H 型，421
　感染，440，440f
　外侧 lambda 型，421
　低能量，老年患者，421
　损伤机制，421
　内侧 lambda 型，421
　多平面，421，424
　非手术治疗，424，425
　　骨袋技术，425
　　手术治疗前，427
　不愈合，440
　鹰嘴截骨术，427，428，431~434
　　并发症，433，434，441
　　固定选择，432，433，433f，434f
　开放，427
　骨质疏松症，425
　泪滴，442
　接骨板固定，427
　　预塑形锁定接骨板，428
　后入路，430~438
　术后僵硬，441
　放射学评估，426，426f，427
　复位和固定，436~438，437f

高位髌骨，917
高压冲洗，软组织损伤，51，52
高压氧治疗，筋膜室综合征，92
跟骨骨折，1093~1107
　解剖学考虑，1093，1099
　预防性使用抗生素，1099
　Böhler 角，1095，1096f
　分类，1095~1097
　　Essex-Lopresti 分类，1096，1096f
　　Sanders 分类，1096，1097，1098f
　并发症，1105~1107
　治疗争议，1093
　深静脉血栓形成，1097
　延迟性跗管综合征，1106，1107
　水肿，1094，1097
　骨折水疱，1094
　Gissanes 角，1095，1096，1096f
　切口和暴露，1100
　初步评估，1093，1094
　相关伤害，1093
　骨折碎片间压缩，1102
　锁定接骨板固定，117
　损伤机制，1093
　非手术治疗，1097
　非接触技术，33f
　开放，1102，1103
　　伴内侧伤口，1093，1094，1102，1103，1103f，1104f
　　手术治疗，1103
　结果，1103，1104
　疼痛控制，1097
　查体，1093，1094
　接骨板固定，1101，1101f
　多发伤患者，13，14f，15f
　术后护理，1102
　放射学评估，1084，1097
　复位，1100，1101
　Schanz 钉，1100
　螺钉固定，1101，1101f
　软组织损伤的处理，1093，1094，1094f，1095f
　　开放性骨折，1102，1103，1103f，1104f
　　术后，1104
　腓肠神经损伤，1105
跟腱同种异体移植物，后交叉韧带重建，935，935f
肱动脉
　肱骨远端骨折，425
　肘关节脱位，469
肱骨干骨折，390~420
　对线参数，418

相关关节损伤，394，395f
分类，393，394f
粉碎，401，403
骨干，397，404
外固定，415
对线不佳，393
浮肘受伤，395f，397
前臂骨折，395f，397
老年患者，390
即将发生的病理性骨折，397
髓内钉，407~416
    顺行，307~411
        肩峰前入路，408，409f，410f，411f
        术中成像，408，409f
        结果和并发症，416，417，417f
        术前准备，408
    适应证，399，400
    交锁钉，400
    锁定钉，407，408
    结果，400
    扩髓，407，408
    逆行，411~415
        适应证，411
        结果和并发症，417
        术后护理，414，415
        劈开三头肌入路，411~413，413f
    负重后，400
畸形愈合，415
微创接骨板接骨术（MIPO），403，404~407
    解剖学考虑，405
    临床结果，403，405
    手术技术，405，407
肌皮神经，405
相关神经血管损伤，394，396，396f
非手术治疗，390~393
    接合夹板，390，391f
    功能支具，392，392f
    一般概念，390
    悬臂管型，392，393f
    人字形管型，393
    技术，390~393
骨不连，125，128f，415，416
开放性骨折，393，394，395f
泪滴，418
接骨板固定，400~403
    前外侧入路，400，401，401f
    骨移植，403
    桥接接骨板，401，403

动态加压接骨板，403
适应证，399，400
器械选择，403
外侧入路，401
内侧入路，401
结果和并发症，400，416
后入路，401，402f
术后护理，403
预弯接骨板，402f，403
放射学成像，400
复位和固定，401~403
手术方法，401~403
多发伤患者，5f，397
桡神经，390，394，396，396f，403，406，407f，416，418
    功能评价，418
康复，403
手术治疗
    并发症，415~417
    一般考虑，398~400
    适应证，393~397
    结果，415~417
    技术，398~416
临时用外固定器稳定，398f，399f
相关血管损伤，396
肱骨骨折
    远端，见远端肱骨骨折
    近端，见肱骨近端骨折
    骨干，见肱骨干骨折
肱骨近端骨折，352，381
    解剖颈部骨折，357，3584f
    分类，352~355，353f
    粉碎，老年患者，177
    并发症，378~381
        一般注意事项，378~381
        切开复位内固定，378，380，381
    畸形，380
    三角肌胸肌间入路，376
    诊断，383，354
    移位，356，357，358f
        粉碎，老年患者，177
    腓骨增强，371~374，372f，373f，379f
    四部分，358，359，369f，376
        外翻嵌插，358，359，360f
    老年患者，175t，359，377
        移位粉碎性，177
    头劈裂，359，360f
    半关节置换术，352，375，376
        肱二头肌腱，376

并发症，381
适应证，358, 359
结果，377, 378
后结节重建，375, 376f, 377
成像，353, 354, 354f
髓内钉，374, 375, 375f
患者体位，368f
锁定接骨板固定，118
损伤机制，361
无位移，357
非手术治疗，352, 355-356, 359
适应证，356
技术，356
切开复位内固定，371f, 379f
并发症，378, 380, 381, 380f
骨质疏松症，165, 377
模式，353f, 364
经皮针固定，363f, 366, 367, 366f
并发症，380
接骨板固定，357f, 367~371
入路，368
锁定接骨板，368, 377, 378
结果，377, 378
患者体位，368, 368f
预塑形接骨板，357f, 368, 369f, 370f, 371
结节修复，371
减少，356
康复
术后，377
治疗，356
肩关节脱位，361
稳定，355, 356
手术治疗，352, 356~381
解剖学考虑，359, 362~365
肩峰前外侧入路，362-363, 363f, 364f, 365f, 368, 369f, 370f
腋神经，362, 363, 363f
劈开三角肌入路，362f
三角肌胸腔入路，361f, 362, 367, 368
对肩袖功能的影响，377
一般考虑，366
适应证，356~359
新技术，381
结果，377, 378
经皮入路，362, 363f
接骨板固定，357f
手术技术，366~377
技术，357~377

张力带线/缝合固定，358, 359f
三/四部分骨折，354, 355, 355f, 356
三部分，355f, 358, 359f, 377
骨质疏松症，359
治疗目标，352
外翻嵌插，364
肱骨近端骨折的半关节成形术，375, 376
肱二头肌腱，376
并发症，381
适应证，358, 359
结果，377, 378
后结节重建，375, 376f, 377
肱骨近端头劈裂骨折，359, 360f
肱骨远端骨折
双柱，421
分类，421, 422, 423f
AO/OTA 分类，421, 422, 423f, 424, 425
冠状剪切骨折，424, 424f
闭合，皮肤帐篷样隆起，427
组成部分，427f
双接骨板，428, 429, 428f
固定失败，439, 440
异位骨化，438, 441, 442
肱桡肌，前臂骨折，492, 492f, 496, 499
钩板固定
肩锁关节脱位，307, 307f
锁骨骨折，342
"骨袋"技术，肱骨远端骨折，425
股部筋膜切开术，96
股动脉，股骨干骨折，837
股骨
前倾，150
胫骨不等长，153
转子下区，见股骨转子下骨折
扭转畸形，150, 152f
股骨钉
交换，股骨骨不连，131, 132f
头部受伤的患者，10
多发伤患者，10, 11
逆行，假体周围骨折，179
股骨干骨折，830~862
解剖学考虑，830, 833~837
相关的动脉损伤，854, 855
非典型，859, 860, 859f
双侧，831
双磷酸盐相关，859, 860, 859f
骨移植，854
桥接接骨板，838

对线和旋转评估，841，843
适应证，840
经皮，841，842f，843
康复，841，843
原因，830
胸部损伤，833
分类，830，831
AO/OTA 系统，831，832f
筋膜室综合征，858
并发症，856，857
加压接骨板，838~840，839f
切口 839，839f
外侧入路，839，840f
延迟愈合，857，858
紧急治疗，833
外固定架，833，837f
多发伤患者，836
股骨前倾，834，835
股骨颈骨折，741~745，743f~745f，829，853
顺行髓内钉，846
顺行钉，741，742，744f，745f
头髓钉，742
医源性骨折，742，743f
股骨颈轴，834，835，834f
股骨接骨板，837
股骨扭转测量，834，835
伴纤维发育不良，16，16f
枪伤相关，853，854
相关的头部受伤，833
异位骨化，859
高能量损伤，830
感染，859
炎症标志物，4
髓内钉，831，832
顺行，843~851
互锁螺钉置入技术，846，847f
钉长度测量，846，847f
患者体位和包裹，843，844f
梨状肌入路，843~849，844f，845f，846f，847f，848f
旋转对线，844
转子入路，849~851，849f，855f
非扩髓髓内钉，851
变异化，851
争议，832
肺部并发症，7，11
逆行扩髓，852，853，852f，853f
逆行，851~853
同侧骨折，741~745

畸形愈合，858
漏诊，治疗后，857
死亡原因，830
神经系统损伤，830，831
新技术，856
非手术治疗，830，831
不愈合，131，132f，857，858
接骨板固定加强，854f
开放，钝性创伤相关，854
切开复位固定，835，836
结果，856
泪滴，860
接骨板固定，833，837~843
适应证，837
新型接骨板及其技术，838，843
节段性骨丢失，854，854f
相关的软组织损伤，832
特殊注意事项，853~855
股骨骨折
骨干，见股骨干骨折
远端，见股骨远端骨折
转子间，见股骨转子间（髋关节）骨折
微创接骨板，114
颈，见股骨颈骨折
假体周围，179
多发伤患者，4
近端
老年患者，死亡率，179
转子间，见股骨转子间（髋关节）骨折
扩髓钉，4，6f
骨干，见股骨干骨折
转子下，见股骨转子下骨折
髁上，锁定接骨板固定，115f
手术技术，837~856
股骨近端骨折
老年患者，死亡率，179
转子间，见股骨转子间（髋关节）骨折
股骨颈骨折，719~758
髋臼骨折，745
股骨颈轴，835，835f
股骨内侧髁
膝关节脱位，931
骨坏死，948
股骨扭转，变异化，835
股骨扭转角，150，151f
股骨前倾，835
股骨双尾技术，用于后交叉韧带重建，934
股骨头

与髋臼的关系，703
半脱位，髋臼骨折，651
血管供应，703
股骨头骨折
　分类，703，704，705f
　并发症，715，716f
　Gibson 入路，711，714
　髋关节脱位，703，705f
　Kocher–Langenbeck 入路，709f，710，711，713f，714
　复位不良，714
　非手术治疗，715
　闭孔斜位像，704，706f，715，716f
　泪滴，715
　Pipkin Ⅰ型（中央凹下），704，705f，705t
　　手术治疗，711，712
　Pipkin Ⅱ型（中央凹上），704，705f，705t
　　手术治疗，711，712，712f
　Pipkin Ⅲ型（伴股骨颈骨折），704，705f，705t
　　手术治疗，712，713f
　Pipkin type Ⅳ（伴髋臼骨折脱位），704，705f，705t
　　手术治疗，711，711f，714，714f
　Smith-Petersen 入路，710，711，712，714
　手术治疗，708~710
　要点和技巧，714
　转子翻转截骨术，710~712，714，715
　Watson-Jones 入路，712
股骨头脱位，髋关节脱位，703
股骨远端骨折，864~898
　解剖学考虑，867，867f
　前外侧入路，868，869，869f
　关节骨折复位和固定，871，872f，873~876
　　辅助工具和技术，873，874f
　　Hoffa 骨折，873，874f
　　克氏针，873，874f
　　拉力螺钉，873
　　Schanz 针，873，874f，875
　　Weber 钳，873，874f，875
　生物接骨板，864
　刃接骨板固定，875~877
　　解剖学考虑，875
　　手术技术，875~877，876f，877f，878f
　骨移植 131，893
　分类，865
　　AO/OTA 系统，893
　　内置物选择，873t
　筋膜室综合征，867
　并发症，864，892，893
　动态加压螺钉，864

　结果，891
　老年患者，176t
　死亡率，183
Hoffa 骨折，893
感染，893
髁间，864
髓内钉
　全膝关节置换术，888
　顺行，879，880，881f
　插入点，867
　逆行，877~879，879f，880f
　　关节伸展位逆行，868，869，869t
　　无关节伸展位逆行，868，869t
外侧髁骨折，888，889
外侧髁，坡度，867，867f
外侧髌旁入路，869，870f，871，886f
锁定内固定器，882~886，892，892f
　全膝关节置换术，888，889f
　辅助工具和技术，882~884，883f
　并发症，117
　外固定器，884
　股骨牵引器，884
　微创稳定系统（LISS），881，885，888，992f
　肢体长度检查，884，885
　手动加压，884
　手动牵引，882，883f
　结果，864，892，892t
　患者体位，882，883f
　接骨板置入 884，885f
　临时复位骨折，884
　股骨干近端复位，885
　检查旋转复位，884，885
　复位螺钉，882，883f，884
　Schanz 针，882，883f
　螺钉置入，885
　肌下，手术顺序，884，885，886f~888f
　髁上巾垫，882，883f
内侧髁骨折
　复位和固定，889，890，891f
　手术方法，871，872f
内侧髁，坡度，867，867f
内侧髌旁入路，868，869，868f，869f，869t，871，872f
　逆行髓内钉，880
新技术，893
非手术治疗，864，865
骨不连，892，893，893t
切开复位固定，864
结果，892，893t

泪滴，894
假体周围，178
股骨远端髁上骨折，864
股骨转子间（髋关节）骨折，759~830
　解剖学考虑，759
　关节成形术，764
　增强，786，787
　颈基底部，骨折塌陷，792
　刃接骨板和螺钉固定，766f
　头髓钉，779~754
　　前内侧复位，752，753
　　类型，779，779f，781f
　　正确选择，780
　　远端交锁，785，787f
　　功能结果，787~789
　　Gamma 钉，779，780，779f，781，784，787，788
　　置入技术，780，782
　　InterTan 钉，779f，781f，784~786，785f，789
　　有限切开复位，753，754
　　患者体位，780
　　PFNA 设备，784
　　建立通道，782~784，783f
　　扩髓，782，783f
　　重建钉，779f，780，781f，784~786
　　手术技术，780，782~789
　　TFN 类，779f，781f
　　要点和技巧，789f
　　轨迹，780，782
　　大转子顺行钉，789
　　转子固定钉，779，779f，781f
　　Z 效应，784，784f
　分类，759，760，762~764
　　AO/OTA 系统，761，763f，764
　　Dorr 系统，761f，779
　　Müller 系统，762
　并发症
　　医疗，789，790
　　社会心理，790
　加压髋螺钉固定
　　并发症，765
　　失败，791
　计算机断层扫描，760
　移位，查体结果，760
　动态加压接骨板加螺钉固定，765，766t
　紧急治疗，765
　外固定，764
　股骨颈骨折，764
　固定失败，790，791

　骨折塌陷，787~789
　功能结果，787
　Gottfried PCCP，766t，777，788
　锁定接骨板和螺钉联合固定，765，766f，766t，778，779
股骨转子间（髋关节）骨折的转子支撑接骨板增强术，778，779，789
股骨转子下骨折，802~830
　解剖学考虑，802，803f
　非典型，804，805f
　球头推杆，809f，810f
　失血，806
　骨钩，809f，810f
　头髓钉
　　优点，806
　　适应证，806，808f，809，809f
　　结果，826
　　扩髓，819
　　减少，812~815
　　要点和技巧，819
　分类，802~804
　　AO/OTA 系统，803，804
　　Russell-Taylor 系统，802，803，804f，807f
　并发症，827
　压力，803，827
　髁刃接骨板，820~824
　　95 度角，820~824
　　优点，811
　　刃接骨板置入，820
　　骨凿，820，821f，822
　　缺点，811，812
　　股骨长度测量，823
　　髂胫束，822，823
　　切口，822，823f
　　克氏针，822，823f
　　结果，827
　　患者体位，822
　　股骨近端锁定接骨板，824，825f，826
　　小切口肌下技术，824，826
　骨干，803，804
　移位，803f，818f
　紧急治疗，806
　固定角度接骨板固定，804，805f，811f
　　95 度，811
　　ⅠB 组，808f
　　Ⅱ组，803，809f
　　ⅡA 组，803
　　ⅡB 组，803，811f
　高能，806

髋部髓内钉，808, 809f
髓内钉，804, 806~810, 812~820
 优点，804, 806
 球钉推进器，810f, 811f, 812, 816f
 骨钩，812, 813, 816f
 夹子，813, 814, 815f, 816, 817f
 缺点，808, 810
 作为股骨远端骨折的原因，818, 819, 819f
 远端锁定，818
 股骨前倾，819
 股骨长度测量，814f, 819, 820
 置钉和锁定，816, 818~820
 钉选择，806, 808, 810
 闭孔出口位观，807f
 结果，826
 经皮起点，815, 816f
 梨状肌起点，815, 817, 817f
 扩髓孔，813, 818
 复位，812~815
 减速杆，810f, 812, 815f
 康复，824
 Schanz 针，812, 813
 要点和技巧，814, 818
 大转子起点，813, 815, 818f
畸形愈合，804, 825
非手术治疗，804
骨不连，125, 128, 129, 129f, 804
结果，824, 825
泪滴，825
接骨板固定，804
 内置物选择，811, 812
多发伤患者，13, 14f
康复，824
反向倾斜，805f
骨牵引，806
螺旋模式，815f, 816f
手术治疗，804-824
 算法，812
 患者体位，812, 813f
 技术，812~824
要点和技巧，812, 825
扭转畸形，152f
转子钉，808
 优缺点，808, 810
 要点和技巧，818
 ⅠA 型，803, 807f
 ⅠB 型，803, 808f
 ⅡA 型，803

 ⅡB 型，803
愈合，825
股四头肌腱，断裂，916, 917
 诊断，917
 磁共振成像，91
 手术修复，920, 921, 922f
 超声，917
骨搬运
 萎缩型骨不连，125
 胫骨骨不连，135, 136
骨不连，123~128
 踝关节骨折，1075
 萎缩（无血管），123~125, 124f
 萎缩性肱骨干，125, 128f
 磷酸盐相关，130, 131f
 分类，123, 124f
 锁骨骨折，125, 339, 344
 计算机断层扫描，123
 定义，123
 齿突骨折，211
 诊断注意事项，141, 142t
 股骨远端骨折，131, 132, 133f, 890, 891, 892t
 肱骨远端骨折，440
 胫骨远端 Pilon 骨折，1051
 评价，123, 124
 股骨颈骨折，125, 127, 129f, 130f, 751, 752f
 股骨干骨折，131, 132f, 854, 857, 858
 老年患者，167
 肱骨干骨折，415
 肥大，124
 感染相关，123, 124
 股骨转子间（髋关节）骨折，792
 Jefferson 骨折，222
 锁定接骨板系统，113
 磁共振成像，123
 肌肉骨骼感染相关，54, 55
 核医学扫描，124
 齿突骨折，225, 229
  Ⅱ型，194
  Ⅲ型，197
 鹰嘴骨折，479
 鹰嘴截骨术，433
 营养不良型，124f
 泪滴样，136
 放射学评估，123
 危险因素，123, 136
 舟骨骨折，565~567, 567f, 571
 股骨转子下骨折，804

股骨转子下骨折，125, 128, 129, 129f, 825
　手术治疗，124~136
　　萎缩型骨不连，124, 125
　　并发症，136
　　适应证，124
　　结果，136
　　术前评估，124
　距骨体骨折，1090f
　距骨颈骨折，1089
　胫骨骨折，123, 126f, 127f, 132, 134f, 135, 136
　胫骨干骨折，1018, 1019f, 1020
骨传导，68, 69
骨代谢检查，168
骨干骨折，锁定接骨板固定，117, 118
骨干缺损，游离腓骨瓣，74, 74f
骨关节同种异体移植，膝关节损伤，943, 943f, 944f
骨夯，充气式，970f, 971f, 979, 980
骨合成
　直接，Hangman 骨折，228
　上颈椎骨折，210
骨化，异位；见异位骨化
骨坏死
　股骨颈骨折，751
　股骨内侧髁，948
骨痂形成，骨折，107
　肥厚型骨不连，123
　锁定接骨板，113
　骨不连相关的缺损，123
　作为稳定愈合的预测因素，136
骨间后神经
　前臂骨折，492, 492f, 494~496, 498
　桡骨头骨折，440
骨间膜，前臂骨折，460–461
骨科创伤协会（OTA）分类，见 AO/OTA 分类
　开放性骨折，989, 990, 991t
　软组织损伤，31, 32
骨矿物质密度（BMD），胸椎损伤患者，271
骨膜定向骨形成（Masquelet 技术），73, 71~77, 76f, 77f
骨盆骨折，见骨盆环损伤
骨盆环损伤，609~641
　髋臼骨折，684
　急性治疗，618
　解剖学考虑，609~613, 610f
　前路，638
　前环，618~624
　前后压缩，613, 614t, 615f
　输血，2
　Bucholz Ⅰ型，612

Bucholz Ⅱ型，612
Bucholz Ⅲ型，612, 612f
分类，609~614, 612f, 614f
　Bucholz 系统，612, 612f
　Burgess 系统，612, 614, 614t
　组合，613, 614t
并发症，639
压迫试验，609, 610
计算机断层扫描，609
畸形，616, 617
　轴（x, y, z），612, 613f, 613t
移位，1
老年患者，170
高能，609
相关损伤，618
骨盆环损伤的压缩测试，609, 610
骨盆稳定性，定义，609
骨牵引，并发症和结果，226
骨软化症，789
骨闪烁成像
　肌肉骨骼感染，55~57
　骨不连相关感染，124
　舟骨骨折，566
骨水泥
　前柱重建，268, 268f
　抗生素洗脱，66
　肱骨近端骨折，381
　胫骨平台骨折，977
　老年患者，180
骨水泥棒，抗生素洗脱，63f, 66
骨水泥垫片，聚甲基丙烯酸甲酯
　开放性股骨远端骨折，132
　Masquelet 技术，135f
骨髓抽吸浓缩物（BMAC），77, 78
骨髓炎，54f
　抗生素治疗，58
　慢性，65~81
　　清创，65
　　牵张成骨，78~80, 79f
　　经钛笼置入髓内钉，80, 81f
　　局部抗生素治疗，65~67, 66f
　　用骨生物制剂增强局部骨缺陷，77, 78
　　骨缺损重建，67~69, 68f
　　软组织覆盖，67
　诊断，54
　肱骨接骨板固定失败，128f
　成像，55~57
　髓内，156

类型，57, 58
骨损伤，生理反应，2
骨小梁，与衰老相关的损失，169
骨形态发生蛋白 2（BMP-2），61, 75, 77, 78
骨移植替代物，治疗肱骨近端骨折，381
骨移植物
 萎缩型骨不连，125
 慢性骨髓炎，67~69, 68f, 69f
  同种异体移植物，67, 71, 71f
  自体移植，67
  髂嵴骨移植，69~71, 70f
  Masquelet 技术，73, 74~77, 76f, 77f
  用铰刀/冲洗器/抽吸器（RIA）获取移植物，72, 73, 75, 77f
  血管化，74
 复合材料，77, 78
 骰骨骨折，1111
 股骨远端骨折，131
 股骨远端骨不连，132
 股骨干骨折，841, 854
 功能，67, 68
 Galeazzi 骨折，507
 手，606
 肱骨干骨折，403
 枕颈融合，212
 后路寰枢椎融合术，227
 近端指间关节骨折脱位，592f
 桡骨头骨折，449
 舟状骨骨折，568
 距骨头骨折，1092
骨诱导，68
骨愈合
 营养不良的影响，123
 骨折间隙应变，112, 113
 锁定接骨板，113
 微创接骨板，114
骨折风险评估工具（FRAX），789
骨折间隙应变，112, 113
骨折空隙填充物，胫骨平台骨折，977
骨折水疱，35
 跟骨骨折相关，1095
 胫骨远端骨折相关，1028
骨折脱位，见特定类型的骨折脱位
 脊柱失败，276, 277
骨折脱位恐怖三联征，458, 459f
 外侧副韧带，469
 非手术治疗，466, 467
 泪滴，469, 469

稳定性测试，468, 469f
手术治疗，467~469
并发症，469
技术，467, 468, 467f
冠突横形骨折，466, 466f, 467~469
骨折稳定，预防感染，52
骨质减少症，176
骨质疏松
 转子间，176
 螺钉修复失败，176
 多发伤患者，13, 14f, 15f
骨质疏松性骨折
 AO 治疗原则，174, 176
 锁骨骨折，338
 固定失败率，176
 老年患者，163
 种植体选项，178
 发病率，163
 死亡率，164
 患病率，166
 一级预防，168, 169
 二级预防，169
骨质疏松症，167~169
 年龄相关患病率，167, 167t
 踝关节骨折，1073, 1073f, 1074f
 骨质量下降，168
 原发性，167
 危险因素 167, 168t
 继发性，167
 治疗，168, 169
骨质疏松治疗，股骨转子间（髋）骨折患者，789
固定，见特定类型的固定
 强化，老年患者，180
 生物力学原理，139
 骨质疏松骨，168
固定结构，稳定性，139
关节成形术
 股骨转子间（髋关节）骨折，764
 掌板，590~592
关节间位移，226
关节镜
 踝关节骨折，1072, 1073
 舟骨骨折，570
 肩胛骨骨折，332
 肩关节脱位，352, 384, 385
关节镜辅助复位固定
 桡骨远端骨折，535-536, 537f
 胫骨平台骨折，974, 975, 975f

关节镜辅助关节囊缝合术，肩关节脱位，385
关节囊固定术，背侧，腕骨骨折和脱位，558，559
关节囊切开术
　股骨颈骨折，730，730f，731，738
　肩胛骨骨折，331，331f
关节融合术，C1-C2后路，201，202
关节炎，创伤后
　髋臼骨折，695
　足踝，1090
　踝关节骨折，1076
　腕骨骨折和脱位，564，565
　股骨头骨折，716f
　髋关节脱位，716f
　膝关节脱位，948
　舟骨骨折，1109
　枕骨髁骨折，222
　距下，1090
　距骨体骨折，1092
　距骨颈骨折，1090
关节盂骨折
　前，313
　锁骨骨折，340
　关节移位，314，315f，316f
　关节内移位，336，337
　后部，313
　上方，313~315
关节置换，周围骨折，178，179
关节周围骨折
　老年患者，177，178
　内部复位，33，33f
　锁定接骨板固定，116，117
冠突骨折
　前内侧亚型，2，466
　基底，466
　分类，466，467f
　肘关节骨折脱位，464，466
　孟氏骨折，505，506
　鹰嘴骨折脱位，478，479
　亚型1，466
　亚型2，466
　2型，470
　内翻后内侧旋转不稳定模式，469
　　非手术治疗，469，470
　　结果，469，470
　　手术治疗，469，470
冠状剪切骨折，424，424f
冠状劈裂骨折，281，282f
冠突，解剖，445，446f

管型
　肩锁关节脱位，306
　锁骨骨折，339，340
　胫骨远端骨折，1029
　前臂骨折，488
　Galeazzi骨折，506，507
　肱骨干骨折，392，393
　膝关节脱位，928
　舟骨骨折，1107
　髌骨骨折，914，915
　Pilon骨折，1031
　舟骨骨折，566，571
　肩胛骨骨折，314
　距骨颈骨折，1082，1083
　跗跖关节骨折，1113
　恐怖三联征损伤，469
　胸椎损伤，262
　胫骨平台骨折，958
　胫骨干骨折，990~992，993f，1014
灌溉
　冲洗球，52
　高压，51，52
　预防肌肉骨骼感染，51，53
　开放性伤口，9
　针道感染，59，60
腘动脉，膝关节脱位手术，935，945
腘肌腱，膝关节脱位手术，834f
过氧化氢
　禁忌证，52
　作为置针处清洁剂，60

## H

Hahn-Steinthal骨折，424
Halo架
　颅颈结合部损伤，191，192
　并发症，225，226
　Hangman骨折，208，209
　下颈椎损伤，236，240
　齿突Ⅱ型骨折，224
　上颈椎损伤，191，192，210
Hamate骨折，572
　体部，572
　钩，572
Hangman骨折，205~210
　颈椎前路椎间盘切除术和融合术，208，208f，228，229
　分类，205~207，205f，206f
　并发症，225
　直接接骨术，228

结果，225
自发复位，221
手术适应证，207~210
Ⅰ型，205, 205f, 206f
ⅠA型，225
Ⅱ型，205, 205f, 206f
ⅡA型，205, 207~208, 221, 225
Ⅲ型，205f, 206f, 207, 208, 208f, 209f, 210, 225
变异，221
Hardegger 分类，肩胛骨骨折，310
Hardinge 入路，股骨颈骨折，746, 747f, 748f
Hare 牵引夹板，838f
Harrington 牵引杆，胸部骨折，265
Hawkins 分类，距骨颈骨折，1082, 1083f, 1088
Hawkins 标志，1088
Heuter 入路，股骨颈骨折，734, 735, 746, 749f
Hoffa 骨折，874, 875f, 893
Hohman 牵开器，620, 621f
含钙骨水泥，老年患者，180
核医学检查，骨不连相关感染，124
横突骨折，胸部，259
横向压缩
　　内旋，613, 614, 614f, 614t, 615f, 616
　　手术适应证，616, 614, 614f
　　损伤机制，613, 614, 614f
　　微创手术，638
　　神经损伤，639
　　新技术，638, 639
　　非手术治疗，614, 616, 618
　　开书，614, 614f, 615f
　　骨质疏松症，死亡率，164
　　结果，639
　　泪滴样，640
　　针道感染预防，638, 639
　　多发伤患者，1, 2
　　后入路，638
　　后环，624~637
　　　　骶髂关节脱位，624~632
　　耻骨支骨折，623, 624
　　　　非手术治疗，623, 624
　　　　手术治疗，624
　　耻骨联合分离，618~623
　　　　相关泌尿生殖系统功能紊乱，623
　　　　髂峰固定，617f, 619
　　　　内固定，620~623, 621f, 622f, 623f
　　　　Jungbluth 夹具，623
　　　　Pfannensteil 入路，620, 621, 621f
　　　　后固定，619, 620, 620f

髋臼下固定，619
放射学评估，610~613, 611f, 617
康复，637, 638
骶骨骨折，634~637
手术治疗
　　适应证，616~618, 617, 618
　　三步法，617, 618
　　要点和技巧，638
　　垂直剪切，613, 614t
红细胞沉降率（ESR）
　　肌肉骨骼感染，54
　　骨折不愈合，123, 124
后部
　　并发症和结果，226, 227
　　Ⅱ型齿突骨折，199, 201, 202
　　经关节螺钉固定，214~216, 215f, 226, 227
后脊髓综合征，233
后交叉韧带
　　解剖学，931
　　损伤，934
　　　　经胫骨关节镜技术，935, 936
　　　　杀手交叉，934, 935, 935f
　　　　胫骨镶嵌技术，934~936, 935f
　　　　股骨双尾技术，934
后内侧复合体重建，937, 938, 939f
后内侧角损伤
　　膝关节脱位，931
　　手术方法，931, 932
　　手术方法，932, 933, 933f
后内侧入路，膝关节脱位，932, 933, 933f
后韧带复合体，胸腰椎骨折，277~279, 280
　　爆裂骨折，280, 281
　　压缩骨折，280
后外侧角损伤
　　解剖学考虑，932, 932f, 960
　　膝关节脱位，931
　　手术方法，931
　　内侧，932, 932f
后外侧入路，膝关节脱位，933, 934, 934f
后柱
　　前盆腔内（Stoppa）入路，676, 677f
　　髂腹股沟入路，673~675, 675f, 676f
　　Kocher-Langenbeck 入路，665
后壁，643
　　髋关节不稳定，649, 650f
　　Kocher-Langenbeck 入路，用于，661~665, 662f, 663f, 664f
　　结果，691, 692, 691t

四边体，676，677f，684，686f
放射学评估，642，644f，645f
　　"鸥翼"征，646f
　　闭孔斜位观，644f，684，697
　　"马刺"征，647f
放射学泪滴线，643
康复，683
修订，692
顶弧角，646，648，648f，684
序贯入路，682，683，683f
骨牵引，649
Smith-Petersen入路，655
压力评估，648，649
关节穹顶上方，646
手术治疗，649~697
　　解剖学考虑，651
　　预防性使用抗生素，651
　　适应证，649，651
　　皮肤准备，651
　　技术，661~683
要点和技巧，684
横形
　　解剖学考虑，645
　　扩展髂股入路，680，682，682f
　　髂腹股沟入路，676，678，679f
　　坐骨结节Schanz针，666f，684
　　Kocher-Langenbeck入路，665，666f，667f
　　要点和技巧，684
　　横断面，684
　　横形伴后壁，665，668f，669f
后足内翻畸形，1109
厚层皮肤移植，36，37
呼吸系统，与衰老相关的改变，167，168
"胡椒面"征，63
"胡桃夹子"样骨折，1109
华法林，165
　　并发症，178
　　术前逆转，169
滑车切迹，解剖结构，445，446f
滑动髋螺钉（滑动螺钉和侧板）固定，股骨转子间（髋关节）骨折
　　前内侧皮质减少，767，769~772，769f
　　加压，772，772f
　　失败，794
　　四步入路，765
　　切口和暴露，765，767，768f
　　拉力螺钉，771，772
　　外侧入路，765，767，768f

肥胖患者，765
患者体位，765，766f
接骨板旋转不良，771，772
术后护理，772~774
放射学评估，765，766f，772
复位稳定性，773f
康复，772，773
螺钉置入技术，770，771
手术技术，769~772
尖顶距（TAD），770，770f
要点和技巧，774t
三刃铰刀装置，770
Watson-Jones入路，767
踝臂指数（ABI），1，22
　　股骨远端骨折，867
　　膝关节脱位，931
　　胫骨干骨折，994
踝关节骨折，1054~1081
　　解剖学考虑，1058，1059f
　　跨踝关节外固定，9，10，10f
　　关节炎，1077
　　关节镜检查，1072，1073
　　评估，1054，1055
　　双踝，1064，1066，1067
　　　三角韧带损伤，1066，1067，1067f
　　　固定，1066
　　　内踝固定，1066
　　　（胫腓下）联合损伤，1066
　　双踝损伤，1066，1071f
　　蜂窝织炎，1075
　　分类，1055-1057
　　　Denis-Weber分类，1055
　　　Lauge-Hansen分类，1055，1056f，1057
　　闭合复位，1057，1058
　　并发症，1075，1076
　　清创和灌洗，1057
　　糖尿病患者，1073，1074
　　紧急治疗，1057
　　检查，1058，1059
　　交锁腓骨钉，1059
　　重力应力测试，1054，1056f
　　内置物，1059
　　感染，1075
　　内固定，老年患者，177
踝关节脱位，1077
坏死
　　缺血的，见缺血性坏死
　　骨，针插入相关，59

骨坏死
　　股骨颈骨折，751
　　股骨内侧髁，948
　　软组织创伤相关，54
环骨折
　　寰椎，197
　　枢椎，210
环形固定器
　　畸形愈合矫正，156t
　　六轴，65
环状死骨，59
寰齿间隙
　　寰枢不稳，200
　　寰椎骨折，197
寰枢半脱位，199f
　　血管损伤，225
寰枢不稳
　　分类，198~200, 198f, 199f
　　结果和并发症，224
　　手术治疗，200
　　A 型（旋转），198, 198f
　　B 型（平移），198, 199f
　　C 型（牵张），198, 200, 200f
寰枢分离，209
　　血管损伤，225
寰枢关节
　　颅颈分离，201f
　　损伤，195f
寰枢融合技术，213~219, 215f, 217f, 218f
　　C1 侧块和 C2 螺钉技术，216, 217f, 218f
　　钢缆固定技术和椎板下钩，214
　　失败，211
寰枢椎牵引、结果和并发症，224
寰枕关节
　　颅颈分离，200, 201f
　　移位，195, 195f
　　半脱位，222
寰椎骨折
　　爆裂，222
　　分类，195, 196f
　　压迫，210
　　Jefferson，196f, 222
　　畸形愈合，222, 224f
　　非手术治疗，197
　　结果和并发症，222, 223f
　　环骨折，197
　　手术治疗，195, 196f, 197f
寰椎横韧带损伤/功能不全，195, 196f, 224

寰枢椎不稳定，198, 199f
寰椎损伤相关，228
不稳定的寰椎骨折，197
黄韧带，胸腰椎屈曲牵张损伤，294
磺达肝素，792
喙肩韧带，肩锁关节脱位修复，305, 309, 310
喙锁韧带
　　肩锁关节脱位，305~307, 307f, 308, 309
　　锁骨骨折，339, 340f, 342
　　锁骨远端骨折，308f
喙突，解剖，319

I

Ideberg 分类，肩胛骨骨折，312
Ilizarov 固定器
　　畸形矫形，65, 66f
　　牵张成骨，77
Insall-Salvati 比，917
InterTan 钉，778f, 780f, 785~787, 786f, 791

J

Jackson 手术台，可透射 X 线，290f
Jahss 手法，掌骨颈骨折，600
Jefferson 骨折，196f, 222
Jewett 钉，765
Judet 位检查，髋臼骨折复位，690, 691
Johns 骨折，1117, 1118, 1118f
　　急性，1117, 1118
　　慢性，1117, 1118
　　髓内钉固定，1118, 1118f
Judet-Letournel 分类，髋臼骨折，642, 644f, 645, 646, 697
Jungbluth 夹具
　　耻骨联合分离手术，620, 622f
Jupiter-Fernandez 分类，桡骨远端骨折，520
机动车事故，老年损伤原因，165, 166, 165t, 166t
肌坏死、筋膜切开术，93
肌内压测量，89, 90~92, 91f
肌皮神经，肱骨干骨折，405
肌肉，见特定肌肉
肌肉骨骼感染，51~87
　　急性或亚急性，硬件稳定，61, 62f, 63f
　　急性或亚急性，硬件不稳定，63~66
　　　　清创，63, 64f, 65
　　　　缺损管理，65
　　　　外固定，65, 66f
　　分类，57, 58
　　闭合性骨折，51~53
　　护理费用，51

培养，57
诊断，54
实验室检查诊断，54,55
成像，55~57
    计算机断层扫描，55
    磁共振成像，56,57,57f
    核医学成像，55~57
    正电子发射断层扫描，57
    放射学影像，55,56f
发病率，51
开放性骨折，51
入针/钉处，58~61,59f,60f
预防，51~54
分期，57,58
手术时间，53
治疗，58~81
    抗生素治疗，58
肌酸磷酸激酶，作为筋膜室综合征标志物，92
畸形愈合，139~162
  成角的
    关节炎的原因，154
    冠状面，153,154
    手术矫正，155
  踝关节骨折，1075
  寰椎骨折，222,223f
  缺血性骨折，1109
  锁骨骨折，338f,344
  定义，139
  诊断注意事项，141,142t
  胫骨远端Pilon骨折，1051
  失败分析，139~141,143f,144f
  股骨干骨折，858
  步态异常的原因，152~154
  肱骨干骨折，415
  损伤因素，139~141
  股骨转子间（髋关节）骨折，794
  非手术治疗，153
  患者因素，141,142t
  预防，139
  畸形的影像学特征，141~143
    成角，144,145,145f,147,148f
    轴向/水平面，144,150~153,151f,152f
    冠状面/额状面，144~147,145f,146f
    冠状面，157f
    最大畸形平面，141,144
    机械轴，146,147
    髌骨前位，145,146,146f
    矢状面，147~149,149f

  传导，144,145,145f,148f
  保留硬件，156
  旋转，手术矫正，155
  肩胛骨骨折，314
  股骨转子下骨折，804,827
  术者因素，141,143f,144f
  手术治疗，153~159
    案例示例，156~158,157f
    并发症，158
    内置物选择，155,156,156t
    适应证，153~159
    截骨术，154,155,155t,156~158,157f
    结果，158
    术前计划，153
    手术入路选择，154
  距骨体骨折，1090f
  距骨颈骨折，1089
  紧张性疼痛，154
  胫骨平台骨折，982
  胫骨干骨折，156~158,157f
急性呼吸窘迫综合征，见成人呼吸窘迫综合征（ARDS）
急性肾损伤，老年患者，182
棘突骨折
  颈椎
    非典型，238f
    损伤机制，236
  胸部，铲土者骨折，236,259
挤压伤
  筋膜室综合征相关，101,102
  骰骨，1111
  远端指骨，576
  到手，605
  发病率，1110,1112
  损伤机制，1110
  骨盆环，613,613f,625
  接骨板固定，1111,1111f
  康复，1111
  跗跖关节，1113
脊髓损伤
  下颈椎骨折相关，240
  甲基强的松龙治疗，282
  齿突骨折相关，201,204
  胸椎损伤相关，261
  上颈椎损伤相关，210,225
脊髓压迫，上颈椎骨折，209
脊髓综合征
  前，235
  中央，235

后，235
脊柱
　三柱模型，276
　双柱模型，276
脊柱骨折
　老年患者，163
　多发伤患者，2
脊柱后凸
　下颈椎骨折相关，240
　胸椎损伤相关，259，260f，262，257
　胸腰椎骨折相关，279~281
　　爆裂骨折，279，280，282
　　压缩骨折，281
脊柱后凸成形术，胸椎损伤，265，266，265f
脊柱后柱，276
脊柱前柱，276
脊柱压缩骨折，患病率，163
脊柱中柱，276
脊椎骨折，骨质疏松，163
　死亡率，164
脊椎滑脱，外伤；见寰椎骨折，Hangman 骨折
计算机断层扫描（CT）
　髋臼骨折，642
　肱骨远端骨折，426
　胫骨远端 Pilon 骨折，1036，1037
　头部受伤患者，10
　肢体长度，152
　下颈椎损伤，242
　肌肉骨骼感染，55
　骨不连，123
　髌骨骨折，899
　肱骨近端骨折，354，354f，357，358
　舟状骨骨折，566，567
　跗跖关节损伤，1112
　胸椎损伤，271
计算机断层扫描，见计算机断层扫描（CT）
计算机断层扫描前倾检查，150
计算机断层扫描血管造影（CTA），多发伤，1
加拿大骨科创伤协会，340
加压接骨板，110，111
　联合锁定接骨板，112
　股骨干骨折，837~839，838f
　　切口，838，838f
　　外侧入路，838，839f
　　线性，股骨转子间（髋关节）骨折，765，766f，766t，777，778，778f
加压接骨板接骨术，107
加压髋螺钉固定，股骨转子间（髋关节）骨折，765，794

夹板固定
　踝关节骨折和脱位，1057
　跟骨骨折，1094，1103
　腕骨骨折和脱位，551
　接骨，肱骨干骨折，390，391f
　肱骨远端骨折，427
　肘关节脱位，454，456
　肘部创伤，469
　肱骨近端骨折，356
　距骨颈骨折，1088
甲基强的松龙，脊髓损伤治疗，191，282
甲状旁腺功能亢进，继发性，170
假单胞菌属，61
假关节
　颅颈融合相关，226
　齿突，224，228
假关节固定术，Hangman 骨折，226
假体周围骨折，178，179
尖顶距（TAD），761，761f
肩带损伤，305~352
　肩锁关节脱位，305~310
　麻醉，310
　神经血管病变，311，311f，313f
　肩胛骨骨折，310~338
肩峰骨折，317
肩关节脱位
　关节镜辅助关节囊缝合术，385
　关节镜检查，353，384，385
　分类，381
　损伤机制，362
　神经损伤，384
　非手术治疗，381~383
　　适应证，382
　　技术，382
　肱骨近端骨折，357，358，362
　减少，382
　康复，382，383
　手术治疗
　　解剖学考虑，383
　　并发症，384
　　适应证，383
　　结果，384
　　技术，383，384
　治疗目标，353
肩胛骨骨折，310~338
　解剖学考虑，306，317，318，318f，319f
　4-7-8 三角，312f
　前路，328~331

支撑接骨板，332,333f
　关闭，333
　显露，330~332
　切口，329,330,329f
　患者体位，329
　术后限制，334,336
　复位，331,332,333f,334f
　肩关节囊切开术，331,331f
关节镜入路，332
关节骨折，337
支具，313
管型技术，313
分类，310,311
临床评估，311,311f
关节外，常见模式，311f
相关损伤，335
关节内骨折，336,337
损伤机制，310
神经血管损伤，311,311f,312f
非手术治疗，311~313
　适应证，311,312
　技术，313
后路，319~324
　关闭，327,328
　显露选择，320~324
　扩展入路，322,324,324f,335
　内置物选择，325,327,327f
　切口，320,321f,335
　冈下肌腱切开术，335
　有限操作窗口，320~322,322f
　患者体位，319,320f,335
　接骨板固定，325,327,327f
　复位技术，325,326f,335
　Schanz针，325,326f
　上内侧角，327,327f
　要点和技巧，335
术后护理，333
骨突断裂，338
复位，313
康复
　术后，332,333
　治疗，313
上肩悬吊复合体双重中断，313,316f,317,337,338
手术治疗，313~338
　并发症，338
　危险区，312f
　随访，333,334
　盂极角，313,314f

适应证，313~317,314f~316f
微创入路，324,325,325f
新技术，324,325,325f,327,328
切开复位固定，317
结果，336~338
技术，318~332
Ⅰ型，311
Ⅱ型，311
Ⅲ型，311
Ⅳ型，311
Ⅴ型，311
Ⅵ型，311f
肩胛颈骨折，313
　移位，313
肩胛上神经
　肩锁关节神经支配，305
　肩胛骨骨折相关损伤，311,311f,312f
肩锁关节（AC），解剖和功能，304,305
肩锁关节脱位，304~310
　管型技术，305
　分类，304
　临床评估，304,305
　钩板，306,306f
　非手术治疗，305
　矫形器，305
　结果，310
　放射学评估，305
　复位，305
　康复
　　术后，309
　　治疗，305
　手术治疗
　　解剖学考虑，304,305
　　并发症，310
　　喙锁韧带，307f,308,309
　　切口，307~309
　　新技术，309,309f
　　患者定位，306,307
　　技术，305~309
　缝合纽技术，用于，309,309f
　Ⅰ型，304,310
　Ⅱ型，304,310
　Ⅲ型，304,305
　Ⅳ型，304
　Ⅴ型，304
　Ⅵ型，304
肩外展，术后，469
肩袖损伤/撕裂，386

关节病的原因，177
老年患者，352
减压
　手，100
　下颈椎损伤，242~244, 252, 253
　胸椎损伤，262~265
　　肋横断切除术，265, 265f
　　后入路，267, 268
　　经胸入路，265
　　经椎弓根入路，265f
　胸腰椎骨折，285
　上颈椎骨折，210, 211
降钙素，骨质疏松症，169
铰链支具，膝关节脱位，928
矫形器，畸形愈合矫正，153
矫形器，另见支具
　肩锁关节脱位，305
接触式动态加压接骨板，鹰嘴骨折，474
接骨板固定
　关节伸展，869, 870f, 872
　有或没有关节延伸，868, 869, 869f
　假体置换，老年患者，177
　康复，890, 892
　跨关节/骨折外固定器，866
　髁上，863
　手术方法，867~871
接骨板固定，107~122
　桥接接骨板，111
　支撑接骨板，111
　锁骨骨折，125
　加压接骨板，110, 111
　　结合锁定接骨板，113
　长方体骨折，1111
　股骨远端骨折
　　复杂的关节伸展，869, 870f, 871
　　有或没有关节延伸，868, 869, 869f
　肱骨远端骨折，427, 428
　桡骨远端骨折，522~564, 522f~563f
　小关节，245
　股骨干骨折，834, 838~843
　　股骨干，834
　　适应证，838
　　新型接骨板及其相关技术，839, 843
　　节段性骨丢失，854, 854f
　老年患者，179
　历史和演变，107~109
　肱骨干骨折，400~403
　　前外侧入路，400, 401, 401f

　　骨移植，403
　　桥接接骨板，401, 403
　　动态加压接骨板，403
　　适应证，399, 400
　　器械选择，403
　　外侧入路，401
　　内侧入路，401
　　结果和并发症，400, 415
　　后路入路，401, 402f
　　术后护理，403
　　预弯接骨板，402f, 403
　　放射学成像，400
　　复位和固定，401~403
　　手术方法，401~403
　股骨转子间（髋关节）骨折，764, 765~768
　微创，114, 115, 114f
　中和接骨板，111
　肱骨近端骨折，357f, 367~371
　　入路，368
　　锁定接骨板，368, 377, 378
　　结果，377, 378
　　患者体位，368, 368f
　　预成形接骨板，377f, 378, 379f, 380f, 381
　　结节修复，371
　桡骨骨折，504, 506f
　作为复位工具，111
　肩胛骨骨折，325, 327, 327f
　转子下骨不连，130
　胫骨平台骨折，老年患者，178
　尺骨骨折，503, 504, 505f
接骨板接骨术，股骨远端骨折，131
截骨术
　矫正，锁定接骨板固定后，115
　腓骨
　　后外侧入路，963
　　距骨体骨折，1090, 1091
　Gerdy 结节，胫骨平台骨折，980
　畸形愈合，154, 155, 155t
　　案例示例，156~158, 157f
　内踝，1084, 1085f
　　距骨体骨折，1091
　鹰嘴，427, 428, 438
　　并发症，433, 434, 441
　　固定选择，432, 433, 433f, 434f
　骨盆畸形，616
　胫骨结节，髌骨骨折，913
　大转子反转，687, 687f, 688f, 689f
　　股骨头骨折，710~712, 714, 715

种类，155t
转子间外翻骨折，751, 752f
　　股骨颈畸形愈合，125, 127, 129f, 130f
截肢
　　筋膜室综合征相关，93
　　与保肢相比，16~18, 17f
解剖学考虑
　　骨解剖学，729
　　　血管解剖学，729, 730
　　基本型，737, 738f
　　关节囊切开术，730, 730f, 731, 737
　　分类，719, 720
　　　AO/OTA 分类，720, 721f
　　　Garden 分类，720, 720f
　　　Pauwels 分类，720, 722f
　　闭合复位经皮固定，735~737, 735f, 736f
　　　关节囊切开术，737
　　粉碎，722
　　并发症，750, 751
　　加压髋螺钉固定，724
　　移位的
　　　颈基底的，737
　　　闭合复位，737, 738
　　　粉碎，老年患者，170
　　　老年患者，725
　　　切开复位内固定，737~742, 740f
　　紧急治疗，724
　　股骨干骨折，742~746, 744f~746f, 834, 853
　　　顺行髓内钉，846
　　　顺行钉，742, 743
　　　头髓钉，743
　　　医源性，743, 744f
　　老年患者，175t, 177, 719, 750, 751
　　　合并症，724, 725
　　　一般治疗原则，724, 725
　　　半髋置换术，725~727, 726f
　　　非手术治疗，720~722
　　　手术内置物选择，722~724, 725
　　　三螺杆技术，723, 723f
　　　全髋关节置换术，727, 728, 728f
　　Hardinge 入路，737, 746, 747f, 748f
　　Heuter 入路，734, 735, 746, 749f
　　髋关节置换术
　　　Hardinge 入路，746, 747f, 748f
　　　Heuter 入路，746, 749f
　　　Kocher-Langenbeck 入路，745, 746
　　　全部，727, 728, 728f, 746, 748~750
　　　Watson-Jones 入路，746

髋关节置换术，177
股骨近端锁定接骨板固定，724
损伤机制，722
无位移，722
非手术治疗，720~722
非平行螺钉技术，721, 721f
骨不连，125, 127, 129f, 130f, 752, 753f
切开复位内固定，737~742
　　优点，738
　　移位骨折，737~742, 740f
　　适应证，738, 739f
　　改良 Wber 钳，742f, 741
骨坏死，752
多发伤患者，18, 19f, 20f, 20~22, 21f
牵开器置入，730
螺钉固定，743
　　外侧基底部骨折，737, 738f
　　三螺杆技术，736, 737, 736f
仅螺钉结构，723, 724
Shenton 线，738
Smith-Petersen 入路，737, 741, 742
手术治疗，适应证，722
三螺杆技术，723, 723f
要点和技巧，730, 737, 743
全髋关节置换术，170
外翻嵌插，720, 722, 735f
Watson-Jones 入路，731, 732f, 733f, 737, 741, 742
年轻患者，722
　　紧急治疗，724
　　开放复位，737
金黄色葡萄球菌，58, 63
　　耐甲氧西林（MRSA），794, 795
筋膜皮瓣，轴向或随机模式，38, 39, 40f
筋膜切开术，筋膜室综合征，92~100, 93f
　　肌坏死发生后，93
　　并发症，100
　　延迟，93
　　股骨干骨折患者，855
　　足，98, 99
　　适应证，88, 92
　　医疗事故诉讼结束，88
　　新技术，100, 101
　　结果，99, 100
　　多外伤患者，2
　　经常性，99
　　腿部单切口，95, 96, 96f, 97f
　　技术，93~99
　　股部，97

胫骨平台骨折相关，960
腿部双切口，94f, 95, 95f, 96f, 101f
上肢，97, 98, 98f
血管环和缝合技术，34
伤口管理，99
筋膜室综合征，88~104
 5P，89
 腹部，88
 病因，88
 儿童，89
 分类，92
 持续监测，90, 92
 定义，88
 诊断，88~90, 89f, 91
  延迟，100
 股骨远端骨折相关，867
 桡骨远端骨折相关，521
 背侧入路，564
  第一和第二间筋膜室之间，564, 565f, 566f
  第三和第四间筋膜室之间，564, 565f, 566f
 肘关节脱位相关，456
 筋膜切开术，92~100, 93f
  肌坏死发生后，93
  并发症，100
  延迟，93
  股骨干骨折患者，855
  足，98, 99
  适应证，88, 92
  医疗事故诉讼，88
  新技术，100, 101
  结果，99, 100
  多发伤患者，2
  经常，99
  腿部单切口，95, 96, 96f, 97f
  技术，93~99
  股部，97
  胫骨平台骨折相关，960
  腿部双切口，94f, 95, 95f, 96f, 101f
  上肢，97, 98, 98f
  血管环和缝合技术，33
  伤口管理，99
 股骨干骨折相关，858
 前臂，440, 512, 522
 高危伤害，89, 89t
 成像，91, 92
 肌内压测量，89, 90~92, 91f
 MRI，91
 畸形愈合手术相关，155

 非手术治疗，92
 鹰嘴骨折相关，472
 骨科急症，93
 病理生理学，88, 92
 泪滴，91
 药物干预，92
 症状，89
 距骨颈骨折相关，1083
 胫骨平台骨折相关，96, 959, 974
 胫骨干骨折相关，995, 996
 掌侧入路，564
近端
  接骨板固定，505, 506, 507f
 桡骨头脱位，见孟氏骨折
 近端桡尺关节脱位，见孟氏骨折
 螺旋，501
 稳定顺序，497, 499
 横向，500, 500f
近端桡尺关节，解剖结构，488f
近端桡尺关节脱位，伴尺骨骨折，487
近端指骨骨折，关节外
 非手术治疗，580
 指骨基底部，580
 指骨颈，579
 指骨轴，580
 手术治疗，580~585
近端指间关节（PIP）骨折和脱位，585~593
 解剖学考虑，585, 586
 髁突骨折，593, 594, 594f
 背侧脱位，586~593, 587
  弯缆固定，589, 590, 589f
  BioSymMetRic 固定器，589
  骨移植物，591f
  闭合复位，586
  Compass 铰链膝，589
  动态外固定，587, 588f, 589
  非手术治疗，587
  切开复位内固定，590
  Pilon 骨折，586, 586f
  术后康复，590, 592
  手术治疗，587~593
  要点和技巧，588
  不稳定，587, 587f
 外侧脱位，593
 新技术，592
 掌侧脱位，593
近排腕骨掌侧不稳定（VISI），550, 572
经关节螺钉固定

寰枢椎融合，214~216, 215f
寰枢椎融合，226, 227
C1-C2，寰椎骨折，197
椎动脉，228
经关节逆行接骨板接骨术（TARPO），114
经胫骨关节镜技术，后交叉韧带重建，935, 936
经口入路，212
经舟骨损伤，手术治疗，555, 555f
经舟骨月骨周围骨折–脱位，550, 550f
经椎板螺钉固定，寰枢椎融合术，218, 219
经椎弓根入路
　胸椎减压术，265f, 267
　胸腰椎，285, 286f
颈颅，解剖学，191
颈颅损伤，191~234
　分类，192~209, 195t
　NASCIS 协议，191
　非手术治疗，191~192
颈内动脉
　寰枢椎经关节螺钉固定，227
　上颈椎损伤，225
颈前路椎间盘切除融合术（ACDF）
　关节突关节骨折脱位，245, 246, 245f
　Hangman 骨折，209, 209f, 210, 228, 229
　侧块骨折，251
　结果和并发症，228, 229
颈托，209
颈椎
　第一颈椎（C1），见寰椎
　第二颈椎（C2），见枢椎
颈椎损伤，上
　支具，191, 192
　一般治疗原则，209
　老年患者，224
　Halo 架，191, 192
　制动，191
　术中成像，221
　NASCIS 协议，191
　骨牵引，192
　手术治疗
　　寰枢椎融合术，213~219, 215f, 217f, 218f
　　减压，210, 211
　　融合，210
　　一般概念，210
　　适应证，192~210
　　术中成像，210
　　新技术，221, 222
　　枕颈融合，212, 213, 213f

骨合成，210
结果和并发症，222~229
患者体位，210
术后护理，221
手术方法，210~212
血管损伤，225
颈椎损伤，下，235~257
爆裂骨折
　损伤机制，241
　神经损伤，241, 242
　非手术治疗，240
　骨后突，241
　手术治疗，250, 250f
分类，238t
　按骨的形态，235
　通过损伤机制，236, 237f
　神经损伤，235, 236
　病理解剖学，236
初始管理，242, 243
不稳定性，241
减压间隔，252, 253
相关的神经功能缺损，235, 236, 241, 252
　爆裂骨折相关，241, 242
　减压，243, 244
　泪滴骨折相关，241, 242
非手术治疗，236, 239, 240
疼痛，253
椎管尺寸，252
手术治疗
　技术选择，253
　并发症，254
　成本效益，254
　结果的影响因素，252~254
　一般考虑，243, 244
　老年患者，253, 254
　适应证，240~242
警棍骨折，486
胫骨
　解剖学，994, 998
　血供，994, 998
　移植物或皮瓣覆盖，38~40
　经钛合金笼置入髓内钉，79, 80f
　股骨长度不等，153
胫骨干骨折，989~1027
　解剖学考虑，994, 998
　支具，992, 995, 1016
　管型，990~992, 993f, 1016
　分类，989, 990

AO/OTA 分类，989，990f
　　Gustilo-Anderson 分类，989
　　OTA 开放性骨折分类，989，990，991t
　　Tscherne-Gotzen 分类，989，990t
筋膜室综合征的原因，89，89t，994，995
并发症，1018~1020
远端骨折，接骨板固定，1012，1014，1014f
血管功能异常，994
紧急治疗，994~996
外固定，1014
感染，64f
感染，1020
髓内钉，998~1009
　关节损伤，999，1000f
　争议，998
　骨干骨折，1001，1002，1003f
　骨干干骺端骨折，1009，1010
　　术前计划，1009
　　复位顺序，1009
　　Synthes 胫骨 EX 钉系统，1009
　　Zimmer 胫骨 Natural Nail 系统，1009
　最小扩髓技术，999
　钉改良，998f
　结果，1015
　术前计划，999
　近端干骺端骨折，1002，1004~1007
　　锁定螺钉，1006，1006f
　　变形力，1004
　　置入技术，1004，1005
　　骨解剖学考虑，1004
　　术前计划，1005，1006
　　胫骨钉髌上通道，1006，1007，1008f，1009f，1020
　扩髓与不扩髓，998，999
　起点，997f
　要点和技巧，915
膝部疼痛，1017
脱位位，1015
畸形愈合，156~159，158f，1014，1015
肢体严重程度评分（MESS），1016
非手术治疗，990，991
　适应证，990，991
　结果，1012~1014，1013
　技术，991~994
骨不连，1017，1018f，1019
开放，995，996
结果，1012~1015
接骨板固定，1010~1012
　与髓内钉比较，1010，1011

　适应证，1010
　多发伤患者，996
　近端干骺端骨折
　　髓内钉，1002，1005~1007
　　　锁定螺钉，1006，1006f
　　　变形力，1004
　　　骨解剖学考虑，1004
　　　术前计划，1005，1006
　　　胫骨钉髌上通道，1006，1007，1008f，1009f，1019
　　外侧肌下接骨板固定，1012，1013f
　补救手术，1016，1017
　软组织损伤，990，991
　手术治疗
　　功能结果，1016，1017
　　适应证，991，992f
胫骨干骨折的四肢严重程度评分（MESS），1017
胫骨骨折
　筋膜室综合征，89，91
　骨干，骨不连，132，134f，135
　远端，见远端胫骨/Pilon 骨折
　筋膜切开术，100
　髓内钉，14f
　骨不连，125f，126f，132，134f，135，136
　开放
　　感染，57f，62f
　　真空辅助闭合敷料，63f
　多发伤患者，13，14f，15f
　放射学相评分，123
胫骨骨折的放射学联合评分（RUST），123
胫骨近端，手术标志，961
胫骨扭转，155f
　测试，150，152
胫骨扭转角，150，151f
胫骨平台骨折，954~997
　紧急治疗，960
　解剖学考虑，960，961
　前交叉韧带损伤，959f
　前中线入路，禁忌证，962，963
　关节镜辅助复位和固定，974，975，975f
　　筋膜室综合征的原因，974
　双髁，959f，962
　　受压节段，974，975，975f
　　锁定接骨板固定，117，972，972f，974
　　畸形愈合，147
　　结果，981，982
　　患者体位，971，972
　　后剪，971，972，973f
　　手术入路，969，970f，971f

三柱入路，971，972，973f
骨缺损填充物，978
支撑接骨板，968
磷酸钙水泥，978
管型支具撑，958，959
挑战，954
分类，954~956
　　改良 Schatzker 分类，980，980f
　　改良 Schenk 分类，956，956f
　　Schatzker 分类，954，955f
　　Schatzker Ⅰ型（劈裂或楔形），954，955f
　　Schatzker Ⅱ型（劈裂－压缩），954，955f
　　基于三柱理论的，956，957，957f
关闭，分级，956
筋膜室综合征，958
Compass 铰链膝，977，978f
并发症，982
计算机断层扫描，957，958f，960，980
连续被动运动机器，977
延迟固定，954
直接后入路，961
评估，956~958
固定失败，954，982
辅助固定，978，979
高能，954
曲棍球棒（前外侧）入路，961，962f，963
髂嵴自体骨移植，978
感染，951
充气骨夯，970f，971f，979，980
克氏（K）针，958f，979
膝关节骨折脱位，977，978f
膝关节运动丧失，951
跨膝固定，9，9f
外侧，胫骨干骨折，1000f
髌旁外侧入路，961，962
外侧平台骨折，切开复位内固定，958f，967，968，967f
外侧平台，解剖结构，960
微创稳定系统，980，982
锁定接骨板固定，118，972，972f，974，977，980
　　多向，979
磁共振成像，957，958，959f，960
畸形愈合，982
内侧平台
　　开放复位，969
　　手术入路，963
内侧平台，解剖，960
中线入路，961，962
微创技术，981，982

肌肉骨骼功能评估分数，981
神经损伤，960
神经血管结构，968，968f
新技术，978
无移位，958
非手术治疗，958，959
开放，959
切开复位内固定，954
　　结果，981，982
手术室设置，964，965f
手术复位和固定技术，963，974
骨质疏松症患者，965
结果，954，981，982
髌骨骨折，901f，902
患者体位，964，965f
泪滴样，983
骨膜下骨折，958
查体，956
接骨板固定，968，968f
　　老年患者，177
后外侧入路，963
　　后剪切双髁骨折，972f
后外侧角，979
后内侧入路，961，963，963f，964f，981
　　后剪切双髁骨折，969，970，971f
放射学评估，956，957，959f
辅助复位，977，978
康复，957，958，977
边缘接骨板，978，979，979f
大隐神经，963
Schatzker Ⅱ型（劈裂－压缩）
　　切开复位内固定，957f，967，968，967f
　　边缘接骨板，979f
Schatzker Ⅲ型（单纯中央凹陷），954，954f
　　关节镜辅助复位和固定，994，975，975f
Schatzker Ⅳ型（内侧髁），954，955f
Schatzker type Ⅴ（双极，干骺端和骨干连续），954，955f
　　手术入路，968，969f~971f
Schatzker Ⅵ型（双极，干骺端和骨干分离），954，955f
　　手术入路，968，969f~971f
螺钉固定，964~967，966f，967f
皮肤损伤，954
钢缆或混合外固定装置，975~977
　　固定器，976
　　结果，982
　　术后护理，977
　　术前计划，975

关节碎片的复位和固定，975，976
　　干骺端骨干复位分，976，977
　软组织损伤，954，959，960
　手术入路，961~963
　手术治疗
　　替代技术，976~979
　　适应证，959，960
　临时跨膝关节固定，960
　要点和技巧，981
　治疗算法，961f
　41型，955
　41A型（关节外），955，956f
　41B型（部分关节型），955，956f
　41C型（全关节型），955，956f
　41D型，955
　Ⅰ型（侧裂），经皮复位和固定，964~966，965f，966f
　单髁，锁定接骨板固定，117
　通用牵引器，966f，977，978
　血管损伤，959
　血管结构，967f
胫骨平台骨折脱位，971，972，973f
胫骨平台骨折研究小组，978
胫骨平台同种异体移植物，943，944f
胫骨前室，解剖结构，1031
胫骨镶嵌技术，后交叉韧带修复，934~936，935f
胫骨远端骨折
　椎板扩张器，33f
　非接触技术，33
胫神经
　胫骨远端（Pilon）骨折，1032，1032f
　膝关节脱位，947
巨噬细胞，3
距骨，解剖学和生物力学，1082
距骨骨折
　解剖学考虑，1082
　后突骨折，1092-1093，1093f
距骨后突骨折，1092，1093，1093f
距骨颈骨折，1082~1089
　缺血性坏死，1088，1089f
　分类，1082，1083f
　筋膜室综合征，1083
　并发症，1088，1089
　计算机断层扫描，1083
　污染，1083，1084
　延迟愈合，1089
　双切口入路 1084，1084f
　紧急治疗，1083
　畸形愈合，1089

　内踝截骨术，1084，1085f
　新技术，1088
　非手术治疗，1082，1083
　骨不连，1089
　开放，1083，1084
　开放式治疗，1086~1088
　　接骨板固定，1087，1088
　　复位，1086，1086f
　　螺钉固定，1087，1088f
　　伤口闭合，1087，1088
　结果，1088
　经皮治疗，1085，1086
　后入路，1085
　康复，1088，1088f
　皮肤压力问题，1083
　手术治疗
　　适应证，1083
　　手术室设置，1084
　　患者体位，1084
　　技术，1085~1088
　要点和技巧，1088
　Ⅰ型，1082
　Ⅱ型，1082，1083f
　Ⅲ型，1082，1083f
　Ⅳ型，1082
距骨体骨折，1089~1091
　关节炎，1091
　缺血性坏死，1091
　软骨瓣，1091
　分类，1091
　并发症，1089
　腓骨截骨术，1088，1089
　外侧突骨折，1089，1090f
　畸形愈合，1088f
　内踝截骨术，1088
　漏诊，1089
　非手术治疗，1089
　骨不连，1090f
　结果，1091
多发伤患者，13，14f，15f
　螺钉固定，1091
　手术技术，1090，1091
　要点和技巧，1090
　A型（经软骨或骨软骨），1089
　B型（冠状切变），1089
　C型（矢状剪切），1089
　D型（后结节），1089
　E型（横形），1089

F 型（粉碎），1089
距骨头骨折，1091，1092
　并发症，1092
　非手术治疗，1091，1092
　结果，1092
　手术治疗，1091，1092，1092f
聚甲基丙烯酸甲酯（PMMA）
　抗生素珠，36
　抗生素洗脱块，854
　骨水泥，老年患者，180
　骨水泥垫片
　　开放性股骨远端骨折，132
　　Masquelet 技术，135f
　局部抗生素输送，66，66f，67

## K

Kaplan 线，腕管松解，561，562f
Kaplan 间隔，466
Kirschner, Gerhard, 833
Kocher 方法，肩关节脱位复位，382
Kocher-Langenbeck 入路
　髋臼骨折，651~655，661~665，662f，663f，664f，665~669，666f，667f，670f
　优点，652
　关闭，653，655
　常见错误，684
　骨折复位，653
　臀大肌，652，653f，654f
　髂腹股沟入路，682，682f，683f
　髂胫束，652，653f
　切口和暴露，652，653，653f
　适应证，651
　患者体位，651，652，653f
　后柱骨折，665
　后壁骨折，661~665，662f，663f，664f
　坐骨神经，652，654f，655f
　要点和技巧，684
　横形骨折，665，666f，667f
　横形骨折伴后壁骨折，665，666f，667f
　T 型骨折，665~669，670f
　伤口冲洗，653，655
　常见错误，684
　股骨头骨折，709f，710，711，712f，713，714
　股骨颈骨折，730，734，745，746
　髋关节置换术，745，746
　髂腹股沟入路，682，683f
　后柱骨折，665
　后壁骨折，661~665，662f，663f，664f

　坐骨神经，684
　要点和技巧，684
　后壁横形骨折，665，666f，667f
　T 型骨折，665~669，670f
Kocher-Lorenz 骨折，424
Kochers 间隔，440，467
开放性骨折，见特定类型的开放性骨折
　筋膜室综合征的原因，89
　Gustilo-Anderson 分类，30~32
　感染，51
　肌肉骨骼感染，53
　负压伤口治疗，35
　伤口闭合，53
开胸手术
　微（mini），胸椎，268f，269f
　胸椎减压，265
康复
　髋臼骨折，683
　肩锁关节脱位，306，310
　腕骨骨折和脱位，564
　骰骨骨折，1111
　股骨远端骨折，890，892
　胫骨远端 Pilon 骨折，1046
　肘部创伤，469
　前臂骨折，511
　老年患者，184
　肱骨干骨折，403
　股骨转子间（髋关节）骨折，772，773
　膝关节脱位，929，944，944f
　膝关节伸肌装置损伤，918，921，923
　舟骨骨折
　髌骨骨折，900，901，912，913
　骨盆环骨折，636
　肱骨近端骨折，356，377
　近端指间关节背侧脱位，590，592
　舟状骨骨折，570
　肩胛骨骨折，314
　肩关节脱位，382，383
　股骨转子下骨折，826
　距骨颈骨折，1088，1088f
　跗跖关节损伤，1116
　胫骨平台骨折，958，959，977
抗滑接骨板，踝关节骨折，1062f，1064，1066f
抗甲氧西林，58
抗凝剂，另见肝素；华法林
　术前管理，170，171
抗生素占位器，74，75，76f，77，854
抗生素治疗，肌肉骨骼感染，58

抗生素珠袋，35
　慢性骨髓炎，65~67，66f
　死腔处理，64
抗生素珠垫片，用于股骨节段性骨丢失，854
抗氧化剂，筋膜室综合征的治疗，92
抗组胺药，老年患者，171
髁间，治疗目标，864
髁刃接骨板固定，股骨转子下骨折
　优点，811
　刃接骨板置入，820
　骨凿置入，820，821f，822
　缺点，811，812
　股骨长度测量，823
　髂胫束，822，823
　切口，820，821f
　克氏针，820，821f
　结果，826
　患者体位，820
　股骨近端锁定接骨板，823，824f，825
　小切口肌下技术，823，825
髁突骨折
　膝关节脱位，927
　近端指间关节，593，594，594f
克氏（K）针，腕骨骨折和脱位，555，556，555f，556f
跨踝关节
　　临时，1033，1034，1034f，1035f
　　跨踝关节外固定架，1047，1050
　　　临时，1033，1034，1034f，1035f
　　前外侧入路，1037~1042，1037f
　　　皮质窗口，1040
　　　关节外干骺端骨折，1046
　　　股骨牵引器，1039，1039f
　　　切口和暴露，1038，1039，1039f
　　　患者体位，1038
　　　接骨板固定，1037，1038，1038f，1040~1042
　　　复位，1039~1042，1040f，1041f
　　前外侧（Chaput）节段，1032
　　前内侧入路，1042，1043，1042f
　　　优缺点，1042，1043
　　　股骨牵引器，1043
　　　固定策略，1043
　　　适应证，1042，1046
　　　复位，1043
　　铰接牵引器–加压钳，1033，1034f
　　轴位失败，1036
　　管型，1031
　　分类，1028，1029f，1030f
　　　AO/OTA 分类，1028，1030f

　　　Rüedi-Allgöwer 分类，1028，1029f
　　闭合，1034f
　　并发症，1051
　　计算机断层扫描，1028，1035，1036
　　关节外干骺端，1047，1048
　　　接骨板固定，1047
　　腓骨固定，1033~1035，1034f，1035f
　　感染，1051
　　髓内钉，1048
　　畸形愈合，1051
　　损伤机制，1028
　　损伤机制，1028，1029，1031
　　骨不连，1051
　　开放，1033~1035
　　　腓骨远端复杂骨折，1036f
　　切开复位内固定
　　　设备，1037
　　　一般方法，1031
　　结果，1050
　　泪滴，1051
　　后外侧入路，1043，1044，1044f
　　　切口和暴露，1043，1044
　　　适应证，1043
　　　患者体位，1043
　　　复位，1044，1044f
　　后外侧（Volkmann）节段，1032
　　后内侧入路，1044，1045
　　　切口和暴露，1044，1045
　　　适应证，1044
　　　患者体位，1044
　　　复位，1045f
　　术后管理，1047
　　近端指间关节，586，586f
　　放射学评估，1028，1035，1036
　　康复，1046
　　软组织损伤，1028
　　腓浅神经，1032f，1039
　　手术治疗，1031~1050
　　　适应证，1031
　　　术前计划，1035~1037，1040
　　　手术方法，1033~1046
　　　止血带的使用，1037
　　要点和技巧，1047，1048
　　A 型（关节外），1028
　　B 型（部分关节），1028
　　C 型（完全关节），1028
　　Ⅰ型，1028，1029f
　　Ⅱ型，1028，1029f

Ⅲ型，1028，1029f
　　紧急处理，1033~1035
跨踝关节外固定，9，10，10f
跨越固定
　　跨踝关节，9，10，10f
　　　　胫骨远端/Pilon骨折，1033，1034，1034f，1035f，1047，1049
　　外延长器，股骨远端骨折，867
　　桡腕关节，529，531，534，535，534f
快速压力监测器，90，91f
髋部骨折
　　人口统计，163
　　老年患者，170
　　　　共同管理，172，173f，725，751，752
　　　　死亡率，173，178，183，184，725
　　　　非手术治疗，179
　　　　结果，183，183t，184
　　　　预防，789，790
　　　　Rochester模型，725
　　　　手术时机，173，178
　　转子间，见股骨转子间（髋关节）骨折死亡率，164，165t，172
髋关节脱位，703~716
　　髋臼骨折，703，705f
　　解剖学考虑，703，704f
　　前，703
　　　　诊断，710
　　缺血性坏死，714
　　双侧，703，704f
　　分类，703，704，705f
　　紧急治疗，710
　　股骨头骨折，703，705f；见股骨头骨折
　　下方，703
　　不可再现的，709f
　　损伤机制，703
　　内侧，703
　　结果，713，714
　　多发伤患者，5f
　　后部，703
　　　　Allis方法，704，706，708f
　　　　Bigelow方法，707f
　　　　闭合复位，704~706，705f，706f
　　　　诊断，710
　　　　股骨头骨折，710
　　　　开放复位，703
　　　　Stimson方法，708f
　　　　Walker方法，704
　　手术治疗，708~713

髋关节窝，见髋臼骨折、髋臼
髋关节置换术
　　髋臼骨折，687，689，690f
　　股骨颈骨折
　　　　Hardinge入路，746，747f，748f
　　　　Heuter入路，746，749f
　　　　Kocher-Langenbeck入路，745，746
　　　　完全，746，748~750
　　　　Watson-Jones入路，746
髋关节置换术，见全髋关节置换术
　　股骨颈骨折，177
　　　　双极与单极，726
　　　　骨水泥与非骨水泥，724~726，725f
髋关节置换术，见全髋关节置换术
髋臼，见髋臼骨折
　　全髋关节置换术，746，748~750
髋臼骨折，642~702
　　解剖学考虑，642，643f，645
　　前柱骨折
　　　　解剖学考虑，645
　　　　延长髂股入路，678，679，680f
　　　　髂腹股沟入路，668~672，670f，671f，672f，673f，674f，675f
　　　　髂腹股沟入路，655，656
　　　　要点和技巧，684
　　前柱/后半横，645
　　前盆腔内（Stoppa）入路，658，659，659f
　　　　优势，659
　　　　后柱骨折，675，676f
　　抗生素预防，651
　　关节炎，695
　　缺血性坏死，695，696f，698
　　失血，649
　　双柱
　　　　解剖学考虑，645，646，647f
　　　　延长髂股入路，678，679，680f
　　　　扩大髂腹股沟入路，677
　　　　髂腹股沟入路，655，656
　　　　手术治疗，648，649
　　分类，642~648
　　　　观察者间和观察者内的可靠性，646
　　　　Judet-Letournel分类，642，644f，645，646，698
　　　　Matta分类，646，648f
　　　　Vrahas分类，646
　　并发症，694~697
　　CT，642
　　深静脉血栓形成，694
　　延迟固定，693

动态应力位观，683
基本模式，642, 643
紧急治疗，649
扩展入路，659, 660
　适应证，660
扩展髂股入路，660, 661, 660f, 677~681
　前柱骨折，678, 679, 680f
　前柱加后半横骨折及相关的双柱骨折，678, 679, 680f
　适应证，698
　横形骨折，680, 682, 682f
　T 型骨折，680, 682, 682f
扩大髂腹股沟入路，678
股骨头脱位，649
股骨头骨折，703, 705f, 705t
股骨颈骨折，745
老年患者，645, 645f, 646f, 650
异位骨，695, 696, 697, 697f, 698
高能，646
髋关节脱位，703, 705f
髂腹股沟入路
　前柱骨折，668~672, 670f, 671f, 672f, 673f, 684f, 685f
　Kocher-Langenbeck 方法，682, 683, 683f
　后柱骨折，672~674, 674f, 675f
　横形骨折，675, 677, 678f
髂坐骨线，643, 647f
髂腹股沟入路，655~658
　双柱骨折，655, 656
　扩展，677
　切口和暴露，656, 657f, 658
　适应证，655, 656
　侧窗，656, 657, 657f
　内侧窗，656, 657f
　改良，657
　患者定位，656
髂胸线，643, 644f
Kocher-Langenbeck 入路，651~655
　优点，652
　关闭，653, 655
　常见错误，683
　骨折复位，653
　臀大肌，652, 653f, 654f
　髂腹股沟入路，682, 683, 683f
　髂胫束，652, 653f
　切口和暴露，652, 653, 653f
　适应证，651
　患者定位，651, 653, 653f
　后柱骨折，665
　后壁骨折，661~665, 662f, 663f, 664f

坐骨神经，654f, 655f, 683
要点和技巧，683
横形骨折，665, 666f, 667f
后壁横形骨折，665, 666f, 667f
T 型骨折，665~669, 670f
伤口冲洗，653, 654
损伤机制，642
神经损伤，694, 695
新技术，686~688
　急性全髋关节置换术，686, 688, 689f
　经皮螺钉固定，688
　大转子翻转截骨术，686, 686f, 687f, 688f
非手术治疗，648, 649
　适应证，698
结果，688~693
　功能，692, 693
　骨折复位质量，689, 690, 690t
　影像学和临床结果，690, 691, 691f
泪滴样，697
骨盆损伤，683
髋臼双柱骨折，见髋臼骨折、双柱
扩大髂腹股沟入路，髋臼骨折，677
扩髓
　髓腔感染，64, 66
　多发伤患者，10, 11
扩展髂股入路，髋臼骨折，660, 661, 660f, 677~681
　前柱骨折，678, 679, 680f
　前柱加后半横断骨折及相关的双柱骨折，678, 679, 680f
　适应证，697
　横形骨折，679, 681, 681f
　T 型骨折，679, 681, 682f

## L

Lauge-Hansen 分类，踝关节骨折，1055, 1056f, 1057
Letournel 检查，髋臼骨折复位，689, 690
Letournel, Emile，689, 690
Levine-Edwards 分类
　寰椎骨折，195
　Hangman 骨折，205
Lisfranc 损伤，见跗跖关节损伤
LISS，见微创稳定系统（LISS）
Listers 结节，554
　拇长伸肌腱损伤，537, 538
拉力螺钉功能，109, 110
老龄化，另见老年患者
　生理改变，166
老年痴呆症，166, 181

老年骨折中心，171
老年患者
  粉碎性骨折，521
  非手术治疗，180
 背尺嵌插角，564, 567f
 髓内钉，542
 锁定接骨板固定，118
 低能量，年龄因素，163
 正中神经，521
 新技术，541, 542
 开放，522
 骨质疏松症，167
 结果，537, 538
 泪滴，521
 接骨板固定，523~529, 523f~528f
 多发伤患者，18, 19f–20f
 术前评估，522, 523
 跨桡腕外固定装置，529, 531, 534, 535, 534f
 放射学评估，519f, 518, 519
 软组织损伤，537, 538
 手术治疗，适应证，521
 肌腱断裂，536, 537
 尺侧伸展入路，526f, 527f
 尺神经，521
 掌侧入路，523, 523f, 524f~529f
 掌板，539, 540
 分水岭线，523
老年患者，164~187, 180, 519
 髋臼骨折，645, 645f, 646f, 650
 麻醉考虑，173
 心脏病咨询，172
 颈椎骨折，253, 254
 共同管理，172, 173f, 181, 182, 182f, 182t, 183, 725, 751, 752
 合并症，165, 167, 168, 167t, 172
 并发症和不良事件，179~182, 181t
 肱骨远端骨折，421, 438, 439
 受虐老人，167
 股骨颈骨折，175t, 177, 719, 751, 752
 固定强化，179
 液体管理，164, 172, 173
 骨折治疗，164~187
 髋部骨折
  共同管理，725, 751, 752
  死亡率，173, 178, 182, 183, 725
  结果，182, 182t, 183
  预防，789, 790
  Rochester 模型，725
  手术时机，173, 178
 肱骨干骨折，390
 内置物选择，178
 感染，168, 181, 182
 损伤机制，164, 166, 167, 166t, 167f
 股骨转子间（髋关节）骨折，低能量创伤，165
 下颈椎损伤，253, 254
 死亡率，173, 174
 死亡风险，164, 165
 骨折的非手术护理，179
 齿突骨折，死亡率，223
 骨科管理，174~183
  损伤控制骨科，174
  早期全面护理，174, 176, 176f
  关节周围骨折，176, 177
 结果，182, 183, 182t
 转子周围骨折，175t
 生理学，167, 168
 多发伤，11, 12
 术前管理，170~172
 肱骨近端骨折，352, 360
 再入院率，183
 复苏，180
 肩袖损伤，353
 骨牵引，225
 软组织状态，179
 手术时机，173, 174
 手术时间，178
 全肘关节置换术，442
 分类不足率，165, 166
 上颈椎骨折，死亡率，224
老年患者的多种药物治疗，167, 173
老年患者的肝功能障碍，181
老年患者的共同管理，172, 173f, 180, 182, 182t, 183
老年患者的合并症，167, 168, 167f, 172
老年患者的全肘关节置换术，177, 442
老年患者的药物不良反应，170, 171, 181
老年患者的液体管理，164, 172, 173
老年人群，另见老年患者，165
肋骨骨折
 固定，连枷胸，12
 骨质疏松症，死亡率，165
肋横突切除术
 胸椎减压，268, 268f, 270
 胸椎损伤，268, 268f, 270, 271
 胸腰椎骨折，285
泪滴样骨折
 区别于泪滴样撕脱伤，221, 224, 224f

下颈椎
　　相关的神经损伤，241，242
　　非手术治疗，240
　　手术治疗，250，251，250f
泪滴样撕脱骨折
　　与泪滴样骨折鉴别，236，239，239f
　　非手术治疗，236
梨状肌入口，股骨干骨折髓内钉，843~849，844f，845f，846f，847f，848f
利福平
　　骨科内置物感染治疗，58
　　抵抗力，58
利尿剂，筋膜室综合征的治疗，92
利塞磷酸盐，773
连枷胸，多发伤患者，12
联合损伤，踝关节骨折，107，1055，1063f，1068~1073
　　解剖学考虑，1059f，1068
　　作为 Maisonneuve 骨折的一部分，1064f，1066，1067
　　放射学评估，1068，1069，1071
　　螺钉固定，1069~1071，1070f，1071
　　缝合纽修复，1070，1071f
　　要点和技巧，1071
磷酸钙骨水泥
　　肱骨近端骨折，381
　　胫骨平台骨折，977
硫化胶吸入扫描，124
硫酸钙珠，67
瘘管，膝关节脱位相关，947，948
颅颈交界处，191
颅颈清扫术
　　致命伤害，222
　　结果和并发症，222
颅颈融合术的结果和并发症，227
颅面分离
　　分类，193，194f
　　手术治疗，195
氯吡格雷，123，124
氯己定，禁忌，52
挛缩
　　外展肌，153
　　潜在的，畸形愈合矫正，155
　　肩胛骨骨折相关，319
罗马拱门，跗跖关节，1113
螺钉
　　双皮质与单皮质比较，111，112，112f
　　加压接骨板系统，110，111
　　在复位不良的骨折中，作为畸形愈合的原因，140，143f
　　拔出强度，110，111

螺钉拔出，老年患者，179
螺钉固定，见具体骨折和损伤
　　生物力学功能，109，110

## M

Magerl 分类，胸腰椎骨折，277
Magerl 钳形骨折，281，282f
Maisonneuve 骨折
　　内踝骨折，1062，1063，1064f
　　联合损伤，1064f，1071
Maisonneuve 骨折，1059
Marshalls 层，932
Mason 分类，桡骨头骨折，446
Masquelet（膜定向成骨）技术，72~76，75f，76f
　　胫骨骨不连，136，136f
Matta 夹
　　骶骨手术，633
　　骶髂关节手术，626，627
Mayfield 分类，腕骨骨折和脱位，546，548~551，548f，549f
Mayo 分类系统
　　鹰嘴骨折，471
　　肩胛骨骨折，310，311
Mehne-Jupiter 分类，肱骨远端骨折，421
Melone 分类，桡骨远端骨折，520，520f
Milch 方法，肩关节脱位复位，382
Minerva 支具/护套，227，239，240
MODS，见多器官功能障碍综合征（MODS）
Monteggia 等效损伤，505f
Morel-Lavallée 病变，1
Müller 分类
　　股骨转子间（髋）骨折，761
　　鹰嘴骨折，471
麻醉，老年患者，174
马尾，手术减压，285
麦角钙化醇，171
美国骨科协会（AOA），"拥有骨骼"倡议，773，774
美国脊髓损伤协会（ASIA）损伤量表，246，261，262f
美国心脏病学院，173
美国心脏协会，173
（美国）国家急性脊髓损伤量表（NASCIS）协议，191，282
（美国）国家橄榄球头颈损伤登记处，246
孟氏骨折，486
　　分类，486，488f，506
　　并发症，506
　　冠突骨折，508，509
　　结果，506

后部，464f
  桡骨头骨折，447
后鹰嘴骨折脱位，476
手术治疗，506~509
  患者体位和包裹，491
  桡骨头骨折固定，507, 508
  尺骨骨折固定，506, 507, 508f
  张力带钢丝固定，506, 507
弥散性血管内凝血（DIC），3
免疫功能低下的患者，肌肉骨骼感染风险，51
面部骨折，多发伤患者，13
踇长屈肌
  胫骨远端（Pilon）骨折，1032, 1032f
  后踝骨折，1068
拇长伸肌
  胫骨远端（Pilon）骨折，1031
  舟骨骨折，1109
  跗跖关节损伤，1113, 1114
拇长伸肌
  桡骨远端骨折，537, 538
  桡骨背侧骨折，564, 565f, 566f
  前臂骨折，493, 493f, 498, 499
拇长外展肌，前臂骨折，493, 493f, 498, 499
拇短伸肌，跗跖关节损伤，1113, 1114
拇短伸肌，前臂骨折，498, 499
拇指，腕掌骨骨折脱位，595~597, 597f
踇趾，趾骨骨折，1120

## N

Neers 分类
  锁骨远端骨折，338
  肱骨近端骨折，353
Newton 定律，140
内侧髌旁入路，股骨远端骨折，868, 869, 869f, 869t, 872, 873f
  逆行髓内钉，868, 869, 869f, 869t, 872, 873f
内侧副韧带
  解剖学，445
  伴有内翻后内侧旋转不稳定的冠突骨折，468, 469
  肘关节脱位，454, 455f, 458
  恐怖三联征，468, 468f
内侧髁骨折
  复位和固定，888, 889, 890f
  手术方法，871, 872f
内侧外侧髁，膝关节脱位，931
内侧外侧韧带，骨折脱位恐怖三联征，467
内翻畸形，机械轴，146
内固定，见特定设备、手术和伤害

原则，107
内踝骨折，1062~1064
  防滑接骨板，1064, 1064f
  固定，1064, 1065f, 1066f
  成像，1063
  单纯，1062~1064
  Maisonneuve 骨折，1062, 1063, 1064f
  斜形，1063
  开放复位，1063, 1064
  手术入路，1066f
  要点和技巧，1064
  横形，1063
  垂直，1066f
内踝截骨术
  距骨体骨折，1090
  距骨颈骨折，1084, 1085f
内置物
  双磷酸盐相关的失败，128
  清创，61
  老年患者，179
  不正确的类型，作为畸形愈合的原因，141, 142f
  感染，58
能量守恒定律，140, 141
逆行髓内钉
  股骨远端骨折，881~883, 883f, 884f
    关节伸展，868, 869, 869t
    无关节伸展，868, 869t
  股骨干骨折，850~852
    扩髓，850~852, 851f, 852f
  肱骨干骨折，411~415
    适应证，411
    结果和并发症，417
    术后护理，414, 415
    劈开三头肌入路，411~413, 413f
尿道损伤，骨盆损伤相关，618
凝血瀑布，3
凝血障碍，老年患者，182
虐待老人，167

## O

O'Driscoll 分类，冠突骨折，466
鸥翼征，髋臼骨折，646f

## P

Pauwels 分类系统，股骨颈骨折，720, 722f
Pfannensteil 入路，用于耻骨联合分离，619, 620, 620f
Pilon 骨折，见远端胫骨 /Pilon 骨折
PIP，见近端指间关节（PIP）骨折和脱位

Pipkin 分类系统，股骨头骨折，704, 705f, 705t, 711, 712, 714, 714f
$PO_2/FIO_2$ 比，多发伤患者，8, 8t
Puncher 骨折，566
喷射灌洗清创术，52
劈开三头肌入路，肱骨远端骨折，432, 432f, 433f
皮瓣
 轴向或随机模式筋膜皮瓣，40, 41, 42f
 远端游离，67
 筋膜，47
 腓肠肌，38~40, 39f, 40f
 局部旋转，67
 带蒂，46
 逆行腓肠动脉皮瓣，44~46, 44f, 45f
 比目鱼肌，40, 41, 41f, 43f
皮肤，血供，27, 28f, 30f
皮肤移植，厚层，37, 38
皮质骨，衰老相关的丢失，169
破伤风免疫，多发伤患者，1
剖腹手术，紧急，多发伤患者，2

## Q

气道管理，上颈椎损伤患者，221
气动加压装置，软组织损伤，35
气球手，腕掌骨损伤相关，597, 598
髂腹股沟入路，髋臼骨折
 前柱骨折，669~673, 671f, 672f, 673f, 674f, 685f, 686f
 Kocher-Langenbeck 入路，682, 683, 683f
 后柱骨折，673~675, 675f, 676f
 要点和技巧，684
 横形骨折，676, 678, 679f
髂腹股沟入路，髋臼骨折，655~658
 双柱骨折，655, 656
 切口和暴露，656, 657f, 658
 适应证，655, 656
 外侧窗 656, 658, 658f
 内侧窗，656, 658f
 改良，658
 患者体位，656
髂骨翼骨折，见新月形骨折
髂嵴骨移植（AICBG），70, 71, 73, 75, 76
髂嵴移植物，69~71, 70f
 获取，69
 胫骨平台骨折，977
髂胫束
 膝关节脱位手术，933
 Kocher-Langenbeck 入路，652, 653f
 股骨转子下骨折，822, 823

髂前上棘（ASIS）压迫试验，609, 610
髂前下棘撕脱，613
髂翼压缩试验，614
牵拉-屈曲损伤，下颈椎，237f
牵拉-伸展损伤，下颈椎，237f
牵拉损伤
 C1-C2，193
 下颈椎，237f
牵引成骨
 慢性骨髓炎，77~80, 78, 78f
 定义，67
 Ilizarov 圆形外固定架，65, 66f
牵引力
 腕骨骨折和脱位，551, 552f
 股骨干骨折，831, 832
前臂
 筋膜室综合征，440
 筋膜切开术，96, 97, 97f
前臂骨折，见桡骨骨折，尺骨骨折
 管型，486~514
 分类，486
 作为筋膜室综合征的原因，89
 并发症，511, 512
 加压接骨板，501, 501f
 伴骨干和尺骨骨折，486
 桡骨背侧入路，492
 背侧 Thompson 入路，495, 497f, 498, 499, 498f
 固定技术，500~504
 功能支具，488, 489f
 老年患者，170
 肱骨干骨折，395f, 397
 肌群，492, 493, 492f
 非手术治疗，486~489
  适应证，486, 487
  技术，487~489
 斜形和螺旋形，502, 503, 502f, 503f
 骨质疏松症，163
 结果，511
 泪滴，512
 复位，488
 再骨折，511, 512
 康复，511
 手术治疗，490~492
  解剖学考虑，490, 491, 490f
  显露的注意事项，491~497
  一般原则，490
  术中成像，491, 492
  患者体位和包裹，491, 492

术前计划，491,492f
要点和技巧，500,505
横形骨折，501,501f
尺侧入路，498,499,499f
尺侧皮下入路，492
掌侧（Henry）入路，494,495f,496,499
桡侧掌侧入路，492
前臂三块肌肉组成的可移动垫，492,493,492f
前脊髓综合征，235
前交叉韧带（ACL），解剖学，931
前交叉韧带损伤
膝关节脱位，931
胫骨平台骨折，959f
前纵韧带，Hangman 骨折，209
钳形骨折，281,282f
嵌插撞击板和螺钉固定，765,766t,767
发病率，759
感染，794,795
髓内钉，764,791
微创稳定系统（LISS），777
线性加压接骨板螺钉固定，765,766f,766t,776,777,777f
锁定接骨板固定，777,791
磁共振成像，761,763f,765
畸形愈合，794
损伤机制，759
死亡率，789,790
非手术治疗，761
骨不连，793
骨质疏松症，760
结果，789~792
疼痛相关，759,760
泪滴，62
内置物周围，794
PFNA 设备，788~790
接骨板螺钉固定，764~776
聚甲基丙烯酸甲酯（骨水泥）增强剂，788
预防，760
放射学评估，760,761f
翻修手术，794
旋转稳定接骨板，776,777,777f
滑动髋螺钉（滑动螺钉和侧板）固定前内侧皮质减少，769,771~774,771f
压缩，774,774f
失败，794
四步法，764
功能结果，790~792
切口和暴露，764,766,767f
拉力螺钉，773,774

外侧入路，764,766,767f
肥胖患者，764
患者体位，764,765f
接骨板旋转不良，773,774
术后护理，774~776
放射学评估，764,765f,774
复位稳定性，775f
康复，774,775
螺钉置入技术，769,770
手术技术，766,768~774
尖顶距（TAD），769,769f
要点和技巧，776t
三刃铰刀装置，769
转子支撑接骨板增强，777,778
Watson-Jones 入路，766
手术治疗
增强，764,765
内置物选择，764,765
适应证，764
要点和技巧，795
转子支撑接骨板固定，765,766f,792
股骨近端锁定接骨板偏外放置，777,778
A 型，759
B 型，759
C 型，759
枪伤，作为股骨干骨折的原因，852,853
强直性疾病/脊柱炎，骨折，209,252
桥接接骨板，107,111
股骨干骨折，838
对线和旋转评估，841,843
适应证，840
经皮，841,842f,843
康复，841,843
肱骨干骨折，401,403
尺骨骨折，503,504f
切开复位内固定，见特定类型的骨折
与移动牵引技术相比，53
青霉素
肌肉骨骼感染，58
抵抗力，58
清创
踝关节骨折，1057
慢性骨髓炎，66
骨折结构，61
感染
硬件稳定，61
硬件不稳定，63,64f
预防感染，51,53

髓内管，63，64f，65，67
失活组织，44
开放性伤口，9
"胡椒面"征，63
针道感染，59，60，156
软组织损伤，44，47
曲棍球棒（前外侧）入路，胫骨平台骨折，960，961f，962
屈曲-分离损伤
　下颈椎
　　种类，242
　　椎动脉损伤，254
　胸腰椎
　　前入路，294，295
　　椎间盘突出，294
　　手术适应证，282，283
　　微创手术，293，294
　　非手术治疗，281，282
　　椎弓根螺钉固定，293，294
　　后入路，293，294
　　后部压缩损伤和后突，294，294f
　　手术治疗，293~295
屈曲-压缩损伤，下颈椎，237f
屈曲损伤，下颈椎，236，237f，238f
取皮刀，27
全关节置换，住院费用，51
全髋关节置换术
　髋臼骨折后，687，689，690f
　股骨颈骨折，727，728，728f，746，748~750
　　髋臼，746，748
　　肢体长度评估，750
　　股骨近端，748，750
　术后假体周围骨折，178，179
　假体周围骨折，117
全身炎症反应综合征（SIRS）
　定义和标准，3
　多发伤患者，12
　多发性创伤患者，1，2-3
　二次打击现象，4，5f，6f，855
全膝关节置换术
　股骨远端骨折固定，888，889f
　感染，35
　术后假体周围骨折，178，179
全血细胞计数，骨折不愈合，123
缺血性坏死
　髋臼骨折，695，696f，698
　髋关节脱位，715
　舟骨骨折，1109
　髌骨骨折，903，904f

肱骨近端骨折，359，360f
距骨颈骨折，1082，1088，1089f

## N

桡侧腕长伸肌，前臂骨折，492，492f
桡侧腕短伸肌，前臂骨折，492，492f，499
桡侧腕屈肌，桡骨远端骨折，522，523f，524f，525
桡动脉
　桡骨远端骨折，522
　前臂骨折，496，497
桡骨骨折
　粉碎的，503，504，504f，505
　伴桡尺骨远端骨折，见 Galeazzi 骨折
　远端，见桡骨远端骨折
　背侧入路，499，500
　肱骨干骨折，395f
　接骨板固定，504，506f
　轴，500
　稳定序列，498
　横向，501，501f，502f
　掌侧入路，500
桡骨茎突骨折，549，550f
　手术治疗，552，559，560f
桡骨头，解剖学，445
桡骨头骨折，445~451
　骨移植，449
　支撑针，450
　分类，446，447
　肘关节脱位和冠突骨折（恐怖三联征），459，461f
　　外侧副韧带，468
　　非手术治疗，466，467
　　泪滴样，468，469
　　稳定性测试，468，469f
　　手术治疗，467~469
　　　并发症，469
　　　技术，469，470，469f
　　　伴冠突横形骨折，466，466f，467，468，469
　肘关节骨折脱位，448，448f，449，459~465，459f
　　外侧副韧带，465
　　非手术治疗，463，465，466f
　　结果，466
　　手术治疗，465
　　要点和技巧，466
　前臂不稳定，448
　外侧副韧带，449
　内侧副韧带，449
　新技术，450
　非手术治疗，447

鹰嘴骨折脱位，477
切开复位内固定，449，450
　　结果，450，451
泪滴样，451
接骨板固定，449，450
假体置换，450，450f，451
伴近端尺骨骨折，见孟氏骨折
桡骨头切除术，449
手术治疗
　　解剖学考虑，448
　　并发症，451
　　适应证，447，448
　　手术显露，448，449，448f
　　结果，450，451
　　手术技术，448~450
　　Wrightington 入路，448
要点和技巧，450
1 型（无位移），446
2 型（部分关节移位），446，451
3 型（置换和粉碎），446，451
4 型，451
桡骨远端骨折，516~545
解剖学考虑，516，517，517f
关节镜辅助内固定，535，536，537f
分类，518，519，519f
闭合治疗，520
粉碎，524
　　老年患者，520
相关的筋膜室综合征，521
复杂的，520
并发症，539
远端桡尺关节，538
尺骨远端骨折，538
背侧（Henry）入路，522，522f
背板，并发症，539
流行病学，525
外固定，529，531，534，535
　　组合技术，535，536f
　　韧带复位，529
　　跨桡腕，529，531，534，535，534f
桡侧腕屈肌入路，522，523f，524f，525
桡神经
肱骨远端骨折，426，430
肱骨干骨折，390，394，396，396f，403，405，406f，415
　　功能评价，417
桡神经麻痹，肱骨干骨折治疗相关，396，415，417
桡月长韧带，解剖结构，546，547f
桡月短韧带，解剖结构，546，547f

桡舟头韧带，566
桡舟月韧带
　　解剖结构，546，547f
　　断裂，548，548f
　　悬吊功能，552

# R

Riseborough-Radin 分类，肱骨远端骨折，420
Rockwood 分类，肩锁关节分离，305
Rolando 骨折，595，596
Russell-Taylor 分类，股骨转子下骨折，802，803，804f，807f
刃接骨板固定，见股骨转子下骨折的髁刃接骨板固定
　　股骨远端骨折，875~877
　　　　解剖学考虑，875
　　　　解剖学考虑，875
　　　　手术技术，875~877，876f，877f，878f
　　股骨转子间（髋关节）骨折，766f
乳酸，组织灌注，8，8t
乳酸脱氢酶，筋膜室综合征标志物，92
褥疮溃疡，180，764
软组织
　　老年患者，180
　　愈合，皱纹测试，53，53f
　　血管解剖，27，28，28f，29f
软组织包膜，护理，27~50
软组织处理，32
　　软组织损伤，见具体骨折和抗生素珠袋，35
　　分类，29~32
　　　　AO 软组织系统，31
　　　　Gustilo-Anderson 分类，30~32
　　　　骨科创伤协会系统，31，32
　　　　Tscherne 系统，29，30，30f
　　并发症发生率，27
　　污染，30，31
　　清创，43，46
　　水肿减少，34
　　骨折水疱，35
　　老年患者，180
　　移植物或皮瓣，30
　　　　轴向或随机模式筋膜皮瓣，39，40，41f
　　　　双蒂皮瓣，40，42f
　　　　筋膜皮瓣，46
　　　　腓肠肌皮瓣，38~40，39f，40f
　　　　新技术，47
　　　　骨髓炎，67
　　　　带蒂的，46
　　　　逆行腓肠动脉皮瓣，44~46，44f，45f

比目鱼肌皮瓣，40，41f
　　厚层皮肤移植，37，38
止血，33，34
高能机制，31
切口，33，34f
初步评估，29，30
器械处理，33
内骨折复位，34，34f
低能机制，31
负压伤口治疗，33，35，36，46，47
非接触技术，34，35f
结果，47
多发伤患者，16-18，17f
重建，37~46
　　重建梯度，37，37f
止血带，33
血管修复，31
血管环和缝合技术，35，36f
伤口闭合，35，36f
　　真空辅助闭合，36
伤口条件，35

## S

Sanders 分类，跟骨骨折，1097，1098，1099f
Schanz 针
　　跟骨骨折，1101
　　股骨远端骨折，873，874f，875，881，882f
Schatzker-Tile 分类，鹰嘴骨折，471
Shentons 线，股骨颈骨折，738
Smith, Robert William，516
Smith-Petersen 入路
　　髋臼骨折，655
　　股骨头骨折，710~712，714
　　股骨颈骨折，731，734f，735，738，742，743
Spica 管型，肱骨干骨折，393
Stimson 法
　　髋关节复位，708f
　　肩关节脱位复位，382
STOPP 标准，预防老年患者的药物不良反应，171
Stoppa 入路，髋臼骨折，676，677f
Synthes 胫骨 EX 钉系统，1009
三角骨折，549，550f，551
　　手术治疗，552
三角韧带损伤，踝关节骨折，1066，1067，1067f
三角纤维软骨复合体
　　桡骨远端骨折，537
　　眼泪，564
三头肌反折肘肌蒂入路，肱骨远端骨折，434~436

　　显露，434，435
　　三头肌再附着，435，436
三柱理论，胫骨平台骨折分类，956，957，957f
三柱模型，脊柱，276
杀手交叉，后交叉韧带重建，934，935，935f
伤害严重程度评分
　　老年患者，163
　　多发伤患者，3，12
伤口条件，35
伤口污染
　　抗生素珠，36
　　多发伤患者，1
　　软组织损伤，31，32
伤口愈合
　　老年患者，167，178
　　膝关节脱位，947
上肩悬吊复合体（SSC）
　　解剖，319
　　双重中断，314，317f，318，336，337，339
上颈椎后入路，210，211
上颈椎前入路，211
上肢
　　血管区域体，28，29f
　　筋膜切开术，96，97，97f
舌下神经，寰枢椎经关节螺钉固定，229
社区医院，老年患者的治疗结果，166
伸展-压缩损伤，下颈椎，237f
伸展损伤，下颈椎，236，237f
深静脉血栓形成（DVT）
　　髋臼骨折，694
　　跟骨骨折，1097
　　胸腰椎骨折，296
神经功能恶化，胸腰椎骨折手术相关，297，298
　　髋臼骨折相关，694，695
　　股骨干骨折相关，858，859
　　Hangman 骨折相关，225
　　下颈椎损伤相关，235，236，241，252
　　　　爆裂骨折相关，241，242
　　　　减压，243，244
　　　　泪滴样骨折相关，241，242
　　齿突骨折相关，225，228
　　肩关节脱位相关，385
　　胸椎损伤相关，261，262f，263f
　　胸腰椎骨折相关，278~281
神经瘤，踝关节骨折相关，1076
神经失用症，踝关节骨折相关，1076
肾病，老年患者，164
肾功能

与老化相关的减少，167
老年患者，182
生理年龄，166
生理学，衰老相关的改变，166，167
生物接骨板，股骨远端骨折，864
失效分析，139~141，143f，144f
失用性神经损伤，肘部创伤相关，469
示指伸肌，前臂骨折，493，493f，498
室间隔缺损（VSD），17
手，筋膜室减压，99
手部骨折和脱位，576~608；见指骨骨折（手），特定
  类型的骨折和脱位
  闭合，605
  挤压伤，605
  紧急治疗，605
  掌骨骨折，595
  开放，605
  泪滴，606
  近端指间关节骨折和脱位，585~593
手术，过度激进/次优，141，143f，144f
手术部位感染，见针道感染
  胸椎，270，271
手术治疗
  麻醉，1060
  适应证，1057，1058
  患者定位，1060
  术前护理和计划，1060
  时机，1058，1059
  使用止血带，1060
  有症状的内置物/硬件，1076
  联合损伤，107，1054，1063f，1069~1073
    解剖学考虑，1059f，1069
    作为Maisonneuve骨折的一部分，1064f，1072，1073
    放射学评估，1069，1070，1072
    螺钉固定，1070~1072，1071f，1072
    缝合纽修复，1071，1072f
    要点和技巧，1072
  要点和技巧，1067
  横向，1033
  三踝，33
  A型，1055，1056f，1058
  B型，1055，1056f，1057，1057，1058
  C型，1055，1056f，1058
  伤口闭合，1060
  "皱纹"征，1058
手术治疗
  目标，1100
  适应证，1098

患者体位，1101
技术，1100~1103
止血带，1100，1103
Ⅰ型，1097，1098
Ⅱ型，1097，1098
ⅡA型，1097，1099f
ⅡB型，1097，1098，1099f
ⅡC型，1097，1098，1099f
Ⅲ型，1097，1098
ⅢAB型，1097，1099f
ⅢAC型，1097，1099f
ⅢBC型，1097，1099f
Ⅳ型，1097，1098，1099f
手术治疗
  一般概念，210
  适应证，192~210
  新技术，221，222
  结果和并发症，222~229
  术后护理，221
  手术方法，210~212
手术治疗
  适应证，867
  技术，871~890
  要点和技巧，891
  治疗目标，865
  A型，865，868t，873t
    复位评估，884
  A1型，866f
  A2型，866f
  A3型，866f
  B型，865，868t，873t
  B1型，866f
  B2型，866f
  B3型，866f
  C型，865
    复位评估，884
  C1/C2型，873t，875，880f
  C2型，880，881，865，866f，868t
  C3型，865，866f，873t，874f
  ⅢA型，887f
  血管损伤，867
手术治疗
  并发症，439~441
  制订手术计划时需要考虑，427
  一般概念，427
  老年患者，421，438，439
  适应证，425，426
  术中成像，430

结果，421~444, 438, 439
患者体位，429, 430
术后护理，438
术前计划，427~431
研究文献不足，438, 439
手术方法，430~441
要点和技巧，424, 425f, 426, 435, 436, 438
三头肌反折肘肌蒂入路，434~435
  显露，434, 435
  三头肌再附着，435, 436
保留三头肌，430, 431, 432f
  结果，439
三头肌分割方法，431, 432f, 433f
T 型，421, 423f
A 型（关节外），421, 422, 425
  接骨板固定，429
B 型（部分关节），421, 422
C 型（完全关节），421, 422, 439
Ⅰ型（无移位），421
Ⅱ型（移位的 Y 或 T 型），421
Ⅲ型（移位，伴旋转），421
Ⅳ型（移位，伴旋转、粉碎），421
尺神经病变，440, 442
Y 型，421
手术治疗
  解剖学考虑，456, 456f
  并发症，460
  适应证，456
  结果，459
  要点和技巧，459
前臂不稳定，456
腕部损伤，456
手术治疗
  前柱重建，266, 266f
  胸前入路，266, 266f
  并发症，268, 269
  适应证，260
  后凸成形术，264, 265, 265f
  概述，262~264
  椎弓根螺钉固定，264~266, 266f, 268f
  后节段固定，265, 266, 266f
  椎体成形术，264, 265
治疗目标，261, 262
治疗选择，261, 262
A 型（压缩），260
B 型（牵张），260
C 型（旋转），260
血管损伤，270

手腕，月骨周围损伤；见腕骨骨折和脱位
手腕疼痛，创伤后，550
手腕运动，环动理论，546, 548f
手指骨折，见指骨骨折（手）
枢椎（C2 椎骨），外伤性脊椎滑脱；见枢椎骨折，Hangman 骨折
枢椎骨折
  压迫，210
  Hangman 骨折，205~210
    颈椎前路椎间盘切除融合术，208, 208f, 219, 228, 229
    分类，205~207, 205f, 206f
    直接接骨术，228
    结果和并发症，225
    自发复位，221
    手术治疗，适应证，207~210
    Ⅰ型，205, 205f, 206f
    ⅠA 型，225
    Ⅱ型，205, 205f, 206f
    ⅡA 型，205, 207~209, 221, 225
    Ⅲ型，205f, 206f, 207, 208, 208f, 209f, 210, 225
    变异，209
  神经弓，见枢椎骨折、Hangman 骨折
  环骨折，209
输血
  不利影响，7
  老年患者，163
  骨盆损伤患者，2
  多发伤患者，1, 2, 7, 23
双蒂皮瓣，39, 41f
双踝骨折，1064, 1066, 1067
  三角韧带损伤，1066, 1067, 1067f
  固定，1066
  内踝固定，1066
  联合损伤，1066
双踝技术，胫骨扭转角测量，151f
双踝损伤，1066, 1071f
双磷酸盐
  不利影响，130, 131f
  股骨干骨折危险因素，859, 860, 859f
  骨折预防，169, 170
  术后给药，773
  股骨转子下骨折的危险因素，804
双能 X 线骨密度仪（DXA）扫描，168
双切口入路，距骨颈骨折，1084, 1084f
双束镶嵌技术，后交叉韧带重建，935, 935f
双柱模型，脊柱，276
水暴露，伤口，29, 30
水疱，见骨折水疱

水肿，软组织损伤，35
水肿控制手套，438
顺行髓内钉
　股骨干骨折，843~851
　　互锁螺钉置入技术，846, 847f
　　髓内钉长度测量，846, 847f
　　患者定位和包裹，843, 844f
　　梨状肌入路，843~848, 844f, 845f, 846f, 847f, 848f
　　旋转对线，844
　　转子入路，848~850, 848f, 849f
　　非扩髓髓内钉，851
　　变异，851
　肱骨干骨折，407~411
　　肩峰前入路，408, 409f, 410f, 411f
　　术中成像，408, 409f
　　结果和并发症，416, 417, 417f
　　术前准备，408
死腔处理，65
四边体表面，髋臼骨折，684, 686f
四边体碎片骨折，见泪珠样状骨折
髓内钉
　外固定后，感染率，53, 54
　临界多发伤患者，4
　头髓钉，见头髓钉
　从外固定转换为，10
　股骨远端骨折
　　全膝关节置换术，888
　　顺行，879, 880, 881f
　　插入位点，867
　　逆行，877~879, 879f, 880f
　　关节伸展位逆行（钉），868, 869, 869t
　　无关节伸展的逆行（钉），868, 869t
　桡骨远端骨折，542
　胫骨远端骨折，1046
　胫骨远端Pilon骨折，1046
　牵张成骨，79f
　交换，作为胫骨骨干不愈合的原因，135
　股骨骨折
　　之前，16
　　肺部并发症，16
　　股骨干骨折，833, 834
　　　顺行，843~851
　　　　互锁螺钉置入技术，846, 847f
　　　　钉长度测量，846, 847f
　　　　患者体位和包裹，843, 844f
　　　　梨状肌入路，843~848, 844f, 845f, 846f, 847f, 848f
　　　　旋转对线，844
　　　　转子入路，848~850, 848f, 855f

　　　不扩髓髓内钉，851
　　　变异，851
　　　争议，833
　　　肺部并发症，7, 11
　　　逆行扩髓，852, 853, 852f, 853f
　　　逆行，851~853
　Galeazzi骨折，507, 508f
　肱骨干骨折，407~416
　　顺行，407~411
　　　术中成像，408, 409f
　　　结果和并发症，416, 417, 417f
　　　术前准备，408
　　适应证，399, 400
　　互锁钉，400
　　锁定钉，407, 408
　　结果，400
　　扩髓，407, 408
　　逆行，411~415
　　　适应证，411
　　　结果和并发症，417
　　　术后护理，414, 415
　　　劈开三头肌入路，411~414, 414f
　　负重后，399
钉感染，64, 66
长骨骨折，11
鹰嘴骨折，476
多发伤患者，5f, 6, 7, 10, 11, 21, 23, 22f, 855
肱骨近端骨折，368f, 374, 375, 375f
胫骨近端干骺端骨折，1002, 1007~1009
　锁定螺钉，1008, 1008f
　变形力，1006
　骨解剖学考虑，1006
　术前计划，1007, 1008
股骨转子下骨折，812~820
　球头推杆，809f, 810f, 812, 816f
　骨钩，812, 813, 816f
　夹具，813, 814, 815f, 816, 817f
　作为股骨远端骨折的原因，818, 819, 819f
　远端锁定，818
　股骨前倾，819
　股骨长度测量，814f, 819, 820
　置钉和锁定，816, 818~820
　闭孔出口位观，807f
　经皮起点，816, 817f
　梨状肌起点，816, 818, 818f
　扩髓，814, 819
　复位杆，810f, 813, 816f
　Schanz针，807, 808

1169

要点和技巧，809, 819
大转子起点，808, 816, 819f
钛笼，79, 80f
胫骨骨折，15f
胫骨干骨折，998~1009
关节损伤，999, 1000f
争议，998
骨干骨折，1001, 1002, 1003f
骨干干骺端骨折，1009~1011
术前计划，1009
最小扩髓技术，1011
改进钉，1010f
术前计划，1011
髓内钉固定，Jones 骨折，1118, 1118f
髓内杆
畸形愈合矫正，156, 156t, 157f, 158
解锁，作为畸形愈合原因，141, 144f
髓内通道
清创，63, 64f, 65, 67
肱骨干骨折扩髓，407, 408
髓内装置/内置物，另见髓内钉
双磷酸盐相关的失败，131f
锁骨骨折，342, 343f, 344, 345f
骨质疏松症患者，179
损伤控制骨科
老年患者，175
多发伤患者，8, 9
锁定接骨板和接骨板系统，111~113, 112f, 114~117, 116
跟骨骨折，117
闭合复位，116
并发症，116, 117
骨干骨折，116, 117
股骨远端骨折，882~886, 892, 892f
全膝关节置换术，888, 889f
辅助工具和技术，883~885, 884f
并发症，116
外固定器，885
股骨牵引器，885
微创稳定系统（LISS），882
肢体长度检查，885, 886
手动加压，885
手动牵引，883, 884f
结果，864, 892, 892t
患者体位，883, 884f
接骨板插入和放置，885, 886f
临时骨折复位，885
股骨干近端复位，886
旋转复位检查，885, 886

复位螺钉，883, 884f, 885
Schanz 针，883, 884f
螺钉置入，886
肌下，手术顺序，885, 886, 887f~889f
髁上毛巾垫块，883, 884f
桡骨远端骨折，117
脆性骨折，169
Galeazzi 骨折，507, 509
老年患者，179
适应证，115
干骺端骨折，115
微创手术，114, 115
骨质疏松骨，169
结果，117
关节周围，骨不连的原因，131, 132, 133f
肱骨近端骨折，117
复位技术，116, 117, 117f
髁上骨折，115f
胫骨平台骨折，116, 117, 972, 972f, 974, 977, 981
多向，980
锁定接骨板和螺钉联合固定，股骨转子间（髋关节）骨折，765, 766f, 766t, 778, 779
锁骨
肩锁关节脱位修复，304~306
解剖学，306, 338
远端，肩锁关节脱位修复，306, 307
锁骨骨折，338~347
分类，338
相关畸形，339, 340, 339f, 342
远端，343
分类，338
喙锁韧带断裂，340, 341f
关节外，308f
钩板，307
手术治疗，307, 307f
关节盂骨折，340
相关损伤，342
同侧，313f
畸形愈合，339f, 345
非手术治疗，345
支具，340
管型，339, 340
适应证，339
复位技术，339, 340
骨不连，124, 345
骨质疏松症，338
泪滴，339
查体，339

多发伤患者，18，19f，20f
放射学协议，342，345
复位，343
康复，340
手术治疗，340~345
　解剖学考虑，340，342
　关闭，343
　并发症，345
　钩板固定，343
　适应证，339f，340，341f
　髓内内置物，343，344f，345，346f
　新技术，343
　切开复位接骨板固定，343
　结果，343，345
　预塑形锁骨内置物，343，345
　推拉技术，345，347f
　手术技术，342，343
　缝合纽技术，343
不稳定，342

## T

Taylor 空间框架，66
Tossy 分类，肩锁关节分离，305
Trendelenburg 体位，221
Tscherne 分类，闭合性骨折，30，31，31f
　胫骨平台骨折，956
Tscherne-Gotzen 分类
　肱骨干骨折，393
　胫骨干骨折，989，991t
T 型
　　扩展髂股入路，680，682，683f
　　Kocher-Langenbeck 入路，665~669，670f
　　序贯入路，682，683f
　血管损伤，695
钛板，对愈伤组织形成的影响，113
钛棒，下颈椎损伤，245
钛合金笼，髓内穿钉，79，80f
弹性蛋白酶，3，4
糖尿病患者
　踝关节骨折，1073，1074
　老年病学，168
体温过低，不良反应，7
体重指数（BMI）
　肥胖，12
　骨质疏松症，168
通气/灌注不匹配，167，168
通用牵引器，967f，976，977
铜绿假单胞菌，58

头部受伤
　股骨干骨折相关，833，855
　Glasgow 昏迷评分，19，21，163
　Hangman 骨折相关，226
　多发伤患者，11
头钩韧带，547f
头髓钉
　股骨转子间（髋关节）骨折，778~783
　　前内侧复位，781，792
　　分类，778，778f，780f
　　正确选择，779
　　远端交锁，786，788f
　　功能结果，789~791
　　Gamma 钉，778，779，778f，780f，783，790，791
　　置入技术，779，781
　　InterTan 钉，778f，780f，785~787，786f，791
　　有限切开复位，782，783
　　患者体位，779
　　PFNA 设备，783
　　建立通道，781~783，782f
　　扩髓，781，782f
　　重建钉，778f，779，780f，783~785
　　TFN 类，778f，780f
　　要点和技巧，788f
　　轨迹，779，781
　　大转子顺行钉，791
　　转子固定钉，778，778f，780f
　股骨转子下骨折
　　优点势，806
　　适应证，806，808f，809，809f
　　结果，826
　　复位，812~815
　　要点和技巧，819
头小多角骨韧带，547f
头月关节脱位，548
头状骨骨折，549，550f，573
　空心加压螺钉固定，556，557f
　手术治疗，552
骰板，1111，1111f
骰骨骨折，1110~1112
　解剖学考虑 1110
　骨移植，1111
　分类，1110
　并发症，1111
　非手术治疗，1111
　胡桃夹子，1110
　结果，1112
　泪滴，1112

手术治疗
  适应证，1111
  技术，1111
推拉测试，610
腿部筋膜切开术
  单切口，94，95，95f，96f
  双切口，93，94，94f，95f，100f
臀大肌，Kocher-Langenbeck 入路，652，653f，654f
脱矿质骨基质（DBM），75，77，78
脱水，老年患者，172，173
驼背畸形，舟骨骨折，566，568
妥布霉素，珠粒递送，66

## V
Vaccaro 分类，胸腰椎骨折，261t
Volkmanns 段，胫骨远端 Pilon 骨折，1032

## W
Walker 入路，髋关节复位，704
Ward 三角，759
Watson-Jones 入路
  股骨头骨折，712
  股骨颈骨折，731，732f，733f，738，742，743，746
  髋关节置换术，746
  股骨转子间（髋关节）骨折，767
Weber 钳
  股骨远端骨折，873，874f
  骶髂关节脱位，626，627
Winquist-Hansen 分类，股骨干骨折，831，831f
外侧半月板
  解剖学，960，961
  关节镜辅助胫骨平台修复，975f
外侧加压接骨板装置，107，108f
外侧髁骨折，复位和固定，888，889
外侧平台骨折，切开复位内固定，958f，967，968，967f
  皮质窗口，967，967f
  充气骨夯，967，968
外翻畸形，机械轴，146
外固定
  锁骨骨折，125
  转换为髓内钉固定，10
  损伤控制骨科，9，10，9f
  桡骨远端骨折，529，531，534，535
    经皮针增强，535
    组合技术，535，539f
    韧带复位，529
    跨桡腕，529，531，534，535，534f
  感染相关缺陷，65，66f

膝关节脱位，928，929
畸形愈合，156
作为针或线缆固定部位感染的原因，58~61
临时，53，54，54f
外固定器
  跨踝，9，10f
  牵张成骨，77，78f
  跨膝，9，9f
  刚性，112
外踝
  防滑接骨板，1062f
  粉碎或压碎，1061，1062
  三角韧带损伤，1064，1065
  腓骨钉，1062，1063f
  腓骨板，1060~1062，1061f
  单纯，1060~1062
  内踝骨折，1062
  放射学评估，1062~1064
  手术入路，1060
畸形愈合，1075，1076
损伤机制，1028
内踝，1064~1066
  防滑接骨板，1066，1068f
  固定，1066，1067f，1068f
  成像，1065
  单纯，1064~1066
  外踝骨折，1064
  Maisonneuve 骨折，1064，1065，1066f
  斜形，1065
  闭合复位，1065，1066
  手术入路，1068f
  要点和技巧，1066
  横向，1065
  垂直，1065，1068f
神经失用症，1076
神经瘤，1076
非手术治疗，1058
骨不连，1075
开放，1058，1073
骨质疏松骨，1073，1073f，1074f
结果，1076，1077
"泪滴"样，1077
接骨板固定，1060
后踝，1069~1071
  评估，1070
  固定，1070，1071，1070f
  后外侧入路，1070，1071，1071f，1072f
  术后处理，1074，1075

旋前 - 外展，1057f, 1058, 1059
放射学评估，1055, 1056f
夹板，1058
刚度，1076
旋后 - 内收，1057f, 1058
旋后 - 外旋，1057f, 1058, 1059
外旋法，肩关节脱位复位，382
万古霉素
　抵抗力，58
腕部骨折，老年患者，163
腕骨不稳
　急性，551, 551f
　定义，546
　动态的，546
　静态的，546
腕骨骨折和脱位，546~575
　解剖学考虑，546, 547f, 548f, 553, 555
　关节炎，564, 565
　分类，546, 548~551, 548f, 549f
　并发症，564, 565
　延误诊断，564
　背侧关节囊固定术，559, 560
　紧急治疗，551, 552
　固定线缆置入，557, 559f
　大弧模式，549
　克氏针操纵杆，556, 557, 556f, 557f
　小弧模式，549, 550
　负载传输，551
　正中神经，552, 554, 563, 565
　新技术，563
　非手术治疗，551, 552, 552f, 553f
　结果，563
　泪滴，564
　放射学评估，550f, 552, 563
　复苏，563
　补救手术，563
　螺钉固定，554~556, 555f
　　舟月骨临时压迫，556, 557, 558f
　手术治疗，551, 552, 554~564
　　设备，554, 555f
　　切口和暴露，554, 555, 555f
　　手术室设置，554
　　术前计划，552, 554
　　技术，554~562, 554f~562f
　　要点和技巧，562
　　牵引位像，550f, 552
腕骨损伤，见腕骨骨折和脱位
腕管松解，552, 554

紧急，552, 561, 562, 562f
腕管综合征，552
腕掌骨骨折脱位
　气球手，597, 598
　基底，595
　Bennett，595, 596
　侧隐窝针固定，598, 599f
　第四、第五指列，596, 597, 597f
　非手术治疗，597
　Rolandos，595, 596
　手术治疗，598, 599
　拇指，595~597
微创方法，胸腰椎骨折，285, 287, 287f
微创接骨板接骨术（MIPO），79, 114, 115, 114f
　老年患者，179
　肱骨干骨折，403~407
　　解剖学考虑，405
　　临床结果，403, 405
　　手术技术，405, 407
微创经皮接骨板接骨术（MIPPO），27, 114, 114f
微创手术
　肩胛骨骨折，324, 325, 325f
　连续扩张器，287f
微创稳定系统（LISS），116
　股骨远端骨折，881, 885, 886f, 890
　股骨转子间（髋）骨折，778
　胫骨平台骨折，981, 982
维生素 D 补充剂，168
　脆性骨折患者，181
　股骨转子间（髋关节）骨折患者，773
　骨质疏松症患者，170
无接触技术，跟骨骨折，33f
无名骨，骨刺征，647f
膝，解剖，931, 932, 932f
　分层系统，932, 932f
　血供，932

## X

X 线
　肩锁关节脱位，306
　肱骨远端骨折，426, 426f
　肌肉骨骼感染，55
　骨不连，123
　肱骨近端骨折，353, 354, 354f, 355f, 356, 357, 358
　跗骨关节损伤，1112, 1112f, 1113
膝部疼痛
　髌骨骨折相关，918
　术后，945

膝关节骨折，作为筋膜室综合征的原因，89t
膝关节骨折脱位，胫骨平台骨折，976，977f
膝关节伸肌机制损伤，918~926
　解剖学考虑，899，920
　紧急治疗，920
　新技术，925
　非手术治疗，899，919，920
　结果，919，926
　髌韧带断裂修复，920~922，921f，921f
　髌腱断裂，919，919f
　泪滴，925
　股四头肌腱修复，922，923，924f
　康复
　　术后，923，925
　　治疗，920
　手术治疗，901，920
　　适应证，920
　　技术，920~923
　要点和技巧，923
膝关节脱位，928~952
　解剖学考虑，931，932，932f
　踝臂指数，931
　前交叉韧带损伤
　　延迟维修，931
　　腘绳肌重建，938
　　四束半腱肌重建，938，939
　动脉损伤，928，946，947，947t
　动脉造影，946，947，947f
　关节炎，948
　运动损伤，927，928f
　管型制动，928
　分类，928，929t
　并发症，946~948，947f，949
　髁部骨折，928
　延迟或漏诊，948
　早期活动，930，931
　紧急治疗，932
　麻醉下检查（EUA），928，929f
　外固定-制动，941，942
　外固定，929，930
　瘘管形成，947，948
　新鲜骨关节同种异体移植物，943，943f，944f
　异位骨化，928，948，948f
　铰链支具，929
　固定，930
　发病率，928
　感染，947
　不稳定，945

　韧带损伤，928
　磁共振成像，928，948
　损伤机制，928
　半月板移植，943，944，945f
　多韧带损伤，931
　神经损伤，928
　新技术，943
　非手术治疗，928，929
　　适应证，929
　　结果，944，945
　　技术，929，930
　打开，928
　结果，944~946
　　重建与非手术治疗的比较，944，945
　　分数，946
　疼痛，945
　泪滴，948
　腓神经损伤，947
　腘动脉损伤，946
　后交叉韧带损伤，934~936
　　跟腱移植，936，936f
　　经胫骨关节镜技术，937，938
　　双束镶嵌技术，936，936f
　　杀手交叉，934，935，935f
　　胫骨嵌入技术，934~936，935f
　　双尾技术，934
　后外侧入路，933，934，934f
　后内侧入路，932，933，933f
　后内侧复合体重建，939，940，941f
　运动范围，945
　康复
　　术后，942，942f
　　作为治疗，930
　重返运动或娱乐，946
　回到工作岗位，945，946
　手术治疗，930~949
　　争议，931
　　适应证，930，931
　　治疗算法，930，930f
　胫骨平台缺损，943，944f
　胫神经损伤，947
　要点和技巧，942
　血管损伤，931
　伤口愈合，947
膝关节置换术，完全
　股骨远端骨折固定，888，889f
　感染，35
　术后假体周围骨折，178，179

索 引

细胞因子
　　全身炎症反应，3
　　创伤反应，2
细菌，从伤口中去除，52
细缆或混合外固定装置，胫骨平台骨折，975~977
　　固定器，976
　　结果，982
　　术后护理，977
　　术前计划，975
　　关节碎片的复位和固定，975，976
　　干骺端骨干复位，976，977
峡部骨折，206f，207f
下颈椎
　　损伤机制，241
　　相关的神经损伤，241，242
　　非手术治疗，240
　　骨后突，241
　　手术治疗，250，250f
　　骨不连，223
　　胸椎，260
　　　　神经系统完好，262
　　　　非手术治疗，262
　　　　手术治疗，262
　　胸腰椎，276，277f
　　　　环周入路，292
　　　　手术治疗适应证，282
　　　　恢复脊柱前凸，290，291f
　　　　微创手术，292，293
　　　　非手术治疗，280，281
　　　　开放式前入路，290~292，291f，292f
　　　　开放式后入路，290，290f，291f
　　　　手术治疗，289~293
　　　　后韧带复合体不有完整，289，290
　　　　无神经功能缺损，280，289，290
下颈椎损伤的磁共振血管造影（MRI），254
下肢
　　血管区域，27，29f
　　长度差异，152~154
　　骨盆损伤相关，615，615f，616f
下肢长度差异，152~154
　　骨盆损伤相关，615，615f，616f
下肢评估项目（LEAP），1017，1018
纤维发育不良，16，16f
消毒，伤口，51
消炎痛，作为筋膜室综合征的治疗，92
小多角骨骨折，573
小关节骨折脱位
　　闭合复位，244，245

椎间盘突出，244，245
下颈椎，236
　　双侧，241，243
　　关闭减少，242，243
　　非手术治疗，239
　　手术治疗，239，240，240f
　　单侧，239，240f，241，243
手术治疗，244~249
　　720度入路，248
　　前入路，246，248，249f
　　颈椎前路椎间盘切除融合术，244，245，244f
　　缆板固定，246，248f
　　侧块螺钉固定，245，246f，247f
　　部分小关节面切除术，244
　　后入路，244，245，246，248
小容量复苏，筋膜室综合征，102
斜颈
　　寰枕半脱位相关，223
　　寰椎骨折相关，223
心律失常，老年患者，180
心输出量，与衰老相关的减少，166
心血管疾病，老年患者，172，180
心血管系统，与衰老相关的变化，166
心脏病，老年患者，164
心脏病咨询，老年患者，172
新伤害严重程度评分（NISS），12，22
新鲜骨关节同种异体移植物，膝关节脱位，942，942f，943f
新月形骨折，625，631~633
　　前入路，631
　　拉力螺钉固定，633
　　后入路，631
　　复位技术，633
胸部创伤
　　股骨干骨折相关，832
　　髓内钉并发症，12
胸骨枕下颌骨固定术（SOMI），239
胸锁乳突肌，与锁骨的关系，342
胸外侧神经，肩锁关节神经支配，306
胸腰椎，解剖学，259
胸腰椎骨折，276~304
　　AO A 型（压缩），277，279
　　AO B 型（分心），277，279
　　AO C 型（平移/错位），277，279，283
　　爆裂骨折
　　　　环周入路，292
　　　　手术适应证，282
　　　　脊柱前凸恢复，290，291f

1175

微创手术，292，293
非手术治疗，280，281
开放式前入路，290~292，291f，292f
开放式后入路，290，290f，291f
手术治疗，289~293
后韧带复合体不完整，289，290
无神经功能缺损，280，289，290
分类，261t，276~279，278，279，279t
　AOSpine 胸腰椎损伤分类，279
　Denis 分类，276，277
　Magerl（AO）分类，277
　胸腰椎损伤分类和严重程度评分（TLICS），278，279，279t
　胸腰椎损伤严重程度评分（TLISS），277，278
并发症，296~298
压缩骨折
　手术适应证，281，282f
　微创手术，289
　误诊，293f
　非手术治疗，279~280
　后路器械和关节固定术，287~289
　明显粉碎，288
　手术技术，287~289
　手术治疗，287~289
伴发损伤，282
屈伸损伤
　前入路，294，295
　椎间盘突出，294
　手术适应证，282，283
　微创手术，293，294
　非手术治疗，281，282，283，283f
　椎弓根螺钉固定，293，294
　后入路，293，294
　后部压缩损伤和后突，294，294f
　手术治疗，293~295
骨折脱位
　前入路，296
　手术治疗的适应证，283
　非手术治疗，281
　开放后入路，295，296
　椎弓根螺钉固定，295，296
　手术治疗，295，296
神经减压术，284
神经功能缺损，282
非手术治疗，279~281
椎弓根螺钉固定
　腰椎椎弓根螺钉置入，288，289，288f，290f
　胸椎椎弓根螺钉置入，289，289f

手术治疗，284~296
　前入路，286，287f
　肋横突切除术，284
　畸形复位少，284
　畸形稳定，284
　适应证，281~283
　外侧入路，286，287，288f
　微创入路，284，286，286f
　后路，284~286
　时机，282
　经椎弓根入路，284，287f
胸腰椎骨折脱位
　前路，296
　手术适应证，283
　非手术治疗，281
　开放后路方法，295，296
　椎弓根螺钉固定，295，296
　手术治疗，295，296
胸腰椎损伤分类和严重程度评分（TLICS），278，279，279t
胸腰椎损伤严重程度评分（TLISS），277，278，279t
胸椎骨折，259~261
　解剖学和生物力学考虑，259
　分类，259~261
　姿势复位少，259，260f
　三柱模型，259，260
　双柱模型，259，261f
胸椎骨折脱位，260
胸椎前柱重建，268，268f
胸椎损伤
　减压
　　胸前入路，268，268f
　　肋横突切除术入路，264，264f，267，268
　　后入路，267，268
　　开胸入路，264
　　经椎弓根入路，264f，267
　神经损伤，评估，261，262f，263f
　非手术治疗，260，262，271
酗酒，骨质疏松症的危险因素，168
悬臂管型，肱骨干骨折，392，393
血管内皮生长因子（VEGF），75
血管区域，27，28f，29f
血管损伤
　髋臼骨折相关，695
　多发伤患者，1
　胫骨平台骨折相关，959
　上颈椎损伤相关，226
血管造影，多发伤患者，1，2

血栓栓塞
　　股骨转子间（髋关节）骨折相关，792
　　预防
　　　　硬膜外血肿的危险因素，226
　　　　老年患者，181
　　　　髋关节手术患者，792
　　　　固定患者，190
血小板衍生生长因子，69
血小板抑制剂，术前管理，170, 171
血肿
　　硬膜外，血栓栓塞预防相关，226
　　皮下脂肪，46

## Y

压疮，180, 764
压缩-屈曲损伤，下颈椎，239
压缩骨折
　　下颈椎，239f
　　　　非手术治疗，240
　　　　手术治疗，250, 250f
　　腰椎，277f
　　胸椎，260
　　胸腰椎，276, 277f
　　　　手术治疗指征，281, 282f
　　　　微创手术，289
　　　　误诊，293f
　　　　非手术治疗，279, 280
　　　　椎弓根螺钉固定，288, 289, 288f, 289f
　　　　后路器械和关节固定术，287~289
　　　　明显粉碎，288
　　　　手术治疗，287~289
延长髂股入路，髋臼骨折，660, 661, 660f, 677~681
　　前柱骨折，678, 679, 680f
　　前柱加后半横骨折及其相关的双柱骨折，678, 679, 680f
　　适应证，698
　　横形骨折，680, 682, 682f
　　T型骨折，680, 682, 683f
延迟愈合
　　股骨干骨折，857, 858
　　Ⅲ型齿突骨折，202
　　股骨转子下骨折，827
　　距骨颈骨折，1089
炎症反应综合征，全身性，见系统性炎症反应综合征
氧氟沙星，骨科内置物感染治疗，58
腰椎骨折，微创手术，288f
腰椎骨折脱位，278f
药物
　　老年患者，184

　　不良反应，170, 171
　　骨质疏松症的危险因素，168, 169t
腋神经
　　肩锁关节神经支配，306
　　肱骨近端骨折，362, 363, 363f
　　肩胛骨骨折，312
医疗事故诉讼，87
医院感染，老年患者，182, 183
胰岛素样生长因子（IGF），69
移动牵引技术，52, 53, 53f
异位骨化
　　髋臼骨折相关，695, 696, 697f, 698
　　肱骨远端骨折相关，437, 440, 441
　　肘部创伤相关，469
　　股骨干骨折相关，859
　　膝关节脱位相关，948, 948f
异物，从伤口中取出，51
翼状韧带，Ⅰ型齿突骨折，200, 201, 202f
阴部神经损伤，股骨干骨折相关，858, 859
阴道损伤
　　骨盆损伤相关，624
　　耻/坐骨支骨折相关，615, 616
隐静脉，胫骨平台骨折，963
鹰嘴，解剖结构，445, 446f
鹰嘴骨折
　　分类，470
　　Colton Ⅰ型，470
　　Colton Ⅱ型，470
　　Colton Ⅱ B型，470
　　Colton Ⅱ C型，470
　　Coltou Ⅱ D型，470
　　粉碎，476
　　粉碎并移位，474, 476f
　　非粉碎但横向移位，471~474, 472f, 473f
　　切除片段，474, 476f
　　髓内钉固定，477
　　Mayo 1型，470, 471f
　　Mayo 2型，471f
　　Muller A型，470
　　Muller B型，470
　　Muller C型，470
　　非手术治疗，470, 471
　　结果，476, 477
　　接骨板螺钉固定，474, 476, 477, 476f
　　Schatzker-Tile A型，470
　　Schatzker-Tile B型，470
　　Schatzker-Tile C型，470
　　Schatzker-Tile D型，470

简单，476
手术治疗
　适应证，471
　技术，471~477
张力带钢丝固定，472，472f，473f，474，475f
要点和技巧，474
鹰嘴骨折脱位，477，478
前部，459，463f，477
分类，477
并发症，478
冠突骨折，466，477，478
固定失败，478
结果，478
泪滴样，478
后部，450，459，460f，461f，477
桡骨头骨折，477
手术治疗，477，478
鹰嘴脱位，后部，桡骨头骨折，448
营养不良
　骨折不愈合的原因，123
　老年患者，168，180
　肌肉骨骼感染的危险因素，51
营养评估，骨折不愈合患者，123
营养支持，股骨转子间（髋关节）骨折患者，773
硬件，骨质疏松症相关的失败，169
硬膜撕裂，胸腰椎骨折相关，297
用扩髓–冲洗–吸引器（RIA）获取骨移植物，71，72，74
游离腓骨瓣，骨干缺损，73，73f
游离组织转移，46
有限接触动力加压接骨板，107~109，109f
盂肱关节脱位，见肩关节脱位
预防性使用抗生素
　髋臼骨折，651
　闭合性骨折手术，53
　多发伤患者，1
远端胫腓关节，1032
远端胫骨/Pilon 骨折，1028~1053
　替代和更新技术，1048，1049，1051
　解剖学考虑，1031~1033，1033f
远端桡尺关节（DRUJ）
　解剖学，488f
　脱位，伴桡骨骨折，487
　桡骨远端骨折，538
远端指骨骨折，576~580
　关节外，576~580
　　损伤机制，576
　　甲床损伤，577

非手术治疗，577
手术治疗，578，579
趾深屈肌撕脱伤，578
　非手术治疗，578
　手术治疗，579，580
关节内，576
　粉碎，577f
　损伤机制，576
Mallet 骨折，577，579f，606
　非手术治疗，577
　开放，577
远排腕骨不稳定（DISI），550
月骨骨折，类型，574
月骨脱位
通过掌侧关节囊锁孔，551，553f
完成，556
非手术治疗，551
放射学表现，549，549f
茶杯溢出征，549，549f
月骨周围损伤，见腕骨骨折和脱位
月三角韧带
解剖结构，546f，547
直接修复，552，554
脱位，548，549f
单纯不稳定，550
手术治疗，559

## Z

Z 效应，784，784f
Zespol 内固定器，107
Zimmer 胫骨 Natural Nail 系统，1009
谵妄，老年患者，181，182，182t
张力/加压装置，107，108f
张力带固定
肱骨远端骨折，432，433，434f
孟氏（Monteggia）骨折，505，506
舟骨骨折，1109f
鹰嘴骨折，472，472f，473f，474，475f
髌骨骨折，903，906~911，907f，908f，909f，910f
　生化和临床检查，908
　环缆或接骨板，911，911f
　固定失败，914，915f
　空心螺钉改良技术，908~911，909f
　技术挑战，908
肱骨近端骨折，358，359f
张力带接骨板
髌骨骨折，913，914，914f
骶骨骨折，633，634f，635

张力带损伤，胸腰椎，282
掌侧接骨板，桡骨远端骨折，539, 540
掌侧入路，566
　急性部分断裂，564
　解剖结构，546f, 547
　中断，552
　桡骨远端骨折，537, 539
　破裂，536, 536f
掌侧入路，桡骨远端骨折，522, 522f, 523f~528f
掌骨骨折，见掌骨颈骨折，595
　骨干（轴），602~606
　　分类，602
　　粉碎的，602, 604, 605f
　　切口，603
　　旋转不良，602
　　非手术治疗，603
　　软组织损伤，604, 606
　　螺旋斜形，602, 603, 604f
　　手术治疗，603~605
　　横，602, 603
　示指，597, 600, 601f
　要点和技巧，601
掌骨颈骨折，601, 601f, 602
　Bouquet 针，565, 569, 570f
　　第五指（趾）列，601, 602f
　　示指，601
　第五指，601, 601f, 602f
　Jahss 操作，600
　开放式治疗，600, 601f
掌韧带，解剖结构，546, 547f
掌跖囊，月骨脱位，54, 553f
掌指关节脱位，595, 596
　非手术治疗，595
　手术治疗，595, 596
　掌侧入路，595, 596
针道感染，58~61, 59f, 60f
　Halo 架固定相关，226, 227
　畸形愈合相关，156
针固定
　针松动，59, 59f
　肱骨近端骨折，363f, 366, 367, 366f
　肱骨近端骨折，363f, 366, 367, 366f
　自钻自攻针，59
枕骨髁骨折，228
　分类，192, 193, 192f
　结果和并发症，222
　手术治疗，193
枕颈融合术，212, 213, 213f

真空辅助闭合（VAC），34, 61, 62f, 63f
镇痛
　老年患者，181, 181t
　肩关节脱位的复位，382
正电子发射断层扫描（PET），肌肉骨骼感染，57
正压通气，连枷胸，13
正中神经
　腕骨骨折和脱位，563, 565
　挫伤，552, 554
　肱骨远端骨折，426
　桡骨远端骨折，521
支撑接骨板固定，111
　肩胛骨骨折，332, 333f
　大转子，765, 766f, 793
　　侧位股骨近端锁定接骨板，777, 778
支具
　跟骨骨折，1097
　颅颈损伤，191, 192
　锁骨骨折，340
　前臂骨折，488, 489f
　Hangman 骨折，208, 209
　肱骨干骨折，392, 392f
　膝关节脱位，928
　下颈椎骨折，239, 240
　畸形愈合矫正，153
　髌骨骨折，912, 913
　肱骨近端骨折，356
　肩胛骨骨折，314
　胸椎损伤，262
　胸腰椎骨折，280, 281
　胫骨平台骨折，958
　胫骨干骨折，992, 994
脂肪栓塞综合征，6, 17, 182
直血管钳，股骨转子下骨折，814, 815f, 816, 816f
跖骨骨折，1117, 1119
　第五
　　顺行/逆行针，1118, 1118f
　　损伤模式，1118, 1118f
　　Johnes 骨折，1118, 1119, 1119f
　　茎突撕脱，1118
　第一
　　解剖学考虑，1117~1119
　　闭合复位，1117
　　固定选择，1117
　　非手术治疗，1117
　　切开复位内固定，1117
　第二到第四
　　解剖学考虑，1117, 1118

畸形，1118
固定选择，1118
跖趾骨骨折
第一，1119
第二至第五，1119
止吐药，老年患者，171
止血带
踝关节骨折，1060
跟骨骨折，1099,1103
胫骨远端Pilon骨折，1037
肌肉骨骼感染，51
软组织损伤，32
指骨骨折
远端，576~580
关节外，576~578
损伤机制，576
甲床受伤，577
非手术治疗，577
手术治疗，577,578
趾深屈肌撕脱伤，577
非手术治疗，577
手术治疗，578,579
关节内，576
粉碎，577f
损伤机制，576
槌状骨折，577,579f
非手术治疗，577
打开，577
中间，关节外
非手术治疗，581
指骨基底部，581
指骨颈，580
指骨轴，581
手术治疗，581
指骨干
粉碎，585,586
外固定，586,586f
微型髁刃接骨板，585,586,585f
结果，585
经皮置针，585
螺旋斜形，584,585
Chamay入路，584,585f
碎片间螺钉固定，584,585,585f
横向，581~583
双侧隐窝置针，581,582,582f
髓内（Eaton-Belsky）置针，583f
要点和技巧，582
近端，关节外，580~587

非手术治疗，581
指骨基底部，581
指骨颈，580,581f
指骨轴，581
手术治疗，581~586
指浅屈肌，前臂骨折，492f,493,494
指深屈肌
撕脱，577
损伤机制，576
手术治疗，578~580
1型，579,580
2型，579,580
3型，579,580
前臂骨折，492f,493,494,493f
指套，腕骨骨折和脱位，551,552f
趾，骨折，1120
趾骨骨折
姆趾，1120
小趾，1120
趾伸肌
胫骨远端（Pilon）骨折，1032,1032f
前臂骨折，492,493f,498
制动，见支具、管型、夹板
置针部位感染，57~60
中和接骨板，111
中心滑动完整性，测试，606
中央滑动撕脱，593
中央脊髓综合征，235
中指骨骨折（手），关节外
非手术治疗，581
指骨基底部，581
指骨颈，580
指骨轴，581
手术治疗，581
重建梯度，36,36f
重力应力测试，踝关节骨折，1054,1056f
舟大小多角关节，565
舟骨骨折，1107~1109
前内侧入路，1108
体部，1107
分类，1107
粉碎的，1107f,1108,1109
并发症，1109
背缘，1107
背外侧入路，1108
畸形愈合，1109
内侧入路，1107,1108,1109f
非手术治疗，1107

结果，1109
康复，1109
Sangeorzan Ⅰ型，1107，1107f
Sangeorzan Ⅱ型，1107，1107f
Sangeorzan Ⅲ型，1107，1107f
手术治疗
　　适应证，1107，1108
　　技术，1108，1109
　张力带固定，1108f
　要点和技巧，1109
　结节，1107
　双切口入路，1109f
舟月骨增宽，月周不稳定，550，551
舟状骨
　解剖学，547f，565，566
　血供，566
舟状骨骨折，549，550f，565~572
　解剖学考虑，547f，565，566，568
　关节镜检查，570
　骨移植，568
　骨扫描，566
　并发症，571
　计算机断层扫描，566，567
　诊断，566
　背侧入路，568，569，570f
　紧急治疗，568
　驼背畸形，566，568
　克氏针操纵杆，569，569f
　磁共振成像，566
　畸形愈合，564，565
　损伤机制，566
　新技术，570
　非手术治疗，567，571
　骨不连，565，566
　开放，568
　结果，571，572
　近极
　　空心加压螺钉固定，567，568
　　移位，566
　　背侧入路，569
　　骨不连，571，572
　　症状性骨不连，567，567f
　放射学评估，566
　康复，570
　螺钉固定，569，570，570f
　软组织损伤，566
　手术治疗，552，555，555f，567~572
　　适应证，567，568

　　技术，568~570
　　要点和技巧，570
　超声，566
　掌侧入路，568，569，568f，569f
轴下颈椎损伤分类（SLIC），236，238t
肘部半脱位，453，455，458f，479
肘部创伤，456~483，见特定肘部受伤
　并发症，479
　康复，479
肘部骨折
　移位粉碎，老年患者，177
　A型，冠突骨折，466
　B型，冠突骨折，466
肘部骨折脱位
　鹰嘴前（经鹰嘴），462，462f
　冠突骨折，465，466
　鹰嘴后，462，469f，470f
　后内侧内翻旋转不稳定模式，466
　桡骨头冠突骨折（恐怖三联征），459，460f
　　成像，462
　　外侧副韧带，468
　　非手术治疗，466，467
　　泪滴，468，469
　　稳定性测试，468，469f
　　手术治疗，467~469
　　　并发症，469
　　　适应证，467
　　　结果，469，469
　　　技术，467，468，467f
　　冠突横形骨折，466，466f，467，468，469
　桡骨头骨折，449，449f，450，459~465，459f
　　外侧副韧带，465
　　非手术治疗，462，464，465f
　　结果，465
　　手术治疗，464
　　要点和技巧，465
　内翻后内侧旋转不稳定，459，460f
肘关节脱位，见肘部骨折脱位
　肱动脉损伤，455
　筋膜室综合征，455
　外侧副韧带，449f
　简单，452~459
　　关节囊韧带损伤，453
　　分类，452，453
　　关节交叉针，456，457f
　　铰链支撑，453
　　铰链式外固定架，457，458，458f
　　外侧副韧带，453，459

可操纵复位，453
内侧副韧带，453, 454f, 459
非手术治疗，453, 455
复发，453
软组织损伤，454f, 459
　　修复，456, 456f
夹板，453, 455
肘部稳定性分级，453
半脱位，453, 458f
肘管综合征，肘部创伤相关，479
皱纹测试，软组织肿胀，52, 52f
皱纹征，1058
珠袋，抗生素，34, 64~67, 66f
爪状趾，102
转化生长因子 r-β，68, 73
转子钉，778, 778f, 780f
　顺行，793
　股骨干骨折，848~850, 848f, 854f
　股骨转子下骨折，808
　　优缺点，808, 810
　　要点和技巧，819
转子突出角测试（TPAT），150
转子支撑接骨板固定，766f
椎板扩张器，33, 33f
椎板切除术，胸椎损伤，265, 267
椎板下钩，214
椎动脉
　寰枢椎经关节螺钉固定，226
　颈椎屈曲牵张损伤，254
　Hangman 骨折，225
　经关节 C1-C2 固定，221
　经关节螺钉固定，228
　上颈椎损伤，225, 228
椎弓根螺钉固定

寰枢椎融合，216~218, 217f, 218f
下颈椎，247f
胸椎损伤，265~267, 267f
胸腰椎骨折，288, 289, 288f
　腰椎椎弓根螺钉置入，288, 289, 288f, 289f
　胸椎椎弓根螺钉置入，289, 289f
椎间盘复合体，完整性，236, 238t
椎体成形术，胸椎损伤，265, 266
　后路固定增强，268f
椎体骨折，移位，206f
椎体切除术，前路入路，250
椎体压缩性骨折，老年患者，175t
足
　筋膜切开术，96, 97
　开放性伤口，13, 14f
　足部骨折，1082~1125，见特定类型的足部骨折
　　骰骨，1107~1109
　　跖骨，1116~1118
　　跟骨，1118
　　舟骨，1105~1107
　　指骨骨折，1119
　　距骨骨折，1082, 1083
　　跗跖关节损伤，1109~1116
足踝，解剖学，1031
组织灌注，乳酸水平，8
组织损伤，继发性，3
坐骨，撕脱，612
坐骨神经
　髋臼骨折，688f
　股骨头骨折，709f, 711
　股骨干骨折，858
　髋关节脱位，715
　Kocher-Langenbeck 入路，652, 654f, 655f, 684